第四次全国中药资源普查（湖北省）系列丛书

湖北中药资源典藏丛书

# 总 编 委 会

主　　任：涂远超

副 主 任：张定宇　姚　云　黄运虎

总 主 编：王　平　吴和珍

副总主编（按姓氏笔画排序）：

　　王汉祥　刘合刚　刘学安　李　涛　李建强　李晓东　余　坤

　　陈家春　黄必胜　詹亚华

委　　员（按姓氏笔画排序）：

　　万定荣　马　骏　王志平　尹　超　邓　娟　甘啓良　艾中柱

　　兰　州　邬　姗　刘　迪　刘　渊　刘军锋　芦　妤　杜鸿志

　　李　平　杨红兵　余　瑶　汪文杰　汪乐原　张志由　张美娅

　　陈林霖　陈科力　明　晶　罗晓琴　郑　鸣　郑国华　胡志刚

　　聂　晶　桂　春　徐　雷　郭承初　黄　晓　龚　玲　康四和

　　森　林　程桃英　游秋云　熊兴军　潘宏林

# 麻城

# 中药资源图鉴

**名誉主编**

李江峰　熊林波　程金良　詹建平

**顾　问**

江　峰　何　泓　周杰民　曾祥凤　周子娄

**主　审**

陈科力　吴和珍

**主　编**

江淑平（江熟平）

**副主编**

邓佑芳　颜远潮　梅建亨　程中流　陈　泉

**参　编**（按姓氏笔画排序）

丁周瑜　王生荣　刘逸祥　江乐山　江立升　江劲松

阮鄂生　阳锡良　李成新　杨　威　吴思田　余道济

汪茂华　汪鲁谦　张可福　张俊之　陈晓红　罗登学

金泽春　郑才象　徐加祥　徐林忠　高孝友　陶顺主

韩长明　程卫星　温向东　蔡普建

华中科技大学出版社
http://www.hustp.com
中国·武汉

## 内容简介

本书是麻城第一部资料齐全、内容翔实、分类系统的地方性专著和中药工具书。本书以通用的分类系统为纲目，共收载麻城中药资源1519种。其中，植物药1447种，隶属于195科763属；动物药、矿物类及其他中药72种。本书以拉丁名确定种质名称，对各类中药的药名别名、药用部位、生境分布、采收加工、功能主治、用法用量等内容进行分条叙述，并附上彩色图片。附录收载了古代医者秘传抄本，以防失传。

本书图文并茂，具有系统性、科学性和科普性等特点。本书收录的中药资源较全，为建立麻城中药资源的基础档案和数据库做了铺垫，可供中药研究、教育、资源开发利用及科普等领域人员参考使用。

**图书在版编目 (CIP) 数据**

麻城中药资源图鉴 / 江淑平主编 . —武汉：华中科技大学出版社，2021.6
ISBN 978-7-5680-6896-3

Ⅰ.①麻⋯　Ⅱ.①江⋯　Ⅲ.①中药资源－麻城－图集　Ⅳ.① R282-64

中国版本图书馆CIP数据核字(2021)第109931号

麻城中药资源图鉴　　　　　　　　　　　　　　　　　　　　　　江淑平　主编
Macheng Zhongyao Ziyuan Tujian

策划编辑：周　琳
责任编辑：周　琳　马梦雪
封面设计：廖亚萍
责任校对：曾　婷
责任监印：周治超
出版发行：华中科技大学出版社 ( 中国·武汉 )　　　电话：(027)81321913
　　　　　武汉市东湖新技术开发区华工科技园　　邮编：430223
录　　排：华中科技大学惠友文印中心
印　　刷：湖北恒泰印务有限公司
开　　本：889mm×1194mm　1/16
印　　张：64　插页：2
字　　数：1795 千字
版　　次：2021 年 6 月第 1 版第 1 次印刷
定　　价：699.00 元

# 编 写 说 明

本书为建立麻城中药资源基础档案和数据库而编写。本书收录了《湖北中药资源名录》（以下简称《省名录》）中的全省广布、麻城有分布或麻城主产的品种，第四次全国中药资源普查的品种（主要是植物药）和第四次全国中药资源普查之后至本书定稿前调查和搜集所增加的药材品种。编者对全部品种的种质逐个重新鉴定、整理，以期体现麻城中药资源分布的实际数据和真实面貌，即"摸清家底"；并将此资料、数据整理总结，作为史料编写成册，便于保存和查考。

本书是以《省名录》的格式，以科为序的植物分类系统来编写，再按各药所在的科、属、种的位置顺序编为目录。

全书共分为三个部分：第一部分为麻城中药资源概况，包括1670年以来的历史资料和麻城中药资源的发展史；第二部分为各论，包括植物药、动物药、矿物类及其他中药的分种叙述；第三部分为附录。本书共收载植物药195科763属1447种；动物药、矿物类及其他中药72种；总品种为1519种。《省名录》上注明麻城有分布的部分品种（包括一些农作物、果蔬类的药用植物）以及10余种植物尚未鉴定的图片资料，这次均未收载。

本书每个品种分7～9个条目进行叙述。

1. 学名，每个品种的学名采用《省名录》所用的名称，对某些证据不足的疑似品种则附"暂定"。

2. 药名别名，本书以《中国药典》及《中华本草》等资料为依据，选择1～4个突出本省和麻城的地方名。种名（学名）即药材名的品种，在本条目中不再重复列出；种名非药材名的品种，则列在本条之首，即为药名；其后，则是别名、异名或地方名。如：《中国药典》收载的土鳖虫，土鳖虫是正名；而历史资料将其药材称为"䗪虫"，故䗪虫也是该药材的正名，而放在本项之首。所以，正名和别名是相对而言。除学名之外，无其他名称的品种，则本项标注为"无"，如小赤车等。

3. 药用部位，记述中药的药用部位或药材名称。同为一科的植物药材，只有属种名，科名不再重复。

4. 植物形态/动物形态，参考其相关资料进行描述。所附彩色图片大多为编者调查和搜集所获的照片，但因时间仓促，极少数品种的图片则从相关资料中选择补充，如过去调查确认麻城有分布但现在缺少图片的极少数品种。

5. 生境分布，生境根据资料和实际调查结果综合叙述，分布范围主要指麻城境内的各乡、镇、场，亦有个别品种来自与红安、罗田，河南新县、商城，以及安徽金寨周边交界处。

6. 采收加工，简要记述采集季节和产地加工方法。

7. 功能主治，根据资料和本地经验记述。

8. 用法用量，根据资料和本地经验记述。

9. 附注，包括部分品种来源的补充说明，或验方介绍；或若其有毒，使用时的注意事项；或注明该品种为国家重点保护品种及其保护级别以及对某些品种资源保护和开发的建议等。

另外，本书是以"种"为单位而非"味"为单位编写，种和味的数量有很大差别。例如：《中国药典》收载的南沙参（沙参）的来源有两个品种，只算一味；作为植物名的莲（莲藕）却有莲子、莲房、藕节和莲须四味，《中药大辞典》收载的莲有十味（十个药用部位），而本书只算一种。因受时间和篇幅所限，对于同一种药用植物或动物具有多个药用部位的品种，则只选择主要的或临床常用部位的药材介绍；对其他的药用部位，在采收加工、功能主治、用法用量方面只做简要介绍。凡是来源相同（同属）、品种不同的中药，除学名、植物形态/动物形态、生境分布外，其余条项则以同"某某"药表示。

为了满足普查期间很多群众提出识别药材的要求，每个品种均附彩色图片。根据目前农村有许多老年人对外文字母不太熟悉的实际情况，书中的计量单位由原来的字母符号改成中文；其索引也是采用传统的中文笔画索引，最后才是必不可少的拉丁名索引。

附录为本书的第三部分。①收录古时凡从师学医的密传必读手抄本的三篇短文（歌诀歌赋），为防失传。这三篇文章虽然字数不多，无法查考原作者，但确为千百年来中医药文化精华的一部分。②收录麻城100余种可种药材名录，以供药材种植的爱好者参考。

# 序

中药资源是中医药赖以发展的物质基础，是中医药防病治病的根本保障，党和国家高度重视中药资源的可持续发展，新中国成立以来，在全国范围内进行过三次中药资源普查，并于2011年启动第四次全国中药资源普查试点工作。麻城作为我省第一批试点县市，目前已基本完成区域内中药资源普查野外调查工作，为促进该市中药资源发展，将第四次全国中药资源普查结果编写成《麻城中药资源图鉴》。

麻城地处大别山腹地，自然条件比较优越，中药资源丰富，种类较多，曾是我省中药材重要产区之一。《麻城县志》等文献记载，麻城1670年中药资源种类数不足200种；《湖北中药资源名录》记载，第三次全国中药资源普查结果中麻城中药品种为600余种，151科。第四次全国中药资源普查试点工作已查明麻城具有植物药类资源195科763属1447种，动物药类资源59科64种，矿物药类及其他中药等8种，新增品种900余种，较第三次全国中药资源普查结果增加约1.5倍，大幅度丰富了麻城中药资源品种数量。本书共分为麻城中药资源概况、各论和附录三部分，首次较全面、较系统地展示了麻城中药资源种类、分布和使用现状。

麻城中药资源概况部分主要介绍麻城的地理环境条件、中药资源历史、历次中药资源普查情况、中药资源发展展望等；各论中各中药资源按系统分类顺序进行编排，植物、动物、矿物类中药资源以学名、药名别名、药用部位、生境分布、采收加工、功能主治、用法用量、附注等条目进行介绍，并附彩色图片，不仅方便读者阅读掌握药材的特征、功能主治、使用方法和注意事项，同时便于读者辨别植物的形态特点，便于野外采集，具有较高的实际应用价值。该书结合第四次全国中药资源普查试点工作的调查结果，对于多数地方习用名、分类错误等历史原因引起的中药资源品种混乱现象进行了更正，具有一定的学术价值。该书编撰过程中，编者和承担单位多次走访相关人员，核对相关标本，澄清学术问题，体现了编者和承担单位严谨的治学态度和作风。该书的出版还得到了第四次全国中药资源普查试点工作办公室、湖北省卫生健康委员会、湖北中医药大学等单位及相关领导、专家的大力支持和指导，不仅证明了中药资源普查、整理工作的重要性，也从一个侧面体现了该项工作的艰难程度。

　　该书是对麻城历次中药资源普查，特别是第四次全国中药资源普查试点工作的总结，系统记述了麻城中药资源种类数量，总结了麻城地方秘验方。书中虽有一些不足之处，但瑕不掩瑜。该书的出版将对促进麻城中药资源产业发展，研究地方中药资源，普及中医药知识等提供重要参考。

博士，教授，博士生导师

湖北中医药大学药学院院长

# ＼ 前　言 ＼

中药资源是几千年以来中医用于防病治病和保健的武器。1949 年后，党和政府非常重视中药资源，全国共进行了四次中药资源普查；其目的是查清中药资源的实际分布情况，即"摸清家底"。麻城作为鄂东大别山地区的产药大县而久负盛名，有道地药材、名贵药材分布，但都是口头相传，未见文字记载。所以，查清麻城中药资源的分布，能更好、更快地发现安全有效的新药源，使麻城中药资源得到持续性的开发和利用。

本书是在第四次全国中药资源普查有关数据的基础上，综合麻城三百多年来中药资源分布的全部资料和数据编写而成。其中，第四次全国中药资源普查中，麻城有分布的植物药为 151 科 630 种；这次普查之后又经过五年多的调查和补充，本书共收载植物药 195 科 1447 种，加上动物药、矿物类及其他药材，总共收载 1519 个品种，最大限度地查清了麻城中药资源分布的"家底"。其中，新增植物药 44 科 817 种，新增重点药材 270 种（味）；发现麻城可种中药材达 100 余种。本书对麻城的道地药材、名贵药材和易混药材的来源进行了全面考证和鉴定；澄清了同名异物和同物异名的药材名称混乱状况；对药材的正品、伪品及地方习用品进行了区分。附录中收载了从师学医的秘传抄本。

本人参加过三次（全省一次，全国两次）中药资源普查工作，每次都负责中药野外识别和最后的种质鉴定工作，从而掌握了一些数据和资料。在麻城作为全省第一批中药资源普查试点县市的工作结束之后，单位领导提出要将普查资料编写成书，我就草拟了编写方案。此方案得到了省普查办有关领导的认可和支持。2014 年 8 月 6 日，时任麻城市普查办主任、卫生局副局长的李江峰到麻城市中医医院召开专门会议，正式决定由我编写此书，直至出版付印。此时，我已是年逾古稀的老人，仍然坚持从事艰苦的野外调查工作，虽力不从心，但想把握普查机遇，将这些资料整理汇编成册，便于保存和查阅，为麻城三百年来的中医药事业做一些贡献。

在本书的编写过程中，给予支持、指导和帮助的主要领导和专家有时任湖北省中医药管理局局长刘学安，湖北中医药大学药学院院长吴和珍和陈科力教授，湖北生态工程职业技术学院周火明教授，麻城市林业局秦建明工程师，麻城市卫生局副局长李江峰和麻城市委宣传部办公室主任梅威。此外，麻城市中医医院药剂科主任邓佑芳一直负责与计算机相关的较复杂的操作和故障的排除，麻城市市场监督管理局药品监管股股长颜远潮帮助完成了页码和索引的编制。在几年不定时的野外调查中，麻城市医药公司退休职工梅建亨药师常骑摩托车陪我上山采集标本。麻城实验高中的程中流生物老师协助鉴定过红千层、远志等几种植物及索引草稿的编写，主管中药师陈泉同志，在本书编写的早期，做过基础工作。在本书编写过程中，从不同的角度、以不同的方式提供过帮助的丁周瑜、罗登学等同志均列入《麻城中药资源图鉴》编委会的参编人员之中，以示谢意。

　　总之，书稿经四次补增修改，历时七度春秋，方得完成。然而，因时间紧、工作量大及编者的专业水平、能力与条件所限，书中难免存在不足和错误，故诚盼读者批评指正。

编　者

# 目录

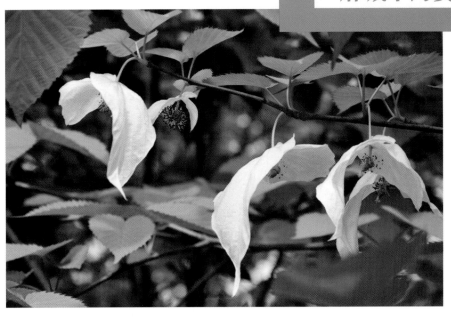

# 第一篇
## 麻城中药资源概况

麻城地处大别山中段南麓,属鄂豫皖三省交界处,是湖北省重要的交通枢纽城市。中医药文化源远流长,魏晋名医王叔和(尊为药王)晚年即居住在此,他著有我国第一部脉学专著《脉经》。白果镇的望花山建有药王庙和药王墓。麻城境内中药材资源十分丰富,有上千个植物药野生和家种品种,光福白菊种植面积就达数千公顷,号称"药王故里""菊花之乡"。

# 一、自 然 条 件

麻城位于大别山中段南麓,东经 114°40′～115°28′,北纬 30°52′～31°36′,地处湖北省的东北部,北与河南商城、新县为界,东北同安徽金寨相邻,省内与罗田、团风、红安和武汉市的新洲区接壤。其属于鄂东低山丘陵地貌,最高海拔 1337 米,最低海拔为 25 米;东北康王寨、黄柏山、龟峰山等 9 座山峰海拔都在千米以上,总地势呈东北高、西南低的马蹄形。从东北到西南依次为中山、低山、高丘、低丘、平原的阶梯地形,而以低山丘陵为主。因大别山余脉——龟山和举水河的影响,形成冲积平原和大片山前地带及谷宽丘广的丘陵地带。全市总面积为 3747 平方千米,其中平原占 25.17%,丘陵占 58.53%,山区占 16.3%。

大别山地质历史古老,且长期以来处于稳定状态,有利于各种生物的生长、繁衍。麻城境内土壤以黄壤土为主,东北部为麻骨土、砂土;西北部为麻骨土、硅砂土;中南部为红砂岩和黏土;高山植物好的地段多为山林泥沙土。土质的 pH 值为 5.0～6.5,肥力中等。

麻城属于副热带大陆性季风气候,冬寒夏热,四季分明,雨量充沛,湿热同季,日照充足,无霜期长,具有良好的药材生长气候条件。全年日照时数为 2036.7～2153.1 小时,日照率达 40%～49%,以每年 6—9 月日照时数最多。年平均气温为 12.8～16.1℃,7 月最高,平均为 28.5℃,1 月最低,平均为 2℃;极端最高温度为 41.5℃,最低为－15.3℃。无霜期为 250～270 天,初霜期为 11 月 14 日,终霜期为 4 月 14 日。年降雨量为 1111.2～1688.7 毫米,其中 5—7 月的降雨量占全年的 45.3%。

麻城具有以上多方面优越的自然条件,有利于药用动植物的生存稳定,形成植物种群的多样化,以至麻城中药材在黄冈市及鄂东收购的品种数及其产量和质量方面都有较高的地位。

# 二、历史上关于中药资源分布的记载

麻城历来中药资源丰富,品种较多,品质优良,尤其在植物药材方面更为突出。康熙九年(1670 年),《麻城县志》所载的大宗植物药材及重点品种有龟峰白艾、茯苓、连翘、黄精、天门冬、百合、苍术、桔梗、香附、栀子、蛇床子、豨莶草、益母草、地骨皮、五加皮、牵牛、薄荷、荆芥、皂角、女贞、桑椹、桑寄生、天南星、甘菊、香薷、白及、吴茱萸、瞿麦、芫花、大戟、威灵仙、乌头、何首乌、山楂、金樱子、桃仁、杏仁、松香、槐角、金银花、菊花、苦参、黄柏、蒲公英、淡竹叶、射干、旱莲草、黄药子、青风藤、杠板归、葛花、蒲黄、菟丝子、合欢、鹊不踏、石楠、梧桐、银杏、榛子、化香树、郁李、柑子、橘子、樱桃、阳桃、橙子、梅子、楸、胡桃仁、苦楝子、香橼、黄杨、枇杷叶、薏苡仁、芡实、蒺藜、石榴、木瓜、辛夷花、通草、芍药、木芙蓉、泽兰、白头翁、万年青、紫背天葵等160余种。

历史上麻城的道地药材主要有茯苓、荆芥、白艾、蔓荆子、连翘、桔梗、射干、苍术、柴胡、天门冬、丹参、金银花、黄精、乌头等。其中著名的有以下几种。

茯苓：麻城茯苓因色纯、结构紧密、加工规格齐全、质优而闻名国内外市场。1935年版《麻城县志》记载：宣统二年(1910年)在南京召开的"南洋劝业会"上，麻城茯苓荣获五等银质奖章。获奖人为江琛(1860—1918)，字聘珍，清末进士，系今木子店镇撞岭坳人。

荆芥：麻城荆芥系唇形科裂叶荆芥属裂叶荆芥(*Schizonepeta tenuifolia* (Benth.) Briq.)，为麻城传统栽培药材品种之一，历史悠久，品质优良。其以茎方、色绿、穗长而密、气味浓郁而闻名于全国药材市场，又以城区杨基塘村的邑产最佳。《中国药典》2010年版所收载的荆芥即这种荆芥。

此外，还有龟山白艾，"产于龟峰者最佳"；五加皮，"质脆芳香，可以浸酒，五叶交加者良，故名"。

动物药方面，历史上主要收购品种除蜂房、蝉蜕、龟板、鳖甲等之外，还有虎、豹及鹿等动物药材。其中金钱豹的收购一直延续到20世纪80年代，偶尔能收购到全架豹骨。

# 三、近60年来麻城中药资源的发展变化

新中国成立后，由于党和政府对中医中药的高度重视，在不同时期制定了相应政策和措施，促进了麻城中医药事业的发展。建国初期，麻城的县医院称为县卫生院，各区设卫生所，而这些区卫生所的前身是联合诊所，其医务人员大多为师徒相承的中医，所用药品也以中药为主。在缺医少药的年代，麻城道教所属的不少寺庙都备有一些草药、膏药和丸药，为老百姓救急。有些道长为麻城的中药事业做出很大贡献，但大多数道长的相关资料无法收集。现仅将原五脑山帝主庙道长丁慈良的情况做简要介绍。他认识的药最多，曾被聘请到当时城关区红石卫生所为药农，经常带领所里的医务人员上山采药、认药，传授麻城名贵、稀有药材鉴别的相关经验；亲自采集种子、种苗，建立百药园。1979年中药资源普查时，有很多标本是从他的百药园里采到的。1986年第三次全国中药资源普查时，因其年事已高，市普查办聘他为顾问。他的传人有丁周瑜、李景学，其中丁周瑜先生青出于蓝而胜于蓝；还有黄土岗新屋河金牛潭庙的邹高礼道人、龟山的杨道人及其弟子蔡长薪先生。随着卫生事业的发展，除县医院、县二医院、苏区医院外，各区都建立了卫生院，各小乡(当时的公社)建立了卫生所，各村(当时的生产大队)逐步建立了卫生室。1958年全县实行合作医疗，这在全国属于创举。为发展经济，满足临床用药需要，全县除加强对野生药材的采集调查和收购外，还将大宗药材转为家种，如桔梗、灵芝、丹参、射干、柳叶白前、金银花、天麻等；还从外地引进品种或移植本地野生种，如黄连、玄胡、杜仲、凹叶厚朴、黄柏、连翘、山茱萸、杭菊、地黄、玄参、白术、丹皮、白芍、红栀、木瓜、浙贝、当归、板蓝根(大青叶)、酸枣仁、川芎、白芷、牛蒡子、瓜蒌、穿心莲、泽泻、红花、白芥子、党参、续断、草决明、百合、三七、人参、通脱木(大通草)等。

在引种的30多个品种中，穿心莲因气候原因，不结籽，未再种；三七、人参、当归均未获成功。其中，惠兰山药材生产基地所引种的三七原长势很好，至1978年冬季因一次大雪全部冻死；当归，根本不发芽；黄连和党参因其生长缓慢、产量低而被放弃；泽泻和酸枣仁因加工麻烦亦未再种植。

上述栽培药材中除菊花（现在的福白菊）、茯苓、天麻外，山茱萸的种植面积和产量具有相当大的规模，年产鲜果约上百吨。

药用动物的饲养方面，1969年国营龟山茶场建立了梅花鹿养殖场，高峰期发展到200余头，至1990年底，因近亲繁殖，鹿的品种退化而停办。另外，还试养过水蛭和蜈蚣。

20世纪80年代以前，发展药材生产主要靠药材公司，其次是卫生院、卫生所、卫生室，为巩固合作医疗而纷纷建立药材生产基地。当时规模较大、品种较多的有新屋河卫生所（戴盛全任所长）的马家凹药材场和黄土岗卫生所（徐万鹏任所长）的燕子岩药材场，这些药材场都有专人专班；其所用种子、种苗除采集野生移栽外，大多数是由县药材公司统一协调解决的，技术上也得到了他们的支持与帮助。这样不但解决了部分自己所需药材，多余部分也由药材公司收购，其所得收入用以补充合作医疗经费，并且还锻炼培养了一批卫生院、卫生所的医药工作人员。

在中药人工栽培方面，以县药材公司为主体。县药材公司主要建立了"三山"药材生产基地，即盐田河的惠兰山、阎家河的四方山、龙池的五脑山（仙姑洞附近），此外，还有福田河的仙羊岩。当时具一定规模的药材场共十余个。其中惠兰山药材场为全县提供了一些种子、种苗，成为全县药材生产示范基地和人才培训中心，即药材学校。仙羊岩药材场因自然条件较好，种植面积大，品种多，省药材公司曾在那里召开过现场会。那时种药基本上是利用荒山、田地岸边等闲散土地而不占用耕地，群众也自发地在房前屋后栽种紫玉兰（辛夷）、杜仲、厚朴、黄柏、冬青、吴茱萸、栀子等木本植物；除药用外，还用于美化环境。

自第三次全国中药资源普查后，野生和种植药材的品种数量、产量在结构上都发生了变化。

一是野生资源方面，重点品种、大宗药材有减少的趋势。我们从2012—2014年的调查中发现以下品种均难于采到标品：王不留行、紫草、龙胆草、蒺藜子、白鲜皮、芫花叶白前、细茎石斛、白薇、狗脊、鹿含草、白屈菜等。有些大宗药材品种虽有分布，但产量逐年减少，例如苍术、百部、天冬、猫爪草、白蚤休、红蚤休、白及、黄精、半枝莲、桔梗、徐长卿、骨碎补、青风藤等。究其原因可能是：①受当时的价格刺激，人们过度采挖；②生长环境包括植被变化的影响；③除草剂的广泛使用，例如令农民很头痛的莎草（香附子），现亦明显减少；④调查路线限制，特别是有些深山无法进去，以致调查不全面；⑤农村识药和采药的人非常少，多数人外出务工挣钱，这些野生药材不再作为家庭收入的一个来源。

另外，我们在第四次全国中药资源普查中新发现的重点品种有木鳖子、蓝布正（路边青）、北豆根（蝙蝠葛）、蒲黄、南五味子（华中五味子）等。这些品种资源较为丰富，有开发价值。

二是栽培药材品种的变化。木本药材变化不大，菌类药材的品种明显增加而且发展较快，除传统的茯苓及一系列产品外，还有灵芝、香菇、银耳、黑木耳、竹荪及试种中的血耳。草本类药材有传统的菊花（*Chrysanthemum morifolium*）和菊科菊属多年野生的其他多种药用品种。关于菊花，1670年（康熙九年），《麻城县志》记载的药草中的甘菊和菊花是否与此同种，未能考证。据麻城药材公司一直负责药材生产的元老——八十高龄的余道济先生讲，大约是20世纪50年代，他从浙江引进了杭菊，其加工方法也是他亲自请来的浙江师傅培训指导的。当时先在福田河区（包括现在的黄土岗镇）进行种植。自此以后，麻城成为全省菊花的主产区之一，那时的种植面积、产量、质量可能都不及现在的福白菊。新品牌的福白菊（*Chrysanthemum* 'fubaiju'），是举世闻名的优质品种，其产量占全国的四分之一。麻城为全国菊花三大产区之一，2010年种植面积已达25平方千米，年产干花2500吨。天麻虽是传统的栽培药材，但产量近二十年来剧增，年产量（成品）已达50吨以上。此外，本书收载了甘菊（*Chrysanthemum lavandulifolium*），别名岩香菊、野菊花。它与菊花是同属的另外一种药用菊花，这种菊花既有野生分布，又有零星栽培；这次的标本为城区的栽培品。其他新增加的种植品种还有知母、紫菀、黄芪、黄芩、牡丹、芍药等。另外，近几年在三河口镇的平堵山村有不少农户定向种植（包括回收产品）瓜蒌。鉴于一些野生药材的资源现状，如白蚤休（重楼、七叶一枝花）和白及，在三河口镇的有些农户试图将野生种转变为家种。因多种因素特别是市场价格的影响，有些传统的栽培药材，现在已少有种植，如麻荆芥、浙贝、白前草、地黄、玄参、白芷、紫苏、板蓝根、白术等。

1987年，长江大学农学院朱一恕教授被派到麻城任科技副市长，进行大别山老区的科技扶贫工作。于是他将其重要科研成果——道地药材宁夏枸杞（*Lycium barbarum*）与华枸杞（*Lycium chinense*，即湖北本地野生枸杞。这种枸杞的根皮即地骨皮，嫩苗可作蔬菜）的杂交新品种在麻城进行推广应用。这种杂交枸杞具有抗性强、结果早、果期长和产量高等诸多优点。种植面积曾达15000亩，亩产鲜果1500～2000千克，可用于开发生产枸杞酒、枸杞糖果、保健饮料和保健食品，其中枸杞酒为主要产品，且畅销一时。按药用枸杞标准检测这种杂交枸杞仅含糖量偏低，其他项目均合格；但经脱水干燥后品相较差，折干率低，不宜作药用。其面积和规模在麻城种药史上是空前的，引种栽培本身也是成功的。后因枸杞酒等产品市场销路及其他多种原因，大约于1993年停产。

根据第三次全国中药资源普查相关资料统计，麻城常用收购药材品种约为200种，大宗药材年产量5吨以上的有地黄、菊花、夏枯草、香附子、络石藤、石韦、细梗胡枝子、艾叶、白茅根、山豆根、茵陈、苦参、白头翁、鱼腥草、野菊花、桔梗、苍术、柴胡、垂盆草、丹参、射干、前胡、黄精、瞿麦等140种。其中年产量50吨以上的有菊花、茯苓、地黄、丹参等。

第四次全国中药资源普查时，麻城收购药材的品种数和年产量，不完全统计较上次普查略有减少，特别是一些小品种，总共150种左右。其中还包括外省药商直接定购的新品种，如蓝花参、金樱根、合欢皮、博落回果实等。年产量除菊花（福白菊）达几千吨外，百吨以上的品种有茯苓、金樱子、艾叶、野菊花、牛至（野荆芥）、虎杖、红栀；年产量50吨以上的有天麻、山茱萸（2014年因市场原因只少量收购）；年产量5吨以上的有木瓜、吴茱萸、金银花、忍冬藤、沙参、灵芝、黑木耳、香菇、丹参、桔梗、苍术、蔓荆子、山楂、益母草、香附子、连线草等。其他一般品种还有柴胡、桑白皮、地骨皮、五加皮、淡竹叶、黄精、蒲公英、海金沙、葛根、路路通、射干、杜仲、瞿麦、芫花、茅根、七叶一枝花、天冬、百部、旱莲草、猫爪草、天丁等。

另外，现在药材收购网点较上次普查时明显减少，尤其是平原乡镇，如宋埠、铁门、歧亭，基本没有见到药材收购点，山区丘陵各收购点比较分散，而且有些是特定品种。农村大量劳力进城务工，没有劳力去采药，甚至没有人认识，所以一些小品种虽有分布而难于收购，或因产量太小而无人采集。这也是药材收购品种减少的原因。

60多年来，麻城中药资源经历了两个发展阶段。一是1949年后至第三次全国中药资源普查，这个时期无论是野生药材还是人工栽培养殖的药材在总的品种数和产量方面均达到高峰，当时的土地归集体所有，种植药材是发展农村经济的重要途径。县药材公司按省公司的计划和要求，组成专班发展生产并提供种子、种苗和技术指导。同时在经营方式上一直是省内统一调拨。二是从第三次全国中药资源普查后至第四次全国中药资源普查的近30年，野生和家种的品种数上有所减少。因经营方式的改变，市场经济的影响，社会需求量的增加，特别是中成药的生产企业迅速发展，所以这个时期的家种药材在前期木本药材受益的情况下，变为由个体农户按市场需求进行选择性栽培。除银杏、山茱萸、黄柏、厚朴、杜仲、吴茱萸、红栀、辛夷花等具有一定规模产量和较高经济效益外，天麻、茯苓、灵芝也有较大的发展。在新引进或再次引进的栽培药材方面，根据2012年的初步调查得知：面积较大的有丹参（三倍体丹参，学名不详），原计划种植面积20000亩；基地建在夫子河、歧亭和宋埠三个镇。瓜蒌、金银花（分别从山东和河南引进的优良品种），大多种植在三河口镇。药食兼用的百合、香菇、黑白木耳、竹荪等的栽培正稳步发展，效益可观。外贸部门定种、包回收产品的有苍术（包括北苍术 *Atractylodes chinensis*）、三岛柴胡（日本柴胡 *Bupleurum falcatum*）。历来被认为具益气活血、平肝阳、祛热毒功用，用于治妇科病和肝炎的名贵药材血耳（*Tremella sanguinea*，又称红耳、药耳、血木耳），虽然大别山有野生分布，但产量极少。自20世纪90年代以来，麻城中药材公司的郑才象老先生就开始对血耳的人工栽培进行研究。2016年，在市农业局的支持下，张家畈镇建有一定规模的基地；龟山的张可福师傅作为个体农户当年就栽培成功。2017年，郑老先生又向他的老家木子店镇推广。

# 四、麻城开展中药资源普查情况与初步分析

中药资源普查的重要任务之一是要查清各地所分布的药材的种质资源，从而发现新的药源、新的药用部位或新的有效成分，其范围也不限于常用的四五百味中药。全国中药资源普查至今共四次，前两次可能主要由地区以上药材公司和药检所负责，第三次中药资源普查转由县药材公司承担，卫生部门协助，第四次则由卫生系统独立完成。

在第三次全国中药资源普查之前（1978—1980年），按照湖北省卫生厅的要求，湖北省药品检验所（简称湖北省药检所）牵头，在省中药材公司协助下，组织了一次全省中药资源普查。在普查之前，全省分东西两片进行了培训，其中东片在鄂城（时为黄冈地区所属）办班培训，各县药检所、中药材公司选派1人参加，培训工作由湖北省药检所马元俊教授（当时被称为湖北省药用植物专家，他采集的标本约有5000号）负责。尔后，黄冈地区药检所又在新洲县（当时亦归黄冈地区管辖）的将军山进行现场培训。两次培训为各县培养了一批技术骨干，为县级中药资源普查工作奠定了良好基础。1979年初各县开始野外调查，以植物药为主，所采集的标本全部随时送往湖北省药检所，鉴定结果再通知到各县药检所。那次普查，麻城共采集2500余份标本，分属140多个科，585个品种。按照黄冈地区药检所的要求，麻城整理并填写了《麻城县中药资源普查统计表》，药检所被评为黄冈地区中药资源普查的先进单位。各县所有数据由省卫生厅统计、整理并组织专家编写成《湖北药用植物名录》。此书中注明了该县药检所标本采集者的姓名及其采集号和鉴定结果。

第三次全国中药资源普查，麻城实际完成年限为1986—1987年。此次普查，麻城抽调了卫生系统、供销系统的专业人员共13人，分外业和内业两个小组，外业人员负责采集标本，内业人员负责整理标本。外业人员几乎走遍了麻城的山区、丘陵、平原的各个乡、镇（场）。按照文件规定的363个重点品种，麻城有产的植物药有199个品种，其中有18个品种未采到标本；共完成了57个样方，提供了109种植物药蕴藏量测算的依据，纠正和澄清了一些混乱品种。按照省普查办的统一要求，麻城编印了《麻城市单验方集》（收载了内科、外科、儿科、妇科、皮肤科、五官科等疾病防治的处方200个）和《麻城市药用植物名录》，总结编写了麻城名优药材茯苓、丹参、天冬、白前、射干、鳖甲6个品种的专题调查报告。这次普查，共

采集了 312 种植物药标本 ( 未记号数 )2514 份。

《麻城市药用植物名录》( 以下简称《名录》) 成书于 1986 年，共收载植物药 147 个科，580 个种；当时，因时间仓促，此书在印刷时，可能未得到很好校对，以致错误较多，但作为内部资料也未尝不可。在内容上，它与前期的《麻城县中药资源普查统计表》的内容基本相同。该《名录》从收载的品种上看，显然与同属大别山区的罗田、英山和金寨 ( 安徽 )1000 种以上的品种数相差较远，但是毕竟首次将麻城中药资源分布情况从文字上展示出来。品种包括当时家种、野生两部分，多为药材公司收购和医疗单位自己使用的品种，也包括民间医生自己采集和使用的药材（草药）品种。

1978—1980 年全省中药资源普查规定的重要任务之一，是要查清各县中药材的混乱品种，并进行纠正。按照当时《中国药典》收载的品种名称及来源，麻城习用的 "败酱草" 为十字花科植物菥蓂 ( 亦名南败酱、苏败酱 ) 而非败酱科植物；"白头翁" 为蔷薇科植物委陵菜 ( 又名黄州白头翁 ) 而不是毛茛科的白头翁；透骨草只用凤仙透骨草，山豆根习用豆科木蓝属多种植物的根等。对名称上混乱的同名异物的品种亦予以澄清。按省药检所的统一安排，分期、分批进行了调查、纠正。1980 年县卫生局举办了培训班，在培训班上展出易混药材的样品及相关的植物标本，使全县中药工作人员明确了什么是药材的正品、地方习用品、混用品和伪品，从而进一步把好药材收购、使用的质量关。对一些药名相同或相近、来源相似的易混品也进行调查、澄清和纠正，其中主要问题包括：益母草中混有同属植物錾菜，丹参中混有同属植物河南鼠尾的根，萱草根混充麦冬；把飞廉误作为大蓟，锦鸡儿误作白鲜皮，大血藤当作鸡血藤等。当时，麻城所产的五味子除华中五味子外还有不同属的南五味子（*Kadsura longipedunculata*），又名香血藤、红木香，麻城称之为红钻骨风，一般只用藤茎和根，其果实不作五味子和南五味子入药。

此外，当时麻城中药材公司在调进的瓜蒌子中有一种与瓜蒌子同科同属植物王瓜的种子，因中间有隆起环纹，故名 "玉带缠腰"，作瓜蒌子用。多年来，麻城民间有人将兰科植物细葶无柱兰和麦角科的亚香棒虫草误作为冬虫夏草，把八角科红茴香 ( 野八角 ) 的果实误作大茴。麻城分布的 "防风" 尽管与正品防风的性状、气味极相似，但查其来源为伞形科岩风属植物香蒿（或名为香芹）的根，这次已改称麻防风收载，以示与防风区别。

麻城于 2012 年 3 月 17 日正式启动第四次全国中药资源普查工作，至 2014 年元月基本完成各项任务，共采集植物药标本 700 多号，计 5000 余份，分属 150 多个科。时至 2017 年 9 月，收到了省普查办的最终鉴定结果：标本总计 692 号，其中重号 36 种，实有号数 656 种；这其中又有 26 种目前未能查到药用资料，暂按植物药剔除；还有鉴定有误的，如夹竹桃科的羊角拗（*Strophanthus divaricatus*）应为同科植物夹竹桃（*Nerium indicum*），因而本书仍按夹竹桃收载。在几次中药资源普查中，均以植物药为主，这次普查亦不例外。为了展现麻城中药资源的种质及分布的真实面貌，在第四次全国中药资源普查上述数据的基础上，我们又于 2014 年 9—11 月进行了一次小班子的野外补充调查。然而补充调查较普查的难度要大得多，要调查的品种都很陌生，从未见过，很难识别。哪怕是在不同的生长环境、不同季节、不同生长阶段的同一品种，也有很多不同之处。所以调查时必须开辟新的路线，多爬山，多跑路，吃大苦才能完成。经过三个多月努力，我们完成了野外调查工作任务，终于使植物药总品种数达到 185 个科，1002 个品种，实现了初稿计划。这个阶段（初稿）比第三次全国中药资源普查的 147 个科增加了藻类、念珠菌科、水绵科；真菌类，麦角菌科、侧耳科、鬼笔科、无孢菌科、白蘑科；苔藓类，羽藓科、金发藓科；蕨类，石杉科、里白科、鳞始蕨科、裸子蕨科、水蕨科；裸子植物，苏铁科、罗汉松科；双子叶植物，蛇菰科、落葵科、猪笼草科、海桐科、槭树科、黄杨科、省沽油科、清风藤科、椴树科、秋海棠科、千屈菜科、旱金莲科、柳叶菜科、列当科、桃金娘科、透骨草科；单子叶植物，水鳖科、龙舌兰科、芭蕉科和美人蕉科等38个科。目前，还有近40种的图片或标本资料未能鉴定收载。另外，第四次全国中药资源普查新发现的重点药材品种主要有蓝布正、北豆根、断血流等。

在新增品种中，有的是从外地引进的园林和观赏植物，能供药用的；有的是原来应有，而这次才发现和《省名录》未收载的品种。如：猪笼草科的猪笼草，桃金娘科的红千层，锦葵科的五指山参，鼠李科的铜钱树，水蕨科的水蕨和百合科的大别山贝母（暂定）等。

时至2016年底，麻城林业局的秦建明主任（林业工程师）又提供了一批极有价值的资料，从而又增补了250多种木本（乔木、灌木及少数草本）植物药。为全面了解和掌握麻城中药资源的准确数据，从2014年开始直至截稿时（2018年底），野外调查才停止，最后调查的一个品种为鸟巢蕨。调查得出麻城的植物药资源有195个科，763属，1447个品种。其中，比初稿又增加了10个科：石地钱科、灰藓科、肾蕨科、红豆杉科、杨梅科、铁青树科、交让木科、七叶树科、杜英科和大风子科；增加了很多重要的药材品种，例如：亚香棒虫草、榧子（香榧）、掌叶覆盆子、远志、雷公藤、桑寄生（包括能供药用的广寄生和锈毛钝果寄生）、朱砂根、白蜡树（秦皮来源之一）、钩藤、大青、土茯苓（光叶菝葜）、刺楸（丁桐皮）、武当玉兰、阔叶十大功劳、红豆杉、云南红豆杉、五味子（北五味子）、川桂、杨梅、南酸枣、金银忍冬、三桠乌药、望江南、常春油麻藤、红花锦鸡儿、清风藤、狗枣猕猴桃、对萼猕猴桃（猫人参）、刺五加及同属多种作五加皮药用的植物；还有毛茛科的威灵仙类（柱果铁线莲等同属品种近10个）以及基及树（福建茶）、海州常山（臭梧桐）、香茶菜、冬凌草（暂定）、虎刺、红豆楸、透骨草（透骨草科）、山枇杷、大果榆（芜荑）、鸽子树（珙桐）、珍珠莲、藤三七、水麻、鸡麻、鸡树条、黑面神、梭罗子（七叶树）、异叶梁王茶、菜豆树、苦地丁、长叶地榆、野杏、石虎、酸橙、救必应、蔓荆、青菜叶、杠柳、猪毛蒿等。这些品种多为每次普查列为重点药材的必查品种或其较大药用价值及科研价值的品种。其中，远志等品种为首次发现在大别山有分布。此外，本次普查还发现动物药59个科，64种；矿物及其他中药8种。

按《中国药典》2015年版（一部）的记载，本书收载的药材和饮片如下：①植物药：一枝黄花、九里香、刀豆、三白草、三颗针、豪猪刺、安徽小檗、川鄂小檗、庐山小檗、生姜、干姜、炮姜、漆树、土贝母、土槿皮、土茯苓、大叶紫珠、大血藤、大皂角、大青叶、大枣、大蒜、大蓟、山麦冬、山茱萸、山药、山银花、山楂、千里光、千金子、川木通、川射干、广枣、女贞子、小茴香、小通草、小蓟、马齿苋、马勃、马兜铃、北马兜铃、马鞭草、王不留行、天仙藤、天花粉、天南星、异叶天南星、制天南星、天麻、天葵子、云芝、木瓜、木芙蓉、三叶木通、白木通、木鳖子、五加皮、五味子、五倍子、盐肤木、青麸杨、红麸杨、太子参、车前草、车前子（车前、平车前）、瓦松、牛蒡子、牛膝、化橘红（柚子）、月季花、丹参、乌药、乌梅、水红花子、玉竹、功劳木（阔叶十大功劳、细叶十大功劳）、艾叶、石韦、有柄石韦、石吊兰、石菖蒲、细茎石斛、霍山石斛、石榴皮、条叶龙胆、阴行草、北豆根、四季青、仙鹤草、白芨、白术、白头翁、白芍、白芷、白茅根、白果、白屈菜、柳叶白前、白扁豆、白蔹、白鲜皮、蔓生白薇、瓜子金、瓜蒌、瓜蒌子、瓜蒌皮、冬瓜皮、碎米桠、冬葵果、玄参、半边莲、半枝莲、半夏、法半夏、姜半夏、丝瓜络、老鹳草、野老鹳草、地肤子、地骨皮、地黄、熟地黄、地榆、长叶地榆、地锦草、斑地锦、西瓜、西河柳、百合、卷丹、细叶百合、百部、朱砂根、竹茹、合欢皮、合欢花、决明子、小决明、关黄柏、灯心草、红花、麦冬、麦芽、远志、赤芍、芫花、花椒、青椒、芥子、茅苍术、北苍术、苍耳子、芡实、木立芦荟、库拉索芦荟、斑纹芦荟、芦根、杜仲、杜仲叶、杠板归、连钱草、连翘、吴茱萸、石虎、牡丹皮、牡荆叶、何首乌、制首乌、夜交藤、伸筋草、皂角刺、佛手、谷芽、谷精草、望春花、玉兰、武当玉兰、灵芝（赤芝、紫芝）、陈皮、附子、忍冬藤、鸡冠花、青风藤、青皮、青葙子、青蒿、玫瑰花、苦木、苦杏仁、苦参、苦楝皮、苘麻子、枇杷叶、板蓝根、马尾松、油松、枫香脂、虎杖、知母、垂盆草、萎陵菜、侧柏叶、佩兰、金沸草、金荞麦、金钱草、金银花、金樱子、鱼腥草、大戟、闹羊花、卷柏、油松节、泽兰、细辛、贯叶金丝桃、荆芥、荆芥炭、荆芥穗、荆芥穗炭、茜草、荜澄茄、草乌、制草乌、草乌叶、茵陈蒿、猪毛蒿、茯苓、茯苓皮、茺蔚子、南五味子、南沙参、野胡萝卜子、枳壳、枳实、柏子仁、栀子、焦栀子、枸骨叶、柿蒂、威灵仙、厚朴、凹叶厚朴、厚朴花、牵牛子、圆叶牵牛、韭菜子、骨碎补、钩藤、香加皮、香附、香橼、石香薷、重楼、七叶一枝花、急性子、紫花前胡、洋金花、络石藤、苦枥白蜡树、白蜡树、莱菔子、莲子、莲子心、莲房、莲须、荷叶、藕节、桔梗、桃仁、山桃仁、桃枝、核桃、夏天无、夏枯草、柴胡、狭叶柴胡、鸭跖草、积雪草、射干、徐长卿、狼毒、凌霄花、美洲凌霄、拳参、益母草、娑罗子、海金砂、紫背浮萍、通脱木、预知子、白木通、三叶木通、桑叶、桑白皮、桑枝、桑椹子、桑寄生、黄山药、黄柏、黄精、多花黄精、菝葜、菟丝子、菊花、梅花、救必应、黄常山、野菊花、银杏叶、甜瓜子、猪牙皂、猫爪草、鹿衔草、商陆、垂序商陆、旋覆花、条叶旋覆花、灯笼草、风轮菜、淫羊藿、箭叶淫羊藿、柔毛淫羊、淡竹叶、续断、粗茎鳞毛蕨、葛根、萹蓄、楮实子、棕榈、紫花地丁、紫花前胡、紫苏叶、紫苏子、苏梗、紫草、紫珠叶、紫萁贯众、黑芝麻、黑豆、筋骨草、鹅不食草、蓝布正、蓖麻子、蒺藜子、蒲公英、蒲黄、椿皮、槐花、槐角、雷丸、路路通、锦灯笼、矮地茶、蔓荆、单叶蔓荆、榧子、豨莶、腺梗豨莶、毛梗豨莶、辣椒、槲寄生、旱莲草、天名精、薤白、薏苡仁、薄荷、橘红、橘核、藁本、华东覆盆子、瞿麦、石竹、翻白草、茶油、麻油。（注：黑豆即黑大豆，其种皮为黑色，麻城黄土岗镇有栽培，本书未另行收载。）②动物药：九香虫、土鳖虫、牛黄、乌梢蛇、水牛角、水蛭、地龙、血余炭、全蝎、鸡内金、龟板、鳖甲、鳖甲胶、桑螵蛸、蛇蜕、猪胆汁粉、鹿茸、鹿角、鹿角霜、斑蝥、蜈蚣、蜂房、蜂胶、蜂蜡、蜂蜜、蝉蜕、僵蚕、蟾酥。③矿物：金礞石。

最后的这些数据不但较为准确，而且更能充分体现麻城中药资源分布的真貌，也是对麻城中药资源分布的首次最全面和较彻底的调查和总结，充分证明麻城中药资源丰富、种类繁多，开发前景十分广阔。

近四十年来，通过亲身经历麻城的几次中药资源普查和后期的补充调查，我对麻城的中药资源的总体印象是分布的品种种数多，但不密集，还有不少品种有其名而无产量，如太子参、紫草、龙胆草、柳叶白前、骨碎补、白薇、连翘、白鲜皮等。

## 五、麻城中药资源开发利用和重点药材资源保护的思路与展望

中药是祖国宝贵的医药遗产，是中医药事业发展最重要的战略资源，是中医防病治病的物质基础，保证中药资源的可持续开发利用具有现实和战略的重要意义。

按照1670年版《麻城县志》有关中药方面的记载，300多年前麻城已是中药的重要产区。《湖北中草药志》第一册、第二册及其他相关资料，也记载了麻城主产和作为主产区之一的品种，如荆芥、菊花、蔓荆子、百部、地黄、茯苓、葛根、银杏、地骨皮、白及、乌头、淫羊藿、骨碎补、薏苡仁、槐米、八厘麻、仙鹤草、白鲜皮、豨莶草、狼毒、青蒿、白薇、白前、漏芦、苏子、奶母、薤白、沙参、细梗胡枝子、五加皮、白蚤休、

大蓟、金钟茵陈、茵陈、苍术、地榆、萎陵菜、香附子、野菊花、夏枯球等近200种。这些品种少数是家种，大多数是野生的。由于野生资源有限，且因多种因素影响，这些品种急剧减少或濒临灭绝。主要原因有：①需求量的增加，特别是作为制药工业的原料和出口品种。②过度采挖使药材资源来不及再生或不能再生，尤其是根茎类药材或多年生带根的全草，如苍术、桔梗、白鲜皮、七叶一枝花、沙参、天冬、百部、射干、白及、白前草、细梗胡枝子、柴胡等。③植被的改变，使部分植物药生长环境越来越恶劣，如徐长卿、龙胆草、白屈菜、沙参、柴胡等。④除草剂的大量使用，使部分植物数量显著减少，如刺蒺藜、半枝莲、王不留行、香附子等。⑤资源浪费，如麻城近几年采挖大量葛根，只提取淀粉，对其他具有很高药用价值的成分，全部作为废渣、废水丢失。此外，因采摘麻烦或受市场价格影响，还有大量的山茱萸、银杏、金银花等有时也出现无人采收现象。

鉴于麻城中药资源，特别是野生资源逐年减少的趋势，我提出以下几点建议。

(1) 在市政府领导下成立专门机构，机构包括市食药监局、卫计局、供销社、科技局、林业局、农业局、扶贫办等单位，对全市中药资源的开发、保护、利用，中药的人工栽培(养殖)及其基地制定统一规划和布局，对重大项目进行论证和审定，做好内外协调及药材收购调出工作，解决一些农民自种或自采数量较少的药材的销售难的问题，以避免其损失。

(2) 对麻城道地药材进行筛选，建立生产基地，逐步达到规模化、规范化和企业化的标准。目前麻城道地药材除福白菊已有较大规模外，最近在建和筹建的基地有乘马岗镇的院子村基地(面积为1平方千米)和龟山韩长明先生的夏家山基地(面积在0.33平方千米以上)。夏家山基地的海拔约800米，其自然条件好，可能适合种植一些名贵药材，或建成我市的药材种子、种苗基地。其他的栽培药材，如茯苓、天麻、灵芝、麻荆芥、蔓荆子、柴胡、苍术、地黄、天门冬、黄精和作为麻城名贵药材的贝母、白蚤休(华重楼和七叶一枝花)、白及等品种，都有广阔的开发前景。其中，大别山贝母为湖北贝母的变种，而湖北贝母已被《中国药典》收载。麻城的这种贝母品质优良，如在人工栽培条件下，不但容易成功，而且可获得较好的经济效益。此外，白及、石斛、白蚤休、百部、天门冬、黄精、玉竹、苍术、蔓荆子等，应作为我市中药资源的保护品种。总之，种植药材是解决药源不足的重要途径。麻城的中药材种植，正在迅速、稳步地向前发展，有逐步走向规模化、规范化、企业化的良好趋势。

(3) 对现有资源进行开发、利用，主要品种如下。

①葛根：改变传统的提粉工艺，从葛渣和提粉的废液中再提取葛根总黄酮、葛根素等活性成分，并经药剂学进一步研究，制成多种剂型，广泛用于心脑血管疾病的防治。

②博落回：广布于麻城山区丘陵地带。作为中药一般外用，而且很少使用。它属于罂粟科，是一种有毒植物，近年曾有人来收购其果实，用途不详。根据其杀菌、杀虫作用，可以提取有效成分，制成皮肤科外用药、抗肿瘤药、兽药和生物农药。

③山核桃和野核桃：麻城黄土岗镇、福田河镇、龟山镇均有野生分布，它们的果实较家种的核桃要小，可以从保健品方面开发，如制成饮料或糕点类食品和其他保健品。

④北豆根(蝙蝠葛)：第四次全国中药资源普查的重点品种，历版《中国药典》均有收载，具有清热解毒、利湿消肿和抗肿瘤作用，也有北豆根片、胶囊等单味中成药。但在麻城临床上很少使用，经营部门也未见收购，其资源有一定的蕴藏量。该药药用部位是地下根茎，在开发的同时，应注意资源的保护，必要时可以进行人工栽培。

⑤蒲黄：来源于香蒲科水烛的花粉，是水生的草本植物，一般称作毛蜡。资源丰富，几乎遍布麻城浅

水水域，开发的难点是采集困难。

⑥猕猴桃：麻城猕猴桃科猕猴桃属的植物在第三次全国中药资源普查时只有一种，即中华猕猴桃（*Actinidia chinensis*，药名藤梨根）。2012年第四次全国中药资源普查又发现了同时、同一枝上结有两种果实的植物，后经省里专家鉴定为软枣猕猴桃（*Actinidia arguta*）。时至2016年底，又发现有狗枣猕猴桃（*Actinidia kolomikta*，又名深山木天蓼、狗枣子）和对萼猕猴桃（*Actinidia valvata*，又名猫人参、镊合猕猴桃）。因此，我市猕猴桃属植物共计有4种。其中，有2种具瘿果。在《唐本草》等书籍中收载了木天蓼，即葛枣猕猴桃（*Actinidia polygama*），入药部位为根、枝叶和带虫瘿的果实（木天蓼子）。这种带虫瘿果实植物"叶似柘，花白，子如枣许，无定形，中瓤似茄子，味辛，啖之以当姜、蓼"，而根据我们所采集软枣猕猴桃的标本亦与此相同的果实（近成熟时）味辛辣，曾误为木天蓼（即葛枣猕猴桃）。此外，对萼猕猴桃也结带虫瘿的果实。因它们均为同属植物，其瘿果能否作为木天蓼子入药，有待进一步研究开发。又据《大别山植物志》记载，大别山（安徽）有葛枣猕猴桃等品种的分布，但在麻城境内有没有分布，或是我们漏采，有待今后调查。

对猕猴桃根及其他的多个药用部位的研究很多，临床应用广泛，如猕猴桃根用于消化道和鼻咽癌等多种癌症的治疗，安全有效。因此，对猕猴桃属植物的根、茎叶和果实（包括瘿果），进行研究开发有重要意义。

（4）合理利用中药资源，注意节约和防止浪费。对大型草本的药用部位为地上全草的药材如青蒿、阴行草（金钟茵陈）、益母草、刘寄奴、泽兰、大蓟、小蓟、藿香、豨莶草、马鞭草、千里光、败酱草、佩兰等，它们的有效成分多在叶上，老式流程中从采割、干燥、收购打包、切制到成饮片，往往其叶片逐渐破碎以致成为灰末而去掉。为此，可适时采集鲜药材，洗净，趁鲜切制，干燥包装。如我们制剂室曾将传统法加工的阴行草饮片与等量新法加工饮片进行煎煮提取比较，所得相同密度的清膏，后者约为前者的2倍。另外，还可以从药材中非药用部位、废弃的下脚料和废液里提取其有效成分。例如：在牡丹皮的产地加工的废料（刮去的外皮等非药用部分的下脚料）中提取丹皮酚；在五味子药渣中提取五味子脂；从制备金银露的残液中提取具抗菌、抗病毒活性成分的有机酸等。

根据历史资料及走访调查麻城历史上的一些道地药材、名贵和稀有药材的资源和分布，我们进行了初步考证，其结果如下。

①厚朴和凹叶厚朴：均为《中国药典》所收载的正品。目前我市的厚朴为1949年后引进栽培的凹叶厚朴，根据1670年版《麻城县志》《大别山植物志》的记载，麻城有野生厚朴分布，这次普查所见西张店的一株厚朴（幼株），听栽培者说是从大山上挖来的。现据资料显示，其多分布在海拔800米以下的山坡。根据对木本药材的调查资料显示，麻城的厚朴（*Magnolia officinalis*）野生原产地是麻城的狮子峰林场、三河口镇一带。其中，由于大量栽培凹叶厚朴后，无须上山采集这种野生药材。在前两次普查时因未到其野生分布的大山而致漏采。

②龟山白艾：原为麻城历史上的道地药材。据龟山的一位老先生介绍，这种艾生长在龟峰的某一特定环境（龟山风景区的大块地），其药材特性与一般家艾不同，现在还有较多的分布，可惜我们未能实地调查。

③桑寄生科药材：除几次调查所见的槲寄生之外，还有麻城原有分布的桑寄生（*Taxillus sutchuenensis*），及其可作药用的同属植物广寄生（*Taxillus chinensis*）和锈毛钝果寄生（*Taxillus levinei*）。2014年在坳峰河村还听说有银杏寄生的分布，但未采到标本，故这次没有收载。槲寄生和桑寄

生同被《中国药典》所收载。实质上，桑寄生在300多年前已是麻城的名贵药材。

④连翘：为常用中药，1670年版《麻城县志》记载：300多年前麻城已是这种道地药材的主产区。然而我们在几次中药资源普查时所采的标本都是栽培品。当时栽培的种苗是由麻城野生种苗移栽而来，还是从外地引进，现无从得知（因当年的药农均已过世而无法考证）。据推测，野生移栽的可能性最大。从20世纪70年代黄土岗镇的燕子岩、90年代的平墅山药材场栽培情况看，连翘易于成活，繁殖快，比较耐旱，对土壤要求不严。麻城可将连翘大力栽培发展，提高品质，恢复这种道地药材的地位和声誉。同时，麻城现在还将其作为观赏植物栽培于庭院。

⑤荆芥（麻荆芥）：原种植于城区的杨基塘村，该村为全省主产区之一。后因荆芥生长周期短、产量高、价格较低而放弃栽培。作为麻城的道地药材，现在如何发展值得探讨。

⑥茯苓：为药食兼用的药材，用量很大，早在300多年前的药材市场久负盛名；至今，在种植面积、产量、质量、规模方面虽有很大的提升和发展，但目前仍是罗田县领先。

⑦远志：为常用中药，具安神益智、祛痰、消肿等多种功能，为我国最早的中药专著《神农本草经》所收载。2016年秋季，我和梅建亨先生在五脑山首次发现其有野生分布。如将其转为人工栽培，则可能有广阔的开发前景。

⑧竹叶参：为麻城历史上的稀有和较贵重药材，经丁周瑜先生确认，是百合科植物广东万寿竹。麻城康王寨等处有分布，可惜这次未能实地调查，采集标本，以致无法鉴定确认。

⑨猴头三七、竹根三七：多年来不少人也认为它们是麻城的贵重药材。因目前无法确定它们的植物来源，现在只能在此提供点线索。

除以上品种之外，麻城唇形科鼠尾草属丹参，曾为麻城主产的野生药材之一，经几次普查所见，其分布和产量逐渐减少。在种质鉴定方面，还有很多的未知数。百合科黄精属的药用黄精，因市场需求量大，年年采挖，生长不及，以致产量减少，质量下降。在麻城分布的药材品种很多，但亦难于鉴定种质。希望今后普查时，注意加强对两种大宗药材的研究。

另外，动物药方面，据说麻城还有穿山甲，1993年版的《麻城县志》已有记载；主要分布在康王寨和福田河的双庙关一带，医药公司的梅建亨先生在20世纪80年代曾亲眼见到有人在城区的市场出售。本书因无标本和照片资料，故未收载。还有麻城所称的"娃娃鱼"实为小鲵科的豫南小鲵和蝾螈科的东方蝾螈这两个品种，这两种动物都不能称作娃娃鱼，也不得作娃娃鱼药用或食用。

# 六、麻城历次中药资源普查的组织与参与人员

麻城的第一次中药资源普查（县级），时间为1978—1980年，由省药检所通知并组织实施，各县药检所承担，县中药材公司协助。组成人员为江淑平（时为药检所负责人）、蔡普建（麻城县中药材公司中药质量管理员）；后续工作还有阳锡良和夏德义两同志参加。后来各县还进行补采标本、标本处理与装订，各县药检所建标本柜和有关档案，这项工作一直延续至1982年。当时黄冈地区药检所的许水清同志负责督导工作。

第三次全国中药资源普查为国务院下文决定，湖北省及所属各县（市）都成立了中药资源普查领导小

组及其办公室，刻制和启用了印章。普查时间为1983—1987年，麻城于1987年的上半年结束普查工作。当时麻城普查领导小组组长是副市长黄立鹏，成员有财办主任周杰民、卫生局局长江淑安以及林业局、农业局、供销社的负责人。这次普查由中药材公司牵头，公司领导刘逸祥经理全面具体负责。工作人员均来自麻城市供销合作社、麻城市卫生局两个系统。其中合作社的有刘逸祥、熊文泰、李银堂、喻家东、胡建丹、吴思田、王格、程昌俊；卫生局的有江淑平、徐林忠、袁子新、罗治权、郑贤曙等，共13人。

这次普查首次刻制并启用了麻城市中药资源普查领导小组办公室的印章。

第四次全国中药资源普查是国家中医药管理局发文决定，全国分期分批进行的。湖北为第一批，麻城又被省普查办定为省里的第一批。第一批有3大山区，18个县市。麻城为大别山区6个县市的其中之一。这次普查由各地中医院牵头承担。2011年开始准备，成立了麻城普查领导小组及其办公室，确定了普查队的工作人员，具体分工如下。①普查领导小组：组长为孙丽燕（副市长），副组长为丁明东（政府办副主任）、黄立文（卫生局局长），成员有李江峰（卫生局副局长）、丁明全（发改局书记）、江峰（科技局副局长）、曹启元（经济局副局长）、陈爱平（食药监局副局长）、刘冬生（财政局副局长）、李敏（农业局副局长）、程德峰（林业局副局长）、王明华（中医院院长）。②普查办公室：主任为李江峰，副主任为王明华，成员为蔡明琪、库流生、徐林忠、陈晓红。③普查队及其队员：李江峰、库流生、江淑平、陈晓红、郑贤曙、刘志勇、邓佑芳、袁毅、罗登学、朱亚丽、闵刚（前期）、陈泉（后期）。2012年3月17日正式启动野外调查，由卫生局副局长李江峰带队，第一站为三河口镇的平堵山等地。

最后一次中药资源的补充调查，由市普查办主任、卫生局副局长李江峰和中医院院长王明华研究决定。具体参加调查的人员为江淑平、罗登学及后期临时参加的陈泉同志；调查从2014年8月至同年12月结束（包括整理资料和鉴定的时间），共用四个多月的时间完成了规定的任务。

这次调查的目的是要尽力查清麻城植物药资源分布的实际品种，并达到编写图鉴的最低要求。按计划调查植物药800～1000个品种，本次调查实际完成植物药1002种，加上2014年下半年以来仍继续调查补充的品种在内，麻城实有分布的植物药为1400多种。实际上从2016年起，调查组曾上山补采标本、补拍照片，该工作一直持续到2018年12月底。其中有些农作物、果蔬类部分品种和有资料记载麻城有分布的部分植物药，如珍珠透骨草（地构叶）、漏芦（华东蓝刺头）、毛华菊、和尚菜、蛇床子、茅膏菜及小通草（旌节花科）等十余个品种，这次未调查采集，故本书尚未收载。

第四次全国中药资源普查大致分工如下：江淑平负责鉴定（包括现场识别），郑贤曙负责摄影，罗登学、闵刚、陈泉负责标本采集（包括数据采集、记录等）；陈晓红、刘志勇负责标本装订和数据整理；蔡文平、毕贵明作为汽车（救护车）司机。

# 我市历次中药资源普查的主要资料或成果的部分图片

1. 湖北全省的中药资源普查（1978—1980 年）

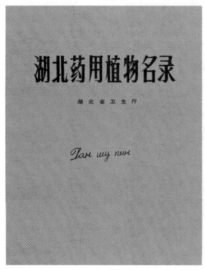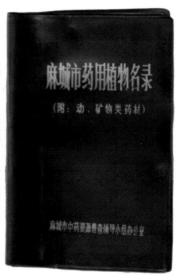

三十五、罗汉松科
PODOCARPACEAE
1．罗汉松
Podocarpus macrophyllus（Thunb.）D. Don. ▲
果期6月。
药用根皮、治跌打损伤（麻城）。
麻城：江淑平412。

2．粗榧
Cephalotaxus sinensis（R. et w.）Li
榧子（鹤峰、麻城、大冶），木榧（随县），野杉树（罗田），秋杉木（蕲春）。
花期3月。
药用棱叶或种子。治淋巴瘤及白血病。
鹤峰：洪家祥385；神农架：神农架植物考察队11856；随县：陈学兵407；南漳：马明华731；麻城：江淑平399，马元俊4158；罗田：刘启宏984；蕲春：吴金柏259；大冶：石新文334。

14．孩儿参
Pseudostellaria heterophylla（Miq.）Pax ex Pax et Hoffm.
花果期3～6月。
块根即药典收载之孩儿参。
随县：马元俊4645；应山：刘培渭153；麻城：江淑平121；红安：陈祯华108；咸宁：高汉成105；蒲圻：李宗润29；吴志德121；通山：李世顺364；钟祥：石若明177。

25．华北楼斗菜
Aquilegia yabeana Kitag.
铜糙（巴东），亮壳草、倒地灌（鹤峰），金耗子屎、紫背天葵（长阳），猫儿草、紫花天葵（五峰），土丹参（郧西）。
花期5～6月。
药用根。治瘰疬、疮疖、淋巴炎、多种出血、慢性肠炎、烧伤烫伤、劳伤、身痛、蛇咬伤（恩施、巴东、鹤峰、长阳、五峰）。
恩施：刘启宏763，曾顺清743；巴东：刘天宝254，方志先185，黄子春887；利川：马元俊3351；鹤峰：洪家祥373；长阳：何士新365；五峰：沈善勤15，383；秭归：张继庆141；神农架：神农架植物考察队30716，神药1039；郧西：马元俊3932；麻城：江淑平379。

2. 第三次全国中药资源普查（1983—1987 年）

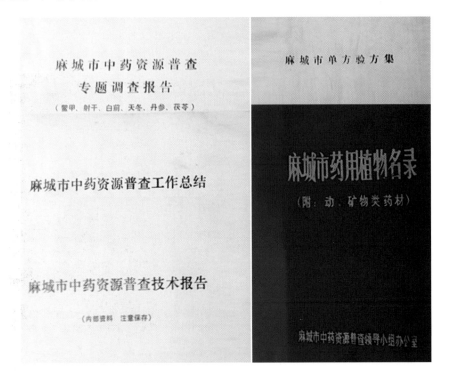

3. 第四次全国中药资源普查（2011—2018 年）

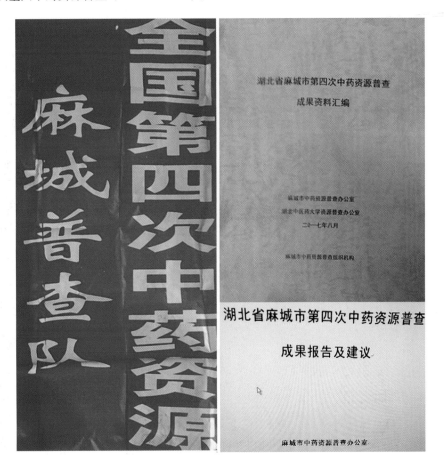

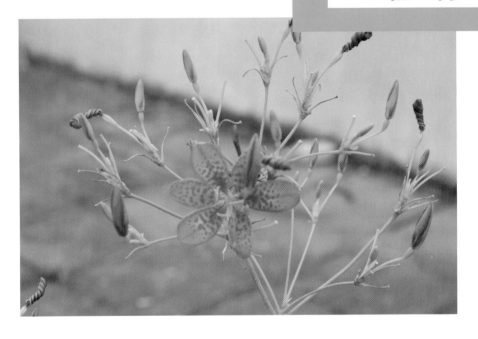

# 第二篇

## 植 物 药

# 一、藻　类

## 1. 水绵科　Zygnemataceae

### 水绵　*Spirogyra intorta* Jao

【药名别名】扭曲水绵、温苔。

【药用部位】为水绵属植物扭曲水绵的藻丝体。

【植物形态】营养细胞宽 25～29 微米，长 60～183 微米，横壁平直；色素体 1 条，呈 2～8 螺旋；梯形接合或侧面接合，接合管由雌雄两配子囊形成；接合孢子囊圆柱形，或略为膨大，接合孢子椭圆形两端较尖，宽 22～32 微米，长 41～68（85）微米；中胞壁平滑，成熟后褐色。

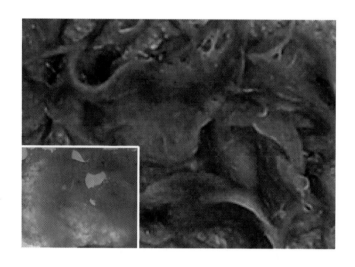

【生境分布】生于水田及沟渠中，我市各地均有分布。

【采收加工】春、秋季采收，洗净晒干。

【功能主治】清热解毒，利湿。主治丹毒，痈肿，漆疮，烫伤，泄泻。

【用法用量】内服：煎汤，3～10 克。外用：适量，鲜品洗净，捣烂敷患处。

## 2. 念珠藻科　Nostocaceae

### 葛仙米　*Nostoc commune* Vanch.

【药名别名】地木耳、念珠藻、地搭皮。

【药用部位】为念珠藻属植物葛仙米的干燥藻体。

【植物形态】葛仙米藻体呈胶质状、球状或其他不规则形状，蓝绿色或黄褐色。由多数球形的单细胞串连而成，外被透明的胶质物，集成片状，与木耳相似；湿润时开展，呈蓝绿色，干燥时卷缩，呈灰褐色，采集干燥后颗粒圆形，煮熟后大小比米粒大。异形胞位于丝体的细胞间，幼藻丝体常位于顶端。

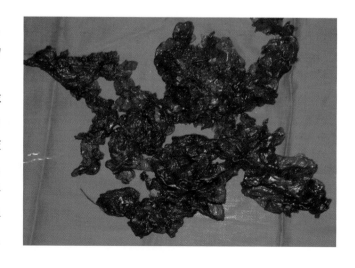

【生境分布】生于水中沙石或阴湿泥土上，我市各地均有分布。

【采收加工】夏、秋季雨后采收，洗净，除去杂质，鲜用或晒干。

【功能主治】清热，收敛，益气，明目。用于夜盲症，脱肛；外用治烧烫伤。

【用法用量】内服：煮食，30～60克。外用：研粉调敷。

【附注】葛仙米含多种氨基酸、微量元素、维生素，对癌细胞有抑制作用；又是时兴的保健食品。

# 二、真　菌　类

## 3. 麦角菌科 Clavicipitaceae

**亚香棒虫草** *Cordyceps hawkesii Gray*

【药名别名】霍克斯虫草、尼古虫草。

【药用部位】为麦角菌属真菌亚香棒虫草的菌核及子座。

【植物形态】亚香棒虫草子座由寄主头端伸出，顶端露出地面，细圆柱状，多单生，罕为2～4个，长4～8厘米，粗3～5毫米，基部稍粗，为7～8毫米。柄多弯曲，灰白色至灰褐色，上有纵皱纹和微细茸毛。子座椭圆形至圆柱状；顶端钝圆，无不孕先端，长1.4～2.5厘米，粗4～5毫米，茶褐色。子囊壳埋于子座的四周，椭圆形至卵形，（640～800）微米×（224～320）微米，壳孔点粒状，直径35～53微米。子囊埋生于子囊壳内，蠕虫形，上部宽，下部略细，顶端具8个平行排列的孢子。子囊孢子线形，长短儿与子囊相等，粗1～1.8微米，光滑，无色，孢子弹射后横断成（3.5～5.3）微米×（1～1.8）微米的小段。

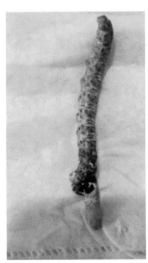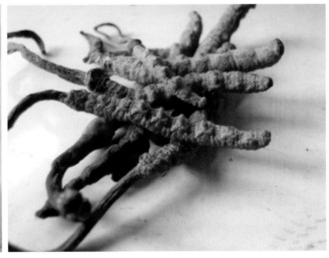

【生境分布】生于林中落叶层下。本品标本采自我市林店茶场与红安交界处，大别山区各地多有分布。

【采收加工】冬季采收，采后洗净，晒干。

【功能主治】补益肺肾，益精止血。主治肺结核，咳嗽痰血，身体虚弱，阳痿，遗精。

【用法用量】内服：煎汤，6～10克，或与鸡、鸭炖食。

【附注】①本品经湖北中医药大学吴和珍教授鉴定为亚香棒虫草（幼株）。其标本经李志勇医生联系，由陈和平先生提供。②我市有人将其误称为冬虫夏草。

## 4. 木耳科 Auriculariaceae

### （1）黑木耳 *Auricularia auricula* (L. ex Hook.) Underwood

【药名别名】黑耳、耳子。

【药用部位】为木耳属真菌黑木耳的干燥子实体。

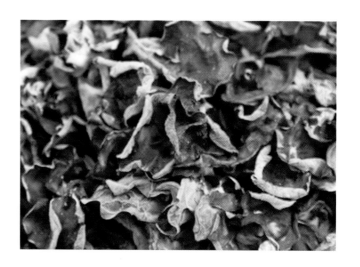

【植物形态】子实体形如人耳，直径约10厘米。内面呈暗褐色，平滑；外面淡褐色，密生柔软的短毛。湿润时呈胶质，干燥时带革质。不同大小的子实体簇生一丛，上表面子实层中的担子埋于胶质中，担子分隔，通常由4个细胞组成，每个细胞有1孢子梗伸出，孢子梗顶端各生1担孢子。

【生境分布】常生于阴湿、腐朽的树干上。我市的三河口、龟山等山区乡镇已进行大量栽培。

【采收加工】夏、秋季采收，晒干。

【功能主治】补气血，润肺，止血。用于气虚血亏，四肢搐搦，肺虚咳嗽，咯血，吐血，衄血，崩漏，高血压，便秘。

【用法用量】煎汤或炖服，每次3～10克。

### （2）毛木耳 *Auricularia polytricha* (Mont.) Sacc.

【药名别名】木耳、黄背木耳。

【药用部位】为木耳属真菌毛木耳的子实体。

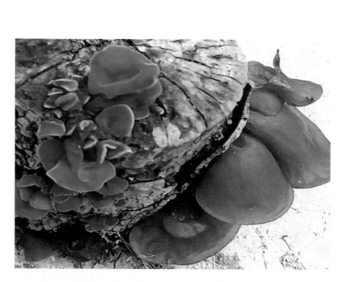

【植物形态】子实体初期杯状，渐变为耳状至叶状，胶质、韧，干后软骨质，大部平滑，基部常有皱褶，直径10～15厘米，干后强烈收缩。不孕面灰褐色至红褐色，有茸毛，无色，仅基部带褐色。子实层面紫褐色至近黑色，平滑并稍有皱纹，成熟时上面有白色粉状物，即孢子。孢子无色，肾形。子实体较木耳厚，不孕面茸毛浓密、较长。

【生境分布】生于枯朽阔叶树上。本标本为城区野生。

【采收加工】夏、秋季采收，除去杂质，洗净，晒干。

【功能主治】补气养血，润肺止咳，止血，降压，抗癌。主治气虚血亏，肺虚久咳，咯血，衄血，血痢，痔疮出血，妇女崩漏，高血压，眼底出血，子宫颈癌，阴道癌，跌打伤痛。

【用法用量】内服：煎汤，3～10克；或炖汤，或烧炭存性研末。

【附注】虚寒溏泻者慎服。

# 5. 银耳科 Tremellaceae

## （1）银耳　*Tremella fuciformis* Berk.

【药名别名】白木耳。

【药用部位】为银耳属真菌银耳的干燥子实体。

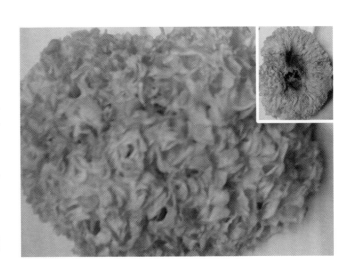

【植物形态】银耳是由 10 余片薄而多皱褶的扁平形瓣片组成。银耳子实体纯白色至乳白色，一般呈菊花状或鸡冠状，柔软洁白，半透明，富有弹性，由数片至 10 余片组成，呈菊花形、牡丹形或绣球形，直径 3～15 厘米。干后收缩，变硬变脆，呈白色或米黄色。

【生境分布】我市山区乡镇有人工栽培。

【采收加工】春、秋季采收，用竹刀割取，清水洗净晒干。

【功能主治】补肺益气，养阴润燥。用于病后体虚，肺虚久咳，痰中带血，崩漏，大便秘结，高血压，血管硬化。

【用法用量】内服：煎汤，3～10克，或炖冰糖、肉类服食。

## （2）血耳　*Tremella sanguinea* Peng

【药名别名】红耳、血木耳、茶耳。

【药用部位】为银耳属真菌血耳的子实体。

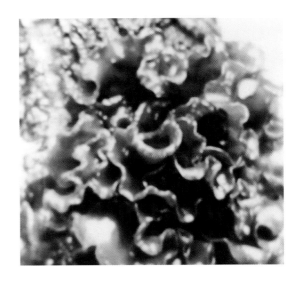

【植物形态】担子果鲜时暗赤褐色至黑褐色，硬胶质带肉质。叶状，大型，瓣片薄，边全缘，波状；下部连合，上部分裂成瓣状，皱卷，波曲；常可丛集生长成菊花状一大团，半球形，长 5～24 厘米，宽 5～20 厘米，高 5～8 厘米。色素水溶性，淋雨褪色，雨天采取时，以手摸之，满手即沾上赤褐色酱油状液体。瓣片脱色后变成茶褐色。瓣片切面厚 250～560 微米，干后黑色，表面有黑褐色色素薄层，不光滑，浸水有酱油状色素渗出。菌丝粗细悬殊，粗菌丝深赤褐色，直径 3 ～ 5 微米；细菌丝直径 1 ～ 3 微米，浅赤褐色至近无色，有锁状联合。子实层居表面层，原担子棒状至长卵形；成熟下担子卵形、球形、长椭圆形，"十"字形纵隔或只一纵隔至稍斜隔，稀有近横隔，分成 2 ～ 4 细胞，长 12 ～ 25 微米，宽 10 ～ 19.5 微米，上担子长 12.5 ～ 25 微米，直径 3 ～ 5 微米，先端渐尖。担孢子卵形至近球形，近轴侧稍平直，（7 ～ 9）微米 ×（5 ～ 7.8）微米，萌发产生再生孢子或萌发管。

【生境分布】生于枯朽的阔叶树上。我市有稀少的野生分布，近几年来正在研究人工栽培，这次标本系我市食、药用菌公司郑才象先生提供。

【采收加工】将成熟的子实体割下，除去杂质，晒干或低温干燥即可。

【功能主治】益气活血，平肝阳。用于肝炎，痢疾，妇科诸症。

【用法用量】取血耳 10 克，温水浸发后洗净，加水文火炖至浓稠，加砂糖服用。

# 6. 多孔菌科 Polyporaceae

## （1）树舌 *Ganoderma applanatum* (Pers. ex Wallr.) Pat.

【药名别名】树舌灵芝。

【药用部位】为灵芝属真菌树舌的子实体。

【植物形态】子实体多年生，侧生无柄，木质或近木栓质。菌盖扁平，半圆形、扇形、扁山丘形至低马蹄形；盖面皮壳灰白色至灰褐色，常覆有一层褐色孢子粉，有明显的同心环棱和环纹，常有大小不一的疣状突起，干后常有不规则的细裂纹；盖缘薄而锐，有时钝，全缘或波状。管口面初期白色，渐变为黄白色至灰褐色，受伤处立即变为褐色；管口圆形；菌管多层，在各层菌管间夹有一

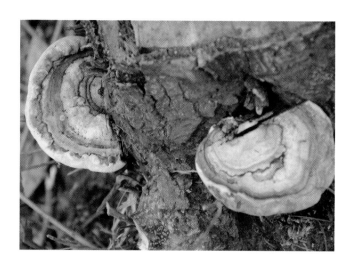

层薄的菌丝层，老的菌管中充塞有白色粉末状的菌丝。孢子卵圆形，一端有截头壁双层，外壁光滑，无色，内壁有刺状突起，褐色。

【生境分布】生于多种阔叶树树干及竹竿上。我市各地有分布。

【采收加工】当菌盖变为红色时即已成熟，可以采收，除去杂质晒干或低温烘干。

【功能主治】消炎抗癌。主治咽喉炎，食道癌，鼻咽癌。

【用法用量】内服：10 ～ 30 克，煎汤。

## （2）灵芝 *Ganoderma lucidum* (Leyss. ex Fr.) Karst.

【药名别名】赤芝、菌灵芝、灵芝草等。

【药用部位】为灵芝属真菌赤芝或紫芝的干燥子实体。

【植物形态】菌盖肾形、半圆形或近圆形。皮壳坚硬，黄褐色至红褐色，有光泽，具环状棱纹和辐射

状皱纹，边缘薄而平截，常稍内卷。菌肉白色至淡棕色；孢子细小，黄褐色。菌柄圆柱形，侧生，少偏生，红褐色至紫褐色，光亮。气微香，味苦涩。

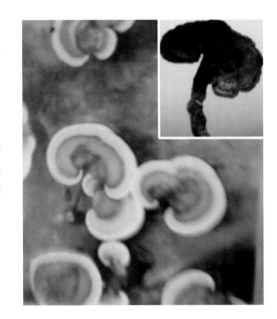

【生境分布】分布于我市各地。生于栎树及其他阔叶树的木桩旁，现多为人工栽培。

【采收加工】子实体开始释放孢子前可套袋收集孢子，待菌盖外缘不再生长，菌盖下面管孔开始向外喷射担孢子，表示已成熟，即可采收。从菌柄下端拧下整个子实体，晾干或低温烘干（温度不超过55℃），收藏于通风处，防止霉变。

【功能主治】益气血，安心神，健脾胃。主治虚劳，心悸，失眠，头晕，神疲乏力，久咳气喘，冠心病，硅肺，肿瘤。

【用法用量】内服：5～15克，煎汤；或2～6克研末浸酒服。

【附注】灵芝使用时需切碎，便于煎煮或浸酒。

## （3）喜热灵芝 *Ganoderma calidophilum J. D. Zhao*

【药名别名】野生灵芝、灵芝。

【药用部位】为灵芝属真菌喜热灵芝的干燥子实体。

【植物形态】子实体小，一年生，木栓质。菌盖近圆形、半圆形或肾形，有时不规则形，直径1.3～5.5厘米，厚0.4～1.5厘米，红褐色、暗红褐色、紫褐色或黑褐色，有时带橙色，表面有漆样光泽，具同心环沟和环纹及辐射状皱纹，边缘钝或厚呈截形。菌肉双层，上层木材色至漆褐色。近菌管处呈淡褐色至暗褐色，厚0.1～0.3厘米，菌丝无色至黄褐色，菌管长0.3～0.5厘米，褐色，

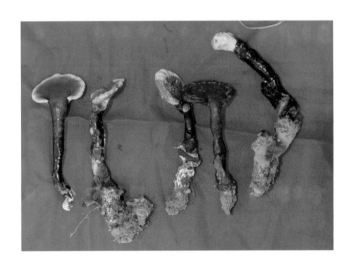

管口近圆形，白色，每毫米4～6个。菌柄背侧生或背生，长5～12（24）厘米，粗0.4～0.9厘米。通常紫褐色或紫黑色，光亮，常粗细不等和弯曲。孢子卵形，少数顶端平截，双层壁，外壁无色，平滑，内壁有小刺，淡褐色至褐色。

【生境分布】生于栎及其他阔叶树的木桩旁及竹林下。我市山区丘陵有野生分布。

【采收加工】子实体成熟时采收，除去灰土杂质，晒干或烘干。

【功能主治】参考灵芝。

【用法用量】参考灵芝。

【附注】①本品为野生，人工栽培产量低。②本品还具有较强的抗炎、抗过敏作用。

## （4）紫芝 *Ganoderma sinense* Zhao, Xu et Zhang

【药名别名】灵芝、菌灵芝、木灵芝。

【药用部位】为灵芝属真菌紫芝的子实体。

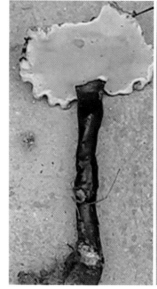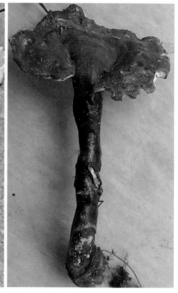

【植物形态】菌盖木栓质，多呈半圆形至肾形，少数近圆形，大型个体长宽可达20厘米，一般个体4.7厘米×4厘米，小型个体2厘米×1.4厘米，表面黑色，具漆样光泽，有环形同心棱纹及辐射状棱纹。菌肉锈褐色。菌管管口与菌肉同色，管口圆形，每毫米5个。菌柄侧生，长可达15厘米，直径约2厘米，黑色，有光泽。孢子广卵圆形，（10～12.5）微米×（7～8.5）微米，内壁有显著小疣。

【生境分布】多生于阔叶树木桩旁地上或针叶树朽木上。我市山区丘陵各地有分布。本品标本为五脑山林下的野生品。

【采收加工】子实体开始释放孢子前可套袋收集孢子，待菌盖外缘不再生长，菌盖下面管孔开始向外喷射担孢子，表示已成熟，即可采收。从菌柄下端拧下整个子实体，晾干或低温烘干（温度不超过55℃）收藏，并保持通风，防止霉变。

【功能主治】益气血，安心神，健脾胃。主治虚劳，心悸，失眠，头晕，神疲乏力，久咳气喘，冠心病，硅肺，肿瘤。

【用法用量】内服：煎汤，10～15克；研末，2～6克；或浸酒。

## （5）单色云芝 *Coriolus unicolor* (L. ex Fr.) Pat.

【药名别名】齿毛芝。

【药用部位】为云芝属真菌单色云芝的子实体。

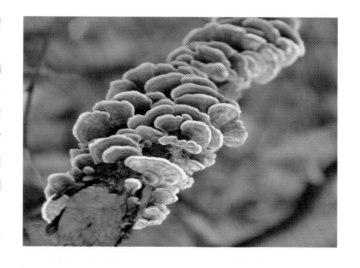

【植物形态】子实体一般小，无柄，扇形，贝壳形或平伏而反卷，覆瓦状排列，革质。菌盖宽4～8厘米，厚0.5厘米，往往侧面相连，表面白色、灰色至浅褐色，有时因有藻类附生而呈绿色，有细长的毛或粗毛和同心环带，边缘薄而锐，波浪状或瓣裂；下侧无子实层，菌肉白色或近白色，厚0.1厘米，在菌肉及毛层之间有一条黑线。菌管近白色、灰色，管孔面灰色至紫褐色，孔口迷宫状，平均每毫米2个，很快裂成齿状，但靠边缘的孔口很少开裂。担孢子长方形，光滑，无色，（4.5～6）微米×3微米。

【生境分布】生于枯朽的阔叶树的基部或倒地枯树的树干上。我市各地有分布。

【采收加工】全年可采。割下子实体，除去杂质，洗净，晒干。

【功能主治】单色云芝的提取物用于肿瘤的防治。

【用法用量】本品目前只用其提取物而未单独直接使用。

## （6）云芝 *Coriolus versicolor* (L. ex Fr.) Quel.

【药名别名】杂色云芝。

【药用部位】为云芝属真菌云芝的干燥子实体。

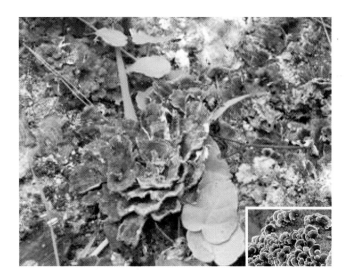

【植物形态】子实体为革质至半纤维质，侧生无柄，常覆瓦状叠生，往往左右相连，一年生于伐桩断面上或倒木上的子实体常围成莲座状。菌盖半圆形至贝壳形，盖面幼时白色，渐变为深色，有密生的细茸毛，长短不等，呈灰、白、褐、蓝、紫、黑等多种颜色，并构成云纹状的同心环纹；盖缘薄而锐，波状，完整，淡色。管口面初期白色，渐变为黄褐色、赤褐色至淡灰黑色；管口圆形至多角形，后期开裂，菌管单层，白色。菌肉白色，纤维质，干后纤维质至近革质。孢子圆筒状，稍弯曲，平滑，无色。

【生境分布】生于阔叶树朽木上，松树上偶见。我市各地有分布。

【采收加工】割下子实体，除去杂质，晒干即可。

【功能主治】健脾利湿，止咳平喘，清热解毒，抗肿瘤。主治慢性活动性肝炎，肝硬化，慢性支气管炎，小儿痉挛性支气管炎，咽喉肿痛，多种肿瘤，类风湿关节炎，白血病。

【用法用量】内服：15～30克，加水煎煮24小时以上，或制成片、丸、颗粒等剂型服用。

## （7）茯苓 *Poria cocos* (Schw.) Wolf

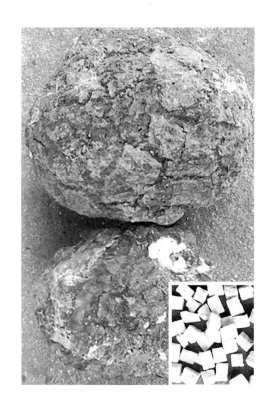

【药名别名】白茯苓、云苓、茯神。

【药用部位】为茯苓属真菌茯苓的菌核。

【植物形态】菌核球形、卵形、椭圆形至不规则形，长10～30厘米或者更长，重量也不等，一般为500～5000克。外面具厚而多皱褶的皮壳，深褐色，新鲜时软，干后变硬；内部白色或淡粉红色，粉粒状。子实体生于菌核表面，全平伏，厚3～8厘米，白色，肉质，老后或干后变为浅褐色。菌管密，长2～3毫米，管壁薄，管口圆形、多角形或不规则形，直径 0.5～1.5 厘米，口缘裂为齿状。孢子长方形至近圆柱形，平滑，有一歪尖，大小为（7.5～9）微米×（3～3.5）微米。

【生境分布】野生品多生于向阳山坡的松树根上。我市各山区丘陵有栽培。同时，麻城茯苓不但栽培历史悠久而且品质优良，曾在 1910 年南洋劝业会上获得银质奖。

【采收加工】取成熟经发汗的茯苓分别加工成苓皮、苓块、苓片；其碎末为苓粉。对含细松根的茯苓则连根切成块，名茯神或神块，剩下的松根为神木。

【功能主治】渗湿利水，益脾和胃，宁心安神。治小便不利，水肿胀满，痰饮咳逆，呕哕，泄泻，遗精，淋浊，惊悸，健忘。

【用法用量】内服：煎汤，10～15 克；或入丸、散。可用朱砂拌。

【附注】苓皮：利水，消肿；治水肿腹胀；煎服 9～15 克。茯神：宁心，安神，利水；主治惊悸，健忘，失眠，惊痫，小便不利；煎服 9～15 克或入丸、散。

## （8）朱红栓菌　*Trametes cinnabarina* (Jacq.) Fr.

【药名别名】红栓菌、朱砂菌。

【药用部位】为栓菌属真菌朱红栓菌的子实体。

【植物形态】子实体一般小，扁半球形，扁平，无柄，新鲜时肉质松软，干后变为木栓质。菌盖直径 2～11 厘米，厚 0.5～1 厘米，表面橙色至红色，后期稍褪色，变暗，无环纹，有细茸毛或无毛，稍有皱纹。菌肉橙色，有明显的环纹，遇氢氧化钾变黑色，管孔面红色，每毫米 2～4 个。此菌的主要特征是子实体从外到内都是鲜艳的橙色至红色。

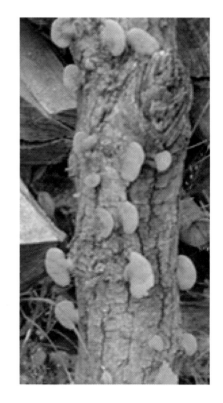

【生境分布】常生于阔叶树上，为栽培香菇、木耳段木的杂菌。我市山区多有分布。

【采收加工】取下成熟的子实体，除去杂质晒干。

【功能主治】清热解毒。用于痈疽疮疖、咽喉肿痛、跌打损伤诸症。

【用法用量】6～12 克，水煎服。

【附注】①本品除有清热除湿、消炎、解毒作用及可研末敷伤口止血外，对小白鼠肉瘤 180 和艾氏癌的抑制率均为 90%。还可以转化为蒂巴因从而获得新型止痛药。②本品标本采自黄土岗镇碾盘店村。

## （9）硫磺菌　*Laetiporus sulphureus* (Fr.) Murr.

【药名别名】硫黄多孔菌、黄芝。

【药用部位】为硫磺菌属真菌硫磺菌的子实体。

【植物形态】子实体无柄或基部狭窄似菌柄。菌盖半圆形，往往覆瓦状，肉质，老后干酪质，（3～28）厘米×（3～30）厘米，厚 0.5～2 厘米，有微细茸毛或光滑，有皱纹，无环带，柠檬黄色或鲜橙色，后期褪色；边缘薄，波浪状至瓣状裂。菌肉白色或浅黄色，厚 0.4～1.8 厘米，菌管长 1～4 毫米。管口硫黄色，后期褪色，多角形，平均每 1 毫米间 3～4 个，孢子卵形至近球形，有小尖，无色，光滑，（5～7）微米×（4～5）微米。

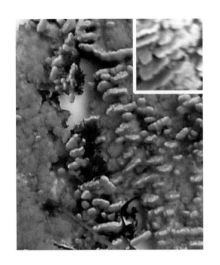

【生境分布】生于栎树、桦树、枫树、李树、杉树、松树的活立木及木桩上。本品标本采自长岭岗的唐家沟。

【采收加工】全年可采，除去杂质，晒干备用。

【功能主治】益气补血。用于气血不足，体虚，衰弱无力。

【用法用量】内服：煎汤，9～15 克；或作食品。

【附注】本品原为鲜橘黄色，拍摄后有改变。

## 7. 侧耳科 Pleurotaceae

**香菇** *Lentinus edodes* (Berk.) Sing.

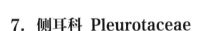

【药名别名】香蕈。

【药用部位】为香菇属真菌香菇的子实体。

【植物形态】香菇菌盖半肉质，宽 5～12 厘米，扁半球形，后渐平展，菱色至深肉桂色，上有淡色鳞片。菌肉厚，白色，味美。菌褶白色，稠密，弯生。柄中生至偏生，白色，内实，常弯曲，长 3～5（9）厘米，粗 5～9 毫米，菌环以下部分往往覆有鳞片，菌环窄而易消失。孢子无色，光滑，椭圆形。

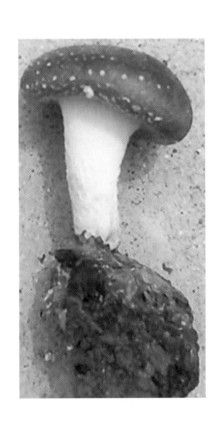

【生境分布】常生于枯倒的阔叶树上。我市三河口、龟山等乡镇有大量的人工栽培。

【采收加工】子实体长到六七分熟（边缘仍向内卷曲，菌盖尚未全展开）时就应该及时采收，然后用火烤、电烤或日晒干燥。

【功能主治】扶正补虚，健脾开胃，祛风透疹，化痰理气，解毒，抗癌。主治正气衰弱，神倦乏力，纳呆，消化不良，贫血，佝偻病，高血压，高脂血症，慢性肝炎，盗汗，小便不禁，水肿，麻疹透发不畅，荨麻疹，毒菇中毒，肿瘤。

【用法用量】内服：煎汤，鲜品 15～30 克。

## 8. 白蘑科 Tricholomataceae

**雷丸** *Omphalia lapidescens* Schroet.

【药名别名】竹苓。

【药用部位】为脐菇属真菌雷丸的干燥菌核。

【植物形态】菌核体通常为不规则的坚硬块状，歪球形或歪卵形，直径 0.8～2.5 厘米，罕达 4 厘米，表面黑棕色，具细密的纵纹；内面为紧密交织的菌丝体，蜡白色，半透明而略带黏性，具同色的纹理。越冬后由菌核体发出新的子实体，一般不易见到。干燥的菌核为球形或不规则的圆块状，大小不等，直径 1～2 厘米。表面呈紫褐色或灰褐色，全体有稍隆起的网状皱纹。质坚实而重，不易破裂；击开后断面不平坦，粉白色或淡灰黄色，呈颗粒状或粉质。质紧密者为半透明状，可见有半透明与不透明部分交错成纹理。气无，味淡，嚼之初有颗粒样感觉，微带黏液性，久嚼则溶化而无残渣。

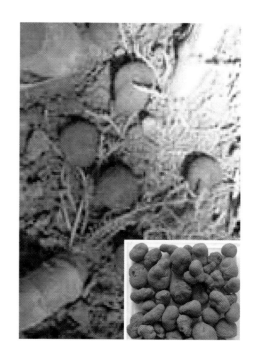

【生境分布】生于竹园内枯死的竹根下。我市龟山有分布。

【采收加工】秋季挖取，洗净晒干。

【功能主治】杀虫消积；用于绦虫病，钩虫病，蛔虫病，虫积腹痛，小儿疳积。

【用法用量】一般研粉服。一次 5～7 克，饭后用温开水调服，一日 3 次，连服 3 天。

【附注】本品不耐高温，不宜煎煮或烘烤。

# 9. 鬼笔科 Phallaceae

## （1）竹荪 *Dictyophora indusiata* (Vent. ex Pers) Fisch.

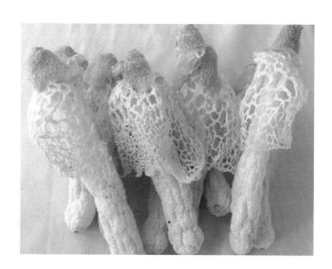

【药名别名】竹参。

【药用部位】为竹荪属真菌竹荪的子实体。

【植物形态】竹荪是寄生在枯竹根部的一种隐花菌类，形状略似网状干白蛇皮，它有深绿色的菌帽，雪白色的圆柱状的菌柄，粉红色的蛋形菌托，在菌柄顶端有一围细致洁白的网状裙（从菌盖向下铺开的裙子）。

【生境分布】生于竹林或阔叶林下，枯枝落叶多、腐殖质的厚层土中，也兼生于腐木上。我市龟山有人工栽培。

【采收加工】竹荪子实体采回后，随即除去菌盖和菌托，不使黑褐色的孢子胶质液污染柄、裙。然后，将洁白的竹荪子实体一只一只地插到晒架的竹签上进行日晒或烘烤。

【功能主治】补气养阴，润肺止咳，清热利湿。主治肺虚热咳，喉炎，痢疾，带下，高血压，高脂血症。可用于抗肿瘤的辅助治疗，为营养食品。

【用法用量】内服：煎汤，10～30 克。

## （2）红鬼笔 *Phallus rubicundus* (Bosc.) Fr.

【药名别名】鬼笔、蛇头菌、朝生暮落草。

【药用部位】为鬼笔属真菌红鬼笔的子实体。

【植物形态】子实体高6～20厘米，幼期包于白色的肉质膜内。菌盖钟形，高1.5～3.3厘米，宽1～1.5厘米，顶端平截，中央有一穿孔，外表具网络和凹槽。表面覆盖以青褐色、黏而有臭气的孢体，菌柄圆柱状，橘红色，向下色渐淡，中空，海绵质。孢子椭圆形，透明，(4～4.5)微米×2微米。

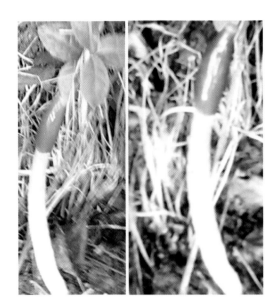

【生境分布】生于竹林或混交林下、路边或田野中。本品标本采自黄土岗镇长岭岗村唐家沟。

【采收加工】夏、秋季采收，洗净，晒干。

【功能主治】清热解毒，消肿生肌。主治恶疮，喉痹，刀伤，烫火伤。

【用法用量】外用：适量，研末敷或香油调涂。

【附注】本品有毒，禁止内服。

## 10. 灰包科 Lycoperdaceae

### 马勃 *Lasiosphaera fenzlii* Reich.

【药名别名】灰包、马屁菇。

【药用部位】为马勃属真菌脱皮马勃的干燥子实体。

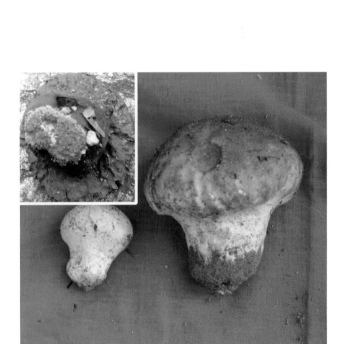

【植物形态】子实体近球形至长圆形，直径15～20厘米。包被薄，易消失，外包被成块与内包被脱离；内包被纸状，浅烟色，成熟后全部消失，遗留成团的孢体随风滚动。孢体紧密，有弹性，灰褐色，渐褪成浅烟色，由孢丝及孢子组成；孢丝长，分枝，相互交织，浅褐色，粗2～4.5微米；孢子褐色，球形，有小刺，直径4.5～5微米。体轻泡，柔软，有弹性，内藏大量孢子，轻微捻动即有粉尘状孢子飞出。用手捻之有细腻柔软感。气味微弱。以个大、饱满、松泡有弹性者为佳。

【生境分布】生于山坡林下草地腐殖质丰富区。我市各地有分布。

【采收加工】夏、秋季子实体成熟时及时采收，除去泥沙，干燥。

【功能主治】清肺利咽，解毒止血。主治咽喉肿痛，咳嗽失音，吐血衄血，诸疮不敛。

【用法用量】内服：煎汤，1.5～6克；或入丸、散。外用：研末撒、调敷或作吹药。

## 11. 地星科 Geastraceae

**地星** *Geastrum hygrometricum* Pers.

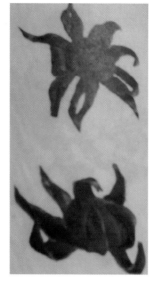
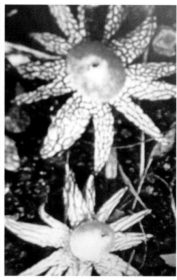

【药名别名】硬皮地星。

【药用部位】为地星属真菌硬皮地星的干燥子实体。

【植物形态】地星子实体初呈球形，后从顶端呈星芒状张开。外包被3层，外层薄而松软，中层纤维质，内层软骨质。成熟时开成6至多瓣，湿时仰翻，干时内卷。外表面灰色至灰褐色。内侧淡褐色，多具不规则龟裂。内包被薄膜质，扁球形，直径1.2～2.8厘米，灰褐色，无中轴。成熟后顶部口裂，孢体深褐色，孢子球形，褐色，壁具小疣，直径7.5～11微米。孢丝无色，厚壁无隔，具分枝，直径4～6.5微米。表面多附有粒状物。

【生境分布】生于松林沙土地或空旷地上。我市各地有分布。

【采收加工】夏、秋季采收，除去杂质，晒干。

【功能主治】清肺热，活血，止血。用于支气管炎，肺炎，咽痛音哑，鼻衄；外用治外伤出血。

【用法用量】内服：煎汤，3～6克。外用：适量，研末敷。

## 12. 无孢菌群（科）Mycelia Sterilia

**吐血连** *Sclerotium* sp.

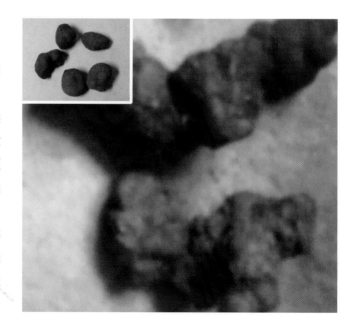

【药名别名】无缝珠。

【药用部位】为无孢菌科真菌无缝珠的菌核。

【植物形态】菌核为不规则的圆形、类圆形、扁圆状及长圆形，外表深褐色；多数如指头大小，最小的只有豌豆大；外形和颜色似雷丸。鲜品有弹性，干后坚硬；断面类白色，粉性，味淡。

【生境分布】常生于海拔600米左右林下山坡土层下10～20厘米处。根据当年采集者介绍：一是分布在废弃的木炭窑黑色土层下；二是生长在"换金树"（即化香树）

的根部土层中。我市康王寨、龟山等地有分布。

【采收加工】夏、秋季雨后采挖，洗净泥土，晒干。

【功能主治】收敛止血，用于各种出血。

【用法用量】内服：3～9克捣碎煎汤。外用：研粉或到成粉末敷患处并予包扎。

【附注】①据我市二医院阮鄂生老先生介绍，吐血连在20世纪60年代由龟山一位杨老道人及其弟子蔡长薪所献，并亲自采挖和指导使用。尔后，该医院用吐血连粉进行犬动脉切开止血试验，结果两分钟止血。因是走访调查，据当时采集人和使用者的口述而描述；准确资料有待进一步研究补充。②吐血莲曾经被传为止血神药，为开发药源，需继续进行多方面的研究。③本品拉丁文名不全，无法查对。

# 三、地 衣 类

## 13. 脐衣科 Umbilicariaceae

**石耳** *Umbilicaria esculenta Miyoshi*

【药名别名】脐衣、地耳、石木耳。

【药用部位】为石耳属植物脐衣的干燥叶状体。

【植物形态】原植体单叶，厚膜质，干燥时脆而易碎。幼小时近于圆形，边缘分裂极浅；长大后的轮廓大致椭圆形，最大时直径达18厘米；不规则波状起伏，边缘有浅裂，裂片不规则形。脐背突起，表面皱缩成脑状的隆起网纹；体上常有大小穿孔，假根由孔中伸向上表面。上表面微灰棕色至灰棕色或浅棕色，平滑或有剥落的麸屑状小片；有时有与母体相似的小叶片，直径达7毫米。下表面灰棕黑色至黑色。脐青灰色，杂有黑色，直径达4～10毫米。假根黑色，珊瑚状分枝，

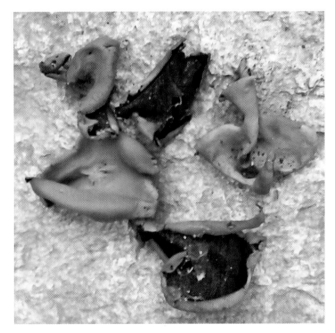

组成浓密的绒毡层或结成团块状，覆盖于原植体的下表面。子囊盘约数十个，黑色，无柄，圆形，三角形至椭圆形。

【生境分布】生于悬崖及岩壁上向阳面。我市分布于龟山风景区。

【采收加工】四季可采，洗净晒干。

【功效主治】清热解毒，利尿止血。

【用法用量】内服：4.5～9克，水煮食用或入丸、散。

## 14. 梅衣科 Parmeliaceae

### 白石花 *Parmelia tinctorum* Despr.

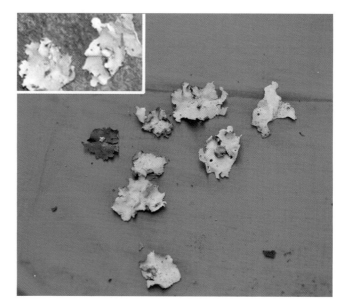

【药名别名】石衣、石花。

【药用部位】为梅花衣属植物白石花干燥全体。

【植物形态】地衣体呈大型叶状，平铺着生，由中央向周围扩散呈放射状分瓣，裂片宽大，末端呈钝圆形。上表面灰绿色或石青色。表面有时密布小瘤状至短棒状粉芽堆。边缘光滑，近全缘。下表面黑色，中央具黑色假根，边缘褐色而裸露，密生不分枝的黑色假根。

【生境分布】生于树皮上或岩石表面的腐殖质上。我市各地有分布。

【采收加工】四季可采，除去杂质，洗净，晒干。

【功能主治】养血，明目，补肾，利尿，清热，解毒。治视物模糊，吐血，血崩，腰膝疼痛，小便热痛，白浊，带下，水火烫伤。

【用法用量】内服：3～9克，水煎服。外用：适量，水煎液搽洗或研末外敷。

# 四、苔藓类

## 15. 石地钱科 Rebouliaceae

### 石地钱 *Reboulia hemisphaerica* (L.) Raddi

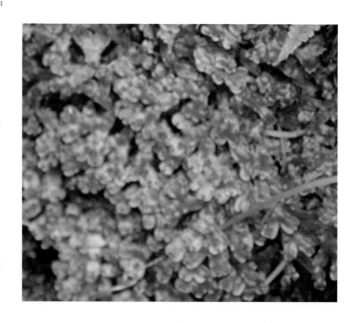

【药名别名】石蛤蟆。

【药用部位】为石地钱属植物石地钱的叶状体。

【植物形态】叶状体扁平，二歧分叉的带片状，长1～4厘米，宽3～7毫米，先端心形，背面深绿色，边与腹面呈紫红色，沿中肋沟处生多数假根。气孔单一型，凸出，孔边细胞6～9个，4～5列。气室数层，无营养丝。鳞片覆瓦状排列，两侧各1列，紫红色，半月形。雌雄同株。雄托圆盘状，无柄，生于叶状体中部。雌托生于叶状体先端，柄长1～2厘米，托顶半球形，绿色，

4 瓣裂，每瓣腹面有总苞片 2 枚。孢蒴球形，黑色；孢子黄褐色，表面具网纹，直径 60 ～ 90 微米。弹丝长约 400 微米。

【生境分布】生于石壁和土坡上。我市黄土岗镇的芭茅河水库及碾盘店村有分布。

【采收加工】夏、秋季采收，洗净，鲜用或晒干。

【功能主治】清热解毒，消肿止血。用于疮疖肿毒，烧烫伤，跌打肿痛，外伤出血。

【用法用量】内服：煎汤，12 ～ 15 克。外用：适量，研粉撒敷；或捣烂外敷。

## 16. 蛇苔科 Conocephalaceae

**蛇地钱** *Conocephalum conicum* (L.) Dum.

【药名别名】地皮斑、蛇苔。

【药用部位】为苔藓类蛇苔属植物蛇苔的全草。

【植物形态】叶状体宽带状，革质，深绿色，略具光泽，多回二歧分叉，长 5 ～ 10 厘米，宽 1 ～ 2 厘米；下面有肉眼可见的六角形或菱形气室，每室中央有一个单一型的气孔，孔边细胞 5 ～ 6 列。气室内有多数直立的营养丝，顶端细胞呈梨形。腹面两侧各有 1 列深紫色鳞片。雌雄异株。雄托呈椭圆盘状，紫色，无柄，贴生于叶状体背面。雌托呈圆锥形，褐黄色；有无色透明的长柄，长 3 ～ 5 厘米，着生于叶状体背面先端；托下面着生 5 ～ 8 个总苞，每苞内具有 1 个梨形、有短柄的孢蒴。

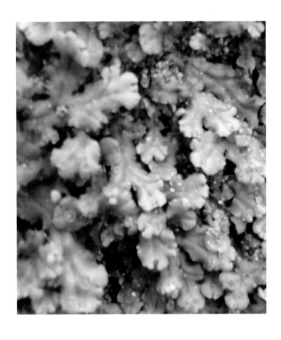

【生境分布】生于溪沟边、林下阴湿沙地处。我市各地有分布。

【采收加工】夏、秋季采收，除去杂质，洗净晒干。

【功能主治】解热毒，消肿，止痛，生肌。治痈肿，疔疮，蛇咬伤。

【用法用量】外用：适量，研末，麻油调敷或鲜品捣烂敷患处。

## 17. 羽藓科 Thuidiaceae

**大羽藓** *Thuidium cymbifolium* (Dozy et Molk.) Dozy et Molk.

【药名别名】死猫皮。

【药用部位】为羽藓属植物大羽藓的全草。

【植物形态】植物体交织成片，鲜绿色、黄绿色。茎匍匐，一般规则二至三回羽状分枝。鳞毛多数，披针形至线形，分叉。茎叶三角状卵圆形或阔三角形，具褶，先端延长成 6 ～ 16 枚细胞单列组成的长毛尖；边缘具细齿；中肋粗壮，止于叶尖，背具刺疣；中部细胞卵菱形至长圆形，具单疣。枝叶凹，内弯，长卵形，

短尖，边具细齿。中肋达叶长度的 2/3，中部细胞
多角形、菱形。雌雄异株。蒴柄细长，孢蒴长卵形，
弯曲；蒴盖具斜喙；蒴帽兜形，平滑。

【生境分布】生于岩石、林下湿土面及树上。
我市各地有分布。

【采收加工】夏、秋季采收，除去杂质，晒
干或烤干。

【功能主治】清热，拔毒，生肌。主治水火
烫伤。

【用法用量】外用：适量，研末，加菜油调
敷或捣烂外敷。

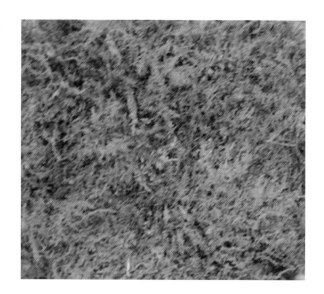

# 18. 灰藓科　Hypnaceae

**鳞叶藓** *Taxiphyllum taxirameum* (Mitt.) Fleisch.

【药名别名】多枝鳞叶藓。

【药用部位】为鳞叶藓属植物鳞叶藓的全
草。

【植物形态】植物体扁平，柔软，黄绿色、
暗绿色微带红褐色，略有光泽。茎匍匐，长 2 ～ 4
厘米，不规则羽状分枝。叶 2 列，长卵状阔披针
形，渐尖；中肋二出，甚短或缺失；叶边具细齿。
叶尖细胞菱形，中下部细胞狭长梭形或线形，具
前角突。雌雄异株。蒴柄红褐色，纤细；孢蒴长
卵形，褐色；蒴盖圆锥形，具细长喙；蒴齿黄色，
下部有横纹；蒴帽早落。

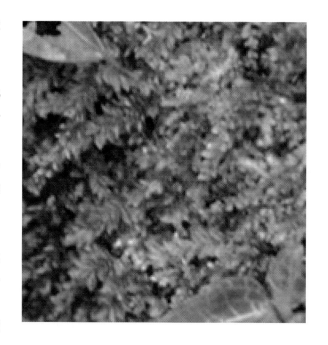

【生境分布】生于林下湿地、树干上、腐木
上及岩石表面的腐殖质上。我市龟山风景区有分
布。本品标本采自茶园冲的三卧槽。

【采收加工】全年均可采收，洗净晒干或晒
干研末，过筛，消毒备用。亦可鲜用。

【功能主治】止血敛疮。主治外伤出血。

【用法用量】外用：适量，捣烂外敷；或研末调敷。

【附注】《新华本草纲要》记录其有止血、消炎的功能；用于治外伤出血。

## 19. 金发藓科 Polytrichaceae

**大金发藓** *Polytrichum commune* Hedw.

【药名别名】土马骔、独根草。

【药用部位】为金发藓属植物大金发藓的地上全草。

【植物形态】植物体大型或中等，一般高 3～20 厘米，暗绿色至棕红色，硬挺，丛生或散生，湿时似松杉幼苗。茎多单一，基部常密生假根。干时叶片多平直，基部抱茎，上部密集簇生，下部常鳞片状。叶片披针形，长约 10 毫米；叶边具粗齿，翼部细胞不规则，一般 2～5 个。上部多为双层，厚壁，鞘部细胞长方形或线形，常为单层；中肋宽阔，粗壮，中肋突出叶尖

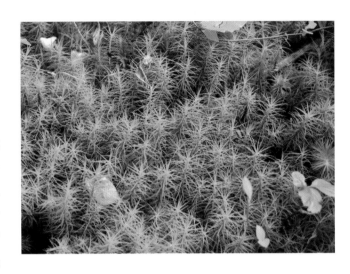

呈芒状，背面上部常具粗刺。叶片腹面具纵列栉片，密而均匀；栉片直立，高 5～7 个细胞，顶细胞较短宽，中央凹陷，薄壁。雌雄异株。雄苞盘状顶生，常自其中央萌生新枝。孢蒴大型，棱柱形，具 4～6 条脊，多数有台部，并具气孔；蒴壁一般无疣状突起。蒴柄长而硬挺，橙黄色或红棕色，直立或倾立。孢子多球形，具细疣。

【生境分布】生于山野阴湿土坡、森林沼泽酸性土壤上。我市山区丘陵地带有分布。

【采收加工】于夏、秋季雨后采集，除去杂质，洗净晒干。

【功能主治】滋阴补虚。治肺病咳嗽，吐血，盗汗。

【用法用量】内服：煎汤，15～30 克，或炖肉服。外用：研末调敷。

# 五、蕨 类

## 20. 石杉科 Huperziaceae

**蛇足石杉** *Huperzia serrata* (Thunb.) Trevis.

【药名别名】蛇足石松、千层塔。

【药用部位】为石杉属植物蛇足石杉的全草。

【植物形态】多年生土生植物。茎直立或斜生，高 10～30 厘米，中部直径 1.5～3.5 毫米，枝连叶宽 1.5～4 厘米，二至四回二叉分枝，枝上部常有芽孢。叶螺旋状排列，疏生，平伸，狭椭圆形，向基部明显变狭，通直，长 1～3 厘米，宽 1～8 毫米，基部楔形，下延有柄，先端急尖或渐尖，边缘平直不皱曲，有粗大或略小而不整齐的尖齿，两面光滑，有光泽，中脉突出明显，薄草质。孢子叶与不育叶同形；孢子

囊生于孢子叶的叶腋，两端露出，肾形、黄色。

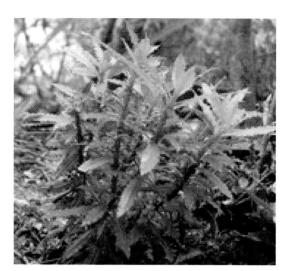

【生境分布】生于海拔约 1200 米以下的林下或沟谷岩石上。我市各地都有分布。

【采收加工】夏末至初秋采集全草，除去泥土，晒干。

【功能主治】清热解毒，燥湿敛疮，止血定痛，散瘀，消肿。主治肺炎，肺痈，劳伤吐血，痔疮便血，带下，跌打损伤，肿毒，水湿臌胀，溃疡久不收口，烫火伤。

【用法用量】内服：煎汤，5～15 克，或捣汁。外用：适量，煎水洗，或捣烂外敷，研末撒敷或调敷。

【附注】孕妇禁服。本品有毒，中毒时可出现头昏、恶心、呕吐等症，内服不宜过量。

## 21. 石松科 Lycopodiaceae

### 伸筋草 *Lycopodium japonicum* Thunb. ex Murray

【药名别名】石松、铺地蜈蚣。

【药用部位】为石松属植物石松的全草。

【植物形态】多年生草本。匍匐茎蔓生，分枝有叶疏生。直立茎高 15～30 厘米，分枝；营养枝多回分叉，密生叶，叶针形，长 3～4 毫米，先端有易脱落的芒状长尾；孢子枝从第二、第三年营养枝上长出，远高出营养枝，叶疏生；孢子囊穗长 2.5～5 厘米，有柄，通常 2～6 个生于孢子枝的上部；孢子叶卵状三角形，先端急尖而具尖尾，边缘有不规则的锯齿，孢子囊肾形，淡黄褐色，孢子同形。7—8 月孢子成熟。

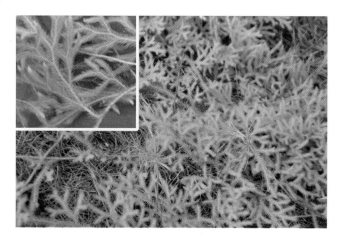

【生境分布】生于疏林下较阴湿的沙地上。我市见于五脑山。

【采收加工】夏、秋季茎叶茂盛时采收，除去杂质，晒干。

【功能主治】祛风散寒，除湿消肿，舒筋活血，止咳，解毒。主治风寒湿痹，关节酸痛，皮肤麻木，四肢软弱，水肿，跌打损伤，黄疸，咳嗽，疮疡，疱疹，烫伤。

【用法用量】内服：煎汤，9～15 克，或浸酒。外用：适量，捣烂敷患处。

## 22. 卷柏科 Selaginellaceae

### （1）蔓出卷柏 *Selaginella davidii* Franch.

【药名别名】爬地卷柏、小过江龙。

【药用部位】为卷柏属植物蔓出卷柏的全草。

【植物形态】土生或石生，匍匐，长5～15厘米，无横走根状茎或游走茎。根托在主茎上断续着生，自主茎分叉处下方生出，纤细，根多少分叉，被毛。主茎通体羽状分枝，不呈"之"字形，无关节，禾秆色，主茎下部茎近方形，具沟槽，无毛；侧枝3～6对，一回羽状分枝，分枝稀疏，主茎分枝无毛，背腹压扁。叶全部交互排列，二型，草质，表面光滑，明显具白边，不分枝主茎上的叶排列紧密，较分枝上的大，绿色或黄色，边缘具细齿。大孢子白色，小孢子橘黄色。

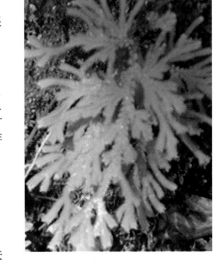

【生境分布】常生于林下较阴湿的岩石上。我市各地有分布。

【采收加工】秋季采收，洗净晒干。

【功能主治】清热利湿，舒筋活络。主治肝炎，腹泻，风湿关节炎，烫伤，外伤出血，筋骨疼痛。

【用法用量】内服：煎汤，9～15克；泡酒，3～9克。外用：适量，煎水洗或捣烂外敷。

## （2）江南卷柏 *Selaginella moellendorffii* Hieron.

【药名别名】石柏、岩柏草。

【药用部位】为卷柏属植物江南卷柏的全草。

【植物形态】多年生常绿草本，高达40厘米。主茎直立，禾秆色，下部不分枝，有卵状三角形叶，疏生；上部三至四回分枝，分枝上叶二型，背腹各2列，腹叶（中叶）疏生，斜卵圆形，锐尖头，基部心形，边缘膜质白色，有微齿，背叶（侧叶）斜展，覆瓦状，长0.3～0.6厘米，单生于枝顶；孢子叶卵状三角形，龙骨状，边缘有齿。孢子期8—10月。

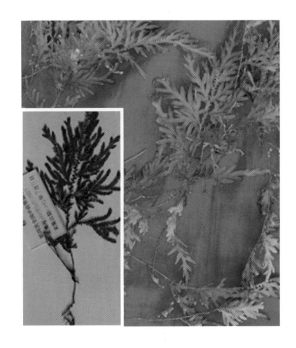

【生境分布】生于林下溪边潮湿的沙地上。我市山区丘陵各地有分布。

【采收加工】全年可采，除去须根，洗净晒干。

【功能主治】清热凉血。用于肌衄（皮下散在紫癜、出血点），舌质红，脉细数等血热证之症候。

【用法用量】内服：15～30克，水煎服。外用：适量，研粉敷患处。

## （3）中华卷柏 *Selaginella sinensis* (Desv.) Spring

【药名别名】地柏、黄胆草。

【药用部位】为卷柏属植物中华卷柏的全草。

【植物形态】植株细弱，匍匐状，长10～40厘米。主茎圆柱形，坚硬，禾秆色，多回分枝，各分枝

处生根托。茎下部叶卵状椭圆形，长 1 ～ 1.5
毫米，宽约 1 毫米，基部近心形，钝尖，全
缘，贴伏于茎，疏生；上部叶二型，4 列，
侧叶长圆形或长卵形，长 1.3 ～ 2 毫米，宽
0.8 ～ 1 毫米，钝尖或有短刺，基部圆楔形，
边缘膜质，有细锯齿和缘毛，干后常反卷；
中叶长卵形，长 1 ～ 1.2 毫米，宽约 0.6 毫米，
钝尖头，基部阔楔形，有膜质白边和微齿；
叶草质，光滑。孢子囊穗单生于枝顶，四棱
柱形，长约 1 厘米；孢子叶卵形、三角形，
先端锐尖，边缘膜质，背部有龙骨状突起；
孢子囊圆肾形；大孢子囊通常少数，位于孢

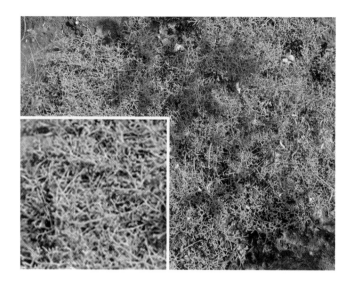

子囊穗的下部；小孢子囊多数，位于孢子囊穗的中上部；孢子二型。

【生境分布】生于干旱山坡、林缘、路边。我市各地均有分布。

【采收加工】夏、秋季采集全草，洗净晒干。

【功能主治】清热利湿，解毒，消瘀止血。

【用法用量】内服：煎汤，3 ～ 9 克。

## （4）卷柏 *Selaginella tamariscina* (P. Beauv.) Spring

【药名别名】回阳草、九死还魂草。

【药用部位】为卷柏属植物卷柏的全草。

【植物形态】多年生草本，高 5 ～ 15 厘米。主茎直立，下着须根。各枝丛生，直立，干后拳卷，密
被覆瓦状叶，各枝扇状分枝至二至三回羽状
分枝。叶小，异形，交互排列；侧叶披针状
钻形，长约 3 毫米，基部龙骨状，先端有长芒，
近轴的一边全缘，宽膜质，远轴的一边膜质
缘极狭，有微锯齿；中叶两行，卵圆状披针
形，长 2 毫米，先端有长芒，斜向，左右两
侧不等，边缘有微锯齿，中脉在叶上面下陷。
孢子囊穗生于枝顶，四棱形；孢子叶三角形，
先端有长芒，边缘有宽的膜质；孢子囊肾形，
大小孢子的排列不规则。

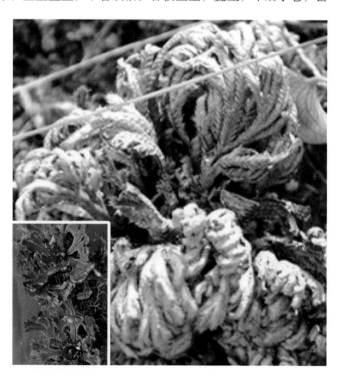

【生境分布】生于海拔 200 ～ 1000 米
干旱岩石缝中。分布于我市山区各乡镇。

【采收加工】全年可采，去根，洗净，
烘干。

【功能主治】活血通经。用于经闭、痛

经，癥瘕痞块，跌扑损伤。卷柏炭化瘀止血，用于吐血，崩漏，便血，脱肛。

【用法用量】内服：煎汤，4.5～9克。外用：适量，研末调敷。

【附注】生用破血，炒用止血。现有用于抗癌药配方。

## （5）翠云草 *Selaginella uncinata* (Desv.) Spring

【药名别名】云雾草、地柏叶。

【药用部位】为卷柏属植物翠云草的全草。

【植物形态】中型伏地蔓生蕨。主茎伏地蔓生，长约1米，分枝疏生。节处有不定根，叶卵形，二列疏生。多回分叉。营养叶二型，背腹各二列，腹叶长卵形，背叶矩圆形，全缘，向两侧平展。孢子囊穗四棱形，孢子叶卵状三角形，四列呈覆瓦状排列。

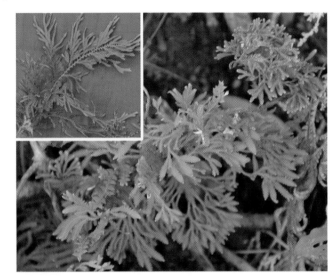

【生境分布】生于海拔40～1000米林下湿石上或石洞内。我市各地有分布。

【采收加工】全年可采，洗净，鲜用或晒干。

【功能主治】清热利湿，止血，止咳。用于急性黄疸型传染性肝炎，胆囊炎，肠炎，痢疾，肾炎水肿，尿路感染，风湿关节痛，肺结核咯血；外用治疖肿，烧烫伤，外伤出血，跌打损伤。

【用法用量】内服：干品6～12克（鲜品30～60克），水煎服。外用：适量，煎水洗。

# 23. 木贼科 Equisetaceae

## （1）问荆 *Equisetum arvense* L.

【药名别名】笔头草、土麻黄。

【药用部位】为木贼属植物问荆的全草。

【植物形态】中小型植物。根茎斜升，直立和横走，黑棕色，节和根密生黄棕色长毛或光滑无毛。地上枝当年枯萎。枝二型。能育枝春季先萌发，高5～35厘米，节间长2～6厘米，黄棕色，无轮茎分枝，脊不明显，要密纵沟。不育枝后萌发，高达40厘米，主枝中部直径1.5～3毫米，节间长2～3厘米，绿色，轮生分枝多，主枝中部以下有分枝。脊的背部弧棱，有横纹，无小瘤。侧枝柔软纤细，扁平状，有3～4条狭而高的脊，脊的背部有横纹。孢子囊穗圆柱形，顶端钝，

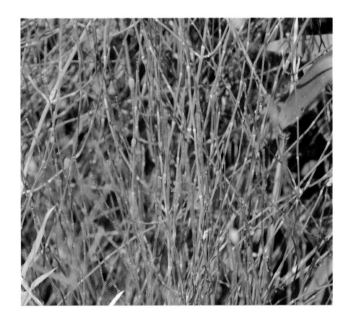

成熟时柄伸长，柄长 3 ～ 6 厘米。

【生境分布】生于海拔 600 米以上的田边、沟旁。我市各地有分布。

【采收加工】5—7 月割取全草，洗净，阴干。

【功能主治】清热，凉血，止咳，利尿。治吐血，衄血，便血，倒经，咳嗽气喘，淋证。

【用法用量】内服：煎汤 3 ～ 9 克（鲜品 15 ～ 20 克）。外用：捣烂外敷或研粉敷患处。

## （2）节节草 *Equisetum ramosissimum* Desf.

【药名别名】接骨草。

【药用部位】为木贼属植物节节草的全草。

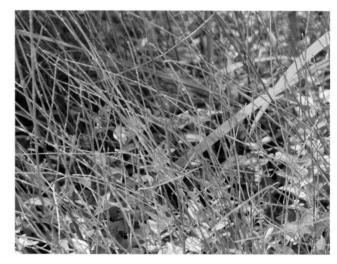

【植物形态】中小型植物。根茎直立，横走或斜升，黑棕色，节和根疏生黄棕色长毛或光滑无毛。地上枝多年生。枝一型，高 20 ～ 60 厘米，中部直径 1 ～ 3 毫米，节间长 2 ～ 6 厘米，绿色，主枝多在下部分枝，常形成簇生状。侧枝较硬，圆柱状。孢子囊穗短棒状或椭圆形，长 0.5 ～ 2.5 厘米，中部直径 0.4 ～ 0.7 厘米，顶端有小尖突，无柄。

【生境分布】生于海拔 350 米以上潮湿路边、砂地、荒原或溪边。分布于我市各乡镇。

【采收加工】割取地上全草，洗净，晒干。

【功能主治】清热，利尿，明目退翳，祛痰止咳。用于目赤肿痛，角膜云翳，肝炎，咳嗽，支气管炎。

【用法用量】内服：煎汤，9 ～ 30 克（鲜品 30 ～ 60 克）。外用：适量，捣烂敷患处。

# 24. 瓶尔小草科 Ophioglossaceae

### 一支箭 *Ophioglossum reticulatum* L.

【药名别名】尖头瓶尔小草、瓶尔小草。

【药用部位】为瓶尔小草属植物尖头瓶尔小草的全草。

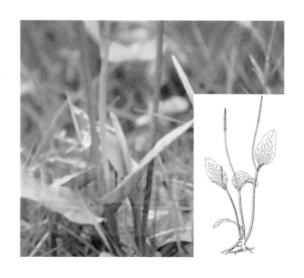

【植物形态】多年生草本，高 7 ～ 20 厘米，冬天无叶。根茎短，直立；根多数，黄色细长。营养叶1片，狭卵形或狭披针形，少有矩圆形，长 3 ～ 12 厘米，宽 1 ～ 4 厘米，先端钝或稍急尖，基部短楔形，全缘，稍肉质；叶脉网状，中脉两侧的二次细脉与中脉平行。孢子叶初夏从营养叶腋间抽出，具柄，约为营养叶片的两倍长；孢子囊 10 ～ 50 对，排列为 2 行，形成穗状，淡黄色；孢子囊无环状盖，熟时横裂；孢子球状四面形，具小突起。

【生境分布】喜生于林下阴湿土层中，怕高温。我市山区各地有分布。

【采收加工】春、秋季采挖带根全草，洗净，阴干或鲜用。

【功能主治】清热解毒，活血散瘀。治乳痈，疔疮，疥疮身痒，跌打损伤，瘀血肿痛，毒蛇咬伤，烧烫伤，瘀滞腹痛。

【用法用量】内服：煎汤，15～30克。外用：适量，鲜品捣烂外敷；或煎水洗或研末调敷。

## 25. 阴地蕨科 Botrychiaceae

**阴地蕨** *Botrychium ternatum* (Thunb.) Sw.

【药名别名】春不见、一朵云。

【药用部位】为阴地蕨属植物阴地蕨的带根全草。

【植物形态】多年生草本，高 20 厘米以上。根茎粗壮，肉质，有多数纤维状肉质根。营养叶的柄长 3～8 厘米，叶片三角形，长 8～10 厘米，宽 10～12 厘米，三回羽状分裂，最下羽片最大，有长柄，呈长三角形，其上各羽片渐次无柄，呈披针形，裂片长卵形至卵形，宽 0.3～0.5 厘米，有细锯齿，叶面无毛，质厚。孢子叶有长梗，长 12～22 厘米；孢子囊穗集成圆锥状，长 5～10 厘米，三至四回羽状分枝；孢子囊无柄，黄色，沿小穗内侧成两行排列，不陷入，横裂（本品图片由梅建亨先生提供）。

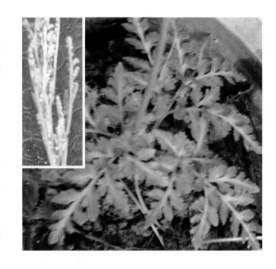

【生境分布】生于山区草坡灌丛阴湿处。我市山区乡镇有分布，本标本采集于五脑山。

【采收加工】冬季或春季连根挖取，洗净晒干。

【功能主治】平肝，清热，镇咳。治头晕头痛，咯血，惊痫，火眼，目翳，疮疡肿毒。

【用法用量】内服：煎汤，6～12克（鲜品15～30克）。外用：适量，捣烂敷患处。

## 26. 水蕨科 Parkeriaceae

**水蕨** *Ceratopteris thalictroides* (L.) Brongn.

【药名别名】龙须菜、水芹菜。

【药用部位】为水蕨属植物水蕨的全草。

【植物形态】一年生水生草本，高 30～80 厘米，绿色，多汁。根茎短而直立，以须根固着于淤泥中。叶二型，无水蕨毛，不育叶的柄长 10～40 厘米，圆柱形，肉质，叶片直立或漂浮，狭矩圆形，长 10～30 厘米，宽 5～15 厘米，二至四回深羽裂，末回裂片披针形，宽约 6 毫米；能育叶较大，矩圆形或卵状三角形，长 15～40 厘米，宽 10～22 厘米，二至三回羽状深裂，末回裂片条形，角果状，宽约 2 毫米。边缘薄而透明，反卷达于主脉，主脉两侧的小脉联结成网，无内藏小脉。孢子囊沿能育叶裂片的网脉着生，稀疏，棕色，幼时为反卷的叶缘覆盖，成熟后多少张开。

【生境分布】常生于池塘、水沟或水田中，亦能在潮湿地上生长。喜阳亦耐半阴，水稻田和中性、微酸性园土均适水蕨生长。该标本采自我市花桥河村水塘边。

【采收加工】夏、秋季采收，洗净泥土，晒干或鲜用。

【功能主治】消积，散瘀，解毒，止血。主治腹中痞块，痢疾，小儿胎毒，疮疖，跌扑损伤，外伤出血。

【用法用量】内服：煎汤，15～30克。外用：适量，捣烂敷患处。

【附注】本品为一种野生蔬菜。

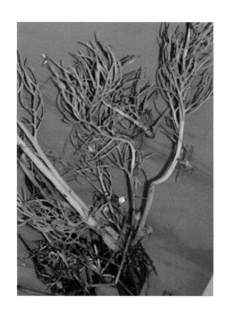

## 27. 紫萁科 Osmundaceae

### 紫萁贯众 *Osmunda japonica* Thunb.

【药名别名】贯众、紫萁。

【药用部位】为紫萁属植物紫萁的根茎及叶柄基部。

【植物形态】多年生草本，高50～100厘米。根茎短块状。叶丛生，二型，幼顶部以下二回羽状，小羽片披针形至三角状披针形，先端稍钝，基部圆楔形，边缘有细锯齿，叶脉叉状分离；孢子叶的小羽片极狭，卷缩成线形，沿主脉两侧密生孢子囊，成熟后枯死，有时在同一叶上生有营养羽片和孢子羽片。

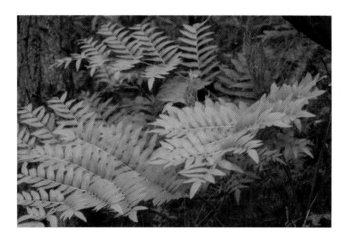

【生境分布】生于林下溪边酸性土壤中。我市各地有分布。

【采收加工】春、秋季采挖根茎，削去叶柄、须根，除净泥土，晒干或鲜用。

【功能主治】清热解毒，祛瘀止血，杀虫。主治流感，流脑，乙脑，腮腺炎，痈疮肿毒，麻疹，水痘，痢疾，吐血，衄血，便血，崩漏，带下，蛲虫病，绦虫病，钩虫病等。

【用法用量】内服：煎汤，3～15克；或捣汁，或入丸、散。外用：适量，鲜品捣烂外敷，或研末调敷。

【附注】本植物的嫩苗曾经为名贵山野菜。

## 28. 海金沙科 Lygodiaceae

### 海金沙 *Lygodium japonicum* (Thunb.) Sw.

【药名别名】金沙草、洗肝草。

【药用部位】为海金沙属植物海金沙的成熟孢子，或根和地上全草。

【植物形态】多年生攀援草本。根茎细长，横走，黑褐色，密生有节的毛。茎无限生长；叶多数生于短枝两侧，短枝长 3～8毫米，顶端有被毛茸的休眠小芽。叶二型，纸质，营养叶尖三角形，二回羽状，小羽片宽 3～8毫米，边缘有浅钝齿；孢子叶卵状三角形，羽片边缘有流苏状孢子囊穗。孢子囊梨形，环带位于小头。孢子期 5—11月。

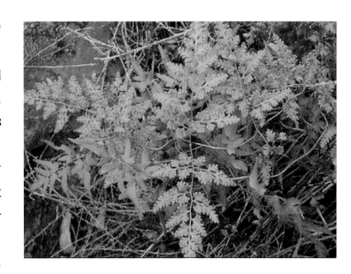

【生境分布】生于山坡、岸边或灌丛中。我市广布。

【采收加工】秋季孢子未脱落时采割藤叶，晒干，搓揉或打下孢子，除去藤叶。

【功能主治】清热解毒，利水通淋。治尿路感染，尿路结石，白浊，带下，肝炎，肾炎水肿，咽喉肿痛，疟腮，肠炎，痢疾，皮肤湿疹，带状疱疹。根：可用于功能性子宫出血。

【用法用量】内服：煎汤，5～9克；包煎或研末，每次 2～3克。

【附注】洗肝草，即海金沙的地上部分。

# 29. 里白科 Gleicheniaceae

**芒萁** *Dicranopteris pedata* (Houtt.) Nakaike

【药名别名】铁狼萁。

【药用部位】为芒萁属植物芒萁的全草。

【植物形态】多年生常绿蕨类植物，高30～90厘米，直立而略倾斜，根状茎细长。横走，棕褐色。叶疏生，纸质，表面黄绿色，背面灰白色，柄长。叶轴一至二回或多回分叉，各分叉的腋间有一密被锈毛的休眠芽，并有 1对托叶状苞片，其基部两侧有 1对羽状深裂的阔披针形羽片，平展；末回羽片披针形，二歧着生，篦齿状深裂，几达羽轴；裂片条状披针形，顶端常微凹，全缘。孢子囊群圆形，生于每组细脉的上侧小脉的中部，无盖；孢子四面型，白色透明。孢子期 9—11月。

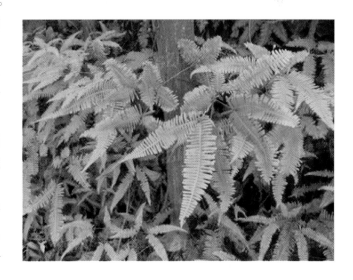

【生境分布】生于强酸性土壤的山坡、松林下、丘陵等处。我市各地多有分布。

【采收加工】四季可采。取地上全草，洗净晒干，其根茎亦供药用。

【功能主治】枝叶：清热解毒，祛瘀消肿，散瘀止血；治痔疮，血崩，鼻衄，小儿高热，跌打损伤，痈肿，风湿瘙痒，毒蛇咬伤，烫火伤，外伤出血。

【用法用量】内服：煎汤，9克；或研末。外用：适量，研末敷；或鲜品捣烂外敷。

## 30. 鳞始蕨科 Lindsaeaceae

### 野黄莲 *Stenoloma chusanum* Ching

【药名别名】乌蕨、野鸡尾。

【药用部位】为乌蕨属植物乌蕨的全草。

【植物形态】植株高达 65 厘米。根状茎短而横走，粗壮，密被赤褐色的钻状鳞片。叶近生，叶柄长达 25 厘米，禾秆色至褐禾秆色，有光泽，圆，上面有沟，除基部外，通体光滑；叶片披针形，先端渐尖，基部不变狭，四回羽状；羽片 15～20 对，互生，密接，有短柄，斜展，卵状披针形，先端渐尖，基部楔形，下部三回羽状；一回小羽片在一回羽状的顶部下有 10～15 对，有短柄，近菱形，先端钝，基部不对称，楔形，上先出，一回羽状或基部二回羽状；二回小羽片小，倒披针形，先端截形，有齿牙，基部楔形，下延，其下部小羽片常再分裂成具有 1～2 条细脉的短而同形的裂片。叶脉上面不显，下面明显，在小裂片上为二叉分枝。叶坚草质，干后棕褐色，通体光滑。

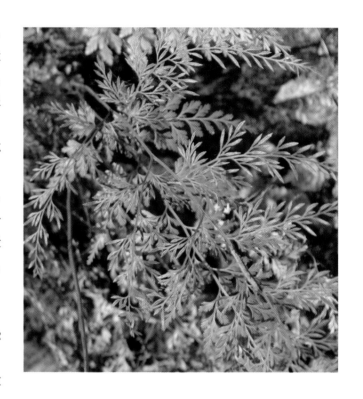

【生境分布】生于林下或灌丛湿地。我市各地有分布。

【采收加工】采集全草，洗净晒干。

【功能主治】清热利尿，止血生肌，消炎，解毒，收敛，清心火。治肠炎，痢疾，肝炎，感冒发热，咳嗽，痔疮，跌打损伤。

【用法用量】内服：煎汤，20～40克；或鲜品捣汁饮用。外用：适量，以鲜品捣烂外敷或干品研末撒敷患处。

## 31. 凤尾蕨科 Pteridaceae

### （1）蕨 *Pteridium aquilinum* var. *latiusculum* (Desv.) Underw. ex Heller

【药名别名】如意菜、蕨萁禾。

【药用部位】为蕨属植物蕨的叶或根茎。

【植物形态】大型多年生草本。土生。根状茎长而粗壮，横卧地下，表面被棕色茸毛。叶每年春季从根状茎上长出，幼时拳卷，成熟后展开，有长而粗壮的叶柄，叶片轮廓三角形至广披针形，为二至四回羽状复叶，长60～150厘米，宽30～60厘米，革质。孢子囊棕黄色，在小羽片或裂片背面边缘集生成线形孢子囊群，被囊群盖和叶缘背卷所形成的膜质假囊群盖双层遮盖。

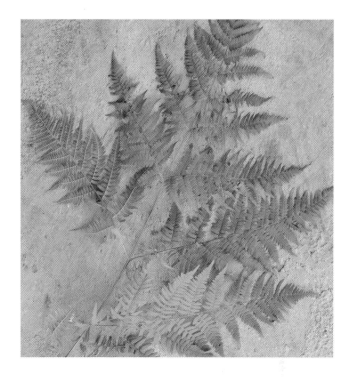

【生境分布】生于林下草地、向阳山坡。我市各地有分布。

【采收加工】夏、秋季采集全草或根状茎，洗净晒干或鲜用。

【功能主治】清热利湿，消肿，安神。用于发热，痢疾，湿热黄疸，高血压，头昏失眠，风湿关节炎，带下，痔疮，脱肛。

【用法用量】内服：煎汤，9～15克。外用：适量。

【附注】蕨的根含淀粉，名蕨粉，可食用，嫩苗即如意菜，为名贵的山野菜。近有报道如意菜中含有致癌成分，故不宜长期或大量食用。

## （2）凤尾草　*Pteris multifida* Poir.

【药名别名】井栏边草、五指草。

【药用部位】为凤尾蕨属植物凤尾草的全草。

【植物形态】植株高30～45厘米。根状茎短而直立，先端被黑褐色鳞片。叶多数，密而簇生，明显二型；不育叶柄长15～25厘米，禾秆色或暗褐色而有禾秆色的边，稍有光泽，光滑；叶片卵状长圆形，一回羽状，羽片通常3对，对生，斜向上，无柄，线状披针形，先端渐尖，叶缘有不整齐的尖锯齿，顶生三叉羽片及上部羽片的基部显著下延，在叶轴两侧形成狭翅；能育叶有较长的柄，羽片4～6对，狭线形，仅不育部分具锯齿，余均全缘，基部一对有时近羽状，有长约1厘米的柄，余均无柄，上部几对的基部常下延，在叶轴两侧形成翅。主脉两面均隆起，

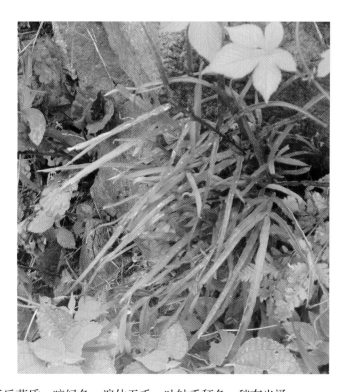

禾秆色，侧脉明显，稀疏，单一或分叉。叶干后草质，暗绿色，遍体无毛；叶轴禾秆色，稍有光泽。

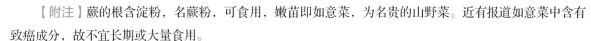

【生境分布】喜生于荫蔽、湿润、温暖处，也耐旱。广布于我市。

【采收加工】四季可采，洗净，鲜用或晒干。

【功能主治】清热利湿，解毒止痢，凉血止血。用于痢疾，胃肠炎、肝炎，尿路感染，感冒发热，咽喉肿痛，带下，崩漏，农药中毒；外用治外伤出血，烧烫伤。

【用法用量】内服：煎汤，9～15克（鲜品30～60克）；或捣汁。外用：适量，捣烂外敷。

## （3）凤尾蕨 *Pteris cretica* var. *nervosa* (Thunb.) Ching et S. H. Wu

【药名别名】王龙草。

【药用部位】为凤尾蕨属植物凤尾蕨的全草。

【植物形态】植株高50～70厘米。根状茎短而直立或斜升，粗约1厘米，先端被黑褐色鳞片。叶簇生，二型或近二型；柄长30～45厘米（不育叶的柄较短），基部粗约2毫米，禾秆色，有时带棕色，偶为栗色，表面平滑；叶片卵圆形，长25～30厘米，宽15～20厘米，一回羽状；不育叶的羽片（2）3～5对（有时为掌状），通常对生，斜向上，基部一对有短柄并为二叉（罕有三叉），向上的无柄，狭披针形或披针形

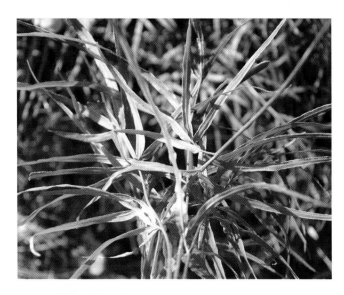

（第二对也往往二叉），长10～18（24）厘米，宽1～1.5（2）厘米，先端渐尖，基部阔楔形，叶缘有软骨质的边并有锯齿，锯齿往往粗而尖，也有时具细锯齿；能育叶的羽片3～5（8）对，对生或向上渐为互生，斜向上，基部一对有短柄并为二叉，偶有三叉或单一，向上的无柄，线形（或第二对也往往二叉），长12～25厘米，宽5～12毫米，先端渐尖并有锐锯齿，基部阔楔形，顶生三叉羽片的基部不下延或下延。主脉下面强度隆起，禾秆色，光滑；侧脉两面均明显，稀疏，斜展，单一或从基部分叉。

【生境分布】生于林下较阴湿的岸缝中。我市五脑山有分布。

【采收加工】全年可采，洗净晒干。

【功能主治】活血止痛，清热利湿。治跌打损伤，瘀血腹痛，肝炎，胆囊炎，痢疾，尿路感染，扁桃体炎，支气管炎，肾炎水肿，犬咬伤，水火烫伤等。

【用法用量】内服：煎汤，10～30克。外用：捣烂外敷或研末调敷。

# 32. 中国蕨科　Sinopteridaceae

## （1）分经草 *Aleuritopteris argentea* (Gmel.) Fée

【药名别名】银粉背蕨、通经草。

【药用部位】为粉背蕨属植物银粉背蕨的全草。

【植物形态】植株高15～30厘米。根状茎直立或斜升（偶有沿石缝横走），先端被披针形、棕色、有光泽的鳞片。叶簇生；叶柄长10～20厘米，粗约7毫米，红棕色，有光泽，上部光滑，基部疏，被棕

色披针形鳞片；叶片五角形，长、宽几乎相等，5～7厘米，先端渐尖，羽片3～5对，基部三回羽裂，中部二回羽裂，上部一回羽裂；基部一对羽片直角三角形，长3～5厘米，宽2～4厘米，水平开展或斜向上，基部上侧与叶轴合生，下侧不下延，小羽片3～4对，以圆缺刻分开，基部以狭翅相连，基部下侧一片最大，长2～2.5厘米，宽0.5～1厘米，长圆状披针形，先端长渐尖，有裂片3～4对；裂片三角形或镰刀形，基部一对较短，羽轴上侧小羽片较短，不分裂，长仅1厘米左右；第二对羽片为不整齐的一回羽裂，披针形，基部下延成楔形，往往与基部一对羽片汇合，先端长渐尖，有不整齐的裂片3～4对；裂片三角形或镰刀形，以圆缺刻分开；自第二对羽片向上渐次缩短。叶干后草质或薄革质，上面褐色、光滑，叶脉不显，下面被乳

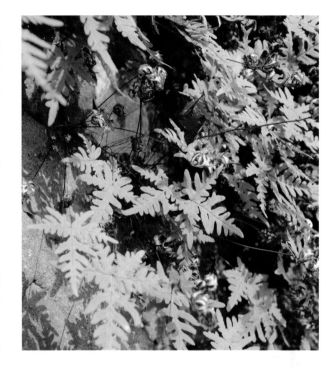

白色或淡黄色粉末，裂片边缘有明显而均匀的细齿牙。孢子囊群较多；囊群盖连续，狭，膜质，黄绿色，全缘，孢子极面观为钝三角形，周壁表面具颗粒状纹饰。

【生境分布】生于石灰岩的石缝或岸缝中。我市各地有分布。

【采收加工】春、秋季采收，拔出全草，除去须根及泥土，洗净晒干或鲜用。

【功能主治】活血调经，补虚止咳。用于月经不调，经闭腹痛，肺结核咳嗽，咯血。

【用法用量】内服：煎汤，9～15克。外用：适量，水煎熏洗或捣烂外敷。

### （2）野鸡尾 *Onychium japonicum* (Thunb.) Kze.

【药名别名】土黄莲、小叶金花草。

【药用部位】为金粉蕨属植物野鸡尾的全草。

【植物形态】植株高60厘米左右。根状茎长而横走，粗3毫米左右，疏被鳞片，鳞片棕色或红棕色，披针形，筛孔明显。叶散生；柄长2～30厘米，基部褐棕色，略有鳞片，向上禾秆色（有时下部略饰有棕色），光滑；叶片和叶柄等长，宽约10厘米或过之，卵状三角形或卵状披针形，渐尖头，四回羽状细裂；羽片12～15对，互生，柄长1～2厘米，基部一对最大，长9～17厘米，宽5～6厘米，长圆状披针形或三角状披针形，先端渐尖，并具羽裂尾头，三回羽裂；各回小羽片彼此接近，均为上先出，照例基部一对最大；末

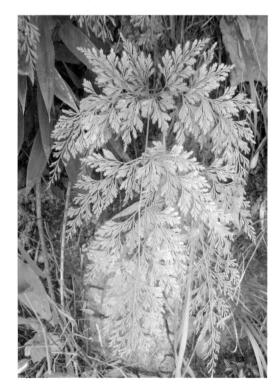

回能育小羽片或裂片长 5～7 毫米，宽 1.5～2 毫米，线状披针形，有不育的急尖头；末回不育裂片短而狭，线形或短披针形，短尖头；叶轴和各回育轴上面有浅沟，下面凸起，不育裂片仅有中脉一条，能育裂片有斜上侧脉和叶缘的边脉汇合。叶干后坚草质或纸质，灰绿色或绿色，遍体无毛。孢子囊群长（3）5～6 毫米；囊群盖线形或短长圆形，膜质，灰白色，全缘。

【生境分布】多生于老屋旁边、路边、沟边阴湿石上。我市各地均有分布。

【采收加工】秋季采集全草，洗净晒干。

【功能主治】清热利湿，解毒，止血。治风热感冒，急性胃肠炎，痢疾，黄疸，咯血，吐血，便血，尿血，疔疮，外伤肿痛。

【用法用量】内服：煎汤，15～30 克（鲜品 30～60 克）。外用：适量，捣烂外敷或研末调敷患处。

## 33. 裸子蕨科　Hemionitidaceae

### 普通凤丫蕨　*Coniogramme intermedia* Hieron.

【药名别名】黑虎七、过山龙。

【药用部位】为凤丫蕨属植物普通凤丫蕨的根茎。

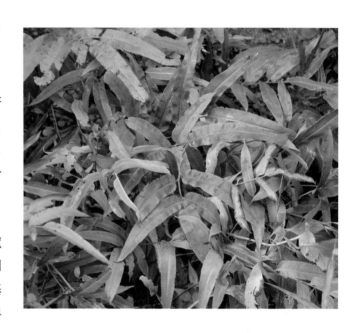

【植物形态】植株高 60～120 厘米。叶柄长 24～60 厘米，粗 2～3 毫米，禾秆色或饰有淡棕色点；叶片和叶柄等长或稍短，宽 15～25 厘米，卵状三角形或卵状长圆形，二回羽状；侧生羽片 3～5（8）对，基部一对最大，长 18～24 厘米，宽 8～12 厘米，三角状长圆形，柄长 1～2 厘米，一回羽状；侧生小羽片 1～3 对，长 6～12 厘米，宽 1.4～2 厘米，披针形，长渐尖头，基部圆形至圆楔形，有短柄，顶生小羽片较大，基部极不对称或叉裂；第二对羽片三出，或单一（少有仍为羽状）；第三对起羽片单一，长 12～18 厘米，宽 2～3 厘米，披针形，长渐尖头，基部略不对称的圆楔形，有短柄至无柄，顶生羽片较其下的羽片大，基部常叉裂；羽片和小羽片边缘有斜上的锯齿。叶脉分离；侧脉二回分叉，顶端的水囊线形，略加厚，伸入锯齿，但不到齿缘。叶干后草质至纸质，上面暗绿色，下面较淡并有疏短柔毛。孢子囊群沿侧脉分布达离叶边不远处。

【生境分布】生于海拔 350 米的阴湿林中。我市山区各地均有分布。

【采收加工】秋季挖取根茎或采集全草，洗净晒干。

【功能主治】舒筋活络，祛寒除湿。治跌打损伤，风湿痹证，寒湿内蕴。

【用法用量】内服：煎汤，9～15 克。

## 34. 铁角蕨科 Aspleniaceae

### （1）铁角蕨 *Asplenium trichomanes* L. Sp.

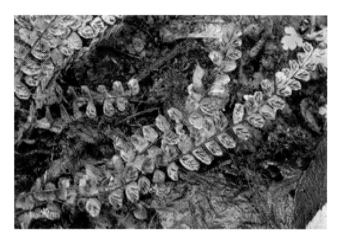

【药名别名】对月草、猪毛七。

【药用部位】为铁角蕨属植物铁角蕨的全草。

【植物形态】多年生草本，高 13 ～ 35 厘米。根茎短，密被粗筛孔状鳞片。叶簇生；叶柄长 3 ～ 10 厘米，褐色或黑褐色有光泽；一次羽状复叶，线状披针形，长 10 ～ 25 厘米，宽 1.2 ～ 1.5 厘米，两端稍渐狭；羽片疏生，20 对左右，有极短小柄，斜卵形或扇状椭圆形，长 5 ～ 6 毫米，先端钝形，前缘有细齿，基部广楔形；叶稍呈草质，表面浓绿色。孢子囊群线形，每羽片上有 6 ～ 8 枚，与中脉略成斜交，囊群盖同形。

【生境分布】喜温暖湿润环境，常生于林下、林缘及山谷石岩、岩壁上。我市各地有分布。

【采收加工】夏、秋季采集全草，鲜用或晒干备用。

【功能主治】清热渗湿，止血散瘀。用于治疗痢疾，淋证，带下，月经不调，腰痛等症。现代药理研究证明，铁角蕨具有降低毛细血管通透性、降血压、降血脂、抗动脉粥样硬化等心血管药理活性，并可用于治疗胃溃疡等疾病。

【用法用量】内服：煎汤，9 ～ 20 克。外用：适量，鲜品捣烂敷患处。

### （2）巢蕨 *Asplenium nidus* L.

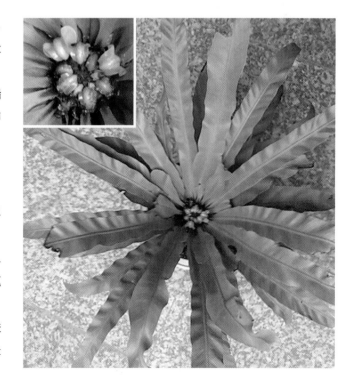

【药名别名】鸟巢蕨、山苏花、雀巢蕨。

【药用部位】为铁角蕨属植物巢蕨的全草。

【植物形态】根状茎直立，粗短，先端被小鳞片；鳞片黑褐色或棕色，披针形至卵形，有粗筛孔。叶簇生成为鸟巢状，单叶，披针形，全缘，渐尖头或尖头，向基部渐狭，下延，无柄或有粗大的短柄，纸质或革质，两面均无毛，上面有光泽，有润滑感，叶边干后经常反卷成狭圆边。主脉明显，色淡，干后两面扁平或下部下面为半圆形隆起，上面有阔纵沟，侧脉密，明显，斜展，单一或二至三叉，小脉平行，通直，相距约 1 毫米，分离，但顶端在叶边内彼此联结，边内的联结脉与叶边平行，并略呈波状。孢子囊群长线形，通直，生于小脉的上侧，自主脉外行达叶片的中部或几达叶边，排列整齐；囊群盖长线形，厚膜质，灰白色或浅棕色，全缘，均开向主脉，宿存。孢子椭圆形，浅黄色，透明，周壁薄膜质，微褶皱，有时褶皱较密而连成网状，表面具小刺状、网状或颗粒状纹饰，或表面光滑，外壁表面光滑。

【生境分布】常附生于热带雨林或季雨林林下的岩石上。我市城区有引进栽培。

【采收加工】夏、秋季采收，洗净，切段，鲜用或晒干。

【功能主治】强壮筋骨，活血祛瘀。用于跌打损伤，骨折，血瘀，头痛，血淋，阳痿，淋证。

【用法用量】内服：煎汤，3～9克。外用：适量，捣烂外敷。

## 35. 鳞毛蕨科 Dryopteridaceae

### （1）镰羽贯众 *Cyrtomium balansae* (Christ) C. Chr.

【药名别名】巴兰贯众。

【药用部位】为贯众属植物镰羽贯众的根茎。

【植物形态】株高30～70厘米。根茎斜升或直立，连同叶柄基部密被披针形鳞片。叶簇生，厚纸质；叶柄长15～45厘米，禾秆色，连同叶轴被棕色披针形鳞片；叶片披针形，长25～50厘米，宽10～15厘米，一回羽状；羽片10～20对，斜卵形，略斜向上，近无柄，中部以下羽片镰状披针形，长5～8厘米，宽1.5～2.5厘米，先端渐尖，基部上侧呈三角状耳形，下侧楔形，边缘略具细齿或中部以上有疏尖齿，上面光滑，下面疏被纤维状小鳞片；叶脉网状，中脉两侧各有网眼2行，每个网眼内藏小脉1～2条。孢子囊群圆形，背生于内藏小脉中部或上部；囊群盖圆盾形，全缘。

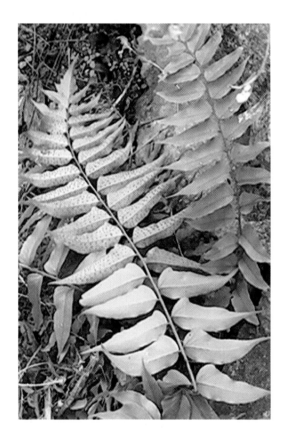

【生境分布】生于海拔200～1600米的山谷溪沟边或林下阴湿处。我市三河口镇有分布。

【采收加工】全年均可采挖，除去泥沙及叶，洗净，晒干或鲜用。

【功能主治】清热解毒，驱虫。用于流行性感冒，肠寄生虫病。

【用法用量】内服：煎汤，15～30克。

### （2）贯众 *Cyrtomium fortunei* J. Sm.

【药名别名】贯仲、尖耳贯仲、小贯众。

【药用部位】为贯众属植物贯众的根茎和叶柄残基。

【植物形态】植株高25～50厘米。根茎直立，密被棕色鳞片。叶簇生，叶柄长12～26厘米，基部直径2～3毫米，禾秆色，腹面有浅纵沟，密生卵形及披针形、棕色（有时中间为深棕色）鳞片，鳞片边缘有齿，有时向上部秃净；叶片矩圆状披针形，长20～42厘米，宽8～14厘米，先端钝，基部不变狭或略变狭，奇数一回羽状；侧生羽片 7 ～ 16 对，互生，近平伸，柄极短，披针形，多少上弯成镰状，中部的长 5 ～ 8 厘米，宽 1.2 ～ 2 厘米，先端渐尖，少数成尾状，基部偏斜、上侧近截形，有时略有钝的耳状凸、下侧楔形，边缘全缘，有时有前倾的小齿；具羽状脉，小脉联结成 2 ～ 3 行网眼，腹面不明显，背面微凸起；顶生羽片狭卵形，下部有时有 1 或 2 个浅裂片，长 3 ～ 6 厘米，宽 1.5 ～ 3 厘米。叶为纸质，两面光滑；叶轴腹面有浅纵沟，疏生披针形及线形棕色鳞片。孢子囊群遍布羽片背面；囊群盖圆形，盾状，全缘。

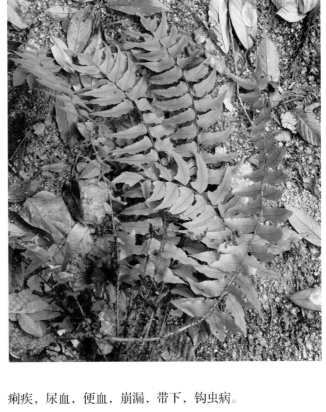

【生境分布】生于林下山坡湿地岩石边。我市各地有分布。

【采收加工】四季可采，以秋季采收较好。采挖后除去杂质，洗净晒干。

【功能主治】预防麻疹，流行性感冒，感冒，流行性脑脊髓膜炎，头晕目眩，高血压，痢疾，尿血，便血，崩漏，带下，钩虫病。

【用法用量】内服：煎汤，3 ～ 10 克，或研粉冲开水服。

## （3）毛贯众 *Dryopteris championii* (Benth.) C. Chr.

【药名别名】阔鳞鳞毛蕨、宽鳞鳞毛蕨。

【药用部位】为鳞毛蕨属植物阔鳞鳞毛蕨的干燥根茎。

【植物形态】植株高 50 ～ 70 厘米。根状茎短而直立或斜升，粗约 1 厘米，先端被黑褐色鳞片。叶簇生，二型或近二型；柄长 30 ～ 45 厘米（不育叶的柄较短），基部粗约 2 毫米，禾秆色，有时带棕色，偶为栗色，表面平滑；叶片卵圆形，长 25 ～ 30 厘米，宽 15 ～ 20 厘米，一回羽状；不育叶的羽片（2）3 ～ 5 对（有时为掌状），通常对生，斜向上，基部一对有短柄并为二叉（罕有三叉），向上的无柄，狭披针形或披针形（第二对也往往二叉），长 10 ～ 18 厘米，宽 1 ～ 1.5 厘米，先端渐尖，基部阔楔形，叶缘有软骨质的边并有锯齿，锯齿往往粗而尖，也有时

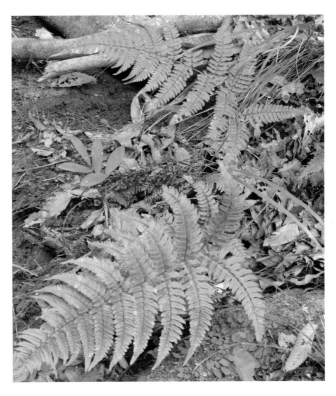

具细锯齿；能育叶的羽片 3 ～ 5（8）对，对生或向上渐为互生，斜向上，基部一对有短柄并为二叉，偶有三叉或单一，向上的无柄，线形（或第二对也往往二叉），长 12 ～ 25 厘米，宽 5 ～ 12 毫米，先端渐尖并有锐锯齿，基部阔楔形，顶生三叉羽片的基部不下延或下延。主脉下面强度隆起，禾秆色，光滑；侧脉两面均明显，稀疏，斜展，单一或从基部分叉。叶干后纸质，绿色或灰绿色，无毛；叶轴禾秆色，表面平滑。

【生境分布】生于山坡、林下、沟边、阴湿石隙处。我市山区丘陵均有分布。

【采收加工】夏、秋季采收，挖出全株，洗净，除去须根和叶柄，晒干。

【功能主治】清热解毒，平喘，止血敛疮，驱虫。主治感冒，目赤肿痛，气喘，便血，疮毒溃烂，烫伤，钩虫病。

【用法用量】内服：煎汤，15 ～ 30 克。外用：适量，捣烂外敷。

## （4）黑足鳞毛蕨 *Dryopteris fuscipes* C. Chr.

【药名别名】黑色鳞毛蕨、小叶山鸡尾草。

【药用部位】为鳞毛蕨属植物黑足鳞毛蕨的根茎及叶基。

【植物形态】叶簇生；叶柄长 20 ～ 40 厘米，除最基部为黑色外，其余部分为深禾秆色，基部密被披针形、棕色、有光泽的鳞片，鳞片长 1.5 ～ 2 厘米，宽 1 ～ 1.5 毫米，顶端渐尖或毛状，边缘全缘，叶柄上部至叶轴的鳞片较短小和稀疏；叶片卵状披针形或三角状卵形，二回羽状，长 30 ～ 40 厘米，宽 15 ～ 25 厘米；羽片 10 ～ 15 对，披针形，中部的羽片长 10 ～ 15 厘米，宽 3 ～ 4 厘米，基部的羽片略更宽，上部的羽片则更短和更狭；小羽片 10 ～ 12 对，三角状卵形，基部最宽，有柄或无柄，顶端钝圆，边缘有浅齿，通常长 1.5 ～ 2 厘米，宽 8 ～ 10 毫米，基部羽片的

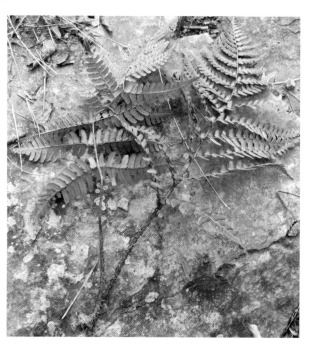

基部小羽片通常缩小，基部羽片的中部下侧小羽片则通常较长，顶端较尖。叶轴、羽轴和小羽片中脉上的上面具浅沟；侧脉羽状，上面不显，下面略可见。叶纸质，干后褐绿色。叶轴具有较密的披针形、线状披针形和少量泡状鳞片，羽轴具有较密的泡状鳞片和稀疏的小鳞片。

【生境分布】生于林下岩石边的较潮湿处。分布于我市山区丘陵、乡镇。

【采收加工】春、秋季采挖，除去泥沙、叶片及部分叶柄，洗净晒干。

【功能主治】清热，解毒，杀虫。用于腰背疼痛，外伤出血。

【用法用量】内服：煎汤，3 ～ 9 克。外用：研粉敷患处。

## 36. 肾蕨科 Nephrolepidaceae

**肾蕨** *Nephrolepis cordifolia* (L.) C. Presl

【药名别名】蜈蚣草。

【药用部位】为肾蕨属植物肾蕨的根茎、叶或全草。

【植物形态】株高达70厘米。根茎近直立，有直立的主轴及从主轴向四面生长的长匍匐茎，并从匍匐茎的短枝上生出圆形肉质块茎，主轴与根茎上密被钻状披针形鳞片，匍匐茎、叶柄和叶轴疏生钻形鳞片。叶簇生；叶柄长5～10厘米；叶片革质，光滑无毛，披针形，长30～70厘米，宽3～5厘米，基部渐变狭，一回羽状；羽片无柄，互生，以关节着生于叶轴，似镰状而钝，基部下侧呈心形，上侧呈耳形，常覆盖于叶轴上，边缘有浅齿；叶脉羽状分叉。孢子囊群生于每组侧脉的上侧小脉先端；囊群盖肾形。

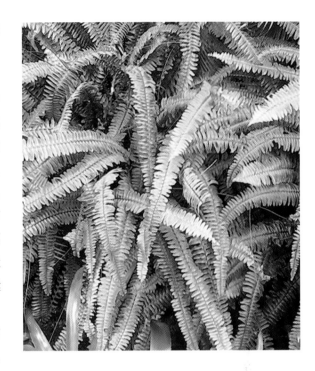

【生境分布】土生或附生于海拔300米左右的林下、溪边、树干或石缝中。我市山区各地有分布，城区有栽培。

【采收加工】全年均可挖取块茎，刮去鳞片，洗净，鲜用或晒干。或夏、秋季采取叶或全草，洗净，鲜用或晒干。

【功能主治】清热利湿，通淋止咳，消肿解毒。用于感冒发热，肺热咳嗽，黄疸，淋浊，小便涩痛，泄泻，痢疾，带下，疝气，乳痈，瘰疬，烫伤，刀伤，淋巴结炎，体癣，睾丸炎。

【用法用量】内服：煎汤，6～15克（鲜品30～60克）。外用：适量，鲜全草或根茎捣烂外敷。

# 37. 水龙骨科 Polypodiaceae

## （1）骨碎补 *Drynaria roosii* Nakaike

【药名别名】槲蕨、毛姜。

【药用部位】为槲蕨属植物槲蕨的根茎。

【植物形态】附生草本，高20～40厘米。根状茎肉质粗壮，长而横走，密被棕黄色、线状凿形鳞片。叶二型，营养叶厚革质，红棕色或灰褐色，卵形，无柄，长5～6.5厘米，宽4～5.5厘米，边缘羽状浅裂；孢子叶绿色，具短柄，柄有翅；叶片矩圆形或长椭圆形，长20～37厘米，宽8～18.5厘米，羽状深裂；羽片6～15对，广披针形或长圆形，长4～10厘米，宽1.5～2.5厘米，先端急尖或钝，边缘常有不规则的浅波状齿，基部2～3对羽片缩成耳状，两面均无毛，叶脉显著，细脉连

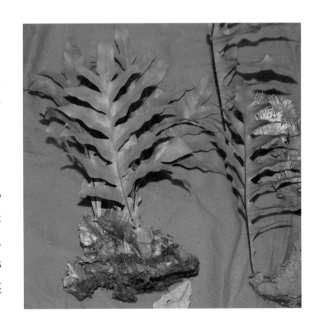

成 4～5 行长方形网眼。孢子囊群圆形，黄褐色，在中脉两侧各排列成 2～4 行，每个长方形的叶脉网眼中着生 1 枚，无囊群盖。

【生境分布】生于海拔 270 米以上的岩石上。我市张家畈、龟山有分布。

【采收加工】冬、春季采挖，除去叶片及泥沙，晒干或蒸熟后晒干，用火燎去毛茸。

【功能主治】补肾强骨，续伤止痛。用于肾虚腰痛，耳鸣耳聋，牙齿松动，跌扑闪挫，筋骨折伤；外治斑秃，白癜风。

【用法用量】内服：煎汤，3～9 克（鲜品 6～15 克）。外用：鲜品适量，捣敷。

## （2）抱石莲 *Lepidogrammitis drymoglossoides* (Baker) Ching

【药名别名】鱼鳖金星、鱼鳖草。

【药用部位】为骨牌蕨属植物抱石莲的全草。

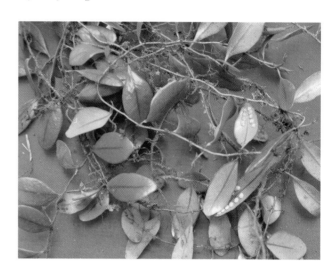

【植物形态】根状茎细长横走，被钻状有齿棕色披针形鳞片。叶远生，相距 1.5～5 厘米，二型；不育叶长圆形至卵形，长 1～2 厘米或稍长，圆头或钝圆头，基部楔形，几无柄，全缘；能育叶舌状或倒披针形，长 3～6 厘米，宽不及 1 厘米，基部狭缩，几无柄或具短柄，有时与不育叶同形，肉质，干后革质，上面光滑，下面疏被鳞片。孢子囊群圆形，沿主脉两侧各成一行，位于主脉与叶边之间。

【生境分布】生于阴湿处的树干、山谷的岩石上，常抱石而生故名。我市山区有分布。

【采收加工】全年均可采收，清除泥沙，洗净，晒干，亦可鲜用。

【功能主治】清热解毒，利水通淋，消瘀，止血。主治小儿高热，痄腮，风火牙痛，瘰块，臌胀，淋浊，咯血、吐血、衄血、便血、尿血，崩漏，外伤出血，疔疮痈肿，瘰疬，跌打损伤，高血压，鼻炎，气管炎。

【用法用量】内服：煎汤，15～30 克。外用：适量，捣烂外敷。

## （3）金鸡脚 *Phymatopteris hastata* (Thunb.) Pic. Serm.

【药名别名】旱大点、鸡脚叉、鸭脚草。

【药用部位】为假瘤蕨属植物金鸡脚的全草。

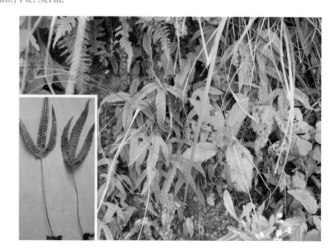

【植物形态】植株高 10～35 厘米。根茎细长，横生，叶柄基部密被红棕色、狭披针形鳞片，先端长渐尖，基部近圆形，盾状着生，边缘略有齿。叶疏生；叶柄长 5～20 厘米，禾秆色，基部有关节，向上光滑；叶片厚纸质，通常 3 裂，偶有 5 裂或 2 裂，长 5～15 厘米，宽 4～10 厘米，基部圆楔形或圆形；裂片披针形，长 5～10 厘米，宽 1～2 厘米，中间 1 片最长，先端渐尖，全缘或略呈波状，有软骨质狭边，两面光滑；中脉与侧脉两面均明显，小脉网状，有内藏小脉。孢子囊群圆形，沿中脉两侧各成 1 行，位于中脉与叶边之间。

【生境分布】生于林下阴湿地、岩石上或石缝中。我市山区丘陵有分布。

【采收加工】夏、秋季采收，洗净鲜用或晒干。

【功能主治】祛风清热，利湿解毒。用于小儿惊风，感冒咳嗽，小儿支气管肺炎，咽喉肿痛，扁桃体炎，中暑腹痛，痢疾，腹泻，尿路感染，筋骨疼痛；外用治痈疖，疔疮，毒蛇咬伤。

【用法用量】内服：煎汤，15～30 克，大剂量可用至 60 克，鲜品加倍。外用：适量，研末撒敷或鲜品捣烂外敷。

## （4）水龙骨　*Polypodiodes niponica* (Mett.) Ching

【药名别名】石蚕、石豇豆。

【药用部位】为水龙骨属植物水龙骨的根状茎。

【植物形态】附生植物。根状茎长而横走，直径约 5 毫米，肉质，灰绿色，疏被鳞片；鳞片狭披针形，暗棕色，基部较阔，盾状着生，顶端渐尖，边缘有浅细齿。叶远生；叶柄长 5～15 厘米，禾秆色，疏被柔毛或毛脱落后近光滑；叶片卵状披针形至长椭圆状披针形，长可达 40 厘米，宽可达 12 厘米，羽状深裂，基部心形，顶端羽裂渐尖；裂片 15～25 对，长 3～5 厘米，宽 5～10 毫米，顶端钝圆或渐尖，边缘全缘，基部 1～3 对裂片向后

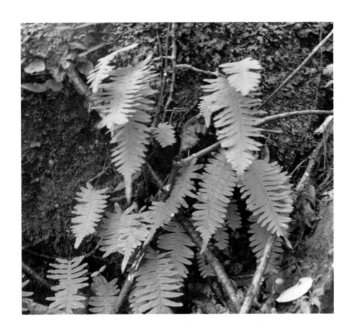

反折。叶脉网状，裂片的侧脉和小脉不明显。叶草质，干后灰绿色，两面密被白色短柔毛或背面的毛被更密。孢子囊群圆形，在裂片中脉两侧各 1 行，着生于内藏小脉顶端，靠近裂片中脉着生。

【生境分布】生于山谷阴湿的岩石上。我市山区乡镇有分布。

【采收加工】四季可采，洗净泥沙，除去杂质，鲜用或晒干。

【功能主治】化湿，清热，祛风，通络。主治泄泻，痢疾，淋证，风痹，腰痛，火眼，疮肿。

【用法用量】内服：煎汤，15～30 克。外用：适量，煎水洗或鲜品捣烂外敷。

## （5）有柄石韦　*Pyrrosia petiolosa* (Christ) Ching

【药名别名】石韦、小石韦、长柄石韦。

【药用部位】为石韦属植物有柄石韦的全草。

【植物形态】植株高 5～15 厘米。根状茎细长横走，幼时密被披针形棕色鳞片；鳞片长尾状渐尖头，边缘具毛。叶远生，一型；具长柄，通常等于叶片长度的 1/2～2 倍长，基部被鳞片，向上被星状毛，棕

色或灰棕色；叶片椭圆形，急尖短钝头，基部楔形，下延，干后厚革质，全缘，上面灰淡棕色，有洼点，疏被星状毛，下面被厚层星状毛，初为淡棕色，后为砖红色。主脉下面稍隆起，上面凹陷，侧脉和小脉均不显。孢子囊群布满叶片下面，成熟时扩散并汇合。

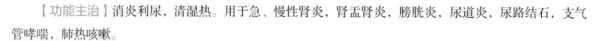

【生境分布】生于林下较阴凉的岩石上。我市各地有分布。

【采收加工】夏、秋季采收，洗净泥沙，晒干。

【功能主治】消炎利尿，清湿热。用于急、慢性肾炎，肾盂肾炎，膀胱炎，尿道炎，尿路结石，支气管哮喘，肺热咳嗽。

【用法用量】内服：煎汤，3～9克。

## （6）相似石韦 *Pyrrosia similis* Ching

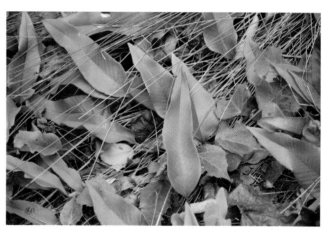

【药名别名】石韦、锈耳草。

【药用部位】为石韦属植物相似石韦的全草。

【植物形态】植株高20～45厘米。根状茎短而横卧，先端被披针形棕色鳞片；鳞片长渐尖头，边缘有锯齿。叶近生，一型；叶柄长8～22厘米，禾秆色，基部被鳞片，向上几乎光滑；叶片披针形，中部或下部为最宽，向上渐变狭，长尾状渐尖头，基部圆楔形，不下延，长15～25厘米，宽3.5～5厘米，全缘，干后硬革质，上面淡灰黄色，几乎光滑无毛，下面灰白色，密被两种星状毛，上层的星状毛分支臂不等长，棕色的臂长，无色的短，底层的星状毛茸毛状。主脉在下面明显隆起，在上面不凹陷，侧脉隐约可见。孢子囊群近圆形，聚生于叶片上半部，整齐排列于侧脉间，成熟时孢子囊开裂而彼此汇合，呈砖红色。

【生境分布】生于林下岩石、石岸上。我市各地有分布。

【采收加工】全年可采，除去根茎杂质，洗净晒干或阴干。

【功能主治】利尿通淋，清热止血。用于热淋，血淋，石淋，小便不通，淋沥涩痛，吐血，衄血，尿血，崩漏，肺热喘咳。

【用法用量】内服：煎汤，9～15克；或研末。外用：适量，研末涂敷。

## （7）北京石韦 *Pyrrosia davidii* (Baker) Ching

【药名别名】石韦。

【药用部位】为石韦属植物北京石韦的全草。

【植物形态】植株高 5 ～ 13 厘米。根状茎长而横走，粗 1.5 ～ 3.5 厘米，密被鳞片；鳞片披针形，长 2 ～ 3.5 毫米，渐尖头，边缘略有微细齿，褐色至暗褐色。叶近生或疏生，一型；叶柄长 2 ～ 5.5 厘米，粗 1.5 ～ 2 毫米，淡绿色，基部被与根状茎上同样的鳞片，并以关节着生于根状茎上。向上被星状毛，叶片梭状披针形，长 4 ～ 8 厘米，宽 4 ～ 10 毫米，向两端渐变狭，基部下延于叶柄，全缘，革质，幼时表面疏生星状毛，老则无毛，有凹点，背面密被黄棕色星状毛，星芒分枝长 0.3 ～ 0.7 毫米，宿存，叶片干后有时边缘反卷，叶脉不明显，孢子囊群圆形，生于小脉顶端，沿主脉两侧排成多行，成熟时密接，无囊群盖。

【生境分布】生于林下较阴凉的岩石上。我市龟山有分布。

【采收加工】全年可采，除去杂质，洗净晒干。

【功能主治】利水通淋，清肺泄热。治淋痛，尿血，尿路结石，肾炎，崩漏，痢疾，肺热咳嗽，慢性支气管炎，金疮，痈疽。

【用法用量】内服：煎汤，9 ～ 15 克；或研末。外用：适量，研末涂敷。

## （8）石韦 *Pyrrosia lingua* (Thunb.) Farwell

【药名别名】小叶下红、石耳朵。

【药用部位】为石韦属植物石韦的全草。

【植物形态】植株高 10 ～ 30 厘米。根状茎细长，横生，与叶柄密被棕色披针形鳞片，顶端渐尖，盾状着生，中央深褐色，边缘淡棕色，有毛。叶远生，近二型；叶柄长 3 ～ 10 厘米，深棕色，有浅沟，幼时被星芒状毛，以关节着生于根状茎上；叶片革质，披针形至长圆状披针形，长 6 ～ 20 厘米，宽 2 ～ 5 厘米，先端渐尖，基部渐狭并不延于叶柄，全缘；上面绿色，偶有星状毛和凹点，下面密被灰棕色的星芒状毛；不育叶和能育叶同形或略短而阔；中脉上面稍凹，下面隆起，

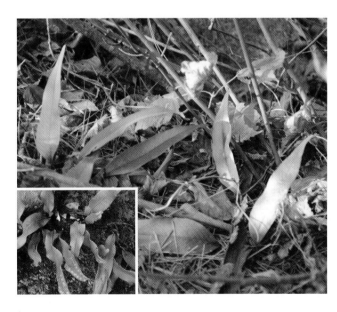

侧脉多少可见，小脉网状。孢子囊群满布于叶背面或上部，幼时密被星芒状毛，成熟时露出；无囊群盖。

【生境分布】生于林下阴凉的石头、石岸上。我市各地有分布。

【采收加工】全年可采，除去杂质，洗净晒干。

【功能主治】利水通淋，清肺化痰，凉血止血。主治淋证，水肿，小便不利，痰热咳喘，咯血，吐血，

衄血，崩漏，外伤出血。

【用法用量】内服：煎汤，9～15克；或研末。外用：适量，研末涂敷。

# 38. 苹科 Marsileaceae

**苹** *Marsilea quadrifolia* L.

【药名别名】四叶苹、田字草。

【药用部位】为苹属植物苹的全草。

【植物形态】植株高5～20厘米。根
状茎细长横走，分枝，顶端被淡棕色毛，茎
节远离，向上发出一至数枚叶子。叶柄长
5～20厘米；叶片由4片倒三角形的小叶组
成，呈"十"字形，长、宽各1～2.5厘米，
外缘半圆形，基部楔形，全缘，幼时被毛，
草质。叶脉从小叶基部向上呈放射状分叉，
组成狭长网眼，伸向叶边，无内藏小脉。孢
子果双生或单生于短柄上，而柄着生于叶柄

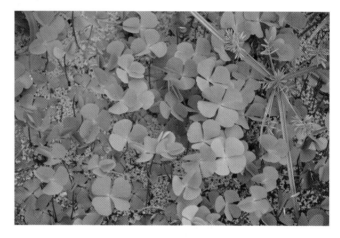

基部，长椭圆形，幼时被毛，褐色，木质，坚硬。每个孢子果内含多数孢子囊，大小孢子囊同生于孢子囊
托上，一个大孢子囊内只有一个大孢子，而小孢子囊内有多数小孢子。

【生境分布】生于水田或池塘沟渠中。我市各地有分布。

【采收加工】春、夏、秋季采集全草，洗净晒干。

【功能主治】清热，利水，解毒，止血。主治风热目赤，肾炎，肝炎，疟疾，消渴，吐血，衄血，热淋，
尿血，痈疮，瘰疬。

【用法用量】内服：煎汤，鲜品30～60克；或捣汁。外用：捣烂外敷患处。

# 39. 槐叶苹科 Salviniaceae

**槐叶苹** *Salvinia natans* (L.) All.

【药名别名】大叶浮萍、蜈蚣草。

【药用部位】为槐叶苹属植物槐叶苹的
全草。

【植物形态】小型漂浮植物。茎细长而
横走，被褐色节状毛。三叶轮生，上面二叶
漂浮水面，形如槐叶，长圆形或椭圆形，长
0.8～1.4厘米，宽5～8毫米，顶端钝圆，
基部圆形或稍呈心形，全缘；叶柄长1毫米
或近无柄。叶脉斜出，在主脉两侧有小脉
15～20对，每条小脉上面有5～8束白色

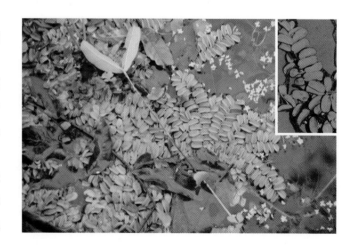

刚毛；叶草质，上面深绿色，下面密被棕色茸毛。下面一叶悬垂水中，细裂成线状，被细毛，形如须根，起着根的作用。孢子果4～8个簇生于沉水叶的基部，表面疏生成束的短毛，小孢子果表面淡黄色，大孢子果表面淡棕色。

【生境分布】生于静水的池塘、河沟和渠道的水面。我市各地都有分布。

【采收加工】采集全草，洗净晒干即可。

【功能主治】清热解毒，活血止痛。用于痈肿疔毒，瘀血肿痛，烧烫伤。

【用法用量】外用：适量，捣烂敷，或焙干研粉调敷患处。

## 40. 满江红科 Azollaceae

**满江红** *Azolla imbricata* (Roxb.) Nakai

【药名别名】浮萍、红浮漂。

【药用部位】为满江红属植物满江红的全草。

【植物形态】小型漂浮植物，圆形或三角状，直径约1厘米。根茎细弱，横生，羽状分枝，向下生出须根，悬垂于水中。叶小，无柄，互生，成双行覆瓦状排列，卵形或近斜方形，长约1毫米，宽约为长的一半，先端圆形或截形，基部与根茎合生，全缘，通常分裂为上下2片；上片绿色，肉质，浮于水面，秋后变为红色，边缘膜质，上面有乳

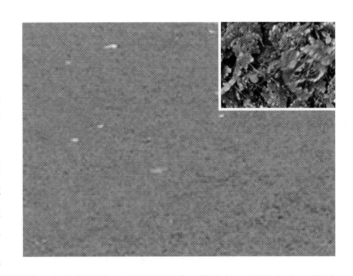

头状突起，下面有一空腔，含胶质，内有固氮蓝藻、念珠藻共生；下裂片膜质，鳞片状，沉没水中。孢子果（荚）成对生于分枝基部的沉水裂片上；大孢子果小，长卵形，内有一个大孢子囊，内含一个大孢子；小孢子果大，球形，内有多数小孢子囊，各含64个小孢子。孢子果9—11月成熟。

【生境分布】生于池沿、水沟或水田中。我市各地都有分布。

【采收加工】采取全草，除去杂质，洗净晒干。

【功能主治】疏风解表，透疹，利尿，解毒。主治感冒，麻疹末透，皮肤瘙痒。

【用法用量】内服：煎汤，3～9克。外用：适量，研粉调敷患处。

# 六、裸子植物类

## 41. 苏铁科 Cycadaceae

**铁树** *Cycas revoluta* Thunb.

【药名别名】苏铁。

【药用部位】为苏铁属植物苏铁的叶、根、花和种子。

【植物形态】树干矮，基部膨大成盘根茎，高 30 ～ 180 厘米，或稍高，直径 10 ～ 60 厘米。羽状叶集生于树干上部，长 1.2 ～ 2.5 厘米，幼嫩时被柔毛，叶柄长 40 ～ 100 厘米，两侧具刺，刺略向下斜展，刺间距离 2.5 ～ 5 厘米；羽状裂片 40 ～ 120 对，或更多，在叶轴上较稀疏地排列成 2 列，披针状条形，直或微弯曲，薄革质，边缘稍

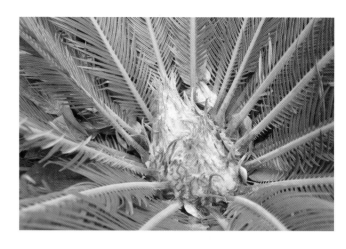

厚，微向下反曲，上部渐窄，先端渐尖，基部圆，两面中脉隆起，平滑而有光泽，上面深绿色，下面色较浅。雄球花卵状圆柱形或长圆形，长达 30 厘米，直径 6 ～ 8 厘米；小孢子叶楔形，密生黄色茸毛；大孢子叶密被红褐色茸毛。种子卵圆形或宽倒卵形，先端有尖头。花期 6—7 月，种子 10 月成熟。

【生境分布】我市城区和部分乡镇有栽培。

【采收加工】四季可采根、叶，夏季采花，秋、冬季采种子。

【功能主治】叶：收敛止血，解毒止痛；用于各种出血，胃炎，胃溃疡，高血压，神经痛，经闭，癌症。花：理气止痛，益肾固精；用于胃痛，遗精，痛经。种子用于高血压。根：祛风活络，补肾；用于肺结核咯血，肾虚，牙痛，腰痛，带下，风湿关节麻木疼痛，跌打损伤。

【用法用量】内服：水煎，叶、根分别为 30 克；花和种子分别为 9 ～ 15 克。

【附注】苏铁种子和茎顶部树心有毒，用时宜慎。

## 42. 银杏科 Ginkgoaceae

**银杏** *Ginkgo biloba* L.

【药名别名】白果、公孙树。

【药用部位】为银杏属植物银杏的根、种子、叶。

【植物形态】落叶乔木，枝有长枝与短枝。叶在长枝上螺旋状散生，在短枝上簇生状，叶片扇形，有长柄，有多数二叉状并列的细脉；上缘宽 5 ～ 8 厘米，浅波状，有时中央浅裂或深裂。雌雄异株，稀同株；球花生于短枝叶腋或苞腋；雄球花成柔荑花序状，雄蕊多数，各有 2 花药；雌球花有长梗，梗端二叉（稀不分叉或三至五叉），叉端生 1 珠座，每珠座生 1 胚珠，仅 1 个发育成种子。种子核果状，椭圆形至近球形，长 2.5 ～ 3.5

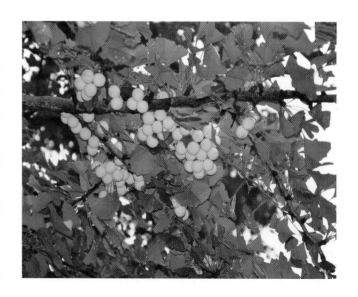

厘米；外种皮肉质，有白粉，熟时淡黄色或橙黄色；中种皮骨质，白色，具2～3棱；内种皮膜质；胚乳丰富。花期4—5月，果期7—10月。

【生境分布】为古老植物，我市各地作经济和园林植物广泛栽培。

【采收加工】秋季果实成熟后摘取，除去肉质外种皮，洗净，稍蒸或略煮，晒干。9—10月挖根，洗净晒干；秋季采叶，阴干或鲜用。

【功能主治】种子：敛肺气，定喘嗽，止带浊，缩小便，消毒杀虫；主治哮喘，痰嗽，梦遗，带下，白浊，小儿腹泻，淋证，小便频数和疥癣、漆疮、白癜风等症。根：益气补虚弱，治遗精，带下。叶：活血养心，敛肺涩肠；用于胸痹心痛，喘咳痰嗽，泄泻痢疾，带下。

【用法用量】种仁：内服，煎汤3～9克，外用适量，捣碎外敷。根：内服，煎汤15～60克。叶：内服，煎汤3～9克，或入丸、散；外用其细粉调敷。

【附注】种仁生食有毒，叶有小毒；现银杏叶的各种制剂已广泛用于心脑血管疾病的治疗。

# 43. 松科 Pinaceae

## （1）马尾松 *Pinus massoniana* Lamb.

【药名别名】松树。

【药用部位】为松属植物马尾松的花粉、松节、松香和松针（松叶）。

【植物形态】乔木，高达45米，胸径1.5米。树皮红褐色，下部灰褐色，裂成不规则长块状。小枝常轮生，淡黄褐色，冬芽卵状圆柱形，褐色，先端尖，芽鳞边缘丝状。叶针形，叶鞘初呈褐色宿存。雄球花淡红褐色，圆柱形，弯垂，长1～1.5厘米，聚生于新枝下部苞腋，穗状；雌球花单生或2～4个聚生于新枝顶端，淡紫红色。球果卵圆形或圆锥状卵形，长4～7厘米，直径2.5～4厘米，有短梗，下垂，熟时栗褐色；中部种鳞近长圆状倒卵形，长约3厘米。种子长卵

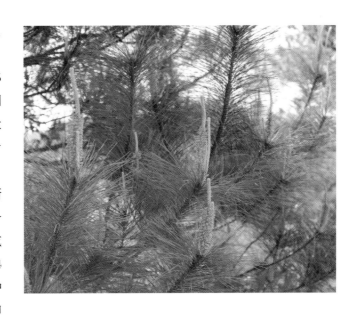

圆形，长4～6毫米，连翅长2～2.7厘米。花期4—5月，果熟期翌年10—12月。

【生境分布】广布于我市各地。

【采收加工】春季将松树的雄花球摘下，晒干，揉下花粉，除去杂质晒干。松节、松针一年四季均可采集，松香是松树的树脂，从树干上割取。

【功能主治】松花粉：祛风益气，收湿，止血；治头旋眩晕，中虚胃疼，久痢，诸疮湿烂，创伤出血。松节：祛风燥湿，舒筋通络，活血止痛；用于风寒湿痹，厉节风痛，脚痹痿软，跌打伤痛。松针：祛风活血，明目，安神，解毒，止痒，除口臭，去口干舌燥，治便秘；用于流行性感冒，风湿关节痛，跌打肿痛，夜盲症，高血压，神经衰弱；外用治冻疮。

【用法用量】松节：煎服，10～15克；外用适量或炒干研末调敷。松针：外用适量，煎水洗患处。松花粉：煎服，3～6克；或浸酒；外用调敷。

## （2）油松 *Pinus tabuliformis* Carr.

【药名别名】松树。

【药用部位】为松属植物油松的花粉、枝茎的结节、松针和松香。

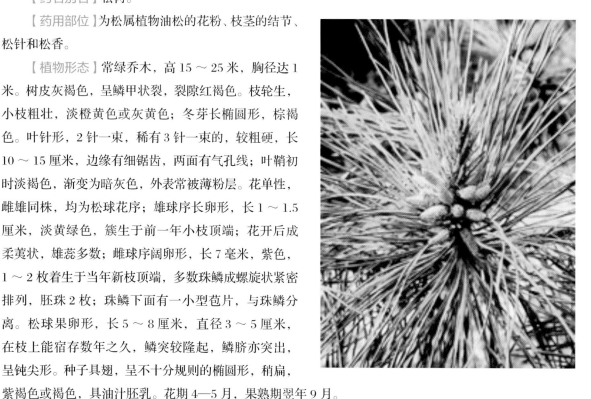

【植物形态】常绿乔木，高15～25米，胸径达1米。树皮灰褐色，呈鳞甲状裂，裂隙红褐色。枝轮生，小枝粗壮，淡橙黄色或灰黄色；冬芽长椭圆形，棕褐色。叶针形，2针一束，稀有3针一束的，较粗硬，长10～15厘米，边缘有细锯齿，两面有气孔线；叶鞘初时淡褐色，渐变为暗灰色，外表常被薄粉层。花单性，雌雄同株，均为松球花序；雄球序长卵形，长1～1.5厘米，淡黄绿色，簇生于前一年小枝顶端；花开后成柔荑状，雄蕊多数；雌球序阔卵形，长7毫米，紫色，1～2枚着生于当年新枝顶端，多数珠鳞成螺旋状紧密排列，胚珠2枚；珠鳞下面有一小型苞片，与珠鳞分离。松球果卵形，长5～8厘米，直径3～5厘米，在枝上能宿存数年之久，鳞突较隆起，鳞脐亦突出，呈钝尖形。种子具翅，呈不十分规则的椭圆形，稍扁，紫褐色或褐色，具油汁胚乳。花期4—5月，果熟期翌年9月。

【生境分布】广布于我市各地。

【采收加工】同马尾松。

【功能主治】同马尾松。

【用法用量】同马尾松。

## （3）金钱松 *Pseudolarix amabilis* (Nelson) Rehd.

【药名别名】土槿皮、土荆皮。

【药用部位】为金钱松属植物金钱松的根皮或近根部的树皮。

【植物形态】落叶乔木，高20～40米。茎干直立，枝轮生平展；长枝有纵纹细裂，叶散生其上，短枝有轮纹密生，叶簇生其上，作辐射状。叶线形，长3～7厘米，宽1～2毫米，先端尖，基部渐狭，至秋后叶变成金黄色。花单性，雌雄同株；雄花为柔荑状，下垂，黄色，数个或数十个聚生在小枝顶端，基部包有无数倒卵状楔形的膜质鳞片；雌花单生于有叶之短枝顶端，由多数螺旋状排列的鳞片组成。球果卵形，直立，长5～7.5厘米，直径3～6厘米，鳞片木质，广卵形至卵状披针形，先端微凹或钝头，基部心形，成熟后脱落，苞片披针形，长6～7毫米，先端长尖，中部突起。种子每鳞2个，长8毫米，富含油脂，有膜质长翅，与鳞片等长或稍短。花期4—5月，果期10—11月。

【生境分布】生于海拔100～1500米的山地针阔叶混交林中。我市城区和三河口镇偶见有栽培。

【采收加工】春、秋季采挖，剥取根皮，除去外粗皮，洗净，晒干。

【功能主治】祛风除湿，杀虫止痒。主治疥癣，湿疹，神经性皮炎。

【用法用量】外用：适量，浸酒涂擦或研末调敷。

【附注】多制成土槿皮酊使用。

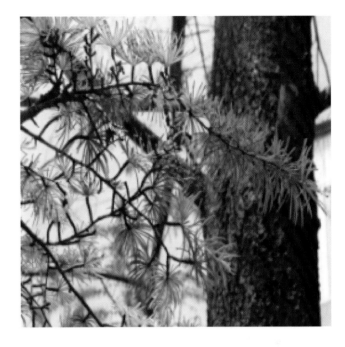

## 44. 杉科 Taxodiaceae

### （1）柳杉　*Cryptomeria fortunei* Hooibrenk ex Otto et Dietr.

【药名别名】柳杉皮、柳杉果。

【药用部位】为柳杉属植物柳杉的根皮或树皮。

【植物形态】常绿大乔木，高可达60米。主干通直，枝条直立或向上生，小枝下垂。叶螺旋状着生，略呈5行排列，钻形，两侧扁，长1.2～2厘米，微向内弯曲，基部常展开，小枝基部的叶较小，长仅4～6毫米。雌雄同株；雄球花矩圆形，单生于叶腋，雄蕊螺旋状着生，花丝极短，药呈三角状圆形；雌球花单生于枝顶，近球形，每珠鳞常具2胚珠，苞鳞与珠鳞合生，仅先端分离。球果近球形，直径1.2～2厘米；种鳞约20片，楯形，木质，

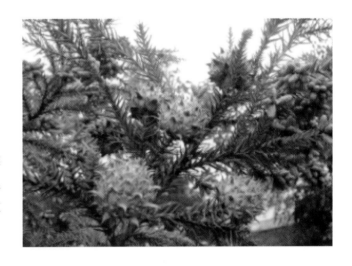

上部肥厚，先端具5尖齿，背面有1三角状突起（为苞鳞的先端），每种鳞有2种子。种子微扁，周围具窄翅。花期3—4月，果期10—11月。

【生境分布】喜光，喜温暖湿润的气候和酸性土壤。我市分布于狮子峰林场的王家湾、张家畈镇、乘马岗镇。

【采收加工】根皮：全年均可采收，去栓皮。树皮：春、秋季采剥，切片，鲜用或晒干。

【功能主治】解毒，杀虫，止痒。主治癣疮，鹅掌风，烫伤。

【用法用量】外用：适量，捣烂外敷或煎水洗。

## （2）杉树 *Cunninghamia lanceolata* (Lamb.) Hook.

【药名别名】松杉、杉木。

【药用部位】为杉木属植物杉木的根、
树皮、杉节、果、叶。

【植物形态】常绿乔木，高 20～25 米，
有尖塔形的树冠。外皮鳞片状，淡褐色，内
皮红色；枝平伸，短而广展。叶线状披针形，
长 2.5～6 厘米，先端锐渐尖，基部下延于
枝上而扭转，边缘有细锯齿，上面光绿，下
面有阔白粉带 2 条。花单性，同株；雄花序
圆柱状，基部有覆瓦状鳞片数片，每花由多
数雄蕊组成，每 1 雄蕊有 3 个倒垂、1 室的

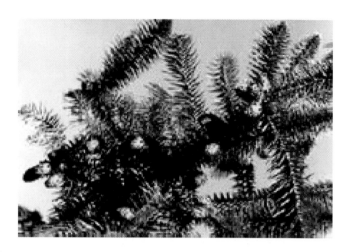

花药，生于鳞片状的药隔的下缘；雌花单生或 3～4 朵簇生于枝梢，球状，每 1 鳞片有倒垂的胚珠 3 颗。
球果圆卵形，长 2.5～5 厘米，鳞片革质，淡褐色，顶锐尖。种子有狭翅。花期春、夏季。

【生境分布】我市各地有分布。

【采收加工】根、树皮、球果、木材炭、叶和杉节入药。四季可采，鲜用或晒干备用。

【功能主治】祛风止痛，散瘀止血。用于慢性支气管炎，胃痛，风湿关节痛；外用治跌打损伤，烧烫伤，
外伤出血，过敏性皮炎。

【用法用量】内服：煎汤，根、皮均为 15～30 克，球果 30～90 克。外用：适量，皮研粉外敷，或
皮叶煎水洗，烧烫伤用杉木炭研粉调油敷患处，树皮多用于骨折固定。

## （3）水杉 *Metasequoia glyptostroboides* Hu & W. C.Cheng

【药名别名】水杉叶。

【药用部位】为水杉属植物水杉的叶和
种子。

【植物形态】落叶乔木，高达 35 米，
小枝对生，下垂，具长枝与脱落性短枝。叶
交互对生，2 列，羽状，条形，扁平，柔软，
几无柄，长 1～1.7 厘米，宽约 2 毫米，上
面中脉凹下，下面两侧有 4～8 条气孔线。
雌雄同株；球花单生于叶腋或枝顶；雄球花
在枝上排成总状或圆锥花序状，雄蕊交互对
生；雌球花具 22～28 片交互对生的珠鳞，

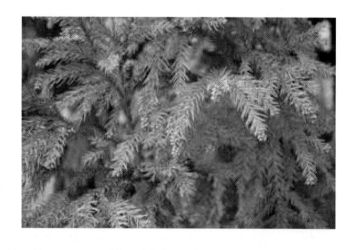

各有 5～9 胚珠。球果下垂，近球形，微具 4 棱，长 1.8～2.5 厘米，有长柄；种鳞木质，楯形，顶部宽，
有凹陷，两端尖，熟后深褐色，宿存；种子倒卵形，扁平，周围有窄翅，先端有凹缺。花期 2 月下旬，球
果 11 月成熟。

【生境分布】我市各地有栽培。

【采收加工】秋季采集树叶，晒干或阴干。

【功能主治】祛风燥湿，活血止痛，镇咳，祛痰，平喘，消炎等。外用治疗痈疮肿毒。

【用法用量】暂无详细资料。

## 45. 柏科 Cupressaceae

### （1）侧柏 *Platycladus orientalis* (L.) Franco

【药名别名】香柏、扁柏。

【药用部位】为侧柏属植物侧柏的种仁（柏子仁）、枝梢叶（侧柏叶）。

【植物形态】常绿乔木；小枝扁平，排成一平面，直展。鳞形叶交互对生，长1～3毫米，位于小枝上下两面之叶的露出部分倒卵状菱形或斜方形，两侧的叶折覆着上下之叶的基部两侧，叶背中部均有腺槽。雌雄同株；球花单生于短枝顶端。球果当年成熟，卵圆形，长1.5～2厘米，熟前肉质，蓝绿色，被白粉，熟后木质，张开，红褐色；种鳞4对，扁平，背部近顶端有反曲的尖头，中部种鳞各有种子1～2粒；种子卵圆形或长卵形，无翅或有棱脊。花期3—4月，球果10月成熟。

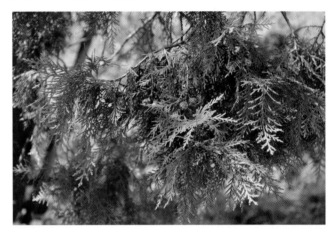

【生境分布】我市各地有栽培。

【采收加工】秋、冬季采收成熟种子，晒干，除去种皮，收集种仁；夏、秋季采集枝梢及叶，阴干。

【功能主治】柏子仁：养心安神，止汗，润肠；用于虚烦失眠，心悸怔忡，阴虚盗汗，肠燥便秘。侧柏叶：凉血止血，止咳祛痰，祛风湿，散肿毒；主治咯血，吐血，衄血，尿血，血痢，肠风下血，崩漏不止，咳嗽痰多，风湿痹痛，丹毒，痄腮，烫伤。

【用法用量】柏子仁：3～9克，煎服或配丸、散。侧柏叶：煎服，6～12克；或入丸、散。外用：煎水洗、捣烂外敷或研末调敷。

【附注】侧柏叶1克，沉香0.5克共研细末，冲服，对支气管哮喘等有效。

### （2）柏木 *Cupressus funebris* Endl.

【药名别名】柏树。

【药用部位】为柏木属植物柏木的果实、枝叶和树脂。

【植物形态】乔木，高达35米，胸径达2米。树皮淡褐色；大枝开展；小枝细长下垂，生鳞叶的小枝扁平，较老的小枝圆柱形，暗褐紫色。叶二型；鳞叶长1～1.5毫米，先端锐尖，中央之叶的背面有条状腺点，两侧之叶背部有棱脊。雄球花椭圆形或卵圆形，长2.5～3毫米；雌球花长3～6毫米，近球形，球果圆球形，直径8～12毫米，成熟时暗褐色；种鳞4对，先端为不规则五角形或方形，宽5～7毫米，中央有尖头或无，能育种鳞有5～6粒种子；种子宽倒卵状菱形或近圆形，扁，长约2.5毫米，淡褐色，有光泽，边缘具窄翅。花期3—5月，球果翌年5—6月成熟。

【生境分布】我市各地有分布。

【采收加工】根：四季可采挖，洗净切片，晒干。果实：8—10月果实近成熟而未开裂时采收，阴干。叶：全年可采，阴干。油脂：8—10月砍倒树干，待流出油液凝固后收集。

【功能主治】根：清热解毒，主治麻疹身热不退。果：祛风，安神，凉血，止血；用于感冒头痛发热，胃痛，烦躁，吐血。柏树油：祛风，解毒，生肌；治风热头痛，带下，淋浊，痛疽疮疡，刀伤出血。柏树叶：凉血止血，敛疮生肌；治吐血，血痢，痔疮，癞疮，烫伤，刀伤，毒蛇咬伤。

【用法用量】根：煎服，6～15克。果：煎服，9～15克或研末服。叶：煎服，9～15克，或研末；外用捣烂外敷或研磨调敷。油：煎服，3～9克；外用适量，研末撒敷。

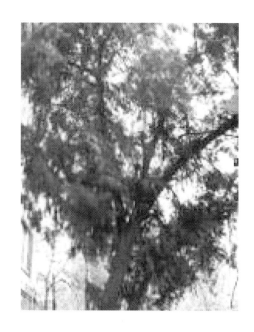

## （3）刺柏 *Juniperus formosana* Hayata

【药名别名】山刺柏、柏树。

【药用部位】为刺柏属植物刺柏的根或枝叶。

【植物形态】常绿乔木，高达12米，胸径2.5米，树皮灰褐色，纵裂成长条薄片脱落；枝斜展，树冠圆柱形，小枝下垂；叶线形，有刺尖，上面有两条白色气孔带，在近顶处连合；树冠塔形，大枝斜展或直伸，小枝下垂，三棱形；花单生于叶腋。果球形，红色或橙褐色，被白粉或白粉脱落，种子半月形，有3条棱，2年成熟，成熟时淡红褐色。花期3月，果熟期翌年11月。

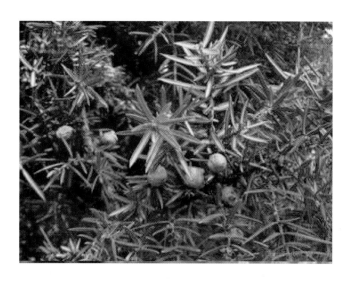

【生境分布】生于林下山坡。我市山区有分布。

【采收加工】根于秋、冬季采收，枝叶全年可采，洗净晒干。

【功能主治】清热解毒，燥湿止痒。主治麻疹高热，湿疹，癣疮。

【用法用量】内服：煎汤，6～15克。外用：适量，煎水洗。

## （4）圆柏 *Sabina chinensis* (L.) Ant.

【药名别名】桧柏、柏树。

【药用部位】为圆柏属植物圆柏的树皮、枝叶。

【植物形态】圆柏为常绿乔木，高20米，胸径达3.5米，树皮红褐色，纵裂为条片状剥落。叶二型，鳞形叶交互对生紧包于小枝上，刺形叶3个交叉轮生开展与枝条成直角，叶表面有2条白粉带，基部有关节并向下延伸；雌雄异株，雄花黄色。球果浆质，成熟时褐色，被白粉；球果近圆球形，2 年成熟，直径 6 ～ 8 毫米，暗褐色，外有白粉，有 1 ～ 4 粒种子，种子卵形。花期 4 月，翌年 11 月球果成熟。

【生境分布】我市各地有分布。

【采收加工】全年可采，鲜用或晒干。

【功能主治】祛风散寒，活血消肿，解毒利尿。用于风寒感冒，肺结核，尿路感染；外用治荨麻疹，风湿关节痛。

【用法用量】内服：煎汤，9 ～ 15 克。外用：适量，煎水洗或燃烧取烟熏烤患处。

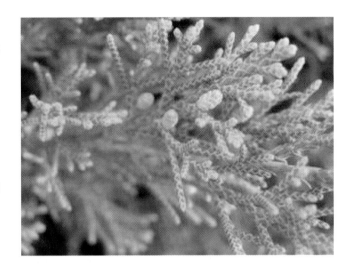

# 46. 罗汉松科 Podocarpaceae

**罗汉松**　*Podocarpus macrophyllus* (Thunb.) Sweet

【药名别名】土杉、江南杉。

【药用部位】为罗汉松属植物罗汉松的根皮、果实和枝叶。

【植物形态】乔木，高达 20 米，胸径达 60 厘米；树皮灰色或灰褐色，浅纵裂成薄片状脱落；枝开展或斜展，较密。叶螺旋状着生，条状披针形，微弯，长 7 ～ 12 厘米，宽 7 ～ 10 毫米，先端尖，基部楔形，上面深绿色，有光泽，中脉显著隆起，下面带白色、灰绿色或淡绿色，中脉微隆起。雄球花穗状、腋生，常 3 ～ 5 个簇生于极短的总梗上，

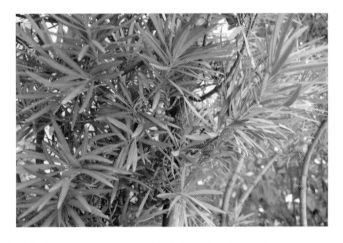

长 3 ～ 5 厘米，基部有数枚三角状苞片；雌球花单生于叶腋，有梗，基部有少数苞片。种子卵圆形，直径约 1 厘米，先端圆，成熟时肉质，假种皮紫黑色，有白粉，种托肉质圆柱形，红色或紫红色，柄长 1 ～ 1.5 厘米。花期 4—5 月，种子 8—9 月成熟。

【生境分布】栽培于我市烈士陵园。

【采收加工】根皮和枝叶全年可采，鲜用或晒干；秋季种子成熟时连同花托一起采下，晒干。

【功能主治】根皮：活血祛瘀，祛风除湿，杀虫止痒；主治跌打损伤，风寒痹痛，癣疾。果：行气止痛，温中补血；治胃脘疼痛，血虚，面色萎黄。枝叶：止血；主治咯血，吐血。

【用法用量】根皮：煎服，9 ～ 15 克；外用适量，捣烂外敷或水煎熏洗。果：煎服，10 ～ 20 克。枝叶：煎服，10 ～ 30 克。

## 47. 三尖杉科 Cephalotaxaceae

### （1）三尖杉 *Cephalotaxus fortunei* Hook.

【药名别名】桃松、山榧树。

【药用部位】为三尖杉属植物三尖杉的种子和枝叶。

【植物形态】常绿乔木，高达 20 米，胸径 40 厘米。树皮褐色或红褐色，裂成片状脱落。小枝对生，基部有宿存芽鳞；枝条细长，稍下垂，树冠广圆形。叶螺旋状排成两列，披针状线形，通常微弯，长 4 ~ 13 厘米（多为 5 ~ 10 厘米），宽 3.5 ~ 4.5 毫米，上部渐窄，先端长渐尖，基部楔形或宽楔形，上面深绿色，下面气孔带白色。较绿色边带宽 3 ~ 5 倍。雄球花 8 ~ 10 聚生成头状，单生于叶腋；总花梗较粗，通常长 6 ~ 8 厘米；雌球花由数对交叉对生各有 2 胚珠的苞片组成，生于小枝基部的苞片腋部，

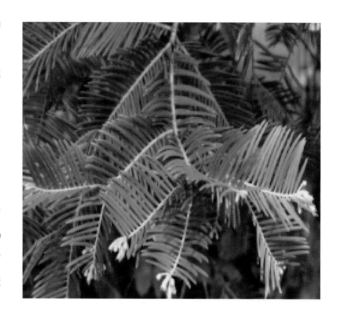

稀生于枝顶。种子椭圆状卵形，长约 2.5 厘米，假种皮成熟时紫色或红紫色，先端有小尖头。花期 4 月，种子 8—10 月成熟。

【生境分布】生于杂木林中。我市分布于狮子峰林场、三河口镇的海拔 400 ~ 1000 米的溪旁林中。

【采收加工】全年或夏、秋季采收，晒干。

【功能主治】种子：祛虫，消积。枝叶：抗癌；主治恶性淋巴瘤，白血病，肺癌，胃癌，食道癌，直肠癌等。

【用法用量】种子：15 ~ 18 克，水煎，早晚饭前各服 1 次，或炒熟食。枝叶：一般提取其生物碱，制成注射剂，由临床医生掌握使用量。

【附注】枝叶有毒，临床只用其提取物。

### （2）篦子三尖杉 *Cephalotaxus oliveri* Mast.

【药名别名】阿里杉、花枝杉、篦子杉。

【药用部位】为三尖杉属植物篦子三尖杉的种子和枝叶。

【植物形态】绿灌木，叶条形，螺旋着生，排成两列，紧密，质硬，通常中部以上向上微弯，长 1.5 ~ 3.2 厘米，宽 3 ~ 4.5 毫米，先端微急尖，基部截形或心脏状截形，近无柄，下延部分之间有明显沟纹，上面微凸，中脉微明显或仅中下部明显，下面有两条白色气孔带

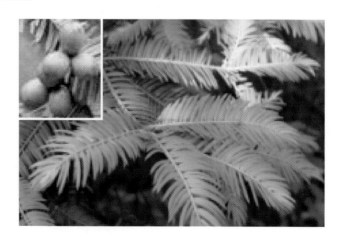

雄球花 6 ～ 7 聚生成头状，直径约 9 毫米，梗长约 4 毫米；雌球花由数对交互对生的苞片组成，有长梗，每苞片腹面基部生 2 胚珠。种子倒卵圆形或卵圆形，长约 2.7 厘米，直径 1.8 厘米。花期 3—4 月，种子成熟期 9—10 月。

【生境分布】生于阔叶林或针叶林内。我市狮子峰林场海拔 800 米左右的林下有分布。

【采收加工】种子，成熟时采集，去壳；枝叶，随时可采，晒干。

【功能主治】参照三尖杉。

【用法用量】参照三尖杉。

【附注】同三尖杉。

（3）**粗榧** *Cephalotaxus sinensis* (Rehder et E. H. Wilson) H. L. Li

【药名别名】野杉树、土香榧。

【药用部位】为三尖杉属植物粗榧的根或枝叶。

【植物形态】灌木或小乔木，高达 15 米，少为大乔木；树皮灰色或灰褐色，裂成薄片状脱落。叶条形，排列成两列，通常直，稀微弯，长 2 ～ 5 厘米，宽约 3 毫米，基部近圆形，几无柄，上部通常与中下部等宽或微窄，先端通常渐尖或微凸尖，稀凸尖，上面深绿色，中脉明显，下面有 2 条白色气孔带，较绿色边带宽 2 ～ 4 倍。雄球花 6 ～ 7 聚生成头状，直径约 6 毫米，总梗长约 3 毫米，基部及总梗上有多数苞片，雄球花卵圆形，基部有 1 枚苞片，雄蕊 4 ～ 11 枚，花丝短，花药 2 ～ 4（多为 3）个。

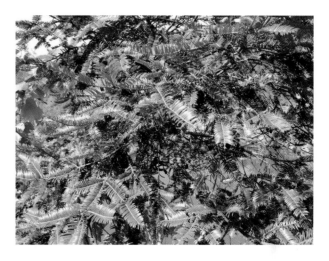

种子通常 2 ～ 5 个着生于轴上，卵圆形、椭圆状卵形或近球形，很少呈倒卵状椭圆形，长 1.8 ～ 2.5 厘米，顶端中央有一小尖头。花期 3—4 月，种子 8—10 月成熟。

【生境分布】生于林中山坡。我市张广河、龟山等地有分布。

【采收加工】全年或夏、秋季采集树根，刮去粗皮，切片晒干；枝叶晒干即可。

【功能主治】根：祛风除湿，主治风湿痹痛。枝叶：抗癌，主治白血病，恶性淋巴瘤。

【用法用量】根：煎服，15 ～ 30 克。枝叶有毒，临床只用其制剂。

## 48. 红豆杉科 Taxaceae

（1）**红豆杉** *Taxus chinensis* (Pilger) Rehd.

【药名别名】紫杉、红豆树。

【药用部位】为红豆杉属植物红豆杉的根皮和种子或全株。

【植物形态】乔木，高达 30 米，树皮灰褐色、红褐色或暗褐色，裂成条片脱落；大枝开展，一年生枝绿色或淡黄绿色，秋季变成绿黄色或淡红褐色，二、三年生枝黄褐色、淡红褐色或灰褐色；冬芽黄褐色、淡褐色或红褐色，有光泽，芽鳞三角状卵形，背部无脊或有纵脊。叶排列成两列，条形，微弯。上面深绿色，有光泽，下面淡黄绿色，中脉带上有密生均匀而微小的圆形角质乳头状突起点，常与气孔带同色，稀色较浅。雄球花淡黄色。种子生于杯状红色肉质的假种皮中，间或生于近膜质盘状的种托之上，常呈卵圆形，上部常具二钝棱脊，先端有突起的短钝尖头，种脐近圆形，稀三角状圆形。花期3—4月，果子11—12月成熟。

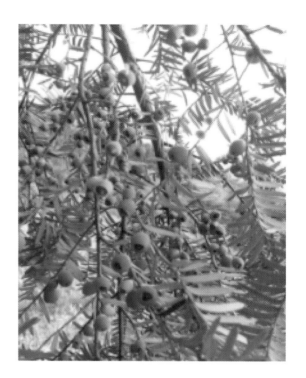

【生境分布】为耐荫树种，抗寒性强，散生于海拔 500 ～ 1000 米的山地林中。我市分布于张家畈镇，市区将其作盆栽。

【采收加工】春、夏、秋季采收，晒干。

【功能主治】根皮：治腹胀。种子：治食积，蛔虫病。其提取物紫杉醇有抗癌作用。

【用法用量】内服：种子9 ～ 18克炒熟，水煎服。紫杉醇供静脉注射或胶囊内服。

【附注】本植物有毒，为国家一级保护植物。

## （2）南方红豆杉 *Taxus chinensis var. mairei* (Lemee et Levl.) Cheng et L. K. Fu

【药名别名】红榧。

【药用部位】为红豆杉属植物南方红豆杉的种子或全株。

【植物形态】本变种与红豆杉的区别主要在于叶常较宽长，多呈弯镰状，上部常渐窄，先端渐尖，下面中脉带上无角质乳头状突起点，或局部有成片或零星分布的角质乳头状突起点，或与气孔带相邻的中脉带两边有一至数条角质乳头状突起点，中脉带明晰可见，其色泽与气孔带相异，呈淡黄绿色或绿色，绿色边带亦较宽而明显；种子通常较大，微扁，多呈倒卵圆形，上部较宽，稀柱

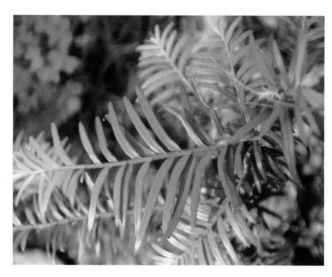

状矩圆形，长 7 ～ 8 毫米，直径 5 毫米，种脐常呈椭圆形。

【生境分布】常生长于山脚腹地较为潮湿处。我市的狮子峰林场、三河口镇、宋埠镇和张家畈镇有栽培。

【采收加工】冬季采集种子，全株于春、夏、秋季采集，晒干。

【功能主治】种子治食积，蛔虫病。其他部位可提取具抗癌的活性成分，治疗癌症。

【用法用量】种子：9～18克，炒熟，水煎服。

【附注】本植物有毒，为国家一级保护植物。

## （3）巴山榧树 *Torreya fargesii* Franch.

【药名别名】榧子、榧树、紫柏。

【药用部位】为榧树属植物巴山榧树的种子。

【植物形态】常绿乔木，高达12米；树皮深灰色，不规则纵裂；一年生枝绿色，二、三年生枝黄绿色或黄色，稀淡褐黄色。叶条形，稀条状披针形，通常直，稀微弯，长1.3～3厘米，宽2～3毫米，先端微凸尖或微渐尖，具刺状短尖头，基部微偏斜，宽楔形，上面亮绿色，无明显隆起的中脉，通常有两条较明显的凹槽，延伸不达中部以上，稀无凹槽，下面淡绿色，中脉不隆起，气孔带较中脉带为窄，干后呈淡褐色，绿色边带较宽，约为气孔带的一倍。雄球花卵圆形，基部的苞片背部具纵脊，雄蕊常具4个花药，花丝短，药隔三角状，边具细缺齿。种子卵圆形、圆球形或宽椭圆形，肉质假种

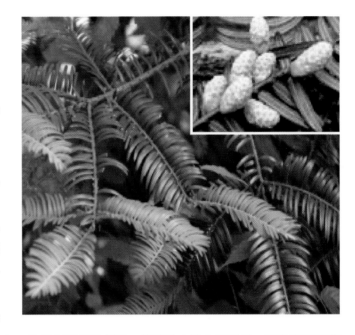

皮微被白粉，直径约1.5厘米，顶端具小凸尖，基部有宿存的苞片；骨质种皮的内壁平滑；胚乳周围显著地向内深皱。花期4—5月，种子9—10月成熟。

【生境分布】常生于酸性土壤，土层肥厚、利水处。我市狮子峰林场、康王寨有分布。

【采收加工】果实成熟时采集，晒干。

【功能主治】杀虫，消食积。

【用法用量】尚未查到具体资料，可参照同属植物香榧。

【附注】为国家二级保护植物。

## （4）香榧 *Torreya grandis* Fort. ex Lindl.

【药名别名】榧子、榧树。

【药用部位】为榧树属植物榧树的干燥成熟种子。

【植物形态】乔木，高达25米，胸径55厘米；树皮浅黄灰色、深灰色或灰褐色，不规则纵裂；一年生枝绿色，无毛，二、三年生枝黄绿色、淡褐黄色或暗绿黄色，稀淡褐色。叶条形，列成两列，通常直，长1.1～2.5厘米，宽2.5～3.5毫米，先端凸尖，上面光绿色，无隆起的中脉，下面淡绿色，气孔带常与中脉带等宽，绿色边带与气孔带等宽。雄球花圆柱状，长约8毫米，基部的苞片有明显的背脊，雄蕊多数，各有4个花药，药隔先端宽圆有缺齿。种子椭圆形、卵圆形、倒卵圆形或长椭圆形，长2～4.5厘米，直径1.5～2.5厘米，成熟时假种皮淡紫褐色，有白粉，顶端微凸，基部具宿存的苞片，胚乳微皱；

初生叶三角状鳞形。花期 4 月，种子翌年 10 月成熟。

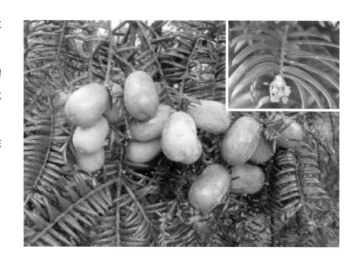

【生境分布】生于海拔 1400 米以下的温暖湿润的黄壤、红壤及黄褐壤土的混交林中。我市龟山、盐田河有分布。

【采收加工】秋季种子成熟时采摘，除去肉质外皮，取出种子，晒干。

【功能主治】杀虫消积，润燥通便。用于钩虫病，蛔虫病，绦虫病，小儿疳积，大便秘结。

【用法用量】内服：煎汤，9～15 克；或入丸、散。

【附注】本品即《中国药典》收载的榧子，亦为著名干果；其植物是我国特有树种。

# 七、双子叶植物类

## 49. 三白草科 Saururaceae

### （1）鱼腥草 *Houttuynia cordata* Thunb.

【药名别名】蕺菜、侧耳根。

【药用部位】为蕺菜属植物鱼腥草的地上全草。

【植物形态】腥臭草本，有腺点，背面尤甚，卵形或阔卵形，长 4～10 厘米，宽 2.5～6 厘米，顶端短渐尖，基部心形，两面有时除叶脉被毛外余均无毛，背面常呈紫红色；叶脉 5～7 条，全部基出或最内 1 对离基约 5 毫米从中脉发出，如为 7 脉时，则最外 1 对很纤细或不明显；叶柄长 1～3.5 厘米，无毛；托叶膜质，长 1～2.5 厘米，顶端钝，下部与叶柄合生而成长 8～20 毫米的鞘，且常有缘毛，基部扩大，略抱茎。花序长约 2 厘米，宽 5～6

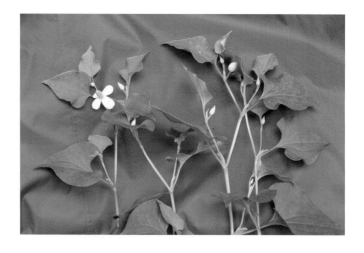

毫米；总花梗长 1.5～3 厘米，无毛；总苞片长圆形或倒卵形，长 10～15 毫米，宽 5～7 毫米，顶端钝圆；雄蕊长于子房，花丝长为花药的 3 倍。蒴果长 2～3 毫米，顶端有宿存的花柱。花期 4—7 月。

【生境分布】生于林下、山坡、沟边湿地。我市各地有分布。

【采收加工】夏、秋季茎叶生长茂盛、花穗多时采集，洗净晒干。

【功能主治】清热解毒，消痈排脓，利尿通淋。用于肺痈吐脓，痰热喘咳，热痢，热淋，痈肿疮毒。

【用法用量】内服：煎汤，15～25克，不宜久煎；鲜品用量加倍，水煎或捣汁服。外用：适量，捣烂外敷或煎汤熏洗患处。

## （2）三白草　*Saururus chinensis* (Lour.) Baill.

【药名别名】百节藕、塘边藕。

【药用部位】为三白草属植物三白草的根茎或全草。

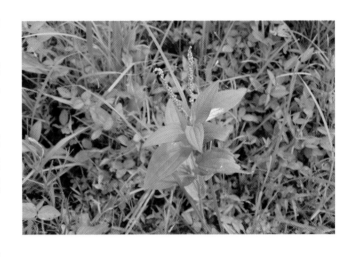

【植物形态】湿生草本，高约1米；茎粗壮，有纵长粗棱和沟槽，下部伏地，常带白色，上部直立，绿色。叶纸质，密生腺点，阔卵形至卵状披针形，长10～20厘米，宽5～10厘米，顶端短尖或渐尖，基部心形或斜心形，两面均无毛，上部的叶较小，茎顶端的2～3片于花期常为白色，呈花瓣状；叶脉5～7条，均自基部发出，如为7脉时，则最外1对纤细，斜升2～2.5厘米即弯拱网结，网状脉明显；叶柄长1～3厘米，无毛，基部与托叶合生成鞘状，略抱茎。花序白色，长12～20厘米；总花梗长3～4.5厘米，无毛，但花序轴密被短柔毛；苞片近匙形，上部圆，无毛或有疏缘毛，下部线形，被柔毛，且贴生于花梗上；雄蕊6枚，花药长圆形，纵裂，花丝比花药略长。果近球形，直径约3毫米，表面多疣状突起。花期4—6月。

【生境分布】生于池塘、水沟、田埂和低洼潮湿处。我市各地有分布。

【采收加工】夏、秋季挖根或采集全草，洗净晒干。

【功能主治】清热解毒，利尿消肿。用于小便不利，淋沥涩痛，带下，尿路感染，肾炎水肿；外治疮疡肿毒，湿疹。

【用法用量】内服：煎汤，15～30克。外用：鲜品适量，捣烂外敷患处。

# 50. 金粟兰科 Chloranthaceae

## （1）银线草　*Chloranthus japonicus* Sieb.

【药名别名】四叶七、四叶细辛。

【药用部位】为金粟兰属植物银线草的根及根茎或全草。

【植物形态】多年生草本，高20～49厘米；根状茎多节，横走，分枝，生多数细长须根，有香气；茎直立，单生或数个丛生，不分枝，下部节上对生2片鳞状叶。叶对生，通常4片生于茎顶，宽椭圆形或倒卵形，长8～14厘米，宽5～8厘米，顶端急尖，基部宽楔形，边缘有齿牙状锐锯齿，齿尖有一腺体，

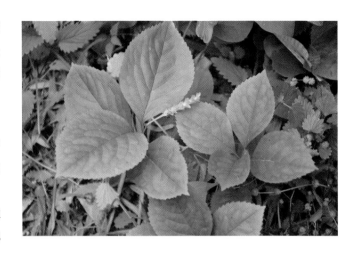

近基部或 1/4 以下全缘，腹面有光泽，两面无毛，侧脉 6 ～ 8 对，网脉明显；叶柄长 8 ～ 18 毫米；鳞状叶膜质，三角形或宽卵形，长 4 ～ 5 毫米。穗状花序单一，顶生，连总花梗长 3 ～ 5 厘米；花白色；雄蕊 3 枚，药隔基部连合，着生于子房上部外侧；中央药隔无花药，两侧药隔各有 1 个 1 室的花药；药隔延伸成线形，药室在药隔的基部；子房卵形，无花柱，柱头截平。核果近球形或倒卵形，长 2.5 ～ 3 毫米，具长 1 ～ 1.5 毫米的柄，绿色。花期 4—5 月，果期 5—7 月。

【生境分布】生于山坡、山谷林下阴湿处或沟边草丛中。我市山区丘陵地带有分布。

【采收加工】夏、秋季挖取根及根茎或全草，洗净晒干。

【功能主治】活血化瘀，祛风除湿，解毒。用于跌打损伤，风湿痹痛，风寒感冒，肿毒疮疡，毒蛇咬伤。

【用法用量】内服：煎汤，3 ～ 6g；或浸酒。外用：适量，捣烂外敷。

【附注】本品有毒，孕妇忌服。

## （2）金粟兰 *Chloranthus spicatus* (Thunb.) Makino

【药名别名】珠兰、鱼子兰。

【药用部位】为金粟兰属植物金粟兰的茎叶。

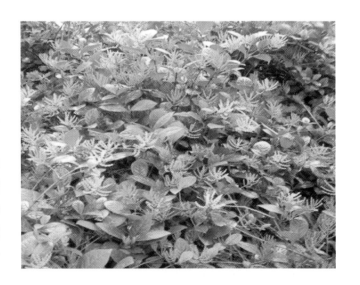

【植物形态】半灌木，直立或稍平卧，高 30 ～ 60 厘米；茎圆柱形，无毛。叶对生，厚纸质，椭圆形或倒卵状椭圆形，长 5 ～ 11 厘米，宽 2.5 ～ 5.5 厘米，顶端急尖或钝，基部楔形，边缘具圆齿状锯齿，齿端有一腺体，腹面深绿色，光亮，背面淡黄绿色，侧脉 6 ～ 8 对，两面稍凸起；叶柄长 8 ～ 18 毫米，基部合生；托叶微小。穗状花序排列成圆锥花序状，通常顶生，少有腋生；苞片三角形；花小，黄绿色，极芳香；雄蕊 3 枚，药隔合生成一卵状体，上部不整齐 3 裂，中央裂片较大，有时末端又浅 3 裂，有 1 个 2 室的花药，两侧裂片较小，各有 1 个 1 室的花药；子房倒卵形。花期 4—7 月，果期 8—9 月。

【生境分布】我市未见野生分布，现城区作为花卉栽培。

【采收加工】夏季采集全草，洗净，切片，晒干。

【功能主治】祛风湿，接筋骨。用于感冒，风湿关节痛，跌打损伤。

【用法用量】内服：煎汤，15～30克；或入丸、散。外用：适量，捣烂外敷；或研末撒敷。

# 51. 杨柳科　Salicaceae

## （1）响叶杨　*Populus adenopoda* Maxim.

【药名别名】白杨树、风响杨、团叶白杨。

【药用部位】为杨属植物响叶杨的树皮、根皮或叶。

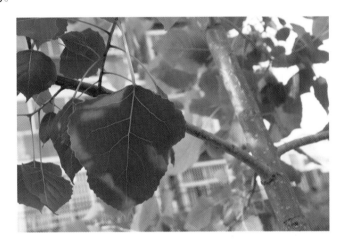

【植物形态】乔木，树高 15～30 米，胸径约 40 厘米。树皮光滑，灰白色，后变为深灰色，纵裂；树冠卵形。小枝细弱，暗赤褐色，幼时被柔毛；老枝灰棕色，无毛；芽圆锥形。叶卵状圆形或卵形，长 5～15 厘米，宽 4～7 厘米，先端渐尖，基部截形或心形，上面无毛或脉上有柔毛，深绿色，光亮，下面灰绿色，幼时被密柔毛；叶缘有向内弯的圆锯齿，齿端有腺点；叶柄侧扁，被茸毛或柔毛，长 2～8 厘米，顶端有 2 突出腺点。雄花序长 6～10 厘米，苞片深裂，有长缘毛，花盘齿裂。果序长 12～20 厘米；花序轴有毛；蒴果，卵状椭圆形，先端锐尖，无毛，有短柄，2 瓣裂。种子倒卵状椭圆形，暗褐色。花期 4 月，果期 4—5 月。

【生境分布】生于阳坡灌丛中或林缘。我市主要分布在五脑山。

【采收加工】冬、春季采收，趁鲜剥取根皮和树皮，鲜用或晒干；夏季采收叶，鲜用或晒干。

【功能主治】祛风止痛，活血通络。主治风湿痹痛，四肢不遂，龋齿疼痛，瘀血肿痛。

【用法用量】内服：煎汤，9～15克；或泡酒。外用：适量，煎水洗；或鲜品捣烂外敷。

## （2）钻天杨　*Populus nigra* var. *italica* (Moench.) Koehne

【药名别名】箭杆杨、白杨树、美国白杨。

【药用部位】为杨属植物钻天杨的树皮。

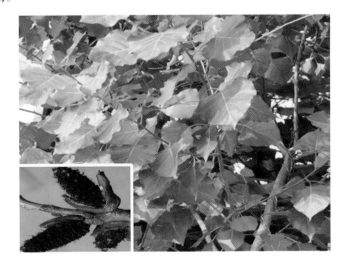

【植物形态】大乔木，高达 30 米，树皮暗灰色，老时沟裂，黑褐色；树冠圆柱形。侧枝成 20°～30° 角开展，小枝圆，光滑，黄褐色或淡黄褐色，嫩枝有时疏生短柔毛。芽长卵形，先端长渐尖，淡红色，富黏质。长枝叶扁三角形，通常宽大于长，长约 7.5 厘米，先端短渐尖，基部截形或阔楔形，边缘钝圆锯齿；短枝叶菱状三角形，或菱状卵圆形，长 5～10 厘米，宽 4～9 厘米，先端渐尖，基部宽楔形或近圆形；叶柄上部微扁，长 2～4.5 厘米，顶端无腺点。雄花序长 4～8 厘米，花序轴光滑，雄蕊 15～30；雌花序长 10～15 厘米。蒴果 2 瓣裂，先端尖，果柄细长。花期 4 月，果期 5 月。

【生境分布】我市狮子峰、五脑山林场、三河口镇、顺河镇等地有栽培。

【采收加工】秋、冬季采收，剥取树皮鲜用或晒干。

【功能主治】凉血解毒，祛风除湿。用于感冒，肝炎，痢疾，风湿疼痛，烧烫伤，疥癣秃疮。

【用法用量】内服：煎汤，10～30 克；或泡酒。外用：适量，烧炭研末调搽；或熬膏涂。

### （3）垂柳 *Salix babylonica* L.

【药名别名】垂柳枝、吊杨柳、柳树。

【药用部位】为柳属植物垂柳的枝叶、树皮、根皮、须根。

【植物形态】落叶乔木，小枝细长，下垂，无毛，有光泽，褐色或紫色。叶矩圆形、狭披针形或条状披针形，长 9～16 厘米，宽 5～15 毫米，先端渐尖或长渐尖，基部楔形，有时歪斜，边缘有细锯齿，两面无毛，下面带白色，侧脉 15～30 对；叶柄长 6～12 毫米，有短柔毛。花序轴有短柔毛；雄花序长 1.5～2 厘米；苞片椭圆形，外面无毛，边缘有毛；雄蕊 2，离生，基部有长柔毛，有 2 腺体；雌花序长达 5 厘米；苞片狭椭圆形，腹面有 1 腺体；子房无毛，柱头 2 裂。蒴果长 3～4 毫米，黄褐色。花期 3—4 月，果期 4—5 月。

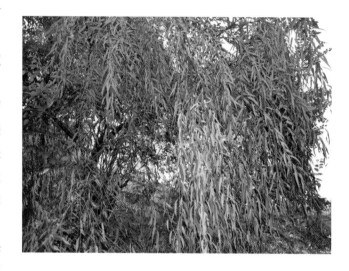

【生境分布】生于庭院周围的池塘、河沟边。我市各地有栽培。

【采收加工】枝叶于夏季采收，根皮、树皮、须根四季可采；洗净，切片，晒干。

【功能主治】清热解毒，祛风利湿。叶：治慢性支气管炎，尿道炎，膀胱炎，膀胱结石，高血压；外用治关节肿痛，痈疽肿毒，皮肤瘙痒。枝、根皮：治带下，风湿关节炎；外用治烧烫伤。须根：治风湿拘挛，筋骨疼痛，湿热带下及牙龈肿痛。树皮：外用治黄水疮。

【用法用量】内服：煎汤，叶，15～30 克；枝、根皮，9～15 克；须根，12～20 克。外用：鲜品捣烂外敷或干品研粉调敷。

### （4）旱柳 *Salix matsudana* Koidz.

【药名别名】柳树、杨树、立柳。

【药用部位】为柳属植物旱柳的嫩叶或枝叶。

【植物形态】乔木，高可达 18 米。枝细长，直立或开展，黄色后变褐色，微具短柔毛或无毛。叶披针形，长 5～10 厘米，宽 1～2 厘米，先端长渐尖，基部圆形或楔形，边缘有细锯齿，上面沿中脉处有茸毛，下面苍白色或带白色；叶柄长 2～4 毫米或近无柄；托叶披针形或无，边缘具齿，有腺点。雌雄异

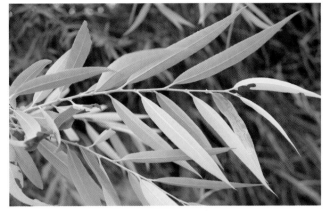

株，雄花序短，圆柱形，长 1.5～2.5 厘米，花序轴有长毛；苞阔卵形，先端钝；雄蕊 2，花丝基部有柔毛，花药黄色；雌花序很小，长 10～25 毫米，花序轴有柔毛，雌花有 2 个腺体。蒴果。种子极小。花期 4 月，果期 5 月。

【生境分布】常生于干旱地或水湿地，但以湿润而排水良好的土壤生长最好。我市分布于王家边、狮子峰、张家畈、五脑山等地。

【采收加工】春、夏、秋季均可采集，鲜用或晒干。

【功能主治】散风，祛湿，清湿热。治黄疸型肝炎，风湿关节炎，湿疹。

【用法用量】①防治肝炎：旱柳芽 9 克，开水泡，当茶喝，亦可酌加红糖。②治风湿关节炎初起，发热怕冷：旱柳芽 15 克，水煎服。③治关节炎肿痛：鲜旱柳枝叶，煎汤外洗或旱柳枝 15 克，寄生、桑枝、五加皮各 9 克，透骨草 6～9 克，水煎服。④治牛皮癣、湿疹：旱柳叶 30 克，葱白 24 克，猪油、食盐适量，明矾 1.5 克，共捣烂，敷患处。

## （5）皂柳　*Salix wallichiana* Anderss.

【药名别名】山杨柳、红心柳。

【药用部位】为柳属植物皂柳的根。

【植物形态】灌木或乔木。小枝红褐色、黑褐色或绿褐色。芽有棱，常外弯，红褐色或栗色。叶片披针形、长圆状披针形、卵状长圆形或狭椭圆形，长 4～8 厘米，宽 1～2.5 厘米；先端急尖或渐尖，基部楔形至圆形，幼叶发红色；全缘；叶柄长约 1 厘米；托叶小，比叶柄短，半心形，边缘有齿。花序先于叶开放或近同时开放，雄花序长 1.5～2.5 厘米；雄蕊 2，花药大，花丝纤细，离生；苞片赭褐色或黑褐色；腺 1，卵状长方形；雌花序圆柱形，长 2.5～4 厘米；子房狭圆锥形，花柱短，柱头 2～4 裂；苞片赭褐色或黑褐色；腺体同雄花。蒴果长可达 9 毫米，开裂后果瓣向外反卷。花期 4 月中下旬至 5 月初，果期 5 月。

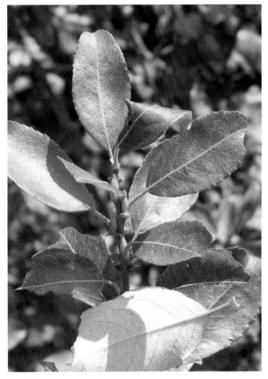

【生境分布】生于山谷溪流旁、林缘或山坡。我市分布于张家畈镇。

【采收加工】全年均可采挖，洗净，晒干。

【功能主治】祛风除湿，解热止痛。主治风湿关节痛，头风头痛。

【用法用量】内服：煎汤，15～30 克。外用：适量，煎水熏洗或捣烂敷患处。

## （6）小叶柳 *Salix hypoleuca* Seemen

【药名别名】山杨柳、红梅蜡。

【药用部位】为柳属植物小叶柳的根或叶。

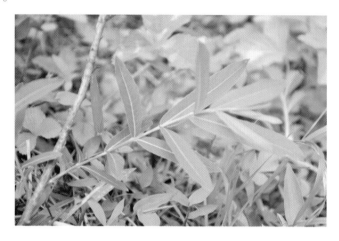

【植物形态】灌木或小乔木，高1～3.6米。枝暗棕色，无毛。叶椭圆形、披针形或长圆形，稀卵形，长2～4厘米（稀5.5厘米），宽1.2～2.4厘米，先端急尖，基部宽楔形或渐狭，上面深绿色，无毛或近无毛，下面苍白色，无毛，叶脉明显突起，全缘；叶柄长3～9毫米，无毛。花序梗在开花时长3～10毫米，轴无毛或有毛；雄花序长2.5～4.5厘米，直径5～6毫米；雄蕊2，花丝中下部有长柔毛，花药球形，黄色；苞片倒卵形，褐色，无毛；腺1，腹生，卵圆形，先端缺刻，长为苞片的一半；雌花序长2.5～5厘米，粗5～7毫米，密生，有短梗；子房长卵圆形，花柱2裂，柱头短；苞片宽卵形，先端急尖，无毛，长为蒴果的1/4；仅1腹腺。蒴果卵圆形，长约2.5毫米，近无柄。花期4月初，果期5月下旬。

【生境分布】生于海拔1400～2700米的山坡林缘及山沟。我市狮子峰、老屋垸有分布。

【采收加工】春、夏季采收，鲜用或晒干。

【功能主治】祛风除湿，活血化瘀。主治风湿骨痛，劳伤；外用治蛇头疔。

【用法用量】内服：煎汤，9～30克；或泡酒。外用：适量，煎水洗，或捣烂外敷。

## （7）红皮柳 *Salix sinopurpurea* C. Wang et C. Y. Yang

【药名别名】蒲柳、水杨、蒲杨。

【药用部位】为柳属植物红皮柳的根、树皮及枝叶。

【植物形态】灌木，高达4米。小枝黄绿色或带紫色，无毛。叶互生或近对生；倒披针形，罕有长椭圆状倒卵形，长5～10厘米，宽0.8～1.5厘米，先端尖或渐尖，基部楔形，细锯齿，近基部全缘，下面微有白粉，幼叶微被毛；叶柄长4～8毫米。柔荑花序常弯曲，雄花序长1.5～2.5厘米，雄蕊2，花丝全部连合，花药淡红色，腺体1，生于腹面；雌花序长约2厘米，子房卵形，无柄或近无柄，密被毛，有花柱，柱头2裂；苞片倒卵形，中部以上暗紫黑色，有长毛。果序长2～3厘米，有毛；蒴果2裂。花期3—5月，果熟期4—6月。

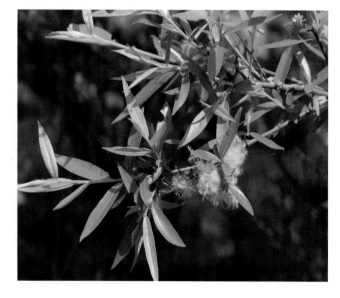

【生境分布】生于海拔1000～1600米

的山坡灌丛中。我市狮子峰林场有分布。

【采收加工】春季采集嫩枝叶，秋、冬季挖根，洗净切片，鲜用或晒干。

【功能主治】枝叶：清热，解毒；治久痢，痈肿疮毒。根：解毒，消肿定痛；治乳痈，金疮。

【用法用量】根：捣烂外敷患处。枝叶：煎服，3～9克，或捣汁；外用适量，煎水熏洗。

【附注】水杨白皮亦供药用。秋、冬季或早春采剥树皮，趁鲜刮去粗皮，鲜用或晒干。用于消肿，定痛。主治乳痈，金疮。用法为研末，2～6克内服；取适量，研末外敷。

## 52. 杨梅科 Myricaceae

**杨梅** *Myrica rubra* (Lour.) Sieb. et Zucc.

【药名别名】树梅、圣生梅、白蒂梅。

【药用部位】为杨梅属植物杨梅的根、果实。

【植物形态】常绿乔木，高5～15米。

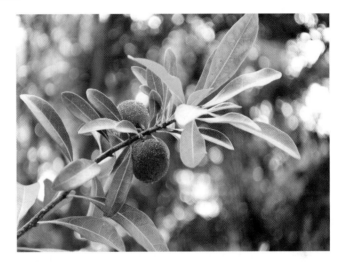

树皮灰褐色；小枝和芽无毛，皮孔通常少而不显著。单叶互生，聚生于枝的上部，革质，楔状倒卵形至倒披针状倒卵形，长5～18厘米，宽1.5～4厘米，先端钝，基部楔形，全缘或偶在中部以上有少数圆齿或锯齿，叶下面有极稀疏金黄色腺体。穗状圆锥花序腋生；雄花序长6～8厘米，苞片密，覆瓦状排列，每苞腋内有一雄花，雄蕊3～7；雌花序因分枝缩短，仅有1～4能孕苞片而似穗状，长2～3.5厘米，每苞片腋内生一雌花，子房有2细长鲜红色花柱。核果椭圆形，略压扁，成熟时红色，外面有乳头状突起，外果皮肉质，多汁液及树脂。4月开花，6—7月果熟。

【生境分布】生于山坡向阳的林中。我市见于栽培。

【采收加工】初夏果实成熟时采收。根，一般秋季采挖，洗净，切片，晒干。

【功能主治】根：理气，止血，化瘀；治胃痛，疝气，吐血，血崩，痔血，外伤出血，跌打损伤，牙痛，烫火伤，恶疮，疥癞。果：生津解渴，和胃消食；治烦渴，吐泻，痢疾，腹痛；能涤肠胃，解酒。

【用法用量】果：煎服，15～30克；外用适量，烧灰涂敷。根：煎服，鲜品30～60克；外用适量，煎水含漱、熏洗或烧存性，研末调敷。其树皮、杨梅核仁亦供药用。

## 53. 胡桃科 Juglandaceae

**（1）山核桃** *Carya cathayensis* Sarg.

【药名别名】野核桃、小核桃。

【药用部位】为山核桃属植物山核桃的根皮、山核桃仁（种仁）及叶。

【植物形态】乔木，高10～20米；髓部实心。奇数羽状复叶长16～30厘米，小叶5～7枚，卵状披针形至倒卵状披针形，长 10 ～ 18 厘米，宽 2 ～ 5 厘米，边缘有细锯齿。花单性，雌雄同株；雄柔荑花序三条成一束，下垂，长 10 ～ 15 厘米，生于长 1 ～ 2 厘米腋生的花序总梗上；雄花有 1 苞片和 2 小苞片，雄蕊 2 ～ 7 枚；雌花序穗状，直立，花序轴密生腺体，有 1 ～ 3 雌花；雌花有 4 裂的总苞。果实核果状，倒卵形，幼时有 4 狭翅状纵棱，成熟时不显著，外果皮干后革质，4 瓣裂开；果核倒卵形或椭圆状卵形，有时略侧扁，长 2 ～ 2.5 厘米，直径 1.5 ～ 2 厘米；隔膜内及壁内无空隙。

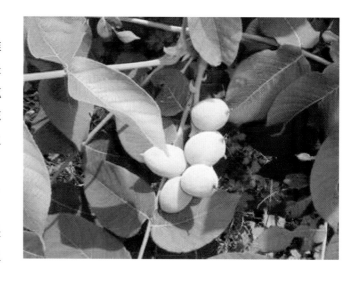

【生境分布】生于山坡较肥沃的林中。我市福田河、小漆园、龟山等地有分布。

【采收加工】根皮四季可采，外果皮在秋季果实成熟后剥下，洗净晒干；将已去外果皮的干果打破取出种仁，即山核桃仁；叶一般用时采集。

【功能主治】山核桃仁：补益肝肾，纳气平喘；主治腰膝酸软，隐痛，虚喘久咳。根皮、外果皮及叶：清热解毒，杀虫止痒；主治脚趾湿痒，皮肤癣证。

【用法用量】种仁：煎汤，9 ～ 15 克，或研末 3 ～ 5 克冲服。根皮、外果皮、叶均为外用，取适量药材煎洗或鲜品取汁外涂。

## （2）野核桃 *Juglans mandshurica* Maxim.

【药名别名】胡桃楸、山核桃。

【药用部位】为胡桃属植物胡桃楸的种仁、青果和树皮。

【植物形态】乔木，高 20 米；髓部薄片状。奇数羽状复叶长可达 80 厘米；小叶 9 ～ 17 枚，矩圆形或椭圆状矩圆形，长 6 ～ 18 厘米，宽 3 ～ 7 厘米，有明显细密锯齿，上面初被稀疏柔毛，后仅中脉有毛，下面有贴伏短柔毛和星状毛。花单性同株；雄柔荑花序下垂，长 9 ～ 20 厘米，雄蕊通常 12 枚；雌花序穗状，顶生，直立，有 4 ～ 10 雌花。果序长 10 ～ 15 厘米，俯垂，通常有 5 ～ 7

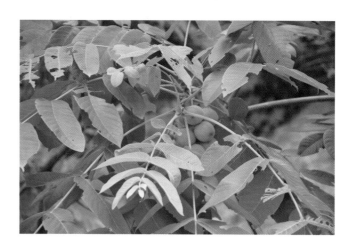

果实；果实卵形或椭圆形，长 3.5 ～ 7.5 厘米，直径 3 ～ 5 厘米；果核球形、卵形或长椭圆形，有 8 条纵棱，各棱间有不规则皱曲及凹穴，内果皮壁内有多数不规则空隙，隔膜亦有 2 空隙。

【生境分布】生于土质肥厚湿润而又利水的山坡林下。我市山区乡镇多有分布。

【采收加工】青果：夏季采集，趁鲜捣碎浸酒备用。种仁：秋季采收成熟果实，除去外果皮，洗净晒干；或去硬壳，取出种仁。树皮：于春夏之交采集，晒干即可。

【功能主治】种仁：润肺化痰，温肾助阳，润肤，通便；用于燥咳无痰，虚喘，腰膝酸软，肠燥便秘，皮肤干裂。青果：止痛，用于胃、十二指肠溃疡，胃痛；外用治神经性皮炎。树皮：治细菌性痢疾，骨结核，麦粒肿。

【用法用量】内服：煎汤，种仁、树皮均为3～9克；青果6～9克捣碎浸酒服用。外用：适量，鲜品捣烂搽患处。

【附注】青果有毒，内服宜慎。野核桃资源丰富，其种仁可开发成高级保健食品。

## （3）胡桃 *Juglans regia* L.

【药名别名】核桃。

【药用部位】为胡桃属植物胡桃的种仁（核桃仁）、木隔（分心木）和外果皮（青龙衣）等。

【植物形态】落叶乔木，高30～35米。枝幼时被短腺毛，髓部片状。奇数羽状复叶，小叶5～11片，长圆状卵形、椭圆形或倒卵形，长5～13厘米，宽2～7厘米，先端钝或锐尖，基部圆形，或略偏斜，全缘，幼时有波状锯齿，上面无毛，下面幼时脉腋间有毛。花单性，雌雄同株；雄花集成柔荑花序，腋生，下垂，长5～12厘米，花小而密生；苞片1，矩圆形，两

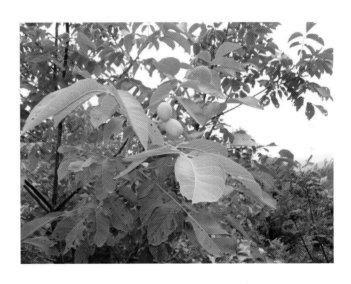

侧2小苞片长卵形，花被通常3片，苞片及花被均被白色柔毛；雄蕊15～30枚；雌花序生于幼枝顶端，排列成穗状；苞片3，长卵形；花被4裂，裂片线形；子房下位，花柱短，柱头2裂。果实近球形，直径3～5厘米，外果皮肉质，灰绿色，有棕色斑点；内果皮坚硬，有浅皱褶，黄褐色。花期4—5月，果期10月。

【生境分布】生于海拔400～1800米的山坡及丘陵。我市狮子峰的王家湾、张家畈有分布。

【采收加工】秋季果熟时采收，除去外果皮，击开核壳，取其核仁，晒干。将外果皮（青龙衣）和木隔（分心木）分别晒干。

【功能主治】核桃仁：补肾固精，温肺定喘，润肠；治肾虚喘嗽，腰痛脚弱，阳痿，遗精，小便频数，石淋，大便燥结。青龙衣：治胃痛，腹痛，水痢，痈肿疮毒。分心木：止血，止痢，散结消痈，杀虫止痒；主治妇女崩漏，痛经，久痢，乳痈，疥癣，鹅掌风。

【用法用量】核桃仁：煎服，9～15克；或入丸、散。青龙衣：煎服，9～15克，或研末服；外用适量，捣烂外敷或煎水洗。分心木：煎服，9～15克；或煅存性研末，每次3～6克；外用适量，煎水洗。

【附注】核桃油、核桃枝、根、树皮及叶亦供药用。

## （4）青钱柳 *Cyclocarya paliurus* (Batal.) Iljinsk.

【药名别名】山麻柳、摇钱树。

【药用部位】为青钱柳属植物青钱柳的叶。

【植物形态】落叶乔木，高10～30米。
树皮厚，灰色，深纵裂。枝条黑褐色，具灰
黄色皮孔；髓心薄片状；冬芽裸露，密生褐
色鳞片。奇数羽状复叶，长15～30厘米，
小叶7～9（稀5～11）片；叶片革质，长
椭圆状卵形至阔披针形，长5～14厘米，
宽2～6厘米，先端急尖或渐尖，基部偏斜，
边缘有锐锯齿，上面有盾状腺体，下面网状
脉明显，有灰色细小的鳞片及盾状腺体。花
单性，雌雄异株；雄柔荑花序3条或稀2～4
条成1束，长7～18厘米，簇生于短花梗
上，雄花苞片小不明显，2枚小苞片与2～3

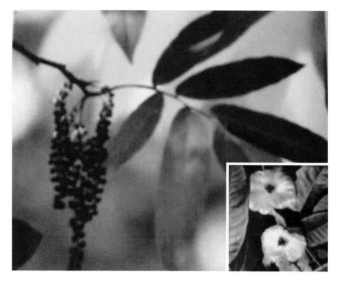

枚花被片形状相似，雄蕊20～30枚，有时仅12枚；雌柔荑花序单独顶生，雌花7～10朵，雌花苞片与
2小苞片贴生至子房中部，花被片4，生于子房上端，子房下位，花柱短，柱头2裂，裂片羽毛状。果序
长20～30厘米，坚果，扁球形，直径约7毫米，在中部四周由苞片及小苞片形成革质圆盘状翅，先端有
4枚宿存的花被片及花柱。花期4—5月，果期7—9月。

【生境分布】生于海拔500～2500米的山谷河岸或湿润林中。我市狮子峰、三河口镇有分布。

【采收加工】春、夏季采收，洗净，鲜用或干燥。

【功能主治】祛风止痒。主治皮肤癣疾。

【用法用量】外用：适量，鲜品捣烂取汁涂搽。

【附注】近有报道本品具调节血糖作用。

## （5）化香树 *Platycarya strobilacea* Sieb. et Zucc.

【药名别名】梵香树、花果树、换金树。

【药用部位】为化香树属植物化香树的果和叶。

【植物形态】落叶小乔木，高4～6（8）
米；树皮灰色，枝条暗褐色，髓部实心。奇
数羽状复叶互生，长15～30厘米，叶柄较
叶轴短；小叶7～23枚，无柄，薄革质，长
4～12厘米，宽2～4厘米，上面无毛，下
面初时脉上有褐色柔毛，后几乎无毛。花单性，
雌雄同株；穗状花序直立，伞房状排列于小
枝顶端；两性花序通常生于中央顶端，雌花
序在下，雄花序在上，开花后脱落，生于两

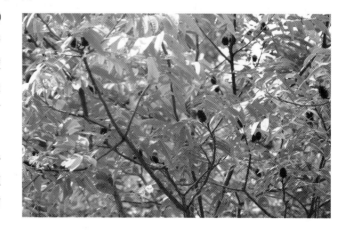

性花序下方周围者为雄花序。果序卵状椭圆形至长椭圆状圆柱形；小坚果扁平，有 2 狭翅。5—6 月开花，7—8 月果成熟。

【生境分布】生于向阳山坡或杂木林中。我市山区丘陵地带有分布。

【采收加工】秋季果实成熟时采集，晒干；夏、秋季采叶，洗净晒干。

【功能主治】果：顺气祛风，消肿止痛，燥湿杀虫；治内伤胸胀，腹痛，筋骨疼痛，痈肿，湿疮，疥癣。叶：解毒疗疮，杀虫止痒；治疮痈肿毒，骨痛流脓，顽癣，阴囊湿疹，癞头疮。

【用法用量】果：煎服，10 ~ 20 克；外用，煎水洗，或研末调敷。叶：外用适量，捣烂外敷，或浸水洗。

【附注】叶有毒，不可内服。果实是良好的天然染料，树皮有丰富纤维，两者均可作为工业原料。

## （6）枫杨 *Pterocarya stenoptera* C. DC.

【药名别名】柳树、麻柳树。

【药用部位】为枫杨属植物枫杨的根皮、茎皮和树叶。

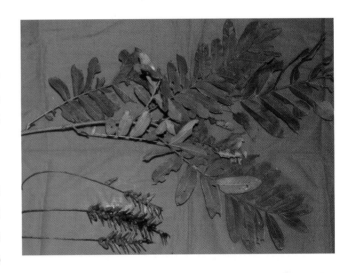

【植物形态】大乔木，高达 30 米；小枝灰色，有灰黄色皮孔，髓部薄片状；芽裸出，有柄。双数，少有奇数羽状复叶，长 8 ~ 16 厘米，叶轴有翅；小叶 10 ~ 16 枚，无柄，长椭圆形至长椭圆状披针形，长 8 ~ 12 厘米，宽 2 ~ 3 厘米，上面有细小疣状突起，中脉和侧脉有极短星状毛，下面有极稀疏盾状腺体，侧脉腋内有一丛星状毛。花单性，雌雄同株；雄柔荑花序单生于叶痕腋内，长 6 ~ 10 厘米，下垂；雌柔荑花序顶生，长 10 ~ 15 厘米，俯垂。果序长 20 ~ 45 厘米，下垂，果序轴常有宿存的毛；果实长椭圆形，长 6 ~ 7 毫米；果翅 2 片，矩圆形至条状矩圆形，长 12 ~ 20 毫米，宽 5 毫米。花期 4—5 月，果熟期 8—9 月。

【生境分布】生于山坡河岸沟边或林中。我市各地有分布。

【采收加工】夏、秋季采收，分别洗净晒干。

【功能主治】树皮：祛风止痛，杀虫，敛疮。叶：祛风止痛，杀虫止痒，解毒敛疮；主治慢性支气管炎，关节疼痛，痈疽肿疖，疥癣风痒，皮炎湿疹，烫火伤。树皮：主治风湿麻木，寒湿骨痛，齿痛，头颅伤痛，痔疮，疥癣，烫伤，溃疡日久不敛。

【用法用量】根或根皮：煎服，3 ~ 6 克，或浸酒；外用适量，煎水含漱或熏洗，或酒精浸搽。叶：外用适量，煎水洗，酒精浸搽或捣烂外敷。

【附注】本品有毒，一般多作外用。

## 54. 桦木科 Betulaceae

## （1）桤木 *Alnus cremastogyne* Burk.

【药名别名】水冬瓜树、水青风。

【药用部位】为桤木属植物桤木的树皮及嫩枝叶。

【植物形态】落叶乔木, 树皮灰色; 小枝较细, 褐色, 无毛或幼时被淡褐色短柔毛; 芽卵形, 具柄, 有2枚芽鳞。叶倒卵形至倒卵状矩圆形或椭圆形, 长4～14厘米, 宽2.5～8厘米, 顶端骤尖或锐尖, 基部楔形或微圆, 边缘有稀疏的钝齿, 疏生腺点, 幼时疏被长柔毛, 下面密生腺点, 几无毛, 很少于幼时密被淡黄色短柔毛, 脉腋间有时具簇生的髯毛, 侧脉8～10对; 叶柄长1～2

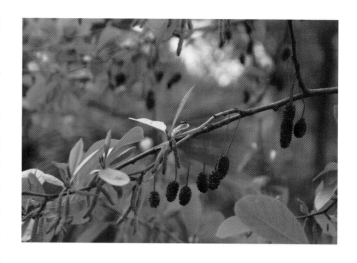

厘米, 无毛, 很少于幼时具淡黄色短柔毛。雄花序单生, 长3～4厘米。果序单生于叶腋, 矩圆形, 长1～3.5厘米, 直径5～20毫米; 序梗细瘦, 柔软, 下垂, 长4～8厘米, 无毛, 很少于幼时被短柔毛; 果苞木质, 顶端具5枚浅裂片。小坚果, 卵形, 长约3毫米, 果翅膜质, 翅宽仅为果的1/2。

【生境分布】生于海拔500～3000米的山坡或岸边。我市分布于五脑山林场。

【采收加工】树皮: 全年可采, 鲜用或晒干。嫩枝叶: 春、夏季采集, 鲜用或晒干。

【功能主治】树皮: 凉血止血, 清热解毒; 用于吐血, 衄血, 崩漏, 肠炎, 痢疾, 风火赤眼, 黄水疮。嫩枝叶: 清热凉血, 解毒; 主治腹泻, 痢疾, 吐血, 衄血, 黄水疮, 毒蛇咬伤。

【用法用量】树皮: 煎服, 10～15克; 外用, 鲜品适量, 捣烂外敷; 或煎水洗。嫩枝叶: 煎服, 9～15克; 外用, 鲜品适量, 捣烂外敷。

## （2）江南桤木 *Alnus trabeculosa* Hand.-Mazz.

【药名别名】赤杨、木瓜树、水冬果。

【药用部位】为桤木属植物江南桤木的枝叶。

【植物形态】乔木, 高约10米。树皮平滑, 灰色或灰褐色; 枝条暗灰褐色, 无毛; 小枝黄褐色或褐色, 无毛或被黄褐色短柔毛; 芽具柄, 具2枚光滑的芽鳞。短枝和长枝上的叶大多数为倒卵状矩圆形、倒披针状矩圆形或矩圆形, 有时长枝上的叶为披针形或椭圆形, 长6～16厘米, 宽2.5～7厘米, 顶端锐尖、渐尖至尾状, 基部近圆形或近心形, 很少楔形, 边缘具不规则疏细齿, 上面无毛, 下面具腺点, 脉腋间具簇生的髯毛, 侧脉6～13对; 叶柄细瘦, 长2～3厘米, 疏被短柔毛或无毛, 无或多少具腺点。果序矩圆形, 长1～2.5厘米, 直径1～1.5厘米, 2～4枚呈总状排列; 序

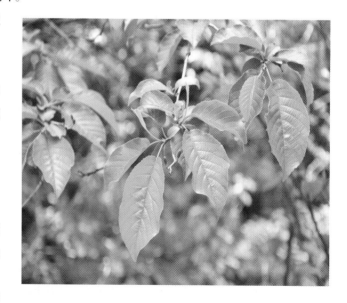

梗长1～2厘米；果苞木质，长5～7毫米，基部楔形，顶端圆楔形，具5枚浅裂片。小坚果宽卵形，长3～4毫米，宽2～2.5毫米；果翅厚纸质，极狭，宽及果的1/4。花期早春，果熟期7月。

【生境分布】生于山沟、河边及山坡。我市分布于盐田河镇、宋埠镇。

【采收加工】春、秋季采收，鲜用或晒干。

【功能主治】清热降火，止血。主治鼻衄，外伤出血，水泻。

【用法用量】内服：煎汤，15～30克。外用：适量，研末调敷；或鲜品捣烂外敷。

## （3）多脉鹅耳枥 *Carpinus polyneura* Franch.

【药名别名】湖南鹅耳枥。

【药用部位】为鹅耳枥属植物多脉鹅耳枥的根皮。

【植物形态】乔木，树高7～15米，树皮灰色；小枝初被白色柔毛，后无毛，暗紫色。叶厚纸质，长4～8厘米，宽1.5～2.5厘米，披针形或卵状狭长圆形，稀椭圆形或矩圆形，顶端渐尖至尾状，基部圆楔形，稀近圆形或楔形，边缘具刺毛状重锯齿，上面初时疏被长柔毛，沿脉密被短柔毛，后变无毛，下面除沿脉疏被长柔毛或短柔毛外，余则无毛，脉腋间具簇生的髯毛，侧脉16～20对；叶柄长5～10毫米。果序长3～6厘米，直径1～2厘米；序梗细瘦，长约2厘米；序梗、序轴疏被短柔毛；果苞半卵形或半卵状披针形，长8～15毫米，宽4～6

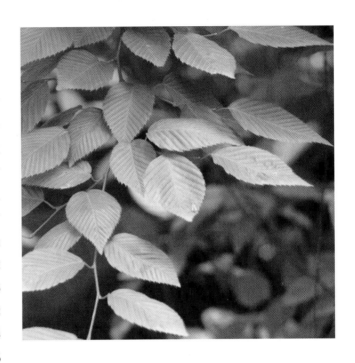

毫米，两面沿脉疏被长柔毛，背面较密，外侧基部无裂片，内侧基部的边缘微内折，中裂片的外侧边缘仅具1～2疏锯齿或具不明显的疏细齿，有时近全缘，内侧边缘直，全缘。小坚果卵圆形，长2～3毫米，被或疏或密的短柔毛，顶端被长柔毛，具数肋。

【生境分布】生于海拔900～1500米的山坡林中。我市狮子峰、康王寨有分布。

【采收加工】秋季采挖，剥取根皮，洗净，鲜用或晒干。

【功能主治】活血散瘀，利湿通淋。用于跌打损伤，痈肿，淋证。

【用法用量】内服：煎汤，10～15克。外用：适量，捣敷。

## （4）西桦 *Betula alnoides* Buch.-Ham. ex D. Don

【药名别名】西南桦木。

【药用部位】为桦木属植物西桦的叶或树皮。

【植物形态】乔木，高达16米。树皮红褐色；枝条暗紫褐色，有条棱，无毛；小枝密生白色柔毛和树脂腺体。叶柄长1.5～4厘米；叶片厚纸质，披针形或卵状披针形，长4～12厘米，宽2.5～5.5厘米，先端渐尖至尾状渐尖，基部楔形、宽楔形或圆形，稀微心形，边缘具不规则重锯齿，有内弯的刺毛，上面无毛，下面生长柔毛，脉腋间有髯毛，有腺点；侧脉 10 ～ 13 对，果序长圆柱形，2 ～ 5 枚排成总状，长 5 ～ 10 厘米；总梗长 5 ～ 10 毫米，生黄色长柔毛；果苞小，外面密被短柔毛，边缘有纤毛，上部有 3 枚裂片，侧裂呈耳突状，中裂片长圆形；小坚果倒卵形，长 1.5 ～ 2 毫米，外面疏生柔毛，膜质翅露于果苞外，宽为果的 2 倍。

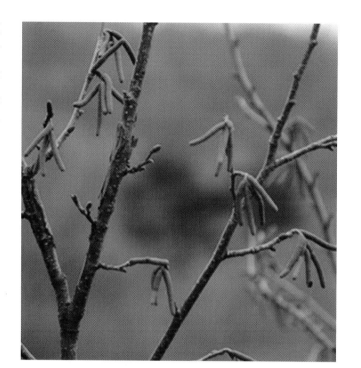

【生境分布】生于海拔 700 ～ 2100 米的山坡杂木林中。我市见康王寨有分布。

【采收加工】叶，春、夏、秋季可采；树皮，全年均可剥采。鲜用或晒干。

【功能主治】解毒，敛口。主治疖毒，已出脓久不收口。

【用法用量】外用：适量，鲜品捣烂外敷。

【附注】本品种最终按省普查鉴定为西桦收载。

## （5）榛子 *Corylus heterophylla* Fisch.ex Trautv.

【药名别名】榛、榾子、山板栗。

【药用部位】为榛属植物榛的种仁。

【植物形态】落叶灌木或小乔木，高 1 ～ 7 米。叶互生；阔卵形至宽倒卵形，长 5 ～ 13 厘米，宽 4 ～ 7 厘米，先端近截形而有锐尖头，基部圆形或心形，边缘有不规则重锯齿，上面无毛，下面脉上有短柔毛；叶柄长 1 ～ 2 厘米，密生细毛；托叶小，早落。花单性，雌雄同株，先于叶开放；雄花成柔荑花序，圆柱形，长 5 ～ 10 厘米，每苞有副苞 2 个，苞有细毛，先端尖，鲜紫褐色，雄蕊 8，药黄色；雌花 2 ～ 6 朵簇生于枝端，开花时包在鳞芽内，仅有花柱外露，花柱 2 个，

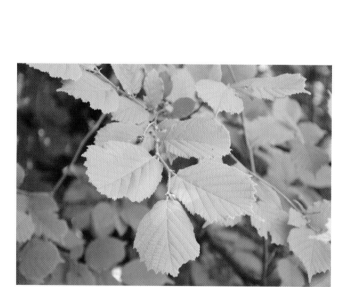

红色。小坚果近球形，直径 0.7 ～ 1.5 厘米，淡褐色，总苞叶状或钟状，由 1 ～ 2 个苞片形成，边缘浅裂，裂片几全缘，有毛。花期 4—5 月，果期 9—10 月。

【生境分布】生于河边山谷林中。我市见于康王寨。

【采收加工】秋季果实成熟后采集，除去外壳，晒干。

【功能主治】健脾和胃，润肺止咳。主治病后体弱，脾虚泄泻，食欲不振，咳嗽。

【用法用量】内服：煎汤，30～60克；或研末。

【附注】本品种种仁是一种食品，1670年木刻版《麻城县志》有"榛子"的记载。

## （6）毛榛  *Corylus mandshurica* Maxim.

【药名别名】榛子、小榛树。

【药用部位】为榛属植物毛榛的种子。

【植物形态】灌木，高3～4米；树皮暗灰色或灰褐色；枝条灰褐色，无毛；小枝黄褐色，被长柔毛，下部的毛较密。叶宽卵形、矩圆形或倒卵状矩圆形，长6～12厘米，宽4～9厘米，顶端骤尖或尾状，基部心形，边缘具不规则的粗锯齿，中部以上具浅裂或缺刻，上面疏被毛或几无毛，下面疏被短柔毛，沿脉的毛较密，侧脉约7对；叶柄细瘦，长1～3厘米，疏被长柔毛及短柔毛。雄花序2～4枚排成总状；苞鳞密被白色短柔毛。果单生或2～6枚簇生，长3～6厘米；果苞管状，在坚果

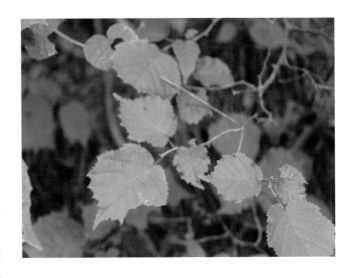

上部缢缩，较果长2～3倍，外面密被黄色刚毛兼有白色短柔毛，上部浅裂，裂片披针形；序梗粗壮，长1.5～2厘米，密被黄色短柔毛。坚果几球形，长约1.5厘米，顶端具小凸尖，外面密被白色茸毛。花期3—4月，果期8—9月。

【生境分布】生于海拔400～1500米的山坡灌丛中或林下。我市分布于狮子峰林场。

【采收加工】秋季果实成熟后及时采摘，晒干后除去总苞及果壳。

【功能主治】健脾和胃，润肺止咳。主治病后体弱，脾虚泄泻，食欲不振，咳嗽。

【用法用量】内服：煎汤，30～60克；或研末。

## （7）川榛  *Corylus heterophylla* var. *sutchuenensis* Franch.

【药名别名】榛子、凤凰木。

【药用部位】为榛属植物川榛的种子。

【植物形态】灌木或小乔木，高1～7米；树皮灰色；枝条暗灰色，无毛，小枝黄褐色，密被短柔毛兼被疏生的长柔毛，无或多少具刺状腺体。叶椭圆形、宽卵形或近圆形，先端尾状。雄花序单生，长约4厘米，花药红色。果单生或2～6枚簇生呈头状；果苞钟状，外面具细条棱，密被短柔毛兼有

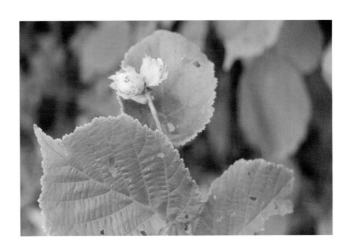

疏生的长柔毛，密生刺状腺体，很少无腺体，较果长但不超过1倍，很少较果短，上部浅裂，裂片三角形，果苞裂片的边缘具疏齿，很少全缘；序梗长约1.5厘米，密被短柔毛。坚果近球形，长7～15毫米，无毛或仅顶端疏被长柔毛。为榛的变种。花期3—4月，果熟期9—10月。

【生境分布】生于海拔700～2500米的山地林间。我市分布于张家畈、狮子峰、乘马岗。

【采收加工】秋季果实成熟后及时采摘，晒干后除去总苞及果壳。

【功能主治】健脾和胃，润肺止咳。用于病后体弱，脾虚泄泻，食欲不振，咳嗽。

【用法用量】同毛榛。

## 55. 壳斗科 Fagaceae

### （1）锥栗 *Castanopsis chinensis* (Spreng.) Hance

【药名别名】栗子、栲栗、尖栗。

【药用部位】为锥属植物锥栗的壳斗、叶和种子。

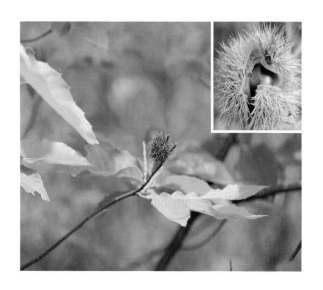

【植物形态】大乔木，高达30米。胸径1.5米，冬芽长约5毫米，小枝暗紫褐色，托叶长8～14毫米。叶长圆形或披针形，长10～23厘米，宽3～7厘米，顶部长渐尖至尾状长尖，新生叶的基部狭楔尖，两侧对称，成长叶的基部圆或宽楔形，一侧偏斜，叶缘的裂齿有长2～4毫米的线状长尖，叶背无毛，但嫩叶有黄色鳞腺且在叶脉两侧有疏长毛；开花期的叶柄长1～1.5厘米，结果时延长至2.5厘米。雄花序长5～16厘米，花簇有花1～3（5）朵；每壳斗有雌花1（偶有2或3）朵，仅1（稀2或3）朵花发育结实，花柱无毛，稀在下部有疏毛。成熟壳斗近圆球形，连刺径2.5～4.5厘米，刺或密或稍疏生，长4～10毫米；坚果长12～15毫米，宽10～15毫米，顶部有伏毛。花期5—7月，果期9—10月。

【生境分布】生于海拔100～1800米的丘陵与山地。我市狮子峰阔叶林中有分布。

【采收加工】夏、秋季采集，叶、果壳、种仁分别晒干。

【功能主治】种子治肾虚，痿弱，消瘦。壳斗及叶治湿热，腹泻。

【用法用量】种子：炒食，或与瘦猪肉一同煮食。壳斗及叶：15～30克，水煎服。

### （2）板栗 *Castanea mollissima* Blume

【药名别名】栗子。

【药用部位】为栗属植物栗子的种仁、树皮、叶。

【植物形态】高达20米的乔木，胸径80厘米，冬芽长约5毫米，小枝灰褐色，托叶长圆形，长10～15毫米，被疏长毛及鳞腺。叶椭圆形至长圆形，长11～17厘米，宽稀达7厘米，顶部短至渐尖，基部近截平或圆，或两侧稍向内弯而呈耳垂状，常一侧偏斜而不对称，新生叶的基部常狭楔尖且两侧对称，叶背被星芒状伏贴茸毛或因毛脱落变为几无毛；叶柄长1～2厘米。雄花序长10～20厘米，花序轴被毛；花3～5朵聚生成簇，雌花1～3（5）朵发育结实，花柱下部被毛。成熟壳斗的锐刺有长有短，有疏有密，密时全遮蔽壳斗外壁，疏时则外壁可见，壳斗连刺直径4.5～6.5厘米；坚果高1.5～3厘米，宽1.8～3.5厘米。花期4—6月，果期8—10月。

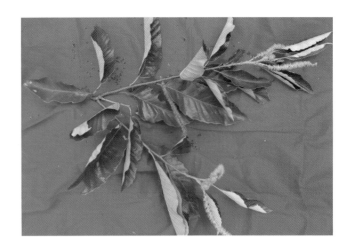

【生境分布】我市各地广泛栽培。

【采收加工】秋季果实成熟时采果，剥去外壳，取出种仁，晒干；夏、秋季采叶，晒干或鲜用；树皮或根皮四季可采，晒干或鲜用。

【功能主治】种仁，即栗米：健脾养胃，补肾强筋，活血止血。茎皮：治丹毒。叶：治百日咳。

【用法用量】种仁：生食、煮食或炒存性研末服，外用研末调敷。树皮：煎服，5～10克；外用研末调敷。叶：煎服，9～15克；外用适量，煎洗或烧存性研末调敷。

## （3）茅栗 *Castanea seguinii* Dode

【药名别名】毛栗、栗米。

【药用部位】为栗属植物茅栗的根、种仁及叶。

【植物形态】小乔木或灌木状，通常高2～5米，稀达12米，冬芽长2～3毫米，小枝暗褐色，托叶细长，长7～15毫米，开花仍未脱落。叶倒卵状椭圆形或兼有长圆形的叶，长6～14厘米，宽4～5厘米，顶部渐尖，基部楔尖（嫩叶）至圆或耳垂状（成长叶），基部对称至一侧偏斜，叶背有黄色或灰白色鳞腺，幼嫩时沿叶背脉两侧有疏单毛；叶柄长5～15毫米。雄花序长5～12厘米，雄花簇有花3～5朵；雌花单生或生

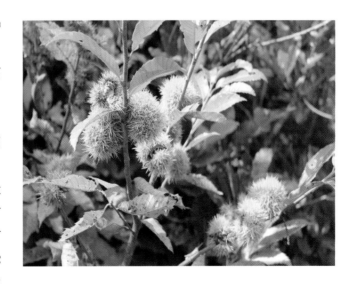

于混合花序的花序轴下部，每壳斗有雌花3～5朵，通常1～3朵发育结实，花柱9或6枚，无毛；壳斗外壁密生锐刺，成熟壳斗连刺直径3～5厘米，宽略过于高，刺长6～10毫米；坚果长15～20毫米，宽20～25毫米，无毛或顶部有疏伏毛。花期5—7月，果期9—11月。

【生境分布】生于山坡疏林中。我市山区乡镇均有分布。

【采收加工】根：全年可采，洗净晒干。叶：夏、秋季采集，洗净晒干。茅栗仁：秋季采收，除去外壳，

取出种仁，晒干。

【功能主治】种仁：安神，治失眠。根：清热解毒，消食；主治肺炎，肺结核，消化不良。叶：健胃消食，主治消化不良。

【用法用量】种仁：15 ～ 30 克，炖服。根：煎服，15 ～ 30 克；外用适量，煎水洗。叶：煎服，15 ～ 30 克。

## （4）苦槠 *Castanopsis sclerophylla* (Lindl. et Paxton) Schott.

【药名别名】槠、槠栗。

【药用部位】为锥属植物苦槠的种仁及叶。

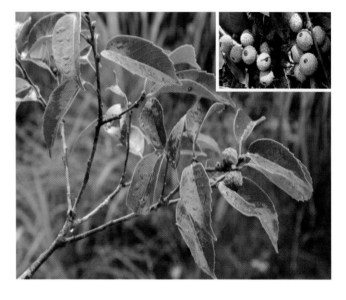

【植物形态】常绿乔木，高 5 ～ 10 米；幼枝无毛。叶长椭圆形至卵状长椭圆形，长 7 ～ 14 厘米，宽 3 ～ 5.5 厘米，先端渐尖或短渐尖，基部圆形至楔形，不等侧，边缘中部以上有锐锯齿，两面无毛，背面灰绿色，侧脉 10 ～ 14 对；叶柄长 1.5 ～ 2.5 厘米。雌花单生于总苞内。壳斗杯形，幼时全包坚果，老时包围 3/5 ～ 4/5，直径 1.2 ～ 1.5 厘米，高 0.9 ～ 1.3 厘米；苞片三角形，顶端针刺形，排列成 4 ～ 6 个同心环；坚果近球形，直径 1.1 ～ 1.4 厘米，有深褐色细茸毛；果脐宽 0.7 ～ 0.9 厘米。花期 4—5 月，果当年 10—11 月成熟。

【生境分布】我市中馆驿镇水月寺有栽培，五脑山、狮子峰林场也有分布。

【采收加工】种仁：秋季果实成熟后采集，晒干，剥取种仁。叶：四季可采，晒干或鲜用。

【功能主治】苦槠子：涩肠止泻，生津止渴；主治泄泻，痢疾，伤津口渴，伤酒。叶：止血，敛疮；用于产妇血崩，臁疮。

【用法用量】苦槠子（种仁）：煎服，10 ～ 15 克。叶：煎服，9 ～ 15 克；外用适量，或用鲜叶贴敷。

## （5）柯 *Lithocarpus glaber* (Thunb.) Nakai

【药名别名】柯树、石头树。

【药用部位】为柯属植物柯树的树皮。

【植物形态】常绿乔木，高 7 ～ 15 米；小枝密生灰黄色茸毛。叶长椭圆状披针形或披针形，长 8 ～ 12 厘米，宽 2.5 ～ 4 厘米，两端渐狭，先端短尾尖，基部楔形，全缘或近顶端有时具几枚钝齿，下面老时无毛，略带灰白色，侧脉 6 ～ 8 对；叶柄长 1 ～ 1.5 厘米。雄花序轴有短茸毛。果序比叶短，轴细，有短茸毛；壳斗杯形，近无柄，包围坚果基部，直径 0.8 ～ 1 厘米，高 0.5 ～ 0.6 厘米；苞片小，有灰白色细柔毛；坚果卵形，直径 1 ～ 1.5 厘米，长 1.4 ～ 2.1 厘米，略被白粉，基部和壳斗愈合；

果脐内陷，直径 3～5 毫米。花期 8—10 月，
果次年同期成熟。

【生境分布】我市分布于龟山。

【采收加工】全年可采，刮去栓皮，鲜
用或晒干。

【功能主治】行气利水。主治腹水肿胀。

【用法用量】内服：煎汤，15～30 克。

【附注】本品有小毒。

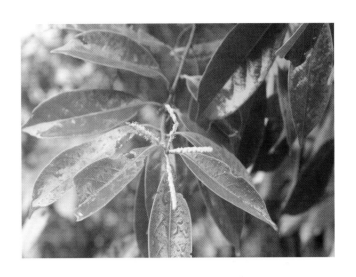

### （6）麻栎　*Quercus acutissima* Carr.

【药名别名】橡子树、栎树。

【药用部位】为栎属植物麻栎的果实、
总苞（橡碗）和树皮。

【植物形态】落叶乔木，高达 30 米，
胸径达 1 米，树皮深灰褐色，深纵裂。幼枝
被灰黄色柔毛，后渐脱落，老时灰黄色，具
淡黄色皮孔。冬芽圆锥形，被柔毛。叶片为
长椭圆状披针形，长 8～19 厘米，宽 2～6
厘米，顶端长渐尖，基部圆形或宽楔形，叶
缘有刺芒状锯齿，叶片两面同色，幼时被柔
毛，老时无毛或叶背面脉上有柔毛，侧脉每
边 13～18 条；叶柄长 1～3（5）厘米。雄

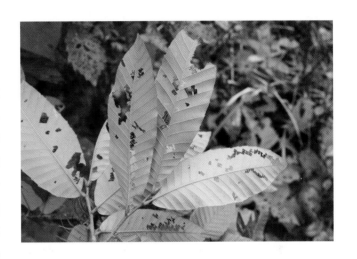

花序常数个集生于当年生枝下部叶腋，有花 1～3 朵，花柱 3；壳斗杯形，包着坚果约 1/2，连小苞片直径
2～4 厘米。坚果卵形或椭圆形，直径 1.5～2 厘米，高 1.7～2.2 厘米，顶端圆形，果脐突起。花期 3—4
月，果期翌年 9—10 月。

【生境分布】生于丘陵、山坡疏林中。我市各地有分布。

【采收加工】秋季采收果实及橡碗，树皮随时可采，晒干。

【功能主治】果实（橡实）：收敛固脱，止血，解毒；主治泄泻，痢疾，便血，痔血，脱肛，小儿疝
气，疮痈久溃不愈，乳腺炎，睾丸炎，面黯。橡碗、树皮：涩肠止泻，止带，止血，敛疮；主治赤白痢下，
肠风下血，脱肛，带下，崩中，牙疳，疮疡。

【用法用量】橡实：煎服，3～10 克，或入丸、散，每次 1.5～3 克；外用适量，炒焦研粉调敷。橡壳、
橡树皮：煎服，3～10 克，或炒焦研末，每次 3～6 克；外用适量，烧存性研末调敷，或煎汁洗。

### （7）白栎　*Quercus fabri* Hance

【药名别名】橡碗树、栎树。

【药用部位】为栎属植物白栎的果实上带有虫瘿的总苞，即白栎蔀或白栎蓓。

【植物形态】落叶乔木，高可达25米。树皮灰白色，纵裂成阔条状，小枝有沟槽，密生柔毛。叶互生，革质或坚纸质，叶片倒卵状椭圆形，长7～14厘米，顶端钝，基部楔形，边缘有6～12对波状钝圆齿，上面疏生星状毛或近于无毛，下面密生灰色星状茸毛，侧脉9～12对，直达边缘；叶柄长3～5毫米，少数达10毫米。花黄绿色，单性同株；雄花排列成柔荑花序，下垂，生于上年生枝条上；花被6深裂，雄蕊6，偶为8；雌花单生或2～3朵聚生于新梢叶腋内，子房下位，3室。总苞浅杯状，鳞片卵

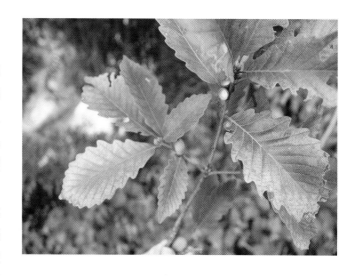

状披针形，呈覆瓦状排列，紧贴，每1总苞通常内含坚果1个，坚果圆锥形或长卵形，果实幼时被虫害而长成苞片状球形的虫瘿。

【生境分布】生于山坡林中。我市各地有分布。

【采收加工】秋季采集，晒干。

【功能主治】理气消积，明目解毒。主治疳积，疝气，泄泻，痢疾，火眼赤痛，疮疖。

【用法用量】内服：煎汤，15～21克。外用：适量，炒炭研末调敷。

## （8）小叶青冈 *Cyclobalanopsis myrsinifolia* (Blume) Oersted

【药名别名】橡子树。

【药用部位】为青冈属植物小叶青冈的种仁（小叶青冈子）。

【植物形态】常绿乔木，高20米，胸径达1米。小枝无毛，被凸起淡褐色长圆形皮孔。叶卵状披针形或椭圆状披针形，长6～11厘米，宽1.8～4厘米，顶端长渐尖或短尾状，基部楔形或近圆形，叶缘中部以上有细锯齿，侧脉每边9～14条，常不达叶缘，叶背支脉不明显，叶面绿色，叶背粉白色，干后为暗灰色，无毛；叶柄长1～2.5厘米，无毛。雄花序长4～6厘米；雌花序长1.5～3厘米。壳斗杯形，包着坚果

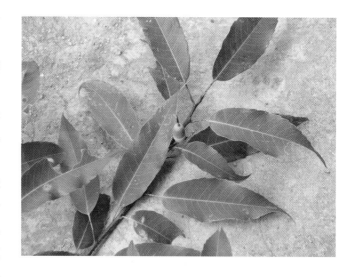

1/3～1/2，直径1～1.8厘米，高5～8毫米，壁薄而脆，内壁无毛，外壁被灰白色细柔毛；小苞片合生成6～9条同心环带，环带全缘。坚果卵形或椭圆形，直径1～1.5厘米，高1.4～2.5厘米，无毛，顶端圆，柱座明显，有5～6条环纹；果脐平坦，直径约6毫米。花期6月，果期10月。

【生境分布】生于山坡林内。我市山区丘陵有分布。

【采收加工】秋季果实成熟后采集，除去果壳，晒干。

【功能主治】主治痢疾，胃肠炎。

【用法用量】参考麻栎的橡实。

## （9）栓皮栎 *Quercus variabilis* Blume

【药名别名】青杠碗。

【药用部位】为栎属植物栓皮栎的果实或果壳。

【植物形态】落叶乔木，高达 25 米，胸径 1 米；树皮深灰色，深纵裂。树冠广卵形。树干多，灰褐色，深纵裂，木栓层特厚。小枝淡褐色，无毛；冬芽圆锥形，叶互生，长椭圆状披针形，长 8～15 厘米，宽 3～6 厘米，先端渐尖，基部楔形，缘有芒状锯齿，背面被灰白色星状毛，密生细毛。雄花序生于当年生枝下部，雌花单生或双生于当年生枝叶腋。总苞杯状，鳞片反卷，有毛。壳斗碗状，直径 2 厘米，包坚果 2/3 以上，苞反曲；坚果卵球形或椭圆形，直径 1.5 厘米，顶圆微凹。花期 5 月，果期翌年 9—10 月。

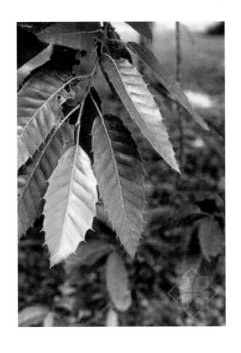

【生境分布】常生于山坡。我市山区乡镇有分布。

【采收加工】秋季果实成熟时采收，将果实和果壳分别晒干。

【功能主治】果实：健胃，收敛，止血痢。果壳：止咳，涩肠。

【用法用量】果壳：煎服，15～30 克；外用，研末调敷。

## （10）槲树 *Quercus dentata* Thunb.

【药名别名】柞栎、大叶栎、槲栎。

【药用部位】为栎属植物槲树的种子、树皮及叶。

【植物形态】落叶乔木，高可达 25 米，直径达 1 米。树皮暗灰色，有深沟；小枝粗壮，淡黄色或灰黄色，被灰黄星状柔毛。叶互生，革质或近革质，阔倒卵形，长 10～20 厘米，宽 6～13 厘米或较宽，边缘具 4～10 对深波状齿或深裂，基部耳形，有时楔形，先端钝，上面深绿色，初有短柔毛，后无毛，下面有灰绵毛；侧脉 4～10 对，直达齿端；叶柄长 2～6 毫米。花单性，雌雄同株；雄花为柔荑花序，生于新枝叶腋，

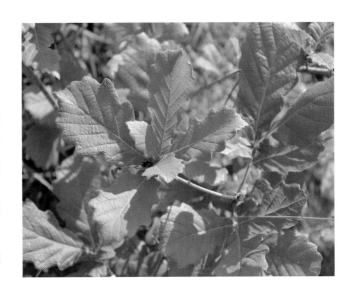

花被具灰白色茸毛，雄蕊 8 ～ 10；雌花数朵集生于幼枝上，子房 3 室，柱头 3。壳斗大，杯状，包围坚果 1/2，鳞片披针形，呈覆瓦状排列，棕红色，薄，向外反卷。坚果卵形，长 1.5 ～ 2.5 厘米，无毛。花期 5—6 月，果期 10 月以后。

【生境分布】生于山地阳坡或疏林中。我市各地有分布。

【采收加工】槲皮：全年可采，剥取树皮，洗净，切片，晒干。槲实仁：冬季采集，除去果壳，晒干。槲叶：夏、秋季采集，鲜用或晒干。

【功能主治】槲叶：止血，通淋；主治吐血，衄血，便血，血痢，小便淋涩。槲皮：治恶疮，瘰疬，痢疾，肠风下血。槲实仁：涩肠止泻；主治腹泻，痢疾。

【用法用量】槲实仁：煎服，9 ～ 15 克；或研粉，每次 0.5 ～ 1 克。槲叶：煎服 10 ～ 15 克，捣汁或研末；外用适量，煎水洗，或烧灰研末调敷。槲皮：煎服，5 ～ 10 克，熬膏或烧灰研末；外用适量，煎水洗，或熬膏敷。

## 56. 榆科 Ulmaceae

### （1）糙叶树  *Aphananthe aspera* (Thunb.) Planch.

【药名别名】糙皮树、牛筋树、沙朴。

【药用部位】为糙叶树属植物糙叶树的树皮或根皮。

【植物形态】落叶乔木，稀灌木，高达 25 米，胸径达 50 厘米。树皮褐色至灰褐色，有灰色斑纹，纵裂，粗糙，当年生枝黄绿色，疏生细伏毛，一年生枝红褐色，无毛，老枝灰褐色，具圆形皮孔。叶纸质，卵形至卵状椭圆形，长 5 ～ 10 厘米，宽 3 ～ 5 厘米，先端渐尖或长渐尖，基部宽楔形或浅心形，有的稍偏斜，边缘有锯齿，基部三出脉，其侧生的一对直伸达叶的中部边缘，侧脉 6 ～ 10 对，近平行地斜直伸达齿尖，叶背疏生细伏毛，叶面被刚伏

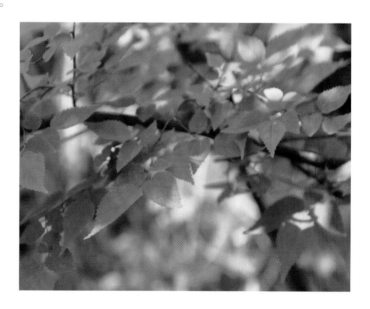

毛，粗糙；叶柄被细伏毛；托叶膜质，条形。雄聚伞花序生于新枝的下部叶腋，雄花被裂片倒卵状圆形，长约 1.5 毫米，中央有一簇毛；雌花单生于新枝的上部叶腋，花被裂片条状披针形，长约 2 毫米，子房被毛。核果近球形、椭圆形或卵状球形，长 8 ～ 13 毫米，成熟时黑色，具宿存的花被和柱头，果梗长 5 ～ 10 毫米，疏被细伏毛。花期 3—5 月，果期 8—10 月。

【生境分布】生于路旁、河边。我市分布于狮子峰林场、康王寨。

【采收加工】春、秋季剥取，洗净，切片，晒干。

【功能主治】舒筋活络，止痛。治腰部损伤酸痛。

【用法用量】内服：煎汤，21 ～ 24 克。

## （2）紫弹树　*Celtis biondii* Pamp.

【药名别名】果子榆。

【药用部位】为朴属植物紫弹树的树皮或根皮。

【植物形态】落叶乔木，高达 14 米。一年生枝有赤褐色细软毛。叶卵形或卵状椭圆形，长 3.5～8 厘米，中上部边缘有单锯齿，稀全缘，幼叶两面被散生毛，上面较粗糙，下面脉上的毛较多，老叶无毛；叶柄长 3～7 毫米。花小，杂性同株；雄花簇生于新枝基部，雌花单生或 2～3 集生于新枝上部；花被片 4；雄蕊 4，花丝淡红色；雌蕊 1，子房

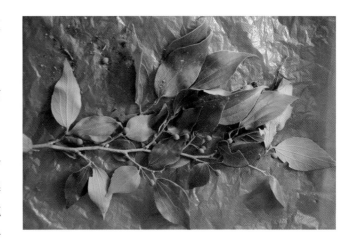

卵形，花柱 2，柱头呈毛状。核果通常 2 个腋生，近球形，橙色或带黑色，长 9～18 毫米，果核有网纹；果柄长于叶柄 2 倍以上，被毛。花期 4—6 月，果期 9—10 月。

【生境分布】生于气候温暖、土壤疏松的山坡林中。我市五脑山、龟山有分布。

【采收加工】春、夏季剥取树皮或根皮，洗净晒干。

【功能主治】清热解毒，祛痰，利小便。治小儿解颅。

【用法用量】内服：煎汤，30～90 克。外用：捣烂外敷。

【附注】①治腰骨酸痛：紫弹树茎枝 30～60 克，加狗脊，酒水各半炖服。②治乳痈肿毒：紫弹树根皮 60～90 克，水煎服；渣加白糖捣烂敷患处。③治疮毒溃烂：紫弹树叶加白糖捣烂敷患处。

## （3）黑弹树　*Celtis bungeana* Bl.

【药名别名】小叶朴、棒棒木、黑弹朴。

【药用部位】为朴属植物黑弹树的根或根皮及枝条或树干。

【植物形态】落叶乔木，高达 10 米，树皮灰色或暗灰色；当年生小枝淡棕色，老后色较深，无毛，散生椭圆形皮孔，去年生小枝灰褐色；冬芽棕色或暗棕色，鳞片无毛。叶厚纸质，卵状椭圆形至卵形，长 3～7（15）厘米，宽 2～4（5）厘米，基部宽楔形至近圆形，稍偏斜至几乎不偏斜，先端尖至渐尖，叶中部具疏浅齿，无毛；叶柄长 5～15

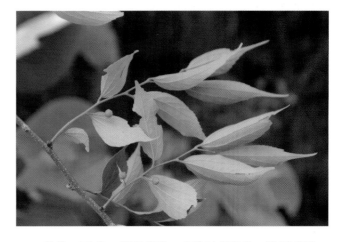

毫米，上面有沟槽。果单生于叶腋，果柄长 10～25 毫米，无毛，果近球形，成熟时蓝黑色；核近球形，肋不明显，表面平滑或具网孔状凹陷，直径 4～5 毫米。花期 4—5 月，果期 10—11 月。

【生境分布】多生于路旁、山坡、灌丛或林边，海拔 150～2300 米。我市分布于狮子峰林场、康王寨。

【采收加工】夏季采集根，趁鲜剥皮，晒干；树干、树枝趁鲜切片，晒干。

【功能主治】止咳，祛痰。治慢性支气管炎。

【用法用量】内服：煎汤，30～60克。

## （4）朴树 *Celtis sinensis* Pers.

【药名别名】朴、白麻子。

【药用部位】为朴属植物朴树的树皮（根皮）、果实和叶。

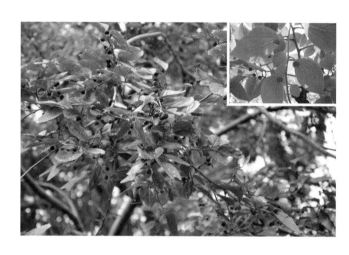

【植物形态】乔木，高达30米，树皮灰白色；当年生小枝幼时密被黄褐色短柔毛，老后毛常脱落，去年生小枝褐色至深褐色，有时还可残留柔毛；冬芽棕色，鳞片无毛。叶厚纸质至近革质，叶多为卵形或卵状椭圆形，但不带菱形，基部几乎不偏斜或仅稍偏斜，先端尖至渐尖，但不为尾状渐尖，幼时叶背常和幼枝、叶柄一样，密生黄褐色短柔毛，老时或脱净或残存，变异也较大。果也较小，一般直径5～7毫米，很少有达8毫米的。花期3—4月，果期9—10月。

【生境分布】生于向阳山坡平地。我市五脑山有分布。

【采收加工】根皮或树皮、叶片于夏季采收，晒干或鲜用；果实于冬季采收，晒干。

【功能主治】树皮：祛风透疹，消食止泻；用于麻疹透发不畅，消化不良，食积泻痢，跌打损伤。果实：清热利咽，主治感冒咳嗽音哑。叶：清热，凉血，解毒；主治漆疮，荨麻疹。

【用法用量】根皮或树皮：煎服，15～30克；外用适量，鲜品捣烂外敷。果实：煎服，3～6克。叶：外用适量，鲜品捣烂外敷或捣烂取汁涂敷。

## （5）刺榆 *Hemiptelea davidii* (Hance) Planch.

【药名别名】柘榆。

【药用部位】为刺榆属植物刺榆的树皮或根皮。

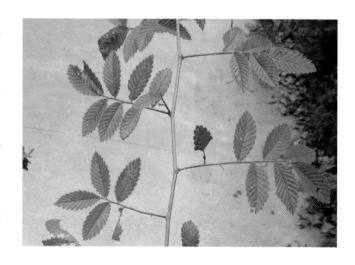

【植物形态】小乔木，高可达10米，或呈灌木状；树皮深灰色或褐灰色，不规则的条状深裂；小枝灰褐色或紫褐色，被灰白色短柔毛，具粗而硬的棘刺；刺长2～10厘米；冬芽常3个聚生于叶腋，卵圆形。叶椭圆形，稀倒卵状椭圆形，长4～7厘米，宽1.5～3厘米，先端急尖，基部浅心形或圆形，边缘有整齐的粗锯齿，叶面绿色，幼

时被毛，后脱落残留有稍隆起的圆点，叶背淡绿色，光滑无毛，或在脉上有稀疏的柔毛，侧脉 8 ～ 12 对，排列整齐，斜直出至齿尖；叶柄短，长 3 ～ 5 毫米，被短柔毛；托叶矩圆形、长矩圆形或披针形，长 3 ～ 4 毫米，淡绿色，边缘具毛。小坚果黄绿色，斜卵圆形，两侧扁，长 5 ～ 7 毫米，在背侧具窄翅，形似鸡头，翅端渐狭呈缘状，果梗纤细，长 2 ～ 4 毫米。花期 4—5 月，果期 9—10 月。

【生境分布】生于山坡、路边或屋旁。我市西张店、木子店有分布。

【采收加工】根皮或树皮，四季可采，刮去外层粗皮，晒干或鲜用。

【功能主治】解毒消肿。主治疮痈肿毒，毒蛇咬伤。

【用法用量】内服：煎汤，3 ～ 6 克。外用：适量，鲜品捣烂敷患处。

### （6）榔榆　*Ulmus parvifolia* Jacq.

【药名别名】小叶榆、秋榆、排钱树。

【药用部位】为榆属植物榔榆的根皮、树皮及茎叶。

【植物形态】落叶乔木，高可达 25 米，胸径可达 70 厘米。树皮灰褐色，呈不规则鳞片状脱落。老枝灰色，小枝红褐色，多柔毛。单叶互生，椭圆形、椭圆状倒卵形至卵圆形或倒卵形，长 1.5 ～ 5.5 厘米，宽 1 ～ 2.8 厘米，基部圆形，稍歪，先端短尖，叶缘具单锯齿，上面光滑或微粗糙，深绿色，下面幼时有毛，后脱落，淡绿色；叶有短柄；托叶狭，早落。花簇生于叶腋；有短梗；花被 4 裂；雄蕊 4，花药椭圆形；雌蕊柱头 2 裂，向外反卷。翅果卵状椭圆形，顶端有凹陷。种子位于中央，长约 1 厘米。花期 7—9 月，果期 10 月。

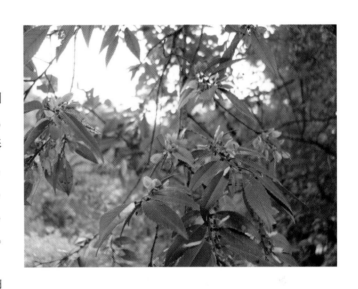

【生境分布】生于平原丘陵地、山地及疏林中。我市各乡镇都有分布。

【采收加工】树皮或根皮：秋季采收，晒干或鲜用。茎叶：夏、秋季采集，鲜用或晒干。

【功能主治】树皮：清热利水，解毒消肿，凉血止血；用于热淋，小便不利，疮疡肿毒，乳痈，烫火伤，痢疾，胃肠出血，尿血，痔血，腰背酸痛，外伤出血。茎叶：治疮肿，腰背酸痛，牙痛。

【用法用量】茎叶：15 ～ 30 克加猪脊骨及水、酒各半煎服或煎水含漱治牙疼；外用，鲜叶适量，洗净加红糖捣烂外敷。树皮：煎服，15 ～ 30 克；外用，鲜品捣烂外敷；或研末，水调敷。

### （7）大果榆　*Ulmus macrocarpa* Hance

【药名别名】芜荑、山榆、柳榆。

【药用部位】为榆属植物大果榆的果实及其种子。

【植物形态】落叶小乔木或灌木，高 15 ～ 30 米。大枝斜向，展开，小枝淡黄褐色或带淡红褐色，有粗毛，枝上常有发达的木栓质翅。叶互生；叶柄长 2 ～ 6 毫米，密生短柔毛；叶片阔倒卵形，长 5 ～ 9 厘米，宽 4 ～ 5 厘米，先端凸尖，基部狭，两边不对称或浅心形，边缘具钝单锯齿或重锯齿，两面粗糙，有粗毛。

花5～9朵簇生，先于叶开放；花大，长达15毫米，两性，花被4～5裂，绿色；雄蕊与花被片同数，花药大，带黄玫瑰色；雌蕊1，绿色，柱头2裂。翅果大型，倒卵形至近卵形，长2.5～3.5厘米，宽2～3厘米，全部有毛，有短柄。种子位于翅果中部。花期4—5月，果熟期5—6月。

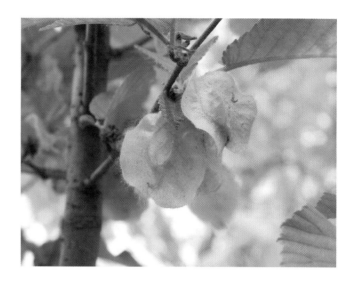

【生境分布】生长于海拔700～1800米的山地、山麓及岩石地。我市有栽培。

【采收加工】夏季果实成熟时采集果实或种子，种子经发酵加工后即为中药"芜荑"。

【功能主治】杀虫消积，除湿止痢。治虫积腹痛，小儿疳积，久泻久痢，疮疡，疥癣。

【用法用量】内服：煎汤，4.5～15克；或入丸、散。外用：研末调敷。

【附注】大果榆的果实：祛痰，利尿，杀虫。治痰多咳嗽：大果榆15克，橘红9克，甘草3克，水煎服，每日2次。

## （8）榆树 *Ulmus pumila* L.

【药名别名】白榆、春榆、榆钱树。

【药用部位】为榆属植物榆树的叶（榆叶）、树皮（或根皮）、果实（榆钱）、花（榆花）。

【植物形态】落叶乔木。叶椭圆状卵形或椭圆状披针形，长2～8厘米，两面均无毛，间或脉腋有簇生毛，侧脉9～16对，边缘多具单锯齿；叶柄长2～10毫米。花先于叶开放，多数成簇状聚伞花序，生于去年枝的叶腋。翅果近圆形或宽倒卵形，长1.2～1.5厘米，无毛；种子位于翅果的中部或近上部；柄长约2毫米。花果期3—6月。

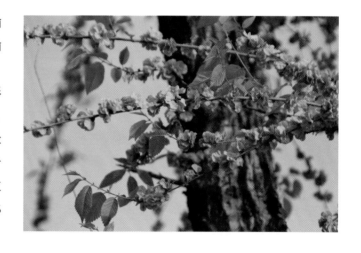

【生境分布】生于向阳山坡或村落旁。我市见于西张店、木子店等地。

【采收加工】榆钱：春季未出叶前，采摘未成熟的翅果，去杂质，晒干。树皮：剥下树皮晒干，或夏、秋季剥下树皮，去粗皮，晒干或鲜用。榆叶：夏、秋季采摘，晒干或鲜用。根皮：秋季采收。榆花：春季开花时采收，晒干或鲜用。

【功能主治】榆钱（果荚）：健脾安神，清热利水，消肿杀虫；主治失眠，食欲不振，带下，小便不利，水肿，小儿疳热羸瘦，烫火伤，疮癣。榆花：清热定惊，利尿疗疮；主治小儿惊痫，小便不利，头疮。榆树皮：利水通淋，祛痰，消肿解毒；用于小便不利，淋浊，带下，咳喘痰多，失眠，内外出血，难产胎死不下，瘰疬，秃疮，疥癣。榆叶：清热利尿，安神，祛痰止咳；主治水肿，小便不利，石淋，尿浊，失眠，暑热困闷，痰多咳嗽。

【用法用量】榆钱：煎服，10～15克；外用适量，研末调敷。榆树皮：煎服，4.5～9克；或研末；外用，煎水洗、捣烂外敷或研末调敷。榆花：煎服，5～9克；外用适量，研末调敷。榆叶：煎服，4.5～9克；或研末入丸、散；外用，煎水洗。

### （9）青檀　*Pteroceltis tatarinowii* Maxim.

【药名别名】翼朴、摇钱树、剥皮树。

【药用部位】为青檀属植物青檀的叶。

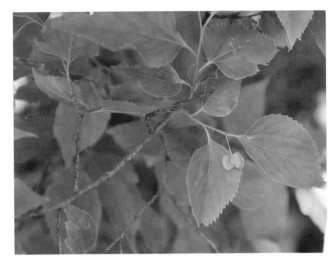

【植物形态】乔木，高达20米，胸径达70厘米；树皮灰色或深灰色，不规则的长片状剥落；小枝黄绿色，干时变栗褐色，疏被短柔毛，后渐脱落，皮孔明显，椭圆形或近圆形；冬芽卵形。叶纸质，宽卵形至长卵形，长3～10厘米，宽2～5厘米，先端渐尖至尾状渐尖，基部不对称，楔形、圆形或截形，边缘有不整齐的锯齿，基部三出脉，侧出的一对近直伸达叶的上部，侧脉4～6对，叶面绿色，幼时被短硬毛，后脱落常残留有圆点，光滑或稍粗糙，叶背淡绿色，在脉上有稀疏的或较密的短柔毛，脉腋有簇毛，其余近光滑无毛；叶柄长5～15毫米，被短柔毛。翅果状坚果近圆形或近四方形，直径10～17毫米，黄绿色或黄褐色，翅宽，稍带木质，有放射线条纹，下端截形或浅心形，顶端有凹缺。果实外面无毛或多少被曲柔毛，常有不规则的皱纹，果梗纤细，长1～2厘米，被短柔毛。花期3—5月，果期8—10月。

【生境分布】生于山谷河沟中。我市张广河、龟山等地有分布。

【采收加工】夏、秋季采集叶片，晒干或鲜用。

【功能主治】祛风，除湿，消肿。治诸风麻痹，痰湿流注，脚膝瘙痒，胃痛及发痧气痛。

【用法用量】外用：煎水洗。内服不详。

【附注】药用资料转摘自《四川中药志》。另外，青檀为国家保护的稀有物种，其树皮是制作宣纸的原料。

### （10）榉树　*Zelkova serrata* (Thunb.) Makino

【药名别名】榉榆、血榉、大叶榉树。

【药用部位】为榉属植物榉树的树皮和叶片。

【植物形态】乔木，高达30米，胸径达100厘米；树皮灰白色或褐灰色，呈不规则的片状剥落；当年生枝紫色或棕褐色，疏被短柔毛，后渐脱落；冬芽圆锥状卵形或椭圆状球形。叶薄纸质至厚纸质，大小形状变异很大，卵形、椭圆形或卵状披针形，长3～10厘米，宽1.5～5厘米，先端渐尖或尾状渐尖，基部有的稍偏斜，圆形或浅心形，稀宽楔形，叶面绿色，干后绿色或深绿色，稀暗褐色，稀带光泽，幼时疏生糙毛，后脱落变平滑，叶背浅绿色，幼时被短柔毛，后脱落或仅沿主脉两侧残留有稀疏的柔毛，边缘有

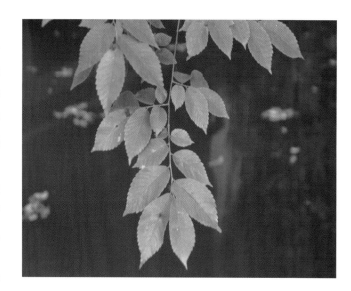

圆齿状锯齿，具短尖头，侧脉 7 ～ 14 对；叶柄粗短，长 2 ～ 6 毫米，被短柔毛；托叶膜质，紫褐色，披针形，长 7 ～ 9 毫米。雄花具极短的梗，直径约 3 毫米，花被裂至中部，花被裂片不等大，外面被细毛，退化子房缺；雌花近无梗，直径约 1.5 毫米，花被片 4 ～ 5（6），外面被细毛，子房被细毛。核果几乎无梗，淡绿色，斜卵状圆锥形，上面偏斜，凹陷，直径 2.5 ～ 3.5 毫米，具背腹脊，网肋明显，表面被柔毛，具宿存的花被。花期 4 月，果期 9—11 月。

【生境分布】生于低山山坡。我市见于三河口镇及龟山。

【采收加工】树皮：全年可采，剥下树皮，晒干或鲜用。叶：夏、秋季采收，鲜用或晒干。

【功能主治】榉树叶：清热解毒，凉血；用于疮疡肿痛，崩中带下。树皮：清热解毒，止血，利水，安胎；主治感冒发热，血痢，便血，水肿，妊娠腹痛，目赤肿痛，烫伤，疮疡肿痛。

【用法用量】树皮：煎服，3 ～ 9 克；外用适量，煎水洗。叶：煎服，3 ～ 10 克；外用捣烂敷患处。

## 57. 桑科 Moraceae

### （1）小构 *Broussonetia kazinoki* Sieb.

【药名别名】纸皮麻。

【药用部位】为构属植物小构的根和叶片。

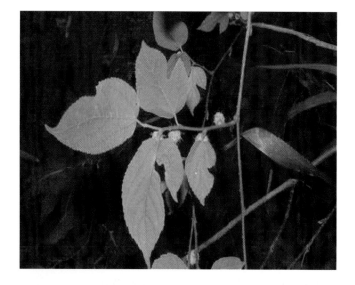

【植物形态】落叶灌木。枝显著地伸长而呈蔓生，有乳汁。单叶互生；叶柄长 1 ～ 2 厘米；叶片卵形或卵状椭圆形，长 3 ～ 13 厘米，宽 2 ～ 5 厘米，先端渐尖，基部心形或近心形，有 2 ～ 3 个乳头状腺体，不裂或 2 ～ 3 深裂，上面绿色，被伏毛或近无毛，下面淡绿色，被细柔毛，边缘有细锯齿；基出脉 3 条。花单性，雌雄同株；雄花序为圆柱状柔荑花序，长 1 ～ 1.5 厘米；雄花花被 4 裂；雄蕊 4；雌花序为头状，直径 4 ～ 6 毫米；雌花具短梗或近无梗，花被管先端有 2 ～ 3 锐齿；子房倒卵形，花柱近侧生，柱头线形。聚花果球形，直径 0.7 ～ 1 厘米，肉质，成熟时红色。小核果椭圆形，表面有疣。花期 4—5 月，果期 5—6 月。

【生境分布】生于山坡、岸边、宅旁。我市各地有分布。

【采收加工】根、叶于夏、秋季采收，晒干或鲜用。

【功能主治】清热解毒，祛风止痒，敛疮止血。主治痢疾，神经性皮炎，疥癣，疖肿，刀伤出血。

【用法用量】内服：煎汤，30 ～ 60 克或捣汁饮。外用：适量，捣烂敷；或绞汁搽。

## （2）构树　*Broussonetia papyrifera* (L.) L′Hér. ex Vent.

【药名别名】楮实子、大叶纸皮树、楮树。

【药用部位】为构属植物构树的果实（楮实子）。

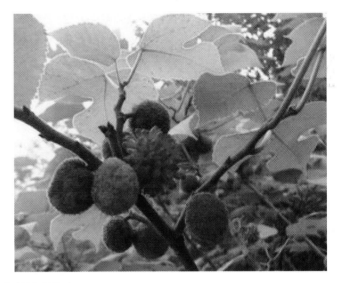

【植物形态】树高达 16 米；树冠张开，卵形至广卵形；树皮平滑，浅灰色或灰褐色，不易裂，全株含乳汁。单叶互生，有时近对生，叶卵圆形至阔卵形，长 8 ～ 20 厘米，宽 6 ～ 15 厘米，顶端锐尖，基部圆形或近心形，边缘有粗齿，3 ～ 5 深裂（幼枝上的叶更为明显），两面有厚柔毛；叶柄长 3 ～ 5 厘米，密生茸毛；托叶卵状长圆形，早落。楸果球形，成熟时橙红色或鲜红色。花期 4—5 月，果期 7—9 月。

【生境分布】生于山坡、路边、沟旁。我市各地有分布。

【采收加工】夏、秋季果实成熟时采集，晒干。

【功能主治】补肾清肝，明目，利尿。用于腰膝酸软，虚劳骨蒸，目生翳膜，水肿胀满。

【用法用量】内服：煎汤，10 ～ 15 克；或入丸、散。外用：捣烂外敷。

## （3）榕树　*Ficus microcarpa* L. f.

【药名别名】细叶榕、小叶榕。

【药用部位】为榕属植物榕树的叶、树皮、树汁、果实及榕须（气生根）。

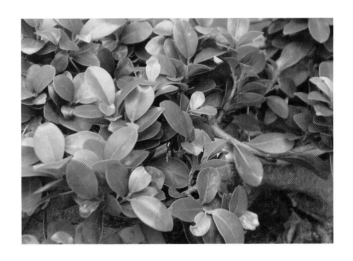

【植物形态】常绿大乔木，具气生根。叶互生，革质，倒卵形或卵状椭圆形，长 4 ～ 8 厘米，宽 2 ～ 4 厘米，顶端钝或急尖，全缘，基出脉 3 条，侧脉 5 ～ 7 对，稍平行，沿叶缘整齐网结，网脉背面明显；叶柄长 7 ～ 15 毫米；托叶披针形。花序托无梗，单生或成对生于叶腋或生于已落叶的小枝上，球形或扁球形，直径 5 ～ 10 毫米，成熟时黄色或淡红色；基生苞片 3，宽卵形，宿存；雄花、瘿花、雌花生于同一花序托内；雄花萼片 3，雄蕊 1 枚，散生；瘿花萼片 3，宽匙形，花柱短，侧生；雌花较小，花柱细长，侧生。瘦果卵形。花期4—6月，果期6—11月。

【生境分布】野生榕树生于海拔400～800米林缘或旷野。我市龟山、城区有盆栽。

【采收加工】果实：夏、秋季采收，鲜用或晒干。叶：全年可采，鲜用或晒干。树皮：全年均可采，剥取树皮，洗净，晒干。树汁及树须：全年可采。

【功能主治】叶：清热发表，解毒消肿，祛湿止痛；用于流感，气管炎，百日咳，扁桃体炎，牙痛，肠炎，乳痈，烫伤，跌打损伤。树皮：止泻，消肿，止痒；治泄泻，痔疮，疥癣。

【用法用量】树皮：煎服，9～15克；外用，煎水洗。叶：煎服，9～15克；外用，捣烂外敷。

【附注】果实可清热解毒，外用煎洗。榕须可祛风湿，活血止痛。榕汁可明目去翳，解毒消肿。

## （4）无花果　*Ficus carica* L.

【药名别名】奶浆果。

【药用部位】为榕属植物无花果的果实。

【植物形态】落叶灌木，高3～10米，多分枝；树皮灰褐色，皮孔明显；小枝直立，粗壮。叶互生，厚纸质，广卵圆形，长、宽近相等，10～20厘米，通常3～5裂，小裂片卵形，边缘具不规则钝齿，基部浅心形，基生侧脉3～5条，侧脉5～7对；叶柄长2～5厘米，粗壮；托叶卵状披针形，长约1厘米，红色。雌雄异株，雄花和瘿花同生于一榕果内壁；花被片4～5，雄蕊3，瘿花花柱侧生，短；雌花花被与雄花同；子房卵圆形，光滑，花柱侧生，柱头2裂，线形。

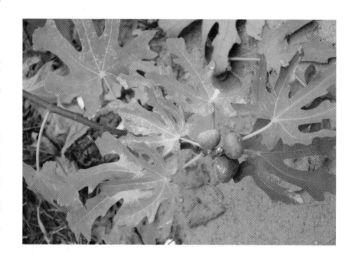

榕果单生于叶腋，大而梨形，直径3～5厘米，顶部下陷，成熟时紫红色或黄色，基生苞片3，卵形；瘦果透镜状。花果期5—7月。

【生境分布】生于山坡林中或村落周围。我市城区有栽培。

【采收加工】果实（花托）呈绿色时，分批采摘；或拾取落地的未成熟果实。鲜果用开水烫后，晒干或烘干。

【功能主治】健胃清肠，消肿解毒。治肠炎，痢疾，便秘，痔疮，喉痛，痈疮疥癣等。用于食欲不振，脘腹胀痛，痔疮便秘，消化不良，痔疮，脱肛，腹泻，乳汁不足，咽喉肿痛，热痢，咳嗽多痰等症。

【用法用量】内服：煎汤，30～60克；或生食1～2枚。外用：煎水洗、研末调敷或吹喉。

## （5）珍珠莲　*Ficus sarmentosa* var. *henryi* (King et Oliv.) Corner

【药名别名】珍珠榕、岩枇杷、筋骨藤、岩石榴。

【药用部位】为榕属植物珍珠莲的藤及根。

【植物形态】木质攀援匍匐藤状灌木，幼枝密被褐色长柔毛，叶革质，卵状椭圆形，长8～10厘米，宽3～4厘米，先端渐尖，基部圆形至楔形，表面无毛，背面密被褐色柔毛或长柔毛，基生侧脉延长，侧脉 5～7 对，小脉网结成蜂窝状；叶柄长 5～10 毫米，被毛。榕果成对腋生，圆锥形，直径 1～1.5 厘米，表面密被褐色长柔毛，成长后脱落，顶生苞片直立，长约 3 毫米，基生苞片卵状披针形，长 3～6 毫米。榕果无总梗或具短梗。花期 4—5 月，果期 8—10 月。

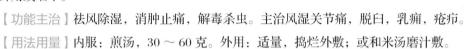

【生境分布】常生于阔叶林下或灌丛中。我市狮子峰有分布。

【采收加工】全年均可采收，洗净，切片，鲜用或晒干。

【功能主治】祛风除湿，消肿止痛，解毒杀虫。主治风湿关节痛，脱臼，乳痈，疮疖。

【用法用量】内服：煎汤，30～60 克。外用：适量，捣烂外敷；或和米汤磨汁敷。

## （6）薜荔 *Ficus pumila* L.

【药名别名】奶母、木馒头、凉粉果、爬墙果。

【药用部位】为榕属植物薜荔的果实（雄性花序托）、薜荔藤（不育枝）及根。

【植物形态】攀援或匍匐灌木，幼时以不定根攀援于墙壁或树上。叶二型，在不生花序托的枝上者小而薄，心状卵形，长约 2.5 厘米或更短，基部斜；在生花序托的枝上者较大而近革质，卵状椭圆形，长 4～10 厘米，先端钝，全缘，上面无毛，下面有短柔毛，

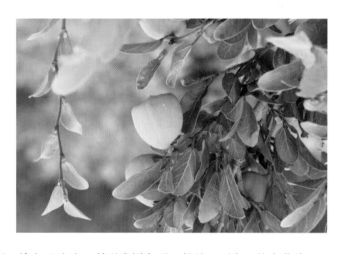

网脉凸起呈蜂窝状；叶柄短粗。花序托具短梗，单生于叶腋，梨形或倒卵形，长约 5 厘米；基生苞片 3；雄花和瘿花同生于一花序托中，雌花生于另一花序托中；雄花有雄蕊 2；瘿花似雌花，但花柱较短。瘦果近球形，有黏液。花果期 5—8 月。

【生境分布】生于旷野树上或村边残墙破壁上或石灰岩山坡上。我市各乡镇都有分布。

【采收加工】秋季采收将熟的果实，入沸水中浸泡，晒干或鲜用。4—6 月采取带叶的茎枝，晒干，除去气根。根，随时可采，晒干备用。

【功能主治】奶母：通乳，利湿，活血，消肿；治乳汁不下，遗精，淋浊，乳糜尿，久痢，痔血，肠风下血，痈肿，疔疮。根：祛风除湿，舒筋通络；治头痛眩晕，关节风湿痛，产后风。藤：祛风，利湿，活血，解毒；治风湿痹痛，泻痢，淋证，跌打损伤，痈肿疮疖。

【用法用量】果：煎服，6～15 克；或入丸、散；外用适量，煎水洗。根：煎服，30～60 克。藤：煎服，9～15 克（鲜品 60～90 克）；捣汁、浸酒或研末；外用，捣汁涂或煎水熏洗。

### （7）爬藤榕　*Ficus sarmentosa* var. *impressa* (Champ.) Corner

【药名别名】爬岩香。

【药用部位】为榕属植物爬藤榕的全株。

【植物形态】攀援或匍匐木质藤状灌木；小枝无毛，干后灰白色，具纵槽。叶排为两列，近革质，卵形至长椭圆形，长 8～12 厘米，宽 3～4 厘米，先端急尖至渐尖，基部圆形或宽楔形，全缘，表面无毛，背面干后绿白色或浅黄色，疏被褐色柔毛或无毛，侧脉 7～9 对，背面突起，网脉呈蜂窝状；叶柄长约 1 厘米，近无毛；托叶披针状卵形，薄膜质，长约 8 毫米。榕果单生于叶腋，稀成对腋生，球形或近球形，微扁压，成熟时

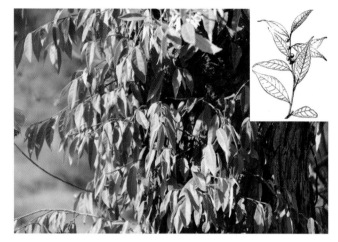

紫黑色，光滑无毛，直径 1.5～2 厘米，顶部微下陷；基生苞片 3，三角形，长约 3 毫米，总梗长 5～15 毫米，榕果内壁散生刚毛；雄花、瘿花同生于一榕果内壁，雌花生于另一植株榕果内；雄花生内壁近口部，具柄，花被片 3～4，倒披针形，雄蕊 2 枚，花药有短尖，花丝极短；瘿花具柄，花被片 4，倒卵状匙形，子房椭圆形，花柱短，柱头浅漏斗形；雌花和瘿花相似，具柄，花被片匙形，子房倒卵圆形，花柱近顶生，柱头细长。瘦果卵状椭圆形，外被一层黏液。花期 5—7 月。

【生境分布】生于沟岸边或林中。我市各丘陵、山区乡镇均有分布。

【采收加工】全年均可采收，鲜用或晒干。

【功能主治】祛风除湿，行气活血，消肿止痛。主治神经性头痛，小儿惊风，胃痛，跌打损伤。

【用法用量】内服：水煎或炖肉，30～60 克。

### （8）地枇杷　*Ficus tikoua* Bur.

【药名别名】地瓜、地石榴、地果。

【药用部位】为榕属植物地枇杷的全株。

【植物形态】落叶性匍匐地上的木质藤本，有白色乳汁；茎棕褐色，节略膨大，生有多数不定根。叶互生，厚纸质，卵状椭圆形或倒卵形，长 1.6～6 厘米，宽 1～4 厘米，先端钝尖，基部近圆形或稍不对称，边缘有波状齿，具三出脉，侧脉 3～4 对，上面绿色，疏生短刺毛，下面淡绿色，沿脉被短毛；叶柄长 1～2 厘米。花小，单性，藏于肥大

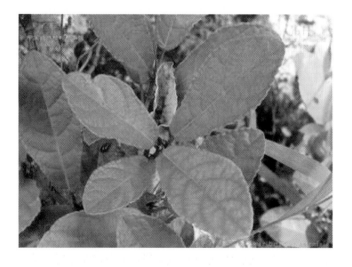

花序托中；花序具短柄，簇生于土中的短枝上，球形或卵球形；苞片 3，基生；雄花生于瘿花托的口部，花被片 2～6，雄蕊 1～3（6）枚；雌花生于另一花序托内，发育为孢隐花果，单生，球形，直径 4～15

毫米，成熟时淡红棕色。果期5—6月。

【生境分布】生于山坡灌丛阴处、岩缝及沟边。我市黄土岗、龟山等乡镇有分布。

【采收加工】夏、秋季采挖全株，洗净，鲜用或晒干。

【功能主治】清热利湿，活血通络，解毒消肿。主治肺热咳嗽，痢疾，水肿，黄疸，小儿消化不良，风湿疼痛，经闭，带下，跌打损伤，痔疮出血，无名肿毒。

【用法用量】内服：煎汤，15～30克。外用：适量，捣烂外敷或煎水洗。

## （9）葎草 *Humulus scandens* (Lour.) Merr.

【药名别名】拉拉秧、拉拉藤、五爪龙。

【药用部位】为葎草属植物葎草的地上全草。

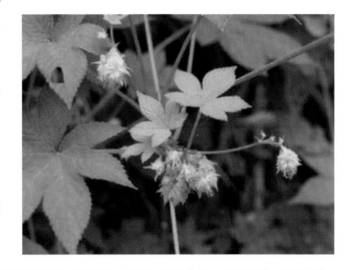

【植物形态】株长1～5米，雌雄异株，通常群生，茎和叶柄上有细倒钩，叶片呈掌状，茎喜缠绕其他植物生长。3—4月出苗，雄株7月中下旬开花，花序圆锥状，花被5，绿色。雌株8月上中旬开花，花序为穗状，9月中下旬成熟。

【生境分布】生于山坡路边、地沟、菜园边等处。我市各地广布。

【采收加工】秋季割取全草，洗净晒干。

【功能主治】清热解毒，利尿消肿。用于肺结核潮热，肠胃炎，痢疾，感冒发热，小便不利，肾盂肾炎，急性肾炎，膀胱炎，尿路结石。外用治痈疖肿毒，湿疹，毒蛇咬伤。

【用法用量】内服：煎汤，9～15克。外用：适量，鲜品捣烂外敷，蛇咬伤则敷伤口周围。

【附注】①用于肺热咳嗽，可配伍鱼腥草、鸭跖草、忍冬藤等药同用。②对于湿热下注膀胱引起的小便不利，或尿道刺痛，或尿中有血等症，可配合凤尾草、萹蓄、冬葵子、海金沙、乌蔹莓、白茅根等同用。③用于肺痨咳嗽，午后潮热等症，可配合百部、黄芩、丹参、地骨皮等药。④对于皮肤湿疹或皮肤瘙痒等症，配合苍耳草等药煎汤外洗。⑤治疗蛇虫咬伤、疮疡肿痛，用鲜草适量，洗净，捣烂外敷。

## （10）构棘 *Maclura cochinchinensis* (Loureiro) Corner

【药名别名】穿破石、柞刺树根。

【药用部位】为柘属植物构棘的根。

【植物形态】直立或攀援状灌木；枝无毛，具粗壮弯曲无叶的腋生刺，刺长约1厘米。叶革质，椭圆状披针形或长圆形，长3～8厘米，宽2～2.5厘米，全缘，先端钝或短渐尖，基部楔形，两面无毛，侧脉7～10对；叶柄长约1厘米。花雌雄异株，雌雄花序均为具苞片的球形头状花序，每花具2～4个苞片，苞片锥形，内面具2个黄色腺体，苞片常附着于花被片上；雄花序直径6～10毫米，花被片4，不相等，雄蕊4，花药短，在芽时直立，退化雌蕊锥形或盾形；雌花序微被毛，花被片顶部厚，分离或下部合生，基有2黄色腺体。聚合果肉质，直径2～5厘米，表面微被毛，成熟时橙红色，核果卵圆形，成熟时褐色，光滑。花期4—5

月，果期 6—7 月。

【生境分布】生于山谷及河沟、岸边。我市各地都有分布。

【采收加工】全年可采，挖出根部，除去泥土、须根，晒干；或洗净，趁鲜切片，晒干。亦可鲜用。

【功能主治】祛风通络，清热除湿，解毒消肿。主治风湿痹痛，跌打损伤，黄疸，腮腺炎，肺结核，胃和十二指肠溃疡，淋浊，蛊胀，经闭，劳伤咯血，疔疮痈肿。

【用法用量】内服：煎汤，9 ～ 30 克，鲜品可用至 120 克；或浸酒。外用：适量，捣烂外敷。

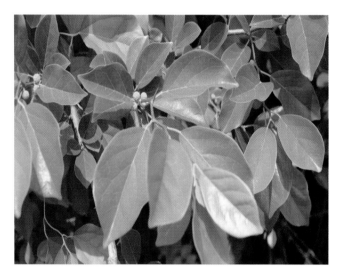

## （11）柘树 *Maclura tricuspidata* Carriere

【药名别名】柘、柞刺树、穿破石、刺桑。

【药用部位】为橙桑属植物柘树的根、茎叶或果。

【植物形态】落叶灌木或小乔木，高可达 8 米以上。小枝黑绿褐色，光滑无毛，具坚硬棘刺，刺长 5 ～ 35 毫米。单叶互生，近革质，卵圆形或倒卵形，长 5 ～ 13 厘米，基部楔形，先端钝或渐尖，全缘或 3 裂，上面暗绿色，下面淡绿色；幼时两面有毛，成长后除下面主脉略有毛外，余均光滑无毛；基部三出脉，侧脉 4 ～ 5 对；叶柄长约 1 厘米，有毛；托叶小，分离，侧生。花单性，雌雄异株；皆成头状花序，具短梗，单一或成对腋生；雄花被 4 裂，苞片 2 或 4，雄蕊 4，花丝直立；雌花被 4 裂，花柱 1。聚花果近球形，直径约 2.5 厘米，红色，有肉质宿存花被及苞片包裹瘦果。花期 6 月，果期 9—10 月。

【生境分布】生于海拔 500 ～ 1500 米、阳光充足的山地或林缘。我市各地都有分布。

【采收加工】根或根皮，全年可采收，刮去栓皮，鲜用或晒干。茎叶，夏、秋季采收，鲜用或晒干。果实，秋季果实将成熟时采收，切片，鲜用或晒干。

【功能主治】果实：清热凉血，舒筋活络；主治跌打损伤。茎叶：清热解毒，祛风活络；用于疟腮，痈肿，湿疹，跌打损伤，腰腿痛。根皮或树皮：补肾固精，凉血，舒筋；治腰痛，遗精，咯血，呕血，跌打损伤。

【用法用量】根皮或茎皮：煎服，30 ～ 60 克；外用，捣烂外敷。茎叶：煎服，9 ～ 15 克；外用适量，煎水洗或捣烂外敷。柘果：煎服，15 ～ 30 克。

## （12）桑　*Morus alba L.*

【药名别名】家桑、水桑、黄桑。

【药用部位】为桑属植物桑的叶（桑叶）、根皮（桑白皮）、嫩枝（桑枝）、果穗（桑椹子）。

【植物形态】落叶灌木或小乔木，高达 15 米。叶卵形，长 5～10 厘米，宽 4～8 厘米，先端急尖或钝，基部近心形，边缘有粗锯齿，有时不规则分裂，上面无毛，有光泽，下面脉有疏毛，并具腋毛；叶柄长 1～2.5 厘米；托叶披针形，早落。花单性，雌雄异株，腋生穗状花序；雄花序长 1～2.5 厘米，雌花序长 5～10 毫米；雄花花被片 4，雄蕊 4，中央有不育雌蕊；雌花花被片 4，结果时变肉质，无花柱，柱头 2 裂，宿存。聚花果长 1～2.5 厘米，黑紫色。花期 4—5 月，果期 5—8 月。

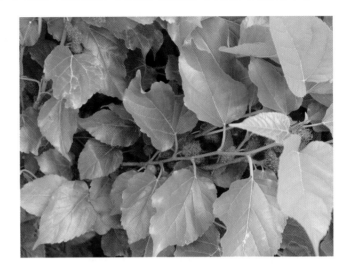

【生境分布】我市各地有栽培。

【采收加工】根，秋末挖取树根，刮去粗皮，除去木心晒干。冬霜叶，初霜后采收，洗净晒干；绿桑叶秋季采收。桑枝，春末夏初割取，除去桑叶，趁鲜切片晒干。桑椹子，4—6 月果穗变红时摘下，晒干或略蒸后晒干。

【功能主治】桑椹子：补血滋阴，生津润燥；用于眩晕耳鸣，心悸失眠，须发早白，津伤口渴，内热消渴，血虚便秘。桑白皮：泻肺平喘，利水消肿；用于肺热喘咳，水肿胀满尿少，面目肌肤浮肿。桑枝：祛风湿，利关节；用于肩臂、关节酸痛麻木。桑叶：疏散风热，清肺润燥，清肝明目；用于风热感冒，肺热燥咳，头晕头痛，目赤昏花。

【用法用量】桑白皮：煎服，9～12 克。桑椹子：煎服，9～15 克。桑枝：煎服，9～15 克。桑叶：煎服，15～30 克；外用适量，煎水熏洗。

## （13）鸡桑　*Morus australis Poir.*

【药名别名】裂叶水桑、岩桑。

【药用部位】为桑属植物鸡桑的根皮、茎枝、果实和叶。

【植物形态】灌木或小乔木，树皮灰褐色，冬芽大，圆锥状卵圆形。叶卵形，长 5～14 厘米，宽 3.5～12 厘米，先端急尖或尾状，基部楔形或心形，边缘具粗锯齿，不分裂或 3～5 裂，表面粗糙，密生短刺毛，背面疏被粗毛；叶柄长 1～1.5 厘米，被柔毛；雄花绿色，被毛；托叶线状披针形，早落。雄

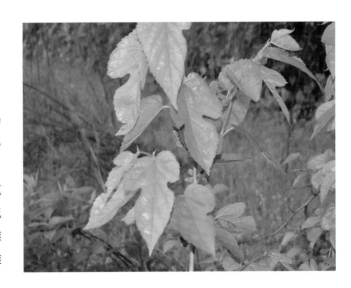

花序具短梗，花被片卵形，花药黄色；雌花序球形，长约 1 厘米，密被白色柔毛，雌花花被片长圆形，暗绿色，花柱很长，柱头 2 裂，内面被柔毛。聚花果短椭圆形，直径约 1 厘米，成熟时红色或暗紫色。花期 3—4 月，果期 4—5 月。

【生境分布】同桑。

【采收加工】同桑。

【功能主治】同桑。

【用法用量】同桑。

## （14）蒙桑 *Morus mongolica* (Bur.) C. K. Schneid.

【药名别名】鸡爪桑、掌叶桑。

【药用部位】为桑属植物鸡爪桑的根皮、茎枝、果实和叶。

【植物形态】小乔木或灌木，树皮灰褐色，纵裂；小枝暗红色，老枝灰黑色；冬芽卵圆形，灰褐色。叶长椭圆状卵形，长 8～15 厘米，宽 5～8 厘米，先端尾尖，基部心形，边缘具三角形单锯齿，稀为重锯齿，齿尖有长刺芒，两面无毛；叶柄长 2.5～3.5 厘米。雄花序长 3 厘米，雄花花被暗黄色，外面及边缘被长柔毛，花药 2 室，纵裂；雌花序短圆柱状，长 1～1.5 厘米，总花梗纤细，长

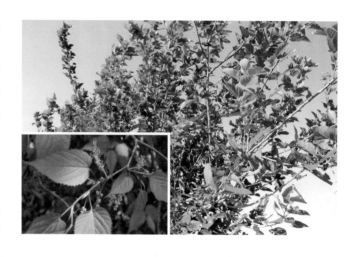

1～1.5 厘米。雌花花被片外面上部疏被柔毛，或近无毛；花柱长，柱头 2 裂，内面密生乳头状突起。聚花果长 1.5 厘米，成熟时红色至紫黑色。花期 3—4 月，果期 4—5 月。

【生境分布】同桑。

【采收加工】同桑。

【功能主治】同桑。

【用法用量】同桑。

# 58. 荨麻科 Urticaceae

## （1）细野麻 *Boehmeria spicata* (Thunb.) Thunb.

【药名别名】细穗苎麻、细麻草、水苎麻。

【来源】为苎麻属植物细野麻的全草。

【植物形态】多年生草本或亚灌木。茎高 40～100 厘米，常分枝，疏被短伏毛或近无毛。叶对生；叶片草质，卵状菱形或卵状宽菱形，长 2.4～7.5 厘米，宽 1.5～5 厘米，顶端长骤尖，基部宽楔形，边缘每侧有少数齿，两面疏被短伏毛或近无毛，基出脉 3 条，侧脉 1～2 对；叶柄长达 6.5 厘米。穗状花序单生于叶腋，单性。雄花无梗；花被片（3）4，椭圆形，长约 1 毫米，下部合生，外面有疏毛。雌花花被片近椭圆形，长约 0.6 毫米，外面有短毛，果期呈菱状倒卵形或宽菱形，长约 1 毫米。瘦果卵球形，长约 1.2

毫米，基部有短柄。花期6—8月。

【生境分布】生于海拔1700米以下的山坡草丛中、林荫下、岩壁旁及沟边。我市龟山、三河口等地有分布。

【采收加工】秋季割取全草，洗净晒干。

【功能主治】清热解毒，祛风止痒，利湿。用于皮肤发痒，湿毒。

【用法用量】内服：煎汤，6～9克。外用：适量，煎水洗。

【附注】药用资料转摘自《陕西中草药》。

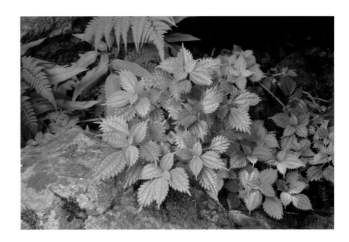

## （2）悬铃木叶苎麻 *Boehmeria tricuspis* (Hance) Makino

【药名别名】赤麻、野苎麻。

【药用部位】为苎麻属植物悬铃木叶苎麻的根或嫩茎叶。

【植物形态】多年生草本，高40～90厘米。茎直立，数茎丛生，不分枝，有4钝棱，通常带红色，上部疏生短伏毛。叶对生；叶柄长1～8厘米；叶片草质，卵形或宽卵形，长3.5～13厘米，宽3～12厘米，先端有3或5骤尖或3浅裂，有时在上部叶长渐尖，基部宽楔形，边缘生粗齿，上面疏生短毛，下面近无毛；基生脉3条。雌雄同株或异株；花序穗状，腋生，细长；雄花序在同株时生在较下部的叶腋，雄花被片4～5，淡黄白色，

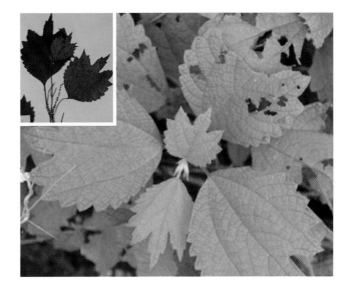

雄蕊4～5；雌花序在同株时生于上部中叶腋，雌花小，花被管状，淡红色，花柱线形，长达2毫米，宿存。瘦果倒卵形，长约1毫米，上部有细柔毛。花期6—8月，果期8—10月。

【生境分布】生于林下或沟边草地较阴湿处。我市龟山、张广河、五脑山等地有分布。

【采收加工】春、秋季采根，夏、秋季采叶，洗净，鲜用或晒干。

【功能主治】收敛止血，清热解毒。用于咯血，衄血，尿血，便血，崩漏，跌打损伤，无名肿毒，疮疡。

【用法用量】内服：煎汤，6～15克。外用：适量，捣烂外敷；或研末调敷患处。

## （3）苎麻 *Boehmeria nivea* (L.) Gaudich.

【药名别名】野苎麻、白麻。

【药用部位】为苎麻属植物苎麻的根。

【植物形态】亚灌木或灌木，高 0.5～1.5 米；茎上部与叶柄均密被开展的长硬毛和近开展和贴伏的短糙毛。叶互生；叶片草质，通常圆卵形或宽卵形，少数卵形，长 6～15 厘米，宽 4～11 厘米，顶端骤尖，基部近截形或宽楔形，边缘在基部之上有齿，上面稍粗糙，疏被短伏毛，下面密被雪白色毡毛，侧脉约 3 对；叶柄长 2.5～9.5 厘米；托叶分生，钻状披针形，长 7～11 毫米，背面被毛。圆锥花序腋生，或植株上部的为雌性，其下为雄性，或同一植株

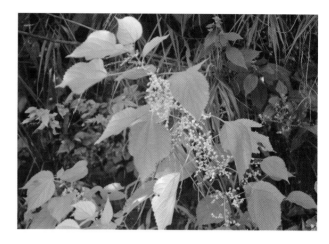

全为雌性，长 2～9 厘米；雄团伞花序直径 1～3 毫米，有少数雄花；雌团伞花序直径 0.5～2 毫米，有多数密集的雌花。雄花：花被片 4，外面有疏柔毛；雄蕊 4，长约 2 毫米，花药长约 0.6 毫米，顶端有短柱头。雌花：花被椭圆形，长 0.6～1 毫米，顶端有 2～3 小齿，外面有短柔毛，果期菱状倒披针形，长 0.8～1.2 毫米；柱头丝形，长 0.5～0.6 毫米。瘦果近球形，长约 0.6 毫米，光滑，基部突缩成细柄。花期 8—10 月。

【生境分布】生于低山、丘陵地带的路旁、沟边，多为人工栽培。我市各地有分布。

【采收加工】冬、春季采挖，除去地上茎和泥土，洗净，晒干。

【功能主治】清热利尿，安胎止血，解毒。用于感冒发热，麻疹高烧，尿路感染，肾炎水肿，孕妇腹痛，胎动不安，先兆流产，跌打损伤，骨折，疮疡肿痛，出血性疾病。

【用法用量】内服：煎汤，5～30 克；或捣汁。外用：适量，鲜品捣烂外敷；或煎汤熏洗。

## （4）水麻 *Debregeasia orientalis* C. J. Chen

【药名别名】柳莓、水麻柳、水苏麻。

【药用部位】为水麻属植物水麻的茎叶。

【植物形态】灌木，高达 1～4 米，小枝纤细，暗红色，常被贴生的白色短柔毛，以后渐变为无毛。叶纸质或薄纸质，干时硬膜质，长圆状狭披针形或条状披针形，先端渐尖或短渐尖，基部圆形或宽楔形，长 5～18 厘米，宽 1～2.5 厘米，边缘有不等的细锯齿，上面暗绿色，常有泡状隆起，疏生短糙毛，背面被白色或灰绿色毡毛，在脉上疏生短柔毛，基出脉 3 条，二级脉 3～5 对；各级脉在背面突起；叶柄短，

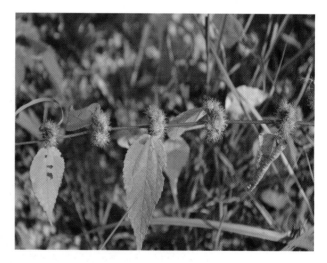

长 3～10 毫米，稀更长；托叶披针形，长 6～8 毫米，顶端浅 2 裂，背面纵肋上疏生短柔毛。花序雌雄异株，稀同株，生于上年生枝和老枝的叶腋，每分枝的顶端各生一球状团伞花簇，雄的团伞花簇直径 4～6 毫米，雌的直径 3～5 毫米；苞片宽倒卵形，长约 2 毫米。雄花在芽时扁球形，直径 1.5～2 毫米；花被片 4（混生于雌花序上的雄花花被片 3～4）。雌花几无梗，倒卵形，长约 0.7 毫米；花被薄膜质紧贴于子房，倒卵形，顶端有 4 齿。瘦果小浆果状，倒卵形，长约 1 毫米，鲜时橙黄色，宿存花被肉质紧贴生于果实。花期 3—4

月，果期 5—7 月。

【生境分布】生于海拔 700 ～ 1600 米的山坡溪边。我市山区乡镇有分布。

【采收加工】夏、秋季采收，鲜用或晒干。

【功能主治】清热利湿，止血解毒。主治小儿急惊风，风湿关节痛，咯血，痈疖肿毒。

【用法用量】内服：煎汤，9 ～ 15 克。外用：适量，捣烂外敷；或煎水洗。

### （5）庐山楼梯草　*Elatostema stewardii* Merr.

【药名别名】接骨草、鸡心七。

【药用部位】为楼梯草属植物庐山楼梯草的根或全草。

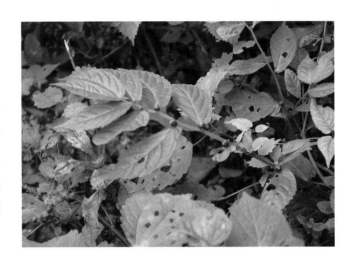

【植物形态】多年生草本。茎高 24 ～ 40 厘米，不分枝，无毛或近无毛，常具球形或卵球形珠芽。叶具短柄；叶片草质或薄纸质，斜椭圆状倒卵形、斜椭圆形或斜长圆形，长 7 ～ 12.5 厘米，宽 2.8 ～ 4.5 厘米，顶端骤尖，基部在狭侧楔形或钝，在宽侧耳形或圆形，边缘下部全缘，其上有齿，无毛或上面散生短硬毛，钟乳体明显，密，长 0.1 ～ 0.4 毫米，叶脉羽状，侧脉在狭侧 4 ～ 6 条，在宽侧 5 ～ 7 条；叶柄长 1 ～ 4 毫米，无毛；托叶狭三角形或钻形，长约 4 毫米，无毛。花序雌雄异株，单生于叶腋。雄花序具短梗，直径 7 ～ 10 毫米；花序梗长 1.5 ～ 3 毫米；花序托小；苞片 6，外方 2 枚较大，宽卵形，长 2 毫米，宽 3 毫米，顶端有长角状突起，其他苞片较小，顶端有短突起；小苞片膜质，宽条形至狭条形，长 2 ～ 3 毫米，有疏毛。雄花：花被片 5，椭圆形，长约 1.8 毫米，下部合生，外面顶端之下有短角状突起，有短毛；雄蕊 5；退化雌蕊极小。雌花序无梗；花序托近长方形，长约 3 毫米；苞片多数，三角形，长约 0.5 毫米，密被短柔毛，较大的具角状突起；小苞片密集，匙形或狭倒披针形，长 0.5 ～ 0.8 毫米。瘦果卵球形，长约 0.6 毫米，纵肋不明显。花期 7—9 月。

【生境分布】生于海拔约 700 米的山沟边阴湿处。我市山区有分布，本植物标本采自龟山。

【采收加工】春季至秋季采集全草或挖根，鲜用或晒干。

【功能主治】活血散瘀，消肿止咳。治跌打扭伤，疖腮，经闭，咳嗽。

【用法用量】内服：煎汤，鲜品 30 ～ 60 克。外用：捣烂外敷。

### （6）大蝎子草　*Girardinia diversifolia* (Link) Friis

【药名别名】大荨麻、蝎子草、火麻。

【药用部位】为蝎子草属植物大蝎子草的全草。

【植物形态】多年生高大草本，茎下部常木质化；茎高达 2 米，具 5 棱，生刺毛和细糙毛或伸展的柔毛，多分枝。叶片轮廓宽卵形、扁圆形或五角形，茎秆的叶较大，分枝上的叶较小，长和宽均 8 ～ 25 厘米，基部宽心形或近截形，具（3）5 ～ 7 深裂片，稀不裂，边缘有不规则的齿或重齿，上面疏生刺毛和糙伏毛，下面生糙伏毛或短硬毛和在脉上疏生刺毛，基生脉 3 条；叶柄长 3 ～ 15 厘米，毛被同茎上的叶；托叶大，

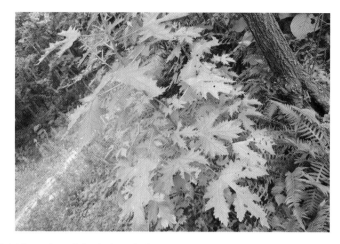

长圆状卵形，长 10～30 毫米，外面疏生细糙伏毛。花雌雄异株或同株，雌花序生于上部叶腋，雄花序生于下部叶腋，多次二叉状分枝排成总状或近圆锥状，长 5～11 厘米；雌花序总状或近圆锥状，稀长穗状，在果时长 10～25 厘米，序轴上具糙伏毛和伸展的粗毛，小团伞花枝上密生刺毛和细粗毛。雄花近无梗，在芽时直径约 1 毫米，花被片 4，卵形。雌花长约 0.5 毫米，花被片大的一枚舟形，先端有 3 齿。子房狭长圆状卵形。瘦果近心形，稍扁，长 2.5～3 毫米，成熟时变棕黑色，表面有粗疣点。花期 9—10 月，果期 10—11 月。

【生境分布】生于山坡林荫下。我市张广河有分布。

【采收加工】全年可采，洗净，鲜用或晒干。

【功能主治】祛痰，利湿，解毒。用于咳嗽痰多，水肿。外用治疮毒。

【用法用量】内服：煎汤，鲜品 15～30 克。外用：适量，煎水洗。

【附注】本品有毒。其有毒成分为高浓度的酸类，能刺激皮肤引起烧痛，红肿。

## （7）糯米团 *Gonostegia hirta* (Bl.) Miq.

【药名别名】糯米藤、糯米草、蔓苎麻。

【药用部位】为糯米团属植物糯米团的全草。

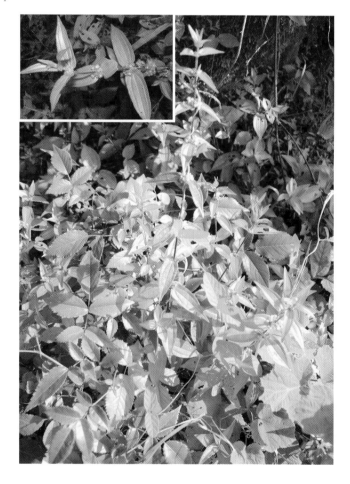

【植物形态】多年生草本，直立或斜倾，或下部卧地而顶部上伸，通常有刚毛。主根粗肥，圆锥形。叶对生，卵圆形或椭圆状披针形，长 3.5～7 厘米，宽 1～2 厘米，先端钝尖或渐尖，基部圆形至近心形，全缘，基脉三出，网脉在叶背者明显，有刚毛，上面粗糙，或有刚毛；无柄或有短柄；托叶阔卵形。花小，单性，雌雄同株，簇生于叶腋，黄绿色；雄花被裂片 3～5，在蕾中镊合状排列，裂片急内弯，背部有横折，形成一环，环上有刚毛，雄蕊 5；雌花花萼筒状，柱头钻形，瘦果阔卵形，先端尖，纵棱突起，黑色，光滑。花期 7—8 月，果期 9—10 月。

【生境分布】生于海拔 1200 米以下的林下、路旁或沟边，常成片生长。我市夫子河、三河口、龟山等地有分布。

【采收加工】秋季采集，洗净晒干。

【功能主治】具抗菌消炎，解毒消肿，健脾胃，止血等作用。用于疮毒，腹泻，痢疾，带下，跌打损伤，外伤出血等。

【用法用量】内服：煎汤，30～60克。外用：适量，鲜全草或根捣烂敷患处。

### （8）毛花点草 *Nanocnide lobata* Wedd.

【药名别名】透骨消、蛇草、雪药。

【药用部位】为花点草属植物毛花点草的全草。

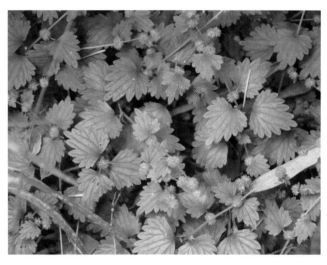

【植物形态】多年生、丛生草本，高15～30厘米。茎柔弱，上部多分枝，有倒生的柔毛。叶互生，有长柄；叶片三角状广卵形或扇形，长6～18毫米，宽8～20毫米，先端钝圆，基部阔楔形或截形，边缘有粗钝齿，两面均有散生的白色长毛，上面有白色点状突起。花白色，单性，雄花序生于枝梢叶腋，雌花序生于上部叶腋，均有短梗。瘦果扁椭圆形，有点状突起。花期4月，果期7月。

【生境分布】生于沟边阴湿处。本植物标本采自坳峰河及熊家铺的茶园冲。

【采收加工】夏、秋季采收，洗净晒干。

【功能主治】清热解毒，通经活血。主治疮毒，痱疹及肺病咳嗽，水火烫伤。

【用法用量】内服：煎汤，15～30克。外用：捣烂外敷或浸菜油外敷。

### （9）小赤车 *Pellionia brevifolia* Benth.

【药名别名】无。

【药用部位】为赤车属植物小赤车的全草。

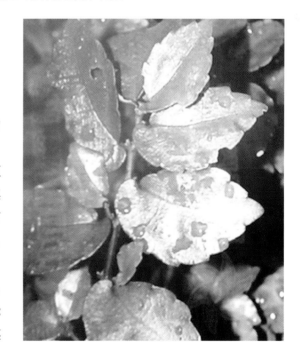

【植物形态】小草本。茎平卧，多自基部分枝，枝条长达20厘米，下部着地生根，有长约0.1毫米的小毛。叶具短柄，叶片纸质，斜宽倒卵形或近圆形，稀椭圆形或卵形，长0.4～1.5厘米，宽0.4～1.4厘米，顶端钝或圆形，稀微尖，基部在狭侧楔形或宽楔形，在宽侧明显耳形，边缘有浅钝齿或浅波状，上面无毛，下面沿基出脉有小毛或近无毛，钟乳体不明显，或少数分布于近叶缘处，长0.1～0.3毫米，半离基，三出脉，侧脉不明显，在狭侧1～2条，在宽侧2～3条，叶柄长0.5～1.6毫米，密被小毛；托叶钻形，长1～2毫米，宽约0.2毫米。花序雌雄异株。雄花序生于茎顶叶腋，长 0.8 ～ 2 厘米，有 1 ～ 3 花；花序梗长 4.5 ～ 14 厘米，有极短的小毛；苞片长圆状披针形，长约 2.5 毫米，带紫色，无毛。5 月开花。

【生境分布】生于海拔 800 ～ 1000 米山谷溪边或林中石上。我市康王寨等地有分布。

【采收加工】夏、秋季拔起全草，洗净，鲜用或晒干。

【功能主治】祛瘀，消肿，解毒，止痛。主治关节扭伤，鸡眼。

【用法用量】内服：煎汤，15 克。外用：适量，鲜品捣烂外敷；或研末调敷。

### （10）冷水花 *Pilea notata C. H. Wright*

【药名别名】水麻叶、土甘草。

【药用部位】为冷水花属植物冷水花的全草。

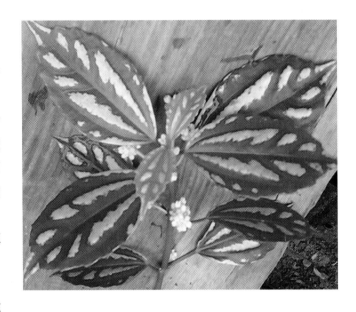

【植物形态】多年生草本。茎肉质，高 25 ～ 65 厘米，无毛。叶对生，2 枚稍不等大；叶柄每对不等长，长 0.5 ～ 7 厘米；叶片膜质，狭卵形或卵形，长 4 ～ 11 厘米，宽 1.6 ～ 4.8 厘米，先端渐尖或长渐尖，基部圆形或宽楔形，边缘在基部之上有浅锯齿或浅牙齿状齿，钟乳体条形，在叶两面明显而密，在脉上也有；基出脉 3 条。雌雄异株；雄花序聚伞状，长达 4 厘米；雄花直径约 1.5 毫米，花被片 4，雄蕊 4，较花被片长，花药白色；雌花序较短而密，长在 1.2 厘米以下；雌花花被片 3，狭卵形，长约 0.5 毫米，中间 1 枚较长，外面具钟乳体，柱头画笔头状。瘦果卵形，稍偏斜，淡黄色，表面有疣状点。花期 7—9 月，果期 9—11 月。

【生境分布】城区栽培。

【采收加工】夏、秋季采收，洗净，鲜用或晒干。

【功能主治】清热利湿，退黄，消肿散结，健脾和胃。用于湿热黄疸，赤白带下，淋浊，尿血，小儿夏季热，消化不良，跌打损伤，外伤感染。

【用法用量】内服：煎汤，15 ～ 30 克；或浸酒。外用：适量，捣烂外敷。

【附注】妊娠期慎服。

## 59. 铁青树科 Olacaceae

### 青皮木 *Schoepfia jasminodora Sieb. et Zucc.*

【药名别名】碎骨仔树、青芙木、茶条树、羊脆骨。

【药用部位】为青皮木属植物青皮木的根或幼枝。

【植物形态】落叶小乔木或灌木，高 3 ～ 14 米；树皮灰褐色；具短枝，新枝自去年生短枝上抽出，嫩时红色，老枝灰褐色，小枝干后栗褐色。叶纸质，卵形或长卵形，叶柄长 2 ～ 3 毫米，红色。花无梗，

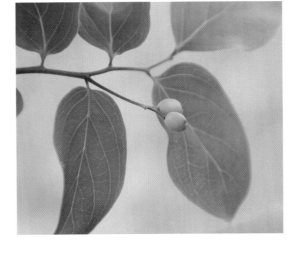

呈穗状花序状的螺旋状聚伞花序，花序长 2～6 厘米，总花梗长 1～2.5 厘米，红色，果可增长到 4～5 厘米；花萼筒杯状，果椭圆状或长圆形，长 1～1.2 厘米，直径 5～8 毫米，成熟时几乎全部为增大成壶状的花萼筒所包围，增大的花萼筒外部紫红色，基部为略膨大的"基座"所承托。花与叶同时开放。花期 3—5 月，果期 4—6 月。

【生境分布】生于海拔 1700 米以下的林区山谷、溪边的密林或疏林中。我市山区有分布。

【采收加工】根及树枝全年均可采收，夏、秋季采叶，鲜用或切碎晒干。

【功能主治】清热利湿，活血止痛。主治黄疸，热淋，风湿痹痛，跌打损伤，骨折。

【用法用量】内服：煎汤，15～60 克。外用：鲜品适量，捣烂外敷或煎汤洗。

# 60. 檀香科 Santalaceae

## 百蕊草 *Thesium chinense* Turcz.

【药名别名】刷子草、打食草。

【药用部位】为百蕊草属植物百蕊草的全草。

【植物形态】多年生柔弱草本，高 15～40 厘米，全株多少被白粉，无毛；茎细长，簇生，基部以上疏分枝，斜升，有纵沟。叶线形，长 1.5～3.5 厘米，宽 0.5～1.5 毫米，顶端急尖或渐尖，具单脉。花单一，5 数，腋生；花梗短或很短，长 3～3.5 毫米；苞片 1 枚，线状披针形；小苞片 2 枚，线形，长 2～6 毫米，边缘粗糙；花被绿白色，长 2.5～3 毫米，花被管呈管状，花被裂片，顶端锐尖，内弯，内面的微毛不明显；雄蕊不外伸；子房无柄，花柱很短。坚果椭圆状或近球形，长或宽 2～2.5 毫米，淡绿色，表面有明显隆起的网脉，顶端的宿存花被近球形，长约 2 毫米；果柄长 3.5 毫米。花期 4—5 月，果期 6—7 月。

【生境分布】生于山坡、坡地沟边阴湿处或路旁草丛的沙地中。我市各地有分布，但不密集。

【采收加工】夏、秋季采集，洗净晒干。

【功能主治】清热，利湿，解毒。用于风热感冒，中暑，肺痛，乳蛾，淋巴结结核，疖肿，淋证，黄疸，腰痛，遗精。

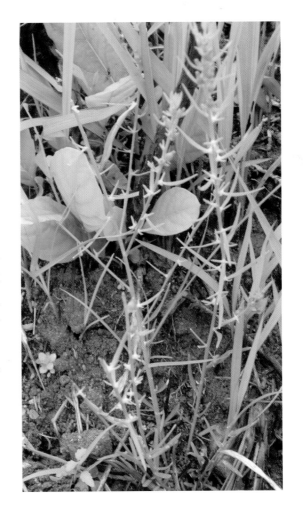

【用法用量】内服：煎汤，9～30克；研末或浸酒。外用：适量，研末调敷。

# 61. 桑寄生科 Loranthaceae

## （1）桑寄生 *Taxillus sutchuenensis* (Lecomte) Danser

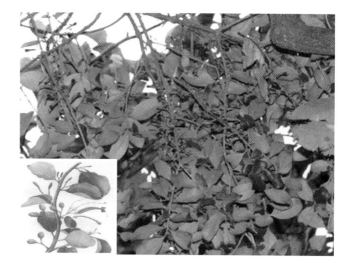

【药名别名】寄生、桑树寄生。

【药用部位】为钝果寄生属植物桑寄生的全株。

【植物形态】灌木，高 0.5～1 米，幼嫩枝、叶密被褐色或红褐色星状毛。叶近对生或互生，卵形、长卵形或椭圆形，长 5～8 厘米，宽 3～4.5 厘米，顶端钝，基部圆形，上面无毛，下面被茸毛；叶柄长 6～12 毫米。总状花序，腋生，具花 3～5 朵，密集；总花梗长 1～2 毫米；花梗长 2～3 毫米；苞片卵状三角形；花红色，被星状毛；花托长圆形，长 2～3 毫米；副萼环状，具 4 齿；花冠花蕾时管状，长 2.2～2.8 厘米，顶部狭长圆形，急尖，裂片 4，披针形，长 6～9 毫米，外折。果长圆形，黄绿色，长 6～7 毫米，直径 3～4 毫米，顶端钝，基部钝圆，果皮具颗粒状体，被疏毛。花期 6—8 月。

【生境分布】生于海拔 20～400 米平原或低山常绿阔叶林中，寄生于桑树、桃树、李树、油茶、油桐等多种植物上。我市主要分布于狮子峰、张家畈。

【采收加工】冬季至次年春季采割，除去粗茎，切段干燥，或蒸后干燥。

【功能主治】补肝肾，强筋骨，祛风湿，通经络，益血，安胎。主治腰膝酸痛，筋骨痿弱，偏枯，脚气，风寒湿痹，胎漏血崩，产后乳汁不下。

【用法用量】内服：煎汤，9～18克；或入散剂，浸酒或捣汁服。

## （2）广寄生 *Taxillus chinensis* (DC.) Danser

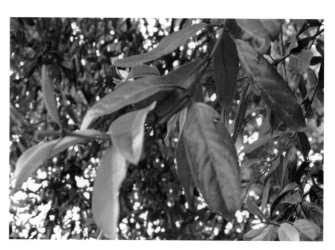

【药名别名】桑寄生、桃树寄生、寄生茶。

【药用部位】为钝果寄生属植物广寄生的全株。

【植物形态】灌木，高达 1 米；嫩枝、叶和花密被锈色星状毛，有时具疏生叠生星状毛，稍后茸毛呈粉状脱落；老叶无毛。小枝灰褐色。叶对生或近对生，厚纸质，卵形或长卵形，长（2.5）3～6 厘米，先端圆钝，基部楔形或宽楔形；侧脉 3～4 对；叶柄长

0.8～1厘米。伞形花序1～2个腋生或生于小枝已落叶腋部，具花1～4朵，花序和花被星状毛；花序梗长2～4毫米。花梗长6～7毫米；苞片鳞片状，长约0.5毫米；花褐色；花托椭圆状或卵球形，长2毫米；副萼环状；花冠花蕾时筒状，长2.5～2.7厘米，稍弯，下部膨胀，顶部卵球形，裂片4，匙形，长约6毫米，反折，被毛；花丝长约1毫米，花药长3毫米，药室具横隔；花盘环状；花柱线状，柱头头状。果椭圆状或近球形，果皮密生小瘤体，具疏毛，成熟果浅黄色，长0.8～1厘米，直径5～6毫米。花果期4月至翌年1月。

【生境分布】生于海拔20～400米平原或低山常绿阔叶林中。我市分布于狮子峰、张家畈。

【采收加工】冬季至次年春季采割，除去粗茎，切段干燥，或蒸后干燥。

【功能主治】补肝肾，强筋骨，祛风湿，安胎。用于风湿痹痛，腰膝酸软，筋骨无力，崩漏经多，妊娠漏血，胎动不安，高血压。

【用法用量】煎服，9～15克。

### （3）锈毛钝果寄生 *Taxillus levinei* (Merr.) H. S. Kiu

【药名别名】毛叶桑寄生、锈毛寄生、寄生。

【药用部位】为钝果寄生属植物锈毛钝果寄生的全株。

【植物形态】灌木，高0.5～2米；嫩枝、叶、花序和花均密被锈色、稀褐色叠生星状毛和星状毛；小枝灰褐色或暗褐色，无毛。叶互生或近对生，革质，卵形，稀椭圆形或长圆形，顶端圆钝，稀急尖，基部近圆形，上面无毛，干后橄榄绿色或暗黄色，下面被茸毛，侧脉4～6对，在叶上面明显；叶柄长6～12（15）毫米，

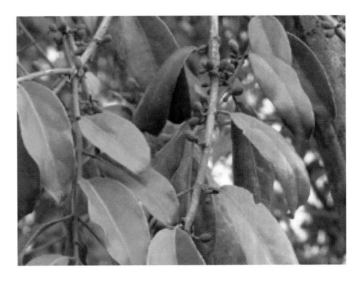

被茸毛。伞形花序，1～2个腋生或生于小枝已落叶腋部，具花（1）2（3）朵，苞片三角形，长0.5～1毫米；花红色，花托卵球形，长约2毫米；副萼环状，稍内卷；花冠花蕾时筒状，长（1.8）2～2.2厘米，稍弯，冠筒膨胀，顶部卵球形，裂片4枚，匙形，长5～7毫米，反折；花丝长2.5～3毫米，花药长1.5～2毫米；花盘环状。果卵球形，长约6毫米，直径4毫米，黄色，被颗粒状体及星状毛。花期9—12月，果期翌年4—5月。

【生境分布】生于海拔200～700（1200）米山地或山谷常绿阔叶林中，常寄生于油茶、樟树、板栗或壳斗科植物上。我市分布于木子店、乘马岗。

【采收加工】冬季至次年春季采割，除去粗茎，切段干燥，或蒸后干燥。

【功能主治】清肺止咳，祛风湿。用于肺热咳嗽，风湿腰腿痛，皮肤疮疖。

【用法用量】内服：煎汤，9～15克，或浸酒。外用：适量，研粉调敷。

### （4）槲寄生 *Viscum coloratum* (Kom.) Nakai

【药名别名】柳寄生、桑寄生、寄生。

【药用部位】为槲寄生属植物槲寄生的全株。

【植物形态】灌木，高 30 ～ 80 厘米。茎、枝均圆柱状，二歧或三歧，稀多歧分枝，节稍膨大，小枝的节间长 5 ～ 10 厘米，干后具不规则皱纹。叶对生，稀 3 枚轮生；叶柄短；叶片厚革质或革质，长椭圆形至椭圆状披针形，长 3 ～ 7 厘米，宽 0.7 ～ 2 厘米，先端圆形或圆钝，基部渐狭；基出脉 3 ～ 5 条。雌雄异株；花序顶生或腋生于茎叉状分枝处；雄花序聚伞状，总苞舟形，通常具花 3 朵，中央的花具 2 枚苞片或无。雄花萼片 4 枚；花药椭圆形；雌花序聚伞式穗状，具花 3 ～ 5 朵，顶生的花具 2 枚苞片或无，交叉对生的花各具 1 枚苞片；雌花花蕾时长卵球形，花托卵球形，萼片 4 枚；柱头乳头状。浆果球形，具宿存花柱，成熟时淡黄色或橙红色，果皮平滑。花期 4—5 月，果期 9—11 月。

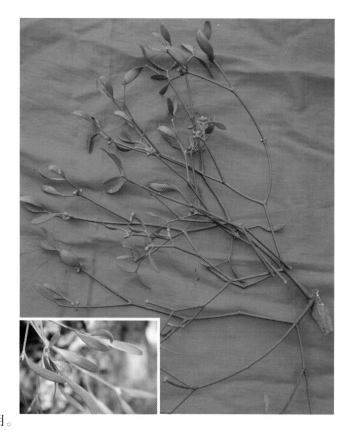

【生境分布】我市所见寄生在柳树上，黄土岗、福田河、张广河、龟山等乡镇有分布。

【采收加工】冬季采集全株，洗净切片，晒干。

【功能主治】补肝肾，强筋骨，祛风湿，安胎。主治腰膝酸痛，风湿痹痛，胎动不安，胎漏下血。

【用法用量】内服：煎汤，10 ～ 15 克；或入丸、散；浸酒或捣汁。外用：适量，捣烂外敷。

【附注】在我市所分布的上述四种寄生中，桑寄生和槲寄生为《中国药典》收载的正品。

# 62. 马兜铃科 Aristolochiaceae

## （1）北马兜铃 *Aristolochia contorta* Bunge

【药名别名】马兜铃、马斗铃、青木香、天仙藤。

【药用部位】为马兜铃属植物北马兜铃的根（青木香）、藤茎（天仙藤）和果实（马兜铃）。

【植物形态】多年生攀援草本，全株无毛；茎长达 2 米以上。叶三角状心形至宽卵状心形，长 3 ～ 13 厘米，宽 3 ～ 10 厘米，顶端短锐尖或钝，基部心形，下面略带灰白色；叶柄长 1 ～ 7 厘米。花 3 ～ 10 朵簇生

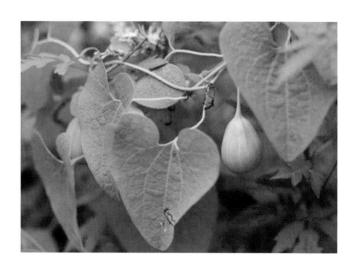

于叶腋；花被喇叭状，直，长 2 ～ 3 厘米，基部急剧膨大成球状，上端逐渐扩大成向一面偏的侧片，侧片卵状披针形，带暗紫色，顶端渐尖而延长成长约 1 厘米的线形尾尖；雄蕊 6，贴生于花柱体周围；柱头 6。果宽倒卵形至椭圆状倒卵形，长 4 ～ 6 厘米，直径 2 ～ 3 厘米，6 瓣裂开。种子扁平，三角状，边缘具白色膜质的宽翅。花期 7—8 月，果期 9 月。

【生境分布】生于山坡灌丛中及沟岸边。我市各地均有分布。

【采收加工】春、秋季挖根，洗净晒干；秋季割取藤茎，洗净晒干；秋季果实由绿变黄时采收，洗净晒干。

【功能主治】青木香：平肝止痛，解毒消肿；用于眩晕头痛，胸腹胀痛，痈肿疔疮，蛇虫咬伤。天仙藤：行气活血，利水消肿；用于脘腹刺痛，关节痹痛，妊娠水肿。马兜铃：清肺降气，止咳平喘，清肠消痔；用于肺热喘咳，痰中带血，肠热痔血，痔疮肿痛。

【用法用量】青木香：①内服：煎汤，3 ～ 9 克。②外用：适量，研末敷患处。天仙藤：①内服：煎汤，6 ～ 10 克。②外用：适量，煎水洗或捣烂外敷。马兜铃：煎汤，3 ～ 9 克；或入丸、散。

## （2）马兜铃 *Aristolochia debilis* Sieb. et Zucc.

【药名别名】蛇参、臭藤根、青木香。

【药用部位】为马兜铃属植物马兜铃的根（青木香）、藤茎（天仙藤）和果实（马兜铃）。

【植物形态】多年生缠绕或匍匐状细弱草本。叶互生，叶柄较细，长 1 ～ 1.5 厘米；叶片三角状狭卵形，长 3 ～ 8 厘米，宽 1.8 ～ 4.5 厘米，中部以上渐狭，先端钝圆，基部心形，两侧圆耳形，老时质稍厚，基出脉 5 ～ 7 条，较明显。花较大，单生于叶腋间，花梗细，长 1 ～ 1.5 厘米；花被暗紫色，长 3 ～ 5 厘米，内被细柔毛，有 5 条纵脉直

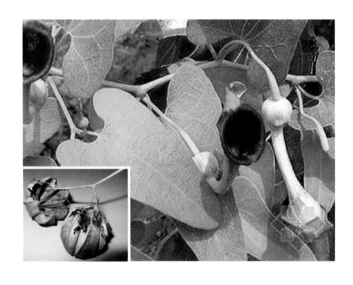

达花被顶端；雄蕊 6，子房下位，长柱形，花柱 6，肉质短厚，愈合成柱体，柱头短。蒴果近球形，直径 3 ～ 4 厘米。花期 7—8 月，果期 9 月。

【生境分布】生于低山、平原的路旁或沟边。我市各地有分布。

【采收加工】同北马兜铃。

【功能主治】同北马兜铃。

【用法用量】同北马兜铃。

## （3）寻骨风 *Aristolochia mollissima* Hance

【药名别名】绵毛马兜铃、毛香。

【药用部位】为马兜铃属植物绵毛马兜铃的全草或根。

【植物形态】多年生缠绕草本，全株密被白黄色绵毛。茎细长，具数条纵沟。叶互生，卵形或卵圆状

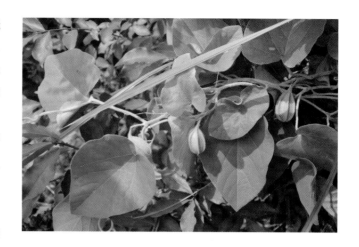

心形，长 3～10 厘米，宽 3～7.5 厘米，先端尖或钝，基部心形，全缘，两面密生绵毛，尤以下面密厚；叶柄长 1.5～4 厘米。花单生于叶腋，花梗长 2～4 厘米；苞片 1，卵圆形，长约 5 毫米；花被弯曲，上端烟斗状，内侧黄色，中央紫色；雄蕊 6，花药贴生于合蕊柱周围；子房下位，6 室，花柱先端 6 裂。蒴果椭圆状倒卵形，种子扁平。花期 6—8 月，果期 9—10 月。

【生境分布】生于向阳低山丘陵山坡的岸边、路旁草丛中。我市广布。

【采收加工】夏、秋季采集，除去泥沙，洗净晒干。

【功能主治】祛风，活络，止痛。用于风湿痹痛，关节酸痛。

【用法用量】内服：煎汤，9～15 克。

## （4）杜衡 *Asarum forbesii* Maxim.

【药名别名】细辛、马蹄细辛、土细辛。

【药用部位】为细辛属植物杜衡的根及根茎或全草。

【植物形态】多年生草本；根状茎短，根丛生，稍肉质，直径 1～2 毫米。叶片阔心形至肾心形，长和宽均为 3～8 厘米，先端钝或圆，基部心形，两侧裂片长 1～3 厘米，宽 1.5～3.5 厘米，叶面深绿色，中脉两旁有白色云斑，脉上及其近边缘有短毛，叶背浅绿色；叶柄长 3～15 厘米；芽苞叶肾心形或倒卵形，长和宽各约 1 厘米，边缘有毛。

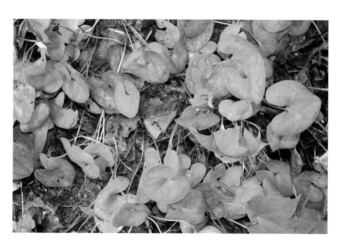

花暗紫色，花梗长 1～2 厘米；花被管钟状或圆筒状，长 1～1.5 厘米，直径 8～10 毫米，喉部不缢缩，喉孔直径 4～6 毫米，膜环极窄，宽不足 1 毫米，内壁具明显格状网眼，花被裂片直立，卵形，长 5～7 毫米，宽和长近相等，平滑、无乳突皱褶；药隔稍伸出；子房半下位，花柱离生，顶端 2 浅裂，柱头卵状，侧生。花期 4—5 月。

【生境分布】生于山坡沟边阴湿处。我市山区丘陵、乡镇有分布。

【采收加工】秋季采集，阴干或鲜用。

【功能主治】疏风散寒，消痰利水，活血止痛。用于风寒感冒，痰饮喘咳，水肿，风寒湿痹，跌打损伤，头痛，齿痛，胃痛，痧气腹痛，瘰疬，肿毒，蛇咬伤。

【用法用量】内服：煎汤，1.5～6 克；研末，0.6～3 克或浸酒。外用：适量，研末吹鼻，或鲜品捣烂敷。

**（5）辽细辛** *Asarum heterotropoides* var. *mandshuricum* (Maxim.) Kitag.

【药名别名】细辛、北细辛。

【药用部位】为细辛属植物辽细辛的根和根茎。

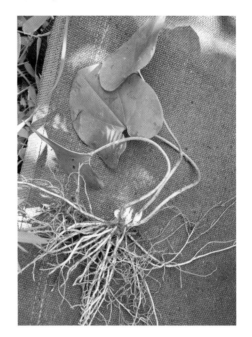

【植物形态】多年生草本。根茎横走。叶卵状心形或近肾形，长4～9厘米，宽5～13厘米，先端急尖或钝，基部心形，上面脉上有毛，有时全体疏生短毛，下面毛较密；芽苞叶近圆形。花紫棕色，稀紫绿色；花梗长3～5厘米，花期在顶部成直角弯曲，果期直立；花被管壶状或半球状，直径约1厘米，喉部稍缢缩，花被裂片三角状卵形，长约7毫米，宽约9毫米，由基部向外反折，贴靠于花被管上；雄蕊着生于子房中部，花丝常较花药稍短，药隔不伸出；子房半下位或几近上位，近球形，花柱6，先端2裂，柱头侧生。蒴果半球状，直径约12毫米。花期5月，果期6—7月。

【生境分布】生于林下、灌丛间、山沟、林缘或山阴湿地。我市张家畈有分布。

【采收加工】5—7月连根挖取，除净泥土，及时阴干（不宜晒干，勿用水洗，否则会使香气降低，叶变黄，根变黑而影响质量）。置干燥通风处，防止霉烂。

【功能主治】祛风散寒，通窍止痛，温肺化饮。用于风寒感冒，头痛，牙痛，鼻塞鼻渊，风湿痹痛，痰饮喘咳。

【用法用量】内服：煎汤或研末，1～3克。外用：适量，研末吹鼻、塞耳、敷脐；或煎水含漱。

【附注】①不宜与藜芦同用。②本品药用部位原为带根全草。

# 63. 蛇菰科 Balanophoraceae

**蛇菰** *Balanophora japonica* Makino（暂定）

【药名别名】日本蛇菰、锁阳、文王一支笔、鸡心七。

【药用部位】为蛇菰属植物蛇菰的全草。

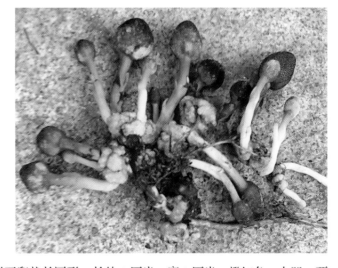

【植物形态】草本，高5～16厘米；根茎块茎状，直径3～9厘米，自基部分枝，分枝呈颇整齐的球形，表面有红褐色或铁锈色颗粒状小疣瘤和明显白色或带黄白色星芒状皮孔，顶端裂鞘4～5裂，裂片短三角形；花茎粗壮，最长约7厘米，有时短，仅0.5厘米，橙红色；鳞苞片8～14枚，疏松的覆瓦状排列，散生或交互对生，卵圆形、卵形至卵状长圆形，长约3厘米，宽2厘米，橙红色，内凹，顶

端圆或钝；雄花序未见；雌花序椭圆状卵圆形至圆柱状卵圆形，偶卵圆形，长 1.5～5 厘米，直径 1.2～3.5 厘米，深红色，很少黄红色；子房椭圆形，有柄，花柱丝状，比子房长 2～3 倍；附属体有粗短的柄，倒卵形，顶端稍凹陷，常比雌花长，红色。花期 10—12 月。

【生境分布】寄生于海拔 1000 米左右的林下木本或草本植物的根上。我市见于龟山风景区。

【采收加工】秋末或冬初挖取，除去杂质，洗净晒干。

【功能主治】清热解毒，凉血止血。主治咳嗽吐血，血崩，痔疮肿痛，指疔。

【用法用量】内服：煎汤，9～18 克。外用：适量，捣烂敷患处。

【附注】本地民间称作"锁阳"。

# 64. 蓼科 Polygonaceae

## （1）金线草 *Antenoron filiforme* (Thunb.) Rob. et Vaut.

【药名别名】化血归、朱砂七、破血子。

【药用部位】为金线草属植物金线草的全草或根茎。

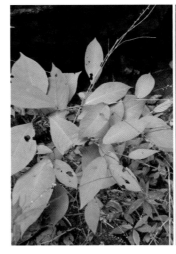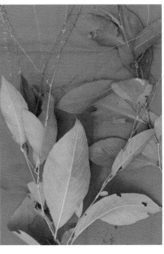

【植物形态】多年生草本。根状茎粗壮。茎直立，高 50～80 厘米，具糙伏毛，有纵沟，节部膨大。叶椭圆形或长椭圆形，长 6～15 厘米，宽 4～8 厘米，顶端短渐尖或急尖，基部楔形，全缘，两面均具糙伏毛；叶柄长 1～1.5 厘米，具糙伏毛；托叶鞘筒状，膜质，褐色，长 5～10 毫米，具短缘毛。总状花序呈穗状，通常数个，顶生或腋生，花序轴延伸，花排列稀疏；花梗长 3～4 毫米；苞片漏斗状，绿色，边缘膜质，具缘毛；花被 4 深裂，红色，花被片卵形，果时稍增大；雄蕊 5；花柱 2，果时伸长，硬化，长 3.5～4 毫米，顶端呈钩状，宿存，伸出花被之外。瘦果卵形，双凸镜状，褐色，有光泽，长约 3 毫米，包于宿存花被内。花期 7—8 月，果期 9—10 月。

【生境分布】生于海拔 500～1200 米的林荫下的山坡草丛中或沟溪边。我市山区乡镇均有分布。

【采收加工】秋季采收，分别将其根茎与地上全草洗净，晒干。

【功能主治】凉血止血，祛瘀止痛。用于吐血，肺结核咯血，子宫出血，淋巴结结核，胃痛，痢疾，跌打损伤，骨折，风湿痹痛，腰痛。

【用法用量】内服：煎汤，9～30 克。外用：煎水洗。

## （2）金荞麦 *Fagopyrum dibotrys* (D. Don) Hara

【药名别名】荞麦当归、荞麦三七、野荞麦。

【药用部位】为荞麦属植物金荞麦的根茎和茎叶。

【植物形态】多年生草本。根状茎木质化，黑褐色。茎直立，高 50～100 厘米，分枝，具纵棱，无毛。有时一侧沿棱被柔毛。叶三角形，长 4～12 厘米，宽 3～11 厘米，顶端渐尖，基部近戟形，边缘全缘，两面具乳头状突起或被柔毛；叶柄长可达10厘米；托叶鞘筒状，膜质，褐色，长5～10毫米，偏斜，顶端截形，无缘毛。花序伞房状，顶生或腋生；苞片卵状披针形，顶端尖，边缘膜质，长约3毫米，每苞内具2～4花；花梗中部具关节，与苞片近等长；花被5深裂，白色，花被片长椭圆形，长约2.5毫米，雄蕊8，比花被短，花柱3，柱头头状。瘦果宽卵形，具3锐棱，长6～8毫米，黑褐色，无光泽，超出宿存花被2倍。花期7—9月，果期8—10月。

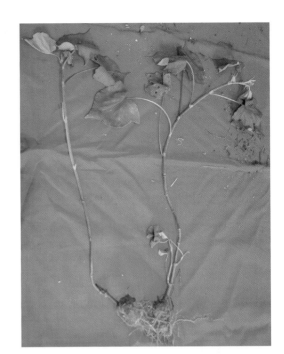

【生境分布】生于海拔1000米以下的沟溪边、路旁，也有人工栽培。

【采收加工】10—11月采收，将根与茎叶分别洗净晒干。

【功能主治】清热解毒，祛风利湿。治咽喉肿痛，痈疮，瘰疬，肝炎，肺痈，筋骨酸痛，头风，胃痛，菌痢，带下。

【用法用量】内服：煎汤，12～30克；或研末。外用：捣汁或磨汁涂。

## （3）荞麦 *Fagopyrum esculentum* Moench

【药名别名】花麦、野荞麦、甜荞。

【药用部位】为荞麦属植物荞麦的种子和茎叶。

【植物形态】一年生草本。茎直立，高30～90厘米，上部分枝，绿色或红色，具纵棱，无毛或于一侧沿纵棱具乳头状突起。叶三角形或卵状三角形，长2.5～7厘米，宽2～5厘米，顶端渐尖，基部心形，两面沿叶脉具乳头状突起；下部叶具长叶柄，上部较小近无梗；托叶鞘膜质，短筒状，长约5毫米，顶端偏斜，无缘毛，易破裂脱落。花序总状或伞房状，顶生或腋生，花序梗一侧具小突起；苞片卵形，长约2.5毫米，绿色，边缘膜质，每苞内具3～5花；花梗比苞片长，无关节，花被5深裂，白色或淡红色，花被片椭圆形，长3～4毫米；雄蕊8，比花被短，花药淡红色；花柱3，柱头头状。瘦果卵形，具3锐棱，顶端渐尖，长5～6毫米，暗褐色，无光泽，比宿存花被长。花期5～9月，果期6—10月。

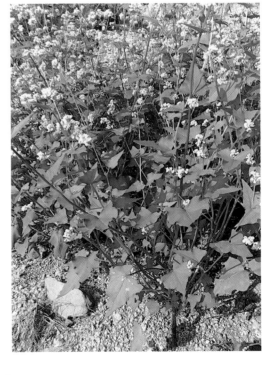

【生境分布】我市三河口镇槐树坳村有栽培。

【采收加工】秋季果实成熟时采收，将种子与茎叶晒干。

【功能主治】茎叶：降压，止血；适用于高血压、毛细血管脆弱性出血，防治中风、视网膜出血、肺出血。种子：健胃，收敛；用于止虚汗；炒香研末，外用收敛止汗，消炎。

【用法用量】荞麦：炒后为丸、散，每次 6 克，一日 2 次。茎叶：煎服，鲜品 30 ～ 60 克（干品酌减）。

## （4）萹蓄 *Polygonum aviculare* L.

【药名别名】乌蓼、竹节草。

【药用部位】为蓼属植物萹蓄的地上全草。

【植物形态】一年生草本。茎平卧、上升或直立，高 10 ～ 40 厘米，自基部多分枝，具纵棱。叶椭圆形、狭椭圆形或披针形，长 1 ～ 4 厘米，宽 3 ～ 12 毫米，顶端钝圆或急尖，基部楔形，边缘全缘，两面无毛，下面侧脉明显；叶柄短或近无柄，基部具关节；托叶鞘膜质，下部褐色，上部白色，撕裂脉明显。花单生或数朵簇生于叶腋，遍布于植株；苞片薄膜质；花梗细，顶部具关节；花被 5 深裂，花被片椭圆形，长 2 ～ 2.5 毫米，绿色，边缘白色或淡红色；雄蕊 8，花丝基部扩展；花柱 3，柱头头状。瘦果卵形，具 3 棱，长 2.5 ～ 3 毫米，黑褐色，密被由小点组成的细条纹，无光泽，与宿存花被近等长或稍超过。花期 5—7 月，果期 6—8 月。

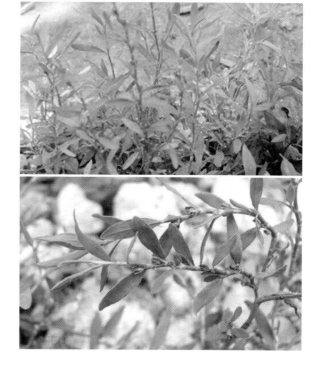

【生境分布】生于海拔 1700 米以下的山坡路旁及田边。我市各地都有分布。

【采收加工】夏季采收，晒干，切碎，生用。

【功能主治】利尿，清热，杀虫。治热淋，癃闭，黄疸，阴蚀，带下，蛔虫病，疳积，痔肿，湿疮。

【用法用量】内服：煎汤，6 ～ 9 克；或捣汁。外用：捣烂外敷或煎水洗。

## （5）红蚤休 *Polygonum bistorta* L.

【药名别名】拳参、草河车。

【药用部位】为蓼属植物拳参的根茎。

【植物形态】多年生草本。根状茎肥厚，直径 1 ～ 3 厘米，弯曲，黑褐色。茎直立，高 50 ～ 90 厘米，不分枝，无毛，通常 2 ～ 3 条自根状茎发出。基生叶宽披针形或狭卵形，纸质，长 4 ～ 18 厘米，宽 2 ～ 5 厘米；顶端渐尖或急尖，基部截形或近心形，沿叶柄下延成翅，两面无毛或下面被短柔毛，边缘外卷，微呈波状，叶柄长 10 ～ 20 厘米；茎生叶披针形或线形，无柄；托

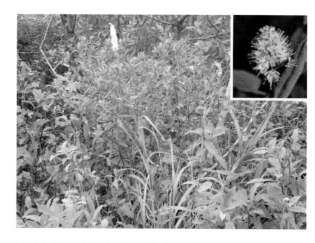

叶筒状，膜质，下部绿色，上部褐色，顶端偏斜，开裂至中部，无缘毛。总状花序呈穗状，顶生，长 4 ～ 9

厘米，直径0.8～1.2厘米，紧密；苞片卵形，顶端渐尖，膜质，淡褐色，中脉明显，每苞片内含3～4朵花；花梗细弱，开展，长5～7毫米，比苞片长；花被5深裂，白色或淡红色，花被片椭圆形，长2～3毫米；雄蕊8，花柱3，柱头头状。瘦果椭圆形，两端尖，褐色，有光泽，长约3.5毫米，稍长于宿存的花被。花期6—7月，果期8—9月。

【生境分布】生于高山、路旁草丛中。我市山区各乡镇均有分布。

【采收加工】春、秋季挖取根状茎，去掉茎、叶，洗净，晒干或切片晒干，亦可鲜用。

【功能主治】清热利湿，凉血止血，解毒散结。主治肺热咳嗽，热病惊痫，赤痢，热泻，吐血，衄血，痔疮出血，痈肿疮毒。

【用法用量】内服：煎汤，5～15克；或研末入丸、散。外用：捣烂外敷、煎水含漱或洗涤。

## （6）丛枝蓼　*Polygonum posumbu* Buch. -Ham. ex D. Don

【药名别名】辣蓼草、野红辣蓼。

【药用部位】为蓼属植物丛枝蓼的全草。

【植物形态】高30～60厘米，近基部多分枝，无中央茎的区别；单叶，互生，通常卵形，有时呈披针形，两端狭尖，两面无毛或有短柔毛，在叶缘和中脉上经常有小刺状毛；托叶鞘有缘毛。穗状花序，通常顶生或腋生，花穗细弱，具稀疏的小花，生在下部的间断不连；花被粉红色或白色；苞片漏斗状，绿色，无毛，通常具粉红色的边缘，上有缘毛。瘦果，卵形有3棱，黑色而光亮，包于宿存的花被内。花期6—9月。

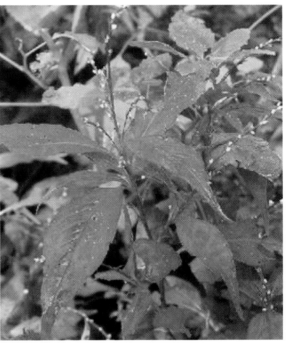

【生境分布】生于海拔1600米以下的山坡林荫下或路旁沟边。我市山区都有分布。

【采收加工】7—9月花期采集全草，洗净，鲜用或晒干。

【功能主治】清热燥湿，健脾消疳，活血调经，解毒消肿。用于泄泻，痢疾，疳积，月经不调，湿疹，脚癣，毒蛇咬伤。

【用法用量】内服：煎汤，15～30克。外用：适量，捣烂外敷或煎水洗。

## （7）虎杖　*Reynoutria japonica* Houtt.

【药名别名】活血莲、大叶蛇总管、斑杖根。

【药用部位】为虎杖属植物虎杖的根茎或叶。

【植物形态】多年生草本。根状茎粗壮，横走。茎直立，高1～2米，粗壮，空心，具明显的纵棱，具小突起，无毛，散生红色或紫红色斑点。叶宽卵形或卵状椭圆形，长5～12厘米，宽4～9厘米，近革质，顶端渐尖，基部宽楔形、截形或近圆形，边缘全缘，疏生小突起，两面无毛，沿叶脉具小突起；叶柄长1～2厘米，具小突起；托叶鞘膜质，偏斜，长3～5毫米，褐色，具纵脉，无毛，顶端截形，无缘毛，常破裂，

早落。花单性，雌雄异株，花序圆锥状，长
3～8厘米，腋生；苞片漏斗状，长1.5～2
毫米，顶端渐尖，无缘毛，每苞内具2～4
花；花梗长2～4毫米，中下部具关节；花
被5深裂，淡绿色，雄花花被片具绿色中脉，
无翅，雄蕊8，比花被长；雌花花被片外面
3片背部具翅，果时增大，翅扩展下延，花
柱3，柱头流苏状。瘦果卵形，具3棱，长4～5
毫米，黑褐色，有光泽，包于宿存花被内。
花期8—9月，果期9—10月。

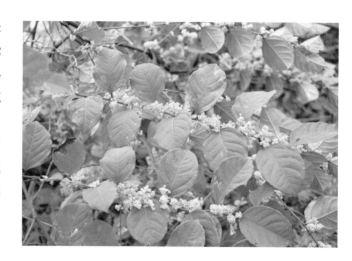

【生境分布】生于山坡草地、沟岸边或
路旁。我市山区丘陵有分布。

【采收加工】春、秋季采挖，除去须根，洗净，趁鲜切短段或厚片，晒干。

【功能主治】祛风利湿，散瘀定痛，止咳化痰。用于关节痹痛，湿热黄疸，经闭，癥瘕，水火烫伤，
跌打损伤，痈肿疮毒，咳嗽痰多。

【用法用量】内服：煎汤，9～15克；浸酒或入丸、散。外用：研末、烧灰撒，熬膏涂或煎水浸洗。

## （8）稀花蓼 *Polygonum dissitiflorum* Hemsl.

【药名别名】红降龙草。

【药用部位】为蓼属植物稀花蓼的全草。

【植物形态】一年生草本。茎直立或下部平卧，
分枝，具稀疏的倒生短皮刺，通常疏生星状毛，高
70～100厘米。叶卵状椭圆形，长4～14厘米，宽3～7
厘米，顶端渐尖，基部戟形或心形，边缘具短缘毛，
上面绿色，疏生星状毛及刺毛，下面淡绿色，疏生星
状毛，沿中脉具倒生皮刺；叶柄长2～5厘米，通常
具星状毛及倒生皮刺；托叶鞘膜质，长0.6～1.5厘米，
偏斜，具短缘毛。花序圆锥状，顶生或腋生，花稀疏，
间断，花序梗细，紫红色，密被紫红色腺毛；苞片漏斗状，
包围花序轴，长2.5～3毫米，绿色，具缘毛，每苞内
具1～2花；花梗无毛，与苞片近等长；花被5深裂，
淡红色，花被片椭圆形，长约3毫米；雄蕊7～8，比
花被短；花柱3，中下部合生。瘦果近球形，顶端微具
3棱，暗褐色，长3～3.5毫米，包于宿存花被内。花
期6—8月，果期7—9月。

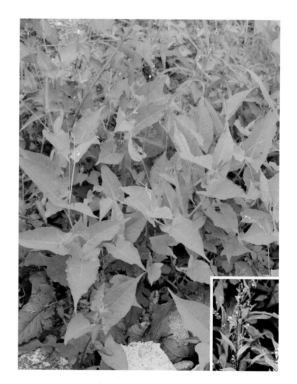

【生境分布】生于海拔1600米以下山坡林下草丛中和沟溪边潮湿处。我市山区各地有分布。

【采收加工】花期采收全草，鲜用或晾干。

【功能主治】清热解毒，利湿。用于急慢性肝炎，小便淋痛，毒蛇咬伤。

【用法用量】内服：煎汤，30～60克。外用：适量，捣烂外敷。

## （9）水蓼　*Polygonum hydropiper* L.

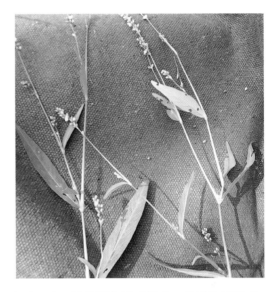

【药名别名】小马蓼、辣蓼。

【药用部位】为蓼属植物水蓼的全草。

【植物形态】一年生草本，高40～70厘米。茎直立，多分枝，无毛，节部膨大。叶披针形或椭圆状披针形，长4～8厘米，宽0.5～2.5厘米，顶端渐尖，基部楔形，边缘全缘，具缘毛，两面无毛，被褐色小点，有时沿中脉具短硬伏毛，具辛辣味，叶腋具闭花受精花；叶柄长4～8毫米；托叶鞘筒状，膜质，褐色，长1～1.5厘米，疏生短硬伏毛，顶端截形，具短缘毛，通常托叶鞘内藏有花簇。总状花序呈穗状，顶生或腋生，长3～8厘米，通常下垂，花稀疏，下部间断；苞片漏斗状，长2～3毫米，绿色，边缘膜质，疏生短缘毛，每苞内具3～5花；花梗比苞片长；花被5深裂，稀4裂，绿色，上部白色或淡红色，被黄褐色透明腺点，花被片椭圆形，长3～3.5毫米；雄蕊6，稀8，比花被短；花柱2～3，柱头头状。瘦果卵形，长2～3毫米，双凸镜状或具3棱，密被小点，黑褐色，无光泽，包于宿存花被内。花期5—9月，果期6—10月。

【生境分布】生于海拔1500米以下的山坡、路旁、沟水边之草丛中。广布于我市各地。

【采收加工】秋季开花时采收，晒干。

【功能主治】化湿，行滞，祛风，消肿。治痧胀腹痛，吐泻转筋，泄泻，痢疾，风湿，脚气，痈肿，疥癣，跌打损伤。

【用法用量】内服：煎汤，25～50克（鲜品50～100克），或捣汁。外用：煎水浸洗或捣烂外敷。

## （10）长鬃蓼　*Polygonum longisetum* De Br.

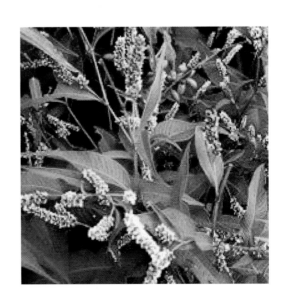

【药名别名】白辣蓼、马蓼、山蓼。

【药用部位】为蓼属植物长鬃蓼的全草。

【植物形态】一年生草本，高30～50厘米。茎直立，下部常伏卧，多分枝，节部稍膨大，无毛，通常粉红色，托叶鞘圆筒形，疏被长缘毛，毛与鞘等长或仅为鞘的1/2；叶互生；叶柄极短或无；叶片披针形，稀广披针形，长3～5（8）厘米，宽1～1.5（2.5）厘米，先端渐狭，钝头，基部楔形，两面无毛，边缘及背面中脉有伏生小刺毛。总状花序顶生或腋生，花较密，下部间断，长3～5厘米；苞片漏斗状，先端斜截形，红色，无毛，边缘有长缘毛，每苞具5～6花；花被粉红色或暗红色，5裂。花期7—9月，果期9—11月。

【生境分布】生于低海拔的坡下沟边草丛或肥沃处。我市各地都有分布。

【采收加工】夏、秋季采收，洗净，晾干。

【功能主治】解毒，祛湿。主治肠炎，菌痢，无名肿毒，阴疮，瘰疬，毒蛇咬伤，风湿痹痛。

【用法用量】内服：煎汤，9～30克。外用：适量，捣烂外敷或煎水洗。

## （11）何首乌 *Fallopia multiflora* (Thunb.) Harald.

【药名别名】首乌、赤首乌、野苕。

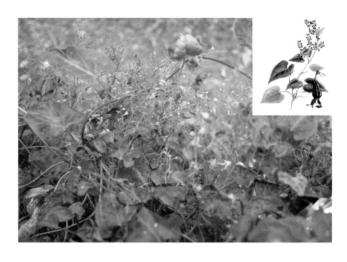

【药用部位】为何首乌属植物何首乌的块根（何首乌）、藤茎（夜交藤），叶也供药用。

【植物形态】多年生草本。块根肥厚，长椭圆形，黑褐色。茎缠绕，长2～4米，多分枝，具纵棱，无毛，微粗糙，下部木质化。叶卵形或长卵形，长3～7厘米，宽2～5厘米，顶端渐尖，基部心形或近心形，两面粗糙，边缘全缘；叶柄长1.5～3厘米；托叶鞘膜质，偏斜，无毛，长3～5毫米。花序圆锥状，顶生或腋生，长10～20厘米，分枝开展，具细纵棱，沿棱密被小突起；苞片三角状卵形，具小突起，顶端尖，每苞内具2～4花；花梗细弱，长2～3毫米，下部具关节，果时延长；花被5深裂，白色，花被片椭圆形，外面3片较大，背部具翅，果时增大，花被果时外形近圆形，直径6～7毫米；雄蕊8，柱头头状。瘦果卵形，黑褐色，有光泽，包于宿存花被内。花期8—9月，果期9—10月。

【生境分布】生于海拔1200米以下的山坡路旁、沟边及岩缝中。麻东、麻北有散在分布，城区有栽培。

【采收加工】块根：于秋、冬季初落叶后挖取，洗净切粗片晒干。除去块根所剩藤茎，洗净晒干即为夜交藤。首乌叶于秋季采收。

【功能主治】何首乌：解毒，消痈，润肠通便；用于肝肾阴亏，发须早白，瘰疬疮痈，风疹瘙痒，肠燥便秘，高脂血症。夜交藤：养心，安神，通络，祛风；主治失眠，劳伤，多汗，血虚身痛，痈疽，瘰疬，风疮疥癣。叶：解毒散结，杀虫止痒；主治疮疡，瘰疬，疥癣。

【用法用量】叶：外用适量，捣烂外敷或煎水洗。夜交藤：煎服，10～20克；外用适量，煎水洗或捣烂外敷。何首乌：煎服，9～15克，或熬膏、浸酒及入丸、散；外用适量，煎水洗、研末撒或调涂。

## （12）小蓼花 *Polygonum muricatum* Meisn.

【药名别名】匍茎蓼。

【药用部位】为蓼属植物匍茎蓼的全草。

【植物形态】一年生草本。茎上升，多分枝，具纵棱，棱上有极稀疏的倒生短皮刺，皮刺长0.5～1毫米，基部近平卧，节部生根，高80～100厘米。叶卵形或长圆状卵形，长2.5～6厘米，宽1.5～3厘米，顶端渐尖或急尖，基部宽截形、圆形或近心形，上面通常无毛或疏生短柔毛，极少具稀疏的短星状毛，下面疏生短星状毛及短柔毛，沿中脉具倒生短皮刺或糙伏毛，边缘密生短缘毛；叶柄长0.7～2厘米，疏

被倒生短皮刺；托叶鞘筒状，膜质，长 1～2
厘米，无毛，具数条明显的脉，顶端截形，
具长缘毛。总状花序呈穗状，极短，由数个
穗状花序再组成圆锥状，花序梗密被短柔毛
及稀疏的腺毛；苞片宽椭圆形或卵形，具缘
毛，每苞片内具 2 朵花；花梗长约 2 毫米，
比苞片短；花被 5 深裂，白色或淡紫红色，
花被片宽椭圆形，长 2～3 毫米；雄蕊通常
6～8，花柱 3；柱头头状。瘦果卵形，具 3
棱，黄褐色，平滑，有光泽，长 2～2.5 毫米，
包于宿存花被内。花期 7—8 月，果期 9—10 月。

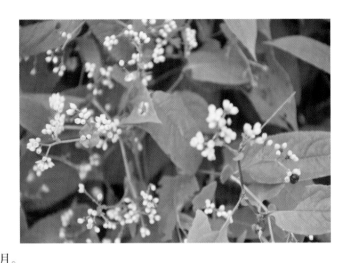

【生境分布】生于低海拔地区的山坡路旁草丛中及田边潮湿处。我市各地有分布。

【采收加工】秋季采集全草，洗净晒干。

【功能主治】清热解毒，止痒，止痢。

【用法用量】参照水蓼。

## （13）红蓼　*Polygonum orientale* L.

【药名别名】大马蓼、荭蓼、水红花子。

【药用部位】为蓼属植物红蓼的全草、
花和果实。

【植物形态】一年生草本，高 2～3 米。
茎直立，多分枝，密生长毛。叶有长柄；叶
片卵形或宽卵形，长 10～20 厘米，宽 6～12
厘米，顶端渐尖，基部近圆形，全缘，两面
疏生长毛；托叶鞘筒状，下部膜质，褐色，
上部草质，绿色。花序圆锥状；苞片宽卵形；
花淡红色；花被 5 深裂，裂片椭圆形；雄蕊

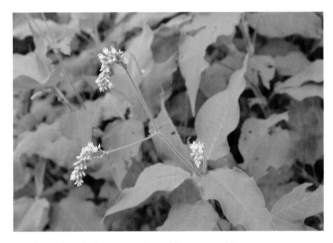

7，长于花被；花柱 2。瘦果近圆形，扁平，黑色，有光泽。花期 6—9 月，果期 8—10 月。

【生境分布】生于海拔 400 米以下的低山、丘陵、平原地区山坡、沟边、路旁、草地、湿地，常成
片繁生。我市各地有分布。

【采收加工】花：盛花期采集花序晒干。全草和果实：秋季果实成熟时割取全草，分出果实与全草，
分别晒干。

【功能主治】果实（水红花子）：散血消症，消积止痛；用于癥瘕痞块，瘿瘤肿痛，食积不消，胃
脘胀痛。全草（荭草）：祛风利湿，活血止痛；用于风湿关节炎。花序（荭草花）：行气活血，消积，止痛；
主治头痛，心胃气痛，腹中痞积，痢疾，小儿疳积，横痃。

【用法用量】水红花子：①内服：煎汤，3～10 克；研末、熬膏或浸酒。②外用：适量，熬膏；或捣
烂外敷。荭草：①内服：煎汤，15～30 克。②外用：研末撒或煎水洗。荭草花：①内服：煎汤，3～6 克；

或研末、熬膏。②外用：适量，熬膏贴。

【附注】全草有小毒，内服宜慎。

## （14）杠板归 *Polygonum perfoliatum* L.

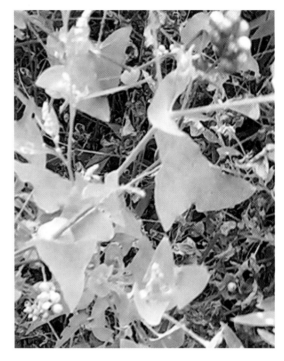

【药名别名】河白草、蛇倒退、穿叶蓼。

【药用部位】为蓼属植物杠板归的全草。

【植物形态】一年生草本。茎攀援，多分枝，长
1 ～ 2 米，具纵棱，沿棱具稀疏的倒生皮刺。叶三角形，
长 3 ～ 7 厘米，宽 2 ～ 5 厘米，顶端钝或微尖，基部
截形或微心形，薄纸质，上面无毛，下面沿叶脉疏生
皮刺；叶柄与叶片近等长，具倒生皮刺，盾状着生于
叶片的近基部；托叶鞘叶状，草质，绿色，圆形或近
圆形，穿叶，直径 1.5 ～ 3 厘米。总状花序呈短穗状，
不分枝，顶生或腋生，长 1 ～ 3 厘米；苞片卵圆形，
每苞片内具花 2 ～ 4 朵；花被 5 深裂，白色或淡红色，
花被片椭圆形，长约 3 毫米，果时增大，呈肉质，深
蓝色；雄蕊 8，略短于花被；花柱 3，中上部合生；柱
头头状。瘦果球形，直径 3 ～ 4 毫米，黑色，有光泽，包于宿存花被内。花期 6—8 月，果期 7—10 月。

【生境分布】生于海拔 1800 米以下的山坡路旁、溪沟边和房屋周围。我市各地有分布。

【采收加工】夏、秋季生长旺盛时割取全草，洗净晒干。

【功能主治】清热解毒，利尿消肿。用于上呼吸道感染、气管炎、百日咳、急性扁桃体炎、肠炎、痢疾、
肾炎水肿；外用治带状疱疹、湿疹、痈疖肿毒、蛇咬伤。

【用法用量】内服：煎汤，15 ～ 30 克。外用：适量，鲜品捣烂外敷或干品煎水洗患处。

## （15）刺蓼 *Polygonum senticosum* (Meisn.) Franch. et Sav.

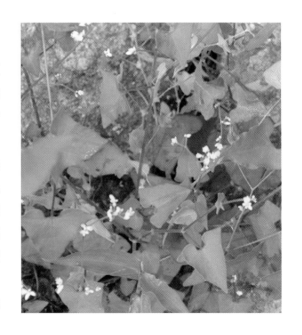

【药名别名】廊茵、急解索。

【药用部位】为蓼属植物刺蓼的全草。

【植物形态】多年生草本，长达 1 ～ 3 米。茎蔓
延或上升，四棱形，有倒钩刺。叶互生；叶柄长 2 ～ 8
厘米；托叶鞘短筒状，膜质，上部草质，绿色；叶片
三角形或三角状戟形，长 4 ～ 8 厘米，宽 3 ～ 7 厘米，
先端渐尖或狭尖，基部截形或微心形，通常两面无毛
或生稀疏细毛，下面沿中脉有倒生钩刺。总状花序呈
头状，顶生或腋生；总花梗生腺毛和短柔毛，疏生钩
刺；花淡红色；花被 5 深裂，裂片短圆形；雄蕊 8；花
柱 3，柱头头状。瘦果近球形，黑色，包于宿存的花被
内。花期 7—8 月，果期 8—9 月。

【生境分布】生于沟边、路旁及山谷灌丛下。我

市各地均有分布。

【采收加工】夏、秋季采收，洗净，鲜用或晒干。

【功能主治】清热解毒，利湿止痒，散瘀消肿。用于痈疮疔疖，毒蛇咬伤，湿疹，黄水疮，带状疱疹，跌打损伤，内外痔。

【用法用量】内服：煎汤，15～30克；研末，1.5～3克。外用：适量，鲜品捣烂外敷；或榨汁涂；或煎水洗。

### （16）箭叶蓼　*Polygonum sagittatum* L.

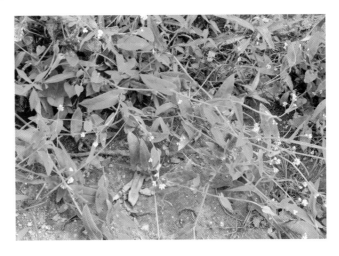

【药名别名】小箭叶蓼、锯草、锯雀翘。

【药用部位】为蓼属植物箭叶蓼的全草。

【植物形态】一年生草本。茎基部外倾，上部近直立，有分枝，无毛，四棱形，沿棱具倒生皮刺。叶宽披针形或长圆形，长2.5～8厘米，宽1～2.5厘米，顶端急尖，基部箭形，上面绿色，下面淡绿色，两面无毛，下面沿中脉具倒生短皮刺，边缘全缘，无缘毛；叶柄长1～2厘米，具倒生皮刺；托叶鞘膜质，偏斜，无缘毛，长0.5～1.3厘米。花序头状，通常成对，顶生或腋生，花序梗细长，疏生短皮刺；苞片椭圆形，顶端急尖，背部绿色，边缘膜质，每苞内具2～3花；花梗短，长1～1.5毫米，比苞片短；花被5深裂，白色或淡紫红色，花被片长圆形，长约3毫米；雄蕊8，比花被短；花柱3，中下部合生。瘦果宽卵形，具3棱，黑色，无光泽，长约2.5毫米，包于宿存花被内。花期6—9月，果期8—10月。

【生境分布】生于海拔1800米以下的山坡、沟边潮湿草丛中。我市山区有分布。

【采收加工】夏、秋季采收，洗净，晒干。

【功能主治】祛风除湿，清热解毒。用于风湿关节痛，毒蛇咬伤。

【用法用量】全草捣烂取汁，每次服1小杯，每日3次。外用适量，捣烂敷患处。

### （17）戟叶蓼　*Polygonum thunbergii* Sieb. et Zucc.

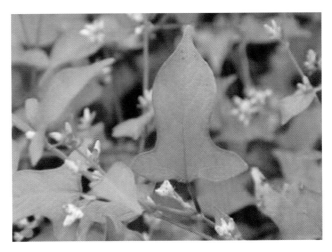

【药名别名】小蝴蝶、水麻刁。

【药用部位】为蓼属植物戟叶蓼的全草。

【植物形态】一年生草本。茎直立或上升，四棱形，沿棱有倒生刺，下部有时伏卧，具细长的匍匐枝。托叶鞘斜圆筒形，长3～10毫米，膜质，具脉纹，顶端有缘毛，或其向外反卷的叶状边，叶柄长5～40毫米，具狭翅及刺毛，茎上部叶近无柄；叶片戟形，长3～9厘米；茎中部叶卵形，宽约3.5厘米，先端渐尖，两侧具叶耳，卵状三角形，钝圆，基部截形或微心形，边缘具短缘毛，表面生疏伏毛，背面沿脉有伏毛。花序顶生或腋生，聚伞状花序，着生 5～10 朵花或稍多，花序梗具有柄的腺毛及短毛；苞片绿色，被毛；花梗很短，花被白色或粉红色，长约 5 毫米，5 裂；坚果卵圆状三棱形，长 3～4 毫米，黄褐色，平滑，外被宿存的花被。

【生境分布】生于海拔 1000 米左右的山坡路旁及林荫下河沟边。我市黄柏山、福田河的王家岩等地有分布。

【采收加工】秋季采集全草，洗净晒干。

【功能主治】止泻镇痛，除湿热。

【用法用量】参照长鬃蓼。

### （18）酸模  *Rumex acetosa* L.

【药名别名】山大黄、牛耳大黄、山羊蹄。

【药用部位】为酸模属植物酸模的根和叶。

【植物形态】多年生草本。根为须根。茎直立，高 40～100 厘米，具深沟槽，通常不分枝。基生叶和茎下部叶箭形，长 3～12 厘米，宽 2～4 厘米，顶端急尖或圆钝，基部裂片急尖，全缘或微波状；叶柄长 2～10 厘米；茎上部叶较小，具短叶柄或无柄；托叶鞘膜质，易破裂。花序狭圆锥状，顶生，分枝稀疏；花单性，雌雄异株；花梗中部具关节；花被片 6，成 2 轮，雄花内花被片椭圆形，长约 3 毫米，外花被片较小，雄蕊 6；雌花内花被片果时增大，近圆形，直径 3.5～4 毫米，全缘，基部心形，网脉明显，基部具极小的小瘤，外花被片椭圆形，反折，瘦果椭圆形，具 3 锐棱，两端尖，长约 2 毫米，黑褐色，有光泽。花期 5—7 月，果期 6—8 月。

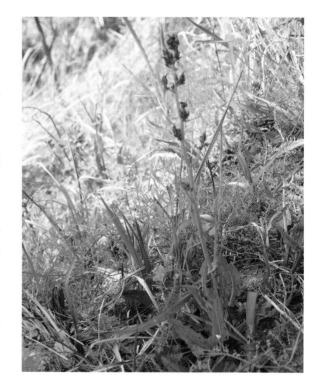

【生境分布】生于山坡、荒地、路旁及沟边。我市各地有分布。

【采收加工】夏季采集叶片，秋季挖根，洗净、晒干。

【功能主治】凉血止血，泄热通便，利尿，杀虫。主治吐血，便血，月经过多，热痢，目赤，便秘，小便不通，淋浊，恶疮，疥癣，湿疹。

【用法用量】内服：煎汤，9～15 克；或捣汁。外用：适量，捣烂外敷。

### （19）羊蹄  *Rumex japonicus* Houtt.

【药名别名】土大黄、牛舌头、牛大黄。

【药用部位】为酸模属植物羊蹄的根、叶和果实。

【植物形态】多年生草本，高 50～100 厘米。茎直立，不分枝，稍粗壮；基生叶有长柄；叶片长椭圆形或卵状矩圆形，长 10～25 厘米，宽 4～10 厘米，顶端稍钝，基部心形，边缘有波状皱褶，茎生叶较小，有短柄，基部楔形，两面都无毛；托叶鞘筒状，膜质，无毛。花序为狭长的圆锥状；花两性，花被片6，成2轮，在果时内轮花被片增大，卵状心形，顶端急尖，基部心形，边缘有不整齐的齿，全部生瘤状突起；雄蕊6；柱头3；瘦果宽卵形，有3棱，黑褐色，有光泽。花期5—6月，果期6—7月。

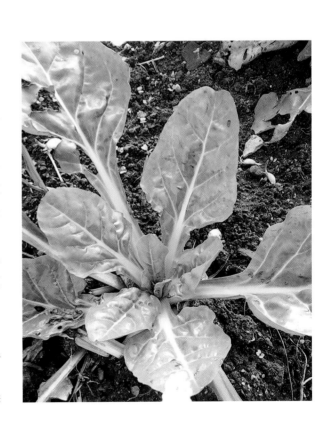

【生境分布】生于海拔1000米以下的山野路旁潮湿处。我市各地都有分布。

【采收加工】春、秋季挖根，洗净，切片，晒干。全草全年可采，或秋季采割，晒干。果实，春季果实成熟时采摘，晒干。

【功能主治】根：清热解毒，止血，通便，杀虫；用于鼻出血，功能性子宫出血，血小板减少性紫癜，慢性肝炎，肛门周围炎，大便秘结；外用治外痔，急性乳腺炎，黄水疮，疔肿，皮癣。果实：凉血止血，通便；用于赤白痢疾，漏下，便秘。叶：治肠风便秘，小儿疳积，目赤，舌肿，疥癣。全草：清热利水，凉血解毒；治痢疾，腹泻，便血，水肿，肠痈，目赤，喉蛾，疔疮，肿毒。

【用法用量】根：煎服，9～15克（鲜品30～60克）；外用适量，煎水洗或捣烂敷患处。果实：煎服，3～6克。叶：煎服，9～15克；外用适量，捣烂外敷或煎水含漱。

# 65. 藜科 Chenopodiaceae

## （1）莙荙菜 *Beta vulgaris* var. *cicla* L.

【药名别名】牛皮菜、冬苋菜、莙菜。

【药用部位】为甜菜属植物莙荙菜的茎、叶。

【植物形态】一年生或二年生草本，无毛，高30～100厘米。根部肥大，有分枝。茎至开花时抽出。叶互生；有长柄；基生叶卵形或长圆状卵形，长可达30～40厘米，先端钝，基部楔形或心形，边缘波浪形；茎生叶菱形、卵形，较小，最顶端的变为线形苞片；叶片肉质光滑，绿色。花小，两性，无柄，单生或2～3朵聚生，为一长而柔软、展开的圆锥花序；花被片5，基部与子房结合，果时包覆果实，变硬革质；雄蕊5，生于肥厚的花盘上。种子横生，圆形或肾形，种皮红褐色，光亮。花期5—6月，果期7月。

【生境分布】本植物为叶用蔬菜。我市各地有栽培。

【采收加工】根据不同的播种期，夏、秋季

均可采收，采收后鲜用或晒干。

【功能主治】清热解毒，行瘀止血。用于时行热病，痔疮，麻疹透发不畅，吐血，热毒下痢，经闭，淋浊，痈肿，跌打损伤，蛇虫咬伤。

【用法用量】内服：煎汤，15～30克（鲜品60～120克）；或捣汁。外用：适量，捣烂外敷。

## （2）灰苋菜 *Chenopodium album* L.

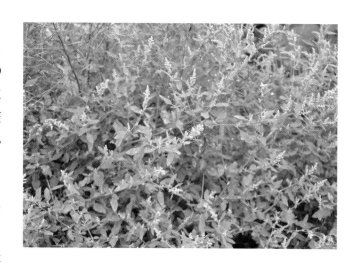

【药名别名】藜、鹤顶草。

【药用部位】为藜属植物藜的幼嫩全草。

【植物形态】一年生草本，高30～150厘米。茎直立、粗壮，具条棱及绿色或紫红色色条，多分枝；枝条斜升或开展。叶片菱状卵形至宽披针形，长3～6厘米，宽2.5～5厘米，先端急尖或微钝，基部楔形至宽楔形，上面通常无粉，有时嫩叶的上面有紫红色粉，下面多少有粉，边缘具不整齐锯齿；叶柄与叶片近等长，或为叶片长度的1/2。花两性，花簇于枝上部排列成或大或小的穗状圆锥状或圆锥状花序；花被裂片5，宽卵形至椭圆形，背面具纵隆脊，有粉，先端或微凹，边缘膜质；雄蕊5，花药伸出花被，柱头2。果皮与种子贴生。种子横生，双凸镜状，直径1.2～1.5毫米，边缘钝，黑色，有光泽，表面具浅沟纹；胚环形。花果期5—10月。

【生境分布】生于山坡路旁溪沟边。我市各地有分布。

【采收加工】春、夏季割取全草，除去杂质，鲜用或晒干备用。

【功能主治】清热祛湿，解毒消肿，杀虫止痒。主治发热，咳嗽，痢疾，腹泻，腹痛，疝气，龋齿痛，湿疹，疥癣，白癜风，疮疡肿痛，毒虫咬伤。

【用法用量】内服：煎汤，15～30克。外用：煎水漱口或熏洗；或捣汁涂敷。

【附注】本品叶中含一种光敏物质，少数人食用后经太阳光照射可引起日光性皮炎。

## （3）灰绿藜 *Chenopodium glaucum* L.

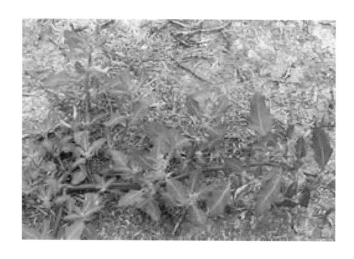

【药名别名】黄瓜菜、山芥菜。

【药用部位】为藜属植物灰绿藜的全草。

【植物形态】一年生草本，高10～35厘米。茎自基部分枝；分枝平卧或上升，有绿色或紫红色条纹。叶矩圆状卵形至披针形，长2～4厘米，宽6～20毫米，先端急尖或钝，基部渐狭，边缘有波状齿，上面深绿色，下面灰白色或淡紫色，密生粉粒。花序穗状或复穗状，顶生或腋生；花两性和雌性；花被片3或4，肥厚，基部合生；雄蕊1～2。

胞果伸出花被外，果皮薄，黄白色；种子横生，稀斜生，直径约 0.7 毫米，赤黑色或暗黑色。花果期 5—10 月。

【生境分布】生于海拔 300 ～ 1400 米的山坡、路边、荒地、沟渠旁。我市各地有分布。

【采收加工】同灰苋菜。

【功能主治】同灰苋菜。

【用法用量】同灰苋菜。

【附注】本品标本采自康王寨。

## （4）细穗藜 *Chenopodium gracilispicum* Kung

【药名别名】小叶野灰苋、野灰苋。

【药用部位】为藜属植物细穗藜的全草。

【植物形态】一年生草本，高 40 ～ 70 厘米，稍有粉。茎直立，圆柱形，具条棱及绿色色条，上部有稀疏的细瘦分枝。叶片菱状卵形至卵形，长 3 ～ 5 厘米，宽 2 ～ 4 厘米，先端急尖或短渐尖，基部宽楔形，上面鲜绿色而近无粉，下面灰绿色，全缘或近基部的两侧各具 1 钝浅裂片，无半透明环边；叶柄细瘦，长 0.5 ～ 2 厘米。花两性，通常 2 ～ 3 个团集，间断排列于长 2 ～ 15 毫米的细枝上构成穗状花序，生于叶腋并在茎的上部集成狭圆锥状花序；花被 5 深裂，裂片狭倒卵形

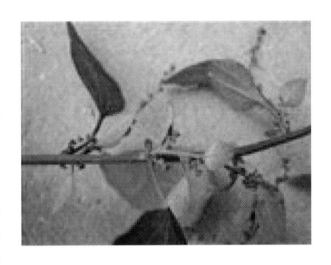

或条形，仅基部合生，背面中心稍肉质并具纵龙骨状突起，先端钝，边缘膜质；雄蕊 5，着生于花被基部。胞果顶基扁，双凸镜形，果皮与种子贴生。种子横生，与胞果同形，直径 1.1 ～ 1.5 毫米，黑色，有光泽，表面具明显的洼点。花期 7 月，果期 8 月。

【生境分布】生于山坡草地、林缘、河边。我市各地都有分布。

【采收加工】夏、秋季割取全草，洗净，鲜用或晒干。

【功能主治】解毒祛风，主治湿疮痒疹。

【用法用量】外用：适量，煎水洗。

## （5）小藜 *Chenopodium ficifolium* Smith

【药名别名】粉子菜、灰条、灰藋。

【药用部位】为藜属植物小藜的全草。

【植物形态】一年生草本，高 20 ～ 50 厘米。茎直立，具条棱及绿色色条。叶片卵状矩圆形，长 2.5 ～ 5 厘米，宽 1 ～ 3.5 厘米，通常三浅裂；中裂片两边近平行，先端钝或急尖并具短尖头，边缘具深波状锯齿；侧裂片位于中部以下，通常各具 2 浅裂齿。花两性，数个团集，排列于上部的枝上形成较开展的顶生圆锥状花序；花被近球形，5 深裂，裂片宽卵形，不开展，背面具微纵隆脊并有密粉；雄蕊 5，开花时外伸；柱头 2，丝形。胞果包在花被内，果皮与种子贴生。种子双凸镜状，黑色，有光泽，直径约 1 毫米，边缘

微钝，表面具六角形细洼；胚环形。4—5 月开始开花。

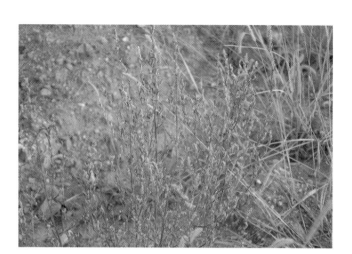

【生境分布】生于山坡路旁向阳处、田地间。我市低山、丘陵、平原各地都有分布。

【采收加工】夏季采集全草，洗净，鲜用或晒干。

【功能主治】清热解毒，除湿杀虫。主治疮疡肿毒，发热，疥癣。

【用法用量】内服：煎汤，15 ～ 30 克。外用：适量，煎水洗或捣烂外敷。

【附注】嫩苗可食，药用资料转载自《四川中药志》。

## （6）地肤子　*Kochia scoparia* (L.) Schrad.

【药名别名】扫帚苗、铁扫帚。

【药用部位】为地肤属植物地肤的果实（地肤子）。

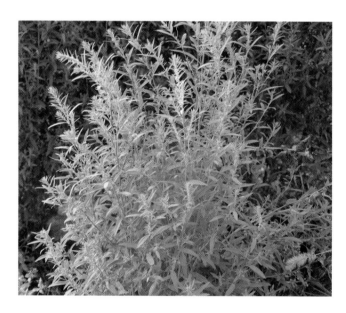

【植物形态】一年生草本，高 50 ～ 100 厘米。根略呈纺锤形。茎直立，圆柱状，淡绿色或带紫红色，有多数条棱，稍有短柔毛或下部几无毛；分枝稀疏，斜上。叶为平面叶，披针形或条状披针形，长 2 ～ 5 厘米，宽 3 ～ 7 毫米，无毛或稍有毛，先端短渐尖，基部渐狭入短柄，通常有 3 条明显的主脉，边缘有疏生的锈色绢状缘毛；茎上部叶较小，无柄，1 脉。花两性或雌性，通常 1 ～ 3 个生于上部叶腋，构成疏穗状圆锥状花序，花下有时有锈色长柔毛；花被近球形，淡绿色，花被裂片近三角形，无毛或先端稍有毛；翅端附属物三角形至倒卵形，有时近扇形，膜质，脉不很明显，边缘微波状或具缺刻；花丝丝状，花药淡黄色；柱头 2，丝状，紫褐色，花柱极短。胞果扁球形，果皮膜质，与种子离生。种子卵形，黑褐色，长 1.5 ～ 2 毫米，稍有光泽；胚环形，胚乳块状。花期 6—9 月，果期 7—10 月。

【生境分布】生于海拔 1000 米以下的山坡路边或田地间，也有栽培品。

【采收加工】秋季果实成熟时采收植株，晒干，打下果实。

【功能主治】清热利湿，祛风止痒。用于小便涩痛，阴痒带下，风疹，湿疹，皮肤瘙痒。

【用法用量】内服：煎汤，10 ～ 25 克；或入丸、散。外用：煎水洗。

## （7）菠菜　*Spinacia oleracea* L.

【药名别名】红根菜、波斯草。

【药用部位】为菠菜属植物菠菜的全草和果实。

【植物形态】一年生草本，高达60厘米，软弱。根圆锥形，红色。茎直立，不分枝或稍分枝，多水分，光滑脆弱。叶戟形或卵形，肥厚，肉质，绿色。花单性，雌雄异株；雄花生于茎上部，集生于叶腋，至顶端渐成穗状花序；花被片4；雄蕊4；雌花簇生于叶腋，无花被；子房生于2苞片内；苞片纵折，彼此合生成扁筒，顶端有2小齿，背侧通常各具1棘状附属物，果期苞筒增大并变硬，通常3～4个簇生；种子扁圆，直径3毫米；种皮淡红色；胚环形；胚乳粉状。花期4—6月，果熟期6月。

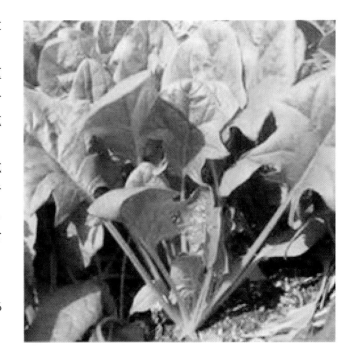

【生境分布】我市各地普遍有栽培。

【采收加工】全草：冬、春季采收，除去泥土、杂质，洗净鲜用。菠菜子：6—7月种子成熟时，割取地上部分，打下果实，除去杂质，晒干或鲜用。

【功能主治】全草：滋阴平肝，止咳润肠；主治高血压，头痛，目眩，风火赤眼，糖尿病，便秘。菠菜子：清肝明目，止咳平喘；主治风火目赤肿痛，咳喘。

【用法用量】全草：60～120克或适量，煮食。菠菜子：煎服，9～15克；或研末。

## 66. 苋科 Amaranthaceae

### （1）土牛膝 *Achyranthes aspera* L.

【药名别名】鸡骨癀、倒扣草、牛膝。

【药用部位】为牛膝属植物土牛膝的根。

【植物形态】一年生或二年生草本，高20厘米至1米；茎具4棱，分枝，有柔毛。叶倒卵形或长椭圆形，长1.5～7厘米，宽1.5～4厘米，顶端锐尖或稍钝，两面有柔毛。穗状花序顶生；总花梗有柔毛，花后伸长，花向下折而和它贴近；苞片顶端尖；小苞片顶端刺状，基部有膜质翅；花被片5，披针形；雄蕊5，退化雄蕊顶端截平状或细圆齿状，背面有具分枝流苏状长缘毛。胞果卵形，长2.5～3毫米。花期7—9月，果期9—10月。

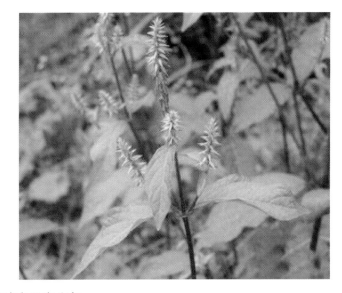

【生境分布】生于沟边、路旁阴湿处。我市各地有分布。

【采收加工】秋季采挖，除去茎叶及须根，洗净晒干。

【功能主治】活血祛瘀，泻火解毒，利尿通淋。主治经闭，跌打损伤，风湿关节痛，痢疾，白喉，咽喉肿痛，疮痈，淋证，水肿。

【用法用量】内服：煎汤，9～15克（鲜品30～60克）。外用：适量，捣烂敷患处；或捣汁滴耳；或研末吹喉。

【附注】孕妇忌服。

## （2）牛膝 *Achyranthes bidentata* Blume

【药名别名】白牛膝、土牛膝、怀牛膝。

【药用部位】为牛膝属植物牛膝的根。

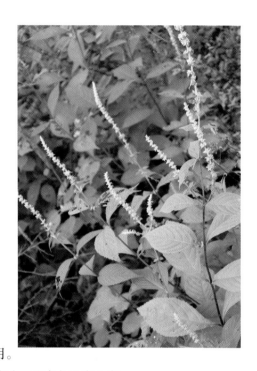

【植物形态】多年生草本，高70～120厘米；根圆柱形，直径5～10毫米，土黄色；茎有棱角或四方形，绿色或带紫色，有白色贴生或开展柔毛，或近无毛，分枝对生。叶片椭圆形或椭圆状披针形，少数倒披针形，长4.5～12厘米，宽2～7.5厘米，顶端尾尖，尖长5～10毫米，基部楔形或宽楔形，两面有贴生或开展柔毛；叶柄长5～30毫米，有柔毛。穗状花序顶生及腋生，长3～5厘米，花期后反折；总花梗长1～2厘米，有白色柔毛；花多数，密生，长5毫米；苞片宽卵形，长2～3毫米，顶端长渐尖；小苞片刺状，长2.5～3毫米，顶端弯曲，基部两侧各有1卵形膜质小裂片，长约1毫米；花被片披针形，长3～5毫米，光亮，顶端急尖，有1中脉；雄蕊长2～2.5毫米；退化雄蕊顶端平圆，稍有缺刻状细锯齿。胞果矩圆形，长2～2.5毫米，黄褐色，光滑。种子矩圆形，长1毫米，黄褐色。花期7—9月，果期9—10月。

【生境分布】生于海拔1400米以下山林的阴坡、路旁和沟边。我市各地有分布。

【采收加工】野生牛膝可在秋末冬初采挖，除去茎叶及须根，洗净扎把晒干。

【功能主治】治腰膝酸痛，下肢痿软，血滞经闭，痛经，产后血瘀腹痛，癥瘕，胞衣不下，热淋，血淋，跌打损伤，痈肿恶疮，咽喉肿痛。

【用法用量】内服：煎汤，5～15克；或浸酒；或入丸、散。外用：适量，捣烂外敷；捣汁滴鼻。

## （3）空心莲子草 *Alternanthera philoxeroides* (Mart.) Griseb.

【药名别名】喜旱莲子草、水花生、螃蜞菊。

【药用部位】为莲子草属植物空心莲子草的全草。

【植物形态】多年生草本；茎基部匍匐，上部上升，管状，不明显4棱，长55～120厘米，具分枝，幼茎及叶腋有白色或锈色柔毛，茎老时无毛，仅在两侧纵沟内保留。叶片矩圆形、矩圆状倒卵形或倒卵状披针形，长2.5～5厘米，宽7～20毫米，顶端急尖或圆钝，具短尖，基部渐狭，全缘，两面无毛或上面有贴生毛及缘毛，下面有颗粒状突起；叶柄长3～10毫米，无毛或微有柔毛。花密生，成具总花梗的头状花序，单生于叶腋，球形，直径8～15毫米；苞片及小苞片白色，顶端渐尖，具1脉；苞片卵形，长2～2.5

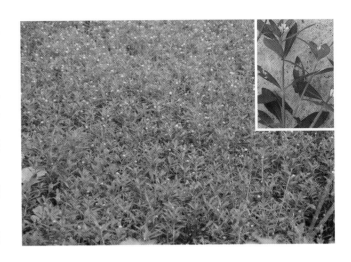

毫米，小苞片披针形，长 2 毫米；花被片矩圆形，长 5～6 毫米，白色，光亮，无毛，顶端急尖，背部侧扁；雄蕊花丝长 2.5～3 毫米，基部连合成杯状；退化雄蕊矩圆状条形，和雄蕊约等长，顶端裂成窄条；子房倒卵形，具短柄，背面侧扁，顶端圆形。果实未见。花期 5—10 月。

【生境分布】生于水塘、河沟及其他潮湿处。广布于我市各地。

【采收加工】秋季采集全草洗净，鲜用或晒干。

【功能主治】清热利尿，凉血解毒。用于乙脑，流感初期，肺结核咯血。外用治湿疹，带状疱疹，疔疮，毒蛇咬伤，流行性出血性结膜炎。

【用法用量】煎服：鲜品 30～60 克。外用：鲜全草取汁外涂，或捣烂调蜜糖外敷。治眼病时取汁制成眼药水点眼，每日 3～4 次。

## （4）刺苋菜 *Amaranthus spinosus* L.

【药名别名】刺苋、野苋菜。

【药用部位】为苋属植物刺苋菜的全草。

【植物形态】一年生草本，高 30～100厘米；茎直立，圆柱形或钝棱形，多分枝，有纵条纹，绿色或带紫色，无毛或稍有柔毛。叶片菱状卵形或卵状披针形，长 3～12 厘米，宽 1～5.5 厘米，顶端圆钝，具微凸头，基部楔形，全缘，无毛或幼时沿叶脉稍有柔毛；叶柄长 1～8 厘米，无毛，在其旁有 2刺，刺长 5～10 毫米。圆锥花序腋生及顶生，长 3～25 厘米，下部顶生花穗常全部为雄

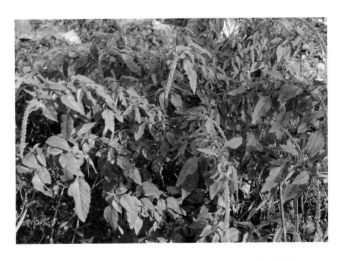

花；苞片在腋生花簇及顶生花穗的基部者变成尖锐直刺，长 5～15 毫米，在顶生花穗的上部者狭披针形，长 1.5 毫米，顶端急尖，具凸尖，中脉绿色；小苞片狭披针形，长约 1.5 毫米；花被片绿色，顶端急尖，具凸尖，边缘透明，中脉绿色或带紫色，在雄花者矩圆形，长 2～2.5 毫米，在雌花者矩圆状匙形，长 1.5毫米；雄蕊花丝略和花被片等长或较短；柱头 3，有时 2。胞果矩圆形，长 1～1.2 毫米，在中部以下不规则横裂，包裹在宿存花被片内。种子近球形，直径约 1 毫米，黑色或带棕黑色。花果期 7—11 月。

【生境分布】生于林下山坡荒地、路旁、田野。我市各地均有分布。

【采收加工】秋季采集全草洗净，鲜用或晒干。

【功能主治】清热利湿，解毒消肿，凉血止血。用于痢疾，肠炎，胃、十二指肠溃疡出血，痔疮便血；外用治毒蛇咬伤，皮肤湿疹，疖肿脓疡。

【用法用量】内服：煎汤，鲜品 30 ～ 60 克。外用：适量，鲜品捣烂敷患处。

## （5）青葙子 *Celosia argentea* L.

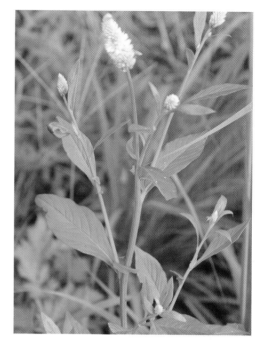

【药名别名】野鸡冠花、青葙。

【药用部位】为青葙属植物青葙的种子（青葙子）。

【植物形态】一年生草本，高 0.3 ～ 1 米，全体无毛；茎直立，有分枝，绿色或红色，具显明条纹。叶片矩圆状披针形、披针形或披针状条形，少数卵状矩圆形，长 5 ～ 8 厘米，宽 1 ～ 3 厘米，绿色常带红色，顶端急尖或渐尖，具小芒尖，基部渐狭；叶在背部隆起；花被片矩圆状披针形，长 6 ～ 10 毫米，初为白色，顶端带红色柄，长 2 ～ 15 毫米，或无叶柄。花多数，密生，在茎端或枝端成单一、无分枝的塔状或圆柱状穗状花序，长 3 ～ 10 厘米；苞片及小苞片披针形，长 3 ～ 4 毫米，白色，光亮，顶端渐尖，延长成细芒，具 1 中脉，或全部粉红色，后成白色，顶端渐尖，具 1 中脉，在背面凸起；花丝长 5 ～ 6 毫米，分离部分长 2.5 ～ 3 毫米，花药紫色；子房有短柄，花柱紫色，长 3 ～ 5 毫米。胞果卵形，长 3 ～ 3.5 毫米，包裹在宿存花被片内。种子凸镜状肾形，直径约 1.5 毫米。花期 5—8 月，果期 6—10 月。

【生境分布】生于山坡、路边、荒地等处。我市各地有分布。

【采收加工】秋季种子成熟时割取果穗，分出种子晒干。

【功能主治】清肝，明目，退翳。用于肝热目赤，眼生翳膜，视物昏花，肝火眩晕。

【用法用量】内服：煎汤，9 ～ 15 克。

## （6）鸡冠花 *Celosia cristata* L.

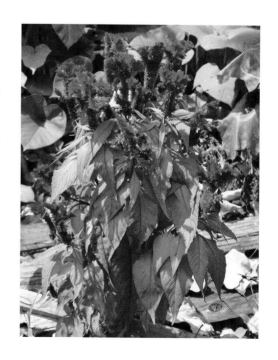

【药名别名】鸡冠苋、老来红。

【药用部位】为青葙属植物鸡冠花的花序。

【植物形态】一年生草本，高 60 ～ 90 厘米，全体无毛。茎直立，粗壮。单叶互生，长椭圆形至卵状披针形，长 5 ～ 12 厘米，宽 3.5 ～ 6.5 厘米，先端渐尖，全缘，基部渐狭而成叶柄。穗状花序多变异，生于茎的先端或分枝的末端，常呈鸡冠状，色有紫、红、淡红、黄或杂色；花密生，每花有 3 苞片；花被 5，广披针形，长 5 ～ 8 毫米，干膜质，透明；雄蕊 5，花丝下部合生成环状；雌蕊 1，柱头 2 浅裂。胞果成熟时横裂，内有黑色细小种子 2 至数粒。花期 7—9 月，果期 9—10 月。

【生境分布】我市各地都有栽培。

【采收加工】秋季花盛开时采收，剪下花序，晒干。

【功能主治】收敛止血，止带，止痢。用于吐血，崩漏，便血，痔血，赤白带下，久痢不止。

【用法用量】内服：煎汤，5～9克；或入丸、散。外用：煎水熏洗。

### （7）千日红 *Gomphrena globosa* L.

【药名别名】百日红、千年红。

【药用部位】为千日红属植物千日红的花序或全草。

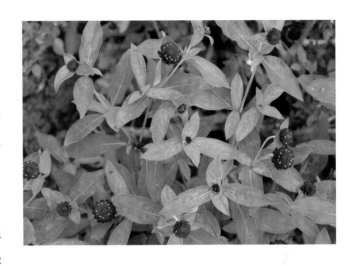

【植物形态】一年生直立草本，高20～60厘米；茎粗壮，有分枝，枝略呈四棱形，有灰色糙毛，幼时更密，节部稍膨大。叶片纸质，长椭圆形或矩圆状倒卵形，长3.5～13厘米，宽1.5～5厘米，顶端急尖或圆钝，凸尖，基部渐狭，边缘波状，两面有小斑点、白色长柔毛及缘毛，叶柄长1～1.5厘米，有灰色长柔毛。花多数，密生，呈顶生球形或矩圆形头状花序，单一或2～3个，直径2～2.5厘米，常紫红色，有时淡紫色或白色；总苞为2，由绿色对生叶状苞片而成，卵形或心形，长1～1.5厘米，两面有灰色长柔毛；苞片卵形，长3～5毫米，白色，顶端紫红色；小苞片三角状披针形，长1～1.2厘米，紫红色，内面凹陷，顶端渐尖，背棱有细锯齿缘；花被片披针形，长5～6毫米，不展开，顶端渐尖，外面密生白色绵毛，花期后不变硬；雄蕊花丝连合成管状，顶端5浅裂，花柱条形。胞果近球形，直径2～2.5毫米。种子肾形，棕色，光亮。花果期6—9月。

【生境分布】我市各地有栽培。

【采收加工】秋季花盛开时剪下花序或割取全草，晒干。

【功能主治】止咳平喘，清肝明目，解毒。主治咳嗽，哮喘，百日咳，小儿夜啼，目赤肿痛，肝热头晕，头痛，痢疾，疮疖。

【用法用量】内服：煎汤，花3～9克，全草15～30克。外用：适量，捣烂外敷或煎水洗。

## 67. 紫茉莉科 Nyctaginaceae

### （1）光叶子花 *Bougainvillea glabra* Choisy

【药名别名】三角梅、三角花。

【药用部位】为叶子花属植物光叶子花的花序。

【植物形态】藤状灌木。叶互生；有柄，长1～2.5厘米，花顶生，通常3朵簇生在苞片内，花梗与苞片的中脉合生；茎粗壮，枝下垂，无毛或疏生柔毛，刺腋生，长5～15毫米。叶片纸质，卵形或卵状披针形，长5～13厘米，宽3～6厘米，顶端急尖或渐尖，基部圆形或宽楔形，上面无毛，下面被微柔毛；叶柄长1厘米。花顶生于枝端的3个苞片内，花梗与苞片中脉贴生，每个苞片上生一朵花；苞片3枚，叶状，紫色或洋红色，长圆形或椭圆形，长2.5～3.5厘米，宽约2厘米，纸质；花被管长约2厘米，淡绿色，疏生柔毛，有棱，顶端5浅裂；雄蕊6～8；花柱侧生，线形，边缘扩展成薄片状，柱头尖；

瘦果有5棱。种子有胚乳。花盘基部合生成环状，上部撕裂状。花期春夏季，多为3—7月开花。

【生境分布】为我市近年来新引进的南方花卉植物，烈士陵园和城区居民家庭院中有栽培。

【采收加工】花期采集花朵，晒干。

【功能主治】活血调经，化温止带。主治血瘀经闭，月经不调，赤白带下。

【用法用量】内服：煎汤，9～15克。其叶片捣烂外敷有散瘀消肿的作用。

【附注】本植物的茎叶可能有毒。

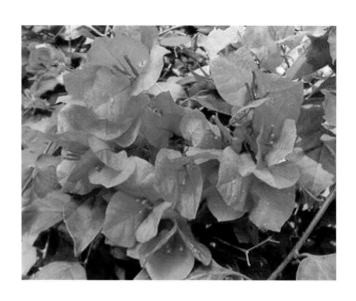

## （2）紫茉莉 *Mirabilis jalapa* L.

【药名别名】胭脂花、草茉莉。

【药用部位】为紫茉莉属植物紫茉莉的根、种子和叶。

【植物形态】一年生草本，高20～80厘米，无毛或近无毛；茎直立，多分枝。叶纸质，卵形或卵状三角形，长3～12厘米，宽3～8厘米，顶端渐尖，基部截形或心形；叶柄长1～4厘米。花单生于枝顶端；苞片5，萼片状，长约1厘米；花被呈花冠状，白色、黄色、红色或粉红色，漏斗状，花被管圆柱形，长4～6.5厘米，上部稍扩大，顶端5裂，基部膨大成球形而包裹子房。果

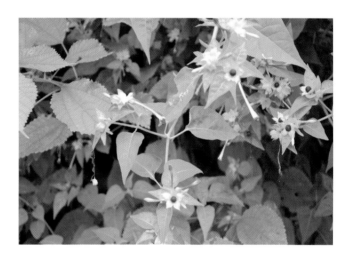

实卵形，长5～8毫米，黑色，具棱。种子胚乳白粉质。花期6—10月，果期8—11月。

【生境分布】我市广泛栽培。

【采收加工】秋、冬季挖取块根，洗净晒干；开花前叶盛期采叶，洗净鲜用。紫茉莉子，9—10月果实成熟时采收，除去杂质，晒干。

【功能主治】紫茉莉子：清热化斑，利湿解毒；用于生斑痣，脓疱疮。紫茉莉根：利尿，泻热，活血散瘀；主治淋浊，带下，肺痨吐血，痈疽发背，急性关节炎。叶：清热解毒，祛风渗湿，活血；主治痈肿疮毒，疥癣，跌打损伤。

【用法用量】紫茉莉子：外用适量，去外壳研末搽；或煎水洗。紫茉莉根：煎服，9～15克（鲜品15～30克）。外用适量，捣烂外敷。叶：外用适量，鲜品捣烂外敷或取汁外搽。

【附注】曾有人将紫茉莉根伪充天麻销售，应注意区别。

## 68. 商陆科 Phytolaccaceae

### （1）商陆 *Phytolacca acinosa* Roxb.

【药名别名】牛萝卜、山萝卜。

【药用部位】为商陆属植物商陆的根。

【植物形态】多年生草本，高 0.5 ～ 1.5 米，全株无毛。根肥大，肉质，倒圆锥形，外皮淡黄色或灰褐色，内面黄白色。茎直立，圆柱形，有纵沟，肉质，绿色或红紫色，多分枝。叶片薄纸质，椭圆形、长椭圆形或披针状椭圆形，长 10 ～ 30 厘米，宽 4.5 ～ 15 厘米，顶端急尖或渐尖，基部楔形，渐狭，两面散生细小白色斑点（针晶体），背面中脉突起；叶柄长 1.5 ～ 3 厘米，粗壮，上面有槽，下面半圆形，基部稍扁宽。总状花序

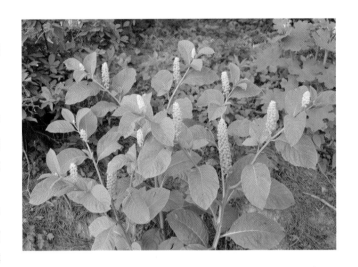

顶生或与叶对生，圆柱状，直立，通常比叶短，密生多花；花序梗长 1 ～ 4 厘米；花梗基部的苞片线形，长约 1.5 毫米，上部 2 枚小苞片线状披针形，均膜质；花梗细，长 6 ～ 10（13）毫米，基部变粗；花两性，直径约 8 毫米；花被片 5，白色、黄绿色，椭圆形、卵形或长圆形，顶端圆钝，长 3 ～ 4 毫米，宽约 2 毫米，大小相等，花后常反折；雄蕊 8 ～ 10，与花被片近等长，花丝白色，钻形，基部呈片状，宿存，花药椭圆形，粉红色；心皮通常为 8，分离；花柱短，直立，顶端下弯，柱头不明显。果序直立；浆果扁球形，直径约 7 毫米，成熟时黑色；种子肾形，黑色，长约 3 毫米，具 3 棱。花期 5—8 月，果期 6—10 月。

【生境分布】我市各地有分布，也有人工栽培。

【采收加工】秋季至翌年春季采挖，除去须根和泥沙，切成块或片，晒干或阴干。

【功能主治】通二便，泻水，散结。治水肿，胀满，脚气，喉痹，痈肿，恶疮。

【用法用量】内服：煎汤，4 ～ 9 克；或入散剂。外用：捣烂外敷。

【附注】本品有毒。

### （2）垂序商陆 *Phytolacca americana* L.

【药名别名】美商陆、美洲商陆、商陆。

【药用部位】为商陆属植物垂序商陆的根。

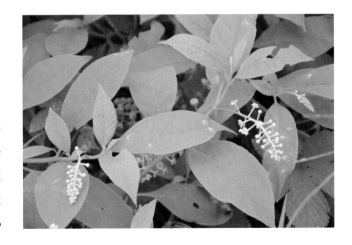

【植物形态】多年生草本，高 1 ～ 2 米。根粗壮，肥大，倒圆锥形。茎直立，圆柱形，有时带紫红色。叶片椭圆状卵形或卵状披针形，长 9 ～ 18 厘米，宽 5 ～ 10 厘米，顶端急尖，基部楔形；叶柄长 1 ～ 4 厘米。总状花序顶生或侧生，长 5 ～ 20 厘米；花梗长 6 ～ 8 毫米；花白色，微带红晕，直径约 6

毫米；花被片 5，雄蕊、心皮及花柱通常均为 10，心皮合生。果序下垂；浆果扁球形，成熟时紫黑色；种子肾圆形，直径约 3 毫米。花期 6—8 月，果期 8—10 月。

【生境分布】生于海拔 1700 米以下的山沟或林缘、路边。我市山区丘陵地带有分布。

【采收加工】同商陆。

【功能主治】同商陆。

【用法用量】同商陆。

【附注】商陆和垂序商陆各地都有分布，它们同被《中国药典》作商陆收载；为较少使用的中药，且具一定的毒性；不能盲目使用。另外，曾有人将商陆小根伪造成"人参"在麻城市场上叫卖，请注意区别。

## 69. 粟米草科 Molluginaceae

### 粟米草  *Mollugo stricta* L.

【药名别名】鱼粒草、解毒草、地麻黄。

【药用部位】为粟米草属植物粟米草的全草。

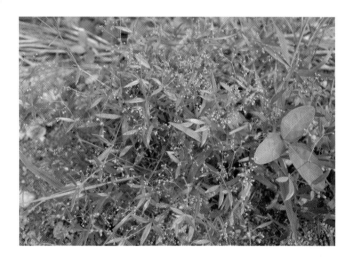

【植物形态】铺散状的一年生草本，高 10～30 厘米。茎纤细，多分枝，有棱角，无毛，老茎通常淡红褐色。叶 3～5 片假轮生或对生，叶片披针形或线状披针形，长 1.5～4 厘米，宽 2～7 毫米，顶端急尖或长渐尖，基部渐狭，全缘，中脉明显；叶柄短或近无柄。花极小，组成疏松聚伞花序，花序梗细长，顶生或与叶对生；花梗长 1.5～6 毫米；花被片 5，淡绿色，椭圆形或近圆形，长 1.5～2 毫米，脉达花被片 2/3，边缘膜质；雄蕊通常 3，花丝基部稍宽；子房宽椭圆形或近圆形，3 室，花柱 3，短，线形。蒴果近球形，与宿存花被等长，3 瓣裂；种子多数，肾形，栗色，具多数颗粒状突起。花期 6—8 月，果期 8—10 月。

【生境分布】生于海拔 700 米以下的山坡、路旁。我市五脑山、小漆园等地有分布。

【采收加工】夏、秋季采集全草，除去杂质，洗净，鲜用或晒干。

【功能主治】清热解毒。治腹痛泄泻，皮肤热疹，火眼。

【用法用量】内服：煎汤，15～30 克。外用：捣烂包寸口或塞鼻。

## 70. 马齿苋科 Portulacaceae

### （1）大花马齿苋  *Portulaca grandiflora* Hook.

【药名别名】太阳花、午时花。

【药用部位】为马齿苋属植物大花马齿苋的地上全草。

【植物形态】一年生或多年生肉质草本（市面常见植株为多年生，种子繁殖多为一年生），株高

15～20厘米。茎细而圆，茎叶肉质，平卧或斜生，节上有丛毛。叶散生或略集生，圆柱形，长1～2.5厘米。花顶生，直径2.5～5.5厘米，基部有叶状苞片，花瓣颜色鲜艳，有白、黄、红、紫等色。蒴果成熟时盖裂，种子小巧玲珑，银灰色。园艺品种很多，有单瓣、重瓣之分。

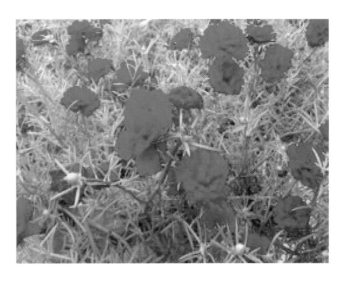

【生境分布】为各地广泛栽培的花卉。

【采收加工】适时采集全草，鲜用或晒干备用。

【功能主治】散瘀止痛，解毒消肿。用于跌打损伤，外用治疮疖肿毒。

【用法用量】内服：煎汤，鲜品15～30克。外用：适量，捣烂敷患处。

【附注】孕妇忌服。

## （2）马齿苋 *Portulaca oleracea* L.

【药名别名】长命菜、豆瓣菜、瓜子菜。

【药用部位】为马齿苋属植物马齿苋的全草。

【植物形态】一年生草本，通常匍匐，肉质，无毛；茎带紫色。叶楔状矩圆形或倒卵形，长10～25毫米，宽5～15毫米。花3～5朵生于枝顶端，直径3～4毫米，无梗；苞片4～5，膜质；萼片2；花瓣5，黄色；子房半下位，1室，柱头4～6裂。蒴果圆锥形，盖裂；种子多数，肾状卵形，直径不及1毫米，黑色，有小疣状突起。蒴果卵球形，长约5毫米，盖裂；种子细小，多数，偏斜球形，黑褐色，有光泽。花期5—8月，果期6—9月。

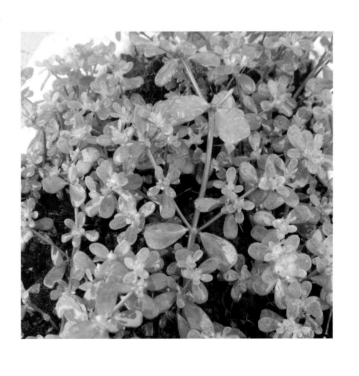

【生境分布】生于海拔1300米以下的山坡、荒地等处。我市各地都有分布。

【采收加工】夏、秋季采收，除去残根及杂质，洗净，略蒸或烫后晒干。

【功能主治】清热解毒，凉血止血。用于热毒血痢，痈肿疔疮，湿疹，丹毒，蛇虫咬伤，便血，痔疮出血，崩漏下血。

【用法用量】内服：煎汤，9～15克（鲜品30～60克）。外用：适量，捣烂外敷患处。

【附注】本品可治疗细菌性痢疾，又可治百日咳、肺结核及化脓性疾病，还有利尿的作用。

## （3）土人参 *Talinum paniculatum* (Jacq.) Gaertn.

【药名别名】栌兰、土洋参。

【药用部位】为土人参属植物土人参的根和叶。

【植物形态】一年生草本，高可达60厘米左右，肉质，全体无毛。主根粗壮有分枝，外表棕褐色。茎圆柱形，下部有分枝，基部稍木质化。叶互生，倒卵形，或倒卵状长椭圆形，长6～7厘米，宽2.5～3.5厘米，先端尖或钝圆，全缘，基部渐次狭窄而成短柄，两面绿色而光滑。茎顶分枝成长圆锥状的花丛，总花柄呈紫绿色或暗绿色；花小，多数，淡紫红色，直径约6毫米，花柄纤长；萼片2，卵圆形，头尖，早落；花瓣5，倒卵形或椭圆形；雄蕊10余枚，花丝细柔；雌蕊子房球形，花柱线形，柱头3深裂，先端向外展而微弯。蒴果，成熟时灰褐色，种子细小，黑色，扁圆形。花期6—8月，果期9—11月。

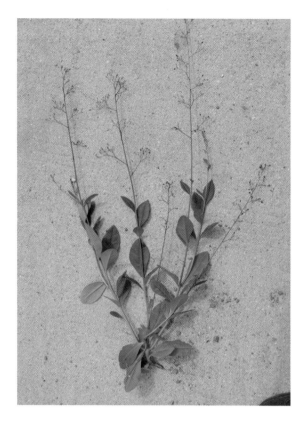

【生境分布】生于海拔1300米以下的山地或荒地。我市平堵山及城区有栽培。

【采收加工】秋季挖根，洗净，切片，晒干。叶片，随时或秋季采集，晒干或稍蒸后晒干。

【功能主治】根：补气润肺，止咳，调经；用于气虚乏倦，食少，泄泻，肺痨咯血，眩晕，潮热，盗汗，自汗，月经不调，带下，产妇乳汁不足。叶：通乳汁，消肿毒；主治乳汁不足，痈肿疔毒。

【用法用量】根：①内服：煎汤，30～60克。②外用：适量，捣烂外敷。叶：①内服：煎汤，15～30克。②外用：适量，捣烂外敷。

# 71. 落葵科 Basellaceae

## （1）藤三七 *Anredera cordifolia* (Tenore) Steenis

【药名别名】落葵薯、洋落葵、藤七。

【药用部位】为落葵薯属植物落葵薯的藤上块茎（珠芽）。

【植物形态】多年生宿根稍带木质的缠绕藤本，光滑无毛。一年的新梢可长达4米以上，植株基部簇生肉质根茎，常隆起裸露于地面，根茎及其分枝具顶芽和螺旋状着生的侧芽，芽具肉质鳞片。老茎灰褐色，皮孔外突，幼茎带红紫色，具纵线棱，腋生大小不等的肉质珠芽，形状不一，单个或成簇，具顶芽和侧芽，芽具肉质鳞片，可长枝着叶，形成花序或单花。叶互生，具柄；叶片肉质，心形、宽卵形至卵圆形，长4～8（12）厘米，宽4～9（15）厘米，先端凸尖，稍圆形或微凹，基部心形、楔形或圆形，全缘，平滑而带紫红色，主脉在下面微凹，上面稍凸。总状花序腋生或顶生，单一或疏生2～4个分枝，花序轴长10～30（50）厘米，花数十朵至200余朵；花梗长2～4毫米，基部有一披针形、先端锐尖的苞叶；花基合生成杯状的苞片 2，其上有与其交互对生的宽卵形或椭圆形小苞片 2 枚，较花被片短；花被片卵形或椭圆形，长约 3 毫米，宽约 2 毫米，白色；雄蕊比花被长，花丝基部宽而略连合，在蕾中时外折；子房近球形，上位，花柱上部 3 裂，柱头乳头状。花芳香，开后变黑褐色，久不脱落。花虽两性，但通常不孕。果未见。花期 6 月、7 月起可开放半年。

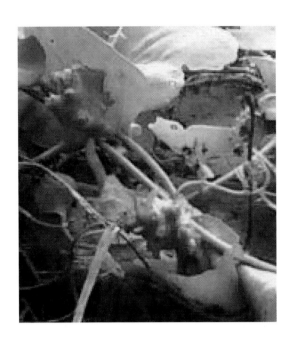

【生境分布】本品为黄土岗镇四道河村高孝友先生引进栽培。

【采收加工】在珠芽形成后采摘，除去杂质，鲜用或晒干。

【功能主治】补肾强腰，散瘀消肿。用于腰膝痹痛，病后体弱，跌打损伤，骨折。

【用法用量】内服：煎汤，30 ~ 60 克；或用鸡或瘦肉炖服。外用：适量，捣烂外敷。

## （2）落葵 *Basella alba* L.

【药名别名】汤菜。

【药用部位】为落葵属植物落葵的全草。

【植物形态】一年生缠绕草本。茎长可达数米，无毛，肉质，绿色或略带紫红色。叶片卵形或近圆形，长 3 ~ 9 厘米，宽 2 ~ 8 厘米，顶端渐尖，基部微心形或圆形，下延成柄，全缘，背面叶脉微突起；叶柄长 1 ~ 3 厘米，上有凹槽。穗状花序腋生，长 3 ~ 15（20）厘米；苞片极小，早落；小苞片 2，萼状，长圆形，宿存；花被片淡红色或淡紫色，卵状长圆形，全缘，顶端钝圆，下部白色，连合成筒；雄蕊着生于花被筒口，花丝短，

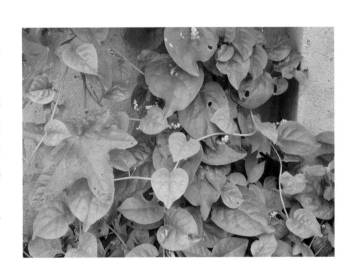

基部扁宽，白色，花药淡黄色；柱头椭圆形。果实球形，直径 5 ~ 6 毫米，红色至深红色或黑色，多汁液，外包宿存小苞片及花被。花期 5—9 月，果期 7—10 月。

【生境分布】作蔬菜栽培。

【采收加工】枝叶茂盛时采集，鲜用或晒干。

【功能主治】清热解毒，接骨止痛。用于阑尾炎，痢疾，大便秘结，膀胱炎；外用治骨折，跌打损伤，外伤出血，烧烫伤。

【用法用量】内服：煎汤，10 ~ 15 克（鲜品 30 ~ 60 克）。外用：适量，鲜品捣烂外敷或捣汁涂。

# 72. 石竹科 Caryophyllaceae

## （1）无心菜 *Arenaria serpyllifolia* L.

【药名别名】蚤缀、小无心菜、卵叶蚤缀。

【药用部位】为无心菜属植物无心菜的全草。

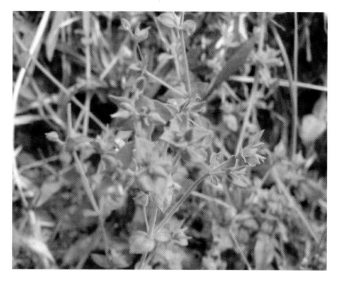

【植物形态】一年生或二年生草本，高10～30厘米。主根细长，支根较多而纤细。茎丛生，直立或铺散，密生白色短柔毛，基部狭，无柄，边缘具缘毛，顶端急尖，两面近无毛或疏生柔毛，下面具3脉，茎下部的叶较大，茎上部的叶较小。聚伞花序，具多花；苞片草质，卵形，蒴果卵圆形，与宿存萼等长，顶端6裂；种子小，肾形，表面粗糙，淡褐色。花期6—8月，果期8—9月。

【生境分布】生于路旁、荒地、田间等处，为农田杂草。我市各地均有分布。

【采收加工】夏、秋季采收全草，洗净，阴干备用。

【功能主治】清热，明目，止咳。主治肝热目赤，翳膜遮睛，肺痨咳嗽，咽喉肿痛，牙龈炎。

【用法用量】内服：煎汤，15～30克；或浸酒。外用：适量，捣敷或塞鼻孔。

## （2）狗筋蔓 *Cucubalus baccifer* L.

【药名别名】大鹅肠草、舒筋草、鹅儿肠。

【药用部位】为狗筋蔓属植物狗筋蔓的根和全草。

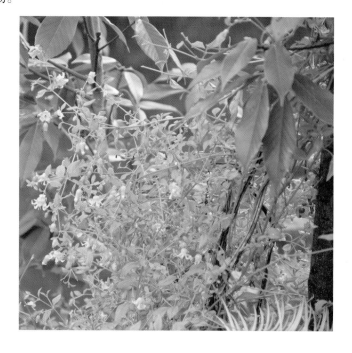

【植物形态】多年生草本，全株被逆向短绵毛。根簇生，长纺锤形，白色，断面黄色，稍肉质；根颈粗壮，多头。茎铺散，俯仰，长50～150厘米，多分枝。叶片卵形、卵状披针形或长椭圆形，长1.5～5（13）厘米，宽0.8～2（4）厘米，基部渐狭成柄状，顶端急尖，边缘具短缘毛，两面沿脉被毛。圆锥花序疏松；花梗细，具1对叶状苞片；花萼宽钟形，长9～11毫米，草质，后期膨大成半圆球形，沿纵脉多少被短毛，萼齿卵状三角形，与萼筒近等长，边缘膜质，果期反折；雌雄蕊柄长约1.5毫米，无毛；

花瓣白色，轮廓呈倒披针形，长约 15 毫米，宽约 2.5 毫米，爪狭长，瓣片叉状浅 2 裂；副花冠片不明显微呈乳头状；雄蕊不外露，花丝无毛；花柱细长，不外露。蒴果圆球形，呈浆果状，直径 6 ～ 8 毫米，成熟时薄壳质，黑色，具光泽，不规则开裂；种子圆肾形，肥厚，长约 1.5 毫米，黑色，平滑，有光泽。花期 6—8 月，果期 7—9 月。

【生境分布】生于林下山坡沟岸边。我市黄土岗镇小漆园村、张家畈镇等地有分布。

【采收加工】夏、秋季挖根和采集全草，分别洗净晒干。

【功能主治】理气，化湿，活血，止血，消积，解毒。治胃痛，黄疸，大便下血，月经不调，食积，疔疮。

【用法用量】内服：煎汤，6 ～ 15 克（鲜品 30 ～ 60 克）；研末或浸酒。外用：研末调敷或捣烂外敷。

## （3）石竹 *Dianthus chinensis* L.

【药名别名】瞿麦、洛阳花、竹叶草。

【药用部位】为石竹属植物石竹的地上全草。

【植物形态】多年生草本，高 30 ～ 50 厘米，全株无毛，带粉绿色。茎由根颈生出，疏丛生，直立，上部分枝。叶片线状披针形，长 3 ～ 5 厘米，宽 2 ～ 4 毫米，顶端渐尖，基部稍狭，全缘或有细小齿，中脉较显。花单生于枝端或数花集成聚伞花序；花梗长 1 ～ 3 厘米；苞片 4，卵形，顶端长渐尖，长达花萼 1/2 以上，边缘膜质，有缘毛；花萼圆筒形，长 15 ～ 25 毫米，直径 4 ～ 5 毫米，有纵条纹，萼齿披针形，长约 5 毫米，直伸，顶端尖，有缘毛；花瓣长 16 ～ 18 毫米，瓣片倒卵状三角形，长 13 ～ 15 毫米，紫红色、粉红色、鲜红色或白色，顶缘不整齐齿裂，喉部有斑纹，疏生髯毛；雄蕊露出喉部外，花药蓝色；子房长圆形，花柱线形。蒴果圆筒形，包于宿存萼内，顶端 4 裂；种子黑色，扁圆形。花期 5—6 月，果期 7—9 月。

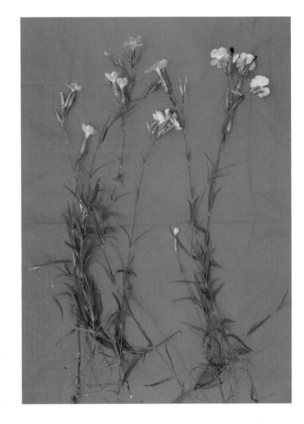

【生境分布】生于海拔 1000 米以下的山坡草丛中。我市山区丘陵有分布。

【采收加工】于开花前割取全草，扎成小把晒干或趁鲜切段晒干。

【功能主治】利尿通淋，活血通经。用于热淋，血淋，石淋，小便不通，淋沥涩痛，经闭瘀阻。

【用法用量】内服：煎汤，9 ～ 15 克。

## （4）瞿麦 *Dianthus superbus* L.

【药名别名】石柱花。

【药用部位】为石竹属植物瞿麦的地上全草。

【植物形态】多年生草本，高 50 ～ 60 厘米，有时更高。茎丛生，直立，绿色，无毛，上部分枝。叶片线状披针形，长 5～10 厘米，宽 3～5 毫米，顶端锐尖，中脉特显，基部合生成鞘状，绿色，有时带粉绿色。花 1 或 2 朵生于枝端，有时顶下腋生；苞片 2～3 对，倒卵形，长 6～10 毫米，约为花萼 1/4，宽 4～5 毫米，顶端长尖；花萼圆筒形，长 2.5～3 厘米，直径 3～6 毫米，常染紫红色晕，萼齿披针形，长 4～5 毫米；花瓣长 4～5 厘米，爪长 1.5～3 厘米，包于萼筒内，瓣片宽倒卵形，边缘缝裂至中部或中部以上，通常淡红色或带紫色，稀白色，喉部具丝毛状鳞片；雄蕊

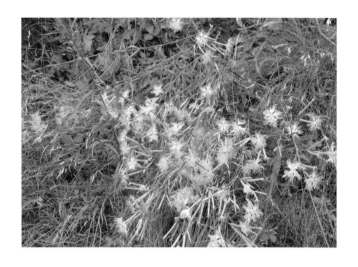

和花柱微外露。蒴果圆筒形，与宿存萼等长或微长，顶端 4 裂；种子扁卵圆形，长约 2 毫米，黑色，有光泽。花期 6—9 月，果期 8—10 月。

【生境分布】生于海拔 2000 米以下的山坡路旁及林缘。我市山区丘陵有分布。

【采收加工】同石竹。

【功能主治】同石竹。

【用法用量】同石竹。

【附注】按《中国药典》规定，瞿麦的来源有两种，即本品和石竹。

## （5）鹅肠菜 *Myosoton aquaticum* (L.) Moench

【药名别名】牛繁缕、鹅肠草。

【药用部位】为鹅肠菜属植物鹅肠菜的全草。

【植物形态】二年生或多年生草本，具须根。茎上升，多分枝，长 50～80 厘米，上部被腺毛。叶片卵形或宽卵形，长 2.5～5.5 厘米，宽 1～3 厘米，顶端急尖，基部稍心形，有时边缘具毛；叶柄长 5～15 毫米，上部叶常无柄或具短柄，疏生柔毛。顶生二歧聚伞花序；苞片叶状，边缘具腺毛；花梗细，长 1～2 厘米，花后伸长并向下弯，密被腺毛；萼片卵状披针形或长卵形，长 4～5

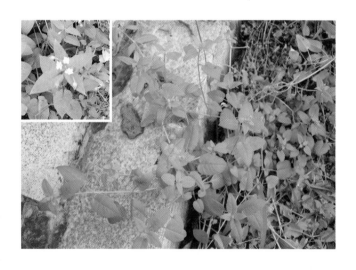

毫米，果期长达 7 毫米，顶端较钝，边缘狭膜质，外面被腺柔毛，脉纹不明显；花瓣白色，2 深裂至基部，裂片线形或披针状线形，长 3～3.5 毫米，宽约 1 毫米；雄蕊 10，稍短于花瓣；子房长圆形，花柱短，线形。蒴果卵圆形，稍长于宿存萼；种子近肾形，直径约 1 毫米，稍扁，褐色，具小疣。花期 5—8 月，果期 6—9 月。

【生境分布】生于海拔 700 米以下的山坡路旁、沟边、田间等地。我市各地都有分布。

【采收加工】夏、秋季采集，洗净切段，晒干或鲜用。

【功能主治】清热凉血，消肿止痛，消积通乳。用于小儿疳积，牙痛，痢疾，痔疮肿毒，乳腺炎，乳汁不通；外用治疮疖。

【用法用量】内服：煎汤，15～30克；或鲜品60克捣汁。外用：适量，鲜品捣烂外敷；或煎汤熏洗。

## （6）剪夏罗 *Lychnis coronata* Thunb.

【药名别名】剪春罗、月月红、金钱花。

【药用部位】为剪秋罗属植物剪夏罗的根或全草。

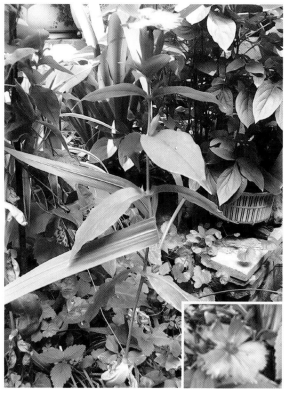

【植物形态】多年生草本，高50～80厘米。根茎横生，竹节状，表面黄色，内面白色，具条状根；茎直立，丛生，微有棱，节略膨大，光滑。单叶对生；无柄；叶片卵状椭圆形，长6～10厘米，宽2～4厘米，先端渐尖或长渐尖，基部圆形或阔楔形，边缘有浅细锯齿。花1～5朵集成聚伞花序；花萼长筒形，先端5裂，裂片尖卵形；脉10条；花瓣5，橙红色，先端有不规则浅裂，呈锯齿状，基部狭窄呈爪状，瓣片与爪之间有鳞片2；雄蕊10，与花瓣互生；子房圆柱形，花柱5。蒴果具宿存萼，先端5齿裂。种子多数。花期7月，果期8月。

【生境分布】城区居民有栽培。

【采收加工】夏、秋季采收，洗净晒干。

【功能主治】清热除湿，泻火解毒。用于感冒发热，缠腰火丹，风湿痹痛，泄泻。

【用法用量】内服：煎汤，根及根状茎9～15克，全草15～30克。外用：适量，鲜花或叶捣烂外敷；根或根状茎研末调涂。

## （7）剪秋罗 *Lychnis senno* Sieb. et Zucc.

【药名别名】见肿消。

【药用部位】为剪秋罗属植物剪秋罗的全草及根。

【植物形态】多年生草本，高50～80厘米，全株被粗毛。根簇生，纺锤形，稍肉质。茎直立，不分枝或上部分枝。叶片卵状长圆形或卵状披针形，长4～10厘米，宽2～4厘米，基部圆形，稀宽楔形，不呈柄状，顶端渐尖，两面和边缘均被粗毛。二歧聚伞花序具数花，稀多数花，紧缩呈伞房状；花直径3.5～5厘米，花梗长3～12毫米；苞片卵状披针形，草质，密被长柔毛和缘毛；花萼筒状棒形，长15～20毫米，直径3～3.5厘米，后期上部微膨大，被稀疏白色长柔毛，沿脉较密，萼齿三角状，顶端急尖；雌雄蕊柄长约5毫米；花瓣深红色，爪不露出花萼，狭披针形，具缘毛，瓣片轮廓倒卵形，深2裂达瓣片的 1/2,裂片椭圆状条形,有时顶端具不明显的细齿,瓣片两侧中下部各具 1 线形小裂片;副花冠片长椭圆形,暗红色,呈流苏状;雄蕊微外露,花丝无毛。蒴果长椭圆状卵形,长 12 ~ 14 毫米;种子肾形,长约 1.2 毫米,肥厚、黑褐色,具乳突。花期 6—7 月,果期 8—9 月。

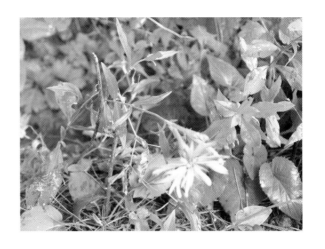

【生境分布】生于海拔 800 ~ 1700 米的山坡草丛中。我市分布于龟山电视塔东侧路旁草丛处。

【采收加工】夏、秋季采收,洗净,切片,晒干。

【功能主治】清热,止痛,止泻。用于感冒,风湿关节炎,腹泻;外用治带状疱疹。

【用法用量】根:9 ~ 15 克。全草:15 ~ 30 克。外用适量,研末敷患处。

【附注】本品野生分布较稀少。

## （8）白鼓钉 *Polycarpaea corymbosa* (L.) Lam.

【药名别名】声色草、满天星草、星色草。

【药用部位】为白鼓钉属植物白鼓钉的全草。

【植物形态】一年生草本,被白色小茸毛,高 15 ~ 25 厘米。茎纤细而坚硬,二歧分枝,多数。叶狭线形至锥尖,很少线状披针形,扁平或边缘背卷。较长的长 12 ~ 25 毫米,上部叶较细小而疏离;托叶长披针形,先端长尖,长约为叶之半。花多数,密集,顶生,伞房花序或聚伞花序,有时密生于单茎的顶部,有时聚伞花序多数为圆锥花序式排列;苞片薄膜质;萼片 5,披针形,白色,膜质,长约 2.5 毫米,先端长尖;花瓣 5。分离,阔卵形,先端钝,比萼片短;雄蕊 5;短;花柱短。蒴果,卵圆形或长椭圆形,短于萼片,3 瓣裂。种子肾形,扁,长 0.5 毫米,宽 0.25 ~ 0.3 毫米,褐色。花期 7—8 月,果期 9—10 月。

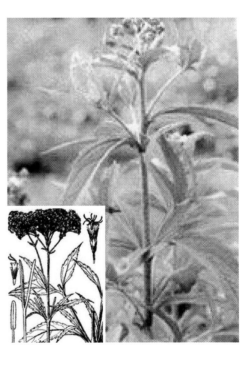

【生境分布】生于海拔 210 米以下的山腰沙土草丛中。我市各地有分布。

【采收加工】春、秋季采集,洗净晒干。

【功能主治】清热解毒,除湿利尿。用于急性细菌性痢疾,肠炎,实证腹水,消化不良。

【用法用量】内服:煎汤,15 ~ 30 克。

【附注】本品为 1979—1986 年中药资源普查资料。

## （9）孩儿参 *Pseudostellaria heterophylla* (Miq.) Pax

【药名别名】太子参、童参、异叶假繁缕。

【药用部位】为孩儿参属植物孩儿参的块根。

【植物形态】多年生草本，高 15 ～ 20 厘米。块根长纺锤形，白色，稍带灰黄色。茎直立，单生，被 2 列短毛。茎下部叶常 1 ～ 2 对，叶片倒披针形，顶端钝尖，基部渐狭成长柄状，上部叶 2 ～ 3 对，叶片宽卵形或菱状卵形，长 3 ～ 6 厘米，宽 2 ～ 17（20）毫米，顶端渐尖，基部渐狭，上面无毛，下面沿脉疏生柔毛。开花受精花 1 ～ 3 朵，腋生或呈聚伞花序；花梗长 1 ～ 2 厘米，有时长达 4 厘米，被短柔毛；萼片 5，狭披针形，长约

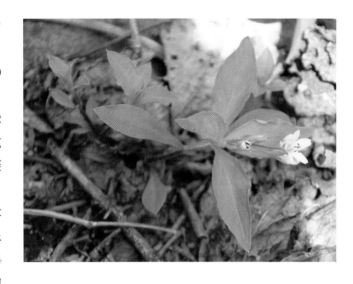

5 毫米，顶端渐尖，外面及边缘疏生柔毛；花瓣 5，白色，长圆形或倒卵形，长 7 ～ 8 毫米，顶端 2 浅裂；雄蕊 10，短于花瓣；子房卵形，花柱 3，微长于雄蕊；柱头头状。闭花受精花具短梗；萼片疏生多细胞毛。蒴果宽卵形，含少数种子，顶端不裂或 3 瓣裂；种子褐色，扁圆形，长约 1.5 毫米，具疣状突起。花期 4—7 月，果期 7—8 月。

【生境分布】生于海拔 800 ～ 1300 米的山谷、山坡草丛中。我市黄土岗镇小漆园村、福田河镇磨石一带有分布。

【采收加工】夏季茎叶大部分枯萎时采挖，洗净，除去须根，置沸水中略烫后晒干或直接晒干。

【功能主治】益气健脾，生津润肺。用于脾虚体倦，食欲不振，病后虚弱，气阴不足，自汗口渴，肺燥干咳。

【用法用量】内服：煎汤，10 ～ 15 克。

## （10）漆姑草　*Sagina japonica* (Sw.) Ohwi

【药名别名】七大姑、珍珠草。

【药用部位】为漆姑草属植物漆姑草的全草。

【植物形态】一年生小草本，高 5 ～ 20 厘米，上部被稀疏腺柔毛。茎丛生，稍铺散。叶片线形，长 5 ～ 20 毫米，宽 0.8 ～ 1.5 毫米，顶端急尖，无毛。花小型，单生于枝端；花梗细，长 1 ～ 2 厘米，被稀疏短柔毛；萼片 5，卵状椭圆形，长约 2 毫米，顶端尖或钝，外面疏生短腺柔毛，边缘膜质；花瓣 5，狭卵形，稍短于萼片，白色，顶端圆钝，全缘；雄蕊 5，短于花瓣；子房卵圆形，花柱 5，

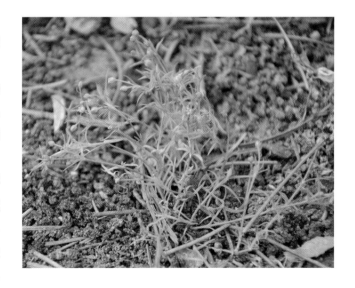

线形。蒴果卵圆形，微长于宿存萼，5 瓣裂；种子细，圆肾形，微扁，褐色，表面具尖瘤状突起。花期 3—

5月，果期5—6月。

【生境分布】生于海拔2000米以下的山坡路边和田圃等处。我市见于五脑山和小漆园。

【采收加工】4—5月采集，洗净，鲜用或晒干。

【功能主治】凉血解毒，杀虫止痒。主治漆疮，秃疮，湿疹，丹毒，瘰疬，无名肿毒，毒蛇咬伤，鼻渊，龋齿痛，跌打内伤。

【用法用量】内服：煎汤，10～30克；研末或绞汁。外用：适量，捣烂外敷或绞汁涂。

## （11）女娄菜 *Silene aprica* Turcx. ex Fisch. et Mey.

【药名别名】罐罐花、对叶草。

【药用部位】为蝇子草属植物女娄菜的全草。

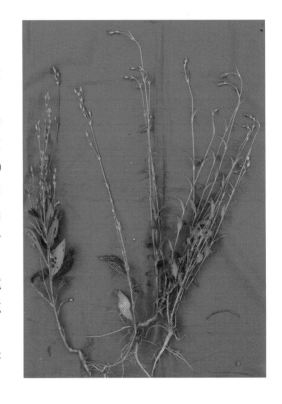

【植物形态】一年生或二年生草本，高30～70厘米，全株密被灰色短柔毛。主根较粗壮，稍木质。茎单生或数个，直立，分枝或不分枝。基生叶叶片倒披针形或狭匙形，长4～7厘米，宽4～8毫米，基部渐狭成长柄状，顶端急尖，中脉明显；茎生叶叶片倒披针形、披针形或线状披针形，比基生叶稍小。圆锥花序较大；花梗长5～20（40）毫米，直立；苞片披针形，草质，渐尖，具缘毛；花萼卵状钟形，长6～8毫米，近草质，密被短柔毛，果期时长达12毫米，纵脉绿色，脉端多少联结，萼齿三角状披针形，边缘膜质，具缘毛；雌雄蕊柄极短或近无，被短柔毛；花瓣白色或淡红色，倒披针形，长7～9毫米，微露出花萼或与花萼近等长，爪具缘毛，瓣片倒卵形，2裂；副花冠片舌状；雄蕊不外露，花丝基部具缘毛；花柱不外露，基部具短毛。蒴果卵形，长8～9毫米，与宿存萼近等长或微长；种子圆肾形，灰褐色，长0.6～0.7毫米，肥厚，具小瘤。花期5—7月，果期6—8月。

【生境分布】生于海拔1000米以下的山坡草丛中。我市山区丘陵有分布。

【采集加工】夏、秋季采集，洗净晒干。

【功能主治】健脾，利尿，通乳。主治乳汁少，体虚浮肿。

【用法用量】内服：煎汤，9～15克。

## （12）麦瓶草 *Silene conoidea* L.

【药名别名】米瓦罐、麦黄菜。

【药用部位】为蝇子草属植物麦瓶草的全草。

【植物形态】一年生草本，高25～60厘米，全株被短腺毛。根为主根系，稍木质。茎单生，直立，不分枝。基生叶片匙形，茎生叶叶片长圆形或披针形，长5～8厘米，宽5～10毫米，基部楔形，顶端渐尖，两面被短柔毛，边缘具缘毛，中脉明显。二歧聚伞花序具数花；花直立，直径约20毫米；花萼圆锥形，长 20 ～ 30 毫米，直径 3 ～ 4.5 毫米，绿色，基部脐形，果期膨大，长达 35 毫米，下部宽卵状，直径 6.5 ～ 10 毫米，纵脉 30 条，沿脉被短腺毛，萼齿狭披针形，长为花萼 1/3 或更长，边缘下部狭膜质，具缘毛；雌雄蕊柄几无；花瓣淡红色，长 25 ～ 35 毫米，爪不露出花萼，狭披针形，长 20 ～ 25 毫米，无毛，耳三角形，瓣片倒卵形，长约 8 毫米，全缘或微凹缺，有时微啮蚀状；副花冠片狭披针形，长 2 ～ 2.5 毫米，白色，顶端具数浅齿；雄蕊微外露或不外露，花丝具稀疏短毛；花柱微外露。蒴果梨状，长约 15 毫米，直径 6 ～ 8 毫米；种子肾形，长约 1.5 毫米，暗褐色。花期 5—6 月，果期 6—7 月。

【生境分布】生于海拔 1000 米以下的路边、荒地、沙土山坡等处。我市山区丘陵有极少分布。

【采收加工】夏、秋季采集全草，洗净晒干。

【功能主治】养阴，清热，止血调经。用于吐血、衄血，虚痨咳嗽，咯血，尿血，月经不调。

【用法用量】内服：煎汤，9 ～ 15 克；或炖鸡肉。

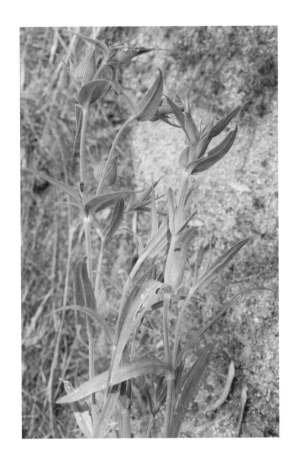

## （13）鹤草　*Silene fortunei* Vis.

【药名别名】粘蝇草、山银柴胡。

【药用部位】为蝇子草属植物鹤草的带根全草。

【植物形态】多年生草本，高 50 ～ 100 厘米。根圆柱形，粗而长，有少数细长侧根；根状茎短，直立，节上生出地上茎。茎单生或簇生，基部稍带木质，中部以上多分枝。具柔毛或近于无毛，节膨大。单叶对生，叶片披针形或倒披针形，长 2 ～ 3.5 厘米，宽 3 ～ 8 毫米，先端尖，基部窄缩成短柄，全缘，光滑无毛。花两性；3 ～ 10 朵成短聚伞花序，或因小聚伞的侧花不发育而呈总状；花梗长，上部有黏液；萼长管形，光滑，脉多条，常带紫红色；先端 5 裂；花瓣 5，粉红色或白色，基部成爪，瓣片 2 裂；每裂片更细裂成窄条。喉部有 2 小鳞片；雄蕊 10；子房上位，花柱 3，蒴果长圆形，上部略膨大而下部狭小，呈棍棒状，成熟时先端 6 齿裂。种子有瘤状突起。花期 6—8 月，果期 7—9 月。

【生境分布】生于海拔 700 ～ 1700 米的山坡、路旁、沟边草丛中。我市山区乡镇有分布。

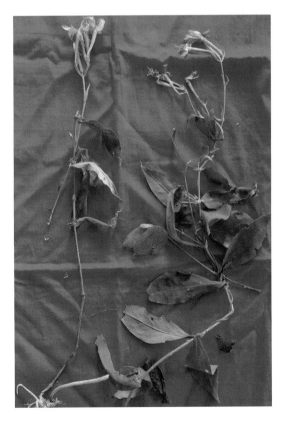

【采收加工】夏、秋季采集，洗净，鲜用或晒干。

【功能主治】清热利湿，活血解毒。主治痢疾，肠炎，热淋，带下，咽喉肿痛，劳伤发热，跌打损伤，毒蛇咬伤。

【用法用量】内服：煎汤，15～30 克；或捣汁。外用：适量，鲜品捣烂外敷。

## （14）蝇子草　*Silene gallica* L.

【药名别名】粘蝇草、脱力草、银柴胡。

【药用部位】为蝇子草属植物蝇子草的根或全草。

【植物形态】二年生草本，高 15～30 厘米，被长硬毛。茎直立或上升，不分枝或分枝。叶对生，匙形至披针形，长 1.5～3 厘米，宽 5～10 毫米，顶端圆形，具凸尖，基部渐狭，无柄，被短毛。花两性；花序呈穗状单歧聚伞式；花梗短于萼；苞片叶状，线状披针形；花萼卵形，长约 8 毫米，在果时膨大，具 10 条纵脉，被硬毛和腺毛，萼齿 5，线状披针形；花瓣白色或粉红色，比萼微长，瓣片全缘，或有时微具齿；副花冠线形，全缘；

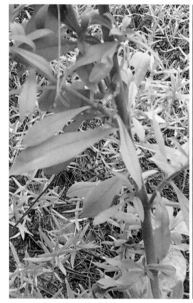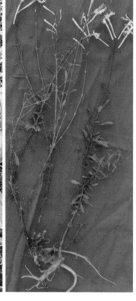

雄蕊 10，内藏；花柱 3。蒴果卵圆形，齿裂 6；雌雄蕊柄近无；种子肾形，带黑色，具瘤状突起。花期 4—6 月，果期 6—7 月。

【生境分布】生于山坡、林下草丛中。我市山区各地有分布。

【采收加工】秋季采集，洗净，切段，晒干。

【功能主治】清热利湿，解毒消肿。用于痢疾，肠炎；外用治蝮蛇咬伤，扭挫伤，关节肌肉酸痛。

【用法用量】煎服：15～30 克。外用：适量，鲜品捣烂外敷患处。

【附注】本品标本采自小漆园。

## （15）中国繁缕　*Stellaria chinensis* Regel

【药名别名】繁缕、鸦雀子窝。

【药用部位】为繁缕属植物中国繁缕的全草。

【植物形态】多年生草本，高 50～100 厘米。根须状。茎细弱，直立或半匍匐，有纵棱，无毛。单叶对生；叶柄有柔毛，中上部的叶柄渐缩短；叶片卵状椭圆形至长圆状披针形，长 3～4 厘米，宽 1～1.6 厘米，但下部或顶部的叶稍小，先端长锐尖，基部渐狭，全缘。聚伞花序常生于叶腋，具细长

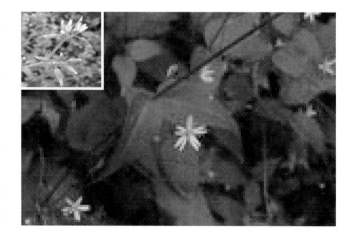

总花梗；花梗细，在果时长 1 厘米以上；萼片 5，披针形，长约 3 毫米；花瓣 5，白色，和萼片近等长，先端 2 裂；雄蕊 10，比花瓣稍短；子房卵形，花柱 3，丝形。蒴果卵形，比萼片稍长。种子卵形，稍扁，褐色，有乳头状突起。花期 5—6 月，果期 7—8 月。

【生境分布】生于海拔 500 米以下的山坡灌丛、沟边、路边湿地。我市山区有分布。

【采收加工】春、夏、秋季采集，去尽泥土，鲜用或晒干。

【功能主治】清热解毒，活血止痛。治乳痈，肠痈，疔肿，跌打损伤，产后瘀痛，风湿骨痛，牙痛。

【用法用量】内服：煎汤，15～30 克。外用：适量，捣烂外敷。

### （16）王不留行　*Vaccaria segetalis* (Neck.) Garcke

【药名别名】麦蓝菜、麦黄菜、留行子。

【药用部位】为麦蓝菜属植物麦蓝菜的种子。

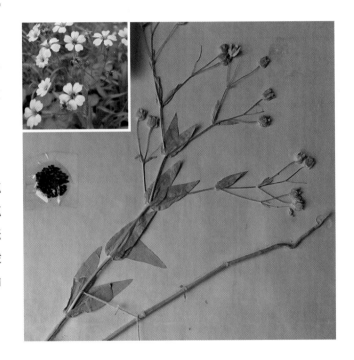

【植物形态】一年生或二年生草本，高 30～70 厘米，全株无毛，微被白粉，呈灰绿色。根为主根系。茎单生，直立，上部分枝。叶片卵状披针形或披针形，长 3～9 厘米，宽 1.5～4 厘米，基部圆形或近心形，微抱茎，顶端急尖，具 3 基出脉。伞房花序稀疏；花梗细，长 1～4 厘米；苞片披针形，着生花梗中上部；花萼卵状圆锥形，长 10～15 毫米，宽 5～9 毫米，后期微膨大成球形，棱绿色，棱间绿白色，近膜质，萼齿小，三角形，顶端急尖，边缘膜质；雌雄蕊柄极短；花瓣淡红色，瓣片狭倒卵形，斜展或平展，微凹缺，有时具不明显的缺刻；雄蕊内藏；花柱线形，微外露。蒴果宽卵形或近圆球形，长 8～10 毫米；种子近圆球形，直径约 2 毫米，红褐色至黑色。花期 5—7 月，果期 6—8 月。

【生境分布】常生于麦地，原植物标本采自黄土岗镇。我市第四次中药资源普查未见分布。

【采收加工】夏季果实成熟、果皮尚未开裂时采割植株，晒干，打下种子，除去杂质，再晒干。

【功能主治】活血通经，下乳消肿，利尿通淋。主治血瘀经闭，痛经，难产，产后乳汁不下，乳痈肿痛，热淋，血淋，石淋。

【用法用量】内服：煎汤，6～10 克。

## 73. 睡莲科 Nymphaeaceae

### （1）芡实　*Euryale ferox* Salisb. ex DC

【药名别名】鸡头苞、芡。

【药用部位】为芡属植物芡的种仁。

【植物形态】一年生大型水生草本。沉水叶箭形或椭圆肾形，长 4～10 厘米，两面无刺；叶柄无刺；浮水叶革质，椭圆肾形至圆形，直径 10～130 厘米，盾状，有或无弯缺，全缘，下面带紫色，有短柔毛，两面在叶脉分枝处有锐刺；叶柄及花梗粗壮，长可达 25 厘米，皆有硬刺。花长约 5 厘米；萼片披针形，长 1～1.5 厘米，内面紫色，外面密生稍弯硬刺；花瓣矩圆状披针形或披

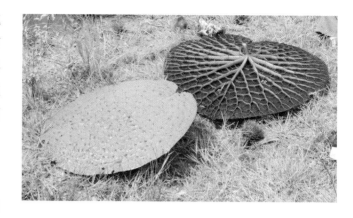

针形，长 1.5～2 厘米，紫红色，呈数轮排列，向内渐变成雄蕊；无花柱，柱头红色，形成凹入的柱头盘。浆果球形，直径 3～5 厘米，污紫红色，外面密生硬刺；种子球形，直径 10 余毫米，黑色。花期 7—8 月，果期 8—9 月。

【生境分布】生于浅水池塘中。我市浮桥河水库、城区有分布。

【采收加工】秋末冬初采收成熟果实，除去果皮，取出种仁，再除去硬壳，晒干，置通风干燥处，防蛀。捣碎生用或炒用。

【功能主治】固肾涩精，补脾止泄。主治遗精，白浊，淋浊，带下，小便不禁，大便泄泻。

【用法用量】内服：煎汤，15～30 克；或入丸、散，亦可适量煮粥食。

【附注】芡实茎：清虚热，生津液；主治虚热烦渴，口干咽燥。煎服，15～30 克。叶：行气活血，祛瘀止血；主治吐血，便血，妇女产后胞衣不下。煎服，9～15 克，或烧存性研末，冲服。根：行气止痛，止带；用于疝气疼痛，带下，无名肿毒。煎服，30～60 克，或煮食。外用适量，捣烂外敷。

## （2）莲 *Nelumbo nucifera* Gaertn.

【药名别名】藕、莲藕、莲肉。

【药用部位】为莲属植物莲的茎节（藕节）、雄蕊（莲须）、花托（莲房）、种子（莲子）、绿色莲胚（莲心）、叶柄（荷梗）、叶（荷叶）、叶柄残基（荷蒂）、花蕾（莲花）、果实（石莲子）。

【植物形态】多年生水生草本；根状茎短粗。叶纸质，心状卵形或卵状椭圆形，长 5～12 厘米，宽 3.5～9 厘米，基部具深弯缺，约占叶片全长的 1/3，裂片急尖，稍开展或几重合，全缘，上面光亮，下面带红色或紫色，两面皆无毛，具小点；叶柄长达 60 厘米。花直径 3～5 厘米；花梗细长；花萼

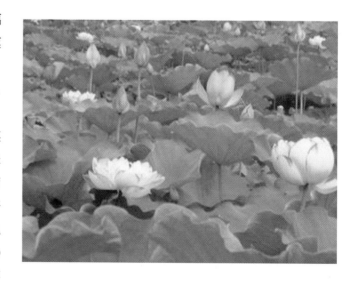

基部四棱形，萼片革质，宽披针形或窄卵形，长 2～3.5 厘米，宿存；花瓣白色，宽披针形、长圆形或倒卵形，长 2～2.5 厘米，内轮不变成雄蕊；雄蕊比花瓣短，花药条形，长 3～5 毫米；柱头具 5～8 辐射线。

浆果球形，直径 2 ~ 2.5 厘米，为宿存萼片包裹；种子椭圆形，长 2 ~ 3 毫米，黑色。花期 6—8 月，果期 8—10 月。

【生境分布】生于浅水池塘中。我市各地都有栽培。

【采收加工】秋季果实成熟时采集，剥取种子，晒干。其余的药用部位按需要，根据季节分别采集。

【功能主治】藕节：止血散瘀。莲须：清心益肾，涩精止血。莲房：散瘀止血，祛湿。莲子：养心益肾，补脾涩肠。莲心：清心祛热，止血涩精。莲花：活血止血，祛湿。荷梗：清热解暑，通气行水。荷叶：清暑利湿，止血。荷蒂：清暑祛湿，活血安胎。石莲子：清湿热，开胃进食。

【用法用量】莲子一般作配方使用，亦可作食疗。其余部位按各自用途分别使用，其用法用量略。

## （3）睡莲　*Nymphaea tetragona Georgi*

【药名别名】子午莲、瑞莲。

【药用部位】为睡莲属植物睡莲的花。

【植物形态】多年生水生草本。根茎具线状黑毛。叶丛生，浮于水面；纸质，心状卵形或卵状椭圆形，长 5 ~ 12 厘米，宽 3.5 ~ 9 厘米，先端圆钝，基部深弯呈耳状裂片，急尖或钝圆，稍展开或几重合，全缘，上面绿色，光亮，下面带红色或暗紫色，两面皆无毛，具小点；叶柄细长，约 60 厘米。花梗细长，直径 3 ~ 5 厘米；花萼基部四棱形，萼片 4，革质，宽披针形，长 2 ~ 3.5 厘米，宿存；花瓣 8 ~ 17，白色宽披针形或倒卵形，长 2 ~ 2.5 厘米，排成多层；雄蕊多数，短于花瓣，花药条形，黄色；柱头具 5 ~ 8 条辐射线，广卵形，呈匙状。浆果球形，直径 2 ~ 2.5 厘米，包藏于宿存花萼中，松软；种子椭圆形，长 2 ~ 3 厘米，黑色。花期 6—8 月，果期 8—10 月。

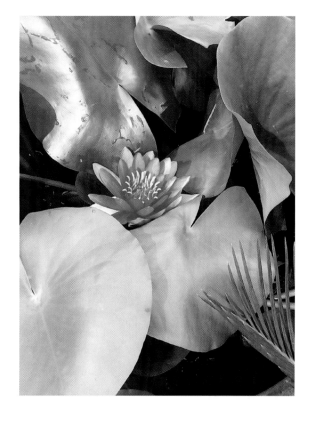

【生境分布】生于池塘湖泊水中。我市见于栽培。

【采收加工】夏季采收，洗净，去杂质，晒干。

【功能主治】消暑，解酒，定惊。主治中暑，醉酒烦渴，小儿惊风。

【用法用量】煎服：6 ~ 9 克。

## （4）莼菜　*Brasenia schreberi J. F. Gmel.*

【药名别名】莼、水葵、缺盆草。

【药用部位】为莼菜属植物莼菜的茎叶。

【植物形态】多年生草本。根茎横生，具叶及匍匐枝，匍匐枝节部生根。叶互生于根茎和匍匐枝上；叶柄长 25 ~ 40 厘米；叶片浮于水面，椭圆状，长 5 ~ 16 厘米，宽 3 ~ 10 厘米，全缘，上面绿色，下面带绿色带紫色，叶脉放射状，上半部脉有毛，时脉处皱缩。花梗自叶腋抽出，长约 10 厘米，被柔毛及琼脂样的黏质；花露出水面，直径 1～2.5 厘米；暗紫色；萼片、花瓣各 3，均为条形，1～1.5 厘米；雄蕊 12～18，短于花被，花药条形，长约 4 毫米；心皮 4～18 个，柱头扁平，有长直毛。坚果长圆状卵形，革质，具宿萼和花柱。种子 1～2，卵形。花期 6 月，果期 10—11 月。

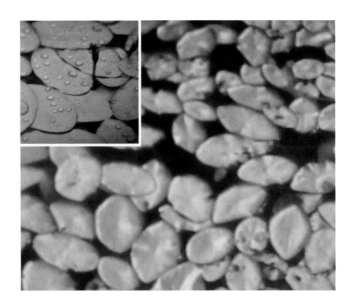

【生境分布】生于池塘、河湖或沼泽地。我市浮桥河水库、西张店有分布。

【采收加工】5—7 月采收，洗净多为鲜用。

【功能主治】利水消肿，清热解毒。用于湿热痢疾，黄疸，水肿，小便不利，热毒痈肿。

【用法用量】内服：煎汤，15～30 克；或作羹。外用：适量，捣烂外敷患处。

【附注】肠胃虚寒者慎服。

# 74. 金鱼藻科 Ceratophyllaceae

## 金鱼藻 *Ceratophyllum demersum L.*

【药名别名】虾英草。

【药用部位】为金鱼藻属植物金鱼藻的全草。

【植物形态】多年生沉水草本；茎长 40～150 厘米，平滑，具分枝。叶 4～12 轮生，1～2 次二叉状分枝，裂片丝状，或丝状条形，长 1.5～2 厘米，宽 0.1～0.5 毫米，先端带白色软骨质，边缘仅一侧有数细齿。花直径约 2 毫米；苞片 9～12，条形，长 1.5～2 毫米，浅绿色，透明，先端有 3 齿及带紫色毛；雄蕊 10～16，微密集；子房卵形，

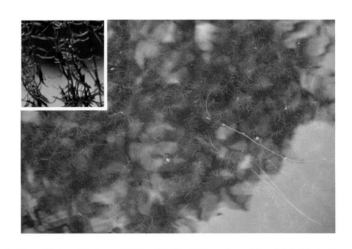

花柱钻状。坚果宽椭圆形，长 4～5 毫米，宽约 2 毫米，黑色，平滑，边缘无翅，有 3 刺，顶生刺（宿存花柱）长 8～10 毫米，先端具钩，基部 2 刺向下斜伸，长 4～7 毫米，先端渐细成刺状。花期 6—7 月，果期 8—10 月。

【生境分布】生于池沼湖泊中。我市各地都有分布。

【采收加工】四季可采，除去杂质晒干。

【功能主治】凉血止血，清热利水。用于血热吐血，咯血，热淋涩痛。

【用法用量】内服：煎汤，3～6克；或入散剂。

# 75. 毛茛科 Ranunculaceae

## （1）乌头 *Aconitum carmichaelii* Debeaux

【药名别名】草乌、附子。

【药用部位】为乌头属植物乌头（野生）的块根。

【植物形态】多年生草本，高60～120厘米。块根通常2个连生，纺锤形至倒卵形，外皮黑褐色；栽培品的侧根（子根）甚肥大，直径达5厘米。茎直立或稍倾斜，下部光滑无毛，上部散生贴伏柔毛。叶互生，革质，有柄；叶片卵圆形，宽5～12厘米，3裂几达基部，两侧裂片再2裂，中央裂片菱状楔形，先端再3浅裂，裂片边缘有粗齿或缺刻。总状圆锥花序，花序轴有贴伏的柔毛；萼片5，蓝紫色，外被微柔毛，上萼片盔形，长15～18毫米，宽约20毫米，侧萼片近圆形；花瓣2，无毛；雄蕊多数，花丝下半部扩张成宽线形的翅；心皮3～5个，离生，密被灰黄色的短茸毛。蓇葖果长圆形，具横脉，花柱宿存，芒尖状。花期6—7月，果期7—8月。

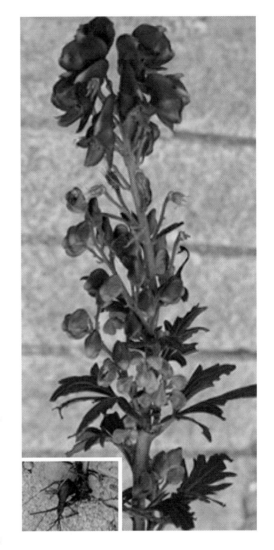

【生境分布】生于海拔460～2100米的山坡草地灌丛中。我市山区乡镇有分布。

【采收加工】晚秋或次年早春采收，将地下部分挖出，剪去根头部，洗净，晒干。

【功能主治】祛风除湿，温经散寒，消肿止痛。主治风寒湿痹，关节疼痛，头风头痛，中风不遂，心腹冷痛，寒疝作痛，跌打损伤，瘀血肿痛，阴疽肿毒，麻醉止痛。

【用法用量】内服：煎汤，3～6克；或入丸、散。外用：适量，研末调敷；或醋、酒磨涂。

【附注】据《省名录》记载我市还有瓜叶乌头和展毛川鄂乌头分布，本书未收载。

## （2）硬毛小升麻 *Cimicifuga acerina* (Sieb. et Zucc.) Tanaka f. *hispidula* Hsiao

【药名别名】小升麻、三面刀。

【药用部位】为升麻属植物硬毛小升麻的根茎。

【植物形态】根状茎横走，近黑色，生多数细根。茎直立，高25～110厘米，下部近无毛或疏被伸展的长柔毛，上部密被灰色的柔毛。叶1或2枚，近基生，为三出复叶；叶片宽达35厘米，小叶有长4～12厘米的柄；顶生小叶卵状心形，长5～20厘米，宽4～18厘米，七至九掌状浅裂，浅裂片三角形或斜梯形，边缘有锯齿，侧生小叶比顶生小叶略小并稍斜，表面只在近叶缘处被短糙伏毛，其他部分无毛或偶尔也有毛，背面沿脉被白色柔毛；叶柄长达 32 厘米，疏被长柔毛或近无毛。花序顶生，单一或有 1～3 分枝，长 10～25 厘米；轴密被灰色短柔毛；花小，直径约 4 毫米，近无梗；萼片白色，椭圆形至倒卵状椭圆形，长 3～5 毫米；退化雄蕊卵圆形，长约 4.5 毫米，基部具蜜腺；花药椭圆形。蓇葖长约 10 毫米，种子 8～12 粒，椭圆状卵球形，长约 2.5 毫米，浅褐色。8—9 月开花，10 月结果。

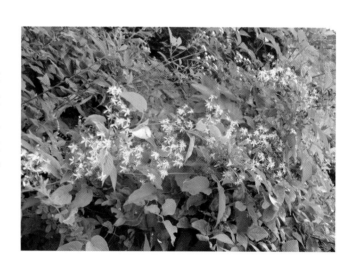

【生境分布】生于林下山坡阴湿处。我市龟山、张广河有分布。

【采收加工】根茎于秋季采挖，洗净，晒干。

【功能主治】清热，活血，解毒。治咽喉干痛，跌打损伤，风湿腰腿痛，疖肿。

【用法用量】内服：煎汤，3～6 克；或浸酒。外用：捣烂外敷。

## （3）威灵仙　*Clematis chinensis* Osbeck

【药名别名】铁脚威灵仙、绣球藤。

【药用部位】为铁线莲属植物威灵仙的根及根茎。

【植物形态】藤本，干时变黑；茎近无毛。叶对生，长达 20 厘米，为一回羽状复叶；小叶 5，狭卵形或三角状卵形，长 1.2～6 厘米，宽 1.3～3.2 厘米，先端钝或渐尖，基部圆形或宽楔形，近无毛；叶柄长 4.5～6.5 厘米。花序圆锥状，腋生或顶生，具多数花；花直径约 1.4 厘米；萼片 4，白色，展开，矩圆形或狭倒卵形，长约 6.5 毫米，外面边缘密生短柔毛；无花瓣；雄蕊多数，无毛，花药条形；心皮多数。瘦果狭卵形，扁，长约 3 毫米，疏生紧贴的柔毛，羽状花柱长达 1.8 厘米。花期 1—2 月，果期 3—4 月。

【生境分布】生于海拔 900 米以下的山坡路旁、岸边。我市各地都有分布。

【采收加工】秋季挖根，洗净晒干。

【功能主治】祛风除湿，通络止痛。主治风湿痹痛，肢体麻木，筋脉拘挛，屈伸不利，脚气肿痛，疟疾，骨鲠咽喉，并治痰饮积聚。

【用法用量】内服：煎汤，6～9 克，用于骨鲠咽喉，可用到 30 克；或入丸、散，或浸酒。外用：适量，捣烂外敷；或煎水熏洗，或作发泡剂。

## （4）粗齿铁线莲 *Clematis argentilucida* (Levl. et Vant.) W. T. Wang

【药名别名】毛木通、线木通、大木通。

【药用部位】为铁线莲属植物粗齿铁线莲的根、藤茎或茎叶。

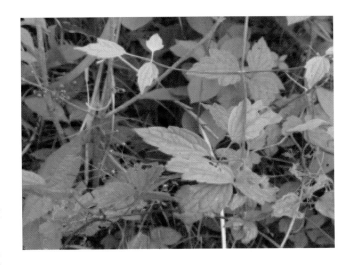

【植物形态】落叶木质藤本。小枝密生白色短柔毛，老时外皮剥落。一回羽状复叶，有 5 小叶，有时茎端为三出叶；小叶片卵形或椭圆状卵形，长 5～10 厘米，宽 3.5～6.5 厘米，顶端渐尖，基部圆形、宽楔形或微心形，常有不明显 3 裂，边缘有粗大锯齿状齿，上面疏生短柔毛，下面密生白色短柔毛至较疏，或近无毛。腋生聚伞花序常有 3～7 花，或顶生圆锥状聚伞花序多花，较叶短；花直径 2～3.5 厘米；萼片 4，开展，白色，近长圆形，长 1～1.8 厘米，宽约 5 毫米，顶端钝，两面有短柔毛，内面较疏至近无毛；雄蕊无毛。瘦果扁卵圆形，长约 4 毫米，有柔毛，宿存花柱长达 3 厘米。花期 5—7 月，果期 7—10 月。

【生境分布】生于山坡或山沟灌丛中。我市五脑山有分布。

【采收加工】全年可采，洗净，晒干或鲜用。

【功能主治】清热利咽，利尿通淋，活血止痛。主治咽喉炎，扁桃体炎，淋证，跌打损伤。

【用法用量】内服：煎汤，9～18 克。外用：适量，捣烂外敷患处。

## （5）圆锥铁线莲 *Clematis terniflora* DC.

【药名别名】铜脚威灵仙、黄药子、铜威灵。

【药用部位】为铁线莲属植物圆锥铁线莲的根及根茎。

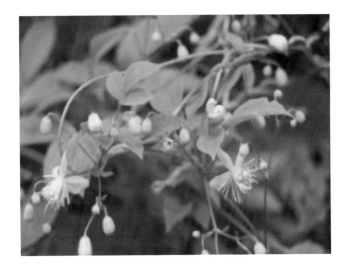

【植物形态】落叶木质藤本。茎、小枝有短柔毛，后近无毛。一回羽状复叶，通常 5 小叶，有时 7 或 3，偶尔基部一对 2～3 裂至 2～3 小叶，茎基部为单叶或三出复叶；小叶片狭卵形至宽卵形，有时卵状披针形，长 2.5～8 厘米，宽 1～5 厘米，顶端钝或锐尖，有时微凹或短渐尖，基部圆形、浅心形或为楔形，全缘，两面或沿叶脉疏生短柔毛或近无毛，上面网脉不明显或明显，下面网脉突出。圆锥状聚伞花序腋生或顶生，多花，长 5～15（19）厘米，较开展；花序梗、花梗有短柔毛；花直径 1.5～3 厘米；萼片通常 4，开展，白色，狭倒卵形或长圆形，顶端锐尖或钝，长 0.8～1.5（2）厘米，宽 4（5）毫米，外面有短柔毛，边缘密生茸毛；

雄蕊无毛。瘦果橙黄色，常 5 ～ 7 个，倒卵形至宽椭圆形，扁，长 5 ～ 9 毫米，宽 3 ～ 6 毫米，边缘凸出，有贴伏柔毛，宿存花柱长达 4 厘米。花期 6—8 月，果期 8—11 月。

【生境分布】生于海拔 400 米以下的山地、丘陵的林边或路旁草丛中。我市张家畈、乘马岗、狮子峰有分布。

【采收加工】秋季采挖，除去杂质，洗净，晒干。

【功能主治】祛风湿，通经络，消痰涎，散癖疾。

【用法用量】煎服，6 ～ 9 克。治骨鲠咽喉可用到 30 克；或入丸、散，或浸酒，或外用。

## （6）钝齿铁线莲　*Clematis apiifolia var. argentilucida* (H. Lév. et Vaniot) W. T. Wang

【药名别名】川木通。

【药用部位】为铁线莲属植物钝齿铁线莲的藤茎。

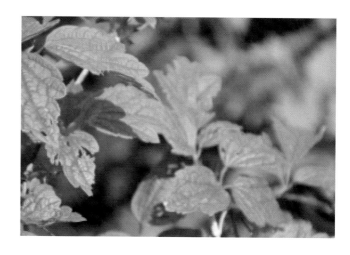

【植物形态】落叶木质藤本。小枝和花序梗、花梗密生贴伏短柔毛。三出复叶，连叶柄长 5 ～ 17 厘米，叶柄长 3 ～ 7 厘米；小叶片卵形或宽卵形，小叶片较大，长 5 ～ 13 厘米，宽 3 ～ 9 厘米，通常下面密生短柔毛，边缘有少数钝齿。圆锥状聚伞花序多花；花直径约 1.5 厘米；萼片 4，开展，白色，狭倒卵形，长约 8 厘米，两面有短柔毛，外面较密；雄蕊无毛，花丝比花药长 5 倍。瘦果纺锤形或狭卵形，长 3 ～ 5 毫米，顶端渐尖，不扁，有柔毛，宿存花柱长约 1.5 厘米。花期 7—9 月，果期 9—10 月。

【生境分布】生于海拔 400 ～ 2300 米的山坡林中或沟边。我市张家畈、乘马岗、狮子峰有分布。

【采收加工】秋季采收，洗净切片，晒干。

【功能主治】治尿路感染，小便不利，肾炎水肿，经闭，乳汁不通。

【用法用量】尚未查到相关资料，可参考圆锥铁线莲的有关内容。

## （7）秦岭铁线莲　*Clematis obscura* Maxim.

【药名别名】川木通（别名）。

【药用部位】为铁线莲属植物秦岭铁线莲的藤茎。

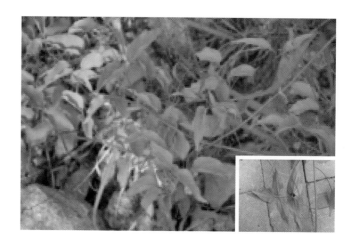

【植物形态】落叶木质藤本，干时变黑。小枝疏生短柔毛，后变无毛。一至二回羽状复叶，有 5 ～ 15 小叶，茎上部有时为三出叶，基部二对常不等 2 ～ 3 深裂、全裂至 3 小叶；小叶片或裂片纸质，卵形至披针形，或三角状卵形，长 1 ～ 6 厘米，宽 0.5 ～ 3 厘米，顶端锐尖或渐尖，基部楔形、圆形至浅心形，全缘，偶有1缺刻状齿或小裂片，两面沿叶脉疏生短柔毛或近无毛。聚伞花序3～5花或更多，有时花单生，腋生或顶生，与叶近等长或较短；花直径2.5～5厘米；萼片4～6，开展，白色，长圆形或长圆状倒卵形，长1.2～2.5厘米，顶端尖或钝，除外面边缘密生茸毛外，其余无毛；雄蕊无毛。瘦果椭圆形至卵圆形，扁，长约5毫米，有柔毛，宿存花柱长达2.5厘米，有金黄色长柔毛。花期4—6月，果期8—11月。

【生境分布】生于山地丘陵灌丛中或山坡、山谷阳处。我市张家畈、乘马岗、狮子峰有分布。

【采收加工】秋季采集，洗净切片，晒干。

【功能主治】治尿路感染，小便不利，肾炎水肿，经闭，乳汁不通。

【用法用量】尚未查到相关资料，可参考圆锥铁线莲的有关内容。

## （8）小木通 *Clematis armandii* Franch.

【药名别名】川木通、淮木通、蓑衣藤。

【药用部位】为铁线莲属植物小木通的藤茎。

【植物形态】落叶木质藤本，高达6米。茎圆柱形，有纵条纹，小枝有棱，有白色短柔毛，后脱落。三出复叶；小叶片革质，卵状披针形、长椭圆状卵形至卵形，长4～12（16）厘米，宽2～5（8）厘米，顶端渐尖，基部圆形、心形或宽楔形，全缘，两面无毛。聚伞花序或圆锥状聚伞花序，腋生或顶生，通常比叶长或近等长；腋生花序基部有多数宿存芽鳞，为三角状卵形、卵形至长圆形，长0.8～3.5厘米；花序下部苞片近长圆形，常3浅裂，上部苞片渐小，披针形至钻形；

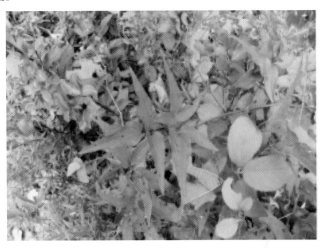

萼片4（5），开展，白色，偶带淡红色，长圆形或长椭圆形，大小变异极大，长1～2.5（4）厘米，宽0.3～1.2（2）厘米，外面边缘密生短茸毛至稀疏，雄蕊无毛。瘦果扁，卵形至椭圆形，长4～7毫米，疏生柔毛，宿存花柱长达5厘米，有白色长柔毛。花期3—4月，果期4—7月。

【生境分布】生于海拔200～1000米的山坡杂草丛中及灌丛中。我市张家畈、乘马岗、狮子峰有分布。

【采收加工】春、秋季采收，除去粗皮，晒干，或趁鲜切薄片，晒干。

【功能主治】清热利尿，通经下乳。用于水肿，淋证，小便不通，关节痹痛，经闭乳少。

【用法用量】内服：煎汤，3～6克。

【附注】本品即《中国药典》收载的川木通。

## （9）大花威灵仙 *Clematis courtoisii* Hand.-Mazz.

【药名别名】威灵仙、小脚威灵仙。

【药用部位】为铁线莲属植物大花威灵仙的茎藤及根。

【植物形态】藤本植物，长2～4米。须根黄褐色，新鲜时微带辣味。茎圆柱形，棕红色或深棕色，

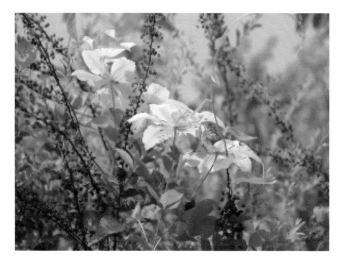

幼时被开展的柔毛，后脱落至近无毛。叶对生，三出复叶或二回二出复叶；叶柄长6～11厘米，基部微膨大；小叶片薄纸质或亚革质，长圆形或卵状披针形，长5～7厘米，宽2～3.5厘米，先端渐尖，基部阔楔形，全缘，上面主脉被短柔毛，下面被柔毛；小叶柄短或长1～2厘米，被柔毛。花两性，单生于叶腋；花梗长12～18厘米，被短柔毛，花梗中部有1对叶状苞片，宽卵形，先端锐尖，外面沿3条中脉形成一紫色的带，被柔毛，内面无毛，脉纹明显；花瓣无；雄蕊多数，暗紫色，外轮较长，花丝长为花药的2倍，心皮多数，子房及花柱基部被长柔毛，花柱上部被短柔毛，柱头膨大。瘦果倒卵形，宿存花柱羽毛状，柱头宿存。花期5—6月，果期6—7月。

【生境分布】生于山坡路旁灌丛中或沟岸边。我市各地有分布。

【采收加工】全年可采，洗净，鲜用或晒干。

【功能主治】清热利湿，理气通便，解毒。主治小便不利，腹胀，大便秘结，风火牙痛，目生星翳，虫蛇咬伤。

【用法用量】内服：煎汤，15～30克。外用：鲜品适量，捣烂敷。

## （10）山木通　*Clematis finetiana* Lévl. et Vant.

【药名别名】小木通、木通。

【药用部位】为铁线莲属植物山木通的藤茎。

【植物形态】木质藤本，无毛。茎圆柱形，有纵条纹，小枝有棱。三出复叶，基部有时为单叶；小叶片薄革质或革质，卵状披针形、狭卵形至卵形，长3～9（13）厘米，宽1.5～3.5（5.5）厘米，顶端锐尖至渐尖，基部圆形、浅心形或斜肾形，全缘，两面无毛。花常单生，或为聚伞花序、总状聚伞花序，腋生或顶生，有1～3（7）花，少数7朵以上而成圆锥状聚伞花序，通常比叶长或近等长；在叶腋分枝处常有多数长三角形至三角形宿存芽鳞，长5～8毫米；苞片小，钻形，有时下部苞片为宽线形至三角状披针形，顶

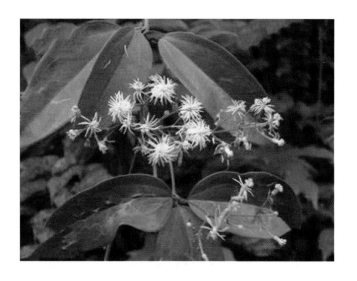

端3裂；萼片4（6），开展，白色，狭椭圆形或披针形，长1～1.8（2.5）厘米，外面边缘密生短茸毛；雄蕊无毛，药隔明显。瘦果镰刀状狭卵形，长约5毫米，有柔毛，宿存花柱长达3厘米，有黄褐色长柔毛。花期4—6月，果期7—11月。

【生境分布】生于海拔 1300 米以下林中、山坡草丛或山涧。我市山区乡镇有分布。

【采收加工】秋季采集藤茎，刮去粗皮，切片晒干。也有单独用根的，茎叶也作药用，鲜用或晒干。

【功能主治】祛风活血，利尿通淋。主治关节肿痛，跌打损伤，小便不利，乳汁不通。

【用法用量】内服：煎汤，干品 15 ～ 30 克，鲜品可用至 60 克。外用：适量，鲜品捣烂外敷发泡。

## （11）大叶铁线莲　*Clematis heracleifolia* DC.

【药名别名】草牡丹、九牛藤、牡丹藤。

【药用部位】为铁线莲属植物大叶铁线莲的根茎及根。

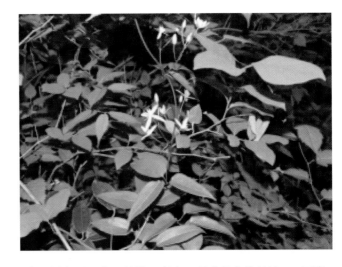

【植物形态】直立半灌木，高达 1 米，有短柔毛。叶对生，为三出复叶，长达 30 厘米；中央小叶具长柄，宽卵形，长、宽均 6 ～ 13 厘米，近无毛，先端急尖，不分裂或 3 浅裂，边缘有粗锯齿，侧生小叶近无柄，较小；叶柄长 4.5 ～ 10 厘米。花序腋生或顶生；花排列成 2 ～ 3 轮；花梗长 1.5 ～ 2 厘米；花萼管状，长约 1.5 厘米，萼片 4，蓝色，长约 2 厘米，上部向外弯曲，外面生白色短柔毛；无花瓣；雄蕊多数，有短柔毛，花丝条形。瘦果倒卵形，扁，长约 4 毫米，羽毛状花柱长达 2.8 厘米。花期 8—9 月，果期 10 月。

【生境分布】生于山谷林边或沟边。我市各地有分布。

【采收加工】夏、秋季采集，洗净晒干。

【功能主治】祛风除湿，舒筋活络，镇痛。根：用于风湿关节痛，牙痛，骨鲠咽喉。叶：外用治外伤出血。

【用法用量】内服：煎汤，根 9 ～ 15 克，或浸酒服。

## （12）柱果铁线莲　*Clematis uncinata* Champ.

【药名别名】威灵仙、破骨风。

【药用部位】为铁线莲属植物柱果铁线莲的根（根及根状茎）。

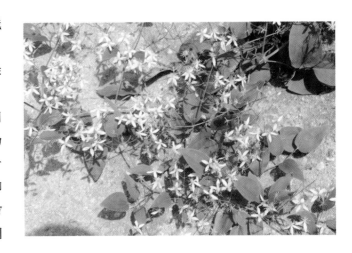

【植物形态】藤本，干时常带黑色，除花柱有羽状毛及萼片外面边缘有短柔毛外，其余光滑。茎圆柱形，有纵条纹。一至二回羽状复叶，有 5 ～ 15 小叶，基部两对常为 2 ～ 3 小叶，茎基部为单叶或三出叶；小叶片纸质或薄革质，宽卵形、卵形、长圆状卵形至卵状披针形，长 3 ～ 13 厘米，宽 1.5 ～ 7 厘米，顶端渐尖至锐尖，偶有微凹，基部圆形或宽楔形，有时浅心形或截形，全缘，上面亮绿色，下面灰绿色，两面网脉突出。圆锥状聚伞花序腋生或顶生，多花；萼片4，开展，白色，干时变褐色至黑色，线状披针形至倒披针形，长1～1.5厘米；雄蕊无毛。瘦果圆柱状钻形，干后变黑，长5～8毫米，宿存花柱长1～2厘米。花期6—7月，果期7—9月。

【生境分布】生于海拔400米的山谷路旁、岸边。我市各地有分布。

【采收加工】秋季采挖，洗净晒干。也有用枝叶的，在未落叶前采集。

【功能主治】祛风除湿，舒筋活络，镇痛。用于风湿关节痛，牙痛，骨鲠咽喉。

【用法用量】内服：9～15克，水煎或浸酒服。

【附注】气血亏虚者、孕妇慎用。

## （13）还亮草 *Delphinium anthriscifolium* Hance

【药名别名】飞燕草、还魂草。

【药用部位】为翠雀属植物还亮草的全草。

【植物形态】一年生草本，高30～70厘米，遍体有白色毛。叶片菱状卵形或三角状卵形，长5～11厘米，宽4.5～8厘米，二至三回羽状全裂，一回裂片斜卵形，二回裂片或羽状浅裂，或不分裂而呈狭卵形、披针形，宽2～4毫米。总状花序具2～15花，花序轴和花梗有微柔毛；花淡青紫色，直径1厘米；萼片5，堇色，狭长椭圆形，长约5

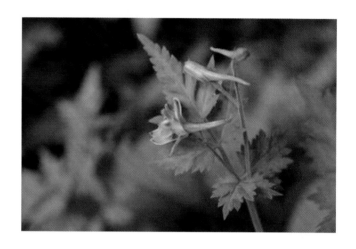

毫米，后方1萼片，伸出1长距，长超过萼片；花瓣2对，上方1对斜楔形，中央有浅凹口，下部成距，下方1对卵圆形，深2裂，基部成爪；雄蕊多数；心皮3。骨葖果，长1～1.6厘米，有种子4粒。花期3—5月。

【生境分布】生于海拔100～1100米的荒坡、山谷河沟、路旁。福田河的两路口有分布。

【采收加工】夏、秋季采收，洗净，切段，鲜用或晒干。

【功能主治】祛风除湿，通络止痛，化食，解毒。主治风湿痹痛，半身不遂，食积腹胀，荨麻疹，痈疮癣癞。

【用法用量】内服：煎汤，3～6克。外用：适量，捣烂外敷；或煎汤洗。

【附注】本品原标本1979年采自福田河的两路口。

## （14）全裂翠雀花 *Delphinium trisectum* W. T. Wang

【药名别名】无。

【药用部位】为翠雀属植物全裂翠雀花的根、全草或种子。

【植物形态】多年生草本，茎高45～50厘米，被反曲的短柔毛，不分枝或有1分枝。最下部叶在开花时枯萎，其他下部叶有长柄，上部叶具短柄；叶片圆肾形，长4.5～6.8厘米，宽7.5～12厘米，三全裂，中央全裂片菱形，小裂片卵形至线状披针形，全缘或有1齿，侧全裂片斜扇形，宽为中央全裂片的2倍，

两面疏被短糙毛；叶柄长达 17 厘米。总状
花序有 10 ～ 14 花，稀疏；轴和花梗密被反
曲的短柔毛；下部苞片叶状或披针形，上部
苞片变小，线形；下部花梗长 4.5 ～ 7.5 厘米，
上部的长约 2 厘米；小苞片生花梗上部，线
形，长 4 ～ 7 毫米，有短毛；萼片蓝紫色，
椭圆形，长 1.4 ～ 1.7 厘米，距比萼片稍长，
圆筒状钻形，长 1.6 ～ 2.1 厘米，直；花瓣
黑褐色，无毛，顶端微凹；退化雄蕊黑褐色，
瓣片二浅裂，上部边缘有长柔毛，腹面有淡
黄色短髯毛；雄蕊无毛；心皮 3，子房被短
柔毛。4—5 月开花。

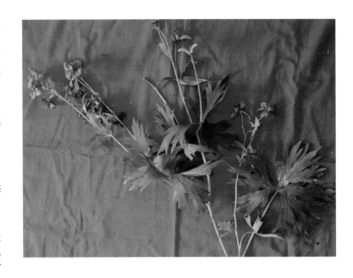

【生境分布】生于林下阴湿处。我市龟山、福田河、五脑山等地有分布。

【采收加工】夏、秋季采收，除去杂质，洗净晒干。

【功能主治】清热解毒，祛湿除热。治大肠湿热，痢疾，里急后重，三焦湿热证以及牙痛。

【用法用量】尚未查到相关资料。

## （15）獐耳细辛 *Hepatica nobilis var. asiatica* (Nakai) Hara

【药名别名】三叶细辛。

【药用部位】为獐耳细辛属植物獐耳细
辛的根茎。

【植物形态】植株高 8 ～ 18 厘米。根
状茎短，密生须根。基生叶 3 ～ 6，有长柄；
叶片正三角状宽卵形，长 2.5 ～ 6.5 厘米，
宽 4.5 ～ 7.5 厘米，基部深心形，三裂至中部，
裂片宽卵形，全缘，顶端微钝或钝，有时有
短尖头，有稀疏的柔毛；叶柄长 6 ～ 9 厘米，
变无毛。花葶 1 ～ 6 条，有长柔毛；苞片 3，
卵形或椭圆状卵形，长 7 ～ 12 毫米，宽 3 ～ 6

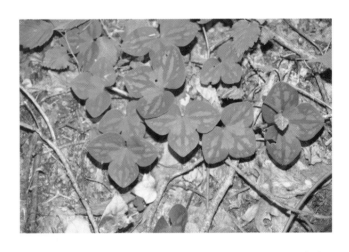

毫米，顶端急尖或微钝，全缘，背面稍密被长柔毛；萼片 6 ～ 11，粉红色或堇色，狭长圆形，长 8 ～ 14 毫米，
宽 3 ～ 6 毫米，顶端钝；雄蕊长 2 ～ 6 毫米，花药椭圆形，长约 0.7 毫米；子房密被长柔毛。瘦果卵球形，
长 4 毫米，有长柔毛和短宿存花柱。4—5 月开花。

【生境分布】生于山坡路旁草丛中。我市龟山茶园冲有分布。

【采收加工】春、秋季采挖，洗净晒干。

【功能主治】活血祛风，杀虫止痒。主治各种恶疮，疗癣，瘘蚀，皮肤虫痒等症。

【用法用量】内服：隔水蒸，3 ～ 4.5 克。外用：适量，研末调敷；或捣烂绞汁涂或煎水洗。

## （16）芍药 *Paeonia lactiflora* Pall.

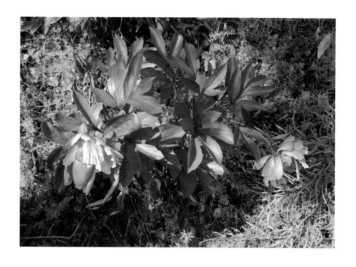

【药名别名】白芍、赤芍。

【药用部位】为芍药属植物芍药的根。

【植物形态】多年生草本。根粗壮，分枝黑褐色。茎高 40～70 厘米，无毛。下部茎生叶为二回三出复叶，上部茎生叶为三出复叶；小叶狭卵形、椭圆形或披针形，顶端渐尖，基部楔形或偏斜，边缘具白色骨质细齿，两面无毛，背面沿叶脉疏生短柔毛。花数朵，生于茎顶和叶腋，有时仅顶端一朵开放，而近顶端叶腋处有发育不好的花芽，直径 8～11.5 厘米；苞片 4～5，披针形，大小不等；萼片 4，宽卵形或近圆形，长 1～1.5 厘米，宽 1～1.7 厘米；花瓣 9～13，倒卵形，长 3.5～6 厘米，宽 1.5～4.5 厘米，白色、粉红色或红色，有时基部具深紫色斑块；花丝长 0.7～1.2 厘米，黄色；花盘浅杯状，包裹心皮基部，顶端裂片钝圆；心皮 4～5，无毛。蓇葖长 2.5～3 厘米，直径 1.2～1.5 厘米，顶端具喙。花期 5—6 月，果期 8 月。

【生境分布】目前我市人工栽培，未见大面积种植。

【采收加工】夏、秋季采挖，洗净，除去头尾及细根，置沸水中煮后去外皮或去外皮后再煮，晒干。

【功能主治】平肝止痛，养血调经，敛阴止汗。用于头痛眩晕，胁痛，腹痛，四肢挛痛，血虚萎黄，月经不调，自汗，盗汗。

【用法用量】内服：煎汤，6～15 克。

【附注】①不宜与藜芦同用。②野生芍药洗净晒干为赤芍来源之一，本书未另行收载。

## （17）牡丹 *Paeonia suffruticosa* Andr.

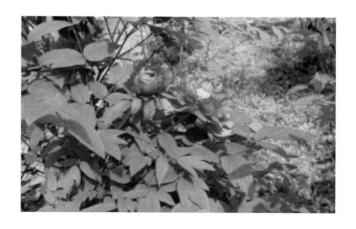

【药名别名】丹皮、牡丹皮、粉丹皮。

【药用部位】为芍药属植物牡丹的根皮。

【植物形态】落叶灌木。茎高达 2 米；分枝短而粗。叶通常为二回三出复叶，偶尔近枝顶的叶为 3 小叶；顶生小叶宽卵形，长 7～8 厘米，宽 5.5～7 厘米，3 裂至中部，裂片不裂或 2～3 浅裂，表面绿色，无毛，背面淡绿色，有时具白粉，沿叶脉疏生短柔毛或近无毛，小叶柄长 1.2～3 厘米；侧生小叶狭卵形或长圆状卵形，长 4.5～6.5 厘米，宽 2.5～4 厘米，不等 2 裂至 3 浅裂或不裂，近无柄；叶柄长 5～11 厘米，和叶轴均无毛。花单生于枝顶，直径 10～17 厘米；花梗长 4～6 厘米；苞片 5，长椭圆形，大小不等；萼片 5，绿色，宽卵形，大小不等；

花瓣5，或为重瓣，玫瑰色、红紫色、粉红色至白色，通常变异很大，倒卵形，长5～8厘米，宽4.2～6厘米，顶端呈不规则的波状；雄蕊长1～1.7厘米，花丝紫红色、粉红色，上部白色，长约1.3厘米，花药长圆形，长4毫米；花盘革质，杯状，紫红色，顶端有数个锐齿或裂片，完全包住心皮，在心皮成熟时开裂；心皮5，稀更多，密生柔毛。蓇葖长圆形，密生黄褐色硬毛。花期5月，果期6月。

【生境分布】目前我市有零星栽培，尚未见大规模种植。

【采收加工】夏、秋季采挖，除去细根，剥取根皮，洗净，晒干。

【功能主治】清热凉血，活血化瘀。用于温毒发斑，吐血衄血，夜热早凉，无汗骨蒸，经闭痛经，痈肿疮毒，跌扑伤痛。

【用法用量】内服：煎汤，4.5～9克；或入丸、散。

## （18）白头翁 *Pulsatilla chinensis* (Bunge) Regel

【药名别名】野丈人、白头公。

【药用部位】为白头翁属植物白头翁的根。

【植物形态】植株高15～35厘米。根状茎粗0.8～1.5厘米。基生叶4～5，通常在开花时刚刚生出，有长柄；叶片宽卵形，长4.5～14厘米，宽6.5～16厘米，三全裂，中全裂片有柄或近无柄，宽卵形，三深裂，中深裂片楔状倒卵形，少有狭楔形或倒梯形，全缘或有齿，侧深裂片不等二浅裂，侧全裂片无柄或近无柄，不等三深裂，表面无毛，背面有长柔毛；叶柄长7～15厘米，有密长柔毛。花葶1（2），有柔毛；苞片3，基部合生成长3～10毫米的筒，三深裂，深裂片线形，不分裂或上部三浅裂，背面密

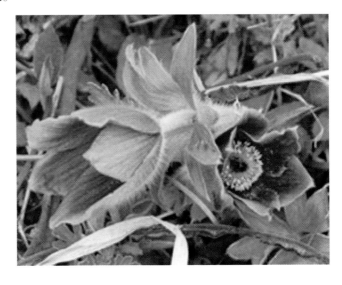

被长柔毛；花梗长2.5～5.5厘米，结果时长达23厘米；花直立；萼片蓝紫色，长圆状卵形，长2.8～4.4厘米，宽0.9～2厘米，背面有密柔毛；雄蕊长约为萼片之半。聚合果直径9～12厘米；瘦果纺锤形，扁，长3.5～4毫米，有长柔毛，宿存花柱长3.5～6.5厘米，有向上斜展的长柔毛。4—5月开花。

【生境分布】生于荒坡草丛中。我市各地有分布，但数量越来越少。

【采收加工】春季开花前采挖，除掉地上茎，保留根头部白色茸毛，去净泥土，晒干。

【功能主治】清热解毒，凉血止痢，燥湿杀虫。主治赤白痢疾，鼻衄，崩漏，血痔，寒热温疟，带下，阴痒，湿疹，瘰疬，痈疮，眼目赤痛。

【用法用量】内服：煎汤，15～30克；或入丸、散。外用：适量，煎水洗或捣烂外敷。

【附注】本品为正品白头翁，但我市不习用。

## （19）禺毛茛 *Ranunculus cantoniensis* DC.

【药名别名】水辣菜。

【药用部位】为毛茛属植物禺毛茛的全草。

【植物形态】多年生草本。须根多数，簇生。茎直立，高 25～80 厘米，上部有分枝，与叶柄均密生开展的黄白色糙毛。叶为三出复叶，基生叶和下部叶有长达 15 厘米的叶柄；叶片宽卵形至肾圆形，长 3～6 厘米，宽 3～9 厘米；小叶卵形至宽卵形，宽 2～4 厘米，2～3 中裂，边缘密生锯齿或齿牙，顶端稍尖，两面贴生糙毛；小叶柄长 1～2 厘米，侧生小叶柄较短，生开展糙毛，基部有膜质耳状宽鞘。上部叶渐小，3 全裂，有短柄至无柄。花序有较多花，疏生；花梗

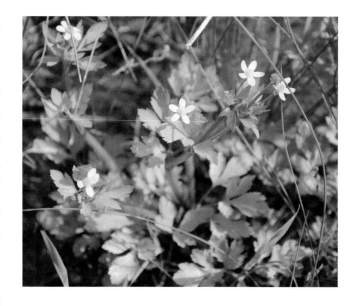

长 2～5 厘米，与萼片均生糙毛；花直径 1～1.2 厘米，生于茎顶和分枝顶端；萼片卵形，长 3 毫米，开展；花瓣 5，椭圆形，长 5～6 毫米，约为宽的 2 倍，基部狭窄成爪，蜜槽上有倒卵形小鳞片；花药长约 1 毫米；花托长圆形，生白色短毛。聚合果近球形，直径约 1 厘米；瘦果扁平，长约 3 毫米，宽约 2 毫米，为厚的 5 倍以上，无毛，边缘有棱翼，喙基部宽扁，顶端弯钩状，长约 1 毫米。花果期 4—7 月。

【生境分布】生于池塘、水沟边及其他湿地。我市各地有分布。

【采收加工】春末夏初，采取全草，洗净晒干。

【功能主治】清肝明目，除湿解毒，截疟。主治眼翳，目赤，黄疸，痈肿，风湿关节炎，疟疾。

【用法用量】外用：适量，捣敷发泡、塞鼻或捣汁涂。本品有刺激性，一般不作内服。

## （20）茴茴蒜 *Ranunculus chinensis* Bunge

【药名别名】野芹菜。

【药用部位】为毛茛属植物茴茴蒜的全草。

【植物形态】多年生草本。茎高 15～50 厘米，与叶柄均有伸展的淡黄色糙毛。叶为三出复叶，基生叶和下部叶具长柄；叶片宽卵形，长 2.6～7.5 厘米，中央小叶具长柄，3 深裂，裂片狭长，上部生少数不规则锯齿，侧生小叶具短柄，2 或 3 裂；茎上部叶渐变小。花序具疏花；萼片 5，淡绿色，船形，长约 4 毫米，外面疏被柔毛；花瓣 5，黄色，宽倒卵形，长约 3.2 毫米，基部具蜜槽；雄蕊和心皮均多数。聚合果近矩圆形，长约 1 厘米；瘦果扁，长约 3.2 毫米，无毛。花果期 4—7 月。

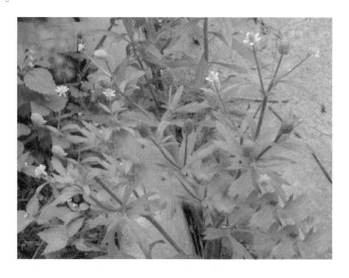

【生境分布】生于水田、池塘边、湿地。

我市各地都有分布。

【采收加工】夏季采收，常鲜用或晒干使用。

【功能主治】解毒退黄，截疟，定喘，镇痛。主治肝炎，黄疸，肝硬化腹水，疮癣，牛皮癣，疟疾，哮喘，牙痛，胃痛，风湿痛。

【用法用量】外用：适量，外敷患处或穴位，皮肤发赤起泡时除去，或鲜草洗净绞汁涂搽，或煎水洗。内服：煎汤，3～9克。

【附注】本品有毒，一般供外用。内服宜慎，并需久煎。外用对皮肤刺激性大，用时局部要隔凡士林或纱布。

## （21）毛茛 *Ranunculus japonicus* Thunb.

【药名别名】起泡草、犬脚迹。

【药用部位】为毛茛属植物毛茛的全草。

【植物形态】多年生草本；茎高20～60厘米，有伸展的白色柔毛。基生叶和茎下部叶有长柄，长可达20厘米，叶片五角形，长3～6厘米，宽5～8厘米。深裂，中间裂片宽菱形或倒卵形，浅裂，疏生锯齿，侧生裂片不等的2裂，茎中部叶有短柄，上部叶无柄，深裂，裂片线状披针形，上端有时浅裂成数齿。花序具数朵花。花黄色，直径约2厘米；萼片船状椭圆形，外有柔毛；花瓣5，少数为6～8，少数为重瓣，圆状宽倒卵形，基部蜜腺有鳞片；雄蕊和心皮均多数。聚合果近球形，长2～3毫米，两面突起，边缘不显著，有短喙稍向外曲。花期3—5月。

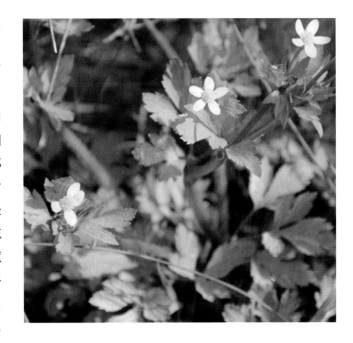

【生境分布】生于海拔1600米以下的山坡、沟边、塘边、林中湿地草丛中。我市各地都有分布。

【采收加工】夏、秋季采集带根的全草，洗净鲜用或晒干。

【功能主治】退黄，定喘，截疟，镇痛，消翳。主治黄疸，哮喘，疟疾，偏头痛，牙痛，鹤膝风，风湿关节痛，目生翳膜，瘰疬，痈疮肿毒。

【用法用量】外用：适量，捣敷患处或穴位，使局部发赤起泡时除去；或煎水洗。

【附注】本品有毒，一般不作内服。皮肤有破损及过敏者禁用，孕妇慎用。

## （22）扬子毛茛 *Ranunculus sieboldii* Miq.

【药名别名】起泡草、野芹菜、鸭脚板。

【药用部位】为毛茛属植物扬子毛茛的全草。

【植物形态】多年生草本。茎常匍匐于地上，长达30厘米，多少密生伸展的白色或淡黄色柔毛。叶为三出复叶；叶片宽卵形，长 2～4.5 厘米，宽 3.2～6 厘米，下面疏被柔毛，中央小叶具长或短柄，宽卵形或菱状卵形，3 浅裂至深裂，裂片上部边缘疏生锯齿，侧生小叶具短柄，较小，不等的 2 裂；叶柄长 2～5 厘米。花对叶单生，具长梗，萼片 5，反曲，狭卵形，长约 4 毫米，外面疏被柔毛；花瓣 5，黄色，近椭圆形，长达 7 毫米；雄蕊和心皮均多数，无毛。聚合果球形，直径约 1 厘米；瘦果扁，长约 3.6 毫米。花果期 4—7 月。

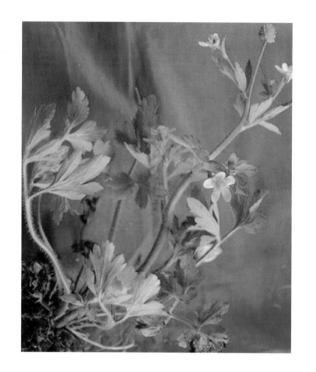

【生境分布】常生于海拔 1300 米以下的河沟边、水田旁及湿地草丛中。我市各地有分布。

【采收加工】夏、秋季采集带根全草，洗净，鲜用或晒干。

【功能主治】利湿，消肿，止痛，退翳。

【用法用量】外用：适量，捣烂外敷。

【附注】本品有毒，一般只作外用。

## （23）猫爪草 *Ranunculus ternatus* Thunb.

【药名别名】小毛茛。

【药用部位】为毛茛属植物猫爪草的块根。

【植物形态】一年生草本。簇生多数肉质小块根，块根卵球形或纺锤形，顶端质硬，形似猫爪，直径 3～5 毫米。茎铺散，高 5～20 厘米，多分枝，较柔软，大多无毛。基生叶有长柄；叶片形状多变，单叶或三出复叶，宽卵形至圆肾形，长 5～40 毫米，宽 4～25 毫米，小叶 3 浅裂至 3 深裂或多次细裂，末回裂片倒卵形至线形，无毛；叶柄长 6～10 厘米。茎生叶无柄，叶片较小，全裂或细裂，裂片线形，宽 1～3 毫米。花单生于茎顶和分枝顶端，直径 1～1.5 厘米；萼片 5～7，长 3～4 毫米，外面疏生柔毛；花瓣 5～7 或更多，黄色

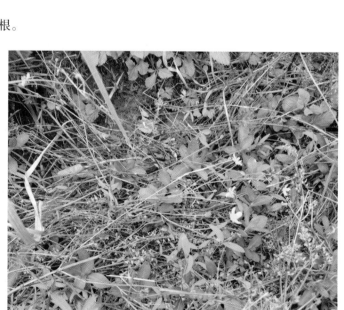

或后变白色，倒卵形，长 6～8 毫米，基部有长约 0.8 毫米的爪，蜜槽菱形；花药长约 1 毫米；花托无毛。聚合果近球形，直径约 6 毫米；瘦果卵球形，长约 1.5 毫米，无毛，边缘有纵肋，喙细短，长约 0.5 毫米。花期早，春季 3 月开花，果期 4—7 月。

【生境分布】生于原野、田间、沟岸旁及水塘边等处。我市见于阎家河的柏子塔，但其产量由原来每

年能收购几百千克减少到现在每年十多千克。

【采收加工】全年可采，根挖出后，剪去茎部及须根，晒干。

【功能主治】解毒，散结。用于肺结核，淋巴结结核，淋巴结炎，咽喉炎。

【用法用量】内服：煎汤，15～30克。外用：研末撒敷或调敷。

### （24）天葵子 *Semiaquilegia adoxoides* (DC.) Makino

【药名别名】紫背天葵、千年老鼠屎。

【药用部位】为天葵属植物紫背天葵的块根。

【植物形态】块根长1～2厘米，粗3～6毫米，外皮棕黑色。茎1～5条，高10～32厘米，直径1～2毫米，被稀疏的白色柔毛，有分枝。基生叶多数，为掌状三出复叶；叶片轮廓卵圆形至肾形，长1.2～3厘米；小叶扇状菱形或倒卵状菱形，长0.6～2.5厘米，宽1～2.8厘米，3深裂，深裂片，两面均无毛；叶柄长3～12厘米，基部扩大成鞘状。茎生叶与基生叶相似。花小，直径4～6毫米；苞片小，倒披针形至倒卵圆形，不裂或3深裂；花梗纤细，长1～2.5厘米，被伸展的白色短柔毛；萼片白色，常带淡紫色，狭椭圆形，顶端急尖；花瓣匙形，顶端近截形，基部突起成囊状；雄蕊退化，约2枚，线状披针形，白膜质，与花丝近等长；心皮无毛。蓇葖卵状长椭圆形，长6～7毫米，宽约2毫米，表面具突起的横向脉纹，种子卵状椭圆形，褐色至黑褐色，长约1毫米，表面有许多小瘤状突起。3—4月开花，4—5月结果。

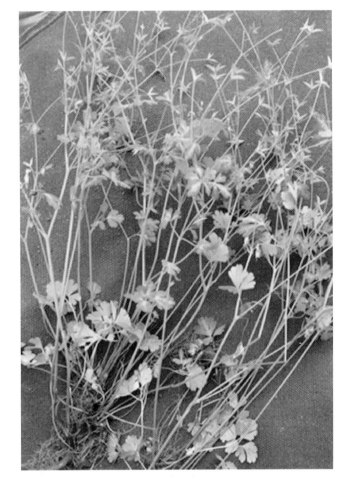

【生境分布】生于海拔1100米以下的疏林下、路旁或山谷阴湿处。

【采收加工】夏初采挖，除去须根，洗净，干燥。

【功能主治】清热，解毒，消肿，散结，利尿。治痈肿，瘰疬，疔疮，淋浊，带下，肺虚咳嗽，疝气，癫痫，小儿惊风，痔疮，跌打损伤，毒蛇咬伤；还有显著的抗癌作用。

【用法用量】内服：煎汤，3～9克；研末或浸酒。外用：捣烂外敷或捣汁点眼。

### （25）尖叶唐松草 *Thalictrum acutifolium* (Hand. -Mazz.) Boivin

【药名别名】石笋还阳。

【药用部位】为唐松草属植物尖叶唐松草的全草。

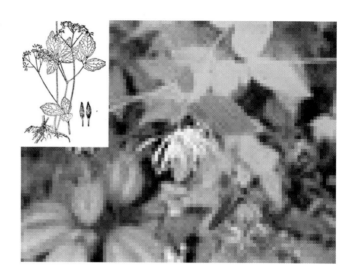

【植物形态】根肉质，胡萝卜形，长约5厘米，粗达4毫米。植株全部无毛或有时叶背面疏被短柔毛。茎高25～65厘米，中部之上分枝。基生叶2～3，有长柄，为二回三出复叶；叶片长7～18厘米；小叶草质，顶生小叶有较长柄，卵形，长2.3～5厘米，宽1～3厘米，顶端急尖或钝，基部圆形、圆楔形或心形，不分裂或不明显3浅裂，边缘有疏齿，脉在背面稍隆起；叶柄长10～20厘米。茎生叶较小，有短柄。花序稀疏；花梗长3～8毫米；萼片4，白色或带粉红色，早落，卵形，长约2毫米；雄蕊多数，长达5毫米，花药长圆形，长0.8～1.3毫米，花丝上部倒披针形，比花药宽约3倍，下部丝形；心皮6～12，有细柄，花柱短，腹面生柱头组织。瘦果扁，狭长圆形，稍不对称，有时稍镰状弯曲，有8条细纵肋，心皮柄长1～2.5毫米。4—7月开花。

【生境分布】生于山坡路旁地岸的草丛中。我市山区丘陵各地有分布。

【采收加工】夏、秋季采挖带根全草，洗净，晒干。

【功能主治】清热燥湿，利疸退黄。用于湿热黄疸，周身黄肿，热痢，结膜炎，淋巴结结核，淋巴结炎，痈肿疮疖。

【用法用量】内服：煎汤，6～10克。外用：适量，捣烂敷患处。

# 76. 木通科　Lardizabalaceae

## （1）三叶木通　*Akebia trifoliata* (Thunb.) Koidz.

【药名别名】八月炸、预知子。

【药用部位】为木通属植物三叶木通的果实。

【植物形态】落叶木质藤本，茎、枝都无毛。叶为三出复叶；小叶卵圆形、宽卵圆形或长卵形，长宽变化很大，顶端钝圆、微凹或具短尖，基部圆形或宽楔形，有时微呈心形，边缘浅裂或呈波状，侧脉每边5～6条；叶柄细瘦，长6～8厘米。花序总状，腋生，长约8厘米；花单性；雄花生于上部，雄蕊6；雌花花被片紫红色，具6个退化雄蕊，心皮分离，3～12。果实肉质，长卵形，

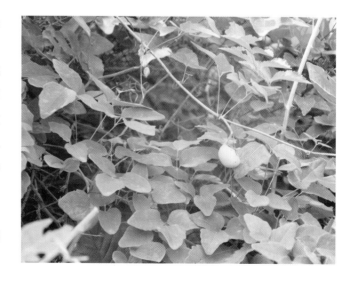

成熟后沿腹缝线开裂；种子多数，卵形，黑色。种皮红褐色或黑褐色，稍有光泽。花期4—5月，果期7—8月。

【生境分布】生于海拔300～1000米的山坡灌丛中或河边，将藤缠绕在其他植物上。我市山区丘陵有分布。

【采收加工】秋季果实由绿转黄时采收，晒干或置开水中略烫，再晒干。

【功能主治】疏肝理气，活血止痛，利尿杀虫。用于脘胁胀痛，经闭痛经，小便不利，蛇虫咬伤。

【用法用量】内服：3～9克，煎服或熬膏或入丸剂。外用：研末调敷。

## （2）白木通　*Akebia trifoliata* subsp. *australis* (Diels) T. Shimizu

【药名别名】木通、预知子、五叶木通、八月瓜藤。

【药用部位】为木通属植物白木通的根、藤茎和果实。

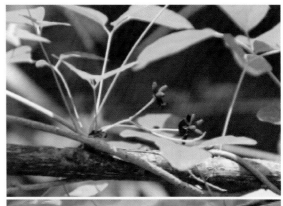

【植物形态】落叶木质藤本。小叶革质，卵状长圆形或卵形，长4～7厘米，宽1.5～3（5）厘米，先端狭圆，顶微凹入而具小突尖，基部圆形、阔楔形、截平或心形，边通常全缘；有时略具少数不规则的浅缺刻。总状花序长7～9厘米，腋生或生于短枝上。雄花：萼片长2～3毫米，紫色；雄蕊6，离生，长约2.5毫米，红色，干后褐色或淡褐色。雌花：直径约2厘米；萼片长9～12毫米，宽7～10毫米，暗紫色；心皮5～7，紫色。果长圆形，长6～8厘米，直径3～5厘米，熟时黄褐色；种子卵形。花期4—5月，果期6—9月。

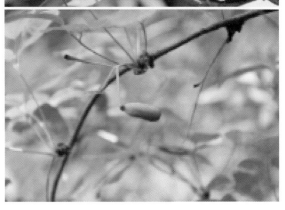

【生境分布】生于海拔300～2100米的山坡灌丛或沟谷疏林中。我市狮子峰林场有分布。

【采收加工】藤茎：秋季割取老藤，晒干。根：秋、冬季采挖，晒干。果（八月札）：8—9月果实成熟时采摘，晒干，或用沸水泡透后晒干。

【功能主治】果：疏肝理气，活血止痛，除烦利尿；治肝胃气痛，胃热纳呆，烦渴，赤白痢疾，腰痛，胁痛，疝气。根：祛风，利尿，行气，活血；治风湿关节痛，小便不利，胃肠气胀，疝气，经闭，跌打损伤。藤茎：泻火行水，通利血脉；治小便赤涩，淋浊，水肿，胸中烦热，喉痹咽痛，遍身拘痛，妇女经闭，乳汁不通。

【用法用量】果：煎服15～30克，或浸酒。根：煎服9～15克，或浸酒；外用适量，捣烂外敷。藤茎：煎服3～6克，或入丸、散。

## （3）五叶木通　*Akebia quinata* (Houtt.) Decne.

【药名别名】木通、野木瓜、八月扎。

【药用部位】为木通属植物五叶木通的根及藤茎和果实。

【植物形态】落叶木质藤本，全体无毛。小枝干时灰褐色，有线纹，直径 3 ～ 4 毫米。掌状复叶有小叶 5 ～ 7 片；叶柄长 4 ～ 6 厘米；小叶近革质，嫩时膜质，长圆状倒卵形、近椭圆形或长圆形，长 5 ～ 7（9）厘米，宽 2 ～ 3 厘米；顶端急尖或有时渐尖，基部近圆或钝，上面深绿色，干时灰榄绿色，下面粉绿色，干时黄绿色，基部叶脉近三出，侧脉每边 5 ～ 7 条，与中脉及纤细的网脉均在

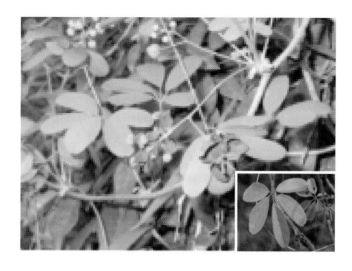

上面凹陷，下面微凸起；小叶柄长 7 ～ 20 毫米，中间一枚最长。花雌雄同株，白色，数朵组成总状花序；花序长 3.5 ～ 7 厘米，两个至多个簇生，与叶同自芽鳞片中抽出；总花梗纤细；小苞片线状披针形，长约 4 毫米。雄花：萼片近肉质，外轮 3 片狭披针形，长 10 ～ 12 毫米，宽 2.5 ～ 4 毫米；内轮 3 片狭线形，长 8.5 ～ 9 毫米，宽 0.8 ～ 1 毫米；雄蕊长 5.5 ～ 6 毫米，花药不等长，上部稍分离，下部合生为细圆筒状。果长圆形，长可达 7 厘米，宽 4 厘米，厚 3 厘米，果皮熟时黄色，干后变黑色。花期 4—5 月，果期 8—10 月。

【生境分布】生于海拔 300 ～ 940 米的山地疏林或密林中。我市张家畈镇、狮子峰林场有分布。

【采收加工】全年可采，切片晒干。

【功能主治】清热利尿，通经活络，镇痛，排脓，通乳。用于尿路感染，小便不利，风湿关节痛，月经不调，红崩，带下，乳汁不下。

【用法用量】煎服 3 ～ 9 克。

【附注】果实的采收加工、功能主治、用法用量见三叶木通。

## （4）大血藤 *Sargentodoxa cuneata* (Oliv.) Rehd. et Wils.

【药名别名】血藤、红藤。

【药用部位】为大血藤属植物大血藤的藤茎。

【植物形态】落叶攀援灌木，高达 10 米。茎褐色，圆形，有条纹，光滑无毛。三出复叶，互生；叶柄长，上面有槽；中间小叶菱状卵形，长 7 ～ 12 厘米，宽 3 ～ 7 厘米，先端尖，基部楔形，全缘，有柄；两侧小叶较中间者大，斜卵形，先端尖，基部两边不对称，内侧楔形，外侧截形或圆形，儿无柄。花单性，雌雄异株，总状花序腋生，下垂，具苞片，花多数，芳香；雄花黄色，花萼 6 片，长圆形，花瓣小，6 片，菱状圆形，雄蕊 6 枚，花丝极短；雌花与雄花同；而有不发育雄蕊

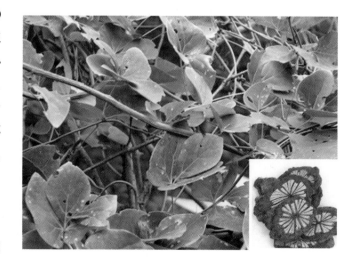

6 枚，子房上位，1 室，有 1 胚珠。浆果卵圆形。种子卵形，黑色，有光泽。花期 3—5 月，果期 8—10 月。

【生境分布】生于海拔 250～1800 米的山谷、林中或沟边灌丛中，有时也缠绕在其他木本植物上。我市山区乡镇均有分布。

【采收加工】秋、冬季采收，除去侧枝，截段，干燥。

【功能主治】解毒消痈，活血止痛，祛风除湿，杀虫。主治肠痈，痢疾，乳痈，痛经，经闭，跌打损伤，风湿痹痛，虫积腹痛。

【用法用量】内服：煎汤，9～15 克；或酒煮、浸酒。外用：适量；捣烂敷患处。

## 77. 小檗科 Berberidaceae

### （1）安徽小檗 *Berberis anhweiensis* Ahrendt

【药名别名】刺黄柏。

【药用部位】为小檗属植物安徽小檗的根和树皮。

【植物形态】落叶灌木，高 1～2 米。老枝灰黄色或淡黄色，具条棱，散生黑色小疣点，幼枝暗紫色；节间长 2～4 厘米；茎刺单生或三分叉，长 1～1.5 厘米。叶薄纸质，近圆形或宽椭圆形，叶片长 2～6 厘米，宽 1.5～3 厘米，先端圆钝，基部楔形，下延，上面深绿色，中脉和侧脉隆起，背面淡绿色，中脉和侧脉明显隆起，两面网脉显著，无毛，

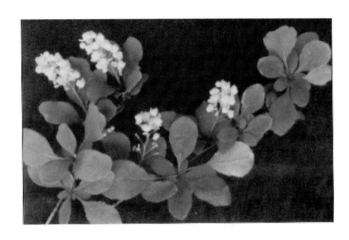

叶缘平展，每边具 15～40 刺齿；叶柄长 5～15 毫米。总状花序具 10～27 朵花，总梗长 1～1.5 厘米，无毛；花梗长 4～7 毫米，无毛；苞片长约 1 毫米；花黄色；小苞片卵形，萼片 2 轮，外萼片长圆形，花瓣椭圆形，先端全缘，基部楔形，具 2 枚分离腺体；雄蕊长约 3 毫米，药隔不延伸，先端平截；胚珠 2 枚。浆果椭圆形或倒卵形。花期 4—6 月，果期 7—10 月。

【生境分布】生于海拔 400 米的山坡灌丛中。我市龟山、三河口以及黄柏山等地有分布。

【采收加工】根、茎或树皮于秋季采收。

【功能主治】清热燥湿，泻火解毒。主治湿热痢疾，腹泻，目赤肿痛，劳热骨蒸，咯血，头晕，风湿痹痛，痈肿疮疡。

【用法用量】内服：煎汤，10～15 克（鲜品 30～60 克）。外用：适量，研末调敷。

### （2）川鄂小檗 *Berberis henryana* Schneid.

【药名别名】刺黄柏、黄栌木。

【药用部位】为小檗属植物川鄂小檗的根。

【植物形态】老枝灰黄色或暗褐色，幼枝红色，近圆柱形，具不明显条棱；茎刺单生或三分叉，与枝同色，长 1～3 厘米，有时缺如。叶坚纸质，椭圆形或倒卵状椭圆形，长 1.5～3 厘米，偶长达 6 厘米，宽 8～18 毫米，偶宽达 3 厘米，先端圆钝，基部楔形，上面暗绿色，中脉微凹陷，侧脉和网脉微显，

背面灰绿色，常微被白粉，中脉隆起，侧脉
和网脉显著，两面无毛，叶缘平展，每边具
10～20 不明显的细刺齿；叶柄长 4～15 毫
米。总状花序具 10～20 朵花，长 2～6 厘
米，包括总梗长 1～2 厘米；花梗长 5～10
毫米，无毛；苞片长 1～1.5 毫米；花黄色；
小苞片披针形，先端渐尖，长 1～1.5 毫米；
萼片 2 轮，外萼片长圆状倒卵形，长 2.5～3.5
毫米，宽 1.5～2 毫米，内萼片倒卵形，长 5～6
毫米，宽 4～5 毫米；花瓣长圆状倒卵形，
长 5～6 毫米，宽 4～5 毫米，先端锐裂，

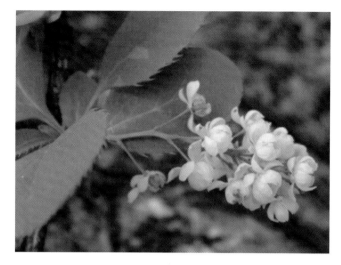

基部具 2 枚分离腺体；雄蕊长 3.5～4.5 毫米，先端平截；胚珠 2 枚。浆果椭圆形，长约 9 毫米，直径约 6
毫米，红色，顶端具短宿存花柱，不被白粉。花期 5—6 月，果期 7—9 月。

【生境分布】生于海拔 1000～2500 米的山坡灌丛中。我市龟山、康王寨有分布。

【采收加工】秋季挖根，洗净晒干。

【功能主治】清热，解毒，消炎，抗菌。主治痢疾。

【用法用量】目前川鄂小檗用于提取小檗碱（根皮中含有小檗碱）。

## （3）庐山小檗 *Berberis virgetorum* Schneid.

【药名别名】刺黄柏、土黄柏、长叶小柏。

【药用部位】为小檗属植物庐山小檗的茎及根。

【植物形态】落叶灌木，高 1.5～2 米。
幼枝紫褐色，老枝灰黄色，具条棱，无疣点；
茎刺单生，偶有三分叉，长 1～4 厘米，腹
面具槽。叶薄纸质，长圆状菱形，长 3.5～8
厘米，宽 1.5～4 厘米，先端急尖，短渐尖
或微钝，基部楔形，渐狭下延，上面暗黄绿色，
中脉稍隆起，侧脉显著，弧曲斜上至近叶缘
联结，背面灰白色，中脉和侧脉明显隆起，
叶缘平展，全缘，有时稍呈波状；叶柄长 1～2
厘米。总状花序具 3～15 朵花，长 2～5 厘米，
包括总梗长 1～2 厘米；花梗细弱，长 4～8

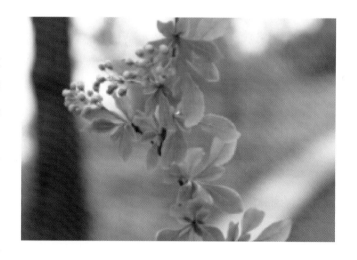

毫米，无毛；苞片披针形，先端渐尖，长 1～1.5 毫米；花黄色；萼片 2 轮，外萼片长圆状卵形，长 1.5～2
毫米，宽 1～1.2 毫米，先端急尖，内萼片长圆状倒卵形，长约 4 毫米，宽 1～1.8 毫米，先端钝；花瓣
椭圆状倒卵形，长 3～3.5 毫米，宽 1～1.8 毫米，先端钝，全缘，基部缢缩成爪，具 2 枚分离长圆形腺体；
雄蕊长约 3 毫米，药隔先端不延伸，钝形；胚珠单生，无柄。浆果长圆状椭圆形，长 8～12 毫米，直径 3～4.5
毫米，熟时红色，顶端不具宿存花柱，不被白粉。花期 4—5 月，果期 6—10 月。

【生境分布】生于山地灌丛、河边，海拔 250 ～ 1800 米处。我市龟山、狮子峰有分布。

【采收加工】春、秋季挖取全株，剪除枝叶及细根，洗净切片，晒干。

【功能主治】清热解毒。治肝炎，胆囊炎，肠炎，细菌性痢疾，咽喉炎，结膜炎，尿道炎，疮肿。

【用法用量】内服：煎汤，10 ～ 15 克（鲜品 30 ～ 60 克）。外用：适量，研粉调敷。

## （4）豪猪刺　*Berberis julianae* Schneid.

【药名别名】小檗、三颗针、刺黄连。

【药用部位】为小檗属植物豪猪刺的根或根皮、茎皮。

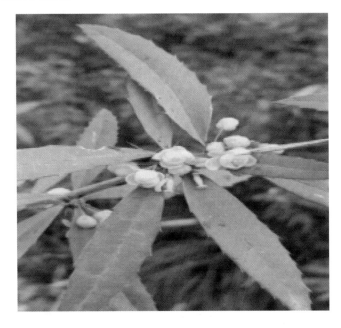

【植物形态】常绿灌木，高 1 ～ 3 米。老枝黄褐色或灰褐色，幼枝淡黄色，具条棱和稀疏黑色疣点；茎刺粗壮，三分叉，腹面具槽，与枝同色，长 1 ～ 4 厘米。叶革质，椭圆形、披针形或倒披针形，长 3 ～ 10 厘米，宽 1 ～ 3 厘米，先端渐尖，基部楔形，上面深绿色，中脉凹陷，侧脉微显，背面淡绿色，中脉隆起，侧脉微隆起或不显，两面网脉不显，不被白粉，叶缘平展，每边具 10 ～ 20 刺齿；叶柄长 1 ～ 4 毫米。花 10 ～ 25 朵簇生；花梗长 8 ～ 15 毫米；花黄色；小苞片卵形，长约 2.5 毫米，宽约 1.5 毫米，先端急尖；萼片 2 轮，外萼片卵形，长约 5 毫米，宽约 3 毫米，先端急尖，内萼片长圆状椭圆形，长约 7 毫米，宽约 4 毫米，先端圆钝；花瓣长圆状椭圆形，长约 6 毫米，宽约 3 毫米，先端缺裂，基部缢缩成爪，具 2 枚长圆形腺体；胚珠单生。浆果长圆形，蓝黑色，长 7 ～ 8 毫米，直径 3.5 ～ 4 毫米，顶端具明显宿存花柱，被白粉。花期 3 月，果期 5—11 月。

【生境分布】生于海拔 1100 ～ 2100 米的山坡、林中。我市龟山和狮子峰有分布。

【采收加工】春、秋季采挖，除去枝叶、须根及泥土，或将皮剥下，分别切片，晒干。

【功能主治】清热燥湿，泻火解毒。用于细菌性痢疾，胃肠炎，消化不良，黄疸，肝硬化腹水，尿路感染，急性肾炎，扁桃体炎，口腔炎，支气管炎。

【用法用量】内服：煎汤，3 ～ 9 克；或研末。外用：适量，煎水滴眼；或洗患处。

## （5）八角莲　*Dysosma versipellis* (Hance) M. Cheng ex Ying

【药名别名】一把伞、六角莲。

【药用部位】为鬼臼属植物八角莲的根。

【植物形态】多年生草本，植株高 40 ～ 150 厘米。根状茎粗壮，横生，多须根；茎直立，不分枝，无毛，淡绿色。茎生叶 2 枚，薄纸质，互生，盾状，近圆形，直径达 30 厘米，4 ～ 9 掌状浅裂，裂片阔三角形、卵形或卵状长圆形，长 2.5 ～ 4 厘米，基部宽 5 ～ 7 厘米，先端锐尖，不分裂，上面无毛，背面被柔毛，叶脉明显隆起，边缘具细齿；下部叶柄长12～25厘米，上部叶柄长1～3厘米。花梗纤细、下弯、被柔毛；花深红色，5～8朵簇生于离叶基部不远处，下垂；萼片6，长圆状椭圆形，长0.6～1.8厘米，宽6～8毫米，先端急尖，外面被短柔毛，内面无毛；花瓣6，勺状倒卵形，长约2.5厘米，宽约8毫米，无毛；雄蕊6，长约1.8厘米，花丝短于花药，药隔先端急尖，无毛；子房椭圆形，无毛，花柱短，柱头盾状。浆果椭圆形，

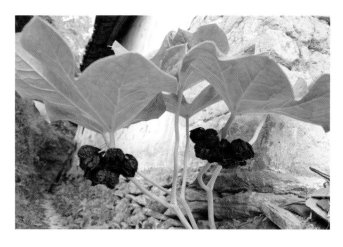

长约4厘米，直径约3.5厘米。种子多数。花期3—6月，果期5—9月。

【生境分布】生于海拔500～2000米的老树林下，或山坡石缝阴湿处。我市黄土岗的小漆园、龟山、黄柏山有分布。

【采收加工】秋末将全株挖起，除去茎叶。洗净泥沙，鲜用或晒干、烘干。

【功能主治】清热解毒，化痰散结，祛瘀消肿。治痈肿，疗疮，瘰疬，喉蛾，跌打损伤，蛇咬伤。

【用法用量】内服：煎汤，6～12克；或研末。外用：研末调敷、捣敷或浸酒涂敷。

## （6）淫羊藿 *Epimedium sagittatum* (Sieb. et Zucc.) Maxim.

【药名别名】三枝九叶草、箭叶淫羊藿、仙灵脾。

【药用部位】为淫羊藿属植物淫羊藿的叶片。

【植物形态】多年生草本，高30～40厘米。根茎长，横走，质硬，须根多数。叶为二回三出复叶，小叶9片，有长柄，小叶片薄革质，卵形至长卵圆形，长4.5～9厘米，宽3.5～7.5厘米，先端尖，边缘有细锯齿，锯齿先端成刺状毛，基部深心形，侧生小叶基部斜形，上面幼时有疏毛，开花后毛渐脱落，下面有长柔毛。花4～6朵成总状花序，花序轴无毛或偶有毛，花梗长约1厘米；基部有苞片，卵状披针形，膜质；花大，直径约2厘米，黄白色或乳白色；花萼8片，卵

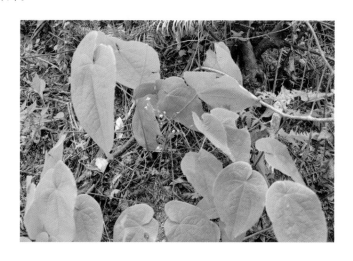

状披针形，2轮，外面4片小，不同形，内面4片较大，同形；花瓣4，近圆形，具长距；雄蕊4；雌蕊1，花柱长。蓇葖果纺锤形，成熟时2裂。花期4—5月，果期5—6月。

【生境分布】生于山坡林下或沟边灌丛中。我市见于黄土岗镇和三河口镇。

【采收加工】夏、秋季茎叶茂盛时采割，除去茎、粗梗及杂质，晒干或阴干。

【功能主治】补肾阳，强筋骨，祛风湿。用于阳痿遗精，筋骨痿软，风湿痹痛，麻木拘挛，更年期高血压。

【用法用量】内服：煎汤，5～15克；或熬膏，或入丸、散。外用：煎水洗。

## （7）黔岭淫羊藿 *Epimedium leptorrhizum* Stearn

【药名别名】淫羊藿、近裂淫羊藿。

【药用部位】为淫羊藿属植物黔岭淫羊藿的地上部分。

【植物形态】多年生草本，植株高12～30厘米。匍匐根状茎伸长达20厘米，直径1～2毫米，具节。一回三出复叶基生或茎生，叶柄被棕色柔毛；小叶柄着生处被褐色柔毛；小叶3枚，革质，狭卵形或卵形，长3～10厘米，宽2～5厘米，先端长渐尖，基部深心形；顶生小叶基部裂片近等大，相互近靠；侧生小叶基部裂片不等大，极偏斜，上面暗色，无毛，背面沿主脉被棕色柔毛，常被白粉，具乳突，边缘具刺齿；花茎具2枚一回三出复叶。总状花序具4～8朵花，长13～20厘米，被腺毛；花梗长1～2.5厘米，被腺毛；花大，直径约4厘米，淡红色；萼片2轮，外萼片卵状长圆形，长3～4毫米，先端钝圆，内萼片狭椭圆形，长11～16毫米，宽4～7毫米；花瓣较内萼片长，长达2厘米，呈角距状，基部无瓣片；雄蕊长约4毫米，花药长约3毫米，瓣裂，裂片外卷。蒴果长圆形，长约15毫米，宿存花柱喙状。花期4月，果期4—6月。

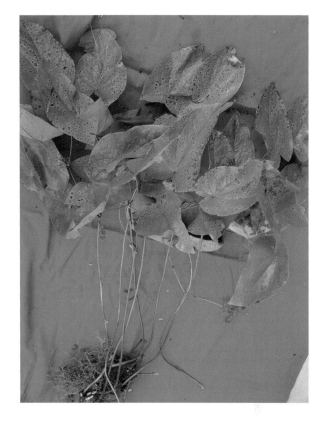

【生境分布】生于海拔约1000米针阔叶混交林下或杂灌林下草丛中。我市山区丘陵乡镇有分布。

【采收加工】夏、秋季茎叶茂盛时采割，除去粗梗及杂质，晒干或阴干。

【功能主治】补肾阳，强筋骨，祛风湿。用于阳痿遗精，筋骨痿软，风湿痹痛，麻木拘挛，更年期高血压。

【用法用量】内服：煎汤，6～9克或同淫羊藿的用量。

## （8）柔毛淫羊藿 *Epimedium pubescens* Maxim.

【药名别名】淫羊藿、土黄连。

【药用部位】为淫羊藿属植物柔毛淫羊藿的地上部分。

【植物形态】多年生草木，植株高20～70厘米。根状茎粗短，有时伸长，被褐色鳞片。一回三出复叶基生或茎生；茎生叶2枚对生，小叶3枚；小叶叶柄长约2厘米，疏被柔毛；小叶片革质，卵形、狭卵形或披针形，长3～15厘米，宽2～8厘米，先端渐尖或短渐尖，基部深心形，有时浅心形，顶生小叶基部裂片圆形，几等大；侧生小叶基部裂片极不等大，急尖或圆形，上面深绿色，有光泽，背面密被茸毛、

短柔毛和灰色柔毛，边缘具细密刺齿；花茎具 2 枚
对生叶。圆锥花序具 30～100 朵花，长 10～20 厘米，
通常序轴及花梗被腺毛，有时无总梗；花梗长 1～2
厘米；花直径约 1 厘米；萼片 2 轮，外萼片阔卵形，
长 2～3 毫米，带紫色，内萼片披针形或狭披针形，
急尖或渐尖，白色，长 5～7 毫米，宽 1.5～3.5
毫米；花瓣远较内萼片短，长约 2 毫米，囊状，淡
黄色；雄蕊长约 4 毫米，花药长约 2 毫米；雌蕊长
约 4 毫米，花柱长约 2 毫米。蒴果长圆形，宿存花
柱长喙状。花期 4—5 月，果期 5—7 月。

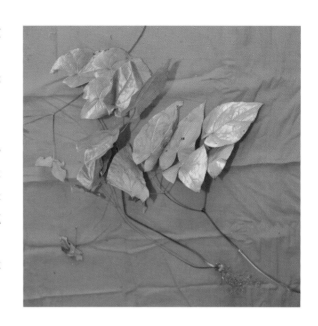

【生境分布】生于海拔 1400 米以下的山坡林
下草丛中。

【采收加工】同淫羊藿。

【功能主治】同淫羊藿。

【用法用量】同淫羊藿。

# （9）四川淫羊藿 *Epimedium sutchuenense* Franch.

【药名别名】淫羊藿、山黄连。

【药用部位】为淫羊藿属植物四川淫羊藿的
地上全草。

【植物形态】多年生草本，植株高 15～30
厘米。匍匐地下茎纤细，直径 1～3 毫米，节间
长达 13 厘米。一回三出复叶基生和茎生，小叶 3
枚；小叶薄革质，卵形或狭卵形，长 5～13 厘米，
宽 2～5 厘米，先端长渐尖，边缘具密刺齿，基
部深心形，顶生小叶基部裂片圆形，几相等，侧
生小叶基部偏斜，内裂片圆形，外裂片较内裂片
大，急尖，上面绿色，无毛，背面灰白色，具乳
突，疏被灰色柔毛，基出脉 5～7 条，明显隆起，
网脉显著；花茎具 2 枚对生叶。总状花序长 8～15
厘米，具花 4～8 朵，被腺毛；花梗长 1.5～2.5
厘米，被腺毛；花暗红色或淡紫红色，直径 3～4
厘米；萼片 2 轮，外萼片 4 枚，外 1 对卵形，长
约 3 毫米，先端钝圆，内 1 对阔倒卵形，长约 4 毫米，
内萼片 4 枚，狭披针形，先端长渐尖，向背面反
折，长 1.5～1.7 厘米，宽（基部）约 3 毫米；花
瓣与内萼片等长或稍长，呈角状距，基部浅囊状，

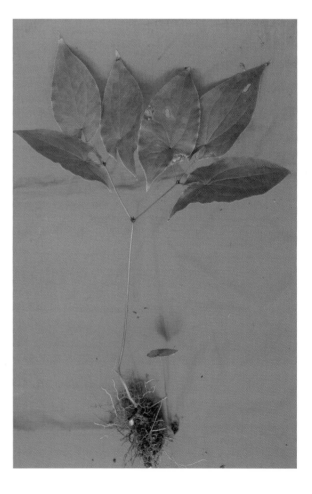

无瓣片，向先端渐细，蓇葖长 1.5～2 厘米，宿存花柱喙状。花期 3—4 月，果期 5—6 月。

【生境分布】同淫羊藿。

【采收加工】同淫羊藿。

【功能主治】同淫羊藿。

【用法用量】同淫羊藿。

### （10）阔叶十大功劳　*Mahonia bealei* (Fort.) Carr.

【药名别名】十大功劳、土黄柏、八角刺。

【药用部位】为十大功劳属植物阔叶十大功劳的根、叶。

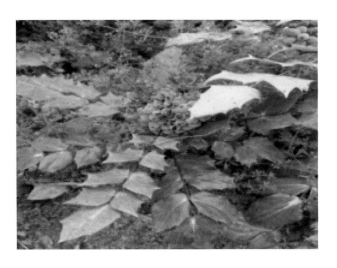

【植物形态】常绿灌木，高 1～4 米。茎表面土黄色或褐色，粗糙，断面黄色。叶互生，厚革质，具柄，基部扩大抱茎；奇数羽状复叶，长 25～40 厘米，小叶 7～15 片，侧生小叶无柄，阔卵形，大小不等，长 4～12 厘米，宽 2.5～4.5 厘米，顶生小叶较大，有柄，先端渐尖，基部阔楔形或近圆形，边缘反卷，每边有 2～8 枚大的刺状锯齿，上面深绿色，有光泽，下面黄绿色。总状花序生于茎顶，直立，长 5～10 厘米，6～9 个簇生，小苞片 1；萼片 9，排列成 3 轮；花黄褐色，花瓣 6，长圆形，先端 2 浅裂，基部有 2 密腺；雄蕊 6；雌蕊 1。浆果卵圆形，直径约 5 毫米，成熟时蓝黑色，被白粉。花期 8—10 月，果期 10—12 月。

【生境分布】生于海拔 500～2000 米的阔叶林、竹林、杉木林及混交林下、林缘、草坡、溪边、路旁或灌丛中。我市龟山、狮子峰有分布。

【采收加工】根：全年可采挖，洗净切片。叶：全年可采，鲜用或晒干。

【功能主治】清热，燥湿，消肿，解毒。主治湿热痢疾，腹泻，黄疸，肺痨咯血，咽喉痛，目赤肿痛，疮疡，湿疹。

【用法用量】内服：煎汤，10～15 克（鲜品 30～60 克）。外用：适量，捣烂或研末调敷。

### （11）狭叶十大功劳　*Mahonia fortunei* (Lindl.) Fedde

【药名别名】十大功劳、细叶十大功劳、刺黄连。

【药用部位】为十大功劳属植物狭叶十大功劳的根（功劳根）、茎（功劳木）、叶（功劳叶）和果实（功劳子）。

【植物形态】常绿灌木，高达 2 米，全体无毛。单数羽状复叶长 8～23 厘米，小叶 3～9 个，革质，矩圆状披针形或椭圆状披针形，长 8～12 厘米，宽 1.2～1.9 厘米，各侧生小叶几等长，向上小叶渐大，顶生小叶最大，均无柄，顶端急尖或略渐尖，有锐齿，基部楔形，边缘每侧有 6～13 刺状锐齿，上面暗绿色，下面灰黄绿色。总状花序长 3～5 厘米，4～8 个簇生；花黄色；花梗长 1～4 毫米；小苞片 1，卵形；萼片 9，排列成 3 轮，花瓣 6，较内轮萼片小；雄蕊 6。浆果圆形或矩圆形，长 4～5 毫米，蓝黑色，有白粉。花期 7—9 月，果期 9—11 月。

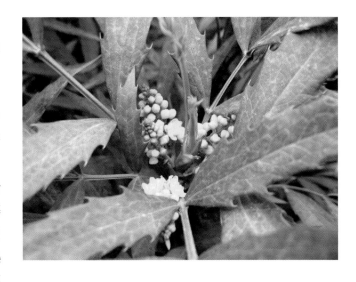

【生境分布】我市食品药品监督管理局、烈士陵园等处有栽培。

【采收加工】栽培 4～5 年即可收获，果实成熟后蓝绿色，采摘果实和茎秆；叶子全年可采，晒干；秋、冬季挖根，晒干或鲜用。

【功能主治】功劳子：清热，理湿；治潮热骨蒸，泄泻。功劳木：清热，燥湿，解毒；主治肺热咳嗽，黄疸，泄泻，痢疾，目赤肿痛，疮疡，湿疹，烫伤。功劳叶：清热补虚，燥湿，解毒；用于肺痨咯血，骨蒸潮热，头晕耳鸣，腰酸腿软，湿热黄疸，带下，痢疾，风热感冒，目赤肿痛，痈肿疮疡。功劳根：清热利湿，消肿解毒。

【用法用量】功劳叶：①内服：煎汤，6～9 克。②外用：适量，研末调敷。功劳木：①内服：煎汤，5～10 克。②外用：适量，煎水洗；或研末调敷。功劳子：煎服，6～9 克；或泡茶。功劳根：①内服：煎汤，9～15 克；②外用：适量，用鲜品捣敷或煎洗。

## （12）南天竹　*Nandina domestica* Thunb.

【药名别名】天竹。

【药用部位】为南天竹属植物南天竹的根、茎、叶片和果实。

【植物形态】常绿灌木，高约 2 米；茎直立，少分枝，幼枝常为红色。叶对生，二至三回羽状复叶；小叶革质，椭圆状披针形，长 3～10 厘米，顶端渐尖，基部楔形，全缘，深绿色，冬季常变红色，两面光滑无毛。圆锥花序顶生，长 20～35 厘米；花白色；萼片多轮，每轮 3 片，外轮较小，卵状三角形，内轮较大，卵圆形；雄蕊 6，花瓣状，离生；子房 1 室，有 2 胚珠。浆果球形，直径 5～8 毫米，成熟时鲜红色，稀橙红色。种子扁圆形。花期 3—6 月，果期 5—11 月。

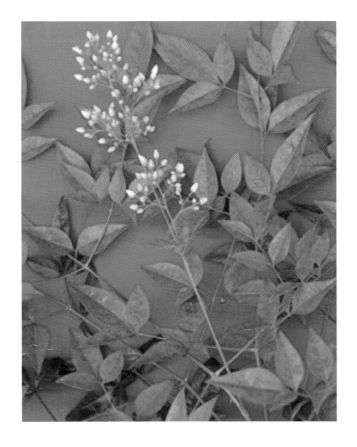

【生境分布】多栽培于庭院、祠堂、庙观、陵园等处。

【采收加工】根、茎、叶，全年可采。其中根和茎趁鲜切片，与叶片分别晒干。

【功能主治】根茎：清热除湿，通经活络；用于感冒发热，眼结膜炎，肺热咳嗽，湿热黄疸，急性胃肠炎，尿路感染，跌打损伤。叶：清热解毒，止咳止血；用于肺热咳嗽，百日咳，疮痈，热淋，尿血，目赤肿痛，瘰疬。果实：止咳平喘；用于咳嗽，哮喘，百日咳。

【用法用量】内服：煎汤，根、茎，15～50克；果实，9克。叶片：煎服，9～15克；外用适量，捣烂涂敷患处。

【附注】本品全株有小毒。

# 78. 防己科 Menispermaceae

## （1）木防己 *Cocculus orbiculatus* (L.) DC.

【药名别名】土防己、鼓笼藤、小青藤。

【药用部位】为木防己属植物木防己的根。

【植物形态】缠绕性木质藤本。根为不整齐的圆柱形，外皮黄褐色。小枝有纵线纹和柔毛。叶互生，卵形或宽卵形或卵状长圆形，长4～14厘米，宽2.5～6厘米，先端形状多变，基部圆形、楔形或呈心形，两面被短柔毛；叶柄短，被毛。花单性异株，聚伞花序排成圆锥状；萼片6，2轮；花瓣6，淡黄色，2轮；雄花具雄蕊6，对瓣着生；雌花有退化雄蕊6，心皮6个。核果近球形，蓝黑色，有白粉。花期5—8月，果期8—9月。

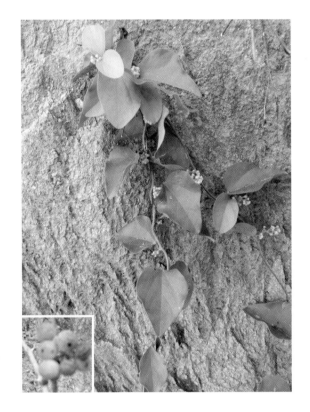

【生境分布】生于山地、丘陵地岸边、路旁。我市各地有分布。

【采收加工】春、秋季采挖，洗净，切片，晒干。

【功能主治】祛风止痛，利尿消肿，解毒，降血压。用于风湿关节痛，肋间神经痛，急性肾炎，尿路感染，高血压，风湿性心脏病，水肿，外用治毒蛇咬伤。

【用法用量】内服：煎汤，5～10克。外用：适量，煎水熏洗；捣烂外敷；或磨浓汁涂敷。

## （2）毛木防己 *Cocculus orbiculatus* var. *mollis* (Wall. ex Hook. f. et Thoms.) Hara

【药名别名】八卦藤、哈藤。

【药用部位】为木防己属植物毛木防己的根。

【植物形态】木质藤本；小枝被茸毛至疏柔毛，或有时近无毛，有条纹。叶片纸质至近革质，形状多变，自线状披针形至阔卵状近圆形、狭椭圆形至近圆形、倒披针形至倒心形，有时卵状心形，顶端短尖或钝而有小凸尖，有时微缺或2裂，边全缘或3裂，有时掌状5裂，长通常3～8厘米，很少超过10厘米，宽不等，两面被密柔毛至疏柔毛，有时除下面中脉外两面近无毛；掌状脉3条，很少5条，在下面微突起；

叶柄长1～3厘米，很少超过5厘米，被稍密的白色柔毛。聚伞花序少花，腋生，或排成多花，狭窄聚伞圆锥花序，顶生或腋生，长可达10厘米或更长，被柔毛。雄花：小苞片2或1，长约0.5毫米，紧贴花萼，被柔毛；萼片6，外轮卵形或椭圆状卵形，长1～1.8毫米，内轮阔椭圆形，长达2.5毫米或稍过之；花瓣6，长1～2毫米，下部边缘内折，抱着花丝，顶端2裂，雄蕊6，比花瓣短。雌花：萼片和花瓣与雄花相同；无毛。核果近球形，红色至紫红色，直径通常7～8毫米；果核骨质，直径5～6毫米，背部有小横肋状雕纹。花期5—8月，果期7—10月。

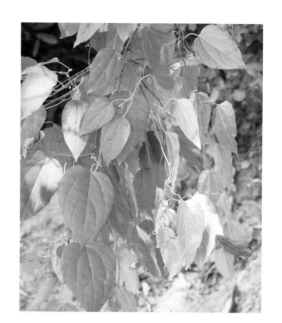

【生境分布】生于山坡、林缘、路边。我市见于隘门关至康王寨的路边。

【采收加工】秋季采挖，洗净切片，晒干。

【功能主治】同木防己。

【用法用量】同木防己。

## （3）北豆根 *Menispermum dauricum DC.*

【药名别名】蝙蝠葛、北山豆根。

【药用部位】为蝙蝠葛属植物北豆根的根茎。

【植物形态】多年生缠绕草本，长达数米，全株近无毛。根茎长，较粗壮，黄褐色。小枝具纵条纹。叶互生，有长柄，盾形，基部心形，先端急尖，长达6～12（15）厘米，宽达6～12（17）厘米，上面绿色，下面色淡，嫩叶有微毛，以后平滑或于背面生黄绿色的茸毛。花腋生，形小，直径3～4毫米，黄绿色，雌雄异株，雄花通常具萼6枚，花

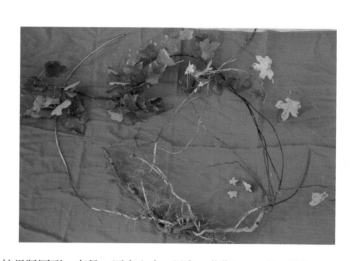

瓣6～9，雄蕊20左右；雌花通常具3心皮。核果肾圆形，直径1厘米左右，黑色。花期5—6月，果期7—8月。

【生境分布】生于山地灌丛中或缠绕在灌木枝上。我市黄土岗、福田河、龟山、三河口等地有分布。

【采收加工】春、秋季采挖，除去残茎及须根，洗净泥土，晒干。其藤茎也供药用，8—11月割取藤茎，晒干。

【功能主治】根茎：降血压，解热，镇痛；主治牙龈肿痛，咳嗽，急性咽喉炎，慢性扁桃体炎，肺炎，支气管炎，扁桃体炎，咽喉炎，风湿痹痛，麻木，水肿，脚气，痢疾肠炎，胃痛腹胀。藤（茎）：主治腰痛，瘰疬。

【用法用量】根：煎服，4.5～9克。藤：60克以内。

【附注】①本品为《中国药典》收载品种；②我市有较丰富的野生资源。

## （4）毛青藤 *Sinomenium acutum* (Thunb.) Rehd. et Wils.

【药名别名】青藤、青风藤、追风藤。

【药用部位】为风龙属植物毛青藤的藤茎。

【植物形态】木质大藤本，长可达20多米。茎灰褐色，有不规则裂纹；小枝圆柱状，有直线纹，被柔毛或近无毛。叶纸质至革质，心状圆形或卵圆形，长7～15厘米，宽5～10厘米，先端渐尖或急尖，基部心形或近截形，全缘或3～7角状浅裂，上表面被短茸毛，下面灰白色茸毛密集，花序及幼茎被茸毛，老叶无毛或仅下面被柔毛，掌状脉通常5条；叶柄长5～15厘米。圆锥花序腋生，大型，有毛；花小，淡黄绿色，单性异株；萼片6，2轮，背面被柔毛；花

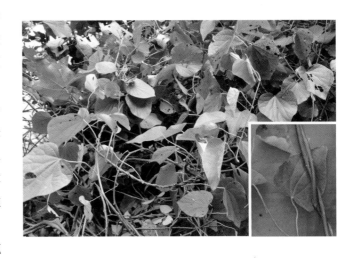

瓣6，长0.7～1毫米；雄花雄蕊9～12；雌花的不育雄蕊丝状，心皮3。核果扁球形，稍歪斜，直径5～8毫米，红色至暗紫色。花期夏季，果期秋季。

【生境分布】生于海拔600～1800米的山坡灌丛或山谷林荫下和沟边。我市龟山、福田河、黄土岗、三河口等地有分布。

【采收加工】6—7月割取藤茎，除去细茎枝和叶，晒干，或用水润透，切段，晒干。

【功能主治】祛风通络，除湿止痛。主治风湿痹痛，历节风，鹤膝风，脚气肿痛。

【用法用量】内服：煎汤，9～15克；或泡酒或熬膏服。外用：适量，煎水洗。

【附注】毛青藤为《中国药典》收载的青藤来源之一。

## （5）千金藤 *Stephania japonica* (Thunb.) Miers

【药名别名】小青藤、追骨风。

【药用部位】为千金藤属植物千金藤的根或茎叶。

【植物形态】稍木质藤本，全株无毛；根条状，褐黄色；小枝纤细，有直线纹。叶纸质或坚纸质，通常三角状近圆形或三角状阔卵形，长6～15厘米，通常不超过10厘米，长度与宽度近相等或略小，顶端有小凸尖，基部通常微圆，下面粉白；掌状脉10～11条，下面突起；叶柄长3～12厘米，明显盾状

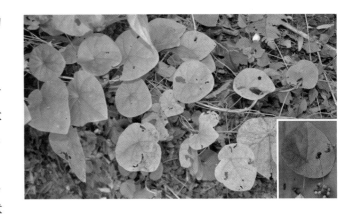

着生。复伞形聚伞花序腋生，通常有伞梗4～8条，小聚伞花序近无柄，密集成头状；花近无梗，雄花萼

片 6 或 8，膜质，倒卵状椭圆形至匙形，长 1.2～1.5 毫米，无毛；花瓣 3 或 4，黄色，稍肉质，阔倒卵形，长 0.8～1 毫米；聚药雄蕊长 0.5～1 毫米，伸出或不伸出；雌花萼片和花瓣各 3～4 片，形状和大小与雄花的近似或较小；心皮卵状。果倒卵形至近圆形，长约 8 毫米，成熟时红色；果核背部有 2 行小横肋状雕纹，每行 8～10 条，小横肋常断裂，胎座迹不穿孔或偶有一小孔。花期 6—7 月，果期 8—9 月。

【生境分布】生于低山灌丛中和沟边。我市广布。

【采收加工】春、秋季均可采收，洗净切片，晒干。

【功能主治】清热解毒，利尿消肿，祛风活络。治疟疾，痢疾，风湿痹痛，水肿，淋浊，咽喉肿痛，痈肿，疮疖。

【用法用量】内服：煎汤，9～12 克，或研末。外用：捣烂外敷或磨汁含咽（茎叶多用于外敷）。

## （6）华千金藤　*Stephania sinica* Diels

【药名别名】金不换、独脚乌柏、地乌龟。

【药用部位】为千金藤属植物华千金藤的块根。

【植物形态】木质藤本。块根近球形，外皮灰褐色。茎中空。外皮灰白色，有条纹，无毛。叶互生，薄膜质，阔三角状圆形，盾状着生，长 10～15 厘米，宽 14～20 厘米，先端钝，具小凸尖，边缘有不明显的浅波状，下面苍白色，掌状脉 9 条，5 条向前，4 条向后；嫩叶叶脉红色，折断流出红色汁液；叶柄长 20～30 厘米。雌雄异株，复伞形花序腋生；雄花序近肉质，总花梗长约 4 厘米，分枝长 1～1.5 厘米；萼片 6，狭倒卵状长圆形；花瓣 3～4，短而阔的倒卵形，内面有 2 枚腺体。核果倒卵形，长和宽均约 6 毫米，

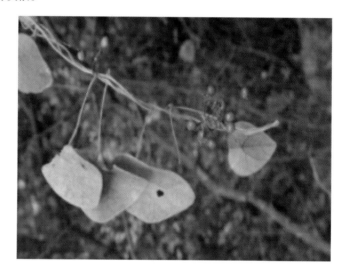

压扁状，背脊两侧各有小横肋 15～18 条，肋的中段低平，两侧凹陷。花期 6 月，果期 8—9 月。

【生境分布】生于海拔 1300～1600 米的山坡灌丛竹林下和沟谷边。我市夫子河镇有分布。

【采收加工】全年可采，洗净，切片，晒干。

【功能主治】清热解毒，健胃止痛，散瘀消肿。治外感咳嗽，咽痛，口舌生疮，呕吐腹泻，痢疾，胃痛，痈疽肿毒，跌打损伤。

【用法用量】内服：煎汤，9～15 克，或研末、磨汁，或浸酒服。外用：捣烂外敷、研末撒或磨汁涂患处。

## （7）白药子　*Stephania cepharantha* Hayata

【药名别名】白药片、金线吊乌龟、头花千金藤。

【药用部位】为千金藤属植物白药子的块根。

【植物形态】草质、落叶、无毛藤本，高通常 1～2 米或 2 米以上；块根团块状或近圆锥状，有时不规则，褐色，生有许多突起的皮孔；小枝紫红色，纤细。叶纸质，三角状扁圆形至近圆形，长通常 2～6

厘米，宽 2.5～6.5 厘米，顶端具小凸尖，基部圆或近截平，边全缘或多少浅波状；掌状脉 7～9 条，向下的脉纤细；叶柄长 1.5～7 厘米，纤细。雌雄花序同形，均为头状花序，具盘状花托，雄花序总梗丝状，常于腋生、具小型叶的小枝上作总状花序式排列，雌花序总梗粗壮，单个腋生。雄花：萼片 6，较少 8（或偶有 4），匙形或近楔形，长 1～1.5 毫米；花瓣 3 或 4，近圆形或阔倒卵形，长约 0.5 毫米；聚药雄蕊很短。雌花：萼片 1，

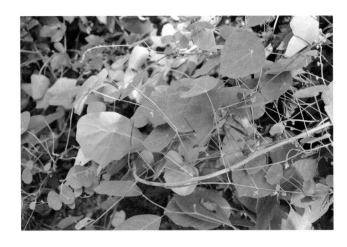

偶有 2～3（5），长 0.8 毫米或以上；花瓣 2（4），肉质，比萼片小。核果阔倒卵圆形，长约 6.5 毫米，成熟时红色；果核背部两侧各有 10～12 条小横肋状雕纹，胎座迹通常不穿孔。花期 4—5 月，果期 6—7 月。

【生境分布】生于阴湿山坡、路旁、林缘及灌丛中。我市山区乡镇有分布。

【采收加工】全年或秋末冬初采挖，除去须根、泥土，洗净，切片，晒干。

【功能主治】清热解毒，祛风止痛，凉血止血。主治咽喉肿痛，热毒痈肿，风湿痹痛，腹痛，泻痢，吐血，衄血，外伤出血。

【用法用量】内服：煎汤，9～15 克；或入丸、散。外用：适量，捣烂外敷或研末敷。

## 79. 木兰科 Magnoliaceae

### （1）鹅掌楸 *Liriodendron chinense* (Hemsl.) Sarg.

【药名别名】马褂木、佛爷树。

【药用部位】为鹅掌楸属植物鹅掌楸的根或树皮。

【植物形态】大乔木，高达 40 米。小枝灰色或灰褐色，叶片马褂状，长 4～18 厘米，宽 5～19 厘米，先端截形，中部每边有一宽裂片，上面亮绿色，下面淡绿色，老时密生白粉状的乳头状突起；叶柄长 5～10 厘米。花直径 5～6 厘米；花被片外面绿色，内面黄色，花瓣长 3～4 厘米；雄蕊和心皮多数，覆瓦状排列；花丝长 5 毫米。聚合果长 7～9 厘米，由多数具翅的小坚果组成。花期 5—6 月，果期 9 月。

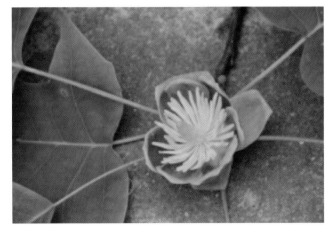

【生境分布】为栽培植物，植物标本采自黄柏山与河南商城县交界处。

【采收加工】秋季采挖，洗净，切片，晒干。

【功能主治】祛风除湿，强筋壮骨，止咳。用于风湿关节痛，风寒咳嗽。

【用法用量】内服：煎汤，15～30 克；或泡酒服。

## （2）望春玉兰 *Magnolia biondii* Pampan.

【药名别名】辛夷花、望春花、木笔花。

【药用部位】为木兰属植物望春玉兰的花蕾。

【植物形态】落叶乔木，高可达 12 米，胸径达 1 米；树皮淡灰色，光滑，小枝细长，灰绿色，直径 3～4 毫米，无毛；顶芽卵圆形或宽卵圆形，长 1.7～3 厘米，密被淡黄色展开长柔毛。叶椭圆状披针形、卵状披针形、狭倒卵或卵形，长 10～18 厘米，宽 3.5～6.5 厘米，先端急尖，或短渐尖，基部阔楔形，或圆钝，边缘干膜质，下延至叶柄，上面暗绿色，下面浅绿色，初被平伏绵毛，后无毛；侧脉每边 10～15 条；叶柄长 1～2 厘米。花先于叶开放，直径 6～8 厘米，芳香；

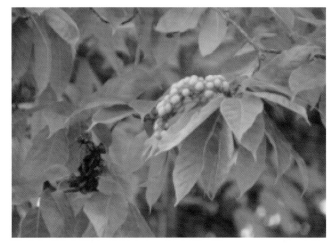

花梗顶端膨大，长约 1 厘米，具 3 苞片脱落痕；花被 9，外轮 3 片，紫红色，长约 1 厘米，中内两轮近匙形，白色，外面基部常紫红色，长 4～5 厘米，宽 1.3～2.5 厘米，内轮的较狭小；雌蕊群长 1.5～2 厘米。聚合果圆柱形，长 8～14 厘米；果梗长约 1 厘米，直径约 7 毫米；蓇葖浅褐色，近圆形，侧扁，外种皮鲜红色，内种皮深黑色，顶端凹陷，末端短尖不明显。花期 3 月，果熟期 9 月。

【生境分布】我市山河口镇有栽培。

【采收加工】冬末春初花未开放时采收，除去枝梗，阴干。

【功能主治】散风寒，通鼻窍。用于风寒头痛，鼻塞，鼻渊，鼻流浊涕。

【用法用量】内服：煎汤，3～10 克，宜包煎；或入丸、散。外用：适量，研末吹鼻；或以其蒸馏液滴鼻。

【附注】本品为《中国药典》收载辛夷的来源之一。

## （3）玉兰 *Magnolia denudata* Desr.

【药名别名】辛夷花、木兰、望春花、白玉兰。

【药用部位】为木兰属植物玉兰的花蕾。

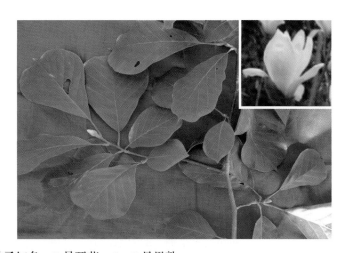

【植物形态】树高可达 10 米以上，树冠卵形，大型叶为倒卵形，先端短而凸尖，基部楔形，表面有光泽，嫩枝及芽外被短茸毛。冬芽具大型鳞片。花先于叶开放，顶生、朵大，直径 12～15 厘米。花被 9 片，钟状。果穗圆筒形，褐色；蓇葖果，成熟后开裂，种子红色。3 月开花，6—7 月果熟。

【生境分布】生于山坡。我市多见于栽培，三河口镇、五脑山等地有野生种。

【采收加工】同望春玉兰。

【功能主治】同望春玉兰。

【用法用量】同望春玉兰。

【附注】本品为《中国药典》收载辛夷的来源之一。

## （4）武当玉兰 *Magnolia sprengeri* Pampan.

【药名别名】辛夷、迎春树、湖北木兰。

【药用部位】为木兰属植物武当玉兰的花蕾。

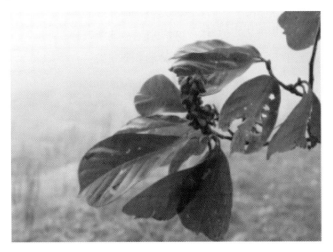

【植物形态】落叶乔木，高可达21米，树皮淡灰褐色或黑褐色，老干皮具纵裂沟成小块片状脱落。小枝淡黄褐色，后变灰色，无毛。叶倒卵形，长10～18厘米，宽4.5～10厘米，先端急尖或急短渐尖，基部楔形，上面仅沿中脉及侧脉疏被平伏柔毛，下面初被平伏细柔毛，叶柄长1～3厘米；托叶痕细小。花蕾直立，被淡灰黄色绢毛，花先于叶开放，有芳香，外面玫瑰红色，有深紫色纵纹，倒卵状匙形或匙形，长5～13厘米，宽2.5～3.5厘米，雄蕊长10～15毫米，花药长约5毫米，稍分离，药隔伸出成尖头，花丝紫红色，宽扁；雌蕊群圆柱形，长2～3厘米，淡绿色，花柱玫瑰红色。聚果圆柱形，长6～18厘米；蓇葖扁圆，成熟时褐色。花期3—4月，果期8—9月。

【生境分布】生于海拔1300～2400米的山林间或灌丛中。我市狮子峰林场有分布。

【采收加工】冬末春初花未开放时采收，除去枝梗，阴干。

【功能主治】散风寒，通鼻窍。用于风寒头痛，鼻塞，鼻渊，鼻流浊涕。

【用法用量】内服：煎汤，3～9克；或入丸、散。外用：研末塞鼻或水蒸馏液滴鼻。

【附注】本品为《中国药典》所收载辛夷的来源之一。

## （5）白花湖北木兰 *Magnolia sprengeri* var. *olongata* (Rehd. et Wils) Stapf.

【药名别名】辛夷（花蕾）、武当玉兰。

【药用部位】为木兰属植物白花湖北木兰的花蕾。

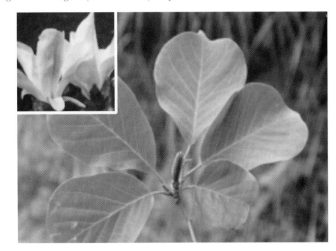

【植物形态】落叶乔木，高约10米。树皮栗灰色，老枝深灰色，幼枝橄榄绿色。叶长圆状倒卵形，长达15厘米，宽7～9.5厘米。先端圆，有一短凸尖，基部不等，渐狭或阔楔形，上面初被短柔毛，后无毛，下面有光泽，绿色，叶脉密被柔毛及长毛，叶柄细长，长约1.9厘米，初被短柔毛，后变为无毛，花枝较细长，橄榄绿色，花芽长圆形，约 2.5 厘米，先端急尖，鳞片 3～4，被柔毛，花白色，有时基部带紫色，萼片及花瓣共 12，有时较少，长圆状倒卵形或匙形，长 7.6～8.8 厘米，宽 2.5～3.7 厘米，雌雄蕊柱长 3.7 厘米，或较短，柱头淡绿色至白色，花丝紫色。花期 3—4 月。

【生境分布】生于海拔 1000 米左右的森林中。我市狮子峰林场和三河口镇有分布。

【采收加工】早春花蕾未开放时采摘，剪去枝梗，干燥即可。

【功能主治】散风寒，通鼻窍。用于鼻渊，风寒感冒之头痛，鼻塞，流涕。

【用法用量】内服：煎汤，3～10 克，或入丸、散。外用：研末吹鼻，或以其蒸馏水滴鼻。

【附注】本品为武当玉兰的变种。

## （6）荷花玉兰 *Magnolia grandiflora* L.

【药名别名】广玉兰、洋玉兰。

【药用部位】为木兰属植物荷花玉兰的花和树皮。

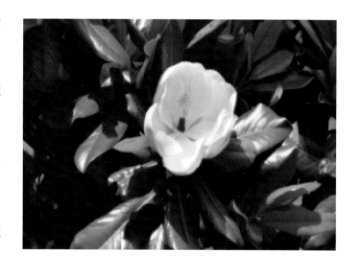

【植物形态】常绿乔木，高达 30 米；树皮灰褐色；芽和幼枝生锈色茸毛。叶厚革质，椭圆形或倒卵状椭圆形，长 16～20 厘米，宽 4～10 厘米，顶端短尖或钝，基部宽楔形，全缘，上面有光泽，下面有锈色短茸毛；叶柄粗壮，长约 2 厘米，初时密被锈色茸毛；托叶与叶柄分离。花单生于枝顶，荷花状，大型，直径 15～20 厘米，白色，芳香；花被片通常 9（可达 15 片），倒卵形，质厚，长 7～8 厘米；雄蕊花丝紫色；心皮多数，密生长茸毛。聚合果圆柱形，长 7～10 厘米，密生锈色茸毛；蓇葖卵圆形，顶端有外弯的喙。花期 5—6 月，果期 9—10 月。

【生境分布】我市各地广为栽培。

【采收加工】春季采收未开放的花蕾，白天暴晒，晚上发汗，至五成干时；堆放 1～2 天，再晒至全干。

【功能主治】祛风散寒，行气止痛。主治外感风寒，头痛鼻塞，脘腹胀痛，呕吐腹泻，高血压，偏头痛。

【用法用量】内服：煎汤，花 3～9 克，树皮 6～12 克。外用：适量，捣烂敷患处。

【附注】荷花玉兰的花虽与辛夷作用相似，但不作辛夷用。据报道，其叶也有降压作用。

## （7）紫玉兰 *Magnolia liliiflora* Desr.

【药名别名】紫花玉兰、辛夷花、野辛夷花、迎春花。

【药用部位】为木兰属植物紫玉兰的树皮和花蕾。

【植物形态】落叶灌木或小乔木，高达 3～5 米，常丛生，树皮灰褐色，木质，有香气，小枝绿紫色或淡褐紫色，有明显皮孔。叶椭圆状倒卵形或倒卵形，长为 8～18 厘米，宽为 3～10 厘米，先端急尖或者渐尖，基部渐狭沿叶柄下延至托叶痕，正面为深绿色，幼嫩时疏生短柔毛，背面为灰绿色，沿脉有短柔毛；侧脉每边 8～10 条，叶柄长为 8～20 毫米，托叶痕约为叶柄长之半。花蕾卵圆形，被淡黄色绢毛；花与

叶同时开放，瓶形，直立于粗壮、被毛的花
梗上，稍有香气；花被片 9～12，外轮 3 片
萼片状，紫绿色，披针形，长 2～3.5 厘米，
常早落，内两轮肉质，外面紫色或紫红色，
内面带白色，长 8～10 厘米，宽 3～4.5 厘米；
花丝深紫红色，长 8～10 毫米，花药长约 7
毫米，侧向开裂。聚合蓇葖果深紫褐色或褐
色，圆柱形，长 7～10 厘米；成熟蓇葖近
圆球形，顶端具短喙。花期 3—5 月，果期 8—
10 月。

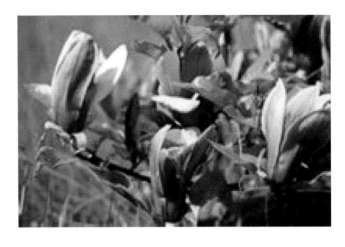

【生境分布】多为栽培植物。我市五脑山、福田河、三河口的平堵山等地有栽培。

【采收加工】冬末春初花未开放时采收，除去枝梗，阴干。树皮随时可采。

【功能主治】花蕾：祛风，通窍；用于头痛，鼻渊，鼻塞不通，齿痛。树皮：治湿痒，痈疽。

【用法用量】内服：煎汤，3～9 克（树皮 9～12 克）。

【附注】本品在 1977 年版《中国药典》中作辛夷收载。

# （8）厚朴 *Magnolia officinalis* Rehd. et Wils.

【药名别名】川朴、紫朴。

【药用部位】为木兰属植物厚朴的树皮
（树干、树根、树枝的皮）和花蕾。

【植物形态】落叶乔木，高达 20 米；
树皮厚，褐色，不开裂；小枝粗壮，淡黄色
或灰黄色，幼时有绢毛；顶芽大，狭卵状圆
锥形，无毛。叶大，近革质，7～9 片聚生
于枝端，长圆状倒卵形，长 22～45 厘米，
宽 10～24 厘米，先端具短急尖或圆钝，基
部楔形，全缘而微波状，上面绿色，无毛，
下面灰绿色，被灰色柔毛，有白粉；叶柄
粗壮，长 2.5～4 厘米，托叶痕长为叶柄的
2/3。花白色，直径 10～15 厘米，芳香；花
梗粗短，被长柔毛，离花被片下 1 厘米处具

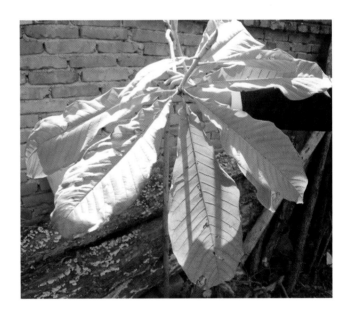

苞片脱落痕，花被片 9～12（17），厚肉质，外轮 3 片淡绿色，长圆状倒卵形，长 8～10 厘米，宽 4～5
厘米，盛开时常向外反卷，内两轮白色，倒卵状匙形，长 8～8.5 厘米，宽 3～4.5 厘米，基部具爪，最
内轮 7～8.5 厘米，花盛开时中内轮直立；雄蕊约 72 枚，长 2～3 厘米，花药长 1.2～1.5 厘米，内向开裂，
花丝长 4～12 毫米，红色；雌蕊群椭圆状卵圆形，长 2.5～3 厘米。聚合果长圆状卵圆形，长 9～15 厘米；
蓇葖具喙；种子三角状倒卵形，长约 1 厘米。花期 5—6 月，果期 8—10 月。

【生境分布】本品的标本系顺河集镇的移栽幼树，康王寨有野生分布。

【采收加工】4—6 月剥取生长 20 ～ 25 年的树皮，在沸水中烫至厚朴皮变软时取出，堆放土坑里，盖上青草使之"发汗"，待内部水分渗出后，取出晒干或烘干，再蒸软卷成筒状。

【功能主治】行气消积，燥湿除满，降逆平喘。主治食积气滞，腹胀便秘，湿阻中焦，脘痞吐泻，痰壅气逆，胸满喘咳。

【用法用量】内服：煎汤，3 ～ 10 克；或入丸、散。

## （9）凹叶厚朴 *Magnolia officinalis var. biloba Rehd. et Wils.*

【药名别名】厚朴、庐山厚朴。

【药用部位】为栏属植物凹叶厚朴的树皮（厚朴）和花蕾（厚朴花）。

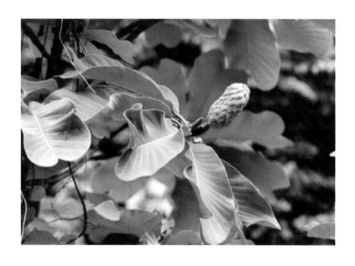

【植物形态】落叶乔木，高达 15 米，胸径 40 厘米。小枝粗壮，幼时有绢毛。单叶互生，具柄；叶片革质，叶片先端凹陷，形成 2 圆裂，倒卵形，先端 2 圆裂，裂深可达 2 ～ 3.5 厘米。花大，单朵顶生，直径 10 ～ 15 厘米，花被片 9 ～ 12 或更多，白色，芳香，与叶同时开放。雌雄蕊均多数。聚合果基部圆，微心形，木质，内含种子 1 ～ 2 粒，种皮鲜红色。凹叶厚朴为厚朴的亚种，与厚朴的主要区别是树皮稍薄，叶较小而狭窄，呈狭倒卵形，先端有明显凹缺。花期 4—5 月，果期 9—10 月。

【生境分布】本品种为《中国药典》收载的厚朴来源之一，从 20 世纪 60 年代起我市就大量引种栽培，各山区丘陵乡镇有分布。

【采收加工】同厚朴。

【功能主治】同厚朴。

【用法用量】同厚朴。

## （10）白兰 *Michelia alba DC.*

【药名别名】白兰花、天女木兰。

【药用部位】为含笑属植物白兰的花、根和叶。

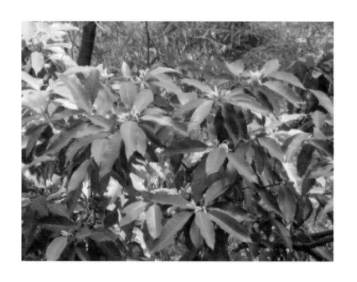

【植物形态】常绿乔木，高达 17 米，枝广展，呈阔伞形树冠；胸径可达 50 厘米；树皮灰色；嫩枝及芽密被淡黄白色微柔毛，老时毛渐脱落。叶薄革质，长椭圆形或披针状椭圆形，长 10 ～ 27 厘米，宽 4 ～ 9.5 厘米，先端长渐尖或尾状渐尖，基部楔形，上面无毛，下面疏生微柔毛，干时两面网脉均很明

显；叶柄长 1.5 ~ 2 厘米，疏被微柔毛；托叶痕达叶柄中部；花白色，极香；花被片 10 片，披针形，长 3 ~ 4 厘米，宽 3 ~ 5 毫米；雄蕊的药隔伸出长尖头；雌蕊群被微柔毛，雌蕊群柄长约 4 毫米，心皮多数，通常部分不发育，成熟时随着花托的延伸，形成蓇葖疏生的聚合果；蓇葖成熟时鲜红色。花期 4—9 月，夏季盛开，通常不结实。

【生境分布】五脑山国家森林公园有栽培。

【采收加工】采集未完全开放的花朵，晒干，备用。

【功能主治】芳香化湿，利尿，止咳化痰。根：用于尿路感染，小便不利，痈肿。叶：用于支气管炎，尿路感染，小便不利。花：用于支气管炎，百日咳，胸闷，口渴，前列腺炎。

【用法用量】内服：煎汤，花 6 ~ 9 克，根、叶分别为 15 ~ 30 克。叶：外用，适量，鲜品捣烂敷患处。

## （11）深山含笑  *Michelia maudiae* Dunn

【药名别名】光叶白兰花、莫夫人含笑花。

【药用部位】为含笑属植物深山含笑的花和根。

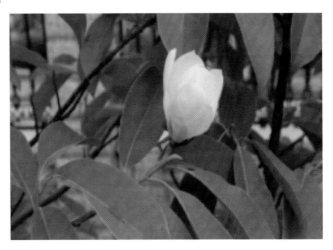

【植物形态】常绿乔木，高达 20 米，全株无毛；树皮灰褐色；芽和幼枝稍有白粉。叶互生，革质，矩圆形或矩圆状椭圆形，长 7 ~ 18 厘米，宽 4 ~ 8 厘米，先端急尖，基部楔形或宽楔形，全缘，上面深绿色有光泽，下面有白粉，中脉隆起，网脉明显；叶柄长 2 ~ 3 厘米，无托叶痕。花单生于枝梢叶腋，大型，白色，芳香，直径 10 ~ 12 厘米；花被片 9，排成 3 轮；雄蕊多数，药室内向开裂；雌蕊群有柄，心皮多数。聚合果长 7 ~ 15 厘米；蓇葖矩圆形，有短尖头，背缝开裂；种子红色，斜卵圆形，长约 1 厘米，宽约 5 毫米，稍扁。花期 2—3 月，果期 9—10 月。

【生境分布】生于海拔 600 ~ 1500 米的密林中。我市龟山、木子店镇、城区等地有栽培。

【采收加工】花：摘取尚未完全开放的花朵，晒干。根：随时可采，洗净切片，晒干。

【功能主治】花：散风寒，通鼻窍，行气止痛。根：清热解毒，行气化浊，止咳。

【用法用量】尚未查到相关资料，可参照白兰的用法用量。

## 80. 八角科 Illiciaceae

### （1）红毒茴  *Illicium lanceolatum* A. C. Smith

【药名别名】披针叶茴香、野八角、莽草。

【药用部位】为八角属植物红毒茴的根或根皮及叶。

【植物形态】常绿灌木或小乔木，高 3 ~ 10 米。树皮、老枝灰褐色。单叶互生或集生；叶柄长 7 ~ 15 毫米；叶革质，披针形、倒披针形或椭圆形，长 6 ~ 15 厘米，宽 1.5 ~ 4.5 厘米，先端尾尖或渐尖，基部窄楔形，全缘。边缘稍反卷，无毛，上面绿色，有光泽，下面淡绿色。花腋生或近顶生，单生或

2～3 朵集生于叶腋；花梗长 1.5～5 厘米；花被片 10～15，红色至深红色，最大一片长 7～12 毫米，宽 5～8 毫米；雄蕊 6～11；心皮 10～13，长 3.9～5.3 毫米，花柱直立，钻形，长 2～3.3 毫米。果柄长 5.5 厘米，蓇葖果 10～13，木质，先端有长而弯曲的尖头。种子淡褐色，长 7～7.5 毫米，宽 5 毫米。花期 5—6 月，果期 8—10 月。

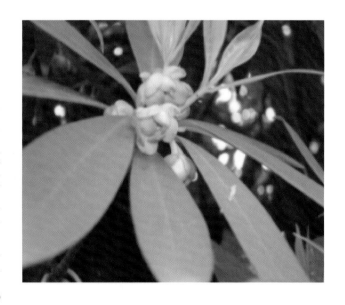

【生境分布】生于海拔 300～1500 米的阴湿狭谷和溪岸边。我市狮子峰和三河口镇有分布。

【采收加工】根及根皮：全年可采，鲜用或晒干。叶：春、夏季采摘，鲜用或晒干。

【功能主治】根及根皮：散瘀止痛，祛风除湿；用于跌打损伤，风湿关节炎，腰腿痛。叶：祛风，消肿；治头风，痈肿，皮肤麻痹，瘰疬，乳痈，喉痹，癣疥，秃疮，牙痛。

【用法用量】根及根皮：根，3～6 克，水煎服；根皮研末吞服，每次不可超过 0.9 克。叶：外用，研末调敷、煎水洗或含漱；不可内服。

## （2）红茴香 *Illicium henryi* Diels.

【药名别名】红毒茴、野八角茴香。

【药用部位】为八角属植物红茴香的根。

【植物形态】常绿灌木或小乔木，高 3～7 米。树皮灰白色，幼枝褐色。单叶互生；叶柄长 1～2 厘米，近轴面有纵沟，上部有不明显的窄翅；叶片革质，长披针形、倒披针形或倒卵状椭圆形，长 10～16 厘米，宽 2～4 厘米，先端长渐尖，基部楔形，全缘，边缘稍反卷；上表面深绿色，有光泽及透明油点，下表面淡绿色。花红色，腋生或近顶生，单生或 2～3 朵集生；花梗长 1～5 厘米；花被片 10～14，最大一片椭圆形或宽椭圆形，长 7～10 毫米，宽 5～8 毫米；雄蕊 11～14，排成 1 轮；心皮 7～8，花柱钻形，长 2.3～3.3 毫米。聚合果直径 1.5～3 厘米，蓇葖果 7～8，单一蓇葖果先端长尖，略弯曲，呈鸟喙状。种子扁卵形，棕黄色，平滑有光泽。花期 4—5 月，果期 9—10 月。

【生境分布】生于海拔 200～1500 米的山坡丛林中或林缘沟边。我市仙羊岩、龟山有分布。

【采收加工】全年可采，洗净，晒干，或切成小段，晒至半干，剖开皮部，去除木质部，取其根皮，晒干。

【功能主治】活血止痛，祛风除湿。主治跌打损伤，风寒湿痹，腰腿痛。

【用法用量】内服：煎汤，根 3～6 克，根皮 1.5～4.5 克；或研末。外用：适量，研末调敷。

【附注】红茴香果实有毒，不得作大茴（八角茴香）使用；孕妇忌服。

## 81. 五味子科 Schisandraceae

### （1）南五味子 *Kadsura longipedunculata* Finet et Gagnep.

【药名别名】红内消、红钻骨风、香血藤。

【药用部位】为南五味子属植物南五味子的根或藤茎。

【植物形态】常绿木质藤本，全株无毛；小枝圆柱形，褐色或紫褐色，表皮有时剥裂。叶互生，革质或近纸质，椭圆形或椭圆状披针形，长 5～10 厘米，宽 2～5 厘米，顶端渐尖，基部楔形，边缘有疏锯齿，有光泽，叶柄长 1.5～3 厘米。花单性，雌雄异株，单生于叶腋，黄色，有芳香；花梗细长，花后下垂；花被片 8～17；雄蕊柱近球形，雄蕊 30～70；雌蕊群椭圆形，心皮 40～60。聚合果近球形，直径 2.5～3.5 厘米；浆果深红色至暗蓝色，卵形，肉质。花期 6—9 月，果期 9—12 月。

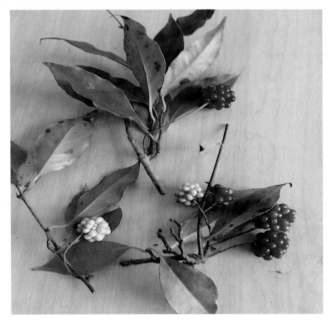

【生境分布】生于海拔 1000 米以下的山坡林下或沟谷边。我市山区乡镇有分布。

【采收加工】立冬前后采挖，去净残茎、细根及泥土，晒干。或剥取根皮，晒干。

【功能主治】活血理气，祛风活络，消肿止痛。用于溃疡病，胃肠炎，中暑腹痛，月经不调，风湿关节炎，跌打损伤。

【用法用量】内服：煎汤，9～15 克；或研末，1～1.5 克。外用：适量，煎汤洗；或研粉调敷。

【附注】本品的果实不作南五味子或五味子入药。

### （2）五味子 *Schisandra chinensis* (Turcz.) Baill.

【药名别名】北五味子、辽五味。

【药用部位】为五味子属植物五味子的果实。

【植物形态】多年生藤本植物。嫩枝红棕色，老枝暗灰色，表皮布有多数圆形皮孔，老皮微开裂，捻之有柠檬香气。叶在幼枝上单叶互生，老枝上则簇生于短枝，有腺点。叶片薄，为阔椭圆形至卵形，边缘疏生有腺体的小齿，叶面亮绿色，背面淡绿色。花单性，雌雄同株，花数朵丛生于叶腋间而下垂，乳白色或粉红色，花被 6～9，雄花具雄蕊 5；雌花心皮多数，分离。螺旋排列于花托上，有时偶见不明显的两性花。子房倒卵形，授粉后，花托逐渐伸长，果实呈穗状。肉质浆果球形，成熟时深红色，内含种子 1～2，肾形，种皮光滑。花期 5—7 月，果期 7—10 月。

【生境分布】野生于山区的杂木林中、林缘或山沟的灌丛中。我市分布于狮子峰林场、张家畈镇、乘马岗镇、三河口镇、龟山镇等地。

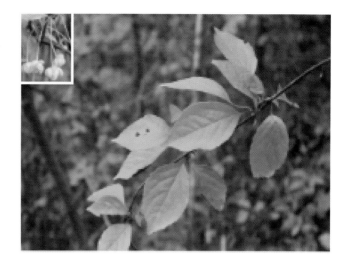

【采收加工】果实呈紫红色时采收，除去杂质，晒干或烘干。

【功能主治】收敛固涩，益气生津，宁心安神。主治咳嗽虚喘，梦遗滑精，尿颜遗尿，久泻不止，自汗盗汗，津伤口渴，心悸失眠。

【用法用量】内服：煎汤，3～6克；研末，每次1～3克；熬膏；或入丸、散。

【附注】本品即《中国药典》收载的五味子，现已有人工栽培。

## （3）华中五味子 *Schisandra sphenanthera* Rehd. et Wils.

【药名别名】五味子、南五味子。

【药用部位】为五味子属植物华中五味子的果实。

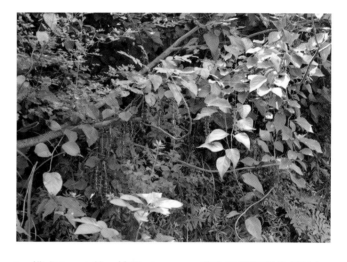

【植物形态】落叶藤本。老枝灰褐色，皮孔明显，小枝紫红色。叶互生，纸质；叶柄长1～3厘米，带红色；叶片倒卵形、宽卵形或倒卵状长椭圆形，通常最宽处在叶的中部以上，长4～10厘米，宽3～6厘米，先端短尖或渐尖，基部楔形或圆形，边缘有疏生波状细齿，上面绿色，下面淡绿色，侧脉4～6对，网脉较明显。花单性，雌雄异株，花橙黄色，直径1.2厘米，单生或1～3朵簇生于叶腋，花梗细，长2～4厘米，花被5～8，排成2～3轮；雄蕊10～19，着生于倒卵形的花托上，花丝短，花药先端平截；雌蕊群近球形，心皮30～50。果序长3.5～10厘米，小浆果球形，成熟后鲜红色。种子2，肾形，长约3毫米，种皮在脊背上有少数瘤状点。花期4—6月，果期8—9月。

【生境分布】生于密林下或灌丛中。我市山区乡镇有分布。

【采收加工】秋季果实成熟尚未脱落时采摘，拣去果枝及杂质，晒干。

【功能主治】收敛固涩，益气生津，宁心安神。主治咳嗽虚喘，梦遗滑精，尿频遗尿，久泻不止，自汗盗汗，津伤口渴，心悸失眠。

【用法用量】内服：煎汤，3～6克；研末，每次1～3克；熬膏；或入丸、散。

【附注】本品即《中国药典》收载的南五味子。

## 82. 蜡梅科 Calycanthaceae

### （1）蜡梅 *Chimonanthus praecox* (L.) Link

【药名别名】蜡梅花、梅花。

【药用部位】为蜡梅属植物蜡梅的花蕾。

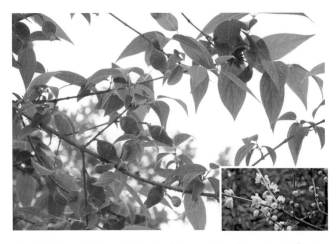

【植物形态】落叶灌木，高达 3 米；芽具多数覆瓦状的鳞片。叶对生，近革质，椭圆状卵形至卵状披针形，长 7～15 厘米，先端渐尖，基部圆形或宽楔形。花芳香，直径约 2.5 厘米；外部花被片卵状椭圆形，黄色，内部的较短，有紫色条纹；雄蕊 5～6；心皮多数，分离，着生于一空壶形的花托内；花托随果实的发育而增大，成熟时椭圆形，呈蒴果状，半木质化，长 4 厘米，上部有棱角，口部收缩。瘦果具 1 种子。花期 11 月至翌年 3 月，果期 4—11 月。

【生境分布】我市各地有栽培。

【采收加工】在花刚开放时采收。

【功能主治】解毒清热，理气开郁。主治暑热烦渴，头晕，胸闷脘痞，梅核气，咽喉肿痛，百日咳，小儿麻疹，烫伤。

【用法用量】内服：煎汤，3～9 克。外用：适量，浸油涂或滴耳。

### （2）夏蜡梅 *Calycanthus chinensis* Cheng et S. Y. Chang

【药名别名】牡丹木、大叶柴、夏梅。

【药用部位】为夏蜡梅属植物夏蜡梅的花和根。

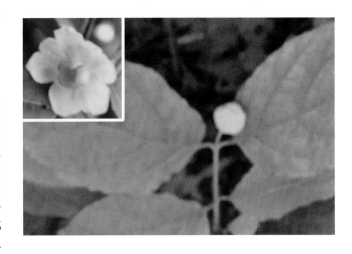

【植物形态】落叶灌木，高 1～3 米。树皮灰白色或灰褐色，皮孔隆起。叶对生，膜质，宽卵状椭圆形、圆形至倒卵形，长 18～26 厘米，宽 11.5～16 厘米，先端急尖或短尖，基部圆形，全缘或具不规则细锯齿，下面幼时沿脉被褐色硬毛。花单生于当年枝顶，无香气，花被片二型，多数，覆瓦状排列，螺旋状生于坛状花托的顶端，外部花被片 12～14，呈花瓣状，白色，边淡紫红色，内部的花被片 9～12，呈副冠状，肉质较厚，淡黄色，腹面基部散生淡紫红色细斑纹；雄蕊多数，花丝极短；雌蕊多数成束，子房生于凹陷的花托内。瘦果矩圆形，长 1～1.3 厘米，褐色，疏被白色绢毛。

花期5月，果期10月。

【生境分布】生于海拔600～1000米的山坡丛林或灌丛中。我市三河口镇有栽培。

【采收加工】花：5月采花蕾或初开的花，文火焙或晒干。根：秋、冬季采挖，洗净，切段，晒干。

【功能主治】行气止疼。主治胃气痛。

【用法用量】内服：煎汤，9～15克。

## 83. 樟科 Lauraceae

### （1）樟树　*Cinnamomum camphora* (L.) Presl

【药名别名】樟、香樟。

【药用部位】为樟属植物樟树的根、树干、嫩枝、叶、果实及全株提取物樟脑。

【植物形态】常绿乔木，高达30米；枝和叶都有樟脑味。叶互生，薄革质，卵形，长6～12厘米，宽3～6厘米，下面灰绿色，两面无毛，有离基三出脉，脉腋有明显的腺体。圆锥花序腋生，长5～7.5厘米；花小，淡黄绿色；花被片6，椭圆形，长约2毫米，内面密生短柔毛；能育雄蕊9，花药4室，第三轮雄蕊花药外向瓣裂；子房球形，无毛。果球形，直径6～8毫米，紫黑色；果托杯状。花期4—5月，果期8—11月。

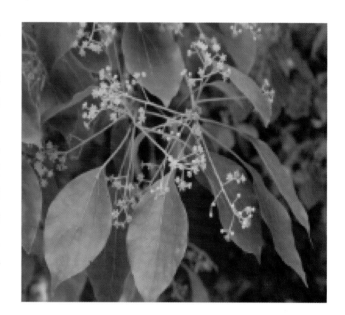

【生境分布】我市各地有栽培。

【采收加工】根：春、秋季采挖，洗净，切片，晒干。茎：全年可采，洗净，切片，阴干。果：秋季采收，阴干。叶：全年可采，阴干。樟脑：用根、枝、叶经蒸馏所得的颗粒状结晶。

【功能主治】根：温中止痛，辟秽和中，祛风除湿；主治胃脘疼痛，吐泻，风湿痹痛，皮肤瘙痒。樟木：祛风散寒，温中理气，活血通络；主治风寒感冒，胃寒胀痛，寒湿吐泻，风湿痹痛，脚气，跌打伤痛，疥癣风痒。果：解表退热；主治感冒高热，麻疹，百日咳，痢疾。叶：止血；研末敷治外伤出血。樟脑：通窍辟秽，温中止痛，利湿杀虫；用于寒湿吐泻，胃腹疼痛，外用治疥、癣、龋齿作痛。

【用法用量】根：煎服，3～10克，或研末调服；外用，适量，煎水洗。茎：煎服，9～15克。果：煎服，3～6克。樟脑：0.3～1.5克，多入丸、散；外用适量。

### （2）川桂　*Cinnamomum wilsonii* Gamble

【药名别名】官桂、三条筋、桂皮树。

【药用部位】为樟属植物川桂的树皮。

【植物形态】乔木，高16米；幼枝具棱，紫灰褐色。叶互生或近对生，革质，卵形或长卵形，长8～18厘米，宽3～5厘米，上面绿色，有光泽，无毛，下面苍白色，幼时被绢状白毛，后渐脱落，边

缘为软骨状而反卷，具离基三出脉，在叶下
面不隆起；叶柄长 1 ～ 1.5 厘米。腋生圆锥
花序长 4.5 ～ 10 厘米，总花梗细长，长 1 ～ 6
厘米；花梗丝状，长 6 ～ 20 毫米；花白色；
花被片 6，卵形，长 4 ～ 5 毫米，两面疏生
绢伏毛；能育雄蕊 9，花药 4 室，第三轮雄
蕊花药外向瓣裂；子房卵形。果实具漏斗状、
全缘果托。成熟果实未见；果托顶端截平。
花期 4—5 月，果期 6 月以后。

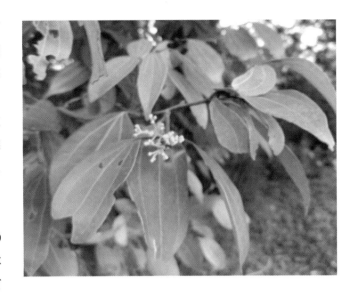

【生境分布】常生于海拔 800 ～ 2400
米的山谷或山坡阳处或沟边、疏林或密林
中。我市狮子峰林场、龟山茶园冲等地有
栽培。

【采收加工】夏至前后采收。发汗后，川桂树皮呈紫红色时取出铺地晒干即成。

【功能主治】温经散寒，行气活血，止痛。用于风寒，胃腹冷痛，痛经，风湿关节疼痛；外用治跌
打损伤，骨折。

【用法用量】内服：煎汤，6 ～ 9 克。外用：适量，研粉调敷患处。

## （3）大叶楠　*Machilus leptophylla* Hand. -Mazz.

【药名别名】华东楠、薄叶润楠。

【药用部位】为润楠属植物大叶楠的根。

【植物形态】常绿小乔木，通常高达 28
米。小枝暗棕褐色，无毛。叶互生，倒卵状
椭圆形，长 12 ～ 24 厘米，宽 3.5 ～ 7 厘米，
先端渐尖，基部楔形，全缘，近革质，上面
深绿色，无毛，下面苍白色，初被银白色绢
毛，后渐脱落，侧脉 14 ～ 20 对；叶柄长 1 ～ 3
厘米，上面有浅沟槽。圆锥花序生于新枝叶
腋；花两性，花梗长 5 ～ 7 毫米；花被 6 深
裂，裂片长椭圆形，长约 6 毫米；雄蕊 9，
花药 4 室；雌蕊 1，花柱细长。浆果球形，
直径约 1 厘米，具宿存花被，外面密被细绢毛。
花期 4—5 月，果期 6—9 月。

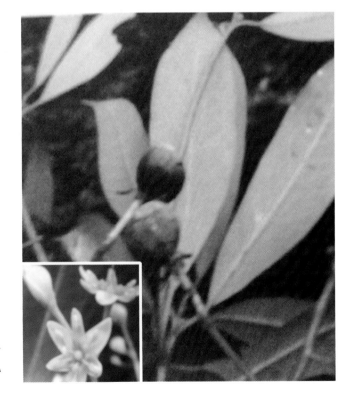

【生境分布】生于山坡、山谷、溪沟边
杂木林中。我市狮子峰林场、三河口镇等地
有分布。

【采收加工】全年均可采挖，去净泥土、须根，刮去栓皮，切段，晒干。

【功能主治】解毒消肿。用于痈肿疮疖。

【用法用量】外用鲜根适量，捣烂外敷，或用根磨汁外擦。

## （4）红果钓樟　*Lindera erythrocarpa* Makino

【药名别名】钓樟、红果山胡椒、土沉香。

【药用部位】为山胡椒属植物红果钓樟的根或根皮或枝叶。

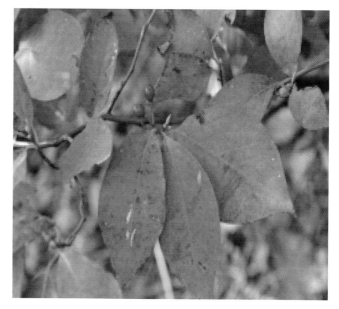

【植物形态】落叶灌木或小乔木，高5米；树皮黄白色，枝灰棕色。叶互生，纸质，披针状倒卵形，长7.5～14.5厘米，宽2.5～4厘米，基部常下延，上面绿色，有稀疏贴伏短柔毛，或近无毛，下面带绿苍白色，疏有贴伏短柔毛，在叶脉上较密，具羽状脉，侧脉4～5对；叶柄短，长约1厘米，红色。雌雄异株；伞形花序腋生，总苞片早落，具总花梗，长3～8毫米；花梗长12毫米，疏生短柔毛；花被片6，椭圆形，长约2毫米，淡黄色；能育雄蕊9，花药2室，皆内向瓣裂，第三轮雄蕊基部具2腺体。果实球形，直径7～8毫米，成熟时红色；果梗长1.5～1.8厘米。花期4月，果期9—10月。

【生境分布】生于低山山谷林中。我市山区丘陵、乡镇有分布。

【采收加工】全年可采，洗净，晒干。

【功能主治】暖胃温中，行气止痛，祛风除湿。主治胃寒吐泻，腹痛腹胀，水肿脚气，风湿痹痛，疥癣湿疮，跌打损伤。

【用法用量】内服：煎汤，3～10克。外用：适量，煎汤洗浴。

## （5）狭叶山胡椒　*Lindera angustifolia* Cheng

【药名别名】鸡婆子、见风消、狭叶钓樟。

【药用部位】为山胡椒属植物狭叶山胡椒的枝叶。

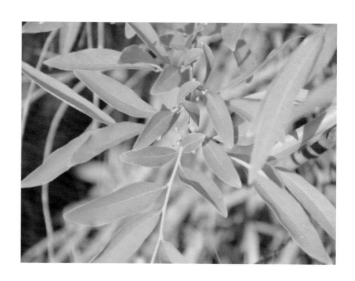

【植物形态】落叶灌木或小乔木，高2～8米，幼枝条黄绿色，无毛。冬芽卵形，紫褐色，芽鳞具脊；外面芽鳞无毛，内面芽鳞背面被绢质柔毛，内面无毛。叶互生，椭圆状披针形，长6～14厘米，宽1.5～3.5厘米，先端渐尖，基部楔形，近革质，上面绿色无毛，下面苍白色，沿脉上被疏柔毛，羽状脉，侧脉每边 8～10 条。伞形花序 2～3 生于冬芽基部。雄花序有花 3～4 朵，花梗长 3～5 毫米，花被片 6，能育雄蕊 9。雌花序有花 2～7 朵；花梗长 3～6 毫米；花被片 6；退化雄蕊 9；子房卵形，无毛，花柱长 1 毫米，柱头头状。果球形，直径约 8 毫米，成熟时黑色，果托直径约 2 毫米；果梗长 0.5～1.5 厘米，被微柔毛或无毛。花期 3—4 月，果期 9—10 月。

【生境分布】生于海拔 900 米以下山坡、林缘、路旁。我市狮子峰林场和宋埠镇有分布。

【采收加工】夏、秋季采集，洗净，鲜用或晒干。

【功能主治】行气，祛风，消肿。主治腹痛，风湿骨痛，痈肿，疥癣。

【用法用量】内服：煎汤，6～12 克（鲜者 30～60 克）。外用：研末调敷。

【附注】其根亦供药用，治瘰疬。根：30 克，煮鸡蛋食（选方出自《湖南药物志》）。

## （6）山胡椒　*Lindera glauca* (Sieb. et Zucc.) Bl.

【药名别名】牛筋树、牛筋条。

【药用部位】为山胡椒属植物山胡椒的根、果实和叶片。

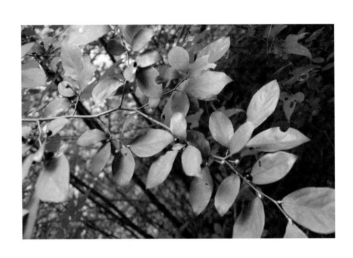

【植物形态】落叶灌木或小乔木，高达 8 米；树皮平滑，灰白色；冬芽外部鳞片红色，嫩枝初有褐色毛，后变无毛。叶互生或近对生，近革质，宽椭圆形或倒卵形，长 4～9 厘米，宽 2～4 厘米，上面暗绿色，下面苍白色，生灰色柔毛，具羽状脉；叶柄长约 2 毫米。雌雄异株；伞形花序腋生，总梗短或不明显，有 3～8 朵花；花梗长 1.5 厘米；花被片 6，黄色，花药 2 室，都内向瓣裂。果实球形，直径约 7 毫米，有香气。花期 3—4 月，果期 7—8 月。

【生境分布】生于低山至海拔 1700 米的灌丛中。我市各地有分布。

【采收加工】四季挖根，洗净切片，晒干。秋季采收果和叶，晒干。

【功能主治】果实：温中散寒，行气止痛，平喘；主治脘腹冷痛，胸满痞闷，哮喘。根：祛风通络，理气活血，利湿消肿，化痰止咳；主治风湿痹痛，跌打损伤，胃脘疼痛，脱力劳伤，支气管炎，水肿。叶：解毒消疮，祛风止痛，止痒，止血；用于疮疡肿毒，风湿痹痛，跌打损伤，外伤出血，皮肤瘙痒，蛇虫咬伤。

【用法用量】果实：煎服，3～15 克。根：煎服，15～30 克，或浸酒；外用适量，水煎熏洗，或鲜品磨汁涂擦。叶：煎服，10～15 克，或泡酒；外用适量，捣烂或研粉敷。

## （7）黑壳楠　*Lindera megaphylla* Hemsl.

【药名别名】楠木、枇杷楠、八角香。

【药用部位】为山胡椒属植物黑壳楠的根、树皮及枝叶。

【植物形态】常绿乔木，高 3～15 米。枝条圆柱形，粗壮，紫黑色，无毛，散布有木栓灰黑质突起的近圆形纵裂皮孔。顶芽大，卵形，长 1.5 厘米，芽鳞外面被白色微柔毛。叶互生，倒披针形至倒卵状长

圆形，有时长卵形，长 10～23 厘米，先端
急尖，基部渐狭，革质，上面深绿色，有光泽，
下面淡绿苍白色，两面无毛；羽状脉，侧脉
每边 15～21 条；叶柄长 1.5～3 厘米，无毛。
伞形花序多花，雄的多达 16 朵，雌的 12 朵，
通常着生于叶腋两侧各 1，具总梗；雄花黄
绿色，具梗；花梗长约 6 毫米，密被黄褐色
柔毛；花被片 6，椭圆形，外轮长 4.5 毫米，
宽 2.8 毫米，雌花黄绿色，花梗长 1.5～3 毫米，
密被黄褐色柔毛；花被片 6，线状匙形，长
2.5 毫米，宽仅 1 毫米，外面被黄褐色柔毛，
内面无毛。果椭圆形至卵形，长约 1.8 厘米，

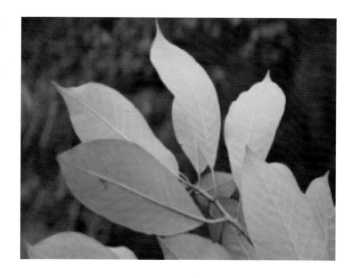

宽约 1.3 厘米，成熟时紫黑色，无毛，果梗长 1.5 厘米，向上渐粗壮，粗糙，散布有明显栓皮质皮孔；宿
存果托杯状，长约 8 毫米，直径达 1.5 厘米，全缘，略呈微波状。花期 2—4 月，果期 9—12 月。

【生境分布】生于山谷湿润林中或灌丛中。我市龟山有分布。

【采收加工】四季可采，鲜用或晒干。

【功能主治】祛风除湿，温中行气，消肿止痛。用于风湿痹痛，肢体麻木疼痛，脘腹冷痛，疝气疼痛，
咽喉肿痛，癣疮瘙痒。

【用法用量】内服：煎汤，3～9 克。外用：适量，炒热外敷或煎水洗。

## （8）山橿 *Lindera reflexa* Hemsl.

【药名别名】钓樟、姜树。

【药用部位】为山胡椒属植物山橿的
根。

【植物形态】落叶灌木或小乔木，高
1～6 米。幼时有绢状毛。叶互生，倒卵状
椭圆形或圆卵形，长 4～12 厘米，宽 2～5
厘米，先端渐尖，基部阔楔形或圆形，全缘，
纸质，下面被柔毛，老时脱落，侧脉 5～8
条；叶柄长 5～12 毫米。花单性，雌雄异株；
伞形花序腋生，花梗被黄褐色柔毛；花被片
6，椭圆形，黄色；雄花有雄蕊 9，花药内向
瓣裂。果实球形，深红色，直径约 7 毫米；

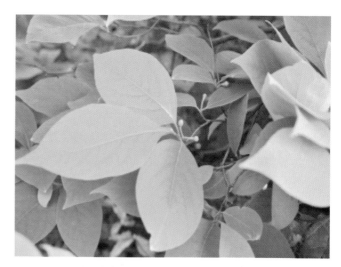

果柄长 1.5～2 厘米。花期 3—4 月，果期 9—10 月。

【生境分布】生于海拔 200～900 米山地林中或灌丛中。我市丘陵、山区乡镇有分布。

【采收加工】全年可采，鲜用或晒干。

【功能主治】理气止痛，祛风解表，杀虫，止血。主治胃痛，腹痛，风寒感冒，风疹疥癣，刀伤出血。

【用法用量】内服：煎汤，根 6 ～ 15 克，果实 3 ～ 9 克。外用：适量，鲜根皮捣烂外敷；或水煎熏洗。

## （9）三桠乌药 *Lindera obtusiloba* Bl.

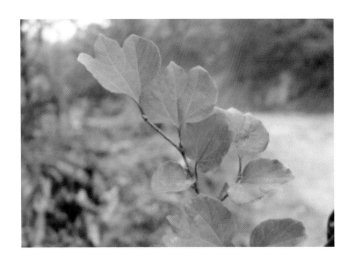

【药名别名】三钻风、红叶甘檀、三角枫、甘橿。

【药用部位】为山胡椒属植物三桠乌药的树皮或根皮。

【植物形态】落叶灌木或小乔木，高 3 ～ 10 米。叶互生，纸质，卵形或宽卵形，长 6.5 ～ 12 厘米，宽 5.5 ～ 10 厘米，全缘或上部 3 裂，上面绿色，有光泽，下面带绿苍白色，密生棕黄色绢毛；有三出脉；叶柄长 1.2 ～ 2.5 厘米。雌雄异株；伞形花序腋生，总花梗极短；苞片花后脱落；花黄色；花被片 6；能育雄蕊 9，花药 2 室，皆内向瓣裂；花梗长 3 ～ 4 毫米，有绢毛。果实球形，直径 7 ～ 8 毫米，鲜时红色，干时灰褐色。花期 3—4 月，果期 8—9 月。

【生境分布】生于海拔 500 ～ 800 米的高度，超过此范围基本无分布。多生于岩石山地的山坡灌木林中。我市狮子峰林场、康王寨有分布。

【采收加工】四季可采，鲜用或晒干。

【功能主治】温中行气，活血散瘀。主治心腹疼痛，跌打损伤，瘀血肿痛，疮毒。

【用法用量】内服：煎汤，5 ～ 10 克。外用：适量，捣烂外敷。

## （10）乌药 *Lindera aggregata* (Sims) Kosterm.

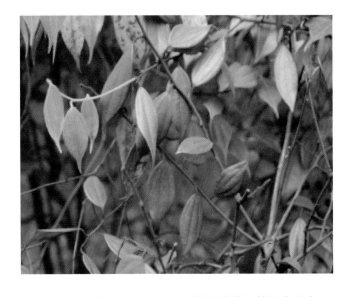

【药名别名】天台乌药。

【药用部位】为山胡椒属植物乌药的块根。

【植物形态】常绿灌木或小乔木，高可达 5 米，胸径 4 厘米；树皮灰褐色，根有纺锤状或结节状膨胀，外面棕黄色至棕黑色，表面有细皱纹；幼枝青绿色，具纵向细条纹，密被金黄色绢毛，后渐脱落；顶芽长椭圆形；叶互生，卵形、椭圆形至近圆形，先端长渐尖或尾尖，基部圆形，革质或有时近革质，上面绿色，有光泽，下面苍白色，幼时密被棕褐色柔毛，后渐脱落，偶见残存斑块状黑褐色毛片；花期 3—4 月，果期 5—11 月。

【生境分布】生于海拔 200 ～ 800 米的山坡或灌丛中。我市龟山、张广河、狮子峰林场等地有分布。

【采收加工】全年均可采挖，除去细根，洗净，趁鲜切片，晒干，或直接晒干。

【功能主治】顺气止痛，温肾散寒。用于胸腹胀痛，气逆喘急，膀胱虚冷，遗尿尿频，疝气，痛经。

【用法用量】内服：煎汤，5 ～ 10 克，或入丸、散。外用：适量，研末调敷。

## （11）天目木姜子  *Litsea auriculata* Chien et Cheng

【药名别名】芭蕉杨、安徽木姜子。

【药用部位】为木姜子属植物天目木姜子的根皮或根、叶、果实。

【植物形态】落叶乔木，高达 20 米。叶互生，阔倒卵形、菱状倒卵形或阔椭圆形，长 9 ～ 20 厘米，宽 6 ～ 13 厘米，先端钝尖或圆，基部稍耳形，全缘，厚纸质，叶脉红棕色，侧脉 7 ～ 9 对，两面脉上均有短柔毛，老时上面逐渐变光滑；叶柄长 3 ～ 7 厘米。花单性，雌雄异株，先于叶开放，每 5 ～ 8 朵成伞形花序；总苞 8 片，阔卵形，外面有绢状毛；花被黄色，6 ～ 8 裂，裂片大小不等，外面有毛，雄花具能育雄蕊 9，花药 4 室，

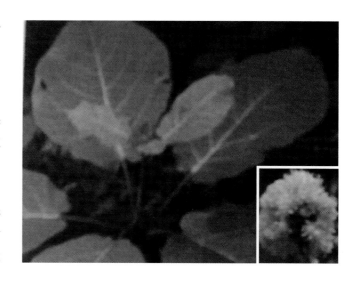

内向瓣裂；雌花具退化雄蕊 9，子房卵形，花柱近顶部略有短柔毛。核果卵圆形，成熟时黑色，长约 1.5 厘米。花期 3—4 月，果期 9—10 月。

【生境分布】生于海拔 500 ～ 1000 米的向阳山坡和山谷杂木林中。我市狮子峰林场有分布。

【采收加工】果实、叶于 9—10 月采摘，晒干。根皮或根全年可采，洗净，切段，晒干。

【功能主治】根皮、果实：杀虫，主治绦虫病，蛲虫病。叶：治伤筋。

【用法用量】内服：煎汤，9 ～ 12 克。外用：木姜子叶、蛇葡萄根共捣烂，加白酒烘热。

## （12）豹皮樟  *Litsea coreana* var. *sinensis* (Allen) Yang et P. H. Huang

【药名别名】扬子木姜子。

【药用部位】为木姜子属植物豹皮樟的根或树皮。

【植物形态】常绿灌木或小乔木，高可达 6 米。树皮灰棕色，有灰黄色的块状剥落；幼枝红褐色，无毛，老枝黑褐色，无毛；顶芽卵圆形，先端钝，鳞片无毛或仅上部有毛。叶互生；叶柄长 1 ～ 2 厘米，上面有柔毛；叶片革质，长椭圆形或披针形，长 5 ～ 10 厘米，宽 2 ～ 3.5 厘米，先端急尖，基部楔形，

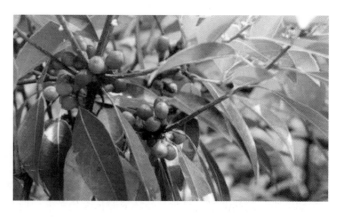

全缘，上面绿色有光泽，下面绿灰白色，两面均无毛，羽状脉，侧脉每边 9 ～ 10 条，中脉在下面稍隆起，网纹不明显。雌雄异株；伞形花序腋生，无花梗；苞片早落；花被片 6，等长，长约 2 毫米；雄花雄蕊 9 ～ 12，

花药 4 室，均内向瓣裂；雌花子房近球形，花柱有稀疏柔毛，柱头 2 裂，退化雄蕊丝状，有长柔毛。果实球形或近球形，直径 6 ～ 8 毫米，先端有短尖，基部具带宿存花被片的扁平果托；果梗长约 5 毫米，颇粗壮，果初时红色，成熟时呈黑色。花期 8—9 月，果期翌年 5 月。

【生境分布】生于海拔 900 米以下的山地杂木林中。我市山区乡镇有分布。

【采收加工】全年可采，洗净晒干。

【功能主治】温中止痛，理气行水。主治胃脘胀痛，水肿。

【用法用量】内服：煎汤，9 ～ 30 克。

## （13）山鸡椒 *Litsea cubeba* (Lour.) Pers.

【药名别名】毕澄茄、山苍子、土沉香。

【药用部位】为木姜子属植物山鸡椒的果实或根。

【植物形态】落叶灌木或小乔木，高约 5 米，除嫩枝、嫩叶有绢毛外，其他部分无毛。枝叶芳香。叶互生，纸质，披针形或长椭圆状披针形，长 5 ～ 11 厘米，宽 1.5 ～ 3 厘米，先端渐尖，基部楔形，上面绿色，下面粉绿色；叶柄纤细，长 10 ～ 20 毫米。花先于叶开放或同时开放，单性，雌雄异株；伞形花序单生或束生，总苞片 4，黄白色，有缘毛；每 1 花序有花 4 ～ 6 朵；雄花直径约 3 毫米，花被裂片 6，倒卵形，雄蕊 9，排列成 3 轮，中央有小椭圆形的退化雌蕊；雌花直径约 2 毫米，子房卵形，花柱短，柱头头状。浆果状核果，球形，直径 4 ～ 6 毫米，黑色。种子有脊棱。花期 2—3 月，果期 7—8 月。

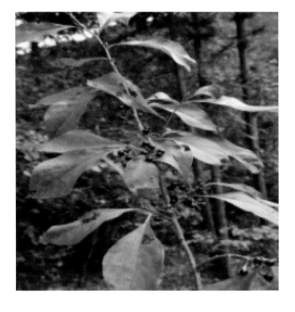

【生境分布】生于海拔 500 ～ 3200 米的灌丛、疏林或林中路旁、水边。我市狮子峰林场、康王寨有分布。

【采收加工】秋季果实成熟时连枝摘下，除去枝叶，晒干。

【功能主治】温中散寒，行气止痛。用于胃寒呕逆，脘腹冷痛，寒疝腹痛，寒湿瘀滞，小便混浊。

【用法用量】内服：煎汤，1 ～ 5 克，或入丸、散。外用：适量，研末擦牙或吹鼻。

【附注】根（土沉香）：用于胃寒呕逆，脘腹冷痛，寒疝腹痛，寒湿瘀滞；15 ～ 30 克，煎服。

## （14）木姜子 *Litsea pungens* Hemsl.

【药名别名】山姜子、山胡椒。

【药用部位】为木姜子属植物木姜子的果实，其根、茎、叶亦可入药。

【植物形态】落叶小乔木，高 3 ～ 10 米；树皮灰白色。幼枝黄绿色，被柔毛，老枝黑褐色，无毛。顶芽圆锥形，鳞片无毛。叶互生，常聚生于枝顶，披针形或倒卵状披针形，长 4 ～ 15 厘米，宽 2 ～ 5.5 厘米，先端短尖，基部楔形，膜质，幼叶下面具绢状柔毛，后脱落渐变无毛或沿中脉有稀疏毛，羽状脉，侧脉每边 5 ～ 7 条，叶脉在两面均突起；叶柄纤细，长 1 ～ 2 厘米，初时有柔毛，后脱落渐变无毛。伞形花序

腋生；总花梗长 5 ～ 8 毫米，无毛；每一花
序有雄花 8 ～ 12 朵，先于叶开放；花梗长
5 ～ 6 毫米，被丝状柔毛；花被裂片 6，黄
色，倒卵形，长 2.5 毫米，外面有稀疏柔毛；
能育雄蕊 9，花丝仅基部有柔毛，第三轮
基部有黄色腺体，圆形；退化雌蕊细小，
无毛。果球形，直径 7 ～ 10 毫米，成熟时
蓝黑色；果梗长 1 ～ 2.5 厘米，先端略增粗。
花期 3—5 月，果期 7—9 月。

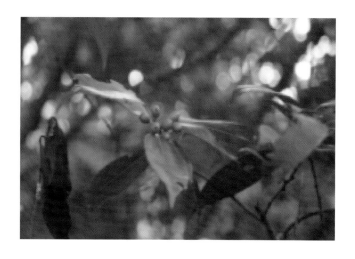

【生境分布】生于海拔 800 ～ 1800 米
的山坡沟边林下。我市龟山有分布。

【采收加工】秋季采果，晒干。根、茎、叶，夏、秋季采集，分别晒干；其中根、茎洗净，切片，晒干。

【功能主治】果实：祛风行气，健脾利湿；用于胸腹胀痛，消化不良，腹泻，中暑吐泻；外用治疮
疡肿毒。根：温中理气，散寒止痛；用于胃脘冷痛，风湿关节酸痛，疟疾，痛经。

【用法用量】果实 9 ～ 15 克，水煎服，或 1 ～ 2 克，研粉吞服；外用鲜果、叶捣烂敷，或果实研粉
调敷患处。

## （15）浙江新木姜子　*Neolitsea aurata* var. *chekiangensis* (Nakai) Yang et P. H. Huang

【药名别名】新木姜子。

【药用部位】为新木姜子属植物浙江新
木姜子的根或树皮。

【植物形态】常绿乔木，高达 14 米，
胸径达 18 厘米；树皮灰褐色。幼枝黄褐色
或红褐色，有锈色短柔毛。顶芽圆锥形，鳞
片外面被丝状短柔毛，边缘有锈色毛。叶互
生或聚生于枝顶呈轮生状，叶片披针形或倒
披针形，较狭窄，宽 0.9 ～ 2.4 厘米，下面
薄被棕黄色丝状毛，毛易脱落，近于无毛，
具白粉，离基三出脉，侧脉每边 3 ～ 4 条，
最下一对离叶基 2 ～ 3 毫米处发出，中脉与

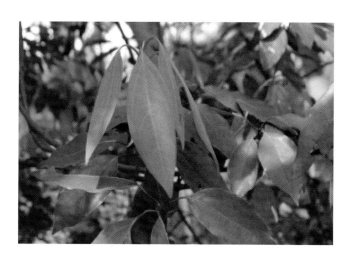

侧脉在叶上面微突起，在下面突起，叶柄长 8 ～ 12 毫米，被锈色短柔毛。伞形花序 3 ～ 5 个簇生于枝顶
或节间；总梗短，长约 1 毫米；苞片圆形，外面被锈色丝状短柔毛，内面无毛；每一花序有花 5 朵；花梗
长 2 毫米，有锈色柔毛；花被裂片 4，椭圆形，长约 3 毫米，宽约 2 毫米，外面中肋有锈色柔毛，内面无毛；
能育雄蕊 6，花丝基部有柔毛，第三轮基部腺体有柄；退化子房卵形，无毛。果椭圆形，长 8 毫米；果托
浅盘状，直径 3 ～ 4 毫米；果梗长 5 ～ 7 毫米，先端略增粗，有稀疏柔毛。花期 2—3 月，果期 9—10 月。

【生境分布】生于海拔 500 ～ 1300 米丘陵、谷地。我市狮子峰林场有分布。

【采收加工】全年可采，洗净，鲜用，或切段晒干。

【功能主治】行气止痛，利水消肿。主治脘腹胀痛，水肿。

【用法用量】内服：煎汤，根9～30克，树皮9～12克；或研末冲服。

### （16）楠木 *Phoebe zhennan S. Lee et F. N. Wei*

【药名别名】桢楠、雅楠。

【药用部位】为楠属植物楠木的树皮和枝叶。

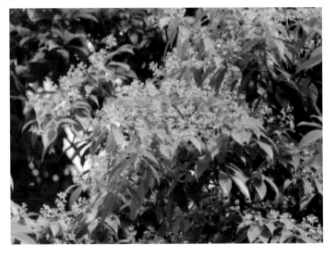

【植物形态】常绿乔木，高达30余米，胸径1米；幼枝有棱，被黄褐色或灰褐色柔毛，2年生枝黑褐色，无毛。叶长圆形、长圆状倒披针形或窄椭圆形，长5～11厘米，宽1.5～4厘米，先端渐尖，基部楔形，上面有光泽，中脉上被柔毛，下面被短柔毛，侧脉约14对；叶柄纤细，初被黄褐色柔毛。圆锥花序腋生，被短柔毛，长4～9厘米；花被裂片6，椭圆形，近等大，两面被柔毛；发育雄蕊9枚，被柔毛，花药4室，第三轮的花丝基部各具1对无柄腺体，退化雄蕊长约1毫米，被柔毛，三角形；雌蕊无毛，长2毫米，子房近球形，花柱约与子房等长，柱头膨大。果序被毛；核果椭圆形或椭圆状卵圆形，成熟时黑色，长约13厘米，花被裂片宿存，紧贴果实基部。花期4—5月，果期9—10月。

【生境分布】野生种常生于海拔1500米以下的阔叶林中。我市五脑山有栽培。

【采收加工】全年可采，切片晒干。

【功能主治】和中降逆，止吐泻，利水消肿。治暑湿霍乱，腹痛，吐泻转筋，水肿，脓耳。

【用法用量】枝叶：煎服，60～90克；外用适量，烧存性研末撒或煎水洗。树皮：煎服，6～15克；外用适量，煎水洗。

【附注】楠木是国家珍稀濒危植物，为国家二级重点保护植物。

### （17）檫树 *Sassafras tzumu (Hemsl.) Hemsl.*

【药名别名】檫木、枫荷桂。

【药用部位】为檫木属植物檫树的根或茎叶。

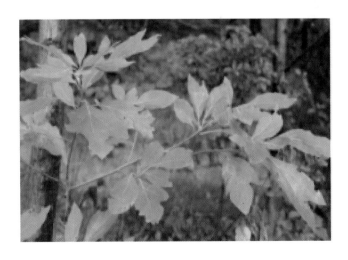

【植物形态】落叶乔木，高达35米，幼时树皮黄绿色，平滑，老则变灰褐色，有纵裂；幼枝有毛，后渐脱落。叶互生，或聚生于枝端；叶片阔卵形至椭圆形，全缘或上部2～3裂，长10～22厘米，宽4～15厘米，先端尖，基部楔形，有时两侧不对称，近基部通常有三出脉，下面幼时有毛，后脱落；

叶柄长 1.5 ～ 5 厘米。花小，黄色，杂性异株；短圆锥花序顶生，先于叶开放；花被片 6，披针形；能育雄蕊 9，不育雄蕊 3，花药 4 室，均内向瓣裂；雌蕊 1。核果球形，蓝黑色，直径约 5 毫米，表面有蜡质粉，果梗淡红色，肥大。花期 3 ～ 4 月，果期 8 月。

【生境分布】生于海拔 800 ～ 1300 米的林中。我市分布于狮子峰林场、康王寨。

【采收加工】秋季挖根，洗净泥沙，切片晒干。或秋季采集茎、叶，切段，晒干。

【功能主治】祛风除湿，活血散瘀，止血。主治风湿痹痛，跌打损伤，腰肌劳损，半身不遂，外伤出血。

【用法用量】内服：煎汤，15 ～ 30 克；或浸酒。外用：适量，捣烂外敷。

【附注】孕妇忌服。

## 84. 罂粟科 Papaveraceae

### （1）白屈菜 *Chelidonium majus* L.

【药名别名】山黄连、雄黄草。

【药用部位】为白屈菜属植物白屈菜的全草。

【植物形态】多年生草本，高 30 ～ 100 厘米，含橘黄色乳汁。主根粗壮，圆锥形，土黄色或暗褐色，密生须根。茎直立，多分枝，有白粉，具白色细长柔毛。叶互生，一至二回奇数羽状分裂；基生叶长 10 ～ 15 厘米，裂片 5 ～ 8 对，裂片先端钝，边缘具不整齐缺刻；茎生叶长 5 ～ 10 厘米，裂片 2 ～ 4 对，边缘具不整齐缺刻，上面近无毛，褐色，下

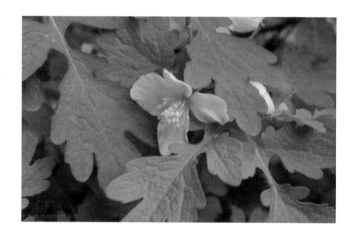

面疏生柔毛，脉上更明显，绿白色。花数朵，排列成伞形聚伞花序，花梗长短不一；苞片小，卵形，长约 1.5 毫米；萼片 2 枚，椭圆形，淡绿色，疏生柔毛，早落；花瓣 4 枚，卵圆形或长卵状倒卵形，黄色，长 0.8 ～ 1.6 厘米，宽 0.7 ～ 1.4 厘米，两面光滑，雄蕊多数，分离；雌蕊细圆柱形，花柱短，柱头头状，2 浅裂，密生乳头状突起。蒴果长角形，长 2 ～ 4.5 厘米，直径约 2 毫米，直立，灰绿色，成熟时由下向上 2 瓣。种子多数细小，卵球形，褐色，有光泽。花期 5—8 月，果期 6—9 月。

【生境分布】生于海拔 2000 米以下山野湿地及沟边或岩缝中。我市原见于黄土岗、福田河等地。

【采收加工】5—7 月开花时采收地上部分，置通风处干燥。

【功能主治】镇痛，止咳，利尿，清热解毒。主治胃痛，腹痛，肠炎，痢疾，慢性支气管炎，百日咳，咳嗽，黄疸，水肿，腹水，疥癣疮肿，蛇虫咬伤。

【用法用量】内服：煎汤，3 ～ 6 克。外用：适量，捣汁涂或研粉调涂，也可用鲜品捣烂敷患处。

### （2）紫堇 *Corydalis edulis* Maxim.

【药名别名】蜀堇、麦黄草。

【药用部位】为紫堇属植物紫堇的全草或根。

【植物形态】一年生无毛草本，具细长的直根。茎高 10 ～ 30 厘米，常自下部起分枝。叶基生并茎生，

具细柄；叶片轮廓三角形，长 3 ～ 9 厘米，二或三回羽状全裂，一回裂片 2 ～ 3 对，二或三回裂片轮廓倒卵形，不等地近羽状分裂，末回裂片狭卵形，顶端钝。总状花序长 3 ～ 10 厘米；苞片卵形或狭卵形，全缘或疏生小齿；萼片小；花瓣紫色，上面花瓣长 1.5 ～ 1.8 厘米，距长达 5 毫米，末端稍向下弯曲。蒴果条形，长约 3 厘米，宽约 1.5 毫米。种子黑色，扁球形，密生小凹点。花期 4—5 月。

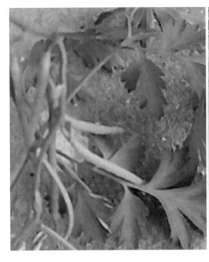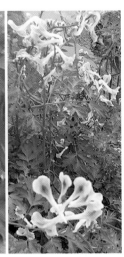

【生境分布】生于丘陵林下、沟边或多石处。我市城区护城河岸边有分布。

【采收加工】根：秋季采挖，洗净晒干。全草：夏季采集，洗净，鲜用或晒干。

【功能主治】清热解毒，杀虫止痒。主治疮疡肿毒，聤耳流脓，咽喉疼痛，顽癣，秃疮，毒蛇咬伤。

【用法用量】内服：煎汤，4 ～ 10 克。外用：适量，捣敷；研末调敷或煎水外洗。

## （3）夏天无 *Corydalis decumbens* (Thunb.) Pers.

【药名别名】伏生紫堇、野玄胡。

【药用部位】为紫堇属植物伏生紫堇的块茎。

【植物形态】块茎小，圆形或多少伸长，直径 4 ～ 15 毫米；新块茎形成老块茎顶端的分生组织和基生叶腋，向上常抽出多茎。茎高 10 ～ 25 厘米，柔弱，细长，不分枝，具 2 ～ 3 叶，无鳞片。叶二回三出，小叶片倒卵圆形，全缘或深裂成卵圆形或披针形的裂片。总状花序疏具 3 ～ 10 花。苞片小，卵圆形，全缘，长 5 ～ 8 毫米。花梗长 10 ～ 20 毫米。花近白色至淡粉红色或淡蓝色。萼片早落。外花瓣顶端下凹，常具狭鸡冠状突起。上花瓣长 14 ～ 17 毫米，瓣片多少上弯；距稍短于瓣片，渐狭，平直或稍上

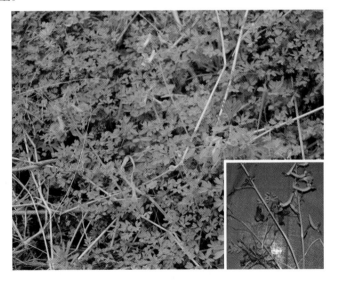

弯；蜜腺体短，占距长的 1/3 ～ 1/2，末端渐尖。下花瓣宽匙形，通常无基生的小囊。内花瓣具超出顶端的宽而圆的鸡冠状突起。蒴果线形，多少扭曲，长 13 ～ 18 毫米，具 6 ～ 14 种子。种子具龙骨状突起和泡状小突起。花期 4—5 月，果期 5—6 月。

【生境分布】生于低山草坡或林下。我市山区丘陵、乡镇有分布。

【采收加工】春季或初夏出苗后采挖，除去茎、叶及须根，洗净，干燥。

【功能主治】活血通络，行气止痛。用于中风偏瘫，跌打损伤，风湿关节炎，坐骨神经痛。

【用法用量】内服：煎汤，5 ～ 15 克，或研末 1 ～ 3 克，也可制成丸剂。

（4）**黄堇**　*Corydalis pallida* (Thunb.) Pers.

【药名别名】菊花黄连。

【药用部位】为紫堇属植物黄堇的根或全草。

【植物形态】草本，无毛，具直根。茎高 18 ～ 60
厘米。叶片下面有白粉，轮廓卵形，长达 20 厘米，二
至三回羽状全裂，二回或三回裂片卵形或菱形，浅裂，
稀深裂，小裂片卵形或狭卵形。总状花序长达 25 厘米；
苞片狭卵形至条形；萼片小；花瓣淡黄色，上面花瓣
长 1.5 ～ 1.8 厘米，距圆筒形，长 6 ～ 8 毫米。蒴果串
珠状，长达 3 厘米；种子黑色，扁球形，直径约 1.5
毫米，密生圆锥状小突起。花期 3—5 月，果期 6 月。

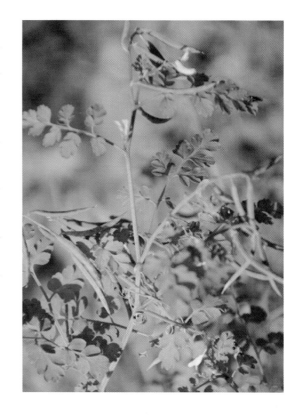

【生境分布】生于海拔 1600 米以下的林下或沟边
阴湿处。我市山区丘陵、乡镇有分布。

【采收加工】春末夏初挖根或采集全草，洗净晒
干。

【功能主治】杀虫，解毒，清热，利尿。治疥癣，
疮毒肿痛，目赤，流火，暑热泻痢，肺痨咯血，小儿惊风。

【用法用量】内服：煎汤，3 ～ 6 克（鲜者 15 ～
30 克），或捣汁。外用：捣敷或用根以酒、醋磨汁搽。

【附注】本品有毒，一般不作内服。

（5）**小花黄堇**　*Corydalis racemosa* (Thunb.) Pers.

【药名别名】黄堇、山黄堇、土黄芩。

【药用部位】为紫堇属植物小花黄堇的
全草。

【植物形态】茎生叶具短柄；叶柄基部
鞘状宽展；叶片三角形，上面绿色，下面灰
白色，二回羽状全裂，末回羽片狭卵形或宽
卵形，约长 2 厘米，宽 1.5 厘米，圆齿状分
裂或二回三裂，裂片圆钝，近具短尖。总状
花序长 3 ～ 10 厘米，多花。苞片披针形或
钻形，约与花梗等长。花梗长 2 ～ 3 毫米。
萼片小，卵圆形，早落。花黄色或淡黄色，
长 6 ～ 9 毫米。上花瓣顶端圆钝，鸡冠状突
起浅或无；距短囊状，约占花瓣全长的 1/4
或 1/5；蜜腺体长达距的 1/2。柱头浅而横展，
具 4 乳突，顶生 2 枚呈广角状分叉，侧生 2

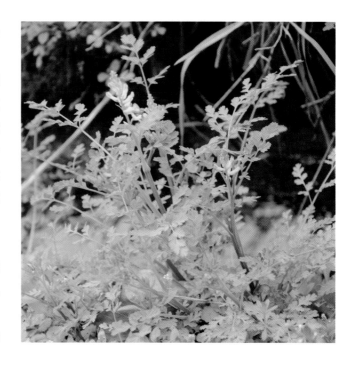

枚先下弯后弧形上弯。蒴果线形，长2～4厘米，具1列种子，种子黑亮，近肾形，具小点；种阜三角形。花果期4—5月。

【生境分布】生于海拔1800米以下的山地路旁沟边。我市山区丘陵地带有分布。

【采收加工】夏季采收，洗净晒干。

【功能主治】清热利湿，解毒杀虫。用于湿热泄泻，痢疾，黄疸，目赤肿痛，聤耳流脓，疮毒，疥癣，毒蛇咬伤。

【用法用量】内服：煎汤，3～6克（鲜品15～30克）；或捣汁。外用：适量，捣烂外敷或用根以酒、醋磨汁搽。

【附注】本品有毒，一般不作内服。

## （6）全叶延胡索 *Corydalis repens* Mandl et Muehld.

【药名别名】野玄胡。

【药用部位】为紫堇属植物全叶延胡索的块茎。

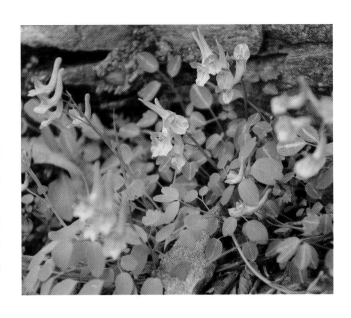

【植物形态】多年生无毛草本；块茎圆球形，直径1～1.5厘米。茎高8～22厘米，基部之上有一鳞片。茎生叶2～3枚，互生，具长柄，二至三回三出，末回裂片椭圆形或长圆形，长约1.5厘米，宽约1厘米，全缘或具少数圆齿。总状花序长3～10厘米，花少而稀疏；苞片披针形或卵圆形，全缘或仅下部的具浅裂，短于花梗；花梗细长，毛发状；花黄白色或带蓝色，上花瓣长约1.6厘米，瓣片顶端2浅裂，凹陷部分不具短尖；距圆筒形，约占上花瓣全长2/3；柱头扁压四方形，前端4裂，基部下延呈马鞍状。蒴果下垂，椭圆形，长约1厘米。

【生境分布】生于山坡路旁草丛中。我市山区各地有分布，本品标本采自小漆园村。

【采收加工】夏初茎叶枯萎时采挖，除去须根，洗净，置沸水中煮至恰无白心时，取出晒干。

【功能主治】活血散瘀，行气止痛。主治心腹腰膝诸痛，痛经，产后瘀阻腹痛，跌打肿痛。

【用法用量】内服：煎汤，3～10克；研末，1.5～3克；或入丸、散。

【附注】孕妇及体虚者慎服。

## （7）长距元胡 *Corydalis schanginii* (Pall.) B. Fedtsch.

【药名别名】元胡、野生玄胡。

【药用部位】为紫堇属植物长距元胡的块茎。

【植物形态】多年生草本，高10～35厘米，近直立。块茎圆球形或长圆形，直径3～4厘米，质淡灰色。茎基部以上具1鳞片，不分枝或鳞片腋内具1小枝，常具2叶。叶苍白色，较厚，叶柄短，约等于叶片长的1/3，叶片二回三出，具全缘或深裂小叶，裂片卵圆形至披针形，常急尖。总状花序明显高出叶，

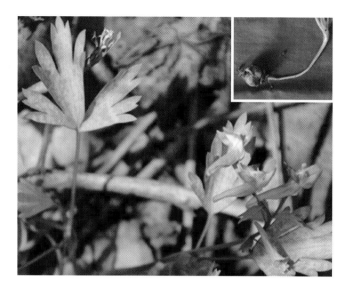

具 5 ～ 25 花（栽培条件下常多达 30 花），先密集，后疏离。苞片卵圆状披针形，全缘，约与花梗等长。花梗纤细，长 5 ～ 15 毫米，果期长达 10 ～ 20 毫米。萼片小。花红紫色，狭而长。外花瓣狭，渐尖，具色暗的纵脉而龙骨状突起部位尤为明显。上花瓣长 3 ～ 4 厘米；距长 2.1 ～ 2.8 厘米，渐狭，直或末端常弯曲；蜜腺体长约 5 毫米，钝。下花瓣直，无囊。内花瓣 1.4 ～ 1.6 厘米，顶端暗紫色。柱头近四方形，具 6 ～ 8 乳突，基部下延。蒴果线形，长 1.8 ～ 2.5 厘米，宽 2 ～ 3 毫米，具 4 ～ 8 颗种子。种子平滑，长约 2.5 毫米，种阜带状，长而狭，基部淡棕色。花期 3—5 月，果期 6 月。

【生境分布】生于海拔 500 ～ 1000 米的林下山坡含腐殖质的沙土层中。我市小漆园村、护儿山村有分布。

【采收加工】5 月采挖。除去泥沙，放入开水中烫至内无白心，中心呈黄色时捞出，晒干。

【功能主治】行气止痛，活血散瘀。用于痛经，胃痛，神经痛，腰痛，胁痛等各种疼痛。

【用法用量】煎服：3 ～ 6 克，或入丸、散。

## （8）博落回　*Macleaya cordata* (Willd.) R. Br.

【药名别名】号筒杆。

【药用部位】为博落回属植物博落回的带根全草。

【植物形态】茎高达 2 米，粗达 1 厘米，光滑，有白粉，上部分枝，含橙色浆汁。叶宽卵形或近圆形，长 5 ～ 20 厘米，宽 5 ～ 24 厘米，7 或 9 浅裂，边缘波状或具波状齿，下面有白粉。圆锥花序长 15 ～ 30 厘米，具多数花；花梗长 2 ～ 5 毫米；萼片 2，黄白色，倒披针状船形，长 9 ～ 11 毫米；花瓣不存；雄蕊 20 ～ 36，长 7.5 ～ 10 毫米。蒴果倒披针形或狭倒卵形，长 1.7 ～ 2.3 厘米，具 4 ～ 6 颗种子。花果期 6—11 月。

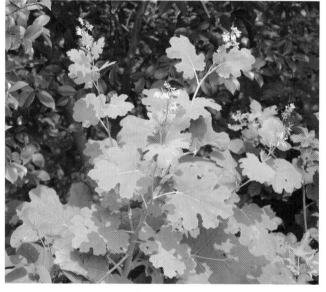

【生境分布】生于海拔 1500 米以下山地或丘陵阴湿的路旁，沟边，或林缘沙土处。我市山区丘陵地带有分布。

【采收加工】秋季采收，根茎与茎叶分开，晒干，放干燥处保存。鲜用，随时可采。

【功能主治】消肿，解毒，杀虫。主治指疔，脓肿，急性扁桃体炎，中耳炎，滴虫性阴道炎，下肢溃疡，烫伤，顽癣。

【用法用量】外用：捣烂外敷，煎水熏洗或研末调敷。

【附注】①本品有毒，禁止内服。口服易引起中毒，轻者出现口渴、头晕、恶心、呕吐、胃烧灼感及四肢麻木；重者出现心律失常而死亡。②本品是制备生物农药的良好原料。

## （9）虞美人　*Papaver rhoeas* L.

【药名别名】丽春花、烟花。

【药用部位】为罂粟属植物虞美人的花、果实和全草。

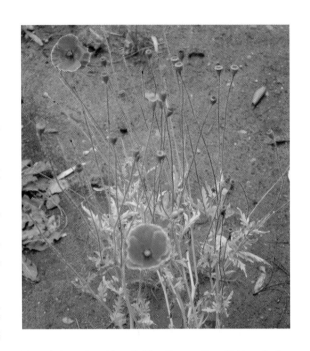

【植物形态】一年生草本，全体被伸展的刚毛，稀无毛。茎直立，高25～90厘米，具分枝，被淡黄色刚毛。叶互生，叶片轮廓披针形或狭卵形，长3～15厘米，宽1～6厘米，羽状分裂，下部全裂，全裂片披针形和二回羽状浅裂，上部深裂或浅裂，裂片披针形，最上部粗齿状羽状浅裂，顶生裂片通常较大，小裂片先端均渐尖，两面被淡黄色刚毛，叶脉在背面突起，在表面略凹；下部叶具柄，上部叶无柄。花单生于茎和分枝顶端；花梗长10～15厘米，被淡黄色平展的刚毛。花蕾长圆状倒卵形，下垂；萼片2，宽椭圆形，长1～1.8厘米，绿色，外面被刚毛；花瓣4，圆形、横向宽椭圆形或宽倒卵形，长2.5～4.5厘米，全缘，稀圆齿状或顶端缺刻状，紫红色，基部通常具深紫色斑点；雄蕊多数，花丝丝状，长约8毫米，深紫红色，花药长圆形，长约1毫米，黄色；子房倒卵形，长7～10毫米，无毛，柱头5～18，辐射状，连合成扁平、边缘圆齿状的盘状体。蒴果宽倒卵形，长1～2.2厘米，无毛，具不明显的肋。种子多数，肾状长圆形，长约1毫米。花果期3—8月。

【生境分布】为栽培植物，见于城区。

【采收加工】全草夏、秋季采集，晒干。果实秋季成熟采收，晒干。

【功能主治】镇咳，镇痛，止泻。主治咳嗽，腹痛，痢疾。

【用法用量】内服：煎汤，果2～6克，花1.5～3克，全草3～9克。

【附注】本品有毒。

## 85. 山柑科（白花菜科）Capparaceae

### 白花菜　*Cleome gynandra* L.

【药名别名】羊角菜、香菜。

【药用部位】为白花菜属植物白花菜的全草。

【植物形态】一年生草本，有恶臭。茎多分枝，高达1米，密被黏性腺毛。掌状复叶，互生；叶柄长3～7厘米；小叶5片，倒卵形或菱状倒卵形，长2.5～5厘米，宽1～2厘米，先端锐或钝，基部楔形，全缘或有细齿，上面无毛，下面叶脉上微有毛。总状花序顶生；花有梗，基部有叶状苞片3；萼片4，卵形，先端尖；花瓣4，倒卵形，长约1厘米，宽约5毫米，有长爪，白色或带紫色；雄蕊6，花丝下部附着于雌蕊的子房柄上；雌蕊子房有长柄，突出花瓣之上，1室，花柱短，柱头扁头状。蒴果长角状，长5～10厘米，先端有宿存柱头。种子肾脏形，宽约1毫米，黑褐色，中部微陷，表面有突起的皱褶状膜。花期5—8月，果期6—9月。

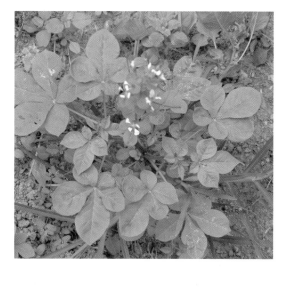

【生境分布】生于海拔较低的旷野、路旁。多为栽培种。

【采收加工】夏季采收全草，鲜用或晒干。

【功能主治】疏风止痒，理气止痛，消疲提神；内服驱肠胃积气，止痛。用于关节酸痛，伤风感冒，头痛鼻塞，扭伤等。

【用法用量】内服：煎汤，9～15克。外用：适量，煎水洗或捣烂外敷。

# 86. 十字花科 Brassicaceae

## （1）匍匐南芥 *Arabis flagellosa* Miq.

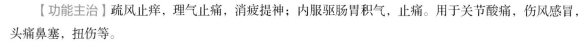

【药名别名】伏地南芥。

【药用部位】为南芥属植物匍匐南芥的全草。

【植物形态】多年生草本，全株被单毛、二至三叉毛及星状毛，有时近无毛。茎自基部分枝，有鞭状匍匐茎；营养茎常向外倾斜，高10～35厘米，表面有沟棱。基生叶簇生，长椭圆形至匙形，长3～7厘米，宽1.5～2.5厘米，顶端钝圆，边缘具疏齿，基部下延成有翅状的狭叶柄，不具裂片；茎生叶排列疏松，有时顶端有3～6片轮生，倒卵形或长椭圆形，长7～9毫米，顶端钝形。花序顶生，萼片长椭圆形，长约5毫米，上部边缘白色；花瓣长椭圆形，长8～9毫米，宽约2.5毫米，基部呈长爪。长角果线形，长2～4厘米，宽约1.5毫米，果瓣扁平或缢缩呈念珠状，中脉明显；果梗斜升，长约1.2厘米。种子每室1行，长圆形，长1.5毫米，无翅，具明显凹点。花期3月，果期4月。

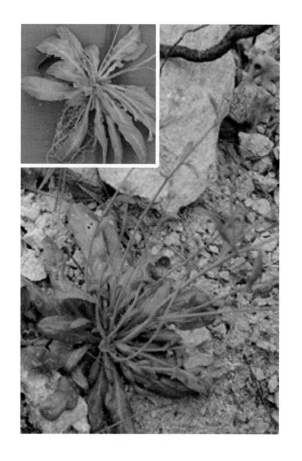

【生境分布】生于100～200米的林下沟边、阴湿山谷石缝中。我市各地有分布。

【采收加工】春末采集全草，洗净，晒干。

【功能主治】清热解毒。用于热病发热，咽喉肿痛，痈肿疮毒等症。

【用法用量】内服：煎汤，6～9克。外用：适量。

### （2）芸薹 *Brassica rapa* var. *oleifera* de Candolle

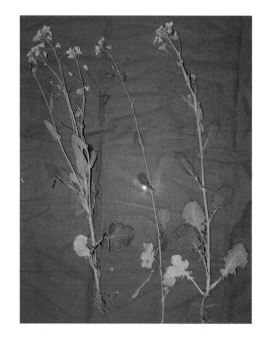

【药名别名】油菜、芸薹子。

【药用部位】为芸薹属植物芸薹的嫩茎叶和种子。

【植物形态】二年生草本，高30～90厘米；茎粗壮，直立，分枝或不分枝，无毛或近无毛，稍带粉霜。基生叶大头羽裂，顶裂片圆形或卵形，边缘有不整齐弯缺齿，侧裂片1至数对，卵形，长6～10厘米，基部扩展且抱茎，两面有硬毛及缘毛；上部茎生叶长圆状倒卵形、长圆形或长圆状披针形，长2.5～8（15）厘米，宽0.5～4（5）厘米，基部心形，抱茎，两侧有垂耳，全缘或有波状细齿。总状花序在花期呈伞房状，以后伸长；花鲜黄色，直径7～10毫米；萼片长圆形，长3～5毫米，直立开展，顶端圆形，边缘透明，稍有毛；花瓣倒卵形，长7～9毫米，顶端近微缺，基部有爪。长角果线形，长3～8厘米，宽2～4毫米，果瓣有中脉及网纹，萼直立，长9～24毫米；果梗长5～15毫米。种子球形，直径约1.5毫米。紫褐色。花期3—4月，果期5月。

【生境分布】为普通栽培的油料作物。

【采收加工】种子成熟后采集，嫩茎叶随时可采。

【功能主治】芸薹子：行气祛瘀，消肿散结；用于痛经，产后瘀血腹痛，恶露不净；外用治痈疖肿痛。嫩茎叶：散血，消肿；主治劳伤吐血，血痢，丹毒，热毒疮，乳痈。

【用法用量】茎叶：①内服：煮熟或捣汁。②外用：煎水洗或捣烂外敷。芸薹子：①煎服：3～9克。②外用：适量，捣烂用鸡蛋清调敷患处。

### （3）黄芥子 *Brassica juncea* (L.) Czernajew

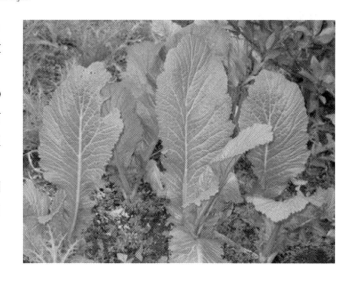

【药名别名】黄芥子、芥菜子、辣菜子。

【药用部位】为芸薹属植物黄芥子的嫩茎叶或种子。

【植物形态】一年生草本，高50～150厘米。无毛，有时具刺毛，常带粉霜。茎有分枝。基生叶叶柄有小裂片；叶片宽卵形至倒卵形，长15～35厘米，宽5～17厘米，先端圆钝，不分裂或大头羽裂，边缘有缺刻或齿；下部叶较小，边缘有缺刻，有时具圆钝锯齿，不抱茎；上部叶窄披针形至条形，具不明显疏齿或全缘。总状花序花后延长；

花淡黄色；花瓣 4，鲜黄色，宽椭圆形或宽楔形，长达 1.1～1.4 厘米，先端平截，全缘，基部具爪；雄蕊 6，4 长 2 短，长雄蕊长 8 毫米，短雄蕊长 6 毫米；雌蕊 1，子房圆柱形，长约 1 毫米，花柱细，柱头头状。长角果条形，长 3～5.5 厘米，具细喙，长 6～12 毫米；果梗长 5～15 毫米。种子近球形，直径 1～1.8 毫米，鲜黄色至黄棕色，少数为暗红棕色，表面具网纹。花期 4—5 月，果期 5—6 月。

【生境分布】现为栽培的普通蔬菜。20 世纪 70 年代麻城大量种植供药用。

【采收加工】嫩茎叶随时采集，果实成熟后采集种子。

【功能主治】嫩茎叶：宣肺豁痰，温中利气。种子：豁痰利气，散结，通络止痛。

【用法用量】嫩茎叶：①内服：煎汤或捣汁。②外用：烧存性研末撒或煎水洗。种子：①内服：煎汤，3～9 克；或入丸、散。②外用：研末调敷。

## （4）甘蓝 *Brassica oleracea* var. *capitata* L.

【药名别名】包菜、卷心菜、结球甘蓝。

【药用部位】为芸薹属植物甘蓝的茎叶。

【植物形态】二年生草本。一年生茎肉质，无分枝；基生叶多数，纸质而柔嫩，叶片长圆状倒卵形，层层包裹，呈球状体或扁圆形，重可达 2～2.5 千克，外层叶片淡蓝绿色，被白粉，肉质叶片乳白色，长和宽达 30 厘米，基部骤窄。二年生茎有分枝，具茎生叶，基生叶蓝绿色，具白粉，质厚，叶片宽椭圆形或长椭圆形，全缘或边缘具浅锯齿，基部具浅耳；茎上部叶有明显锯齿，基部抱茎；最上部叶线形。总状花序顶生或腋生，花大；萼片 4，黄绿色，光滑无毛，基部呈囊状；花瓣 4，乳黄色，瓣片为宽椭圆状卵形或长椭圆形，长 18～19 毫米，先端钝圆，基部具细长爪；雄蕊 6，4 长 2 短，长雄蕊长 10～11 毫米，短雄蕊长 9～10 毫米；雌蕊 1，子房圆柱形，花柱略细，

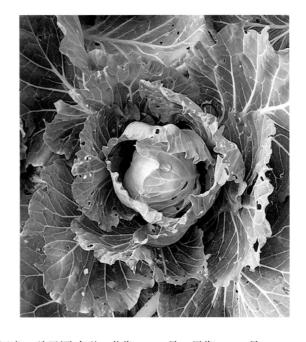

柱头膨大，具喙。长角果圆柱形，长 6～9 厘米，具短喙。种子圆球形。花期 4—5 月，果期 5—6 月。

【生境分布】我市广泛栽培。

【采收加工】取去根甘蓝，除掉不洁的外叶，洗净鲜用。

【功能主治】清利湿热，散结止痛，益肾补虚。主治湿热黄疸，消化道溃疡疼痛，关节不利，虚损。

【用法用量】内服：绞汁饮，200～300 毫升；或适量拌食、煮食。

## （5）荠菜 *Capsella bursa-pastoris* (L.) Medic.

【药名别名】地菜、清明菜。

【药用部位】为荠属植物荠菜的全草。

【植物形态】一年生或二年生草本，高 10～50 厘米，无毛、有单毛或分叉毛；茎直立，单一或从下部分枝。基生叶丛生，呈莲座状，大头羽状分裂，长可达 12 厘米，宽可达 2.5 厘米，顶裂片卵形至长圆

形，长 5 ～ 30 毫米，宽 2 ～ 20 毫米，侧裂片 3 ～ 8 对，长圆形至卵形，长 5 ～ 15 毫米，顶端渐尖，浅裂，或有不规则粗锯齿或近全缘，叶柄长 5 ～ 40 毫米；茎生叶窄披针形或披针形，长 5 ～ 6.5 毫米，宽 2 ～ 15 毫米，基部箭形，抱茎，边缘有缺刻或锯齿。总状花序顶生及腋生，果期延长达 20 厘米；花梗长 3 ～ 8 毫米；萼片长圆形，长 1.5 ～ 2 毫米；花瓣白色，卵形，长 2 ～ 3 毫米，有短爪。短角果倒三角形或倒心状三角形，长 5 ～ 8 毫米，宽 4 ～ 7 毫米，扁平，无毛，顶端微凹，裂瓣具网脉；花柱长约 0.5 毫米；果梗长 5 ～ 15 毫米。种子 2 行，长椭圆形，长约 1 毫米，浅褐色。花果期 4—6 月。

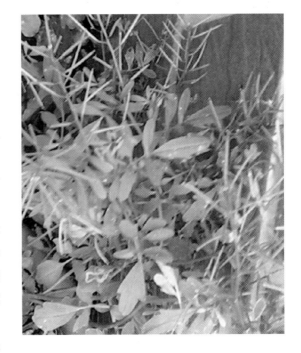

【生境分布】生于田野、路边、荒地及菜园。我市各地都有分布。

【采收加工】春末夏初采集，洗净，晒干。

【功能主治】凉血止血，清热利尿。用于肾结核尿血，产后子宫出血，月经过多，肺痨咯血，高血压，感冒发热，肾炎水肿，尿路结石，乳糜尿，肠炎。

【用法用量】内服：煎汤，15 ～ 60 克。

## （6）弯曲碎米荠 *Cardamine flexuosa* With.

【药名别名】碎米荠、曲枝碎米荠。

【药用部位】为碎米荠属植物弯曲碎米荠的全草。

【植物形态】一年生或二年生草本，高达 30 厘米。茎自基部多分枝，斜升成铺散状，表面疏生柔毛。基生叶有叶柄，小叶 3 ～ 7 对，顶生小叶卵形、倒卵形或长圆形，长与宽各为 2 ～ 5 毫米，顶端 3 齿裂，基部宽楔形，有小叶柄，侧生小叶卵形，较顶生的形小，1 ～ 3 齿裂，有小叶柄；茎生叶有小叶 3 ～ 5 对，小叶多为长卵形或线形，1 ～ 3 裂或全缘，小叶柄有或无，全部小叶近于无毛。总状花序多数，生于枝顶，花小，花梗纤细，长 2 ～ 4 毫米；萼片长椭圆形，长约 2.5 毫米，边缘膜质；花瓣白色，倒卵状楔形，长约 3.5 毫米；花丝不扩大；雌蕊柱状，花柱极短，柱头扁球状。长角果线形，扁平，长 12 ～ 20 毫米，宽约 1 毫米，与果序轴近于平行排列，果序轴左右弯曲，果梗直立开展，长 3 ～ 9 毫米。种子长圆形而扁，长约 1 毫米，黄绿色，顶端有极窄的翅。花期 3—5 月，果期 4—6 月。

【生境分布】生于田边、路旁及草地。我市各地有分布。

【采收加工】春末夏初采集全草，洗净，鲜用或晒干。

【功能主治】清热，利湿，健胃，止泻。

【用法用量】内服：煎汤，15～30克。外用：适量，捣烂外敷。

## （7）碎米荠 *Cardamine hirsuta* L.

【药名别名】野油菜。

【药用部位】为碎米荠属植物碎米荠的全草。

【植物形态】一年生草本，高6～25厘米，无毛或疏生柔毛。茎1条或多条，不分枝或基部分枝。基生叶有柄，单数羽状复叶，小叶1～3对，顶生小叶圆卵形，长4～14毫米，有3～5圆齿，侧生小叶较小，歪斜，茎生叶有小叶2～3对，狭倒卵形至条形，所有小叶上面及边缘有疏柔毛。总状花序在

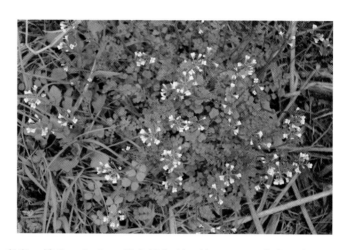

花时呈伞房状，后延长；花白色，长2.5～3毫米；雄蕊4（6）。长角果条形，长18～25毫米，宽约1毫米，近直展，裂瓣无脉，具宿存花柱；果梗长5～8毫米；种子1行，长方形，褐色。花期2—4月，果期4—6月。

【生境分布】生于海拔1000米以下的山坡路旁及田埂沟边。

【采集加工】春末夏初采集全草，洗净，晒干。

【功能主治】收敛止带，止痢止血。

【用法用量】内服：煎汤，15～30克。外用：适量，捣烂外敷。

## （8）水田碎米荠 *Cardamine lyrata* Bunge

【药名别名】水田荠、水芥菜。

【药用部位】为碎米荠属植物水田碎米荠的全草。

【植物形态】多年生草本，高30～60厘米，无毛。茎直立，稀分枝，有棱角。匍匐茎上的叶有柄，宽卵形，边缘浅波状，中部以上全缘；茎生叶大头羽状分裂，长1～7厘米，顶生裂片宽卵形，长6～25毫米，基部耳状；侧生裂片2～4（7）对，近无柄，卵形或宽卵形，边缘浅波状或全缘，最下部1对裂片呈托叶状。总状花序顶生；花白色，长5～8毫米。长角果条形，扁平，微弯，长30毫米，宽2毫米，宿存花柱长4毫米；

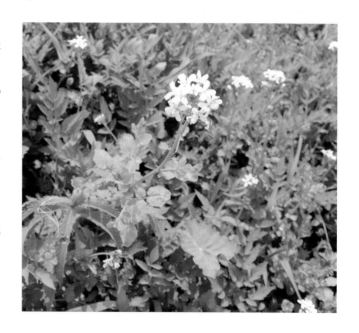

果梗长 1.5 ～ 2 厘米，斜展；种子 1 行，矩圆形，长 2 毫米，褐色，有宽翅。花期 4—6 月，果期 5—7 月。

【生境分布】生于水田边，水沟旁及阴湿密林下。我市山区丘陵地带有分布。

【采收加工】春季采集，洗净，鲜用或晒干。

【功能主治】清热利湿，凉血调经，明目去翳。主治肾炎水肿，痢疾，吐血，崩漏，月经不调，目赤，云翳。

【用法用量】内服：煎汤，15 ～ 30 克。

## （9）华中碎米荠　*Cardamine macrophylla* Willd.

【药名别名】菜子七、半边菜。

【药用部位】为碎米荠属植物华中碎米荠的根茎及种子。

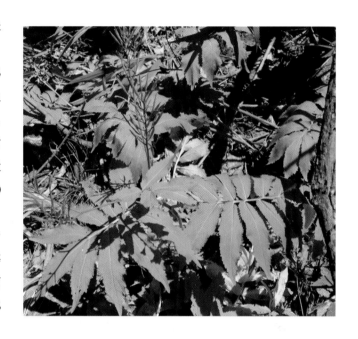

【植物形态】多年生草本，高 35 ～ 65 厘米。根状茎粗壮，通常匍匐，其上密生须根。茎粗壮，直立，不分枝，表面有沟棱，近于无毛。茎生叶有小叶 4 ～ 5 对，有时 3 ～ 6 对，顶生小叶与侧生小叶相似，卵状披针形、宽披针形或狭披针形，长 5 ～ 10 厘米，宽 1 ～ 3 厘米，顶端渐尖或长渐尖，边缘有不整齐的锯齿或钝锯齿，顶生小叶基部楔形，无小叶柄，侧生小叶基部不等而多少下延呈翅状，小叶片薄纸质，两面散生短柔毛或有时均无毛；叶柄长 1.5 ～ 6.5 厘米。总状花序多花，花梗长 6 ～ 12 毫米；萼片绿色或淡紫色，长卵形，长 5 ～ 7 毫米，顶端钝，边缘膜质，外面有毛或无毛，内轮萼片基部囊状；花瓣紫色、淡紫色或紫红色，长椭圆状楔形或倒卵状楔形，长 8 ～ 14 毫米，顶端圆，花丝扁平而显著扩大；雌蕊花柱短，柱头扁球形。长角果条形而微扁，长 3 ～ 4 厘米，宽约 3 毫米，果瓣有时带紫色，疏生短柔毛或无毛；果梗直立开展，长 1 ～ 2 厘米，有短柔毛。种子椭圆形，长约 3 毫米，褐色。花期 4—7 月，果期 6—8 月。

【生境分布】生于海拔 500 ～ 2500 米的山坡边林下潮湿草丛中或沟边。我市见龟山有分布。

【采收加工】根茎：春、夏季采挖，洗净，晒干。种子：成熟时采集，晒干。

【功能主治】根茎：治月经不调，支气管哮喘。种子：治跌打损伤，百日咳。

【用法用量】根茎：煎服，9 ～ 15 克，或研末、泡酒。种子用法用量不详。

## （10）菘蓝　*Isatis tinctoria* L.

【药名别名】茶蓝、板蓝根、大青叶。

【药用部位】为菘蓝属植物菘蓝的根（板蓝根）、叶（大青叶）。

【植物形态】二年生草本，主根深长，直径 5 ～ 8 毫米，外皮灰黄色。茎直立，高 40 ～ 90 厘米。

叶互生；基生叶较大，具柄，叶片长圆状椭圆形；茎生叶长圆形至长圆状倒披针形，在下部的叶较大，渐上渐小，长3.5～11厘米，宽0.5～3厘米，先端钝尖，基部箭形，半抱茎，全缘或有不明显的细锯齿。阔总状花序：花小，直径3～4毫米，无苞，花梗细长；花萼4，绿色；花瓣4，黄色，倒卵形；雄蕊6，4长2短；雌蕊1，长圆形。长角果长圆形，扁平翅状，具中肋。种子1枚。花期5月，果期6月。

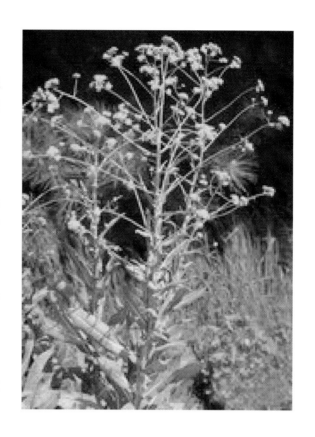

【生境分布】本品我市原无野生，20世纪60～90年代曾各地都有栽培，后因多种原因而未见种植。

【采收加工】板蓝根：秋季采挖，洗净沙土，晒干。大青叶：夏、秋季分2～3次采收，除去杂质，晒干。

【功能主治】板蓝根：清热解毒，凉血利咽；用于温毒发斑，舌绛紫暗，痄腮，喉痹，烂喉丹痧，大头瘟疫，丹毒，痈肿。大青叶：清热解毒，凉血消斑；用于温邪入营，高热神昏，发斑发疹，黄疸，热痢，痄腮，喉痹，丹毒，痈肿。

【用法用量】内服：煎汤，根、叶均为9～15克。

## （11）北美独行菜 *Lepidium virginicum* L.

【药名别名】苦葶苈、美洲独行菜、北葶苈子。

【药用部位】为独行菜属植物北美独行菜的种子或全草。

【植物形态】植株高30～50厘米；茎直立，中部以上分枝，无毛或有细柔毛。茎生叶有短柄，倒披针形或线形，长1.5～5厘米，宽2～10毫米，顶端急尖，边缘有锯齿，基部渐狭，两面无毛。花小，白色；雄蕊2～4。短角果扁圆形，无毛，顶端微凹，近顶端两侧有狭翅；种子扁卵形，红褐色，边缘有半透明狭翅。花期4—5月，果期5—6月。

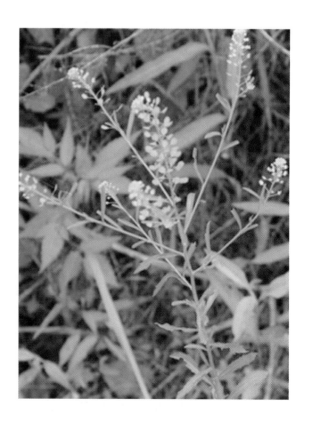

【生境分布】生于海拔1000米以下的山坡草地、路旁、耕地或荒地中。

【采收加工】夏季果实成熟时采割植株，晒干，搓出种子，除去杂质。

【功能主治】泻肺平喘，行水消肿。用于痰涎壅肺，喘咳痰多，胸胁胀满，不得平卧，胸腹水肿，小便不利，肺源性心脏病水肿。

【用法用量】内服：煎汤，3～9克；或入丸、散。外用：适量，煎水洗或研末调敷。利水消肿宜生用，治痰饮喘咳宜炒用，肺虚痰阴喘咳宜蜜炙用。

### （12）诸葛菜 *Orychophragmus violaceus* (L.) O. E. Schulz

【药名别名】二月兰。

【药用部位】为诸葛菜属植物诸葛菜的叶片。

【植物形态】株高20～70厘米，茎直立且仅有单一茎。基生叶和下部茎生叶羽状深裂，叶基心形，叶缘有钝齿；上部茎生叶长圆形或窄卵形，叶基抱茎呈耳状，叶缘有不整齐的锯齿状结构。总状花序顶生，着生5～20朵，花瓣中有幼细的脉纹，花多为蓝紫色或淡红色，随着花期的延续，花色逐渐转淡，最终变为白色。花瓣4枚，长卵形，具长爪，爪长3～6毫米，花瓣长度为1～2厘米；雄蕊6枚，花丝白色，花药黄色；花萼细长呈筒状，蓝紫色，萼片长3毫米左右。果实为长角果，长6～9厘米，具有4棱，种子黑色，卵形至长圆形。花期4—5月，果期5—6月。

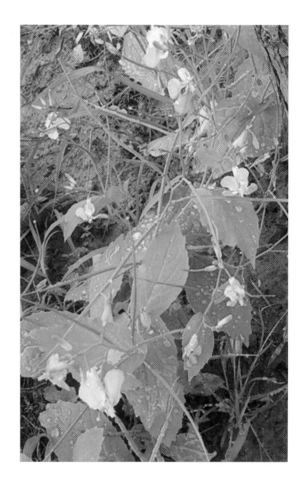

【生境分布】生于海拔1700米以下的平原、山地、路旁、地边。对土壤、光照等条件要求较低，耐寒耐旱，生命力顽强。我市城区公园有野生。

【采收加工】3—4月采集叶片（或春末拔取全草），洗净鲜用或晒干。

【功能主治】叶片主治慢性支气管炎，咳嗽痰多。种子含亚油酸，有降血脂作用。

【用法用量】鲜叶适量，煮食。

### （13）萝卜 *Raphanus sativus* L.

【药名别名】萝卜子、莱菔子。

【药用部位】为萝卜属植物萝卜的种子（莱菔子）、干根（地空）及叶。

【植物形态】二年生或一年生草本，高20～100厘米；直根肉质，长圆形、球形或圆锥形，外皮绿色、白色或红色；茎有分枝，无毛，稍具粉霜。基生叶和下部茎生叶大头羽状半裂，长8～30厘米，宽3～5厘米，顶裂片卵形，侧裂片4～6对，长圆形，有钝齿，疏生粗毛，上部叶长圆形，有锯齿或近全缘。总状花序顶生及腋生；花白色或粉红色，直径1.5～2厘米；花梗长5～15毫米；萼片长圆形，长5～7毫米；花瓣倒卵形，长1～1.5厘米，具紫纹，下部有长5毫米的爪。长角果圆柱形，长3～6厘米，宽10～12毫米，在相当种子间处缢缩，并形成海绵质横隔；顶端喙长1～1.5厘米；果梗长1～1.5厘米。种子1～6个，卵形，微扁，长约3毫米，红棕色，有细网纹。花期4—5月，果期5—6月。

【生境分布】各地普遍栽培。

【采收加工】夏季果实成熟时采割植株，晒干，搓出种子，除去杂质，再晒干。

【功能主治】莱菔子：具有消食导滞，降气化痰的功效；主治食积气滞，脘腹胀满，嗳气，下痢后重，咳嗽痰多，喘促胸满。萝卜：鲜用消积滞，化痰热，下气，宽中，解毒；主治食积胀满，痰嗽失音，吐血，衄血，消渴，痢疾，偏正头痛。叶：消食，理气；主治胸膈痞满作呃，食滞不消，泻痢，喉痛，妇女乳肿，乳汁不通。

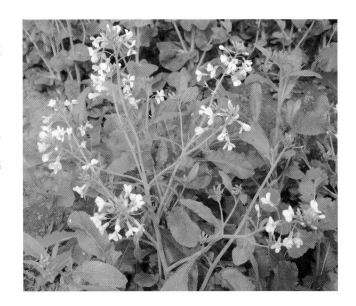

【用法用量】叶：煎服，9～15克；或入散剂，鲜者捣汁。根：内服，捣汁饮，30～90克；煎汤或煮食。莱菔子：煎服，6～10克，生用吐风痰，炒用消食下气，化痰。

## （14）无瓣蔊菜 *Rorippa dubia* (Pers.) Hara

【药名别名】蔊菜、野油菜、江剪刀草。

【药用部位】为蔊菜属植物无瓣蔊菜的全草。

【植物形态】一年生草本，高10～30厘米；植株较柔弱，光滑无毛，直立或呈铺散状分枝，表面具纵沟。单叶互生，基生叶与茎下部叶倒卵形或倒卵状披针形，长3～8厘米，宽1.5～3.5厘米，多数呈大头羽状分裂，顶裂片大，边缘具不规则锯齿，下部具1～2对小裂片，稀不裂，叶质薄；茎上部叶卵状披针形或长圆形，边缘具波状齿，上下部叶形及大小均多变化，具短柄或无柄。总状花序顶生或侧生，花小，多数，具细花梗；萼片4，直立，披针形至线形，长约3毫米，宽约1毫米，边缘膜质；无花瓣（偶

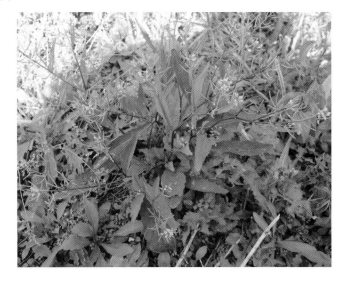

有不完全花瓣）；雄蕊6，2枚较短。长角果线形，长2～3.5厘米，宽约1毫米，细而直；果梗纤细，斜升或近水平开展。种子每室1行，多数，细小，种子褐色，近卵形，一端尖而微凹，表面具细网纹；子叶缘筒胚根。花期4—6月，果期6—8月。

【生境分布】生于山地向阳荒坡田间。我市各地都有分布。

【采收加工】5—7月采收全草，洗净，鲜用或晒干。

【功能主治】清热解毒，镇咳，利尿。用于感冒发热，咽喉肿痛，肺热咳嗽，慢性支气管炎，急性风湿关节炎，肝炎，小便不利；外用治漆疮，蛇咬伤，疗疮痈肿。

【用法用量】内服：煎汤，10～30克，鲜品加倍；或捣绞汁服。外用：适量，捣烂外敷。

## （15）蔊菜 *Rorippa indica* (L.) Hiern

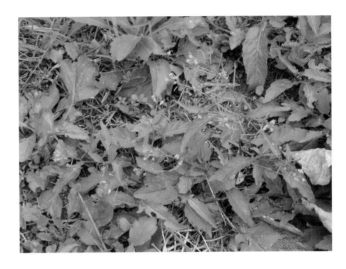

【药名别名】印度蔊菜、小菜子七。

【药用部位】为蔊菜属植物蔊菜的全草。

【植物形态】一、二年生直立草本，高20～40厘米，植株较粗壮，无毛或具疏毛。茎单一或分枝，表面具纵沟。叶互生，基生叶及茎下部叶具长柄，叶形多变化，通常大头羽状分裂，长4～10厘米，宽1.5～2.5厘米，顶端裂片大，卵状披针形，边缘具不整齐齿，侧裂片1～5对；茎上部叶片宽披针形或匙形，边缘具疏齿，具短柄或基部耳状抱茎。总状花序顶生或侧生，花小，多数，具细花梗；萼片4，卵状长圆形，长3～4毫米；花瓣4，黄色，匙形，基部渐狭成短爪，与萼片近等长；雄蕊6，2枚稍短。长角果线状圆柱形，短而粗，长1～2厘米，宽1～1.5毫米，直立或稍内弯，成熟时果瓣隆起；果梗纤细，长3～5毫米，斜升或近水平开展。种子每室2行，多数，细小，卵圆形而扁，一端微凹，表面褐色，具细网纹；子叶缘倚胚根。花期4—6月，果期6—8月。

【生境分布】生于海拔2200米以下的山坡路旁、荒地、田埂、石缝等处。我市山区丘陵地带有分布。

【采收加工】夏季采集全草，洗净，鲜用或晒干。

【功能主治】清热解毒，镇咳，利尿。用于感冒发热，咽喉肿痛，肺热咳嗽，慢性支气管炎，急性风湿关节炎，肝炎，小便不利；外用治漆疮，蛇咬伤，疔疮痈肿。

【用法用量】内服：煎汤，10～30克，鲜品加倍；或捣绞汁服。外用：适量，捣烂外敷。

## 87. 猪笼草科 Nepenthaceae

### 猪笼草 *Nepenthes mirabilis* (Lour.) Druce

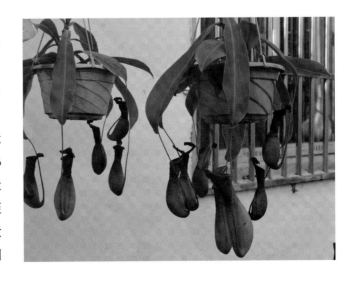

【药名别名】猪仔笼、雷公壶。

【药用部位】为猪笼草属植物猪笼草的全草。

【植物形态】直立或攀援草本，高0.5～2米。基生叶密集，近无柄，基部半抱茎；叶片披针形，长约10厘米，边缘具睫毛状齿；卷须短于叶片；瓶状体大小不一，长2～6厘米，狭卵形或近圆柱形，被疏柔毛和星状毛，具2翅，翅缘睫毛状，瓶盖着生处有距2～8条，瓶盖卵形或近圆形，内面密具近圆形的腺体；茎生叶散生，具柄，叶片长圆形或披针形，长 10 ～ 25 厘米，基部下延，全缘或具睫毛状齿，两面常具紫红色斑点，中脉每侧具纵脉 4 ～ 8 条；卷须约与叶片等长，具瓶状体或否；瓶状体长 8 ～ 16 厘米，被疏毛、分叉毛和星状毛，具纵棱 2 条，近圆筒形，下部稍扩大，口处较狭或否，口缘宽 0.2 ～ 0.4 厘米，内壁上半部平滑，下半部密生燕窝状腺体，有距 1 ～ 2 条；瓶盖卵形或长圆形，内面密生近圆形腺体。总状花序长 20 ～ 50 厘米，被长柔毛，与叶对生或顶生；花红色至紫红色，椭圆形或长圆形。蒴果栗色，长 0.5 ～ 3 厘米，果片 4，狭披针形；种子丝状，长约 1.2 厘米。花期 4—11 月，果期 8—12 月。

【生境分布】为城区新引进可供药用的花卉。

【采收加工】秋季采收，洗净切段，晒干。

【功能主治】清热止咳，利尿，降压。用于肺热咳嗽，肺燥咯血，百日咳，尿路结石，糖尿病，高血压。

【用法用量】内服：煎汤，15 ～ 30 克（鲜品 30 ～ 60 克）。外用：适量，捣烂敷患处。

# 88. 景天科　Crassulaceae

## （1）落地生根　*Bryophyllum pinnatum* (L. f.) Oken

【药名别名】倒吊莲、土三七。

【药用部位】为落地生根属植物落地生根的全草。

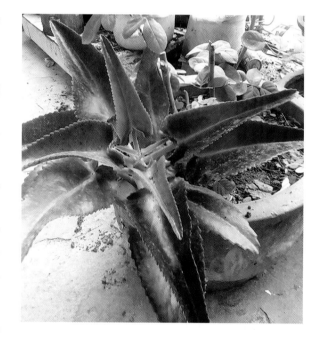

【植物形态】多年生草本，高 40 ～ 150 厘米；茎有分枝。羽状复叶，长 10 ～ 30 厘米，小叶长圆形至椭圆形，长 6 ～ 8 厘米，宽 3 ～ 5 厘米，先端钝，边缘有圆齿，圆齿底部容易生芽，芽长大后落地即成一新植物；小叶柄长 2 ～ 4 厘米。圆锥花序顶生，长 10 ～ 40 厘米；花下垂，花萼圆柱形，长 2 ～ 4 厘米；花冠高脚碟形，长达 5 厘米，基部稍膨大，向上呈管状，裂片 4，卵状披针形，淡红色或紫红色；雄蕊 8，着生于花冠基部，花丝长；鳞片近长方形；心皮 4。蓇葖包在花萼及花冠内；种子小，有条纹。花期 1—3 月。

【生境分布】为新引进的花卉，五脑山下城区花圃及居民庭院有栽培。

【采收加工】全年可采，多鲜用。

【功能主治】凉血止血，清热解毒。主治吐血，外伤出血，跌打损伤，疔疮痈肿，乳痈，乳岩，丹毒，溃疡，烫伤，胃痛，关节痛，咽喉肿痛，肺热咳嗽。

【用法用量】内服：煎汤，鲜全草 30 ～ 60 克，根 3 ～ 6 克；或绞汁。外用：适量，捣烂外敷；或绞汁、研粉撒敷，或捣汁含漱。

## （2）八宝　*Hylotelephium erythrostictum* (Miq.) H. Ohba

【药名别名】景天、岩三七、胡豆七。

【药用部位】为八宝属植物八宝的全草。

【植物形态】多年生肉质草本，高30～70厘米。块根胡萝卜状。茎直立，不分枝，茎节紫色，全株带白粉。叶对生，稀为互生或3叶轮生；近无柄；叶片椭圆形至卵状长圆形，长4.5～10厘米，宽2～4厘米，先端急尖或钝，基部楔形，边缘有浅波状锯齿。伞房状聚伞花序，顶生；花密集，花梗长约1厘米；萼片5，披针形或卵形，长1.5毫米；花瓣5，白色或粉红色，宽披针形，长5～6毫米；雄蕊10，2轮，与花瓣等长或稍短，花药紫色；鳞片5，长圆状楔形，长1毫米，先端微缺；心皮5，分离，针形，淡红色。蓇葖果，直立，带红色或蔷薇红色。花期7—9月，果期10月。

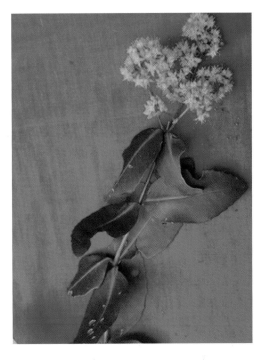

【生境分布】生于山坡草丛、石缝中或沟边湿地。我市龟山有分布。

【采收加工】夏、秋季采收，鲜用或晒干。

【功能主治】清热解毒，止血。用于丹毒，疔疮痈疖，火眼目翳，烦热惊狂，风疹，漆疮，烧烫伤，蛇虫咬伤，吐血，咯血，月经量多，外伤出血。

【用法用量】内服：煎汤，15～30克（鲜品50～100克）；或捣汁。外用：适量，捣烂外敷；或取汁涂敷、滴眼；或研粉调搽；或煎水外洗。

## （3）瓦松　*Orostachys fimbriata* (Turcz.) A. Berger

【药名别名】瓦花。

【药用部位】为瓦松属植物瓦松的全草。

【植物形态】二年生草本。一年生莲座丛的叶短；莲座叶线形，先端增大，为白色软骨质，半圆形，有齿；二年生花茎一般高10～20厘米，小的只长5厘米，高的有时达40厘米；叶互生，疏生，有刺，线形至披针形，长可达3厘米，宽2～5毫米。花序总状，紧密，或下部分枝，可呈宽20厘米的金字塔形；苞片线状渐尖；花梗长达1厘米，萼片5，长圆形，长1～3毫米；花瓣5，红色，披针状椭圆形，长5～6毫米，宽1.2～1.5毫米，先端渐尖，基部1毫米合生；雄蕊10，与花瓣同长或稍短，花药紫色；鳞片5，近四方形，长0.3～0.4毫米，先端稍凹。蓇葖5，长圆形，长5毫米，喙细，长1毫米；种子多数，卵形，细小。花期8—9月，果期9—10月。

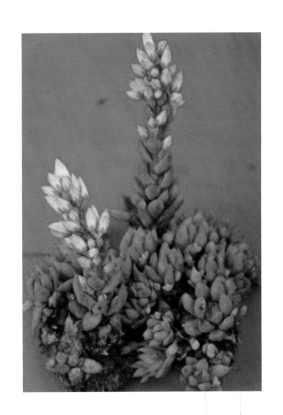

【生境分布】多生于老屋的屋顶、岩石上，也有栽培。本标本采自龟山风景区的岩石上。

【采收加工】夏、秋季采收全草，除去杂质，洗净，反复几次至晒干，或鲜用。

【功能主治】清热解毒，止血，利湿，消肿。治吐血，鼻衄，血痢，肝炎，热淋，痔疮，湿疹，痈毒，疗疮，烫伤。

【用法用量】内服：煎汤，3～9克；捣汁或入丸剂。外用：捣烂外敷、煎水熏洗或烧存性研末调敷。

【附注】本品有一定的毒性，需慎用。

## （4）费菜 *Phedimus aizoon* (L.) 't Hart

【药名别名】景天三七、土三七。

【药用部位】为费菜属植物费菜的全草。

【植物形态】多年生草本。根状茎短，粗茎高20～50厘米，有1～3条茎，直立，无毛，不分枝。叶互生，狭披针形、椭圆状披针形至卵状倒披针形，长3.5～8厘米，宽1.2～2厘米，先端渐尖，基部楔形，边缘有不整齐的锯齿；叶坚实，近革质。聚伞花序有多花，水平分枝，平展，下托以苞叶。萼片5，线形，肉质，不等长，长3～5毫米，先端钝；花瓣5，黄色，长圆形至椭圆状披针形，长6～10毫米，有短尖；雄蕊10，较花瓣短；鳞片5，近正方形，长0.3毫米，心皮5，卵状长圆形，基部合生，腹面突出，花柱长钻形。蓇葖星芒状排列，长7毫米；种子椭圆形，长约1毫米。花期6—7月，果期8—9月。

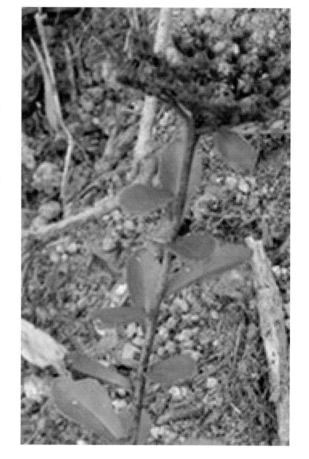

【生境分布】生于海拔600～2100米的山坡向阳岩石或土上。我市山区乡镇有分布，城区也有栽培。

【采收加工】夏、秋季采收，洗净，鲜用或晒干。

【功能主治】活血，止血，宁心，利湿，消肿，解毒。主治跌打损伤，咯血，便血，心悸，痈肿。

【用法用量】内服：煎汤，干品15～30克，或鲜品30～60克绞汁。外用：适量，鲜品捣烂外敷或干品研末撒敷。

## （5）珠芽景天 *Sedum bulbiferum* Makino

【药名别名】狗牙菜、水三七、珠芽佛甲草。

【药用部位】为景天属植物珠芽景天的全草。

【植物形态】多年生草本。根须状。茎高7～22厘米，茎下部常横卧。叶腋常有圆球形、肉质、小型珠芽着生。基部叶常对生，上部的互生，下部叶卵状匙形，上部叶匙状倒披针形，长10～15毫米，宽2～4毫米，先端钝，基部渐狭。花序聚伞状，分枝3，常再二歧分枝；萼片5，披针形至倒披针形，长3～4毫米，宽达1毫米，有短距，先端钝；花瓣5，黄色，披针形，长4～5毫米，宽1.25毫米，先端有短尖；雄蕊

10，长 3 毫米；心皮 5，略叉开，基部 1 毫米合生，全长 4 毫米，连花柱在内长 1 毫米。花期 4—5 月。

【生境分布】生于路旁山坡谷中阴湿处。我市山区丘陵地带有分布。

【采收加工】夏季采集，洗净，鲜用或晒干。

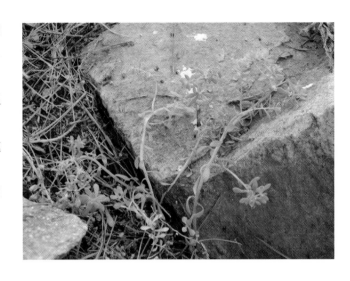

【功能主治】清热解毒，凉血止血。用于热毒痈肿，牙龈肿痛，毒蛇咬伤，血热出血，外伤出血，疟疾。

【用法用量】内服：煎汤，12 ～ 24 克；或浸酒。

## （6）佛甲草 *Sedum lineare* Thunb.

【药名别名】马牙半枝莲、狗牙菜。

【药用部位】为景天属植物佛甲草的全草。

【植物形态】多年生草本，无毛。茎高 10 ～ 20 厘米。3 叶轮生，少有 4 叶轮或对生的，叶线形，长 20 ～ 25 毫米，宽约 2 毫米，先端钝尖，基部无柄，有短距。花序聚伞状，顶生，疏生花，宽 4 ～ 8 厘米，中央有一朵有短梗的花，另有 2 ～ 3 分枝，分枝常再 2 分枝，着生花无梗；萼片 5，线状披针形，长 1.5 ～ 7 毫米，不等长，不具距，有时有短距，先端钝；花瓣 5，黄色，披针形，长 4 ～ 6 毫米，先端急尖，基部稍狭；雄蕊

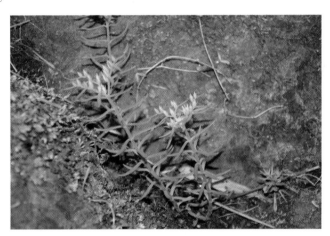

10，较花瓣短；鳞片 5，宽楔形至近四方形，长 0.5 毫米，宽 0.5 ～ 0.6 毫米。蓇葖略叉开，长 4 ～ 5 毫米，花柱短；种子小。花期 4—5 月，果期 6—7 月。

【生境分布】生于低山阴湿处或石缝中。我市各地都有分布。

【采收加工】夏、秋季采集，洗净，鲜用或置开水中烫一下晒干。

【功能主治】清热解毒，利湿，止血。主治咽喉肿痛，目赤肿毒，热毒痈肿，疔疮，丹毒，缠腰火丹，烫火伤，毒蛇咬伤，黄疸，湿热泻痢，便血，崩漏，外伤出血，扁平疣。

【用法用量】内服：煎汤，9 ～ 15 克（鲜品 20 ～ 30 克）；或捣汁。外用：适量，鲜品捣烂外敷；或捣汁含漱、点眼。

## （7）垂盆草 *Sedum sarmentosum* Bunge

【药名别名】酸马齿苋、狗牙半枝莲。

【药用部位】为景天属植物垂盆草的全草。

【植物形态】多年生草本。不育枝及花茎细，匍匐而节上生根，直到花序之下，长 10 ～ 25 厘米。3 叶轮生，叶倒披针形至长圆形，长 15 ～ 28 毫米，宽 3 ～ 7 毫米，先端近急尖，基部急狭，有距。聚伞花序，有 3 ～ 5 分枝，花少，宽 5 ～ 6 厘米；花无梗；萼片 5，披针形至长圆形，长 3.5 ～ 5 毫米，先端钝，基部无距；花瓣 5，黄色，披针形至长圆形，长 5 ～ 8 毫米，先端有稍长的短尖；雄蕊 10，较花瓣短；鳞片 10，楔状四方形，长 0.5 毫米，先端稍有微缺；心皮 5，长圆形，长 5 ～ 6 毫米，略叉开，有长花柱。种子卵形，长 0.5 毫米。花期 5—7 月，果期 8 月。

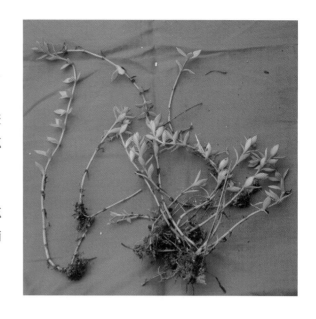

【生境分布】生于海拔 500 米以下的山坡湿润、半阴处的石上或疏松土上。我市各地都有分布。

【采收加工】夏、秋季采集全草，洗净，鲜用或入开水中灭活，晒干。

【功能主治】清热利湿，解毒消肿。主治湿热黄疸，淋证，泻痢，肺痈，肠痈，疮疖肿毒，蛇虫咬伤，水火烫伤，咽喉肿痛，口腔溃疡及湿疹，带状疱疹。

【用法用量】内服：煎汤，15 ～ 30 克（鲜品 50 ～ 100 克）；或捣汁。外用：适量，捣烂外敷；或研末调搽；或取汁外涂；或煎水湿敷。

# 89. 虎耳草科 Saxifragaceae

## （1）宁波溲疏 *Deutzia ningpoensis* Rehd.

【药名别名】观音竹、老鼠竹、空心副常山。

【药用部位】为溲疏属植物宁波溲疏的根或叶和果实。

【植物形态】灌木，高 1 ～ 2.5 米；老枝灰褐色，无毛，表皮常脱落；花枝长 10 ～ 18 厘米，具 6 叶，红褐色，被星状毛。叶厚纸质，卵状长圆形或卵状披针形，长 3 ～ 9 厘米，宽 1.5 ～ 3 厘米，先端渐尖或急尖，基部圆形或阔楔形，边缘具疏离锯齿或近全缘，上面绿色，疏被 4 ～ 7 辐线星状毛，下面灰白色或灰绿色，密被 12 ～ 15 辐线星状毛，稀具中央长辐线，毛被连续覆盖，侧脉每边 5 ～ 6 条；花枝上叶柄长 5 ～ 10 毫米，其余叶柄长 5 ～ 10 毫米，被星状毛。聚伞状圆锥花序，长 5 ～ 12 厘米，多花，疏被星状毛；花蕾长圆形；花冠直径 1 ～ 1.8 厘米；

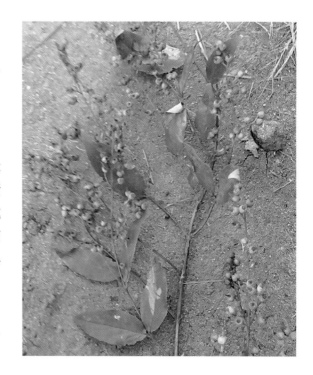

花梗长 3 ～ 5 毫米；萼筒杯状，裂片卵形或三角形，长、宽均 1.5 ～ 2 毫米，与萼筒均密被 10 ～ 15 辐线星状毛；花瓣白色，长圆形，外面被星状毛，花蕾时内向镊合状排列；外轮雄蕊长 3 ～ 4 毫米，内轮雄蕊较短，两轮形状相同；花丝先端 2 短齿，齿平展，长不达花药，花药球形，具短柄，从花丝裂齿间伸出；花柱 3 ～ 4，长约 6 毫米，柱头稍弯。蒴果半球形，直径 4 ～ 5 毫米，密被星状毛。花期 5—7 月，果期 9—10 月。

【生境分布】生于海拔 400 ～ 1000 米的山坡灌木林之溪边、路旁。我市山区各地有分布。

【采收加工】秋季挖根和采果，夏、秋季摘叶，分别洗净，晒干。

【功能主治】清热利尿。主治小便不利，遗尿，疟疾，疥疮。

【用法用量】根：煎服，9 ～ 15 克；外用适量，煎水洗。

【附注】叶和果尚未查到相关资料。

## （2）山梅花　*Philadelphus incanus* Koehne

【药名别名】鸡骨头、毛叶木通。

【药用部位】为山梅花属植物山梅花的茎叶。

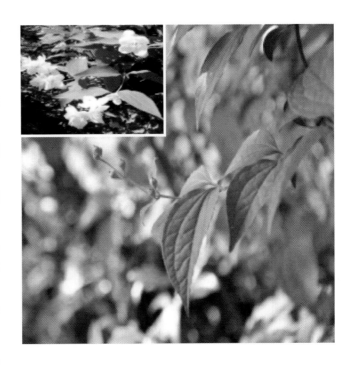

【植物形态】灌木，高 1.5 ～ 3.5 米；一年生枝变无毛。叶对生，具短柄；叶片卵形或狭卵形，长 4 ～ 8.5 厘米，宽 2 ～ 4 厘米，先端渐尖，基部宽楔形或圆形，边缘具小锯齿，两面疏被短伏毛。花序具 7 ～ 11 花；花序轴无毛；花梗长 5 ～ 10 毫米，被短柔毛；花萼外面密被灰白色贴伏的柔毛，裂片 4，宿存，三角状卵形，长 4 ～ 5 毫米，先端锐尖，内面边缘被短柔毛；花瓣 4，白色，倒卵形或宽倒卵形，长 1.3 ～ 1.6 厘米，先端圆形；雄蕊多数，长达 1 厘米；子房下位，4 室，花柱无毛，上部 4 裂，柱头棒形。蒴果倒卵形，长 7 ～ 9 毫米，直径 4 ～ 7 毫米。种子长 1.5 ～ 2.5 毫米，具短尾。花期 5—6 月，果期 7—8 月。

【生境分布】生于海拔 1200 ～ 1700 米林缘灌丛中。我市分布于盐田河镇。

【采收加工】夏、秋季采集，鲜用或晒干。

【功能主治】清热利湿。用于膀胱炎，黄疸型肝炎。

【用法用量】煎服：6 ～ 9 克。

## （3）绢毛山梅花　*Philadelphus sericanthus* Koehne

【药名别名】山腊梅、毛萼山梅花、土常山。

【药用部位】为山梅花属植物绢毛山梅花的根皮。

【植物形态】灌木，高 1 ～ 3 米；二年生小枝黄褐色，表皮纵裂，片状脱落，当年生小枝褐色，无毛或疏被毛。叶纸质，椭圆形或椭圆状披针形，先端渐尖，基部楔形或阔楔形，边缘具锯齿，齿端具角质小圆点，上面疏被糙伏毛，下面仅沿主脉和脉腋被长硬毛；叶脉稍离基 3～5 条。总状花序，或分枝成聚伞状排列；花萼褐色，外面疏被糙伏毛；花冠盘状，花瓣白色，外面基部常疏被毛；雄蕊 30～35。蒴果倒卵形；种子具短尾。花期 5—6 月，果期 8—9 月。

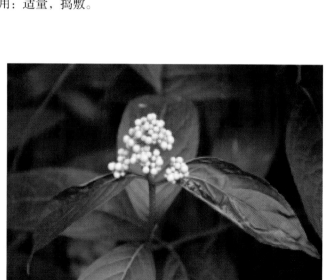

【生境分布】生于海拔 350～3000 米的向阳的溪谷两旁或山坡林缘灌丛中。我市狮子峰林场有分布。

【采收加工】夏、秋季采挖根，洗净，切片晒干。

【功能主治】治疟疾，头痛，挫伤，腰胁痛，胃气疼痛。

【用法用量】内服：煎汤，6～15 克。外用：适量，捣敷。

## （4）常山 *Dichroa febrifuga* Lour.

【药名别名】黄常山、鸡骨常山、蜀漆（叶）。

【药用部位】为常山属植物常山的根及嫩叶。

【植物形态】灌木，高 1～2 米；小枝圆柱状或稍具四棱，无毛或被稀疏短柔毛，常呈紫红色。叶形状大小变异大，常椭圆形、倒卵形、椭圆状长圆形或披针形，长 6～25 厘米，宽 2～10 厘米，先端渐尖，基部楔形，边缘具锯齿或粗齿，稀波状，两面绿色或一至两面紫色，无毛或仅叶脉被皱卷短柔毛，稀下面被长柔毛，侧脉每边 8～10 条，网脉稀疏；叶柄长 1.5～5 厘米，无毛或疏被毛。伞房状圆锥花序顶生，有时叶腋有侧生花序，直径 3～20 厘米，花蓝色或白色；花蕾倒卵形，盛开时直径 6～10 毫米；花梗长 3～5 毫米；花萼倒圆锥形，4～6 裂；裂片阔三角形，急尖，无毛或被毛；花瓣长圆状椭圆形，稍肉质，花后反折；雄蕊 10～20 枚，一半与花瓣对生，花丝线形，扁平，初与花瓣合生，后分离，花药椭圆形；花柱 4（5～6），棒状，柱头长圆形，子房 3/4 下位。浆果直径 3～7 毫米，蓝色，干时黑色；种子长约 1 毫米，具网纹。花期 2—4 月，果期 5—8 月。

【生境分布】生于海拔 500～1200 米的山地沟边湿润处。我市山区有分布。

【采收加工】根：秋季采挖，除去须根，洗净，晒干。枝叶：夏季采集，晒干。

【功能主治】截疟，祛痰。用于疟疾，胸中痰饮积聚。常山还具抗阿米巴、抗钩端螺旋体、解热、催吐等作用。

【用法用量】内服：煎汤，5～10克；或入丸、散。

【附注】本品有毒。毒性反应为剧吐，现我国疟疾已基本消灭，药物由青蒿素类及西药代替。

## （5）中国绣球 *Hydrangea chinensis* Maxim.

【药名别名】华八仙、伞形绣球。

【药用部位】为绣球属植物中国绣球的根或全株。

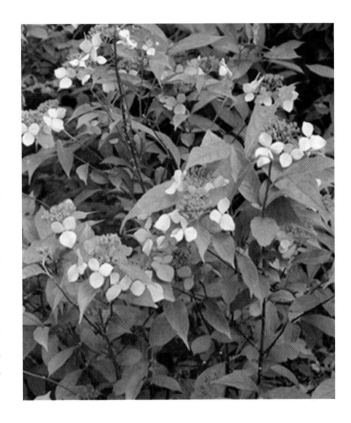

【植物形态】落叶灌木；小枝、叶柄与花序初时常有伏毛，后变无毛。叶对生，纸质，狭椭圆形至矩圆形，长7～16厘米，宽2.5～4.5厘米，近全缘或上部有稀疏小锯齿，无毛或稍有微毛，叶柄长5～12毫米。伞形花序式的聚伞花序生于顶生叶间，无总花梗，有数对小分枝，略有伏毛，后变无毛；放射花缺或存在，若存在则具4～5枚萼瓣，萼瓣近等大或不等大，卵形至近圆形，最大的1枚长1.5～2.5厘米，沿脉有疏短毛；孕性花白色；花萼无毛，常5裂；花瓣5，离生，扩展；雄蕊10；花柱3～4，子房大半部上位。蒴果卵球形，长4毫米，约一半至四分之三突出于萼筒之上，顶端孔裂，有3～4枚宿存花柱；种子无翅，具细条纹。花期5—6月，果期9—10月。

【生境分布】生于海拔300～2000米的山谷溪边疏林或密林中。我市山区丘陵各地有分布。

【采收加工】秋季挖根，洗净切片，晒干。或采集全株，切片，晒干。

【功能主治】利尿，抗疟，祛瘀止痛，活血生新。用于跌打损伤，骨折。全株用于肺痨。

【用法用量】尚未查到相关资料，可参照绣球内容。

## （6）绣球 *Hydrangea macrophylla* (Thunb.) Ser.

【药名别名】八仙花、绣球花。

【药用部位】为绣球属植物绣球的根，或叶和花。

【植物形态】落叶灌木；小枝粗壮，有明显的皮孔与叶迹。叶大而稍厚，对生，椭圆形至宽卵形，长7～20厘米，宽4～10厘米，先端短渐尖，基部宽楔形，边缘除基部外有粗锯齿，无毛或有时背脉上有粗毛，上面鲜绿色，下面黄绿色；叶柄长1～3厘米。伞房花序顶生，球形，直径可达20厘米；花梗有柔毛；花极美丽，白色、粉红色或变为蓝色（栽培品不同花色的变种很多），全部都是不孕花，有

4 枚萼片；萼片宽卵形或圆形，长 1～2 厘米。园林与民间常有栽培，变种很多。蒴果未成熟，长陀螺状，连花柱长约 4.5 毫米，顶端突出部分长约 1 毫米，约等于蒴果长度的 1/3；种子未熟。花期 6—8 月。

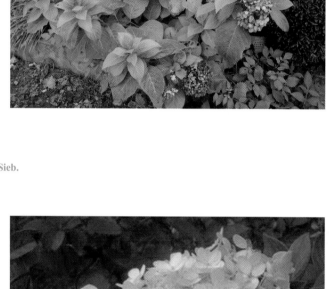

【生境分布】多见于城区栽培。

【采收加工】春、夏季采收。

【功能主治】抗疟，清热解毒。主治疟疾，心热惊悸，烦躁。

【用法用量】内服：煎汤，9～12 克。

【附注】本品有毒。

## （7）圆锥绣球 *Hydrangea paniculata* Sieb.

【药名别名】粉团花、白花丹。

【药用部位】为绣球属植物圆锥绣球的花或根。

【植物形态】花序尖塔形，长达 26 厘米，花序轴及分枝密被短柔毛；不育花较多，白色；萼片 4，阔椭圆形或近圆形，不等大，结果时长 1～1.8 厘米，宽 0.8～1.4 厘米，先端圆或微凹，全缘；孕性花萼筒陀螺状，长约 1.1 毫米，萼齿短三角形，长约 1 毫米，花瓣白色，卵形或卵状披针形，长 2.5～3 毫米，渐尖；雄蕊不等长，长的长达 4.5 毫米，略短于花瓣，花药近圆形，长约 0.5 毫米；子房半下位，花柱 3，钻状，长约 1 毫米，直，基部连合，柱头小，头状。蒴果椭圆形，不连花柱长 4～5.5 毫米，宽 3～3.5 毫米，顶端突出部分圆锥形，其长约等于萼筒；种子褐色，扁平，具纵脉纹，轮廓纺锤形，两端具翅，连翅长 2.5～3.5 毫米，其中翅长 0.8～1.2 毫米，先端的翅稍宽。花期 7—8 月，果期 10—11 月。

【生境分布】生于山谷溪边及林缘灌丛中或路旁、水沟边。我市山区丘陵各地有分布。

【采收加工】花期采花，秋季挖根，洗净，晒干。

【功能主治】花：消湿，破血；主治阴囊湿疹。根：主治疟疾，烂喉。

【用法用量】花，7 朵煎水洗；根，醋磨汁，涂咽喉患处。

## （8）大花圆锥绣球 *Hydrangea paniculata* var. *grandiflora* Sieb.

【药名别名】粉团花。

【药用部位】为绣球属植物大花圆锥绣球的花或根。

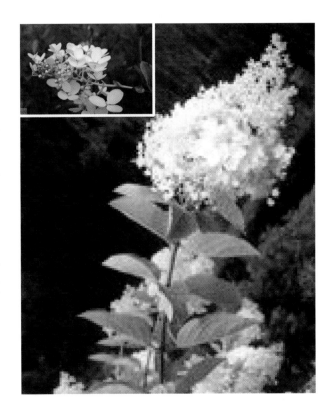

【植物形态】灌木，小枝褐色，光滑。叶柄长约1厘米；叶片长圆形，长7～10厘米，宽3～5厘米，基部楔形，先端尖，边缘有内弯的细尖锯齿，幼时表面有毛，老时无毛或散生刚伏毛，背面绿色，散生刚伏毛，叶脉密被长柔毛。圆锥花序大，顶生，长14～20厘米，宽约14厘米，花序轴和花梗有短柔毛，不孕花多；萼片4，倒卵形，长7～13毫米，全缘，白色，后变紫色或黄色；能孕花白色，芳香；萼筒近无毛，萼裂片5，广三角形，长约0.5毫米，花瓣5，离生；早落；雄蕊10，不等长；子房半下位，花柱3。蒴果近卵形，长约2毫米，顶端孔裂。种子两端有翅。花期8—9月，果期10月。

【生境分布】城区有栽培。

【采收加工】同圆锥绣球。

【功能主治】同圆锥绣球。

【用法用量】同圆锥绣球。

## （9）草绣球　*Cardiandra moellendorffii* (Hance) Migo

【药名别名】人心药、八仙花、紫阳花。

【药用部位】为草绣球属植物草绣球的根。

【植物形态】落叶亚灌木，高30～60厘米或更高。根茎粗大，淡黄褐色，密生须根。茎不分枝，干后有纵槽纹。叶互生，纸质，椭圆形至倒卵状匙形；形状变化较大，长7～20厘米，宽3～7厘米，基部渐狭成短柄，边缘有粗齿，两面疏生糙伏毛，茎上端的叶常近对生，基部钝而无柄。伞房式圆锥花序顶生；花二型；周围不育花具2枚（稀3枚）萼瓣，萼瓣近相等或一枚稍大，宽卵形至近圆形，纵径1～2厘米，白色；孕性花白色至淡紫色，萼筒疏生伏毛或后变无毛，裂片4～5，细小；花瓣4～5，覆瓦状排列，倒卵形或宽卵形；雄蕊多数；花柱3，子房下位。蒴果卵球形，长2～3毫米，顶端孔裂。花期7—8月，果期10—11月。

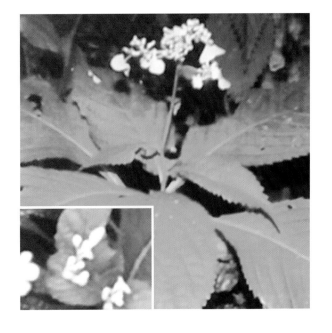

【生境分布】生于林下或水沟旁阴湿处，喜阴湿而土地肥沃的砂土。我市山区乡镇有分布。

【采收加工】夏、秋季采收，洗净切片，鲜用或晒干。

【功能主治】祛瘀消肿。主治跌打损伤。

【用法用量】内服：隔水炖汁，鲜品 12 ～ 15 克。

## （10）扯根菜 *Penthorum chinense* Pursh

【药名别名】水杨柳、赶黄草、水泽兰。

【药用部位】为扯根菜属植物扯根菜的全草。

【植物形态】多年生草本，高 40 ～ 65 （90）厘米。根状茎分枝；茎不分枝，稀基部分枝，具多数叶，中下部无毛，上部疏生黑褐色腺毛。叶互生，无柄或近无柄，披针形至狭披针形，长 4 ～ 10 厘米，宽 0.4 ～ 1.2 厘米，先端渐尖，边缘具细重锯齿，无毛。聚伞花序具多花，长 1.5 ～ 4 厘米；花序分枝与花梗均被褐色腺毛；苞片小，卵形至狭卵形；花梗长 1 ～ 2.2 毫米；花小型，黄白色；萼片 5，革质，三角形，长约 1.5 毫米，宽约 1.1 毫米，无毛，单脉；无花瓣；雄蕊 10，长约 2.5 毫米；雌蕊长约 3.1 毫米，心皮 5（6），下部合生；子房 5（6）室，胚珠多数，花柱 5（6），较粗。蒴果红紫色，直径 4 ～ 5 毫米；种子多数，卵状长圆形，表面具小丘状突起。花果期 7—10 月。

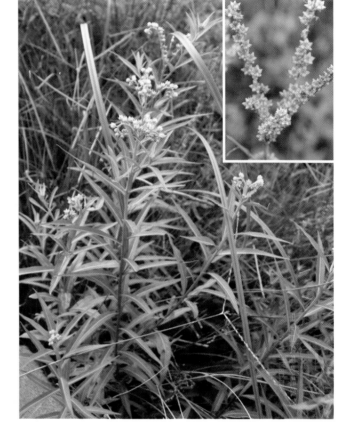

【生境分布】生于海拔 400 ～ 1400 米的山脚下、水沟边及山坡树林下。我市分布于黄土岗镇刘家山。

【采收加工】秋后割取全草晒干。

【功能主治】活血，行水。治经闭，水肿，血崩，带下，跌打损伤。

【用法用量】内服：煎汤，15 ～ 30 克。外用：捣烂外敷。

## （11）星毛冠盖藤 *Pileostegia tomentella* Hand. -Mazz.

【药名别名】青棉花藤。

【药用部位】为冠盖藤属植物的全株，也可将其根、茎、叶分别使用。

【植物形态】常绿攀援灌木，长达 16 米；嫩枝、叶下面和花序均密被淡褐色或锈色星状柔毛，星状毛常为 3 ～ 6 辐线；老枝圆柱形，近无毛，灰褐色。叶革质，长圆形或倒卵状长圆形，稀倒披针形，长 5 ～ 10（18）厘米，宽 2.5 ～ 5（8）厘米，先端急尖或阔急尖，尖头突出，基部圆形或近叶柄处稍凹入呈心形，稀小枝最上两叶宽楔形，边近全缘或近顶端具三角形粗齿或不规则波状，背卷，嫩叶上面疏被星状毛，以后脱落，干时灰绿色或黄绿色，下面密被毛，以叶脉上被毛较密，侧脉每边 8 ～ 13 条；叶柄长 1.2～1.5 厘米。伞房状圆锥花序顶生，长和宽均 10～25 厘米；苞片线形或钻形，长 5～10 毫米，宽 1～2 毫米，被星状毛；花白色；花梗长约 2 毫米；萼筒杯状，高约 2 毫米，裂片三角形，疏被星状毛；花瓣卵形，长约 2 毫米，早落，无毛；雄蕊 8～10，花丝长 5～6 毫米；花柱长约 1.5 毫米，柱头圆锥状，4～6 裂，被毛。蒴果陀螺状，平顶，直径约 4 毫米，被稀疏星状毛，具宿存花柱和柱头，具棱，暗褐色；种子细小，连翅长约 2 毫米，棕色。花期 3—8 月，果期 9—12 月。

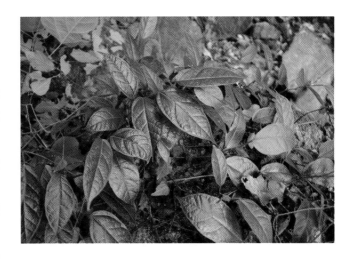

【生境分布】生于海拔 300～1200 米的岩石上或石岸中。我市平堵山有分布。

【采收加工】全年可采，洗净，晒干。

【功能主治】强筋壮骨。用于腰腿酸痛，跌扑闪挫，骨折。

【用法用量】内服：煎汤，5～15 克。外用：鲜品捣烂敷患处。

## （12）虎耳草 *Saxifraga stolonifera* Curt.

【药名别名】石荷叶、耳草。

【药用部位】为虎耳草属植物虎耳草的全草。

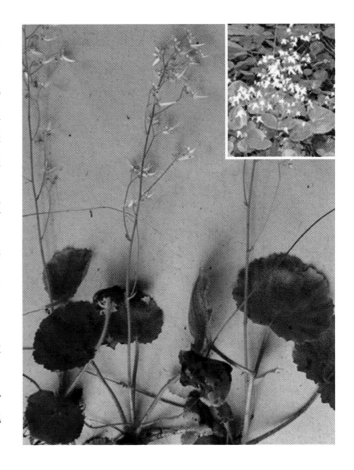

【植物形态】多年生草本，高 14～45 厘米，有细长的匍匐茎。叶数个全部基生或有时 1～2 生茎下部；叶片肾形，长 1.7～7.5 厘米，宽 2.4～12 厘米，不明显的 9～11 浅裂，边缘有齿，两面有长伏毛，下面常红紫色或有斑点；叶柄长 3～21 厘米，与茎都有伸展的长柔毛。圆锥花序稀疏；花梗有短腺毛；花不整齐；萼片 5，稍不等大，卵形，长 1.8～3.5 毫米；花瓣 5，白色，3 个小，卵形，长 2.8～4 毫米，有红斑点，下面 2 个大，披针形，长 0.8～1.5 厘米；雄蕊 10；心皮 2，合生。种子卵形，具瘤状突起。花期 6—7 月，果期 7—11 月。

【生境分布】生于林下山谷阴湿处、小溪旁或岩石上，也有栽培。我市山区丘陵地带有分布。

【采收加工】夏季采收，洗净，鲜用或晒干。

【功能主治】清热解毒。用于小儿发热，咳嗽气喘；外用治中耳炎，耳廓溃烂，疔疮，疖肿，湿疹。

【用法用量】内服：煎汤，9～15克。外用：捣汁滴耳或煎水熏洗。

## （13）钻地风 *Schizophragma integrifolium* Oliv.

【药名别名】追地枫、桐叶藤、利筋藤。

【药用部位】为钻地风属植物钻地风的根及藤茎。

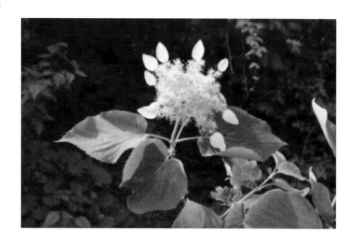

【植物形态】落叶木质藤本，以气根攀援，长至4米以上。叶对生；叶柄长达8厘米；叶片卵圆形至阔卵圆形，长8～15厘米，宽5～10厘米，先端渐尖，基部楔形或圆形至心形，全缘或上半部疏生小齿，质厚，下面叶脉有细毛或近无毛；伞房式聚伞花序顶生；花二型；周边为不育花，仅具一片大型萼片，狭卵形至椭圆状披针形，长4～6厘米，宽约3厘米，先端短尖，乳白色，老时棕色，萼片柄细弱，长2～4厘米；能育小花，萼片4～5；花瓣4～5，白色；雄蕊10；花柱1。蒴果陀螺状，长约6毫米，有10肋。种子多数，线形，长2～3毫米，浅褐色。花期6—7月，果期10—11月。

【生境分布】生于海拔200～2000米的山谷、山坡密林或疏林中，常攀援于岩石或乔木上。我市狮子峰林场有分布。

【采收加工】夏、秋季采集，分别洗净，切片，晒干。

【功能主治】舒筋活络，祛风活血。用于风湿筋骨痛，四肢关节酸痛。

【用法用量】内服；煎汤，9～15克；或浸酒。

## （14）赤壁木 *Decumaria sinensis* Oliv.

【药名别名】赤壁草、赤壁藤、十出花。

【药用部位】为赤壁木属植物赤壁木的叶或全株。

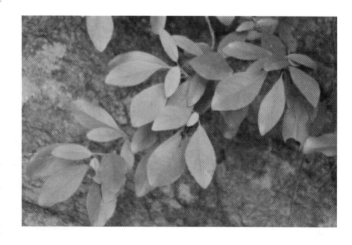

【植物形态】攀援灌木，长2～5米；小枝圆柱形，灰棕色，嫩枝疏被长柔毛，老枝无毛，节稍肿胀。叶薄革质，倒卵形、椭圆形或倒披针状椭圆形，先端钝或急尖，基部楔形，边全缘或上部有时具疏离锯齿或波状，近无毛或嫩叶疏被长柔毛，侧脉每边4～6条，常纤细而不明显；叶柄长1～2厘米。伞房状圆锥花序；花序梗长1～3厘米，疏被长柔毛；花白色，芳香；花梗长 5 ～ 10 毫米，果期更长，疏被长柔毛；萼筒陀螺形，高约 2 毫米，无毛，裂片卵形或卵状三角形；花瓣长圆状椭圆形；雄蕊 20 ～ 30，花丝纤细。蒴果钟状或陀螺状，长约 6 毫米，直径约 5 毫米，先端截形，具宿存花柱和柱头，暗褐色，有隆起的脉纹或条棱 10 ～ 12；种子细小，两端尖，长约 3 毫米，有白翅。花期 3—5 月，果期 8—10 月。

【生境分布】生于海拔 600 ～ 1300 米的山坡岩石缝的灌丛中。我市山区各地有分布。

【采收加工】夏、秋季采集全株，洗净切片，晒干。叶，鲜用或晒干。

【功能主治】叶：清热解毒，消肿消炎，止血。全株：祛风湿，强筋骨。

【用法用量】尚未查到相关资料。

## （15）冰川茶藨 *Ribes glaciale* Wall.

【别名药名】燕子树、奶浆子。

【药用部位】为茶藨子属植物冰川茶藨的叶。

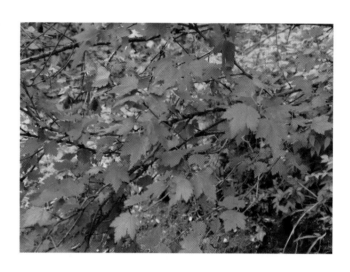

【植物形态】落叶灌木，高 2 ～ 3 米；小枝深褐灰色或棕灰色，皮长条状剥落，嫩枝红褐色，无毛或微具短柔毛，无刺。叶长卵圆形，稀近圆形，长 3 ～ 5 厘米，宽 2 ～ 4 厘米，基部圆形或近截形，上面无毛或疏生腺毛；下面无毛或沿叶脉微具短柔毛，掌状 3 ～ 5 裂，顶生裂片三角状长卵圆形，先端长渐尖，比侧生裂片长 2 ～ 3 倍，侧生裂片卵圆形，先端急尖，边缘具粗大单锯齿，有时混生少数重锯齿；叶柄长 1 ～ 2 厘米，浅红色，无毛，稀疏生腺毛。花单性，雌雄异株，组成直立总状花序；花红褐色。果实近球形或倒卵状球形，直径 5 ～ 7 毫米，红色，无毛。花期 4—6 月，果期 7—9 月。

【生境分布】生于海拔 900 ～ 3000 米的山坡或山谷丛林及林缘或岩石上。我市分布于狮子峰林场。

【采收加工】夏、秋季采集，晒干。

【功能主治】清热解毒，消肿止痛。

【用法用量】尚未查到相关资料。

## （16）华茶藨 *Ribes fasciculatum* var. *chinense* Maxim.

【药名别名】茶刺泡、华蔓茶藨子。

【药用部位】为茶藨子属植物华茶藨的根。

【植物形态】落叶灌木，高 1 ～ 2 米；枝细长，灰棕色，小枝幼时有细毛。叶卵圆形，长 4 ～ 11 厘米，宽 4 ～ 10 厘米，3 ～ 5 裂，中央裂片宽卵形或长椭圆形，较侧裂片稍长，先端急尖，基部截形或稍心形，边缘有不整齐的粗齿，叶两面被短柔毛或上面近无毛，叶柄长 1 ～ 3 厘米，被短柔毛。花雌雄异株，数个簇生，黄绿色，花梗长 5 ～ 8 毫米。浆果近球形，红褐色，直径 6 ～ 9 毫米，顶端有宿存的花萼。花期 5—6 月，果期 9—10 月。

【生境分布】生于海拔 700～1300 米的山坡林下、林缘或石质坡地。我市狮子峰林场有分布。

【采收加工】秋季挖根，洗净切片，晒干。

【功能主治】补气升阳，养血调经。用于气血双亏证，月经不调，痛经诸证。

【用法用量】煎服，15～30 克。

【附注】①本品药用资料摘自《天目山药用植物志》。②其果实富含多种维生素、糖类和有机酸等，尤其维生素 C 含量较高，主要供制作果酱、果酒及饮料等。果味酸，可供食用。

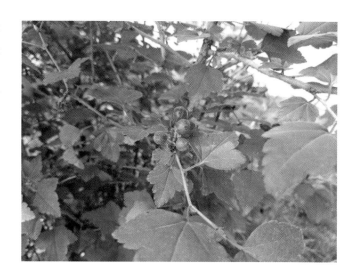

# 90. 海桐花科 Pittosporaceae

**海桐** *Pittosporum tobira* (Thunb.) Ait.

【药名别名】海桐花、七里香。

【药用部位】为海桐花属植物海桐的根、叶和种子。

【植物形态】常绿灌木或小乔木，高达 6 米，嫩枝被褐色柔毛，有皮孔。叶聚生于枝顶，二年生，革质，嫩时上下两面有柔毛，以后变秃净，倒卵形或倒卵状披针形，长 4～9 厘米，宽 1.5～4 厘米，上面深绿色，发亮，干后暗晦无光，先端圆形或钝，常微凹入或为微心形，基部窄楔形，侧脉 6～8 对，在靠近边缘处相结合，有时因侧脉间的

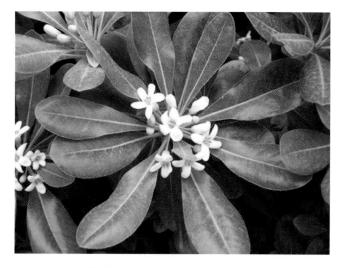

支脉较明显而呈多脉状，网脉稍明显，网眼细小，全缘，干后反卷，叶柄长达 2 厘米。伞形花序或伞房状伞形花序顶生或近顶生，密被黄褐色柔毛，花梗长 1～2 厘米；苞片披针形，长 4～5 毫米；小苞片长 2～3 毫米，均被褐毛。花白色，有芳香，后变黄色；萼片卵形，长 3～4 毫米，被柔毛；花瓣倒披针形，长 1～1.2 厘米，离生；雄蕊二型，退化雄蕊的花丝长 2～3 毫米，花药近于不育；正常雄蕊的花丝长 5～6 毫米，花药长圆形，长 2 毫米，黄色；子房长卵形，密被柔毛，侧膜胎座 3 个，胚珠多数，2 列着生于胎座中段。蒴果圆球形，有棱或呈三角形，直径 12 毫米，果片木质，厚 1.5 毫米，内侧黄褐色，有光泽，具横格；种子多数，长 4 毫米，多角形，红色，种柄长约 2 毫米。花期 3—5 月，果熟期 9—10 月。

【生境分布】我市城区有栽培。

【采收加工】根、叶：四季可采，洗净晒干。

【功能主治】根：祛风除湿，散瘀止痛。叶：清热解毒，止血止痛。种子：补肾壮阳。

【用法用量】根：煎服，9～15克；外用适量，捣烂外敷。叶和种子尚未查到详细资料。

## 91. 金缕梅科 Hamamelidaceae

### （1）牛鼻栓 *Fortunearia sinensis* Rehd. et Wils.

【药名别名】千斤力。

【药用部位】为牛鼻栓属植物牛鼻栓的果实、枝叶或根。

【植物形态】灌木高3米。叶倒卵形，长7～16厘米，宽4～10厘米，顶端渐尖，基部圆形或平截，稍偏斜，边缘有波状齿突，下面只在脉上有较密的长毛，侧脉6～10对；叶柄长4～10毫米。两性花和雄花同株；两性花的总状花序长4～6厘米；苞片披针形，长约2毫米；萼筒长1毫米，无毛，萼齿5，卵形，顶端有毛；花瓣5，钻形，比萼齿短；雄蕊5，与萼齿等长，花丝极短；

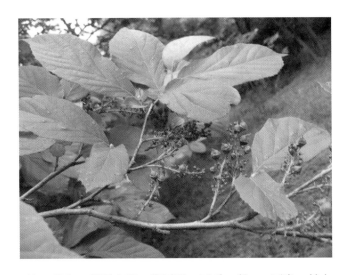

子房半下位，2室，每室有1下垂胚珠，花柱2，长1毫米。蒴果木质，卵圆形，无毛，长1.5厘米，具白色皮孔，室间及室背开裂。花期4—5月，果期7—8月。

【生境分布】生于海拔450～1500米的林下山谷河沟边。我市山区乡镇有分布。

【采收加工】枝叶：夏季采集，晒干。根：四季可采，洗净，晒干。

【功能主治】益气，止血。主治虚劳乏力，创伤出血。

【用法用量】内服：煎汤，10～24克。根：治虚劳乏力，60～90克，水煎，冲黄酒、红糖，早晚饭前各服一次。

### （2）金缕梅 *Hamamelis mollis* Oliver

【药名别名】木里香、牛踏果。

【药用部位】为金缕梅属植物金缕梅的根。

【植物形态】落叶灌木或小乔木，高达8米；嫩枝有星状茸毛，老枝秃净。芽体长卵形，有灰黄色茸毛。叶纸质或薄革质，阔倒卵圆形，长8～15厘米，宽6～10厘米，先端短急尖，基部不对称心形，边缘有波状钝齿；上面稍粗糙，有稀疏星状毛，不发亮，下面密生灰色星状茸毛；叶柄长6～10毫米，被茸毛，托叶早落。有花数朵，头状或

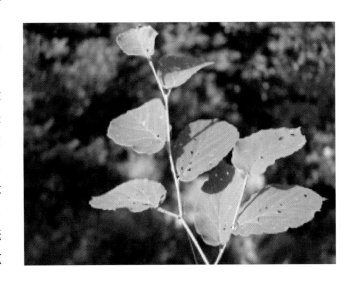

短穗状花序腋生；萼筒短，与子房合生，萼齿卵形，长 3 毫米，宿存，均被星状茸毛；花瓣带状，长约 1.5 厘米，黄白色；雄蕊 4，花丝长 2 毫米，花药与花丝儿等长；退化雄蕊 4，先端平截；子房有茸毛，花柱长 1 ～ 1.5 毫米。蒴果卵圆形，长 1.2 厘米，宽 1 厘米，密被黄褐色星状茸毛。种子椭圆形，长约 8 毫米，黑色，发亮。花期 4—5 月，果期 7 月。

【生境分布】常生于山坡杂木林、灌丛中或溪谷边及林缘。我市夫子河镇、狮子峰林场、张家畈镇以及乘马岗镇有分布。

【采收加工】秋季采挖，洗净，晒干。

【功能主治】益气。主治劳伤乏力。

【用法用量】内服：煎汤，干品 15 ～ 30 克，鲜品 60 ～ 90 克。

【附注】服药时忌酸、辣、芥菜、萝卜等。

### （3）枫香树 *Liquidambar formosana* Hance

【药名别名】枫树、香枫。

【药用部位】为枫香树属植物枫香树的果实（路路通）、树脂（枫香脂、白胶香）。

【植物形态】枫树为人们熟知，形态描述略。

【生境分布】生于海拔 1000 米以下的阳坡、平地。我市各地都有分布。

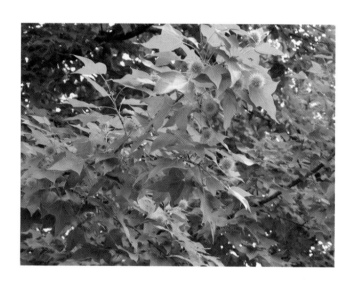

【采收加工】根：秋季采挖，洗净，去粗皮，晒干。树皮：四季均可剥取树皮，洗净，晒干或烘干。叶：春、夏季采摘，洗净，鲜用或晒干。树脂：选择生长 20 年以上的粗壮大树，于 7—8 月凿开树皮，从树根起每隔 15 ～ 20 厘米交错凿开一洞，到 11 月至翌年 3 月采收流出的树脂，晒干或自然干燥。果实：冬季果实成熟后采收，除去杂质，干燥。

【功能主治】路路通：祛风活络，利水通经；用于关节痹痛，麻木拘挛，水肿胀满，乳少经闭。枫香脂：活血，凉血，解毒，止痛；治痈疽，疮疹，瘾疹，瘰疬，金疮，齿痛，衄血。

【用法用量】枫香脂：①外用：研末撒、调敷或制膏摊贴。②内服：入丸、散，3 ～ 6 克。路路通：煎服，3 ～ 9 克。

【附注】枫树根：解毒消肿，祛风止痛；用于痈疽疔疮，风湿痹痛，牙痛，湿热泄泻，痢疾，小儿消化不良。煎服，15 ～ 30 克，或捣汁；外用适量，捣烂外敷。枫树皮：除湿止泻，祛风止痒；主治泄泻，痢疾，大风癞疮，痒疹。煎服，鲜品 30 ～ 60 克；外用适量，煎水洗或研末调敷。叶：行气止痛，解毒，止血；用于胃脘疼痛，伤暑腹痛，痢疾，泄泻，痈肿疮疡，湿疹，吐血，咯血，创伤出血。煎服，15 ～ 30 克，或鲜品捣汁；外用适量，捣烂敷患处。

### （4）檵木 *Loropetalum chinense* (R. Br.) Oliv.

【药名别名】檵树、满山白。

【药用部位】为檵木属植物檵木的根、叶和花。

【植物形态】通常为灌木，稀为小乔木。小枝有锈色星状毛。叶革质，卵形，长1.5～6厘米，宽1.5～2.5厘米，顶端锐尖，基部偏斜而圆，全缘，下面密生星状柔毛；叶柄长2～5毫米。苞片线形，萼筒有星状毛，萼齿卵形；花瓣白色，线形，长1～2厘米；雄蕊4，花丝极短，退化雄蕊与雄蕊互生，鳞片状。蒴果褐色，近卵形，长约1厘米，有星状毛，2瓣裂，每瓣2浅裂；种子长卵形，长4～5毫米。花期4—5月，果期8—10月。

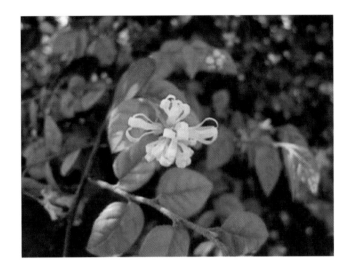

【生境分布】生于海拔1000米以下的灌丛中。我市山区丘陵地带有分布。

【采收加工】根：全年均可采挖，洗净，切块，晒干或鲜用。叶：全年均可采摘，晒干。置干燥处，防蛀。花：清明节前后采集，鲜用或晒干。

【功能主治】叶：止血，止泻，止痛，生肌；主治子宫出血，腹泻，外用治烧伤，外伤出血。花：清热，止血；主治鼻出血，外伤出血。根：行血祛瘀，主治血瘀经闭，跌打损伤，慢性关节炎，外伤出血。

【用法用量】根：①内服：煎汤，15～30克。②外用：适量，研末敷。叶：①内服：煎汤，15～30克；或捣汁。②外用：捣烂外敷，煎水洗或含漱。花：①内服：煎汤，6～9克。②外用：研末撒敷。

## （5）红花檵木　*Loropetalum chinense var. rubrum* Yieh

【药名别名】红桎木、红檵木花。

【药用部位】为檵木属植物红花檵木的根、叶和花。

【植物形态】常绿灌木或小乔木。嫩枝被暗红色星状毛。叶互生，革质，卵形，全缘，嫩枝淡红色，老叶暗红色。花4～8朵簇生于总状花梗上，呈顶生头状或短穗状花序，花瓣4枚，淡紫红色，带状线形。蒴果木质，倒卵圆形；种子长卵形，黑色，光亮。花期4—5月，果期9—10月。

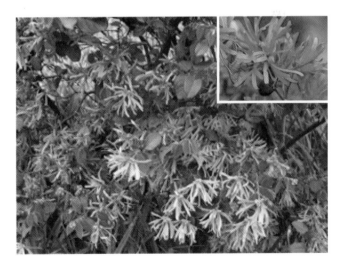

【生境分布】本市的红花檵木为引种品种，见于烈士陵园、路边、庭院。

【采收加工】同檵木。

【功能主治】同檵木。

【用法用量】同檵木。

## 92. 杜仲科 Eucommiaceae

**杜仲** *Eucommia ulmoides* Oliver

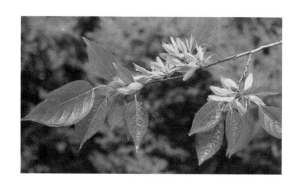

【药名别名】丝绵木、胶树。

【药用部位】为杜仲属植物杜仲的树皮，其叶也供药用。

【植物形态】落叶乔木，高达 20 米。小枝光滑，黄褐色或较淡，具片状髓。皮、枝及叶均含胶质。单叶互生；椭圆形或卵形，长 7 ～ 15 厘米，宽 3.5 ～ 6.5 厘米，先端渐尖，基部广楔形，边缘有锯齿，幼叶上面疏被柔毛，下面毛较密，老叶上面光滑，下面叶脉处疏被毛；叶柄长 1 ～ 2 厘米。花单性，雌雄异株，与叶同时开放，或先于叶开放，生于一年生枝基部苞片的腋内，有花柄；无花被；雄花有雄蕊 6 ～ 10 枚；雌花有一裸露而延长的子房，子房 1 室，顶端有二叉状花柱。翅果卵状长椭圆形而扁，先端下凹，内有种子 1 粒。花期 4—5 月，果期 9 月。

【生境分布】现本市杜仲均为引进栽培品种，分布于药材种植基地及村边、山坡或山地林中。

【采收加工】为保护资源，一般采用局部剥皮法。在清明至夏至间，选取生长 15 年以上的植株，按药材规格大小，剥下树皮，刮去粗皮，晒干，置通风干燥处。

【功能主治】补肝肾，强筋骨，安胎。主治腰脊酸疼，足膝痿弱，小便余沥，阴下湿痒，胎动不安，高血压。

【用法用量】内服：煎汤，15 ～ 25 克；浸酒或入丸、散。

## 93. 蔷薇科 Rosaceae

### （1）仙鹤草 *Agrimonia pilosa* Ldb.

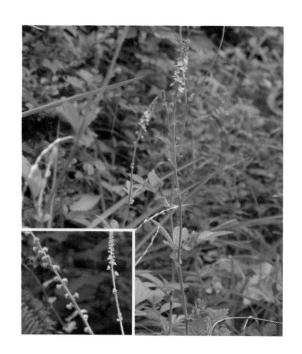

【药名别名】龙芽草、路边黄。

【药用部位】为龙芽草属植物龙芽草的地上全草与根及根芽。

【植物形态】多年生草本，高 50 ～ 120 厘米。茎直立，全体被白色长柔毛，有时散生短柔毛，上部分枝。单数羽状复叶，互生，有柄；托叶 2 枚，斜卵形，有深裂齿，被长柔毛；小叶片 3 ～ 9，长椭圆形，长 1 ～ 6 厘米，宽 0.6 ～ 3 厘米，先端锐尖，基部楔形，有时稍斜，边缘锐锯齿，两面均被柔毛，具多数黄色腺点；顶端及中部的叶较大，其间夹杂数对小叶片。总状花序顶生和腋生，窄细，长 10 ～ 20 厘米；花有短梗，基部有 2 枚三叉形苞片；花萼筒状，先端 5 裂，裂片倒卵形，密被钩刺；花瓣 5，黄色，倒卵形，先端微凹；雄蕊 10 枚或更多；花柱 2，柱头头状。瘦果，包于具钩的宿存花萼内。花期 7—9 月，果期 9—10 月。

【生境分布】常生于低山山坡、草地和路旁。我市各地有分布。

【采收加工】根芽：冬、春季新株萌发前挖取根茎，去老根，留幼芽，洗净，晒干。全草：夏、秋季茎叶茂盛时采割，除去杂质，干燥。

【功能主治】全草：收敛止血，止痢，杀虫；用于咯血，吐血，尿血，便血，赤白痢疾，崩漏带下，劳伤脱力，痈肿，跌打，创伤出血。根：主治赤白痢疾，经闭、肿毒及驱绦虫。根芽：驱绦虫、肠道滴虫。

【用法用量】全草：煎服，6～12 克；外用适量。根芽粉：成人 30～50 克，小儿每千克体重 0.7～0.8 克；晨空腹一次顿服，无须另服泻药。

## （2）木瓜　*Chaenomeles sinensis* (Thouin) Koehne

【药名别名】光皮木瓜、榠楂。

【药用部位】为木瓜属植物木瓜的果实。

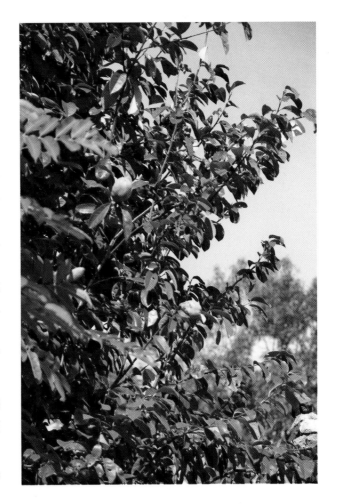

【植物形态】灌木或小乔木，高达 5～10 米，树皮呈片状脱落；小枝无刺，圆柱形，幼时被柔毛，不久即脱落，紫红色，二年生枝无毛，紫褐色；冬芽半圆形，先端圆钝，无毛，紫褐色。叶片椭圆状卵形或椭圆状长圆形，稀倒卵形，长 5～8 厘米，宽 3.5～5.5 厘米，先端急尖，基部宽楔形或圆形，边缘有刺芒状尖锐锯齿，齿尖有腺，幼时下面密被黄白色茸毛，不久即脱落无毛；叶柄长 5～10 毫米，微被柔毛，有腺齿；托叶膜质，卵状披针形，先端渐尖，边缘具腺齿，长约 7 毫米。花单生于叶腋，花梗短粗，长 5～10 毫米，无毛；花直径 2.5～3 厘米；萼筒钟状外面无毛；萼片三角状披针形，长 6～10 毫米，先端渐尖，边缘有腺齿，外面无毛，内面密被浅褐色茸毛，反折；花瓣倒卵形，淡粉红色；雄蕊多数，长不及花瓣之半；花柱 3～5，基部合生，被柔毛，柱头头状，有不明显分裂，约与雄蕊等长或稍长。果实长椭圆形，长 10～15 厘米，暗黄色，木质，味芳香，果梗短。花期 4 月，果期 9—10 月。

【生境分布】我市张广河村、明山水库等地有栽培。

【采收加工】秋季果实呈绿黄色时采收，置沸水中烫至外皮灰白色，对半纵剖，晒干。

【功能主治】平肝舒筋，和胃化湿。主治湿痹拘挛，腰膝关节酸重疼痛，吐泻转筋，脚气水肿。

【用法用量】内服：煎汤，5～10 克；或入丸、散。外用：煎水熏洗。

### （3）贴梗海棠 *Chaenomeles speciosa* (Sweet) Nakai

【药名别名】皱皮木瓜、宣木瓜。

【药用部位】为木瓜属植物贴梗海棠的果实。

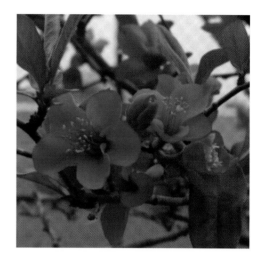

【植物形态】落叶灌木，高达 2 米，枝条直立开展，有刺；小枝圆柱形，微屈曲，无毛，紫褐色或黑褐色，有疏生浅褐色皮孔；冬芽三角状卵形，先端急尖，近于无毛或在鳞片边缘具短柔毛，紫褐色。叶片卵形至椭圆形，稀长椭圆形，先端急尖，稀圆钝，基部楔形至宽楔形，边缘具尖锐锯齿，齿尖开展，无毛或在萌蘖上沿下面叶脉有短柔毛；叶柄长约 1 厘米；托叶大型，草质，肾形或半圆形，稀卵形，边缘有尖锐重锯齿，无毛。花先于叶开放；花梗短粗；花直径 3 ～ 5 厘米；萼筒钟状，外面无毛；萼片直立，半圆形，稀卵形，先端圆钝，全缘或有波状齿，及黄褐色毛；花瓣倒卵形或近圆形，基部延伸成短爪，猩红色，稀淡红色或白色；雄蕊 45 ～ 50，长约花瓣之半；花柱 5，基部合生，无毛或稍有毛，柱头头状。果实球形或卵球形，直径 4 ～ 6 厘米，黄色或带黄绿色，有稀疏不明显斑点，味芳香；萼片脱落，果梗短或近于无梗。花期 3—5 月，果期 9—10 月。

【生境分布】本品标本采自原麻城师范学校植物园。城区居民也有在庭院中栽培。

【采收加工】9—10 月果实成熟时采收，置沸水中烫至外皮灰白色，对半纵剖，晒干。

【功能主治】同木瓜。

【用法用量】同木瓜。

### （4）野山楂 *Crataegus cuneata* Sieb. et Zucc.

【药名别名】山楂、南山楂。

【药用部位】为山楂属植物野山楂的果实。

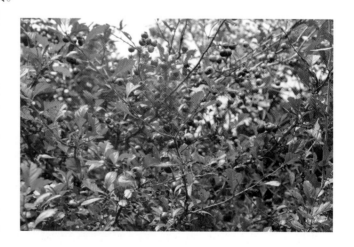

【植物形态】落叶灌木，常有细刺，刺长 5 ～ 8 毫米；小枝幼时有柔毛，后脱落。叶片宽倒卵形至倒卵状矩圆形，长 2 ～ 6 厘米，宽 1 ～ 4.5 厘米，基部楔形，边缘有尖锐重锯齿，顶端常有 3 或稀 5 ～ 7 浅裂片，下面初有疏柔毛，后脱落；叶柄有翅，长 4 ～ 15 毫米。伞房花序，总花梗和花梗均有柔毛；花白色，直径约 1.5 厘米。梨果球形或扁球形，直径 1 ～ 1.2 厘米，红色或黄色，有宿存反折萼裂片，小核 4 ～ 5，内面两侧平滑。花期 5—6 月，果期 9—11 月。

【生境分布】生于海拔 50 ～ 800 米的山坡路旁或岸边。我市各地有分布。

【采收加工】秋季果实成熟时采收，置沸水中略烫后干燥或直接干燥。

【功能主治】消食健胃，行气散瘀。用于肉食积滞，胃脘胀满，泻痢腹痛，瘀血经闭，产后瘀阻，心腹刺痛，疝气疼痛，高脂血症。焦山楂消食导滞作用增强，主治肉食积滞，泻痢不爽。

【用法用量】内服：煎汤，6 ～ 12 克；或入丸、散。外用：煎水洗或捣烂外敷。

## （5）湖北山楂 *Crataegus hupehensis* Sarg.

【药名别名】山楂、南山楂。

【药用部位】为山楂属植物湖北山楂的果实。

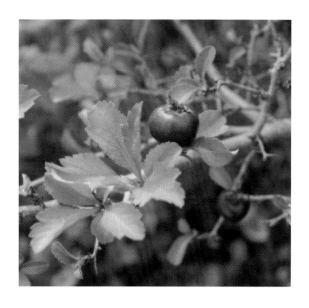

【植物形态】乔木或灌木，高 3 ～ 5 米；小枝紫褐色，无毛，有刺。叶三角状卵形至卵形，长 4 ～ 9 厘米，宽 4 ～ 7 厘米，先端短渐尖，基部宽楔形或近圆形，边缘有圆钝重锯齿，上半部有 2 ～ 4 对浅裂片，无毛或仅下面脉腋有髯毛；叶柄长 3.5 ～ 5 厘米，无毛。伞房花序，总花梗和花梗均无毛；花白色，直径约 1 厘米，萼筒钟状，外面无毛，裂片三角状卵形，全缘；花瓣卵形。梨果近球形，直径 2.5 厘米，深红色，有斑点，萼片宿存，小核 5，两侧平滑。花期 5—6 月，果期 8—9 月。

【生境分布】本标本采自熊家铺原龟山茶场卫生院。

【采收加工】同野山楂。

【功能主治】同野山楂。

【用法用量】同野山楂。

【附注】根：消积和胃，止血，祛风，消肿；主治食积，痢疾，反胃，风湿痹痛，咯血，痔漏，水肿。煎服，10 ～ 15 克；外用适量，煎汤熏洗。叶：止痒，敛疮，降血压；主治漆疮，溃疡不敛，高血压。煎服，3 ～ 10 克，或泡茶饮；外用适量，煎水洗。山楂核（种子）：消食，散结，催生。煎服，3 ～ 10 克，或研末。

## （6）山楂 *Crataegus pinnatifida* Bge.

【药名别名】山查、山里红、东楂。

【药用部位】为山楂属植物山楂的果实，其根、叶和种子亦供药用。

【植物形态】落叶乔木，高达 6 米，树皮粗糙，暗灰色或灰褐色；刺长 1 ～ 2 厘米，有时无刺；小枝圆柱形，无毛或近于无毛，疏生皮孔。叶片宽卵形或三角状卵形，稀菱状卵形，长 5 ～ 10 厘米，宽 4 ～ 7.5 厘米，先端短渐尖，基部截形至宽楔形，通常两侧各有 3 ～ 5 羽状深裂片，裂片卵状披针形或带形，先端短渐尖，边缘有尖锐稀疏不规则重锯齿，上面暗绿色有光泽，下面沿叶脉疏生短柔毛或在脉腋有髯毛；叶柄长 2 ～ 6 厘米，无毛；托叶草质，镰形，边缘有锯齿。伞房花序具多花，直径 4 ～ 6 厘米，总花梗和花梗均被柔毛；苞片膜质；花直径约 1.5 厘米；萼筒钟状，外面密被灰白色柔毛；萼片三角状卵形至披针形，先端渐尖，全缘，约与萼筒等长，无毛；花瓣倒卵形或近圆形，白色；雄蕊 20，短于花瓣，花药粉红色；花柱 3 ～ 5，基部被柔毛，柱头头状。果实近球形或梨形，直径 1 ～ 1.5 厘米，深红色，有浅色斑点；萼片脱落很迟，先端留一圆形深洼。花期5—6月，果期9—10月。

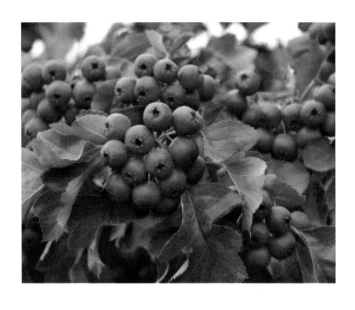

【生境分布】生于山坡、岸边等较深土层的向阳处。我市有分布。

【采收加工】秋季果实成熟时采收，切片，干燥。

【功能主治】消食健胃，行气散瘀。用于肉食积滞，胃脘胀满，泻痢腹痛，瘀血经闭，产后瘀阻，心腹刺痛，疝气疼痛，高脂血症。焦山楂消食导滞作用增强，用于肉食积滞，泻痢。

【用法用量】煎服：9～12克（根、叶、种子的功用见湖北山楂）。

### （7）蛇莓 *Duchesnea indica* (Andr.) Focke

【药名别名】蛇泡草、龙吐珠、三匹风。

【药用部位】为蛇莓属植物蛇莓的全草。

【植物形态】多年生草本；根茎短，粗壮；匍匐茎多数，长30～100厘米，有柔毛。小叶片倒卵形至菱状长圆形，长2～3.5（5）厘米，宽1～3厘米，先端圆钝，边缘有钝锯齿，两面皆有柔毛，或上面无毛，具小叶柄；叶柄长1～5厘米，有柔毛；托叶窄卵形至宽披针形，长5～8毫米。花单生于叶腋；直径1.5～2.5厘米；花梗长3～6厘米，有柔毛；萼片卵形，长4～6毫米，先端锐

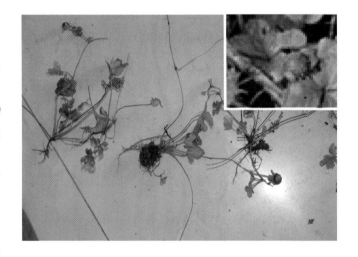

尖，外面有散生柔毛；副萼片倒卵形，长5～8毫米，比萼片长，先端常具3～5锯齿；花瓣倒卵形，长5～10毫米，黄色，先端圆钝；雄蕊20～30；心皮多数，离生；花托在果期膨大，海绵质，鲜红色，有光泽，直径10～20毫米，外面有长柔毛。瘦果卵形，长约1.5毫米，光滑或具不明显突起，鲜时有光泽。花期6—8月，果期8—10月。

【生境分布】生于海拔1800米以下的草丛中、路旁、沟边。我市各地有分布。

【采收加工】秋季采收，洗净，晒干或鲜用。

【功能主治】清热，凉血，消肿，解毒。治热病，惊痫，咳嗽，吐血，咽喉肿痛，痢疾，痈肿，疔疮，蛇虫咬伤，烫伤。

【用法用量】内服：煎汤，15～25克（鲜者50～100克）；或捣汁。外用：捣烂外敷或研末撒。

### （8）枇杷 *Eriobotrya japonica* (Thunb.) Lindl.

【药名别名】土冬花。

【药用部位】为枇杷属植物枇杷的根、叶、花、果实和种子。

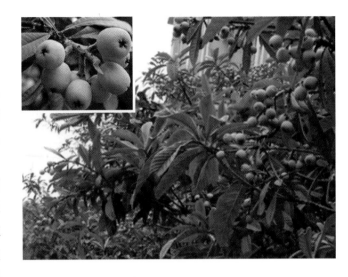

【植物形态】常绿小乔木，高约 10 米；小枝粗壮，黄褐色，密生锈色或灰棕色茸毛。叶革质，披针形、倒披针形、倒卵形或椭圆状矩圆形，长 12～30 厘米，宽 3～9 厘米，先端急尖或渐尖，基部楔形或渐狭成叶柄，边缘上部有疏锯齿，上面多皱，下面及叶柄密生灰棕色茸毛，侧脉 11～21 对；叶柄长 6～10 毫米。圆锥花序顶生，总花梗、花梗及萼筒外面皆密生锈色茸毛；花白色，直径 1.2～2 厘米；花柱 5，离生。梨果球形或矩圆形，直径 2～5 厘米，黄色或橘黄色。花期 9—11 月，果期翌年 4—5 月。

【生境分布】多栽培于庭院、宅旁、庙观等处。我市城区及各乡镇有栽培。

【采收加工】根：全年均可采挖，洗净泥土，切片，晒干。叶：全年均可采收，晒至七八成干时，扎成小把，再晒干。果实：成熟后分期采摘，鲜用或晒干。花：冬、春季采集，晒干。种子（枇杷核）：春、夏季果实成熟时采收。

【功能主治】根：主治虚痨久咳，关节疼痛。叶：清肺止咳，降逆止呕；用于肺热咳嗽，气逆喘急，胃热呕逆，烦热口渴。果实：润肺，止渴，下气；主治肺痿咳嗽吐血，衄血，燥渴，呕逆。花：治伤风感冒，咳嗽痰血。种子：化痰止咳，疏肝理气；主治咳嗽，疝气，水肿，瘰疬。

【用法用量】根：内服，同肉类煨汤，60～120 克。叶：内服，煎汤，9～15 克，大剂量可用至 30 克，鲜品 15～30 克；或熬膏，或入丸、散。果实：内服，生食或煎汤，30～60 克。

## （9）白鹃梅 *Exochorda racemosa* (Lindl.) Rehd.

【药名别名】花儿菜、白花菜、金瓜果。

【药用部位】为白鹃梅属植物白鹃梅的根皮或树皮。

【植物形态】灌木，高达 3～5 米，枝条细弱开展；小枝圆柱形，微有棱角，无毛，幼时红褐色，老时褐色；冬芽三角状卵形，先端钝，平滑无毛，暗紫红色。叶片椭圆形、长椭圆形至长圆状倒卵形，长 3.5～6.5 厘米，宽 1.5～3.5 厘米，先端圆钝或急尖，稀有凸尖，基部楔形或宽楔形，全缘，稀中部以上有钝锯齿，上下两面均无毛；叶柄短，长 5～15 毫米，或近于无柄；不具托叶。总状

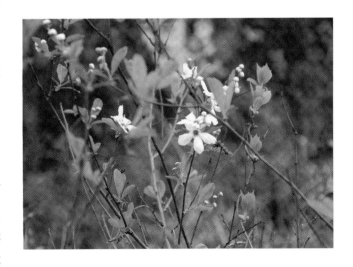

花序，有花 6～10 朵，无毛；花梗长 3～8 毫米，基部花梗较顶部稍长，无毛；苞片小，宽披针形；

花直径2.5～3.5厘米；萼筒浅钟状，无毛；萼片宽三角形，长约2毫米，先端急尖或钝，边缘有尖锐细锯齿，无毛，黄绿色；花瓣倒卵形，长1.5厘米，宽约1厘米，先端钝，基部有短爪，白色；雄蕊15～20枚，3～4枚一束着生在花盘边缘，与花瓣对生；心皮5，花柱分离。蒴果，倒圆锥形，无毛，有5脊，果梗长3～8毫米。花期5月，果期6—8月。

【生境分布】生于海拔800米以下的山坡灌丛中。我市山区乡镇有分布。

【采收加工】夏季或秋季剥取根皮或树皮，洗净，鲜用或晒干。

【功能主治】用于腰膝酸痛，四肢风湿关节痛。

【用法用量】未查到相关资料。

【附注】本品的带嫩叶的花蕾或花的加工品，即我市所称的花儿菜。

## （10）蓝布正 *Geum aleppicum* Jacq.

【药名别名】路边青、水杨梅、追风七。

【药用部位】为路边青属植物路边青的全草。

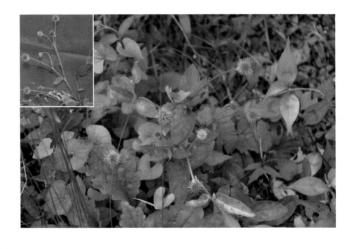

【植物形态】多年生草本，高60～100厘米，全株密被白色柔毛。年老的根丛中常有短而大的根茎，须根多。根生叶具长柄，叶片羽状分裂，裂片大小不一，顶裂片特大，卵状圆形或心形，先端钝，多3裂，基部心形至广楔形，边缘有圆锯齿，上面绿色，下面略淡，两面散生短柔毛；茎生叶卵形至广卵形，浅3裂或深3裂；托叶叶状，有粗齿。花1至数朵，生于枝端；萼5片，与副萼片间生，萼片三角状披针形，外面密被毛，副萼片极小，线形；花瓣5片，黄色，圆形或广椭圆形，平展，与萼片等长；雄蕊、雌蕊均多数。瘦果，散生淡黄色粗毛，具长而先端钩曲的宿存花柱。花期4—6月，果期9—11月。

【生境分布】生于低山林下河边、草丛中。我市山区丘陵各地有分布。

【采收加工】夏、秋季采收，洗净，晒干。

【功能主治】镇痛，降压，调经，祛风除湿。用于高血压，头晕头痛，月经不调，小腹痛，带下，小儿惊风，风湿腰腿痛；外用，主治痈疖肿毒，跌打损伤。

【用法用量】内服：煎汤，9～30克。外用：适量，鲜品捣烂敷患处。

## （11）苹果 *Malus pumila* Mill.

【药名别名】柰子、频果。

【药用部位】为苹果属植物苹果的果实和叶。

【植物形态】落叶乔木，高达15米。幼枝有茸毛，芽有短柔毛。叶广椭圆形至椭圆形，或卵形，长4.5～10厘米，宽3～5.5厘米，先端稍尖，基部阔楔形，边缘具圆钝锯齿，幼叶两面有短柔毛；叶柄长

1.5～3厘米，有短柔毛。伞房花序有花3～7朵；花白色而带红晕；花梗长1～2.5厘米；萼宿存，裂片三角状披针形，较萼筒长，花梗与萼都有茸毛；花瓣5枚，倒卵形；雄蕊多数；子房下位，花柱5，下半部有短柔毛。梨果扁球形，通常约7厘米，顶部及基部皆凹陷。花期4月，果期8—10月。

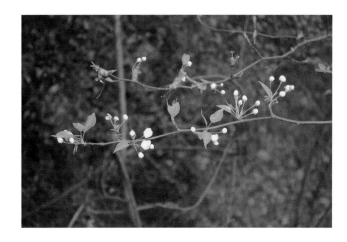

【生境分布】栽培于山坡田间。多见于城区。

【采收加工】果实：9—10月果熟时采收。叶：夏、秋季采收，鲜用或晒干。

【功能主治】果实：生津，润肺，除烦，解暑，开胃，醒酒。叶：凉血解毒；用于产后血晕，月经不调，发热，热毒疮疡，烫伤。

【用法用量】果实：①内服：生食、捣汁或熬膏。②外用：捣汁涂。叶：①内服：煎汤，30～60克。②外用：适量，鲜叶贴敷。苹果皮：降逆和胃，用于反胃；煎服，15～30克；或沸水泡服。

## （12）石斑木　*Rhaphiolepis indica* (L.) Lindley

【药名别名】车轮梅、铁里木、春花木。

【药用部位】为石斑木属植物石斑木的根。

【植物形态】常绿灌木，稀小乔木，高可达4米；幼枝初被褐色茸毛，后渐无毛。叶片集生于枝顶，卵形、长圆形，稀倒卵形或长圆状披针形，长4～8厘米，宽1.5～4厘米，先端圆钝，急尖、渐尖或长尾尖，基部渐狭连于叶柄，边缘具细钝锯齿，上面光亮，平滑无毛，下面色淡，无毛或被稀疏茸毛；叶柄长5～18毫米；托叶钻形，脱落。顶生圆锥花序或总状花序，总花梗和花梗被锈色茸毛，花梗长5～15毫米；苞片及小苞片狭披针形；萼筒筒状；萼片5，三角状披针形至线形，长4.5～6毫米，先端急尖，两面被疏茸毛或无毛；花瓣5，白色或淡红色，倒卵形或披针形，先端圆钝，基部具柔毛；

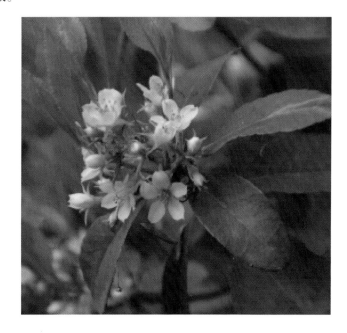

雄蕊15，与花瓣等长或稍长；花柱2～3，基部合生，近无毛。果实球形，紫黑色，直径约5毫米，果梗短粗。花期4月，果期7—8月。

【生境分布】生于海拔150～1600米的山坡、路边或溪边灌木林中。我市狮子峰林场有分布。

【采收加工】全年可采，洗净切片，鲜用或晒干。

【功能主治】活血消肿，解毒。主治跌打损伤，骨髓炎，水肿，痹证。

【用法用量】内服：煎汤，15～30克，或浸酒。

## （13）光叶石楠 *Photinia glabra* (Thunb.) Maxim.

【药名别名】扁骨木、千年红、石眼树。

【药用部位】为石楠属植物光叶石楠的叶。

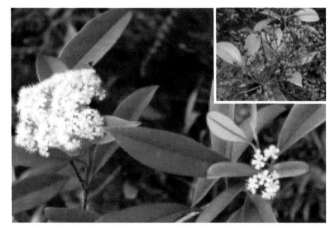

【植物形态】常绿乔木，高3～5米，可达7米；老枝灰黑色，无毛，皮孔棕黑色，近圆形，散生。叶片革质，幼时及老时皆呈红色，椭圆形、长圆形或长圆状倒卵形，长5～9厘米，宽2～4厘米，先端渐尖，基部楔形，边缘有疏生浅钝细锯齿，两面无毛，侧脉10～18对；叶柄长1～1.5厘米，无毛。花多数，呈顶生复伞房花序，直径5～10厘米；总花梗和花梗均无毛；花直径7～8毫米；萼筒杯状，无毛；萼片三角形，长1毫米；花瓣白色，反卷，倒卵形，长约3毫米，先端圆钝，内面近基部有白色茸毛，基部有短爪；雄蕊20，约与花瓣等长或较短；花柱2，稀为3，离生或下部合生。果实卵形，长约5毫米，红色，无毛。花期4—5月，果期9—10月。

【生境分布】生于海拔500～800米的山坡杂木林中。我市分布于狮子峰林场。

【采收加工】全年均可采，晒干，切丝。

【功能主治】清热利尿，消肿止痛。用于小便不利，跌打损伤，头痛。

【用法用量】内服：煎汤，3～9克。外用：适量，捣烂外敷。

## （14）石楠 *Photinia serratifolia* (Desf.) Kalkman

【药名别名】扁骨木、千年红。

【药用部位】为石楠属植物石楠的叶、果实和根。

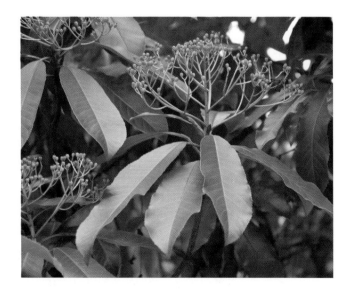

【植物形态】常绿灌木或小乔木，高可达10米，枝光滑。叶片革质，长椭圆形、长倒卵形、倒卵状椭圆形，长8～22厘米，宽2.5～6.5厘米，基部宽楔形或圆形，边缘疏生有腺细锯齿，近基部全缘，幼时自中脉至叶柄有茸毛，后脱落，两面无毛；叶柄长2～4厘米。复伞房花序多而密；花序梗和花柄无皮孔；花白色，直径6～8毫米；花瓣近圆形，内面近基部无毛；子房顶端有毛，花柱 2～3 裂。梨果近球形，直径约 5 毫米，红色，后变紫褐色。花期 4—5 月，果期 10 月。

【生境分布】生于山坡林下或灌丛中。我市五脑山、城区等地有栽培。

【采收加工】叶、果、根可于夏、秋季采集，分别洗净，晒干。

【功能主治】叶：祛风，通络，益肾；主治风痹，腰背酸痛，肾虚脚弱，偏头痛，风疹；用于风湿筋骨痛，阳痿遗精。果实：祛风湿，消积聚；主治风湿积聚。根：祛风除湿，活血解毒；主治风痹，历节痛风，外感咳嗽，疮疡肿痛，跌打损伤。

【用法用量】叶：煎服，5～9 克；或入丸、散；外用适量，研末撒敷或吹鼻。果实：煎服，6～9 克；或浸酒。根：煎服，6～9 克；外用适量，捣烂敷患处。

## （15）委陵菜 *Potentilla chinensis Ser.*

【药名别名】黄州白头翁、鹰翅草、白头翁。

【药用部位】为委陵菜属植物委陵菜的全草。

【植物形态】多年生草本。根粗壮，圆柱形，稍木质化。花茎直立或上升，高 20～70 厘米，被稀疏短柔毛及白色绢状长柔毛。基生叶为羽状复叶，有小叶 5～15 对，间隔 0.5～0.8 厘米，连叶柄长 4～25 厘米，叶柄被短柔毛及绢状长柔毛；小叶片对生或互生，上部小叶较大，向下逐渐减小，无柄，长圆形、倒卵形或长圆状披针形，长 1～5 厘米，宽 0.5～1.5 厘米，边缘羽状中裂，裂片三角状卵形，三角状披针形或长圆状披针形，顶端急尖或圆钝，边缘向下反卷，上面绿色，被短柔毛或脱落几无毛，中脉下陷，下面被白色茸毛，沿脉被白色绢状长柔毛，茎生叶与基生叶相似，唯叶片对数较少；基生叶托叶近膜质，褐色，外面被白色绢状长柔毛，茎生叶托叶草质，绿色，边缘锐裂。伞房状聚伞花序，花梗长 0.5～1.5 厘米，基部有披针形苞片，外面密被短柔毛；花直径通常 0.8～1 厘米，稀达 1.3 厘米；萼片三角状卵形，顶端急尖，副萼片带形或披针形，顶端尖，比萼片短约 1 倍且狭窄，外面被短柔毛及少数绢状柔毛；花瓣黄色，宽倒卵形，顶

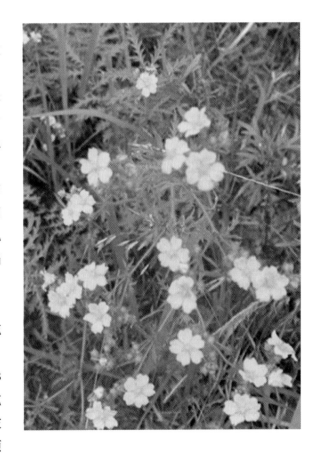

端微凹，比萼片稍长；花柱近顶生，基部微扩大，稍有乳头或不明显，柱头扩大。瘦果卵球形，深褐色，有明显皱纹。花果期 4—10 月。

【生境分布】生于平地至海拔 900 米的山坡路旁草丛中。我市各地有分布。

【采收加工】春季未抽茎时采挖，除去泥沙，晒干。

【功能主治】清热解毒，凉血止痢。用于赤痢腹痛，久痢不止，痔疮出血，痈肿疮毒。

【用法用量】内服：煎汤，9～15 克。外用：鲜品适量，煎水洗或捣烂敷患处。

## （16）翻白草 *Potentilla discolor* Bunge

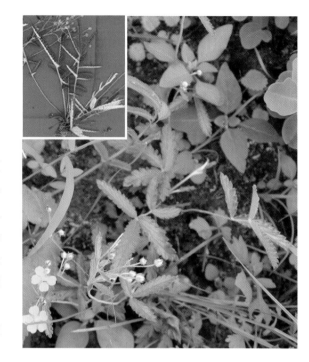

【药名别名】鸡腿根、天青地白。

【药用部位】为委陵菜属植物翻白草的全草。

【植物形态】多年生草本，高15～30厘米。根多分枝，下端肥厚，呈纺锤状。茎上升向外倾斜，多分枝，表面具白色卷茸毛。基生叶丛生，单数羽状复叶，小叶5～9；茎生叶小，为三出复叶，顶端叶近无柄，小叶长椭圆形或狭长椭圆形，长2～6厘米，宽0.7～2厘米，先端锐尖，基部楔形，边缘具锯齿，上面稍有柔毛，下面密被白色绵毛；托叶披针形或卵形，亦被白色绵毛。花黄色，聚伞状排列；萼绿色，宿存，5裂，裂片卵状三角形，副萼线形，内面光滑，外而均被白色绵毛；花瓣5，倒心形；雄蕊和雌蕊多数，子房卵形而扁，花柱侧生，乳白色，柱头小，淡紫色。瘦果卵形，淡黄色，光滑，脐部稍有薄翅突起。花期5—8月，果期8—10月。

【生境分布】生于低山、路边、荒地等处。我市各地有分布。

【采收加工】夏、秋季采集，洗净晒干。

【功能主治】清热解毒，凉血止血。用于肠炎，细菌性痢疾，阿米巴痢疾，吐血，衄血，便血，带下；外用治创伤，痈疖肿毒。

【用法用量】内服：煎汤，3～9克。外用：适量，鲜品捣烂或干品研末敷患处。

## （17）三叶委陵菜 *Potentilla freyniana* Bornm.

【药名别名】地蜂子、地风子、三叶蛇莓。

【药用部位】为委陵菜属植物三叶委陵菜的根或全草。

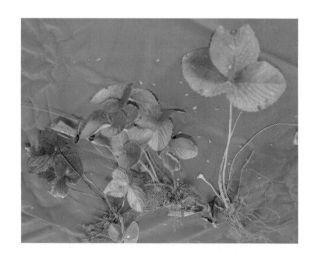

【植物形态】多年生草本，高约30厘米。主根短而粗，状如蜂子，须根多数。茎细长柔软，有时呈匍匐状；有柔毛。三出复叶；基生叶的小叶椭圆形、矩圆形或斜卵形，长1.5～5厘米，宽1～2厘米，基部楔形，边缘有钝锯齿，近基部全缘，下面沿叶脉处有较密的柔毛；叶柄细长，有柔毛；茎生叶小叶片较小，叶柄短或无；托叶卵形，被毛。总状聚伞花序，顶生；总花梗和花梗有柔毛；花梗上有小苞片；花小，少数，直径10～15毫米，黄色；副萼5，线状披针形，萼5，卵状披针形，外面均被毛；花瓣5，倒卵形，顶端微凹；雄蕊多数，雌蕊多数，花柱侧生；花托稍有毛。瘦果小，黄色，卵形，无毛，有小皱纹。花果期4—5月。

【生境分布】生于山坡灌丛中或沟边湿地。我市各地有分布。

【采收加工】夏季采收开花的全草，晒干；根，4—10月采挖，洗净，晒干。

【功能主治】全草：清热解毒，散瘀止血；主治骨结核，口腔炎，瘰疬，跌打损伤，外伤出血。根：清热解毒，敛疮止血；主治骨髓炎，外伤出血，蝮蛇咬伤。

【用法用量】根：①内服：煎汤，15～30克。②外用：捣烂外敷或研末撒患处。全草：①内服：煎汤，9～18克；或浸酒。②外用：捣烂外敷、煎水洗或研末撒布。

## （18）蛇含委陵菜 *Potentilla kleiniana* Wight et Arn.

【药名别名】蛇含、五匹风、五叶蛇莓。

【药用部位】为委陵菜属植物蛇含委陵菜的全草。

【植物形态】多年生草本。主根短，侧根如须状丛生。茎多数，细长，略匍匐，具疏生的绢状毛。基生叶具长柄，茎生叶较小，柄短；掌状复叶；小叶3～5，椭圆形或狭倒卵形，长2～4厘米，宽0.5～1.7厘米，先端浑圆或钝尖，基部楔形，边缘上部有粗锯齿，下部全缘，上面近于无毛，下面脉间有绢状毛；托叶阔披针形，基部与叶柄结合。花小，呈顶生的圆锥状聚伞花序；萼片5，卵状披针形，副萼5，近线形，背面均有少许毛；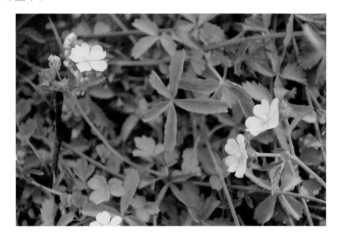花瓣5，黄色，倒心形，先端稍凹；雄蕊多数；雌蕊多数，着生于花托上。瘦果有纵皱，无毛。花果期4—9月。

【生境分布】生于海拔1800米以下的山坡草地及沟边、路旁、岩石上。我市山区乡镇有分布。

【采收加工】夏、秋季采收，洗净，鲜用或晒干。

【功能主治】清热解毒，止咳化痰。用于外感咳嗽，百日咳，咽喉肿痛，小儿高热惊风，疟疾，痢疾；外用治腮腺炎，乳腺炎，毒蛇咬伤，带状疱疹，疔疮，痔疮，外伤出血。

【用法用量】内服：煎汤，5～9克（鲜品30～60克）。外用：煎水洗，捣烂外敷或煎水含漱。

## （19）杏 *Armeniaca vulgaris* Lam.

【药名别名】苦杏仁、杏子。

【药用部位】为杏属植物杏的种仁。

【植物形态】落叶小乔木，高4～10米；树皮暗红棕色，纵裂。单叶互生；叶片圆卵形或宽卵形，长5～9厘米，宽4～8厘米。花单生于枝端，着生较密，稍似总状；花几无梗，花萼基部呈筒状，外面被短柔毛，上部5裂；花瓣5，白色或浅粉红色，圆形

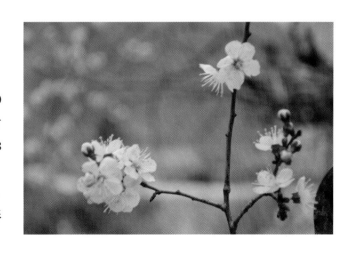

至宽倒卵形；雄蕊多数，着生于萼筒边缘；雌蕊单心皮，着生于萼筒基部。核果圆形，稀倒卵形，直径 2.5 厘米以上。种子 1，心状卵形，浅红色。花期 3—4 月，果期 6—7 月。

【生境分布】我市各地有栽培。

【采收加工】果实成熟后采摘，除去果肉及果核，取出种仁，晒干。

【功能主治】祛痰止咳，平喘，润肠。治外感咳嗽，喘满，喉痹，肠燥便秘。

【用法用量】内服：煎汤，3 ～ 10 克；或入丸、散。外用：捣烂敷患处。

## （20）野杏 *Armeniaca vulgaris* var. *ansu* (Maxim.) Yü et Lu

【药名别名】山杏、苦杏仁、杏仁。

【药用部位】为杏属植物野杏的种仁。其根、树皮、叶和花亦可入药。

【植物形态】乔木，高 5 ～ 8 米；树冠圆形、扁圆形或长圆形；树皮灰褐色，纵裂；多年生枝浅褐色，皮孔大而横生，一年生枝浅红褐色，有光泽，无毛，具多数小皮孔。叶片基部楔形或宽楔形；花常 2 朵，淡红色；果实近球形，红色；核卵球形，离肉，表面粗糙而有网纹，腹棱常锐利。花期 3—4 月，果期 6—7 月。

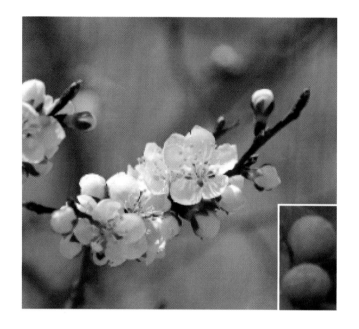

【生境分布】生于海拔 600 ～ 1500 米的向阳处。我市分布在狮子峰林场。

【采收加工】同杏。

【功能主治】同杏。

【用法用量】同杏。

【附注】①本品的种仁即 2015 年版《中国药典》收载的苦杏仁（杏仁）的来源之一。②其他药用部位的详细资料见《中华本草》相关内容。

## （21）桃 *Amygdalus persica* L.

【药名别名】桃仁、桃子、桃树。

【药用部位】为桃属植物桃的种子（桃仁）。

【植物形态】落叶小乔木，高达 8 米。小枝绿色或半边红褐色，无毛，冬芽有细柔毛。叶互生，在短枝上呈簇生状；叶片椭圆状披针形至倒卵状披针形，中部最阔，长 8 ～ 15 厘米，宽 2 ～ 3.5 厘米，先端长尖，基部阔楔形，边缘具细锯齿，两面无毛；叶柄长 7 ～ 12

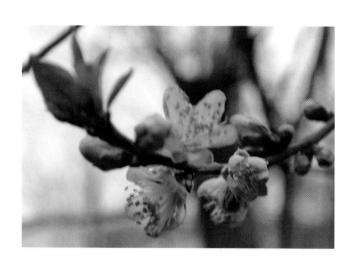

毫米，具腺点。花通常单生，直径 2.5～3.5 厘米；具短梗；萼片 5，基部合生成短萼筒，红色，外面有茸毛；花瓣 5，倒卵形，粉红色；雄蕊多数，着生于萼筒边缘；子房 1 室，花柱细长，柱头小，圆头状。核果近球形，直径 5～7 厘米，有短茸毛；果肉白色或黄色；核极硬，有不规则的凹点及深沟。种子 1 枚，扁卵状心形。花期 4 月，先于叶开放，果熟期 6—7 月。

【生境分布】我市各地广泛栽培。

【采收加工】果实成熟后采收，除去果肉及核壳，取出种子，晒干。

【功能主治】破血行瘀，润燥滑肠。治经闭，癥瘕，热病蓄血，风痹，跌打损伤，瘀血肿痛，肠燥便秘。

【用法用量】内服：煎汤，5～9 克；或入丸、散。外用：捣烂外敷。

【附注】桃树的树脂（桃胶）、树根、树枝、桃花和桃叶也可分别入药，用法用量略。

## （22）山桃 *Amygdalus davidiana* (Carr.) C. de Vos

【药名别名】桃仁、毛桃、野桃。

【药用部位】为桃属植物山桃的种子。

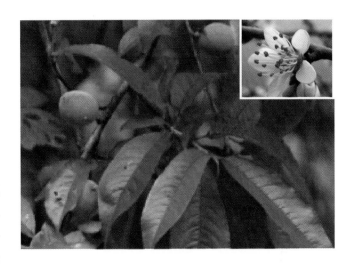

【植物形态】乔木，高可达 10 米；树冠开展，树皮暗紫色，光滑；小枝细长，直立，幼时无毛，老时褐色。叶片卵状披针形，长 5～13 厘米，宽 1.5～4 厘米，先端渐尖，基部楔形，两面无毛，叶边具细锐锯齿；叶柄长 1～2 厘米，无毛，常具腺体。花单生，先于叶开放，直径 2～3 厘米；花梗极短或几无梗；花萼无毛；萼筒钟形；萼片卵形至卵状长圆形，紫色，先端圆钝；花瓣倒卵形或近圆形，长 10～15 毫米，宽 8～12 毫米，粉红色，先端圆钝，稀微凹；雄蕊多数，几与花瓣等长或稍短；子房被柔毛，花柱长于雄蕊或近等长。果实近球形，直径 2.5～3.5 厘米，淡黄色，外面密被短柔毛，果梗短而深入果洼；果肉薄而干，不可食，成熟时不开裂；核球形或近球形，两侧不压扁，顶端圆钝，基部截形，表面具纵、横沟纹和孔穴，与果肉分离。花期 3—4 月，果期 7—8 月。

【生境分布】生于海拔 800～3200 米的山坡、山谷沟底或荒野疏林及灌丛内。我市分布于狮子峰林场等地。

【采收加工】果实成熟后采收，除去果肉及核壳，取出种子，晒干。

【功能主治】活血祛瘀，润肠通便。用于经闭，痛经，癥瘕痞块，跌扑损伤，肠燥便秘。

【用法用量】内服：煎汤，4.5～9 克；或入丸、散。外用：捣烂外敷。

【附注】①孕妇忌服。②本品为《中国药典》收载桃仁的来源之一。

## （23）毛樱桃 *Cerasus tomentosa* (Thunb.) Wall.

【药名别名】山樱桃、郁李仁、大李仁。

【药用部位】为樱属植物毛樱桃的果实和种子。

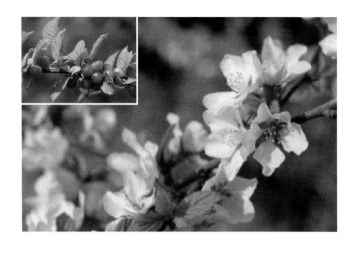

【植物形态】落叶灌木，通常高0.3～1米。小枝紫褐色，冬芽卵形，疏被短柔毛或无毛。叶片卵状椭圆形，长2～7厘米，宽1～3.5厘米，先端急尖或渐尖，基部楔形，边有急尖，侧脉4～7对；叶柄长2～8毫米，被茸毛；托叶线形，长3～6毫米，被长柔毛。花单生或簇生，花与叶同开；花梗长达2.5毫米或近无梗；萼筒管状或杯状，长4～5毫米，外被短柔毛或无毛，萼片三角状卵形，先端圆钝或急尖，长2～3毫米；花瓣白色或粉红色，倒卵形，先端圆钝；雄蕊20～25枚，短于花瓣；花柱伸出与雄蕊近等长或稍长。核果近球形，红色，直径0.5～1.2厘米；核表面除棱脊两侧有纵沟外，无棱纹。花期4—5月，果期6—9月。

【生境分布】生于山坡林中、林缘、灌丛中。我市分布于狮子峰林场、福田河镇和三河口镇等地。

【采收加工】秋季果实成熟时采收，鲜用或晒干。除去果核，取出种子晒干即为郁李仁。

【功能主治】果实：补中益气，健脾祛湿；用于病后体虚，倦怠少食，风湿腰痛，四肢不灵，贫血等，外用可治冻疮，汗斑。种仁：润燥滑肠，下气，利水；用于津枯肠燥，食积气滞，腹胀便秘，水肿，小便淋痛不利。

【用法用量】种仁：煎服，3～10克；或入丸、散。

【附注】本品非《中国药典》收载的郁李仁。

## （24）樱桃 *Cerasus pseudocerasus* (Lindl.) G. Don

【药名别名】珠樱、家樱桃。

【药用部位】为樱属植物樱桃的果实、树枝、叶、果核和果汁。

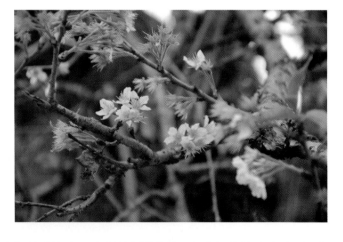

【植物形态】落叶小乔木，高达6米，腋芽单生。叶卵状椭圆形，长5～10厘米，先端渐尖或尾尖，基部圆形；边缘具大小不等尖锐重锯齿，齿尖有小腺体。花白色，直径1.5～2.5厘米，花瓣端凹缺，花柱无毛，萼筒及花梗有毛；2～6朵成伞房状花序。果红色或橘红色，直径0.9～1.3厘米，无纵沟。3—4月开花，5—6月果熟。

【生境分布】生于海拔300～600米山坡向阳处或沟边。我市野生樱桃见于龟山，栽培品种见于阎家河镇农村、城区居民的住宅旁。

【采收加工】夏季采收叶及果实，或捡果核洗净，晒干。根：9—10月采收，洗净鲜用或晒干。果核：取成熟果实放置缸中，用手揉搓，使果肉与果核分离，然后洗去果肉，取净核晒干。枝：全年均可采收。

【功能主治】果汁：透疹，敛疮。果实：益气，祛风湿；主治瘫痪，四肢不仁，风湿腰腿疼痛，冻疮。根：杀虫，调经，益气阴。树枝：温中行气，止咳，去斑；主治胃寒脘痛，咳嗽，雀斑。樱桃核：发表透疹，消瘤去瘢，行气止痛。叶：温中健脾，止咳止血，解毒杀虫。

【用法用量】叶：煎服，15～30克，或捣汁；外用适量，捣烂外敷或煎水熏洗。樱桃核：煎服，5～15克；外用适量，磨汁涂或煎水熏洗。果：煎服，30～150克，或浸酒；外用适量，浸酒涂擦或捣烂外敷。根：煎服，干品9～15克，鲜品30～60克；外用适量，煎水洗。樱桃枝：煎服，3～10克；外用适量，煎水洗。樱桃汁：内服适量，炖温；外用适量，擦患处。

## （25）李 *Prunus salicina* Lindl.

【药名别名】李仁、李子、嘉应子。

【药用部位】为李属植物李的果实、树脂、叶和种子。

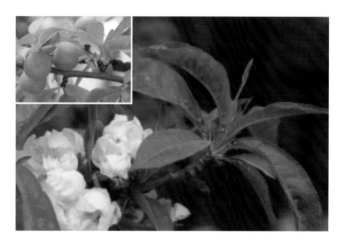

【植物形态】单叶互生，叶卵圆形或长圆状披针形，长4.5～6厘米，宽2～4厘米，先端短尖，基部楔形，缘具尖细锯齿，羽状脉5～8对，两面无毛或背面脉腋有毛，色暗绿或紫红，叶柄光滑，多无腺体。花单生或2朵簇生，白色，雄蕊约25枚，略短于花瓣，花部无毛，核果扁球形，直径1～3厘米，腹缝线上微见沟纹，无梗洼，熟时黄色、红色或紫色，光亮或微被白粉，花与叶同放。花期3—4月，果7—8月。

【生境分布】我市各地有栽培。

【采收加工】李仁：果实成熟时采集果核，洗净，击破外壳，取种子晒干。叶：夏、秋季采集，鲜用或晒干。果实：成熟时采摘，鲜用。树胶：在李树生长繁茂的季节，采收树干上分泌的胶质，晒干，除去杂质。

【功能主治】树胶：清热，透疹，退翳；主治麻疹透发不畅，目生翳障。果实：清热，生津，消积；主治虚劳骨蒸，消渴，食积。叶：清热解毒；用于壮热惊痫，肿毒溃烂。李仁：祛瘀，利水，润肠；主治血瘀疼痛，跌打损伤，水肿膨胀，脚气，肠燥便秘。

【用法用量】李仁：煎服，3～9克；外用适量，研末调敷。叶：煎服，10～15克；外用适量，煎水洗浴；或捣烂外敷，或捣汁涂。树胶：煎服，10～15克；外用适量，煎水洗；或捣烂外敷。果实：煎服，10～15克；鲜者，生食，每次100～300克。

## （26）梅 *Armeniaca mume* Sieb.

【药名别名】乌梅、梅花。

【药用部位】为杏属植物梅的果实和花蕾。

【植物形态】小乔木，稀灌木，高4～10米；树皮浅灰色或带绿色，平滑；小枝绿色，光滑无毛。叶片卵形或椭圆形，长4～8厘米，宽2.5～5厘米，先端尾尖，基部宽楔形至圆形，叶边常具小锐锯齿，灰绿色，幼嫩时两面被短柔毛，后逐渐脱落；叶柄长1～2厘米，常有腺体。花单生或有时2朵同生于1芽内，直径2～2.5厘米，香味浓，先于叶开放；花梗短，长1～3毫米；花萼通常红褐色，但有些品种的花萼为绿色或绿紫色；萼筒宽钟形，无毛或有时被短柔毛；萼片卵形或近圆形，先端圆钝；花瓣倒卵形，白色至粉红色；雄蕊短或稍长于花瓣；花柱短或稍长于雄蕊。果实近球形，直径2～3厘米，黄色或绿白色，被柔毛，味酸；果肉与核粘连；核椭圆形，腹面和背棱上均有明显纵沟，表面具蜂窝状孔穴。花期冬春季，果期5—6月（在华北果期延至7—8月）。

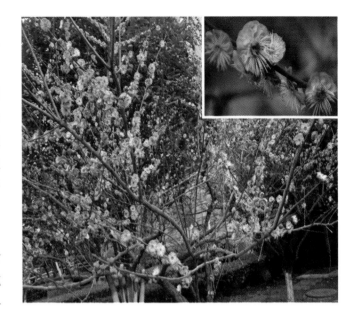

【生境分布】我市城区有栽培。

【采收加工】果实：近成熟时采收，低温烘干后闷至色变黑。花：未开放时采摘，及时低温干燥。

【功能主治】花蕾：开郁和中，化痰，解毒；用于郁闷心烦，肝胃气痛，梅核气，瘰疬疮毒。果实（乌梅）：敛肺，涩肠，生津，安蛔；用于肺虚久咳，久痢滑肠，虚热消渴，蛔厥呕吐腹痛，胆道蛔虫病。

【用法用量】梅花：煎服，3～5克。乌梅：煎服，6～12克。

## （27）榆叶梅 *Amygdalus triloba* (Lindl.) Ricker

【药名别名】郁李仁、榆梅、小桃红。

【药用部位】为桃属植物榆叶梅的种仁。

【植物形态】灌木，稀小乔木，高2～3米；枝条开展，具多数短小枝；小枝灰色；冬芽短小，长2～3毫米。短枝上的叶常簇生，一年生枝上的叶互生；叶片宽椭圆形至倒卵形，先端短渐尖，常3裂，基部宽楔形，上面具疏柔毛或无毛，下面被短柔毛，叶边具粗锯齿或重锯齿；叶柄长5～10毫米，被短柔毛。花1～2朵，先于叶开放，直径2～3厘米；花梗长4～8毫米；萼筒宽钟形，无毛或幼时微具毛；萼片卵形或卵状披针形，无毛，近先端疏生小锯齿；花瓣近圆形或宽倒卵形，先端圆钝，有时微凹，粉红色；雄

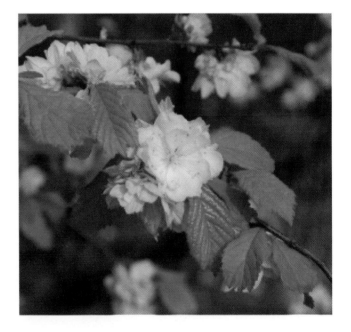

蕊25～30，短于花瓣。果实近球形，直径1～1.8厘米，顶端具短小尖头，红色，外被短柔毛；果梗长5～10毫米；核近球形，直径1～1.6厘米，表面具不整齐的网纹。花期4—5月，果期5—7月。

【生境分布】生于低至中海拔的坡地或沟旁，乔木、灌木林下或林缘。我市山区乡镇有分布。

【采收加工】果实成熟时采集，除去果壳，取出种仁，晒干。

【功能主治】下气利水。主治大肠气滞，燥涩不通，小便不利，大腹水肿，四肢浮肿，脚气。

【用法用量】内服：煎汤，3 ～ 10 克；或入丸、散。

【附注】据《中华本草》记载：郁李仁原为蔷薇科植物郁李、欧李、榆叶梅、长梗扁桃等的种仁。现在《中国药典》只收载除榆叶梅外的三种植物种仁。

## （28）郁李　*Cerasus japonica* (Thunb) Lois.

【药名别名】郁李仁、爵梅、山李。

【药用部位】为樱属植物郁李的种子（郁李仁）和根。

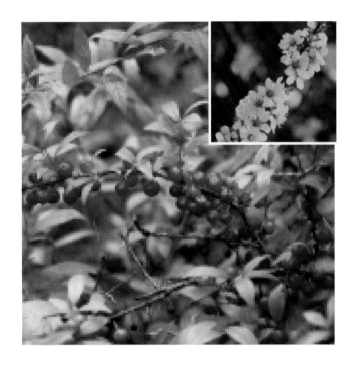

【植物形态】灌木，高 1 ～ 1.5 米。小枝灰褐色，嫩枝绿色或绿褐色，无毛。冬芽卵形，无毛。叶片卵形或卵状披针形，长 3 ～ 7厘米，宽 1.5 ～ 2.5 厘米，先端渐尖，基部圆形，边有缺刻状尖锐重锯齿，上面深绿色，无毛，下面淡绿色，无毛或脉上有稀疏柔毛，侧脉5 ～ 8 对；叶柄长 2 ～ 3 毫米，无毛或被稀疏柔毛；托叶线形，长 4 ～ 6 毫米，边有腺齿。花 1 ～ 3 朵，簇生，花、叶同开或先于叶开放；花梗长 5 ～ 10 毫米，无毛或被疏柔毛；萼筒陀螺形，长、宽近相等为 2.5 ～ 3 毫米，无毛，萼片椭圆形，比萼筒略长，先端圆钝，边有细齿；花瓣白色或粉红色，倒卵状椭圆形；雄蕊约 32；花柱与雄蕊近等长，无毛。核果近球形，深红色，直径约 1 厘米；核表面光滑。花期 5 月，果期 7—8 月。

【生境分布】生于向阳山坡、路旁或小灌丛中。我市狮子峰林场有栽培。

【采收加工】郁李仁：秋季果实成熟时采摘，去壳，取出种仁。根：秋、冬季采挖，洗净切片，晒干。

【功能主治】郁李仁：润燥滑肠，下气，利水；用于津枯肠燥，食积气滞，腹胀便秘，水肿，脚气，小便不利。根：清热，杀虫，行气破积；主治龋齿疼痛，小儿发热，气滞积聚。

【用法用量】郁李仁：煎服，6 ～ 9 克。根：煎服，6 ～ 9 克。外用：煎水含漱。

【附注】①孕妇慎用。②本品为《中国药典》收载的郁李仁。

## （29）欧李　*Cerasus humilis* (Bge.) Sok.

【药名别名】郁李仁、山梅、小李仁。

【药用部位】为樱属植物欧李的种仁。

【植物形态】灌木，高 0.4 ～ 1.5 米。小枝灰褐色或棕褐色，被短柔毛。冬芽卵形，疏被短柔毛或几无毛。叶片倒卵状长椭圆形或倒卵状披针形，长2.5～5厘米，宽1～2厘米，中部以上最宽，先端急尖或短渐尖，基部楔形，边有单锯齿或重锯齿，上面深绿色，无毛，下面浅绿色，无毛或被稀疏短柔毛，侧脉6～8对；叶柄长2～4毫米，无毛或被稀疏短柔毛；托叶线形，长5～6毫米，边有腺体。花单生或2～3花簇生，花、叶同开；花梗长5～10毫米，被稀疏短柔毛；萼筒长、宽近相等，约3毫米，外面被稀疏柔毛，萼片三角状卵圆形，先端急尖或圆钝；花瓣白色或粉红色，长圆形或倒卵形；雄蕊30～35枚；花柱与雄蕊近等长，无毛。核果成熟后近球形，红色或紫红色，直径1.5～1.8厘米；核表面除背部两侧外无棱纹。花期4—5月，果期6—10月。

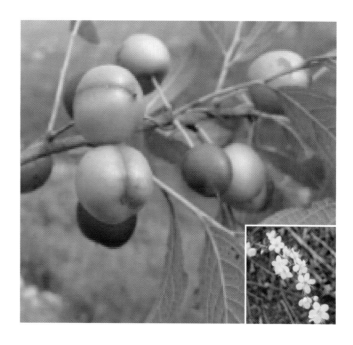

【生境分布】生于海拔100～1800米的阳坡砂地、灌丛中，或庭园栽培。我市有分布。

【采收加工】夏、秋季果实成熟后采收。除去外壳，取出种子晒干。

【功能主治】同郁李。

【用法用量】同郁李。

【附注】同郁李。

## （30）稠李 *Padus avium* Mill.

【药名别名】臭李子。

【药用部位】为稠李属植物稠李的果实和叶片。

【植物形态】落叶乔木，高可达15米；树皮粗糙而多斑纹，老枝紫褐色或灰褐色，有浅色皮孔；小枝红褐色或带黄褐色；冬芽卵圆形。叶片椭圆形、长圆形或长圆状倒卵形，长4～10厘米，宽2～4.5厘米，先端尾尖，基部圆形或宽楔形，边缘有不规则锐锯齿，有时混有重锯齿；下面中脉和侧脉均突起；叶柄长1～1.5厘米，幼时被短茸毛，以后脱落近无毛，顶端两侧各具1腺体；托叶膜质，线形，先端渐尖，边有带腺锯齿，早落。总状花序具有多花，基部通常有2～3

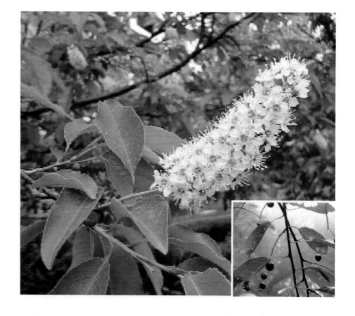

叶，通常较小；花直径1～1.6厘米；萼筒钟状，比萼片稍长；萼片三角状卵形，先端急尖或圆钝，边有

带腺细锯齿；花瓣白色，长圆形，先端波状，基部楔形，有短爪，比雄蕊长近 1 倍；雄蕊多数，花丝长短不等，排成紧密不规则 2 轮；雌蕊 1，柱头盘状，花柱比长雄蕊短。核果卵球形，顶端有尖头，直径 8 ～ 10 毫米，红褐色至黑色，光滑；萼片脱落。花期 4—5 月，果期 5—10 月。

【生境分布】生于山坡、山谷或灌丛中。我市分布于狮子峰林场。

【采收加工】夏、秋季采集叶片及果实，分别鲜用或晒干。

【功能主治】止泻，补脾。叶：镇咳，祛痰。挥发油杀虫。

【用法用量】不详。有待进一步研究。

## （31）短梗稠李 *Padus brachypoda* (Batal.) Schneid.

【药名别名】短柄稠李、野苦桃树。

【药用部位】为稠李属植物短梗稠李的树皮。

【植物形态】落叶乔木，高 8 ～ 10 米，树皮黑色；多年生小枝黑褐色，无毛，有散生浅色皮孔；当年生小枝红褐色，冬芽卵圆形。叶片长圆形，稀椭圆形，先端急尖或渐尖，基部圆形或微心形，叶边有贴生或开展锐锯齿，齿尖带短芒，上面深绿色，无毛，下面淡绿色，无毛或在脉腋有髯毛，中脉和侧脉均突起；叶柄长 1.5 ～ 2.3 厘米，无毛，顶端两侧各有 1 腺体；托叶膜质，线形，先端渐尖，边缘有带腺锯齿，早落。总状花

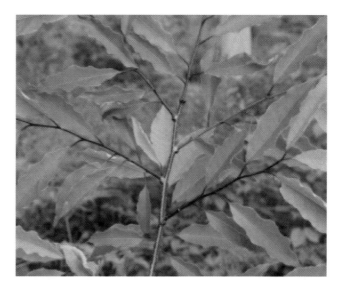

序具有多花，长 16 ～ 30 厘米，基部有 1 ～ 3 叶，叶片长圆形；花梗长 5 ～ 7 毫米，总花梗和花梗均被短柔毛；萼筒钟状，比萼片稍长，萼片三角状卵形，先端急尖，边有带腺细锯齿；花瓣白色，倒卵形，中部以上啮蚀状或波状，基部楔形有短爪；雄蕊 25 ～ 27，雌蕊 1。核果球形，直径 5 ～ 7 毫米，幼时紫红色，老时黑褐色，无毛；核光滑。花期 4—5 月，果期 5—10 月。

【生境分布】生于海拔 1500 ～ 2500 米的山坡灌丛或山谷林中。我市分布于三河口镇和狮子峰林场等地。

【采收加工】春、夏季剥取树皮，切片，鲜用或晒干。

【功能主治】杀虫，止痒。

【用法用量】不详。有待进一步研究。

## （32）火棘 *Pyracantha fortuneana* (Maxim.) Li

【药名别名】赤阳子、红子根、救军粮。

【药用部位】为火棘属植物火棘的果实、根和叶。

【植物形态】常绿灌木，高约 3 米；侧枝短，先端呈刺状；小枝暗褐色，幼时有锈色短柔毛，老时无毛。叶片倒卵形或倒卵状矩圆形，中部以上最宽，长 1.5 ～ 6 厘米，宽 0.5 ～ 2 厘米，先端圆钝或微凹，有时有短尖头，基部楔形，下延，边缘有圆钝锯齿，齿尖向内弯，近基部全缘，两面无毛，叶柄短，无毛

或幼时有疏柔毛。复伞房花序，总花梗和花梗近无毛；花白色，直径约1厘米；萼筒钟状，无毛，裂片三角状卵形；花瓣圆形。梨果近圆形，直径约5毫米，萼片宿存。花期3—5月，果期8—11月。

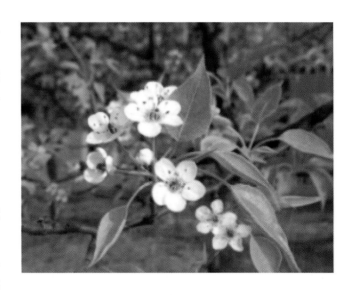

【生境分布】生于低山河边、灌丛中。我市各地有分布。

【采收加工】秋季采果，冬末春初挖根，叶随时可采，鲜用或晒干。

【功能主治】果：健脾消积，活血止血；治痞块，食积，泄泻，痢疾，崩漏，产后血瘀。根：清热凉血，化瘀止痛；用于潮热盗汗，肠风下血，崩漏，疮疖痈痛，目赤肿痛，风火牙痛，跌打损伤，劳伤腰痛，外伤出血。叶：清热解毒。

【用法用量】根：煎服，10～30克；外用适量，捣烂外敷。果：煎服，15～30克；或浸酒；外用适量，捣烂外敷。叶：外用适量，外敷治疮疡肿毒。

## （33）杜梨 *Pyrus betulifolia* Bunge

【药名别名】棠梨、野梨。

【药用部位】为梨属植物杜梨的果实及枝叶。

【植物形态】乔木，高达10米，树冠开展，枝常具刺；冬芽卵形，先端渐尖，外被灰白色茸毛。叶片菱状卵形至长圆状卵形，长4～8厘米，宽2.5～3.5厘米，先端渐尖，基部宽楔形，稀近圆形，边缘有粗锐锯齿，幼叶两面被毛，后脱落，老叶无毛而有光泽；叶柄长2～3厘米，被灰白色茸毛；托叶膜质，线状披针形，长约2毫米，两面均被茸毛，早落。伞形总状花序，有花10～15朵，总花梗和花梗均被灰白色茸毛，花梗长2～2.5厘米；苞片膜质，线形，长5～8毫米，被茸毛，早落；花直径1.5～2厘米；萼筒外密被灰白色茸毛；萼片三角状卵形，长约3毫米；花瓣宽卵形，长5～8毫米，宽3～4毫米，先端圆钝，基部具短爪。雄蕊20，花药紫色，长约花瓣之半；花柱2～3，基部微具毛。果实近球形，直径5～10毫米，2～3室，褐色，有淡色斑点，萼片脱落，基部具带茸毛果梗。花期4月，果期8—9月。

【生境分布】野生于荒郊、山脚、路边或道旁。我市分布于狮子峰。

【采收加工】8—9月果实成熟时采摘，晒干或鲜用。夏季采收枝叶，切段，晒干。

【功能主治】枝叶：舒肝和胃，缓急止泻；用于反胃吐食，霍乱吐泻，转筋腹痛。果实：敛肺，涩肠；治咳嗽，泻痢。

【用法用量】果实：煎服，15～30克。枝叶：煎服，15～30克；外用适量，煎水洗。

## （34）豆梨 *Pyrus calleryana* Dcne.

【药名别名】鹿梨、野梨。

【药用部位】为梨属植物豆梨的果实和根皮。

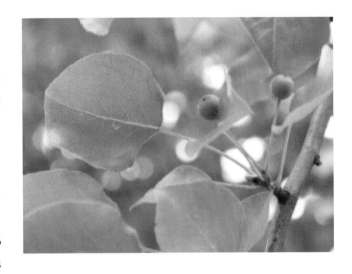

【植物形态】乔木，高5～8米；小枝圆柱形；冬芽三角状卵形，先端短渐尖，微具茸毛。叶片宽卵形至卵形，稀长椭卵形，长4～8厘米，宽3.5～6厘米，先端渐尖，稀短尖，基部圆形至宽楔形，边缘有钝锯齿，两面无毛；叶柄长2～4厘米，无毛；托叶叶质，线状披针形，长4～7毫米，无毛。伞形总状花序，具花6～12朵，直径4～6毫米，总花梗和花梗均无毛，花梗长1.5～3厘米；苞片膜质，线状披针形，长8～13毫米，内面具茸毛；花直径2～2.5厘米；萼筒无毛；萼片披针形，先端渐尖，全缘；花瓣卵形，长约13毫米，宽约10毫米，基部具短爪，白色；雄蕊20，稍短于花瓣；花柱2，稀3，基部无毛。梨果球形，直径约1厘米，黑褐色，有斑点，萼片脱落，有细长果梗。花期4月，果期8—9月。

【生境分布】生于海拔80～1800米的山坡、平原或山谷杂草丛中。我市分布于张家畈镇。

【采收加工】根皮：全年可采，挖出侧根，剥取根皮，鲜用。果实：秋季成熟时采摘，晒干。

【功能主治】果实：健脾消食，涩肠止痢；主治饮食积滞，泻痢。根皮：清热解毒，敛疮；用于疮疡，疥癣。

【用法用量】果实：煎服，15～30克。根皮：外用适量，捣烂外敷；或煎水熏洗。

## （35）沙梨 *Pyrus pyrifolia* (Burm. f.) Nakai

【药名别名】糖梨子、白梨。

【药用部位】为梨属植物沙梨的果实和果皮。

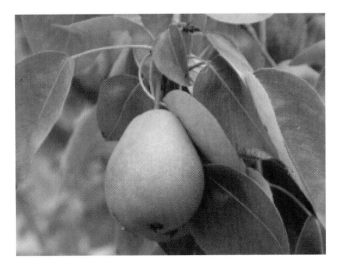

【植物形态】乔木，高达7～15米；小枝嫩时具黄褐色长柔毛或茸毛，不久脱落，二年生枝紫褐色或暗褐色，具稀疏皮孔；冬芽长卵形，先端圆钝，鳞片边缘和先端稍具长茸毛。叶片卵状椭圆形或卵形，长7～12厘米，宽4～6.5厘米，先端长尖，基部圆形或近心形，稀宽楔形，边缘有刺芒锯齿。微向内合拢，上下两面无毛或嫩时有褐色绵毛；叶柄长 3 ～ 4.5 厘米，嫩时被茸毛，不久脱落；托叶膜质，线状披针形，长 1 ～ 1.5 厘米，先端渐尖，全缘，边缘具长柔毛，早落。伞形总状花序，具花 6 ～ 9 朵，直径 5 ～ 7 厘米；总花梗和花梗幼时微具柔毛，花梗长 3.5 ～ 5 厘米；苞片膜质，线形，边缘有长柔毛；花直径 2.5 ～ 3.5 厘米；花瓣卵形，长 15 ～ 17 毫米，先端啮齿状，基部具短爪，白色；雄蕊 20，花柱 5，稀 4，光滑无毛；果实近球形，浅褐色，有浅色斑点，先端微向下陷，萼片脱落；种子卵形，微扁，长 8 ～ 10 毫米，深褐色。花期 4 月，果期 8 月。

【生境分布】我市各地有栽培。

【采收加工】果实成熟时采摘，一般鲜用。

【功能主治】清暑解渴，生津收敛。治干咳，热病烦渴，汗多等症。

【用法用量】鲜品 60 ～ 120 克，干品（梨皮）9 ～ 15 克。

## （36）湖北海棠 *Malus hupehensis* (Pamp.) Rehd.

【药名别名】野海棠。

【药用部位】为苹果属植物湖北海棠的根和果实。

【植物形态】落叶乔木，高达 8 米；小枝最初有短柔毛，不久脱落，老枝紫色至紫褐色；冬芽卵形，先端急尖，鳞片边缘有疏生短柔毛，暗紫色。叶片卵形至卵状椭圆形，长 5 ～ 10 厘米，宽 2.5 ～ 4 厘米，先端渐尖，基部宽楔形，稀近圆形，边缘有细锐锯齿，嫩时具稀疏短柔毛，不久脱落无毛，常呈紫红色；叶柄长 1 ～ 3 厘米，嫩时有稀疏短柔毛，逐渐脱落；托叶草质至膜质，线状披针形，先端渐尖，有疏生柔毛，早落。伞房花序，具花 4 ～ 6 朵，花梗长 3 ～ 6 厘米，无毛或稍有长柔毛；苞片膜质，披针形，早落；花直径 3.5 ～ 4 厘米；萼筒外面无毛或稍有长柔毛；萼片三角状卵形，先端渐尖或急尖，长 4 ～ 5 毫米，外面无毛，内面有柔毛，略带紫色，

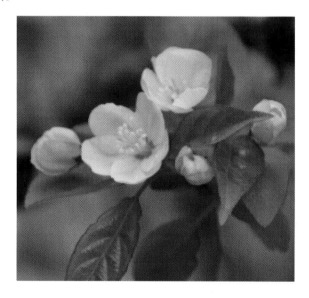

与萼筒等长或稍短；花瓣倒卵形，长约 1.5 厘米，基部有短爪，粉白色或近白色；雄蕊 20，花丝长短不齐，约等于花瓣之半；花柱 3，稀 4，基部有长茸毛，较雄蕊稍长。果实椭圆形或近球形，直径约 1 厘米，黄绿色稍带红晕，萼片脱落；果梗长 2 ～ 4 厘米。花期 4—5 月，果期 8—9 月。

【生境分布】生于海拔 50 ～ 2900 米的山坡或山谷丛林中。我市城区有栽培。

【采收加工】根：夏、秋季采挖，洗净切片，鲜用或晒干。果：8—9 月采摘果实，鲜用。

【功能主治】果：消积化滞，和胃健脾；用于食积停滞，消化不良，痢疾，疳积。根：活血通络，主治跌打损伤。嫩叶：消积化滞，和胃健脾；用于食滞，消化不良等症，泡服。

【用法用量】根：煎服，鲜品 60 ～ 90 克；外用适量，研末调敷。果：煎服，鲜果 60 ～ 90 克。

## （37）垂丝海棠 *Malus halliana* Koehne

【药名别名】垂枝海棠。

【药用部位】为苹果属植物垂丝海棠的花。

【植物形态】落叶小乔木，高达 5 米，树冠疏散，枝开展。小枝细弱，紫色或紫褐色。冬芽卵形，紫色。叶片卵形或椭圆形至长椭圆状卵形，长3.5～8厘米，宽2.5～4.5厘米，先端长渐尖，基部楔形至近圆形，锯齿细钝或近全缘。上面深绿色，有光泽并常带紫晕。叶柄长5～25毫米；托叶小，膜质，披针形，内面有毛，早落。伞房花序，花序中常有1～2朵花无雌蕊，具花4～6朵，花梗细弱，长2～4厘米，下垂，有稀疏柔毛，紫色；花直径3～3.5厘米。萼片三角状卵形，长3～5毫米，与萼筒等长或稍短。花瓣倒卵形，粉红色。雄

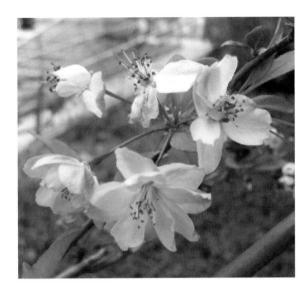

蕊20～25，花丝长短不齐，约等于花瓣之半。花柱4或5。果实梨形或倒卵形，直径6～8毫米，略带紫色，成熟很迟，萼片脱落。果梗长2～5cm。花期3—4月，果期9—10月。

【生境分布】生于海拔50～1200米的山坡丛林中、山溪边。我市城区有栽培。

【采收加工】3—4月花盛开时采收，晒干。

【功能主治】调经和血。主治血崩。

【用法用量】内服：煎汤，6～15克。

## （38）海棠 *Malus spectabilis* (Ait.) Borkh.

【药名别名】海棠花。

【药用部位】为苹果属植物海棠的果实。

【植物形态】落叶乔木，高可达8米；小枝粗壮，圆柱形；冬芽卵形，紫褐色，有数枚外露鳞片。叶片椭圆形至长椭圆形，长5～8厘米，宽2～3厘米，先端短渐尖，基部宽楔形或近圆形，边缘有紧贴细锯齿，有时部分近于全缘；叶柄长1.5～2厘米，具短柔毛；托叶膜质，窄披针形，先端渐尖，全缘，内面具长柔毛。花序近伞形，有花4～6朵，花梗长2～3厘米，具柔毛；苞片膜质，披针形，早落；花直径4～5厘米；萼筒外面无毛；萼片三角状卵形；花瓣卵形，长2～2.5厘米，宽1.5～2

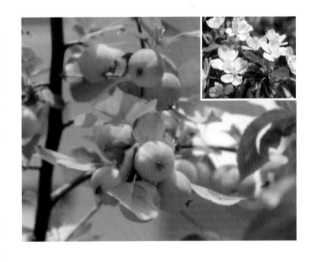

厘米，基部有短爪，白色；雄蕊20～25，长约花瓣之半；花柱5，稀4。果实近球形，直径2厘米，黄色，萼片宿存。花期4—5月，果期8—9月。

【生境分布】生于平原或山地，喜阳光，我市城区有栽培。

【采收加工】秋季果实成熟时采集，多为鲜用。

【功能主治】祛风，顺气，舒筋，止痛。用于消化不良，食积腹胀，肠炎腹泻及痔疮。

【用法用量】多为鲜果，适量生食。

【附注】其果偏酸，胃溃疡、胃酸高者不宜食用。

## （39）棣棠花 *Kerria japonica* (L.) DC.

【药名别名】地棠花、清明花、黄榆梅。

【药用部位】为棣棠花属植物棣棠花的花或枝叶。

【植物形态】落叶灌木，高 1～2 米，稀达 3
米；小枝绿色，圆柱形，无毛，常拱垂，嫩枝有棱角。
叶互生，三角状卵形或卵圆形，顶端长渐尖，基部
圆形、截形或微心形，边缘有尖锐重锯齿，两面绿色，
上面无毛或有稀疏柔毛，下面沿脉或脉腋有柔毛；
叶柄长 5～10 毫米，无毛；托叶膜质，带状披针形，
有缘毛，早落。单花，着生在当年生侧枝顶端，花
梗无毛；花直径 2.5～6 厘米；萼片卵状椭圆形，
顶端急尖，有小尖头，全缘，无毛，果时宿存；花
瓣黄色，宽椭圆形，顶端下凹，比萼片长 1～4 倍。
瘦果倒卵形至半球形，褐色或黑褐色，表面无毛，
有皱褶。花期 4—6 月，果期 6—8 月。

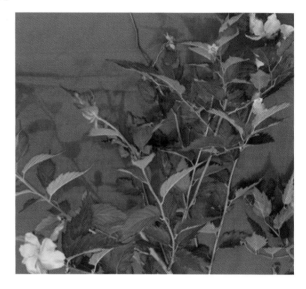

【生境分布】生于海拔 500 米以下的山谷、沟边、林下草丛中。我市山区有分布。

【采收加工】夏季采花及嫩枝叶，鲜用或晒干。

【功能主治】花：化痰止咳，用于肺结核咳嗽。枝叶：祛风利湿，解毒；用于风湿痹痛，产后劳伤，
水肿，小便不利，消化不良；外用治疗痈疽肿毒，湿疹，荨麻疹。

【用法用量】花：煎服，3～9 克。枝叶：煎服，9～18 克；外用适量，煎水洗。

## （40）重瓣棣棠花 *Kerria japonica* f. *pleniflora* (Witte) Rehd.

【药名别名】金挖耳、棣棠花。

【药用部位】为棣棠花属植物重瓣棣棠花的花或枝叶。

【植物形态】落叶灌木，高 1～2 米，稀达 3
米；小枝绿色，圆柱形，无毛，常拱垂，嫩枝有棱角。
叶互生，三角状卵形或卵圆形，顶端长渐尖，基部
圆形、截形或微心形，边缘有尖锐重锯齿，两面绿色，
上面无毛或有稀疏柔毛，下面沿脉或脉腋有柔毛；
叶柄长 5～10 毫米，无毛；托叶膜质，带状披针
形，有缘毛，早落。单花，着生在当年生侧枝顶端，
花梗无毛；花直径 2.5～6 厘米；萼片卵状椭圆形，
顶端急尖，有小尖头，全缘，无毛，果时宿存；花
瓣黄色，宽椭圆形，顶端下凹，比萼片长 1～4 倍。

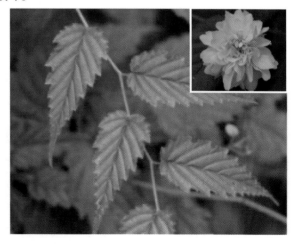

瘦果倒卵形至半球形，褐色或黑褐色，表面无毛，有皱褶。花期4—6月，果期6—8月。

【生境分布】生于海拔200～3000米的山坡灌丛中。我市各地有栽培。

【采收加工】4—5月采花，7—8月采枝叶，鲜用或晒干。

【功能主治】枝叶：祛风利湿，解毒；用于风湿关节痛，小儿消化不良；外用治痈疖肿毒，荨麻疹，湿疹。花：化痰止咳；用于肺结核咳嗽。

【用法用量】花，3～9克；茎叶，9～18克，水煎服。外用适量，煎水洗患处。

## （41）鸡麻 *Rhodotypos scandens* (Thunb.) Makino

【药名别名】双珠母、白棣棠。

【药用部位】为鸡麻属植物鸡麻的根。

【植物形态】落叶灌木，高0.5～2米，稀达3米。小枝紫褐色，嫩枝绿色，光滑。叶对生，卵形，长4～11厘米，宽3～6厘米，顶端渐尖，基部圆形至微心形，边缘有尖锐重锯齿，上面幼时被疏柔毛，以后脱落无毛，下面被绢状柔毛，老时脱落仅沿脉被稀疏柔毛；叶柄长2～5毫米，被疏柔毛；托叶膜质狭带形，被疏柔毛，不久脱落。单花顶生于新梢上；花直径3～5厘米；萼片大，卵状椭圆形，顶端急尖，边缘有锐锯齿，外面被稀疏绢状柔毛，副萼片细小，狭带形，比萼片短；花瓣白色，倒卵形，比萼片长1/4～1/3。核果1～4，黑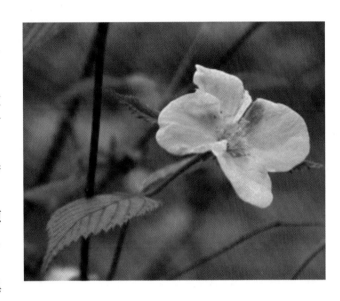色或褐色，斜椭圆形，长约8毫米，光滑。花期4—5月，果期6—9月。

【生境分布】生于海拔100～800米山坡疏林中及山谷林下阴处。我市分布于黄土岗、阎家河和三河口等镇。

【采收加工】夏、秋季挖根，洗净，切片，晒干。

【功能主治】补血，益肾。主治血虚肾亏。

【用法用量】内服：煎汤，15～30克。

【附注】本品果实：治血虚肾亏，21～24克，蒸5分钟，取出，水煎，冲黄酒、红糖，早晚空腹服。

## （42）月季花 *Rosa chinensis* Jacq.

【药名别名】月季花、月月红、刺梅。

【药用部位】为蔷薇属植物月月红的花、根和叶。

【植物形态】矮小直立灌木；小枝有粗壮而略带钩状的皮刺，有时无刺。羽状复叶，小叶3～5，少数7，宽卵形或卵状矩圆形，长2～6厘米，宽1～3厘米，先端渐尖，基部宽楔形或近圆形，边缘有锐锯齿，两面无毛；叶柄和叶轴散生皮刺和短腺毛；托叶大部附生于叶柄上，边缘有腺毛。花常数朵聚生；花梗长，散生短腺毛；花红色或玫瑰色，直径约5厘米，微香；萼裂片卵形，羽状分裂，边缘有腺毛。蔷薇果卵圆形或梨形，长 1.5～2 厘米，红色。
花期 4—9 月，果期 6—11 月。

【生境分布】我市各地有栽培。

【采收加工】花微开时采摘，低温干燥；
春季挖根，洗净晒干；叶多为鲜用，随时采集。

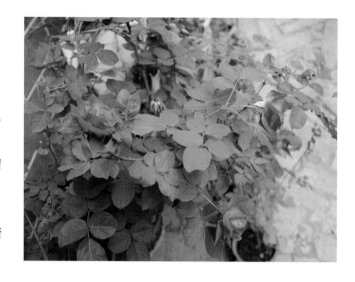

【功能主治】花：活血调经，散毒消肿；
用于月经不调，痛经，痈疖肿毒，淋巴结结
核（未溃破）。叶：活血消肿，解毒，止血；
用于疮疡肿毒，瘰疬，跌打损伤，腰膝肿痛，
外伤出血。根：活血调经，消肿散结，涩精
止带；用于月经不调，痛经，经闭，血崩，
跌打损伤，瘰疬，遗精，带下。

【用法用量】叶：煎服，3～9 克；外用适量，嫩叶捣烂外敷。花：煎服或开水泡服，3～6 克（鲜
品 9～15 克）；外用适量，鲜品捣烂外敷患处，或干品研末调搽患处。根：煎服，9～30 克。

## （43）小果蔷薇 *Rosa cymosa* Tratt.

【药名别名】刺花、小金樱。

【药用部位】为蔷薇属植物小果蔷薇的
根和果实。

【植物形态】攀援灌木，高 2～5 米；
小枝圆柱形，无毛或稍有柔毛，有钩状皮刺。
小叶 3～5，稀 7；连叶柄长 5～10 厘米；
小叶片卵状披针形或椭圆形，稀长圆状披针
形，长 2.5～6 厘米，宽 8～25 毫米，先端
渐尖，基部近圆形，边缘有紧贴或尖锐细锯
齿，两面均无毛，上面亮绿色，下面颜色较淡，
中脉突起，沿脉有稀疏长柔毛；小叶柄和叶

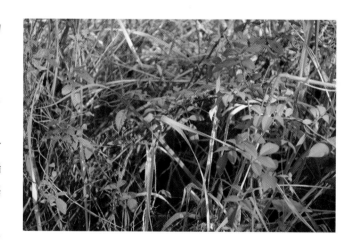

轴无毛或有柔毛，有稀疏皮刺和腺毛；托叶膜质，离生，线形，早落。花多朵成复伞房花序；花直径 2～2.5
厘米，花梗长约 1.5 厘米，幼时密被长柔毛，老时逐渐脱落近于无毛；萼片卵形，先端渐尖，常有羽状裂片，
外面近无毛，稀有刺毛，内面被稀疏白色茸毛，沿边缘较密；花瓣白色，倒卵形，先端凹，基部楔形；花
柱离生，稍伸出花托口外，与雄蕊近等长，密被白色柔毛。果球形，直径 4～7 毫米，红色至黑褐色，萼
片脱落。花期 5—6 月，果期 7—11 月。

【生境分布】生于海拔 1000 米以下的山坡路旁林缘草丛中。我市各地有分布。

【采收加工】秋末挖根，洗净晒干。果实于成熟后采集，晒干。

【功能主治】根：散瘀，止血，消肿解毒；治月经不调，子宫脱垂，痔疮，脱肛，疮毒，外伤性出血。
果：治风痰咳嗽，跌打损伤。

【用法用量】果：60～90 克，水煎，冲红糖，早晚饭前各服 1 次；外用适量，捣烂敷患处。根：煎服，

15～60克；或浸酒；外用适量，捣烂外敷。

## （44）软条七蔷薇　*Rosa henryi* Bouleng.

【药名别名】酒葫芦、香花刺、绵爪刺。

【药用部位】为蔷薇属植物软条七蔷薇的根和叶。

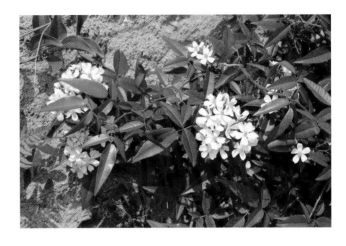

【植物形态】灌木，高3～5米，有长匍匐枝；小枝有短扁、弯曲皮刺或无刺。小叶通常5，近花序小叶片常为3，连叶柄长9～14厘米；小叶片长圆形、卵形、椭圆形或椭圆状卵形，长3.5～9厘米，宽1.5～5厘米，先端长渐尖或尾尖，基部近圆形或宽楔形，边缘有锐锯齿，两面均无毛，下面中脉突起；小叶柄和叶轴无毛，有散生小皮刺；托叶大部贴生于叶柄，离生部分披针形，先端渐尖，全缘，无毛，或有稀疏腺毛。花5～15朵，成伞形伞房状花序；花直径3～4厘米；花梗和萼筒无毛，有时具腺毛，萼片披针形，先端渐尖，全缘，有少数裂片，外面近无毛而有稀疏腺点，内面有长柔毛；花瓣白色，宽倒卵形，先端微凹，基部宽楔形；花柱结合成柱，被柔毛，比雄蕊稍长。果近球形，直径8～10毫米，成熟后褐红色，有光泽，果梗有稀疏腺点；萼片脱落。花期4—5月，果期8—10月。

【生境分布】生于海拔1400米以下的山坡灌丛中或向阳的山坡上。我市各地有分布。

【采收加工】秋季挖根，洗净，晒干。夏季采叶，洗净，鲜用或晒干。

【功能主治】根：调经止血，活血散瘀。叶：主治风湿关节炎，疱疮肿毒。

【用法用量】尚未查到相关资料（或参考野蔷薇有关内容）。

## （45）金樱子　*Rosa laevigata* Michx.

【药名别名】糖罐。

【药用部位】为蔷薇属植物金樱子的果实、根、叶和花。

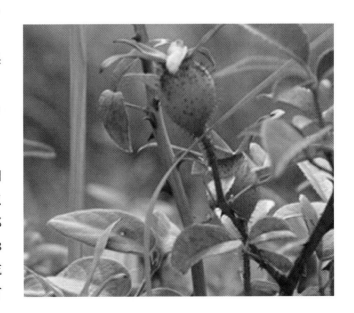

【植物形态】常绿攀援灌木，高达5米。茎红褐色，有倒钩状皮刺。三出复叶互生；小叶革质，椭圆状卵圆形至卵圆状披针形，侧生小叶较小，叶柄和小叶下面中脉上无刺或有疏刺；叶柄长1～2厘米，有褐色腺点细刺；托叶中部以下与叶柄合生，其分离部线状披针形。花单生于侧枝顶端，直径5～8厘米；花梗粗壮，长达3厘米，有直刺；花托膨大，有细刺；萼片5，卵状披针形，有些顶端扩大成叶状，被腺毛；花瓣5；雄蕊多数，花药"丁"字形着生；雌蕊具多数心皮，离生，被茸毛，花柱线形，柱头圆形。成熟花托红色，有直刺，顶端有长宿存萼，内含骨质瘦果多颗。花期5月，果期9—10月。

【生境分布】生于低山向阳山坡、路旁草丛中。我市各地都有分布。

【采收加工】金樱子：10—11月果实成熟变红时采收，干燥，除去毛刺。花：4—6月采收将开放的花蕾，干燥。叶：嫩叶春季采集常为鲜用。根：秋、冬季采挖，洗净晒干。

【功能主治】叶：清热解毒，活血止血，止带。金樱子：固精缩尿，涩肠止泻；用于遗精滑精，遗尿尿频，崩漏带下，久泻久痢。花：涩肠，固精，缩尿，止带，杀虫；主治久泻久痢，遗精，尿频，带下，绦虫病、蛔虫病、蛲虫病，须发早白。根：固精涩肠。

【用法用量】花：煎服3～9克。金樱子：煎服9～15克；或入丸、散或熬膏。叶：煎服9克；外用适量，捣烂外敷或研末撒敷。根：煎服15～60克；外用适量，捣烂外敷或煎水洗。

### （46）重瓣金樱子 *Rosa laevigata f. semiplena* Yü et Ku

【药名别名】金樱子、糖罐。

【药用部位】为蔷薇属植物重瓣金樱子的果实、根、叶和花。

【植物形态】常绿攀援灌木，高可达5米；小枝粗壮，散生扁弯皮刺，无毛，幼时被腺毛，老时逐渐脱落减少。小叶革质，通常3，稀5，连叶柄长5～10厘米；小叶片椭圆状卵形、倒卵形或披针状卵形，长2～6厘米，宽1.2～3.5厘米，先端急尖或圆钝，稀尾状渐尖，边缘有锐锯齿，上面亮绿色，无毛，下面黄绿色，幼时沿中肋有腺毛，老

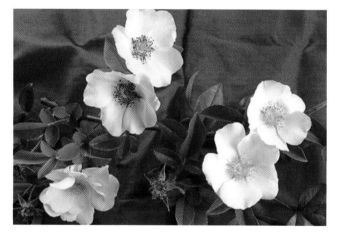

时逐渐脱落无毛；小叶柄和叶轴有皮刺和腺毛；托叶离生或基部与叶柄合生，披针形，边缘有细齿，齿尖有腺体，早落。花单生于叶腋，直径5～7厘米；花梗长1.8～2.5厘米，偶有3厘米者，花梗和萼筒密被腺毛，随果实成长变为针刺；萼片卵状披针形，先端呈叶状，边缘羽状浅裂或全缘，常有刺毛和腺毛，内面密被柔毛，比花瓣稍短；花瓣白色，宽倒卵形，先端微凹；雄蕊多数；心皮多数，花柱离生，有毛，比雄蕊短很多。果梨形、倒卵形，稀近球形，紫褐色，外面密被刺毛，果梗长约3厘米，萼片宿存。花期4—6月，果期7—11月。

【生境分布】生于海拔200～1600米的向阳山野、田边、灌丛中。我市阎家河镇有分布。

【采收加工】同金樱子。

【功能主治】同金樱子。

【用法用量】同金樱子。

### （47）野蔷薇 *Rosa multiflora* Thunb.

【药名别名】蔷薇、山玫瑰、营实。

【药用部位】为蔷薇属植物野蔷薇的根、茎枝、叶、果（营实）和花。

【植物形态】落叶灌木，高1～2米；枝细长，上升或蔓生，有皮刺。羽状复叶；小叶5～9，倒卵状圆形至矩圆形，长1～3厘米，宽0.8～2厘米，先端急尖或稍钝，基部宽楔形或圆形，边缘具锐锯齿，有柔毛；叶柄和叶轴常有腺毛；托叶大部附着于叶柄上，先端裂片呈披针形，边缘篦齿状分裂并有腺毛。伞房花序圆锥状，花多数；花梗有腺毛和柔毛；花白色，芳香，直径2～3厘米；花柱伸出花托口外，结合成柱状，几与雄蕊等长，无毛。果球形，直径约6毫米，熟时褐红色。花期4—5月，果熟期9—10月。

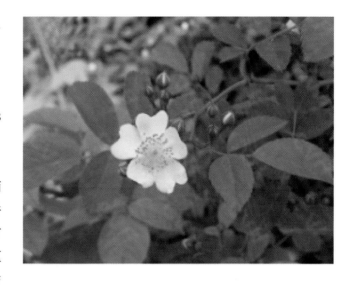

【生境分布】生于海拔1700米以下的山坡灌丛或草丛中。我市山区乡镇有分布。

【采收加工】根：全年可采，挖取后，洗净晒干。茎枝：全年可采，剪枝，切段晒干。花：5—6月花盛开时，晴天采收，晒干。叶：夏、秋季采集，晒干。果：秋季近成熟时采集，晒干。

【功能主治】叶：解毒消肿；主治疮痈肿毒。花：清暑，和胃，活血止血，解毒；主治暑热烦渴，口疮，痈疖，月经不调。根：清热利湿，祛风，活血，解毒；治肺痈，关节炎，瘫痪，吐衄，尿频，遗尿，月经不调，跌打损伤，疮疖疥癣。茎枝：清热消肿，生发；主治疮疖，秃发。果：清热解毒，祛风活血，利水消肿；用于疮痈肿毒，风湿痹痛，月经不调，水肿。

【用法用量】茎枝，煎服10～15克。根，煎服5～12克；外用适量，捣烂外敷或煎汤含漱。叶，外用适量，研末调敷或鲜用捣烂外敷。花，煎服3～6克。果，煎服15～30克，鲜品加倍。

## （48）粉团蔷薇 *Rosa multiflora* var. *cathayensis* Rehd. et Wils.

【药名别名】多花蔷薇、营实（果）、刺梨花。

【药用部位】为蔷薇属植物粉团蔷薇的根、茎枝、花和果实。

【植物形态】攀援灌木；小枝圆柱形，通常无毛，有短、粗稍弯曲皮束。小叶5～9，近花序的小叶有时3，连叶柄长5～10厘米；小叶片倒卵形、长圆形或卵形，长1.5～5厘米，宽8～28毫米，先端急尖或圆钝，基部近圆形或楔形，边缘有尖锐单锯齿，稀混有重锯齿，上面无毛，下面有柔毛；小叶柄和叶轴有柔毛或无毛，有散生腺毛；托叶篦

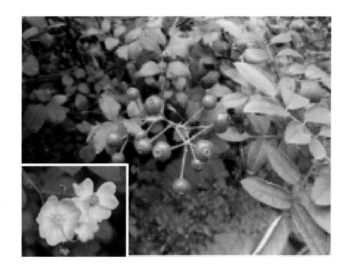

齿状，大部贴生于叶柄，边缘有或无腺毛。花多朵，排成圆锥状花序，花梗长1.5～2.5厘米，无毛或有腺毛，

有时基部有篦齿状小苞片；花直径 1.5～2 厘米，萼片披针形，有时中部具 2 个线形裂片，外面无毛，内面有柔毛；花瓣粉红色，单瓣，宽倒卵形，先端微凹，基部楔形；花柱结合成束，无毛，比雄蕊稍长。果近球形，直径 6～8 毫米，红褐色或紫褐色，有光泽，无毛，萼片脱落。花期 4—5 月，果熟期 9—10 月。

【生境分布】多生于海拔 1300 米以下的山坡、灌丛中。我市各地都有分布。

【采收加工】参考野蔷薇。

【功能主治】参考野蔷薇。

【用法用量】参考野蔷薇。

【附注】本品为野蔷薇的变种。

## （49）木香花 *Rosa banksiae* Ait.

【药名别名】蜜香、木香。

【药用部位】为蔷薇属植物木香花的根。

【植物形态】攀援小灌木，高可达 6 米；小枝圆柱形，无毛，有短小皮刺；老枝上的皮刺较大，坚硬，经栽培后有时枝条无刺。小叶 3～5，稀 7，连叶柄长 4～6 厘米；小叶片椭圆状卵形或长圆状披针形，长 2～5 厘米，宽 8～18 毫米，先端急尖或稍钝，基部近圆形或宽楔形，边缘有紧贴细锯齿，上面无毛，深绿色，下面淡绿色，中脉突起，沿脉有柔毛；小叶柄和叶轴有稀疏柔毛和散生小皮刺；托叶线状披针形，膜质，离生，

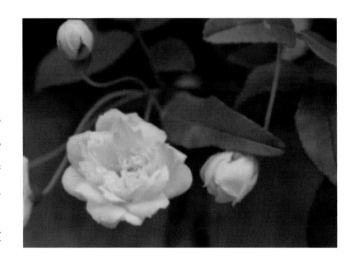

早落。花小型，多朵成伞形花序，花直径 1.5～2.5 厘米；花梗长 2～3 厘米，无毛；萼片卵形，先端长渐尖，全缘，萼筒和萼片外面均无毛，内面被白色柔毛；花瓣重瓣至半重瓣，白色，倒卵形；花柱离生，密被柔毛，比雄蕊短很多。花期 4—5 月。

【生境分布】生于海拔 200～700 米的溪边、路旁或山坡灌丛中。我市狮子峰有分布。

【采收加工】秋季采挖，洗净，切片晒干。

【功能主治】主治风湿关节痛，外伤出血，肠炎。

【用法用量】尚未查到相关资料。或参考野蔷薇根。

## （50）缫丝花 *Rosa roxburghii* Tratt.

【药名别名】刺梨、野玫瑰。

【药用部位】为蔷薇属植物缫丝花的根和果实。

【植物形态】灌木，高 1～2.5 米；树皮灰褐色，成片状剥落；小枝圆柱形，斜向上升，有基部稍扁而成对皮刺。小叶 9～15，连叶柄长 5～11 厘米，小叶片椭圆形或长圆形，稀倒卵形，长 1～2 厘米，宽 6～12 毫米，先端急尖或圆钝，基部宽楔形，边缘有细锐锯齿，两面无毛，下面叶脉突起，网脉明显，叶轴和叶柄有散生小皮刺；托叶大部贴生于叶柄，离生部分呈钻形，边缘有腺毛。花单生或 2～3 朵，

生于短枝顶端；花直径 5～6 厘米；花梗短；小苞片 2～3 枚，卵形，边缘有腺毛；萼片通常宽卵形，先端渐尖，有羽状裂片，内面密被茸毛，外面密被针刺；花瓣重瓣至半重瓣，淡红色或粉红色，微香，倒卵形，外轮花瓣大，内轮较小；雄蕊多数着生在杯状萼筒边缘。果扁球形，直径 3～4 厘米，绿红色，外面密生针刺；萼片宿存，直立。花期 5—7 月，果期 8—10 月。

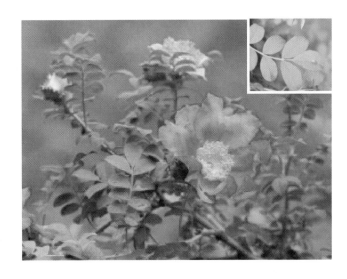

【生境分布】生于海拔 600～1300 米沟边、灌丛中。我市狮子峰、张家畈镇、顺河镇有分布。

【采收加工】秋、冬季采果实，晒干。秋季挖根，洗净切片，晒干。

【功能主治】根：健胃消食，止痛，收涩，止血；主治胃脘胀满疼痛，牙痛，喉痛，久咳，泻痢，遗精，带下，崩漏，痔疮。果实：健胃，消食，止泻；主治食积饱胀，肠炎腹泻。

【用法用量】果实：煎服 9～15 克；或生食。根：煎服 9～15 克；或研末，每次 0.15 克。

## （51）玫瑰　*Rosa rugosa* Thunb.

【药名别名】玫瑰花、刺玫花。

【药用部位】为蔷薇属植物玫瑰的花。

【植物形态】直立灌木，高约 2 米。枝干粗壮，有皮刺和刺毛，小枝密生茸毛。羽状复叶；叶柄及叶轴上有茸毛及疏生小皮刺和刺毛；托叶大部附着于叶柄上；小叶 5～9 片，椭圆形或椭圆状倒卵形，长 2～5 厘米，宽 1～2 厘米，边缘有钝锯齿，质厚，上面光亮，多皱，无毛，下面苍白色，密被柔毛及腺体，网脉显著。花单生或 3～6 朵聚生；花梗有茸毛和刺毛；花瓣 5 或多数；紫红色或白色，芳香，直径 6～8 厘米；花柱离生，被柔毛，柱头稍突出。果扁球形，直径 2～2.5 厘米，红色，平滑，萼片宿存。花期 5—6 月，果期 8—9 月。

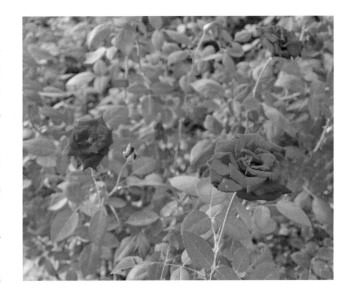

【生境分布】我市见于人工栽培。

【采收加工】春末夏初花将开放时分批采收，及时低温干燥。

【功能主治】行气解郁，和血，止痛。用于肝胃气痛，食少呕恶，月经不调，跌扑伤痛。

【用法用量】内服：煎汤，3～6 克；浸酒或熬膏。

## （52）钝叶蔷薇 *Rosa sertata* Rolfa

【药名别名】小酒壶、美丽蔷薇。

【药用部位】为蔷薇属植物钝叶蔷薇的根。

【植物形态】小灌木，高约 2 米，有直
立细刺。羽状复叶；小叶 7～11，宽椭圆形
或卵形，长 6～20 毫米，宽 4～15 毫米，
先端钝或稍急尖，基部近圆形，边缘具锐锯
齿，无毛，下面灰绿色；叶柄和叶轴均有稀
疏腺毛和小皮刺；托叶宽，大部附着于叶柄
上，边缘有腺毛。花单生或数朵聚生，有苞
片；花梗长 1.5～3 厘米，无毛或有腺毛；
花红色或紫红色，直径 4～6 厘米；萼裂片
卵状披针形，全缘，先端尾状；花瓣倒卵形。

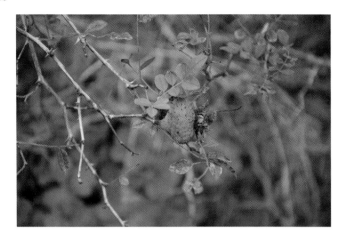

果卵形，长 1.5～2 厘米，深红色。花期 6 月，果期 8—10 月。

【生境分布】本品为福田河镇引进，其花朵作食用或饮品原料外销。

【采收加工】全年均可挖根，洗净，切片晒干。

【功能主治】活血止痛，清热解毒。用于月经不调，风湿痹痛，疮疡肿痛。

【用法用量】内服：煎汤，30～60 克。外用：适量，鲜根磨成糊状，涂患处。

## （53）山莓 *Rubus corchorifolius* L. f.

【药名别名】覆盆子、三月泡、大麦泡。

【药用部位】为悬钩子属植物山莓的果
实、根、茎。

【植物形态】落叶灌木，高 1～3 米。
小枝红褐色，幼时有柔毛及少数腺毛，并有
皮刺。单叶；叶柄长 5～20 毫米；托叶条形，
贴生于叶柄上；叶片卵形或卵状披针形，长
3～12 厘米，宽 2～5 厘米，不裂或 3 浅裂，
有不整齐重锯齿，上面脉上稍有柔毛，下面
及叶柄有灰色茸毛，脉散生钩状皮刺。花单
生或数朵聚生于短枝上；花白色，直径约 3
厘米；萼裂片卵状披针形，密生灰白色柔毛。

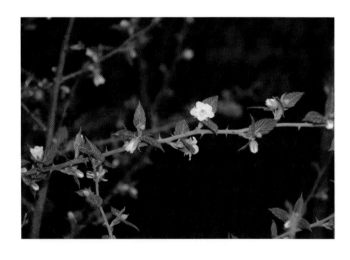

聚合果球形，直径 10～12 毫米，红色。花期 2—5 月，果期 4—6 月。

【生境分布】生于海拔 100～1400 米的山坡灌丛中。我市山区丘陵各地有分布。

【采收加工】秋季挖根，洗净，切片晒干。春至秋季采叶，洗净，切碎晒干。7—8 月果实饱满、外表
呈绿色时摘取。用酒蒸，晒干或用开水浸 1～2 分钟后晒干。

【功能主治】果实：醒酒止渴，化痰解毒，收涩；主治醉酒，痛风，丹毒，烫火伤，遗精，遗尿。根：

止血，调经，清热利湿；主治咯血，崩漏，热淋血淋，痔疮出血，痢疾，泄泻，丝虫病所致下肢淋巴管炎，经闭，痛经，腰痛，疟疾，跌打损伤，毒蛇咬伤，疮疡肿毒，湿疹。茎：主治喉中塞。

【用法用量】果实：煎服 9～15 克或生食；外用，捣汁涂。根：煎服 10～30 克；外用捣烂外敷。

【附注】本品果实非《中国药典》收载的覆盆子，而为地方习用品。

## （54）插田泡　*Rubus coreanus* Miq.

【药名别名】三月泡、大乌泡。

【药用部位】为悬钩子属植物插田泡的根、果实和茎叶。

【植物形态】灌木，高约 3 米；茎直立或弯曲成拱形，红褐色，有钩状的扁平皮刺。单数羽状复叶，小叶 5～7，卵形、椭圆形或菱状卵形，长 3～6 厘米，宽 1.5～4 厘米，先端急尖，基部宽楔形或近圆形，边缘有不整齐锥状锐锯齿，下面灰绿色，沿叶脉有柔毛或茸毛；叶柄长 2～4 厘米，和叶轴散生小皮刺；托叶条形。伞房花序顶生或腋生；

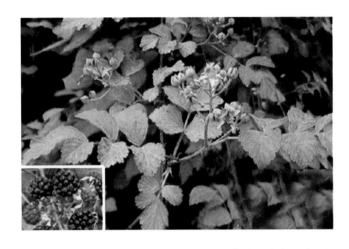

总花梗和花梗有柔毛；花 5 月开，粉红色，直径 8～10 毫米；萼裂片卵状披针形，外面有毛。聚合果卵形，直径约 5 毫米，红色。花期 4—6 月，果期 6—8 月。

【生境分布】生于山坡灌丛中。我市各地都有分布。

【采收加工】根、茎随时可采，洗净鲜用或晒干。果实近成熟时采摘，晒干。

【功能主治】果实：补肾固精；用于阳痿，遗精，遗尿，带下。根、茎：调经活血，止血止痛；用于跌打损伤，骨折，月经不调；外用，用于外伤出血。

【用法用量】内服：煎汤，6～15 克。外用：适量，鲜根捣烂敷患处。

## （55）蓬蘽　*Rubus hirsutus* Thunb.

【药名别名】碰臼泡、灰白毛莓、乌龙摆尾。

【药用部位】为悬钩子属植物蓬蘽的根或叶。

【植物形态】灌木，高 1～2 米；枝红褐色或褐色，被柔毛和腺毛，疏生皮刺。小叶 3～5 枚，卵形或宽卵形，长 3～7 厘米，宽 2～3.5 厘米，顶端急尖，顶生小叶顶端常渐尖，基部宽楔形至圆形，两面疏生柔毛，边缘具不整齐尖锐重锯齿；叶柄长 2～3 厘米，顶生小叶柄长约 1 厘米，稀较长，均具柔毛和腺毛，并疏生皮刺；

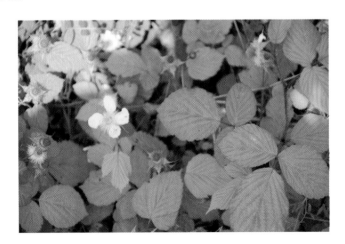

托叶披针形或卵状披针形，两面具柔毛。花常单生于侧枝顶端，也有腋生；花梗长（2）3～6厘米，具柔毛和腺毛，或有极少小皮刺；苞片小，线形，具柔毛；花大，直径3～4厘米；花萼外密被柔毛和腺毛；萼片卵状披针形或三角状披针形，顶端长尾尖，外面边缘被灰白色茸毛，花后反折；花瓣倒卵形或近圆形，白色，基部具爪；花丝较宽；花柱和子房均无毛。果实近球形，直径1～2厘米，无毛。花期4月，果期5—6月。

【生境分布】生于海拔1500米的山坡、路旁或灌丛中。我市各地有分布。

【采收加工】秋、冬季挖根，除去茎干和须根，洗净，切片晒干。

【功能主治】活血散瘀，祛风通络。主治经闭，腰痛，腹痛，筋骨疼痛，跌打损伤，感冒。

【用法用量】内服：煎汤，10～20克。

## （56）白叶莓 *Rubus innominatus* S. Moore

【药名别名】三月泡、刺泡。

【药用部位】为悬钩子属植物白叶莓的根。

【植物形态】灌木，高1～3米；枝拱曲，褐色或红褐色，小枝密被茸毛状柔毛，疏生钩状皮刺。小叶常3枚，稀于不孕枝上具5小叶，顶端急尖至短渐尖，顶生小叶卵形或近圆形，稀卵状披针形，边缘常3裂或缺刻状浅裂，侧生小叶斜卵状披针形或斜椭圆形，下面密被灰白色茸毛，沿叶脉混生柔毛，边缘有不整齐粗锯齿或缺刻状粗重锯齿；叶柄长2～4厘米，与叶轴均密被茸毛状柔毛；托叶线形，被柔毛。总状或圆锥状花序，顶生或腋生，腋生花序常为短总状；总花梗

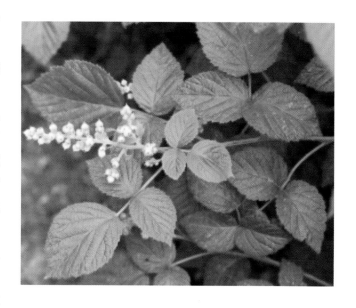

和花梗均密被黄灰色或灰色茸毛状长柔毛和腺毛；苞片线状披针形，被茸毛状柔毛；萼片卵形，密被长柔毛和腺毛；花瓣倒卵形或近圆形，紫红色，边啮蚀状，基部具爪，稍长于萼片；雄蕊稍短于花瓣；花柱无毛；子房稍具柔毛。果实近球形，直径约1厘米，橘红色，初期被疏柔毛，成熟时无毛；核具细皱纹。花期5—6月，果期7—8月。

【生境分布】生于海拔400～2500米的山坡疏林、灌丛中或山谷河旁。我市山区乡镇有分布。

【采收加工】秋、冬季挖根，除去茎干和须根，洗净，切片晒干。

【功能主治】解毒散寒，止咳平喘。

【用法用量】煎服，鲜品30克。

【附注】本品功用参照《全国中草药汇编》收载的白叶莓的变种无腺白叶莓 *Rubus innominatus* var. *kuntzeanus*（Hemsl.）Bailey。

## （57）掌叶覆盆子 *Rubus chingii* Hu

【药名别名】覆盆子、华东覆盆子。

【药用部位】为悬钩子属植物掌叶覆盆子的果实。

【植物形态】藤状灌木，高 1.5 ～ 3 米；枝细，具皮刺，无毛。单叶，近圆形，直径 4 ～ 9 厘米，两面仅沿叶脉有柔毛或几无毛，基部心形，边缘掌状，深裂，稀 3 或 7 裂，裂片椭圆形或菱状卵形，顶端渐尖，基部狭缩，顶生裂片与侧生裂片近等长或稍长，具重锯齿，有掌状 5 脉；叶柄长 2 ～ 4 厘米，微具柔毛或无毛，疏生小皮刺；托叶线状披针形。单花腋生，直径 2.5 ～ 4 厘米；花梗长 2 ～ 3.5 厘米，无毛；萼筒毛较稀或近无毛；萼片卵形或卵状长圆形，顶端具凸尖头，外面密被

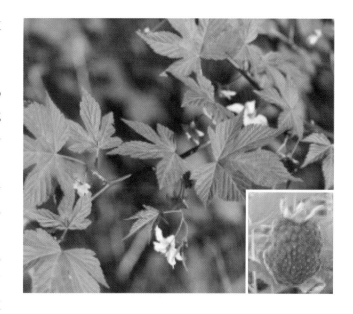

短柔毛；花瓣椭圆形或卵状长圆形，白色，顶端圆钝，长 1 ～ 1.5 厘米，宽 0.7 ～ 1.2 厘米；雄蕊多数，花丝宽扁；雌蕊多数，具柔毛。果实近球形，红色，直径 1.5 ～ 2 厘米，密被灰白色柔毛；核有皱纹。花期 3—4 月，果期 5—6 月。

【生境分布】生于山坡、路边阳处或阴处灌丛中。我市大部分乡镇有分布。

【采收加工】夏初果实由绿变绿黄时采收，除去梗、叶，置沸水中略烫或略蒸，取出，干燥。

【功能主治】益肾，固精，缩尿。用于肾虚遗尿，小便频数，阳痿早泄，遗精滑精。

【用法用量】煎服 6 ～ 12 克。（根：治呕逆，目翳；煎服 15 ～ 30 克，外用适量煎水点眼。叶：清热解毒，明目，敛疮；外用适量，捣汁点眼。）

【附注】本品为《中国药典》收载的覆盆子。

## （58）灰白毛莓　*Rubus tephrodes* Hance

【药名别名】乌龙摆尾、九月泡、蛇乌泡。

【药用部位】为悬钩子属植物灰白毛莓的根、叶和果实。

【植物形态】落叶蔓性灌木，高 1 ～ 3 米。小枝及老叶柄具针状刺和灰白色茸毛，杂生腺毛。单叶互生，纸质，近圆形或广卵形，长 4.5 ～ 8 厘米，宽 4.5 ～ 9 厘米，先端短尖，基部心形，边缘有浅缺刻和不整齐的细锯齿，上面主脉上具疏短毛，下面密生灰白色茸毛；叶柄长 1.5 ～ 3 厘米；托叶撕裂线状至三角状。圆锥花序顶生，总花梗及花梗密被茸毛；苞片 2，线状；花萼 5 裂，披针形；花瓣 5，白色，倒卵圆形；雄蕊多数，分离；雌蕊多数。

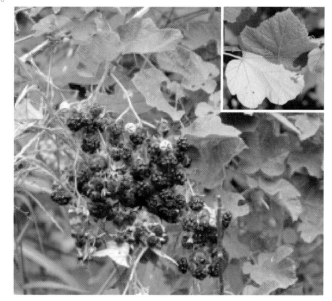

聚合果近圆形，紫褐色。花期 7—8 月，果期 10—11 月。

【生境分布】生于海拔 1500 米以下的山坡、溪边、路边或灌丛中。我市各地有分布。

【采收加工】秋冬挖根，洗净切片，晒干。夏秋采叶，晒干。秋季采集果实，除去杂质，晒干。

【功能主治】根：治经闭，产后感冒，腰腹痛，筋骨疼痛，四肢麻木，痢疾。叶：治跌打损伤，瘰疬，虫牙痛。果实：补肝肾，缩小便。

【用法用量】煎服 10 ～ 20 克。

## （59）寒莓 *Rubus buergeri* Miq.

【药名别名】地王泡、寒刺泡。

【药用部位】为悬钩子属植物寒莓的根。

【植物形态】直立或匍匐小灌木，茎常伏地生根，出长新株；匍匐枝长达 2 米，与花枝均密被茸毛状长柔毛，无刺或具稀疏小皮刺。单叶，卵形至近圆形，直径 5 ～ 11 厘米，顶端圆钝或急尖，基部心形，上面微具柔毛或仅沿叶脉具柔毛，下面密被茸毛，边缘 5 ～ 7 浅裂，裂片圆钝，有不整齐锐锯齿，基部具掌状五出脉，侧脉 2 ～ 3 对；叶柄长 4 ～ 9 厘米，密被茸毛状长柔毛，无刺或疏生针刺；托叶离生，早落，掌状或羽状深裂，裂片线形或线状披针形，具柔毛。花成短总状花序，

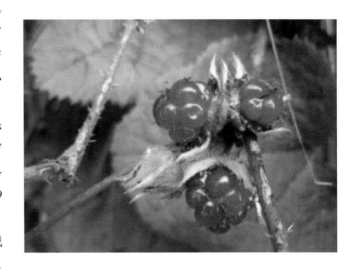

顶生或腋生，或花数朵簇生于叶腋。总花梗、花梗和花萼密被长柔毛，无刺或疏生针刺；花梗长 0.5 ～ 0.9 厘米；苞片较小；花直径 0.6 ～ 1 厘米；萼片披针形或卵状披针形；花瓣倒卵形，白色，几与萼片等长；雄蕊多数，花丝线形，无毛；雌蕊无毛，花柱长于雄蕊。果实近球形，直径 6 ～ 10 毫米，紫黑色，无毛；核具粗皱纹。花期 7—8 月，果期 9—10 月。

【生境分布】生于中低海拔的阔叶林下或山地疏密杂木林内。我市分布于狮子峰林场、顺河、夫子河、龟峰山、五脑山、福田河、乘马岗等地。

【采收加工】全年可采，洗净，切片，鲜用或晒干。

【功能主治】清热解毒，活血止痛。用于湿热黄疸，产后发热，小儿高热，月经不调，白带过多，胃痛吐酸，痔疮肿痛，肛门漏管。

【用法用量】内服：煎汤，干品 9 ～ 15 克，鲜品 30 ～ 60 克。

## （60）高粱泡 *Rubus lambertianus* Ser.

【药名别名】红娘藤、十月莓。

【药用部位】为悬钩子属植物高粱泡的根和叶。

【植物形态】半落叶藤状灌木，高达 3 米；枝幼时有细柔毛或近无毛，有微弯小皮刺。单叶宽卵形，稀长圆状卵形，长 5 ～ 10 厘米，宽 5 ～ 8 厘米，顶端渐尖，基部心形，上面疏生柔毛或沿叶脉有柔毛，

下面被疏柔毛，沿叶脉毛较密，中脉上常疏生小皮刺，边缘明显 3 ～ 5 裂或呈波状，有细锯齿；叶柄长 2 ～ 4 厘米，有稀疏小皮刺；托叶离生，线状深裂，常脱落。圆锥花序顶生，生于枝上部叶腋内的花序常近总状，有时仅数朵花簇生于叶腋；总花梗、花梗和花萼均被细柔毛；花梗长 0.5 ～ 1 厘米；苞片与托叶相似；花直径约 8 毫米；萼片卵状披针形；花瓣倒卵形，白色，无毛，稍短于萼片；雄蕊多数，稍短于花瓣，花丝宽扁；雌蕊 15 ～ 20，通常无毛。果实小，近球形，直径 6 ～ 8 毫米，由多数小核果组成，无毛，熟时红色；核较小，有明显皱纹。花期 7—8 月，果期 9—11 月。

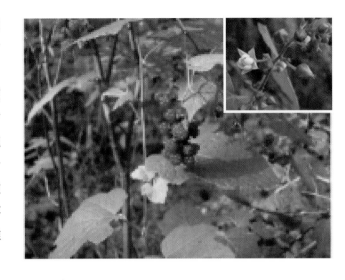

【生境分布】生于低海拔的山坡、路旁灌丛中阴湿处或林缘。我市狮子峰、张家畈有分布。

【采收加工】秋季采收。根，洗净切片晒干；叶，鲜用。

【功能主治】根：活血调经，消肿解毒；治产后腹痛，血崩，痛经，坐骨神经痛，风湿关节痛，偏瘫。叶：治创伤出血。

【用法用量】根：煎服 15 ～ 60 克。叶：适量外敷。

## （61）茅莓 *Rubus parvifolius* L.

【药名别名】红梅消、三月泡。

【药用部位】为悬钩子属植物茅莓的根或茎、叶。

【植物形态】落叶小灌木，被短毛和倒生皮刺。三出复叶互生，顶端小叶较大，阔倒卵形或近圆形，长 2.5 ～ 5 厘米，宽 2 ～ 5 厘米，边缘有不规则锯齿，上面疏生长毛，下面密生白色茸毛；花萼 5 裂，被长柔毛或小刺；花瓣 5，粉红色，倒卵形；雄蕊多数；心皮多数，分离，生于凸起的花托上。聚合果球形，熟时红色可食。花期 5—6 月，果期 7—8 月。

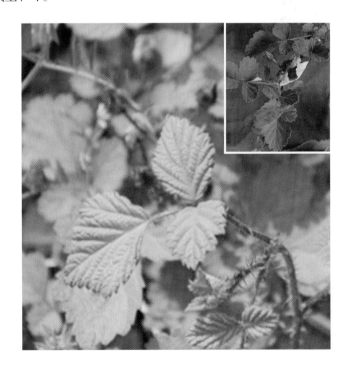

【生境分布】生于山坡、路旁、荒地灌丛或草丛中。我市各地有分布。

【采收加工】秋季挖根，夏、秋季采茎叶，鲜用或切段晒干。

【功能主治】清热凉血，散结，止痛，利尿消肿。用于感冒发热，咽喉肿痛，咯血，吐血，痢疾，肠炎，肝炎，肝脾肿大，肾炎水肿，尿路感染，结石，月经不调，带下，风湿骨痛，跌打肿痛；外用治湿疹，皮炎。还有报道其根具有抗癌、抗血凝和治疗心肌缺血等作用。

【用法用量】煎服 15 ～ 30 克。外用适量，鲜叶捣烂外敷，或煎水熏洗。

## （62）地榆 *Sanguisorba officinalis* L.

【药名别名】生地榆、红头草、山枣子。

【药用部位】为地榆属植物地榆的根。

【植物形态】多年生草本，茎直立，有棱，无毛或基部有稀疏腺毛。基生叶为羽状复生，小叶 4 ～ 6 对；叶柄无毛或基部有稀疏腺毛；小叶片有短柄；托叶膜质，褐色，外面无毛或被稀疏腺毛；小叶片卵形或长圆形，长 1 ～ 7 厘米，宽 0.5 ～ 3 厘米，先端圆钝，稀急尖，基部心形至浅心形，边缘有多数粗大、圆钝的锯齿，两面无毛；茎生叶较少，小叶片长圆形至长圆状披针形，狭长，基部微心形至圆形，先端急尖，托叶大，革质，半卵形，外侧边缘有尖锐锯齿。穗状花序椭圆形、圆柱形或卵球形，直立，长 1 ～ 3（4）厘米，直径 0.5 ～ 1 厘米，紫色至暗紫色，从花序顶端向下开放；苞片 2，膜质，披针形，先端渐尖至骤尖，比萼片短或近等长，背面及边缘有柔毛；裂片 4，椭圆形至宽卵形；先端常具短尖头，紫红色；雄蕊 4，花丝丝状与萼片近等长，柱头先端盘形。瘦果包藏在宿存萼筒内，倒卵状长圆形或近圆形，外面 4 棱。花期 7—10 月，果期 9—11 月。

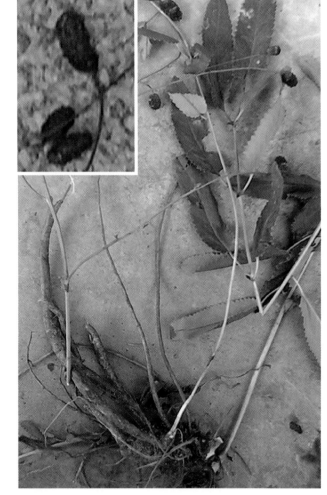

【生境分布】生于山坡、草地、路边。我市各地都有分布。

【采收加工】春季发芽前或秋季苗枯萎后采挖，除去残茎及须根，洗净晒干。

【功能主治】凉血止血，解毒敛疮。用于便血，痔血，血痢，崩漏，水火烫伤，痈肿疮毒。

【用法用量】内服：煎汤，9 ～ 15 克。外用：适量，研末涂敷患处。

## （63）长叶地榆 *Sanguisorba officinalis* var. *longifolia* (Bertol.) Yu et Li

【药名别名】地榆。

【药用部位】为地榆属植物长叶地榆的根。

【植物形态】本变种与正种地榆的主要区别在于：基生叶小叶带状长圆形至带状披针形，基部微心形、圆心形至宽楔形；茎生叶较多，与基生叶相似，但更长而狭窄。花穗长圆柱形，长2～6厘米，直径0.5～1厘米；雄蕊与萼片近等长。花果期8—11月。

【生境分布】生于海拔100～3000米的山坡草地、溪边、灌丛、疏林中。我市各地有分布。

【采收加工】春季发芽前，秋季枯萎前后挖出，除去地上茎叶，洗净晒干，或趁鲜切片干燥。

【功能主治】凉血止血，清热解毒，消肿敛疮。用于吐血、咯血、衄血、尿血、便血、痔血、血痢、崩漏、赤白带下、疮痈肿痛、湿疹、阴痒、水火烫伤、蛇虫咬伤。

【用法用量】内服：煎汤，6～15克或入丸、散。外用：适量，研末调敷或捣烂外敷。

## （64）细叶地榆 *Sanguisorba tenuifolia* Fisch. ex Link

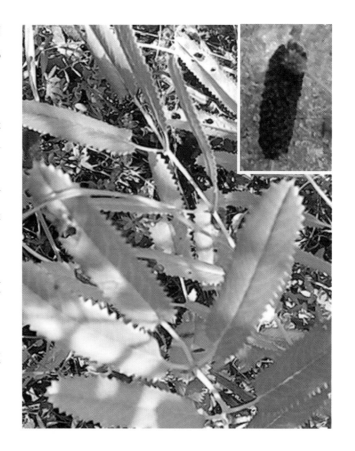

【药名别名】地榆。

【药用部位】为地榆属植物细叶地榆的根。

【植物形态】多年生草本。高可达150厘米，根茎粗壮，分出较多细长根。茎有棱，光滑。基生叶为羽状复叶，有小叶7～9对，叶柄无毛，小叶有柄，带形或带状披针形，长5～7厘米，宽1.5～1.7厘米，基部圆形、微心形至斜阔楔形，顶端急尖至圆钝，边缘有多数缺刻状急尖锯齿，两面绿色，无毛，茎生叶与基生叶相似，唯向上小叶对数逐渐减少，且较狭窄；基生叶托叶膜质，褐色，外面光滑，茎生叶托叶草质，绿色，半月形，边缘有缺刻状锯齿。穗状花序长圆柱形，通常下垂，长2～7厘米，直径0.5～0.8厘米，从顶端向下逐渐开放，花序梗几无毛；苞片披针形，外面及边缘密被柔毛，比萼片短；萼片长椭圆形，粉红色，外面无毛；雄蕊4枚，

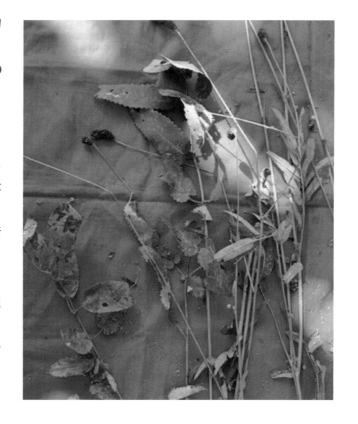

花丝扁平扩大，顶端稍比花药窄或近等宽，比萼片长；子房无毛或近基部有短柔毛，柱头扩大呈盘状。果有4棱，无毛。花果期8—9月。

【生境分布】生长于海拔300～1500米山坡草地及林缘。我市张家畈镇有分布。

【采收加工】同地榆。

【功能主治】参考地榆。

【用法用量】参考地榆。

【附注】本品可作地榆药用，而非《中国药典》收载品种。

### （65）中华绣线梅 *Neillia sinensis Oliv.*

【药名别名】钓杆柴、华南梨。

【药用部位】为绣线梅属植物中华绣线梅的根。

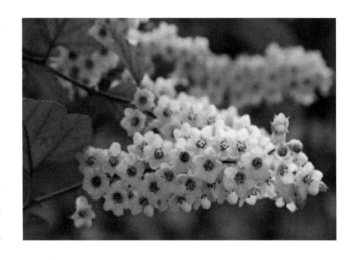

【植物形态】灌木，高达2米；小枝圆柱形，无毛，幼时紫褐色，老时暗灰褐色；冬芽卵形，先端钝，微被短柔毛或近于无毛，红褐色。叶片卵形至卵状长椭圆形，长5～11厘米，宽3～6厘米，先端长渐尖，基部圆形或近心形，稀宽楔形，边缘有重锯齿，常不规则分裂，稀不裂，无毛或叶背脉腋有柔毛；叶柄长7～15毫米，微被毛或近于无毛；托叶线状披针形或卵状披针形，早落。顶生总状花序，长4～9厘米，花梗长3～10毫米，无毛；花直径6～8毫米；萼筒筒状，长1～1.2厘米；萼片三角形，全缘，长3～4毫米；花瓣倒卵形，长约3毫米，宽约2毫米，先端圆钝，淡粉色；雄蕊10～15。蓇葖果长椭圆形，萼筒宿存，外被疏生长腺毛。花期5—6月，果期8—9月。

【生境分布】生于海拔1000～2500米的山坡、山谷或沟边杂木林中。我市分布于狮子峰林场。

【采收加工】全年均可采，洗净，切片，鲜用或晒干。

【功能主治】祛风解表，和中止泻。主治感冒，泄泻。

【用法用量】内服：煎汤，30～60克。

### （66）花楸 *Sorbus pohuashanensis* (Hance) Hedl.

【药名别名】花楸树、百华花楸、马家木。

【药用部位】为花楸属植物花楸的茎、茎皮和果实。

【植物形态】落叶乔木，高达8米；小枝粗壮，圆柱形，灰褐色，具灰白色细小皮孔，嫩枝具茸毛，逐渐脱落；冬芽长圆状卵形。奇数羽状复叶，叶柄长2.5～5厘米；小叶片5～7对，基部和顶部的小叶片常稍小，卵状披针形或椭圆状披针形，长3～5厘米，宽1.4～1.8厘米，先端急尖或短渐尖，基部偏斜圆形，边缘有细锐锯齿，基部或中部以下近于全缘；托叶草质，宿存，宽卵形，有粗锐锯齿。复伞房花序具多数密集花朵，总花梗和花梗均密被白色茸毛，成长时逐渐脱落；花梗长3～4毫米；花直径6～8毫米；萼筒钟状；萼片三角形，先端急尖，内外两面均具茸毛；花瓣宽卵形或近圆形，先端圆钝，白色，内面微具短柔毛；雄蕊 20，几与花瓣等长；花柱 3，基部具短柔毛，较雄蕊短。果实近球形，直径 6 ～ 8 毫米，红色或橘红色，具宿存闭合萼片。花期 6 月，果期 9—10 月。

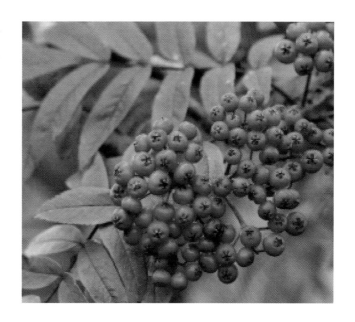

【生境分布】性喜湿润土壤，多沿着溪涧山谷的阴坡生长。我市分布于狮子峰林场。

【采收加工】秋季采集，分别晒干。

【功能主治】果实：健胃补虚。用于胃炎，维生素 A、维生素 C 缺乏症。茎、茎皮：清肺止咳。用于肺结核，哮喘，咳嗽。

【用法用量】内服：煎汤，果实 30 ～ 60 克；茎和茎皮，9 ～ 15 克。

## （67）黄山花楸 *Sorbus amabilis* Cheng ex Yu

【药名别名】无。

【药用部位】为花楸属植物黄山花楸的茎皮及果实。

【植物形态】乔木，高达 10 米；小枝粗壮，圆柱形，黑灰色，具皮孔；冬芽长大，长卵形。奇数羽状复叶，连叶柄长 13 ～ 17.5 厘米，叶柄长 2.5 ～ 3.5 厘米；小叶片 5 ～ 6 对，长圆形或长圆状披针形，长 4 ～ 6.5 厘米，宽 1.5 ～ 2 厘米，先端渐尖，基部圆形，一侧甚偏斜，边缘自基部或 1/3 以上部分有粗锐锯齿；叶轴幼时上面具浅沟；托叶草质，有粗大锯齿，花后脱落。复伞房花序顶生，总花梗和花梗密被褐色柔毛，逐渐脱落，果期近于无毛；花梗长 1 ～ 3 毫米；花直径 7 ～ 8

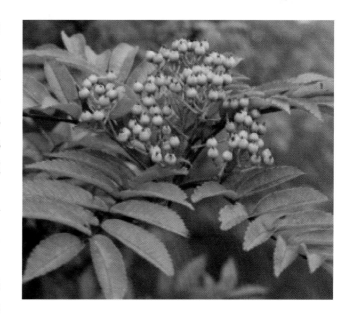

毫米；萼筒钟状，花柱着生处丛生柔毛；萼片三角形，先端圆钝；花瓣宽卵形或近圆形，长 3 ～ 4 毫米，宽几与长相等，先端圆钝，白色，内面微有柔毛；雄蕊 20，短于花瓣；花柱 3 ～ 4，基部密生柔毛。果实球形，直径 6 ～ 7 毫米，红色，先端具宿存萼片。花期 5 月，果期 9—10 月。

【生境分布】生于山地常绿落叶阔叶混交林中。我市分布于狮子峰林场。

【采收加工】秋季采集，分别洗净，鲜用或晒干。

【功能主治】果实：具健胃、补虚之效，可治虚劳，支气管炎，胃炎及维生素 A、维生素 C 缺乏症；茎皮：苦寒，有清肺、止血作用，主治哮喘，咳嗽等症。

【用法用量】①不详，或参考花楸有关内容。②本品药用资料摘自《中国中药资源志要》。③本品为国家三级保护植物。

## （68）石灰花楸 *Sorbus folgneri* (Schneid.) Rehd.

【药名别名】石灰树、毛栒子、华盖木。

【药用部位】为花楸属植物石灰花楸的根。

【植物形态】乔木，高达 10 米；小枝圆柱形，具少数皮孔，黑褐色，幼时被白色茸毛；冬芽卵形，先端急尖，外具数枚褐色鳞片。叶片卵形至椭圆状卵形，长 5～8 厘米，宽 2～3.5 厘米，边缘有细锯齿或在新枝上的叶片有重锯齿和浅裂片，上面深绿色，无毛，下面密被白色茸毛，中脉和侧脉上也具茸毛；叶柄长 5～15 毫米，密被白色茸毛。复伞房花序具多花，总花梗和花梗均被白色茸毛；花梗长 5～8 毫米；花直径 7～10 毫米；萼筒钟状，外被白色茸毛，内面稍具茸毛；萼片三角状卵形，先端急尖，两面均

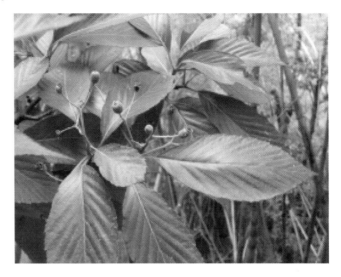

有茸毛；花瓣卵形，先端圆钝，白色；雄蕊 18～20，几与花瓣等长或稍长；花柱 2～3，近基部合生并有茸毛，短于雄蕊。果实椭圆形，直径 6～7 毫米，红色，近平滑或有极少数不显明的细小斑点，萼片脱落后留有圆穴。花期 4—5 月，果期 7—8 月。

【生境分布】常散生于溪谷、山沟阴坡山林地。我市分布于狮子峰林场。

【采收加工】秋季采集，洗净切片，鲜用或晒干。

【功能主治】主治体虚劳倦，外伤出血，跌打损伤。

【用法用量】尚未查到相关资料。

## （69）绣球绣线菊 *Spiraea blumei* G. Don

【药名别名】珍珠绣球。

【药用部位】为绣线菊属植物绣球绣线菊的根、果和叶。

【植物形态】落叶灌木，高可达 2 米。小枝细长而稍弯曲，光滑无毛；叶片菱状卵形，长 2～3.5 厘米，宽 1～1.8 厘米，先端圆钝缺刻状锯齿或 3～5 浅裂，具不明显的三出基脉，两面无毛，仅背面脉腋有簇毛；叶柄短，无毛，伞形花序着生于侧生短枝之枝顶，总花梗和小花梗光滑。花两性，白色，直径 5～8 毫米，雄蕊长 1.8～2 厘米，较

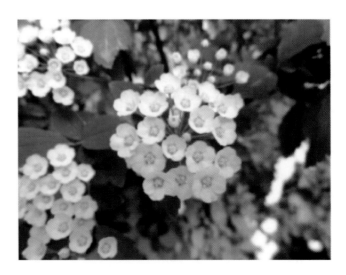

花瓣短，花柱较雄蕊短；蓇葖果直立无毛。花期4—5月，果熟期8—10月。

【生境分布】生于海拔800～2200米的向阳山坡、杂木林、路旁。我市狮子峰自然保护区有分布。

【采收加工】秋、冬季挖根，洗净，切片，鲜用或晒干。秋季采集果、叶，晒干。

【功能主治】根、果：理气止痛，散瘀利湿；用于血瘀，腹胀带下，跌打损伤，疮毒等症。

【用法用量】根：煎服16～30克，外用适量，捣烂外敷或研末调敷。果：用法用量不详。叶：代茶叶饮用。

## （70）麻叶绣线菊 *Spiraea cantoniensis* Lour.

【药名别名】麻叶绣球。

【药用部位】为绣线菊属植物麻叶绣线菊的根、叶、果实。

【植物形态】灌木，高达1.5米；小枝细瘦，圆柱形，呈拱形弯曲，幼时暗红褐色，无毛；冬芽小，卵形，先端尖，无毛，有数枚外露鳞片。叶片菱状披针形至菱状长圆形，长3～5cm，宽1.5～2厘米，先端急尖，基部楔形，边缘自近中部以上有缺刻状锯齿，上面深绿色，下面灰蓝色，两面无毛，有羽状叶脉，叶柄长4～7毫米，无毛。伞形花序具多数花朵；花梗长8～14毫米，无毛；苞片线形，无毛；花直径5～7

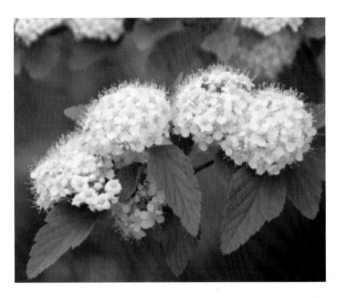

毫米；萼筒钟状，外面无毛，内面被短柔毛；萼片三角形或卵状三角形，先端急尖或短渐尖，内面微被短柔毛；花瓣近圆形或倒卵形，先端微凹或圆钝，白色；雄蕊20～28，稍短于花瓣或几与花瓣等长；子房近无毛，花柱短于雄蕊。蓇葖果直立开张，无毛，花柱顶生，具直立开张萼片。花期4—5月，果期7—9月。

【生境分布】生于海拔300～2000米的向阳山坡杂木林中。我市狮子峰林场、三河口镇有分布。

【采收加工】参考绣球绣线菊。

【功能主治】参考绣球绣线菊。

【用法用量】参考绣球绣线菊。

## （71）中华绣线菊 *Spiraea chinensis* Maxim.

【药名别名】铁黑汉条、绣线菊。

【药用部位】为绣线菊属植物中华绣线菊的根。

【植物形态】灌木，高1.5～3米，小枝呈拱形弯曲。红褐色，幼时被黄色茸毛，有时无毛；冬芽卵形，先端急尖，有数枚鳞片，外被柔毛。叶片菱状卵形至倒卵形，长2.5～6厘米，宽1.5～3厘米，先端急尖或圆钝，基部宽楔形或圆形，边缘有缺刻状粗锯齿，或具不明显3裂；上面暗绿色，被短柔毛，脉纹深陷，下面密被黄色茸毛，脉纹突起。叶柄长4～10毫米；被短茸毛。伞形花序具花16～25朵；花梗长5～10

毫米，具短茸毛；苞片线形，被短柔毛；花直径 3～4 毫米；萼筒钟状；外面有稀疏柔毛；内面密被柔毛；萼片卵状披针形，先端长渐尖；内面有短柔毛；花瓣近圆形；先端微凹或圆钝；长与宽均为 2～3 毫米；白色。雄蕊 22～25，短于花瓣。花盘波状圆环形，子房具短柔毛；花柱短于雄蕊。蓇葖果开张，被短柔毛，花柱顶生，直立，具直立稀反折的萼裂片。花期 3—6 月，果期 6—10 月。

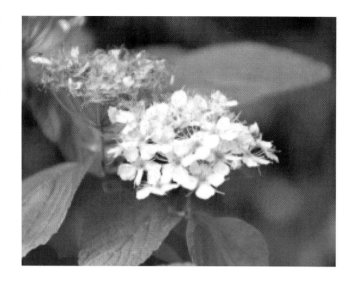

【生境分布】生于海拔 500～2000 米的山坡灌丛中。我市张家畈、顺河、福田河、狮子峰等地有分布。

【采收加工】秋、冬季挖根，除去泥土、须根，洗净，晒干备用。

【功能主治】清热解毒。主治咽喉肿痛，无名肿毒。

【用法用量】内服：煎汤，15～30 克。外用：适量，捣烂外敷。

## （72）华北绣线菊　*Spiraea fritschiana* Schneid.

【药名别名】蚂蝗梢。

【药用部位】为绣线菊属植物华北绣线菊的根。

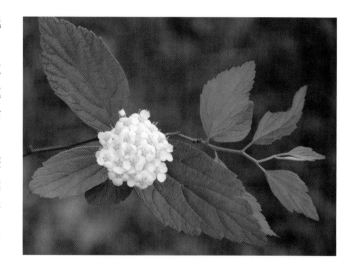

【植物形态】灌木，高 1～2 米；小枝具明显棱角，紫褐色至浅褐色，幼时无毛或具稀疏短柔毛。叶片卵形、椭圆状卵形或椭圆状矩圆形，长 3～8 厘米，宽 1.5～3.5 厘米，先端急尖或渐尖，基部宽楔形，边缘具不整齐重锯齿或单锯齿，上面无毛，下面具短柔毛，叶柄长 2～5 毫米。复伞房花序顶生于当年生枝上，无毛，花白色，直径 5～6 毫米。蓇葖果儿直立，无毛或仅沿腹缝有短柔毛，常具反折萼裂片。花期 6 月，果期 7—8 月。

【生境分布】生于海拔 100～1000 米的岩石坡地或山谷丛林间。我市山区丘陵有分布。

【采收加工】根：全年可采，洗净晒干。

【功能主治】清热解毒。用于目赤肿痛，头痛，牙痛，肺热咳嗽；外用治创伤出血。

【用法用量】内服：煎汤，30～60 克。外用：适量，捣烂敷患处。

## （73）狭叶绣线菊　*Spiraea japonica* var. *acuminata* Franch.

【药名别名】吹火筒、尖叶粉花绣线菊。

【药用部位】为绣线菊属植物狭叶绣线菊的枝叶。

【植物形态】灌木，高达2米。小枝棕红色，有短柔毛或脱落近无毛。叶片长卵形至披针形，长3.5～9厘米，宽1.5～3.5厘米，先端渐尖，基部楔形，边缘有尖锐重锯齿，下面苍绿色，沿叶脉有柔毛；叶柄长2～4毫米。复伞房花序生于当年枝顶端，直径10～14厘米，有时达18厘米，有短柔毛；花粉红色，直径约3毫米；萼筒及裂片外面有柔毛；花瓣卵形至圆形。蓇葖果无毛。花期5—6月，果期7—9月。

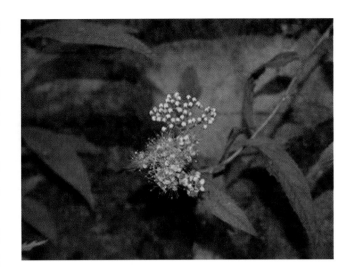

【生境分布】生于海拔800～2350米的沟边灌丛中或山坡林下。龟山、康王寨有分布。

【采收加工】夏季枝叶茂盛时采集，鲜用或晒干。

【功能主治】用于通经，通便，利尿。

【用法用量】尚未查到相关资料。

## （74）单瓣绣线菊 *Spiraea prunifolia* var. *simpliciflora* Nakai

【药名别名】细米条、单瓣笑靥花、笑靥花、单瓣李叶绣线菊。

【药用部位】为绣线菊属植物单瓣绣线菊的根。

【植物形态】花单瓣，直径约6毫米；萼筒钟状，内外两面均被短柔毛；萼片卵状三角形，先端急尖，外面微被短柔毛，内面毛较密；花瓣宽倒卵形，先端圆钝，长2～4毫米，宽几与长相等，白色；雄蕊20，长约为花瓣的1/2或1/3；花盘圆环形，具10个明显裂片；子房具短柔毛，花柱短于雄蕊。

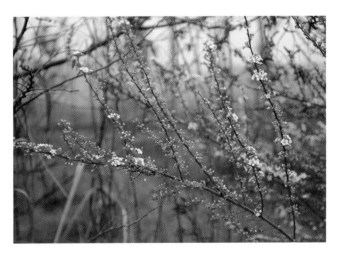

蓇葖果仅在腹缝上具短柔毛，开张，花柱顶生于背部，具直立萼片。花期3—4月，果期4—7月。

【生境分布】生于山坡林下灌丛中或栽培。我市各地有分布。

【采收加工】秋、冬季挖根，除去泥土、须根，晒干备用。

【功能主治】利咽消肿，祛风止痛。主治咽喉肿痛，风湿痹痛。

【用法用量】内服：煎汤，15～30克。外用：适量，捣烂外敷。

## （75）野珠兰 *Stephanandra chinensis* Hance

【药名别名】华空木。

【药用部位】为小米空木属植物野珠兰的根。

【植物形态】灌木，高达 1.5 米。叶片卵形至长卵形，长 5 ～ 7 厘米，宽 2 ～ 3 厘米，边缘浅裂并有重锯齿，两面无毛或下面沿叶脉稍有柔毛；叶柄长 6 ～ 8 毫米。稀疏的圆锥花序顶生，总花梗、花梗和萼筒均无毛；花白色，直径约 4 毫米。蓇葖果近球形，直径约 2 毫米，有疏柔毛。花期 5—6 月，果期 8—9 月。

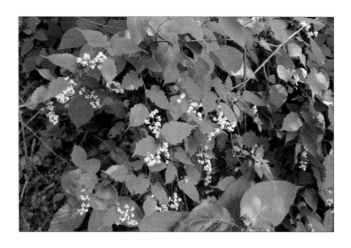

【生境分布】生于海拔 700 ～ 1500 米的山坡林中。我市西张店林场及山区乡镇有分布。

【采收加工】秋季挖根，洗净晒干。

【功能主治】用于咳嗽吐痰成泡，咽喉肿痛，咽痛失音。

【用法用量】水煎服，但尚未查到用量的相关资料。

# 94. 豆科　Fabaceae

## （1）合萌　*Aeschynomene indica* L.

【药名别名】田皂角、王栗树。

【药用部位】为合萌属植物合萌的全草。

【植物形态】半灌木状草本。茎直立，圆柱形，质软中空。双数羽状复叶，小叶 20 对以上，矩圆形，长 3 ～ 8 毫米，宽 1 ～ 3 毫米，全缘，总状花序腋生，花少数，膜质苞片 2。花萼二唇形，花冠黄色带紫纹，旗瓣近圆形，雄蕊 10，子房无毛有柄。荚果条状矩圆形，有 6 ～ 10 荚节。种子肾形，黑褐色。花期 7—8 月，果期 9—10 月。

【生境分布】生于水田等潮湿处。我市各地有分布。

【采收加工】9—10 月采收，割取地上部分，鲜用或晒干。

【功能主治】清热利湿，祛风明目，通乳。主治热淋，血淋，水肿，泄泻，疔肿，疮疥，目赤肿痛，眼生云翳，关节疼痛，产妇乳少。

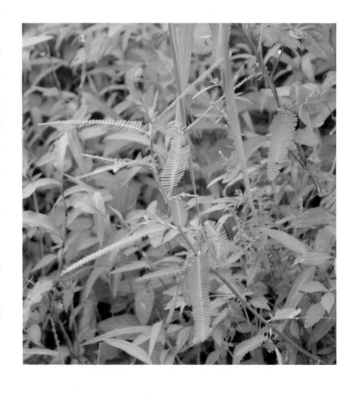

【用法用量】内服：煎汤，15 ～ 30 克。外用：适量，煎水熏洗；或捣烂外敷。

【附注】合萌根：可单用，具清热利湿，消积，解毒作用。治血淋，疳积，目昏，牙痛，疮疖。煎服，鲜品 30 ～ 60 克。外用适量，捣烂外敷。叶：治痈肿，创伤出血。用法用量为捣汁，鲜品 60 ～ 90 克。外用适量，研末调涂或捣烂外敷。

## （2）合欢 *Albizia julibrissin* Durazz.

【药名别名】夜合树、马缨花。

【药用部位】为合欢属植物合欢的树皮和花序。

【植物形态】落叶乔木，高 4 ～ 16 米，树冠伞形。二回偶数羽状复叶，羽片 4 ～ 12 对，各有小叶 10 ～ 30 对，小叶长圆形至线形，两侧极偏斜，长 6 ～ 12 毫米，宽 1 ～ 4 毫米。花序头状，多数，伞房状排列，腋生或顶生；花淡红色。荚果线形，扁平，长 9 ～ 15 厘米，宽 1.2 ～ 2.5 厘米，幼时有毛。花期 6—7 月，果期 9—11 月。

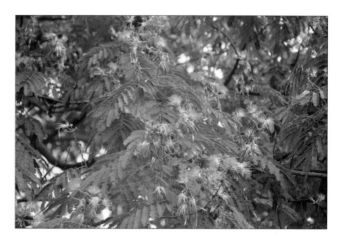

【生境分布】我市城区及顺河集、黄土岗等地有栽培及野生。

【采收加工】夏、秋季剥皮，切段，晒干。夏季花开放时择晴天摘花，及时晒干。

【功能主治】合欢花：解郁安神。用于心神不安，忧郁失眠。合欢皮：解郁安神，活血消肿。用于心神不安，忧郁失眠，肺痈疮肿，跌扑伤痛。

【用法用量】合欢皮：煎服 6 ～ 12 克；或入丸、散；外用适量，研末调敷。合欢花：煎服，3 ～ 9 克；或入丸、散。

## （3）山合欢 *Albizia kalkora* (Roxb.) Prain

【药名别名】山槐、马缨花、夜合槐。

【药用部位】为合欢属植物山合欢的树皮和花序。

【植物形态】落叶乔木，高 4 ～ 15 米。二回羽状复叶，羽片 2 ～ 3 对，小叶 5 ～ 14 对，线状长圆形，长 1.5 ～ 4.5 厘米，宽 1 ～ 1.8 厘米，顶端圆形而有细尖，基部近圆形，偏斜，中脉显著偏向叶片的上侧，两面密生短柔毛。头状花序，2 ～ 3 个生于上部叶腋或多个排成顶生伞房状；花白色。荚果长 7 ～ 17 厘米，宽 1.5 ～ 3 厘米，深棕色；种子 4 ～ 12 颗。花期 5—7 月，果期 9—11 月。

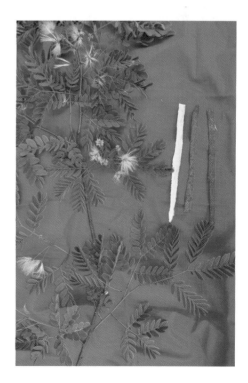

【生境分布】生于山坡、路旁及溪边。我市山区丘陵有分布。

【采收加工】同合欢。

【功能主治】同合欢。

【用法用量】同合欢。

【附注】①本品资料来源见《湖北中草药志》（一），第 422 ～ 426 页。②本品为《中国药典》（1977 年版）收载的合欢皮的来源之一。

### （4）紫穗槐　*Amorpha fruticosa* L.

【药名别名】紫槐、槐树、穗花槐。

【药用部位】为紫穗槐属植物紫穗槐的树皮、花。

【植物形态】落叶灌木，丛生，高 1 ～ 4 米。小枝灰褐色，被疏毛，后变无毛，嫩枝密被短柔毛。叶互生，奇数羽状复叶，基部有线形托叶；小叶卵形或椭圆形，先端圆形，锐尖或微凹，有一短而弯曲的尖刺，基部宽楔形或圆形，上面无毛或被疏毛，下面有白色短柔毛，具黑色腺点。穗状花序常 1 至数个顶生和枝端腋生，密被短柔毛；花有短梗；花萼被疏毛或几无毛，萼齿三角形，较萼筒

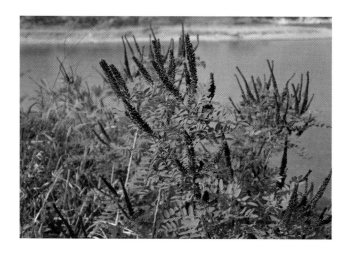

短；旗瓣心形，紫色，无翼瓣和龙骨瓣；雄蕊 10，下部合生成鞘，上部分裂，包于旗瓣之中，伸出花冠外。荚果下垂，微弯曲，顶端具小尖，棕褐色，表面有凸起的疣状腺点。花果期 5—10 月。

【生境分布】生于河岸、河堤、沙地、山坡及铁路沿线。我市铁路沿线及狮子峰林场有栽培。

【采收加工】夏、秋季剥下树皮洗净切片，晒干。花期摘花，晒干。

【功能主治】树皮：清热，凉血，止咳。花：清热，凉血，止血。

【用法用量】尚未查到相关资料。

### （5）小槐花　*Ohwia caudata* (Thunb.) H. Ohashi

【药名别名】草鞋板、山蚂蝗。

【药用部位】为小槐花属植物小槐花的根或全株。

【植物形态】直立灌木或亚灌木，高 1 ～ 2 米。叶为羽状三出复叶，小叶 3；叶柄扁平，较厚，上面具深沟，两侧具极窄的翅；小叶近革质或纸质，顶生小叶披针形或长圆形，侧生小叶较小，先端渐尖、急尖或短渐尖，基部楔形，全缘；总状花序顶生或腋生，每节生 2 花；花萼窄钟形；花冠绿白色或黄白色，旗瓣椭圆形，瓣柄极短，翼瓣狭长圆形，具瓣柄，龙骨瓣长圆形，具瓣柄；雄蕊二体；雌蕊子房在缝线上密被贴伏柔毛。荚果线形，扁平，腹背缝线浅缢缩，有荚节 4 ～ 8，荚节长椭圆形。花期 7—9 月，果期 9—11 月。

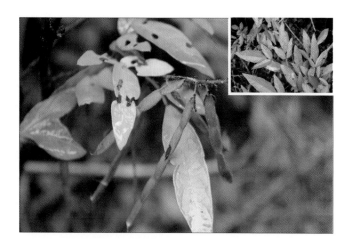

【生境分布】生于海拔 150 ～ 1000 米的山坡、路旁草地、沟边、林下。我市山区各地有分布。

【采收加工】夏、秋季采集，洗净晒干，鲜用。

【功能主治】清热解毒，祛风利湿。用于感冒发热，肠胃炎，痢疾，小儿疳积，风湿关节痛；外用治毒蛇咬伤，痈疖疔疮，乳腺炎。

【用法用量】煎服，15 ～ 30 克；外用适量，鲜根皮、全草煎水洗或捣烂敷患处。

## （6）饿蚂蝗 *Desmodium multiflorum DC.*

【药名别名】黄豆七、胃痛草。

【药用部位】为山蚂蝗属植物饿蚂蝗的全株。

【植物形态】直立灌木，高 1 ～ 2 米。多分枝，幼枝具棱角，密被淡黄色至白色柔毛，老时渐变无毛。叶为羽状三出复叶，小叶 3；托叶狭卵形至卵形；小叶近革质，椭圆形或倒卵形，侧生小叶较小，先端钝或急尖，具硬细尖，基部楔形、钝或稀为圆形，上面儿无毛，干时常呈黑色，下面多少灰白色，被贴伏或伸展丝状毛，中脉尤密。花序顶生或腋生，顶生者多为圆锥花序，腋生者为总状花序，长可达 18 厘米；总花梗密被向上丝状毛和小钩状毛；花常 2 朵生于每节上；苞片披针形，被毛；花萼密被钩状毛，裂片三角形，与萼筒等长；花冠紫色，旗瓣椭圆形、宽椭圆形至倒卵形，翼瓣狭椭圆形，微弯曲，

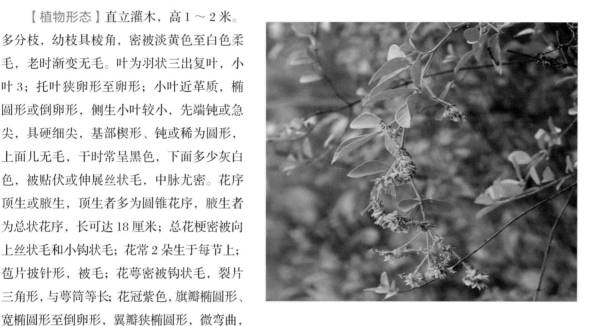

具瓣柄；雄蕊单体；子房线形，被贴伏柔毛。荚果腹缝线近直或微波状，背缝线圆齿状，有荚节 4 ～ 7，荚节倒卵形，密被贴伏褐色丝状毛。花期 7—9 月，果期 8—10 月。

【生境分布】生于海拔 500 ～ 2800 米的山坡草地或林缘。我市分布于狮子峰林场。

【采收加工】夏、秋季采收，洗净，切段，晒干或鲜用。

【功能主治】清热解毒，消食，止痛。用于胃痛，小儿疳积，腮腺炎，淋巴结炎，毒蛇咬伤。

【用法用量】煎服：9 ～ 30 克。外用：适量，鲜品捣烂外敷；或取汁涂。

## （7）土圞儿 *Apios fortunei Maxim.*

【药名别名】金线吊葫芦、罗汉参。

【药用部位】为土圞儿属植物土圞儿的块根，其叶亦供药用。

【植物形态】缠绕草本，有球状块根。茎有稀疏白色短柔毛。羽状复叶；小叶 3 ～ 7，卵形或宽披针形，长 3 ～ 7 厘米，宽 1.5 ～ 4 厘米，先端急尖，有短尖头，基部圆形；小叶柄有时有疏毛；托叶及小托叶早落。总状花序腋生，长 6 ～ 26 厘米，苞片及小苞片条形，有白色短毛；萼为二唇形，无毛；花冠绿白色，旗瓣圆形，长约 10 毫米，翼瓣矩形，长约 7 毫米，龙骨瓣长，狭矩形，卷曲成半圆形；雄蕊（9+1）二组；

子房无子房柄，有白色疏短毛，花柱长而卷曲成半圆圈。荚果条形，长约8厘米，有短柔毛。花期6—8月，果期9—10月。

【生境分布】生于较潮湿的田埂上或灌丛中。本品标本为城区胡仲民先生的栽培品。

【采收加工】秋后采挖，洗净切片，晒干。

【功能主治】清热解毒，理气散结。治感冒咳嗽，百日咳，咽喉肿痛，疝气，痈肿，瘰疬。

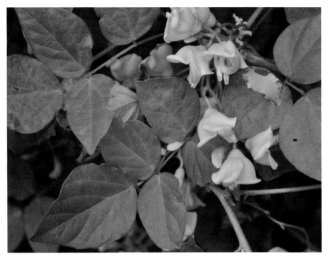

【用法用量】内服：煎汤，9～15克（鲜者30～60克）。外用：适量，捣烂外敷或磨汁涂敷。

【附注】本品有毒，生食或过量服用易中毒。

## （8）落花生 *Arachis hypogaea* L.

【药名别名】花生、长生果。

【药用部位】为落花生属植物落花生的种子、种皮（花生衣）和枝叶。

【植物形态】一年生草本。根部多根瘤，高20～70厘米，有棕色长柔毛。羽状复叶；小叶4，倒卵形，长2.5～5厘米，宽1.5～2.5厘米，先端圆形，基部狭，两面无毛；托叶披针形，长1.5～3厘米，疏生长柔毛。花单生或簇生于叶腋；花萼与花托合生成托管，呈花梗状，萼齿二唇形；花冠黄色，旗瓣近圆形，龙骨瓣先端有喙；雄蕊9枚合生，1枚退化；子房藏于萼管中。荚果大，膨胀，有网纹，成熟于土中。花期6—7月，果期9—10月。

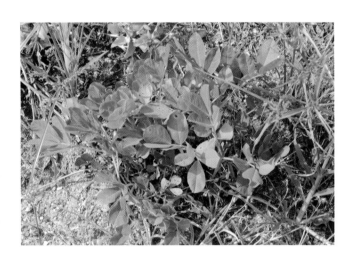

【生境分布】我市各地广泛栽培之油料作物。

【采收加工】枝叶：夏、秋季采集，洗净，鲜用或切碎晒干。花生仁：成熟果实去壳，晒干。

【功能主治】枝叶：清热解毒，宁神降压；主治跌打损伤，疮疡肿毒，失眠，高血压。花生仁：健脾养胃，润肺化痰；主治燥咳，反胃，乳妇奶少。种皮：止血，散瘀，消肿；用于血友病、类血友病、原发性及继发性血小板减少性紫癜，肝病出血症，术后出血，癌肿出血，胃、肠、肺、子宫等出血。

【用法用量】花生仁：煎服，30～100克；生研粉冲汤或煎服，每次15克。枝叶：煎服，30～60克；外用适量，鲜品捣烂敷患处。种皮：煎服，6克，或研粉冲服。

## （9）紫云英 *Astragalus sinicus* L.

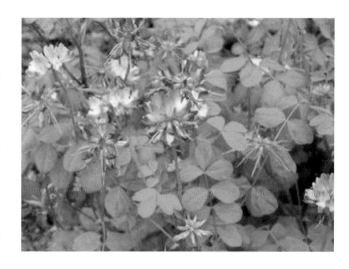

【药名别名】草籽、红花草籽。

【药用部位】为黄芪属植物紫云英的种子、根和全草。

【植物形态】一年生草本。茎直立或匍匐，高10～40厘米，无毛。羽状复叶；小叶7～13，宽椭圆形或倒卵形，长5～20毫米，宽5～12毫米，先端凹或圆形，基部楔圆形，两面有白色长毛。总状花序近伞形，总花梗长达15厘米；花萼钟状，萼齿三角形，有长毛；花冠紫色或白色；子房无毛，有短柄。荚果条状矩圆形，微弯，长1～2厘米，黑色，无毛。花期2—6月，果期3—7月。

【生境分布】原作为绿肥栽培，现逸为野生。我市各地田间有少量分布。

【采收加工】种子：春、夏季果实成熟时，割下全草，打下种子，晒干。全草：夏、秋季采集，鲜用或晒干。根：秋季采挖，洗净，晒干。

【功能主治】种子：祛风明目，健脾益气，解毒止痛。根：用于肝炎，营养性浮肿，带下，月经不调。全草：用于急性结膜炎，神经痛，带状疱疹，疮疖痈肿，痔疮。

【用法用量】煎服：鲜根60～90克，全草15～30克，种子6～9克。外用适量，鲜草捣烂敷，或干草研粉调敷。

## （10）云实 *Caesalpinia decapetala* (Roth) Alston

【药名别名】雀不踏、牛王刺、子午虫树。

【药用部位】为云实属植物云实的种子。其根亦供药用。

【植物形态】落叶攀援灌木；茎枝密生钩刺。二回偶数羽状复叶互生，羽片3～8对；小叶6～12对，长椭圆形，长1～2.5厘米，两端圆。花黄色，成顶生圆锥花序；5月开花。荚果长椭圆形，木质，扁平，一边有窄翅。种子6～9颗，长圆形，褐色。花果期4—10月。

【生境分布】生于山谷、沟旁、路边及灌丛中。我市阎家河、长岭岗等地有分布。

【采收加工】秋、冬季挖根，洗净切斜片，晒干或炕干；秋季采果实，除去果皮，取种子晒干。

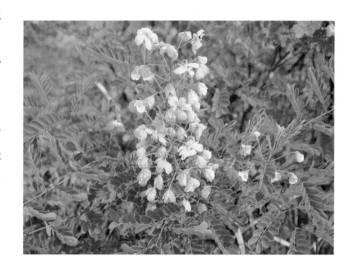

【功能主治】种子：止痢，驱虫；用于痢疾，钩虫病，蛔虫病。根：发表散寒，祛风活络；用于风寒感冒，风湿疼痛，跌打损伤，蛇咬伤。

【用法用量】种子3～9克，根15～30克，水煎服或泡酒服。

【附注】①本品为有毒植物，使用宜慎。②云实树中寄生蛀虫（ *Caesalpinia sepiaria* Roxb.），我市民间历来称为"子午虫"，其用途为消积透疹，舒筋通络。治小儿疳积，麻疹透发不快，筋骨疼痛。用法用量：内服，研末，1～3克。③蛀虫的采集方法：夏秋间，寻觅云实树茎或根部的蛀孔，用刀剖取，随即使用或焙干密闭储藏。

## （11）杭子梢 *Campylotropis macrocarpa* (Bge.) Rehd.

【药名别名】壮筋草、马料梢。

【药用部位】为杭子梢属植物杭子梢的根。

【植物形态】落叶灌木，高达 2.5 米；幼枝密生白色短柔毛。3 小叶，顶生小叶矩圆形或椭圆形，长 3～6.5 厘米，宽 1.5～4 厘米，先端圆或微凹，有短尖，基部圆形，上面无毛，脉网明显，下面有淡黄色柔毛，侧生小叶较小。总状花序腋生；花梗细长，长可达 1 厘米，有关节，有绢毛；花萼宽钟状，萼齿 4，有疏柔毛；花冠紫色。荚果斜椭圆形，膜质，长约 1.2 厘米，具明显脉网。花期 8—9 月，果期 9—10 月。

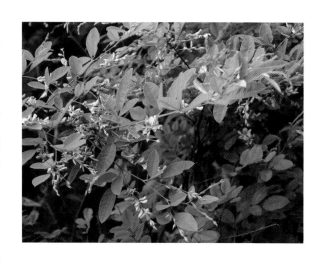

【生境分布】生于山沟、山坡、草坡、林缘或疏林中。我市各地有分布。

【采收加工】夏、秋季采挖根部，洗净，切片或切段，晒干。

【功能主治】疏风解表，活血通络。主治风寒感冒，肾炎水肿，肢体麻木，半身不遂。

【用法用量】内服：煎汤，10～15克；或浸酒。

## （12）刀豆 *Canavalia gladiata* (Jacq.) DC.

【药名别名】直立刀豆、剑鞘豆。

【药用部位】为刀豆属植物刀豆的种子、果壳及根。

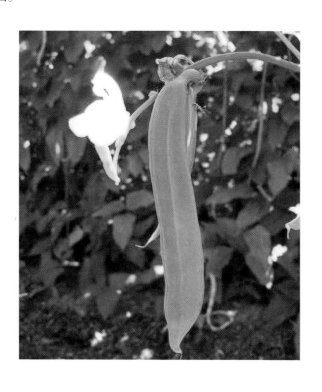

【植物形态】缠绕状、草质藤本，茎枝光滑。小叶 3，顶生叶宽卵形，长 8～20 厘米，宽 5～16 厘米，先端渐尖，基部近圆形，两面无毛，侧生小叶偏斜。总状花序腋生；花疏生于花序轴隆起的节上；萼二唇形，上唇大，长约 1.5 厘米，二裂，下唇 3 齿卵形，均无毛；花冠淡红色或淡紫色，长 3～4 厘米；子房有疏长硬毛。荚果条形，略弯曲，长可达 30 厘米，宽 2.5～4 厘米，果瓣厚革质；种子 10～14 颗，略扁，边缘有隆脊；肾形，红色或褐色，长约 3.5 厘米，种脐约为种子全长的 3/4。花期 7—

9 月，果期 10 月。

【生境分布】我市各地都有栽培。

【采收加工】种子、果壳及根于秋季采集，鲜用或分别晒干。

【功能主治】种子：温中降逆，补肾；用于虚寒呃逆，肾虚，腰痛，胃痛。果壳：通经活血，止泻；用于腰痛，久痢，经闭。根：散瘀止痛；用于跌打损伤，腰痛。

【用法用量】种子：煎服，9 ～ 15 克；或烧存性研末。果壳及根：煎服，30 ～ 60 克。

## （13） 锦 鸡 儿 *Caragana sinica* (Buc'hoz) Rehd.

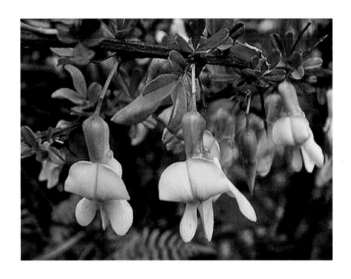

【药名别名】土黄芪、金雀花、阳雀花根、蛋花根。

【药用部位】为锦鸡儿属植物锦鸡儿的根或根皮和花。

【植物形态】灌木，高 1 ～ 2 米。小枝有棱，无毛。托叶三角形，硬化成针刺状；叶轴脱落或宿存变成针刺状；小叶 4，羽状排列，上面一对小叶通常较大，倒卵形或矩圆状倒卵形，长 1 ～ 3.5 厘米，宽 5 ～ 15 毫米，先端圆或微凹，有针尖，无毛。花单生，长 2.8 ～ 3.1 厘米；花梗长约 1 厘米，中部有关节；花萼钟状，长 12 ～ 14 毫米，基部偏斜；花冠黄色带红色，旗瓣狭长倒卵形。荚果长 3 ～ 3.5 厘米，宽约 5 毫米，无毛，稍扁。花期 4—5 月，果期 8—9 月。

【生境分布】生于山坡、坝边、林缘、路边草丛中。我市各地有少量分布。

【采收加工】秋、冬季挖根，除去木心及外粗皮、须根，洗净，晒干。春季采花，晒干。

【功能主治】根：滋补强壮，活血调经，祛风利湿；用于高血压，头昏头晕，耳鸣眼花，体弱乏力，月经不调，带下，乳汁不足，风湿关节痛，跌打损伤。花：祛风活血，止咳化痰；用于头晕耳鸣，肺虚咳嗽，小儿消化不良。

【用法用量】内服：煎汤，根 15 ～ 30 克，花 12 ～ 18 克。

## （14）红花锦鸡儿 *Caragana rosea* Turcz. ex Maxim.

【药名别名】金雀儿。

【药用部位】为锦鸡儿属植物红花锦鸡儿的根皮。

【植物形态】灌木，高 0.4 ～ 1 米。树皮绿褐色或灰褐色，小枝细长，具条棱，托叶在长枝者成细针刺，长 3 ～ 4 毫米，短枝者脱落；叶柄长 5 ～ 10 毫米，脱落或宿存成针刺；叶假掌状；小叶 4，楔状倒卵形，长 1 ～ 2.5 厘米，宽 4 ～ 12 毫米，先端圆钝或微凹，具刺尖，基部楔形，近革质，上面深绿色，下面淡绿色，无毛，有时小叶边缘、小叶柄、小叶下面沿脉被疏柔毛。花梗单生，长 8 ～ 18 毫米，关节在中部以上，无毛；花萼管状，不扩大或仅下部稍扩大，常紫红色，萼齿三角形，渐尖，内侧密被短柔毛；花冠黄色，常紫红色或全部淡红色，凋时变为红色，旗瓣长圆状倒卵形，先端凹入，基部渐狭成宽瓣柄，翼瓣长圆状线形，瓣柄较瓣片稍短，耳短齿状，龙骨瓣的瓣柄与瓣片近等长，耳不明显；子房无毛。荚果圆筒形，长3～6厘米，具渐尖头。花期4—6月，果期6—7月。

【生境分布】生于山坡及沟谷灌丛中，我市分布于狮子峰林场。

【采收加工】秋季挖根，洗净，切片，晒干。

【功能主治】健脾强胃，活血催乳，利尿通经。治虚损劳热，阴虚喘咳，淋浊带下。

【用法用量】煎服，6～24克；或入丸、散。

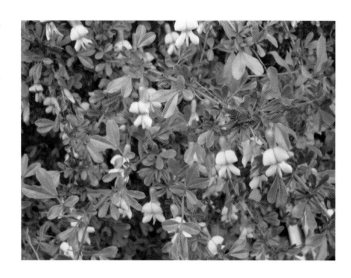

## （15）含羞草决明 *Chamaecrista mimosoides* Standl.

【药名别名】山扁豆。

【药用部位】为山扁豆属植物含羞草决明的全草。

【植物形态】一年生或多年生半灌木状草本，高30～45厘米。茎细瘦，多分枝，被短柔毛。双数羽状复叶互生，长4～10厘米，叶柄极短；托叶2片，卵状披针形；小叶25～60对，镰状条形，长3～4（8）毫米，宽约1毫米，先端斜尖。夏季于叶腋开花，单生或数朵排成短总状花序；花梗纤细，长约5毫米；萼片5，披针形；花瓣5，黄色，略长于萼，约7毫米，除顶端1片为宽倒卵形外，其余均为倒卵形；雄蕊10，5长5短，相间而生。荚果扁平微弯，稍似扁豆，因而得名，长2.5～6厘米，先端短斜尖，基部长楔形，有时被短柔毛；内有种子约20粒，深褐色，平滑，有光泽。花期8—9月，果期9—10月。

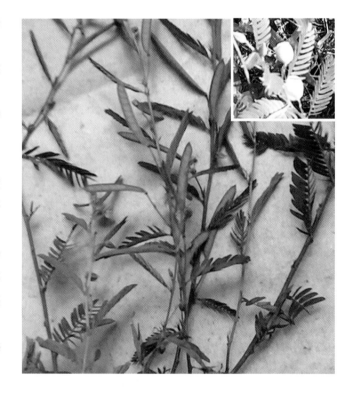

【生境分布】生于林下山坡及田野、路旁。我市长岭岗村大龙山有分布。

【采收加工】夏、秋季采收全草，洗净，晒干。

【功能主治】清热解毒，健脾利湿，通便。用于黄疸，暑热吐泻，小儿疳积，水肿，小便不利，习惯性便秘，疔疮痈肿，毒蛇咬伤。

【用法用量】内服：煎汤，9～18克。外用：研末，调敷。

【附注】含羞草决明的种子具利尿、健胃整肠的作用。用法：煎服，9～18克。

## （16）豆茶决明 *Cassia nomame* (Sieb.) Kitagawa

【药名别名】水皂角。

【药用部位】为决明属植物豆茶决明的全草及种子。

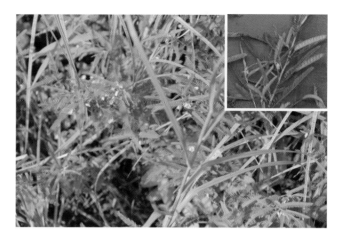

【植物形态】一年生草本，株高30～60厘米，稍有毛，分枝或不分枝。叶长4～8厘米，有小叶8～28对，在叶柄的上端有黑褐色、盘状、无柄腺体1枚；小叶长5～9毫米，带状披针形，稍不对称。花生于叶腋，有柄，单生或2至数朵组成短的总状花序；萼片5，分离，外面疏被柔毛；花瓣5，黄色；雄蕊4，有时5；子房密被短柔毛。荚果扁平，有毛，开裂，长3～8厘米，宽约5毫米，有种子6～12粒；种子扁，近菱形，平滑。花期7—8月，果期8—9月。

【生境分布】生于山坡、路旁、沟边及松林下。我市小漆园村有分布。

【采收加工】全草：夏季采收，晒干。种子：秋季果实成熟时采集种子，除去杂质，晒干。

【功能主治】水皂角子：治小儿疳积，夜盲症，目翳。全草：清肝明目，和脾利水；治目花，夜盲症，偏头痛，水肿，脚气，黄疸。

【用法用量】全草：煎服，9～15克；或研末。种子：煎服，9～30克；或炖猪肝服。

## （17）双荚决明 *Cassia bicapsularis* L.

【药名别名】腊肠仔树、黄槐。

【药用部位】为决明属植物双荚决明的种子。

【植物形态】直立灌木，多分枝，无毛。偶数羽状复叶，小叶倒卵形或倒卵状长圆形，膜质，顶端圆钝，基部渐狭，偏斜，下面粉绿色；在最下方的一对小叶间有黑褐色线形而钝头的腺体1枚。总状花序生于枝条顶端的叶腋间，常集成伞房花序状，长度约与叶相等，花鲜黄色；雄蕊10，7能育，3退化而无花药。荚果圆柱状，膜质，直或微曲，缝线狭窄；种子二列。花期10—11月，果期11月至翌年3月。

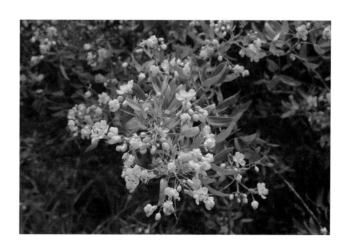

【生境分布】喜温喜光，多生长于山坡和路旁。我市城区有栽培。

【采收加工】果实成熟后采集，除去果荚，晒干。

【功能主治】清肝明目，泻下导滞。用于目疾，便秘。

【用法用量】煎服：9～15克。

【附注】本品药用资料摘自《广州植物志》。

## （18）决明　*Cassia tora* L.

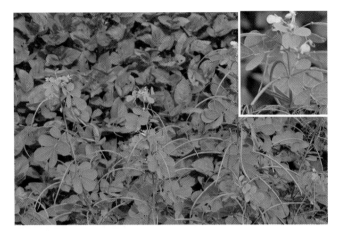

【药名别名】小决明、决明子、草决明。

【药用部位】为决明属植物决明的种子。

【植物形态】直立、粗壮，一年生亚灌木状草本，高 1～2 米。叶长 4～8 厘米；叶柄上无腺体；叶轴上每对小叶间有棒状的腺体 1 枚；小叶 3 对，膜质，倒卵形或倒卵状长椭圆形，长 2～6 厘米，宽 1.5～2.5 厘米，顶端圆钝而有小尖头，基部渐狭，偏斜，上面被稀疏柔毛，下面被柔毛；小叶柄长 1.5～2 毫米；托叶线状，被柔毛，早落。花腋生，通常 2 朵聚生；总花梗长 6～10 毫米；花梗长 1～1.5 厘米，丝状；萼片稍不等大，卵形或卵状长圆形，膜质，外面被柔毛，长约 8 毫米；花瓣黄色，下面二片略长，长 12～15 毫米，宽 5～7 毫米；能育雄蕊 7，花药四方形，顶孔开裂，长约 4 毫米，花丝短于花药；子房无柄，被白色柔毛。荚果纤细，近四棱形，两端渐尖，长达 15 厘米，宽 3～4 毫米，膜质；种子约 25 颗，菱形，光亮。花果期 8—11 月。

【生境分布】生于山坡路边及宅周、菜园等处。我市各地有少量栽培或逸为野生。

【采收加工】秋季采收成熟果实，晒干，打下种子，除去杂质，晒干。

【功能主治】清热明目，润肠通便。治目赤涩痛，羞明多泪，头痛眩晕，目暗不明，大便秘结。有减肥之功效，可用于风热赤眼，青盲，雀目，高血压，肝炎，肝硬化腹水，习惯性便秘。

【用法用量】煎服：9～15 克；用于润肠通便，不宜久煎。

【附注】本品具降压、降血脂、保肝和泻下等多方面的作用，现已开发出较多的保健品。本品即《中国药典》收载的决明子。

## （19）钝叶决明　*Cassia obtusifolia* L.

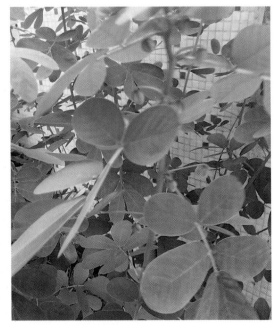

【药名别名】决明子、草决明、马蹄决明。

【药用部位】为决明属植物钝叶决明的种子。

【植物形态】一年生半灌木状草本，高 0.5～2 米。上部分枝多。叶互生，羽状复叶；叶柄长 2～5 厘米；小叶 3 对，叶片倒卵形或倒卵状长圆形，长 2～6 厘米，宽 1.5～3.5 厘米，先端圆形，基部楔形，稍偏斜，下面及边缘有柔毛，最下 1 对小叶间有 1 条形腺体，或下面 2 对小叶间各有一腺体。花成对腋生，最上部的聚生；总花梗极短；小花梗长 1～2 厘米；萼片 5，倒卵形；花冠黄色，花瓣 5，倒卵形，长 12～15 毫米，基部有爪；雄蕊 10，发有雄蕊 7，3 个较大的花药先端急狭成瓶颈状；子房细长，花柱弯曲。荚果细长，近四棱形，长 15 ～ 20 厘米，宽 3 ～ 4 毫米，果柄长 2 ～ 4 厘米。种子多数，菱柱形或菱形略扁，淡褐色，光亮，两侧各有 1 条线形斜凹纹。花期 6—8 月，果期 8—10 月。

【生境分布】我市城区有少量栽培。

【采收加工】秋末果实成熟，荚果变黄褐色时采收，割下全株晒干，打下种子，去净杂质。

【功能主治】同决明。

【用法用量】同决明。

【附注】本品亦为《中国药典》收载的决明子的来源之一。

## （20）望江南　*Cassia occidentalis* L.

【药名别名】圆决明、羊角豆。

【药用部位】为决明属植物望江南的种子和茎叶。

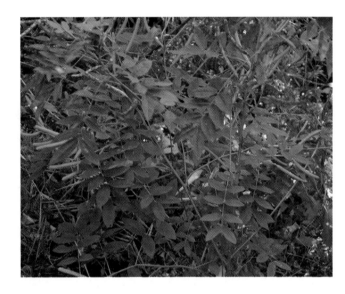

【植物形态】一年生半灌木草本或多年生小灌木，高 1 ～ 2 米，茎直立，有分枝，基部木质化，双数羽状复叶互生，有小叶 3 ～ 5 对；叶柄基部有大腺体 1 个；托叶早落，小叶片卵形或椭圆状披针形，长 2 ～ 6 厘米，先端渐尖，基部浑圆，全缘，边缘被细毛。荚果呈略扁的圆柱形，长 7 ～ 13 厘米，形似羊角，黄棕色。种子多数，稍扁卵形。花期 8—9 月，果期 10 月。

【生境分布】生于砂质土的山坡、河边，多为栽培。本品标本（野生）采自柏子塔旁。

【采收加工】种子：果实成熟时采收种子，除去杂质，晒干。茎叶：夏季采收，鲜用或晒干。

【功能主治】种子：清肝明目，健胃润肠；用于高血压头痛，目赤肿痛，口腔糜烂，习惯性便秘，痢疾腹痛，慢性肠炎。茎叶：解毒；外用治蛇、虫咬伤。

【用法用量】种子：①内服：煎汤，6 ～ 9 克；研末，1.5 ～ 3 克。②外用：适量，研末调敷。茎叶：①内服：煎汤，6 ～ 9 克（鲜品 15 ～ 30 克）；或捣汁。②外用：适量，鲜叶捣烂外敷。

## （21）紫荆　*Cercis chinensis* Bunge

【药名别名】乌桑树、紫金盘。

【药用部位】为紫荆属植物紫荆的树皮。

【植物形态】落叶乔木或大灌木，树皮幼时暗灰色而光滑，老时粗糙而作片裂。幼枝有细毛。单叶互生；叶柄长达 3 厘米；叶片近圆形，长 6 ～ 14 厘米，宽 5 ～ 14 厘米，先端急尖或骤尖，基部深心形，上面无毛，下面叶脉有细毛，全缘。花先于叶开放，4 ～ 10 朵簇生于老枝上；小苞片 2，阔卵形，长约 2.5 毫米；花梗细，长 6 ～ 15 毫米；花萼钟状，5 齿裂；花玫瑰红色，长 1.5 ～ 1.8 厘米，花冠蝶形，大小不等；雄蕊 10，分离，花丝细长；雌蕊 1，子房无毛，具柄，花柱上部弯曲，柱头短小，呈压扁状。荚果狭长方形，扁平，长 5 ～ 14 厘米，宽 1 ～ 1.5 厘米，沿腹缝线有狭翅，暗褐色。种子 2 ～ 8 颗，扁，近圆形，长约 4 毫米。花期 4—5 月，果期 5—7 月。

【生境分布】常栽培于宅旁、岸边、山坡或庭院。我市多见于城区，黄柏山见有野生。

【采收加工】7—8 月剥取，晒干。

【功能主治】活血，通淋，解毒。主治妇女月经不调，瘀滞腹痛，风湿痹痛，小便淋痛，喉痹，痈肿，疥癣，跌打损伤，蛇虫咬伤。

【用法用量】内服：煎汤，6 ～ 15 克；或浸酒，或入丸、散。外用：适量，研末调敷。

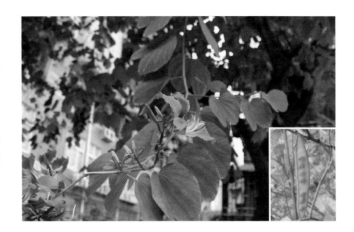

### （22）响铃豆 *Crotalaria albida* Heyne ex Roth

【药名别名】小响铃、马口铃。

【药用部位】为猪屎豆属植物响铃豆的全草。

【植物形态】灌木状草本，高 30 ～ 150 厘米，有白色柔毛。叶倒卵状披针形或倒披针形，先端钝圆，有小凸尖，基部楔形，上面光滑，下面生疏柔毛，长 15 ～ 40 毫米，宽 3 ～ 17 毫米；托叶细小。总状花序顶生或腋生；小苞片着生于花萼基部；萼长约 7 毫米，深裂，上面 2 萼齿椭圆形，下面 3 萼齿披针形，均有短柔毛；花冠黄色，稍长于萼。荚果圆柱形，膨胀，长 8 ～ 12 毫米，光滑，有种子 6 ～ 12 粒。花果期 5—12 月。

【生境分布】生于山坡、路边荒地草丛中。本品标本采自黄土岗镇小漆园村。

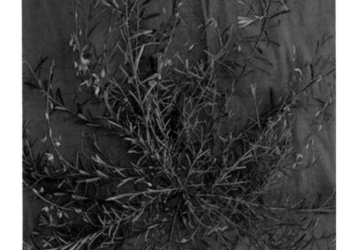

【采收加工】夏、秋季采集全草洗净，切段，晒干。

【功能主治】清热解毒，止咳平喘。用于尿道炎，膀胱炎，肝炎，胃肠炎，痢疾，支气管炎，肺炎，哮喘；外用治痈肿疮毒，乳腺炎。

【用法用量】内服：煎汤，9 ～ 15 克。外用：适量，鲜叶捣烂敷患处。

### （23）大猪屎豆 *Crotalaria assamica* Benth.

【药名别名】自消容、通心草、马铃根。

【药用部位】为猪屎豆属植物大猪屎豆的根、茎叶及种子。

【植物形态】直立灌木状草本，高 1 ～ 2 米。茎和枝均有丝光质短柔毛。单叶互生，膜质；叶柄长 2 ～ 3 毫米；托叶小，钻形，宿存；叶片长圆形或倒披针状长圆形，长 5 ～ 12 厘米，宽 2 ～ 2.5 厘米，先端钝，有小尖头，基部楔形，上面无毛，下面有绢质短柔毛。总状花序顶生及腋生，花疏生，有花20～30朵，花梗长约1厘米；小苞片2，线状披针形；花萼长12～16毫米，5深裂，裂片披针形，长12～15毫米；蝶形花冠，金黄色，伸出萼外，长达2厘米；雄蕊10，单体，花药异型；雌蕊1，花柱长，弯曲。荚果长圆形，上部宽大，下部较狭，长约5厘米，宽1.5～2厘米。种子多数。花期7—10月，果期8—11月。

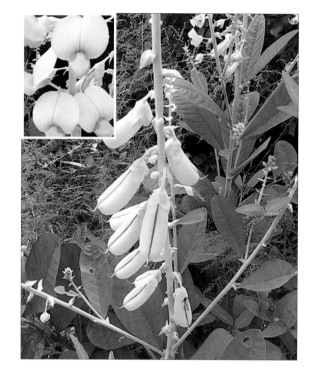

【生境分布】生于山坡、路旁。我市五脑山庙前路边有分布，其是野生还是栽培逸为野生不详。

【采收加工】夏、秋季采收，洗净，鲜用或晒干。

【功能主治】根：凉血降压。主治跌打损伤，高血压。茎叶：清热解毒，凉血止血，利水消肿；主治小儿头疮，口疮，牙痛，肺热咳嗽咯血，跌打损伤，外伤出血，水肿，肾结石，膀胱炎，风湿骨痛。种子有毒，用于风湿骨痛，跌打损伤，外伤出血等症；用法用量不详。

【用法用量】煎服：根，15～30克；茎叶，6～9克。外用：适量，捣烂外敷或研末调敷。

## （24）野百合　*Crotalaria sessiliflora* L.

【药名别名】黄花地丁、农吉利。

【药用部位】为猪屎豆属植物野百合的全草。

【植物形态】灌木状草本，高30～150厘米，有白色柔毛。叶倒卵状披针形或倒披针形，先端钝圆，有小凸尖，基部楔形，上面光滑，下面生疏柔毛，长15～40毫米，宽3～17毫米；托叶细小。总状花序顶生或腋生；小苞片着生于花萼基部；萼长约7毫米，深裂，上面2萼齿椭圆形，下面3萼齿披针形，均有短柔毛；花冠黄色，稍长于萼。荚果圆柱形，膨胀，长8～12毫米，光滑，有种子6～12粒。花果期5月至翌年2月。

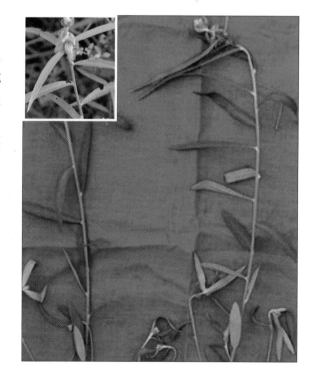

【生境分布】生于荒地草丛中。我市各地有少量分布。

【采收加工】夏、秋季采集全草，洗净，晒干。

【功能主治】清热，利湿，解毒。治痢疾，疮疖，小儿疳积。近年试用于治疗癌症。

【用法用量】内服：煎汤，15～30 克。外用：捣烂外敷。

## （25）黄檀 *Dalbergia hupeana* Hance

【药名别名】檀树、白檀树。

【药用部位】为黄檀属植物黄檀的果实及根或根皮。

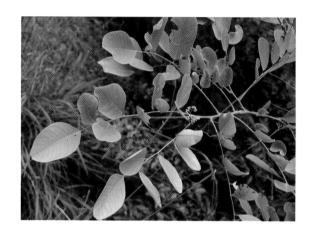

【植物形态】乔木，高 10～17 米；树皮灰色。羽状复叶；小叶 9～11，矩圆形或宽椭圆形，长 3～5.5 厘米，宽 1.5～3 厘米，先端钝，微缺，基部圆形；叶轴及小叶柄有白色疏柔毛；托叶早落。圆锥花序顶生或生在上部叶腋间；花梗有锈色疏毛；萼钟状，萼齿不等，最下面 1 个披针形，较长，上面 2 个宽卵形，连合，两侧 2 个卵形，较短，有锈色柔毛；花冠淡紫色或白色；雄蕊（5 + 5）二组。荚果矩圆形，扁平，长 3～7 厘米，有种子 1～3 粒。花期 5—7 月，果期 7—10 月。

【生境分布】生于海拔 300～1000 米的山坡沟边树林中。我市各地有分布。

【采收加工】果实成熟时采集，晒干。根或根皮于夏、秋季采挖，洗净，切碎，晒干。

【功能主治】果实：用于疥疮及小儿蛔虫病。根或根皮：清热解毒，止血消肿；主治疮疖疔毒，毒蛇咬伤，细菌性痢疾，跌打损伤。

【用法用量】根及根皮：煎服，15～30 克；外用适量，研末调敷。尚未查到黄檀果实的用法用量资料。

【附注】本品有小毒。

## （26）长波叶山蚂蟥 *Desmodium sequax* Wall.

【药名别名】粘人花、饿蚂蝗、波叶山蚂蝗。

【药用部位】为山蚂蝗属植物长波叶山蚂蝗的根及茎叶。

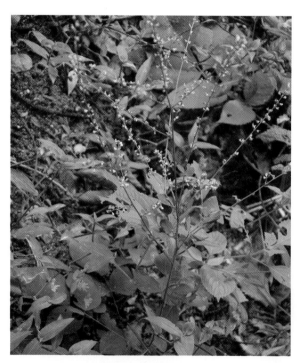

【植物形态】灌木，高达 2 米，枝具淡黄色短柔毛。三出复叶，顶生小叶卵状菱形，长 4～10 厘米，宽 3～7 厘米，先端急尖，基部宽楔形，边缘波状，两面有白色柔毛，侧生小叶较小；叶柄有毛；托叶长椭圆形，长约 6 毫米，宽约 1 毫米，被淡黄色柔毛。腋生总状花序，花序轴和花梗有柔毛；花萼阔钟状，萼齿三角形，有短柔毛；花冠紫色，旗瓣无爪，与翼瓣、龙骨瓣近等长，雄蕊 10，二体；子房线形，有短柔毛。荚果串珠状，稍弯，密生开展褐色短柔毛，有 5～10 荚节，荚节长、宽约 3 毫米。花期 7—9 月，果期 9—10 月。

【生境分布】生于海拔 300 ～ 1500 米的山坡及沟边。我市山区丘陵、乡镇有分布。

【采收加工】根：秋季采收，洗净，切段晒干。茎叶：夏、秋季采集，切段，晒干。

【功能主治】根：润肺止咳，驱虫，主治肺结核咳嗽，盗汗，喘咳，胞衣不下，蛔虫病。茎叶：清热泻火，活血祛瘀，敛疮，用于风热目赤，胞衣不下，血瘀经闭，烧伤。

【用法用量】根：煎服，10 ～ 30 克。茎叶：煎服，30 ～ 60 克；外用适量，煎水洗；或研末撒敷。

【附注】据报道本品的茎叶有毒，用时应注意。

## （27）扁豆 *Lablab purpureus* (L.) Sweet

【药名别名】白扁豆、峨眉豆。

【药用部位】为扁豆属植物扁豆的种子及花。

【植物形态】一年生缠绕草质藤本，长达 6 米。三出复叶；小叶片阔卵形，长 5 ～ 9 厘米，宽 6 ～ 10 厘米，先端尖，基部广楔形或截形，全缘，两面被疏毛，侧生小叶较大，斜卵形；叶柄长 4 ～ 12 厘米；托叶细小，披针形。总状花序腋生，通常 2 ～ 4 朵聚生于花序轴的节上；小苞片 2，早落；花萼钟状，萼齿 5，边缘密被白色柔毛；花冠蝶形，白

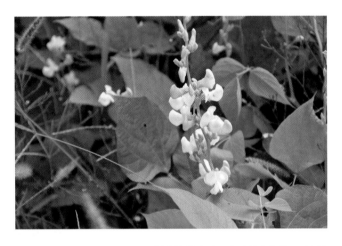

色或淡紫色，旗瓣卵状椭圆形，基部两侧有 2 附属体，并下延为 2 耳，翼瓣斜椭圆形，龙骨瓣舟状；雄蕊 10，2 束；子房线形，被柔毛，基部有腺体，柱头头状，疏生白色短毛。荚果长椭圆形，扁平，微弯，长 5 ～ 8 厘米，先端具弯曲的喙。种子 2 ～ 5 粒，长方状扁圆形，白色、黑色或红褐色。花期 7—8 月，果期 9—12 月。

【生境分布】我市各地广泛栽培。

【采收加工】扁豆：立冬前后摘取成熟荚果，晒干，打出种子，再晒至全干。扁豆花：7—8 月采摘未完全开放的花，迅速晒干或烘干。

【功能主治】扁豆：健脾和中，消暑化湿；治暑湿吐泻，脾虚呕逆，食少久泄，水停消渴，赤白带下，小儿疳积。扁豆花：健脾和胃，消暑化湿；治痢疾，泄泻，赤白带下。

【用法用量】扁豆：煎汤，9 ～ 18 克；或入丸、散。扁豆花：煎汤，3 ～ 9 克。

【附注】种子白色者供药用。另外，扁豆根、藤、扁豆衣（种皮）亦可分别供作药用。

## （28）肥皂荚 *Gymnocladus chinensis* Baill.

【药名别名】肉皂荚、肥猪子、肥皂树。

【药用部位】为肥皂荚属植物肥皂荚的果实和种子。

【植物形态】落叶乔木，无刺，高达 5 ～ 12 米；树皮灰褐色，具明显的白色皮孔；当年生小枝被锈色或白色短柔毛，后变光滑无毛。二回偶数羽状复叶，无托叶；叶轴具槽，被短柔毛；羽片对生、近对生或互生，5 ～ 10 对；小叶互生，8 ～ 12 对，几无柄，具钻形的小托叶，小叶片长圆形，两端圆钝，先端有时微凹，基部稍斜，两面被绢质柔毛。总状花序顶生，被短柔毛；花杂性，白色或带紫色，有长梗，下

垂；花瓣长圆形；花丝被柔毛；子房无毛，有4颗胚珠。荚果长圆形，扁平或膨胀，无毛，顶端有短喙，有种子2～4颗；种子近球形而稍扁，黑色。

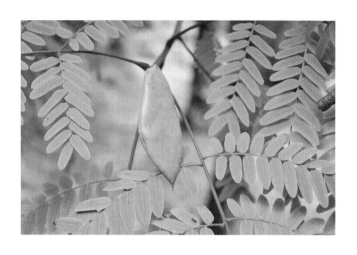

【生境分布】生于海拔150～1500米山坡、山腰、杂木林、村旁和路边等。我市狮子峰林场老屋湾、顺河镇等乡镇有分布。

【采收加工】秋季采集，晒干。

【功能主治】涤痰除垢，解毒杀虫。主治咳嗽痰壅，风湿肿痛，痢疾，肠风，便毒，疥癣。

【用法用量】果实：1.5～3克，或入丸、散；外用适量，捣烂敷、研末调敷。种子：3～6克。

【附注】①树皮或根亦供药用，其用法用量为煎服9～15克。外用树皮或根皮捣烂取汁外搽，或加酒捣烂外敷。②本品与皂角的主要区别是树上无刺。

## （29）皂荚 *Gleditsia sinensis* Lam.

【药名别名】皂角、皂角树、牙皂、猪牙皂、天丁。

【药用部位】为皂荚属植物皂荚的果实（皂角）、不育果（牙皂）、棘刺（天丁）。

【植物形态】乔木，高达15米；棘刺粗壮，通常有分枝，长可达16厘米，圆柱形。羽状复叶簇生，具小叶6～14枚；小叶长卵形、长椭圆形至卵状披针形，长3～8厘米，宽1.5～3.5厘米，先端钝或渐尖，基部斜圆形或斜楔形，边缘有细锯齿，无毛。花杂性，排成总状花序，腋生；萼钟状，有4枚披针

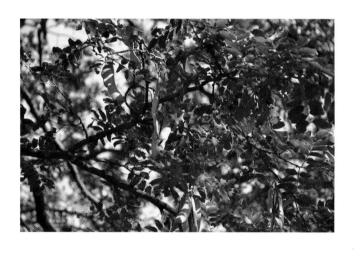

形裂片；花瓣4，白色；雄蕊6～8；子房条形，沿缝线有毛。荚果条形，不扭转，长12～30厘米，宽2～4厘米，黑棕色，被白色粉霜。花期4—5月，果期10月。

【生境分布】生于海拔700米以下沟边、路旁、宅旁。我市各地都有栽培。

【采收加工】天丁：全年可采，但以9月至翌年3月间为宜，切片晒干。皂荚：秋季果实成熟变黑时采摘，晒干。牙皂：秋季采收，除去杂质，晒干。

【功能主治】牙皂：祛痰开窍，散结消肿；用于中风口噤，昏迷不醒，癫痫痰盛，关窍不通，喉痹痰阻，顽痰喘咳，咯痰不爽，大便燥结；外治痈肿。天丁：消肿托毒，排脓，杀虫；用于痈疽初起或脓成不溃，外治疥癣麻风。皂荚：祛风痰，除湿毒，杀虫；治中风口眼歪斜，头风头痛，咳嗽痰喘，肠风便血，下痢噤口，痈肿便毒，疮癣疥癞。

【用法用量】皂荚：①内服：研末或入丸剂，1～1.5克。②外用：煎汤洗、捣烂或烧存性研末敷。

天丁：①内服：研末或入丸剂，1～1.5克。②外用：适量，煎汤洗、捣烂或烧存性研末敷。牙皂：①内服：1～1.5克，多入丸、散用。②外用：适量，研末吹鼻取嚏或研末调敷患处。

## （30）光叶马鞍树　*Maackia tenuifolia* (Hemsl.) Hand.-Mazz.

【药名别名】野豆。

【药用部位】为马鞍树属植物光叶马鞍树的根、叶。

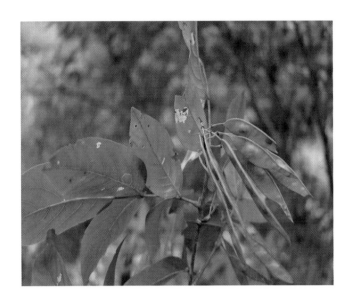

【植物形态】灌木或小乔木，高2～7米；树皮灰色。小枝幼时绿色，有紫褐色斑点，被淡褐色柔毛。奇数羽状复叶，叶轴有灰白色疏毛；小叶2（3）对，顶生小叶倒卵形、菱形或椭圆形，先端长渐尖，基部楔形或圆形，侧生小叶对生，椭圆形或长椭圆状卵形，先端渐尖，基部楔形；几无叶柄。总状花序顶生；花稀疏，大型；花萼圆筒形，萼齿短，边缘有灰色短毛；花冠绿白色；雌蕊密被淡黄褐色短柔毛，具柄。荚果线形，微弯成镰状，压扁，无翅，褐色，密被长柔毛；种子肾形，压扁，种皮淡红色。花期4—5月，果期8—9月。

【生境分布】生于山坡溪边林内。我市分布于狮子峰林场老屋湾、木子店镇等乡镇。

【采收加工】根：秋季采集，洗净切片，晒干。叶：秋季采收，晒干。

【功能主治】回阳救逆。治疗手脚冰凉、口吐白沫。

【用法用量】水煎服：9～15克。

【附注】其药用资料摘自《中国主要植物图说》（豆科）。

## （31）大豆　*Glycine max* (L.) Merr.

【药名别名】黄豆、黑大豆。

【药用部位】为大豆属植物大豆（种子）及其加工品（豆豉）；叶、花、种皮。

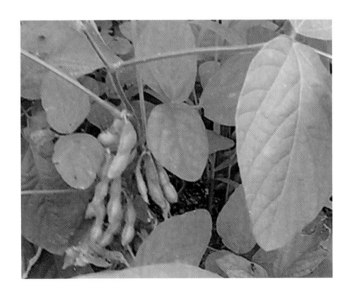

【植物形态】一年生直立草本，茎粗壮，密生褐色长硬毛，高可达2米。小叶3，菱状卵形，长7～13厘米，宽3～6厘米，先端渐尖，基部宽楔形或圆形，两面均生白色长柔毛，侧生小叶较小，斜卵形；叶轴及小叶柄密生黄色长硬毛；托叶及小托叶均密生黄色柔毛。总状花序腋生，苞片及小苞片披针形，有毛；萼钟状，萼齿披针形，下面一齿最长，均密生白色长柔毛；花冠小，白色或淡紫色，稍较萼长。荚果矩形，略弯，下垂，黄绿色，密生黄色长硬毛；种子2～5粒，黄绿色，卵形至近球形，长约1厘米。花期6—7月，果期8—10月。

【生境分布】黄豆各地广泛栽培，黑大豆栽培较少。

【采收加工】种子：果实成熟后采收，取种子晒干。花：花开时采收，晒干。叶：花期采收，晒干。种皮：取黑大豆用清水浸泡，待其发芽后，搓下种皮，晒干，储藏于干燥处。

【功能主治】淡豆豉：解表，除烦，宣发郁热；用于感冒、寒热头痛，烦躁胸闷，虚烦不眠。黄豆：健脾利水，宽中导滞，解毒消肿；主治食积泻痢，腹胀食呆，疮痈肿毒，脾虚水肿，外伤出血。花：明目去翳，治翳膜遮睛。种皮：养血疏风；治阴虚烦热，盗汗，眩晕，头痛，利尿通淋，凉血解毒。叶：治热淋，血淋，蛇咬伤。

【用法用量】种皮：煎服，9～15克。大豆：煎服，30～90克；外用适量，捣烂外敷；或炒焦研末调敷。花：煎服，3～9克。叶：煎服，鲜品15～30克；外用适量，鲜品捣烂外敷。

## （32）野大豆 *Glycine soja* Sieb. et Zucc.

【药名别名】野黄豆、劳豆、野料豆。

【药用部位】为大豆属植物野大豆的全株及种子。

【植物形态】一年生缠绕草本，茎细瘦，各部有黄色长硬毛。小叶3，顶生小叶卵状披针形，长1～5厘米，宽1～2.5厘米，先端急尖，基部圆形，两面生白色短柔毛，侧生小叶斜卵状披针形；托叶卵状披针形，急尖，有黄色柔毛，小托叶狭披针形，有毛。总状花序腋生；花梗密生黄色长硬毛；萼钟状，上唇2齿合生，披针形，有黄色硬毛；

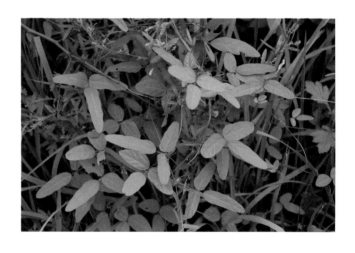

花冠紫红色，长约4毫米。荚果矩形，长约3厘米，密生黄色长硬毛；种子2～4粒，黑色。花果期8—9月。

【生境分布】生于山坡、平地、沟边、路旁。我市各地都有分布。

【采收加工】茎、叶及根秋季采收。种子：秋季果实成熟时，割取全株，晒干，除去果荚，收集种子，再晒至全干。

【功能主治】种子：补益肝肾，祛风解毒；治阴亏目昏，肾虚腰痛，盗汗，筋骨疼痛，产后风痉，小儿疳积。全株：清热敛汗，舒筋止痛；主治盗汗，劳伤筋痛，胃脘痛，小儿食积。

【用法用量】种子：煎服，9～15克；或入丸、散。全株：煎服，30～120克；外用适量，捣烂外敷或研末调敷。

## （33）米口袋 *Gueldenstaedtia verna* subsp. *multiflora* (Bunge) Tsui

【药名别名】甜地丁、短翼米口袋。

【药用部位】为米口袋属植物米口袋的带根全草。

【植物形态】多年生草本，高 5 ～ 10 厘米，全株被白色长柔毛。主根直下，直径达 1 厘米余。茎短，叶丛生，单数羽状复叶，有长柄，小叶 11 ～ 21 片，广椭圆形、卵形或长卵形，长 1 ～ 2 厘米，宽 2 ～ 8 毫米，先端钝，基部圆，全缘。花茎自叶丛中生出，花 5 ～ 7 朵，顶生，成伞形花序；苞片披针形，小苞片 2，线状披针形；花萼

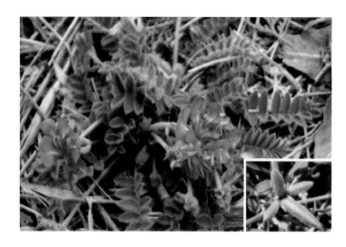

钟形，萼齿 5，不等长，上部 2 片稍大，下部 1 片最小，混生白色和黑色柔毛；花冠蝶形，紫堇色，旗瓣广倒卵形，长约 13 毫米，顶端微缺，翼瓣长圆状楔形，长约 10 毫米，有短爪；龙骨瓣短，长约 6 毫米；雄蕊 10，二体（9+1），子房上位，长椭圆形，花柱短，无毛，柱头膨大。荚果圆筒状，长 2.5 ～ 3 厘米。种子肾形，黑色。花期 4—5 月，果期 5—6 月。

【生境分布】生于山坡田野、路边、荒地草丛中。我市各地有少量分布。

【采收加工】秋季采挖，洗净晒干。

【功能主治】清热解毒。用于疔疮痈肿，急性阑尾炎及一切化脓性炎症。

【用法用量】煎服：6 ～ 30 克。外用：适量，鲜品捣烂敷患处或煎水洗。

## （34）多花木蓝 *Indigofera amblyantha* Craib

【药名别名】山豆根、野绿豆根、土豆根。

【药用部位】为木蓝属植物多花木蓝的根。

【植物形态】落叶直立灌木，高达 2 米。枝条密生白色丁字毛。羽状复叶；小叶 7 ～ 11 个，倒卵形或倒卵状矩圆形，长 1.5 ～ 4 厘米，宽 1 ～ 2 厘米，先端圆形，有短尖，基部宽楔形，全缘，上面疏生丁字毛，下面的毛较密；叶柄密生丁字毛；小叶柄长约 1 毫米，亦密生丁字毛。总状花序直立腋生；总花梗较叶柄短；花冠淡红色，长约 5 毫米，外面有白色丁字毛。荚果条形，棕褐色，长 3.5 ～ 6 厘米，有丁字毛；种子褐色，长圆形。花期 5—7 月，果期 9—11 月。

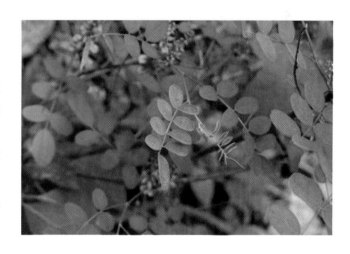

【生境分布】生于海拔 300 ～ 1200 米的山沟灌丛中。我市山区丘陵有分布。

【采收加工】全年可采，洗净，晒干。

【功能主治】清热解毒，消肿利咽。用于火毒蕴结，咽喉、齿龈肿痛。

【用法用量】内服：煎汤，9 ～ 12 克。外用：煎水含漱或捣烂外敷。

## （35）本氏木蓝　*Indigofera bungeana* Walp.

【药名别名】河北木蓝、铁扫帚、山豆根。

【药用部位】为木蓝属植物本氏木蓝的根。

【植物形态】灌木，高 40 ～ 100 厘米，枝条有白色丁字毛。羽状复叶；小叶 7 ～ 9 个，矩圆形或倒卵状矩圆形，长 5 ～ 15 毫米，宽 3 ～ 10 毫米，先端骤尖，基部圆形，两面有白色丁字毛；叶柄、小叶柄有白色丁字毛。总状花序腋生，较叶长，花冠紫色或紫红色，长约 4 毫米，外面有毛。荚果圆柱形，长 2.5 ～ 3 厘米，宽约 3 毫米，褐色，有白色丁字毛，种子椭圆形。花期 5—6 月，果期 8—10 月。

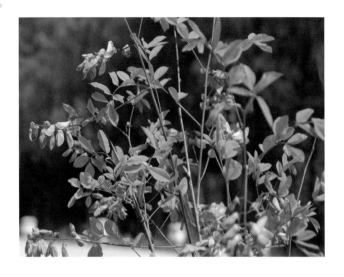

【生境分布】生于山坡草丛或河滩。我市各地有分布。

【采收加工】秋季挖根，洗净晒干。

【功能主治】清热止血，消肿生肌，外敷治创伤。

【用法用量】内服：煎汤，6 ～ 12 克。外用：适量，研末调敷患处。

【附注】有的资料显示其药用部位为全草。

## （36）苏木蓝　*Indigofera carlesii* Craib

【药名别名】山豆根、土豆根、木蓝叉。

【药用部位】为木蓝属植物苏木蓝的根。

【植物形态】灌木，高达 1.5 米。茎直立，有棱，灰绿色。单数羽状复叶互生，小叶通常为 7 片，椭圆形或倒卵状椭圆形，长 2 ～ 4 厘米，宽 1.2 ～ 2.8 厘米，上面青绿色，下面灰绿色，先端钝圆，具小尖针，基部圆钝或阔楔形，两面均紧贴白毛。总状花序腋生，长 10 ～ 20 厘米；花大，长 1 ～ 1.5 厘米，粉红色到紫色；萼杯状，萼齿三角形，背面有毛；花药两端有毛。荚果圆柱形，长 4.5 厘米。花期 4—6 月，果期 8—10 月。

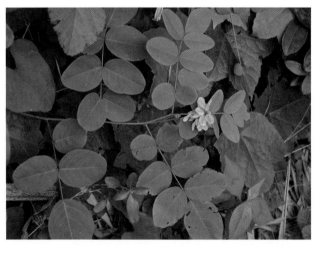

【生境分布】生于低山山坡林下。我市各地都有分布。

【采收加工】秋季挖根，洗净晒干，或先除去木心，再晒干。

【功能主治】止咳，止血，敛汗。用于咳嗽，自汗，外用治外伤出血。

【用法用量】内服：煎汤，9 ～ 15 克。外用：适量，研粉撒患处。

## （37）华东木蓝 *Indigofera fortunei* Craib

【药名别名】山豆根、福氏木蓝、土豆根。

【药用部位】为木蓝属植物华东木蓝的根。

【植物形态】灌木，高达1米。茎直立，灰褐色或灰色，分枝有棱。无毛。羽状复叶长10～15厘米；叶柄长1.5～4厘米，叶轴上面具浅槽，叶轴和小柄均无毛；托叶线状披针形，长4毫米，早落；小叶3～7对，对生，间有互生，卵形、阔卵形、卵状椭圆形或卵状披针形，长1.5～2.5厘米，宽0.8～2.8厘米，先端钝圆或急尖，微凹，有长约2毫米的小尖头，基部圆形或阔楔形，幼时在下面中脉及边缘疏被丁字毛，后脱落变无毛，中脉上面凹入，下面隆起，细脉明显。总状花序长8～18厘米；总花梗长达3厘米，常短于叶柄，无毛，苞片卵形，长约1毫米，早落；花梗长达3毫米；花萼斜杯状，长2.5毫米，外面疏生丁字毛，萼齿三角形，长约0.5毫米，最下萼齿稍长；花冠紫红色或粉红色，旗瓣倒阔卵形，先端微凹，外面密生短柔毛，翼瓣长9～11毫米，宽2.5毫米，瓣柄长约1毫米，边缘有毛，龙骨瓣长可达11.5毫米，宽4～4.5毫米，近边缘及上部有毛，距短；花药阔

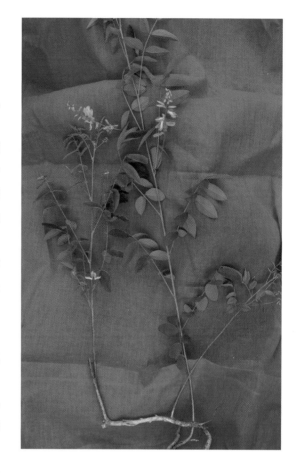

卵形，顶端有小凸尖，两端有髯毛；子房无毛，有胚珠10余粒。荚果褐色，开裂后果瓣旋卷。内果皮具斑点。花期4—5月，果期5—9月。

【生境分布】生于山坡灌丛中。我市各地都有分布。

【采收加工】秋季挖根，洗净，晒干。

【功能主治】清热解毒，消肿利咽。用于火毒蕴结，咽喉、齿龈肿痛。

【用法用量】内服：煎汤，9～15克。外用：适量，煎水含漱或研末调敷。

## （38）马棘 *Indigofera bungeana* Walp.

【药名别名】马胡梢、一味药、苦豆根。

【药用部位】为木蓝属植物马棘的全株。

【植物形态】小灌木或半灌木，高60～90厘米。茎直立，分枝多，被白色丁字毛。单数羽状复叶，互生。夏季开花，叶腋抽出总状花序，蝶形花冠红紫色。荚果圆柱形，幼时密生丁字毛，熟后暗紫色，内有肾状种子数粒。4月底5月初始花，一直开到8月底，无限花序，6月初前开的花，大多不能正常

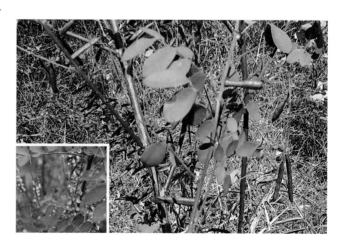

结实，或结实后脱落。8—9 月结荚，11 月下旬种子成熟。

【生境分布】生于海拔 100 ～ 1700 米的山坡路旁、灌丛中。我市各地有分布。

【采收加工】秋季采集全株，洗净，切片晒干或鲜用。

【功能主治】清热解毒，消肿散结。用于感冒咳嗽，扁桃体炎，颈淋巴结结核，小儿疳积，痔疮；外用治疗疮。

【用法用量】内服：煎汤，15 ～ 30 克。外用：适量，捣烂外敷或捣汁搽患处。

## （39）鸡眼草 *Kummerowia striata* (Thunb.) Schindl.

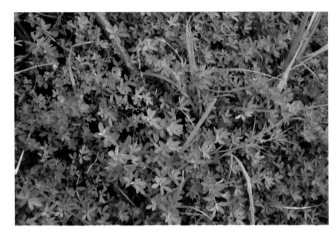

【药名别名】斑鸠窝、三叶人字草。

【药用部位】为鸡眼草属植物鸡眼草的全草。

【植物形态】一年生草本；茎平卧，长 10 ～ 30 厘米，茎和分枝有白色向下的毛。叶互生，3 小叶；托叶长卵形，宿存；小叶倒卵形、倒卵状矩圆形或矩圆形，长 5 ～ 15 毫米，宽 3 ～ 8 毫米，主脉和叶缘疏生白色毛。花 1 ～ 3 朵腋生；小苞片 4 个，一个生于花梗的关节之下，另三个生于萼下；萼钟状，深紫色，长 2.5 ～ 3 毫米；花冠淡红色。荚果卵状矩圆形，通常较萼稍长或长不超过萼的 1 倍，外面有细短毛。花期 7—8 月，果期 8—9 月。

【生境分布】生于海拔 1000 米以下的山坡、林下草地、路边。我市各地都有分布。

【采收加工】7—8 月采，鲜用或晒干。

【功能主治】清热解毒，健脾利湿，活血止血。用于感冒发热，暑湿吐泻，黄疸，痈疖疮毒，痢疾，疳积，血淋，咯血，衄血，跌打损伤。

【用法用量】内服：煎汤，干品 9 ～ 30 克，鲜品 30 ～ 60 克；捣汁或研末。外用：适量捣烂外敷。

## （40）胡枝子 *Lespedeza bicolor* Turcz.

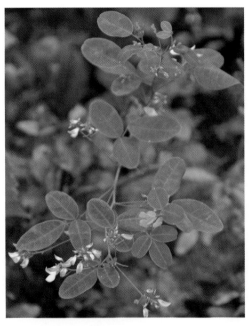

【药名别名】大胡枝子、随军茶。

【药用部位】为胡枝子属植物胡枝子的茎叶。

【植物形态】灌木，高 0.5 ～ 2 米。小枝黄色或暗褐色。3 小叶，顶生小叶宽椭圆形或卵状椭圆形，长 3 ～ 6 厘米，宽 1.5 ～ 4 厘米，先端圆钝，有小尖，基部圆形，上面疏生平伏短毛，下面毛较密，侧生小叶较小。总状花序腋生，较叶长；花梗无关节；萼杯状，萼齿 4，披针形，与萼筒近等长，有白色短柔毛；花冠紫色；旗瓣长约 1.2 厘米，无爪，翼瓣长约 1 厘米，有爪，龙骨瓣与旗瓣等长，基部有长爪。荚果斜卵形，长约 10 毫米，宽约 5 毫米，网脉明显，有密柔毛。花期 7—9 月，果期 9—10 月。

【生境分布】生于山坡林缘、岸边。我市各地有分布。

【采收加工】夏、秋季采收，鲜用或切段晒干。

【功能主治】清热润肺，利尿通淋，止血。用于肺热咳嗽，感冒发热，百日咳，淋证，吐血，衄血，尿血，便血。

【用法用量】内服：煎汤，干品 9 ～ 15 克，鲜品 30 ～ 60 克；或泡作茶饮。

## （41）绿叶胡枝子 *Lespedeza buergeri* Miq.

【药名别名】女金丹、木本胡枝子、马鞭梢。

【药用部位】为胡枝子属植物绿叶胡枝子的根。

【植物形态】直立灌木，高 1 ～ 3 米。枝灰褐色或淡褐色，被疏毛。托叶 2，线状披针形；小叶卵状椭圆形，先端急尖，基部稍尖或钝圆，上面鲜绿色，光滑无毛，下面灰绿色，密被贴生的毛。总状花序腋生，在枝上部者构成圆锥花序；花萼钟状，5 裂至中部，裂片卵状披针形或卵形，密被长柔毛；

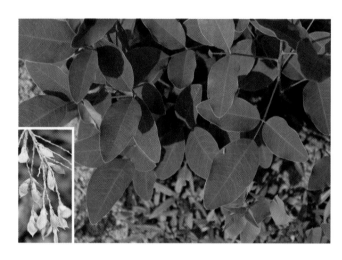

花冠淡黄绿色，旗瓣近圆形，基部两侧有耳，具短柄，翼瓣椭圆状长圆形，基部有耳和瓣柄，瓣片先端有时稍带紫色，龙骨瓣倒卵状长圆形，比旗瓣稍长，基部有明显的耳和长瓣柄；雄蕊 10，二体；子房有毛。荚果长圆状卵形，表面具网纹和长柔毛。花期 6—7 月，果期 8—9 月。

【生境分布】生于海拔 1500 米以下山坡、林下、山沟和路旁。我市分布于张家畈镇、乘马岗镇、狮子峰林场老屋湾和王家湾等地。

【采收加工】全年均可采挖，洗净，切片晒干。

【功能主治】解表祛湿，止痛，止血。用于感冒咳嗽，头痛，胃痛，黄疸，心绞痛，腰痛，子宫出血，乳癌初起，风湿关节炎，疔疮，毒蛇咬伤。

【用法用量】煎服：15 ～ 30 克。

【附注】其叶亦供药用。

## （42）中华胡枝子 *Lespedeza chinensis* G. Don

【药名别名】台湾胡枝子、清肺草。

【药用部位】为胡枝子属植物中华胡枝子的全草或根。

【植物形态】小灌木，高达 1 米。全株被白色伏毛，茎下部毛渐脱落，茎直立或铺散；分枝斜升，被柔毛。托叶钻状；羽状复叶具 3 小叶，小叶倒卵状长圆形、长圆形、卵形或倒卵形，先端截形、近截形、微凹或钝头，具小刺尖，边缘稍反卷，上面无毛或疏生短柔毛，下面密被白色伏毛。总状花序腋生，不超出叶，少花；总花梗极短；花萼长为花冠之半，5 深裂，裂片狭披针形，被伏毛，边具缘毛；花冠白色或黄色，旗瓣椭圆形，基部具瓣柄及 2 耳状物，翼瓣狭长圆形，具长瓣柄，龙骨瓣长约 8 毫米，闭锁花簇生于茎下部叶腋。荚果卵圆形，先端具喙，基部稍偏斜，表面有网纹，密被白色伏毛。花期 8—9 月，果期 10—11 月。

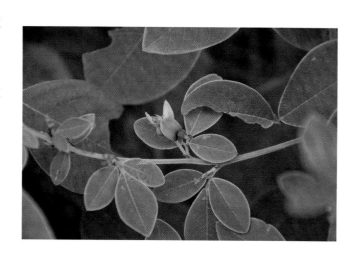

【生境分布】生于向阳山坡疏林下及林边草丛中。我市分布于狮子峰林场老屋湾和王家湾、张家畈镇等地。

【采收加工】夏、秋季采收，洗净，切片或切段，晒干。

【功能主治】清热止痢，祛风。治急性细菌性痢疾，关节痛。

【用法用量】内服：煎汤，全草 15 ～ 30 克，根 15 ～ 18 克。

## （43）大叶胡枝子 *Lespedeza davidii* Franch.

【药名别名】大叶马料梢、活血丹。

【药用部位】为胡枝子属植物大叶胡枝子的根、叶。

【植物形态】直立灌木，高 1 ～ 3 米。枝条较粗壮，稍曲折，有明显的条棱，密被长柔毛。托叶 2，卵状披针形；小叶宽卵圆形或宽倒卵形，先端圆或微凹，基部圆形或宽楔形，全缘，两面密被黄白色绢毛。总状花序腋生或于枝顶形成圆锥花序，花稍密集，比叶长；花萼阔钟形，5 深裂；花红紫色，旗瓣倒卵状长圆形，顶端圆或微凹，基部具耳和短柄，翼瓣狭长圆形，比旗瓣和龙骨瓣短，基部具弯钩形耳和细长瓣柄，龙骨瓣略呈弯刀形，与旗瓣近等长，基部有明显的耳和柄，子房密被毛。荚果卵形，稍歪斜，先端具短尖，基部圆，表面具网纹和稍密的绢毛。花期 7—9 月，果期 9—10 月。

【生境分布】生于海拔 800 米的干旱山坡、路旁或灌丛中。我市分布于顺河集镇。

【采收加工】夏、秋季采收根，洗净切片，晒干。

【功能主治】通经活络。主治疹瘄不透，头晕眼花，汗不出，手臂酸麻。

【用法用量】煎服：15 ～ 30 克。

【附注】有资料介绍使用全草。

## （44）截叶铁扫帚 *Lespedeza cuneata* (Dum. -Cours.) G. Don

【药名别名】夜关门、铁扫帚。

【药用部位】为胡枝子属植物截叶铁扫帚的全草。

【植物形态】小灌木，高达 1 米。茎直立或斜升，被毛，上部分枝；分枝斜上举。叶密集，柄短；小叶楔形或线状楔形，长 1～3 厘米，宽 2～5（7）毫米，先端截形或近截形，具小刺尖，基部楔形，上面近无毛，下面密被伏毛。总状花序腋生，具 2～4 朵花；总花梗极短；小苞片卵形或狭卵形，长 1～1.5 毫米，先端渐尖，背面被白色伏毛，边具缘毛；花萼狭钟形，密被伏毛，5 深裂，裂片披针形；花冠淡黄色或白色，旗瓣基部有紫斑，有时龙骨瓣先端带紫色，翼瓣与旗瓣近等长，龙骨瓣稍长；闭锁花簇生于叶腋。荚果宽卵形或近球形，被伏毛，长 2.5～3.5 毫米，宽约 2.5 毫米。花期 7—8 月，果期 9—10 月。

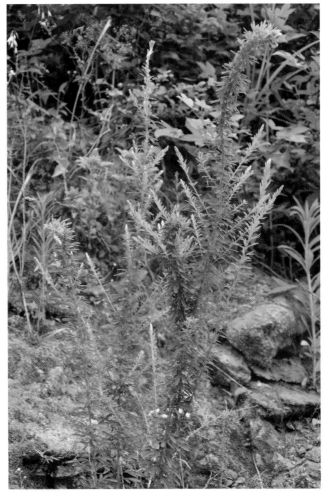

【生境分布】生于山坡、荒地或路边。我市各地有分布。

【采收加工】夏、秋季采收，洗净，鲜用或晒干。

【功能主治】平肝明目，祛风利湿，散瘀消肿。治病毒性肝炎，痢疾，慢性支气管炎，小儿疳积，夜盲症，角膜溃疡，乳腺炎。外用治带状疱疹，毒蛇咬伤。

【用法用量】内服：煎汤，15～30 克。外用：水煎洗或捣烂外敷患处。

## （45）美丽胡枝子　*Lespedeza thunbergii* subsp. *formosa* (Vogel) H. Ohashi

【药名别名】草鞋板、毛胡枝子、紫荆皮。

【药用部位】为胡枝子属植物美丽胡枝子的根皮（紫荆皮）及茎叶。

【植物形态】落叶灌木，高可达 2 米以上，干皮黑褐色，有细纵棱，密被白色短柔毛，托叶常宿存；3 小叶复叶，叶轴长 3～7 厘米，小叶椭圆状或卵状椭圆形，先端急尖或钝圆，背面密被白柔毛，小叶叶柄粗壮，长约 2 毫米，总状花序较叶轴长，单生或排成圆锥状，

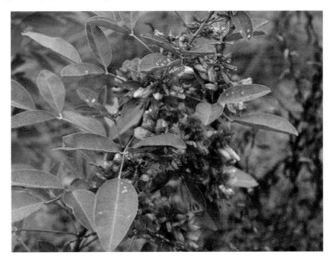

总花梗及小花梗均被白色柔毛，花紫红色，花两性，长约 1 厘米，花萼被毛，萼裂长于萼筒，花盛开时龙骨瓣与旗瓣近等长，荚果卵形或矩圆形，长 5 ～ 12 厘米，稍偏斜，先端有短尖，被锈毛。花期 7—9 月，果期 9—10 月。

【生境分布】生于海拔 2000 米以下山坡灌丛中或杂草丛中。我市山区丘陵有分布。

【采收加工】茎叶：春季至秋季采收。根：全年可采，洗净切片，晒干。

【功能主治】根：清肺热，祛风湿，散瘀血；治肺痈，风湿疼痛，跌打损伤。茎叶：治小便不利。

【用法用量】茎叶：30 ～ 60 克，水煎服。根：煎服，15 ～ 30 克；外用适量，捣碎敷患处。

## （46）绒毛胡枝子 *Lespedeza tomentosa* (Thunb.) Sieb. ex Maxim.

【药名别名】山豆花、土豆根。

【药用部位】为胡枝子属植物绒毛胡枝子的根。

【植物形态】灌木，高 1 ～ 2 米，植株全部有白色柔毛。3 小叶，顶生小叶矩圆形或卵状矩圆形，长 3 ～ 6 厘米，宽 1.5 ～ 2.5 厘米，先端圆形，有短尖，基部钝，上面疏生、下面密生白色柔毛，侧生小叶小；托叶条形，有毛。总状花序腋生，花密集，花梗无关节；无瓣花腋生，呈头状花序状；小苞片条状披针形；花萼浅杯状，萼齿 5，披针形，先端急尖，密生柔毛；花冠淡黄色，旗瓣长约 1 厘米，翼瓣较短，龙骨瓣与翼瓣近等长；子房有绢毛。荚果倒卵状椭圆形，有白色短柔毛。8 月下旬开花，9 月中旬结实，9 月下旬种子成熟，成熟的种子不易脱落。

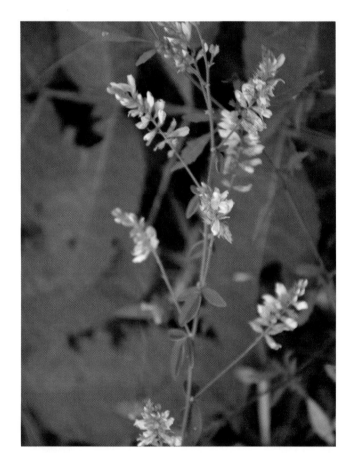

【生境分布】生于海拔 1000 米以下的山坡灌丛或草丛中。我市丘陵各地有分布。

【采收加工】秋季挖根，洗净切片，晒干。

【功能主治】健脾补虚。主治虚劳症。

【用法用量】内服：煎汤，30 克或炖肉吃。

## （47）铁马鞭 *Lespedeza pilosa* (Thunb.) Sieb. et Zucc.

【药名别名】金钱藤、野花生。

【药用部位】为胡枝子属植物铁马鞭的带根全草。

【植物形态】多年生草本或亚灌木。全株密被长柔毛，茎平卧，细长，长 60 ～ 80 厘米。托叶钻形；

羽状复叶具 3 小叶；小叶宽倒卵形或倒卵圆形，先端圆形、近截形或微凹，有小刺尖，基部圆形或近截形，两面密被长毛，顶生小叶较大。总状花序腋生，比叶短；花萼密被长毛，5 深裂，上方 2 裂片基部合生，上部分离；花冠黄白色或白色，旗瓣椭圆形，先端微凹，具瓣柄，翼瓣比旗瓣与龙骨瓣短；闭锁花常 1～3 集生于茎上部叶腋，无梗或近无梗，结实。荚果广卵形，凸镜状，两面密被长毛，先端具尖喙。花期 7—9 月，果期 9—10 月。

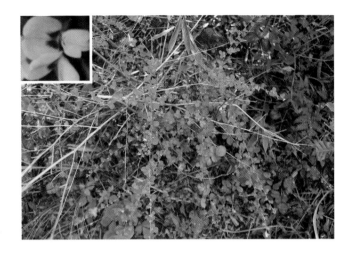

【生境分布】生于海拔 1000 米以下的荒山坡及草地。我市分布于狮子峰林场。

【采收加工】夏、秋季采收，洗净，鲜用或切段晒干。

【功能主治】益气安神，活血止痛，利尿消肿，解毒散血。主治气虚发热，失眠，痧症腹痛，风湿痹痛，水肿，瘰疬，痈疽肿毒。

【用法用量】内服：煎汤，15～30 克；或炖肉。外用：适量，捣烂外敷。

## （48）细梗胡枝子 *Lespedeza virgata* (Thunb.) DC.

【药名别名】一字草。

【来源】为胡枝子属植物细梗胡枝子的全草。

【植物形态】小灌木，高 25～50 厘米，有时可达 1 米。基部分枝，枝细，带紫色，被白色伏毛。托叶线形，长 5 毫米；羽状复叶具 3 小叶；小叶椭圆形、长圆形或卵状长圆形，稀近圆形，长（0.6）1～2（3）厘米，宽 4～10（15）毫米，先端钝圆，有时微凹，有小刺尖，基部圆形，边缘稍反卷，上面无毛，下面密被伏毛，侧生小叶较小；叶柄长 1～2 厘米，被白色伏柔毛。总状花序腋生，通常具 3 朵稀疏的花；总花梗纤细，毛发状，

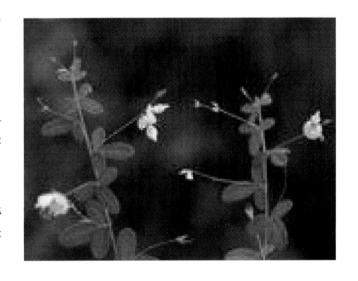

被白色伏柔毛，显著超出叶；苞片及小苞片披针形，长约 1 毫米，被伏毛；花梗短；花萼狭钟形，长 4～6 毫米，旗瓣长约 6 毫米，基部有紫斑，翼瓣较短，龙骨瓣长于旗瓣或近等长；闭锁花簇生于叶腋，无梗，结实。荚果近圆形，通常不超出萼。花期 7—9 月，果期 9—10 月。

【生境分布】生于海拔 1300 米以下的山坡草丛中。我市山区丘陵有分布。

【采收加工】夏、秋季茎叶生长茂盛时采收，切碎，晒干。

【功能主治】清热解毒，利水消肿，通淋。用于肾炎水肿，中暑发热，小便涩痛。

【用法用量】煎服：15～30克。

## （49）香花崖豆藤 *Callerya dielsiana* (Harms) P. K. Loc ex Z. Wei & Pedley

【药名别名】山鸡血藤、大活血。

【药用部位】为鸡血藤属植物香花崖豆藤的藤茎及根。

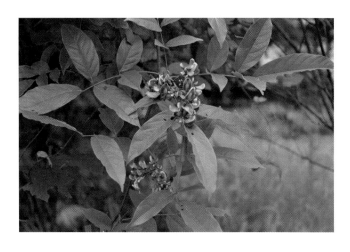

【植物形态】攀援灌木，长2～5米。茎皮灰褐色，剥裂，枝无毛或被微毛。羽状复叶，叶轴被稀疏柔毛，后秃净，上面有沟；托叶线形；小叶2对，纸质，披针形、长圆形至狭长圆形，先端急尖至渐尖，基部钝圆，上面有光泽，几无毛，下面被平伏柔毛或无毛。圆锥花序顶生，宽大，较短时近直生，较长时呈扇状开展并下垂，花序轴多少被黄褐色柔毛；花萼阔钟状，与花梗同被细柔毛，萼齿短于萼筒，上方2齿几全合生，其余为卵形至三角状披针形，下方1齿最长；花冠紫红色，旗瓣阔卵形至倒阔卵形，密被锈色或银色绢毛，基部稍呈心形，具短瓣柄，无胼胝体，翼瓣甚短，约为旗瓣的二分之一，锐尖头，下侧有耳，龙骨瓣镰形；雄蕊二体，对旗瓣的1枚离生；花盘浅皿状；子房线形，密被茸毛，胚珠8～9粒。荚果线形至长圆形，扁平，密被灰色茸毛，果瓣薄，近木质，瓣裂，有种子3～5粒；种子长圆状凸镜形。花期5—9月，果期6—11月。

【生境分布】生于海拔2500米以下的山坡杂木林与灌丛中。我市分布于狮子峰林场。

【采收加工】秋季采集，除去杂质，洗净切片，鲜用或晒干。

【功能主治】活血舒筋，养血调经。治手足麻木，肢体瘫痪，风湿痹痛，月经不调，经闭等。

【用法用量】煎服：9～15克，或浸酒。

## （50）小鸡血藤 *Callerya reticulata* (Benth.) Schot

【药名别名】网络崖豆藤、鸡血藤、网络鸡血藤、小轿藤。

【药用部位】为鸡血藤属植物网络鸡血藤的茎或根。

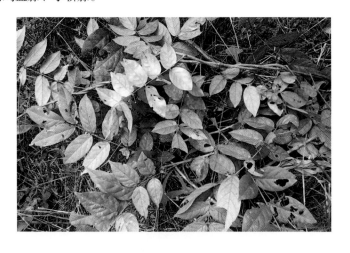

【植物形态】攀援状灌木，高2～4米。茎皮灰色。叶互生，奇数羽状复叶，长10～20厘米；叶柄长2～5厘米；托叶锥刺形，基部向下突起成一对短而硬的距；叶腋有多数芽苞叶，宿存；小叶5～9；小托叶针刺状；叶片长圆形、卵状长圆形，宽2～3.5厘米，先端钝，微凹，基部圆形或近圆形，全缘，网脉两面均明显。圆锥花序顶生，长

5～10 厘米，花序轴有黄色疏柔毛；花多而密集；萼钟状，5 齿裂，裂齿短钝三角形，边缘有淡黄色毛；蝶形花冠，淡紫色或玫瑰红色；雄蕊 10，二体，花丝不等长；子房线形，荚果扁条形，长可达 15 厘米，宽约 2 厘米，果瓣近木质，种子间缢缩，开裂时果瓣扭曲。种子 3～6 颗，扁圆形。花期 5—6 月，果期 11—12 月。

【生境分布】生于海拔 300 米以下的山坡灌丛中。我市各地有分布。

【采收加工】8—9 月，割取茎藤，切成小段，晒干。秋季挖根，洗净切片，晒干。

【功能主治】根：舒筋活血。茎：养血补虚，活血通经；主治气血虚弱，遗精，阳痿，腰膝酸痛，麻木瘫痪，风湿痹痛，月经不调，痛经，经闭，赤白带下。

【用法用量】茎：煎汤，9～30 克（鲜品 30～60 克），或浸酒。根：参考茎。

## （51）白花油麻藤 *Mucuna birdwoodiana* Tutch.

【药名别名】血枫藤、鸡血藤、勃氏黧豆。

【药用部位】为黧豆属植物白花油麻藤的藤茎。

【植物形态】常绿、大型木质藤本。小叶 3，革质，椭圆形或卵状椭圆形，长 8～13 厘米，宽 4～6 厘米，先端短尾状渐尖，基部圆形，两面无毛，侧生小叶较小，基部斜形；叶柄无毛，小叶柄有疏长硬毛；托叶早落。总状花序腋生，长 30～38 厘米；萼钟状，萼齿 5，上面两萼齿合生，有稀疏棕色长硬毛；花冠灰白色，长 7.5～8.5 厘米，伸出于萼外；雄蕊（9+1）二组，花药二型；子房密生锈色短柔毛，花柱丝形，长而内弯。荚果木质，长矩形，长可达 40 厘米，沿背腹缝线有锐翅，种子间稍紧缩；种子达 10 余粒，肾形，黑色，种脐半包种子。花期 4—6 月，果期 6—11 月。

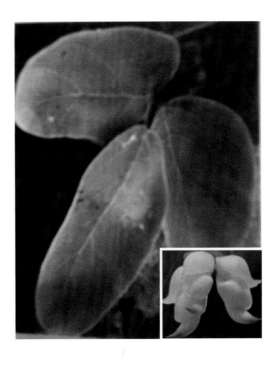

【生境分布】生于海拔 800～2500 米的山地阳处、路旁、溪边。我市狮子峰自然保护区有分布。

【采收加工】全年可采，切片晒干。

【功能主治】补血，通经络，强筋骨。用于贫血，白细胞减少症，月经不调，腰腿痛。

【用法用量】煎服：9～30 克。

## （52）常春油麻藤 *Mucuna sempervirens* Hemsl.

【药名别名】牛马藤、大血藤。

【药用部位】为黧豆属植物常春油麻藤的藤茎。

【植物形态】常绿木质藤本，长可达 25 米。老茎直径超过 30 厘米，树皮有皱纹，幼茎有纵棱和皮孔。羽状复叶具 3 小叶，小叶纸质或革质，顶生小叶椭圆形、长圆形或卵状椭圆形，先端渐尖头，基部稍楔形，侧生小叶极偏斜，无毛。总状花序生于老茎上，每节上有 3 花，无香气或有臭味；苞片和小苞片不久脱落，苞片狭倒卵形；花萼密被暗褐色伏贴短毛，外面被稀疏的金黄色或红褐色脱落的长硬毛，萼筒宽杯形；花冠深紫色，干后黑色。果木质，带形，种子间缢缩，近念珠状，边缘多数加厚，凸起为一圆形脊，中央无沟槽，无翅，具伏贴红褐色短毛和长的脱落红褐色刚毛，种子4～12颗，内部隔膜木质；带红色、褐色或黑色，扁长圆形，种脐黑色，包围着种子的3/4。花期4—5月，果期8—10月。

【生境分布】生于海拔300～3000米的灌丛、溪谷、河边。我市城区有栽培。

【采收加工】全年可采，除去枝叶，切片，晒干。

【功能主治】行血补血，通经活络。治风湿关节痛，跌打损伤，血虚，月经不调及经闭。

【用法用量】内服：煎汤，12～30克；或浸酒。

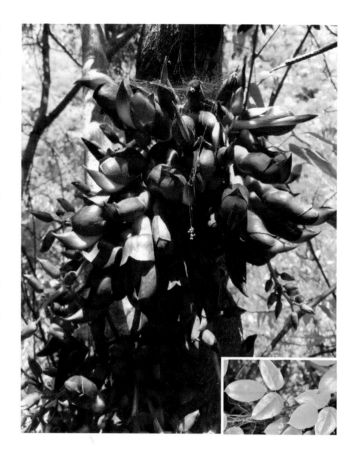

## （53）含羞草 *Mimosa pudica* L.

【药名别名】感应草、怕丑草。

【药用部位】为含羞草属植物含羞草的全草。

【植物形态】披散、亚灌木状草本，高可达1米；茎圆柱状，具分枝，有散生、下弯的钩刺及倒生刺毛。托叶披针形，长5～10毫米，有刚毛。羽片和小叶触之即闭合而下垂；羽片通常2对，指状排列于总叶柄之顶端，长3～8厘米；小叶10～20对，线状长圆形，长8～13毫米，宽1.5～2.5毫米，先端急尖，边缘具刚毛。头状花序圆球形，直径约1厘米，具长总花梗，单生或2～3个生于叶腋；花小，淡红色，多数；苞片线形；花萼极小；花冠钟状，裂片4，外面被短柔毛；雄蕊4枚，伸出于花冠之外；子房有短柄，无毛；胚珠3～4颗，花柱丝状，柱头小。荚果长圆形，长1～2厘米，宽约5毫米，扁平，稍弯曲，荚缘波状，具刺毛，成熟时

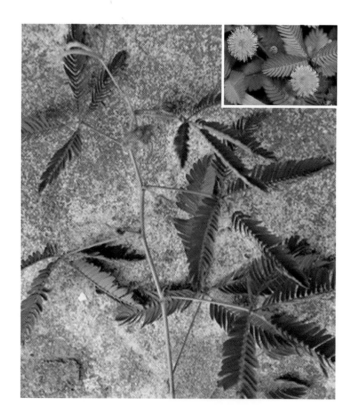

荚节脱落，荚缘宿存；种子卵形，长 3.5 毫米。花期 3—10 月，果期 5—11 月。

【生境分布】为人工栽培的花卉，我市城区较多。

【采收加工】夏、秋季采收，洗净，切段，晒干或鲜用。

【功能主治】清热利尿，化痰止咳，安神止痛。用于感冒，小儿高热，急性结膜炎，支气管炎，胃炎，肠炎，尿路结石，疟疾，神经衰弱；外用治跌打肿痛，疮疡肿毒。

【用法用量】内服：煎汤，15～30 克（鲜品 30～60 克）；或炖肉。外用：适量，捣烂外敷。

## （54）绿豆　*Vigna radiata* (L.) Wilczek

【药名别名】青小豆。

【药用部位】为豇豆属植物绿豆的种子。

【植物形态】一年生直立或顶端微缠绕草本。高约 60 厘米，被短褐色硬毛。三出复叶，互生；叶柄长 9～12 厘米；小叶 3，叶片阔卵形至菱状卵形，侧生小叶偏斜，长 6～10 厘米，宽 2.5～7.5 厘米，先端渐尖，基部圆形、楔形或截形，两面疏被长硬毛；托叶阔卵形，小托叶线形。总状花序腋生，总花梗短于叶柄或近等长；苞片卵形或卵状长椭圆形，有长硬毛；花绿黄色；萼斜钟状，萼齿 4，最下面 1 齿最长，近无毛；旗瓣肾形，翼瓣有渐窄的爪，龙骨瓣的爪截形，其中一片龙骨瓣有角；雄蕊 10，二体；子房无柄，密被长硬毛。荚果圆柱形，长 6～8 厘米，宽约 6 毫米，成熟时黑色，疏被褐色长硬毛。种子绿色或暗绿色，长圆形。花期 6—7 月，果期 8 月。

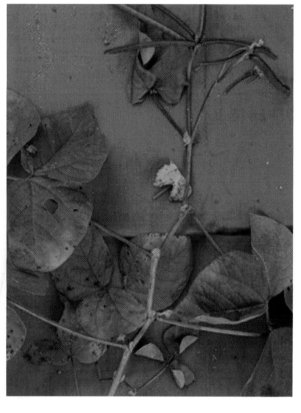

【生境分布】为传统农作物，各地都有种植。

【采收加工】立秋后种子成熟时采收，拔取全株，晒干，打下种子，簸净杂质。

【功能主治】清热，消暑，利水，解毒。主治暑热烦渴，感冒发热，霍乱吐泻，痰热哮喘，头痛目赤，口舌生疮，水肿尿少，疮疡痈肿，风疹丹毒，药物及食物中毒。

【用法用量】内服：煎汤，15～30 克，大剂量可用 120 克；研末；或生研绞汁。外用：适量，研末调敷。

【附注】绿豆的叶、花、种皮（绿豆衣）和豆芽亦分别作药用。

## （55）豌豆　*Pisum sativum* L.

【药名别名】元豆、麦豌豆。

【药用部位】为豌豆属植物豌豆的种子。

【植物形态】一年生攀援草本，高
0.5～2 米。全株绿色，光滑无毛，被粉霜。
叶具小叶 4～6 片，托叶比小叶大，叶状，
心形，下缘具细齿。小叶卵圆形，长 2～5
厘米，宽 1～2.5 厘米；花于叶腋单生或数
朵排列为总状花序；花萼钟状，深 5 裂，裂
片披针形；花冠颜色为白色和紫色，雄蕊
（9+1）两体。子房无毛，花柱扁，内面有
髯毛。荚果肿胀，长椭圆形，长 2.5～10 厘
米，宽 0.7～14 厘米，顶端斜急尖，背部近
于伸直，内侧有坚硬纸质的内皮；种子 2～10

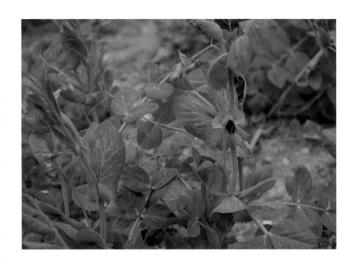

颗，圆形，青绿色，有皱纹或无，干后为黄色。花期 6—7 月，果期 7—9 月。

【生境分布】为传统农作物，我市各地都有栽培。

【采收加工】夏季果实成熟时打下种子，除去杂质，晒干。

【功能主治】和中下气，利小便，解疮毒。治霍乱转筋，脚气，痛肿。

【用法用量】内服：煎汤，30～120 克，配方煎服。

## （56）长柄山蚂蝗 *Podocarpium podocarpum* (DC.) Yang et Huang

【药名别名】野黄豆、小粘子草。

【药用部位】为长柄山蚂蝗属植物长柄
山蚂蝗的全株。

【植物形态】直立草本，高 50～100
厘米。根茎稍木质；茎具条纹，疏被伸展短
柔毛。叶为羽状三出复叶，小叶 3；托叶
钻形，长约 7 毫米，基部宽 0.5～1 毫米，
外面与边缘被毛；叶柄长 2～12 厘米，着
生于茎上部的叶柄较短，茎下部的叶柄较长，
疏被伸展短柔毛；小叶纸质，顶生小叶宽倒
卵形，长 4～7 厘米，宽 3.5～6 厘米，先
端凸尖，基部楔形或宽楔形，全缘，两面疏
被短柔毛或几无毛，侧脉每边约 4 条，直达

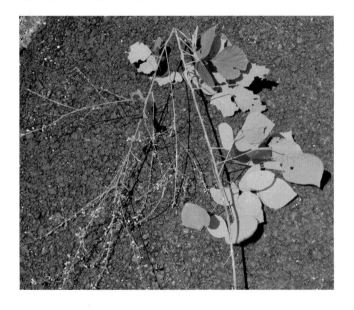

叶缘，侧生小叶斜卵形，较小，偏斜，小托叶丝状，长 1～4 毫米；小叶柄长 1～2 厘米，被伸展短柔毛。
总状花序或圆锥花序，顶生或顶生和腋生，长 20～30 厘米，结果时延长至 40 厘米；总花梗被柔毛和钩
状毛；通常每节生 2 花，花梗长 2～4 毫米，结果时增长至 5～6 毫米；窄卵形，长 3～5 毫米，宽约 1
毫米，被柔毛；花萼钟形，被小钩状毛；花冠紫红色；果梗长约 6 毫米；果颈长 3～5 毫米。花果期 8—9 月。

【生境分布】生于海拔 300～1900 米的山坡林下草丛中。我市山区丘陵、乡镇有分布。

【采收加工】夏、秋季采收，鲜用或切段晒干。

【功能主治】散寒解表，解毒，止血活血，散瘀。用于风寒感冒，咳嗽，刀伤出血等症。

【用法用量】内服：煎汤，9～15克。外用：适量，捣烂敷患处。

## （57）尖叶长柄山蚂蝗　*Podocarpium podocarpum* var. *oxyphyllum* (DC.) Yang et Huang

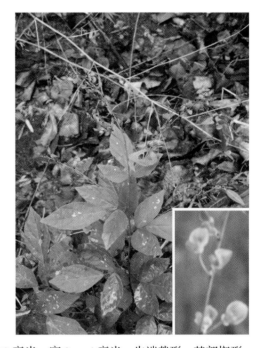

【药名别名】山蚂蝗、小山蚂蝗。

【药用部位】为长柄山蚂蝗属植物尖叶长柄山蚂蝗的全株。

【植物形态】亚灌木，高50～100厘米。根茎稍木质；疏被伸展短柔毛。羽状三出复叶，小叶3；托叶钻形，长约7毫米，外面与边缘被毛；叶柄长2～12厘米，疏被伸展短柔毛；小叶纸质，长4～7厘米，宽35～60毫米，先端凸尖，基部楔形，全缘，两面疏被短柔毛，侧生小叶斜卵形，较小，偏斜，小托叶丝状，长1～4毫米；小叶柄长1～2厘米，被伸展短柔毛。总状花序，顶生和腋生，长20～30厘米。总花梗被柔毛；每节生2花，花梗长2～4毫米，苞片早落，窄卵形，长3～5毫米，宽约1毫米，被柔毛；花萼钟形，长约2毫米，花冠紫红色，长约4毫米，旗瓣宽倒卵形，翼瓣窄椭圆形，雄蕊单体；雌蕊长约3毫米，子房具柄。荚果长约16毫米，通常有2荚节，背缝线弯曲，节间深凹入达腹缝线；荚节略呈宽半倒卵形，长5～10毫米，宽3～4毫米，先端截形，基部楔形，被钩状毛和小直毛，果梗长约6毫米；果颈长3～5毫米。花果期8—9月。

【生境分布】生于海拔400～2190米的山坡路旁。我市分布于狮子峰、张家畈、乘马岗等地。

【采收加工】夏、秋季采集，洗净，切段，鲜用或晒干。

【功能主治】解表散寒，祛风解毒。治风湿骨痛，咳嗽吐血。

【用法用量】参考长柄山蚂蝗。

## （58）葛根　*Pueraria lobata* (Willd.) Ohwi

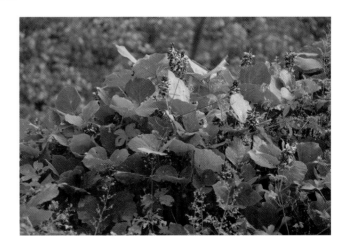

【药名别名】葛藤、野葛。

【药用部位】为葛属植物葛根的块根和花，其叶片、种子及葛根淀粉亦供药用。

【植物形态】藤本，块根肥厚。茎疏生黄色长硬毛。小叶3，顶生小叶阔卵形，长9～18厘米，宽6～12厘米，先端渐尖，基部圆形，上面有稀疏长硬毛，下面有绢质柔毛，侧生小叶略小而偏斜；托叶披针形，基部于着生处下延为盾形。总状花序或圆锥花序腋生，花多而密，苞片卵形，比小苞片短，有毛；萼钟状，萼齿 5，披针形，最下一个萼齿较长，均有黄色硬毛；花冠紫色，长约 1.2 厘米。荚果条形，扁平，长 4 ～ 9 厘米，密生锈色长硬毛。花期 4—8 月，果期 8—10 月。

【生境分布】常生于海拔 1300 米以下的山坡草丛或疏林中。我市各地都有分布。

【采收加工】根：秋、冬季采挖，洗净，多趁鲜切成厚片或小块，干燥。花：秋季采集，晒干。

【功能主治】花：解酒止渴；用于酒醉烦渴。根：解肌退热，生津，透疹，升阳止泻；用于外感发热头痛，项背强痛，口渴；消渴，麻疹不透，热痢，泄泻，高血压颈项强痛。

【用法用量】花：煎汤，5 ～ 9 克；或入丸、散。根：煎汤，5 ～ 9 克；或捣汁；外用适量，捣烂外敷。

【附注】葛根所含黄酮类成分对心脑血管疾病有显著疗效。

## （59）鹿藿 *Rhynchosia volubilis* Lour.

【药名别名】野毛豆、小黄豆、老鼠眼。

【药用部位】为鹿藿属植物鹿藿的根及茎叶。

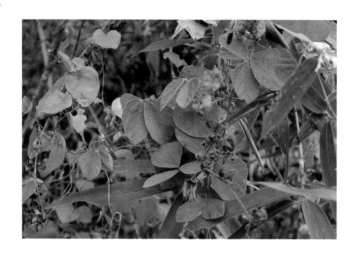

【植物形态】草质，缠绕藤本，各部多少生开展的柔毛。小叶 3，顶生小叶卵状菱形或菱形，长 2.5 ～ 6 厘米，宽 2 ～ 5.5 厘米，侧生小叶偏斜而较小，先端钝，基部圆形，两面密生白色长柔毛，下面有红褐色腺点；叶柄及小叶柄亦密生白色长柔毛，基出脉 3 条。总状花序腋生，1 个或 2 ～ 3 个花序同生于一叶腋间；萼钟状，萼齿 5，披针形，外面有毛及腺点；花冠黄色，长约 8 毫米；雄蕊（9 + 1）二组；子房有毛和密集的腺点。荚果长椭圆形，红褐色，长约 1.5 厘米，宽约 8 毫米，顶端有小喙，稍有毛，种子间略收缩；种子 1 ～ 2 粒，椭圆形，光亮。花期 5—8 月，果期 9—12 月。

【生境分布】生于海拔 250 ～ 1000 米处疏林下或灌丛中。我市各地都有分布。

【采收加工】茎叶：夏、秋季采收，洗净切片，晒干。根：秋季挖根，洗净，鲜用或晒干。

【功能主治】根：活血止痛，解毒，消积；用于妇女痛经、瘰疬、疖肿、小儿疳积。茎叶：祛风除湿，活血解毒；主治风湿痹痛，头痛，牙痛，腰脊疼痛，瘀血腹痛，产褥热，瘰疬，痈肿疮毒，跌打损伤，烫伤。

【用法用量】根：煎服，9 ～ 15 克；外用适量，捣烂外敷。茎叶：煎服，9 ～ 30 克；外用适量，捣烂敷患处。

## （60）刺槐 *Robinia pseudoacacia* L.

【药名别名】洋槐。

【药用部位】为刺槐属植物刺槐的根和花。

【植物形态】落叶乔木，高 10 ～ 25 米，树皮褐色。羽状复叶；小叶 7 ～ 25，互生，椭圆形、矩圆形或卵形，长 2 ～ 5.5 厘米，宽 1 ～ 2 厘米，先端圆或微凹，有小尖，基部圆形，无毛或幼时疏生短毛。总状花序腋生，序轴及花梗有柔毛；花萼杯状，浅裂，有柔毛；花冠白色，旗瓣有爪，基部有黄色斑点；子房无毛。荚果扁，长矩圆形，长 3～10 厘米，宽约 1.5 厘米，赤褐色；种子 1～13，肾形，黑色。花期 4—6 月，果期 7—8 月。

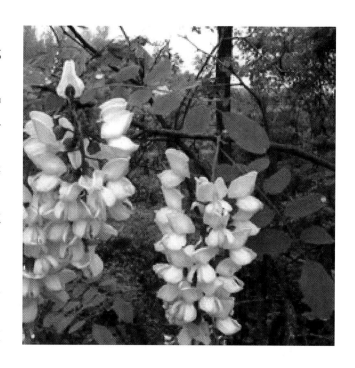

【生境分布】生于山坡、路旁、村边等处。我市各地都有栽培。

【采收加工】花：6—7 月盛开时采收花序，摘下花，晾干。根：秋季采挖，洗净切片，晒干。

【功能主治】花：止血。用于咯血，大肠下血，吐血，崩漏。根：主治劳伤。

【用法用量】花：煎服，9～15 克；或泡茶饮。根：用法用量不详。

## （61）苦参　*Sophora flavescens* Ait.

【药名别名】地槐、地参、牛参。

【药用部位】为槐属植物苦参的根，其果实亦供药用。

【植物形态】落叶半灌木，高 1.5～3 米；幼枝有疏毛，后变无毛。羽状复叶长 20～25 厘米；小叶 25～29，披针形至条状披针形，稀椭圆形，长 3～4 厘米，宽 1.2～2 厘米，先端渐尖，基部圆形，下面密生平贴柔毛。总状花序顶生，长 15～20 厘米；萼钟状，长 6～7 毫米，有疏短柔毛或近无毛；花冠淡黄色，旗瓣匙形，翼瓣无耳。荚果长 5～8 厘米，于种子间微缢缩，呈不显明的

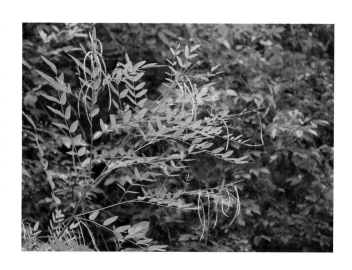

串珠状，疏生短柔毛；种子 3～7 颗，近球形，黑色。花期 5—7 月，果期 7—9 月。

【生境分布】生于海拔 800 米以下山坡、河边或红壤地向阳处。我市各地都有分布。

【采收加工】春、秋季采挖。除去根头及小支根，洗净，干燥，或趁鲜切片，干燥。

【功能主治】清热燥湿，祛风杀虫。用于湿热泻痢，肠风便血，黄疸，小便不利，水肿，带下，阴痒，疥癣，麻风，皮肤瘙痒，湿毒疮疡。

【用法用量】煎服：3～10 克；或入丸、散。外用：适量，煎水熏洗或研末敷，或浸酒搽。

【附注】①脾胃虚寒者忌服。②苦参实（种子）：7—8 月果实成熟时采收，去其荚壳，晒干收藏。具清热解毒，通便，杀虫作用。主治急性细菌性痢疾，大便秘结，蛔虫病。用法为内服：研末，0.6～1.5 克，

每日 4 次。

## （62）槐树 *Sophora japonica* L.

【药名别名】槐、国槐、豆槐。

【药用部位】为槐属植物槐树的花蕾（槐米）、槐花、果实（槐角）、（嫩枝）槐枝、槐根及根皮和树脂（槐胶）。

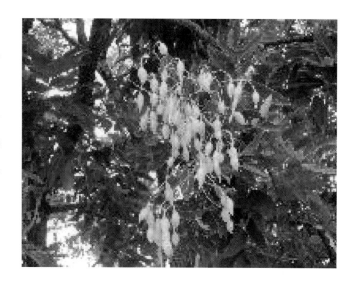

【植物形态】乔木，高 15 ～ 25 米。羽状复叶长 15 ～ 25 厘米；叶轴有毛，基部膨大；小叶 9 ～ 15，卵状矩圆形，长 2.5 ～ 7.5 厘米，宽 1.5 ～ 3 厘米，先端渐尖而具细凸尖，基部阔楔形，下面灰白色，疏生短柔毛。圆锥花序顶生，花冠乳白色，旗瓣阔心形，具短爪，有紫脉；雄蕊 10，不等长。荚果肉质，串珠状，长 2.5 ～ 5 厘米，无毛，不裂；种子肾形。花期 7—8 月，果期 10—11 月。

【生境分布】生于海拔 1200 米以下的山坡、路旁、宅边。我市各地多有栽培。

【采收加工】槐米：夏季花蕾形成时采收，及时干燥。槐花：夏季采收，及时干燥，除去枝、梗及杂质。槐角：冬季采收，除去杂质，干燥。

【功能主治】槐角：清热，润肝，凉血，止血；治肠风泻血，痔血，崩漏，血淋，血痢，心胸烦闷，风眩欲倒，阴疮湿痒。槐花：凉血止血，清肝泻火；用于便血，痔血，血痢，崩漏，吐血，衄血，肝热目赤，头痛眩晕。槐米：凉血止血，清肝泻火；用于便血，痔血，血痢，崩漏，吐血，衄血，肝热目赤，头痛眩晕。

【用法用量】槐角：煎服 6 ～ 15 克或入丸、散；或嫩角捣汁用；外用适量，烧存性研末调敷。槐花：煎服 6 ～ 15 克或入丸、散；外用适量，煎水熏洗或研末撒。槐米：煎服 5 ～ 10 克或入丸、散；外用适量，煎水熏洗或研末撒。

【附注】槐白皮、槐根、槐枝及槐胶（树脂）亦供药用，因使用较少，不做详细介绍。

## （63）香槐 *Cladrastis wilsonii* Takeda

【药名别名】山荆、黄檀、牛大力。

【药用部位】为香槐属植物香槐的根及果实。

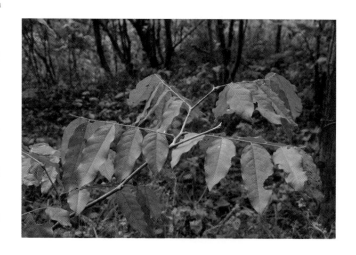

【植物形态】落叶乔木，高 4 ～ 16 米。树皮灰褐色；幼枝灰绿色，二年生枝紫褐色，无毛，有细小皮孔。单数羽状复叶，互生，小叶 9 ～ 11，膜质，基部者卵形，长约 5 厘米；上部叶渐大，卵状椭圆形或长椭圆形；顶部叶倒卵状椭圆形，长 10 厘米，宽 4 ～ 5

厘米，上面光滑，下面沿主脉疏被淡棕褐色柔毛。圆锥花序疏松，顶生或腋生；总花梗被褐色短柔毛。花长约 20 毫米，白色；萼钟状，先端 5 裂，萼齿三角形；花瓣几等长，旗瓣近圆形，顶端微凹；雄蕊 10，近分离；子房线形，具短柄，密被绢状毛。荚果扁，长 4.5 厘米，宽约 12 毫米，密生短柔毛。花期 6—7 月，果期 9—10 月。

【生境分布】生于海拔 1000 ～ 1500 米的山地、沟谷杂木林中或落叶阔叶林中。我市分布于狮子峰林场的老屋湾。

【采收加工】根：全年均可采挖，洗净，切片鲜用。9—10 月采收成熟的果实，晒干。

【功能主治】祛风止痛。主治关节疼痛及催吐。

【用法用量】根：煎服，鲜根 30 ～ 60 克。果实：炒熟食之，催吐。

【附注】根，多为配方使用；果实，用量不详。

## （64）红车轴草 *Trifolium pratense* L.

【药名别名】红三叶、红花草子。

【药用部位】为车轴草属植物红车轴草的花序或带花枝叶。

【植物形态】多年生草本，高 30 ～ 60 厘米。茎直立，分枝多，疏生白色柔毛。三出复叶，小叶 3，无柄；叶片卵状椭圆形至宽椭圆形，长 2.5 ～ 4 厘米，宽 1 ～ 2 厘米，先端钝圆，基部圆楔形，叶脉延伸至叶缘，稍突出成不明显细齿，

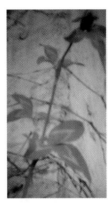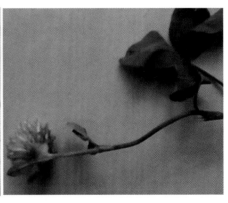

背面有长毛；托叶卵形，先端锐尖，贴生于叶柄上，基部抱茎。花序头状，腋生，具大型总苞，总苞卵圆形，具横脉；花萼筒状，萼齿 5，线状披针形，最下面 1 萼齿较长，比其他齿超出 1 倍；花冠蝶形，紫色或淡紫红色，旗瓣狭菱形，翼瓣长圆形，基部具耳及爪，龙骨瓣稍短于翼瓣；子房椭圆形，花柱丝状，细长。荚果小，倒卵形，长约 2 毫米，包被于宿存萼内，果皮膜质，具纵脉。种子 1 颗，肾形，黄褐色。花果期 5—9 月。

【生境分布】常生于林缘、路边、草地湿润处。我市五脑山有少量分布，疑为家种逸为野生。

【采收加工】夏季采收花序或带花嫩枝叶，阴干。

【功能主治】清热止咳，散结消肿。用于感冒，咳喘，硬肿，烧伤。

【用法用量】内服：煎汤，15 ～ 30 克。外用：适量，捣烂外敷；或制成软膏涂敷。

【附注】①本品标本由梅建亨先生提供。②据报道本植物具抗菌、抗癌、抗衰老等活性。

## （65）白车轴草 *Trifolium repens* L.

【药名别名】三消草、球子草、车轴草。

【药用部位】为车轴草属植物白车轴草的全草。

【植物形态】多年生草本；茎匍匐，无毛。叶具 3 小叶；小叶倒卵形至近倒心形，长 1.2 ～ 2 厘米，宽 1 ～ 1.5 厘米，先端圆或凹陷，基部楔形，边缘具细锯齿，上面无毛，下面微有毛；几无小叶柄；托叶

椭圆形，抱茎。花序呈头状，有长总花梗；萼筒状，萼齿三角形，较萼筒短，均有微毛；花冠白色或淡红色。荚果倒卵状矩形，包被于膜质、膨大、长约1厘米的萼内，含种子2～4粒；种子褐色，近圆形。花期5月，果期8—9月。

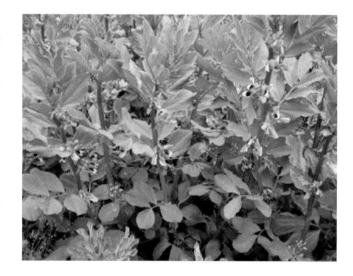

【生境分布】生于山地、田园、荒地及沟边潮湿处。我市城区有栽培，本品标本采自城区与阎家河镇交界处的水沟边。

【采收加工】夏、秋季采集全草洗净，鲜用或晒干。

【功能主治】清热，凉血，宁心。主治癫痫，痔疮出血。

【用法用量】治癫痫：全草30克，水煎服；另用15克，捣烂包患者额上。治痔疮出血：全草30克，酒水各半，煎服。

## （66）蚕豆　*Vicia faba* L.

【药名别名】胡豆、罗汉豆。

【药用部位】为野豌豆属植物蚕豆的种子（蚕豆）、叶和花。

【植物形态】一年生草本，茎直立，不分枝，无毛，高30～180厘米。小叶2～6，椭圆形，长4～8厘米，宽2.5～4厘米，先端钝圆，基部宽楔形；托叶大，半箭头形。花1至数朵腋生；萼钟状，膜质，萼齿5，披针形；花冠白色带红而有紫斑纹。荚果大而肥厚，长5～10厘米；种子椭圆状，略扁。花期3—4月，果期6—8月。

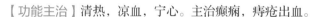

【生境分布】为各地传统的栽培植物。

【采收加工】蚕豆：夏季果实成熟呈黑褐色时，拔取全株，晒干，打下种子，扬净后再晒干，或鲜嫩时用。花：清明节前后开花时采收，晒干，或烘干。叶：夏季采收，晒干。

【功能主治】叶：治肺结核咯血，消化道出血，外伤出血，臁疮。花：凉血，止血；治咯血，鼻衄，血痢，带下，高血压。蚕豆：健脾利水，解毒消肿；主治膈食，水肿，疮毒。

【用法用量】蚕豆：①内服：煎汤，30～60克；或研末，或作食品。②外用：适量，捣烂外敷；或烧灰敷。叶：①内服：捣汁。②外用：捣烂外敷或研末撒。花：煎服，6～9克（鲜者15～30克）；捣汁或蒸露。

【附注】蚕豆的荚壳、种皮及茎（豆禾），亦分别作药用，因少用，故不做详细介绍。

## （67）小巢菜　*Vicia hirsuta* (L.) S. F. Gray

【药名别名】硬毛野豌豆、野麦豌豆、雀野豆。

【药用部位】为野豌豆属植物小巢菜的全草。

【植物形态】一年生草本，高 15 ～ 90（120）厘米，攀援或蔓生。茎细柔有棱，近无毛。偶数羽状复叶末端卷须分支；托叶线形，基部有 2 ～ 3 裂齿；小叶 4 ～ 8 对，线形或狭长圆形，长 0.5 ～ 1.5 厘米，宽 0.1 ～ 0.3 厘米，先端平截，具短尖头，基部渐狭，无毛。总状花序明显短于叶；花萼钟形，萼齿披针形，长约 0.2 厘米；花 2 ～ 4（7）密集于花序轴顶端，花甚小，仅长 0.3 ～ 0.5 厘米；花冠白色、淡蓝青色或紫白色，稀粉

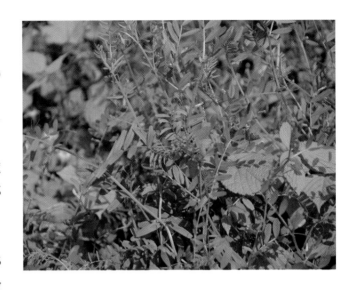

红色，旗瓣椭圆形，长约 0.3 厘米，先端平截有凹，翼瓣近勺形，与旗瓣近等长，龙骨瓣较短；子房无柄，密被褐色长硬毛，胚珠 2，花柱上部四周被毛。荚果长圆菱形，长 0.5 ～ 1 厘米，宽 0.2 ～ 0.5 厘米，表皮密被棕褐色长硬毛；种子 2，扁圆形，直径 0.15 ～ 0.25 厘米，两面凸出，种脐长相当于种子圆周的 1/3。花果期 2—7 月。

【生境分布】生于山坡、小麦地、荒地、沟边。我市各地都有分布。

【采收加工】春、夏季采集全草，洗净，鲜用或晒干。

【功能主治】解表利湿，活血止血。治黄疸，疟疾，鼻衄，带下。

【用法用量】内服：煎汤，18 ～ 60 克。外用：适量，捣烂外敷。

# （68）救荒野豌豆　*Vicia sativa L.*

【药名别名】大巢菜。

【药用部位】为野豌豆属植物救荒野豌豆的全草和果实。

【植物形态】一年生或二年生草本，高 25 ～ 50 厘米。羽状复叶，有卷须；小叶 8 ～ 16 对，长椭圆形或倒卵形，长 8 ～ 20 毫米，宽 3 ～ 7 毫米，先端截形，凹入，有细尖，基部楔形，两面疏生黄色柔毛；托叶戟形。花 1 ～ 2 朵生于叶腋，花梗有黄色疏短毛；萼钟状，萼齿 5，披针形，渐尖，有白色疏短毛；花冠紫色或红色；子房无毛，无柄，花柱顶端背部有淡黄色髯毛。荚果条

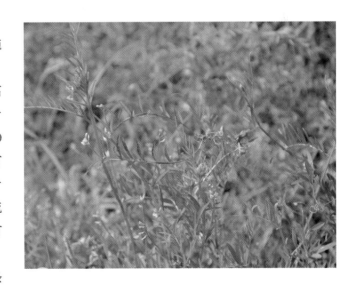

形，扁平，长 2.5 ～ 4.5 厘米，近无毛；种子棕色，圆球形。花期 4—7 月，果期 7—9 月。

【生境分布】生于海拔 1800 米以下山脚草地、灌木林下的湿地上、路旁、麦地中。我市各地有分布。

【采收加工】全草：4—5 月采割，晒干，亦可鲜用。果实：成熟时采收，除去杂质，晒干。

【功能主治】全草：益肾，利水，止血，止咳；用于肾虚腰痛，遗精，黄疸，水肿，疟疾，鼻衄，心悸，咳嗽痰多，月经不调，疮疡肿毒。果实：活血生肌，消肿。

【用法用量】全草：①内服：煎汤，15～30克。②外用：适量，捣烂外敷；或煎水洗。果实的用法用量尚未查到相关资料。

## （69）四籽野豌豆 *Vicia tetrasperma* (L.) Schreber

【药名别名】乌喙豆、野豌豆。

【药用部位】为野豌豆属植物四籽野豌豆的全草。

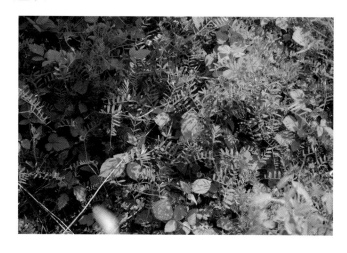

【植物形态】一年生草本；茎纤细，有棱，多分枝，全株有疏柔毛。羽状复叶；托叶半戟形；小叶6～12，条状矩圆形，长7～17毫米，宽2～4毫米，先端钝，或有小尖。花小，紫色，或带蓝色，1～2朵排成腋生总状花序；总花梗细弱，与叶近等长；子房无毛，有短柄，花柱上部周围被柔毛。荚果条状椭圆形，扁，长约10毫米，宽约4毫米；有种子4粒，少有3粒，扁圆形，直径约0.2厘米，种皮褐色，种脐白色，长相当于种子周长1/4。花期3—6月，果期6—8月。

【生境分布】生于山坡、荒地、路边。我市各地有分布。

【采收加工】夏季枝叶茂盛时采集，洗净，鲜用或晒干。

【功能主治】活血，消肿，定眩。主治疔疮，痈疽，痔疮，头晕耳鸣。

【用法用量】内服：煎汤，12～18克。外用：鲜品捣烂，用酒调敷患处。

## （70）歪头菜 *Vicia unijuga* A. Br.

【药名别名】山野豌豆、草豆、土黄芪。

【药用部位】为野豌豆属植物歪头菜的全草及根。

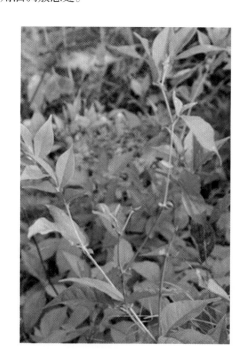

【植物形态】多年生草本，高可达1米，幼枝被淡黄色疏柔毛。卷须不发达而变为针状；小叶2个，大小和形状变化大，卵形至菱形，长3～10厘米，先端急尖，基部斜楔形；托叶戟形，大。总状花序腋生；萼斜钟状，萼齿5，三角形，下面3齿高，疏生短毛；花冠紫色或紫红色，长约15毫米；子房具柄，无毛，花柱上半部四周有白色短柔毛。荚果狭矩形，扁，长3～4厘米，褐黄色；种子扁圆形，棕褐色。花期6—8月，果期8—9月。

【生境分布】生于草地、山沟、林缘、向阳山坡的灌丛中。我市山区乡镇有分布。

【采收加工】夏、秋季采收，洗净，晒干。

【功能主治】补虚调肝，理气止痛，清热利尿。用于头晕，体虚浮肿，胃痛；外用治疗疗疮。根的药用资料不详。

【用法用量】煎服：9～15克。外用：适量，捣烂敷患处。

## （71）野豇豆　*Vigna vexillata* (L.) Rich.

【药名别名】豇豆参、豆角参。

【药用部位】为豇豆属植物野豇豆的根。

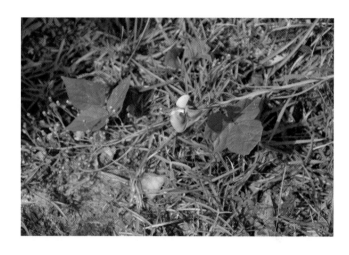

【植物形态】多年生缠绕草本。主根圆柱形或圆锥形，外皮橙黄色。茎有棕色粗毛。小叶3枚，卵形或菱状卵形，长4～8厘米，宽2.5～4.5厘米，先端渐尖，基部宽楔形或近圆形，两面有淡黄白色贴生柔毛；小叶柄极短，有棕褐色粗毛。花2～4朵着生于长9～12厘米的总花梗上端；花梗极短，有棕褐色粗毛；花萼钟形，有疏短毛；花冠淡红紫色。荚果圆柱形，长9～11厘米，直径5毫米，顶端有喙，有棕褐色粗毛；种子椭圆形，黑色，有光泽。花期7—9月，果期8—10月。

【生境分布】生于海拔300～1600米处的山坡、路边、草丛中。我市山区丘陵、乡镇有分布。

【采收加工】秋季采挖，洗净，晒干。

【功能主治】清热解毒，消肿止痛，利咽喉。用于风火牙痛，咽喉肿痛，腮腺炎，疮疖，小儿麻疹余毒不尽，胃痛，腹胀，便秘，跌打肿痛，骨折。

【用法用量】煎服：9～15克。外用：鲜根适量，捣烂敷患处。

## （72）花榈木　*Ormosia henryi* Prain

【药名别名】花梨木、臭木、三钱三。

【药用部位】红豆属植物花榈木的根、根皮、茎及叶。

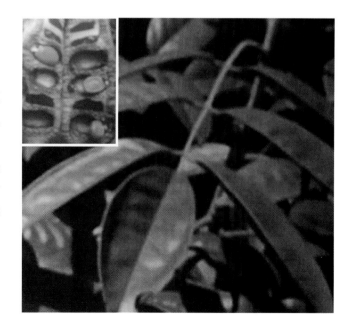

【植物形态】高可达10米，胸径40厘米。树皮平滑，有浅裂纹。小枝密被灰黄色茸毛。裸芽。奇数羽状复叶，小叶5～9枚，长圆形、长圆状卵形，长6～10厘米，先端急尖，基部圆，上面无毛，下面密被灰黄色茸毛，对生，长披针形或条形。总状花序腋生或组成圆锥花序顶生，花冠蝶形，白色，小而香，花萼钟形，花瓣淡绿色，边缘微紫。荚果扁平，长椭圆形，种子4～8粒，椭圆形或卵形，种皮鲜红色，有光泽。花期 7—8 月，果期 10—11 月。

【生境分布】生于海拔 600 ～ 1300 米的混交林中。我市三河口镇、福田河镇等地有栽培。

【采收加工】全年可采，鲜用或晒干。

【功能主治】活血化瘀，祛风消肿。用于跌打损伤，腰肌劳损，风湿关节痛，产后血瘀疼痛，带下，流行性腮腺炎，丝虫病；根皮外用治骨折；叶外用治烧烫伤。

【用法用量】根 6 ～ 9 克，水煎兑酒服，或浸酒服。外用：适量，根皮捣烂敷患处，或干叶研粉调油搽伤处。

## （73）紫藤 *Wisteria sinensis* (Sims) Sweet

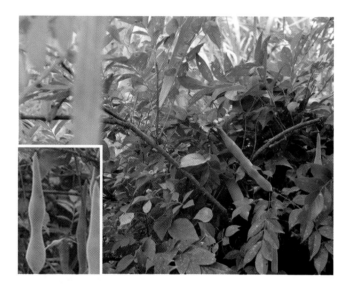

【药名别名】轿藤、朱藤、招豆藤。

【药用部位】为紫藤属植物紫藤的根、茎叶和种子。

【植物形态】落叶攀援缠绕性大藤本植物，干皮深灰色，不裂。嫩枝暗黄绿色，密被柔毛，冬芽扁卵形，密被柔毛。一回奇数羽状复叶互生，小叶对生，有小叶 7 ～ 13 枚，卵状椭圆形，先端长渐尖或凸尖，叶表无毛或稍有毛，叶背具疏毛或近无毛，小叶柄被疏毛，侧生总状花序，长达 30 ～ 35 厘米，呈下垂状，总花梗、小花梗及花萼密被柔毛，花紫色或深紫色，花瓣基部有爪，近爪处有 2 个胼胝体，雄蕊 10 枚，二体（9+1）。荚果扁圆条形，长 10 ～ 20 厘米，密被白色茸毛，种子扁球形，黑色。花期 4—5 月，果期 8—9 月。

【生境分布】生于海拔 1000 米以下的山坡、林中，城区也有栽培。我市山区丘陵各地有野生分布。

【采收加工】茎或茎叶：夏季采收，晒干。种子：冬季果实成熟时采收，除去果壳，晒干。根：全年可采，除去泥土，洗净，切片，晒干。

【功能主治】茎叶：止痛，杀虫；用于腹痛，蛲虫病。根：祛风除湿，舒筋活络；主治痛风，痹症。种子：活血，通络，解毒，驱虫；用于筋骨疼痛，腹痛吐泻，小儿蛲虫病。

【用法用量】种子：煎汤（炒熟），15 ～ 30 克；或浸酒。根：煎汤，9 ～ 15 克。茎叶：煎汤，9 ～ 15 克。

## 95. 酢浆草科 Oxalidaceae

### （1）酢浆草 *Oxalis corniculata* L.

【药名别名】酢酱草、酸味草、三叶酸。

【药用部位】为酢浆草属植物酢浆草的全草。

【植物形态】多年生草本。根茎细长，茎细弱，常褐色，匍匐或斜生，多分枝，被柔毛。总叶柄长 2 ～ 6.5 厘米；托叶明显；小叶 3 片，倒心形，长 4 ～ 10 毫米，先端凹，基部宽楔形，上面无毛，叶背疏生伏毛，脉上毛较密，边缘具贴伏缘毛；无柄。花单生或数朵组成腋生伞形花序；花梗与叶柄等长；花黄色，萼片

长卵状披针形，长约 4 毫米，先端钝；花瓣
倒卵形，长约 9 毫米，先端圆，基部微合生；
雄蕊的花丝基部合生成筒；花枝 5。蒴果近
圆柱形，长 1 ～ 1.5 厘米，略具 5 棱，有喙，
熟时弹裂；种子深褐色，近卵形而扁，有纵
槽纹。花期 5—8 月，果期 6—9 月。

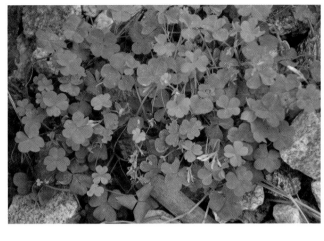

【生境分布】生于耕地、荒地、菜园边
较湿润处。我市各地有分布。

【采收加工】全年均可采收，尤以夏、
秋季为宜，洗净，鲜用或晒干。

【功能主治】清热利湿，凉血散瘀，消
肿解毒。治泄泻，痢疾，黄疸，淋证，赤白带下，麻疹，吐血，衄血，咽喉肿痛，疔疮，痈肿，疥癣，脱肛，
跌打损伤，烫伤。

【用法用量】煎服：6 ～ 12 克（鲜品 30 ～ 60 克）捣汁或研末。外用：煎水洗或捣烂外敷或捣汁涂或
调敷或煎水漱口。

## （2）红花酢浆草 *Oxalis corymbosa* DC.

【药名别名】铜锤草、南天七、百合梅。

【药用部位】为酢浆草属植物红花酢浆
草的全草。

【植物形态】多年生常绿草本，高约 35
厘米。地下部分有鳞茎，白色，形圆，长 2 ～ 2.5
厘米；鳞片膜质，褐色，背面有 3 条纵棱，
被毛。叶基出；掌状复叶，小叶 3 枚，阔倒
卵形，长达 3.5 厘米，宽 1.5 ～ 3.5 厘米，先
端凹入，全缘，被毛，两面均有棕色窟状小
腺点；叶柄长 20 ～ 24 厘米，纤弱，被长柔毛。
花茎抽自叶腋，伞房花序，有花 5 ～ 10 朵；
萼片 5，绿色，尖端有红色腺体 1 对；花瓣 5，
淡紫红色；雄蕊 10，5 长 5 短；子房 5 室，
花柱 5，分离。蒴果短线形，长 1.7 ～ 2 厘米，
有毛，熟时裂开。种子细小，椭圆形，棕褐色。
花期 5 月，果期 6—7 月。

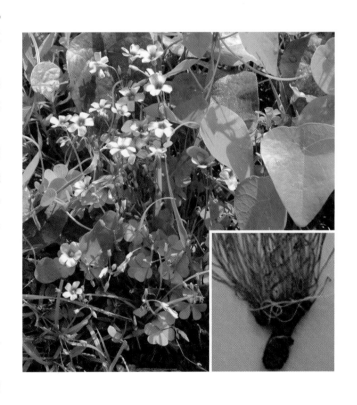

【生境分布】生于疏林、荒坡、沟边阴
湿处。我市野生种极少，多为人工栽培。

【采收加工】全草：3—6 月采收，洗净，鲜用或晒干。

【功能主治】散瘀消肿，清热利湿，解毒。用于跌打损伤，月经不调，咽喉肿痛，水泻，痢疾，水肿，

带下，淋浊，痔疮，痈肿，疮疖，烧烫伤。

【用法用量】内服：煎汤，15～30克；或浸酒、炖肉。外用：适量，捣烂外敷。

# 96. 牻牛儿苗科 Geraniaceae

## （1）野老鹳草 *Geranium carolinianum* L.

【药名别名】鸭嘴草、老鹳草。

【药用部位】为老鹳草属植物野老鹳草的全草。

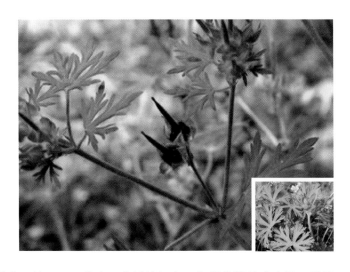

【植物形态】一年生草本，高20～50厘米。根细，长达7厘米。茎直立或斜升，有倒向下的密柔毛，分枝。叶圆肾形，宽4～7厘米，长2～3厘米，下部的互生，上部的对生，5～7深裂，每裂又3～5裂；小裂片条形，锐尖头，两面有柔毛；下部茎叶有长柄，达10厘米，上部的柄短，等于或短于叶片。花成对集生于茎端或叶腋，花序柄短或几无柄；花柄长1～1.5厘米，有腺毛（腺体早落）；萼片宽卵形，有长白毛，在果期增大，长5～7毫米；花瓣淡红色，与萼片等长或略长。蒴果长约2厘米，顶端有长喙，成熟时裂开5裂，果瓣向上卷曲。花期6月，果期7月。

【生境分布】生于地边、路旁、荒地草丛中。我市各地有分布。

【采收加工】夏、秋季果实近成熟时采割，捆成把，晒干。

【功能主治】祛风湿，通经络，止泻痢。用于风湿痹痛，麻木拘挛，筋骨酸痛，泄泻痢疾。

【用法用量】内服：煎汤，6～15克；浸酒或熬膏。

## （2）老鹳草 *Geranium wilfordii* Maxim.

【药名别名】五叶草、老贯草。

【药用部位】为老鹳草属植物老鹳草的全草。

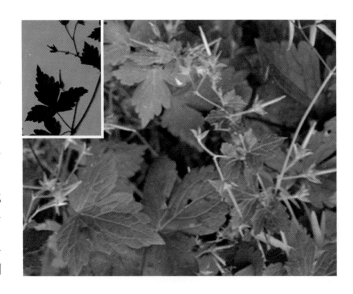

【植物形态】多年生草本，高40～80厘米。根状茎短而直立，有略增厚的长根。茎细长，下部稍蔓生，有倒生微柔毛。叶对生，基生叶和下部茎生叶为肾状三角形，基部心形，宽4～6厘米，长3～5厘米，3深裂，中央裂片稍较大，卵状菱形，先端尖，上部有缺刻或粗锯齿，齿顶有短凸尖，上下两面多少有伏毛，下部茎生叶的柄长过叶片，上部的较短；顶部的叶宽三角形，3深裂，侧生裂片张开，小于中央 1 片。花序腋生，柄长 2～3 厘米，2 花；花柄长几等于花序柄，在果期倾向下，略有微毛；萼片长 5 毫米，有疏伏毛；花瓣淡红色，长几等于萼片。蒴果长约 2 厘米。花期 7—8 月，果期 8—10 月。

【生境分布】生于山坡荒地草丛中。我市各地有分布。

【采收加工】夏、秋季采收，除去杂质，洗净泥土，晒干，切段备用。

【功能主治】祛风除湿，活血通络，清热解毒。治肠炎痢疾，筋骨疼痛，腰扭伤，腹泻，月经不调等。

【用法用量】内服：6～15 克，煎汤；浸酒或熬膏。

### （3）香叶天竺葵 *Pelargonium graveolens* L'Hér.

【药名别名】驱蚊草、洋葵、香艾、香叶。

【药用部位】为天竺葵属植物香叶天竺葵的全草。

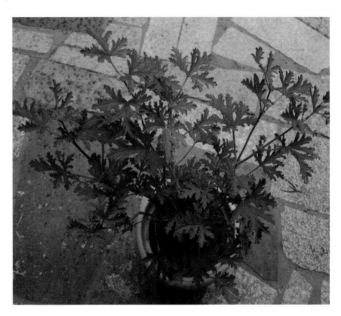

【植物形态】多年生草本或灌木状，高可达 1 米。茎直立，基部木质化，上部肉质，密被具光泽的柔毛，有香味。叶互生；托叶宽三角形或宽卵形，长 6～9 毫米，先端急尖；叶柄与叶片近等长，被柔毛；叶片近圆形，基部心形，直径 2～10 厘米，掌状 5～7 裂达中部，裂片矩圆形或披针形，小裂片边缘为不规则的齿裂或锯齿，两面被长糙毛。伞形花序与叶对生，长于叶，具花 5～12 朵；苞片卵形，被短柔毛，边缘具绿毛；花梗长 3～8 毫米；萼片长卵形，绿色，长 6～9 毫米，宽 2～3 毫米，先端急尖，距长 4～9 毫米；花瓣玫瑰色或粉红色，长为萼片的 2 倍，先端钝圆，上面 2 片较大；雄蕊与萼片近等长，下部扩展；心皮被茸毛。蒴果长约 2 厘米，被柔毛。花期 5—7 月，果期 8—9 月。

【生境分布】为我市近年来城区引进栽培的品种。

【采收加工】全年可采，洗净切段，鲜用或阴干。

【功能主治】祛风除湿，行气止痛，杀虫。主治风湿痹痛，疝气，阴囊湿疹，疥癣。

【用法用量】内服：煎汤，干品 9～15 克，鲜品 30～45 克；或浸酒。外用：适量，煎水洗，或捣烂外敷患处。

【附注】本植物如大面积栽培，每年可割取 6 次以上，用于提取香精。

### （4）天竺葵 *Pelargonium hortorum* Bailey

【药名别名】石蜡红、绣球花、洋绣球。

【药用部位】为天竺葵属植物天竺葵的花。

【植物形态】多年生直立草本。茎肉质，基部木质，多分枝，通体有细毛和腺毛，有鱼腥气。叶互生，

圆肾形，基部心形，直径 7～10 厘米，波
状浅裂，上面有暗红色马蹄形环纹。伞形花
序顶生；花多数，中等大，未开前，花蕾柄
下垂，花柄连距长 2.5～4 厘米；花瓣红色、
粉红色、白色，下面 3 片较大，长 1.2～2.5
厘米。蒴果成熟时 5 瓣开裂，而果瓣向上卷曲。
花期 5—7 月，果期 6—9 月。

【生境分布】我市城区广泛作为花卉栽
培。

【采收加工】鲜花：现采现用。

【功能主治】清热消炎。主治中耳炎。

【用法用量】用鲜花绞汁滴患耳。

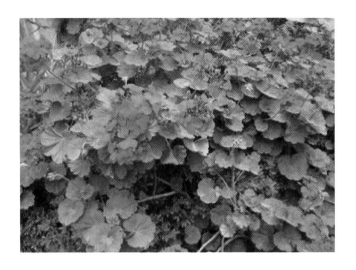

## 97. 旱金莲科 Tropaeolaceae

**旱金莲** *Tropaeolum majus* L.

【药名别名】金莲花、旱莲花。

【药用部位】为旱金莲属植物旱金莲的
全草。

【植物形态】一年生，攀援状肉质草本，
光滑无毛。叶互生，近圆形，长 5～10 厘
米，有主脉 9 条，边缘有波状钝角；叶柄长
10～20 厘米，盾状着生于叶片的近中心处。
花单生于叶腋，有长柄；花黄色或橘红色，
长 2.5～5 厘米；萼片 5，基部合生，其中 1
片延长成 1 长距；花瓣 5，大小不等，上面
2 瓣常较大，下面 3 瓣较小，基部狭窄成爪，
近爪处边缘细撕裂状；雄蕊 8，分离，不等长；
子房 3 室，花柱 1，柱头 3 裂，线形。果实
成熟时分裂成 3 个小核果。果扁球形，成熟
时分裂成 3 个具一粒种子的瘦果。花期 6—
10 月，果期 7—11 月。

【生境分布】为栽培的花卉，多见于城
区。

【采收加工】秋、冬季采集，多鲜用。

【功能主治】清热解毒，凉血止血。主
治目赤肿痛，眼结膜炎，疮疖肿毒，吐血，

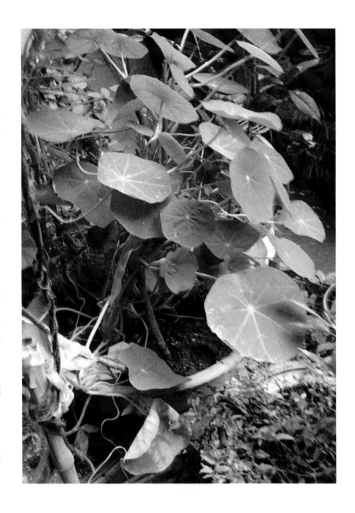

咯血。

【用法用量】内服：煎汤，鲜品 15 ～ 30 克。外用：适量，捣烂外敷；或煎水洗。

# 98. 蒺藜科 Zygophyllaceae

## 蒺藜 *Tribulus terrestris* L.

【药名别名】白蒺藜、刺蒺藜、硬蒺藜。

【药用部位】为蒺藜属植物蒺藜的果实。

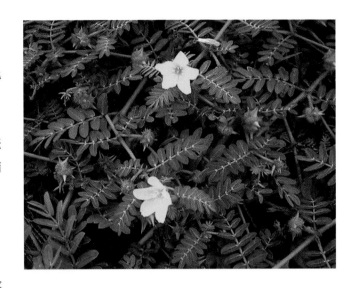

【植物形态】一年生草本。茎平卧，无毛、被长柔毛或长硬毛，枝长 20 ～ 60 厘米，偶数羽状复叶，长 1.5 ～ 5 厘米；小叶对生，3 ～ 8 对，矩圆形或斜短圆形，长 5 ～ 10 毫米，宽 2 ～ 5 毫米，先端锐尖或钝，基部稍偏斜，被柔毛，全缘。花腋生，花梗短于叶，花黄色；萼片 5，宿存；花瓣 5；雄蕊 10，生于花盘基部，基部有鳞片状腺体，子房 5 棱，柱头 5 裂，每室 3 ～ 4 胚珠。果有分果瓣 5，硬，长 4 ～ 6 毫米，无毛或被毛，中部边缘有锐刺 2 枚，下部常有小锐刺 2 枚，其余部位常有小瘤体。花期 5—8 月，果期 6—9 月。

【生境分布】常生于荒坡、路旁、田地间。第三次全国中药资源普查时，我市平原、丘陵各地有分布。这次普查未见到。

【采收加工】秋季果实成熟时采割植株，晒干，打下果实，除去杂质。

【功能主治】平肝解郁，活血祛风，明目，止痒。用于头痛眩晕，胸胁胀痛，乳闭乳痈，目赤翳障，风疹瘙痒。

【用法用量】内服：煎汤，6 ～ 9 克。

# 99. 芸香科 Rutaceae

## （1）柑橘 *Citrus reticulata* Blanco

【药名别名】橘。

【药用部位】为柑橘属植物柑橘的果皮（陈皮、青皮）、种子（橘核）、橘络及橘叶。

【植物形态】常绿小乔木或灌木，高约 3 米；枝柔弱，通常有刺。叶互生，革质，披针形至卵状披针形，长 5.5 ～ 8 厘米，宽 2.9 ～ 4 厘米，顶端渐尖，基部楔形，全缘或具细钝齿；叶柄细长，翅不明显。花小，黄白色，单生或簇生于叶腋；萼片 5；花瓣 5；雄蕊 18 ～ 24，花丝常 3 ～ 5 枚合生；子房 9 ～ 15 室。柑果扁球形，直径 5 ～ 7 厘米，橙黄色或淡红黄色，果皮疏松，肉瓣极易分离。花期 4—5 月，果期 10—12 月。

【生境分布】我市柑橘见于人工栽培。

【采收加工】橘核：秋末冬初采收，晒干。橘叶：随时可采，晒干或鲜用。橘皮：剥取果皮，阴干或晒干。橘络：夏、秋季采集，剥下筋膜，晒干。青皮：5—6 月收集自落的幼果，晒干。

【功能主治】青皮：疏肝破气，消积化滞；主治肝郁气滞之胁肋胀痛，乳房胀痛，乳痈，疝气疼痛，食积气滞之胃脘胀痛。陈皮：理气健脾，调中，燥湿，化痰；主治脾胃气滞之脘腹胀满或疼痛，消化不良，湿浊阻中之胸闷腹胀，纳呆便溏，咳嗽痰多。橘核：理气，散结，止痛；用于睾丸肿痛，乳痈肿痛。橘络：通络，化痰；用于咳嗽痰多，胸胁作痛。

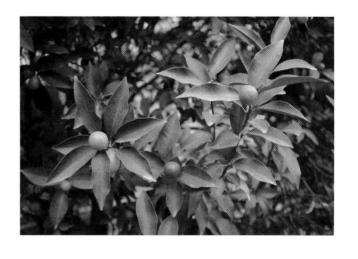

【用法用量】煎服：①青皮：3～10克或入丸、散。②橘络：2.4～4.5克；入丸、散，3～9克。③橘皮：3～9克或入丸、散。④橘核：3～9克。

【附注】橘叶用于行气，解郁，散结。用量为3～9克。

## （2）金橘 *Fortunella margarita* (Lour.) Swingle

【药名别名】金柑、金桔。

【药用部位】为金橘属植物金橘的种子、果实、根和叶。

【植物形态】树高3米以内；枝有刺。叶质厚，浓绿，卵状披针形或长椭圆形，长5～11厘米，宽2～4厘米，顶端略尖或钝，基部宽楔形或近于圆形；叶柄长达1.2厘米，翼叶甚窄。单花或2～3花簇生；花梗长3～5毫米；花萼4～5裂；花瓣5片，长6～8毫米；雄蕊20～25；子房椭圆形，花柱细长，通常为子房长的1.5倍，柱头稍增大。果椭圆形或卵状椭圆形，长2～3.5厘米，橙黄色至橙红色，果皮味甜，厚约2毫米，油胞常稍凸起，瓤囊5或4瓣，果肉味酸，有种子2～5粒；种子卵形，端尖，子叶及胚均绿色，单胚或偶有多胚。花期3—5月，果期10—12月。盆栽的多次开花，农家保留其7—8月的花期，至春节前夕果成熟。

【生境分布】我市见于庭院栽培。

【采收加工】果实成熟时采摘。种子，将成熟果实除去果皮及果瓤，取出种子，晒干。夏、秋季挖根，洗净切片，晒干。叶，春季采叶，洗净晒干。

【功能主治】果实：理气解郁，消食化痰，醒酒。根：行气，散结；治胃痛吐食，瘰疬，疝气，产后腹痛，子宫下垂。种子：化痰散结，理气止痛；用于喉痹，瘰疬结核，疝气，睾丸肿痛，乳房结块，乳腺炎。叶：舒肝解郁，开胃气，散肺气；治嗝噎，瘰疬。

【用法用量】果实：煎服，3～9克（鲜品15～30克）；或捣汁，或泡茶，或嚼服。根：煎服，3～9

克（鲜品 15～30 克）。金橘核：煎服，6～9 克。叶：煎服，3～9 克。

### （3）酸橙 *Citrus aurantium* L.

【药名别名】枳实、枳壳、橙。

【药用部位】为柑橘属植物酸橙的幼果和近成熟的果实。

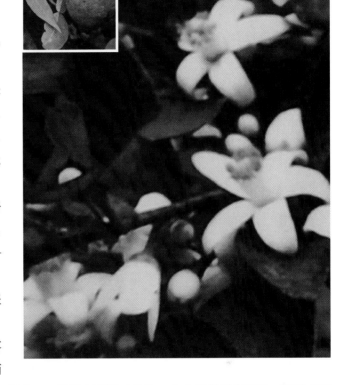

【植物形态】常绿小乔木。枝三棱形，有长刺。叶互生；叶柄有狭长形或狭长倒心形的翼叶，长 8～15 毫米，宽 3～6 毫米；叶片革质，倒卵状椭圆形或卵状长圆形，长 3.5～10 厘米，宽 1.5～5 厘米，先端短而钝、渐尖或微凹，基部楔形或圆形，全缘或微波状，具半透明油点。花单生或数朵簇生于叶腋及当年生枝条的顶端，白色，芳香；花萼杯状，5 裂；花瓣 5，长圆形；雄蕊 20 以上；子房上位，雌蕊短于雄蕊，柱头头状。柑果近球形，熟时橙黄色；味酸。花期 4—5 月，果期 6—11 月。

【生境分布】生于山坡、宅旁。我市张家畈镇、三河口镇有栽培。

【采收加工】枳实：枳 5—6 月收集自落的果实，除去杂质，自中部横切为两半，晒干或低温干燥，较小者直接晒干或低温干燥。枳壳：7 月果皮尚绿时采收，自中部横切为两半，晒干或低温干燥。

【功能主治】枳实：破气消积，化痰散痞；用于积滞内停，痞满胀痛，泻痢后重，大便不通，痰滞气阻胸痹，结胸，胃下垂，脱肛，子宫脱垂。枳壳：理气宽中，行滞消胀；用于胸胁气滞，胀满疼痛，食积不化，痰饮内停，胃下垂，脱肛，子宫脱垂。

【用法用量】煎服：3～9 克。

【附注】①孕妇忌服。②其为《中国药典》收载的正品枳实、枳壳来源之一。

### （4）柠檬 *Citrus limon* (L.) Burm. f.

【药名别名】洋柠檬、药果。

【药用部位】为柑橘属植物柠檬的果实、根、叶和果皮。

【植物形态】小乔木。枝少刺或近于无刺，嫩叶及花芽暗紫红色，翼叶宽或狭，或仅具痕迹，叶片厚纸质，卵形或椭圆形，长 8～14 厘米，宽 4～6 厘米，顶部通常短尖，边缘有明显钝裂齿。单花腋生或少花簇生；花萼杯状，4～5 浅齿裂；花瓣长 1.5～2 厘米，外面淡紫红色，内面白色；雌蕊退化；雄蕊 20～25 或更多；子房近筒状或桶状，顶部略狭，柱头头状。果椭圆形或卵形，两端狭，顶部通常较狭长并有乳头状凸尖，果皮厚，通常粗糙，柠檬黄色，难剥离，富含柠檬香气的油点，瓤囊8～11瓣，汁胞淡黄色，果汁酸至甚酸，种子小，卵形，端尖；种皮平滑，子叶乳白色，通常单或兼有多胚。花期4—5月，果期9—11月。

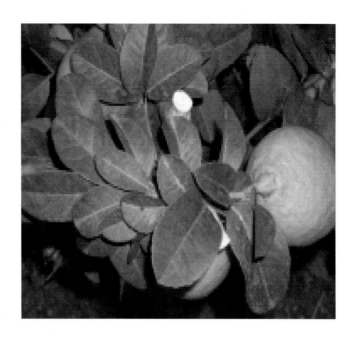

【生境分布】我市张家畈镇王家边村有分布。

【采收加工】根：全年可采，洗净切片，晒干。果实：成熟后采集，留下果皮，晒干。叶：随时采集，晒干。

【功能主治】根：止痛祛瘀；治跌打伤积。果实：化痰止咳，生津健胃；用于支气管炎，百日咳，食欲不振，维生素C缺乏症，中暑烦渴。果皮：疏滞，健胃，止痛；治气滞腹痛，不思饮食。叶：化痰止咳，理气，开胃；治咳喘，腹胀，泄泻。

【用法用量】叶：煎服9～15克。果实：适量，绞汁饮或生食。根：煎服15～30克。果皮：煎服9～15克。

## （5）佛手 *Citrus medica* var. *sarcodactylis*

【药名别名】佛手柑、手柑。

【药用部位】为柑橘属植物佛手柑的果实、根和花。

【植物形态】不规则分枝的灌木或小乔木。新生嫩枝、芽及花蕾均暗紫红色，茎枝多刺，刺长达4厘米。单叶，稀兼有单身复叶，则有关节，但无翼叶；叶柄短，叶片椭圆形或卵状椭圆形，长6～12厘米，宽3～6厘米，或更大，顶部圆或钝，稀短尖，叶缘有浅钝裂齿。总状花序有花达12朵，有时兼有腋生单花；花两性，有单性花趋向，则

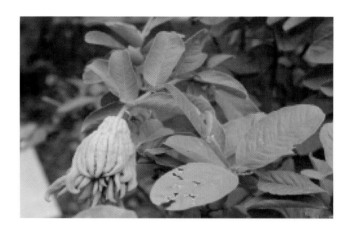

雌蕊退化；花瓣5片，长1.5～2厘米；雄蕊30～50；子房在花柱脱落后即行分裂，在果的发育过程中成为手指状肉条，重可达2000克，果皮淡黄色，粗糙，甚厚，难剥离，内皮白色或淡黄色，棉质，松软，瓤囊10～15瓣，果肉无色，近于透明或淡乳黄色，爽脆，味酸或略甜，有香气；通常无种子。花期4—5月，果期10—11月。

【生境分布】原生于热带、亚热带地区。我市顺河集镇、张家畈镇王家边村等地有分布。

【采收加工】根：全年可采，洗净切片，鲜用或晒干。花：早晨日出前疏花时采收，或拾取落花，晒

干或炕干。果实：秋季果实呈浅绿色或稍带黄色时采收。摘下后晾3～5天，待水分大部蒸发，纵切5～10毫米厚的薄片，晒干或阴干，或低温烘干，密闭储存，防止香气散失。

【功能主治】果实：理气，化痰；主治胃痛，胁胀，呕吐，噎膈，痰饮咳喘，并能解酒。根：顺气化痰；主治肝胃气痛，脾肿大，癫痫。花：疏肝理气用于肝胃气痛，食欲不振。

【用法用量】煎服：①花：3～6克。②根：9～15克。③果实：3～10克，或泡茶饮。

## （6）柚子　*Citrus maxima* (Burm.) Merr.

【药名别名】柚、文旦、化橘红。

【药用部位】为柑橘属植物柚的果实、叶、花、外果皮、种子和根。

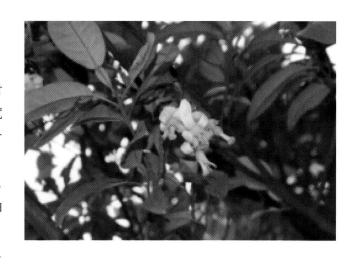

【植物形态】常绿乔木，高5～10米。小枝扁，幼枝及新叶被短柔毛，有刺或有时无刺。单身复叶，互生；叶柄有倒心形宽翼叶，长1～4厘米，宽0.4～2厘米；叶片长椭圆形或阔卵形，长6.5～16.5厘米，宽4.5～8厘米，先端钝圆或微凹，基部圆钝，边缘浅波状，有疏柔毛或无毛，有半透明油腺点。花单生或为总状花序，腋生，白色；花萼杯状，4～5浅裂；花瓣4～5，长圆形，肥厚；雄蕊25～45，花丝下部连合成4～10组；雌蕊1，子房长圆形，柱头扁头状。柑果梨形、倒卵形或扁圆形，直径10～15厘米，柠檬黄色。种子扁圆形或扁楔形，白色或带黄色。花期4—5月，果熟期9—11月。

【生境分布】我市张家畈镇王家边村有栽培。

【采收加工】果实：成熟时采收，鲜用。果皮：秋末冬初收集，剖成5～7瓣，悬起晒干或阴干。根：全年可挖，洗净，切片，晒干。种子：剥去外皮，取出种子，洗净，晒干。花：4—5月开花时采集，晾干或烘干。

【功能主治】花：行气，化痰，止痛；主治胃脘胸膈间痛。果皮：化痰，消食，下气；治气郁胸闷，脘腹冷痛，食滞，咳喘，疝气。果实：消食，化痰，醒酒；主治饮食积滞，食欲不振，醉酒。叶：治头风痛，寒湿痹痛，食滞腹痛。种子：疏肝理气，宣肺止咳；用于疝气，肺寒咳嗽。

【用法用量】煎服：种子6～9克，根9～15克，叶15～30克，花1.5～4.5克。果实：适量，生食。

## （7）香橼　*Citrus medica* L.

【药名别名】枸橼、香橼柑。

【药用部位】为柑橘属植物香橼的果实、根、叶。

【植物形态】不规则分枝的灌木或小乔木。新生嫩枝、芽及花蕾均暗紫红色，茎枝多刺，刺长达4厘米。单叶，稀兼有单身复叶，则有关节，但无翼叶；叶柄短，叶片椭圆形或卵状椭圆形，长6～12厘米，宽 3～6 厘米，或更大，顶部圆或钝，稀短尖，叶缘有浅钝裂齿。总状花序有花达 12 朵，有时兼有腋生单花；花两性，有单性花趋向，则雌蕊退化；花瓣 5 片，长 1.5～2 厘米；雄蕊 30～50；子房圆筒状，花柱粗长，柱头头状，果椭圆形、近圆形或两端狭的纺锤形，重可达 2000 克，果皮淡黄色，粗糙，甚厚或颇薄，难剥离，内皮白色或略淡黄色，棉质，松软，瓤囊 10～15 瓣，果肉无色，近于透明或淡乳黄色，爽脆，味酸或略甜，有香气；种子小，平滑，子叶乳白色，多或单胚。花期 4—5 月，果期 10—11 月。

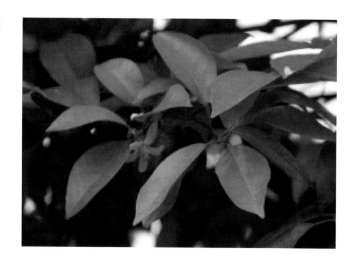

【生境分布】生于高温多湿环境。我市张家畈镇王家边村有分布。

【采收加工】果实：秋季采集，待表面略干时，切成厚片，晒干。根：秋季采挖，洗净切片，晒干。叶：全年可采，晒干。

【功能主治】叶：治伤风咳嗽。果实：理气，舒郁，消痰，利膈；治胃痛胀满，痰多咳嗽，呕哕少食。根：理气，消胀；治胃腹胀痛，风痰咳嗽。

【用法用量】煎服：①根：3～9 克。②果实：3～6 克，或入丸、散。③叶：3～9 克。

## （8）枳橘 *Poncirus trifoliata* (L.) Raf.

【药名别名】枳、枳壳、铁篱笆。

【来源】为枳属植物枳橘的成熟果实。

【植物形态】常绿灌木或小乔木，高 5～7 米。茎枝具粗大腋生的棘刺，刺长 3～4 厘米，基部扁平；幼枝光滑无毛，青绿色，扁而具棱；老枝浑圆。三出复叶，总叶柄长 1～3 厘米，具翼；顶生小叶片椭圆形至倒卵形，长 2.5～6 厘米，宽 1.5～3 厘米，先端圆或微凹，基部楔形，侧生小叶较小，基部偏斜，边缘均有波形锯齿。花生于二年生枝上叶腋，通常先于叶开放；萼片 5，卵状三角形；花瓣 5，白色，长椭圆状倒卵形，

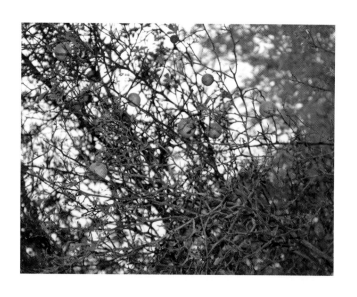

长 8～10 毫米；雄蕊 8～10，或多至 20，离生；子房上位，具短柔毛，6～8 室，花柱粗短。柑果圆球形，直径 2～4 厘米，熟时黄色，芳香。花期 4—5 月，果期 9—10 月。

【生境分布】我市见栽培于宅旁，或为菜园的绿篱笆。

【采收加工】8—9 月果实未成熟时采摘，日晒夜露，至全部干燥。

【功能主治】疏肝，和胃，理气，止痛。治胸腹胀满，胃痛，疝气，睾丸肿胀，乳房结核，子宫下垂，

跌打损伤，解酒毒。

【用法用量】内服：煎汤，4.5～9克（大剂量可用至30克），或煅存性研末。外用：煎水洗或熬膏涂。

## （9）白鲜 *Dictamnus dasycarpus* Turcz.

【药名别名】白鲜皮、山牡丹。

【药用部位】为白鲜属植物白鲜的根皮。

【植物形态】多年生宿根草本，高可达1米，全株有强烈香气，基部木质；根斜出，肉质，淡黄白色；幼嫩部分密被白色的长毛并着生水泡状凸起的腺点。单数羽状复叶；小叶9～13，纸质，卵形至卵状披针形，长3～9厘米，宽1.5～3厘米，顶端渐尖或锐尖，基部宽楔形，边缘有锯齿，沿脉被毛。总状花序顶生，花柄基部有条形苞片1；花大型，白色或淡紫色；萼片5，宿存；花瓣5，长2～2.5厘米，下面一片下倾并稍大；雄蕊10，伸出于花瓣外。蒴果5室，裂瓣顶端呈锐尖的喙，密被棕黑色腺点及白色柔毛。花期5月，果期8—9月。

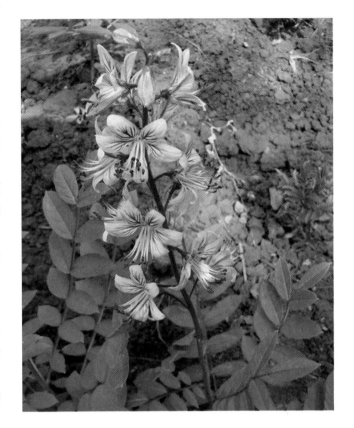

【生境分布】生于山坡、丛林及沟谷旁。我市第三次全国中药资源普查时龟山、祖公山有分布。这次普查均未见到。

【采收加工】春、秋季采挖根部，除去泥沙及粗皮，剥取根皮，干燥。

【功能主治】清热燥湿，祛风解毒。用于湿热疮毒，黄水淋漓，湿疹，风疹，疥癣疮癞，风湿热痹，黄疸尿赤。

【用法用量】内服：煎汤，6～15克。外用：煎水洗。

## （10）臭檀吴萸 *Evodia danielii* (Benn.) Hemsl.

【药名别名】臭檀。

【药用部位】为吴茱萸属植物臭檀吴萸的果实或种子。

【植物形态】高可达20米，胸径约1米的落叶乔木。有小叶5～11片，小叶纸质，有时颇薄，阔卵形、卵状椭圆形，长6～15厘米，宽3～7厘米，顶部长渐尖或短尖，基部圆或阔楔形，有时一侧略偏斜，散生少数油点或油点不显，叶缘有细钝裂齿，有时且有缘毛，叶面中脉被疏短毛，叶背中脉两侧被长柔毛或仅脉腋有丛毛，嫩叶有时两面被疏柔毛；小叶柄长2～6毫米。伞房状聚伞花序，花序轴及分枝被灰白色或棕黄色柔毛，花蕾近圆球形；萼片及花瓣均5片；萼片卵形，长不及1毫米；花瓣长约3毫米；雄花的退化雌蕊圆锥状，顶部4～5裂，裂片约与不育子房等长，被毛；雌花的退化雄蕊约为子房长的1/4，鳞片状。分果瓣紫红色，干后变淡黄色或淡棕色，长5～6毫米，背部无毛，两侧面被疏短毛，顶端有长1～2.5（3）毫米的芒尖，内、外果皮均较薄，内果皮干后软骨质，蜡黄色，每分果瓣有2种子；种子卵形，一端稍尖，长3～4毫米，宽约3毫米，褐黑色，有光泽，种脐线状纵贯种子的腹面。花期6—8月，果期9—11月。

【生境分布】生于海拔1200～2500米的山坡。我市张家畈镇王家边村、狮子峰的老屋湾、木子店镇等地有分布。

【采收加工】果实成熟时采集，晒干。

【功能主治】果实：散寒，温中，止痛；用于脘腹冷痛，疝气痛，口腔溃疡，齿痛。

【用法用量】煎服：果实，1～3克。未查到种子的药用资料。

## （11）密果吴萸 *Evodia compacta* Hand.-Mazz.

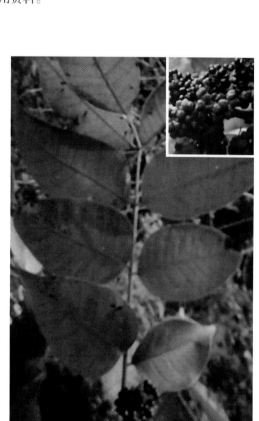

【药名别名】野吴萸。

【药用部位】为吴茱萸属植物密果吴萸的果实。

【植物形态】落叶小乔木，高约3米。当年生枝暗紫红色，无毛或几无毛。小叶干后暗红褐色，常略显皱褶。叶有小叶5～9片，小叶纸质，全缘，卵状椭圆形或披针形，位于叶轴下部的通常卵形，长6～16厘米，宽2～6厘米，顶部长渐尖，基部宽楔形，位于叶轴较上部的两侧略不对称，嫩叶叶面略被疏毛，沿中脉被甚短细毛，叶背灰绿色，沿中脉被疏柔毛或无毛，侧脉每边6～12条，干后在叶面微凸起，散生油点；小叶柄长1～3毫米，顶部小叶的叶柄长达2厘米。花序顶生，雄花序长5～7厘米，宽6～10厘米，雌花序长4～6厘米，花较密集；5基数；萼片长不及1毫米；花瓣长约3毫米，腹面常被短柔毛；雄花的雄蕊5枚，比花瓣稍长，花丝中部以下被长柔毛，退化雌蕊圆锥状，顶部4浅裂；雌花的退化雄蕊为子房长的1/3～1/2。果序长通常8厘米以下，果密集成簇，鲜红色或紫红色，内果皮比外果皮稍厚，干后近于木质，棕色，每分果瓣有1种子；种子长4～5毫米，宽3.5～4.5毫米，蓝黑色，有光泽。花期5—6月，果期8—9月。

【生境分布】生于海拔600～1900米的山地杂木林中。我市张家畈、狮子峰、木子店等地有分布。

【采收加工】果实呈茶绿色时采收，采摘整串果穗，切勿摘断果枝，晒干。

【功能主治】温中，止痛，理气，燥湿。

【用法用量】参考吴茱萸。

【附注】本品能否作吴茱萸类的新药源开发有待今后进一步研究。

## （12）**臭辣树** *Evodia fargesii* Dode

【药名别名】野吴萸、臭辣吴萸。

【药用部位】为吴茱萸属植物臭辣树的
果实。

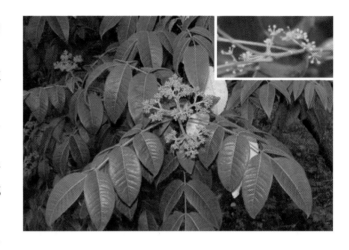

【植物形态】落叶乔木，高达数米，枝
暗紫色，幼时有柔毛。羽状复叶；小叶 5 ～ 11，
椭圆状卵形或长椭圆状披针形，长 6 ～ 11
厘米，宽 2 ～ 5 厘米，顶端渐尖或长渐尖，
基部楔形，两侧常不等齐，表面深绿色近于
无毛，背面灰白色，沿中脉疏生柔毛，基部
及叶柄上较密，全缘或有不明显的圆锯齿。
聚伞圆锥花序顶生；花白色或淡绿色，5 基数。
蓇果分裂成 4 ～ 5 果瓣，成熟时紫红色或淡红色，背面布网纹和油点，侧面有细毛，每一分果瓣有 1 种子。
花期 7—8 月，果期 9—10 月。

【生境分布】生于海拔 1000 米以下的山坡林中、路旁及村落边。我市惠兰山有分布。

【采收加工】8—9 月采摘成熟果实，鲜用或晒干。

【功能主治】止咳，散寒，止痛。主治咳嗽，腹痛。

【用法用量】内服：煎汤，干品 6 ～ 9 克，鲜品 15 ～ 18 克。

## （13）**吴茱萸** *Evodia rutaecarpa* (Juss.) Benth.

【药名别名】吴萸、山吴萸、米辣子。

【药用部位】为吴茱萸属植物吴茱萸的
近成熟果实。

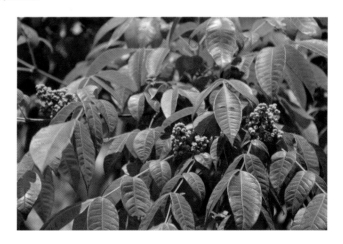

【植物形态】灌木或小乔木，高 2.5 ～ 8
米。幼枝、叶轴、叶柄及花序均被黄褐色
长柔毛。羽状复叶对生；小叶 5 ～ 11，长
椭圆形或卵状椭圆形，长 5 ～ 14 厘米，宽
2 ～ 6 厘米，上面疏生毛，下面密被白色长
柔毛，有透明腺点。花单性异株，密集成
顶生的圆锥花序。蓇葖果紫红色，有粗大
腺点，每果含种子 1 粒。花期 4—6 月，果期 8—11 月。

【生境分布】生于山坡或栽培。我市现有的吴茱萸均为 20 世纪 80 年代引种栽培品种。

【采集加工】8—10 月果实呈茶绿色而心皮尚未分离时采收，除去杂质，晒干。

【功能主治】散寒止痛，降逆止呕，助阳止泻。用于厥阴头痛，寒疝腹痛，寒湿脚气，经行腹痛，脘腹胀痛，呕吐吞酸，五更泄泻，高血压；外治口疮。

【用法用量】内服：煎汤，1.5～4.5克；或入丸、散。外用：蒸热熨，或研末调敷，或煎水洗。

【附注】吴茱萸叶：具散寒止痛敛疮作用，可煎水外洗。根：温中行气，杀虫。用于脘腹冷痛，泄泻，痢疾，风寒头痛，经闭腹痛，寒湿腰痛，疝气。内服：煎汤，9～15克；或浸酒，或入丸、散。

## （14）石虎 *Evodia rutaecarpa* var. *officinalis* (Dode) Huang

【药名别名】吴萸、辣子、臭辣子。

【药用部位】为吴茱萸属植物石虎的果实。

【植物形态】石虎为吴茱萸的变种，与吴茱萸很相似。区别点为本种具有特殊的刺激性气味。小叶3～11，叶片较狭，长圆形至狭披针形，先端渐尖或长渐尖，各小叶片相距较疏远，侧脉较明显，全缘，两面密被长柔毛，脉上最密，油腺粗大。花序轴常被淡黄色或无色的长柔毛。成熟果序不及正种密集。种子带蓝黑色。花期7—8月，果期9—10月。

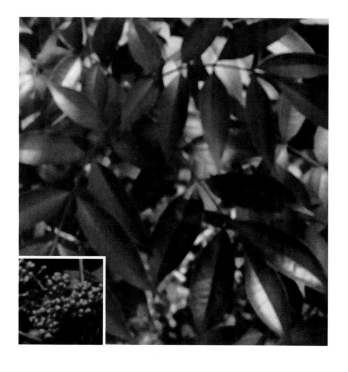

【生境分布】生于海拔600～1800米的山坡灌丛中。我市狮子峰自然保护区有分布。

【采收加工】同吴茱萸。

【功能主治】同吴茱萸。

【用法用量】同吴茱萸。

【附注】石虎为《中国药典》收载的吴茱萸的来源之一。

## （15）九里香 *Murraya exotica* L.

【药名别名】石桂树、石辣椒、千里香。

【药用部位】为九里香属植物九里香的根及叶。

【植物形态】小乔木，高可达8米。枝白灰色或淡黄灰色，但当年生枝绿色。叶有小叶3～5（7）片，小叶倒卵形或倒卵状椭圆形，两侧常不对称，长1～6厘米，宽0.5～3厘米，顶端圆或钝，有时微凹，基部短尖，一侧略偏斜，边全缘，平展；小叶柄甚短。花序通常顶生，或顶生兼腋生，花多朵聚成伞状，为短缩的圆锥状聚伞花序；花白色，芳香；萼片卵形，长约1.5毫米；花瓣5片，长椭圆形，长10～15毫米，盛花时反折；雄蕊10，长短不等，比花瓣略短，花丝白色，花药背部有细油点2颗；花柱稍较子房纤细，与子房之间无明显界限，均为淡绿色，柱头黄色，粗大。果橙黄色至朱红色，阔卵形或椭圆形，顶部短尖，略歪斜，有时圆球形，长8～12毫米，横径6～10毫米，果肉有粘胶质液，种子有短的棉质毛。花期4—8月，也有秋后开花的，果期9—12月。

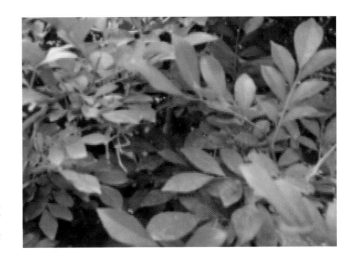

【生境分布】生于山坡较旱的疏林中。我市顺河镇、福田河镇有分布。

【采收加工】四季可采。根，晒干；叶，阴干。

【功能主治】麻醉，镇惊，解毒消肿，祛风活络。主治跌打肿痛，风湿骨痛，胃痛，牙痛，破伤风，流行性乙型脑炎，虫、蛇咬伤，局部麻醉。

【用法用量】煎服：根、叶，9～15 克（鲜品 15～30 克）。外用：适量，鲜叶捣烂敷患处。

## （16）飞龙掌血 *Toddalia asiatica* (L.) Lam.

【药名别名】三百棒、黄椒根。

【药用部位】为飞龙掌血属植物飞龙掌血的根或根皮。

【植物形态】常绿攀援灌木，枝干均密被倒钩刺，老枝褐色，幼枝淡绿色或黄绿色，具白色皮孔。叶互生，具柄，三出复叶；小叶片椭圆形、倒卵形、长圆形至倒披针形，长 3～6 厘米，宽 1.5～2.5 厘米，先端急尖或微尖，基部楔形，边缘具细圆

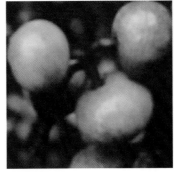
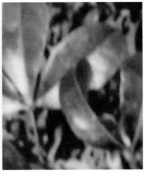

锯齿或皱纹，革质，两面无毛，有隐约的腺点。花单性，白色、青色或黄色；苞片极细小；萼片 4～5，边缘被短茸毛；花瓣 4～5，初时外面被短的微柔毛；雄花常成腋生的伞房状圆锥花序，雄蕊 4～5，较花瓣长；雌花常成聚伞状圆锥花序，花较少，不育雄蕊 4～5，子房被毛。果橙黄色至朱红色，有深色腺点，果皮肉质，表面有 3～5 条微凸起的肋纹。种子肾形，黑色。花期 10—12 月，果期 12 月至翌年 2 月。

【生境分布】生于海拔 250～2000 米的山坡、灌丛中。我市狮子峰自然保护区有分布。

【采收加工】全年可采。洗净，切段，晒干。

【功能主治】祛风，止痛，散瘀，止血。治风湿疼痛，胃痛，跌打损伤，吐血，衄血，子宫出血，刀伤出血，经闭，痛经，肋间神经痛，疮疖肿毒。

【用法用量】内服：煎汤，9～30 克；或泡酒，或研末。外用：研末调敷。

## （17）黄皮树 *Phellodendron chinense* Schneid.

【药名别名】黄柏、川黄柏、黄檗。

【药用部位】为黄檗属植物黄皮树的树皮。

【植物形态】树高达 15 米。成年树有厚、纵裂的木栓层，内皮黄色，小枝粗壮，暗紫红色，无毛。

叶轴及叶柄粗壮，通常密被褐锈色或棕色柔毛，有小叶 7 ～ 15 片，小叶纸质，长圆状披针形或卵状椭圆形，长 8 ～ 15 厘米，宽 3.5 ～ 6 厘来，顶部短尖至渐尖，基部阔楔形至圆形。两侧通常略不对称，边全缘或浅波浪状，叶背密被长柔毛或至少在叶脉上被毛，叶面中脉有短毛或嫩叶被疏短毛；小叶柄长 1 ～ 3 毫米，被毛。花序顶生，花通常密集，花序轴粗壮，密被短柔毛。果多数密集成团，果的顶部略狭窄成椭圆形或近圆球形，直径约 1 厘米或大的达 1.5 厘米，蓝黑色，有分核 5 ～ 8（10）个；种

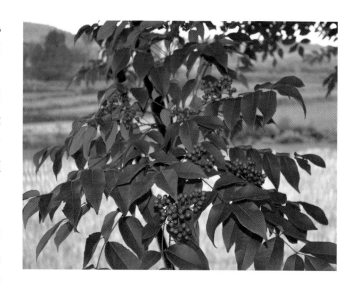

子一端微尖，有细网纹。花期 5—6 月，果期 9—11 月。

【生境分布】我市山区丘陵、乡镇多有栽培。

【采收加工】栽培 10 年以上的黄皮树方可剥皮采收，5 月上旬至 6 月上旬，用半环剥或环剥、砍树剥皮等方法剥皮，趁鲜刮掉粗皮，晒至半干，再叠成堆，用石板压平，再晒至全干。

【功能主治】清热燥湿，泻火除蒸，解毒疗疮。用于湿热泻痢，黄疸，带下，热淋，脚气，痿癖，骨蒸劳热，盗汗，遗精，疮疡肿毒，湿疹瘙痒。用于阴虚火旺，盗汗骨蒸。

【用法用量】煎服 3 ～ 12 克；外用适量。

## （18）竹叶花椒 *Zanthoxylum armatum* DC.

【药名别名】直刺花椒、野花椒、土花椒。

【药用部位】为花椒属植物竹叶椒的果实。

【植物形态】灌木，高可达 4 米。枝暗紫色，有对生的皮刺，老枝上的刺基部木栓化，暗灰褐色。单数羽状复叶，互生；叶轴无毛，具宽翼和皮刺；小叶 3 ～ 9，对生，无柄或具极短的柄；小叶片披针形或椭圆状披针形，稀为卵形，长 5 ～ 9 厘米，先端尖，基部楔形，边缘有小圆齿，纸质，两面无毛而疏生透明腺点，主脉上具针刺，侧脉不明显。聚伞状圆锥花序腋生；花小，青绿色；花被片 6 ～ 8，三角形或钻形；雄花具雄蕊 6 ～ 8，药隔顶部有腺点 1 颗；雌蕊心皮 2 ～ 4，通常 1 ～ 2 个发育。蓇葖果 1 ～ 2

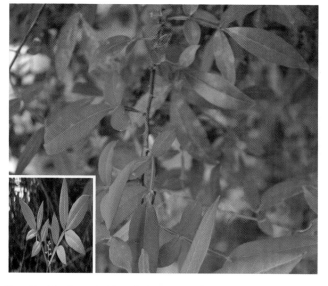

瓣，稀 3 瓣，红色，表面有凸起的腺点，果皮薄。种子黑色，光泽，直径 3 ～ 4 毫米。花期 3—5 月，果期 6—8 月。

【生境分布】生于海拔 600 米的山谷林缘。我市山区乡镇有分布。

【采收加工】6—8 月果实成熟时采收，晒干。

【功能主治】散寒，止痛，祛蛔。治胃寒及蛔虫腹痛，牙痛，湿疮。

【用法用量】内服：煎汤，6 ～ 9 克；研末服，每次 1 ～ 3 克。外用：煎水洗。

### （19）花椒 *Zanthoxylum bungeanum* Maxim.

【药名别名】家花椒、大红袍、蜀椒。

【药用部位】为花椒属植物花椒的果皮或种子。

【植物形态】落叶灌木或小乔木，高 3 ～ 7 米，具香气，茎干通常有增大的皮刺。单数羽状复叶，互生，叶柄两侧常有一对扁平基部特宽的皮刺；小叶 5 ～ 11，对生，近于无柄，纸质，卵形或卵状矩圆形，长 1.5 ～ 7 厘米，宽 1 ～ 3 厘米，边缘有细钝锯齿，齿缝处有粗大透明的腺点，下面中脉基部两侧常被一簇锈褐色长柔毛。聚伞状圆锥花序顶生；花单性，花被片 4 ～ 8，一轮，子房无柄。蓇葖果球形，红色至紫红色，密生疣状凸起的腺体。花期 4—5 月，果期 8—9 月或 10 月。

【生境分布】生于山坡路旁灌丛中。我市山区丘陵、乡镇有分布。

【采收加工】秋季采收成熟果实，去除杂质，与种子（椒目）分别晒干。

【功能主治】温中止痛，杀虫止痒。用于脘腹冷痛，呕吐泄泻，虫积腹痛，蛔虫病；外治湿疹瘙痒。

【用法用量】果皮（花椒）：煎服，3 ～ 6 克。外用适量，煎汤熏洗。

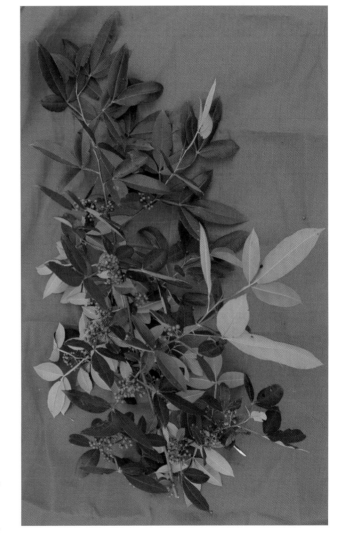

【附注】种子（椒目）：利水消肿，祛痰平喘；治水肿哮喘。用法用量：煎服，2 ～ 5 克；研末，1.5 克；或制成丸、片、胶囊剂；外用适量，研末，醋调敷。

### （20）异叶花椒 *Zanthoxylum ovalifolium* Wight

【药名别名】苍椒、羊山刺、三叶花椒。

【药用部位】为花椒属植物异叶花椒的根或根皮。

【植物形态】落叶乔木高达 10 米；枝灰黑色，嫩枝及芽常有红锈色短柔毛，枝很少有刺。单小叶，指状 3 小叶，2～5 小叶或 7～11 小叶；小叶卵形、椭圆形，有时倒卵形，通常长 4～9 厘米，宽 2～3.5 厘米，大的长达 20 厘米，宽 7 厘米，小的长约 2 厘米，宽 1 厘米，顶部钝、圆或短尖至渐尖，常有浅凹缺，两侧对称，叶缘有明显的钝裂齿，油点多，干后微凸起，叶面中脉平坦，被微柔毛。花序顶生；花被片 6～8，稀 5，大小不相等，形状略不相同，上宽下窄，顶端圆，大的长 2～3 毫米；雄花的雄蕊常 6 枚；退化雌蕊垫状；雌花的退化雄蕊 5 或 4 枚，长约为子房高的一半，常有甚萎缩的花药但无花粉；心皮 2～3 个，花柱斜向背弯。分果瓣紫红色，幼嫩时常被疏短毛，直径 6～8 毫米；基部有甚短的狭柄，油点稀少，顶侧有短芒尖；种子直径 5～7 毫米。花期 4—6 月，果期 9—11 月。

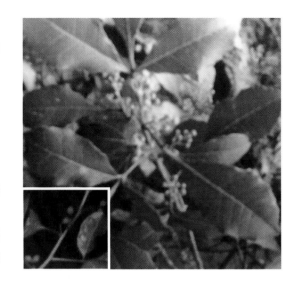

【生境分布】生于海拔 300～2400 米的山坡林缘灌丛中。我市狮子峰自然保护区有分布。

【采收加工】全年可采，洗净，切片或剥取根皮，洗净切片，鲜用或晒干。

【功能主治】舒筋活血，消肿，止痛。

【用法用量】煎服，9～15 克；或浸酒服。

## （21）刺异叶花椒 *Zanthoxylum ovalifolium* var. *spinifolium* (Rehd. et Wils.) Huang

【药名别名】散血飞、黄椒。

【药用部位】为花椒属植物刺异叶花椒的根或根皮及果实。

【植物形态】灌木或小乔木，高 2～6 米。枝粗糙，有稀疏皮刺。单数羽状复叶互生；小叶 1～3，稀 3～5，革质，宽卵形至长圆形，长 4～12 厘米，宽 2～5 厘米，先端短渐尖，有时微凹，基部狭楔形，边缘有锯齿或针刺。聚伞状圆锥花序顶生或腋生，长 2～6 厘米；花小型，单性，同株；花被 7～8，有时其中 2 片合生，先端分叉，大小不等；雄花雄蕊 4～6，退化心皮圆球形；雌花具退化雄蕊 4～5，心皮 2，分离。蒴果紫红色。种子球形，直径 4～5 毫米，黑色，有光泽。花期 4—6 月，果期 9—11 月。

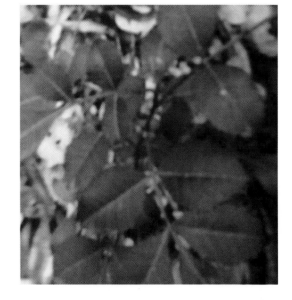

【生境分布】生于海拔 600～1000 米的丛林阴湿处。我市狮子峰自然保护区有分布。

【采收加工】根：四季可采，洗净，切片，鲜用或晒干。果实：秋季采集，晒干。

【功能主治】根或根皮：祛风散寒，活血舒筋，镇痛；治风寒咳嗽，风湿麻木，跌打损伤，外伤出血，大便秘结。果实：驱虫，健胃。

【用法用量】内服：煎汤，9～15克或研末冲服。外用：捣烂外敷或研末撒敷。果实用法用量不详。

## （22）砚壳花椒 *Zanthoxylum dissitum Hemsl.*

【药名别名】单面针、钻山虎、砚壳椒。

【药用部位】为花椒属植物砚壳花椒的根。

【植物形态】常绿攀援状木质藤本，老茎的皮灰白色，枝干上的刺多劲直，叶轴及小叶中脉上的刺向下弯钩，刺褐红色。叶有小叶5～9片，稀3片；小叶互生或近对生，形状多样，长达20厘米，宽1～8厘米或更宽，全缘或叶边缘有裂齿，两侧对称，稀一侧稍偏斜，顶部渐尖，厚纸质或近革质，无毛，中脉在叶面凹陷，油点甚小，小叶柄长3～10毫米。花序腋生，通常长不超过10厘米，花序轴有短细毛；萼片及花瓣均4片，油点不显；萼片紫绿色，宽卵形，长不及1毫米；花瓣淡黄绿色，宽卵形，长4～5毫米；雄花的花梗长1～3毫米；雄蕊4枚，花丝长5～6毫米；退化雌蕊顶端4浅裂；雌花无退化雄蕊。果密集于果序上，果梗短；果棕色，外果皮比内果皮宽大，外果皮平滑，边缘较薄，长10～15毫米，长不超过1/3毫米；种子直径8～10毫米。花期4—5月，果期9—11月。

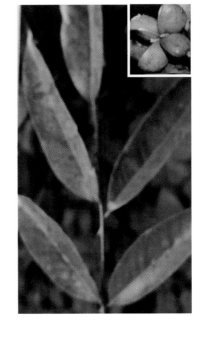

【生境分布】生于海拔400～1000米的山坡灌丛中。我市狮子峰自然保护区有分布。

【采收加工】全年可采，洗净切片，晒干。

【功能主治】活血散瘀，续筋接骨。用于跌打损伤，扭伤，骨折。

【用法用量】内服：煎汤，9～15克；或泡酒服。

## （23）刺壳花椒 *Zanthoxylum echinocarpum Hemsl.*

【药名别名】刺壳椒、单面针、三百棒。

【药用部位】为花椒属植物刺壳花椒的根、根皮或茎皮。

【植物形态】落叶攀援藤本；嫩枝的髓部大，枝、叶有刺，叶轴上的刺较多，花序轴上的刺长短不均但劲直，嫩枝、叶轴、小叶柄及小叶叶面中脉均密被短柔毛。叶有小叶5～11片，稀3片；小叶厚纸质，互生，或有部分为对生，卵形、卵状椭圆形或长椭圆形，长7～13厘米，宽2.5～5厘米，基部圆，有时略呈心形，全缘或近全缘，在叶缘附近有干后变褐黑色细油点，有时在叶背沿中脉被短柔毛；小叶柄长2～5毫米。花

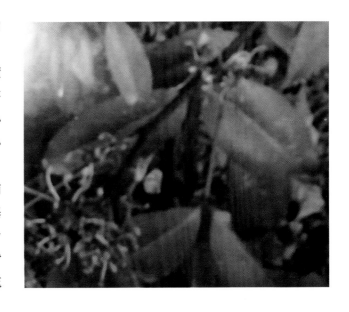

序腋生，有时兼有顶生；萼片及花瓣均 4 片，萼片淡紫绿色；花瓣长 2 ～ 3 毫米；雄花的雄蕊 4 枚；雌花有心皮 4 个，稀 3 或 5 个，花后不久长出短小的芒刺；果梗长 1 ～ 3 毫米，通常几无果梗；分果瓣密生长短不等且有分枝的刺，刺长可达 1 厘米；种子直径 6 ～ 8 毫米。花期 4—5 月，果期 10—12 月。

【生境分布】生于海拔 200 ～ 1000 米林中。我市狮子峰自然保护区有分布。

【采收加工】全年均可采收，根、根皮、茎皮洗净，切片晒干。

【功能主治】祛风除湿，行气活血。用于风湿麻木，跌打损伤，外伤出血。主治脾运不健，厌食腹胀，脘腹气滞作痛。

【用法用量】内服：煎汤，9 ～ 15 克；或研末，1 ～ 1.5 克。

### （24）毛叶花椒 *Zanthoxylum bungeanum* var. *pubescens* Huang

【药名别名】野花椒、花椒。

【药用部位】为花椒属植物毛叶花椒的果实（果皮、种子）。

【植物形态】新生嫩枝、叶轴及花序轴、小叶片两面均被柔毛，有时果梗及小叶腹面无毛。本变种分为两类，一类的小叶薄纸质，干后两面颜色明显不同，叶背淡灰白色，果梗纤细而延长；另一类的小叶厚纸质，叶面及果梗无毛，侧脉在叶面凹陷成细裂沟状，小叶两面近于同色，干后红棕色，果梗较粗。花期 5—6 月，果期 10—11 月。

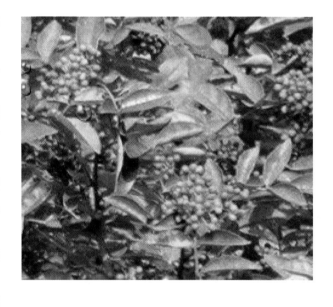

【生境分布】生于海拔 700 ～ 1000 米的山沟灌丛中或林下、路边。我市山区乡镇有分布。

【采收加工】秋季采收成熟果实，去除杂质晒干，与种子分开备用。

【功能主治】同花椒。

【用法用量】同花椒。

【附注】①本品为花椒的变种。②药用部位的花椒（果皮）和椒目（种子）的功用均与花椒相同。

### （25）柄果花椒 *Zanthoxylum podocarpum* Hemsl.

【药名别名】野花椒、土花椒、麻口皮子药。

【药用部位】为花椒属植物柄果花椒的根皮或树皮。

【植物形态】落叶灌木，高 1 ～ 2 米。茎枝无刺或有皮刺，无毛，或在幼枝部分密被短柔毛。单数羽状复叶互生，小叶片 5 ～ 9 片，卵状披针形，或为长圆状椭圆形、卵形、卵状长圆形，长 2.5 ～ 6 厘米，宽 1 ～ 3.5 厘米，先端急尖，基部急尖或为宽楔形，边缘具细小的圆锯齿，或几为全缘，纸质，下面通常密生腺点；小叶柄极短，有时基部着生皮刺。花单性，雌雄异株；聚伞圆锥花序，顶生，长 3 ～ 6 厘米；花被 5 ～ 8，青色；雄花花被长三角形，雄蕊 5 ～ 7 枚，稀为 4 或 8 枚；雌花花被卵圆形至广卵圆形，心皮 4 ～ 6，稀为 7，成熟心皮红紫色，心皮基部具有明显伸长的子房柄。分果爿沿背、腹缝开裂。种子圆卵形，黑色。

花期 4—6 月，果期 7—9 月。

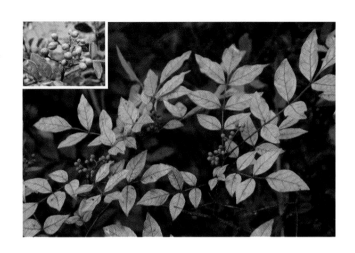

【生境分布】生于林下山坡路旁、灌丛中。我市山区丘陵、乡镇有分布。

【采收加工】夏、秋季采收根皮、茎皮，鲜用，或切片，晒干。

【功能主治】祛寒镇痛，疏风，健胃。治风湿筋骨痛，喉痛，中暑，跌打损伤，蛇咬伤。

【用法用量】内服：煎汤，3～9 克；或研粉服，1.5 克。

【附注】本品现在研究发现有抗血凝和具中枢神经抑制作用的多种活性成分。

## （26）崖椒 *Zanthoxylum schinifolium* Sieb. et Zucc.

【药名别名】青椒、青花椒、花椒。

【药用部位】为花椒属植物崖椒的果皮和种子。

【植物形态】灌木，高 1～3 米；树皮暗灰色，多皮刺，无毛。单数羽状复叶，互生；小叶 11～21 片，对生或近对生，纸质，披针形或椭圆状披针形，长 1.5～4.5 厘米，宽 0.7～1.5 厘米，边缘有细锯齿，齿缝有腺点，下面苍青色，疏生腺点；叶轴具狭翅，具稀疏而略向上的小皮刺。伞房状圆锥花序，顶生，长 3～8 厘米；花小而多，青色，单性，5 数；雄花雄蕊药隔顶部有色泽较深的腺点一颗，退化心皮细小，顶端 2～3 叉裂；雌花心皮 3，几无花柱，柱头头状。蓇葖果成熟时紫红色，顶端有极短小的喙；种子蓝黑色，有光泽。花期 7—9 月，果期 9—12 月。

【生境分布】生于海拔 800 米左右的山坡林下向阳处。我市山区乡镇有分布。

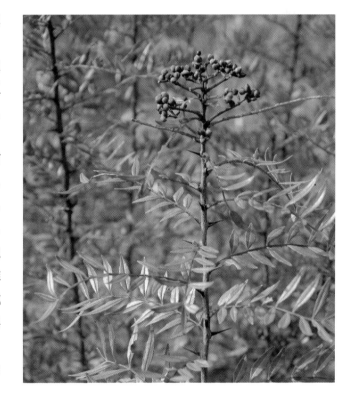

【采收加工】果实成熟后，选晴天，剪下果穗，摊开晾晒，待果实开裂，果皮与种子分开后，晒干。

【功能主治】温中止痛，杀虫止痒。用于脘腹冷痛，呕吐泄泻，虫积腹痛，蛔虫病；外治湿疹瘙痒。

【用法用量】内服：煎汤，3～6 克。外用：适量，煎汤熏洗。

【附注】①本品为《中国药典》收载的花椒的来源之一。②椒目的功用同花椒。

## （27）野花椒 *Zanthoxylum sim ulans Hance*

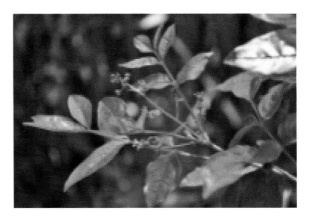

【药名别名】山花椒、花椒。

【药用部位】为花椒属植物野花椒的根、果实、种子和叶。

【植物形态】灌木或小乔木。嫩枝暗棕色或暗灰色，着生疏少而短小下弯的皮刺。叶互生，单数羽状复叶；小叶 2～7 对，对生，具极短柄；小叶片卵形或广卵形，长 2.5～5 厘米，宽 1.5～3.5 厘米，叶缘具锐锯齿，齿间及叶的两面具粗大的腺点，上面深绿色，下面浅绿色。聚伞圆锥花序顶生；雌雄异株；花被片 4～8。蓇葖果，成熟心皮 2～4，棕褐色，具腺点。种子 1 个，黑色，有光泽。3—5 月开花，7—9 月结果。

【生境分布】生于山坡的灌丛中。我市顺河、张家畈、夫子河、乘马岗等镇，狮子峰林场的康王寨、老屋湾、王家湾等地有分布。

【采收加工】果实：秋季采集，晒干，分出种子和果皮。根：夏、秋季挖取，洗净，切片，晒干。

【功能主治】根：祛风湿，止痛；用于劳损，胸腹酸痛，毒蛇咬伤。果皮：辛，温；有小毒；温中止痛，驱虫健胃；用于胃寒腹痛，蛔虫病；外用治湿疹，皮肤瘙痒，龋齿痛。种子：利尿消肿；用于水肿，腹水。叶：祛风散寒，健胃驱虫，除湿止泻，活血通经；用于跌打损伤，风湿痛，瘀血作痛，经闭，咯血，吐血。

【用法用量】果皮、根：煎服 1.5～4.5 克；种子：煎服 3～6 克。果皮、根：外用适量，煎水洗或捣烂敷患处。叶：煎服，6～30 克或泡酒；外用适量，捣烂外敷；或泡酒，或烧存性研末敷。

## （28）樗叶花椒 *Zanthoxylum ailanthoides Sieb. et Zucc.*

【药名别名】椿叶花椒、食茱萸。

【药用部位】为花椒属植物樗叶花椒的根、树皮、果实和叶。

【植物形态】落叶乔木，高稀达 15 米，胸径 30 厘米；茎干有鼓钉状、基部宽达 3 厘米、长 2～5 毫米的锐刺，当年生枝的髓部甚大，常空心，花序轴及小枝顶部常散生短直刺，各部无毛。叶有小叶 11～27 片或稍多；小叶整齐对生，狭长披针形或位于叶轴基部的近卵形，长 7～18 厘米，宽 2～6 厘米，顶部渐狭长尖，基部圆，对称或一侧稍偏斜，叶缘有明显裂齿，油点多，肉眼可见，叶背灰绿色或有灰白色粉霜，中脉在叶面凹陷，侧脉每边 11～16 条。花序顶生，多花，几无花梗；萼片及花瓣均 5 片；花瓣淡黄白色，长约 2.5 毫米；雄花的雄蕊 5 枚；退化雌蕊极短，2～3 浅裂；雌花有心皮 3 个，稀 4 个，果梗长 1～3 毫米；分果瓣淡红褐色，干后淡灰色或棕灰色，顶端无芒尖，直径约 4.5 毫米，油点多，干后凹陷；种子直径约 4 毫米。花期 8—9 月，果期 10—12 月。

【生境分布】生于海拔 500～1500 米的山地杂木林中。我市狮子峰林场、五脑山林场有分布。

【采收加工】根，春、秋季采挖；树皮，5 月采收晒干；果实，10—11 月采收阴干；叶，夏、秋季采集。

【功能主治】根：祛风通络，活血散瘀，解蛇毒；外用治跌打肿痛，风湿关节痛。树皮：祛风湿，通经络；用于腰膝疼痛，顽癣，疥癣等症。果实：温中，除湿，止痛，杀虫。可代花椒用，为芳香健胃、驱风药。治中暑腹脘冷痛吐泻，并能驱蛔虫。叶：外用治毒蛇咬伤肿痛及外伤出血。

【用法用量】根：外用适量。树皮：煎服，4.5～9克。果实：煎服，1.5～4.5克。叶：外用适量。

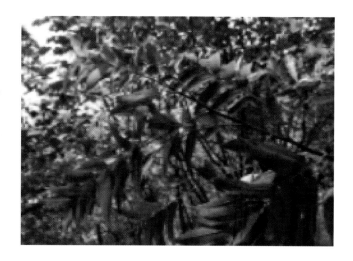

# 100. 苦木科 Simaroubaceae

## （1）臭椿 *Ailanthus altissima* (Mill.) Swingle

【药名别名】椿树、樗白皮、凤眼草。

【药用部位】为臭椿属植物臭椿的根皮或干皮、叶和果实。

【植物形态】落叶乔木，高可达20米；树皮平滑有直的浅裂纹，嫩枝赤褐色，被疏柔毛。单数羽状复叶互生，长45～90厘米；小叶13～25，揉搓后有臭味，具柄，卵状披针形，长7～12厘米，宽2～4.5厘米，基部斜截形，顶端渐尖，全缘，仅在近基部通常有1～2对粗锯齿，齿顶端下面有1腺体。圆锥花序顶生；花杂性，白色带绿；雄花有雄蕊10枚；柱头5裂。翅果矩圆状椭圆形，长3～5厘米。花期4—5月，果熟期8—9月。

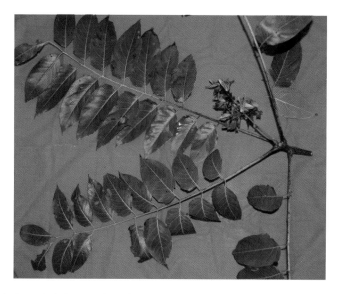

【生境分布】生于低海拔的山坡、路边或宅旁。我市各地都有分布。

【采收加工】樗白皮：春、夏季剥取根皮或干皮，刮去或不刮去粗皮，切块片或丝，晒干。秋末采果（即凤眼草），晒干。

【功能主治】凤眼草：清热利尿，止痛，止血；用于胃痛，便血，尿血；外用治滴虫性阴道炎。樗白皮：除热，燥湿，涩肠，止血，杀虫；治久痢，久泻，肠风便血，崩漏，带下，遗精，白浊，蛔虫病。

【用法用量】樗白皮：煎服，6～12克；研末或入丸、散。外用适量，煎水洗或熬膏涂。凤眼草：煎服，3～9克；或研末。

【附注】臭椿叶治疥疮、风疽。其用法用量不详。

## （2）苦木 *Picrasma quassioides* (D.Don) Benn.

【药名别名】苦皮树、小苦楝。

【药用部位】为苦木属植物苦木的枝叶。

【植物形态】落叶乔木，高达10余米；树皮紫褐色，平滑，有灰色斑纹，全株有苦味。叶互生，奇数羽状复叶，长15～30厘米；小叶9～15，卵状披针形或广卵形，边缘具不整齐的粗锯齿，先端渐尖，基部楔形，除顶生叶外，其余小叶基部均不对称，叶面无毛，背面仅幼时沿中脉和侧脉有柔毛，后变无毛；落叶后留有明显的半圆形或圆形叶痕；托叶披针形，早落。花雌雄异株，组成腋生复聚伞花序，花序轴密被黄褐色微柔毛；萼片小，通常5，偶4，卵形或长卵形，外面被黄褐色微柔毛，覆瓦状排列；花瓣与萼片同数，卵形或阔卵形，两面中脉

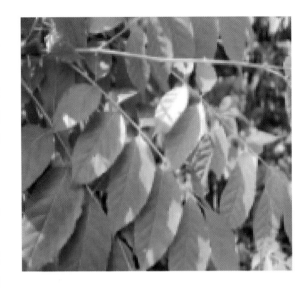

附近有微柔毛；雄花中雄蕊长为花瓣的2倍，与萼片对生，雌花中雄蕊短于花瓣；花盘4～5裂；心皮2～5，分离，每心皮有1胚珠。核果成熟后蓝绿色，长6～8毫米，宽5～7毫米，种皮薄，萼宿存。花期4—5月，果期6—9月。

【生境分布】生于山坡、山谷及村边较潮湿处。我市狮子峰、康王寨有分布。

【采收加工】枝叶：夏、秋季采收，干燥。木材：全年可采，除去茎皮，洗净切片，晒干。

【功能主治】枝叶：清热，祛湿，解毒；用于风热感冒，咽喉肿痛，腹泻下痢，湿疹，疮疖，毒蛇咬伤。苦木：清热解毒，燥湿杀虫；主治上呼吸道感染，肺炎，急性胃肠炎，痢疾，胆道感染，疮疖，疥癣，湿疹，水火烫伤，毒蛇咬伤。

【用法用量】煎服：枝，3～4.5克；叶，1～3克；木材，6～15克。外用适量。

【附注】《中国药典》和《中药大辞典》的药用部位为枝叶，《中华本草》的为木材。

# 101. 楝科 Meliaceae

## （1）米仔兰 *Aglaia odorata* Lour.

【药名别名】米兰、珠兰、鱼子兰。

【药用部位】为米仔兰属植物米仔兰的枝叶和花。

【植物形态】常绿灌木或小乔木，高4～7米，多分枝；幼嫩部分常被星状锈色鳞片。单数羽状复叶互生，长5～12厘米；轴叶有狭翅，小叶3～5，纸质，对生，倒卵形至矩圆形，长2～7厘米，宽1～3.5厘米。花杂性异株；圆锥花序腋生；花黄色，极香；花萼5裂，裂片圆形；花瓣5，矩圆形至近圆形；雄蕊5，花丝合生成筒，筒较

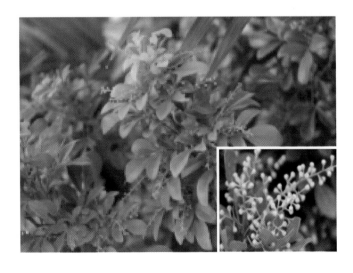

花瓣略短，顶端全缘；子房卵形，密被黄色毛。浆果卵形或近球形，疏被星状鳞片；种子有肉质假种皮。花期 5—12 月，果期 7 月至翌年 3 月。

【生境分布】城区有作为花卉栽培。

【采收加工】夏季花开放时采集，晒干。枝叶，随时采收，鲜用或晒干。

【功能主治】枝叶：活血散瘀，消肿止痛；用于跌打损伤，痈疮。花：行气解郁；用于气郁胸闷，食滞腹胀。

【用法用量】枝叶：9 ～ 12 克，水煎服，并用鲜叶捣烂调酒炒热外敷。花：3 ～ 9 克，水煎服。

### （2）苦楝　*Melia azedarach* L.

【药名别名】楝树、紫（花）树、苦楝子树。

【药用部位】为楝属植物楝树的根皮或树皮及果实。

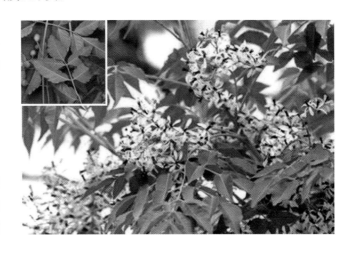

【植物形态】落叶乔木，高 15 ～ 20 米；树皮纵裂。叶二至三回单数羽状复叶，互生，长 20 ～ 40 厘米；小叶卵形至椭圆形，长 3 ～ 7 厘米，宽 2 ～ 3 厘米，边缘有钝锯齿，幼时被星状毛。圆锥花序与叶等长，腋生；花紫色或淡紫色，长约 1 厘米；花萼 5 裂，裂片披针形，被短柔毛；花瓣 5，倒披针形，外面被短柔毛；雄蕊 10，花丝合生成筒。核果短矩圆状至近球形，长 1.5 ～ 2 厘米，淡黄色，4 ～ 5 室；每室有种子 1 枚，种子椭圆形。花期 4—5 月，果期 10—12 月。

【生境分布】生于低山山坡、路旁、村落周围。我市各地有分布。

【采收加工】苦楝皮：春、秋季剥取根皮或干皮，除去杂质，晒干。苦楝子：秋、冬季果实成熟变黄时采摘，晒干。

【功能主治】苦楝皮：驱虫，治癣；用于蛔虫病，蛲虫病，虫积腹痛；外治疥癣瘙痒。苦楝子：用于脘腹胁肋疼痛，疝痛，虫积腹痛，头癣，冻疮。

【用法用量】苦楝子：煎服，3 ～ 10 克；外用适量，研末调涂；行气止痛炒用，杀虫生用。苦楝皮：煎服，4.5 ～ 9 克；外用适量，研末，用猪脂调敷患处。

### （3）香椿　*Toona sinensis* (A. Juss.) Roem.

【药名别名】香椿树。

【药用部位】为香椿属植物香椿的根皮或干皮的韧皮部、叶、果实和叶尖油（树汁）。

【植物形态】落叶乔木，树皮赭褐色，片状剥落；幼枝被柔毛。双数羽状复叶，长 25 ～ 50 厘米，有特殊气味；小叶 10 ～ 22，对生，纸质，矩圆形至披针状矩圆形，长 8 ～ 15 厘米，两面无毛或仅下面脉腋内有长髯毛。圆锥花序顶生；花芳香；萼短小；花瓣 5，白色，卵状矩圆形；有退化雄蕊 5，与 5 枚发育雄蕊互生；子房有沟纹 5 条。蒴果狭椭圆形或近卵形，长 1.5 ～ 2.5 厘米，5 瓣裂开；种子椭圆形，一端有膜质长翅。花期 6—8 月，果期 10—12 月。

【生境分布】生于海拔 1900 米以下的山坡、路边、宅旁。我市各地有分布。

【采收加工】椿白皮：全年可采，剥下根皮或树皮，除去杂质和木心，刮去外面粗皮，鲜用或晒干。香椿子：秋季采收，晒干。

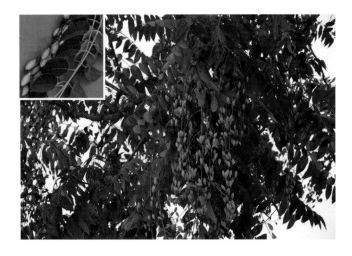

【功能主治】香椿子：祛风，散寒，止痛；治风寒外感，心胃气痛，风湿关节痛，疝气。椿白皮：清热燥湿，涩肠，止血，止带，杀虫；治泄泻，痢疾，崩漏，带下，蛔虫病，疮癣。

【用法用量】椿白皮：煎服，6～12 克；或入丸、散；外用适量，煎水洗或熬膏涂。香椿子：煎服，6～15 克；或研末。

【附注】①香椿叶为春季采的嫩叶，具消炎，解毒，杀虫作用。治肠炎，痢疾，疔，疽，漆疮，疥疮，白秃。煎服，鲜品 60～120 克。②叶尖油为树干流出的液汁，具润燥解毒，通窍作用。治痀病，手足皲裂，疔疮。用法用量：内服，烊化，6～9 克；外用适量，溶化捣烂外敷。

## （4）红椿 *Toona ciliata* Roem.

【药名别名】红楝子、香铃子。

【药用部位】为香椿属植物红椿的根皮。

【植物形态】落叶或近常绿乔木，高达 30 米。树皮深绿色至黑褐色；小枝干时红色，具皮孔。偶数羽状复叶，长 30～40 厘米，叶柄长 6～10 厘米；小叶 6～12 对，对生或近对生，叶柄长 8～12 毫米；叶片披针形、卵状或长圆状披针形，先端急渐尖，基部不等，一侧圆形，另一侧楔形，上侧稍长，全缘，叶背面沿叶脉处和脉腋内具束毛；侧脉纤细。花两性，圆锥花序与叶近等长，被微柔毛。花白色，具短柄；萼片卵圆形，外面被微柔毛，有缘毛；花瓣卵状长圆形或长圆形，边缘具缘毛；雄蕊 5，花药比花丝短，无假雄蕊；花柱和子房密被粗毛，花柱短于子房室；子房 5 室。蒴果椭圆状长圆形，长 2～2.5 厘米，无皮孔。种子两端具翅，通常上翅比下翅长。花期 4—5 月，果熟期 7 月。

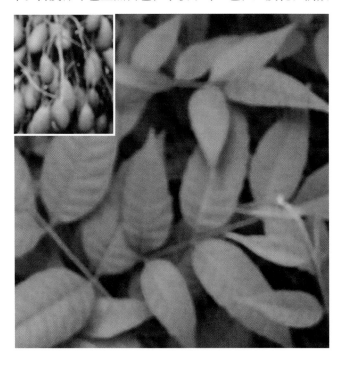

【生境分布】生于海拔 560～1550 米

的沟谷林中。我市五脑山、夫子河、三河口等地有栽培。

【采收加工】春季挖根，刮去外皮，木锤轻捶，除去木心，剥取后仰面晒干。

【功能主治】清热燥湿，收涩，杀虫。用于久泻，久痢，肠风便血，崩漏，带下，遗精，白浊，疳积，蛔虫病，疮癣。

【用法用量】内服：煎汤，6 ～ 15 克；或入丸、散。外用：适量，煎水洗；或研末调敷。

【附注】脾胃虚寒、泻痢初起及肾阴亏虚之崩带者慎服。

# 102. 远志科 Polygalaceae

## （1）瓜子金 *Polygala japonica* Houtt.

【药名别名】金牛草、岩远志、一柱香。

【药用部位】为远志属植物瓜子金的全草。

【植物形态】多年生草本，高约 15 厘米。茎被灰褐色细柔毛，叶互生，卵形至卵状披针形，长 10 ～ 20 毫米，宽 5 ～ 10 毫米，先端短尖，全缘；叶柄短；叶柄、叶脉、叶缘均具细柔毛。总状花序腋生，最上一花序低于茎的顶端；萼片 5。前面 1 萼片卵状披针形，呈囊状，两侧 2 萼片大型，花瓣状，广卵形或椭圆形，后面 2 萼片呈线状披针型；花瓣 3，紫白色，下部愈合，背面近顶端处有流苏状附属物；雄蕊 8；雌蕊 1，子房倒卵形而扁。蒴果广卵形而扁，直径约 5 毫米，先端凹，具膜状宽翅，表面平滑无毛，萼片宿存。种子卵形而扁。花期 4—5 月，果期 5—6 月。

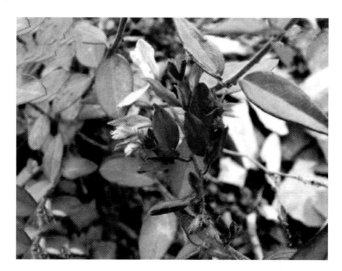

【生境分布】生于海拔 1500 米以下的山坡路旁草丛中。我市各地有少量分布。

【采收加工】秋季采集全草，洗净，晒干。

【功能主治】活血散瘀，祛痰镇咳，解毒止痛。用于咽炎，扁桃体炎，口腔炎，咳嗽，小儿肺炎，小儿疳积，尿路结石，乳腺炎，骨髓炎；外用治毒蛇咬伤，疔疮疖肿。

【用法用量】煎服：9 ～ 15 克（鲜品 30 ～ 60 克）捣汁或研末。外用：捣烂敷患处。

## （2）远志 *Polygala tenuifolia* Willd.

【药名别名】小草、细叶远志、远志肉。

【药用部位】为远志属植物远志的根。

【植物形态】多年生草本，高 25 ～ 40 厘米。根圆柱形，长而微弯。茎直立或斜生，多数，由基部丛生，细柱形，质坚硬。带绿色，上部多分枝。单叶互生，叶柄短或近于无柄；叶片线形，长 1 ～ 3 厘米，宽 1.5 ～ 3 毫米，先端尖，基部渐狭，全缘，中脉在上面下陷，下面隆起。春季茎顶抽出总状花序，长 5 ～ 12

厘米，花小，稀疏；萼片5，其中2枚呈花瓣状，绿白色；花瓣3，淡紫色，其中1枚较大，呈龙骨瓣状，先端着生流苏状附属物；雄蕊8，花丝基部合生；雌蕊1，子房倒卵形，2室，花柱弯曲，柱头2裂。蒴果扁平，圆状倒心形，长、宽各4～5毫米，绿色，光滑，边缘狭翅状，无毛，基部有宿存的萼片，成熟时边缘开裂。种子卵形，微扁，棕黑色，密被白色茸毛。花期5—7月，果期6—8月。

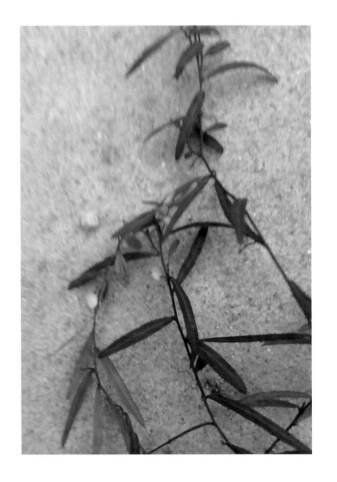

【生境分布】生于向阳山坡或路旁。我市五脑山烽火台下有野生分布。

【采收加工】春、秋季采挖，除去须根及泥沙，洗净，晒干。

【功能主治】安神益智，祛痰，消肿。用于心肾不交引起的失眠多梦，健忘惊悸，神志恍惚，咳痰不爽，疮疡肿毒，乳房肿痛。

【用法用量】内服：煎汤，3～9克；浸酒或入丸、散。

【附注】①本品即《中国药典》收载的远志。②其植物标本由程中流老师协助鉴定。

# 103. 大戟科 Euphorbiaceae

## （1）铁苋菜　*Acalypha australis* L.

【药名别名】海蚌含珠、血见愁。

【药用部位】为铁苋菜属植物铁苋菜的全草。

【植物形态】一年生草本，高30～60厘米，被柔毛。茎直立，多分枝。叶互生，椭圆状披针形，长2.5～8厘米，宽1.5～3.5厘米，顶端渐尖，基部楔形，两面有疏毛，叶脉基部三出；叶柄长，花序腋生，有叶状肾形苞片1～3，不分裂，合对如蚌；通常雄花序极短，着生在雌花序上部，雄花萼4裂，雄蕊8；雌花苞片内。蒴果钝三棱形，淡褐色，有毛。种子黑色。花期5—7月，果期7—11月。

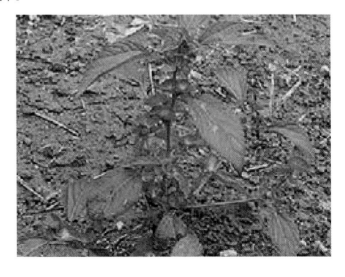

【生境分布】生于海拔1700米以下的

山坡路旁草丛中及田地边、村旁屋侧等处。我市各地都有分布。

【采收加工】夏、秋季采割，除去杂质，晒干。

【功能主治】清热解毒，消积，止痢，止血。用于肠炎，细菌性痢疾，阿米巴痢疾，小儿疳积，肝炎，吐血，衄血，尿血，便血，子宫出血；外用治痈疖疮疡，外伤出血，湿疹，皮炎，毒蛇咬伤。

【用法用量】内服：煎汤，10～30克。外用：鲜品适量，捣烂敷患处。

## （2）山麻杆　*Alchornea davidii* Franch.

【药名别名】野火麻、红火树。

【药用部位】为山麻杆属植物山麻杆的茎皮及叶。

【植物形态】灌木，高1～2米；幼枝密被茸毛。叶阔卵形至扁圆形，长7～13厘米，宽9～17厘米，下面密被茸毛，基出三脉；叶柄长3～9厘米。花小，单性，雌雄同株，无花瓣；雄花密，成长1～3厘米的圆柱状穗状花序，萼4裂，镊合状，雄蕊8，花丝分离，无退化子房；雌花疏生成长达4～5厘米的穗状花序，萼4裂，外面密被短柔毛；子房3室，每室1胚珠，密被短柔毛；花柱3，线形，长7～8毫米，不分裂。蒴果扁球形，宽约10毫米，密被短柔毛。种子卵状三角形，长约6毫米，种皮淡褐色或灰色，具小瘤体。花期3—5月，果期6—7月。

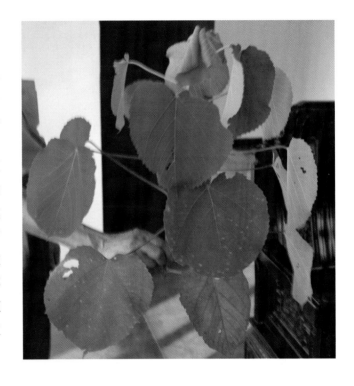

【生境分布】生于海拔1000米以下向阳山坡或沟边。我市分布于龟山的韩家湾等地。

【采收加工】春、夏季采收，洗净，鲜用或晒干。

【功能主治】驱虫，解毒，定痛。主治蛔虫病，狂犬、毒蛇咬伤，腰痛。

【用法用量】内服：煎汤，3～6克。外用：适量，鲜品捣烂敷患处。

【附注】关于本品的药用部位的记载多样，有的用根，《中华本草》记载用茎皮和叶；其功能主治都相同，用根的无用法用量的记载；故本书以《中华本草》为准。

## （3）重阳木　*Bischofia polycarpa* (Levl.) Airy Shaw

【药名别名】秋枫木、红桐。

【药用部位】为秋枫属植物重阳木的根、树皮或叶。

【植物形态】落叶乔木，高达10米，树皮棕褐色或黑褐色，纵裂。全株光滑无毛，三出复叶互生，具长叶柄，叶片长圆状卵形或椭圆状卵形，长6～14厘米，宽4～7厘米，先端凸尖或渐尖，基部圆形或近心形，边缘有钝锯齿，每厘米4～5个，两面光滑；叶柄长4～10厘米。腋生总状花序，花小，淡绿色，有花萼无花瓣，雄花序多簇生，花梗短细，雌花序疏而长，花梗粗壮，有2（稀至3）。果实球形浆果状，直径0.5～0.7厘米，熟时红褐色或蓝黑色，种子细小，有光泽。花期4—5月，果期10—11月。

【生境分布】我市在1979年中药资源普查时发现黄金桥道班有栽培，现狮子峰有分布。

【采收加工】全年可采，洗净，鲜用或晒干。

【功能主治】行气活血，消肿解毒。治风湿骨痛，痢疾，反胃。叶：外用治痈疽，疮疡。

【用法用量】内服：根及树皮，煎服9～15克，或浸酒服；鲜叶，60克。外用：适量，捣烂敷患处。

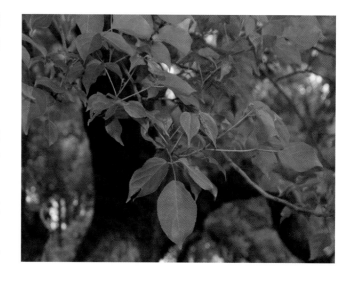

## （4）狼毒 *Euphorbia fischeriana* Steud.

【药名别名】月腺大戟、白狼毒。

【药用部位】为大戟属植物月腺大戟的根。

【植物形态】多年生草本，高30～60厘米。根肥厚，肉质，纺锤形至圆锥形，外皮黄褐色，有黄色乳汁。茎绿色，基部带紫色。叶互生，叶片长圆状披针形，长4～11厘米，宽1～2.5厘米，全缘。总花序多歧聚伞状，顶生，5伞梗呈伞状，每伞梗又生出3小伞梗或再抽第三回小伞梗；杯状聚伞花序宽钟形，总杯裂片先端有不规则浅裂；腺体半月形。蒴果三角状扁球形，无毛。种子圆卵形，棕褐色。花期4—6月，果期5—7月。

【生境分布】生于山坡林下草丛中。我市各地有少量分布。

【采收加工】春、秋季采挖，洗净，切片，晒干。

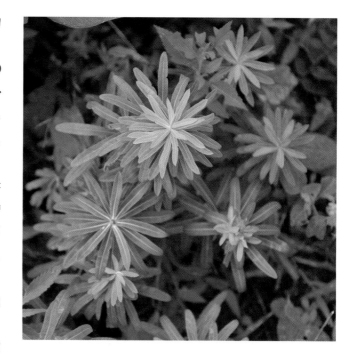

【功能主治】逐水散结，破积杀虫。用于水肿腹胀，痰食虫积；外用于淋巴结结核，皮癣，灭蛆，多熬膏外敷。

【用法用量】内服：0.9～2.4克。一般熬膏外敷。

【附注】①本品有毒，临床上极少使用，而所用狼毒为瑞香狼毒，其来源不同，应加以区别。②本品药用历史悠久，现在有专家研究证实它除具有抗结核、抗肿瘤作用外，又是良好的生物农药原料。③孕妇禁用。

### （5）泽漆　*Euphorbia helioscopia* L.

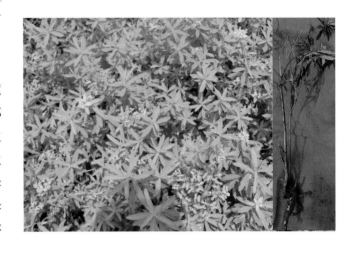

【药名别名】五朵云、牛奶浆草。

【药用部位】为大戟属植物泽漆的全草。

【植物形态】一年生或二年生草本，高10～30厘米。茎无毛或仅分枝略具疏毛，基部紫红色，上部淡绿色，分枝多而斜升。叶互生，倒卵形或匙形，长1～3厘米，宽0.5～1.8厘米，先端钝圆或微凹缺，基部宽楔形，无柄或由于突然狭窄而成短柄，边缘在中部以上有细锯齿；茎顶端具5片轮生叶状苞，与下部叶相似，但较大。多歧聚伞花序顶生，有5伞梗，每伞梗又生出3小伞梗，每小伞梗又第三回分为二叉；杯状花序钟形，总苞顶端4浅裂，裂间腺体4，肾形；子房3室；花柱3，蒴果无毛；种子卵形，长约2毫米，表面有凸起的网纹。直径约1.5毫米，暗褐色，具明显的脊网；种阜扁平状，无柄。花果期4—10月。

【生境分布】生于山沟、路边、荒野、湿地。我市各地有散在分布。

【采收加工】春、夏季采集全草，洗净，晒干。

【功能主治】逐水消肿，散结，杀虫。主治水肿，肝硬化腹水，细菌性痢疾；外用治淋巴结核，结核性瘘管，神经性皮炎。

【用法用量】内服：3～9克。外用：适量，一般熬膏外敷患处。

【附注】本品有毒，多作外用。

### （6）地锦草　*Euphorbia humifusa* Willd. ex Schlecht.

【药名别名】奶浆草、铺地锦。

【药用部位】为大戟属植物地锦草的全草。

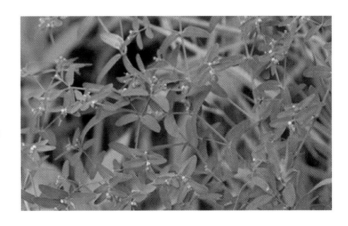

【植物形态】一年生草本。根纤细，长10～18厘米，直径2～3毫米，常不分枝。茎匍匐，自基部以上多分枝，偶尔先端斜向上伸展，基部常红色或淡红色，长达20（30）厘米，直径1～3毫米，被柔毛或疏柔毛。叶对生，矩圆形或椭圆形，长5～10毫米，宽3～6毫米，先端钝圆，基部偏斜，略渐狭，

边缘常于中部以上具细锯齿；叶面绿色，叶背淡绿色，有时淡红色，两面被疏柔毛；叶柄极短，长 1 ～ 2
毫米。花序单生于叶腋，基部具 1 ～ 3 毫米的短柄；总苞陀螺状，高与直径各约 1 毫米，边缘 4 裂，裂片
三角形；腺体 4，矩圆形，边缘具白色或淡红色附属物。雄花数枚，近与总苞边缘等长；雌花 1 枚，子房
柄伸出至总苞边缘；子房三棱状卵形，光滑无毛；花柱 3，分离；柱头 2 裂。蒴果三棱状卵球形，长约 2
毫米，直径约 2.2 毫米，成熟时分裂为 3 个分果爿，花柱宿存。种子三棱状卵球形，长约 1.3 毫米，直径约 0.9
毫米，灰色，每个棱面无横沟，无种阜。花果期 5—10 月。

【生境分布】生于路边、田间草丛中。我市各地都有分布。

【采收加工】夏、秋季采集全草，洗净，晒干。

【功能主治】清热解毒，凉血止血。主治痢疾，肠炎，咯血，尿血，便血，崩漏，疮疖痈肿。

【用法用量】煎服：9 ～ 20 克，或入散剂，鲜品 30 ～ 60 克。外用：适量，捣烂或研末敷患处。

## （7）斑地锦 *Euphorbia maculata* L.

【药名别名】地锦草。

【药用部位】为大戟属植物斑地锦的全
草。

【植物形态】一年生草本。根纤细，
长 4 ～ 7 厘米，直径约 2 毫米。茎匍匐，长
10 ～ 17 厘米，直径约 1 毫米，被白色疏柔毛。
叶对生，长椭圆形至肾状长圆形，长 6 ～ 12
毫米，宽 2 ～ 4 毫米，先端钝，基部偏斜，
不对称，略呈渐圆形，边缘中部以下全缘，
中部以上常具细小疏锯齿；叶面绿色，中部
常具一个长圆形的紫色斑点，叶背淡绿色或
灰绿色，新鲜时可见紫色斑，干时不清楚，
两面无毛；叶柄极短，长约 1 毫米；托叶
钻状，不分裂，边缘具毛。花序单生于叶腋，
基部具短柄，柄长 1 ～ 2 毫米；总苞狭杯状，
外部具白色疏柔毛，边缘 5 裂，裂片三角状
圆形；腺体 4，黄绿色，椭圆形，边缘具白
色附属物。蒴果三角状卵形，长约 2 毫米，
直径约 2 毫米，被稀疏柔毛，成熟时易分裂

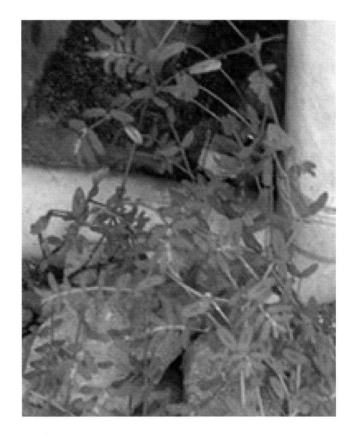

为 3 个分果爿。种子卵状四棱形，长约 1 毫米，直径约 0.7 毫米，灰色或灰棕色，每个棱面具 5 个横沟，
无种阜。花果期 4—9 月。

【生境分布】生于低山山坡或平原路边湿地草丛中。我市各地有分布。

【采收加工】夏、秋季采集全草，洗净，晒干。

【功能主治】同地锦草。

【用法用量】同地锦草。

【附注】本品与地锦草的主要区别是本品叶上面中部具紫斑。

## （8）湖北大戟 *Euphorbia hylonoma* Hand. -Mazz.

【药名别名】震天雷、大戟、大猫儿眼。

【药用部位】为大戟属植物湖北大戟的根。

【植物形态】多年生草本，全株光滑无毛。根粗线形，长达十多厘米，直径 3 ～ 5 毫米。茎直立，上部多分枝。高 50 ～ 100 厘米，直径 3 ～ 7 毫米。叶互生，长圆形，变异较大，长 4 ～ 10 厘米，宽 1 ～ 2 厘米，先端圆，基部渐狭，叶面绿色，叶背有时淡紫色或紫色；侧脉 6 ～ 10 对；叶柄长 3 ～ 6 毫米；总苞叶 3 ～ 5 枚，同茎生叶；伞幅 3 ～ 5，长 2 ～ 4 厘米，苞叶 2 ～ 3 枚，常为卵形，长 2 ～ 2.5 厘米，宽 1 ～ 1.5 厘米，无柄花序单生于二歧分枝顶端，无柄；总苞钟状，高约 2.5 毫米，直径 2.5 ～ 3.5 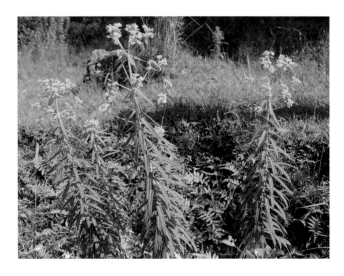 毫米，边缘 4 裂，裂片三角状卵形，全缘，被毛；腺体 4，圆肾形，淡黑褐色。雄花多枚；雌花 1 枚，子房柄长 3 ～ 5 毫米；子房光滑；花柱 3，分离；柱头 2 裂。蒴果球状，长 3.5 ～ 4 毫米，直径约 4 毫米，成熟时分裂为 3 个分果爿。种子卵圆状，灰色或淡褐色，光滑，腹面具沟纹；种阜具极短的柄。花期 4—7 月，果期 6—9 月。

【生境分布】生于平原、路旁草丛中。我市各地有分布。

【采收加工】春季发芽前或秋季茎叶枯萎时采挖，除去杂质及须根，洗净，晒干。

【功能主治】泻水饮，利二便。主治肾炎水肿，水臌，痰饮，瘰疬及痈疽肿毒。

【用法用量】煎服：2 ～ 5 克或入丸、散。外用：适量，煎水洗。

【附注】本品有毒。孕妇忌服，体虚者慎用。

## （9）续随子 *Euphorbia lathylris* L.

【药名别名】千金子、小巴豆。

【药用部位】为大戟属植物续随子的种子及茎叶的乳汁。

【植物形态】二年生草本，全株无毛。根柱状，长 20 厘米以上，直径 3 ～ 7 毫米，侧根多而细。茎直立，基部单一，略带紫红色，顶部二歧分枝，灰绿色，高可达 1 米。叶交互对生，于茎下部密集，于茎上部稀疏，线状披针形，长 6 ～ 10 厘米，宽 4 ～ 7 毫米，先端渐尖或尖，基部半抱茎，全缘；侧脉不明显；无叶柄；总苞叶和茎叶均为 2 枚，卵状长三角形，长 3 ～ 8 厘米，宽 2 ～ 4 厘米，先端渐尖或急尖，基部近平截或半抱茎，全缘，无柄。花序单生，近钟状，高约 4 毫米，直径 3 ～ 5 毫米，边缘 5 裂，裂片三角状长圆形，边缘浅波状；腺体 4，新月形，两端具短角，暗褐色。雄花多数，伸出总苞边缘；雌花 1 枚，子房柄几与总苞近等长；子房光滑无毛，直径 3 ～ 6 毫米；花柱细长，3 枚，分离；柱头 2 裂。蒴果三棱状球形，长与直径各约 1 厘米，光滑无毛，花柱早落，成熟时不开裂。种子柱状至卵球状，长 6～8 毫米，直径 4.5～6 毫米，褐色或灰褐色，无皱纹，具黑褐色斑点；种阜无柄，极易脱落。花期 4—7 月，果期 6—9 月。

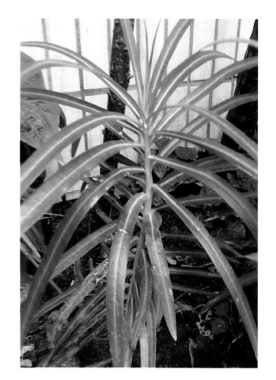

【生境分布】生于向阳山坡。我市黄土岗镇、三河口镇等地有栽培及野生分布。

【采收加工】秋季果实成熟时采集种子，除去杂质晒干；乳汁从鲜叶中收集，即采即用。

【功能主治】逐水消肿，破血消癥。主治水肿，痰饮，积滞胀满，二便不通，血瘀经闭。

【用法用量】内服：1.5～3 克（去壳）。外用：适量，捣烂敷患处，治顽癣及疣。

【附注】本品有毒，孕妇忌服。续随子乳汁用于白癜、面皯等疾病。

## （10）猫眼草 *Euphorbia lunulata* Bunge

【药名别名】灯台草、猫儿眼。

【药用部位】为大戟属植物猫眼草的全草。

【植物形态】多年生草本，高 30～60 厘米，全株含白色乳汁。茎直立，近基部稍带紫色，上部多分枝，光滑无毛。单叶互生，近无柄；叶片长披针形，长 3～5 厘米，宽 2～3 毫米，先端圆或尖，基部窄楔形，全缘，茎顶端 5 叶轮生，花序基部的叶扇状半月形至三角状肾形。春、夏季开黄绿色花，总花序顶生，通常有 5～6 伞梗，每伞梗又有 2～3 分枝；杯状聚伞花序生于小枝顶端。总苞杯状，无毛，顶端 4～5 裂；裂片间腺体新月形，两端有短角，无花瓣状附属物。子房 3 室；

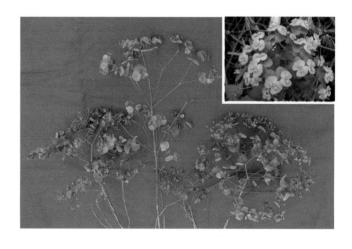

花柱 3；蒴果三棱状卵圆形，光滑无毛。种子光滑，无网纹及斑点。花期 4—6 月，果期 6—8 月。

【生境分布】生于山坡路旁草丛中。我市各地都有分布。

【采收加工】夏、秋季采集全株，洗净，晒干。

【功能主治】利尿消肿，拔毒止痒。主治四肢浮肿，小便不利，颈淋巴结核，疮癣瘙痒。

【用法用量】内服：煎汤，3～9 克。外用：适量，熬膏外敷或研粉用香油调敷患处。

【附注】本品有毒，使用宜慎。

## （11）铁海棠　*Euphorbia milii* Ch. des Moulins

【药名别名】虎刺梅、千脚刺、刺仔花。

【药用部位】为大戟属植物铁海棠的全株。

【植物形态】蔓生灌木。茎多分枝，长

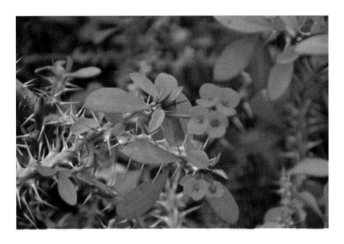

60～100厘米，直径5～10毫米，具纵棱，密生硬而尖的锥状刺，刺长1～1.5（2）厘米，直径0.5～1毫米，常呈3～5列排列于棱脊上，呈旋转状。叶互生，通常集中于嫩枝上，倒卵形或长圆状匙形，长1.5～5厘米，宽0.8～1.8厘米，先端圆，具小尖头，基部渐狭，全缘；无柄或近无柄；托叶钻形，长3～4毫米，极细，早落。花序2～4个或8个组成二歧状复花序，生于枝上部叶腋；复花序具柄，长4～7厘米；苞叶2枚，肾圆形，先端圆且具小尖头，其部渐狭，无柄，上面鲜红色，下面淡红色，紧贴花序；总苞钟状，高3～4毫米，直径3.5～4毫米，边缘5裂，裂片琴形，上部具流苏状长毛，且内弯；腺体5枚，肾圆形，长约1毫米，宽约2毫米，黄红色。蒴果三棱状卵形，长约3.5毫米，直径约4毫米，平滑无毛，成熟时分裂为3个分果爿。种子卵柱状，长约2.5毫米，直径约2毫米，灰褐色，具微小的疣点；无种阜。花果期全年。

【生境分布】为我市城区引进栽培的花卉。

【采收加工】全年可采，一般鲜用。

【功能主治】拔毒消肿。花，止血，用于功能性子宫出血。

【用法用量】茎叶：去刺，鲜用，捣烂敷患处。花：10～15朵与瘦猪肉同蒸或水煎服。

## （12）猩猩木　*Euphorbia pulcherrima* Willd. ex Klotzsch

【药名别名】一品红。

【药用部位】为大戟属植物猩猩木的全株。

【植物形态】灌木。根圆柱状，极多分

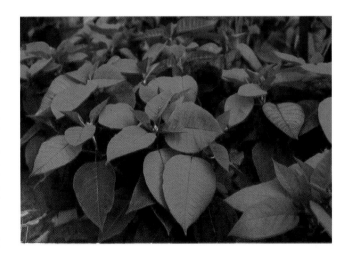

枝。茎直立，高1～3（4）米，直径1～4厘米，无毛。叶互生，卵状椭圆形、长椭圆形或披针形，长6～25厘米，宽4～10厘米，先端渐尖或急尖，基部楔形或渐狭，绿色，边缘全缘或浅裂或波状浅裂，叶面被短柔毛或无毛，叶背被柔毛；叶柄长2～5厘米，无毛；无托叶；苞叶5～7枚，狭椭圆形，长3～7厘米，宽1～2厘米，通常全缘，极少边缘浅波状分裂，朱红色；叶柄长 2～6 厘米。花序数个聚伞排列于枝顶；花序柄长 3～4 毫米；总苞坛状，淡绿色，高 7～9 毫米，直径 6～8 毫米，边缘齿状 5 裂，裂片三角形，无毛；腺体常 1 枚，极少 2 枚，黄色，常压扁，呈二唇状，长 4～5 毫米，宽约 3 毫米。雄花多数，常伸出总苞之外；苞片丝状，具柔毛；雌花 1 枚，子房柄明显伸出总苞之外，无毛；子房光滑；花柱 3，中部以下合生；柱头 2 深裂。蒴果，三棱状圆形，长 1.5～2 厘米，直径约 1.5 厘米，平滑无毛。种子卵状，长约 1 厘米，直径 8～9 毫米，灰色或淡灰色，近平滑；无种阜。花果期 10 月至翌年 4 月。

【生境分布】我市城区有栽培。

【采收加工】秋季采集，洗净，切片，鲜用或晒干。

【功能主治】调经止血，接骨消肿。主治月经过多，跌打损伤，外伤出血，骨折。

【用法用量】煎服：9～15 克。外用：鲜品适量，捣烂敷患处。

## （13）大戟 *Euphorbia pekinensis* Rupr.

【药名别名】京大戟、翻天印。

【药用部位】为大戟属植物大戟的根。

【植物形态】多年生草本，高 30～80 厘米；根圆锥状；茎直立，被白色短柔毛，上部分枝。叶互生，几无柄，矩圆状披针形，长 3～8 厘米，宽 5～13 毫米，全缘，背面稍被白粉。总花序通常有 5 伞梗，基部有卵形或卵状披针状苞片 5 枚轮生；杯状花序总苞坛形，顶端 4 裂，腺体椭圆形，无花瓣状附属物；子房球形，3 室；花柱 3，顶端 2 裂。蒴果三棱状球形，表面具疣状突起；种子卵形，光滑。灰褐色。花期 4—5 月，果期 6—7 月。

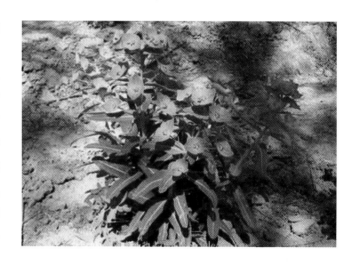

【生境分布】多生于海拔较低地区的山坡、荒地草丛或疏林下。我市各地有散在分布。

【采收加工】秋季地上部分枯萎后至早春萌芽前，挖取，洗净，切片，晒干或烘干。

【功能主治】泻水逐饮，消肿散结。治水肿，胸腹积水，痰饮积聚，二便不利，痈肿，瘰疬。

【用法用量】煎服：0.5～3 克；或入丸、散。外用：适量，研末或熬膏敷；或煎水熏洗。

【附注】①本品有毒。②虚寒阴水者及孕妇忌服，体弱者慎用。

## （14）通奶草 *Euphorbia hypericifolia* L.

【药名别名】小飞扬草、千根草。

【药用部位】为大戟属植物通奶草的全草。

【植物形态】一年生草本，含白色乳汁。茎匍匐，多分枝，稍被毛，不及 15 厘米高，通常红色。叶对生，椭圆形至矩圆形，长 4～6 毫米，很少达 8 毫米，宽 2～4 毫米，先端钝，基部偏斜而呈截头状，边缘有极小的锯齿，上面深绿色，下面浅绿色带灰白色；叶柄甚短；托叶细小，生于叶柄基侧。杯状花序

单生或少数聚伞状排列于叶腋；几无柄；总
苞陀螺状，淡紫色，长约1毫米；腺体4，
漏斗状；花单性，无花被；雌雄花同生于总
苞内；雄花多数，只具雄蕊1；雌花1，生
于花序中央，子房3室，花柱2，离生且顶
端2裂。蒴果有毛，卵状三棱形，长约1.5
毫米。种子有纵沟纹5～6条。花期夏季。

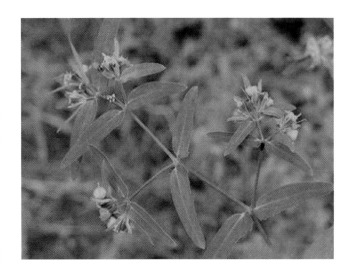

【生境分布】生于山坡、草地、路边、
沙质草丛中。我市平原丘陵地区有分布。本
植物标本采自乌泥墩。

【采收加工】夏、秋季采收，晒干或鲜
用。

【功能主治】清热，利湿，消肿，解毒。治疟疾，痢疾，泄泻，湿疹，乳痈，痔疮。

【用法用量】内服：煎汤，15～30克（鲜品30～60克）；或捣汁煎。外用：捣烂外敷。

## （15）黑面树　*Breynia fruticosa* (L.) Hook. f.

【药名别名】黑面神、青凡木、黑面叶。

【药用部位】为黑面神属植物黑面神的
根、叶。

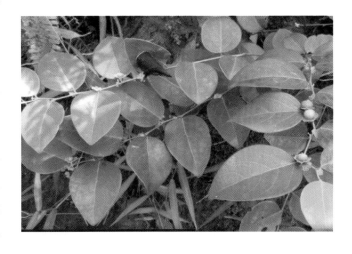

【植物形态】灌木，高1～3米；茎皮
灰褐色；枝条上部常呈扁压状，紫红色；小
枝绿色；全株均无毛。叶片革质，卵形、阔
卵形或菱状卵形，长3～7厘米，宽1.8～3.5
厘米，两端钝或急尖，上面深绿色，下面粉
绿色，干后变黑色，具有小斑点；侧脉每边
3～5条；叶柄长3～4毫米；托叶三角状
披针形，长约2毫米。花小，单生，雌花位
于小枝上部，雄花则位于小枝的下部。雄花：
花梗长2～3毫米；花萼陀螺状，长约2毫米，厚，顶端6齿裂；雄蕊3，合生呈柱状。雌花：花梗长约
2毫米；花萼钟状，6浅裂，直径约4毫米，萼片近相等，顶端近截形，中间有凸尖，结果时约增大1倍，
上部辐射张开呈盘状；子房卵状，花柱3，顶端2裂，裂片外弯。蒴果圆球状，直径6～7毫米，有宿存
的花萼。花期4—9月，果期5—12月。

【生境分布】生于山坡、平地旷野的灌丛中或林缘。我市有分布。

【采收加工】根：全年可采，洗净切片，鲜用或晒干。叶：全年可采，鲜用或晒干。

【功能主治】根：用于急性胃肠炎，扁桃体炎，支气管炎，尿路结石，产后子宫收缩疼痛，风湿关节炎。
叶：外用治烧烫伤，湿疹，过敏性皮炎，皮肤瘙痒，阴道炎。

【用法用量】根：煎服，6～9克。叶：外用适量，鲜枝叶煎水洗，或捣烂取汁搽。

【附注】①本品有毒。②孕妇忌服。

## （16）毛桐 *Mallotus barbatus* (Wall.) Muell. Arg.

【药名别名】大毛桐子、红帽顶、柴糠木。

【药用部位】为野桐属植物毛桐的根、叶。

【植物形态】落叶灌木或小乔木，高约3米。幼枝密被
棕黄色的茸毛。叶互生，盾状着生；叶片卵圆形，长12～
17厘米，宽8～13厘米，先端渐尖，基部圆形，边缘有微
小的齿，有时具不规则的波浪形，纸质，上面绿色，幼时被
毛，后无毛，下面被棕色柔毛；叶柄长6～12厘米，密被茸
毛。花单性，雌雄异株，总状花序腋生或顶生，花序柄被毛；
雄花簇生，萼片3～5裂，无花瓣，雄蕊多数；雌花单生于
苞腋内，萼片3～5裂，雌蕊1，子房圆形。蒴果圆球形，
基部具苞片3，果柄长5～8毫米，所有部分均被星状毛。
花期6月，果期7—9月。

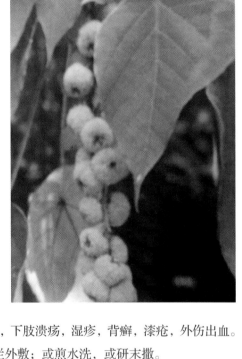

【生境分布】生于海拔400～1000米的山地疏林或灌丛
中。我市狮子峰自然保护区有分布。

【采收加工】根：秋季采挖，洗净，切片晒干。叶：夏、
秋季采收，鲜用或晒干。

【功能主治】根：清热利尿；主治肠炎腹泻，消化不良，
尿道炎，带下。叶：清热解毒，燥湿止痒，凉血止血；用于褥疮，下肢溃疡，湿疹，背癣，漆疮，外伤出血。

【用法用量】根：煎服，15～30克。叶：外用适量，捣烂外敷；或煎水洗，或研末撒。

## （17）算盘子 *Glochidion puberum* (L.) Hutch.

【药名别名】算盘珠、金骨风。

【药用部位】为算盘子属植物算盘子的果实、根和叶。

【植物形态】灌木，高1～2米。小枝
有灰色或棕色短柔毛。叶互生，长椭圆形或
椭圆形，长3～5厘米，宽达2厘米，尖头
或钝头，基部宽楔形，上面橄榄绿色或粉绿
色，下面稍带灰白色，叶脉密生毛，叶柄长
1～2毫米。花小，单性，雌雄同株或异株，
无花瓣，1至数朵簇生于叶腋，常下垂；下
部叶腋生雄花，近顶部叶腋生雌花和雄花，
萼片6，分内外2轮排列；雄蕊3；雌花子
房通常5室，花柱合生。蒴果扁球形，直径
12～16毫米，顶上凹陷，外有纵沟。种子
黄赤色。花期6—9月，果期7—10月。

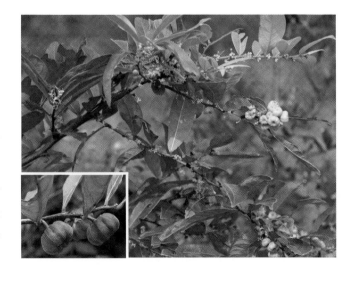

【生境分布】生于海拔 1400 米以下的山坡、沟边灌丛中或路旁。我市各地有分布。

【采收加工】根：全年可采，切片晒干。叶：夏、秋季采集晒干。果实：秋季采摘，洗净，晒干。

【功能主治】果实：清热除湿，解毒利咽，行气活血；治痢疾，泄泻，黄疸，疟疾，淋浊，带下，咽喉肿痛，牙痛，疝痛，产后腹痛。根：活血解毒；治痢疾，疟疾，黄疸，白浊，劳伤咳嗽，风湿痹痛，崩漏，带下，喉痛，牙痛，痈肿，瘰疬，跌打损伤。叶：清热利湿，解毒消肿；治痢疾，黄疸，淋浊，带下，感冒，咽喉肿痛，痈疖，漆疮，皮疹瘙痒。

【用法用量】叶：煎服，15 ～ 30 克；或研末；外用适量，煎水洗或捣烂外敷。根：煎服，15 ～ 30 克；外用适量，煎水熏洗。果实：煎服，9 ～ 15 克。

## （18）湖北算盘子　*Glochidion wilsonii* Hutch.

【药名别名】算盘子。

【药用部位】为算盘子属植物湖北算盘子的根和叶。

【植物形态】灌木，高可达 3 米；小枝直而开展，无毛。叶披针形，纸质，长 3 ～ 8 厘米，宽 1.5 ～ 3 厘米，顶端锐尖或短渐尖，基部钝或宽楔形，无毛，下面带灰白色，侧脉 5 ～ 6 对；叶柄长 3 ～ 4 毫米，被极细柔毛或几无毛；托叶长 2 ～ 2.5 毫米。花绿色，单性，簇生于叶腋；雄花有长柄，萼片 6，矩圆形，雄蕊 3；雌花有短柄，萼片 6，子房多室，无毛。蒴果扁球形，直径 1.5 厘米，有多数纵沟槽。基部常有宿存的萼片；种子近三棱形，红色，有光泽。花期 4—7 月，果期 6—9 月。

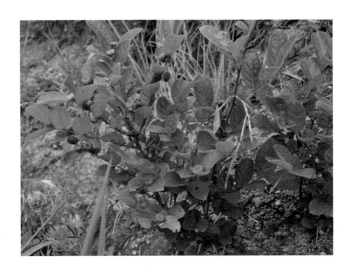

【生境分布】生于山坡、林缘、沟边。我市各地有分布。

【采收加工】根：四季可采，洗净切片，晒干。叶：夏、秋季采集洗净，鲜用或晒干。

【功能主治】根：治肠炎。叶：治生漆过敏，湿疹皮炎。

【用法用量】叶：煎服，15 ～ 30 克；或研末；外用适量，煎水洗或捣烂外敷。根：煎服，15 ～ 30 克；外用适量，煎水熏洗。

【附注】根和叶的用法用量参照算盘子。

## （19）白背叶　*Mallotus apelta* (Lour.) Muell. Arg.

【药名别名】白背木、野桐。

【药用部位】为野桐属植物白背叶的根和叶。

【植物形态】灌木，或小乔木；小枝密被星状毛。叶互生，宽卵形，不分裂或 3 浅裂，长 4.5 ～ 15 厘米，宽 4 ～ 14 厘米，两面被星状毛及棕色腺体，下面的毛更密厚；基出 3 脉，具 2 腺体；叶柄长 1.5 ～ 8 厘米。花单性，雌雄异株，无花瓣。雄穗状花序顶生，长 15 ～ 30 厘米；雌穗状花序顶生或侧生，长约 15 厘米；花萼 3 ～ 6 裂，外面密被茸毛；雄蕊 50 ～ 65 枚，花药 2 室；子房 3 ～ 4 室，被软刺及密生星状毛；

花柱短，2～3。蒴果近球形，长5毫米，直径7毫米，密生软刺及星状毛；种子近球形，直径3毫米，褐色或黑色，光亮，具皱纹。花期6—9月，果期8—11月。

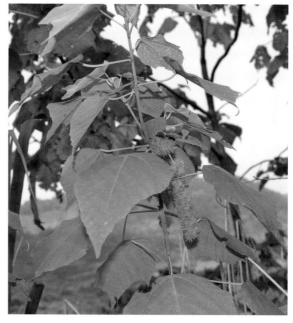

【生境分布】生于海拔1000米以下的平原、丘陵和低山的灌丛中。我市各地有分布。

【采收加工】根：秋季采挖，洗净，鲜用或切片晒干。叶：夏、秋季采集，洗净，鲜用或晒干。

【功能主治】叶：清热，解毒，祛湿，止血；用于蜂窝织炎，化脓性中耳炎，鹅口疮，湿疹，跌打损伤，外伤出血。根：清热，祛湿，收涩，消瘀；主治肝炎，肠炎，淋浊，带下，脱肛，子宫下垂，肝脾肿大，跌打扭伤。

【用法用量】根：煎服，15～30克；外用适量，研末撒；或浸酒搽，或煎水洗。叶：煎服，4.5～9克；外用适量，研末撒或煎水洗。

## （20）蜜柑草 *Phyllanthus ussuriensis* Rupr. et Maxim.

【药名别名】夜关门。

【药用部位】为叶下珠属植物蜜柑草的全草。

【植物形态】一年生草本，高达60厘米；茎直立，常基部分枝，枝条细长；小枝具棱；全株无毛。
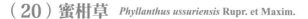
叶片纸质，椭圆形至长圆形，长5～15毫米，宽3～6毫米，顶端急尖至钝，基部近圆，下面白绿色；侧脉每边5～6条；叶柄极短或几乎无叶柄；托叶卵状披针形。花雌雄同株，单生或数朵簇生于叶腋；花梗长约2毫米，丝状，基部有数枚苞片。雄花：萼片4，宽卵形；花盘腺体4，分离，与萼片互生；雄蕊2，花丝分离，药室纵裂。雌花：萼片6，长椭圆形，果时反折；花盘腺体6，长圆形；子房卵圆形，3室，花柱3，顶端2裂。蒴果扁球状，直径约2.5毫米，平滑；果梗短；种子长约1.2毫米，黄褐色，具有褐色疣点。花期4—7月，果期7—10月。

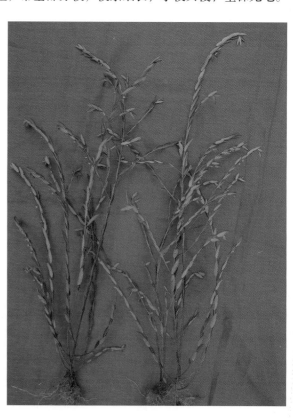

【生境分布】生于低海拔的山坡、路边草丛中。我市平原、丘陵地区有分布。

【采收加工】夏、秋季采收，鲜用或晒干。

【功能主治】清热利湿，清肝明目。用于黄疸，痢疾，泄泻，水肿，淋证，小儿疳积，目赤肿痛，痔疮，毒蛇咬伤。

【用法用量】内服：煎汤，15～30克。外用：适量，煎水洗；或鲜草捣烂外敷。

## （21）叶下珠 *Phyllanthus urinaria* L.

【药名别名】珍珠草、夜合草。

【药用部位】为叶下珠属植物叶下珠的全草。

【植物形态】一年生草本，高10～40厘米，秃净或近秃净。茎直立，分枝常呈赤色，具翅状纵棱。单叶互生，排成2列，形似复叶；叶片长椭圆形，长5～15毫米，宽2～5毫米，先端尖或钝，基部圆形，下面灰绿色；叶柄短或近无柄；托叶小，尖三角形。花单性，雌雄同株，腋生，细小，赤褐色；无柄或具短柄；花萼6枚；花冠缺；雄花2～3朵聚生，雄蕊3，花丝基部合生，药室纵裂；雌花在叶下2列着生，子房3室。蒴果无柄，扁圆形，直径约3毫米，赤褐色，表面有鳞状突起。种子三角状卵形，淡褐色，有横纹。花期7—8月，果期7—11月。

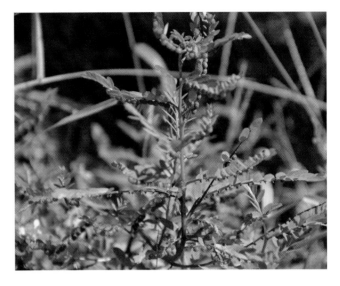

【生境分布】生于海拔500米以下的山坡、路旁、田埂、沟边和耕地处。我市各地有分布。

【采收加工】夏、秋季采收，洗净，晒干。

【功能主治】平肝清热，利水解毒。治肠炎，痢疾，传染性肝炎，肾炎水肿，尿路感染，小儿疳积，火眼目翳，口疮头疮，无名肿毒。

【用法用量】内服：煎汤，15～30克（鲜者30～60克）；或捣汁。外用：捣烂外敷。

## （22）青灰叶下珠 *Phyllanthus glaucus* Wall. ex Muell. Arg.

【药名别名】木本叶下珠。

【药用部位】为叶下珠属植物青灰叶下珠的根。

【植物形态】落叶灌木，高3米左右，小枝光滑无毛。叶互生，椭圆形至长圆形，长2～3厘米，宽1～2厘米，顶端有小尖头，基部宽楔形或圆形，全缘，背面灰绿色，有短柄和托叶。花单性同株，簇生于叶腋，萼片5，很少为6，无花瓣；雌花通常1朵，着生于雄花群中，子房3室，花柱3，较长。浆果球形，紫黑色，有宿存花柱。花期5—6月，果期9—10月。

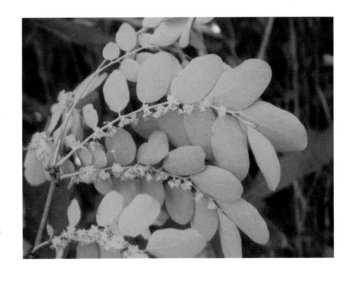

【生境分布】生于海拔 200～1000 米的林缘、山坡、沟边灌丛中。我市山区丘陵有分布。

【采收加工】夏、秋季采挖，洗净，切片，晒干。

【功能主治】祛风除湿，健脾消积。用于风湿痹痛，小儿疳积。

【用法用量】内服：煎汤，5～15 克。

【附注】本植物标本采自康王寨。

## （23）蓖麻 *Ricinus communis* L.

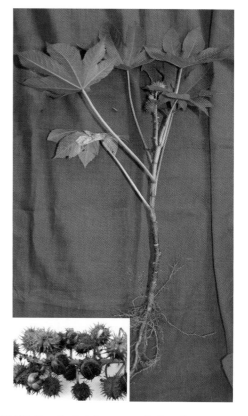

【药名别名】蓖麻子。

【药用部位】为蓖麻属植物蓖麻的种子、根、叶和油。

【植物形态】高大一年生草本，在南方地区常成小乔木，幼嫩部分被白粉。叶互生，圆形，盾状着生，直径 15～60 厘米，有时大至 90 厘米，掌状中裂，裂片 5～11，卵状披针形至矩圆形，顶端渐尖，边缘有锯齿；叶柄长。花单性，同株，无花瓣，圆锥花序与叶对生，长 10～30 厘米或更长，下部雄花，上部雌花；雄花萼 3～5 裂；雄蕊多数，花丝多分枝；雌花萼 3～5 裂；子房 3 室，每室 1 胚珠；花柱 3，深红色，2 裂。蒴果球形，长 1～2 厘米，有软刺。种子矩圆形，光滑有斑纹。花期 6—9 月，果期 7—10 月。

【生境分布】本品为栽培植物，现在偶见野生于村落周围。

【采收加工】根：春、秋季采挖，鲜用或晒干。叶：夏、秋季采摘，鲜用或晒干。种子：秋季采摘，除去果壳，晒干。

【功能主治】蓖麻子：消肿拔毒，泻下通滞；用于痈疽肿毒，喉痹，瘰疬，大便燥结。根：镇静解痉，祛风散瘀；治破伤风，癫痫，风湿疼痛，跌打瘀痛，瘰疬。叶：祛风除湿，消肿拔毒；主治脚气，风湿痹痛，痈疮肿毒，疥癣瘙痒，子宫下垂，脱肛，咳嗽痰喘。蓖麻油：润肠通便；用于肠燥便秘。

【用法用量】蓖麻油：口服，一次 10～20 毫升。蓖麻子：外用适量，捣烂敷患处，亦可入丸剂内服。根：煎服，15～30 克；或炖肉食；外用适量，捣烂外敷。叶：煎服，5～10 克；或入丸、散；外用适量，煎洗、热熨或捣烂外敷。

【附注】蓖麻子有毒，严防儿童误食。

## （24）乌桕 *Sapium sebiferum* (L.) Roxb.

【药名别名】木子树、木蜡树。

【药用部位】为乌桕属植物乌桕的根皮或树皮、叶和种子。

【植物形态】乔木，高可达 15 米许，各部均无毛而具乳状汁液；树皮暗灰色，有纵裂纹；枝广展，具皮孔。叶互生，纸质，叶片菱形、菱状卵形或稀有菱状倒卵形，长 3～8 厘米，宽 3～9 厘米，顶端具长短不等的尖头，基部阔楔形，全缘；中脉两面微凸起，侧脉 6～10 对，纤细，斜上升，离缘 2～5 毫米弯拱网结，网状脉明显，长 2.5～6 厘米，顶端具 2 腺体；托叶顶端钝，长约 1 毫米。花单性，雌雄同株，聚集成顶生、长 6～12 厘米的总状花序。蒴果梨状球形，成熟时黑色，直径 1～1.5 厘米，具 3 种子；种子扁球形，黑色，外被白色、蜡质的假种皮。花期 4—8 月。

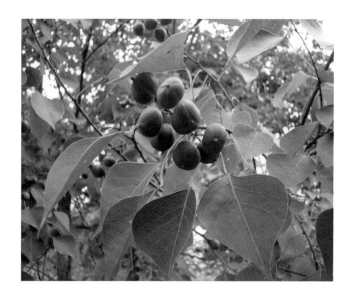

【生境分布】生于丘陵坡地、溪边、村旁湿地。我市各地都有分布。

【采收加工】根皮、树皮：全年可采，将皮剥下，除去栓皮，晒干。叶：夏、秋季采集鲜用或晒干。种子：果熟时采摘，取出种子，鲜用或晒干。

【功能主治】乌桕子：消肿拔毒，杀虫止痒；主治湿疹，癣疮，皮肤皲裂，水肿，便秘。根皮或树皮：泻下逐水，消肿散结，解蛇虫毒；主治水肿，癥瘕积聚，膨胀，大、小便不通，疔毒痈肿，湿疹，疥癣，毒蛇咬伤。叶：泻下逐水，消肿散瘀，解毒杀虫；主治水肿，大、小便不利，腹水，湿疹，疥癣，痈疮肿毒，跌打损伤，毒蛇咬伤。

【用法用量】叶：煎服，6～12 克；外用适量，鲜品捣烂外敷或煎水洗。乌桕皮：煎服，9～12 克，或入丸、散；外用适量，煎水洗或研末调敷。乌桕子：煎服，9～12 克，或入丸、散。

# （25）山乌桕 *Sapium discolor* (Champ. ex Benth.) Muell. Arg.

【药名别名】红心乌桕、木子树。

【药用部位】为乌桕属植物山乌桕的根和叶。

【植物形态】落叶乔木或灌木，高达 10 米。小枝灰褐色，有点状皮孔。叶互生，叶柄长 2～7.5 厘米，顶端有腺体 2；叶片纸质，椭圆状卵形，长 3～10 厘米，宽 2～5 厘米，全缘，下面粉绿色；侧脉 8～12 对。穗状花序顶生，长 4～9 厘米；单性，雌雄同序，无花瓣及花盘；雄花花萼杯状，先端不整齐齿状裂，雄蕊 2，极少 3；雌花生在花序的近基部，萼片 3，三角形；子房卵形，3 室，花柱 3，基部合生。蒴果球形，黑色，直径 1～1.5 厘米；种子近球形，长 4～5 毫米，直径 3～4 毫米，外被蜡层。花期 4—6 月，果期 6—12 月。

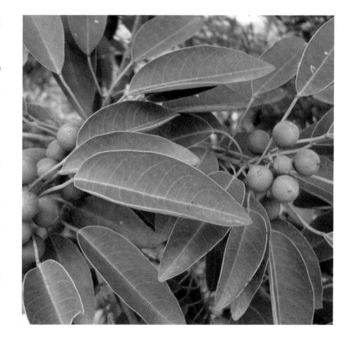

【生境分布】生于山谷或山坡混交林中。我市分布于张家畈镇、乘马岗镇。

【采收加工】根：秋后采挖，洗净，晒干或鲜用。叶：夏、秋季采收，鲜用或晒干。

【功能主治】叶：活血，解毒，利湿；主治跌打损伤，毒蛇咬伤，湿疹，过敏性皮炎，缠腰火丹，乳痈。根：利水通便，去瘀消肿；治大便秘结，白浊，跌打损伤，蛇咬伤，痔疮，皮肤湿痒。

【用法用量】叶：外用，鲜品捣烂外敷或煎水洗。根：煎服，3～6克；外用，捣烂外敷或煎洗。

## （26）白木乌桕 *Sapium japonicum* (Sieb. et Zucc.) Pax et Hoffm.

【药名别名】白乳木。

【药用部位】为乌桕属植物白木乌桕的根皮。

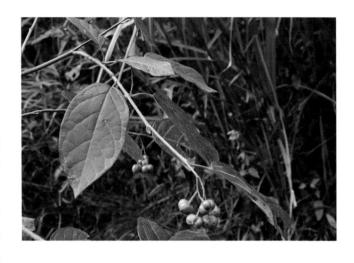

【植物形态】灌木或乔木，高1～8米，各部均无毛；枝纤细，平滑，带灰褐色。叶互生，纸质；叶卵形，长7～16厘米，宽4～8厘米，顶端短尖或凸尖，基部钝、截平或有时呈微心形，两侧常不等，全缘。基部靠近中脉之两侧亦具2腺体；中脉在背面显著凸起，侧脉8～10对，斜上举，离缘3～5毫米弯拱网结，网状脉明显，叶柄长1.5～3厘米，两侧薄，呈狭翅状，顶端无腺体；托叶膜质，线状披针形，长约1厘米。花单性，雌雄同株常同序，聚集成顶生，长4.5～11厘米的纤细总状花序，雌花数朵生于花序轴基部，雄花数朵生于花序轴上部，有时整个花序全为雄花。雄花：花梗丝状，长1～2毫米；苞片卵形至卵状披针形，长2～2.5毫米，宽1～1.2毫米，顶端短尖至渐尖，边缘有不规则的小齿，每一苞片内有3～4朵花；花萼杯状，3裂；雄蕊3枚，稀2枚，常伸出于花萼之外，花药球形。雌花：花梗粗壮，长6～10毫米；苞片3深裂几达基部，裂片披针形，长2～3毫米，两侧之裂片其边缘各具1腺体；萼片3，三角形，长和宽近相等，顶端短尖或有时钝；子房卵球形，平滑，3室，花柱基部合生，柱头3，外卷。蒴果三棱状球形，直径10～15毫米。种子扁球形，直径6～9毫米。花期5—6月。

【生境分布】生于林中湿润处或溪涧边。我市分布于狮子峰林场、老屋湾。

【采收加工】秋季挖根除去木心，洗净，切片，晒干。

【功能主治】消肿利尿。主治水肿胀满，二便不通。

【用法用量】煎服：15～30克。

## （27）石岩枫 *Mallotus repandus* (Willd.) Muell. Arg.

【药名别名】杠香藤、黄豆树。

【药用部位】为野桐属植物石岩枫的根、茎、叶。

【植物形态】攀援状灌木；嫩枝、叶柄、花序和花梗均密生黄色星状柔毛；常有皮孔。叶互生，纸质或膜质，卵形，长3.5～8厘米，宽2.5～5厘米，顶端急尖，基部楔形或圆形，边全缘，嫩叶两面均被星状柔毛，成长叶仅下面叶脉腋部被毛；基出脉3条，有时稍离基，侧脉4～5对；叶柄长2～6厘米。花雌雄异株，总状花序；雄花序顶生，稀腋生，长5～15厘米；苞片钻状，长约2毫米，密生星状毛，苞腋有花2～5朵；花梗长约4毫米。雄花：花萼裂片3～4，卵状长圆形，长约3毫米，外面被茸毛；雄蕊40～75枚，花丝长约2毫米，花药长圆形，药隔狭。雌花序顶生，长5～8厘米，苞片长三角形。

雌花：花梗长约 3 毫米；花萼裂片 5，卵状披针形，长约 3.5 毫米，外面被茸毛，具颗粒状腺体；花柱 2（3）枚，柱头长约 3 毫米，被星状毛，密生羽毛状突起。蒴果具 2（3）个分果爿，直径约 1 厘米。种子卵形，直径约 5 毫米，黑色，有光泽。花期 3—5 月，果期 8—9 月。

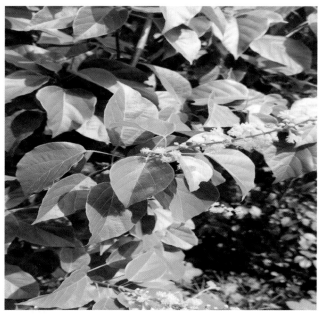

【生境分布】生于海拔 300 ～ 600 米山地疏林中。我市分布于张家畈镇、乘马岗镇、夫子河镇。

【采收加工】根、茎：全年均可采，洗净，切片，晒干。叶：夏、秋季采收，鲜用或晒干。

【功能主治】祛风除湿，活血通络，解毒消肿，驱虫止痒。主治风湿痹证，腰腿疼痛，口眼㖞斜，跌打损伤，痈肿疮疡，绦虫病，湿疹，顽癣，蛇犬咬伤。

【用法用量】煎服：9 ～ 30 克。外用：适量，干叶研末调敷或鲜叶捣烂外敷。

【附注】《中华本草》《中药大辞典》有关本品的功用均未以不同的药用部位分别叙述。

## （28）粗糠柴 *Mallotus philippensis* (Lam.) Muell. Arg.

【药名别名】香桂树、香檀。

【药用部位】为野桐属植物粗糠柴的果实表面的粉状毛茸和根。

【植物形态】小乔木或灌木，高 2 ～ 18 米；小枝、嫩叶和花序均密被黄褐色短星状柔毛。叶互生或有时小枝顶部的对生，近革质、卵形、长圆形或卵状披针形，长 5 ～ 18（22）厘米，宽 3 ～ 6 厘米，顶端渐尖，基部圆形或楔形，边近全缘，上面无毛，下面被灰黄色星状短茸毛，叶脉上具长柔毛，散生红色颗粒状腺体；基出脉 3 条，侧脉 4 ～ 6

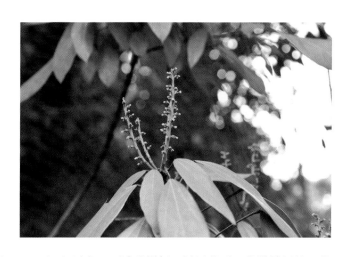

对；近基部有褐色斑状腺体 2 ～ 4 个；叶柄长 2 ～ 5（9）厘米，两端稍增粗，被星状毛。花雌雄异株，花序总状，顶生或腋生，单生或数个簇生；雄花序长 5 ～ 10 厘米，苞片卵形，长约 1 毫米，雄花 1 ～ 5 朵簇生于苞腋，花梗长 1 ～ 2 毫米。雄花：花萼裂片 3 ～ 4 枚，长圆形，长约 2 毫米，密被星状毛，具红色颗粒状腺体；雄蕊 15 ～ 30 枚，药隔稍宽。雌花序长 3 ～ 8 厘米，果序长达 16 厘米，苞片卵形，长约 1 毫米；雌花花梗长 1 ～ 2 毫米；花萼裂片 3 ～ 5 枚，卵状披针形，外面密被星状毛，长约 3 毫米。子房被毛，花柱 2 ～ 3 枚，长 3 ～ 4 毫米，柱头密生羽毛状突起。蒴果扁球形，直径 6 ～ 8 毫米，具 2（3）个分果爿，密被红色颗粒状腺体和粉末状毛；种子卵形或球形，黑色，具光泽。花期 4—5 月，果期 5—8 月。

【生境分布】生于海拔 300 ～ 1600 米山地林中或林缘。我市山区有分布。

【采收加工】根，随时可采，腺毛及毛茸于秋季采收，晒干。

【功能主治】根：清热利湿；用于急、慢性痢疾，咽喉肿痛。腺体粉末：驱绦虫、蛲虫。

【用法用量】根：煎服，15 ～ 30 克。腺体粉末：成人每次 6 ～ 9 克（粉末有毒，使用宜慎）。

## （29）野梧桐 *Mallotus japonicus* (Thunb.) Muell. Arg.

【药名别名】野桐、楸。

【药用部位】为野桐属植物野梧桐的树皮。

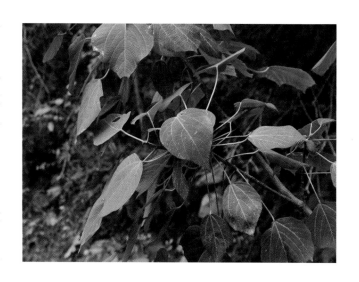

【植物形态】小乔木或灌木，高 2 ～ 4 米；树皮褐色。嫩枝具纵棱，枝、叶柄和花序轴均密被褐色星状毛。叶互生，纸质，形状多变，卵形、卵圆形、卵状三角形、肾形，长 5 ～ 17 厘米，宽 3 ～ 11 厘米，顶端急尖、凸尖，基部圆形、楔形，边全缘，不分裂，上面无毛，下面仅叶脉被稀疏星状毛，疏散橙红色腺点；基出脉 3 条；侧脉 5 ～ 7 对，近叶柄具黑色圆形腺体 2 颗；叶柄长 5 ～ 17 毫米。花雌雄异株，花序总状，长 8 ～ 20 厘米；苞片钻形，长 3 ～ 4 毫米；雄花在每苞片内 3 ～ 5 朵；花蕾球形，顶端急尖；花梗长 3 ～ 5 毫米；花萼裂片 3 ～ 4，卵形，长约 3 毫米，外面密被星状毛和腺点；雄蕊 25 ～ 75，药隔稍宽；雌花序长 8 ～ 15 厘米，开展；苞片披针形，长约 4 毫米；雌花在每苞片内 1 朵；花梗长约 1 毫米，密被星状毛；花萼裂片 4 ～ 5，披针形，长 2.5 ～ 3 毫米，顶端急尖，外面密被星状茸毛；子房近球形，三棱状；花柱 3 ～ 4，中部以下合生，柱头长约 4 毫米，具疣状突起和密被星状毛。蒴果近扁球形、钝三棱形，直径 8 ～ 10 毫米，密被有星状毛的软刺和红色腺点；种子近球形，褐色，直径约 5 毫米，具皱纹。花期 4—6 月，果期 7—8 月。

【生境分布】多生于海拔 320 ～ 600 米的林中。我市分布于狮子峰林场。

【采收加工】全年可采，洗净切片，鲜用或晒干。

【功能主治】清热解毒，收敛止血。主治胃、十二指肠溃疡，肝炎，疮疡，外伤出血。

【用法用量】内服：煎汤，9 ～ 15 克。外用：适量，捣烂外敷；或熬膏涂，或煎水洗。

## （30）一叶萩 *Flueggea suffruticosa* (Pall.) Baill.

【药名别名】叶底珠、一模光。

【药用部位】为白饭树属植物一叶萩的嫩枝叶或根。

【植物形态】灌木，高 1 ～ 3 米，多分枝；小枝浅绿色，近圆柱形，有棱槽，有不明显的皮孔；全株无毛。叶片纸质，椭圆形或长椭圆形，稀倒卵形，长 1.5 ～ 8 厘米，宽 1 ～ 3 厘米，顶端急尖至钝，基部钝至楔形，全缘或间中有不整齐的波状齿或细锯齿，下面浅绿色；侧脉每边 5 ～ 8 条，两面凸起，网脉略明显；叶柄长 2～8 毫米；托叶卵状披针形，长 1 毫米，宿存。花小，雌雄异株，簇生于叶腋；雄花 3～18 朵簇生，花梗长 2.5～5.5 毫米；萼片通常 5，椭圆形、卵形或近圆形，长 1～1.5 毫米，宽 0.5～1.5 毫米，全缘或具不明显的细齿。蒴果三棱状扁球形，直径约 5 毫米，成熟时淡红褐色，有网纹，3 片裂；果梗长 2～15 毫米，基部常有宿存的萼片；种子卵形而一侧扁压状，长约 3 毫米，褐色而有小疣状突起。花期 3—8 月，果期 6—11 月。

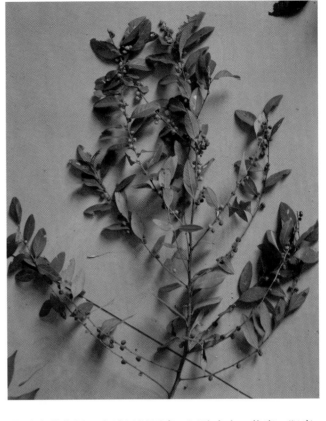

【生境分布】生于海拔 1400 米以下的山坡、岸边、灌丛中。我市黄土岗镇、龟山镇有分布。

【采收加工】嫩枝叶：春末至秋末均可采收，割取连叶的绿色嫩枝，扎成小把，阴干。根：全年可采，除去泥沙，洗净，切片晒干。

【功能主治】活血舒筋，健脾益肾。现代药理研究表明，其具有活血化瘀，收缩血管，抗肿瘤的作用。主治风湿腰痛，四肢麻木，偏瘫，阳痿，面神经麻痹，小儿麻痹后遗症。

【用法用量】内服：煎汤，9～15 克。

【附注】《湖南药物志》记载其根具有补肾壮阳，强筋骨，通血脉的作用。

## （31）油桐 *Vernicia fordii* (Hemsl.) Airy Shaw

【药名别名】桐油树、桐子树。

【药用部位】为油桐属植物油桐的种子、根和叶。

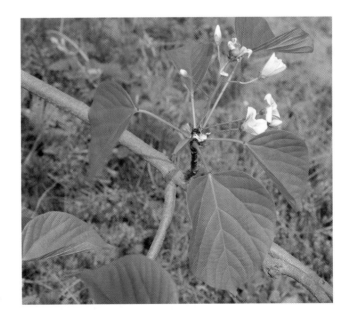

【植物形态】小乔木，高达 9 米。枝粗壮，无毛，皮孔灰色。单叶互生；叶柄长达 12 厘米，顶端有 2 红紫色腺体；叶片革质，卵状心形，长 5～15 厘米，宽 3～14 厘米，先端渐尖，基部心形，全缘，有时 3 浅裂，幼叶被锈色短柔毛，后近于无毛，绿色有光泽。花先于叶开放，排列于枝端成短圆锥花序；单性，雌雄同株；萼不规则，2～3 裂；花瓣 5，白色，基部具橙红色的斑点与条纹；雄花具雄蕊 8～20，排列成 2 轮，雌花子房

3 ～ 5 室，每室 1 胚珠，花柱 2 裂。核果近球形，直径 3 ～ 6 厘米；种子具厚壳状种皮。花期 4—5 月，果期 10 月。

【生境分布】生于海拔较低的山坡、山麓和沟边。我市各地都有分布。

【采收加工】叶：秋季采集，鲜用或晒干。根：全年可采，洗净，鲜用或晒干。种子：秋季采收，将其泼水，覆以干草，经 10 天左右，外壳腐烂，除去外皮，收集种子，晒干。

【功能主治】种子：吐风痰，消肿毒，利二便；主治风痰喉痹，痰火瘰疬，食积腹胀，二便不通，丹毒，疥癣，烫伤，急性软组织炎症，寻常疣。根：下气消积，利水化痰，驱虫；主治食积痞满，水肿，哮喘，瘰疬，蛔虫病。叶：清热消肿，解毒杀虫；用于肠炎，痢疾，痈肿。

【用法用量】叶：煎服，15 ～ 30 克；外用适量，捣烂外敷或烧灰研末撒。根：煎服，12 ～ 18 克（鲜者 30 ～ 60 克）；研末、炖肉、浸酒；外用适量，捣烂外敷。种子：煎服，1 ～ 2 枚；或磨水，或捣烂冲；外用适量，研末敷；或捣烂外敷，或磨水涂。

# 104. 虎皮楠科　Daphniphyllaceae

## （1）交让木　*Daphniphyllum macropodum* Miq.

【药名别名】山黄树、豆腐头。

【药用部位】为虎皮楠属植物交让木的叶和种子。

【植物形态】灌木或小乔木，高 3 ～ 10 米；小枝粗壮，暗褐色，具圆形大叶痕。叶革质，长圆形至倒披针形，长 14 ～ 25 厘米，宽 3 ～ 6.5 厘米，先端渐尖，顶端具细尖头，基部楔形至阔楔形，叶面具光泽，干后叶面绿色，叶背淡绿色，无乳突体，有时略被白粉，侧脉纤细而密，12 ～ 18 对，两面清晰；叶柄紫红色，粗壮，长 3 ～ 6 厘米。雄花序

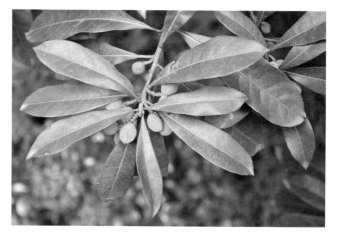

长 5 ～ 7 厘米，雄花花梗长约 0.5 厘米；花萼不育；雄蕊 8 ～ 10，花药长为宽的 2 倍，约 2 毫米，花丝短，长约 1 毫米，背部压扁，具短尖头；雌花序长 4.5 ～ 8 厘米，花梗长 3 ～ 5 毫米，花萼不育；子房基部具大小不等的不育雄蕊 10，子房卵形，长约 2 毫米，多少被白粉，花柱极短，柱头 2，外弯，扩展。果椭圆形，长约 10 毫米，直径 5 ～ 6 毫米，先端具宿存柱头，基部圆形，暗褐色，有时被白粉，具疣状皱褶，果梗长 10 ～ 15 厘米，纤细。花期 3—5 月，果期 8—10 月。

【生境分布】生于海拔 600 ～ 1900 米的阔叶林中。我市张家畈镇、木子店镇的冷家寺有分布。

【采收加工】叶和种子：秋季采集，分别鲜用或晒干。

【功能主治】消肿拔毒，杀虫。用于疮疖肿毒。

【用法用量】外用适量。种子和叶，加食盐捣烂敷患处。

## （2）虎皮楠　*Daphniphyllum oldhamii* (Hemsl.) Rosenthal

【药名别名】无。

【药用部位】为虎皮楠属植物虎皮楠的根、叶。

【植物形态】常绿小乔木，高3～10米。树皮褐色，栓皮质，内皮黑色。单叶互生，在枝端为丛生状；叶柄长约2厘米，带红色；叶片长椭圆形或长倒卵形，长约8厘米，先端急尖，基部狭楔形，全缘或在顶端有粗大锯齿，上面平滑有光泽，下面苍白色，有疣状突起。总状花序腋生，雌雄异株；花被萼状，不宿存；花小；雄花花被片4～5，雄蕊8，花丝短而离生，花药大；雌花有花

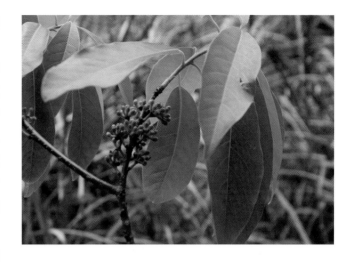

被片6～8，子房2室，每室有2胚珠，花柱2，宿存。核果宽椭圆形，黑色，外果皮肉质。花期3—5月，果期8—11月。

【生境分布】生于海拔150～1400米的阔叶林中。我市张家畈镇、木子店镇的冷家寺有分布。

【采收加工】秋季采收，叶鲜用，根洗净，鲜用或切片晒干。

【功能主治】清热解毒，活血散瘀。主治感冒发热，扁桃体炎，脾脏肿大，毒蛇咬伤，骨折。

【用法用量】煎服：15～30克。叶：外用，鲜叶适量，捣烂外敷，或捣汁搽。

# 105. 黄杨科 Buxaceae

## （1）小叶黄杨 *Buxus sinica* var. *parvifolia* M. Cheng

【药名别名】黄杨木、瓜子黄杨、千年矮。

【药用部位】为黄杨属植物小叶黄杨的根。

【植物形态】常绿灌木或小乔木。灌木形态，树高一般为0.6～1.8米，乔木形态，一般高度在2～6米。树干灰白光洁，枝条密生，枝四棱形。叶对生，革质，全缘，椭圆或倒卵形，长7～10毫米，宽5～7毫米，先端圆或微凹，表面亮绿色，背面黄绿色，有短柔毛。花簇生于叶腋或枝端，4—5月开放，花黄绿色，没有花瓣，有香气。蒴果卵圆形。9—10月成熟。

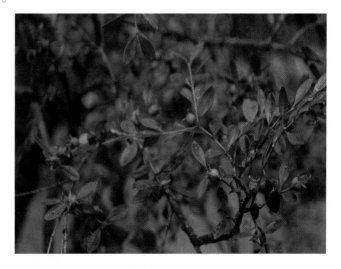

【生境分布】我市未见野生，城区及部分乡镇居民的宅旁、庭院有栽培。

【采收加工】四季可采，洗净，切片，晒干。

【功能主治】祛风湿，理气止痛，清热解毒。主治风湿痹痛，牙痛，胸腹气胀，疝痛，跌打损伤，热疖。

【用法用量】治风湿痹痛：根 15 ～ 25 克，酒水各半煎服。治跌打损伤：枝叶 9 ～ 12 克，酒浸后服。

## （2）雀舌黄杨 *Buxus bodinieri* Lévl.

【药名别名】匙叶黄杨。

【药用部位】为黄杨属植物雀舌黄杨的根、叶。

【植物形态】灌木，高 3 ～ 4 米，枝圆柱形；小枝四棱形，被短柔毛，后变无毛。叶薄革质，通常匙形，亦有狭卵形或倒卵形，大多数中部以上最宽，长 2 ～ 4 厘米，宽 0.8 ～ 1.8 厘米，先端微缺，有时圆或钝，基部狭长楔形，有时急尖。叶面绿色，光亮，叶背苍灰色，中脉凸出，侧脉极多，在两面或仅叶面显著，叶面中脉下半段大多数被微细毛；叶柄长 1 ～ 2 毫米。花序腋生，头状，花密集，苞片卵形，背面无毛，或有短柔毛。雄花约 10 朵，花梗长仅 0.4 毫米，萼片卵圆形，长约 2.5 毫米；雌花外萼片长约 2 毫米，

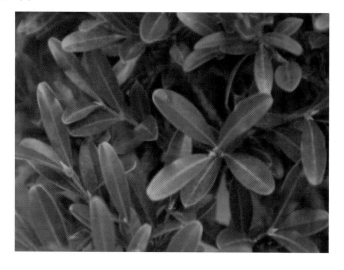

内萼片长约 2.5 毫米，受粉期间，子房长 2 毫米，无毛，花柱长 1.5 毫米，略扁，柱头倒心形，下延达花柱 1/3 ～ 1/2 处。蒴果卵形，长 5 毫米，宿存花柱直立，长 3 ～ 4 毫米。花期 2 月，果期 5—8 月。

【生境分布】生于海拔 400 ～ 2700 米的平地或山坡林下。我市分布于狮子峰林场王家湾、顺河镇、张家畈镇一带。

【采收加工】根：全年可挖，洗净，切片，晒干。叶：全年可采，鲜用或晒干。

【功能主治】止咳，止血，清热解毒。用于咳嗽，咯血，疮疡肿毒。

【用法用量】煎服：9 ～ 15 克。外用：适量，捣烂外敷。

【附注】未查到其叶单用的有关资料。

## （3）黄杨 *Buxus sinica* (Rehd. et Wils.) Cheng

【药名别名】黄杨木、瓜子黄杨。

【药用部位】为黄杨属植物黄杨的根。

【植物形态】常绿灌木或小乔木，高 1 ～ 6 米；小枝黄绿色，四棱形，全面被短柔毛或外方相对两侧面无毛。叶对生，革质，阔倒卵形、卵状椭圆形或长圆形，大多数长 1.5 ～ 3.5 厘米，宽 0.8 ～ 2 厘米，先端微缺，有时圆或钝，基部圆或急尖或楔形，边全缘。叶面光亮，中脉凸出，下半段常有微细毛，侧脉明显；叶背中脉平坦或稍凸出，全无侧脉。叶柄极短，长 1 ～ 2 毫米，

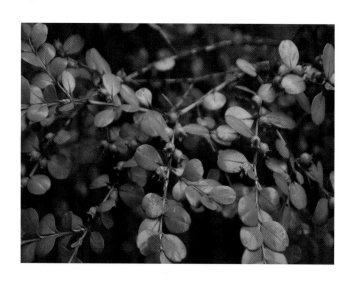

有微柔毛。花序腋生，头状，花密集，被毛，苞片阔卵形。雄花约 10 朵，无花梗，萼片 4，长 2.5 ～ 3 毫米，外萼片卵状椭圆形，内萼片近圆形，无毛；雌花萼片长 3 毫米，子房较花柱稍长，无毛，花柱粗扁，柱头倒心形，下延达花柱中部。蒴果近球形，长 6 ～ 8 毫米，宿存花柱长 2 ～ 3 毫米。花期 3 月，果期 5—6 月。

【生境分布】生于海拔 1200 ～ 2600 米的山谷、溪边、林下，现栽培作观赏用。我市分布于木子店镇、夫子河镇、顺河镇一带。

【采收加工】全年均可采挖，洗净，鲜用或切片晒干。

【功能主治】祛风止咳，清热除湿。用于风湿痹痛，伤风咳嗽，湿热黄疸。

【用法用量】煎服：干品 9 ～ 15 克，鲜品 15 ～ 30 克。

# 106. 漆树科 Anacardiaceae

## （1）黄连木 *Pistacia chinensis* Bunge

【药名别名】黄芽子树、楷木、红檀树。

【药用部位】为黄连木属植物黄连木的树皮。

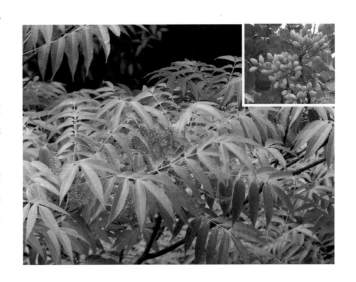

【植物形态】落叶乔木，高可达 25 米；冬芽红色，有特殊气味；小枝有柔毛。双数羽状复叶互生，小叶 10 ～ 12，具短柄，长 5 ～ 8 厘米，宽约 2 厘米，顶端渐尖，基部斜楔形，边全缘，幼时有毛，后变光滑，仅两面主脉有微柔毛。花单性，雌雄异株，雄花排成密总状花序，长 5 ～ 8 厘米，雌花排成疏松的圆锥花序，长 18 ～ 22 厘米；花小，无花瓣。核果倒卵圆形，直径约 6 毫米，端具小尖头，初为黄白色，成熟时变红色、紫蓝色。花期 3—4 月，先于叶开放；果 9—11 月成熟。

【生境分布】生于海拔较低的丘陵、平原地区。我市各地有分布。

【采收加工】全年可采，晒干。

【功能主治】清热，利湿，解毒，止咳，止渴。主治痢疾，淋证，肿毒，牛皮癣，痔疮，风湿疮及漆疮初起等病症。

【用法用量】尚未查到相关资料。

## （2）盐肤木 *Rhus chinensis* Mill.

【药名别名】五倍子树、猪翘棒。

【药用部位】为盐肤木属植物盐肤木的根、叶、果，及其叶上的虫瘿（五倍子）。

【植物形态】灌木或小乔木，高 5 ～ 10 米；小枝、叶柄及花序都密生褐色柔毛。单数羽状复叶互生，叶轴及叶柄常有翅；小叶 7 ～ 13，纸质，长 5 ～ 12 厘米，宽 2 ～ 5 厘米，边有粗锯齿，下面密生灰褐色柔毛。圆锥花序顶生，花小，杂性，黄白色；萼片 5 ～ 6，花瓣 5 ～ 6，核果近扁圆形，直径约 5 毫米，红色，有灰白色短柔毛。花期 8—9 月，果期 10 月。

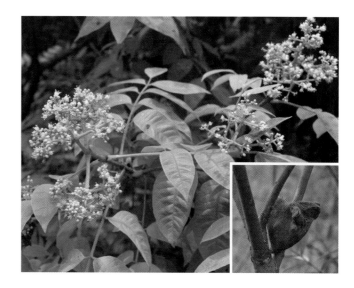

【生境分布】生于海拔 1800 米以下的林中或灌丛中。我市各地都有分布。

【采收加工】根：全年可采，洗净，晒干。叶：夏、秋季采集，晒干。五倍子：秋季采集，置沸水中略煮或蒸至表面呈灰色，杀死蚜虫，取出，干燥。

【功能主治】五倍子：敛肺降火，涩肠止泻，敛汗止血，收湿敛疮；用于肺虚久咳，肺热痰嗽，久泻久痢，盗汗，消渴，便血痔血，外伤出血，痈肿疮毒，皮肤湿烂。根：用于感冒发热，支气管炎，咳嗽咯血，肠炎，痢疾，痔疮出血。根、叶：外用治跌打损伤，毒蛇咬伤，漆疮。果：化积滞，消骨硬，解毒，退目翳。

【用法用量】五倍子：内服，研末，2 ～ 6 克；或入丸、散；外用适量，煎汤熏洗、研末撒或调敷。根、叶：煎服，9 ～ 15 克（鲜品 30 ～ 60 克）；外用适量，鲜叶捣烂外敷或煎水洗患处。果：煎服，9 ～ 15 克；或研末；外用适量，煎水洗、捣烂外敷或研末调敷。

## （3）红麸杨 *Rhus punjabensis* var. *sinica* (Diels) Rehd. et Wils.

【药名别名】漆倍子、五倍子树。

【药用部位】为盐肤木属植物红麸杨的根。

【植物形态】落叶乔木或小乔木，高 4 ～ 15 米。树皮灰褐色，小枝被微柔毛。奇数羽状复叶互生，叶轴上部有狭翅；具小叶 7 ～ 13，无柄或近无柄，卵状长圆形或长圆形，长 5 ～ 12 厘米，宽 2 ～ 4.5 厘米，先端渐尖或长渐尖，基部圆形或近心形，全缘，下面沿脉有细毛。圆锥花序顶生，长 15 ～ 20 厘米，密被微茸毛；花小，杂性，白色；花萼裂片狭三角形，花瓣长圆形，开花时先端外卷；花丝线形，花药卵形；花盘厚，紫红色，无毛；子房球形，直径约 1 毫米，1 室，花柱 3。果序下垂，

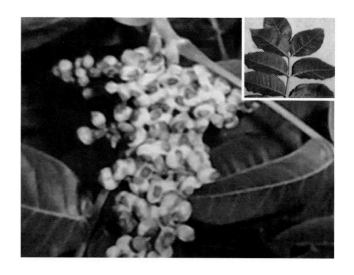

核果近球形，略压扁，直径约 4 毫米，成熟时暗紫红色，被具节柔毛和腺毛；种子小。花期 5 月，果期 9—10 月。

【生境分布】生于海拔 460 ～ 3000 米的灌丛或密林中。我市狮子峰林场有分布。

【采收加工】秋季采挖，洗净，切片晒干。

【功能主治】涩肠止泻。用于痢疾，腹泻。

【用法用量】内服：煎汤，9～15克。

### （4）青麸杨　*Rhus potaninii* Maxim.

【药名别名】倍子树、野漆树。

【药用部位】为盐肤木属植物青麸杨的根。

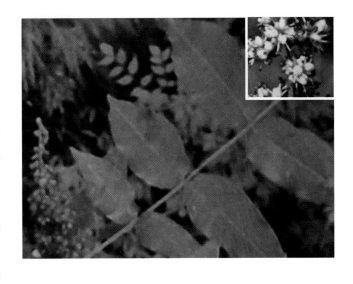

【植物形态】落叶乔木，高5～8米。树皮灰褐色，小枝无毛。奇数羽状复叶互生，叶轴圆筒形，有时在上部的小叶间有狭翅；小叶7～11，具短柄；小叶卵状长圆形或长圆状披针形，长5～10厘米，宽2～4厘米，先端渐尖，基部多少偏斜，近圆形，全缘，两面沿中脉被微柔毛。圆锥花序顶生，长10～20厘米，被微柔毛；苞片钻形，长约1毫米，被微柔毛；花白色，直径2.5～3毫米；花梗长约1毫米，被微柔毛；花萼外面被微柔毛，裂片卵形，长约1毫米，两面被微柔毛，边缘具细毛，开花时先端外卷；花丝线形，长约2毫米，在雌花中较短，花药卵形；花盘厚，无毛；子房球形，直径约0.7毫米，密被白色柔毛。果序下垂，核果近球形，直径3～4毫米，密被具节柔毛和腺毛，成熟时红色；内含种子1颗。花期5—6月，果期9月。

【生境分布】生于海拔900～2500米的山坡疏林或灌丛中。我市狮子峰林场有分布。

【采收加工】夏、秋季采挖，洗净，除去表皮，留取韧皮部，晒干。

【功能主治】祛风解毒。用于小儿缩阴症，瘰疬。

【用法用量】内服：煎汤，30～60克。

### （5）野漆树　*Toxicodendron succedaneum* (L.) O. Kuntze

【药名别名】漆树、火漆树。

【药用部位】为漆属植物野漆树的根、叶。

【植物形态】落叶乔木，高可达10米。嫩枝和冬芽具棕黄色毛。单数羽状复叶，互生；小叶7～13，卵形或卵状椭圆形，长4～10厘米，宽2～3厘米，先端渐尖，基部偏斜，圆形以至阔楔形，全缘，上面疏生柔毛或近于光滑，下面有黄色柔毛，侧脉18～25对；叶柄短，有毛。圆锥花序侧生，序梗密生棕黄色毛；花细小，黄色；雌雄异株与两性花共存，萼5裂，花瓣5，雄蕊5，在雌花中不完全；子房无柄，上位，1室，花柱3。核果偏斜而扁，宽大于高，横径约8毫米，淡棕黄色，光滑无毛。花期5—6月，果熟期9—10月。

【生境分布】生于海拔700～1300米的山坡林中。我市山区丘陵各地有分布。

【采收加工】根：全年可采，洗净，晒干。叶：夏、秋季采集，洗净，鲜用或晒干。

【功能主治】根：散瘀止血，解毒；用于咯血，吐血，尿血，血崩，外伤出血，跌打损伤，疮毒疥癣，毒蛇咬伤。叶：治蛔虫病，创伤出血，胼胝。

【用法用量】叶：①内服：煎汤，9～15克。②外用：研末撒或捣烂外敷。根：①内服：煎汤，15～30克。②外用：适量，鲜品捣烂外敷或干品研末调敷。

【附注】孕妇和燥热体质者不宜使用。

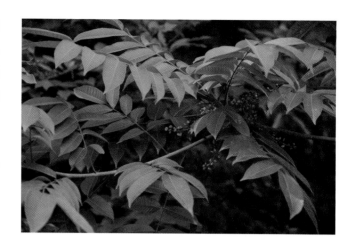

## （6）漆树 *Toxicodendron vernicifluum* (Stokes) F. A. Barkl.

【药名别名】生漆树、干漆、山漆。

【药用部位】为漆属植物漆树的根、树皮或根皮、心材。

【植物形态】落叶乔木，高达20米；树皮灰白色，粗糙，成不规则的纵裂；小枝粗壮，生棕色柔毛。单数羽状复叶互生，小叶9～15，具短柄，长7～15厘米，宽2～6厘米，边全缘，两面脉上均有棕色短毛。圆锥花序腋生，长12～25厘米，有短柔毛；花杂性或雌雄异株，密而小，直径1毫米，黄绿色。果序下垂，核果扁圆形或肾形，直径6～8毫米，光滑，中果皮蜡质，果核坚硬。花期5—6月，果期7—10月。

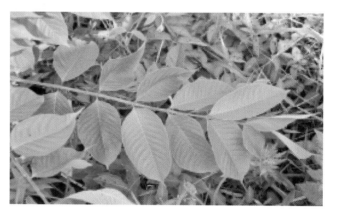

【生境分布】生于海拔800～2800米的向阳山林中。我市张家畈镇、夫子河镇、乘马岗镇、王家湾、康王寨、木子店镇有分布。

【采收加工】根：挖取后洗净切片，鲜用或晒干。心材：将其砍碎，晒干。树皮、根皮：剥取树皮或根皮，洗净，鲜用。

【功能主治】树皮：接骨。用于跌打骨折。根：活血散瘀，通经止痛；主治跌打瘀肿疼痛，经闭腹痛。心材：行气，镇痛；治心胃气痛。

【用法用量】煎服：心材，3～6克；根，6～15克。皮，外用适量，捣烂用酒炒外敷。

## （7）毛黄栌 *Cotinus coggygria* var. *pubescens* Engl.

【药名别名】黄栌、岩棕树。

【药用部位】为黄栌属植物毛黄栌的根。

【植物形态】灌木，高3～5米。叶多为阔椭圆形，稀圆形，叶背，尤其沿脉上和叶柄密被柔毛；

侧脉 6 ～ 11 对，先端常叉开；叶柄短。圆
锥花序，花序无毛或近无毛；花杂性，直径
约 3 毫米；花梗长 7 ～ 10 毫米，花萼无毛，
裂片卵状三角形，长约 1.2 毫米，宽约 0.8
毫米；花瓣卵形或卵状披针形，长 2 ～ 2.5
毫米，宽约 1 毫米，无毛；雄蕊 5，长约 1.5
毫米，花药卵形，与花丝等长，花盘 5 裂，
紫褐色；子房近球形，直径约 0.5 毫米，花
柱 3，分离，不等长。果肾形，长约 4.5 毫米，
宽约 2.5 毫米，无毛。花期 4—5 月，果期 9—10 月。

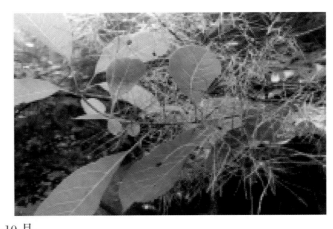

【生境分布】生于海拔 800 ～ 1500 米的山坡林中。我市张家畈镇、夫子河镇、顺河镇、王家湾、乘
马岗镇、老屋湾、木子店镇、狮子峰、五脑山有分布。

【采收加工】根：全年可采，洗净，切段晒干。

【功能主治】清热利湿，散瘀，解毒。主治黄疸，肝炎，跌打瘀痛，皮肤瘙痒，赤眼，丹毒，烫火伤，
漆疮。

【用法用量】煎服：10 ～ 30 克。外用：适量，煎水洗。

## （8）南酸枣　*Choerospondias axillaris* (Roxb.) Burtt et Hill

【药名别名】山枣子、五眼果。

【药用部位】为南酸枣属植物南酸枣的
树皮、鲜果或果核。

【植物形态】落叶乔木，高可达 20 米。
树干挺直，树皮灰褐色，小枝粗壮，暗紫褐色，
具皮孔，无毛。奇数羽状复叶互生，卵状椭
圆形或长椭圆形。花杂性，异株；雄花和假
两性花淡紫红色，排列成顶生或腋生的聚伞
状圆锥花序，雌花单生于上部叶腋内。核果
椭圆形或倒卵形，成熟时黄色，中果皮肉质
浆状。花期 4 月，果期 8—10 月。

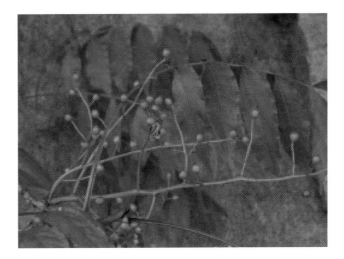

【生境分布】生于海拔 300 ～ 2000 米
的山坡、丘陵或沟谷林中。我市张家畈镇、夫子河镇、顺河镇、王家湾、乘马岗镇、老屋湾、木子店镇、
狮子峰、五脑山有分布。

【采收加工】鲜果：冬初采收。果核：除去果肉，收集果核，晒干。树皮：四季可采，切片晒干。

【功能主治】鲜果或果核：行气活血，养心安神，消积，解毒；用于气滞血瘀，胸痛，心悸气短，神
经衰弱，失眠，支气管炎，食滞腹满，腹泻，疝气，烫火伤。树皮：解毒，收敛，止痛，止血；用于烧烫伤，
外伤出血，牛皮癣。

【用法用量】鲜果：嚼食，2～3枚。果核：煎汤，15～24克。树皮或果核外用适量，研末调敷。

# 107. 冬青科 Aquifoliaceae

## （1）珊瑚冬青 *Ilex corallina* Franch.

【药名别名】红果冬青、红珊瑚冬青。

【药用部位】为冬青属植物珊瑚冬青的根或叶。

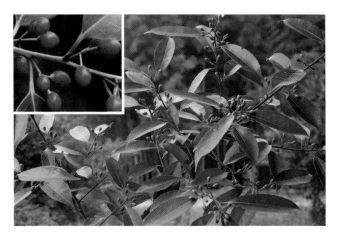

【植物形态】常绿乔木，结红果，红色的果实在树上停留的时间长，一般从当年的10月延长到第2年的4—5月，高达20米。树形整齐，小枝无毛，有沟纹。树干通直，树皮灰青色，平滑不裂。单叶互生，叶片革质，卵形、卵状椭圆形或卵状披针形，长5～11厘米，先端渐尖，疏生浅齿，叶柄常淡紫红色，叶面深绿色，有光泽，雌雄异株。聚伞花序生于当年生枝的叶腋，花淡紫红色。核果椭圆形，深红色。花期5—6月，果熟期10—11月。

【生境分布】生于海拔400～700米的山坡灌林中。我市五脑山森林公园有栽培。

【采收加工】根、叶：四季可采，洗净，鲜用或晒干。

【功能主治】活血镇痛，清热解毒。用于劳伤疼痛，烫伤、小儿头疮。

【用法用量】煎服：9～15克；或浸酒。外用：适量，鲜叶捣烂外敷或研末调搽。

## （2）枸骨 *Ilex cornuta* Lindl. et Paxt.

【药名别名】苦丁茶、老鼠刺、十大功劳。

【药用部位】为冬青属植物枸骨的叶和嫩叶，其根和果实亦供药用。

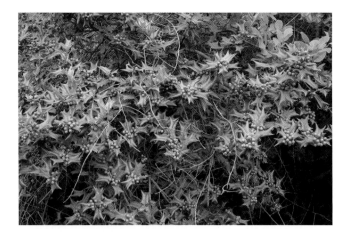

【植物形态】常绿灌木或小乔木，高1～3米。幼枝具纵脊及沟，二年生枝褐色，三年生枝灰白色。叶片厚革质，二型，四角状长圆形或卵形，长4～9厘米，宽2～4厘米，先端具3枚坚硬刺齿，中央刺齿常反曲，基部圆形或近截形，两侧各具1～2刺齿。叶面深绿色，有光泽，背面淡绿色，两面无毛。主脉在上面凹下，背面隆起，侧脉5～6对。叶柄长4～8毫米，上面具狭沟。花序簇生于二年生枝的叶腋内。果球形，直径8～10毫米，成熟时鲜红色。花期4—5月，果期10—12月。

【生境分布】生于海拔1000米以下的山坡、村落附近或栽培。我市各地都有分布。

【采收加工】根：全年可采，洗净，晒干。叶：秋季采收，除去杂质，晒干。苦丁茶（嫩叶）：清明前后采集枸骨嫩叶，风干或晒干。

【功能主治】叶：清热养阴，平肝，益肾；用于肺痨咯血，骨蒸潮热，头晕目眩，高血压。根：祛风止痛；用于风湿关节痛，腰肌劳损，头痛，牙痛，黄疸型肝炎。

【用法用量】根：煎服，6～15克（鲜品15～45克）；外用，煎水洗。叶：煎服，9～15克；浸酒或熬膏；外用，捣汁或煎膏涂敷。

【附注】①树皮：补肝肾，强腰膝；用于肝血不足。煎服，15～30克。②枸骨子：滋阴，益精，活络；治阴虚身热，淋浊，崩带，筋骨疼痛。煎服，5～9克，或浸酒。③苦丁茶：清热凉血，平肝降压；治头晕，高血压等症。煎服，9～15克。

### （3）刺叶冬青 *Ilex bioritsensis* Hayata

【药名别名】双子冬青、耗子刺。

【药用部位】为冬青属植物刺叶冬青的根。

【植物形态】常绿灌木或小乔木，高达10米；小枝有沟纹，顶芽有短柔毛。单叶，厚革质，卵形至菱形，长2.5～6厘米，宽1.5～3厘米，顶端尖刺状，边缘有大刺齿1～3对，上面有光泽，无毛或沿中脉有毛，侧脉3～6对；叶柄长3毫米。雌雄异株，花序簇生于二年生枝的叶腋内，每簇分枝仅具1花，花2～4基数；雄花花萼直径3毫米，花冠长约3毫米；雌花花萼似雄花。果椭圆形，长8～10毫米，黄红色，分核2颗。花期4—5月，果期8—10月。

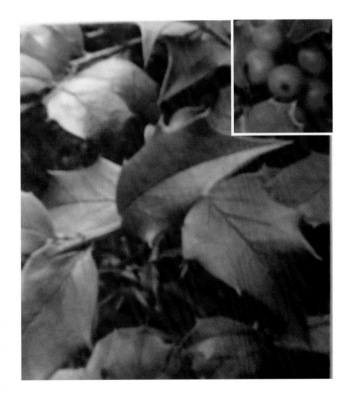

【生境分布】生于海拔800～2300米的山谷林间或山坡灌丛中。我市分布于狮子峰林场。

【采收加工】夏、秋季采收，洗净，切片，鲜用或晒干。

【功能主治】祛风除湿，消肿止痛。用于风湿痹痛，跌打损伤。

【用法用量】煎服：6～9克。外用：适量，鲜品捣烂外敷或研末调敷。

### （4）大别山冬青 *Ilex dabieshanensis* K. Yao et M. P. Deng

【药名别名】小苦丁茶。

【药用部位】为冬青属植物大别山冬青的叶。

【植物形态】常绿小乔木，高5～6米，全株无毛，树皮灰白色，平滑；小枝暗红色，具棱角，叶

革质,卵状长圆形、卵形或椭圆形,长5.5～8
厘米,宽2～4厘米,先端急尖呈刺尖状,
基部近圆形,边缘稍反卷,具4～8对刺
齿,刺长约2毫米,上面深绿色,具光泽,
中脉稍凹,下面明显隆起,侧脉4～6对,
上面明显隆起,与中脉成45°角弯拱上升。
叶柄粗壮,长5～8毫米,具皱纹,腹面
具沟槽,干后呈紫黑色;花序簇生于叶腋,
雄花花梗长1～1.5毫米,花萼裂片近圆形,
边缘具毛;花瓣倒卵形,绿黄色,长约2

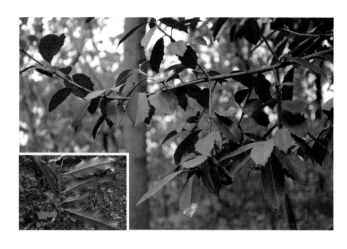

毫米,雄蕊短于花瓣。核果近圆球形至椭圆形,长5～7毫米,直径4～5毫米,成熟时通常单生,鲜
红色,果梗长1.8～2厘米;宿存柱头厚盘状,宿存花萼4裂,裂片卵圆状三角形,果皮革质,鲜时绿色,
干后呈暗褐色,分核3枚。花期3—4月,果期10—11月。

【生境分布】生于海拔150～470米的山坡、路旁及沟边。我市城区和宋埠镇有栽培。

【采收加工】全年可采,洗净,鲜用或晒干。

【功能主治】可制作苦丁茶保健饮料,具消炎、降脂等功效。

【用法用量】可参照枸骨。

## （5）大叶冬青 *Ilex latifolia* Thunb.

【药名别名】大苦丁、宽叶冬青、波罗树。

【药用部位】为冬青属植物大叶冬青的叶。

【植物形态】常绿大乔木,高达20米,
胸径60厘米;小枝有纵裂纹。叶厚革质,
矩圆形或卵状矩圆形,长8～17厘米,宽
4.5～7.5厘米,两面无毛,上面有光泽;叶
柄粗短,长15～20毫米。雌雄异株,花多
数排成假圆锥花序,4数;雄花序每一分枝
有3～9花成聚伞状,花萼壳斗状,直径3.5
毫米,花瓣卵状长圆形,长约3.5毫米;雌
花序每一分枝有1～3花,花萼直径3毫米,
花瓣卵形,长约3毫米。果球形,直径约7
毫米,红色或褐色,外果皮厚,分核4颗。
内果皮骨质。花期4月,果期9—10月。

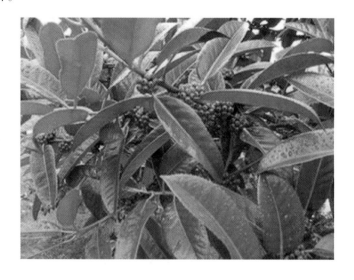

【生境分布】生于海拔500～1000米的林下、山坡、路旁。我市分布于龟山。

【采收加工】叶:全年可采,洗净,鲜用或晒干。

【功能主治】清热解毒,清头目,除烦渴,止泻。用于头痛,齿痛,目赤,热病烦渴,痢疾。

【用法用量】内服:煎汤,3～9克,或入丸、散。外用:适量,煎水熏洗。

【附注】本品为传统苦丁茶的来源之一，现在市场上的苦丁茶的来源比较复杂，但多为冬青科冬青属的不同植物。

## （6）长梗冬青 *Ilex macrocarpa var. longipedunculata* S. Y. Hu

【药名别名】四季青树。

【药用部位】为冬青属植物长梗冬青的枝叶或根。

【植物形态】落叶乔木，高 5～10 米；小枝栗褐色或灰褐色，具长枝和短枝，无毛。叶在长枝上互生，在短枝上为 1～4 片簇生，叶片纸质至坚纸质，卵形、卵状椭圆形，稀长圆状椭圆形，长 4～13 厘米，宽 4～6 厘米，先端渐尖至短渐尖，基部圆形或钝，边缘具细锯齿，叶面深绿色，背面浅绿色，两面无毛，主脉在叶面平或下陷，疏被细小微柔毛或无毛，背面隆起，无毛，侧脉 8～10 对，在叶面平坦，在背面凸起，于叶缘附近网结，网状脉两面明显；叶柄长 1～1.2 厘米。单生或簇生于当年生或二年生枝的叶腋内，总

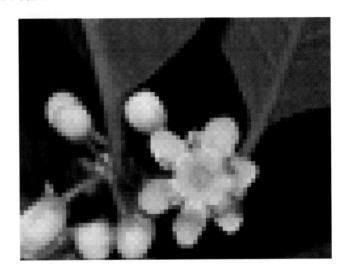

花梗长 2～3 厘米，花梗长 3～7 毫米，均无毛；花白色。雌花：单生于叶腋或鳞片腋内，花梗长 6～18 毫米，无毛，基部具 2 枚卵状小苞片；花 7～9 基数，花萼盘状，直径约 5 毫米，7～9 浅裂，裂片卵状三角形，先端钝或圆形，具缘毛；花冠辐状，直径 1～1.2 厘米，花瓣长 4～5 毫米，基部直径约 3 毫米，花柱明显，柱头圆柱形，无毛。果球形，直径 10～14 毫米，成熟时黑色，基部具平展的宿存花萼，顶端具圆柱形宿存柱头，具分核 7～9 粒；分核长圆形，内果皮坚硬，石质。果梗长 1.4～3.3 厘米。花期 4—5 月，果期 10—11 月。

【生境分布】生于山坡灌丛中。我市分布于狮子峰、龟山。

【采收加工】枝叶：夏、秋季采集，洗净，鲜用或晒干。根：四季可采，洗净切片，晒干。

【功能主治】枝叶：涩精，止崩漏。根：清热解毒，润肺止咳；用于肺热咳嗽，咽喉肿痛，眼翳。

【用法用量】尚未查到相关资料，或参照冬青的内容。

## （7）铁冬青 *Ilex rotunda* Thunb.

【药名别名】救必应、白木香。

【药用部位】为冬青属植物铁冬青的树皮或根皮，其叶也可入药。

【植物形态】常绿乔木或灌木，高 5～15 米。枝灰色，小枝多少有棱，红褐色。叶互生，卵圆形至椭圆形，长 4～10 厘米，宽 2～4 厘米，两端短尖，全缘，上面有光泽；侧脉 8 对，两面明显；纸质；叶柄长 7～12 毫米。花单性，雌雄异株，排列为具梗的伞形花序；雄花序梗长 2～8 毫米，花柄长 2～4 毫米；萼长约 1 毫米；花瓣 4～5，绿白色，卵状矩圆形，长约 2.5 毫米；雄蕊 4～5；雌花较小，花柄较粗壮，长 3～5 毫米；子房上位。核果球形至椭圆形，长 4.5～6 毫米，熟时红色，顶端有宿存柱头。

花期 4—6 月，果期 8—12 月。

【生境分布】生于海拔 400 ～ 1100 米的山下疏林中或溪边。我市狮子峰自然保护区有分布。

【采收加工】树皮或根皮：全年可采，切片，晒干或鲜用。叶多为鲜用。

【功能主治】树皮或根皮：清热解毒，利湿，止痛；用于感冒发热，咽喉肿痛，胃痛，暑湿泄泻，黄疸，痢疾，跌打损伤，风湿痹痛，湿疹，疮疖。

【用法用量】内服：煎汤，9 ～ 15 克。外用：适量，捣烂外敷；或熬膏涂。

【附注】据报道，其叶片对心肌缺血有保护作用，能增加脑血流量和降低血管阻力，降低血压。

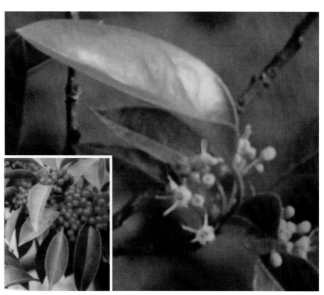

## （8）猫儿刺 *Ilex pernyi* Franch.

【药名别名】老鼠刺、刺楸子。

【药用部位】为冬青属植物猫儿刺的根。

【植物形态】常绿灌木或小乔木，高达 8 米。小枝有棱角，有短柔毛。叶柄很短，长约 2 毫米；叶片草质，卵形或卵状披针形，长 1.5 ～ 3 厘米，宽 0.5 ～ 1.4 厘米，先端急尖，呈刺状，边缘具 1 ～ 3 对（常 2 对）大刺齿，上有光泽。雌雄异株，花 4 数；花序簇生于二年生小枝叶腋内，每分枝仅具 1 花；雄花花萼直径约 2 毫米，花冠直径约 7 毫米；雌花花萼同雄花，花瓣卵形，长约 2.5 毫米。果近球形，直径 7 ～ 8 毫米，红色，分核 4 颗。花期 4—5 月，果期 10—11 月。

【生境分布】生于海拔 1000 ～ 2500 米的山坡灌丛中。我市狮子峰林场有分布。

【采收加工】夏、秋季采收，洗净，切片，晒干。

【功能主治】清肺止咳，利咽，明目。用于肺热咳嗽，咯血，咽喉肿痛，翳膜遮睛。

【用法用量】内服：煎汤，15 ～ 30 克。

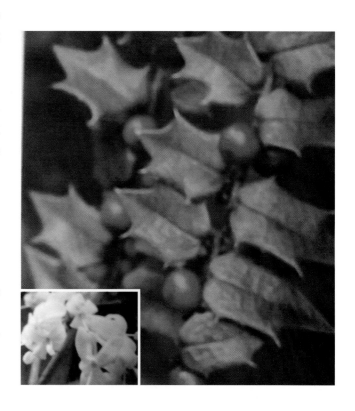

## （9）柳叶冬青 *Ilex salicina* Hand.-Mazz.

【药名别名】水黄杨、河滩冬青。

【药用部位】为冬青属植物河滩冬青的根和叶。

【植物形态】常绿灌木，高1～2.5米；树皮灰白色，小枝栗褐色，细弱，当年生枝具纵棱沟，极疏被微柔毛，二、三年生枝变无毛，具多数明显的皮孔，叶痕凸起，半圆形；顶芽圆锥形，芽鳞疏松，被微柔毛。叶生于1～2年生枝上，密集，叶片革质，线状披针形，长4.5～12厘米，宽8～22毫米，先端渐尖，基部楔形，全缘，稍反卷；叶面深绿色，具光泽，两面无毛，背面淡绿

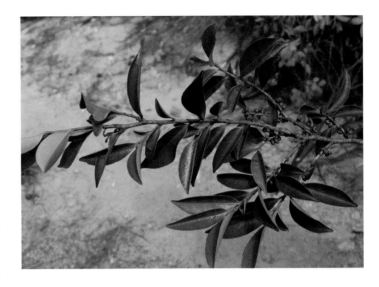

色，具斑点；主脉在叶面凹陷，背面隆起，侧脉9～12对，在叶缘附近网结，在叶面不明显，背面明显，网状脉仅在背面明显；叶柄长6～10毫米，上面具纵沟，背面圆形，具皱纹，无毛；托叶三角形，小，短而宽，胼胝质。花序假簇生于二年生枝的叶腋内，常具败育或稀具活动的腋芽，中轴长约6毫米，被微柔毛；苞片卵形，急尖，被微柔毛；花4～6基数，白色，芳香。果球形，宿存花萼平展，直径约5毫米，裂片圆形，具缘毛；宿存花柱长约1毫米，宿存柱头柱状乳头形；分核4～6，椭圆体形，长4～5毫米，宽约2毫米，两端具尖头，背部具3或4条纵棱，无沟，侧面平滑或具单棱脊，内果皮革质。花期4月，果期7—10月。

【生境分布】生于海拔300～500米的山坡、溪边、灌丛中。我市五脑山有分布。

【采收加工】根：四季可采，洗净，晒干。叶：夏、秋季采集，晒干。

【功能主治】根：祛风除湿。用于风湿痛。叶：治外伤出血，跌打青肿。

【用法用量】尚未查到相关资料，可参照冬青的内容。

## （10）冬青 *Ilex chinensis* Sims

【药名别名】紫花冬青、四季青。

【药用部位】为冬青属植物冬青的根、叶和果实。

【植物形态】常绿乔木，高可达12米。树皮灰色或淡灰色，无毛。叶互生，叶柄长5～15厘米；叶片革质，通常狭长椭圆形，长6～10厘米，宽2～3.5厘米，先端渐尖，基部楔形，很少圆形，边缘疏生浅锯齿，上面深绿色而有光泽，冬季变紫红色，中脉在下面隆起。花单性，雌雄异株，聚伞花序着生于叶腋外或叶腋内；花萼4裂，花瓣4，淡紫色；雄蕊4，子房上位。核果椭圆形，长6～10毫米，熟时红色，含核4颗，果柄长约5毫米。花期5月，果熟期10月。

【生境分布】生于山坡林中、灌丛中。我市见长岭岗村有栽培。

【采收加工】冬青皮（树皮或根皮）：全年均可采，晒干或鲜用。叶：随时可采，鲜用或晒干。冬青子（果实）：冬季果实成熟时采摘，晒干。

【功能主治】冬青子：补肝肾，祛风湿，止血敛疮；用于须发早白，风湿痹痛，消化性溃疡出血，痔疮，溃疡不敛。皮：凉血解毒，止血止带；用于烫伤，月经过多，带下。叶：治烫伤，溃疡久不愈合，闭塞性脉管炎，急、慢性支气管炎，肺炎，尿路感染，外伤出血，冻疮，皲裂。

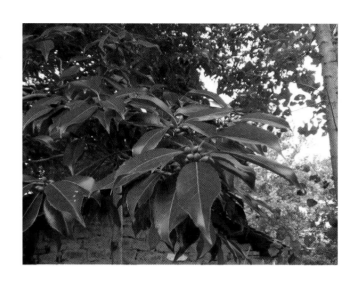

【用法用量】叶：外用，制成乳剂、膏剂涂搽；内服，浓煎成流浸膏服用。根：煎服，15～30克；外用适量，捣烂外敷。冬青子：煎服，4.5～9克；或浸酒。

【附注】本品为1977年版《中国药典》收载，冬青叶有广谱抗菌作用。

## （11）山枇杷 *Ilex franchetiana* Loes.

【药名别名】小苦丁茶、康定冬青、川鄂冬青。

【药用部位】为冬青属植物山枇杷的叶、根、果实。

【植物形态】常绿灌木或小乔木，高达2～8（12）米。全株无毛，小枝近圆柱形，褐色，具纵棱槽，叶倒披针形或长圆状披针形，稀椭圆形，长6～12.5厘米，先端渐尖或稍尾尖，基部楔形，具细锯齿，侧脉8～15对；叶柄长1～2厘米。聚伞花序或单花簇生于二年生枝叶腋，具苞片；花淡绿色，4基数。雄花聚伞花序具3花，花序梗长1～1.5

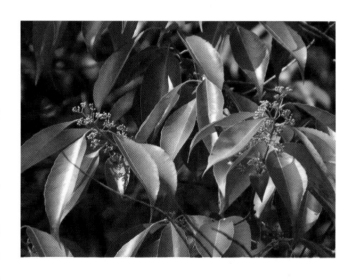

毫米；花梗长2～5毫米；花瓣长圆形，基部合生。雌花单花簇生，花梗长3～4毫米；花瓣卵形，离生；败育花药心形；子房卵圆形，柱头盘状。果柄长4～5毫米；果球形，直径6～7毫米，熟时红色，宿存柱头薄盘状；分核4，长圆形，长5～6毫米，背部具掌状纵纹及沟，两侧面具条纹及皱纹，内果皮骨质。花期5—6月，果期9—11月。

【生境分布】生于海拔850～2300米的山地阔叶林中或杂木林中。我市主要分布于狮子峰。

【采收加工】叶：全年均可采，晒干。根：全年可采，洗净泥土，切片晒干。果实：夏、秋季采收，拣净杂质，去果柄，晒干。

【功能主治】叶：健胃，平喘；治风热鼻塞，咳嗽痰多及气喘。根：收敛止血，用于崩漏。果实：消肿，通乳，祛风；主治瘰疬，乳少，风湿麻木。

【用法用量】叶：煎服，9～15克。根：煎服，15～30克。果实：煎服，9～15克或炖肉。

## （12）榕叶冬青 *Ilex ficoidea* Hemsl.

【药名别名】仿腊树、野香雪。

【药用部位】为冬青属植物榕叶冬青的根。

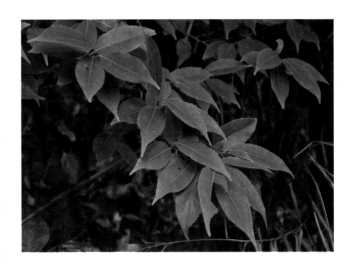

【植物形态】常绿乔木或灌木，高达12米。幼枝具纵棱沟，无毛。叶生于1～2年生枝上，叶片革质，椭圆形、长圆形、卵形或倒卵状椭圆形，长4.5～10厘米，宽1.5～3.5厘米，先端尾尖，基部楔形或近圆，具细齿状锯齿，无毛，侧脉8～10对；叶柄长0.6～1厘米，无毛。聚伞花序或单花簇生于当年生枝叶腋；花白色或浅黄绿色，4基数；雄聚伞花序具1～3花，花序梗长2毫米；花梗长1～3毫米，花萼裂片三角形；花瓣卵状长圆形，基部合生；雄蕊长于花瓣；退化子房圆锥状卵圆形，顶端微4裂。雌花单花簇生，花梗长2～3毫米，花萼被微柔毛，裂片常龙骨状；花瓣卵形，离生；子房卵圆形，柱头盘状。果球形，直径5～7毫米，熟时红色，具小瘤，宿存柱头薄盘状或脐状；分核4，卵形或近圆形，长3～4毫米，背部具浅纵槽及掌状条纹，两侧面具皱纹及洼点，内果皮石质。花期4—5月，果期8—11月。

【生境分布】生于海拔100～1880米的常绿阔叶林、杂木林和疏林林缘。我市有分布。

【采收加工】全年可采，挖取树根，洗净切片，鲜用或晒干。

【功能主治】解毒，消肿，止痛。可用于缓解肝炎，跌打损伤。

【用法用量】尚未查到相关资料，可参照冬青相关内容。

## （13）扣树 *Ilex kudingcha* C. J. Tseng

【药名别名】苦丁茶、苦丁茶冬青。

【药用部位】为冬青属植物扣树的嫩叶加工品。

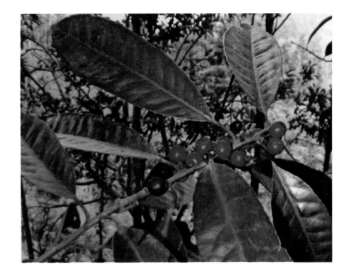

【植物形态】常绿乔木，高8米。小枝粗壮被微柔毛。叶生于1～2年生枝上，革质，长圆形或长圆状椭圆形，长10～18厘米，先端尖或短渐尖，基部楔形，具重锯齿或粗锯齿，叶面亮绿色，背面淡绿色；侧脉14～15对；叶柄长2～2.2厘米，被微柔毛。托叶早落。雄花序为聚伞状圆锥花序或假总状花序，生于当年生枝叶腋；单个聚伞花序具3～4（7）花；花序梗长1～2毫米；花梗长1.5～3毫米，疏被微柔毛；花4基数，花萼裂片宽卵状三角形；花瓣卵状长圆形，长3.5毫米；雄蕊短于花瓣，不育子房卵圆形。果序假总状，长 4～6（9）毫米，轴粗，长（4）8 毫米，被柔毛或脱落无毛；果球形，直径 0.9～1.2 厘米，熟时红色，宿存柱头脐状；分核 4，长圆形，背部具网状条纹及沟，侧面多皱及洼点，内果皮石质。花期 5～6 月，果期 9～10 月。

【生境分布】生于海拔 1000～1200 米的密林中。我市主要分布于张家畈、木子店、狮子峰等地。

【采收加工】清明前后摘取嫩叶，头轮多采，次轮少采，长梢多采，短梢少采。叶采摘后，放在竹筛上通风，晾干或晒干。

【功能主治】疏风清热，明目生津。用于风热头痛，齿痛，目赤，聤耳，口疮，热病烦渴，泄泻，痢疾。

【用法用量】煎服：3～9 克，或入丸剂。外用：适量，煎水熏洗，或涂搽。

## （14）大果冬青 *Ilex macrocarpa Oliv.*

【药名别名】见水蓝、青刺香。

【药用部位】为冬青属植物大果冬青的根或枝叶。

【植物形态】落叶乔木，高达 15 米。有长枝和短枝。叶卵形或椭圆形，稀长圆状椭圆形，长 4～15 厘米，先端渐尖，基部圆，具浅锯齿，无毛或幼时疏被微柔毛，侧脉 8～10 对；叶柄长 1～1.2 厘米，疏被微柔毛。雄花单花或为具 2～5 花的聚伞花序，单生或簇生于叶腋；花序梗长 2～3 毫米，花梗长 3～7 毫米，均无毛；花 5～6 基数，白色；花萼裂片卵状三角形，花瓣基部稍合生，雄蕊与花瓣近等长，退化子房垫状。雌花单生于叶腋，花梗长 0.6～1.8 厘米；花 7～9 基数，花萼直径 5 毫米；花瓣基部稍合生，退化雄蕊长为花瓣的 2/3；花柱明显，柱头柱状。果球形，直径 1～1.4 厘米，熟时黑色；分核 7～9，长圆形，背部具 3 棱 2 沟，侧面具网状棱沟，内果皮石质。花期 4—5 月，果期 10—11 月。

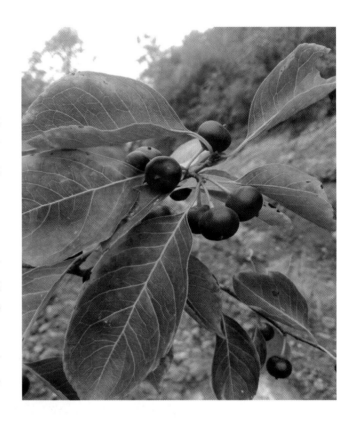

【生境分布】生于海拔 400～2400 米的山地林中。我市主要分布于狮子峰、龟山。

【采收加工】根：夏、秋季采挖，洗净，切片，鲜用或晒干。枝叶：夏、秋季采集，鲜用或晒干。

【功能主治】根：清热解毒，润肺止咳；用于肺热咳嗽，咽喉肿痛，咯血，眼翳。枝或叶：涩精，止崩漏。

【用法用量】未查到详细资料，可参考冬青相关内容。

## （15）薄叶冬青　*Ilex fragilis* Hook. f.

【药名别名】扁果冬青。

【药用部位】为冬青属植物薄叶冬青的叶。

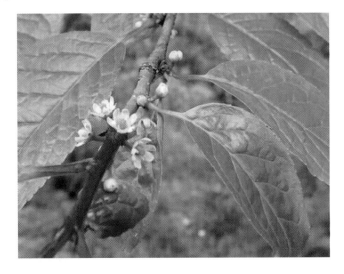

【植物形态】落叶灌木或小乔木，高
3～5米。小枝具长枝及短枝，栗褐色，无毛。
叶在长枝上互生，在短枝上丛生于枝顶端，
叶卵形或椭圆形，长4～8厘米，先端渐尖，
基部圆或钝，具锯齿，叶面深绿色，背面淡
绿色，两面无毛，侧脉8～10对；叶柄长
0.5～1.5厘米。花单性，雌雄异株。雄花成
聚伞花序簇生或单生于叶腋；花梗长3～6
毫米，无毛；花6～8基数，花萼直径4毫
米；花瓣长圆形，黄绿色，基部合生；雄蕊
与花瓣同数，长为花瓣的1/2。雌花单生于
短枝鳞片腋内，花梗长2～3毫米；花6～8
基数或更多，花萼与花瓣同雄花；花柱明显，柱头头状或鸡冠状。果扁球形，直径4～6毫米，熟时红色，
果柄长约5毫米；分核6～13，椭圆形，背面具纵纹，内果皮木质。花期5—6月，果期9—10月。

【生境分布】生于海拔1200～3000米的山地的林下或灌丛中。我市分布于狮子峰。

【采收加工】夏、秋季采集，鲜用或晒干。

【功能主治】叶含鞣质及原儿茶醛，具有较强的抑菌功效。清热，消肿，收敛，祛痰。

【用法用量】不详。可参考大叶冬青或扣树相关内容。

## （16）具柄冬青　*Ilex pedunculosa* Miq.

【药名别名】一口红。

【药用部位】为冬青属植物具柄冬青的
根皮或树皮及叶。

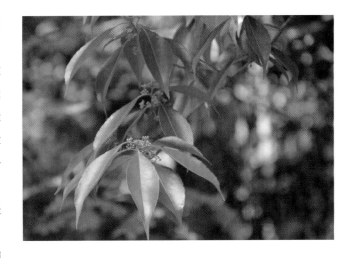

【植物形态】常绿灌木或乔木，高达
10～15米。叶薄革质，卵形或椭圆形，长
4～9厘米，先端渐尖，基部钝或圆，全缘
或近顶端疏生不明显锯齿，两面无毛，侧脉
8～9对；叶柄长1.5～2.5厘米。雄花序一
至二回二歧聚伞花序单生于当年生枝叶腋，
具3～9花；花序梗长2.5厘米，二级轴长
3毫米；花梗长2～4毫米；花4～5基数，
白色或黄白色；花萼直径1.5毫米；花瓣卵
形，长1.5～1.8毫米，基部合生，雄蕊短于花瓣。雌花单生于叶腋，稀聚伞花序；花梗长1～1.5厘米；
花萼直径3毫米，花瓣卵形；柱头乳头形。果序柄长2.5～4.5厘米。果球形，直径7～8毫米，熟时红色；

果柄长 1.5～2 厘米；分核 4～6，椭圆形，平滑，背部沿中线具条纹，内果皮革质。花期 6 月，果期 7—11 月。

【生境分布】生于海拔 1200～1900 米的山地阔叶林中、灌丛中或林缘。我市主要分布于狮子峰。

【采收加工】叶：夏、秋季采集，鲜用或晒干。根皮或树皮：洗净，切片，鲜用或晒干。

【功能主治】根皮或树皮：活血止血，清热解毒；用于痢疾，痔疮出血，外伤出血。叶：治风湿麻木，腰肌劳损，腰痛及全身疼痛。

【用法用量】叶：煎服，4.5～9 克；外用，适量，研末外敷。树皮或根皮用法用量不详。

## 108. 卫矛科 Celastraceae

### （1）南蛇藤 *Celastrus orbiculatus* Thunb.

【药名别名】南蛇风、黄果藤。

【药用部位】为南蛇藤属植物南蛇藤的藤茎。

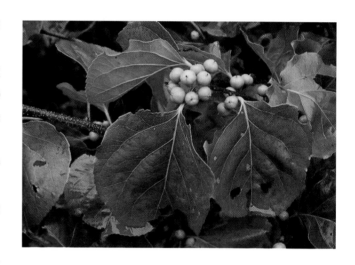

【植物形态】藤状灌木，小枝有多数皮孔。叶宽椭圆形、倒卵形或近圆形，长 6～10 厘米，宽 5～7 厘米；柄长达 2 厘米。聚伞花序顶生及腋生，5～7 花，花梗短；花杂性，黄绿色。雄花：萼片 5，花瓣 5，雄蕊 5，着生于杯状花盘边缘，退化雌蕊柱状。雌花：雄蕊不育，子房基部包在杯状花盘中，但不与之合生，子房 3 室，花柱细长，柱头 3 裂，裂端再 2 浅裂。蒴果黄色，球形，直径约 1 厘米，3 裂；种子每室 2 粒，有红色肉质假种皮。花期 5—6 月，果期 7—10 月。

【生境分布】生于山坡灌丛中。我市龟山、西张店有分布。

【采收加工】全年采根、藤，夏季采叶，秋季采果；鲜用或晒干。

【功能主治】根、藤：祛风活血，消肿止痛；用于风湿关节炎，跌打损伤，腰腿痛，经闭。果：安神镇静；用于神经衰弱，心悸，失眠，健忘。叶：解毒，散瘀；用于跌打损伤，多发性疖肿，毒蛇咬伤。

【用法用量】煎服：根、藤，9～15 克；果，6～15 克。叶：外用适量，捣烂敷患处。

### （2）大芽南蛇藤 *Celastrus gemmatus* Loes.

【药名别名】霜红藤、哥兰叶、小红藤。

【药用部位】为南蛇藤属植物大芽南蛇藤的根或茎叶。

【植物形态】藤状灌木。小枝具多数棕灰白色突起皮孔，冬芽长达 1.2 厘米。叶长圆形、卵状椭圆形或椭圆形，长 6～12 厘米，先端渐尖，基部圆，具浅锯齿，侧脉 5～7 对，网脉密网状，两面均突起，下面或脉上具棕色短毛；叶柄长 1～2.3 厘米。顶生聚伞花序长约 3 厘米，侧生花序短而具少花；花序梗长 0.5～1 厘米。花梗长 2.5～5 毫米，关节在中下部；花萼裂片卵圆形，长约 1.5 毫米，边缘啮蚀状；花瓣长圆状倒卵形，长 3～4 毫米；花盘浅杯状；雄蕊与花冠等长，在雌花中退化；退化雌蕊长 1～2 毫米；

雌花中子房球状，花柱长 1.5 毫米，具长约 1.5 毫米的退化雄蕊。蒴果球形，直径 1 ～ 1.3 厘米。种子宽椭圆形，红棕色，有光泽，长 4 ～ 4.5 毫米。花期 4—9 月，果期 8—10 月。

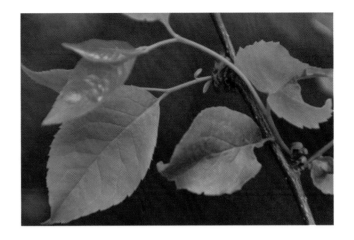

【生境分布】生于海拔 100 ～ 2500 米密林中或灌丛中。我市主要分布于狮子峰。

【采收加工】春、秋季采集，洗净切段，晒干。

【功能主治】祛风除湿，活血止痛，解毒消肿。用于风湿痹痛，跌打损伤，月经不调，经闭，产后腹痛，胃痛，疝痛，疮痈肿痛，骨折，风疹，湿疹，带状疱疹，毒蛇咬伤。

【用法用量】煎服：10 ～ 30 克，或浸酒。外用：适量，研末调涂；或磨汁涂，或鲜品捣烂外敷。

【附注】孕妇慎服。

## （3）皱叶南蛇藤 *Celastrus rugosus* Rehd. et Wils.

【药名别名】南蛇藤。

【药用部位】为南蛇藤属植物皱叶南蛇藤的根。

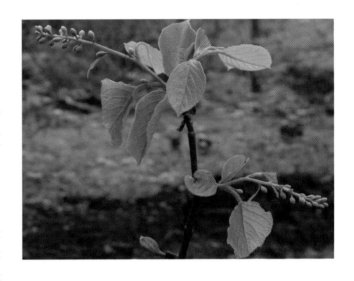

【植物形态】藤状灌木，小枝紫褐色，光滑；冬芽球状或卵球状，直径约 2 毫米。叶在花期薄纸质，果期纸质，稀坚纸质，椭圆形、倒卵形或长方椭圆形，长 6 ～ 13 厘米，宽 3 ～ 8（9）厘米，先端渐尖或顶端圆阔，具短尖，基部楔形、阔楔形或近圆形，边缘锯齿状，侧脉 4 ～ 6 对，叶面光滑，叶背白绿色，脉上被黄白色短柔毛；叶柄长 10 ～ 17 毫米。花序顶生及腋生，顶生花序长 3 ～ 6 厘米，腋生花序多 3 ～ 5 花，花序梗长 2 ～ 5 毫米，小花梗长 2 ～ 6 毫米；萼片卵形，先端钝，有细缘毛；花瓣稍倒卵长方形，长约 4 毫米，宽约 1.5 毫米；花盘浅杯状稍肉质，裂片近半圆形或稍窄；雄蕊长约 4 毫米，花丝丝状，花药长方椭圆形，在雌花中雄蕊短小不育；雌蕊瓶状，子房球状，花柱细长，柱头 3 浅裂。蒴果球状，直径 8 ～ 10 毫米；种子椭圆状，长 4 ～ 5 毫米，直径 1.5 ～ 2.5 毫米，棕褐色。花期 5—6 月，果期 8—10 月。

【生境分布】生于海拔 1200 ～ 3600 米的山坡路旁或灌丛中。我市主要分布于狮子峰。

【采收加工】秋后采收，洗净切片，晒干。

【功能主治】透发麻疹，祛风通络。用于小儿麻疹，风湿痹痛，劳伤。

【用法用量】内服：煎汤，9 ～ 15 克。

## （4）青江藤 *Celastrus hindsii* Benth.

【药名别名】夜茶藤、黄果藤。

【药用部位】为南蛇藤属植物青江藤的根。

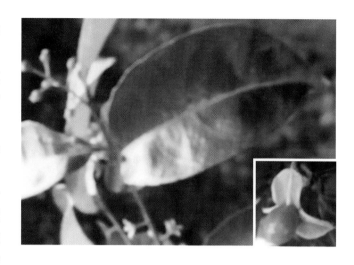

【植物形态】常绿藤本，小枝紫色，皮孔较稀少。单叶互生，叶纸质或革质，干后常灰绿色，长方窄椭圆形至椭圆状倒披针形，长 7～14 厘米，宽 3～6 厘米，先端渐尖或急尖，基部楔形或圆形，边缘具疏锯齿，侧脉 5～7 对，侧脉间小脉密而平行成横格状，两面均突起；叶柄长 6～10 毫米。顶生聚伞圆锥花序，长 5～14 厘米，腋生花序近具 1～3 花。花 5 数，淡绿色，小花梗具关节，关节在中部偏上；花萼 5 片，裂片近半圆形，覆瓦状排列；花瓣长方形，长约 2.5 毫米，边缘具细短缘毛；花盘杯状，厚膜质，浅裂，裂片三角形；蒴果近球状或稍窄，长 7～9 毫米；幼果顶端具明显宿存花柱，裂瓣略皱缩；种子 1 粒，阔椭圆状到近球状，假种皮橙红色。花期 5—7 月，果期 7—10 月。

【生境分布】生于海拔 300～2500 米的灌丛中。我市狮子峰林场、三河口镇有分布。

【采收加工】秋后采收，洗净，切片晒干。

【功能主治】通经，利尿。用于经闭，小便不利。

【用法用量】内服：煎汤，6～15 克。

【附注】孕妇慎服。

## （5）苦皮藤 *Celastrus angulatus* Maxim.

【药名别名】苦树皮、杀虫药。

【药用部位】为南蛇藤属植物苦皮藤的根或根皮。

【植物形态】落叶藤状灌木，高 7～10 米。树皮灰黑色；幼枝灰绿色，无毛，具明显黄色皮孔。单数羽状复叶，互生，常集生于枝端，长 20～30 厘米，小叶 11～13；小叶片卵状披针形至阔卵形，长 4～10 厘米，宽 2～4 厘米，先端长尖，基部阔楔形，两侧不对称，边缘具不整齐锯齿；柄极短或几无柄。花黄绿色而小，雌雄异株，6～8 朵集成腋生聚伞花序，总梗长达 12 厘米，密生短柔毛；花萼 4～5，卵形，有时被细毛；花瓣 4～5，倒卵形，比萼片长约 2 倍；雄蕊 4～5，着生在 4～5 裂的花盘基部；雌花较雄花小，子房卵形，4～5 室，花柱 4～5，基部连合。

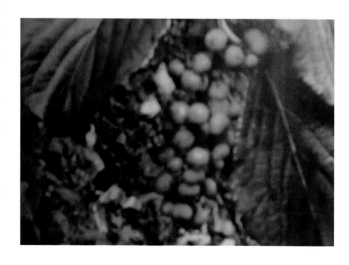

核果倒卵形，肉质，红色，基部具宿存花萼。花期4—5月，果期8—9月。

【生境分布】生于海拔200～1200米的山坡、山谷、林缘、溪边、路旁等处。我市狮子峰林场、龟山风景区和三河口镇等地有分布。

【采收加工】全年可采挖，剥取皮，洗净，切段晒干。

【功能主治】清热燥湿，解毒杀虫。用于湿疹，疮毒，疥癣，蛔虫病，急性胃肠炎。

【用法用量】内服：煎汤，3～9克；研末，每次1.5～3克；或浸酒。外用：适量，煎水洗；或研末撒敷。

【附注】孕妇忌服。

## （6）粉背南蛇藤 *Celastrus hypoleucus* (Oliv.) Warb. ex Loes.

【药名别名】博根藤、落霜红。

【药用部位】为南蛇藤属植物粉背南蛇藤的根。

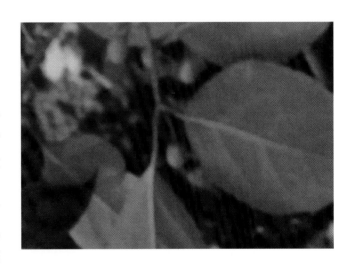

【植物形态】落叶藤状灌木，高达5米。小枝幼时被白粉。叶互生，椭圆形或宽椭圆形，长6～14厘米，宽5～7厘米，先端短渐尖，基部宽楔形，背面被白粉，脉上有时有疏毛；叶柄长1～1.5厘米。聚伞圆锥花序顶生，长6～12厘米，腋生花序短小，3～7花；花梗长2～8毫米，中部以上有关节；花白绿色，4数，单性，雄花有退化子房；雌花有短花丝的退化雄蕊，子房具细长花柱，柱头3裂，平展。果序顶生，长而下垂，腋生花多不结实；蒴果有长梗，疏生，球状，橙黄色，果皮裂瓣内侧有樱红色斑点。种子黑棕色，有橙红色假种皮。花期5—8月，果期8—10月。

【生境分布】生于海拔400～2500米的丛林中。我市分布于狮子峰自然保护区。

【采收加工】秋季挖取，洗净，切片，晒干。

【功能主治】化瘀消肿，止血生肌。具有抗肿瘤，抗炎，抗菌和镇痛作用。

【用法用量】参考南蛇藤，煎服，9～10克；或浸酒。

## （7）灰叶南蛇藤 *Celastrus glaucophyllus* Rehd. et Wils.

【药名别名】过山枫藤、麻麻藤。

【药用部位】为南蛇藤属植物灰叶南蛇藤的根。

【植物形态】藤本灌木，小枝具疏散皮孔。叶互生，叶柄长8～12毫米，叶在果期近革质；叶片长方宽椭圆形、倒卵状椭圆形或椭圆形，长5～10厘米，宽2.5～6.5厘米，先端短渐尖，基部圆形至宽楔形，边缘具稀疏细锯齿，叶背面灰白色。花序腋生、侧生及顶生，腋生及侧生者多3～5花，顶生者成总状圆锥花序，长3～6厘米；花梗长2.5～3.5毫米，关节在中部或偏上；雄蕊花萼半裂或较深，裂片卵状椭圆形，长1.5～2毫米；边缘具稀疏不整齐小齿；花瓣倒卵状长方形，长4～5毫米；花盘肉质，裂片近半圆形；雄蕊稍短于花冠，退化雌蕊长1.5～2毫米；雌蕊较雄花稍小，退化雄蕊长约1.5毫米，雌蕊长约3毫米,子房近圆形。果实球形,直径9～10毫米,果梗长5～9毫米。种子黑色,椭圆形,长4～5毫米。花期3—6月,果熟期9—10月。

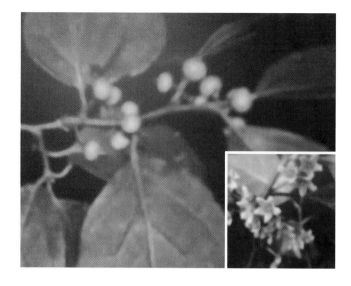

【生境分布】生于海拔700～3700米的高处的混交林中。我市狮子峰自然保护区有分布。

【采收加工】秋后采收,洗净,切片晒干。

【功能主治】散瘀,止血。用于跌打损伤,刀伤出血,肠风便血。

【用法用量】内服:煎汤,9～15克。外用:适量,研末外敷。

【附注】孕妇忌服。

## （8）窄叶南蛇藤 *Celastrus oblanceifolius* Wang et Tsoong

【药名别名】倒披针叶南蛇藤。

【药用部位】为南蛇藤属植物窄叶南蛇藤的根、茎。

【植物形态】藤状灌木,当年生小枝密被棕褐色短毛。叶柄长5～9毫米,叶倒披针形,长6.5～12.5厘米,宽1.5～4厘米,先端窄急尖,基部窄楔形到楔形,边缘具疏浅锯齿,侧脉7～10对。聚伞花序腋生或侧生,1～3花,雄株偶有多于3花,花序梗由不明显到长2毫米,花梗长1～2.5毫米,均被棕色短毛,关节在上部;雄花萼片椭圆状卵形,长2毫米,宽1毫米;花瓣倒披针形,长约4毫米,宽1.5毫米,边缘具极短毛;花盘肉质较平坦,不裂;雄蕊与花瓣近等长,花丝被乳突状毛,花药宽卵形,顶端常有小凸尖;退化雄蕊长不及2毫米。蒴果球形,直径7.5～8.5毫米。种子新月形,长约5毫米。花期3—4月,果期6—10月。

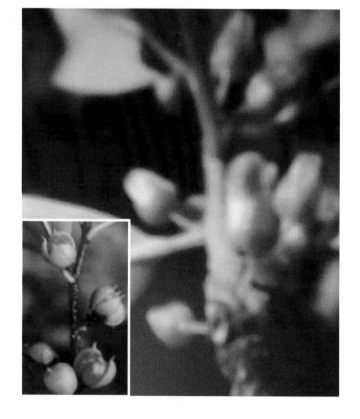

【生境分布】生于海拔500～1000米的山坡湿地或溪旁灌丛中。我市狮子峰林场有分布。

【采收加工】全年均可采收,洗净,鲜用或切片晒干。

【功能主治】祛风除湿,活血行气,解毒消肿。主治风湿痹痛,跌打损伤,疝气痛,疮疡肿毒,带状疱疹,湿疹。

【用法用量】内服：煎汤，9～15克。外用：适量，根皮研粉调敷；或用根加水磨汁涂敷。

【附注】孕妇慎服。

### （9）短梗南蛇藤　*Celastrus rosthornianus* Loes.

【药名别名】大藤菜、白花藤。

【药用部位】为南蛇藤属植物短梗南蛇藤的根及根皮、茎叶和果实。

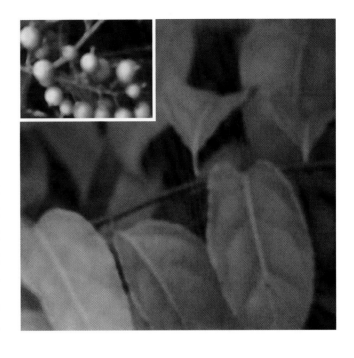

【植物形态】藤状灌木，高达7米。小枝具较大而突起的皮孔。单叶互生，叶柄长5～15毫米；叶片长圆状窄椭圆形，长4～11厘米，宽3～6厘米。雌雄异株，雄花序顶生及腋生，顶生花序长达5厘米，花序轴分枝短，腋生花序有花1～3朵；雌花序均为腋生，3～7花，花黄绿色；雄花具杯状花盘，雄蕊着生于花盘边缘，退化雌蕊短柱状；雌花有退化雄蕊，子房与杯状花盘离生，花柱细长，柱头3裂，每裂二叉分枝。蒴果近球状，直径约1厘米。种子3～6颗，具橙红色假种皮。花期4—5月，果期8—10月。

【生境分布】生于500～1800米的山坡林缘、杂木林下或路旁。我市狮子峰林场有分布。

【采收加工】根及根皮：秋后采收，洗净切片或剥皮晒干。茎叶：春、秋季采收，切段晒干。果实：秋后果熟后采收，晒干。

【功能主治】根：祛风除湿，活血止痛，解毒消肿；用于风湿痹痛，跌打损伤，疝气，疮疡肿毒，带状疱疹，湿疹，毒蛇咬伤。茎叶：祛风除湿，活血止血，解毒消肿；治风湿痹痛，跌打损伤，脘腹痛，牙痛，疝气痛，月经不调，经闭，血崩，肌衄，疮肿，带状疱疹，湿疹。果实：宁心安神；用于失眠，多梦。

【用法用量】根：煎服，9～15克；外用适量，研末，调敷。茎叶：煎服，6～15克；外用适量，研末调敷。果实：煎服，6～30克。

【附注】孕妇慎服。

### （10）雷公藤　*Tripterygium wilfordii* Hook. f.

【药名别名】黄藤、断肠草。

【药用部位】为雷公藤属植物雷公藤的根、叶及花。

【植物形态】攀援藤本，高2～3米。小枝红褐色，有棱角，具长圆形的小瘤状突起和锈褐色茸毛。单叶互生，亚革质，卵形、椭圆形或广卵圆形，长5～10厘米，宽3～5厘米，先端渐尖，基部圆形或阔楔形，边缘有细锯齿，上面光滑，下面淡绿色，主脉和侧脉在叶的两面均稍隆起，脉上疏生锈褐色短柔毛；叶柄长约5毫米，表面密被锈褐色短茸毛。花小，白色，为顶生或腋生的大型圆锥花序，萼为5浅裂；花瓣5，椭圆形；雄蕊5，花丝近基部较宽，着生在杯状花盘边缘；子房上位，三棱状，花柱短，柱头头状。

翅果，膜质，先端圆或稍成截形，基部圆形，长约 1.5 厘米，宽约 1 厘米，黄褐色，3 棱，中央通常有种子 1 粒。种子细长，线形。花期 5—6 月，果熟期 8—9 月。

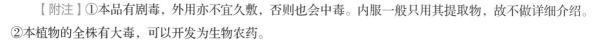

【生境分布】生于背阴多湿稍肥的山坡、山谷、溪边灌木林及杂木林中。我市分布于狮子峰。

【采收加工】根：秋季采挖，洗净晒干。叶：夏季采集，晒干。花、果：夏、秋季采收，分别晒干。

【功能主治】祛风，解毒，杀虫。外用治类风湿关节炎，皮肤发痒。可以用于毒杀害虫。

【用法用量】外用适量，捣烂敷患处，或捣汁搽患处。

【附注】①本品有剧毒，外用亦不宜久敷，否则也会中毒。内服一般只用其提取物，故不做详细介绍。②本植物的全株有大毒，可以开发为生物农药。

## （11）西南卫矛 *Euonymus hamiltonianus Wall.*

【药名别名】桃叶卫矛。

【药用部位】为卫矛属植物西南卫矛的根、根皮、茎皮、枝叶。

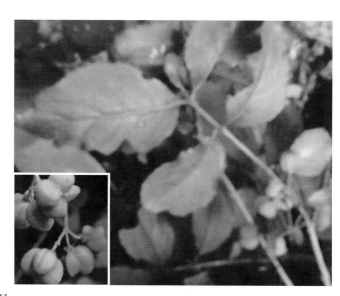

【植物形态】乔木，高 5～10 米。叶对生，叶柄长 1.5～5 厘米；叶片长圆状椭圆形、长圆状卵形或长圆状披针形，长 7～12 厘米，宽 3～7 厘米，先端急尖或短渐尖，叶背脉上常有短毛。聚伞花序有 5 至多花，总花梗长 1～2.5 厘米；花白绿色，直径约 1 厘米，4 数，花丝细长，花药紫色。蒴果粉红色带黄色，倒三角形，上部 4 浅裂，直径 1 厘米以上。种子每室 1～2 颗，红棕色，有橙红色假种皮。花期 5—6 月，果期 9—10 月。

【生境分布】生于海拔 1000 米以下的山地林中。我市狮子峰林场、三河口镇有分布。

【采收加工】全年均可采收，洗净，切片，鲜用或晒干。枝叶夏、秋季采集，切段鲜用或晒干。

【功能主治】祛风湿，强筋骨，活血解毒。用于风寒湿痹，腰痛，跌打损伤，血栓闭塞性脉管炎，痔疮，漆疮。尚未查到按药用部位分别介绍的资料。

【用法用量】内服：煎汤，15～30 克；或浸酒。外用：适量，煎汤洗或鲜品捣烂外敷。

## （12）大果卫矛　*Euonymus myrianthus* Hemsl.

【药名别名】山棉皮、黄褚。

【药用部位】为卫矛属植物大果卫矛的根、茎。

【植物形态】常绿灌木，高达1～6米。叶对生；叶柄长5～8毫米；革质，倒卵状披针形至长椭圆形，长5～13厘米，宽3～4.5厘米，先端渐尖，边缘具细锯齿。花序近顶生，多回分枝形成多花聚伞圆锥花序；花黄色，直径7～10毫米，4数，雄蕊具极短花丝。蒴果金黄色，倒卵形或倒卵状圆锥形，长约1.5厘米，直径约1厘米。种子有橙黄色假种皮。

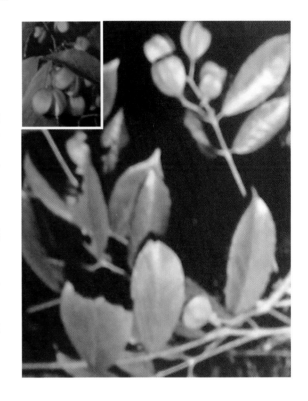

【生境分布】生于海拔1000米左右的山林、溪边、沟谷较湿润处。我市分布于狮子峰自然保护区。

【采收加工】根：秋后采收，洗净，切片，晒干。茎：夏、秋季采收，切段，晒干。

【功能主治】益肾壮腰，化瘀利湿。用于肾虚腰痛，胎动不安，慢性肾炎，产后恶露不净，跌打骨折，风湿痹痛，带下。

【用法用量】内服：煎汤，10～60克。外用：适量，煎汤熏洗。

## （13）刺果卫矛　*Euonymus acanthocarpus* Franch.

【药名别名】扣子花、钻岩筋。

【药用部位】为卫矛属植物刺果卫矛的根，其茎叶亦供药用。

【植物形态】常绿藤状灌木，直立或藤本，高2～3米；小枝密被黄色细疣突。叶革质，长方椭圆形、长方卵形或窄卵形，少为阔披针形，长7～12厘米，宽3～5.5厘米，先端急尖或短渐尖，基部楔形、阔楔形或稍近圆形，边缘疏浅齿不明显，侧脉5～8对，在叶缘边缘处结网，小脉网通常不显；叶柄长1～2厘米。聚伞花序较疏大，多为2～3次分枝；花序梗扁宽或4棱，长2～6厘米，第一次分枝较长，通常1～2厘米，第二次稍短；小花梗长4～6毫米；花黄绿色，直径6～8毫米；萼片近圆形，花瓣近倒卵形，基部窄缩成短爪；花盘近圆形；雄蕊具明显花丝，花丝长2～3毫米，基部稍宽；子房有柱状花柱，柱头不膨大。蒴果成熟时棕褐色带红

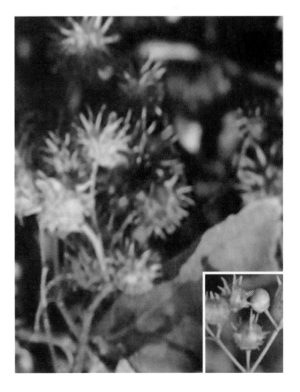

色，近球状，直径连刺 1～1.2 厘米，刺密集，针刺状，基部稍宽，长约 1.5 毫米；种子外被橙黄色假种皮。花期 6 月，果熟期 10 月。

【生境分布】生于海拔 700～2000 米的山谷丛林中。我市狮子峰自然保护区有分布。

【采收加工】根：秋后采收，洗净，切片，晒干。茎：夏、秋季采收，切段，晒干。

【功能主治】根：祛风除湿，活血止痛，利湿消肿。主治风湿痹痛，劳伤，水肿等症。

【用法用量】内服：煎汤，15～30 克；或浸酒。外用：适量，煎水洗。

## （14）无柄卫矛 *Euonymus subsessilis* Sprague

【药名别名】棘刺卫矛。

【药用部位】为卫矛属植物无柄卫矛的根皮及茎皮。

【植物形态】灌木直立或藤本状，高 2～7.5 米；小枝常方形并有较明显的纵棱。叶在花期多为纸质，至果期稍增厚成半革质，椭圆形、窄椭圆形或长方窄卵形，大小变异颇大，一般长为 4～7 厘米，可达 10 厘米，宽 2～4.5 厘米，先端渐尖或急尖，基部楔形、阔楔形或近圆形，叶缘有明显锯齿，侧脉明显，老叶柄常在叶面呈凹入状，小脉有时也呈凹入状；叶无柄或稀有短柄，有柄时，长 2～5 毫米。聚伞花序 2～3 次分枝；花序梗和分枝一般全具 4 棱，小花梗则呈圆柱状，先端稍膨大，并常具细瘤点；花 4 数，黄绿色，直径约 5 毫米；花盘方形；雄蕊具细长花丝，长 2～3 毫米；子房具细长花柱。蒴果近球状，密被棕红色三角状短尖刺，直径连刺 1～1.2 厘米；果序梗具 4 棱，较粗壮；种子每室 1～2，假种皮红色。花期 5—6 月，果期 8 月以后。

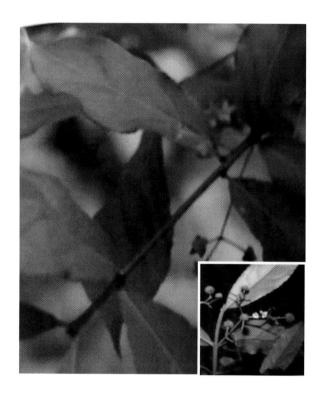

【生境分布】生于海拔 200～2000 米山林中。我市狮子峰林场有野生分布。

【采收加工】夏、秋季采收茎皮，秋后采根，均鲜用或剥皮晒干。

【功能主治】祛风除湿，散瘀续骨。主治风湿痹痛，跌打损伤，骨折。

【用法用量】内服：煎汤，10～30 克；或浸酒。外用：适量，研末调敷；或鲜品捣烂外敷。

## （15）陕西卫矛 *Euonymus schensianus* Maxim.

【药名别名】八树、石枣子、金丝吊蝴蝶。

【药用部位】为卫矛属植物陕西卫矛的树皮。

【植物形态】落叶灌木或小乔木，高达 4 米；枝条稍带灰红色。叶花时薄纸质，果时纸质或稍厚，披针形或窄长卵形，长 4～7 厘米，宽 1.5～2 厘米，先端急尖或短渐尖，边缘有纤毛状细齿，基部阔楔形；叶柄细，长 3～6 毫米。花序长大细柔，多数集生于小枝顶部，形成多花状，每个聚伞花序具一细柔长梗，长 4～6 厘米，在花梗顶端有 5 数分枝，中央分枝一花，长约 2 厘米，内外一对分枝长达 4 厘米，顶端各有一三出小聚伞；小花梗长 1.5～2 厘米，最外一对分枝一般长仅达内侧分枝之半，聚伞的小花梗也稍短；花 4 数，黄绿色；花瓣常稍带红色，直径约 7 毫米。蒴果方形或扁圆形，直径约 1 厘米，4 翅长大，长方形，基部与先端近等高，或稍变窄，稀翅较短；每室只 1 个种子成熟，种子黑色或棕褐色，全部被橘黄色假种皮包围。花期 4 月，果期 8 月。

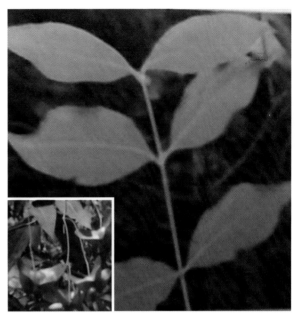

【生境分布】生于海拔 600～1000 米的丛林中。我市分布于狮子峰自然保护区。

【采收加工】夏、秋季采收，洗净，切片，晒干。

【功能主治】用于风湿骨痛，四肢麻木，腰痛。

【用法用量】内服：煎汤，10～30 克；或浸酒。

## （16）卫矛 *Euonymus alatus* (Thunb.) Sieb.

【药名别名】鬼箭羽、八树、篦子树。

【药用部位】为卫矛属植物卫矛的带翅茎枝。

【植物形态】灌木，高 1～3 米；小枝常具 2～4 列宽阔木栓翅；冬芽圆形，长 2 毫米左右，芽鳞边缘具不整齐细坚齿。叶卵状椭圆形、窄长椭圆形，偶为倒卵形，长 2～8 厘米，宽 1～3 厘米，边缘具细锯齿，两面光滑无毛；叶柄长 1～3 毫米。聚伞花序 1～3 花，花序梗长约 1 厘米，小花梗长 5 毫米；花白绿色，直径约 8 毫米，4 数；萼片半圆形，花瓣近圆形；雄蕊着生花盘边缘处，花丝极短，开花后稍增长，花药宽阔长方形，2 室顶裂。蒴果 1～4 深裂，裂瓣椭圆状，长 7～8 毫米；种子椭圆状或阔椭圆状，长 5～6 毫米，种皮褐色或浅棕色，假种皮橙红色，全包种子。花期 5—6 月，果期 7—10 月。

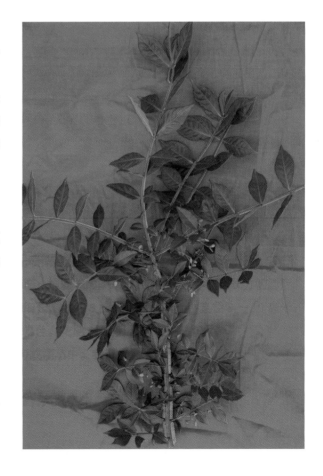

【生境分布】生于海拔 200～1600 米山坡、溪边、林下。我市各地都有分布。

【采收加工】夏、秋季采带翅的枝及叶，晒干。

【功能主治】破血通经，解毒消肿，杀虫。主治癥瘕结块，心腹疼痛，经闭，痛经，崩中漏下，产后腹痛，恶露不下，历节痹痛，疮肿，跌打伤痛，虫积腹痛，烫火伤，毒蛇咬伤。

【用法用量】内服：煎汤，4～9克；或浸酒，或入丸、散。外用：适量，捣烂外敷或煎水洗，或研末调敷。

## （17）肉花卫矛 *Euonymus carnosus Hemsl.*

【药名别名】痰药、野杜仲。

【药用部位】为卫矛属植物肉花卫矛的根。

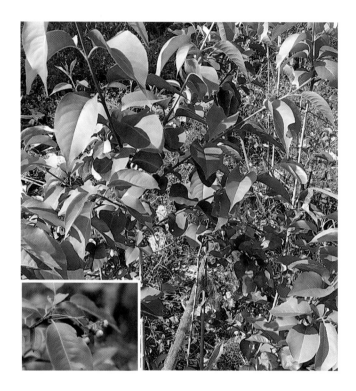

【植物形态】灌木或乔木，半常绿，高达8米。叶近革质，长方椭圆形、阔椭圆形，先端凸成短渐尖，基部圆阔，边缘具细密极浅锯齿，侧脉细密；叶柄长达2.5厘米。疏松聚伞花序3～9花，花序梗长3～6厘米；小花梗长约1厘米；小苞片窄线形，长5～8毫米；花黄白色，4数，较大，直径达1.5厘米；花萼大部合生，萼片极短；花瓣近圆形，中央有嚼蚀状皱纹；雄蕊着生在花盘四角的圆盘形突起上，花丝长达2毫米，花药近顶裂；子房四棱锥状，花柱长1～3毫米，每室有胚珠6～12个。蒴果近球状，常具窄翅棱，宿存花萼圆盘状，直径达7毫米；种子长圆形，长约5毫米，黑红色，有光泽，假种皮红色，盔状，覆盖种子的上半部。花期6—7月，果期9—10月。

【生境分布】生于海拔300～900米山坡林缘、沟边岩缝或栽培。本品标本采自柏子塔。

【采收加工】全年可采，洗净，切片，晒干。

【功能主治】祛风除湿，活血通经，化瘀散结。用于风湿疼痛，跌打伤肿，腰痛，经闭，痛经，瘰疬痰核。

【用法用量】内服：煎汤，15～30克；或浸酒。

## （18）大花卫矛 *Euonymus grandiflorus Wall.*

【药名别名】野杜仲、金丝杜仲、痰药。

【药用部位】为卫矛属植物大花卫矛的根、根皮或树皮。

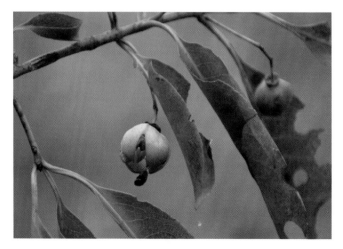

【植物形态】半常绿灌木或乔木，高达10米。幼枝淡绿色，微四棱形。叶对生，近革质，窄长椭圆形或窄倒卵形，长4～10厘米，宽1～5厘米，先端圆或尖，基部楔形，具细密极浅锯齿，侧脉7～10对，细密；叶柄长达1厘米。聚伞花序疏松，有3～9花；花序梗长3～6厘米，小花梗长约1厘米。花 4 数，黄白色，直径 1.5 毫米；花萼裂片极短；花瓣近圆形，中央具皱褶；雄蕊具长约 2 毫米的花丝，生于花盘四角的圆盘形突起上；子房四棱锥形，花柱长 1～3 毫米，每室有 6～12 胚珠。蒴果近球形，直径达 7 毫米，熟时红褐色，常具 4 条翅状窄棱，宿存花萼圆盘状，直径约 7 毫米。种子长圆形，长约 5 毫米，黑红色，有光泽，盔状红色假种皮包被种子上半部。花期 6—7 月，果期 9—10 月。

【生境分布】生于山地灌丛中、河谷或山坡较湿润处，略耐阴，也能适应光照充足的环境。我市张家畈镇王家边村有分布。

【采收加工】全年可采，洗净，切片，或剥皮晒干。

【功能主治】祛风除湿，活血通经，化瘀散结。用于风湿疼痛，跌打伤肿，腰痛，经闭，痛经，瘰疬痰核。

【用法用量】内服：煎汤，15～30 克；或浸酒。

## （19）扶芳藤 *Euonymus fortunei* (Turcz.) Hand.-Mazz.

【药名别名】换骨筋、小藤仲、爬行卫矛。

【药用部位】为卫矛属植物扶芳藤的带叶的茎枝。

【植物形态】常绿藤本灌木，高 1 至数米；小枝方棱不明显。叶薄革质，椭圆形、长方椭圆形或长倒卵形，宽窄变异较大，可窄至近披针形，长 3.5～8 厘米，宽 1.5～4 厘米，先端钝或急尖，基部楔形，边缘齿浅不明显，侧脉细微和小脉全不明显；叶柄长 3～6 毫米。聚伞花序 3～4 次分枝；花序梗长 1.5～3 厘米，第一次分枝长 5～10 毫米，第二次分枝长 5 毫米以下，最终小聚伞花密集，有花 4～7 朵，分枝中央有单花，

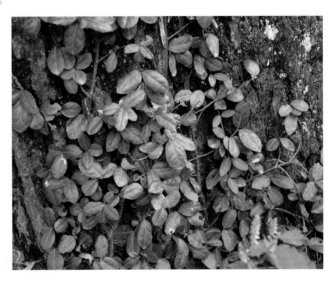

小花梗长约 5 毫米；花白绿色，4 数。蒴果粉红色，果皮光滑，近球状，直径 6～12 毫米；果序梗长 2～3.5 厘米，小果梗长 5～8 毫米；种子长方椭圆状，棕褐色，假种皮鲜红色，全包种子。花期 6 月，果期 10 月。

【生境分布】生于海拔 400～1400 米林缘，绕树、爬墙或匍匐岩石上。我市分布于三河口镇平堵山，城区也有栽培。

【采收加工】全年均可采，除去杂质，洗净，切碎，晒干。

【功能主治】舒筋活络，益肾壮腰，止血消瘀。用于肾虚腰膝酸痛，半身不遂，风湿痹痛，小儿惊风，咯血，吐血，血崩，月经不调，子宫脱垂，跌打骨折，创伤出血。

【用法用量】内服：煎汤，15～30 克；或浸酒，或入丸、散。外用：适量，研粉调敷，或捣烂外敷，或煎水熏洗。

## （20）冬青卫矛 *Euonymus japonicus* Thunb.

【药名别名】大叶黄杨、日本卫矛、大叶卫矛。

【药用部位】为卫矛属植物冬青卫矛的根。

【植物形态】常绿灌木或小乔木，植株高3～8米。小枝近四棱形。单叶对生，叶柄长约1厘米，叶片厚革质，倒卵形、长圆形至长椭圆形，长3～6厘米，宽2～3厘米，先端钝尖，边缘具细锯齿，基部楔形或近圆形，上面深绿色，下面淡绿色。聚伞花序腋生，总花梗长2.5～3.5厘米，一至二回二歧分枝，每分歧有花5～12朵，花白绿色，4数；花盘肥大。蒴果扁球形，直径约1厘米，淡红色，具4浅沟；果梗四棱形。种子棕色，有橙红色假种皮。花期6—7月，果期9—10月。

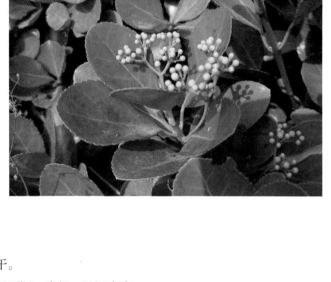

【生境分布】生于海拔700米以下的沟边或山坡林下。我市城区及乡镇有栽培。

【采收加工】冬季挖根，洗净，切片，晒干。

【功能主治】活血调经，祛风湿。主治月经不调，痛经，风湿痹痛。

【用法用量】内服：煎汤，15～30克。

## （21）白杜　*Euonymus maackii* Rupr

【药名别名】丝绵木、小漆树、华北卫矛。

【药用部位】为卫矛属植物白杜的皮（根皮或树皮）。

【植物形态】小乔木，高达6米。叶卵状椭圆形、卵圆形或窄椭圆形，长4～8厘米，宽2～5厘米，先端长渐尖，基部阔楔形或近圆形，边缘具细锯齿，有时极深而锐利；叶柄通常细长，常为叶片的1/4～1/3，但有时较短。聚伞花序3至多花，花序梗略扁，长1～2厘米；花4数，淡白绿色或黄绿色，直径约8毫米；小花梗长2.5～4毫米；雄蕊花药紫红色，花丝细长，长1～2毫米。

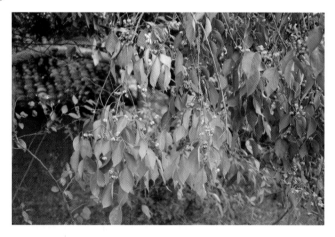

蒴果倒圆心状，4浅裂，长6～8毫米，直径9～10毫米，成熟后果皮粉红色；种子长椭圆状，长5～6毫米，直径约4毫米，种皮棕黄色，假种皮橙红色，全包种子，成熟后顶端常有小口。花期5—6月，果期9月。

【生境分布】生于海拔1000米以下的山地林缘路旁或栽培。我市五脑山等地有分布。

【采收加工】根、树皮、枝叶全年可采，果实秋季采收。

【功能主治】祛风除湿，活血通络，解毒止血。用于风湿关节炎，腰痛，跌打伤肿，血栓闭塞性脉管炎，肺痈，衄血，疖疮肿毒。

【用法用量】煎服：15 ～ 30 克，鲜品加倍或浸酒，或入散剂。外用：适量，捣烂外敷或煎水洗。

【附注】治绵血：丝绵木果实及根各 6 克，煎水服。治漆疮：丝绵木枝、叶适量，煎水熏洗。

# 109. 省沽油科 Staphyleaceae

## （1）野鸦椿 *Euscaphis japonica* (Thunb.) Dippel

【药名别名】鸡眼树、疝气果。

【药用部位】为野鸦椿属植物野鸦椿的根、果实。

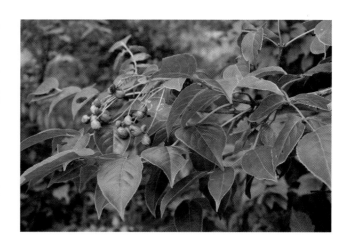

【植物形态】落叶小乔木或灌木，高约 3 米。小枝及芽棕红色，枝叶揉碎后发出恶臭气味。奇数羽状复叶对生；小叶 7 ～ 11，对生，卵形至卵状披针形，长 4 ～ 8 厘米，宽 2 ～ 4 厘米，基部圆形至阔楔形，先端渐尖，边缘具细锯齿，厚纸质。圆锥花序顶生；花黄白色，直径约 5 毫米，萼片 5，卵形；花瓣 5，长方状卵形，或近圆形；雄蕊 5，花丝扁平，下部阔，花盘环状；雌蕊 3，子房卵形。蓇葖果，果皮软革质，紫红色。种子近圆形，假种皮肉质，黑色。花期 5—6 月，果期 9—10 月。

【生境分布】生于海拔 1300 米以下的山坡灌丛中。我市山区丘陵、乡镇都有分布。

【采收加工】果实或种子：8—9 月成熟时采收，晒干。根：9—10 月采挖，洗净切片，晒干。

【功能主治】根：祛风除湿，健脾调营；治痢疾，泄泻，疝痛，崩漏，风湿疼痛，跌打损伤。果实：温中理气，消肿止痛；治胃痛，寒疝，泻痢，脱肛，子宫下垂，睾丸肿痛。

【用法用量】果实：煎服，15 ～ 30 克。根：煎服，15 ～ 60 克，或浸酒。外用：捣烂外敷。

## （2）省沽油 *Staphylea bumalda* DC.

【药名别名】水条。

【药用部位】为省沽油属植物省沽油的根和果实。

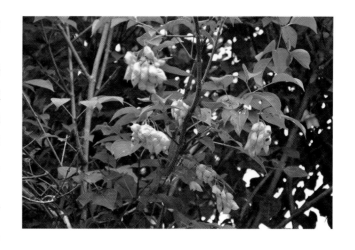

【植物形态】落叶灌木，高约 2 米，稀达 5 米，树皮紫红色或灰褐色，有纵棱；枝条开展，绿白色复叶对生，有长柄，柄长 2.5 ～ 3 厘米，具 3 小叶；小叶椭圆形、卵圆形或卵状披针形，长（3.5）4.5 ～ 8 厘米，宽（2）2.5 ～ 5 厘米，先端锐尖，具尖尾，尖尾长约 1 厘米，基部楔形或圆形，边缘有细锯齿，齿尖具尖头，上面无毛，背面青白色，主脉及侧脉有短毛；中间小叶柄长 5 ～ 10 毫米，两侧小叶柄长 1 ～ 2 毫米。圆锥花序顶生，直立，花白色；

萼片长椭圆形，浅黄白色；花瓣 5，白色，倒卵状长圆形，较萼片稍大，长 5 ～ 7 毫米；雄蕊 5，与花瓣略等长。蒴果膀胱状，扁平，2 室，先端 2 裂；种子黄色，有光泽。花期 4—5 月，果期 8—9 月。

【生境分布】生于海拔 1000 ～ 1300 米山坡灌木林中。我市山区各地有分布。

【采收加工】果实：秋季果实成熟时采摘，晒干。根：随时挖取，洗净，切片，鲜用或晒干。

【功能主治】果实，润肺止咳，主治咳嗽。根：活血化瘀，主治妇女产后恶露不净。

【用法用量】果实：煎服，9 ～ 15 克。根：煎服，9 ～ 15 克。

### （3）膀胱果  *Staphylea holocarpa* Hemsl.

【药名别名】鸡合子树、大果省沽油。

【药用部位】为省沽油属植物膀胱果的根。

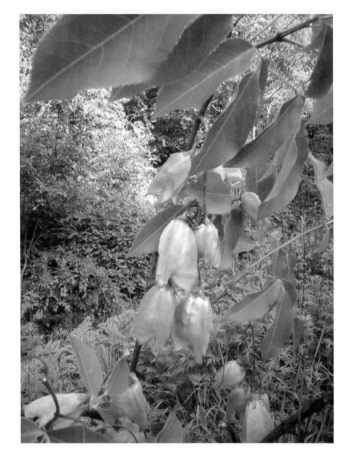

【植物形态】落叶灌木或小乔木，高 3 ～ 10 米，幼枝平滑，3 小叶，小叶近革质，无毛，长圆状披针形至狭卵形，长 5 ～ 10 厘米，基部钝，先端突渐尖，上面淡白色，边缘有硬细锯齿，侧脉 10，有网脉，侧生小叶近无柄，顶生小叶具长柄，柄长 2 ～ 4 厘米。广展的伞房花序，长 5 厘米，或更长，花白色或粉红色，在叶后开放。果为 3 裂、梨形膨大的蒴果，长 4 ～ 5 厘米，宽 2.5 ～ 3 厘米，基部狭，顶平截，种子近椭圆形，灰色，有光泽。花期 4—5 月，果期 8—9 月。

【生境分布】生于海拔 400 ～ 2700 米的林中、路边、山坡灌木林中。我市狮子峰、康王寨有分布。

【采收加工】夏、秋季挖根，洗净，切片，鲜用或晒干。

【功能主治】祛痰镇咳。

【用法用量】不详。

【附注】种子可以榨油，嫩叶可作蔬菜。嫩叶是否为我市民间所称的甜花儿菜尚待核实。

## 110. 槭树科 Aceraceae

### （1）青榨槭  *Acer davidii* Franch.

【药名别名】青皮柳、清渣子树。

【药用部位】为槭属植物青榨槭的根皮。

【植物形态】落叶乔木，高 10 ～ 15 米；树皮暗褐色或灰褐色，常纵裂成蛇皮状。叶纸质，卵形或长卵形，长 6～14 厘米，宽 4～9 厘米，顶端锐尖或渐尖，基部近心形或圆形，边缘具不整齐的锯齿，嫩时沿叶脉有褐色短柔毛，后变无毛。总状花序顶生，下垂；花绿黄色，雄花与两性花同株，雄花 9～12 朵，花序及花梗都较短；两性花常 15～30 朵，花序长 7～12 厘米，花梗长 1～1.5 厘米；萼片 5，雄蕊 8；子房有红褐色短柔毛。翅果黄褐色，长 2.5～2.8 厘米，张开成钝角或近水平。花期 4—5 月，果期 8—9 月。

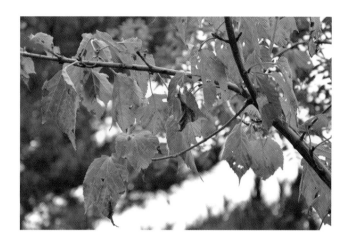

【生境分布】生于海拔 900～1700 米山坡林中。我市山区乡镇有分布。

【采收加工】夏、秋季采收根和树皮，分别洗净，切片，晒干。

【功能主治】祛风除湿，散瘀止痛，消食健脾。用于风湿痹痛，肢体麻木，关节不利，跌打瘀痛，泄泻，痢疾，小儿消化不良。

【用法用量】内服：煎汤，6～15 克；研末，3～6 克；或浸酒。外用：研末调敷。

### （2）五裂槭　*Acer oliverianum* Pax

【药名别名】阿氏槭、三裂槭、五角枫。

【药用部位】为槭属植物五裂槭的根皮。

【植物形态】落叶小乔木，高 4～7 米；树皮平滑，淡绿色或灰褐色，常有蜡粉；小枝细瘦，无毛或微有短柔毛。叶对生，纸质，近圆形，长 4～8 厘米，宽 5～9 厘米，基部近心形或近截形，顶端锐尖，常 5 裂，深达叶片的 1/3 或 1/2，上面黄绿色，下面淡绿色，脉腋有丛毛，叶脉两面显著；叶柄无毛或近顶端微有短柔毛。伞房花序，杂性花；

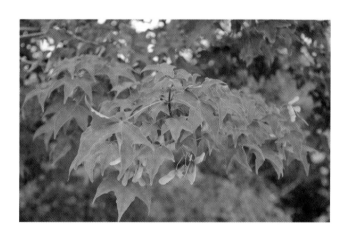

萼片 5，花瓣 5，白色；雄蕊 8，在雄花中的较花瓣长，在两性花中的较短；花盘微裂；子房有长柔毛，花柱无毛，柱头 2 裂，反卷。翅果长 3～3.5 厘米，成下垂的伞房果序，果翅张开近于水平。花期 5 月，果期 9 月。

【生境分布】生于海拔 200～1800 米山坡、路边或杂木林中。我市龟山、三河口等乡镇有分布。

【采收加工】夏、秋季采收，洗净，鲜用。

【功能主治】祛风除湿。用于扭伤，骨折，风湿痹痛。

【用法用量】内服：煎汤，干品 10～15 克，鲜者 60 克。外用：适量，鲜品捣烂外敷。

### （3）元宝槭　*Acer truncatum* Bunge

【药名别名】平基槭、元宝枫、五角枫。

【药用部位】为槭属植物元宝槭的根皮。

【植物形态】落叶乔木，高 8 ～ 12 米，胸径 60 ～ 180 厘米。树冠近球形，树皮黄褐色或深灰色，纵裂；一年生的嫩枝绿色，后渐变为红褐色或灰棕色，无毛；冬芽卵形。单叶，宽长圆形，长 5 ～ 10 厘米，宽 6 ～ 15 厘米，掌状 5 裂，裂片三角形，先端渐尖，有时裂片上半部又侧生 2 小裂片，叶基部截形或近心形，掌状脉 5，两面光滑或仅在脉腋间有簇毛；叶柄长 2.5 ～ 7 厘米。花杂性同株，常 6 ～ 10 花组成顶生的伞房花序；萼片黄绿色，长圆形；花瓣黄色或白色，长圆状卵形；雄蕊 4 ～ 8，生于花盘内缘；花盘边缘有缺凹。翅果连翅长 2.5 厘米左右，果体扁平，有不明显的脉纹，翅宽约 1 厘米，长与果体相等或略短；果柄长约 2 厘米，两果翅开张成直角或钝角。花期 4—5 月，果期 8—10 月。

【生境分布】常生于海拔 400 ～ 2000 米的山坡林中。我市小漆园、龟山及三河口镇等地有分布。

【采收加工】夏季采挖，洗净，切片，晒干。

【功能主治】祛风除湿，舒筋活络。主治腰背疼痛。

【用法用量】内服：煎汤，15 ～ 30 克；或浸酒，9 ～ 15 克。

## （4）茶条槭 *Acer ginnala* Maxim.

【药名别名】鸡枫、茶条芽、茶叶槭。

【药用部位】为槭属植物茶条槭的幼芽。

【植物形态】落叶大灌木或小乔木，高达 6 米。树皮灰褐色。幼枝绿色或紫褐色，老枝灰黄色。单叶对生，纸质，卵形或长卵状椭圆形，长 5 ～ 9 厘米，宽 3 ～ 6 厘米，通常 3 裂或不明显 5 裂，或不裂，中裂片特大而长，基部圆形或近心形，边缘为不整齐疏重锯齿，近基部全缘；叶柄细，长 1.5 ～ 4 厘米。花杂性同株，顶生伞房花序，多花；萼片 5，边缘有长柔毛；花瓣 5，白色；雄蕊 8，着生于花盘内部，淡绿色或带黄色。翅果深褐色，长 2.5 ～ 3 厘米；小坚果扁平，

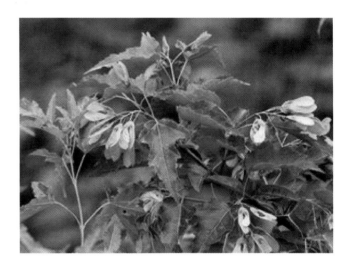

长圆形，具细脉纹，幼时有毛；翅长约 2 厘米，有时呈紫红色，两翅直立，展开成锐角或两翅近平行，相重叠。花期 5—6 月，果熟期 9 月。

【生境分布】生于海拔 800 米以下的向阳山坡、林缘、河岸疏林、杂木林中。我市黄土岗镇、龟山镇、三河口镇等地有分布。

【采收加工】春季采集幼芽叶，干燥备用。

【功能主治】清热明目。主治肝热目赤，昏花。

【用法用量】适量，白开水冲饮。

【附注】尚未查到这种茶的具体的加工方法。

## （5）鸡爪槭 *Acer palmatum* Thunb.

【药名别名】鸡爪枫、槭树。

【药用部位】为槭属植物鸡爪槭的枝、叶。

【植物形态】落叶小乔木。树皮深灰色；小枝细瘦，当年生枝紫色或紫绿色，多年生枝淡灰紫色或深紫色。叶对生，叶柄长4～6厘米，细瘦，无毛；叶纸质，外貌近圆形，直径7～10厘米，基部心形或近心形，5～9掌状分裂，通常7裂，裂片长圆卵形或披针形，先端锐尖或长锐尖，边缘具紧贴的尖锐锯齿，裂片间的凹缺钝尖或锐尖，深达叶片直径的1/2或1/3，上面深绿色，无毛，下面淡绿色，在叶脉的叶腋被白色丛毛。伞

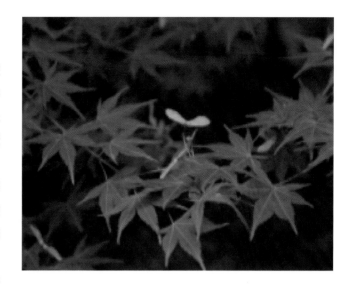

房花序，无毛，花紫色，杂性，雄花与两性花同株；花萼与花瓣均为5，雄蕊8，无毛；花盘微裂，位于雄蕊外侧；子房无毛，花柱长，2裂，柱头扁平，花梗长约1厘米，细瘦，无毛。翅果嫩时紫红色，成熟时淡棕黄色；小坚果球形，直径7毫米，脉纹显著；翅与小坚果共长2～2.5厘米，宽1厘米，张开成钝角。花期5月，果期9月。

【生境分布】生于海拔200～1200米的山坡林中。我市木子店镇、龟山镇、张家畈镇、乘马岗镇等地有分布。

【采收加工】夏季采收枝叶，晒干，切段。

【功能主治】行气止痛，解毒消痈。用于气滞腹痛，痈肿发背。

【用法用量】内服：煎汤，5～10克。外用：适量，煎水洗。

## （6）三角枫 *Acer buergerianum* Miq.

【药名别名】三角槭。

【药用部位】为槭属植物三角枫的根或根皮和茎皮。

【植物形态】落叶乔木，高5～10（20）米；小枝细，幼时有短柔毛，后变无毛，稍有蜡粉。单叶，对生，纸质，卵形或倒卵形，长6～10厘米，顶部常3浅裂至叶片的1/4或1/3处，先端短渐尖，基部圆形，全缘或上部疏具锯齿，幼时下面及叶柄都密生柔毛，下面有白粉，微有柔毛，有掌状三出脉。伞房花序顶生，有短柔毛；萼片5，卵形；花

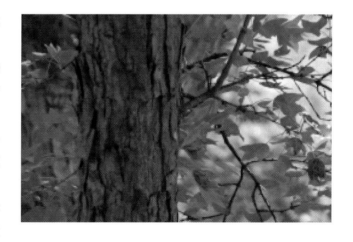

瓣5，黄绿色，较萼片窄；花盘微裂，子房密生长柔毛，花柱短，柱头2裂。翅果长2.5～3厘米；小坚果凸出，翅张开成锐角或直立。花期4月，果期8月。

【生境分布】生于海拔500～1500米的疏林中。我市张家畈镇、乘马岗镇有分布。

【采收加工】夏、秋季采集，洗净切片，鲜用或晒干。

【功能主治】根：用于风湿关节痛。根皮、茎皮：清热解毒，消暑。

【用法用量】参考青榨槭。

## （7）阔叶槭 *Acer amplum* Rehd.

【药名别名】高大槭、黄枝槭。

【药用部位】为槭属植物阔叶槭的枝叶。

【植物形态】落叶高大乔木，高 10 ～ 20 米。树皮平滑，黄褐色或深褐色。小枝圆柱形，无毛，当年生枝绿色或紫绿色，多年生枝黄绿色或黄褐色；皮孔黄色，圆形或卵形。冬芽近于卵圆形或球形，紫褐色，鳞片覆叠，钝形，外侧无毛，边缘纤毛状。叶纸质，基部近于心形或截形，叶片的宽度常大于长度，常宽 10 ～ 18 厘米，长 9 ～ 16 厘米，常 3 裂，稀 3 裂或不分裂；裂片钝尖，裂片中间的凹缺钝形；上面深绿色或黄绿色，嫩时有稀疏的腺体，下面淡绿色，除脉腋有黄

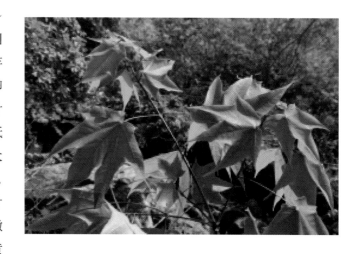

色丛毛外，其余部分无毛；主脉 5 ～ 7 条，在下面显著，侧脉和小叶脉均在下面显著；叶柄圆柱形，长 7 ～ 10 厘米，无毛或嫩时近顶端部分稍有短柔毛。伞房花序长 7 厘米，直径 12 ～ 15 厘米，生于着叶的小枝顶端，总花梗很短，仅长 2 ～ 4 毫米，有时缺；花梗细瘦，无毛。花黄绿色，杂性，雄花与两性花同株；萼片 5，淡绿色，无毛，钝形，长 5 毫米；花瓣 5，白色，长圆倒卵形，较萼片略长；雄蕊 8，生于雄花者仅长 5 毫米，生于两性花者更短，花丝无毛，花药黄色；子房有腺体，花柱无毛，柱头反卷。翅果嫩时紫色，成熟时黄褐色；小坚果压扁状，长 1 ～ 1.5 厘米，宽 8 ～ l0 毫米；翅上段较宽，下段较窄，宽 1 ～ 1.5 厘米，连同小坚果长 3.5 ～ 4.5 厘米，张开成钝角。花期 4 月，果期 9 月。

【生境分布】生于海拔 1000 ～ 2000 米的疏林中。我市康王寨有分布。

【采收加工】夏、秋季采集，切段，晒干。

【功能主治】有清热解毒，理气止痛之效；用于治疗背疽，痈疮，气滞腹痛。

【用法用量】不详。可参照鸡爪槭相关内容。

## （8）中华槭 *Acer sinense* Pax

【药名别名】五角枫、槭树。

【药用部位】为槭属植物中华槭的根或根皮。

【植物形态】落叶小乔木，高 3 ～ 5 米，稀达 10 米；冬芽小，芽鳞边缘有长柔毛及睫毛状毛。单叶对生，近革质，长 10 ～ 14 厘米，宽 12 ～ 15 厘米，常 5 裂至叶片的 1/2 处，顶端锐尖，基部心形，稀截形，边缘近基部全缘外，其余具密贴的锯齿，上面深绿色，下面淡绿色，脉腋有黄色丛毛；叶柄长 3 ～ 5 厘米。圆锥花序顶生，下垂，长 5 ～ 9 厘米；花为杂性，萼片 5，绿色，边缘具纤毛；花瓣 5，白色；雄蕊 5 ～ 8；

花盘肥厚，微有疏柔毛；子房有白色疏柔毛。翅果淡黄色，长3～3.5厘米，张开成钝角或近于水平；小坚果特别凸起，脉纹显著。花期5月，果期9月。

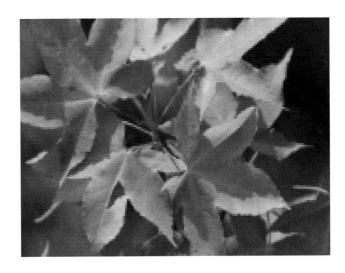

【生境分布】生于海拔1200～2000米的混交林中。我市张家畈镇、乘马岗镇、王家湾有分布。

【采收加工】夏、秋季采根，洗净，鲜用或晒干。

【功能主治】祛风除湿。主治扭伤，骨折，风湿痹痛。

【用法用量】内服：煎汤，干品10～15克，鲜品60克。外用：适量，鲜品捣烂外敷。

## （9）樟叶槭　*Acer cinnamomifolium* Hayata

【药名别名】桂叶槭。

【药用部位】为槭属植物樟叶槭的枝叶。

【植物形态】常绿乔木，常高10米，稀达20米。树皮淡黑褐色或淡黑灰色。小枝细瘦，当年生枝淡紫褐色，被浓密的茸毛；多年生枝淡红褐色或褐黑色，近于无毛，皮孔小，卵形或圆形，叶革质，长圆状椭圆形或长圆状披针形，长8～12厘米，宽4～5厘米，基部圆形、钝形或阔楔形，先端钝形，具有短尖头，全缘或近于全缘；上面绿色，无毛，下面淡绿色或淡黄绿色，被白粉和淡褐色茸毛，长成时毛渐减少；主脉在上面凹下，在下面凸起，侧脉3～4对，在上面微凹下，在下面显著，

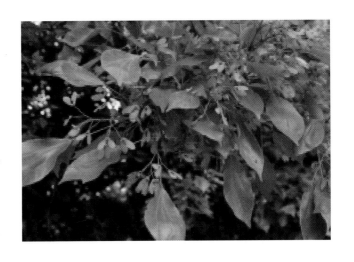

最下一对侧脉由叶的基部生出，与中肋在基部共成3脉；叶柄长1.5～3（5）厘米，淡紫色，被茸毛。花的特性不详。翅果淡黄褐色，常成被茸毛的伞房果序；小坚果凸起，长7毫米，宽4毫米；翅和小坚果长2.8～3.2厘米，张开成锐角或近于直角；果梗长2～2.5厘米，细瘦，被茸毛。花期不明，果期7—9月。

【生境分布】生于海拔300～1200米比较潮湿的阔叶林中。我市狮子峰的康王寨有分布。

【采收加工】夏、秋季采集，切段，晒干。

【功能主治】清热解毒，理气止痛。治疗背疽，痈疮，气滞腹痛。

【用法用量】不详。可参照鸡爪槭相关内容。

## （10）飞蛾槭　*Acer oblongum* Wall. ex DC.

【药名别名】飞蛾树。

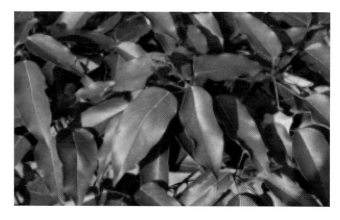

【药用部位】为槭属植物飞蛾槭的枝叶。

【植物形态】常绿（或半常绿）乔木，高 10 ~ 20 米；当年生枝紫色或淡紫色，有柔毛或无毛，老枝褐色，无毛。叶革质，矩圆形或卵形，长 8 ~ 11 厘米，宽 3 ~ 4 厘米，全缘，顶端尖或具短尾尖，基部近圆形，上面绿色，有光泽，下面有白粉或灰绿色，基部 1 对侧脉较长，达于叶片中部。伞房花序顶生，有短柔毛；花绿色或黄绿色，杂性；萼片 5，矩圆形；花瓣 5，倒卵形；雄蕊 8，生于花盘内侧，花盘微裂；两性花的子房有短柔毛，柱头 2 裂，反卷。翅果长 2.5 厘米，幼时紫色，成熟后黄褐色，小坚果凸出，翅张开成直角。花期 4 月，果期 9 月。

【生境分布】生于海拔 1000 ~ 1800 米的阔叶林中。我市康王寨有分布。

【采收加工】春末夏初采收嫩枝，晒干。

【功能主治】清热解毒，理气止痛。治疗背疽，痈疮，气滞腹痛。

【用法用量】不详。可参照鸡爪槭相关内容。

## （11）长裂葛萝槭 *Acer grosseri var. hersii* (Rehd.) Rehd.

【药名别名】葛罗枫、飞蛾树、蝴蝶树。

【药用部位】为槭属植物长裂葛萝槭的嫩枝和果实。

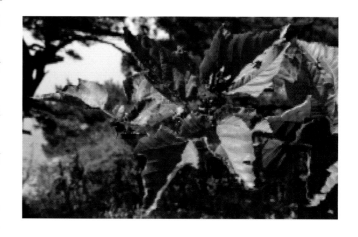

【植物形态】落叶乔木，高达 8 米。树皮淡褐色，光滑；当年生枝绿色或紫绿色，多年生枝灰黄色或灰绿色，叶对生；叶柄长 2 ~ 3 厘米，细瘦，无毛；叶片纸质，卵形，长 7 ~ 9 厘米，宽 5 ~ 6 厘米，边缘具密而尖锐的重锯齿，先端锐尖，基部近于心形，常较深的 3 裂，中央裂片较大，三角状卵形，上面深绿色，无毛；下面淡绿色，嫩时在叶脉基部被淡黄色丛毛，老则脱落；基出脉 3 条，侧脉羽状。花单性，雌雄异株，常成细瘦下垂的总状花序；萼片 5，花瓣 5；雄蕊 8，无毛，在雌花中不发育；花盘位于雄蕊内侧；子房紫色，在雄花中不发育。花梗长 3 ~ 4 毫米。翅果幼时淡紫色，熟后黄褐色；小坚果微扁平，翅连同小坚果长 2.5 ~ 2.9 厘米，宽约 5 毫米，张开成钝角或近于水平。花期 4 月，果期 9 月。

【生境分布】生于海拔 1000 ~ 1600 米的疏林中。我市木子店镇、狮子峰有分布。

【采收加工】夏季采收果实，晒干；春末夏初采收嫩枝，晒干。

【功能主治】止咳，敛疮。主治新久咳嗽，鹅口疮。

【用法用量】内服：煎汤，5 ~ 10 克。外用：适量，研末撒敷。

## （12）四蕊槭　*Acer tetramerum* var. *tetramerum*

【药名别名】四蕊枫、红色槭。

【药用部位】为槭属植物四蕊槭的枝。

【植物形态】落叶乔木，高 7～12 米。

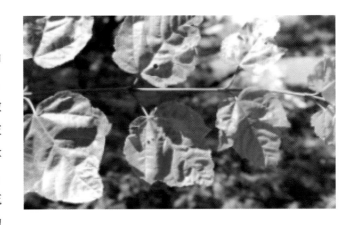

树皮平滑，灰褐色。小枝细瘦，无毛，紫色；鳞片淡紫色，卵形，外侧无毛。叶纸质，卵形，长 6～8 厘米，宽 4～5 厘米，基部圆形，先端锐尖至渐尖，具尖尾；上面深绿色，嫩时被稀疏的短柔毛，下面淡绿色，嫩时微被灰色短柔毛，叶脉上较密，老时毛脱落，脉在上面显著，在下面略凸起，侧脉 4～6 对，下面显著；叶柄细瘦，长 2.5～5 厘米。花黄绿色，单性，雌雄异株，成无毛而细瘦的总状花序；几无总花梗，由无叶的小枝旁边的侧芽生出，具 3～5 花，花梗长 1～1.5 厘米；雌花的总状花序长 4～5 厘米，总花梗长 8～15 毫米，生于仅具 2 叶的短枝的顶端，有 5～8 花，花梗长 8～20 毫米；萼片 4，长圆卵形，先端钝形，长 3 毫米；花瓣 4，长圆椭圆形；雄花中有雄蕊 4，稀 5～6，较花瓣长 1/3～1/2，常伸出于花外，花药阔椭圆形，黄色，花丝瘦弱；花盘位于雄蕊的内侧，无毛，现裂痕；子房紫色，无毛。成熟时黄褐色。小坚果长卵圆形，长 8 毫米，宽 6 毫米；翅长圆形，宽 1～1.2 厘米，小坚果长 3～3.5 厘米，张开成直角。花期 4 月下旬至 5 月上旬，果期 9 月。

【生境分布】生于海拔 1400～3300 米的疏林中。我市狮子峰的康王寨有分布。

【采收加工】春末夏初采集，切片，鲜用或晒干。

【功能主治】散风热，清头目。

【用法用量】不详。可参照鸡爪槭相关内容。

## （13）建始槭　*Acer henryi* Pax

【药名别名】鸡爪子树、亨氏槭、三叶槭。

【药用部位】为槭属植物建始槭的根。

【植物形态】落叶乔木，高约 10 米。

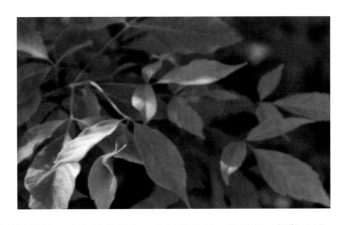

树皮浅褐色。小枝圆柱形。冬芽细小，鳞片 2，卵形，褐色。叶纸质，3 小叶组成的复叶；小叶椭圆形或长圆椭圆形，顶生小叶有短柔毛。穗状花序，下垂，长 7～9 厘米，有短柔毛，常由 2～3 年无叶的小枝旁边生出，花序下无叶，稀有叶，花淡绿色，单性，雄花与雌花异株；萼片 5，卵形，花瓣 5，短小或不发育；雄花有雄蕊 4～6，通常 5，雌花的子房无毛，花柱短，柱头反卷。翅果嫩时淡紫色，成熟后黄褐色，小坚果凸起，长圆形。花期 4 月，果期 9 月。

【生境分布】生于海拔 500 ～ 1500 米的疏林中。我市康王寨、狮子峰、王家湾、顺河镇、夫子河镇有分布。

【采收加工】夏、秋季采根，洗净，鲜用或晒干。

【功能主治】祛风除湿。用于扭伤，骨折，风湿痹痛。

【用法用量】内服：煎汤，干品 10 ～ 15 克，鲜者 60 克。外用：适量，鲜品捣敷。

### （14）色木槭 *Acer mono* Maxim.

【药名别名】地锦槭、红枫叶、色木。

【药用部位】为槭属植物色木槭的枝、叶。

【植物形态】落叶乔木，高 15 ～ 20 米。树皮粗糙，常纵裂，灰褐色；小枝细瘦，无毛，当年生嫩枝绿色或紫绿色，多年生枝灰色，具圆形皮孔；冬芽近于球形，鳞片卵形。叶对生，叶柄长 4 ～ 6 厘米，细瘦，无毛；叶片纸质，外貌近椭圆形，长 6 ～ 8 厘米，宽 9 ～ 11 厘米，5 裂，有时 3 裂及 7 裂同生一树；裂片卵形或宽三角形，长渐尖，全缘，无毛，仅主脉腋间有簇毛，主脉 5 条，在上面显著，上面深绿色，下面淡绿色。花多数，杂性，雄花与两性花同株，多数常成圆锥状，伞房花序顶生，无毛；花带绿黄色，总花梗长 1 ～ 2 厘米；萼片 5，长圆形，黄绿色；花瓣 5，椭圆形，淡白色；雄蕊 8，无毛，比花瓣短，花药黄色；子房无毛，在雄花中不发育，花柱无毛，柱头 2 裂，反卷。翅果嫩时紫绿色，成熟时淡黄色，小坚果压扁状，长 1 ～ 1.3 厘米，宽 5 ～ 8 毫米；翅长圆形，宽 5 ～ 10 毫米，

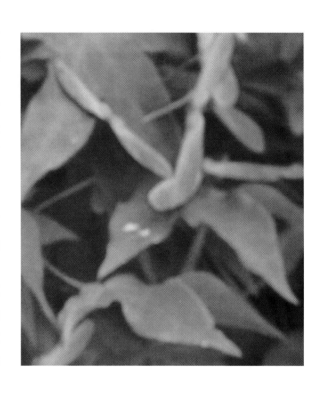

连同小坚果长 2 ～ 2.5 厘米，张开成锐角或近于钝角，花期 5 月，果期 9 月。

【生境分布】生于海拔 800 ～ 1500 米的山坡疏林中。我市木子店镇、三河口镇、狮子峰有分布。

【采收加工】夏季采收，鲜用或晒干。

【功能主治】祛风除湿，活血止痛。用于偏正头痛，风寒湿痹，跌打瘀痛，湿疹，疥癣。

【用法用量】内服：煎汤，10 ～ 15 克，鲜品加倍。外用：适量，煎水洗。

### （15）罗浮槭 *Acer fabri* Hance

【药名别名】红翅槭、红果槭。

【药用部位】为槭属植物罗浮槭的果实。

【植物形态】常绿乔木，常高 10 米。树皮灰褐色或灰黑色，小枝圆柱形，无毛，当年生枝紫绿色或绿色，多年生枝绿色或绿褐色。叶革质，披针形、长圆披针形或长圆倒披针形，长 7 ～ 11 厘米，宽 2 ～ 3

厘米，全缘，基部楔形或钝形，先端锐尖或短锐尖；上面深绿色，无毛，下面淡绿色，无毛或脉腋稀被丛毛；主脉在上面显著，在下面凸起，侧脉4～5对，在上面微现，在下面显著；叶柄长1～1.5厘米，细瘦，无毛。花杂性，雄花与两性花同株，常成无毛或嫩时被茸毛的紫色伞房花序；萼片5，紫色，微被短柔毛，长圆形，长3毫米；花瓣5，白色，倒卵形，略短于萼片；雄蕊8，无毛，长5毫米；子房无毛，花柱短，柱头平展翅果嫩时紫色，成熟时黄褐色或淡褐色；小坚果凸起，直径约5毫米；翅与小坚果长3～3.4厘米，宽8～10毫米，张开成钝角；果梗长1～1.5厘米，细瘦，无毛。花期3—4月，果期9月。

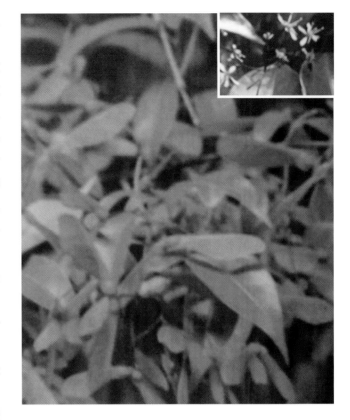

【生境分布】生于海拔500～1800米的疏林中。我市狮子峰自然保护区有分布。

【采收加工】秋季果实成熟时采收，晒干。

【功能主治】清热解毒。用于扁桃体炎及因用嗓过度引起的声音嘶哑，肝炎，肺结核，胸膜炎，跌打损伤。

【用法用量】煎服：9～12克。外用：适量，煎水含漱。

## （16）毛花槭　*Acer erianthum* Schwer.

【药名别名】阔翅槭。

【药用部位】为槭属植物毛花槭的根。

【植物形态】落叶乔木，高8～10米。树皮灰褐色，小枝细瘦，无毛，当年生枝绿色，多年生枝灰褐色，具皮孔；冬芽小，卵圆形，鳞片6，边缘有纤毛。叶对生，叶柄长5～9厘米，无毛；叶纸质，宽超过于长，长9～10厘米，宽8～12厘米，常5裂，稀7裂，裂片卵形，先端锐尖，边缘有尖锐而贴紧的锯齿，仅靠近基部的部分全缘，上面绿色，无毛，下面亮绿色，嫩时被短柔毛，老时除脉腋被丛毛外，其余部分均无毛。花单性，同株，多数成直立圆锥花序，被柔毛，长6～9厘米，

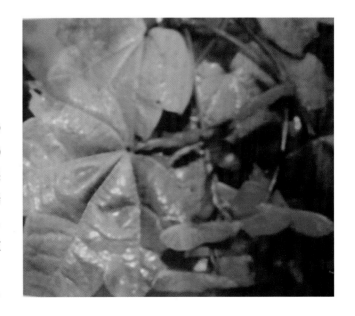

直径 1 ～ 1.8 厘米，总花梗长 2 ～ 3 厘米；萼片 5 或 4，黄绿色，卵形；花瓣 5 或 4，白色微带淡黄色，倒卵形；雄蕊 8，在雄花中长 3 ～ 4 毫米，在雌花中略短，花丝无毛，花药黄褐色；花盘无毛，位于雄蕊外侧；子房密被黄色长柔毛，在雄花中不发育，仅有淡黄色长毛一丛，花柱近于无毛，柱头平展或反卷。翅果嫩时紫绿色，成熟时黄褐色，小坚果特别凸起，近于球形，脉纹显著，直径约 5 毫米，嫩时密被长柔毛，翅和小坚果长 2.5 ～ 3 厘米，宽约 1 厘米，张开近于水平或微向外侧反卷。花期 5 月，果期 9 月。

【生境分布】生于海拔 1800 ～ 2300 米的混交林中。我市分布于狮子峰自然保护区。

【采收加工】夏、秋季采挖，洗净，切片晒干。

【功能主治】清热解毒，祛风除湿。治痈疽，丹毒，无名肿毒，湿疹，风湿痹痛，跌打损伤。

【用法用量】内服：煎汤，6 ～ 15 克。外用：适量，捣烂外敷或煎水洗。

### （17）房县槭　*Acer franchetii* Pax

【药名别名】山枫香树、富氏槭。

【药用部位】为槭属植物房县槭的果实。

【植物形态】落叶乔木，高达 15 米，树皮深褐色。叶纸质，长 10 ～ 20 厘米，宽 12 ～ 23 厘米，基部心形，稀圆形，常 3 裂，稀基部具 2 小裂片成 5 裂，具不规则锯齿，幼时两面被柔毛，脉上毛密，老时脱落，仅下面脉腋具簇生毛，基出脉 5；叶柄长 3 ～ 6 厘米，幼时被柔毛，后脱落。总状花序或总状圆锥花序，侧生，总花梗密被柔毛。花单性，雌雄异株；花梗长 1 ～ 2 厘米，被柔毛；萼片 5，花瓣 5；雄蕊 8，稀 10，花丝无毛；子房疏被柔毛。翅果长 4 ～ 4.5 厘米，两翅成直角或锐角，小坚果近球形，幼时被毛。花期 5 月，果期 9 月。

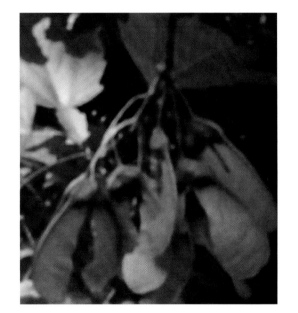

【生境分布】生于海拔 1100 ～ 2300 米的混交林中。我市分布于狮子峰自然保护区。

【采收加工】秋季果实成熟后采收，晒干。

【功能主治】清热利咽。用于声音嘶哑，咽喉肿痛。

【用法用量】煎服：9 ～ 12 克。

【附注】有资料介绍房县槭的根、树皮具祛风湿、活血作用。用法用量可参考毛花槭。

## 111. 七叶树科 Hippocastanaceae

### 七叶树　*Aesculus chinensis* Bunge

【药名别名】娑罗子、梭罗子、开心果。

【药用部位】为七叶树属植物七叶树的种子。

【植物形态】落叶乔木，高达 25 米，树皮深褐色或灰褐色，小枝圆柱形，黄褐色或灰褐色，无毛或嫩时有微柔毛，有圆形或椭圆形淡黄色的皮孔。冬芽大型，有树脂。掌状复叶，由 5 ～ 7 小叶组成，叶柄长 10～12 厘米，有灰色微柔毛；花杂性，雄花与两性花同株，花萼管状钟形，长 3～5 毫米，外面有微柔毛，不等地 5 裂，裂片钝形，边缘有短纤毛；花瓣 4，白色，长圆倒卵形至长圆倒披针形，长 8～12 毫米，宽 1.5～5 毫米，边缘有纤毛，基部爪状；果实球形或倒卵圆形，顶部短尖或钝圆而中部略凹下，直径 3～4 厘米，黄褐色，无刺，具很密的斑点，果壳干后厚 5～6 毫米，种子常 1～2 粒发育，近于球形，直径 2～3.5 厘米，栗褐色；种脐白色，约占种子体积的 1/2。花期 4—5 月，果期 10 月。

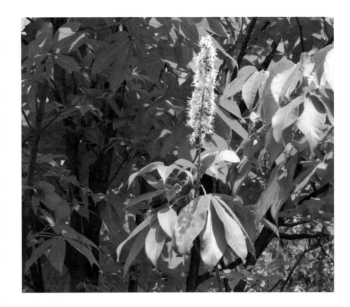

【生境分布】生于海拔 1000～1800 米的阔叶林中。我市三河口镇偶见有栽培。

【采收加工】秋季果实成熟时采收，除去果皮，晒干或低温干燥。

【功能主治】理气宽中，和胃止痛。用于胸腹胀闷，胃脘疼痛。

【用法用量】煎服：3～9 克。

【附注】本品为《中国药典》所收载。

# 112. 无患子科 Sapindaceae

## （1）复羽叶栾树　*Koelreuteria bipinnata* Franch.

【药名别名】栾树、花楸树、泡花树。

【药用部位】为栾树属植物复羽叶栾树的根、根皮。

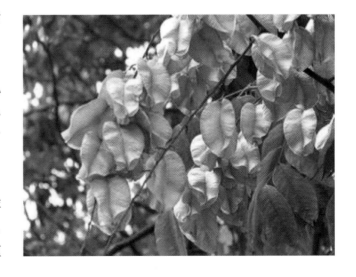

【植物形态】落叶乔木，高可达 20 米。树皮暗灰色，小枝灰色，有短柔毛并有皮孔密生。二回羽状复叶，对生，厚纸质，总叶轴圆筒形，密生绢状灰色短柔毛；小叶 9～15，长椭圆状卵形，长 4.5～7 厘米，宽 1.8～2.5 厘米，先端短渐尖，基部圆形，边缘有不整齐的锯齿，下面主脉上有灰色茸毛；小叶柄短，长 2～3 毫米。圆锥花序顶生，长约 20 厘米；花黄色。蒴果卵形，长约 4 厘米，宽 3 厘米，先端圆形，有凸尖，3 瓣裂。种子近球形，黑色，直径 5～6 毫米。花期 7—9 月，果期 8—10 月。

【生境分布】生于海拔 400～450 米灌木林中、房屋附近。我市 106 国道边及城区有栽培。

【采收加工】夏、秋季采收，洗净，鲜用或晒干。

【功能主治】疏风清热，止咳，杀虫。

【用法用量】①治风热咳嗽：复羽叶栾树根或花 15 克，煨水服，一日 3 次。②驱蛔虫：复羽叶栾树根皮 9 克，煨水服，一日 2 次。

## （2）栾树 *Koelreuteria paniculata* Laxm.

【药名别名】栾华、山茶叶。

【药用部位】为栾树属植物栾树的花。

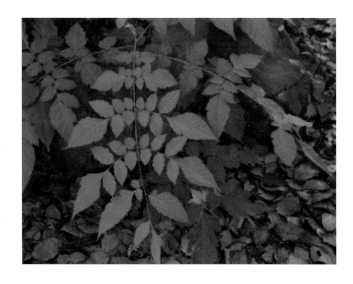

【植物形态】落叶灌木或乔木，高可达 10 米。小枝暗黑色，被柔毛。单数羽状复叶互生，有时呈二回或不完全的二回羽状复叶；小叶 7 ～ 15，纸质，卵形或卵状披针形，长 3.5 ～ 7.5 厘米，宽 2.5 ～ 3.5 厘米，基部钝形或截头形，先端短尖或短渐尖，边缘锯齿状或分裂，有时羽状深裂达基部面呈二回羽状复叶。圆锥花序顶生，大，长 25 ～ 40 厘米；花淡黄色，中心紫色；萼片 5，有小毛；花瓣 4，被疏长毛；雄蕊 8，花丝被疏长毛；雌蕊 1，花盘有波状齿。蒴果长椭圆状卵形，边缘有膜质薄翅 3 片。种子圆形，黑色。花期 7—8 月，果期 10 月。

【生境分布】多生于杂木林或灌木林中。我市分布于顺河、张家畈、夫子河、木子店等地。

【采收加工】6—7 月采花，阴干或晒干。

【功能主治】清肝明目。主治目赤肿痛，多泪。

【用法用量】内服：煎汤，3 ～ 6 克。

## （3）全缘叶栾树 *Koelreuteria bipinnata* var. *integrifoliola* (Merr.) T. Chen

【药名别名】巴拉子、黄山栾树。

【药用部位】为栾树属植物全缘叶栾树的根及花。

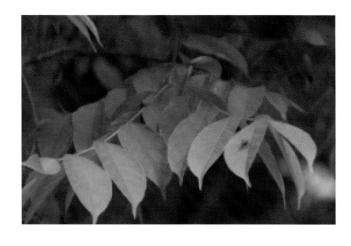

【植物形态】乔木，高可达 20 余米；皮孔圆形至椭圆形，枝具小疣点。叶平展，二回羽状复叶，长 45 ～ 70 厘米；小叶 9 ～ 17 片，互生，很少对生，纸质或近革质，斜卵形，长 3.5 ～ 7 厘米，宽 2 ～ 3.5 厘米，顶端短尖至短渐尖，基部阔楔形或圆形，略偏斜，小叶通常全缘，有时一侧近顶部边缘有锯齿，两面无毛或上面中脉上被微柔毛，下面密被短柔毛，有时杂以皱曲的毛；小叶柄长约 3 毫米。圆锥花序大型，长 35 ～ 70 厘米，分枝广展，与花梗同被短柔毛；萼5裂达中部，裂片阔卵状三角形或长圆形，边缘呈啮蚀状；花瓣4，长圆状披针形，瓣片长6～9毫米，宽1.5～3毫米，顶端钝或短尖，瓣爪长1.5～3毫米，被长柔毛，鳞片深2裂；雄蕊8枚，长4～7毫米，花丝被白色、开展的长柔毛，下半部毛较多，花药有短疏毛；子房三棱状长圆形，被柔毛。蒴果椭圆形或近球形，具3棱，淡紫红色，老熟时褐色，长4～7厘米，宽3.5～5厘米，顶端钝或圆；有小凸尖，果瓣椭圆形至近圆形，外面具网状脉纹，内面有光泽；种子近球形，直径5～6毫米。花期7—9月，果期8—10月。

【生境分布】生于海拔100～900米的丘陵、村旁、林缘。我市城区有分布。

【采收加工】花：夏、秋季采收，鲜用或晒干。根：洗净切片，晒干。

【功能主治】消肿，止痛，活血，驱蛔；亦治风热咳嗽，花能清肝明目，清热止咳。

【用法用量】不详。可参考复羽叶栾树相关内容。

### （4）无患子　*Sapindus mukorossi* Gaertn.

【药名别名】洗手果、肉肥皂、木患子。

【药用部位】为无患子属植物无患子的根和果实。

【植物形态】落叶大乔木。嫩枝绿色，无毛。偶数羽状复叶，互生；叶连柄长25～45厘米或更长，叶轴上面两侧有直槽；小叶5～8对，通常近对生，小叶柄长约0.5厘米；叶片薄纸质，长椭圆状披针形或稍呈镰形，长7～15厘米或更长，宽2～5厘米，先端短尖，基部楔形，腹面有光泽，两面无毛或背面被微柔毛。花序顶生，圆锥形；花小，辐射对称；萼片卵形或长圆状卵形，大的长约0.2厘米，外面基部被疏柔毛；花瓣5，

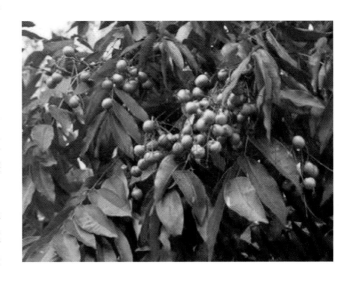

披针形，有长爪，长约0.25厘米，外面基部被长柔毛或近无毛，鳞片2个，小耳状；花盘碟状，无毛；雄蕊8，伸出，花丝中部以下密被长柔毛；子房无毛。核果肉质，果的发育分果爿近球形，直径2～2.5厘米，橙黄色，干时变黑。种子球形，黑色，坚硬。花期春季，果期夏、秋季。

【生境分布】生于山坡、沟边、路旁及村落周围。我市分布于黄土岗镇小漆园村。

【采收加工】根：全年可采，除去杂质，切片，晒干。果实：秋季采集，晒干。

【功能主治】根：清热解毒，化痰散瘀；用于感冒高热，咳嗽，哮喘，带下，毒蛇咬伤。果实：清热除痰，利咽止泻；用于白喉，咽喉炎，扁桃体炎，支气管炎，百日咳，急性胃肠炎。

【用法用量】煎服：果实，1～3个，水煎冲蜂蜜服；根，15～30克。无患子的叶亦供药用，可解毒，镇咳；主治毒蛇咬伤，百日咳。煎服6～15克；外用适量，捣烂敷患处。

### （5）倒地铃　*Cardiospermum halicacabum* L.

【药名别名】假苦瓜。

【药用部位】为倒地铃属植物倒地铃的全草。

【植物形态】草质攀援藤本，长 1～5米；茎、枝绿色，有 5 或 6 棱和同数的直槽，棱上被皱曲柔毛。二回三出复叶，轮廓为三角形；叶柄长 3～4 厘米；小叶近无柄，薄纸质，顶生的斜披针形或近菱形，长 3～8厘米，宽 1.5～2.5 厘米，顶端渐尖，侧生的稍小，卵形或长椭圆形，边缘有疏锯齿或羽状分裂，腹面近无毛或有稀疏微柔毛，背面中脉和侧脉上被疏柔毛。圆锥花序少花，与叶近等长或稍长，总花梗直，长 4～8 厘米，卷须螺旋状；萼片 4，被缘毛，外面 2 片圆卵形，长 8～10 毫米，内面 2 片长椭圆形，比外面 2 片约长 1 倍；花瓣乳白色，倒卵形；雄蕊（雄花）与花瓣近等长或稍长，花丝被疏而长的柔毛；子房（雌花）倒卵形或有时近球形，被短柔毛。蒴果梨形、陀螺状倒三角形或有时近长球形，高 1.5～3 厘米，宽

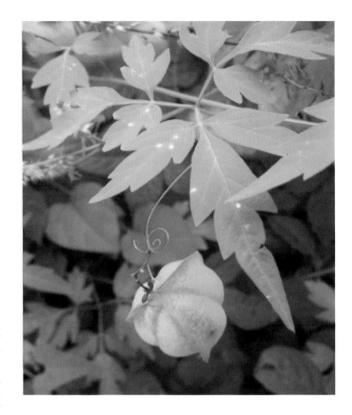

2～4 厘米，褐色，被短柔毛；种子黑色，有光泽，直径约 5 毫米，种脐心形，鲜时绿色，干时白色。花期夏、秋季，果期秋季至初冬。

【生境分布】生于田野、灌丛、路边和林缘。我市分布于五脑山地区。

【采收加工】夏、秋季采集，洗净，切段，鲜用或晒干。

【功能主治】清热，利水，凉血，解毒。治黄疸，淋证，疔疮，水泡疮，疥癞，蛇咬伤。

【用法用量】内服：煎汤，9～15 克（鲜品 30～60 克）。外用：捣烂外敷或煎水洗。

## 113. 清风藤科 Sabiaceae

### （1）光叶泡花树 *Meliosma cuneifolia* var. *glabriuscula* Cufod.

【药名别名】灵寿茨、降龙木。

【药用部位】为泡花树属植物光叶泡花树的根皮。

【植物形态】落叶灌木至小乔木，高 3～8 米，小枝近无毛。单叶互生，倒卵形或椭圆形，叶长 10～24 厘米，宽 4～10厘米，基部下延至叶柄成狭翅；叶面近于无毛，侧脉每边 20～30 条；叶柄长 2～15 毫米，无毛或被稀疏细柔毛；圆锥花序较大，长 16～30 厘米，分枝扩展，被锈色短毛，

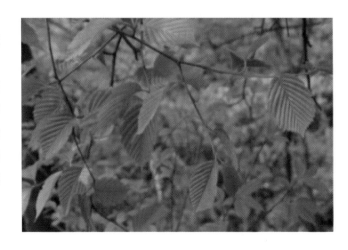

苞片小三角形，花柄长2毫米，萼片4，卵圆形，有毛，花瓣外面3片近圆形，内2片小深2裂，雄蕊5，花盘膜质短裂。核果球形，直径4～5毫米，熟时黑色。花期5—6月，果期9—10月。

【生境分布】生于海拔600～2000米林间。我市狮子峰、张家畈有分布。

【采收加工】秋、冬季挖根，洗净泥土，剥取根皮，鲜用或晒干。

【功能主治】利水解毒。主治水肿，臌胀，无名肿毒，毒蛇咬伤。

【用法用量】内服：煎汤，6～15克。外用：鲜品捣烂外敷。

### （2）泡花树 *Meliosma cuneifolia* Franch.

【药名别名】灵寿茨、降龙木。

【药用部位】为泡花树属植物泡花树的根皮。

【植物形态】落叶灌木或乔木，高3～9米。树皮黑褐色，小枝暗黑色，无毛。单叶互生；叶柄长1～2厘米；叶片倒卵状楔形或狭倒卵状楔形，长8～12厘米，宽2.5～4厘米，先端短渐尖，中部以下渐狭，约3/4以上具侧脉伸出的锐尖齿，叶面初被短粗毛，叶背被白色平伏毛；侧脉每边16～20条，纸质。花两性，圆锥花序顶生，长15～20厘米，被短柔毛；萼片5，宽卵形，外面2片具缘毛；花瓣5，外面3片近圆形，有缘毛，内面2片较小，2裂达中部，裂片狭卵形，锐尖，外边具缘毛；发育雄蕊2，长1.5～1.8毫米；花盘具5细齿，雌蕊长约1.2毫米，子房高约0.8毫米。核果扁球形，直径6～7

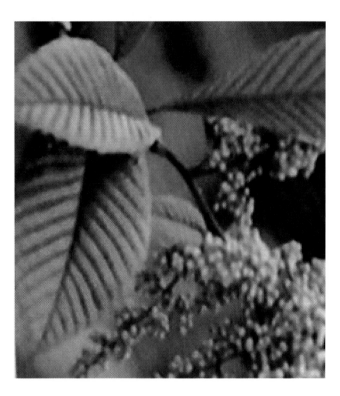

毫米，核三角状卵形，顶基扁，腹部近三角形，具不规则的纵条凸起或近平滑，中肋在腹孔一边隆起延至另一边，腹孔稍下陷。花期6—7月，果期9—11月。

【生境分布】生于海拔1500米以下的阔叶林中。我市狮子峰自然保护区有分布。

【采收加工】秋、冬季挖根，洗净泥土，剥取根皮，鲜用或晒干。

【功能主治】利水解毒。用于水肿，臌胀，无名肿毒，毒蛇咬伤。

【用法用量】内服：煎汤，6～15克。外用：鲜品捣烂外敷。

### （3）凹萼清风藤 *Sabia emarginata* Lec.

【药名别名】凹叶清风藤、清风藤。

【药用部位】为清风藤属植物凹萼清风藤的全株。

【植物形态】落叶木质攀援藤本。小枝黄绿色，老枝褐色，有纵条纹，无毛。外芽鳞阔三角状卵形，内芽鳞卵形，先端钝。叶纸质，长圆状狭卵形、长圆状狭椭圆形或卵形，长5～11厘米，宽1.5～4厘

米，先端渐尖或急尖，基部楔形或圆形，叶
面绿色，叶背苍白色，两面均无毛；侧脉每
边 4～5 条，纤细，向上弯拱至近叶缘处网
结，网眼稀疏；叶柄长 0.5～1 厘米。聚伞
花序有花 2 朵，很少 3 朵，长 1.5～1.8 厘米；
总花梗长 1～1.2 厘米，花梗长 5～6 毫米；
萼片 5，稍不相等，近倒卵形或长圆形，长
2～3 毫米，宽 1～1.2 毫米，其他的先端
圆形，有脉纹；花瓣 5 片，近圆形或倒卵形，
长 3～4 毫米；雄蕊 5 枚，花丝细，长约 2
毫米，花药卵圆形，长约 0.8 毫米，内向开
裂；花盘肿胀，高长于宽，基部最宽，有 2～3

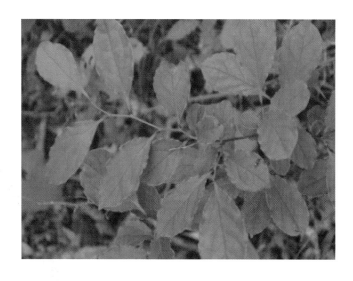

条不明显的肋状突起，其上有不明显的极小的腺点；雌蕊长约 4 毫米，子房卵形，无毛。分果爿近圆形，
直径 7～9 毫米，基部有宿存萼片；核中肋明显，两边各有 2 行蜂窝状凹穴，两侧面平坦，腹部平。花
期 4 月，果期 6—7 月。

【生境分布】生于海拔 400～1500 米的灌丛中。我市分布于张家畈镇、狮子峰林场。

【采收加工】夏、秋季采集，洗净切片，鲜用或晒干。

【功能主治】治风湿关节痛，祛风，除湿，止痛。

【用法用量】不详。可参考清风藤相关内容。

## （4）清风藤 *Sabia japonica* Maxim.

【药名别名】寻风藤。

【药用部位】为清风藤属植物清风藤的
藤茎。

【植物形态】落叶缠绕木质藤本，幼枝
有细毛。单叶互生，纸质，卵状椭圆形或长
卵形，长 3.5～6.5 厘米，宽 2.2～3.5 厘米，
顶端短尖，全缘，两面近无毛，下面灰绿色；
叶柄短，在秋季不与叶同时脱落而成针状，
宿存。花单生或数朵排列成聚伞花序，腋生，
黄绿色，下垂，先于叶开放，直径 7～8 毫米；
花梗长 4.5～9 毫米；萼深 5 裂，裂片覆瓦
状排列，大小不等，有毛；花瓣 5，倒卵状
椭圆形，较萼长很多；雄蕊 5，略短于花瓣，

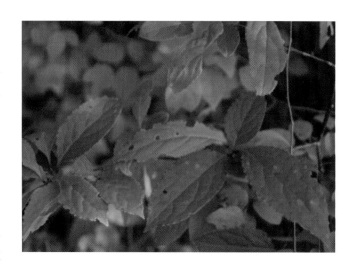

花丝钻状，花药小，外向。核果由一个心皮成熟，或 2 个心皮成熟而成双生状，扁倒卵形，基部偏斜，有
皱纹，碧蓝色，果柄长 1.5～2.5 厘米。花期 2—3 月，果期 4—7 月。

【生境分布】生于沟边，常缠绕树上。本品标本采自福田河镇的双庙关村，我市张家畈镇有分布。

【采收加工】春、夏季割取藤茎，切段，晒干；秋、冬季挖根，洗净，切片，鲜用或晒干。

【功能主治】祛风利湿，活血解毒。主治风湿痹痛，鹤膝风，水肿，脚气，跌打肿痛，骨折，深部脓肿，骨髓炎，化脓性关节炎，脊椎炎，疮疡肿毒，皮肤瘙痒。

【用法用量】内服：煎汤，9～15克，大剂量30～60克；或浸酒。外用：适量，鲜品捣烂外敷；或煎水熏洗。

# 114. 凤仙花科 Balsaminaceae

## （1）凤仙花　*Impatiens balsamina* L.

【药名别名】指甲花、凤仙透骨草、急性子。

【药用部位】为凤仙花属植物凤仙花的种子（急性子）、茎（透骨草）和花。

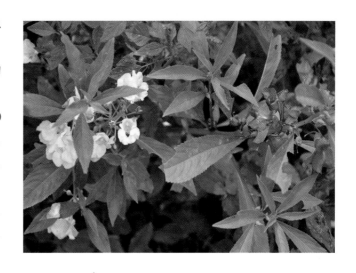

【植物形态】一年生草本，高40～100厘米。茎肉质，直立，粗壮。叶互生，披针形，长4～12厘米，宽1～3厘米，先端长渐尖，基部渐狭，边缘有锐锯齿，侧脉5～9对；叶柄长1～3厘米，两侧有数个腺体。花梗短，单生或数枚簇生于叶腋，密生短柔毛；花大，通常粉红色或杂色，单瓣或重瓣；萼片2，宽卵形，有疏短柔毛；旗瓣圆，先端凹，有小尖头，背面中肋有龙骨状突起；翼瓣宽大，有短柄，2裂，基部裂片近圆形，上部裂片宽斧形，先端2浅裂；唇瓣舟形，生疏短柔毛，基部突然延长成细而内弯的距；花药钝。蒴果纺锤形，密生茸毛。种子多数，球形，黑色。花期7—10月。

【生境分布】各地广泛栽培于庭院、花园。

【采收加工】花：夏季盛开时采收，鲜用或晒干。茎：夏、秋季采收，洗净，晒干。种子：夏、秋季果实即将成熟时采收，收取种子，除去杂质，晒干。

【功能主治】茎（透骨草）：祛风，除湿，舒筋，活血，止痛；治风湿痹痛，筋骨挛缩，寒湿脚气，疮癣肿毒。种子（急性子）：破血软坚；用于癥瘕痞块，经闭，噎膈。花：活血通经，祛风止痛，外用解毒；用于经闭，跌打损伤，瘀血肿痛，风湿关节炎，痈疖疔疮，蛇咬伤，手癣。

【用法用量】花：煎服，3～6克；外用适量，鲜花捣烂敷患处。茎（透骨草）：煎服，3～9克，或鲜品捣汁服；外用鲜品捣烂外敷或煎水熏洗。种子（急性子）：煎服，3～4.5克，或入丸、散。

## （2）牯岭凤仙花　*Impatiens davidii* Franch.

【药名别名】野凤仙花。

【药用部位】为凤仙花属植物牯岭凤仙花的全草。

【植物形态】一年生草本，高40～90厘米。茎细瘦，直立，分枝。叶互生，卵状矩圆形或卵状披针形，长5～10厘米,宽3～4厘米,先端尾状渐尖,基部楔形,边缘有粗圆齿,齿端有小尖,侧脉5～7对。花梗腋生, 长约2厘米,中上部有2枚近对生的披针形苞片;花单生,黄色或橙黄色;萼片2,宽卵形,先端有小尖;旗瓣近圆形,背面中肋有宽翅,先端具短喙;翼瓣具柄,2裂,基部裂片矩圆形,先端有长丝,上部裂片大,斧形;唇瓣囊状,基部延成钩状的短距,距端2裂;花药钝。蒴果长椭圆形。花期7—9月。

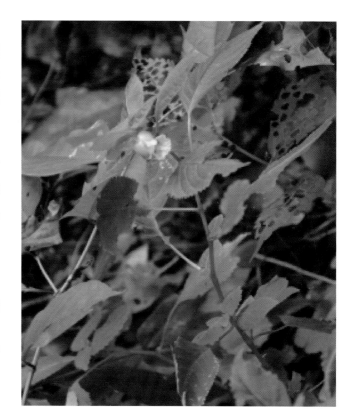

【生境分布】生于林下岩石边阴湿处。我市龟山、狮子峰等地有分布。

【采收加工】夏、秋季采收,鲜用或晒干。

【功能主治】消积,止痛。主治小儿疳积,腹痛,牙龈溃烂。

【用法用量】内服:煎汤,6～9克。外用:适量,老梗腌过炙成炭调油涂牙龈。

# 115. 鼠李科 Rhamnaceae

## (1) 雀梅藤 *Sageretia thea* (Osbeck) Johnst.

【药名别名】刺杨梅、刺冻绿、对节刺。

【药用部位】为雀梅藤属植物雀梅藤的根及嫩枝叶。

【植物形态】藤状或直立灌木,小枝具刺,互生或近对生,褐色,被短柔毛。叶纸质,近对生或互生,通常椭圆形、矩圆形或卵状椭圆形,稀卵形或近圆形,长1～4.5厘米,宽0.7～2.5厘米,顶端锐尖,钝或圆形,基部圆形或近心形,边缘具细锯齿,上面绿色,无毛,下面浅绿色,无毛或沿脉被柔毛,侧脉每边3～4(5)条,上面不明显,下面

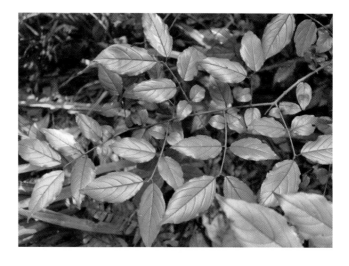

明显凸起;叶柄长2～7毫米,被短柔毛。花无梗,黄色,芳香,疏散穗状或圆锥状穗状花序;花序轴长2～5厘米,被茸毛或密柔毛。花萼被疏柔毛,萼片三角形或三角状卵形,长约1毫米;花瓣匙形,顶端2浅裂,常内卷,短于萼片。核果近球形,黑色或紫黑色。花期7—11月,果期翌年3—5月。

【生境分布】野生于海拔2100米以下的丘陵、林下或灌丛中。我市的盆景苗圃有栽培。

【采收加工】根：秋季采挖，洗净，鲜用或切片晒干。嫩叶：春、夏季采集，鲜用或晒干。

【功能主治】嫩叶：治疥疮，漆疮，水肿。根：降气，化痰，祛风利湿；主治咳嗽，哮喘，胃痛，鹤膝风，水肿。

【用法用量】根：煎服，9～15克，或浸酒；外用适量，捣烂外敷。枝叶：煎服，15～30克，或入丸剂；外用适量，煎水熏洗。

## （2）多花勾儿茶　*Berchemia floribunda* (Wall.) Brongn.

【药名别名】牛鼻藤、扁担果子、黄鳝藤。

【药用部位】为勾儿茶属植物多花勾儿茶的茎叶。

【植物形态】藤状或直立灌木，幼枝黄绿色，光滑无毛。叶纸质，上部叶较小，卵形或卵状椭圆形至卵状披针形，长4～9厘米，宽2～5厘米，顶端锐尖，下部叶较大，椭圆形至矩圆形，长达11厘米，宽达6.5厘米，顶端钝或圆形，稀短渐尖，基部圆形，稀心形，上面绿色，无毛，下面干时栗色，无毛，或仅沿脉基部被疏短柔毛，侧脉每边9～12条，两面稍凸起；叶柄长1～2厘米，稀5.2

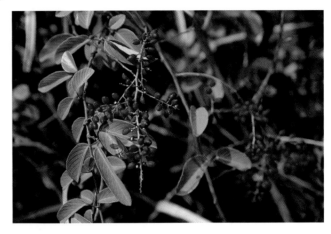

厘米，无毛；托叶狭披针形，宿存。花多数，通常数个簇生，排成顶生宽聚伞圆锥花序，或下部兼腋生聚伞总状花序，花序长可达15厘米，侧枝长在5厘米以下，花序轴无毛或被疏微毛；花芽卵球形，花梗长1～2毫米；萼三角形，顶端尖；花瓣倒卵形，雄蕊与花瓣等长。核果圆柱状椭圆形，长7～10毫米，直径4～5毫米，有时顶端稍宽，基部有盘状的宿存花盘；果梗长2～3毫米，无毛。花期7—10月，果期翌年4—7月。

【生境分布】生于山谷、山坡、林缘、林下阴湿处。我市各地有分布。

【采收加工】茎叶：夏、秋季采收。根：全年可采，洗净晒干。

【功能主治】祛风利湿，活血止痛。用于风湿关节痛，痛经，产后腹痛；外用治骨折肿痛。

【用法用量】煎服：6～12克。外用：煎水洗。

【附注】根，健脾利湿，通经活络。治脾胃衰弱，食少，胃痛，黄疸，水肿，淋浊，带下，风毒流注，关节风湿痛。煎服，15～30克（鲜品加倍）。

## （3）勾儿茶　*Berchemia sinica* Schneid.

【药名别名】铁光棍、鸭公藤、铁包金、黄鳝藤。

【药用部位】为勾儿茶属植物勾儿茶的根、根皮和叶。

【植物形态】藤状或攀援灌木，高达5米：幼枝无毛，老枝黄褐色，平滑无毛。叶纸质至厚纸质，互生或在短枝顶端簇生，卵状椭圆形或卵状矩圆形，长3～6厘米，宽1.6～3.5厘米，顶端圆形或钝形，常有小尖头，基部圆形或近心形，上面绿色，无毛，下面灰白色，仅脉腋被疏微毛，侧脉每边8～10条；叶柄纤细，长1.2～2.6厘米，带红色，无毛。花芽卵球形，顶端短锐尖或钝；花黄色或淡绿色，单生或数个簇生，无或有短总花梗，在侧枝顶端排成具短分枝的窄聚伞状圆锥花序，花序轴无毛，长达 10 厘米，分枝长达 5 厘米，有时为腋生的短总状花序；花梗长 2 毫米。核果圆柱形，长 5～9 毫米，直径 2.5～3 毫米，基部稍宽，有皿状的宿存花盘，成熟时紫红色或黑色；果梗长 3 毫米。花期 6—8 月，果期翌年 5—6 月。

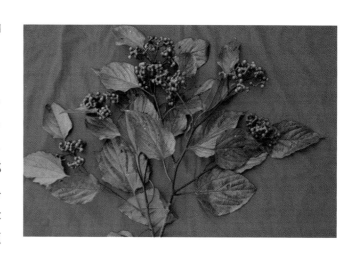

【生境分布】生于山坡、山沟沟谷灌丛中。我市各地有分布。

【采收加工】全年可采，洗净，切片，晒干。

【功能主治】祛风湿，活血通络，止咳化痰，健脾益气。治风湿关节痛，腰痛，痛经，肺结核，瘰疬，小儿疳积，肝炎，胆道蛔虫病，毒蛇咬伤，跌打损伤。

【用法用量】根：30～60 克。根、叶：外用适量，鲜品捣烂敷患处。

## （4）枳椇 *Hovenia acerba* Lindl.

【药名别名】拐枣、枳椇子。

【药用部位】为枳椇属植物枳椇的根和种子。

【植物形态】高大乔木，高 10～25 米；小枝褐色或黑紫色，被棕褐色短柔毛或无毛，有明显的白色皮孔。叶互生，厚纸质至纸质，宽卵形、椭圆状卵形或心形，长 8～17 厘米，宽 6～12 厘米，顶端长渐尖或短渐尖，基部截形或心形，稀近圆形或宽楔形，边缘常具整齐浅而钝的细锯齿，上部无毛，下面沿脉或脉腋常被短柔毛或无毛；叶柄长 2～5 厘米，无毛。二歧式聚伞圆锥花序，顶生和腋生，被棕色短柔毛；花两性，直径 5～6.5 毫米；萼片具网状脉，无毛，长 1.9～2.2 毫米，宽 1.3～2 毫米；花瓣椭圆状匙形，长 2～2.2 毫米，宽 1.6～2 毫米，具短爪；花盘被柔毛；花柱半裂，稀浅裂或深裂，长 1.7～2.1 毫米，无毛。浆果状核果近球形，直径 5～6.5 毫米，无毛，种子暗褐色或黑紫色，直径 3.2～4.5 毫米。花期 5—7 月，果期 8—10 月。

【生境分布】常栽培于山坡、宅旁、岸边。本品标本采自我市三河口镇坳峰河村。

【采收加工】种子：果实成熟时采收，将果实连果柄一并摘下，晒干；或碾碎果壳，筛出种子，晒干。根：秋后采挖，洗净，切片，晒干。

【功能主治】果实或种子：解酒毒，止渴除烦，止呕，利大小便；治醉酒，烦渴，呕吐，二便不利。根：祛风活络，止血，解酒；治风湿筋骨痛，劳伤咳嗽，咯血，小儿惊风，醉酒。

【用法用量】根：煎服，9 ～ 15 克（鲜品 120 ～ 240 克）；或炖肉服。种子：煎服，9 ～ 15 克；浸酒或入丸剂。

### （5）毛果枳椇　*Hovenia trichocarpa* Chun et Tsiang

【药名别名】枳椇子、拐枣。

【药用部位】为枳椇属植物毛果枳椇的根和种子。

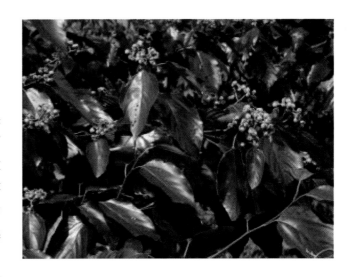

【植物形态】落叶乔木，高达 18 米。小枝褐色或黑紫色，无毛，有明显的皮孔。叶纸质，长圆状卵形或宽椭圆形，先端渐尖或长渐尖，基部截形、近圆形或心形，叶下面密被黄褐色或黄灰色不脱落的茸毛。二歧式聚伞花序顶生或兼腋生，花黄绿色；花萼密被锈色柔毛，萼片具明显的网脉；花瓣卵圆状匙形，花盘密被锈色长柔毛，花柱自基部 3 深裂。浆果状核果球形，果序轴膨大，被锈色或棕色茸毛。种子黑色、黑紫色或棕色，近圆形，腹面中部有核，背面有时具乳头状突起。花期 5—6 月，果期 8—10 月。

【生境分布】生于海拔 600 ～ 1300 米的山地林中。我市康王寨有分布。

【采收加工】种子：果实成熟时采收，将果实连果柄一并摘下，晒干；或碾碎果壳，筛出种子，晒干。根：秋后采挖，洗净，切片，晒干。

【功能主治】果实或种子：解酒毒，止渴除烦，止呕，利大小便；用于醉酒，烦渴，呕吐，二便不利。根：祛风活络，止血，解酒；治风湿筋骨痛，劳伤咳嗽，咯血，小儿惊风，醉酒。

【用法用量】根：煎服，9 ～ 15 克（鲜品 120 ～ 240 克）；或炖肉服。种子：煎服，9 ～ 15 克；浸酒或入丸剂。

### （6）铜钱树　*Paliurus hemsleyanus* Rehd.

【药名别名】鸟不踏、摇钱树。

【药用部位】为马甲子属植物铜钱树的根皮。

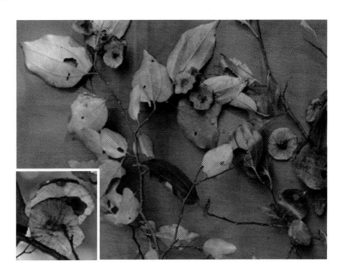

【植物形态】落叶乔木，高达 15 米；树皮暗灰色，幼枝无毛，无刺或有刺。叶互生，宽卵形或椭圆状卵形，长 4 ～ 10 厘米，宽 2.5 ～ 7 厘米，先端短尖或尾尖，基部圆形至宽楔形，稍偏斜，边缘有细锯齿或圆齿，基生三出脉，两面无毛；叶柄长达 1 厘米。聚伞花序腋生或顶生，花小，黄绿色；花萼 5 裂，花瓣 5，雄蕊 5。核果周围有木栓质宽翅，近圆形，直径 2.5 厘米或更大，无毛，紫褐色。果梗长 1.2 ～ 1.5 厘米。花期 4—6 月，果期 7—9 月。

【生境分布】生于海拔 1600 米以下的山地林中。我市龟山风景区有分布。

【采收加工】夏、秋季采收，洗净，切片，晒干。

【功能主治】催奶。

【用法用量】水煎服，用量不详。

【附注】本品药用资料可参照马甲子相关内容。

## （7）马甲子　*Paliurus ramosissimus* (Lour.) Poir.

【药名别名】铁篱笆、马甲刺。

【药用部位】为马甲子属植物马甲子的根或全株。

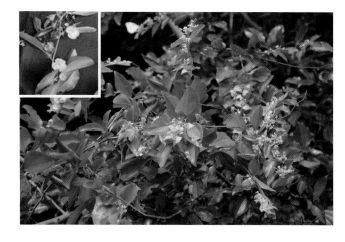

【植物形态】灌木，高达 6 米；小枝褐色或深褐色，被短柔毛，稀近无毛。叶互生，纸质，宽卵形、卵状椭圆形或近圆形，长 3 ～ 5.5（7）厘米，宽 2.2 ～ 5 厘米，顶端钝或圆形，基部宽楔形、楔形或近圆形，稍偏斜，边缘具钝细锯齿或细锯齿，稀上部近全缘，上面沿脉被棕褐色短柔毛，幼叶下面密生棕褐色细柔毛，后渐脱落仅沿脉被短柔毛或无毛，基生三出脉；叶柄长 5 ～ 9 毫米，被毛，基部有 2 个紫红色斜向直立的针刺。腋生聚伞花序，被黄色茸毛；萼片宽卵形，长 2 毫米，宽 1.6 ～ 1.8 毫米；花瓣匙形，短于萼片，长 1.5 ～ 1.6 毫米，宽 1 毫米；雄蕊与花瓣等长；花盘圆形，边缘 5 或 10 齿裂；子房 3 室，每室具 1 胚珠，花柱 3 深裂。核果杯状，被黄褐色或棕褐色茸毛，周围具木栓质 3 浅裂的窄翅，直径 1 ～ 1.7 厘米，长 7 ～ 8 毫米；果梗被棕褐色茸毛；种子紫红色，扁圆形。花期 5—8 月，果期 9—10 月。

【生境分布】生于林缘、菜园边或宅旁。我市白果、铁门等乡镇有分布。

【采收加工】秋季采集，洗净切片，晒干。

【功能主治】祛风散瘀，解毒消肿。用于风湿痹痛，跌打损伤，咽喉肿痛，痈疽。

【用法用量】内服：煎汤，6 ～ 9 克（鲜者 30 ～ 60 克）；或浸酒。外用：浸酒涂擦。

【附注】马甲子的叶有清热拔毒的作用。外敷治疗眼热痛，痈疽溃脓。

## （8）猫乳　*Rhamnella franguloides* (Maxim.) Weberb.

【药名别名】糯米牙、长叶绿柴。

【药用部位】为猫乳属植物猫乳的根或根皮。

【植物形态】灌木，高达 6 米；小枝褐色或深褐色，被短柔毛，稀近无毛。叶互生，纸质，倒卵状椭圆形或近圆形，长 3 ～ 5.5（7）厘米，宽 2.2 ～ 5 厘米，顶端钝或圆形，基部宽楔形、楔形或近圆形，稍偏斜，边缘具钝细锯齿或细锯齿，稀上部近全缘，上面沿脉被棕褐色短柔毛，幼叶下面密生棕褐色细柔毛，后渐脱落仅沿脉被短柔毛或无毛，基生三出脉；
叶柄长 5～9 毫米，被毛，基部有 2 个紫红
色斜向直立的针刺，长 0.4～1.7 厘米。腋
生聚伞花序，被黄色茸毛；萼片宽卵形，长
2 毫米，宽 1.6～1.8 毫米；花瓣匙形，短于
萼片，长 1.5～1.6 毫米，宽 1 毫米；雄蕊
与花瓣等长或略长于花瓣；花盘圆形，边缘
5 或 10 齿裂；子房 3 室，每室具 1 胚珠，花
柱 3 深裂。核果杯状，被黄褐色或棕褐色茸
毛，周围具木栓质 3 浅裂的窄翅，直径 1～1.7
厘米，长 7～8 毫米；果梗被棕褐色茸毛；

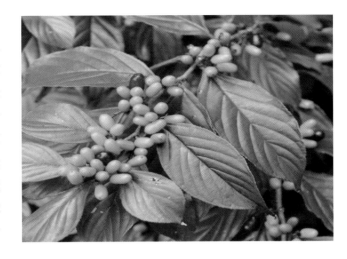

种子紫红色或红褐色，扁圆形。花期 5—8 月，果期 9—10 月。

【生境分布】生于山坡、林中。我市各地有分布。

【采收加工】秋季采挖，洗净切片，晒干。

【功能主治】补脾益肾，疗疮。用于体质虚弱，劳伤乏力，疥疮。

【用法用量】内服：煎汤，3～9 克。

## （9）长叶冻绿  *Rhamnus crenata* Sieb. et Zucc.

【药名别名】黎辣根、冻绿。

【药用部位】为鼠李属植物长叶冻绿的
根皮或全株。

【植物形态】落叶灌木或小乔木，高达
7 米。顶芽裸露，幼枝带红色，被毛，后脱
落，小枝疏被柔毛。叶纸质，倒卵状椭圆形、
椭圆形或倒卵形，稀倒披针状椭圆形或长圆
形，长 4～14 厘米，先端渐尖，尾尖或骤短
尖，基部楔形或钝，具圆齿状齿或细锯齿，
上面无毛，下面被柔毛或沿脉稍被柔毛，侧
脉 7～12 对；叶柄长 0.4～1（1.2）厘米，

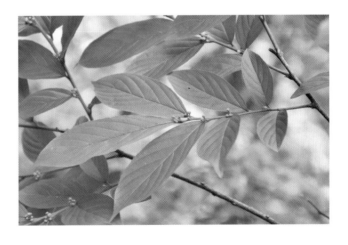

密被柔毛。花两性，5 基数；聚伞花序腋生，总花梗长 0.4～1（1.5）厘米，被柔毛。花梗长 2～4 毫米，
被短柔毛；萼片三角形与萼筒等长，有疏微毛；花瓣近圆形，顶端 2 裂；雄蕊与花瓣等长而短于萼片；子
房球形，花柱不裂。核果球形或倒卵状球形，绿色或红色，熟时黑色或紫黑色，长 5～6 毫米，直径 6～7
毫米，果柄长 3～6 毫米，或有疏短毛，具 3 分核，各有 1 种子，种子背面无沟。花期 5—8 月，果期 8—
10 月。

【生境分布】常生于海拔 2000 米以下的山地林下或灌丛中。我市福田河镇、张家畈镇、木子店镇、
狮子峰林场、王家湾、五脑山林场等地有分布。

【采收加工】秋后采收，鲜用或切片，晒干；或剥皮晒干。

【功能主治】清热解毒，杀虫利湿。主治疥疮，顽癣，疮疖，湿疹，荨麻疹，跌打损伤。

【用法用量】内服：煎汤，5～9克或浸酒饮。外用：煎水洗。

【附注】本品有毒，内服宜慎。

### （10）圆叶鼠李 *Rhamnus globosa* Bunge

【药名别名】冻绿刺、山绿柴、冻绿。

【药用部位】为鼠李属植物圆叶鼠李的茎、叶、根皮。

【植物形态】灌木，稀小乔木。小枝对生或近对生，顶端具刺。小枝被柔毛。叶纸质或薄纸质，对生或近对生，稀兼互生，倒卵状圆形、卵圆形或近圆形，长2～6厘米，宽1.2～4厘米，先端凸尖或短渐尖，稀圆钝，具圆齿，上面初被密柔毛，后脱落，下面沿脉被柔毛，侧脉3～4对；叶柄长0.6～1厘米，密被柔毛，托叶线状披针形，宿存，

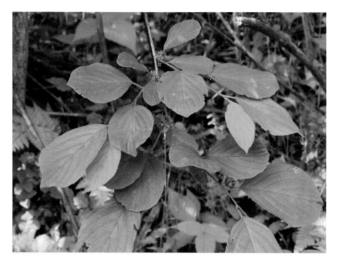

有微毛。花单性异株，4基数；常数朵至20朵簇生于短枝或长枝下部叶腋，有花瓣；花萼和花梗均有疏柔毛，花柱2～3裂；花梗长4～8毫米。核果球形或倒卵状球形，长4～6毫米，萼筒宿存，熟时黑色；果梗长5～8毫米，有疏柔毛。种子背面或背侧有长为种子3/5的纵沟。花期4—5月，果期6—10月。

【生境分布】生于海拔1600米以下的山坡、林下灌丛中。我市顺河镇、张家畈镇、夫子河镇、乘马岗镇、康王寨、木子店镇、王家湾等地均有分布。

【采收加工】夏、秋季采收，晒干。

【功能主治】杀虫消食，下气祛痰。主治绦虫病，食积，瘰疬，哮喘。

【用法用量】内服：煎汤，9～15克。

### （11）薄叶鼠李 *Rhamnus leptophylla* Schneid.

【药名别名】绛梨木、梨刺、细叶鼠李。

【药用部位】为鼠李属植物薄叶鼠李的根。

【植物形态】灌木或稀小乔木，高达5米；小枝对生或近对生，褐色或黄褐色，稀紫红色，平滑无毛，有光泽。叶纸质，对生或近对生，或在短枝上簇生，倒卵形至倒卵状椭圆形，稀椭圆形或矩圆形，长3～8厘米，宽2～5厘米，顶端短凸尖或锐尖，稀近圆形，基部楔形，边缘具圆齿或钝锯齿，上面深绿色，无毛或沿中脉被疏毛，下面浅绿色，仅脉腋有簇毛，侧脉每边3～5条，具不明

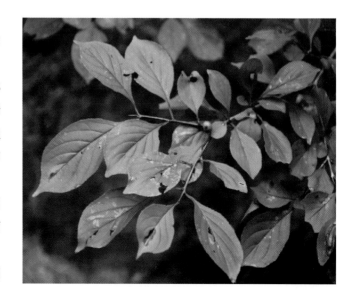

显的网脉，上面下陷，下面凸起；叶柄长0.8～2厘米，上面有小沟，无毛或被疏短毛；托叶线形，早落。花单性异株，4基数，有花瓣；花梗长4～5毫米，无毛；雄花10～20朵簇生于短枝；雌花数朵至10余朵簇生于短枝端或长枝下部叶腋，退化雌蕊极小，花柱2裂。核果球形，直径4～6毫米，萼筒宿存，有2～3个分核，熟时黑色；果柄长6～7毫米。种子宽倒卵圆形，背面具长为种子2/3～3/4的纵沟。花期3—5月，果期5—10月。

【生境分布】生于海拔1300～2600米的山坡、山谷灌丛中或林缘。我市顺河镇、张家畈镇、夫子河镇、乘马岗镇、狮子峰林场、康王寨及木子店镇等有分布。

【采收加工】秋、冬季采收，洗净，切片，晒干。

【功能主治】清热止咳，行气化滞，行水，散瘀。主治肺热咳嗽，食积，便秘，脘腹胀痛，水肿，痛经，跌打损伤。

【用法用量】内服：煎汤，9～15克；或浸酒。

### （12）皱叶鼠李　*Rhamnus rugulosa* Hemsl.

【药名别名】鼠李。

【药用部位】为鼠李属植物皱叶鼠李的果实。

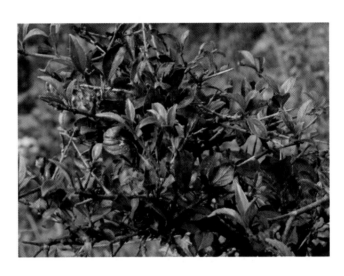

【植物形态】灌木，小枝被柔毛，老枝无毛，互生，枝端有刺。叶互生，倒卵状椭圆形、倒卵形或卵状椭圆形，稀卵形或宽椭圆形，长3～10厘米，先端尖或短渐尖，稀近圆形，有钝齿或细浅齿，上面被柔毛，干后皱褶，下面有柔毛，侧脉5～7（8）对，上面凹下；叶柄长0.5～1.6厘米，被白色柔毛。花单性异株，4基数，有花瓣，黄绿色，被疏短柔毛，花梗长约5毫米，有疏毛；雄花数朵至20朵，雌花1～10朵簇生于小枝下部或短枝顶端，子房球形，（2）3室，花柱长而扁，3裂，稀2裂。核果倒卵状球形或球形，长6～8毫米，熟时紫黑色或黑色，萼筒宿存；果柄长0.5～1厘米，被疏毛。种子长圆状倒卵圆形，褐色，有光泽，长达7毫米，背面有与种子近等长的纵沟，纵沟上部无缝。花期4—5月，果期6—9月。

【生境分布】常生于海拔500～2300米山坡、路旁或沟边灌丛中。我市木子店镇有分布。

【采收加工】果实成熟后采收，鲜用或晒干。

【功能主治】清热解毒。主治肿毒，疮疡。

【用法用量】外用：适量，捣烂外敷。

### （13）冻绿　*Rhamnus utilis* Decne.

【药名别名】鼠李、冻绿柴、黑午茶。

【药用部位】为鼠李属植物冻绿的树皮或根皮和果实。

【植物形态】灌木或小乔木，高达4米；小枝红褐色，互生，顶端针刺状。叶互生，或束生于短枝端，椭圆形或长椭圆形，少有倒披针状长椭圆形或倒披针形，长5～12厘米，宽1.5～3.5厘米，顶端短渐尖或急尖，基部楔形，边缘有细锯齿，侧脉5～8对，中脉在叶上面下陷，幼叶下面沿叶脉和脉腋有黄色短柔毛；叶柄长0.5～1厘米，有疏短柔毛或无毛。聚伞花序生于枝端和叶腋，花单性，黄绿色；花萼4裂；花瓣4，小；雄蕊4。核果近球形，黑色，2核；种子背面有纵沟。花期4—6月，果期5—8月。

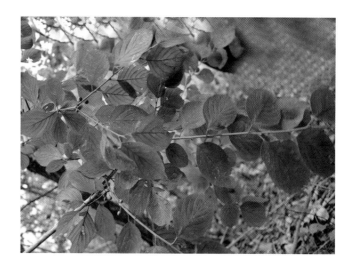

【生境分布】生于山地灌丛中或疏林中或田边、路旁。我市各地有分布。

【采收加工】根皮于秋、冬季挖根剥取，树皮于春、夏季采剥，鲜用或切片晒干。秋季采果，晒干。

【功能主治】鼠李皮：清热，通便；用于大便秘结。果实：清热利湿，消积通便；用于水肿腹胀，疝瘕，瘰疬，疮疡，便秘。

【用法用量】鼠李皮：内服，煎酒，3～9克；外用适量，熬膏涂敷或煎水洗。果实：6～12克，或研末，或熬膏；外用适量，研末油调敷。

【附注】我市还有鼠李属药用植物湖北鼠李，本书未收载。

## （14）枣 *Ziziphus jujuba* Mill.

【药名别名】大枣、红枣。

【药用部位】为枣属植物枣的果实。其枣核、枣树皮、根和叶亦供药用。

【植物形态】落叶灌木或小乔木，高可达10米。枝平滑无毛，具成对的针刺，直伸或钩曲，幼枝纤弱而簇生，颇似羽状复叶，成"之"字形曲折。单叶互生，卵圆形至卵状披针形，少有卵形，长2～6厘米，先端短尖而钝，基部歪斜，边缘具细锯齿，3主脉自基部发出，侧脉明显。花小型，成短聚伞花序，丛生于叶腋，黄绿色；萼5裂，上部呈花瓣状，下部连成筒状，绿色；花瓣5，

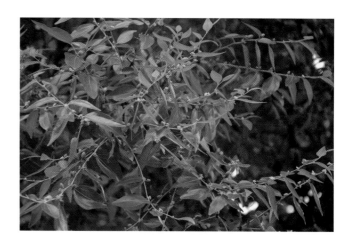

雄蕊5，与花瓣对生；子房2室，花柱突出于花盘中央，先端2裂，核果卵形至长圆形，长1.5～5厘米，熟时深红色，果肉味甜，核两端锐尖。花期4—5月，果期7—9月。

【生境分布】栽培于山坡、村落、宅旁等处。

【采收加工】秋季果实成熟时采收，拣净杂质，晒干。或烘至皮软，再行晒干。或先用水煮一滚，使

果肉柔软而皮未皱缩时即捞起，晒干。

【功能主治】补脾益气，养心安神。用于脾虚泄泻，心悸，失眠，盗汗，血小板减少性紫癜。

【用法用量】内服：煎汤，9～18克；或捣烂作丸。外用：煎水洗或烧存性研末调敷。

【附注】树皮：消炎，止血，止泻；用于气管炎，肠炎，痢疾，崩漏；外用治外伤出血。根：行气，活血，调经；用于月经不调，红崩，带下。用法用量：①树皮、根：煎服，各为6～9克。②枣叶：清热解毒。治小儿发热，疮疖，热痱，烫火伤。煎服，3～10克。外用适量，煎水洗。

## 116. 葡萄科 Vitaceae

### （1）牯岭蛇葡萄 *Ampelopsis brevipedunculata* var. *kulingensis* (Rehd.) C. L. Li

【药名别名】野葡萄。

【药用部位】为蛇葡萄属植物牯岭蛇葡萄的根皮。

【植物形态】藤本，小枝、叶柄及花序均无毛，或花序近无毛；卷须分叉，顶端不扩大；叶互生，单叶或复叶，心状五角形，不裂，或分裂不达基部，长5～16厘米，宽4～16厘米，上部明显三浅裂，先端短渐尖或渐尖，侧裂片常呈尾状，尖头常向外倾，基部浅心形，缘具有齿，上面深绿色，下面淡绿色，两面无毛或下面沿脉疏生短柔毛；花两性，排成与叶对生的聚伞花序；花杂性，花萼不明显；花瓣4～5，分离而扩展，逐

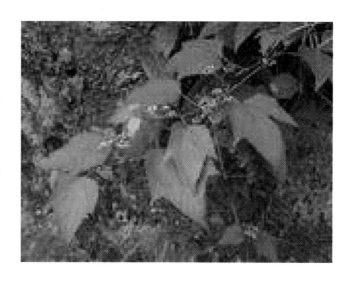

片脱落；雄蕊短而与花瓣同数；花盘隆起，与子房合生；子房2室，有柔弱的花柱；果为一小浆果，近球形，直径5～10毫米，红蓝色，有种子1～4颗。花期4—6月，果期7—10月。

【生境分布】生于山坡灌丛中。我市各地有分布。

【采收加工】秋季挖根，洗净泥土，切片，或剥取根皮，切片，晒干。鲜用，随时采集。

【功能主治】清热解毒，祛风除湿，活血散结。用于肺痈吐脓，肺痨咯血，风湿痹痛，跌打损伤，痈肿疮毒，瘰疬，癌肿。

【用法用量】内服：煎汤，15～30克，鲜品加倍。外用：适量，捣烂或研末调敷。

### （2）三裂叶蛇葡萄 *Ampelopsis delavayana* Planch.

【药名别名】野葡萄根、山葡萄、见肿消、大接骨丹。

【药用部位】为蛇葡萄属植物三裂叶蛇葡萄的根。

【植物形态】藤本，小枝、花序梗和叶柄通常有短柔毛。叶多数为掌状3全裂，中间小叶片长椭圆形或倒卵形，顶端渐尖，基部楔形，有短柄，侧生小叶片极偏斜，斜卵形，有时下部叶为单叶，3浅裂，宽卵形，基部心形，边缘带凸尖的浅齿，表面近于无毛，背面有短柔毛。聚伞花序与叶对生，花淡绿色；花萼边缘

稍分裂，花瓣 5，雄蕊 5。浆果球形或扁球形，熟时蓝紫色。花期 5 月，果熟期 8—9 月。

【生境分布】生于海拔 500 米左右的山坡灌丛中。我市山区有分布。

【采收加工】秋季挖根，洗净泥土，切片，或剥取根皮，切片，晒干。鲜用随时可采。

【功能主治】清热解毒，祛风除湿，散瘀破结。主治慢性骨髓炎，肺痈，肠痈，瘰疬，风湿痛，痈疮肿毒，跌打损伤，烫伤。

【用法用量】内服：煎汤，15 ～ 30 克，鲜品加倍。外用：适量，捣烂或研末调敷。

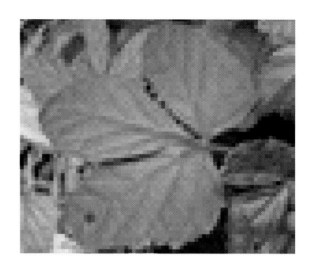

## （3）毛三裂叶蛇葡萄 *Ampelopsis delavayana* var. *setulosa* (Diels & Gilg) C. L. Li

【药名别名】五爪筋、见肿消。

【药用部位】为蛇葡萄属植物毛三裂叶蛇葡萄的根或根皮。

【植物形态】木质藤本，小枝、叶柄和花序密被锈色短柔毛。卷须 2 ～ 3 叉分枝，相隔 2 节间断与叶对生。叶为 3 小叶，中央小叶披针形或椭圆状披针形，长 5 ～ 13 厘米，宽 2 ～ 4 厘米，顶端渐尖，基部近圆形，侧生小叶卵椭圆形或卵状披针形，长 4.5 ～ 11.5 厘米，宽 2 ～ 4 厘米，基部不对称，近截形，边缘有粗锯齿，齿端通常尖细，侧脉 5 ～ 7 对，网脉两面均不明显；叶柄长 3 ～ 10 厘米，

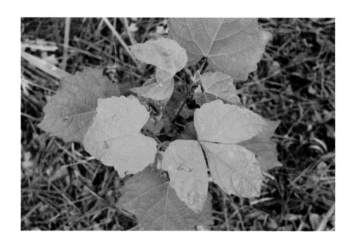

中央小叶有柄或无柄，侧生小叶无柄。多歧聚伞花序与叶对生，花序梗长 2 ～ 4 厘米，被短柔毛；花梗长 1 ～ 2.5 毫米，伏生短柔毛；萼碟形，无毛；花瓣 5，卵状椭圆形，雄蕊 5，花药卵圆形；子房下部与花盘合生，花柱明显。果实近球形，直径 0.8 厘米，有种子 2 ～ 3 颗；种子倒卵圆形，基部有短喙。花期 6—7 月，果期 9—11 月。

【生境分布】生于海拔 500 ～ 2200 米的山坡、地边或林中。我市分布于顺河镇、张家畈镇、乘马岗镇、狮子峰林场康王寨和王家湾。

【采收加工】同三裂叶蛇葡萄。

【功能主治】同三裂叶蛇葡萄。

【用法用量】同三裂叶蛇葡萄。

## （4）异叶蛇葡萄 *Ampelopsis glandulosa* var. *heterophylla* (Thunb.) Momiy.

【药名别名】野葡萄根。

【药用部位】为蛇葡萄属植物异叶蛇葡萄的根。

【植物形态】木质藤本。小枝圆柱形，有纵棱纹，被疏柔毛。卷须2～3叉分枝，相隔2节间断与叶对生。叶为单叶，心形或卵形，3～5中裂，常混生有不分裂者，长3.5～14厘米，宽3～11厘米，顶端急尖，基部心形，基缺近呈钝角，稀圆形，边缘有急尖锯齿，上面绿色，无毛，下面浅绿色，脉上有疏柔毛，基出脉5，中央脉有侧脉4～5对，网脉不明显突出；叶柄长1～7厘米，被疏柔毛；花序梗长1～2.5厘米，被疏柔

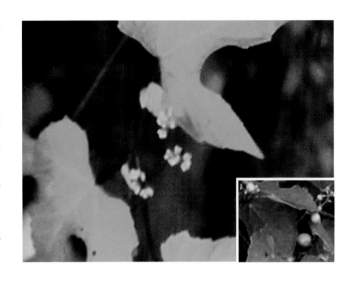

毛；萼碟形，边缘波状浅齿，外面疏生短柔毛；花瓣5，卵状椭圆形；雄蕊5，花药长椭圆形，长甚于宽；花盘明显，边缘浅裂；子房下部与花盘合生，花柱明显，基部略粗。果实近球形，有种子2～4颗；种子长椭圆形，顶端近圆形，基部有短喙。花期4—6月，果期7—10月。

【生境分布】生于海拔200～1800米的山谷林中或山坡灌丛阴处。我市张家畈镇、夫子河镇、乘马岗镇、狮子峰林场康王寨和王家湾等地有分布。

【采收加工】秋季挖根，洗净泥土，切片，或剥取根皮，切片，晒干。鲜用随时可采。

【功能主治】清热解毒，祛风除湿，散瘀破结。主治慢性骨髓炎，肺痈，肠痈，瘰疬，风湿痛，痈疮肿毒，跌打，烫伤。

【用法用量】参考三裂叶蛇葡萄。

【附注】本品为蛇葡萄的变种，一般作为野葡萄根的来源之一。

## （5）葎叶蛇葡萄　*Ampelopsis humulifolia* Bge.

【药名别名】小接骨丹、葎叶白蔹。

【药用部位】为蛇葡萄属植物葎叶蛇葡萄的根皮。

【植物形态】落叶木质藤本。小枝光滑或偶有微毛。卷须与叶对生，分叉。叶互生，阔卵形，长6～12厘米，宽5～10厘米，3～5掌状深裂，基部心形，边缘有粗齿，上面光滑，鲜绿色，下面有粉，光滑或脉上有微毛，叶柄长。聚伞花序与叶对生，总花梗细，长于叶柄。花淡黄色，萼片合生成杯状；花瓣5，雄蕊5。浆果球形，直径6～8毫米，淡黄色或淡蓝色；种子1～2粒。花期5—7月，果期6—9月。

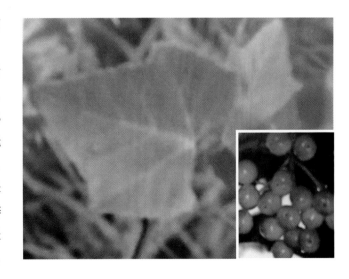

【生境分布】生于海拔 400～1100 米的山坡或沟谷林中。我市分布于狮子峰自然保护区。

【采收加工】秋季挖根，剥取根皮，洗净，鲜用或晒干。

【功能主治】活血散瘀，消炎解毒，生肌长骨，除风祛湿。治跌打损伤，骨折，疮疖肿痛，风湿关节炎。

【用法用量】内服：煎汤，9～15 克，或研末。外用：捣烂外敷。

### （6）蛇葡萄 *Ampelopsis sinica* (Miq.) W. T. Wang

【药名别名】野葡萄根、见肿消。

【药用部位】为蛇葡萄属植物蛇葡萄的根或根皮。

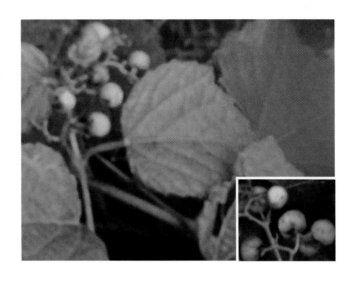

【植物形态】木质藤本。枝条粗壮，嫩枝具柔毛。叶互生，阔卵形，长 6～14 厘米，宽 5～12 厘米，先端渐尖，基部心形，通常 3 浅裂，裂片三角状卵形，边缘有较大的圆锯齿，上面暗绿色，无毛或具细毛，下面淡绿色，被柔毛；叶柄长 3～7 厘米，被柔毛。聚伞花序与叶对生，花序梗长 2～3.5 厘米，被柔毛；花多数，细小，绿黄色；萼片 5，几成截形；花瓣 5，长圆形，镊合状排列；雄蕊 5，雌蕊 1，子房 2 室。浆果近球形或肾形，宽 6～7 毫米，由深绿色变蓝黑色。花期 6—7 月，果期 9—10 月。

【生境分布】生于海拔 700～1200 米的山岗和山麓。我市狮子峰自然保护区有分布。

【采收加工】秋季挖根，洗净泥土，切片；或剥取根皮，洗净切片，鲜用或晒干。

【功能主治】清热解毒，祛风除湿，活血散结。主治肺痈吐脓，肺痨咯血，风湿痹痛，跌打损伤，痈肿疮毒，瘰疬，癌肿。

【用法用量】内服：煎汤，15～30 克，鲜品加倍。外用：适量，捣烂或研末调敷。

### （7）蓝果蛇葡萄 *Ampelopsis bodinieri* (Levl. & Vant.) Rehd.

【药名别名】闪光蛇葡萄、蛇葡萄。

【药用部位】为蛇葡萄属植物蓝果蛇葡萄的茎叶及根皮。

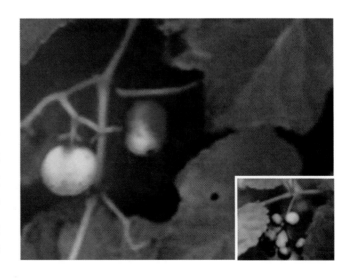

【植物形态】落叶木质藤本，小枝无毛，卷须长约 7 厘米。叶为单叶，叶片纸质，宽卵形、三角形或五角状卵形，长 7～12 厘米，宽 6～9 厘米，顶端短渐尖，基部浅心形、截状心形或截形，稀深心形，不分裂或上部三浅裂，边缘有齿或小齿，两面无毛或下面沿中脉有稀疏短毛，很快变无毛，下面绿白色，侧脉 4～5 对；叶柄

长 1.4 ～ 5 厘米，无毛。聚伞花序长 2 ～ 10 厘米，直径 1.5 ～ 4 厘米，无毛或近无毛；苞片小，三角形；花无毛，花萼盘状，直径约 2.2 毫米；花瓣长约 2.2 毫米。浆果近球形，直径 5 ～ 9 毫米。花期 4—6 月，果期 7—8 月。

【生境分布】生于海拔 200 ～ 3000 米的山谷林中或山坡灌丛中。我市分布于狮子峰林场。

【采收加工】夏、秋季采收茎叶，洗净，鲜用或晒干。春、秋季采根，去木心，切段晒干或鲜用。

【功能主治】茎叶：清热解毒，祛风活络，止痛，止血；用于风湿关节炎，呕吐，腹泻，溃疡病；外用治跌打损伤，肿痛，疮疡肿毒，外伤出血，烧烫伤。根皮：祛风除湿，活血散结；用于肺痈吐脓，肺痨咯血，风湿痹痛，跌打损伤，痈肿疮毒，瘰疬，癌肿。

【用法用量】内服：煎汤，30 ～ 60 克。外用：煎水洗。

## （8）白蔹 *Ampelopsis japonica* (Thunb.) Makino

【药名别名】五爪龙、猫卵子。

【药用部位】为蛇葡萄属植物白蔹的块根。

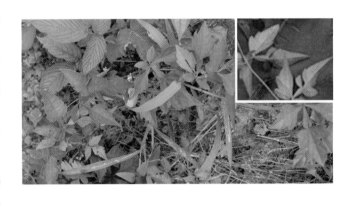

【植物形态】落叶攀援木质藤本，长约 1 米。块根粗壮，肉质，卵形、长圆形或长纺锤形，深棕褐色，数个相聚。茎多分枝，幼枝带淡紫色，光滑，有细条纹；卷须与叶对生。掌状复叶互生；叶柄长 3 ～ 5 厘米，微淡紫色，光滑或略具细毛；叶片长 6 ～ 10 厘米，宽 7 ～ 12 厘米；小叶 3 ～ 5，羽状分裂或羽状缺刻，裂片卵形至椭圆状卵形或卵状披针形，先端渐尖，基部楔形，边缘有深锯齿或缺刻，中间裂片最长，两侧的较小，中轴有翅，裂片基部有关节，两面无毛。聚伞花序小，与叶对生，花序梗长 3 ～ 8 厘米，细长，常缠绕；花小，黄绿色；花萼 5 浅裂；花瓣、雄蕊各 5；花盘边缘稍分裂。浆果球形，直径约 6 毫米，熟时白色或蓝色，有针孔状凹点。花期 5—6 月，果期 9—10 月。

【生境分布】生于山坡林下、岸边草丛中。我市各地有分布。

【采收加工】春、秋季采挖，除去泥沙及细根，切成纵瓣或斜片，晒干。

【功能主治】清热，解毒，散结，生肌，止痛。治痈肿，疔疮，瘰疬，烫伤，温疟，惊痫，血痢，肠风，痔漏。

【用法用量】内服：煎汤，3 ～ 10 克。外用：适量，研末调敷患处。

## （9）乌蔹莓 *Cayratia japonica* (Thunb.) Gagnep.

【药名别名】五爪龙、五叶花。

【药用部位】为乌蔹莓属植物乌蔹莓的全草。

【植物形态】多年生蔓生草本。茎紫绿色，有纵棱，具卷须，幼枝有柔毛，后变光滑。叶为掌状复叶，具小叶 5 枚，排列成鸟爪状，中间小叶椭圆状卵形，长 4 ～ 6 厘米，宽 2.5 ～ 3 厘米，小叶柄长 2 ～ 3 厘米，先端短尖，基部楔形或圆形，两侧的 4 枚小叶渐小，成对着生于同一小叶柄上，但又各具小分叶柄，小叶柄的边缘具较均匀的圆钝锯齿，总叶柄长3～5厘米。聚伞花序腋生，横径6～15厘米；花小，黄绿色，具短梗；萼杯状；花瓣4，卵状三角形；雄蕊4，与花瓣对生；雌蕊1，子房上位，2室。浆果倒圆卵形，横径约7毫米，成熟时黑色。花期6月，果期8—9月。

【生境分布】生于山坡路边草丛或灌丛中。我市各地都有分布。

【采收加工】夏、秋季割取藤茎或挖出根部，除去杂质，洗净，切段，晒干或鲜用。

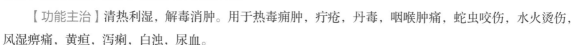

【功能主治】清热利湿，解毒消肿。用于热毒痈肿，疔疮，丹毒，咽喉肿痛，蛇虫咬伤，水火烫伤，风湿痹痛，黄疸，泻痢，白浊，尿血。

【用法用量】内服：煎汤，15～30克；浸酒或捣汁饮。外用：适量，捣烂敷患处。

## （10）地锦　*Parthenocissus tricuspidata* (Sieb. et Zucc.) Planch.

【药名别名】爬山虎、爬墙虎。

【药用部位】为地锦属植物爬山虎的根或茎。

【植物形态】落叶大藤本，枝条粗壮；卷须短，多分枝，枝端有吸盘。叶宽卵形，长10～20厘米，宽8～17厘米，通常3裂，基部心形，叶缘有粗锯齿，表面无毛，下面脉上有柔毛；幼苗或下部枝上的叶较小，常分成3小叶，或为3全裂；叶柄长8～20厘米。聚伞花序通常生于短枝顶端的两叶之间；花5数，萼全缘，花瓣顶端反折；雄蕊

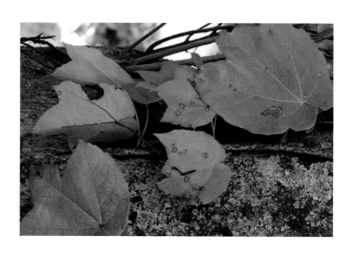

与花瓣对生，花盘贴生于子房，不明显；子房两室，每室有2胚珠。浆果蓝色，直径6～8毫米。花期6—7月，果期9月。

【生境分布】常攀援于岩石或石壁上。我市各地有分布。

【采收加工】茎：落叶前采集，切段晒干。根：全年可采，洗净，切片，晒干。

【功能主治】祛风通络，活血解毒。用于风湿关节痛，外用治跌打损伤，痈疖肿毒。

【用法用量】煎服：15～30克，或泡酒服。外用：适量，根皮捣烂，酒调敷患处。

## （11）绿叶地锦　*Parthenocissus laetevirens* Rehd.

【药名别名】绿藤爬山虎、爬墙虎、爬岩藤、大绿藤。

【药用部位】为地锦属植物绿叶地锦的茎藤。

【植物形态】木质藤本。茎带绿色，卷须与叶对生，有5～8条细长分枝，末端吸盘常为黑色肥厚的

一弯钩。掌状复叶互生，小叶5，倒卵形或椭圆形，长5～8厘米，宽2～4厘米，先端渐尖，基部楔形，边缘中部以上有疏锯齿，下面无毛或脉上有短柔毛。聚伞花序排成圆锥状，生于叶腋；花萼浅盘状，全缘；花瓣5，长卵形；雄蕊5，花柱圆柱形，子房2室。浆果小，圆球形。花期7—8月，果期9—11月。

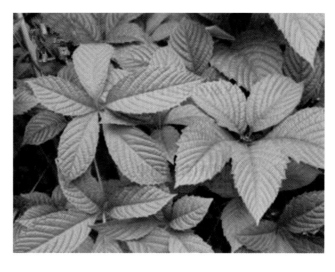

【生境分布】生于沟边、林下湿润处。我市山区丘陵、乡镇有分布。

【采收加工】在枯萎前割取藤茎，洗净，鲜用或晒干。

【功能主治】舒筋活络，消肿散瘀，接骨。主治跌打损伤，骨折，风湿关节炎，腰肌劳损，四肢痹痛。

【用法用量】内服：泡酒，30～60克。外用：捣烂外敷或研粉调敷。

## （12）刺葡萄 *Vitis davidii* (Roman. Du Caill.) Foex.

【药名别名】山葡萄、枝刺葡萄。

【药用部位】为葡萄属植物刺葡萄的根。

【植物形态】落叶木质藤本。长5～6米，小枝被皮刺，刺长2～4毫米，无毛。卷须二叉1分枝。叶卵状椭圆形，长5～15厘米，先端尾尖，基部心形，边缘不分裂或微3浅裂，具浅齿。两面无毛，基出脉5，网脉明显。花5数，圆锥花序与叶对生，长7～24厘米，花序梗长1～2.5厘米。花萼碟形，不规则5浅裂。花瓣帽状黏合脱落。子房圆锥形，浆果球形，直径1.1～2.5厘米，成熟后紫红色。花期4—6月，果期7—8月。

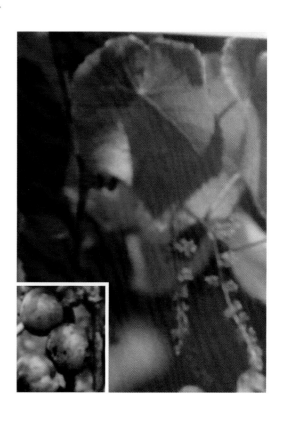

【生境分布】生于海拔1400米以下的山坡杂木林中。我市狮子峰自然保护区有分布。

【采收加工】秋季采挖，洗净，切片，鲜用或晒干。

【功能主治】祛风湿，利小便。主治慢性关节炎，跌打损伤。

【用法用量】内服：鲜根120克，水煎或泡酒服。

## （13）桦叶葡萄 *Vitis betulifolia* Diels et Gilg

【药名别名】野葡萄、大血藤。

【药用部位】为葡萄属植物桦叶葡萄的根。

【植物形态】木质藤本。小枝被蛛丝状柔毛，后变无毛；卷须与叶对生，二叉状分枝。单叶互生，叶柄长 3～5 厘米，被蛛丝状毛，后变无毛；叶片草质，卵形或宽卵形，长 5～10 厘米，宽 4～9 厘米，先端短渐尖，基部浅心形或截状心形，边缘有多数小齿，上面几无毛，下面密或疏被淡褐色短柔毛；侧脉 5～7 对，3 级细脉不明显。花杂性异株，圆锥花序长 5.5～7 厘米，与叶对生，疏被蛛丝状毛；两性花基部有小苞片；花萼盘状，直径约 0.8 毫米，无毛；花瓣 5，顶部黏合成帽状脱落；雄蕊 5，与花瓣对生；子房有短柱头，被花盘所包；雄花序狭长，雄花退化子房埋入花盘中。浆果球形，直径 7～12 毫米，成熟时黑色，有白粉。花期 6 月，果期 7—8 月。

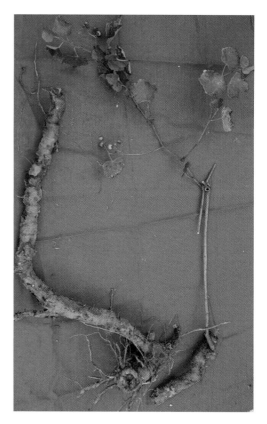

【生境分布】生于海拔 470～2600 米的山坡、林下、沟边。我市山区乡镇有分布。

【采收加工】根或根皮：冬季挖取根部，洗净，或剥取根皮，切片，鲜用或晒干。

【功能主治】舒筋活血，利湿解毒。用于风湿瘫痪，跌打骨折，痢疾，无名肿毒。

【用法用量】内服：煎汤，5～10 克。外用：适量，捣烂敷患处。

## （14）葡萄 *Vitis vinifera* L.

【药名别名】家葡萄。

【药用部位】为葡萄属植物葡萄的根和果实。

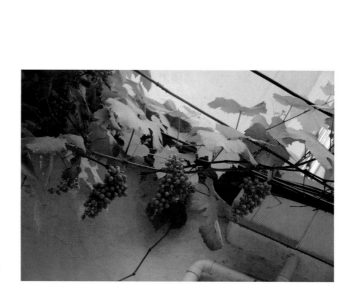

【植物形态】高大缠绕藤本，幼茎秃净或略被绵毛。叶纸质，互生，圆形或圆卵形，宽 10～20 厘米，常 3～5 裂，基部心形，边缘有粗而稍尖锐的齿缺，下面常密被蛛丝状绵毛；叶柄长达 4～8 厘米。花杂性，异株，圆锥花序大而长，与叶对生；花序柄无卷须；萼极小，杯状，全缘或不明显的 5 齿裂；花瓣 5，黄绿色，先端黏合不展开，基部分离，开花时呈帽状整块脱落；雄蕊 5；花盘隆起，由 5 个腺体构成，基部与子房合生；子房 2 室，每室有胚珠 2，花柱短，圆锥形。浆果卵圆形至卵状矩圆形，富含汁液，成熟时紫黑色或红而带青色，外被蜡粉。花期 6 月，果期 9—10 月。

【生境分布】我市各地有栽培。

【采收加工】果实：夏、秋季果实成熟时采收，鲜用或风干。根：秋季挖取根部，洗净，切片，鲜用或晒干。

【功能主治】根：祛风通络，利湿消肿，解毒；治风湿痹痛，肢体麻木，跌打损伤，水肿，小便不利，痈肿疔毒。果实：解表透疹，利尿，安胎；用于麻疹不透，小便不利，胎动不安。

【用法用量】果实：①内服：煎汤，15～30克；或捣汁，或熬膏，或浸酒。②外用：适量，浸酒涂擦；或捣汁含咽，或研末撒。根：①内服：煎汤，15～30克；或炖肉。②外用：适量，捣烂外敷；或煎水洗。

### （15）蘡薁 *Vitis bryoniifolia* Bunge

【药名别名】山葡萄、野葡萄。

【药用部位】为葡萄属植物蘡薁的根、茎、叶及果实。

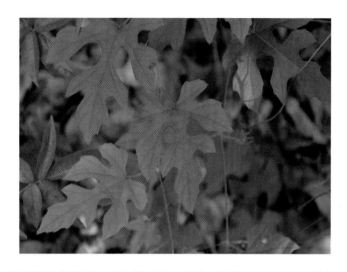

【植物形态】木质藤本。小枝圆柱形，有棱纹，嫩枝密被蛛丝状茸毛或柔毛，以后脱落变稀疏。卷须二叉分枝，每隔2节间断与叶对生。叶长圆卵形，长2.5～8厘米，宽2～5厘米，叶片3～7深裂或浅裂，稀混生有不裂叶者，中裂片顶端急尖至渐尖，基部常缢缩凹成圆形，边缘每侧有9～16缺刻粗齿或成羽状分裂，基部心形或深心形，基缺凹成圆形，下面密被蛛丝状茸毛和柔毛，以后脱落变稀疏；基生脉五出，中脉有侧脉4～6对；叶柄长0.5～4.5厘米，初时密被蛛丝状茸毛或茸毛和柔毛，以后脱落变稀疏。花杂性异株，圆锥花序与叶对生。果实球形，成熟时紫红色，直径0.5～0.8厘米；种子倒卵形，顶端微凹，基部有短喙。花期4—8月，果期6—10月。

【生境分布】生于海拔150～2500米的山谷林中、灌丛、沟岸边。我市各地有分布。

【采收加工】全年可采，将根、茎、叶分别晒干或鲜用，果成熟时摘下，晒干。

【功能主治】清热解毒，祛风除湿。用于肝炎，阑尾炎，乳腺炎，肺脓疡，多发性脓肿，风湿关节炎；外用治疮疡肿毒，中耳炎，蛇虫咬伤。

【用法用量】内服：煎汤，15～30克，或浸酒服。外用：适量，鲜品捣烂敷患处。

【附注】蘡薁根：清湿热，消肿毒。治黄疸，湿痹，热淋，痢疾，肿毒，瘰疬，跌打损伤。煎服15～30克。

### （16）毛葡萄 *Vitis heyneana* Roem. et Schult

【药名别名】野葡萄藤、五角叶葡萄、野葡萄。

【药用部位】为葡萄属植物毛葡萄的根皮、叶及全株。

【植物形态】木质藤本。小枝圆柱形，有纵棱纹，被灰色或褐色蛛丝状茸毛。卷须二叉分枝，密被茸毛，每隔2节间断与叶对生。叶卵圆形、长卵状椭圆形或五角状卵形，长4～12厘米，宽3～8厘米，先端急尖或渐尖，基部浅心形，每边有9～19尖锐锯齿，上面初疏被蛛丝状茸毛，以后脱落无毛，下面密被灰色或褐色茸毛，基出脉3～5，叶柄长2.5～6厘米，密被蛛丝状茸毛。圆锥花序疏散，分枝发达，长4～14厘米，花序梗长1～2厘米，被灰色或褐色蛛丝状茸毛。花萼碟形，边缘近全缘；花瓣呈帽状黏合脱落；花盘5裂，子房卵圆形。果球形，直径1～1.3厘米，成熟时紫黑色。种子倒卵圆形，两侧洼穴向上达种子 1/4 处。花期 4—6 月，果期 6—10 月。

【生境分布】生于海拔 100～3200 米的山坡、沟谷灌丛、林缘。我市福田河镇、张家畈镇、夫子河镇、乘马岗镇、狮子峰林场康王寨、狮峰山、王家湾等地均有野生分布。

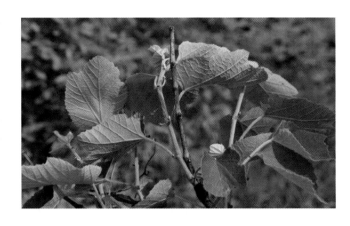

【采收加工】叶或全株：夏、秋季采收，鲜用或晒干。根皮：洗净，除去木心，切片，鲜用或晒干。

【功能主治】根皮：舒筋活血，清热解毒，生肌，利湿。全株：止血，祛风湿，安胎，解热；治麻疹。叶：清热利湿，消肿解毒；治痢疾，疮疡肿毒。

【用法用量】根皮、茎叶：煎服，6～9 克；外用适量，捣烂外敷或研粉撒。根的用法用量不详。

## （17）葛藟 *Vitis flexuosa* Thunb.

【药名别名】葛藟葡萄、山葡萄。

【药用部位】为葡萄属植物葛藟的果实、根及藤汁。

【植物形态】木质藤本。枝条细长，幼枝有灰白色茸毛；卷须与叶对生，二叉状分枝。单叶互生，叶柄长 3～7 厘米，被蛛丝状柔毛；叶片宽卵形或三角状卵形，长 3.5～11 厘米，宽 2.5～9.5 厘米，先端渐尖，基部宽心形或近截形，边缘有不等的波状齿，上面无毛，下面多少有毛，主脉和脉腋有柔毛。花杂性异株，圆锥花序细长，长 6～12 厘米，与叶对生，花序轴有白色丝状毛；花小，直径 2 毫米，雄花黄绿色，花梗下有

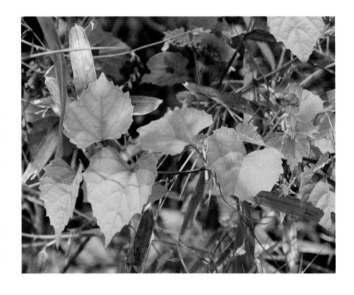

小苞片；花萼盘状；花瓣 5，先端黏合成帽状脱落；雄蕊 5，退化子房埋于花盘中；两性花有短柱头，花盘 5～6 裂，雄蕊与子房等长。浆果球形，直径 6～8 毫米，熟时紫黑色。花期 4—5 月，果期 5—8 月。

【生境分布】生于海拔 2500 米以下的山地灌丛中。我市分布于张家畈镇、乘马岗镇、狮子峰林场、康王寨等地。

【采收加工】根：夏、秋季采集，洗净切片，晒干。果实：成熟时采集，晒干。藤汁：砍断鲜藤收集汁液。

【功能主治】果实：润肺止咳，凉血止血，消食；用于肺燥咳嗽，吐血，食积，泻痢。根：用于骨节酸痛，跌打损伤。藤汁：补五脏，续筋骨，益气，止渴。

【用法用量】藤汁：内服，5～10 克。果实：煎服，10～15 克。根：外用捣烂敷患处。

## （18）桑叶葡萄　*Vitis heyneana* subsp. *ficifolia* (Bge.) C. L. Li

【药名别名】野葡萄、河南毛葡萄。

【药用部位】为葡萄属植物桑叶葡萄的根皮和叶。

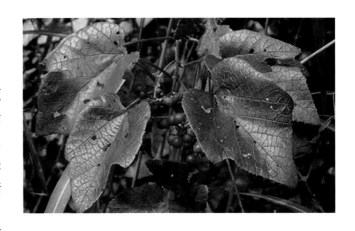

【植物形态】木质藤本。小枝圆柱形，有纵棱纹，被灰色或褐色蛛丝状茸毛。卷须二叉分枝，密被茸毛，每隔2节间断与叶对生。叶卵圆形、长卵状椭圆形或五角状卵形，常有3浅裂至中裂并混生有不分裂叶者；长4～12厘米，宽3～8厘米，先端急尖或渐尖，基部浅心形，每边有9～19尖锐锯齿，上面初疏被蛛丝状茸毛，以后脱落无毛，下面密被灰色或褐色茸毛，基出脉3～5，叶柄长2.5～6厘米，密被蛛丝状茸毛。圆锥花序疏散，分枝发达，长4～14厘米，花序梗长1～2厘米，被灰色或褐色蛛丝状茸毛。花萼碟形，边缘近全缘；花瓣呈帽状黏合脱落，花盘5裂，子房卵圆形。果球形，直径1～1.3厘米，成熟时紫黑色。种子倒卵圆形，两侧洼穴向上达种子1/4处。花期5—7月，果期7—9月。

【生境分布】生于海拔100～1300米的山坡、沟谷灌丛或疏林中。我市分布于乘马岗镇、狮子峰林场、康王寨和王家湾等地。

【采收加工】夏、秋季采集。根皮：洗净切片，鲜用或晒干。叶：鲜用或晒干。

【功能主治】根皮：调经活血，舒筋活络；主治月经不调，带下，外用治跌打损伤，筋骨疼痛。叶：止血，用于外伤出血。

【用法用量】不详。或参照毛葡萄相关内容。

## 117. 杜英科 Elaeocarpaceae

**杜英**　*Elaeocarpus decipiens* Hemsl.

【药名别名】假杨梅、胆八树。

【药用部位】为杜英属植物杜英的根。

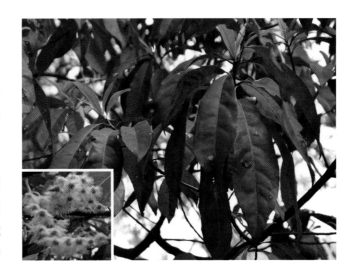

【植物形态】常绿乔木，高5～15米；嫩枝及顶芽初时被微毛，不久变秃净，干后黑褐色。叶革质，披针形或倒披针形，长7～12厘米，宽2～3.5厘米，上面深绿色，干后发亮，下面秃净无毛，幼嫩时亦无毛，先端渐尖，尖头钝，基部楔形，常下延，侧脉7～9对，在上面不很明显，在下面稍突起，网脉在上下两面均不明显，边缘有小钝齿；叶柄长1厘米，初时有微毛，在结实时

变秃净。总状花序多生于叶腋及无叶的去年生枝条上，长 5 ～ 10 厘米，花序轴纤细，有微毛；花柄长 4 ～ 5 毫米，花白色，萼片披针形，长 5.5 毫米，宽 1.5 毫米，先端尖，两侧有微毛；花瓣倒卵形，与萼片等长，上半部撕裂，裂片 14 ～ 16 条，外侧无毛，内侧近基部有毛；雄蕊 25 ～ 30 枚，长 3 毫米，花丝极短，花药顶端无附属物；花盘 5 裂，有毛；子房 3 室，花柱长 3.5 毫米，胚珠每室 2 颗。核果椭圆形，长 2 ～ 2.5 厘米，宽 1.3 ～ 2 厘米，外果皮无毛，内果皮坚骨质，表面有多数沟纹，1 室，种子 1 颗，长 1.5 厘米。花期 6—7 月。

【生境分布】生于海拔 400 ～ 700 米的林中。我市各乡镇都有分布。

【采收加工】夏、秋季采集，洗净切片，鲜用或晒干。

【功能主治】散瘀消肿。治跌打损伤，瘀肿。

【用法用量】不详。

# 118. 椴树科 Tiliaceae

## （1）野黄麻　*Corchorus acutangulus* Lam.

【药名别名】甜麻、假黄麻、针筒草。

【药用部位】为黄麻属植物野黄麻的全草。

【植物形态】一年生亚灌木状草本，高可达 1 米。分枝，枝延长，常广布于地面，茎红褐色，稍有毛。叶互生，卵形至卵状披针形，长 2 ～ 5 厘米，宽 2 ～ 3 厘米，先端钝或微尖，基部圆形，常有 2 短尾，边缘具细锯齿，秃净或被疏柔毛；下部叶较小，圆形；叶柄长 1 ～ 2 厘米，具柔毛；托叶线状锥尖。花小，黄色，1 ～ 4 朵聚生于总花梗上；花梗短，有环节；萼片与花瓣均为 4 或 5 枚，雄蕊多数。蒴果圆筒形，长 1.8 ～ 3 厘米，具 6 ～ 8 棱，其中 3 ～ 4 棱有翅，顶端有 3 ～ 4 个喙状突起。种子细小。花期 7 月，果期 9 月。

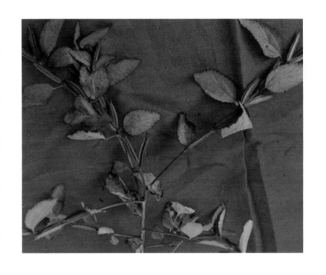

【生境分布】生于山坡、路边、荒地、林边、田埂草丛中。我市各地有分布。

【采收加工】夏、秋季采收全草，洗净，鲜用或晒干。

【功能主治】清热解暑，消肿解毒。主治中暑发热，咽喉肿痛，痢疾，小儿疳积，麻疹，跌打损伤，疮疥疖肿。

【用法用量】内服：煎汤，15 ～ 30 克。外用：适量，捣烂外敷，或水煎洗患处。

【附注】孕妇禁服。

## （2）扁担杆　*Grewia biloba* G. Don

【药名别名】棉筋条、扁担木、麻糖果。

【药用部位】为扁担杆属植物扁担杆的根。

【植物形态】灌木或小乔木，高1～4米，多分枝；嫩枝被粗毛。叶薄革质，叶片细小，近圆形，长1～1.5厘米锐尖，基部楔形或钝，基出脉3条，两侧脉上行过半，中脉有侧脉，下面有稀疏柔毛。先端脉3～5对，边缘有细锯齿；叶柄长4～8毫米，被粗毛；托叶钻形，长3～4毫米。聚伞花序腋生，多花，花序柄长不到1厘米；花柄长3～6毫米；苞片钻形，长3～5毫米；萼片狭长圆形，长4～7毫米，外面被毛，内面无毛；花瓣长1～1.5毫米；雌雄蕊柄长0.5毫米，有毛；雄蕊长2毫米；子房有毛，花柱与萼片平齐，柱头扩大，盘状，有浅裂。核果红色，有2～4颗分核。花期5—7月。

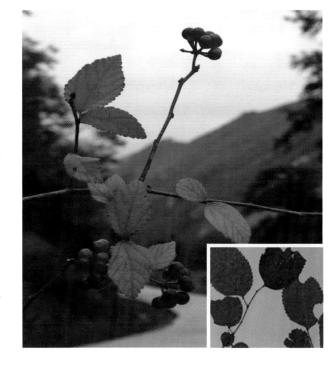

【生境分布】生于平原、低山灌丛中。我市各地有分布。

【采收加工】夏、秋季挖根，洗净，切片，晒干。

【功能主治】健脾益气，固精止带，祛风除湿。用于小儿疳积，脾虚久泻，遗精，红崩，带下，子宫脱垂，脱肛，风湿关节痛。

【用法用量】煎服，15～30克；亦可适量浸酒服。

## （3）小叶扁担杆　*Grewia biloba* var. *microphylla* (Max.) Hand. -Mazz.

【药名别名】棉筋条、剥皮树。

【药用部位】为扁担杆属植物小叶扁担杆的根。

【植物形态】灌木或小乔木，高1～4米，多分枝；嫩枝被粗毛。叶薄革质，叶片细小，近圆形，长1～1.5厘米，下面有稀疏柔毛。先端锐尖，基部楔形或钝，基出脉3条，两侧脉上行过半，中脉有侧脉3～5对，边缘有细锯齿；叶柄长4～8毫米，被粗毛；托叶钻形，长3～4毫米。聚伞花序腋生，多花，花序柄长不到1厘米；花柄长3～6毫米；苞片钻形，长3～5毫米；萼片狭长圆形，长4～7毫米，外面被毛，内面无毛；花瓣长1～1.5毫

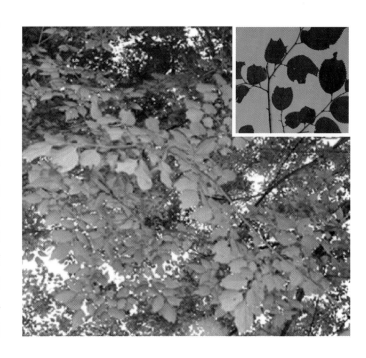

米；雌雄蕊柄长 0.5 毫米，有毛；雄蕊长 2 毫米；子房有毛，花柱与萼片平齐，柱头扩大，盘状，有浅裂。核果红色，有 2 ～ 4 颗分核。花期 5—7 月。

【生境分布】生于低山灌丛中。我市龟山、张广河等地有分布。

【采收加工】夏、秋季挖根，洗净，切片，晒干。

【功能主治】同扁担杆。

【用法用量】同扁担杆。

【附注】本品标本采自张广河，为省鉴定的普查品种。

## （4）刺蒴麻 *Triumfetta rhomboidea* Jacq.

【药名别名】棉花七、黄花地桃花。

【药用部位】为刺蒴麻属植物刺蒴麻的根或全草。

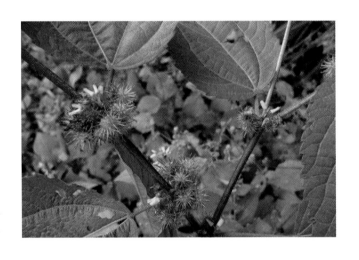

【植物形态】亚灌木，嫩枝被灰褐色短茸毛。叶纸质，生于茎下部的叶阔卵圆形，长 3 ～ 8 厘米，宽 2 ～ 6 厘米，先端常 3 裂，基部圆形；生于上部的叶长圆形；上面有疏毛，下面有星状柔毛，基出脉 3 ～ 5 条，两侧脉直达裂片尖端，边缘有不规则的粗锯齿；叶柄长 1 ～ 5 厘米。聚伞花序数枝腋生，花序柄及花柄均极短；萼片狭长圆形，长 5 毫米，顶端有角，被长毛；花瓣比萼片略短，黄色，边缘有毛；雄蕊 10 枚，子房有刺毛。果球形，不开裂，被灰黄色柔毛，具勾针刺长 2 毫米，有种子 2 ～ 6 颗。花期夏、秋季。

【生境分布】生于山坡、林缘灌丛中。我市各地有少量分布。

【采收加工】冬季或早春萌发前挖取根部，洗净泥沙，切片，鲜用或晒干。全草，全年可采，切段，鲜用或晒干。

【功能主治】清热利湿，通淋化石。主治风热感冒，痢疾，尿路结石，疮疖，毒蛇咬伤。

【用法用量】内服：煎汤，15 ～ 30 克。外用：适量，鲜叶捣烂敷患处。

## （5）毛糯米椴 *Tilia henryana* var. *subglabra* V. Engl.

【药名别名】糯米椴。

【药用部位】为椴树属毛糯米椴的根。

【植物形态】乔木，嫩枝被黄色星状茸毛，顶芽亦有黄色茸毛。叶圆形，长 6 ～ 10 厘米，宽 6 ～ 10 厘米，先端宽而圆，有短尖尾，基部心形，稍偏斜，有时截形，上面无毛，下面被黄色星状茸毛，侧脉 5 ～ 6 对，边缘有锯齿，由侧脉末梢突出成齿刺，长 3 ～ 5 毫米；叶柄长 3 ～ 5 厘米，被黄色茸毛。聚伞花序长 10 ～ 12 厘米，有花 30 朵以上，花序柄有星状柔毛；花柄长 7 ～ 9 毫米，有毛；苞片狭窄倒披针形，长 7 ～ 10 厘米，宽 1 ～ 1.3 厘米，先端钝，基部狭窄，两面有黄色星状柔毛，下半部 3 ～ 5 厘米与花序柄合生，基部有柄长 7 ～ 20 毫米；萼片长卵形，长 4 ～ 5 毫米，外面有毛；花瓣长 6 ～ 7 毫米；退化雄蕊花瓣状，比花瓣短；雄蕊与萼片等长；子房有毛，花柱长 4 毫米。果实倒卵形，长 7 ～ 9 毫米，有棱 5 条，被星状毛。花期 6 月。

【生境分布】生于湿润土壤的山谷和山坡。我市分布于狮子峰。

【采收加工】夏、秋季挖根，洗净切片，鲜用或晒干。

【功能主治】祛风活血，镇痛。

【用法用量】不详。可参照椴树相关内容。

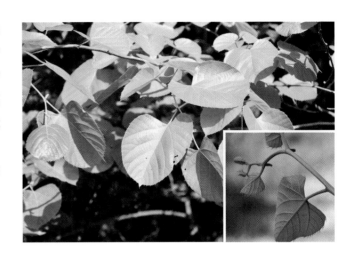

### （6）紫椴　*Tilia amurensis* Rupr.

【药名别名】籽椴、椴树。

【药用部位】为椴树属植物紫椴的花。

【植物形态】乔木，高 25 米，直径达 1 米，树皮暗灰色，片状脱落；嫩枝初时有白丝毛，很快变秃净，顶芽无毛，有鳞苞 3 片。叶阔卵形或卵圆形，长 4.5 ～ 6 厘米，宽 4 ～ 5.5 厘米，先端急尖或渐尖，基部心形，稍整正，有时斜截形，上面无毛，下面浅绿色，脉腋内有毛丛，侧脉 4 ～ 5 对，边缘有锯齿，齿尖突出 1 毫米；叶柄长 2 ～ 3.5 厘米，纤细，无毛。聚伞花序长 3 ～ 5 厘米，纤细，无毛，有花 3 ～ 20 朵；花柄长 7 ～ 10 毫米；苞片狭带形，长 3 ～ 7 厘米，宽 5 ～ 8 毫米，两

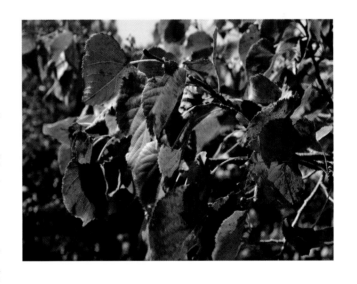

面均无毛，下半部或下部 1/3 与花序柄合生，基部有柄长 1 ～ 1.5 厘米；萼片阔披针形，长 5 ～ 6 毫米，外面有星状柔毛；花瓣长 6 ～ 7 毫米；退化雄蕊不存在；雄蕊较少，约 20 枚，长 5 ～ 6 毫米；子房有毛，花柱长 5 毫米。果实卵圆形，长 5 ～ 8 毫米，被星状茸毛，有棱或有不明显的棱。花期 7 月，果期 8—9 月。

【生境分布】生于山坡、针阔混交林及阔叶杂木林中。我市分布于狮子峰林场。

【采收加工】6—7 月开花时采收，烘干或晾干。

【功能主治】解表，清热。主治感冒发热，口腔炎，喉炎，肾盂肾炎。

【用法用量】内服：煎汤，3 ～ 10 克。

### （7）华椴　*Tilia chinensis* Maxim.

【药名别名】中华椴。

【药用部位】为椴树属植物华椴的根或果、叶。

【植物形态】落叶乔木，高15米；嫩枝无毛，顶芽倒卵形，无毛。叶阔卵形，长5～10厘米，宽4.5～9厘米，先端急短尖，基部斜心形或近截形，上面无毛，下面被灰色星状茸毛，侧脉7～8对，边缘密具细锯齿，齿刻相隔2毫米，齿尖长1～1.5毫米；叶柄长3～5厘米，稍粗壮，被灰色毛。聚伞花序长4～7厘米，有花3朵，花序柄有毛，下半部与苞片合生；花柄长1～1.5厘米；苞片窄长圆形，长4～8厘米，无柄，上面有疏毛，下面毛较密；萼片长卵形，长6毫米，外面有星状柔毛；花瓣长7～8毫米；退化雄蕊较花瓣短小；雄蕊长5～6毫米；子房被灰黄色星状茸毛，花柱长3～5毫米，无毛。果实椭圆形，长1厘米，两端略尖，有5条棱突，被黄褐色星状茸毛。花期6—7月，果期9—10月。

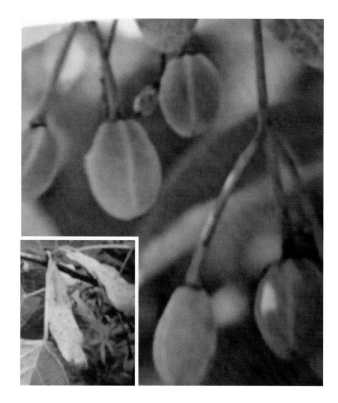

【生境分布】我市狮子峰、龟山、乘马岗镇等地有分布。

【采收加工】秋季挖根，洗净，切片鲜用或晒干。

【功能主治】根：祛风除湿，活血止痛，止咳。治风湿痹痛，四肢麻木，跌打损伤，久咳。

【用法用量】根：参考椴树根。

【附注】尚未查到其果、叶的功用及用法用量的相关资料。

## （8）椴树 *Tilia tuan* Szyszyl.

【药名别名】叶上果、千层皮。

【药用部位】为椴树属植物椴树的根。

【植物形态】乔木，高20米，树皮灰色，直裂；小枝近秃净，顶芽无毛或有微毛。叶卵圆形，长7～14厘米，宽5.5～9厘米，先端短尖或渐尖，基部单侧心形或斜截形，上面无毛，下面初时有星状茸毛，以后变秃净，在脉腋有毛丛，干后灰色或褐绿色，侧脉6～7对，边缘上半部有疏而小的齿突；叶柄长3～5厘米，近秃净。聚伞花序长8～13厘米，无毛；花柄长7～9毫米；苞片狭窄倒披针形，长10～16厘米，宽1.5～2.5厘米，无柄，先端钝，基部圆形或楔形，上面通常无毛，下面有星状柔毛，下半部5～7厘米与花序柄合生；萼片长圆状披针形，长5毫米，被茸毛，内面有长茸毛；花瓣长7～8毫米；退化雄蕊长6～7毫米，雄蕊长5毫米；子房有毛，花柱长4～5毫米。果实球形，宽8～10毫米，无棱，有小突起，被星状茸毛。花期7月。

【生境分布】生于山谷或山坡上阔叶杂木林中。我市分布于张家畈镇、狮子峰林场、乘马岗镇。

【采收加工】全年可采，洗净，切片，晒干。

【功能主治】祛风，活血，镇痛。治跌打损伤，风湿麻木。

【用法用量】内服：煎汤，6～15克，或泡酒。外用：适量，鲜品捣烂外敷或浸酒搽患处。

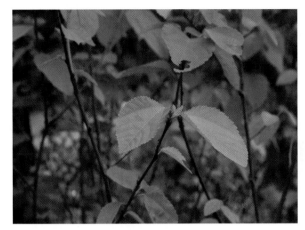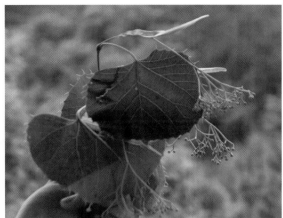

# 119. 锦葵科 Malvaceae

## （1）黄蜀葵 *Abelmoschus manihot* (L.) Medicus

【药名别名】土醉酒花、麻杆花、秋葵。

【药用部位】为秋葵属植物黄蜀葵的花。

【植物形态】一年生或多年生草本，高1～2米，疏被长硬毛。叶掌状5～9深裂，直径15～30厘米，裂片长圆状披针形，长8～18厘米，宽1～6厘米，具粗钝锯齿，两面疏被长硬毛；叶柄长6～18厘米，疏被长硬毛；托叶披针形，长1～1.5厘米。花单生于枝端叶腋，卵状披针形，长15～25毫米，宽4～5毫米，疏被长硬毛；萼佛焰苞状，5裂，近全缘，较长于小苞片，被柔毛，果时脱落；花大，淡黄色，内面基部紫色，直径约12厘米；雄蕊柱长1.5～2厘米，花药

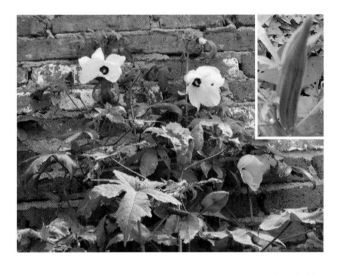

近无柄；柱头紫黑色，匙状盘形。蒴果卵状椭圆形，长4～5厘米，直径2.5～3厘米，被硬毛；种子多数，肾形，被柔毛组成的条纹。花期8—10月。

【生境分布】常生于庭院、宅旁等处，我市城乡偶见有栽培。

【采收加工】夏季花盛开时采收，晒干。

【功能主治】利尿通淋，活血，止血，消肿解毒。主治淋证，吐血，衄血，崩漏，胎衣不下，痈肿疮毒，水火烫伤。

【用法用量】内服：煎汤，5～15克；或研末，3～6克。外用：适量，研末调敷；或油浸涂。

【附注】黄蜀葵的根、茎、叶、种子也分别供药用。根：利水散瘀，解毒消肿；煎服 3～9 克。茎：和血，除邪热；煎服 15～30 克。叶：清热解毒，脱骨生肌；煎服 10～15 克，或外敷。种子：利水通经，清热解毒；煎服 10～15 克，或 2.5 克研末服；外用适量，研末调敷。

## （2）秋葵 *Abelmoschus esculentus* (L.) Mocnch

【药名别名】咖啡黄葵、黄秋葵。

【药用部位】为秋葵属植物咖啡黄葵的根、叶、花或种子。

【植物形态】一年生草本，高 1～2 米。茎圆柱形，疏生散刺。叶互生，叶柄长 7～15 厘米，被长硬毛；托叶线形，长 7～10 毫米，被疏硬毛。叶掌状 3～7 裂，直径 10～30 厘米，裂片阔至狭，两面均被疏硬毛，边缘具粗齿及凹缺。花单生于叶腋间，花梗长 1～2 厘米，疏被糙硬毛；花萼钟形，较长于小苞片，密被星状短茸毛；花黄色，内面基部紫色，直径 5～7 厘米，花瓣倒卵形，长 4～5 厘米。蒴果筒状尖塔形，长 10～25 厘米，直径 1.5～2 厘米，先端具长喙，疏被糙硬毛；种子球形，多数，直径 4～5 毫米，具毛脉纹。花期 5—9 月。

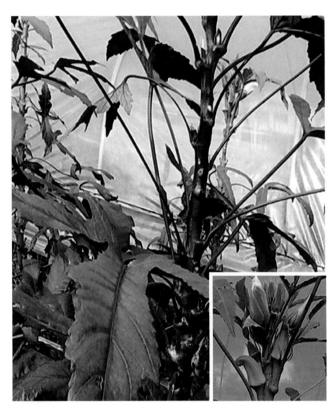

【生境分布】我市城区及五脑山等地有栽培。

【采收加工】根于 11 月到翌年 2 月前挖取，抖去泥土，洗净，晒干或炕干。叶于 9—10 月采收，晒干。花于 6—8 月采摘，晒干。种子于 9—10 月果成熟时采摘，脱粒，晒干。

【功能主治】利咽，通淋，下乳，调经。主治咽喉肿痛，小便淋涩，产后乳汁少，月经不调。

【用法用量】内服：煎汤，9～15 克。

【附注】本品嫩果作蔬菜和保健品。其种子可催乳。全株可清热解毒，润燥滑肠。

## （3）苘麻 *Abutilon theophrasti* Medicus

【药名别名】磨盘草、泡麻。

【药用部位】为苘麻属植物苘麻的种子、根及全草。

【植物形态】一年生亚灌木状草本，高达 1～2 米，茎枝被柔毛。叶互生，圆心形，长 5～10 厘米，先端长渐尖，基部心形，边缘具细圆锯齿，两面均密被星状柔毛；叶柄长 3～12 厘米，被星状细柔毛；托叶早落。花单生于叶腋，花梗长 1～13 厘米，被柔毛，近顶端具节；花萼杯状，密被短茸毛，裂片 5，卵形，长约 6 毫米；花黄色，花瓣倒卵形，长约 1 厘米；雄蕊柱平滑无毛，心皮 15～20，长

1～1.5厘米，顶端平截，具扩展、被毛的长芒2，排列成轮状，密被软毛。蒴果半球形，直径约2厘米，长约1.2厘米，分果爿15～20，被粗毛，顶端具长芒2；种子肾形，褐色，被星状柔毛。花期7—8月，果期10—11月。

【生境分布】生于山坡荒地或栽培。我市各地有散在的野生分布。

【采收加工】根：立冬后拔取根部，除去茎叶，洗净晒干。全草：夏季采收，鲜用或晒干。种子：秋季果实成熟时割取地上部分，晒干后，打下种子，筛去果皮及杂质，储藏于干燥处。

【功能主治】种子（苘实）：治赤白痢疾，眼翳，痈肿，瘰疬。根：利湿解毒；用于小便淋沥，痢疾，急性中耳炎，睾丸炎。全草：清热利湿，解毒开窍；主治痢疾，中耳炎，耳鸣，耳聋，睾丸炎，化脓性扁桃体炎，痈疽肿毒。

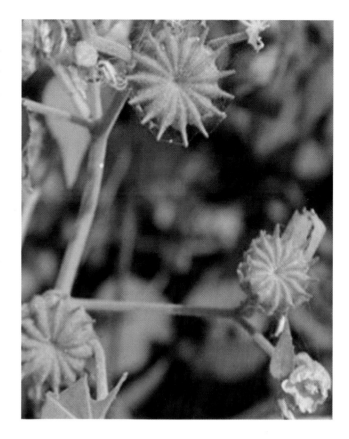

【用法用量】全草：煎服，10～30克；外用适量，捣烂敷患处。根：煎服，30～60克。种子：煎服，6～9克；或入散剂。

## （4）蜀葵 *Althaea rosea* (L.) Cavan.

【药名别名】葵花、端午花。

【药用部位】为蜀葵属植物蜀葵的花和种子。

【植物形态】多年生草本，高达2.5米，全株被星状毛，茎木质化，直立，不分枝，通常绿色或绿褐色。叶互生，圆钝形或卵状圆形，有时呈5～7浅裂，直径6～15厘米；先端钝圆，基部心形，边缘具圆齿，掌状脉5～7条；叶柄长2.5～4厘米。花大，有红、粉红、水红、紫、墨紫、白、乳黄各色，单瓣或重瓣，单生于叶腋，直径6～9厘米；小苞片6～7，基部合生，先急尖，里面被长柔毛；萼钟状，5裂，裂片卵形；花丝连合成筒状，子房多室，每室1胚珠。花期6—

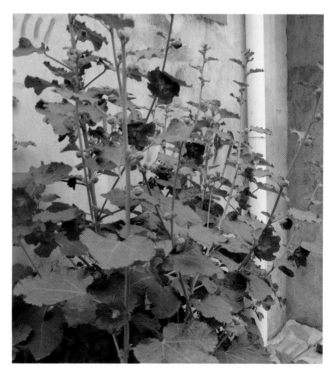

8 月，果期秋季。

【生境分布】我市各地多栽培于庭院、宅旁。

【采收加工】种子：秋季果实成熟后摘取果实，晒干，打下种子，筛去杂质，再晒干。花：夏、秋季采收，晒干。

【功能主治】花：和血止血，解毒散结；主治吐血，衄血，月经过多，赤白带下，二便不通，小儿风疹，疟疾，痈疽疖肿，蜂蜇伤，烫火伤。种子：利尿通淋，解毒排脓，润肠；用于水肿，淋证，带下，乳汁不通，疮疥，无名肿毒。

【用法用量】花：煎服，3 ～ 9 克；或研末，1 ～ 3 克；外用适量，研末调敷；或鲜品捣烂外敷。种子：煎服，3 ～ 9 克；或研末；外用适量，研末调敷。

【附注】其根、茎叶亦供药用。茎叶：清热利湿，解毒。根：清热利湿，凉血止血，解毒排脓。

## （5）陆地棉 *Gossypium hirsutum* L.

【药名别名】棉花。

【药用部位】为棉属植物陆地棉的根。

【植物形态】一年生草本或亚灌木，高达 1.5 米。疏被柔毛，叶互生；叶柄长 2.5 ～ 8 厘米，被长柔毛；托叶线形，长 5 ～ 10 毫米，早落；叶掌状 5 裂，直径 5 ～ 10 厘米，通常宽超过于长，裂片宽卵形，深裂不到叶片的中部，先端短尖，基部心形，上面被星状长硬毛，下面被细茸毛，沿脉被长柔毛。花单生于叶腋，花梗长 1 ～ 2 厘米，被长柔毛；小苞片基部合生，阔三角形，长 2 ～ 3 厘米，宽超过于长，先端具 6 ～ 8 齿，

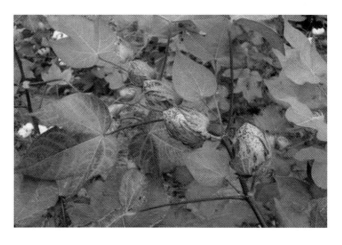

沿脉被疏长毛；花萼杯状，5 浅裂；花黄色，内面基部紫色，直径 5 ～ 7 厘米。蒴果卵圆形，长约 3 厘米，具喙，通常 3 ～ 4 室。种子大，大约 1 厘米，分离，斜圆锥形，被白色长绵毛和短绵毛。花期 7—9 月，果期 9—11 月。

【生境分布】我市广泛栽培。

【采收加工】秋季采挖，洗净，切片，晒干；或剥取根皮，切段，晒干。

【功能主治】止咳平喘，通经止痛。用于咳嗽，气喘，月经不调，崩漏。

【用法用量】内服：煎汤，15 ～ 30 克。

【附注】孕妇忌服。

## （6）木芙蓉 *Hibiscus mutabilis* L.

【药名别名】芙蓉花、木莲。

【药用部位】为木槿属植物木芙蓉的叶和花。

【植物形态】落叶灌木或小乔木，高 2 ～ 5 米。枝被星状短柔毛。叶大，互生，阔卵形至圆卵形，长 10 ～ 20 厘米，宽 9 ～ 22 厘米，掌状 3 ～ 5 裂，裂片三角形；基部心形，先端短尖或渐尖，边缘有

波状钝齿，上面稍有毛，下面密被星状茸毛；叶柄长 5～8 厘米。花腋生或簇生于枝端，直径 7～10 厘米；早晨开花时白色或粉红色，至下午变深红色；花梗粗长，被黄褐色毛；小苞片 8～10 枚，线形，长 1.5～2.5 厘米，被毛，萼 5 裂，长 3～4 厘米，被毛，裂片阔卵形；花冠大而美丽，花瓣 5，外面被毛，单瓣或重瓣；雄蕊多数，花丝结合成圆筒形，包围花柱；子房 5 室，花柱顶端 5 裂，柱头头状。蒴果球形，室背开裂为 5 瓣，长约 2.5 厘米，被粗长毛。种子肾形，有长毛。花期 8—10 月。

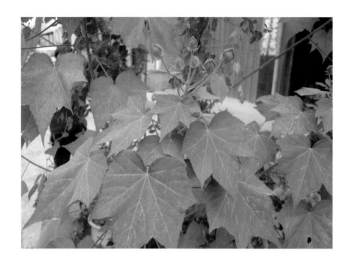

【生境分布】我市各地多栽培于庭院、宅旁。

【采收加工】花：10 月采摘初开放的花朵，晒干。叶：夏、秋季剪下叶片，晒干。

【功能主治】叶：凉血，解毒，消肿，止痛；治痈疽焮肿，带状疱疹，烫伤，目赤肿痛，跌打损伤；花：清热凉血，消肿解毒；治痈肿，疔疮，烫伤，肺热咳嗽，吐血，崩漏，带下。

【用法用量】花：煎服，6～12 克（鲜品 30～60 克）；外用适量，研末调敷或捣烂敷患处。叶：外用，研末调敷或捣烂敷患处。

【附注】其根治痈肿，秃疮，臁疮，咳嗽气喘。外用适量，捣烂调敷患处；煎服鲜品 30～60 克。

## （7）朱槿 *Hibiscus rosa-sinensis* L.

【药名别名】扶桑、红木槿。

【药用部位】为木槿属植物朱槿的叶、花和根。

【植物形态】灌木或小乔木，高可达 6 米。叶互生，阔卵形或狭卵形，长 7～10 厘米，宽 2.5～5 厘米，先端凸尖或渐尖，边缘有粗齿或缺刻，或除近先端外几乎全缘，秃净，或于背脉有少许疏毛。花单生于上部叶腋；有一短或长、有节、广展或倾斜的柄；小苞片 6～7 枚，线形，分离，比萼短；萼绿色，长约 2 厘米，5 裂，裂片卵形或披针形，尖锐；花冠直径约 10 厘米，

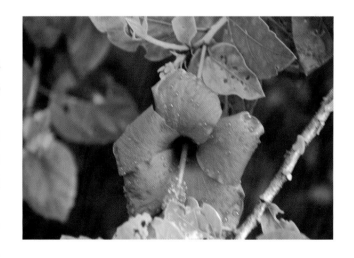

花瓣 5，倒卵形，先端圆，通常玫瑰红色，但亦有淡红色、淡黄色或其他颜色的，有时重瓣；雄蕊多数，花丝结合成圆筒；子房 5 室，花柱 5 裂，柱头头状，雄蕊筒及柱头甚长，超出花冠外。蒴果卵形，有喙，光滑。花期全年。

【生境分布】我市城区有栽培。

【采收加工】花：花期采集，晒干。叶：随用随采，鲜用或晒干。根：秋末挖取，洗净晒干。

【功能主治】根：调经，利湿，解毒；用于月经不调，崩漏，带下，白浊，痈疮肿毒，尿路感染，急性结膜炎。叶：消热利湿，解毒；治带下，淋证，疗疮肿毒，腮腺炎，乳腺炎，淋巴结炎。花：清肺，化痰，凉血，解毒；治痰火咳嗽，鼻衄，痢疾，赤白浊，痈肿，毒疮。

【用法用量】根：煎服，15～30克。叶：外用适量，捣烂敷患处；煎服，15～30克。花：煎服，15～30克；外用适量，捣烂敷患处。

## （8）木槿 *Hibiscus syriacus* L.

【药名别名】木槿树、朝天罐（果实）。

【药用部位】为木槿属植物木槿的皮（茎皮或根皮）、叶、花和果实。

【植物形态】落叶灌木，高3～4米。叶菱状卵圆形，长3～6厘米，宽2～4厘米，常3裂，基部楔形，下面有毛或近无毛；叶柄长5～25毫米；托叶条形，长约为花萼之半。花单生于叶腋，花梗长4～14毫米，有星状短毛；小苞片6或7，条形，长6～15毫米，有星状毛；萼钟形，裂片5；花冠钟形，淡紫色、白色、红色等，直径5～6厘米。蒴果卵圆形，直径12毫米，密生星状茸毛。花期7—10月。

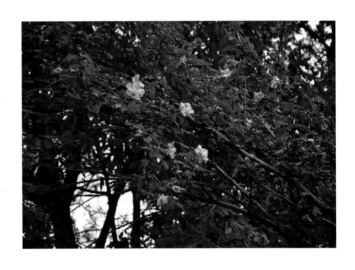

【生境分布】我市多见栽培于庭院、宅旁及菜地篱笆。

【采收加工】果实：现黄绿色时摘下，晒干。花：夏季择晴日采摘花朵，晒干。叶：夏、秋季采集，鲜用或晒干。茎皮：春、夏季砍伐茎枝，剥皮晒干。根皮：秋季采挖，剥皮洗净，晒干。

【功能主治】皮：清热利湿，杀虫止痒；用于痢疾，带下；外用治阴囊湿疹，体癣，脚癣。叶：清热解毒；主治赤白痢疾，肠风，痈肿疮毒。花：清热利湿，凉血解毒；主治肠风泻血，赤白下痢，痔疮出血，肺热咳嗽，咯血，带下，疮疖痈肿，烫伤。果实：清肺化痰，止头痛，解毒；用于痰喘咳嗽，支气管炎，偏正头痛，黄水疮，湿疹。

【用法用量】果：煎服，9～15克；外用适量，煎水熏洗。皮：煎服，3～9克；外用，酒浸搽擦或煎水熏洗。叶：煎服，干品3～9克，鲜品30～60克；外用适量敷。花：煎服，3～9克（鲜品30～60克）；研末，2～3克。

## （9）白花单瓣木槿 *Hibiscus syriacus* f. *totus-albus* T. Moore

【药名别名】白花木槿、白木槿。

【药用部位】为木槿属植物白花单瓣木槿的皮、叶、花和果实。

【植物形态】落叶灌木，高3～4米。叶菱状卵圆形，长3～6厘米，宽2～4厘米，常3裂，基部楔形，下面有毛或近无毛；叶柄长5～25毫米；托叶条形，长约为花萼之半。花单生于叶腋，花梗长4～14毫米，有星状短毛；小苞片6或7，条形，长6～15毫米，有星状毛；萼钟形，裂片5；花冠钟形，单瓣，纯白色，直径5～6厘米。蒴果卵圆形，直径12毫米，密生星状茸毛。花期7—10月。

【生境分布】我市的阎家河、张广河等地有栽培。

【采收加工】同木槿。

【功能主治】同木槿。

【用法用量】同木槿。

【附注】本植物为木槿的变型，其区别是本品的花单瓣、纯白色，也有重瓣变型。

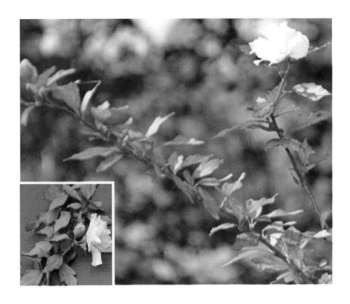

## （10）牡丹木槿 *Hibiscus syriacus f. paeoniflorus Gagnep.*

【药名别名】木槿。

【药用部位】为木槿属植物牡丹木槿的皮、叶、花及果实。

【植物形态】落叶灌木，高3～4米，小枝密被黄色星状茸毛。叶菱形至三角状卵形，长3～10厘米，宽2～4厘米，具深浅不同的3裂或不裂，先端钝，基部楔形，边缘具不整齐齿缺，下面沿叶脉微被毛或近无毛；叶柄长5～25毫米，上面被星状柔毛；托叶线形，长约6毫米，疏被柔毛。花单生于枝端叶腋间，花梗长4～14毫米，被星状短茸毛；小苞片6～8，线形，长6～15毫米，宽1～2毫米，密被星状疏茸毛；花萼钟形，长14～20毫米，密被星状短茸毛，裂片5，三角形；花钟形，粉红色或淡紫色，重瓣，直径7～9厘米，花瓣倒卵形，长3.5～4.5厘米，外面疏被纤毛和星状长柔毛；雄蕊柱长约3厘米；花柱分枝无毛。蒴果卵圆形，直径约12毫米，密被黄色星状茸毛；种子肾形，背部被黄白色长柔毛。花期7—10月。

【生境分布】我市城区原麻城师范学校植物园有栽培。

【采收加工】同木槿。

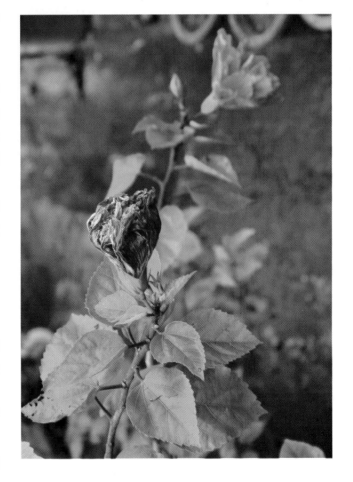

【功能主治】同木槿。

【用法用量】同木槿。

## （11）冬葵 *Malva verticillata* L.

【药名别名】野葵、冬葵子、锦葵。

【药用部位】为锦葵属植物冬葵的种子、根、叶。

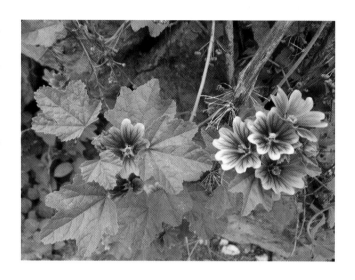

【植物形态】二年生草本，高 50 ～ 100 厘米，茎秆被星状长柔毛。叶肾形或圆形，直径 5 ～ 11 厘米，通常为掌状 5 ～ 7 裂，裂片三角形，具钝尖头，边缘具钝齿，两面被极疏糙伏毛或近无毛；叶柄长 2 ～ 8 厘米，近无毛，上面槽内被茸毛；托叶卵状披针形，被星状柔毛。花 3 ～ 4 朵簇生于叶腋，具极短柄至近无柄；小苞片 3，线状披针形，长 5 ～ 6 毫米，被纤毛；萼杯状，直径 5 ～ 8 毫米，萼裂 5，广三角形，疏被星状长硬毛；花冠长稍微超过萼片，淡白色至淡红色，花瓣 5，长 6 ～ 8 毫米，先端凹入，爪无毛或具少数细毛；雄蕊柱长约 4 毫米，被毛；花柱分枝 10 ～ 11。果扁球形，直径 5 ～ 7 毫米；分果爿 10 ～ 11，背面平滑，厚 1 毫米，两侧具网纹；种子肾形，直径约 1.5 毫米，无毛，紫褐色。花期 3—11 月。

【生境分布】我市各地的庭院、村落有栽培。

【采收加工】叶：夏、秋季采收，鲜用。冬葵子（种子）：成熟时采收。根：夏、秋季采挖，洗净，鲜用或晒干。

【功能主治】种子：利水通淋，滑肠通便，下乳；用于淋证，水肿，大便不通。根：清热利水，解毒，主治水肿，热淋，带下，乳痈，疳疮，蛇虫咬伤。叶：清热，行水，滑肠；治肺热咳嗽，热毒下痢，黄疸，二便不通，丹毒，金疮。

【用法用量】叶：煎服，30 ～ 60 克；或捣汁；外用适量，捣烂外敷、研末调敷，或煎水含漱。种子：煎服，6 ～ 15 克；或入散剂。根：煎服，30 ～ 60 克；捣汁或研末；外用适量，研末调敷。

## （12）箭叶秋葵 *Abelmoschus sagittifolius* (Kurz) Merr.

【药名别名】五指山参、山芙蓉。

【药用部位】为秋葵属植物箭叶秋葵的根和叶。

【植物形态】多年生草本，高 40 ～ 100 厘米，具萝卜状肉质根，小枝被糙硬长毛。叶形多样，下部的叶卵形，中部以上的叶卵状戟形、箭形至掌状 3 ～ 5 浅裂或深裂，裂片阔卵形至阔披针形，长 3 ～ 10 厘米，先端钝，基部心形或戟形，边缘具锯齿或缺刻，上面疏被刺毛，下面被长硬毛；叶柄长 4 ～ 8 厘米，疏被长硬毛。花单生于叶腋，花梗纤细，长 4 ～ 7 厘米，密被糙硬毛；小苞片 6 ～ 12，线形，宽 1 ～ 1.7 毫米，长约 1.5 厘米，疏被长硬毛；花萼佛焰苞状，长约 7 毫米，先端具 5 齿，密被细茸毛；花红色或黄色，直径 4～5 厘米，花瓣倒卵状长圆形，长 3～4 厘米；雄蕊柱长约 2 厘米，平滑无毛；花柱分枝 5，柱头扁平。蒴果椭圆形，长约 3 厘米，直径约 2 厘米，被刺毛，具短喙；种子肾形，具腺状条纹。花期 5—9 月。

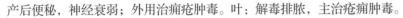

【生境分布】我市黄土岗镇的新屋河及龟山石陂等地有引进栽培。

【采收加工】根：秋、冬季采挖，洗净，切片，晒干。叶：秋季采集，鲜用或晒干。

【功能主治】根：滋阴润肺，排脓拔毒，和胃；用于肺燥咳嗽，肺痨，胃痛，疳积，产后便秘，神经衰弱；外用治痈疮肿毒。叶：解毒排脓，主治疮痈肿毒。

【用法用量】根：煎服，10～15 克。叶：外用，鲜叶捣烂或干叶研粉，调红糖外敷。

【附注】本品为近年来从广东引进，由湖北中医药大学陈科力教授鉴定。

# 120. 梧桐科 Sterculiaceae

## （1）梧桐 *Firmiana platanifolia* (L. f.) Marsili

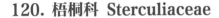

【药名别名】青桐、梧桐麻。

【药用部位】为梧桐属植物梧桐的种子、叶、花和根。

【植物形态】落叶乔木，树皮青绿色，平滑。叶心形，掌状 3～5 裂，裂片三角形，顶端渐尖，基部心形，两面均无毛，基生脉 7 条，叶柄与叶片等长。圆锥花序顶生，花淡黄绿色；萼 5 深裂几至基部，萼片条形，向外卷曲，长 7～9 毫米，花梗与花几等长；雄花的雌雄蕊柄与萼等长，下半部较粗，无毛，雌花的子房圆球形，被毛。蓇葖果膜质，有柄，成熟前开裂成叶状，每蓇葖果有种子 2～4 个；种子圆球形，表面有皱纹，直径约 7 毫米。花期 6 月，果期 8—10 月。

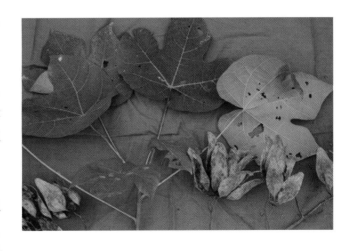

【生境分布】生于山坡、路边、宅旁。我市各地有分布。

【采收加工】种子：秋季果实成熟时采收，打落种子，除去杂质，晒干。叶：夏、秋季采集，随采随用，或晒干。花：6 月采收，晒干。根：全年可采，洗去泥沙，切片，鲜用或晒干。

【功能主治】根：祛风除湿，调经止血，解毒疗疮；治风湿关节痛，吐血，肠风下血，月经不调，跌打损伤。种子：顺气和胃，健脾消食，止血；治胃脘疼痛，伤食腹泻，疝气，须发早白，小儿口疮。叶：祛风除湿，解毒消肿，降血压；治风湿痹痛，跌打损伤，痈疮肿毒，痔疮，小儿疳积，泻痢，高血压。花：

利湿消肿，消热解毒；治水肿，小便不利，无名肿毒。

【用法用量】花：煎服，6～15克；外用适量，研末调涂。叶：煎服，15～30克；外用，鲜叶敷贴，煎水洗或研末调敷。根：煎服，鲜品30～60克；或捣汁；外用，捣烂外敷。种子：煎服，3～9克；或研末；外用，煅存性研末撒敷。

## （2）马松子 *Melochia corchorifolia* L.

【药名别名】五爪草、野路葵。

【药用部位】为马松子属植物马松子的全草或根叶。

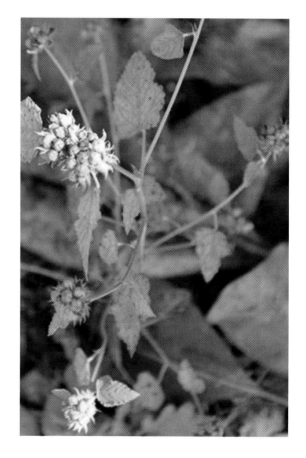

【植物形态】半灌木状草本，高20～100厘米，散生星状柔毛。叶卵形、狭卵形或三角状披针形，长1～7厘米，宽0.7～3厘米，基部圆形、截形或浅心形，边缘生小齿，下面沿脉疏被短毛；叶柄长5～20毫米。头状花序腋生或顶生，直径达1厘米；花萼钟状，长约2.5毫米，外面被毛，5浅裂；花瓣5，白色或淡紫色，长约6毫米；雄蕊5，花丝大部合生成管；子房无柄，5室，每室胚珠2，花柱5枚。蒴果近球形，直径4～6毫米，密被短毛，室背开裂。花期8—9月。

【生境分布】生于丘陵、荒坡、草丛中。我市各地有分布。

【采收加工】夏、秋季采集根叶，洗净切段，晒干。

【功能主治】止痒退疹，用于皮肤瘙痒，瘾疹，湿疮，湿疹，阴部湿痒等。

【用法用量】内服：煎汤，3～6克。外用：适量，煎水洗或研末敷患处。

【附注】本品药用资料摘自《中国高等植物图鉴》。

## 121. 猕猴桃科 Actinidiaceae

### （1）软枣猕猴桃 *Actinidia arguta* (Sieb. et Zucc.) Planch. ex Miq.

【药名别名】猕猴梨、软枣子、藤梨根。

【药用部位】为猕猴桃属植物软枣猕猴桃的根、叶。

【植物形态】大型藤本，长可达30米以上。嫩枝有时被灰白色疏柔毛，老枝光滑；髓褐色，片状。单叶互生，叶柄及叶脉干后常带黑色；叶片膜质或纸质，卵圆形、椭圆状卵形或长圆形，长6～13厘米，宽5～9厘米，先端凸尖或短尾尖，基部圆形或心形，少有近楔形，边缘有锐锯齿，下面脉腋有淡棕色或灰白色柔毛，其余无毛。聚伞花序腋生，有花3～6朵；花单性，雌雄异株或单性花与两性花共存；花白色，直径 1.2 ～ 2 厘米；花被 5 数；萼片仅边缘有毛，雄蕊多数；花柱丝状，多数。浆果球形至长圆形，光滑；蒴果扁球形，呈果瓣状，未成熟者味辛辣。花期 6—7 月，果期 9 月。

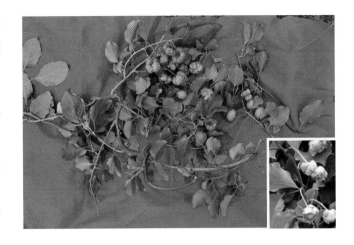

【生境分布】生于林下、河岸边。我市四道河、小漆园、香草园等地有分布。

【采收加工】叶：夏、秋季采叶，晒干。根：秋、冬季采挖，洗净切片，晒干。

【功能主治】叶：止血，用于外伤出血。根：清热利湿，祛风除痹，解毒消肿，止血；主治黄疸，消化不良，呕吐，风湿痹痛，癥肿，痈疡疮疖，跌打损伤，外伤出血，乳汁不下。

【用法用量】根：煎服，15 ～ 60 克。叶：外用适量，捣烂或研末敷。果实可食用，营养丰富。

## （2）狗枣猕猴桃 *Actinidia kolomikta* (Maxim. et Rupr.) Maxim.

【药名别名】深山木天蓼、狗枣子。

【药用部位】为猕猴桃属植物狗枣猕猴桃的果实。

【植物形态】大型落叶藤本，小枝紫褐色，直径约 3 毫米，嫩枝略有柔毛，老枝无毛；髓淡褐色，片层状。叶膜质或薄纸质，阔卵形、长方卵形至长方倒卵形，长 6 ～ 15 厘米，宽 5 ～ 10 厘米，顶端急尖至短渐尖，基部心形，少数圆形至截形，两侧不对称，边缘有单锯齿或重锯齿，上面无毛，下面沿叶脉疏生灰褐色短毛，脉腋密生柔毛，叶片中部以上常有黄白色或紫红色斑。叶脉不发达，近扁平状，侧脉 6 ～ 8 对；叶柄长 2.5 ～ 5 厘米，初时略被少量尘埃状柔毛，后秃净。聚伞花序，雌雄异株，花通常白色或有时粉红色，芳香；花序柄长 8 ～ 12 毫米，花柄长 4 ～ 8 毫米，苞片小，钻形，不及 1 毫米。萼片 3 ～ 5，花柄略有短柔毛；花瓣 5，雄

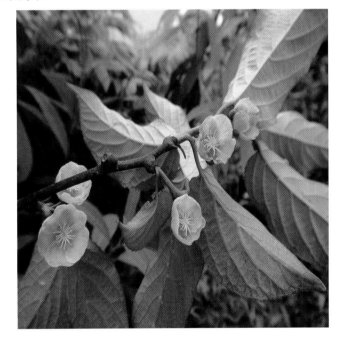

蕊多数；花柱丝状，多数，长 5 ～ 6 毫米，花药黄色，长方箭头状，长约 2 毫米；子房圆柱状，长约 3 毫米，无毛，花柱长 3 ～ 5 毫米。浆果柱状长圆形、卵形或球形，长达 2.5 厘米，果皮洁净无毛，无斑点，未熟时暗绿色，成熟时淡橘红色，并有深色的纵纹；果熟时花萼脱落。种子长约 2 毫米。花期 5 月下旬，果熟期 9—10 月。

【生境分布】生于海拔 1200 ～ 3500 米的山地林中或灌丛中。我市主要分布于狮子峰林场。

【采收加工】秋季采果，晒干。

【功能主治】滋养强壮，用于维生素 C 缺乏症。

【用法用量】内服：煎汤，9 ～ 15 克。

## （3）猕猴桃 *Actinidia chinensis* Planch.

【药名别名】羊桃、藤梨、中华猕猴桃。

【药用部位】为猕猴桃属植物猕猴桃的根、嫩茎叶和果实。

【植物形态】藤本，幼枝及叶柄密生灰棕色柔毛，老枝无毛；髓大，白色，片状。叶片纸质，圆形、卵圆形或倒卵形，长 5 ～ 17 厘米，顶端凸尖、微凹或平截，边缘有刺毛状齿，上面仅叶脉有疏毛，下面密生灰棕色星状茸毛。5—6 月花开时白色，后变黄色；花被 5 数，萼片及花柄有淡棕色茸毛；雄蕊多数，花柱丝状，多数。浆果卵圆形或矩圆形，密生棕色长毛，8—10 月成熟。

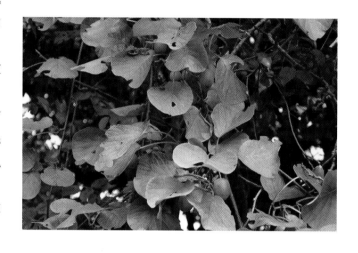

【生境分布】生于山坡、林缘或灌丛中。我市山区丘陵各地都有野生分布。

【采收加工】果实：9 月中下旬至 10 月上旬采摘成熟果实，鲜用或晒干。根：全年可采，洗净，切段，晒干或鲜用。茎叶：夏季采收，鲜用或晒干。

【功能主治】茎叶：清热解毒，散瘀，止血；主治痈肿疮疡，烫伤，风湿关节痛，外伤出血。果实：调中理气，生津润燥，解热除烦；用于消化不良，食欲不振，呕吐，烧烫伤。根：清热解毒，祛风利湿，活血消肿；主治肝炎，痢疾，消化不良，淋浊，带下，风湿关节痛，水肿，跌打损伤，疮疖，瘰疬结核，胃肠道肿瘤及其他癌症。

【用法用量】果实：15 ～ 60 克，鲜果适量，鲜食或榨汁服。根：煎服，30 ～ 60 克；或炖猪肠；外用适量，捣烂外敷。茎叶：外用适量，捣烂或研末敷。

## （4）对萼猕猴桃 *Actinidia valvata* Dunn

【药名别名】猫人参、镊合猕猴桃、阳桃。

【药用部位】为猕猴桃属植物对萼猕猴桃的根或果实。

【植物形态】中型落叶藤本。小枝近无毛，髓实心，白色。叶近膜质，宽卵形或长卵形，长 5 ～ 13 厘米，宽 2.5 ～ 5 厘米，先端渐尖或圆，基部宽楔形或平截稍圆，不下延或下延，两侧稍不对称；边缘有细锯齿，腹面绿色，背面稍淡，两面均无毛，叶脉不显著；侧脉 5 ～ 6 对；叶柄水红色，无毛，长 1.5 ～ 2 厘米。花序具 2 ～ 3 花或单花，花序梗长约 1 厘米；苞片钻形，长 1 ～ 2 毫米。花白色，直径约 2 厘米；花梗长不及 1 厘米，被微毛；萼片 2 ～ 3 片，卵形至长方状卵形，长 6 ～ 9 毫米，无毛或稍被微毛；花瓣 7 ～ 9，长圆状倒卵形，长 1 ～ 1.5 厘米，宽 10 ～ 12 毫米；花丝丝状，长约 5 毫米，花药橙黄色，长 2.5 ～ 4 毫米；子房瓶状，长约 5 毫米，无毛。果卵形或倒卵状，成熟时橙黄色，长 2 ～ 2.5 厘米，无斑点，顶端具尖喙，宿萼反折。种子长 1.75～3.5 毫米；亦结瘿果。花期 5 月上旬。

【生境分布】生于海拔 150～1100 米的山谷丛林中。我市分布于狮子峰林场。

【采收加工】根：夏、秋季采挖，洗净切片，晒干。果实：秋季果实成熟时采集，鲜用或晒干。

【功能主治】根：清热解毒，消肿；主治呼吸道感染，夏季热，痈肿疮疖，适用于抗癌。果实：供食用，具营养、保健、美容及减肥作用。

【用法用量】根：煎服，30～60 克。果实：适量，食用。

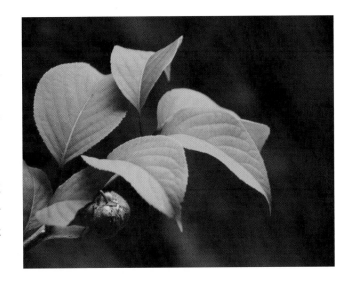

# 122. 山茶科 Theaceae

## （1）山茶　*Camellia japonica* L.

【药名别名】晚山茶、茶花。

【药用部位】为山茶属植物山茶的花和根。

【植物形态】常绿灌木或小乔木，高可达 15 米，光滑无毛。单叶互生，革质，卵形至椭圆形，长 5～10 厘米，宽 3～4 厘米，先端钝，基部圆形至阔楔形，边缘具软骨质细锯齿，上面浓绿色，有光泽，下面淡绿色，两面平滑无毛。花单生于叶腋，或顶生，红色，直径 6～8 厘米，近无梗；花萼 5，绿色；花瓣 5～7，近圆形；雄蕊多数，2 轮；雌蕊 1，子房长球形，光滑无毛。蒴果球形，室背开裂，直径约 3 厘米，光滑无毛。种子近椭圆形，背有角棱，长约 2 厘米，直径 1.5 厘米。花期 4—5 月，果期 9—10 月。

【生境分布】我市五脑山森林公园及城区有栽培。

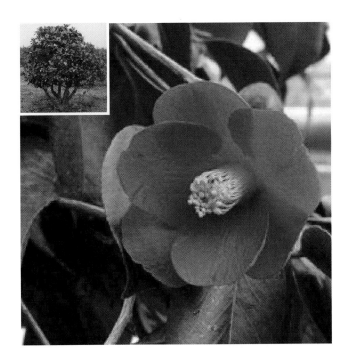

【采收加工】花：4—5 月花盛开期分批采收，晒干或低温炕干。在干燥过程中，要少翻动，避免花破碎或散瓣。根：全年可采，洗净，切片，晒干。

【功能主治】花：凉血止血，散瘀，消瘀肿；主治吐血，衄血，咯血，便血，痔血，赤血痢，血淋，血崩，带下，烫伤，跌扑损伤。根：散瘀消肿，消食；主治跌打损伤，食积腹胀。

【用法用量】花：煎服，5～10克；或研末；外用适量，研末麻油调涂。根：煎服，15～30克。山茶叶：具清热解毒，止血作用；治痈疽肿毒，烫伤等；煎服6～15克或外用。

## （2）油茶　*Camellia oleifera* Abel.

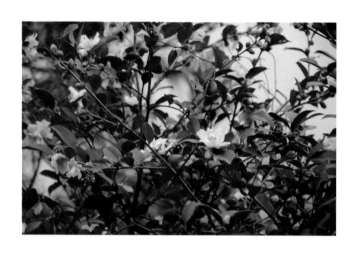

【药名别名】茶子树、茶子、茶油。

【药用部位】为山茶属植物油茶的根皮、种子及茶油。

【植物形态】灌木或小乔木。枝略被毛，树皮黄褐色，芽有疏松的鳞片，稍被毛。叶互生，革质，椭圆形或椭圆状矩圆形，长4～10厘米，宽2～4厘米，先端渐尖，基部宽楔形，边缘有小锯齿，上面有光泽，嫩时疏生茸毛，侧脉不明显；叶柄长约6毫米，有毛。花白色，单生或并生于枝顶，无梗；花直径约4厘米，萼片圆形，外被丝毛；花瓣5～7，倒卵形，长2.5～4.5厘米，先端深2裂，外面稀被毛；雄蕊多数；子房密被丝状茸毛，花柱顶端3浅裂，基部有毛。蒴果近球形，直径约2.2厘米，2～3裂，果瓣厚木质。种子1～2粒。花期冬、春季，果期9—11月。

【生境分布】我市各地有栽培。

【采收加工】根皮：挖取后洗净，晒干。种子：果实成熟后采集种子，晒干；种子所榨出的即茶油。

【功能主治】根皮：散瘀活血，接骨消肿；治骨折，扭挫伤，腹痛，皮肤瘙痒，烫火伤。茶油：清热化湿，杀虫解毒；用于痧气腹痛，急性蛔虫阻塞性肠梗阻，疥癣，烫火伤。茶油具养颜和一定的降血脂、降血压作用。

【用法用量】根皮：外用，研末敷。茶油：内服和外用。种子：煎服，6～10克，或入丸、散；外用煎洗或研末调敷。

## （3）茶树　*Camellia sinensis* (L.) O. Ktze.

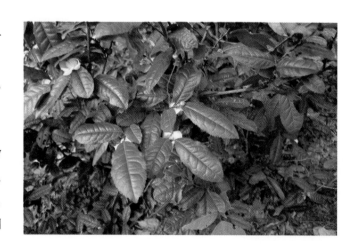

【药名别名】茶、细茶。

【药用部位】为山茶属植物茶树的叶片和果实。

【植物形态】灌木或小乔木，嫩枝无毛。叶革质，长圆形或椭圆形，长4～12厘米，宽2～5厘米，先端钝或尖锐，基部楔形，上面发亮，下面无毛或初时有柔毛，侧脉5～7对，边缘有锯齿，叶柄长3～8毫米，无毛。花1～3朵腋生，白色，花柄长4～6毫米，有时稍长；苞片2片，早落；萼片5片，阔卵形至圆形，长3～4毫米，无毛，宿存；花瓣5～6片，阔卵形，长1～1.6厘米，基部略连合，背面无毛，有时有短柔毛；雄蕊长8～13毫米，基部连生1～2毫米；子房密生白毛；花柱无毛，先端3裂，裂片长2～4毫米。蒴果3球形或1～2球形，高1.1～1.5厘米，每球有种子1～2粒。花期10月至翌年2月。

【生境分布】我市各地广泛栽培，山区丘陵、乡镇的山坡、沟岸边亦有野生。

【采收加工】茶叶：常为其嫩叶的加工品。茶子：果实成熟时采收，晒干。

【功能主治】茶叶：清头目，除烦渴，化痰，消食，利尿，解毒；治头痛，目昏，多睡善寐，心烦口渴，食积痰滞，痢疾。茶子：降火，消痰，平喘；用于痰热喘嗽，头脑鸣响。

【用法用量】茶叶：煎服，3～9克；泡茶或入丸、散；外用，研末调敷。茶子：内服，0.5～1.5克，研末作丸；外用适量，研末吹鼻。茶树根具强心利尿、活血调经、清热解毒作用，煎服为15～30克；外用适量，煎洗，用于带状疱疹，牛皮癣等。

【附注】茶子有毒。

## （4）紫茎 *Stewartia sinensis* Rehd. et Wils

【药名别名】帽兰、马林光、旃檀。

【药用部位】为紫茎属植物紫茎的树皮、根或果。

【植物形态】小乔木，树皮灰黄色，嫩枝无毛或有疏毛，冬芽苞约7片。叶纸质，椭圆形或卵状椭圆形，长6～10厘米，宽2～4厘米，先端渐尖，基部楔形，边缘有粗齿，侧脉7～10对，下面叶腋常有簇生毛丛，叶柄长1厘米。花单生，直径4～5厘米，花柄长4～8毫米；苞片长卵形，长2～2.5厘米，宽1～1.2厘米；萼片5，基部连生，长卵形，长1～2厘米，先端尖，基部有毛；花瓣阔卵形，长2.5～3厘米，基部连生，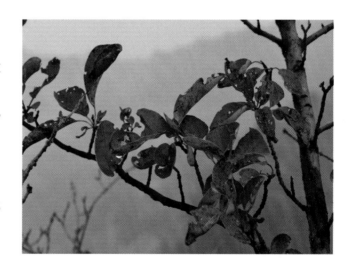

外面有绢毛；雄蕊有短的花丝管，被毛；子房有毛。蒴果卵圆形，先端尖，宽1.5～2厘米。种子长1厘米，有窄翅。花期6月。

【生境分布】生于海拔1100～2000米的山地密林中。我市山区有分布。

【采收加工】秋季采集，切片，晒干。

【功能主治】活血舒筋，祛风除湿。用于跌打损伤，风湿麻木。

【用法用量】内服：煎汤，15～30克；或浸酒。

【附注】尚未查到按不同药用部位使用的资料。

## （5）木荷 *Schima superba* Gardn. et Champ.

【药名别名】木艾树、药王树。

【药用部位】为木荷属植物木荷的根皮及叶。

【植物形态】大乔木，高25米，嫩枝通常无毛。叶革质或薄革质，椭圆形，长7～12厘米，宽4～6.5厘米，先端尖锐，有时略钝，基部楔形，上面干后发亮，下面无毛，侧脉7～9对，在两面明显，边缘有钝齿；叶柄长1～2厘米。花生于枝顶叶腋，常多朵排成总状花序，直径3厘米，白色，花柄长1～2.5厘米，纤细，无毛；苞片2，贴近萼片，长4～6毫米，早落；萼片半圆形，长2～3毫米，外面无毛，内面有绢毛；花瓣长1～1.5厘米，最外1片风帽状，边缘多少有毛；子房有毛。蒴果直径1.5～2厘米。花期4—5月，果熟期9—10月。

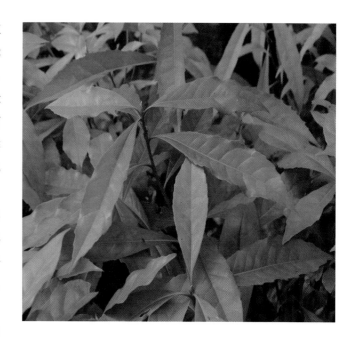

【生境分布】生于海拔1500米以下的山坡、山脊阔叶林中。我市山区有分布。

【采收加工】全年可采，洗净，切片，晒干。

【功能主治】攻毒，消肿。主治疔疮，无名肿毒。

【用法用量】外用：捣烂外敷患处。

【附注】本品有大毒，不可内服。

## （6）金叶柃 *Eurya aurea* (Levl.) Hu et L. K. Ling

【药名别名】无。

【药用部位】为柃木属植物金叶柃的根、叶。

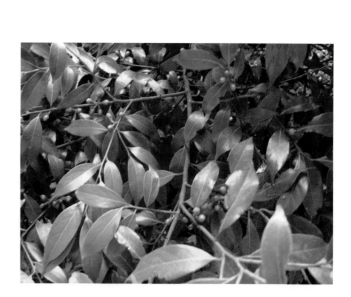

【植物形态】灌木，有时为小乔木状，高2～5米；嫩枝具2棱，黄绿色或红褐色，密被微毛，小枝红褐色，略具2棱，无毛；顶芽披针形，密被微毛。叶革质，椭圆形，长5～10厘米，宽2～3厘米，顶端渐尖或钝，尖头有微凹，基部楔形，边缘密生细钝齿，上面暗绿色，具金黄色腺点，干后更显著，下面淡绿色，两面均无毛，中脉在上面凹下，下面凸起，侧脉9～11对，两面通常隐约可见；叶柄长2～4毫米，无毛。花1～3朵腋生，花梗长1.5～3毫米，被微毛。雄花：小苞片2，圆形，长约1毫米，被微毛；萼片5，近膜质，几圆形，长约2.5毫米，顶端圆，有小凸尖，外面被微毛，边缘无纤毛；花瓣5，白色，倒卵形，长3～4毫米；雄蕊13～15枚，花药不具分格。雌花的小苞片和萼片与雄花同，花瓣5，长圆形，长约2.5毫米；

子房圆球形，3 室，无毛，花柱长约 1 毫米，顶端 3 深裂。果实圆球形，直径 4～5 毫米，成熟时紫黑色。花期 11 月至翌年 2 月，果期 7—9 月。

【生境分布】生于海拔 500～2600 米山坡、林缘路旁阴湿灌丛中。我市分布于狮子峰林场。

【采收加工】全年均可采收，去净泥土，洗净，切片，鲜用或晒干。

【功能主治】清热解毒，消肿止痛。主治无名肿毒，脓疱疮。

【用法用量】煎服：15～30 克。外用：适量，煎洗或鲜品捣烂外敷；或晒干研末调敷。

### （7）细齿叶柃 *Eurya nitida* Korth.

【药名别名】细叶柃。

【药用部位】为柃木属植物细齿叶柃的全株。

【植物形态】灌木或小乔木，高 2～3 米，顶芽无毛或边缘具毛，嫩枝具棱脊 2 条，无毛。叶互生，革质；叶柄长 4～7 毫米，无毛；叶片长圆形或披针状长圆形，长 5.6～10 厘米，宽 1.5～3.2 厘米，先端长尾尖，尾长约 1 厘米，基部楔形，边缘具锯齿，两面无毛，中脉在表面凹下，背面凸起，侧脉 9～12 对。花单性，雌雄异株，花 1～3 朵腋生，花梗长约 1 毫米；雄花萼片近圆形，长 1.5～2 毫米，花瓣倒卵形，长 3.5～4 毫米，基部合生，雄蕊 14～17；雌花萼片卵圆形，先端凹入，长 1～1.5 毫米，花瓣长圆形，长 2～2.5 毫米，基部合生，花柱先端 3 浅裂。果实圆球形，直径 3～4 毫米。花期 11 月至翌年 1 月，果期翌年 7—9 月。

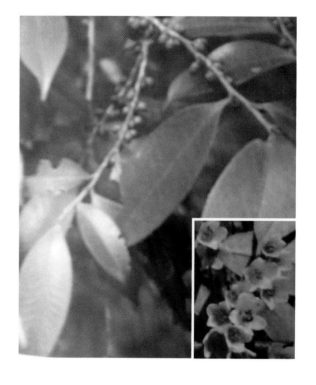

【生境分布】生于山坡、谷地林中。我市五脑山、三河口镇、狮子峰林场有分布。

【采收加工】全年均可采收，鲜用或晒干。

【功能主治】祛风除湿，解毒敛疮，止血。主治风湿痹痛，泄泻，无名肿毒，疮疡溃烂，外伤出血。

【用法用量】内服：煎汤，6～15 克。外用：适量，煎水熏洗；研末调敷或鲜品捣烂外敷。

## 123. 藤黄科 Guttiferae

### （1）湖南连翘 *Hypericum ascyron* L.

【药名别名】红旱莲、刘寄奴、黄海棠。

【药用部位】为金丝桃属植物湖南连翘的带果全草。

【植物形态】多年生草本，高达 80～100 厘米；茎有 4 棱。叶对生，宽披针形，长 5～9 厘米，宽 1.2～3 厘米，顶端渐尖，基部抱茎，无柄。花数朵成顶生的聚伞花序；花大，黄色，直径 2.8 厘米；

萼片 5，卵圆形；雄蕊 5 束；花柱长，在中部以上 5 裂。蒴果圆锥形，长约 2 厘米。花期 7 月，果期 9 月。

【生境分布】生于林下山坡草丛中。我市山区丘陵各地都有分布。

【采收加工】夏、秋季果实近成熟时采割，晒干。

【功能主治】凉血止血，清热解毒。用于吐血，咯血，衄血，子宫出血，黄疸，肝炎；外用治创伤出血，烧烫伤，湿疹，黄水疮。

【用法用量】煎服：6 ～ 9 克。外用：适量，捣烂或绞汁涂患处。

【附注】其具平喘、祛痰、镇咳、抗菌作用。

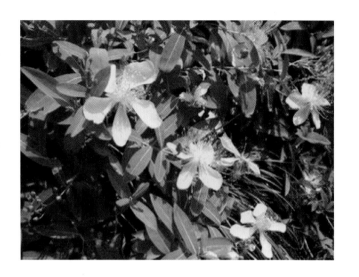

## （2）小连翘 *Hypericum erectum* Thunb. ex Murray

【药名别名】对月草、元宝草。

【药用部位】为金丝桃属植物小连翘的全草。

【植物形态】多年生草本，高达 30 ～ 60 厘米，光滑无毛，茎圆柱形。叶对生，无柄，狭长椭圆形、倒卵形或卵状椭圆形，长 5 ～ 20 毫米，宽 2 ～ 8 毫米，先端钝，全缘，基部钝形，半抱茎，上面散布黑色油点。聚伞花序顶生或腋生；萼片 5，绿色，卵形，锐尖头，长 4 毫米，有黑点散布；花瓣 5，椭圆形，长 8 ～ 10 毫米，与萼片互生，浓黄色，有黑色点线，稍旋扭；雄蕊多数，成 3 束，黄色，花药小，顶端有 1 黑点；子房 3 室，黄色，花柱 3，柱头乳头状。蒴果卵形，3 室，长约 7 毫米。种子细小，具细网纹。花期 8 月，果期 10 月。

【生境分布】生于草丛中。我市各地有分布。

【采收加工】6—8 月割取全草，洗净，晒干。

【功能主治】活血，止血，调经，通乳，消肿，止痛。治吐血，衄血，子宫出血，月经不调，乳汁不通，疖肿，跌打损伤，创伤

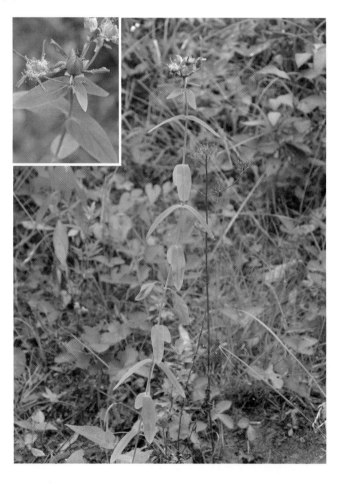

出血。

【用法用量】内服：煎汤，15～30克。外用：捣烂敷患处。

### （3）地耳草 *Hypericum japonicum* Thunb. ex Murray

【药名别名】田基黄。

【药用部位】为金丝桃属植物地耳草的全草。

【植物形态】一年生草本，高15～40厘米，无毛。根多须状。茎直立，或倾斜，细瘦，有4棱，节明显，基部近节处生细根。单叶，短小，对生，多少抱茎，叶片卵形，长4～15毫米，全缘；先端钝，叶面有微细的透明点。聚伞花序顶生，成叉状而疏，花小，黄色；萼片5，披针形；花瓣5，长椭圆形，内曲，几与萼片等长；雄蕊10个以上，基部连合成3束；子房1室，花柱3枚。蒴果长圆形，长约4毫米，外面包围有等长的宿萼。花期5—6月，果期9—10月。

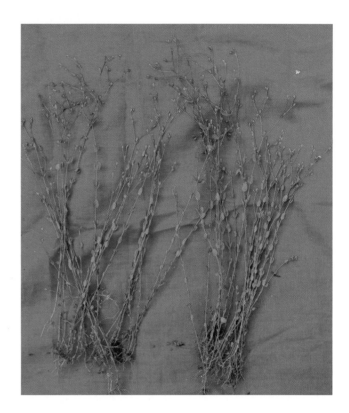

【生境分布】生于山野、草地、沟边较潮湿处。我市各地有分布。

【采收加工】夏、秋季采集全草，洗净，晒干。

【功能主治】清热利湿，消肿解毒。治传染性肝炎，泻痢，小儿惊风，疳积，喉蛾，肠痈，疔肿，蛇咬伤。

【用法用量】内服：煎汤，15～30克（鲜品30～60克，大剂量90～120克）；或捣汁。外用：捣烂敷患处或煎水洗。

【附注】临床应用：对治疗病毒性肝炎、防治感冒及化脓性皮肤病有显著疗效。

### （4）金丝桃 *Hypericum monogynum* L.

【药名别名】土连翘、金丝海棠、金丝莲。

【药用部位】为金丝桃属植物金丝桃的全株。

【植物形态】半常绿性灌木，高约70厘米。小枝圆柱形，秃净。叶对生，无柄，纸质，长椭圆形，长4～9厘米，宽1.5～2.5厘米，先端钝尖，基部楔形，抱茎，全缘，上面绿色光滑，下面略灰绿色。聚伞花序顶生；花鲜黄色，直径3～5厘米；萼片5，

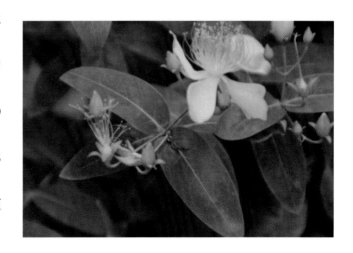

卵状长椭圆形，长约 8 毫米；花瓣 5，阔倒卵形，长 1.5 ～ 2.5 厘米；雄蕊多数，与花瓣等长或略长；花柱细长，先端 5 裂。蒴果圆卵形，长约 8 毫米，先端室间 5 裂，花柱与萼片宿存。花果期 6—8 月。

【生境分布】生于海拔 1500 米以下的山坡、路旁或灌丛中。我市分布于顺河镇、张家畈镇、夫子河镇、狮子峰林场、乘马岗镇等地。

【采收加工】四季可采，洗净，切片，鲜用或晒干。

【功能主治】清热解毒，散瘀止痛，祛风湿。用于肝炎，肝脾肿大，急性咽喉炎，结膜炎，疮疖肿毒，蛇咬及蜂蜇伤，跌打损伤，风寒腰痛。

【用法用量】煎服：15 ～ 30 克。外用：鲜根或鲜叶适量，捣烂外敷。

## （5）贯叶连翘 *Hypericum perforatum* L.

【药名别名】千层楼、贯叶金丝桃。

【药用部位】为金丝桃属植物贯叶连翘的全草。

【植物形态】多年生草本，高 20 ～ 60 厘米，全体无毛。茎直立，多分枝，茎及分枝两侧各有 1 纵线棱。叶无柄，彼此靠近密集，椭圆形至线形，长 1 ～ 2 厘米，宽 0.3 ～ 0.7 厘米，先端钝形，基部近心形而抱茎，边缘全缘，背卷，坚纸质，上面绿色，下面白绿色，全面散布淡色但有时黑色腺点，侧脉每边约 2 条，自中脉基部 1/3 以下生出，斜升，至叶缘联结，与中脉两面明显，脉网稀疏，不明显。花序为 5 ～ 7 花二歧状的聚伞花序，生于茎及分枝顶端，多个再组成顶生圆锥花序；苞片及小苞片线形，长达 4 毫米。先端渐尖至锐尖，边缘有黑色腺点，全面有 2 行腺条和腺斑，果时直立，略增大，长达 4.5 毫米。花瓣黄色，长圆形，两侧不相等，花药黄色，具黑腺点。子房卵珠形，长 3 毫米，花柱 3，自基部极少开，长 4.5 毫米。蒴果长圆状卵珠形，具背生腺条及侧生黄褐色囊状腺体。种子黑褐色。花期 7—8 月，果期 9—10 月。

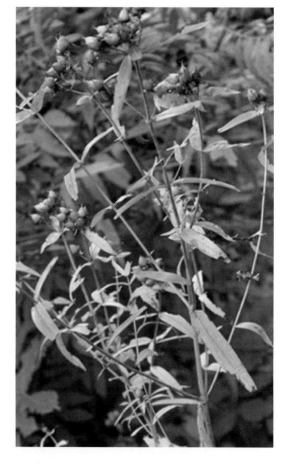

【生境分布】生于山坡、树林下或草丛中。我市山区丘陵、乡镇有分布。

【采收加工】7—10 月采收全草，洗净，晒干。

【功能主治】收敛止血，调经通乳，清热解毒，利湿。用于咯血，吐血，肠风下血，崩漏，外伤出血，月经不调，乳汁不下，黄疸，咽喉疼痛，目赤肿痛，尿路感染，口鼻生疮，痈疖肿毒，烫火伤。

【用法用量】煎服：9 ～ 15 克。外用：适量，鲜品捣烂外敷；或揉绒塞鼻；或干品研末外敷。

## （6）元宝草 *Hypericum sampsonii* Hance

【药名别名】对月草、刘寄奴。

【药用部位】为金丝桃属植物元宝草的带果全草。

【植物形态】半常绿小灌木，高达1米，全株光滑无毛。多分枝，小枝对生，圆柱形，红褐色。叶片有透明腺点，长椭圆形，长4～9厘米，宽约1厘米，顶端钝尖，全缘，基部渐狭稍抱茎，表面绿色，背面灰绿色，中脉显著，在背面稍凸起。花顶生、单生或成聚伞花序，直径3～5厘米；小苞片披针形；萼片5，卵状椭圆形，顶端微钝；花瓣5，宽倒卵形；雄蕊花丝基部合生成5束，长约2厘米；花柱细长，顶端5裂。蒴果卵圆形，花柱和萼片宿存。花期5—6月，果期7—8月。

【生境分布】多生于坡地、路边杂草丛或灌丛中。我市山区丘陵、乡镇有分布。

【采收加工】夏、秋季采收，洗净，晒干或鲜用。

【功能主治】凉血止血，清热解毒，通经活络。主治吐血，咯血，衄血，血淋，月经不调，痛经，带下，跌打损伤，风湿痹痛，腰腿痛；外用治头癣，口疮，目翳。

【用法用量】内服：煎汤，9～15克（鲜品30～60克）。外用：适量，鲜品洗净捣敷；或干品研末外敷。

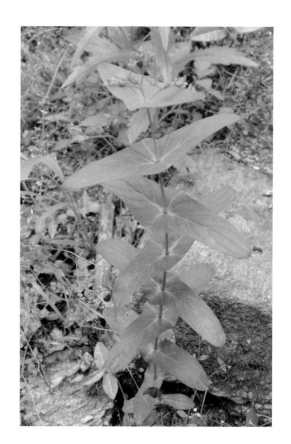

# 124. 柽柳科 Tamaricaceae

**柽柳** *Tamarix chinensis* Lour.

【药名别名】西河柳、三春柳、观音柳。

【药用部位】为柽柳属植物柽柳的嫩枝叶。

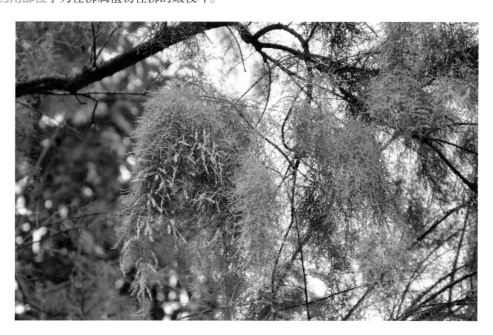

【植物形态】灌木或小乔木，高3～6米。幼枝柔弱，开展而下垂，红紫色或暗紫色。叶鳞片状，钻形或卵状披针形，长1～3毫米，半贴生，背面有龙骨状柱。每年开花2～3次，春季在去年生小枝节上侧生总状花序，花稍大而稀疏；夏、秋季在当年生幼枝顶端形成总状花序组成顶生大型圆锥花序，常下弯，花略小而密生，每朵花具1线状钻形的绿色小苞片；花5数，粉红色，萼片卵形；花瓣椭圆状倒卵形，长约2毫米；雄蕊着生于花盘裂片之间，长于花瓣；子房圆锥状瓶形，花柱3，棍棒状。蒴果长约3.5毫米，3瓣裂。花期4—9月，果期6—10月。

【生境分布】生于山坡、岸边或宅旁。我市城区有分布。

【采收加工】未开花时采下幼嫩枝梢，阴干。

【功能主治】散风，解表，透疹。用于麻疹不透，风湿痹痛。

【用法用量】煎服：3～6克。外用：适量，煎汤擦洗。

## 125. 堇菜科 Violaceae

### （1）鸡腿堇菜 *Viola acuminata* Ledeb.

【药名别名】犁头草、走边疆、红铧头草。

【药用部位】为堇菜属植物鸡腿堇菜的叶。

【植物形态】多年生草本，高20～60厘米，有白色短毛。根茎短，茎直立，常数枚丛生。叶根生、茎生，根生叶具长梗。茎生叶互生，叶柄较基生者为短，叶片心形或心状卵形，长2.5～5.5厘米，宽2～5厘米，边缘具钝锯齿，两面密生锈色腺点，叶脉上有疏短柔毛；托叶草质，卵形，边缘有撕裂状长齿，先端尾尖。花两侧对称，具长梗；萼片5，条形至条状披针形；花瓣5，白色或淡紫色，距长1毫米，囊状；雄蕊5；子房上位，1室。蒴果椭圆形，先端尖，3瓣裂。花果期5—9月。

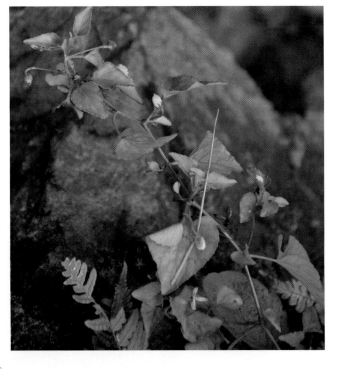

【生境分布】生于阔叶林内、林缘、山沟、路旁、灌丛、草地等处。我市龟山等地有分布。

【采收加工】夏、秋季采收，晒干或鲜用。

【功能主治】清热解毒，消肿止痛。治肺热咳嗽，跌打肿痛，疮疖肿毒。

【用法用量】内服：煎汤，9～15克。外用：捣烂敷患处。

### （2）戟叶堇菜 *Viola betonicifolia* J. E. Smith

【药名别名】罐头草。

【药用部位】为堇菜属植物戟叶堇菜的全草。

【植物形态】多年生草本，无地上茎。根状茎通常较粗短，长5～10毫米，斜生或垂直，有数条粗长的淡褐色根。叶多数，均基生，莲座状；叶片狭披针形、长三角状戟形或三角状卵形，长2～7.5厘米，宽0.5～3厘米，先端尖，有时稍钝圆，基部截形或略呈浅心形，有时宽楔形，花期后叶增大，基部垂片开展并具明显的齿，边缘具疏而浅的波状齿，近基部齿较深，两面无毛或近无毛；叶柄较长，长1.5～13厘米，上半部有狭而明显的翅，通常无毛，有时下部有细毛；托叶褐色，约3/4与叶柄合生，离生部分线状披针形或钻形，先端渐尖，边缘全缘或疏生细齿。花白色或淡紫色，有深色条纹，长1.4～1.7厘米；花梗细长，与叶等长或超出叶，通常无毛，有时仅下部有细毛，中部附近有2枚线形小苞片；萼片卵状披

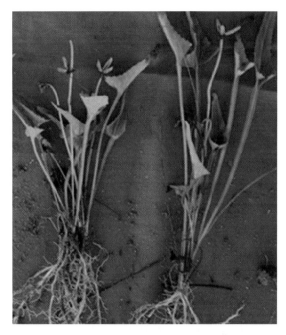

针形或狭卵形，长5～6毫米，先端渐尖或稍尖，基部附属物较短，长0.5～1毫米，末端圆，有时疏生钝齿，具狭膜质缘，具3脉；上方花瓣倒卵形，长1～1.2厘米，侧方花瓣长圆状倒卵形，长1～1.2厘米，末端圆，直或稍向上弯。蒴果椭圆形至长圆形，长6～9毫米，无毛。花果期4—9月。

【生境分布】生于田野、路边、山坡草地、灌丛、林缘等潮湿处。我市各地有分布。

【采收加工】夏、秋季采集全草，洗净，鲜用或晒干。

【功能主治】清热解毒，消肿散瘀。外敷可治疔疮痈肿。

【用法用量】煎服：9～12克。外用：适量，捣烂外敷患处。

## （3）白花地丁　*Viola patrinii DC. ex Ging.*

【药名别名】罐头尖草。

【药用部位】为堇菜属植物白花地丁的全草。

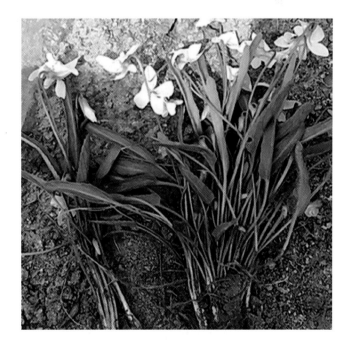

【植物形态】多年生草本，根状茎短，根赤褐色或暗褐色，无地上茎。托叶1/2～3/4与叶柄合生，离生部分披针形或条状披针形，全缘或有细齿；叶柄长2～12厘米，上部有翅，无毛或有时下部被白色短毛；叶片椭圆形至长圆形，或卵状椭圆形至卵状长圆形，长2～6厘米，宽0.5～2厘米，先端钝，基部微心形、截形或宽楔形，下延于叶柄，边缘有稀疏的很平的圆齿，有时近全缘，两面无毛，有时有细短毛，果期叶通常较大，基部常呈心形或箭形，叶缘的下部常

有稍大的尖齿。花白色，花梗少数至多数，通常超出叶，有时与叶近等长；苞片生于花梗中部；萼片5，卵状披针形至披针形，基部附属物短，长约1毫米；花瓣5，带紫色脉纹，侧瓣里面有须毛，下瓣连距长9～15毫米，距短粗，呈囊状，长1.5～3毫米，稍超出萼的附属物；子房无毛，花柱基部微膝曲，向上部渐粗，柱头前方有明显的喙，两侧有薄边。蒴果长9～13毫米，无毛。花果期4—9月。

【生境分布】生于田野、路边阴湿处。我市各地有分布。本标本采自乘马岗镇院子村。

【采收加工】春、秋季采收，除去杂质，洗净，晒干。

【功能主治】清热解毒，散瘀消肿。主治红肿疮毒，疔疮，淋浊及痔疮等症。

【用法用量】煎服：15～30克。外用：适量，鲜品捣烂外敷或干品研末调敷。

## （4）深山堇菜 *Viola selkirkii* Pursh ex Gold

【药名别名】一口血、白花地丁。

【药用部位】为堇菜属植物深山堇菜的全草。

【植物形态】多年生草本，无毛或近无毛。主根明显，有多数支根，无地上茎及匍匐枝。叶基生呈丛生状，宽卵形或卵状心形，长2.4～6厘米，先端稍急尖或微钝，基部深心形，边缘有钝齿或圆锯齿，两面有短伏毛或近无毛，有时沿叶脉有毛；叶柄长2～6厘米，稍具窄翅；托叶草质，分离部分线状披针形，边缘具疏细锯齿。花单生，两侧对称；花梗长超出于叶片，苞片生于花梗中部；萼片5，卵形或卵状披针形，先端锐尖，无毛，基部附器长圆形，长约2毫米，顶端截形，有齿，具缘毛；花瓣5，淡紫色，侧瓣无须毛；距长管状，粗而长，长5～6毫米，稍向上弯；子房无毛，花柱基部微向前膝曲，柱头两侧有薄边，前方具明显而斜上的喙，具柱头孔。蒴果椭圆形，长5～8毫米，无毛。花期3—5月，果期4—8月。

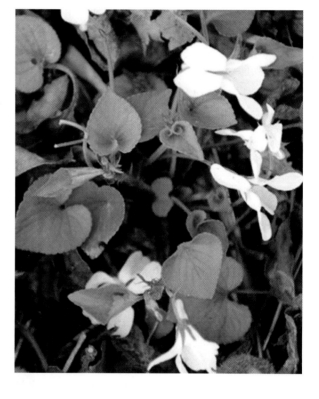

【生境分布】生于海拔700～2200米的山坡、林缘及山沟边。我市小漆园村有分布。

【采收加工】夏、秋季采收，洗净，鲜用或晒干。

【功能主治】清热解毒，消炎散结。

【用法用量】不详。可参考戟叶堇菜。

## （5）紫花地丁 *Viola philippica* Cav.

【药名别名】地丁、地果草。

【药用部位】为堇菜属植物紫花地丁的全草。

【植物形态】多年生莲座状草本，主根较粗，根状茎很短。叶基生，具长柄；叶片纸质，狭披针形至卵状披针形，长2～6厘米，顶端钝或圆，基部微心形，明显下延，边缘有浅圆齿，两面被疏柔毛；托叶

膜质，分离部分钻状三角形，有缘毛。花春
季开放，紫色，左右对称，具长而上部弧曲
的花梗；萼片 5，卵状披针形，基部延伸为
半圆形的附属器，附属器顶端截平、圆或有
小齿；花瓣 5，倒卵状椭圆形，基部有细管
状的距；雄蕊 5，下方 2 枚有腺状附属体伸
至距内，药隔顶端具膜质附属体。蒴果椭圆
形，长约 8 毫米，3 瓣裂；种子多数。花果
期 4—9 月。

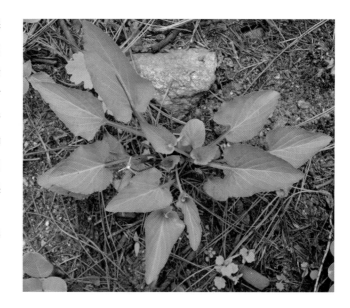

【生境分布】常生于山野草坡和田野等
湿润处。我市各地有分布。

【采收加工】春、秋季采收，除去杂质，
洗净，晒干。

【功能主治】清热解毒，凉血消肿。用于疔痈疮疖，丹毒，蜂窝织炎，毒蛇咬伤，黄疸，尿路感染。

【用法用量】煎服：15 ～ 30 克。外用：鲜品适量，捣烂敷患处。

## （6）七星莲 *Viola diffusa* Ging.

【药名别名】匍匐堇菜、黄瓜香、地白菜、冷毒草、蔓茎堇菜、匍伏堇。

【药用部位】为堇菜属植物七星莲的全草。

【植物形态】一年生草本，全体被糙毛
或白色柔毛，或近无毛，花期生出地上匍匐
枝。匍匐枝先端具莲座状叶丛，通常生不定
根。根状茎短，具多条白色细根及纤维状根。
基生叶多数，丛生呈莲座状，或于匍匐枝上
互生；叶片卵形或卵状长圆形，幼叶两面密
被白色柔毛，后渐变稀疏，但叶脉上及两侧
边缘仍被较密的毛。花较小，淡紫色或浅黄
色，具长梗，生于基生叶或匍匐枝叶丛的叶
腋间。蒴果长圆形，无毛，顶端常具宿存的
花柱。花期 3—5 月，果期 5—8 月。

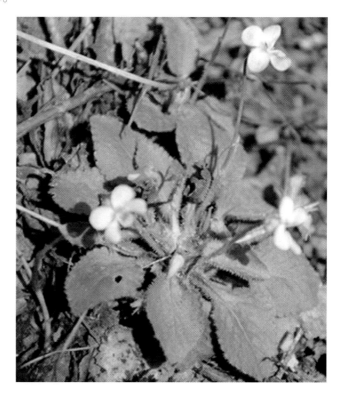

【生境分布】生于山地沟旁、疏林下或
树旁较湿润肥沃处。我市各地有分布。

【采收加工】春、夏季采收，洗净，鲜
用或晒干。

【功能主治】清热解毒，消肿止痛。主
治疮疡肿毒，毒蛇咬伤，刀伤。

【用法用量】煎服：9 ～ 15 克。外用：适量，捣烂敷患处。

## （7）白花堇菜 *Viola lactiflora* Nakai

【药名别名】犁铧尖、白花地丁。

【药用部位】为堇菜属植物白花堇菜的全草。

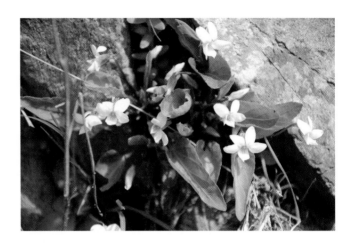

【植物形态】多年生草本，无地上茎，高 10～18 厘米。根状茎稍粗，垂直或斜生，上部具短而密的节，散生数条淡褐色长根。叶多数，均基生；叶片长三角形或长圆形，下部者长 2～3 厘米，宽 1.5～2.5 厘米，上部者长 4～5 厘米，宽 1.5～2.5 厘米，先端钝，基部明显浅心形或截形，有时稍呈戟形，边缘具钝圆齿，两面无毛，下面叶脉明显隆起；叶柄长 1～6 厘米，无翅，下部者较短，上部者较长；托叶明显，淡绿色或略呈褐色，近膜质，中部以上与叶柄合生，合生部分宽约 4 毫米，离生部分线状披针形，边缘疏生细齿或全缘。花白色，中等大，长 1.5～1.9 厘米；花梗不超出或稍超出于叶，在中部或中部以上有 2 枚线形小苞片；萼片披针形或宽披针形，长 5～7 毫米，先端渐尖，基部附属物短而明显，末端截形，具钝齿或全缘，边缘狭膜质，具 3 脉；花瓣倒卵形，侧方花瓣里面有明显的须毛，下方花瓣较宽，先端无微缺，末端具明显的筒状距；距长 4～5 毫米，粗约 3 毫米，末端圆。蒴果椭圆形，长 6～9 毫米，无毛，先端常有宿存的花柱。种子卵球形，长约 1.5 毫米，呈淡褐色。

【生境分布】生于山区林下较湿润的地方。我市山区乡镇有分布。

【采收加工】春、夏季采收，洗净，鲜用或晒干。

【功能主治】除风火，散瘀血，通经，消肿，解毒。治红肿疮毒，疔疮及淋浊等症。

【用法用量】煎服：15～30 克。外用：适量，鲜品捣烂或干品研末调敷患处。

## （8）长萼堇菜 *Viola inconspicua* Bl.

【药名别名】犁头草、紫地丁、铧头草。

【药用部位】为堇菜属植物长萼堇菜的全草。

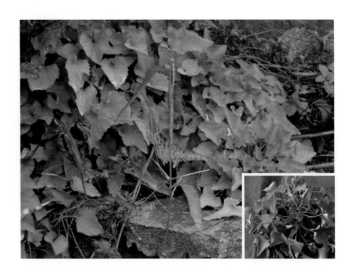

【植物形态】多年生草本，常近于无毛，无匍匐枝。根状茎较粗壮，节密生，通常被残留的褐色托叶所包被。叶基生，呈莲座状，叶片三角状卵形、三角形或戟形，基部两侧具明显的耳状垂片，通常平展，叶柄具狭翅，两面一般无毛，或具短柔毛，上面密生乳头状小白点，托叶 3/4 与叶柄合生，分离部分披针形，边缘疏生流苏状短齿，稀全缘。花梗细弱，中上部有 2 线形小苞片，萼片卵状披针形，基部附属物伸长，长 2 ~ 3 毫米，末端具缺刻状浅齿，花瓣淡紫色，距管状，长 2.5 ~ 3 毫米，子房球形，无毛。蒴果长圆形，长 8 ~ 10 毫米，无毛，种子卵球形，长 1 ~ 1.5 毫米，深绿色。花果期 3—11 月。

【生境分布】生于草坡、田野和溪边。我市各地有分布。

【采收加工】夏、秋季采收，洗净，鲜用或晒干。

【功能主治】清热解毒，散瘀消肿。治肠痈，疔疮，红肿疮毒，黄疸，淋浊，目生翳膜。

【用法用量】内服：煎汤，9 ~ 15 克（鲜品 30 ~ 60 克）。外用：捣烂敷患处。

【附注】其在《中药大辞典》中名为铧头草，但其中包括白花地丁。

## （9）堇菜 *Viola verecunda* A. Gray

【药名别名】消毒药、箭头草。

【药用部位】为堇菜属植物堇菜的全草。

【植物形态】多年生草本，高 5 ~ 20 厘米。根茎短粗，斜生或垂直，密生多条须根。地上茎常数条丛生，稀单一，直立或斜生，平滑无毛。基生叶叶片宽心形、卵状心形或肾形，长 1.5 ~ 3 厘米，宽 1.5 ~ 3.5 厘米，先端圆或微尖，基部圆心形，两侧垂片平展，边缘具向内弯曲的浅波状圆齿；茎生叶少，疏列，与基生叶相似，但基部的弯缺较深，幼叶的垂片常卷折；叶柄长 1.5 ~ 7 厘米，基生叶柄较长，具翅；基生叶托叶褐色，下部与叶柄合生，狭披针形，茎生叶托叶离生，绿色，卵状披针形或匙形。花小，白色或淡紫色，生于茎生叶的叶腋，具细弱的花梗；花梗远长于叶片；萼片 5，卵状披针形，基部附属物短，末端平截具浅齿；花瓣 5，距短，呈浅囊状。蒴果长圆形，淡黄色，基部具狭翅状附属物。花果期 5—10 月。

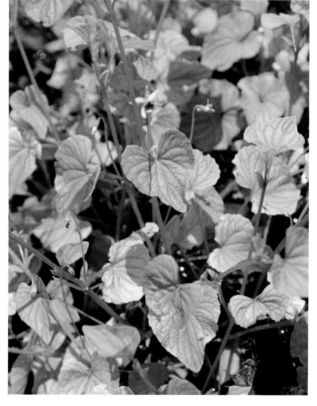

【生境分布】生于田埂、山坡、水沟阴湿之处。我市各地都有分布。本品标本采自康王寨。

【采收加工】7—8 月采收，洗净，鲜用或晒干。

【功能主治】清热解毒，止咳，止血。主治肺热咳嗽，乳蛾，眼结膜炎，疔疮肿毒，腹蛇咬伤，刀伤出血。

【用法用量】内服：煎汤，15 ~ 30 克（鲜品 30 ~ 60 克）；或捣汁。外用：适量，捣烂敷患处。

## （10）三色堇 *Viola tricolor* L.

【药名别名】猫面花、蝴蝶花。

【药用部位】为堇菜属植物三色堇的全草。

【植物形态】一、二年生或多年生草本，高 10～40 厘米。地上茎较粗，直立或稍倾斜，有棱，单一或分枝。基生叶叶片长卵形或披针形，具长柄；茎生叶叶片卵形、长圆状圆形或长圆状披针形，先端圆或钝，基部圆，边缘具稀疏的圆锯齿或钝锯齿；上部叶叶柄较长，下部者较短；托叶大型，叶状，羽状深裂。花大，直径 3.5～6 厘米，每个茎上有 3～10 朵，通常每花有紫、白、黄三色；花梗稍粗，单生于叶腋；小苞片对生，极小，卵状三角形，萼片长圆状披针形，基部附属物发达；上方花瓣紫堇色，侧方及下方花瓣均为三色；距较细，长 5～8 毫米，无毛。花期 4—7 月，果期 5—8 月。

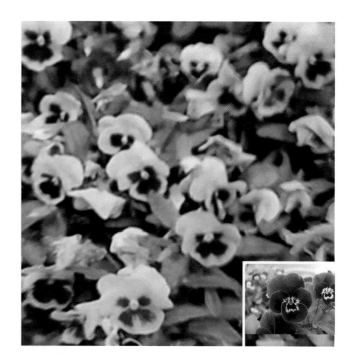

【生境分布】我市城区有栽培。

【采收加工】5—7 月当果实成熟时，采收全草，去净泥土，晒干。

【功能主治】清热解毒，止咳。主治疮疡肿毒，小儿湿疹，小儿瘰疬，咳嗽。

【用法用量】内服：煎汤，9～15 克。外用：适量，捣烂敷患处。

【附注】本品全草制剂内服能增加支气管腺体的分泌，使痰易于咳出；可治疗呼吸道炎症。

# 126. 大风子科 Flacourtiaceae

## 柞木 *Xylosma congesta* (Lour.) Merr.

【药名别名】柞树、红心刺。

【药用部位】为柞木属植物柞木的根、树皮和叶。

【植物形态】常绿大灌木或小乔木，高 4～15 米；树皮棕灰色，不规则从下面向上反卷呈小片，裂片向上反卷；幼时有枝刺，结果株无刺；枝条近无毛或有疏短毛。叶薄革质，雌雄株稍有区别，通常雌株的叶有变化，菱状椭圆形至卵状椭圆形，长 4～8 厘米，宽 2.5～3.5 厘米，先端渐尖，基部楔形或圆形，边缘有锯齿，两面无毛或在近基部中脉有污毛；叶柄短，长约 2 毫米，有短毛。

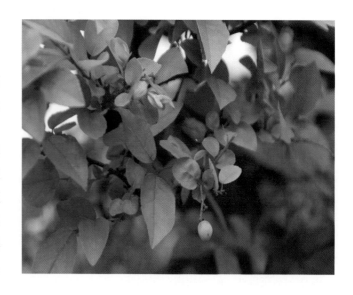

花小，总状花序腋生，长 1～2 厘米，花梗极短，长约 3 毫米；花萼 4～6 片，卵形，长 2.5～3.5 毫米，外面有短毛；花瓣缺，雄花有多数雄蕊，花丝细长，长约 4.5 毫米，花药椭圆形，底着药；花盘由多数腺体组成，包围着雄蕊；雌花的萼片与雄花同；子房椭圆形，无毛，长约 4.5 毫米，1 室，有 2 侧膜胎座，花柱短，柱头 2 裂；花盘圆形，边缘稍波状。浆果黑色，球形，顶端有宿存花柱，直径 4～5 毫米；种子 2～3 粒，卵形，长 2～3 毫米，鲜时绿色，干后褐色，有黑色条纹。花期春季，果期冬季。

【生境分布】生于海拔 800 米以下的林边、丘陵和平原的灌丛中。我市各乡镇都有分布。

【采收加工】根、树皮：夏、秋季采集，分别洗净，切片晒干。叶：全年可采，晒干。

【功能主治】根：治黄疸，水肿，痢疾，肺结核咯血。树皮：燥湿除热。叶：治痈疽，肿毒。

【用法用量】煎服：根，12～18 克；树皮，6～9 克。叶：外用，捣烂外敷或研粉酒醋调敷。

## 127. 秋海棠科 Begoniaceae

### （1）四季海棠　*Begonia semperflorens* Link et Otto

【药名别名】四季秋海棠、蚬肉海棠。

【药用部位】为秋海棠属植物四季海棠的花和叶。

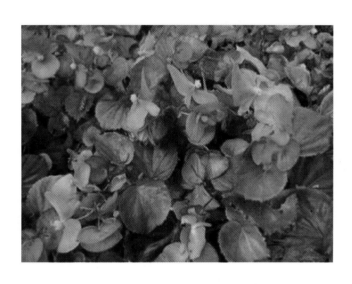

【植物形态】肉质草本，高 15～30 厘米，根纤维状；茎直立，肉质，无毛，基部多分枝，多叶。叶卵形或宽卵形，长 5～8 厘米，基部略偏斜，边缘有锯齿和毛，两面光亮，绿色，但主脉通常微红。花淡红或带白色，数朵聚生于腋生的总花梗上，雄花较大，有花被片 4，雌花稍小，有花被片 5，蒴果绿色，有带红色的翅。几乎常年开花。另一栽培种：毛叶秋海棠，叶基生，心形，长约 20 厘米，垂生于有毛的叶柄上，不分裂，上面有一不规则的银白色环带，下面紫红色，有毛。

【生境分布】我市城区有盆栽。

【采收加工】四季可采，多为鲜用。

【功能主治】清热解毒，主治疮疖。

【用法用量】外用：适量，鲜品捣烂敷患处。

【附注】本植物原产于巴西，现培育出多种类型。

### （2）中华秋海棠　*Begonia grandis* subsp. *sinensis* (A. DC.) Irmsch.

【药名别名】红黑二丸、阴阳七、荞麦三七。

【药用部位】为秋海棠属植物中华秋海棠的根茎。

【植物形态】茎高 20～40 厘米，肉质，少分枝。叶片宽卵形，薄纸质，长 5～12 厘米，宽 3.5～9 厘米，先端渐尖，常呈尾状；基部心形，偏斜，边缘呈尖波状，有细尖齿，下面淡绿色，叶柄细长，长可达 10 厘米。花单性，雌雄同株；聚伞花序腋生，花粉红色，直径 1.5～2.5 厘米；雄花被片 4，雄蕊多数，雄蕊柱短于 2 毫米；雌花被片 5。蒴果有 3 翅。花期 7—8 月，果期 9—10 月。

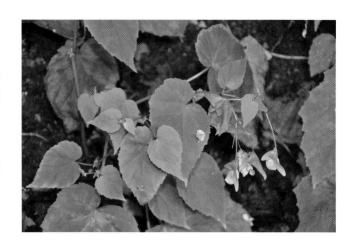

【生境分布】生于海拔 300～2900 米的山谷阴湿岩石上、滴水的石灰岩边、疏林阴处、荒坡阴湿处以及山坡林下。我市龟山有分布。

【采收加工】夏季开花前采挖根茎，除去须根，洗净泥土，晒干。

【功能主治】活血止血。治跌打损伤，红崩带下，痢疾。

【用法用量】内服：煎汤，15～30 克；浸酒或炖肉服。外用：捣烂敷患处。

【附注】本植物标本采自龟山风景区。

# 128. 仙人掌科 Cactaceae

## （1）仙人球　*Echinopsis tubiflora* (Pfeiff.) Zucc. ex A. Dietr.

【药名别名】长盛球。

【药用部位】为仙人球属植物仙人球的茎或全草。

【植物形态】多年生常绿肉质草本，高约 15 厘米。茎球形、椭圆形或倒卵形，绿色，肉质，有纵棱 12～14 条，棱上有丛生的针刺，通常每丛 6～10 枚，少数达 15 枚，长 2～4 厘米，硬直，黄色或黄褐色，长短不一，辐射状，刺丛内着生密集的白茸毛。花大型，侧生，着生于刺丛中，粉红色，夜间开放，长喇叭状，长 15～20 厘米，花筒外被鳞片，鳞片腋部具长绵毛。浆果球形或卵形，无刺。种子细小，多数。花期 5—6 月。

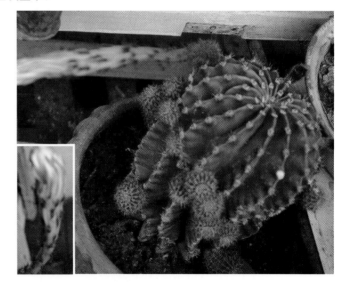

【生境分布】我市各地有栽培。

【采收加工】全年可采，去皮刺，洗净，鲜用或晒干。

【功能主治】清热止咳，凉血解毒，消肿止痛。用于肺热咳嗽，痰中带血，衄血，吐血，胃溃疡，痈肿，烫伤，蛇虫咬伤。

【用法用量】煎服：9～30 克。外用：适量，鲜品捣烂敷患处，或捣汁涂搽。

## （2）仙人掌　*Opuntia dillenii* (Ker Gawl.) Haw.

【药名别名】玉芙蓉、观音掌。

【药用部位】为仙人掌属植物仙人掌的根及茎。

【植物形态】灌木，高 1～3 米。茎下部稍木质，近圆柱形，上部肉质，扁平，绿色，具节；每节卵形至矩圆形，长 15～30 厘米，光亮，散生多数瘤体，每一小瘤体上密生黄褐色卷曲的柔毛，并有利刺。叶肉质，细小，披针形，先端尖细，紫红色，基部绿色，生于每个小瘤体的刺束之下，早落。花黄色，直径达 7～8 厘米，单生或数朵丛生于扁化茎顶部边缘；雄蕊多数，数轮排列，花药 2 室；雌蕊 1，花柱白色，圆柱形，通常中空，柱头 6 裂。浆果，肉质，卵圆形，长 5～7 厘米，紫红色，被细硬毛；种子多数。花期 6—10 月。

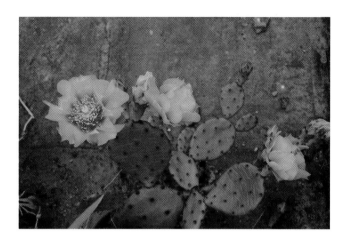

【生境分布】我市各地有栽培。

【采收加工】四季可采，鲜用或切片，晒干。

【功能主治】清热解毒，散瘀消肿，健胃止痛，镇咳。用于胃、十二指肠溃疡，急性痢疾，咳嗽；外用治流行性腮腺炎，乳腺炎，痈疖肿毒，蛇咬伤，烧烫伤。

【用法用量】内服：煎汤，10～30 克（鲜品 30～60 克）；研末或浸酒。外用：捣烂外敷或研末调敷患处。

# 129. 瑞香科 Thymelaeaceae

## （1）芫花 *Daphne genkwa* Sieb. et Zucc.

【药名别名】头痛花。

【药用部位】为瑞香属植物芫花的花蕾和根皮。

【植物形态】落叶灌木，高可达 1 米。茎细长而直立，幼时有绢状短柔毛。叶通常对生，偶为互生，椭圆形至长椭圆形，长 3～5.5 厘米，宽 5～20 厘米，略为革质，全缘，先端尖，幼时两面疏生绢状细柔毛，脉上较密，老时上面渐脱落；叶柄短，密布短柔毛。花先于叶开放，淡紫色，通常出于枝顶叶腋，3～7 朵簇生，无花瓣；萼圆筒状而细，长约 1 厘米，密被绢状短柔毛，先端 4 裂，裂片卵形，长不及 1 厘米；雄蕊 8，2 轮，着生于萼筒上，不具花丝；雌蕊 1，子房上位，1 室，花柱极短，柱头头状。核

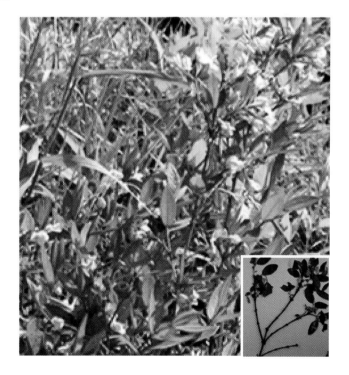

果革质，白色。种子1粒，黑色。花期2—4月，果期5月。

【生境分布】生于山坡、路旁、岸边。我市各地有分布。

【采收加工】花：花未开前采摘，拣去杂质，晒干或烘干。根：秋季采挖，除去泥土，晒干。

【功能主治】根：逐水，解毒，散结；用于水肿，瘰疬，乳痈，痔瘘，疥疮，风湿痹痛。花：泻水逐饮，祛痰止咳，解毒杀虫；主治水肿，膨胀，痰饮胸水，喘咳，痈疖疮癣。

【用法用量】花：煎服，1.5～3克；研末服，0.6～1克，每日1次；外用，研末调敷或煎水洗。根：煎服，2～4.5克；捣汁或入丸、散；外用，研末调敷，熬膏涂或制药线系痔瘤。

## （2）瑞香 *Daphne odora Thunb.*

【药名别名】瑞兰、雪冬花。

【药用部位】为瑞香属植物瑞香的根、叶及花。

【植物形态】常绿灌木，高约2米。枝细长，光滑无毛。叶互生，椭圆状长圆形，长5～8厘米，宽1.5～2厘米，全缘，先端钝或短尖，基部近楔形，上面深绿色，下面淡绿色，均平滑无毛。花富有香气，白色或淡红色，长约1.2厘米，成头状花序，生于枝端；苞片6～10，披针形；萼筒外部具柔毛，4裂，长约8毫米；无花冠，雄蕊8，雌蕊1，子房光滑。果实为浆果状，圆球形，红色。花期3—5月，果期7—8月。

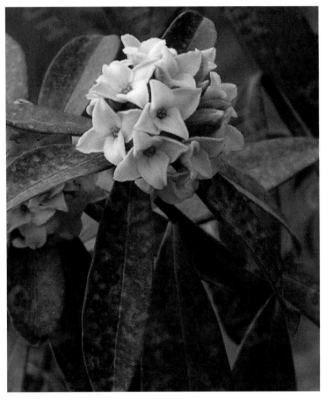

【生境分布】常为栽培。我市城区及顺河镇、王家湾、狮子峰、康王寨等地有分布。

【采收加工】花：冬末春初采收，鲜用或晒干。根：夏季采挖，洗净，切片，晒干。叶：夏季采收，鲜用或晒干。

【功能主治】根：解毒，活血止痛；用于咽喉肿痛，胃脘痛，跌打损伤，毒蛇咬伤。花：活血止痛，解毒散结；主治头痛，牙痛，咽喉肿痛，风湿痛，乳房肿硬，风湿疼痛。叶：解毒，消肿止痛；主治疮疡，乳痈，痛风。

【用法用量】根：煎服，3～6克；或研末。花：煎服，3～6克。叶：煎服，3～6克；外用适量，捣烂外敷或研末调敷。

## （3）金边瑞香 *Daphne odora f. marginata Makino*

【药名别名】瑞香、蓬莱花。

【药用部位】为瑞香属植物金边瑞香的根或根皮、叶和花。

【植物形态】常绿灌木，高约2米。枝细长，淡褐色，光滑无毛。叶互生，椭圆状长圆形，长 5 ～ 8 厘米，宽 1.5 ～ 2 厘米，全缘，先端钝或短尖，基部近楔形，上面深绿色，下面淡绿色，均平滑无毛，叶片边缘淡黄色，中间绿色。花富有香气，白色或淡红色，无毛，长约 1.2 厘米，成头状花序，生于枝端；苞片 6 ～ 10，披针形，宿存；萼筒外部具柔毛，4 裂，长约 8 毫米；无花冠，雄蕊 8，雌蕊 1，子房光滑。果实为浆果状，圆球形，红色。花期 3—5 月，果期 7—8 月。

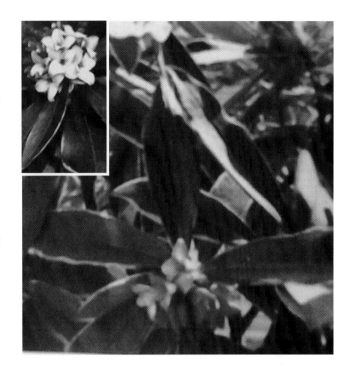

【生境分布】我市各公园、单位及居民庭院有栽培。

【采收加工】参考瑞香。

【功能主治】参考瑞香。

【用法用量】参考瑞香。

【附注】本品为瑞香的栽培变型。

## （4）毛瑞香 *Daphne kiusiana* var. *atrocaulis* (Rehd.) F. Maekawa

【药名别名】铁牛皮、金腰带、雪冬花。

【药用部位】为瑞香属植物毛瑞香的根及茎皮。

【植物形态】常绿灌木，高 0.5 ～ 1 米。枝深紫色或紫褐色，无毛，皮部很韧，不易拉断。叶互生，常在枝端簇生；叶片厚纸质，椭圆状倒披针形至倒披针形，长 5 ～ 10 厘米，宽 1.5 ～ 3.5 厘米，全缘。花白色，芳香；5 ～ 13 朵组成顶生头状花序，无总花梗，基部具数枚早落苞片；花被筒状，长约 10 毫米，外被灰黄色绢状毛，裂片 4，卵形，长约 5 毫米；雄蕊 8，2 轮；花盘环状，边缘波状，

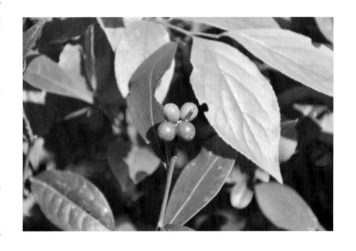

外被淡黄色短柔毛；子房长椭圆状，无毛。核果卵状椭圆形，熟时红色。花期 3—4 月，果期 4—8 月。

【生境分布】生于海拔 300 ～ 1400 米的山坡岩石缝隙间。我市夫子河镇有分布。

【采收加工】夏、秋季采挖，洗净，鲜用或切片晒干。

【功能主治】祛风除湿，活血止痛，解毒。用于风湿痹痛，劳伤腰痛，跌打损伤，咽喉肿痛，牙痛，疮毒。

【用法用量】内服：煎汤，3 ～ 10 克；研末，0.6 ～ 0.9 克；或浸酒。外用：适量，捣烂外敷。

【附注】孕妇禁服。

## （5）雪花构 *Daphne papyracea* Wall. ex Steud.

【药名别名】软皮树、白瑞香、野梦花。

【药用部位】为瑞香属植物雪花构的根、茎皮或全株。

【植物形态】常绿灌木，高 1～1.5 米，稀达 4 米；枝灰色至灰褐色，稀淡紫褐色，无毛。叶互生，纸质，矩圆形或矩圆状披针形，稀长矩圆状倒披针形，长 9～14 厘米，宽 1.2～4 厘米，顶端渐尖，基部楔形，两面均无毛。花白色，有芳香，数朵簇生于枝顶，近于头状，苞片外侧有绢状毛；总花梗短，密被短柔毛；花被筒状，长 16 毫米，被淡黄色短柔毛，裂片 4，卵形或短矩形，长 5 毫米；雄蕊 8，2 轮，分别着生于花被筒上部及中部；花盘环状，边缘波状；子房矩圆形，长 3～4 毫米，无毛。果卵状球形。

【生境分布】生于林下。我市熊家铺有少量分布。

【采收加工】夏、秋季挖取全株，分别剥取根皮和茎皮，洗净，晒干。

【功能主治】祛风止痛，活血调经。用于风湿痹痛，跌打损伤，月经不调，痛经，疔疮疖肿。

【用法用量】内服：煎汤，3～6 克；或浸酒。外用：适量，捣烂敷患处。

【附注】根：治劳伤，瘰疬。茎皮：治头痛，风湿性关节痛，四肢麻木，胃病，肝区痛。全株：治风湿痹痛，跌打损伤，外伤出血，劳伤，腰痛。

## （6）结香　*Edgeworthia chrysantha* Lindl.

【药名别名】新蒙花、野蒙花。

【药用部位】为结香属植物结香的根和花蕾。

【植物形态】灌木，高 0.7～1.5 米，小枝粗壮，褐色，常作三叉分枝，幼枝常被短柔毛，韧皮极坚韧，叶痕大，直径约 5 毫米。叶在花前凋落，长圆形、披针形至倒披针形，先端短尖，基部楔形或渐狭，长 8～20 厘米，宽 2.5～5.5 厘米，两面均被银灰色绢状毛，下面较多，侧脉纤细，弧形，每边 10～13 条，被柔毛。头状花序顶生或侧生，具花 30～50 朵成绒球状，外围以 10 枚左右

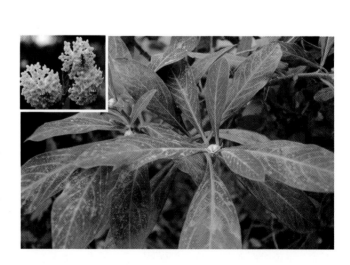

被长毛而早落的总苞；花序梗长 1～2 厘米，被灰白色长硬毛；花芳香，无梗，花萼长 1.3～2 厘米，宽 4～5

毫米，外面密被白色丝状毛，内面无毛，黄色，顶端 4 裂，裂片卵形，长约 3.5 毫米，宽约 3 毫米。果椭圆形，绿色，长约 8 毫米，直径约 3.5 毫米，顶端被毛。花期冬末春初，果期春夏间。

【生境分布】生于山坡、山谷林下、灌丛中。我市多见于栽培。

【采收加工】夏、秋季采根，春季采花，晒干或鲜用。

【功能主治】根：舒筋活络，消肿止痛；用于风湿性关节痛，腰痛；外用治跌打损伤，骨折。花：祛风明目，用于目赤疼痛，夜盲症。

【用法用量】根：煎服，9 ～ 15 克；外用适量，捣烂敷患处。花：煎服，6 ～ 9 克。

## （7）荛花　*Wikstroemia canescens* (Wall.) Meisn.

【药名别名】土冬花。

【药用部位】为荛花属植物荛花的花蕾。

【植物形态】落叶灌木，高 30 ～ 90 厘米。枝细长，小枝有灰色或淡黄色柔毛，叶互生或对生；叶柄长约 3 毫米，被柔毛；叶片长圆状披针形，长 2.5 ～ 7.5 厘米，宽 1.5 ～ 2.5 厘米，先端急尖，基部阔楔形，全缘，上面绿色，近无毛或疏生短柔毛，下面灰绿色，密生柔毛，叶脉隆起。花黄色，成顶生或腋生穗状花序，或再合成圆锥花序，被柔毛；花被管长 6 ～ 8 毫米，先端 4 裂，裂片钝尖；花盘鳞片状线形；雄蕊 8，2 轮，花丝短，子房上位，花柱短，柱头球形。核果窄卵圆形，黑色，有丝状毛。花期 5—6 月，果期 6—7 月。

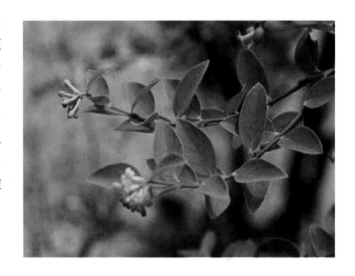

【生境分布】生于山坡石壁缝隙或山坡沟边较阴湿处。我市城区有栽培。

【采收加工】春季采花，鲜用或晒干。

【功能主治】泻水逐饮，消坚破积。主治痰饮，咳逆上气，水肿，喉中肿满，癥瘕疬癖。

【用法用量】煎服：2.5 ～ 4.5 克；或入丸剂。

【附注】荛花根：通经活络，祛风除湿，收敛。主治跌打损伤，筋骨疼痛，腮腺炎，乳腺炎，淋巴腺炎。用法用量：煎服，3 ～ 9 克。孕妇忌服。

## （8）垂穗荛花　*Wikstroemia nutans* Champ. ex Benth.

【药名别名】细轴荛花、野棉花。

【药用部位】为荛花属植物垂穗荛花的花、根或茎皮。

【植物形态】小灌木，高 1 ～ 2 米。茎皮粗糙，小枝细瘦，披散，红褐色，无毛。叶对生，叶柄长 1 ～ 2 毫米；叶片膜质至纸质，卵形或卵状椭圆形至卵状披针形，长 2.5 ～ 6.5 厘米，宽 0.8 ～ 2.5 厘米，先端长渐尖，基部楔形或近圆形，上面深绿色，无毛，下面淡绿色，被白粉；叶脉在下面隆起。花黄绿色，4 ～ 8 朵组成顶生近头状的总状花序，总花梗极细，下垂，无毛；花被筒状，无毛，裂片 4；雄蕊 8，2 轮；花盘深裂成 4 枚方形鳞片；子房倒卵形，无毛。果椭圆形，熟时深红色。花期为春季至夏季，果期为夏季至秋季。

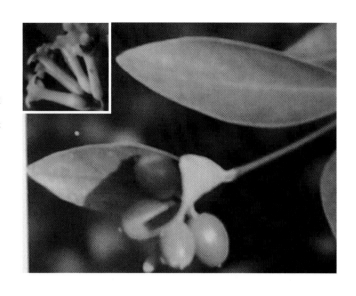

【生境分布】生于海拔 300 ～ 1600 米的阔叶林中。我市三河口镇、狮子峰自然保护区有分布。

【采收加工】花：开放时采收，阴干。根、茎皮：夏、秋季采挖，洗净，切片晒干。

【功能主治】软坚散结，活血，止痛。主治瘰疬初起，跌打损伤。

【用法用量】内服：煎汤，6 ～ 10 克。外用：适量，捣烂外敷患处。

## （9）多毛荛花 *Wikstroemia pilosa* Cheng

【药名别名】浙雁皮、地棉皮。

【药用部位】为荛花属植物多毛荛花的茎皮。

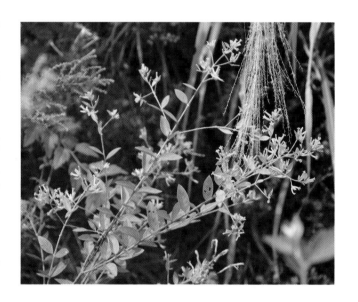

【植物形态】灌木，高达 1 米；当年生枝纤细，圆柱形，被长柔毛，越年生枝黄色，变为无毛。叶膜质，对生、近对生或互生，卵形、椭圆状卵形或椭圆形，长 1.5 ～ 3.8 厘米，宽 0.7 ～ 1.8 厘米，先端尖，基部宽楔形、圆形或截形，边缘稍反卷，上面暗绿色，下面粉绿色，两面被长柔毛，侧脉每边 3 ～ 5，凸出，边缘微反卷。总状花序顶生或腋生，密被疏柔毛，长等于叶或稍露出于叶外，具短花序梗；花黄色，具短梗；花萼筒纺锤形，具 10 脉，外面密被长柔毛，内面无毛，约长 10 毫米，裂片 5，长圆形，先端圆，长 1 ～ 1.2 毫米；雄蕊 10，2 列，上列近喉部着生，下列固着于花萼筒中部以上，花药长圆形，约长 1 毫米；子房纺锤形，被长柔毛，长约 6 毫米，柱头头状；花盘鳞片 1 枚，线形，长约 1 毫米。果红色。花期秋季，果期冬季。

【生境分布】生于山坡、山麓比较潮湿的灌丛中。我市龟山分布较多。

【采收加工】夏、秋季采集，剥取茎皮，鲜用或切段晒干。

【功能主治】逐水消肿，解毒散结。主治水肿，疮疡肿毒。

【用法用量】煎服：1.5 ～ 4.5 克。外用：适量，捣烂敷患处。

## 130. 胡颓子科 Elaeagnaceae

### （1）木半夏 *Elaeagnus multiflora* Thunb.

【药名别名】牛奶子树、卢豆。

【药用部位】为胡颓子属植物木半夏的果实。

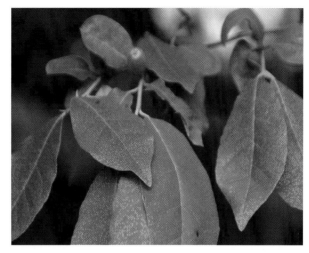

【植物形态】落叶直立灌木，高2～3米，通常无刺，稀老枝上具刺；幼枝细弱伸长，密被锈色或深褐色鳞片，稀具淡黄褐色鳞片，老枝粗壮，圆柱形，鳞片脱落，黑褐色或黑色，有光泽。叶膜质或纸质，椭圆形或卵形，长3～7厘米，宽1.2～4厘米，顶端钝尖或骤渐尖，基部钝形，全缘，上面幼时具白色鳞片或鳞毛，叶柄锈色，长4～6毫米。花白色，被银白色和散生少数褐色鳞片，常单生于新枝基部叶腋；花梗纤细，长4～8毫米；萼筒圆筒形，长5～6.5毫米，在裂片下面扩展，在子房上收缩，裂片宽卵形，长4～5毫米，顶端圆形或钝形，内面具极少数白色星状短柔毛，包围子房的萼管卵形，深褐色，长约1毫米；雄蕊着生于花萼筒喉部稍下面，花丝极短，花药细小，矩圆形，长约1毫米，花柱直立。果实椭圆形，长12～14毫米，密被锈色鳞片，成熟时红色；果梗在花后伸长，长15～49毫米。花期5月，果期6—7月。

【生境分布】生于山坡灌丛中。我市各地有分布。

【采收加工】果实：6—7月采收，鲜用或晒干。

【功能主治】活血行气。治跌打损伤，哮喘，痢疾，痔疮。

【用法用量】煎服：9～15克。

【附注】木半夏根：行气活血，止泻，敛疮。用于跌打损伤，虚弱劳损，泻痢，肝炎，恶疮疔癞。用法用量：煎服，9～24克；或浸酒；外用适量，煎汤洗。

### （2）长叶胡颓子 *Elaeagnus bockii* Diels

【药名别名】马鹊树、牛奶子。

【药用部位】为胡颓子属植物长叶胡颓子的根和枝叶或果实。

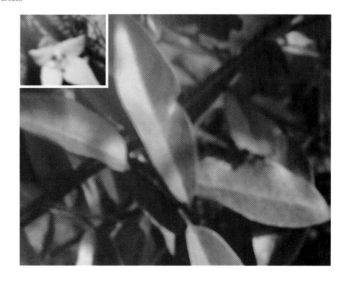

【植物形态】常绿灌木，高1～3米。枝开展，常具粗壮的刺，幼枝密被锈色或褐色鳞片，叶互生，叶柄长4～8毫米；叶片纸质或近革质，狭长圆形，长3～9厘米，宽1～3厘米，先端渐尖或微钝，基部楔形或宽楔形，边缘略反卷，上面幼时被褐色鳞片，成熟后脱落，下面银白色，密被银白色和散生少数褐色鳞片。花银白色，杂有褐色鳞片，常5～7花簇生于叶腋短小枝上成伞形总状花序，每花基部有1苞片，早落；花梗长1～5毫米，萼筒圆筒形或漏斗状圆筒形，长4～7毫米，裂片4，卵状三角形，长2～3毫米；雄蕊4，花丝极短，长0.6毫米，花药长圆形；花柱直立，顶端弯曲，密被淡白色星状柔毛。果实短长圆形，长9～10毫米，幼时被银白色鳞片，成熟时红色，果梗长4～6毫米。花期10—11月，果期翌年4月。

【生境分布】生于海拔600～2100米的向阳山坡灌丛中。我市狮子峰、龟山镇有分布。

【采收加工】根，全年可采，洗净，切片晒干；枝叶随采随用；果实成熟时采收。

【功能主治】止咳平喘，活血止痛。用于咳嗽气喘，跌打损伤，风湿关节痛，牙痛，痔疮。

【用法用量】内服：煎汤，果实15～30克；枝叶、根30～60克。

## （3）蔓胡颓子 *Elaeagnus glabra* Thunb.

【药名别名】藤胡颓子、羊奶果、桂香柳。

【药用部位】为胡颓子属植物蔓胡颓子的果实、根和叶。

【植物形态】常绿蔓生或攀援灌木，高达6米。无刺，稀具刺；幼枝密被锈色鳞片。单叶互生，叶柄长5～8毫米；叶片革质或薄革质，卵形或卵状椭圆形，长4～12厘米，宽2.5～5厘米，先端渐尖，基部圆形，全缘，上面绿色，光亮，下面灰绿色，被褐色鳞片。花密被银白色和散生少数褐色鳞片，常3～7朵密生于叶腋短小枝上成伞形总状花序；萼筒漏斗形，长4.5～5.5毫米，裂片长2.5～3毫米；雄蕊的花丝长不超过1毫米；花柱细

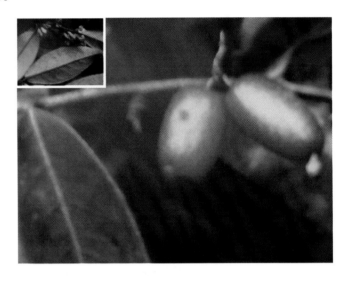

长，无毛，先端弯曲。果实长圆形，稍有汁，长14～19毫米，被锈色鳞片，成熟时红色。花期9—11月，果期翌年4—5月。

【生境分布】生于海拔1000米以下的丘陵、山地的灌丛中。我市狮子峰、龟山镇有分布。

【采收加工】果实：春季果实成熟时采摘，鲜用或晒干。根：全年可采，洗净切片晒干。叶：全年可采，鲜用或晒干。

【功能主治】果实：收敛止泻，止痢；治肠炎，腹泻，痢疾。根：清热，利湿，消肿，止血；治痢疾，水泻，风湿痹痛，肝炎，胃病，吐血，跌打肿痛。叶：止咳平喘，治咳嗽气喘。

【用法用量】煎服：果实9～18克，根15～30克；叶10～15克或研末，每次1.5～5克。

## （4）胡颓子 *Elaeagnus pungens* Thunb.

【药名别名】羊奶子、正月芦豆。

【药用部位】为胡颓子属植物胡颓子的果实、根和叶。

【植物形态】常绿灌木，高达4米，通常具刺。枝开展，小枝褐色。叶厚革质，椭圆形或长圆形，长4～10厘米，宽2～5厘米，先端尖或钝，基部圆形，边缘通常波状，上面初有鳞片，后即脱落。下面

初具银白色鳞片，后渐变褐色鳞片；叶柄长6～12毫米，褐色。花1～3朵或4朵簇生，银白色，下垂，长约1厘米，有香气；花被筒圆筒形或漏斗形，筒部在子房上部突狭细，先端4裂；雄蕊4，子房上位，花柱无毛，柱头不裂。果实椭圆形，长约1.5厘米，被锈色鳞片，成熟时棕红色。花期10—11月，果熟期翌年5月。

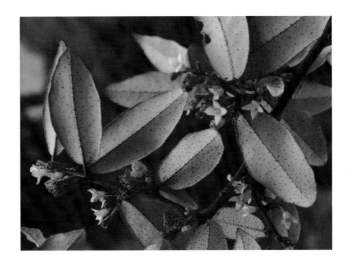

【生境分布】生于林缘、山坡灌丛中。我市各地都有分布。

【采收加工】夏季采叶，四季采根，立夏果实成熟时采果，分别晒干。

【功能主治】根：祛风利湿，行瘀止血；用于传染性肝炎，小儿疳积，风湿关节痛，咯血，吐血，便血，跌打损伤。果实：消食止痢。叶：止咳平喘；用于支气管炎，咳嗽，哮喘。

【用法用量】果实：煎服，9～15克。根：煎服，9～15克（鲜品30～60克），或浸酒；外用适量，煎水洗。叶：煎服，9～15克；或研末，每次2～3克；外用适量，捣烂外敷；或研末调敷，或煎水熏洗。

【附注】本植物现有人工栽培。

## （5）佘山胡颓子 *Elaeagnus argyi* Levl.

【药名别名】羊奶子、佘山羊奶子。

【药用部位】为胡颓子属植物佘山胡颓子的根。

【植物形态】半落叶或常绿灌木，高达3米。通常具刺，小枝近90°角开展，幼枝被淡黄色鳞片，稀被红棕色鳞片，老枝灰黑色；芽棕红色。叶大小不等，发于春秋两季，薄纸质或膜质，春叶长1～4厘米，宽0.8～2厘米，秋叶长6～10厘米，宽3～5厘米，两端钝圆，上面幼时被白色鳞毛，下面幼时被星状毛和鳞毛，老时仅被白色鳞片，侧脉8～10对，上面凹下，边缘网结；叶柄黄褐色，长5～7毫米。花无毛，淡黄色或泥黄色，被银白色或淡黄色鳞片，质厚，下垂或开展，

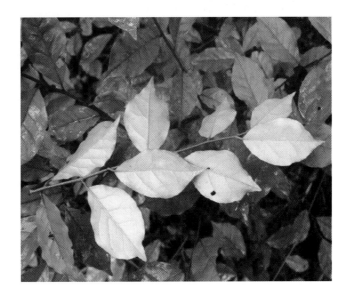

常5～7花簇生于新枝基部成伞形总状花序。花梗长3毫米，萼筒漏斗状圆筒形，长5.5～6毫米，在裂片之下扩大，于子房之上缢缩，裂片卵形或卵状三角形，长2毫米，内面疏生柔毛；花丝极短，花柱直立，无毛。果倒卵状长圆形，长1.3～1.5厘米，直径6毫米，幼时被银白色鳞片，熟时红色；果柄长0.8～1厘米。花期1—3月，果期4—5月。

【生境分布】生于海拔 100～300 米林下、路边和村旁。我市各地有分布。

【采收加工】夏、秋季采挖根，洗净，切片，晒干。

【功能主治】祛痰止咳，利湿退黄，解毒。用于咳喘，黄疸型肝炎，风湿痹痛，痈疽。

【用法用量】内服：煎汤，9～15 克。

## （6）披针叶胡颓子　*Elaeagnus lanceolata* Warb.

【药名别名】盐匏藤、小羊奶子树。

【药用部位】为胡颓子属植物披针叶胡颓子的根、叶和果实。

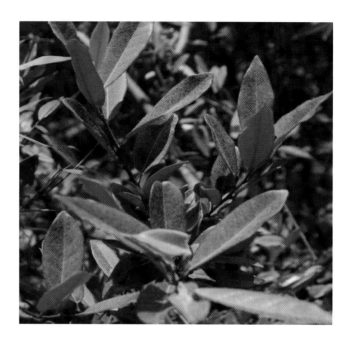

【植物形态】常绿直立或蔓生灌木，高达 4 米。无刺或老枝具粗而短的刺，幼枝密被淡黄褐色或银白色鳞片，老枝灰色或灰黑色，圆柱形；芽锈色。叶革质，披针形或长椭圆形，长 5～14 厘米，先端渐尖，基部圆，上面幼时被褐色鳞片，下面被银白色鳞片和鳞毛，侧脉 8～12 对，成 45° 角，下面不明显；叶柄长 5～7 毫米。花淡黄白色，下垂，密被银白色和少数褐色鳞片和鳞毛，常 3～5花簇生于叶腋成短总状花序。花梗长 3～5毫米，萼筒圆筒形，长 5～6 毫米，在子房之上缢缩，裂片宽三角形，长 2.5～3 毫米，内面疏生白色星状毛，花丝极短或几无花丝，花药椭圆形，花柱直立，无毛或散生星状毛，柱头长 2～3 毫米，达萼裂片 2/3。果椭圆形，长 1.2～1.5 厘米，直径 5～6 毫米，密被褐色和银白色鳞片，熟时红黄色；果柄长 3～6 毫米。花期 8—10 月，果期翌年 4—5 月。

【生境分布】生于海拔 600～2500 米的山地林中或林缘。我市主要分布于狮子峰。

【采收加工】根：全年可采，洗净，切片晒干。叶：四季可采，晒干或鲜用。果实：成熟时采集，晒干。

【功能主治】活血通络，疏风止咳，温肾缩尿。主治跌打骨折，劳伤，风寒咳嗽，小便失禁。果实药用，可治痢疾。

【用法用量】内服：煎汤，9～15 克或浸酒。外用：适量，捣烂外敷。

## （7）宜昌胡颓子　*Elaeagnus henryi* Warb. Apud Diels

【药名别名】红鸡踢香、牛奶子。

【药用部位】为胡颓子属植物宜昌胡颓子的根和茎叶。

【植物形态】常绿直立灌木，高达 5 米。棘刺粗短，生于叶腋，稍弯曲；幼枝被鳞片。叶革质，宽椭圆形或倒卵状椭圆形，长 6～15 厘米，幼时被褐色鳞片，先端骤渐尖，基部圆钝，上面深绿色，下面银白色，密被白色和少数褐色鳞片，侧脉 5～7 对，网脉在上面不明显；叶柄粗，长 0.8～1.5 厘米。花淡白色，质厚，密被鳞片，1～5 花生于叶腋短枝成总状花序。花梗长 2～5 毫米，萼筒圆筒状漏斗形，长 6～8 毫米，在裂片之下扩展，向下渐窄，在子房之上略缢缩，裂片三角形，长 1.2 ～ 3 毫米，内面具白色星状柔毛和少数褐色鳞片；雄蕊 4，花丝极短；花柱无毛，连柱头长 7 ～ 8 毫米，稍超过雄蕊。果长圆形，长 1.8 厘米，幼时被银白色和散生少数褐色鳞片，熟时红色；果核内面具丝状绵毛；果柄长 5 ～ 8 毫米。花期 10—11 月，果期翌年 4 月。

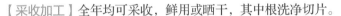

【生境分布】生于海拔 450 ～ 2300 米的疏林或灌丛中。我市主要分布于狮子峰。

【采收加工】全年均可采收，鲜用或晒干，其中根洗净切片。

【功能主治】茎叶：散瘀消肿，接骨止痛，平喘止咳；主治跌打肿痛，骨折，风湿骨痛，哮喘。根：清热利湿，止咳，止血；主治风湿腰痛，咳喘，痢疾，吐血，血崩，痔血，恶疮。

【用法用量】根：煎服，9 ～ 15 克；外用，水煎洗。茎叶：煎服，9 ～ 15 克；外用，捣碎，酒炒敷。

## （8）星毛胡颓子 *Elaeagnus stellipila* Rehd.

【药名别名】星毛羊奶子、羊奶子。

【药用部位】为胡颓子属植物星毛胡颓子的根、叶或果实。

【植物形态】落叶或半落叶灌木。无刺或老枝具刺，幼枝密被褐色或灰色星状茸毛，芽具星状茸毛。叶厚纸质，宽卵形或卵状椭圆形，长 2 ～ 5.5 厘米，先端尖，基部圆形或近心形，上面幼时被白色星状毛，下面密被淡白色星状毛，有时具鳞片或鳞毛，侧脉 4 ～ 5 对；叶柄具星状茸毛，长 2 ～ 4 毫米。花淡白色，被银白色和散生褐色星状茸毛，1 ～ 3 朵生于新枝基部叶腋；花梗极短，萼筒圆筒形，微具 4 棱，长 5 ～ 7 毫米，在子房之上缢缩，裂片卵状三角形或披针形，长

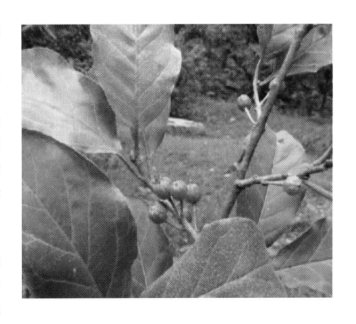

3 ～ 4.5 毫米；雄蕊 4，花柱直立，几无毛或疏被星状毛，不超过雄蕊。果长椭圆形或长圆形，长 1 ～ 1.6 厘米，具褐色鳞片，熟时红色；果柄长 0.5 ～ 2 毫米。花期 3—4 月，果期 7—8 月。

【生境分布】生于海拔 500 ～ 1200 米的向阳丘陵地区、溪边矮林中或路边、田边。我市主要分布于张家畈镇、狮子峰等地。

【采收加工】根：夏、秋季采收，洗净，切片，晒干。叶、果实：晒干。

【功能主治】散瘀止痛，清热利湿。主治跌打肿痛，痢疾。（或参考胡颓子）

【用法用量】煎服：15 ～ 30 克。外用：适量，捣烂外敷。（或参考胡颓子）

## （9）牛奶子　*Elaeagnus umbellata* Thunb.

【药名别名】剪子果。

【药用部位】为胡颓子属植物牛奶子的根、叶和果实。

【植物形态】落叶灌木，高达 4 米，具长 1～4 厘米的刺，小枝甚开展，多分枝，幼枝密被银白色及黄褐色鳞片；老枝鳞片脱落，灰黑色；芽银白色或褐色至锈色。叶纸质或膜质，椭圆形或倒卵状披针形，长 3～8 厘米，宽 1～3.2 厘米，先端钝尖，基部圆形或楔形，上面幼时具白色星状毛或鳞片，下面密被银白色和少量褐色鳞片，侧脉 5～7 对；叶柄银白色，长 5～7 毫米。花较叶先开放，芳香，黄白色，密被银白色盾形鳞片，

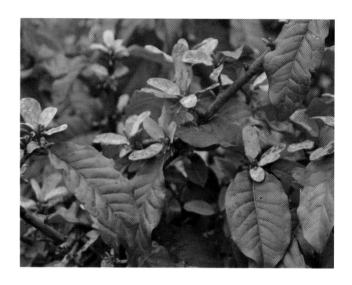

常 1～7 花簇生于新枝基部，单生或成对生于幼叶叶腋；花梗长 3～6 毫米，白色；萼筒漏斗形，长 5～7 毫米，在裂片下扩展，向基部渐窄，在子房之上略缢缩，裂片卵状三角形，长 2～4 毫米，内面几无毛或疏生星状毛；花丝极短，花柱直立，疏生白色星状毛和鳞片，柱头侧生。果近球形，长 5～7 毫米，幼时绿色，被银白色或褐色鳞片，熟时红色；果柄粗，长 0.4～1 厘米。花期 4—5 月，果期 7—8 月。

【生境分布】生于海拔 20～300 米的向阳的林缘、灌丛中。我市分布于顺河镇、张家畈镇。

【采收加工】根：夏、秋季采收，洗净切片晒干。叶、果实：晒干。

【功能主治】清热止咳，利湿解毒。主治肺热咳嗽，泄泻，痢疾，淋证，带下，崩漏，乳痈。

【用法用量】内服：煎汤，根或叶，15～30 克，果实，3～9 克。

## （10）密花胡颓子　*Elaeagnus conferta* Roxb.

【药名别名】卢豆、羊奶果。

【药用部位】为胡颓子属植物密花胡颓子的根、叶和果实。

【植物形态】常绿攀援灌木，无刺；幼枝稍扁，密被银白色或灰黄色鳞片；老枝灰黑色。叶纸质，椭圆形或宽椭圆形，长 6～16 厘米，宽 3～6 厘米，先端钝尖或骤渐尖，基部圆形或楔形，全缘，上面幼时被银白色鳞片，成熟后脱落，干燥后深绿色，下面密被银白色和散生淡褐色鳞片，侧脉 5～7 对，两面明显；叶柄长 0.8～1 厘米。花银白色，密被鳞片或鳞毛，多花簇生于叶腋成伞形短

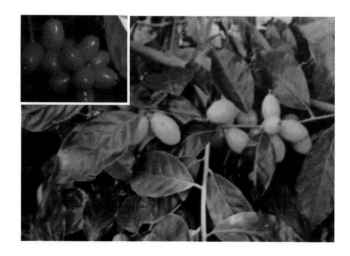

总状花序，比叶柄短；每花基部具 1 小苞片；苞片线形，黄色，长 2～3 毫米。花梗长不及 1 毫米；萼筒

坛状钟形，长 3 ～ 4 毫米，在裂片之下缢缩，在子房之上缢缩，裂片卵形，长 2.5 ～ 3 毫米，内面散生白色星状柔毛；花丝与花药几等长；花柱疏生白色星状毛，稍超过雄蕊，达裂片中部。果长椭圆形或长圆形，长 2 ～ 4 厘米，直立，熟时红色；果柄粗短。花期 10—11 月，果期翌年 2—3 月。

【生境分布】生于海拔 50 ～ 1500 米的热带密林中。我市主要分布于狮子峰。

【采收加工】春季采果，晒干；夏、秋季采挖根，洗净切片晒干；叶全年可采，鲜用或晒干。

【功能主治】叶：止咳平喘，收敛止泻；主治哮喘，虚咳，慢性支气管炎。根：用于跌打肿痛，风湿疼痛，咽喉肿痛。果：收敛止泻，健脾消食。

【用法用量】煎服：9 ～ 15 克。

## （11）绿叶胡颓子 *Elaeagnus viridis* Serv.

【药名别名】羊奶子。

【药用部位】为胡颓子属植物绿叶胡颓子的根。

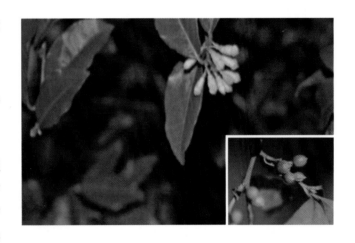

【植物形态】常绿小灌木，高约 2 米，具刺，刺纤细，长约 10 毫米；幼枝密被锈色鳞片，老枝脱落，黑色。叶薄革质或纸质，椭圆形，长 2.5 ～ 4.5 厘米，宽 1.2 ～ 2.6 厘米，两端急尖，上面幼时被褐色鳞片，成熟后脱落，深绿色，下面淡白色，被鳞片，侧脉 6 ～ 7 对，与中脉开展成 45° 角；叶柄锈色，长 5 ～ 7 毫米。花白色，下垂，密被鳞片，花梗长 2 ～ 3 毫米；花萼筒短圆筒形，长 4.5 ～ 5 毫米，裂片 4，宽卵形或卵状三角形，长 2.5 毫米，顶端渐尖，内面具短柔毛；雄蕊 4，花丝极短；花柱被白色星状短柔毛，顶端微弯曲，超过雄蕊，达裂片 1/3，长 5.5 毫米。果实未见，花期 10—11 月。

【生境分布】生于海拔 500 ～ 1200 米的向阳沙质土壤的灌丛中。我市狮子峰有分布。

【采收加工】夏、秋季挖根，洗净切片，鲜用或晒干。

【功能主治】主治慢性胃炎，腹痛腹泻，支气管炎，肾结石。

【用法用量】煎服：9 ～ 15 克。

# 131. 千屈菜科 Lythraceae

## （1）银薇 *Lagerstroemia indica* f. *alba* (Nichols.) Rehd.

【药名别名】痒痒树、紫金花。

【药用部位】为紫薇属植物银薇的根、叶及花。

【植物形态】落叶灌木或小乔木，高可达 7 米；树皮平滑，灰色或灰褐色；枝干多扭曲，小枝纤细，具 4 棱，略成翅状。叶互生或有时对生，纸质，椭圆形、阔矩圆形或倒卵形，长 2.5 ～ 7 厘米，宽 1.5 ～ 4 厘米，顶端短尖或钝形，有时微凹，基部阔楔形或近圆形，无毛或下面沿中脉有微柔毛，侧脉 3 ～ 7 对，小脉不明显；无柄或叶柄很短。花白色，直径 3 ～ 4 厘米，常组成 7 ～ 20 厘米的顶生圆锥花序；花梗长 3 ～ 15

毫米，中轴及花梗均被柔毛；花萼长 7 ～ 10
毫米，外面平滑无棱，但鲜时萼筒有微突起
短棱，两面无毛，裂片 6，三角形，直立，
无附属体；花瓣 6，皱缩，长 12 ～ 20 毫米，
具长爪；雄蕊 36 ～ 42，外面 6 枚着生于花
萼上，比其余的长得多；子房 3 ～ 6 室，无毛。
蒴果椭圆状球形或阔椭圆形，长 1 ～ 1.3 厘米，
幼时绿色至黄色，成熟时或干燥时呈紫黑色，
室背开裂；种子有翅，长约 8 毫米。花期 6—
9 月，果期 9—12 月。

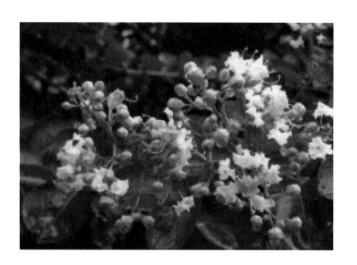

【生境分布】喜生于肥沃湿润的土壤上，
耐旱。我市五脑山有分布。

【采收加工】同紫薇。

【功能主治】树皮、叶及花为强泻剂；根和树皮，煎剂可治咯血，吐血，便血。

【用法用量】可参考紫薇（内服宜慎）。

## （2）紫薇 *Lagerstroemia indica* L.

【药名别名】怕痒树、满条红。

【药用部位】为紫薇属植物紫薇的花、
叶和根。

【植物形态】落叶灌木或小乔木，高可
达 7 米。枝条光滑，幼枝具 4 棱，叶对生或
近于对生，上部的互生；叶近乎无柄，椭圆
形、倒卵形或长椭圆形，长 2 ～ 7 厘米，宽
1 ～ 4 厘米，先端尖或钝，基部阔楔形或圆形，
平滑无毛，或下面沿主脉上有毛。圆锥状花
序顶生，长 4 ～ 20 厘米；花萼长 7 ～ 10 毫
米，萼筒外部不具棱槽，顶端通常 6 浅裂；
花瓣 6，近圆形，紫色，边缘皱曲，基部成爪；
雄蕊 36 ～ 42，外侧 6 枚的花丝较长，花药
较大，呈绿色，花粉粒紫色；雌蕊 1，花柱
细长，长 9 ～ 13 毫米，宽 8 ～ 11 毫米。花
期 5—8 月，果期 9—12 月。

【生境分布】生于山坡宅旁、路边，栽
培于庭院。

【采收加工】花：5—8 月采摘，晒干。
根：全年均可采挖，洗净，切片，晒干，或鲜用。

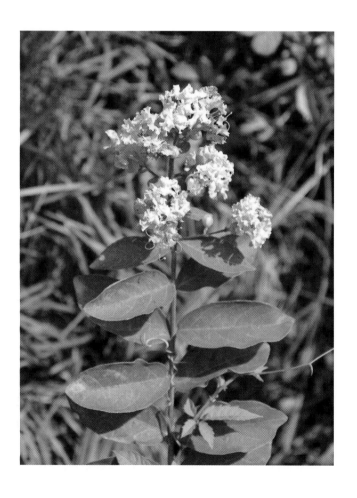

叶：春、夏季采收，洗净，鲜用，或晒干。

【功能主治】叶：清热解毒，利湿止血；用于痈疮肿毒，乳痈，痢疾，湿疹，外伤出血。根：清热利湿，活血止血，止痛；用于痢疾，水肿，烧烫伤，湿疹，痈肿疮毒，跌打损伤，血崩，偏头痛，牙痛，痛经，产后腹痛。花：清热解毒，凉血上血；用于疮疖痈疽，小儿胎毒，疥癣，血崩，带下，肺痨咯血，小儿惊风。

【用法用量】花：煎服，10～15克，或研末；外用适量，研末调敷，或煎水洗。根：煎服，10～15克；外用适量，研末调敷。叶：煎服，10～15克；或研末；外用适量，捣烂外敷。

### （3）大花紫薇 *Lagerstroemia speciosa* (L.) Pers.

【药名别名】大叶紫薇。

【药用部位】为紫薇属植物大花紫薇的根及叶。

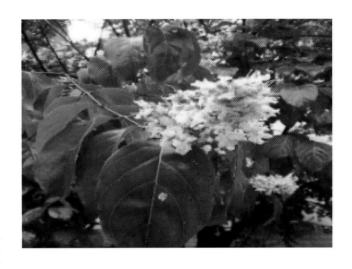

【植物形态】大乔木，高可达25米；树皮灰色，平滑，小柱圆柱形，无毛或微被糠秕状毛。叶革质，矩圆状椭圆形或卵状椭圆形，稀披针形，甚大，长10～25厘米，宽6～12厘米，顶端钝形或短尖，基部阔楔形至圆形，两面均无毛，侧脉9～17对，在叶缘弯拱连接；叶柄长6～15毫米，粗壮。花淡红色或紫色，直径5厘米，顶生圆锥花序长15～25厘米，有时可达46厘米；花梗长1～1.5厘米，花轴、花梗及花萼外面均被黄褐色糠秕状的密毡毛；花萼有棱12条，被糠秕状毛，长约13毫米，6裂，裂片三角形，反曲，内面无毛，附属体鳞片状；花瓣6，近圆形至矩圆状倒卵形，长2.5～3.5厘米，几不皱缩，有短爪，长约5毫米；雄蕊多数，达100～200；子房球形，4～6室，无毛，花柱长2～3厘米。蒴果球形或倒卵状矩圆形，长2～3.8厘米，直径约2厘米，褐灰色，6裂；种子多数，长10～15毫米。花期5—7月，果期10—11月。

【生境分布】半阴生，喜生于肥沃湿润的土壤上，耐旱。我市木子店镇、张家畈镇、乘马岗镇、狮子峰林场、顺河镇等地有栽培。

【采收加工】根：秋、冬季采挖，洗净，切片，晒干。叶：夏、秋季采摘，晒干。

【功能主治】敛疮，解毒。主治痈疮肿毒。

【用法用量】外用适量，捣烂外敷；或研末调敷，或煎水洗。

### （4）千屈菜 *Lythrum salicaria* L.

【药名别名】蜈蚣草、败毒草。

【药用部位】为千屈菜属植物千屈菜的全草。

【植物形态】多年生草本，根茎横卧于地下，粗壮；茎直立，多分枝，高30～100厘米，全株青绿色，略被粗毛或密被茸毛，枝通常具4棱。叶对生或三叶轮生，披针形或阔披针形，长4～6(10)厘米，宽8～15毫米，顶端钝形或短尖，基部圆形或心形，有时略抱茎，全缘，无柄。花组成小聚伞花序，簇生，因花梗及总梗极短，因此花枝全形似一大型穗状花序；苞片阔披针形至三角状卵形，长5～12毫米；萼筒长5～8毫米，有纵棱12条，稍被粗毛，裂片6，三角形；附属体针状，直立，长1.5～2毫米；花瓣6，红紫色或淡紫色，倒披针状长椭圆形，基部楔形，长7～8毫米，着生于萼筒上部，有短爪，稍皱缩；雄蕊12，6长6短，伸出萼筒之外；子房2室，花柱长短不一。蒴果扁圆形。

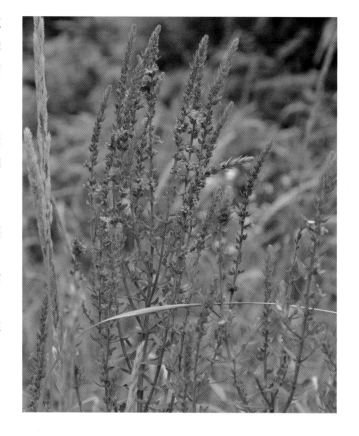

【生境分布】生于山谷潮湿处。我市福田河、黄土岗等地有分布。

【采收加工】秋季采收全草，洗净，切碎，鲜用或晒干。

【功能主治】清热解毒，收敛止血。主治痢疾、泄泻、便血、血崩、疮疡溃烂、吐血、衄血、外伤出血。

【用法用量】煎服：10～30克。外用：适量，研末敷；或捣烂敷患处，或煎水洗。

# 132. 石榴科 Punicaceae

## （1）石榴 *Punica granatum* L.

【药名别名】安石榴。

【药用部位】为石榴属植物石榴的果皮。

【植物形态】落叶灌木或乔木，高通常3～5米，稀达10米，枝顶常成尖锐长刺，幼枝具棱角，无毛，老枝近圆柱形。叶通常对生，纸质，矩圆状披针形，长2～9厘米，顶端短尖、钝尖或微凹，基部短尖至稍钝形，上面光亮，侧脉稍细密；叶柄短。花大，1～5朵生于枝顶；萼筒长2～3厘米，通常红色或淡黄色，裂片略外展，卵状三角形，长8～13毫米，外面近顶端有1黄绿色腺体，边缘有小乳突；花瓣通常大，红色、黄色或白色，

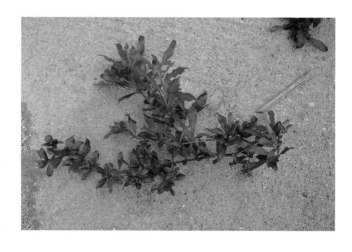

长1.5～3厘米，宽1～2厘米，顶端圆形；花丝无毛，长达13毫米；花柱长超过雄蕊。浆果近球形，直径5～12厘米，通常为淡黄褐色或淡黄绿色，有时白色，稀暗紫色。种子多数，钝角形，红色至乳白色，肉质的外种皮供食用。

【生境分布】我市各地都有栽培。

【采收加工】秋季果实成熟后收集果皮，晒干。

【功能主治】涩肠止泻，止血，驱虫。用于久泻，久痢，便血，脱肛，崩漏，带下，虫积腹痛。

【用法用量】煎服：3～9克，或入散剂。外用：煎水熏洗或研末调涂。

### （2）白花石榴 *Punica granatum* cv. *albescens* DC.

【药名别名】白石榴。

【药用部位】为石榴属植物白花石榴的根。

【植物形态】落叶灌木或小乔木，高通常3～5米，稀达10米。枝顶常成尖锐长刺，幼枝具棱角，无毛，老枝近圆柱形。叶对生或簇生于短枝上，具短叶柄；叶片纸质，长圆状披针形，长2～9厘米，宽约1.5厘米，先端短尖、钝尖或微凹，基部短尖至稍钝形，上面光亮，侧脉稍细密。花白色，生于枝顶；萼筒长2～3厘米，裂片卵状三角形，外面近顶端有1黄绿色腺体，边缘有小乳突；花瓣长1.5～3厘米，宽1～2厘米，多皱褶，

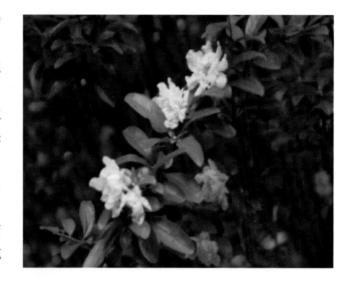

先端圆形；雄蕊多数，花丝无毛，长达13毫米；子房下位，多室，花柱长超过雄蕊。浆果近球形，直径5～12厘米，先端有宿存花萼裂片，皮厚。种子多数，具晶莹、多汁、味酸甜的外种皮。花期5—6月。

【生境分布】我市城区烈士陵园及居民庭院有栽培。

【采收加工】秋、冬季挖取根部，洗净，切片，鲜用或晒干。

【功能主治】祛风除湿，杀虫。用于风湿痹痛，蛔虫病，绦虫病，姜片虫病。

【用法用量】内服：煎汤，鲜品15～30克。

【附注】本品的植物形态是按白花石榴描述的。据《中华本草》记载，白花石榴根还有重瓣白花石榴 *Punica granatum* cv. *multiplex* Sweet 的根，同等入药。我市亦有栽培。

## 133. 蓝果树科 Nyssaceae

### （1）喜树 *Camptotheca acuminata* Decne.

【药名别名】千张树、水桐树。

【药用部位】为喜树属植物喜树的根、叶和果实。

【植物形态】落叶乔木，高达30米。树皮浅灰色。叶互生，纸质，椭圆状卵形或长椭圆形，长10～25厘米，宽6～12厘米，先端短渐尖，基部宽楔形，全缘，或呈微波状，上面深绿色有光泽，下面疏生短柔毛，脉上较密；叶柄长1.5厘米左右。花单性同株，绿白色，无梗，多数排成球形头状花序，直径4厘米，或数花序排成总状，间有单生于枝端叶腋的；雌花球顶生，雄花球腋生。苞片3，两面被短柔毛；萼杯状，萼齿5；花瓣5，淡绿色，外面密被短柔毛；雄花有雄蕊10，2轮，外轮较长；雌花子房下

位，花柱 2 ～ 3 裂。瘦果窄矩圆形，长 2 ～ 2.5 厘米，顶端有宿存花柱，两边有窄翅，褐色。

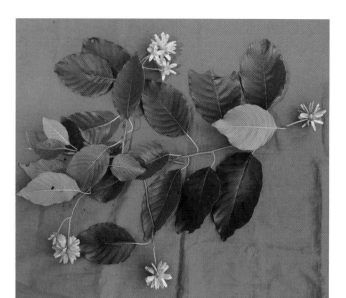

【生境分布】我市的喜树多栽培于宅旁、庭院。本标本采自仙姑洞。

【采收加工】果实：秋、冬季采集，晒干。根：四季可采，洗净，晒干。叶：春季至秋季采集，鲜用或晒干。

【功能主治】叶：清热解毒，祛风止痒；用于痈疮疖肿，牛皮癣。根：活血解毒，祛风止痒；主治牛皮癣。果实：抗癌，散结，活血化瘀；用于多种肿瘤，如胃癌、肠癌、绒毛膜上皮癌、淋巴肉瘤等。

【用法用量】煎服：根皮，9 ～ 15 克；果实，3 ～ 9 克；或研末吞服，或制成针剂、片剂使用。叶：外用适量，鲜品捣烂敷患处或煎水洗。

## （2）珙桐 *Davidia involucrata* Baill.

【药名别名】鸽子树、水梨子。

【药用部位】为珙桐属植物珙桐的叶。

【植物形态】落叶乔木，高 15 ～ 20 米；树皮深灰色或深褐色，常裂成不规则的薄片而脱落。叶纸质，互生，无托叶，常密集于幼枝顶端，阔卵形或近圆形，顶端急尖或短急尖，具微弯曲的尖头，基部心形或深心形，边缘有三角形而尖端锐尖的粗锯齿。两性花与雄花同株，成近球形的头状花序，着生于幼枝的顶端，基部具纸质、矩圆状卵形或矩圆状倒卵形花瓣状的苞片 2 ～ 3 枚，初淡绿

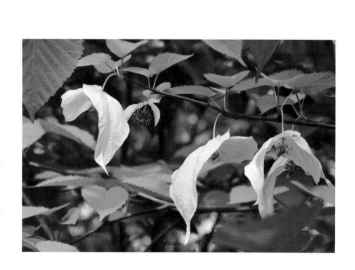

色，继变为乳白色，后变为棕黄色而脱落。雄花无花萼及花瓣，有雄蕊 1 ～ 7，雌花或两性花具下位子房，6 ～ 10 室，与花托合生，每室有 1 枚胚珠，常下垂。果实为长卵圆形核果，种子 3 ～ 5 枚。花期 4 月，果期 10 月。

【生境分布】生于海拔 1500 ～ 2200 米的湿润的常绿阔叶落叶混交林中。我市张家畈镇偶见农户家有栽培。

【采收加工】夏、秋季采集，晒干。

【功能主治】抗癌，杀虫。用于各种癌症初期。

【用法用量】尚未查到具体资料。

【附注】本品为国家一级重点保护野生植物。

## 134. 八角枫科 Alangiaceae

### （1）八角枫 *Alangium chinense* (Lour.) Harms

【药名别名】白龙须、八角梧桐。

【药用部位】为八角枫属植物八角枫的叶、花和根。

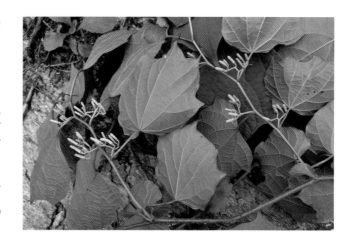

【植物形态】落叶灌木或小乔木，高3～6米；树皮淡灰色，平滑；枝有黄色疏柔毛。叶互生，纸质，卵形或圆形，长8～16厘米，稀达20厘米，宽7～10厘米，先端渐尖，基部心形，两侧偏斜，全缘或2～3裂，幼时两面均有疏柔毛，后仅脉腋有丛毛和沿叶脉有短柔毛；主脉4～6条。花8～30朵组成腋生二歧聚伞花序；花萼6～8裂，生疏柔毛；花瓣6～8，白色，条形，长11～14毫米，常外卷；雄蕊6～8，花丝短而扁，有柔毛，花药长为花丝的3倍。核果卵圆形，长5～7毫米，熟时黑色。花期3—7月，果期7—9月。

【生境分布】生于温暖向阳山坡、路旁，也见栽培。我市山区丘陵、乡镇有分布。

【采收加工】根、须根或根皮：全年可采，挖取支根或须根，洗净，晒干。花：5—7月采集，晒干。叶：夏季采收，鲜用或晒干研粉。

【功能主治】叶：化瘀接骨，解毒杀虫；主治跌打瘀肿，骨折，疮肿，乳痈，乳头皲裂，漆疮，疥癣，刀伤出血。根：祛风除湿，舒筋活络，散瘀止痛；用于风湿痹痛，四肢麻木，跌打损伤。花：散风，理气，止痛；主治头风头痛，胸腹胀痛。

【用法用量】花：煎汤，3～10克；或研末。叶：外用适量，鲜品捣敷；或煎水洗，或研末撒敷。根：煎服，须根1～3克，根3～6克；或浸酒。外用适量，捣烂外敷或煎汤洗。

【附注】本药有剧毒和麻痹作用，服药后，出现麻痹痿软，内服宜慎，孕妇忌服。

### （2）毛八角枫 *Alangium kurzii* Craib

【药名别名】八角枫、百龙须。

【药用部位】为八角枫属植物毛八角枫的根。

【植物形态】落叶小乔木，稀灌木，高5～10米；树皮深褐色，平滑；小枝近圆柱形，当年生枝紫绿色，有淡黄色茸毛和短柔毛，多年生枝深褐色，无毛，具稀疏的淡白色圆形皮孔。叶互生，纸质，近圆形或阔卵形，顶端长渐尖，基部心形或近心形，倾斜，两侧不对称，全缘，长12～14厘米，宽7～9厘米，上面深绿色，幼时除沿叶脉有微柔毛外，其余部分无毛；下面淡绿色，有黄褐色丝状微茸毛，叶上更密，主脉3～5条，在上面显著，下面凸起，侧脉6～7对，上面微现，下面显著；叶柄长2.5～4厘米，近圆柱形，有黄褐色微茸毛，稀无毛。聚伞花序有5～7花，总花梗长3～5厘米，花梗长5～8毫米；花萼漏斗状，常裂成锐尖形小萼齿6～8，花瓣6～8。上部开花时反卷，外面有淡黄色短柔毛，内面无毛，初白色，后变淡黄色；核果椭圆形或矩圆状椭圆形，长 1.2 ～ 1.5 厘米，直径 8 毫米，幼时紫褐色，成熟后黑色，顶端有宿存的萼齿。花期 5—6 月，果期 9 月。

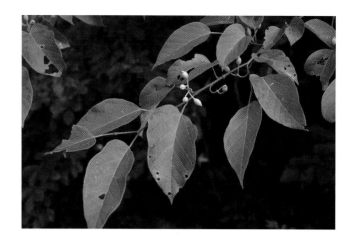

【生境分布】生于山坡、灌丛或疏林中。我市小漆园有分布。

【采收加工】同八角枫。

【功能主治】同八角枫根。

【用法用量】同八角枫根。

【附注】同八角枫。

## （3）瓜木 *Alangium platanifolium* (Sieb. et Zucc.) Harms

【药名别名】八角枫。

【药用部位】为八角枫属植物瓜木的根。

【植物形态】落叶灌木或小乔木，高 5 ～ 7 米；树皮平滑，灰色或深灰色；小枝纤细，略呈"之"字形。叶纸质，近圆形，稀阔卵形或倒卵形；顶端钝尖，基部近心形或圆形，不分裂或稀分裂，边缘呈波状或钝锯齿状，两面除沿叶脉或脉腋幼时有长柔毛或疏柔毛外，其余部分近无毛。聚伞花序生于叶腋，通常有 3 ～ 5 花，花瓣 6 ～ 7，紫红色，外面有短柔毛，近基部较密，基部黏合，上部开花时反卷；雄蕊 6 ～ 7，较花瓣短，花丝略扁，微有短柔毛；花盘肥厚，近球形；子

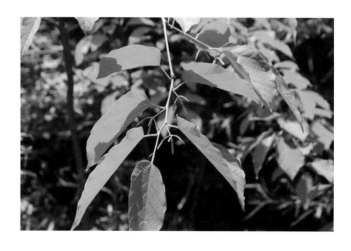

房 1 室。核果长卵圆形或长椭圆形，顶端有宿存的花萼裂片，有种子 1 颗。花期 3—7 月，果期 7—9 月。

【生境分布】生于海拔 2000 米以下向阳山坡疏林中。我市顺河镇、张家畈镇、夫子河镇、乘马岗镇、狮子峰林场等地有分布。

【采收加工】同八角枫。

【功能主治】同八角枫。

【用法用量】同八角枫。

【附注】同八角枫。

# 135. 桃金娘科 Myrtaceae

## （1）红千层 *Callistemon rigidus* R. Br.

【药名别名】瓶刷木。

【药用部位】为红千层属植物红千层的枝叶。

【植物形态】小乔木，高 1～2 米；树皮暗灰色，不易剥离；幼枝和幼叶有白色柔毛。叶互生，条形，长 3～8 厘米，宽 2～5 毫米，坚硬，无毛，有透明腺点，中脉明显，无柄。穗状花序，生于近枝顶，长约 10 厘米，有多数密生的花，花序轴继续生长成一有叶的正常枝；花红色，无梗，萼筒钟形，长 3～4 毫米，外面被小柔毛，基部与子房贴生，裂片 5，脱落；花瓣 5，近圆形，扩展，脱落；雄蕊多数，红色，长 2～2.5 厘米，明显长于花瓣；子房下位。蒴果顶部开裂，半球形，直径达 7 毫米，顶端截平。花期 6—8 月。

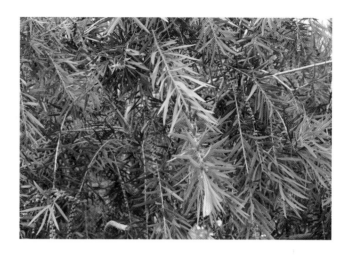

【生境分布】栽培于我市城区牛坡山麻城实验高中（原麻城师范）植物园。

【采收加工】全年可采，洗净，切片，鲜用或晒干。

【功能主治】祛风，化痰，消肿。用于感冒，咳喘，风湿痹痛，湿疹，跌打肿痛。

【用法用量】内服：煎汤，3～9 克。外用：适量，捣烂或研末敷；或煎汤洗。

【附注】本品为原麻城师范所引进的热带植物，由麻城实验高中程中流老师协助鉴定。

## （2）赤楠　*Syzygium buxifolium* Hook. et Arn.

【药名别名】牛金子、鱼鳞木。

【药用部位】为蒲桃属植物赤楠的根或根皮。

【植物形态】灌木或小乔木；嫩枝有棱，干后黑褐色。叶片革质，阔椭圆形至椭圆形，有时阔倒卵形，长 1.5～3 厘米，宽 1～2 厘米，先端圆或钝，有时有钝尖头，基部阔楔形或钝形，上面干后暗褐色，无光泽，下面稍浅色，有腺点，侧脉多而密，脉间相隔 1～1.5 毫米，斜行向上，离边缘 1～1.5 毫米处结合成边脉，在上面不明显，在下面稍突起；叶柄长 2 毫米。聚伞花序顶生，长约 1 厘米，有花数朵；花梗长 1～2 毫米，花蕾长 3 毫米；萼管倒圆锥形，长约 2 毫米，萼齿浅波状；花瓣 4，分离，长 2 毫米；雄蕊长 2.5 毫米，花柱与雄蕊同等。果实球形，直径 5～7 毫米。花期 6—8 月。

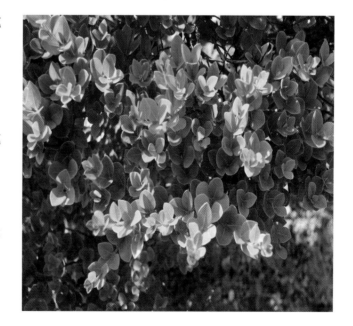

【生境分布】生于山坡疏林、灌丛中和峡谷溪旁。我市宋埠镇有栽培。

【采收加工】夏、秋季挖根，洗净，切片，晒干。根皮：挖根时，洗净及时剥取，切碎，晒干。

【功能主治】健脾利湿，平喘，散瘀消肿。用于喘咳，水肿，淋浊，尿路结石，痢疾，肝炎，子宫脱垂，风湿痛，疝气，睾丸炎，痔疮，痈肿，水火烫伤，跌打肿痛。

【用法用量】内服：煎汤，15～30克。外用：适量，捣烂外敷或研末调敷。

# 136. 野牡丹科 Melastomataceae

## 金锦香 *Osbeckia chinensis* L. ex Walp.

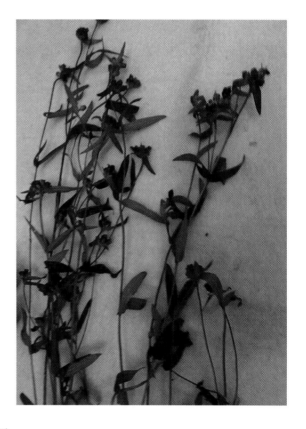

【药名别名】金香炉、仰天钟。

【药用部位】为金锦香属植物金锦香的全草。

【植物形态】半灌木或草本，高10～60厘米；茎直立，四棱形，有糙伏毛。叶对生，条形至披针形，长2～4厘米，宽3～7（15）毫米，两面生糙伏毛，主脉3～5，有短叶柄。头状花序顶生，生2～10朵花，基部有叶状总苞片2枚；花两性，淡紫色或白色；萼筒长5～6毫米，无毛，裂片4，有睫毛状毛，在裂片基部之间有4蜘蛛状附属物；花瓣4，长约1厘米；花丝分离，内弯，花药顶端单孔开裂，有长喙，药隔基部不膨大；子房下位，顶端有刚毛16条，4室。蒴果顶端4孔开裂，宿存杯状萼筒，长约6毫米；种子多数，马蹄形弯曲。花期7—9月，果期9—11月。

【生境分布】生于海拔1100米以下的荒山草坡、路旁、田地边或疏林向阳处。我市分布于五脑山，本品标本由梅建亨先生提供。

【采收加工】夏、秋季采收全草，洗净晒干或鲜用。

【功能主治】清热利湿，消肿解毒，止咳化痰。用于急性细菌性痢疾，阿米巴痢疾，阿米巴肝脓肿，肠炎，感冒，咳嗽，咽喉肿痛，小儿支气管哮喘，肺结核咯血，阑尾炎，毒蛇咬伤，疔疮疖肿。

【用法用量】煎服：15～60克。外用：适量，鲜全草捣烂敷患处。

# 137. 菱科 Trapaceae

## 菱角 *Trapa bispinosa* Roxb.

【药名别名】菱、乌菱。

【药用部位】为菱属植物菱的果肉及茎、叶、果壳、果柄、菱粉。

【植物形态】一年生水生草本。根二型，除吸收根外，尚有同化根；同化根含叶绿素，生自茎节，羽状细裂。茎细长，因水之深浅不同而长短不等。叶集生于茎顶，成莲座状，菱状三角形，长2.5～4厘米，宽2～4.5厘米，边缘上半部有粗锯齿，近基部全缘，绿色，上面无毛，下面幼时有细毛，后渐落，沿脉有毛；叶柄长2.5～5厘米，有毛或无毛，近顶处有胖大海绵状的气室。花两性，单生于叶腋；萼管短，有毛，裂片4；花瓣4，雄蕊4；子房半下位，2室，每室胚珠1，花柱钻状，柱头头状，花盘鸡冠状。果

实为稍扁的倒三角形，两端有刺，两刺间距离
3～4厘米，腹背的萼裂片脱落。种子1颗。花
期6—7月，果期9—10月。

【生境分布】生于池塘河沼中。我市各地
有分布。

【采收加工】秋末采集果肉，鲜用。其他
药用部位，分别采收；除去杂质，晒干。

【功能主治】果肉：健胃止痢，抗癌；用
于胃溃疡，痢疾，食管癌，乳腺癌，子宫颈癌。
菱柄外用治皮肤多发性疣赘；菱壳烧灰外用治
黄水疮，痔疮。

【用法用量】果肉：煎服，9～15克，大
剂量可用至60克；或生食。清暑热、除烦渴，
宜生用；补脾益胃，宜熟用。

【附注】其果壳、果柄、茎、叶柄或全草
亦可分别加工入药，在此不做详细介绍。

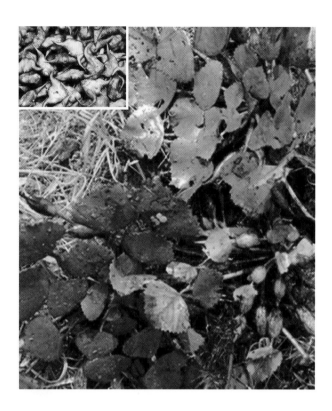

# 138. 柳叶菜科 Onagraceae

## （1）露珠草 *Circaea cordata* Royle

【药名别名】片泷草、牛泷草、三角叶。

【药用部位】为露珠草属植物露珠草的全
草。

【植物形态】多年生草本，高40～70厘
米；茎绿色，密被短柔毛。叶对生，卵形，基
部浅心形，长5～9厘米，宽4～8厘米，边
缘疏生锯齿，两面都被短柔毛；叶柄长4～8
厘米，被毛。总状花序顶生，花序轴密被短柔
毛；苞片小，花两性，白色；萼筒卵形，裂片2，
长1.5～2毫米；花瓣2，宽倒卵形，短于萼裂片，
顶端凹缺；雄蕊2，子房下位，2室。果实坚果状，
倒卵状球形，长2.5～3毫米，直径约2.5毫米，
外被浅棕色钩状毛；果柄被毛，稍短于果实或
近等长。花期6—8月，果期7—9月。

【生境分布】生于山坡路边、林下阴湿处。
我市龟山电视塔下有分布。

【采收加工】秋季采收全草，鲜用或晒干。

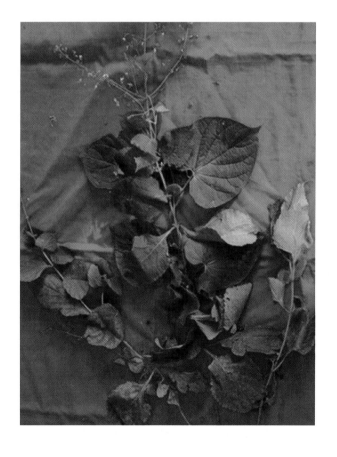

【功能主治】清热解毒，生肌。外用治疗疮，脓疮，刀伤。

【用法用量】煎服：6～12克。外用：适量，捣烂敷患处或研末调敷。

【附注】本品有小毒。

### （2）南方露珠草 *Circaea mollis* Sieb. et Zucc.

【药名别名】细毛谷蓼、三角叶。

【药用部位】为露珠草属植物南方露珠草的全草或根。

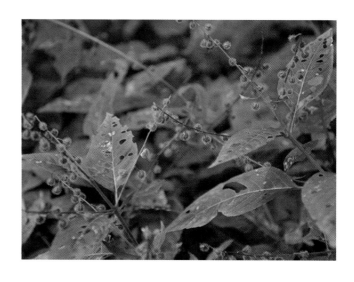

【植物形态】多年生草本，高30～60厘米；茎密被曲柔毛。叶对生，狭卵形至椭圆状披针形，长5～11厘米，宽2～4厘米，被短柔毛，边缘有疏锯齿，具长1～2厘米的柄。总状花序顶生与腋生，花序轴被曲柔毛或近无毛；苞片小；花两性，萼筒卵形，裂片2，绿白色，长1.5～2毫米；花瓣2，倒卵形，长约为花萼裂片的一半，顶端凹缺，雄蕊2；子房下位，2室。果实坚果状，倒卵状球形，长3～3.5毫米，直径约3毫米，具4纵沟，外被钩状毛；果柄被短柔毛或近无毛，稍长于果实或近等长。花期7—9月，果期8—10月。

【生境分布】生于海拔1000～2400米的山坡林下阴湿处。我市龟山风景区有分布。

【采收加工】夏、秋季采收全草，鲜用或晒干。

【功能主治】祛风除湿，活血消肿，清热解毒。主治风湿痹痛，跌打瘀肿，乳痈，瘰疬，疮肿，无名肿毒，毒蛇咬伤。

【用法用量】内服：煎汤，3～9克；或绞汁。外用：适量，捣烂敷患处。

### （3）小花柳叶菜 *Epilobium parviflorum* Schreber

【药名别名】无。

【药用部位】为柳叶菜属植物小花柳叶菜的根及全草。

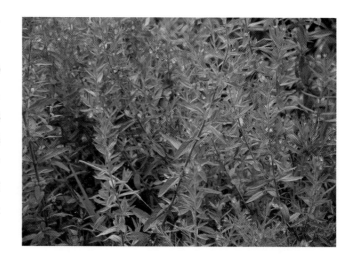

【植物形态】多年生草本，高50～100厘米；茎密被曲柔毛。叶对生，茎上部的互生，长椭圆状披针形，长3～8厘米，宽1.1～1.8厘米，边缘具疏细齿，两面密被曲柔毛，基部无柄。花两性，单朵腋生，淡红色，长5～7毫米；花萼裂片4，长3～4毫米，外面散生短毛；花瓣4，宽倒卵形，顶端凹缺，长5～7毫米，宽4～5毫米；雄蕊8，4长4短；

子房下位，柱头4裂，裂片长约1.5毫米。蒴果圆柱形，长4～6厘米，疏被短腺毛；果柄长5～8毫米；种子倒卵状椭圆形，长约1毫米，密生小乳突，顶端具1簇白色种缨。花期6—9月，果期7—10月。

【生境分布】生于海拔500～1800米的山区河谷、溪流、湖泊湿润地，向阳及荒坡草地。我市福田河镇有分布。

【采收加工】秋季采根或带根全草，洗净切段，晒干。

【功能主治】根：治跌打损伤，骨折，腰痛。全草：止泻，解毒。

【用法用量】根、全草：煎服，5～15克。

### （4）长籽柳叶菜 *Epilobium pyrricholophum* Franch. et Savat.

【药名别名】心胆草、柳叶菜、针筒草。

【药用部位】为柳叶菜属植物长籽柳叶菜的全草或种毛。

【植物形态】多年生草本，高20～70厘米；茎被短腺毛，幼枝较密。下部叶对生，上部叶互生，卵形至卵状披针形，长2～5厘米或更长，宽0.7～2.5厘米，后带紫红色，边缘具不规则疏齿，脉上被短腺毛，基部近圆形，有极短的柄。花两性，单生于叶腋，淡红紫色，长4～8毫米；花萼裂片4，长4～6毫米，外被腺毛；花瓣4，宽倒卵形，顶端凹缺；雄蕊8，4长4短；子房下位，柱头棒状，长2毫米，宽1.2毫米，稍短于

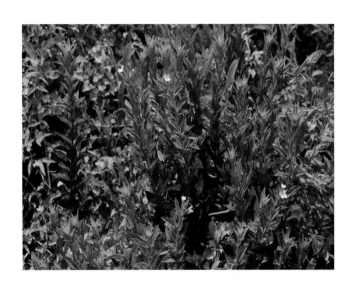

花柱。蒴果圆柱形，长4～6厘米，被短腺毛；种子长椭圆形，长约1.5毫米，较薄，密被小乳突，顶端具1簇棕黄色种缨，常宿存。花期7—9月，果期8—11月。

【生境分布】生于海拔300～1700米的山区河谷、溪沟旁、池塘与水田湿处。我市分布于福田河镇的护儿山等地。

【采收加工】夏、秋季采收、洗净，鲜用或晒干。

【功能主治】清热利湿，止血安胎，解毒消肿。用于痢疾，吐血，咯血，便血，月经过多，胎动不安，痈疮疔肿，烫伤，跌打伤肿，外伤出血。

【用法用量】煎服：5～15克。外用：适量，捣烂敷患处或研粉调敷，或取种子冠毛敷。

### （5）丁香蓼 *Ludwigia prostrata* Roxb.

【药名别名】水丁香。

【药用部位】为丁香蓼属植物丁香蓼的全草。

【植物形态】一年生草本。须根多数，幼苗时平卧地上，或作倾卧状，后抽茎直立，长20～50厘米。茎有棱角，多分枝，枝带四方形，至秋茎叶皆变紫红色，全体光滑无毛。单叶互生，叶片披针形，长4～7.5厘米，宽1～2厘米，先端渐尖，全缘，基部渐狭，叶柄长不及叶片之半。花腋生，通常1～2朵，无梗；

花萼 4～5 裂，裂片卵形，宿存；花瓣与花萼裂片同数，椭圆形，长约 3 毫米，先端钝圆，基部狭，作短爪状，早脱；雄蕊 4～5；子房下位，外面密被短细毛，4 室，花柱短，柱头单一，头状。蒴果线状四方形，直立或微弯，两端截切，长 15～20 毫米，成熟时变成紫色；种子细小，光滑，棕黄色。花期 7—8 月，果期 9—10 月。

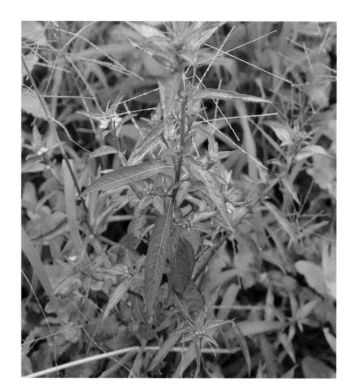

【生境分布】生于田间、水沟边或沟渠湿地。我市各地有分布。

【采收加工】秋季结果时采收，洗净，鲜用或晒干。

【功能主治】利尿消肿，清热解毒。治水肿，淋证，痢疾，带下，痈疽，疔疮。

【用法用量】内服：煎汤，15～30 克。外用：捣烂敷患处或煎水洗。

## （6）粉花月见草 *Oenothera rosea* L' Her. ex Ait.

【药名别名】月见草。

【药用部位】为月见草属植物粉花月见草的根和油。

【植物形态】多年生草本。茎常丛生，上升，长达 50 厘米，多分枝，被曲柔毛，有时混生长柔毛，下部常紫红色。基生叶紧贴地面，倒披针形，长 1.5～4 厘米，自中部渐窄或骤窄，并不规则羽状深裂下延至柄，叶柄长 0.5～1.5 厘米；茎生叶披针形或长圆状卵形，长 3～6 厘米，基部宽楔形并骤缩下延至柄，边缘具齿突，基部细羽状裂，侧脉 6～8 对，两面被曲柔毛，叶柄长 1～2 厘米。花单生于茎、枝顶部叶腋，近早晨日出开放。萼片披针形，长 6～9 毫米，背面被曲柔毛，反折再向上翻；花瓣粉红色或紫红色，宽倒卵形，长 6～9 毫米，先端钝圆，

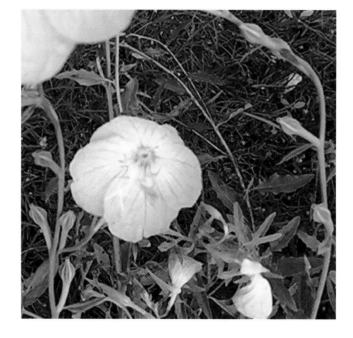

具 4～5 对羽状脉；花粉约 50% 发育；花柱白色，长 0.8～1.2 厘米，伸出花筒部分长 4～5 毫米，柱头围以花药，裂片长约 2 毫米。蒴果棒状，长 0.8～1 厘米，具 4 条纵翅，翅间具棱，顶端具短喙；果柄长 0.6～1.2 厘米。种子长圆状倒卵形，长 0.7～0.9 毫米。花期 4—11 月，果期 9—12 月。

【生境分布】本品于我市城区四桥花园等处有栽培。

【采收加工】根：秋季采挖，洗净，晒干。油：为种子用超临界二氧化碳萃取所得之脂肪油。

【功能主治】根：祛风湿，强筋骨；主治风寒湿痹，筋骨酸软。油：活血通络；用于胸痹心痛，中风偏瘫，肝风内动，小儿多动症，风湿麻痛，腹痛泄泻，痛经，疮疡，湿疹。常为成药，用法见说明。

【用法用量】根：煎服，5～15克。

# 139. 五加科 Araliaceae

## （1）刺五加 *Acanthopanax senticosus* (Rupr. et Maxim.) Harms

【药名别名】五加皮、刺拐棒。

【药用部位】为五加属植物刺五加的根、根茎或茎叶。

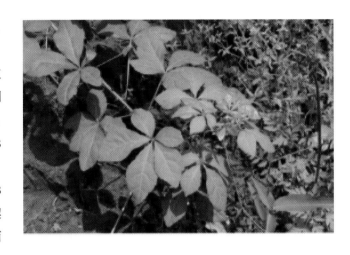

【植物形态】灌木，高1～6米；分枝多，早年生的通常密生刺，极少仅节上生刺或无刺；刺直，且细长，针状，基本不膨大，脱落后遗留圆形刺痕。叶有5小叶，极少3小叶；复叶柄长3～10厘米，常疏生细刺；叶片纸质，椭圆状倒卵形或长圆形，长5～13厘米，宽3～7厘米，先端渐尖，基部阔楔形，上面粗糙，深绿色，脉上有粗毛，下面淡绿色，脉上有短柔毛，边缘有锐利重锯齿，侧脉6～7对，网脉不明显；小叶柄长0.5～2.5厘米，有棕色短柔毛，有细刺或无。伞形花序单个顶生，或2～6个组成稀疏的圆锥花序，直径2～4厘米，有花多数；总花梗长5～7厘米，无毛，花梗长1～2厘米，无毛；花紫黄色；萼边缘近全缘，无毛；花瓣5，卵形，长2毫米；雄蕊5，长1.5～2毫米；子房5室；花柱全部合生成柱状。果实球形或卵球形，有5棱，直径7～8毫米，黑色。花期6—7月，果期8—10月。

【生境分布】生于海拔数百米至2000米的森林或灌丛中。我市分布于狮峰山林场一带。

【采收加工】春、秋季采收，洗净，干燥。

【功能主治】补肾强腰，益气安神，活血通络。用于肾虚体弱，腰膝酸软，小儿行迟，脾虚乏力，气虚水肿，食欲不振，失眠多梦，健忘，胸痹疼痛，风寒湿痹，跌打肿痛。

【用法用量】内服：煎汤，6～15克，或入丸、散，或泡酒。外用：适量，研末调敷或鲜品捣烂外敷。

## （2）细柱五加 *Acanthopanax gracilistylus* W. W. Smith

【药名别名】五加皮、南五加、五加。

【药用部位】为五加属植物细柱五加的根皮。

【植物形态】灌木，高2～3米；枝灰棕色，软弱而下垂，蔓生状，无毛，节上通常疏生反曲扁刺。叶有小叶5，稀3～4，在长枝上互生，在短枝上簇生；叶柄长3～8厘米，无毛，常有细刺；小叶片膜质至纸质，倒卵形至倒披针形，长3～8厘米，宽1～3.5厘米，先端尖至短渐尖，基部楔形，两面无毛

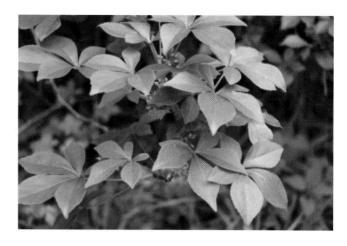

或沿脉疏生刚毛，边缘有细钝齿，侧脉 4～5 对，两面均明显，下面脉腋间有淡棕色簇毛，网脉不明显；几无小叶柄。伞形花序单个，稀 2 个腋生，或顶生在短枝上，直径约 2 厘米，有花多数；总花梗长 1～2 厘米，结实后延长，无毛；花梗细长，长 6～10 毫米，无毛；花黄绿色，萼边缘近全缘或有 5 小齿；花瓣 5，长圆状卵形，先端尖，长 2 毫米；雄蕊 5，花丝长 2 毫米，子房 2 室；花柱 2，细长，离生或基部合生。果实扁球形，长约 6 毫米，宽约 5 毫米，黑色；宿存花柱长 2 毫米，反曲。花期 4—8 月，果期 6—10 月。

【生境分布】生于山坡林缘或灌丛中。我市各山区丘陵、乡镇都有分布。

【采收加工】夏、秋季采挖，剥取根皮，洗净，晒干。

【功能主治】祛风湿，补肝肾，强筋骨。用于风湿痹痛，筋骨痿软，体虚乏力，水肿，脚气。

【用法用量】内服：煎汤，6～9 克，鲜品加倍；浸酒或入丸、散。外用：适量，煎水熏洗或研末敷。

## （3）藤五加 *Acanthopanax leucorrhizus (Oliv.) Harms*

【药名别名】五加皮。

【药用部位】为五加属植物藤五加的根皮。

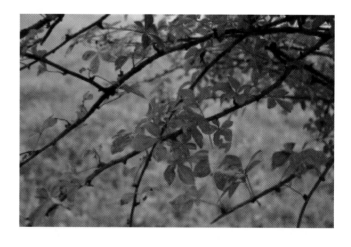

【植物形态】灌木，高 2～4 米，有时蔓生状；枝无毛，节上有刺一至数个或无刺，稀节间散生多数倒刺；刺细长，基部不膨大，下向。叶有小叶 5，稀 3～4；叶柄长 5～10 厘米或更长，先端有时有小刺，无毛；小叶片纸质，长圆形至披针形，或倒披针形，稀倒卵形，先端渐尖，稀尾尖，基部楔形，长 6～14 厘米，宽 2.5～5 厘米，两面均无毛，边缘有锐利重锯齿，侧脉 6～10 对，两面隆起而明显，网脉不明显；小叶柄长 3～15 毫米。伞形花序单个顶生，或数个组成短圆锥花序，直径 2～4 厘米，有花多数；总花梗长 2～8 厘米，稀更长；花梗长 1～2 厘米；花绿黄色；萼无毛，边缘有 5 小齿；花瓣 5，长卵形，长约 2 毫米，开花时反曲；雄蕊 5，花丝长 2 毫米；子房 5 室，花柱全部合生成柱状。果实卵球形，有 5 棱，直径 5～7 毫米；宿存花柱短，长 1～1.2 毫米。花期 6—8 月，果期 8—10 月。

【生境分布】生于沟谷林边或灌丛中。我市山区乡镇有分布，本标本采自小漆园。

【采收加工】秋季挖根，洗净，剥取根皮，晒干。

【功能主治】祛风湿，通经络，强筋骨。用于风湿痹痛，拘挛麻木，腰膝酸软，半身不遂，跌打损伤，水肿，皮肤瘙痒，阴囊湿肿。

【用法用量】煎服：9～15克；或泡酒。外用：适量，捣烂敷患处；或煎水洗。

## （4）白簕　*Acanthopanax trifoliatus* (L.) Merr.

【药名别名】三加皮。

【药用部位】为五加属植物白簕的根或根皮。

【植物形态】蔓性灌木，高1～7米；枝软弱，常依持他物上升，老枝灰白色，新枝黄绿色，疏生下向刺，刺基部扁平，先端钩曲。叶有小叶3，极少4～5；复叶柄长2～6厘米，有刺或无刺，无毛；叶片纸质，极少膜质，椭圆状卵形至椭圆状长圆形，极少倒卵形，长4～10厘米，宽3～6.5厘米，先端尖至渐尖，基部楔形，两面无毛，或上

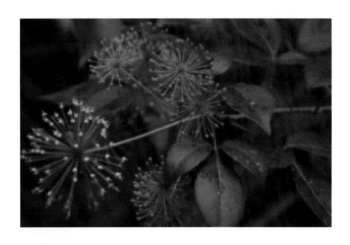

面脉上疏生刚毛，边缘有细锯齿或钝齿，侧脉5～6对，明显或不明显，网脉不明显；小叶柄长2～8毫米，或无小叶柄；伞形花序3～10个，极少更多组成顶生复伞形花序或圆锥花序，直径1.5～3.5厘米；总花梗长2～7厘米，无毛；花梗细，长1～2厘米，无毛；花黄绿色；萼边缘有5个三角形小齿，无毛；花瓣5，三角状卵形，长约2毫米，开花时反曲；雄蕊5，花丝长约3毫米；子房2室；花柱2，基部或中部以下合生。果实扁球形，直径约5毫米，黑色。花期8—11月，果期9—12月。

【生境分布】生于海拔200～3200米的山坡路旁、林缘、灌丛中。我市分布于狮子峰林场、王家湾以及张家畈镇一带。

【采收加工】9—10月挖取，鲜用，或趁鲜时剥取根皮，晒干。

【功能主治】祛风除湿，壮筋骨，逐瘀活血。

【用法用量】内服：煎汤，15～30克；或浸酒。外用：适量，研末调敷，或捣烂外敷，或煎水洗。

## （5）红毛五加　*Acanthopanax giraldii* Harms

【药名别名】五爪刺、川加皮、刺加皮。

【药用部位】为五加属植物红毛五加的根皮或茎皮。

【植物形态】灌木，高1～3米。老枝灰色，新枝黄棕色，无刺或密被细长刚毛状针刺，刺向下或开展。叶互生或数叶簇生于短枝上，掌状复叶；柄长3～7厘米，无毛或疏生短刺毛，基部近枝处具一轮红棕色刚毛状针刺；小叶通常5，稀3～4，无柄或几无柄，近基部背面常簇生刺毛状针刺，叶片倒卵形或倒披针形，有时略呈菱形，长2.5～5厘米，宽1.5～2.5厘米，先端渐尖，基部楔形，

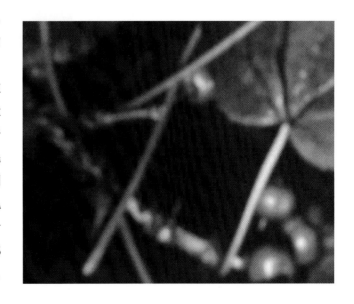

两面脉上均疏生短刚毛，边缘有锯齿；侧脉约 5 对。伞形花序单生于枝端，直径约 2 厘米，总花梗长约 7 毫米，偶达 2 厘米；花多数，甚小，白绿色；萼筒与子房合生，边缘有不明显的 5 小齿；花瓣 5，倒卵形，雄蕊 5，花丝细长；子房下位，5 室，花柱 5，下部结合，中部以上分离。核果浆果状，近球形，直径可达 8 毫米，有 5 棱，成熟时黑色，具宿存花柱。花期 5—7 月，果期 6—10 月。

【生境分布】生于海拔 1300～3500 米的丘陵、林缘或灌丛中。我市康王寨有分布。

【采收加工】6—7 月挖根，砍下茎枝，用木棒敲打，剥皮，洗净，晒干。

【功能主治】祛风湿，通关节，强筋骨。治痿痹，拘挛疼痛，风寒湿痹，足膝无力，跌打损伤，骨折，体虚水肿。

【用法用量】内服：煎汤，3～12 克；浸酒或入丸剂。外用：研末调敷。

## （6）糙叶五加 *Acanthopanax henryi* (Oliv.) Harms

【药名别名】三加皮。

【药用部位】为五加属植物糙叶五加的根皮。

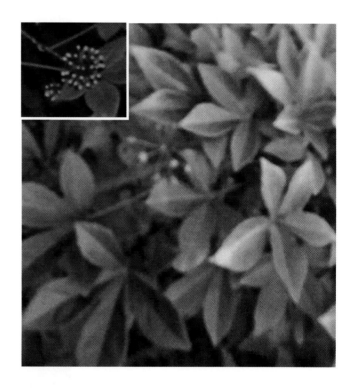

【植物形态】灌木，高 1～3 米。枝疏生下曲粗齿；小枝密生短柔毛，后毛渐脱落。叶有小叶 5，稀 3；叶柄长 4～7 厘米，密生粗短毛；小叶片纸质，椭圆形或卵状披针形，稀倒卵形，长 8～12 厘米，宽 3～5 厘米，先端尖或渐尖，基部狭楔形，上面深绿色，粗糙，下面灰绿色，脉上有短柔毛，边缘仅中部以上有细锯齿，侧脉 6～8 对，两面明显隆起；小叶柄长 3～6 毫米，有粗短毛，有时几无小叶柄。伞形花序数个组成短圆锥花序，直径 1.5～2.5 厘米，有花多数；总花梗粗壮，有粗短毛，后毛渐脱落；花梗无毛或疏生短柔毛；萼无毛或疏生短柔毛，边缘近全缘；花瓣 5，长卵形，开花时反曲；雄蕊 5；子房 5 室，花柱全部合生成柱状。果实椭圆球形，有 5 浅棱，黑色，花柱宿存。花期 7—9 月，果期 9—10 月。

【生境分布】生于海拔 1000～3200 米的林缘或灌丛中。我市狮子峰自然保护区有分布。

【采收加工】秋季挖根，洗净，除去须根，趁鲜用木槌敲击，抽去木心，切段，晒干。

【功能主治】祛风利湿，活血舒筋，理气止痛。用于风湿痹痛，拘挛麻木，筋骨痿软，水肿，跌打损伤，疝气腹痛。

【用法用量】内服：煎汤，6～15 克；或泡酒。

【附注】阴虚火旺者禁服。

## （7）楤木　*Aralia chinensis* L.

【药名别名】鸟不踏、刺老包。

【药用部位】为楤木属植物楤木的根皮或茎皮。

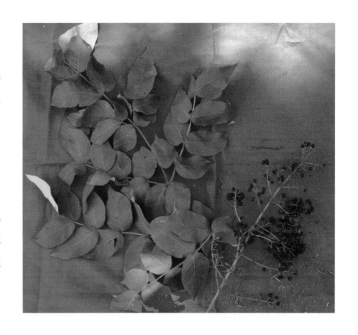

【植物形态】落叶灌木或乔木，高达 8 米。茎直立，通常具针刺。二回或三回羽状复叶，长 40～80 厘米，羽片有小叶 5～11，基部另有小叶 1 对，卵形至广卵形，长 5～12 厘米或更长，宽 3～8 厘米，先端尖或渐尖，边缘细锯齿，基部不甚对称，圆形或心形，上面粗糙，下面茸毛状，沿脉上密被淡褐色细长毛。花序大，圆锥状，由多数小伞形花序组成，长达 50 厘米，密被褐色短毛；花梗细，有毛，有膜质锥形小苞片；花萼钟状，先端 5 齿裂；花瓣 5，白色，三角状卵形；雄蕊 5；子房下位，5 室，花柱 5，离生。浆果状核果，近球形，具 5 棱，熟时紫黑色。花期 7—8 月，果期 9—10 月。

【生境分布】多生于海拔 400 米以上的山坡灌丛中或林缘。我市山区乡镇有分布。

【采收加工】全年可采，洗净，切段，晒干。

【功能主治】祛风除湿，利尿消肿，活血止痛。用于肝炎，淋巴结肿大，肾炎水肿，糖尿病，带下，胃痛，风湿关节痛，腰腿痛，跌打损伤。

【用法用量】内服：煎汤，15～30 克；或浸酒。外用：捣烂敷患处。

## （8）棘茎楤木　*Aralia echinocaulis* Hand.-Mazz.

【药名别名】红楤木、鸟不踏。

【药用部位】为楤木属植物棘茎楤木的根皮。

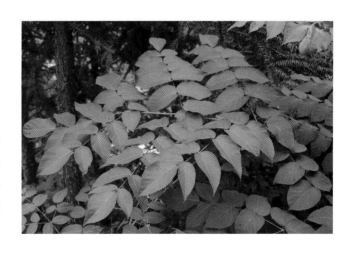

【植物形态】小乔木，高达 7 米；小枝密生细长直刺，刺长 7～14 毫米。叶为二回羽状复叶，长 35～50 厘米或更长；叶柄长 25～40 厘米，疏生短刺；托叶和叶柄基部合生，栗色；羽片有小叶 5～9，基部有小叶 1 对；小叶片膜质至薄纸质，长圆状卵形至披针形，长 4～11.5 厘米，宽 2.5～5 厘米，先端长渐尖，基部圆形至阔楔形，歪斜，两面均无毛，下面灰白色，边缘疏生细锯齿，侧脉 6～9 对，上面较下面明显，网脉在上面略下陷，下面略隆起，不甚明显；小叶无柄。圆锥花序大，长 30 ～ 50 厘米，顶生；主轴和分枝有糠屑状毛，后毛脱落；伞形花序直径约 1.5 厘米，有花 12 ～ 20 朵，稀 30 朵；苞片卵状披针形，长 10 毫米；花梗长 8 ～ 30 毫米；小苞片披针形，长约 4 毫米；花白色；萼无毛，边缘有 5 个卵状三角形小齿；花瓣 5，卵状三角形，长约 2 毫米；雄蕊 5，花丝长约 4 毫米；子房 5 室；花柱 5，离生。果实球形，直径 2 ～ 3 毫米，有 5 棱；宿存花柱长 1 ～ 1.5 毫米，基部合生。花期 6—8 月，果期 9—11 月。

【生境分布】生于山坡灌丛中。我市山区乡镇有分布，本植物标本采自狮子峰林场。

【采收加工】全年可采，挖起树根，洗净，剥取根皮洗净，切片，晒干。

【功能主治】祛风除湿，行气活血，消肿解毒。治风湿痹痛，溃疡病，跌打损伤，痈疽。

【用法用量】内服：煎汤，9 ～ 15 克；或浸酒。外用：捣烂敷患处。

### （9）刺楸 *Kalopanax septemlobus* (Thunb.) Koidz.

【药名别名】丁桐皮、刺枫。

【药用部位】为刺楸属植物刺楸的树皮。

【植物形态】落叶乔木，高约 10 米。树皮暗灰棕色；小枝散生粗刺，淡黄棕色或灰棕色；刺基部宽阔扁平，通常长 5 ～ 6 毫米，基部宽 6 ～ 7 毫米。叶纸质，圆形或近圆形，直径 9 ～ 25 厘米，掌状 5 ～ 7 浅裂，裂片阔三角状卵形至长圆状卵形，长不及全叶片的一半，先端渐尖，基部心形，边缘有细锯齿，上面深绿色，无毛或几无毛，下面淡绿色，幼时疏生短柔毛，放射状主脉 5 ～ 7 条，两面均明显；叶柄长 8 ～ 50 厘米，无毛；

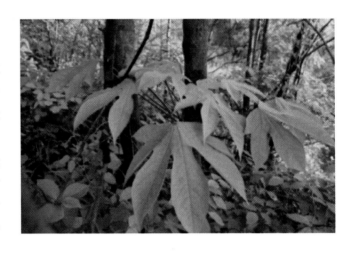

圆锥花序长 15 ～ 25 厘米，直径 20 ～ 30 厘米；伞形花序直径 1 ～ 2.5 厘米；总花梗长 2 ～ 3.5 厘米，无毛；花梗细长，长 5 ～ 12 毫米；花白色或淡绿黄色；萼裂片长约 1 毫米，无毛，边缘有 5 小齿；花瓣 5，三角状卵形，长约 1.5 毫米；雄蕊 5，花丝长 3 ～ 4 毫米；子房 2 室，花盘隆起；花柱合生成柱状，柱头离生；果实球形，直径约 5 毫米，蓝黑色；宿存花柱长 2 毫米。花期 7—10 月，果期 9—12 月。

【生境分布】生于山谷、溪旁、林缘或疏林中。我市主要分布于狮子峰林场一带。

【采收加工】全年可采，剥取树皮，洗净，切片，晒干。

【功能主治】祛风，除湿，杀虫，活血。治风湿痹痛，腰膝痛，痈疽，疮癣。

【用法用量】内服：煎汤，9 ～ 15 克。外用：煎水洗、捣烂外敷或研末调敷。

### （10）八角金盘 *Fatsia japonica* (Thunb.) Decne. et Planch.

【药名别名】手树、八手。

【药用部位】为八角金盘属植物八角金盘的根皮或叶。

【植物形态】常绿灌木或小乔木，高可达 5 米。茎光滑无刺。叶柄长 10 ～ 30 厘米；叶片大，革质，近圆形，直径 12 ～ 30 厘米，掌状 7 ～ 9 深裂，裂片长椭圆状卵形，先端短渐尖，基部心形，边缘有疏离

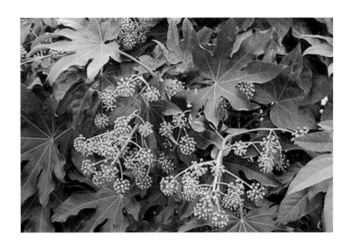

粗锯齿，上表面暗亮绿色，下面色较浅，有粒状突起，边缘有时呈金黄色；侧脉在两面隆起，网脉在下面稍显著。圆锥花序顶生，长 20～40 厘米；伞形花序直径 3～5 厘米，花序轴被褐色茸毛；花萼近全缘，无毛；花瓣 5，卵状三角形，长 2.5～3 毫米，黄白色，无毛；雄蕊 5，花丝与花瓣等长；子房下位，5 室，每室有 1 胚珠；花柱 5，分离；花盘凸起半圆形。果实近球形，直径 5 毫米，熟时黑色。花期 10—11 月，果期翌年 4 月。

【生境分布】我市烈士陵园有栽培。

【采收加工】叶：夏、秋季采收。根皮：全年可采，洗净，鲜用或晒干。

【功能主治】活血化瘀，化痰止咳，散风除湿，化瘀止痛。主治跌打损伤，咳嗽痰多，风湿痹痛，痛风。

【用法用量】煎服：6～9 克。外用：煎水洗。

【附注】①其茎部有毒。②孕妇忌用。

## （11）幌伞枫 *Heteropanax fragrans* (Roxb.) Seem.

【药名别名】大蛇药。

【药用部位】为幌伞枫属植物幌伞枫的根及树皮。

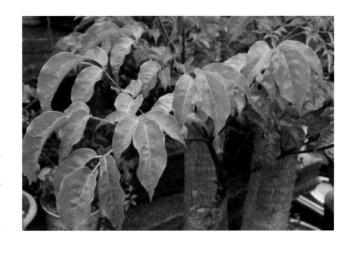

【植物形态】常绿乔木，高 5～30 米，胸径达 70 厘米，树皮淡灰棕色，枝无刺。叶大，三至五回羽状复叶，直径达 50～100 厘米；叶柄长 15～30 厘米，无毛或几无毛；托叶小，和叶柄基部合生；小叶片在羽片轴上对生，纸质，椭圆形，长 5.5～13 厘米，宽 3.5～6 厘米，先端短尖，基部楔形，两面均无毛，边全缘，侧脉 6～10 对，下面隆起，两面明显；小叶柄长至 1 厘米或无柄，顶生小叶柄有时更长。圆锥花序顶生，长 30～40 厘米，初密生锈色星状茸毛，后毛脱落；伞形花序头状，直径约 1.2 厘米；总花梗长 1～1.5 厘米；苞片小，卵形，长 2～3 毫米，宿存；花梗长 1～2 毫米，花后延长；花淡黄白色，芳香；萼边缘有三角形小齿 5，长约 2 毫米，有茸毛；花瓣 5，卵形，长约 2 毫米，外被疏茸毛；雄蕊 5，花丝长约 3 毫米；子房 2 室；花柱 2，离生，开展。果实卵球形，略侧扁，长 7 毫米，厚 3～5 毫米，黑色，宿存花柱长约 2 毫米，果梗长约 8 毫米。花期 10—12 月，果期次年 2—3 月。

【生境分布】生于向阳的山谷及山坡疏林下。我市城区有栽培（盆景）。

【采收加工】秋、冬季挖取根部或剥取树皮，洗净，切片，鲜用或晒干。

【功能主治】凉血解毒，消肿止痛。主治感冒发热，中暑头痛，痈疖肿毒，瘰疬，风湿痹痛，跌打损伤，毒蛇咬伤。

【用法用量】内服：煎汤，15～30克。外用：适量，捣烂外敷；或煎汤洗。

## （12）异叶梁王茶 *Nothopanax davidii* (Franch.) Harms ex Diels

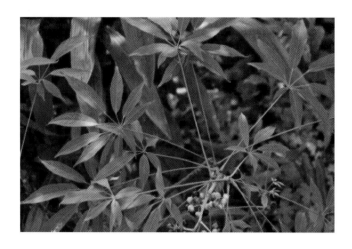

【药名别名】梁王茶、良旺茶、掌叶梁王茶、树五加。

【药用部位】为梁王茶属植物异叶梁王茶的根、树皮或叶。

【植物形态】灌木或乔木，高2～12米。叶为单叶，极少在同一枝上有3小叶的掌状复叶，叶柄长5～20厘米；叶片薄革质至厚革质，长圆状卵形至长圆状披针形，或三角形至卵状三角形，不分裂、掌状2～3浅裂或深裂，长6～21厘米，宽2.5～7厘米，先端长渐尖，基部阔楔形，有主脉3条，上面深绿色，有光泽，下面淡绿色，两面均无毛，边缘疏生细锯齿，有时为锐尖锯齿，侧脉6～8对，上面明显，小叶片披针形，几无小叶柄。圆锥花序，长约20厘米，顶生；伞形花序直径约2厘米，有花10余朵；总花梗长1.5～2厘米；花梗有关节，长7～10毫米；花白色或淡黄色，芳香；萼无毛，长约1.5毫米，边缘有5小齿；花瓣5，三角状卵形，长约1.5毫米；雄蕊5，花丝长约1.5毫米；子房2室，花盘稍隆起；花柱2，合生至中部，上部离生，反曲。果实球形，侧扁，直径5～6毫米，黑色；宿存花柱长1.5～2毫米。花期6—8月，果期9—11月。

【生境分布】生于海拔1000～2500米的森林或灌丛中。我市三河口镇有分布。

【采收加工】根、树皮：全年可采，洗净，切片，晒干。叶：多现采，鲜用。

【功能主治】清热解毒，活血舒筋。用于咽喉肿痛，目赤肿痛，消化不良，月经不调，风湿腰腿痛，跌打损伤，骨折。

【用法用量】内服：煎汤，9～15克；或泡茶，或浸酒。外用：适量，捣烂外敷。

## （13）常春藤 *Hedera nepalensis* var. *sinensis* (Tobl.) Rehd.

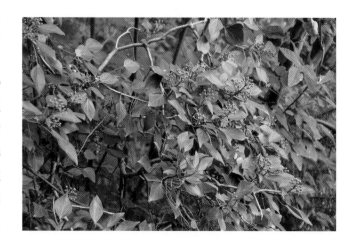

【药名别名】三角枫、岩风藤、追风藤。

【药用部位】为常春藤属植物常春藤的全株。

【植物形态】多年生常绿藤本，长达20米。茎光滑，嫩枝上有柔毛如鳞片状，借气生根攀援他物。单叶互生，革质，光滑；营养枝的叶三角状卵形，长2～6厘米，宽1～8厘米，全缘或三裂，基部截形；花枝和果枝的叶椭圆状卵形、椭圆状披针形，长5～12厘米，宽2～6厘米，先端尖，全缘，基部楔形，叶柄长 1～5 厘米。伞形花序，伞梗长 1～2 厘米，具棕黄色柔毛；花柄长 5～10 毫米，无节，有柔毛；花萼有 5 齿；花瓣黄绿色，5 片，卵圆形；雄蕊 5，与花瓣交错排列；子房 5 室，花柱连合成短柱形。果实圆球形，浆果状，黄色或红色。花期 8—9 月，果期翌年 3—5 月。

【生境分布】生于山野，多攀援于大树或岩石上。我市山区乡镇有分布。

【采收加工】茎叶：在生长茂盛季节采收，切段，晒干；鲜用时可随采随用。

【功能主治】祛风，利湿，平肝，解毒。用于风湿痹痛，瘫痪，口眼歪斜，衄血，月经不调，跌打损伤，咽喉肿痛，疗疖痈肿，肝炎，蛇虫咬伤。

【用法用量】内服：煎汤，6～15 克，研末；或浸酒或捣汁。外用：适量，捣烂外敷或煎水洗。

【附注】常春藤子亦供药用，秋末采集，补肝肾，强腰膝，行气止痛。主治体虚羸弱，腰膝酸软，血痹，脘腹冷痛。煎服 3～9 克，或浸酒。

## （14）小叶鹅掌柴 *Schefflera parvifoliolata* Tseng et Hoo

【药名别名】鸭掌木、七叶莲。

【药用部位】为鹅掌柴属植物小叶鹅掌柴的全株。

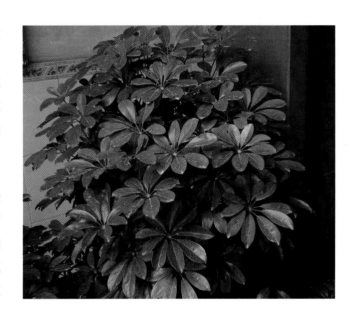

【植物形态】灌木，高约 5 米。小枝粗壮，圆柱形，褐紫色，幼时被锈色星状茸毛。叶有小叶 6～10；叶柄圆柱形，长 8～19 厘米，小叶柄长 0.5～4 厘米，几无毛。小叶革质，线状长圆形，中内的长约 8 厘米，宽端急尖，基部宽楔形至近圆形，边缘全缘或先端有疏离锯齿 2～4，上面无毛，下面被锈色星状茸毛，中脉在上面平坦，下面稍隆起；侧脉 10，在两面隆起。圆锥花序疏散顶生，长约 15 厘米，主轴和分枝密被红锈色星状茸毛，伞形花序有花 10～40 朵，在分枝上成总状花序排列；总花梗长 5～7 毫米，均密被锈红色星状茸毛；苞片三角形，长 2～6 毫米，小苞片线状长圆形，长约 2 毫米，均被茸毛；萼倒圆锥状，具 5 齿裂，裂片宽三角形，长约 2 毫米，花瓣 5，三角形，外面被易脱落的星状短柔毛；雄蕊 5，子房下位，5 室，花柱合生。果实长圆形。花期 10—11 月，果期 12 月。

【生境分布】我市城区多有栽培。

【采收加工】全年均可采，洗净，晒干。

【功能主治】祛风通络，养血止血。主治风湿麻木，跌打伤痛，吐血，便血，血虚体弱。

【用法用量】内服：煎汤，9～15 克；或 500 克浸酒，每次服 20 毫升。

【附注】本植物标本为城区居民庭院的栽培品。

## （15）通脱木 *Tetrapanax papyrifer* (Hook.) K. Koch

【药名别名】通草、大通草、臭桐。

【药用部位】为通脱木属植物通脱木的茎髓。

【植物形态】灌木，高可达6米。茎木质而不坚，中有白色的髓，幼时呈片状，老则渐次充实，幼枝密被星状毛，或稍具脱落性灰黄色茸毛。叶大，通常聚生于茎的上部，掌状分裂，长可达1米，基部心形，叶片5～7裂，裂片达于中部或仅为边裂，头锐尖，边缘有细锯齿，上面无毛，下面有白色星状茸毛；叶柄粗壮，长30～50厘米；托叶2，大型，膜质，披针状凿形，基部鞘状抱茎。花小，有柄，多数球状伞形花序排列成大圆锥花丛；苞片披针形，萼不明显；花瓣4，

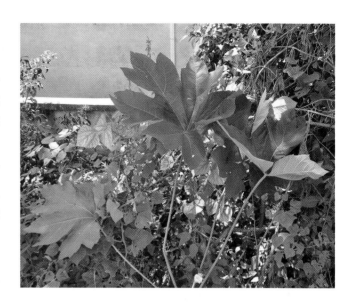

白色，卵形，头锐尖；雄蕊4，花盘微凸；子房下位，2室，花柱2，离生，柱头头状。核果状浆果近球形而扁，外果皮肉质，硬而脆。花期8月，果期9月。

【生境分布】生于山坡、沟谷林下或林缘。我市张家畈、龟山、盐田河等地有分布。

【采收加工】秋季割取茎，截成段，趁鲜取出髓部，理直，晒干。

【功能主治】清热利尿，通气下乳。用于湿温尿赤，淋病涩痛，水肿尿少，乳汁不下。

【用法用量】煎服：3～5克。

【附注】孕妇忌服。

# 140. 伞形科 Apiaceae

## （1）白芷 *Angelica dahurica* (Fisch. ex Hoffm.) Benth. et Hook.

【药名别名】杭白芷。

【药用部位】为当归属植物白芷的根。

【植物形态】多年生草本，高1～2米。根圆锥形，具4棱。茎直径4～7厘米，茎和叶鞘均为黄绿色。叶互生，茎下部叶大，叶柄长，基部鞘状抱茎，二至三回羽状分裂，深裂或全裂，最终裂片阔卵形至卵形或长椭圆形，先端尖，边缘密生尖锐重锯齿，基部下延成柄，无毛或脉上有毛；茎中部叶小；上部的叶仅存卵形囊状的叶鞘，小总苞片长约5毫米，通常比小伞梗短；复伞形花序密

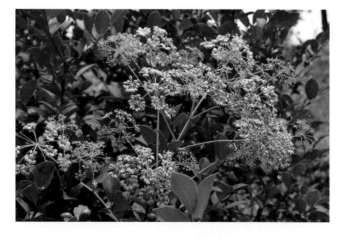

生短柔毛；花萼缺如，花瓣黄绿色；雄蕊5，花丝比花瓣长1.5～2倍；花柱基部绿黄色或黄色。双悬果被疏毛。花期5—6月，果期7—9月。

【生境分布】我市的白芷为20世纪60—70年代从浙江引进的品种，现只有零星栽培。

【采收加工】10月秋播后，于翌年8月下旬叶枯萎时采收，抖去泥土，晒干或烘干。

【功能主治】散风除湿，通窍止痛，消肿排脓。用于感冒头痛，眉棱骨痛，鼻塞，鼻渊，牙痛，带下，疮疡肿痛。

【用法用量】内服：煎汤，3～10克；或入丸、散。外用：适量，研末撒或调敷。

## （2）旱芹 *Apium graveolens* L.

【药名别名】芹菜。

【药用部位】为芹属植物旱芹的全草。

【植物形态】一年生或二年生草本，秃净，有强烈香气。茎圆柱形，高达0.7～1米，上部分枝，有纵棱及节。根出叶丛生，奇数羽状复叶，倒卵形至矩圆形，具柄，柄长36～45厘米，小叶2～3对，基部小叶柄最长，愈向上愈短，小叶长、宽均约5厘米，3裂，裂片三角状圆形或五角状圆形，尖端有时再3裂，边缘有粗齿；茎生叶为全裂的3小叶。复伞形花序侧生或顶生，无总苞及小总苞；伞辐7～16，花梗20余，花小，两性，萼齿不明显；花瓣5，白色，广卵形，先端内曲；雄蕊5，花药小，卵形；雌蕊1，子房下位，2室，花柱2，浅裂。双悬果近圆形至椭圆形，分果椭圆形，长约1.2毫米，具有5条明显的肋线，肋槽内含有1个油槽，二分果连合面近于平坦，也有2个油槽，分果有种子1粒。花期4月，果期6月。

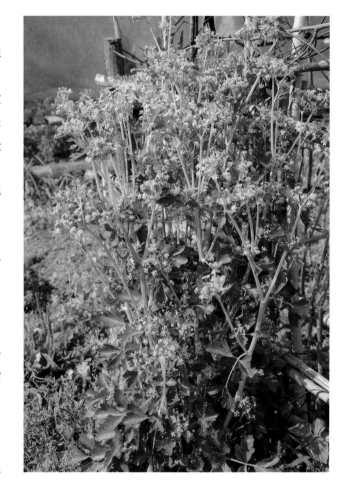

【生境分布】我市各地都有栽培。

【采收加工】春、夏季采收，洗净，多为鲜用。

【功能主治】平肝，清热，祛风，利水，止血，解毒。主治肝阳眩晕，风热头痛，咳嗽，黄疸，小便淋痛，尿血，崩漏，带下，疮疡肿毒。

【用法用量】内服：煎汤，9～15克（鲜品30～60克）；或绞汁，或入丸剂。外用：适量，捣烂敷；或煎水洗。

## （3）柴胡 *Bupleurum chinense* DC.

【药名别名】北柴胡、硬柴胡。

【药用部位】为柴胡属植物柴胡的根。

【植物形态】多年生草本，高45～70厘米。根直生，分歧或不分歧。茎直立，丛生，上部多分枝，并略作"之"字形弯曲。叶互生，广线状披针形，长3～9厘米，宽0.6～1.3厘米，先端渐尖，最终呈短芒状，全缘，上面绿色，下面淡绿色，有平行脉7～9条。复伞形花序腋生兼顶生，伞梗4～10，长1～4厘米，不等长；总苞片缺，或有1～2片；小伞梗5～10，长约2毫米；小总苞片5，花小，黄色，直径1.5毫米左右；萼齿不明显，花瓣5，先端向内折曲成2齿状；雄蕊5，花药卵形；雌蕊1，子房下位，光滑无毛，花柱2，极短。双悬果长圆状椭圆形，左右扁平，长3毫米左右，分果有5条明显主棱，棱槽中通常有油管3个，接合面有油管4个。花期8—9月，果期9—10月。

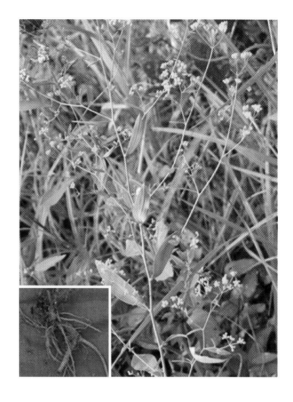

【生境分布】生于干燥的荒山坡、田野、路旁。我市山区丘陵各地有分布。

【采收加工】春、秋季采挖，除去茎叶及泥沙，干燥。

【功能主治】和解表里，疏肝，升阳。用于感冒发热，寒热往来，胸胁胀痛，月经不调，子宫脱垂，脱肛。

【用法用量】内服：煎汤，3～10克；或入丸、散。外用：适量，煎水洗；或研末调敷。

## （4）竹叶柴胡 *Bupleurum marginatum* Wall. ex DC.

【药名别名】柴胡、膜缘柴胡、北柴胡。

【药用部位】为柴胡属植物竹叶柴胡的根。

【植物形态】多年生草本，高50～120厘米；根纺锤形，深红棕色；根状茎红棕色，茎硬挺，实心，上部有分枝。叶纸质，披针形或条形，长10～16厘米，宽6～14毫米，顶端急尖，具锐尖头，基部稍变窄，抱茎，有白色软骨质边缘，具9～13条平行脉，两侧最外1条脉贴近边缘，下面苍白色。复伞形花序多数，直径1.5～4厘米；总花梗长2～5厘米；总苞片2～5，披针形；伞幅3～7；小总苞片5，披针形，有白色膜质边缘，较花梗短；花梗6～12，花黄色。双悬果长圆形，长3.5～4.5毫米，宽约2毫米，棱有狭翅。花期8—9月，果期10—11月。

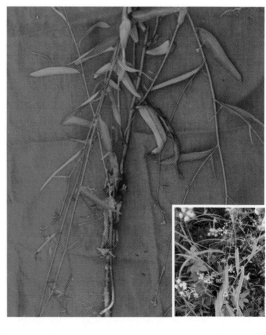

【生境分布】生于干燥的荒山坡、田野、路旁草丛中。我市各地都有分布。

【采收加工】春、秋季采挖，除去茎叶及泥沙，干燥。

【功能主治】和解表里，疏肝，升阳。用于感冒发热，寒热往来，胸胁胀痛，月经不调，子宫脱垂，脱肛。

【用法用量】内服：煎汤，3～9克；或入丸、散。

【附注】本品地上全草亦供药用。

### （5）紫花大叶柴胡 *Bupleurum longiradiatum* var. *porphyranthum* Shan et Y. Li ( 暂定 )

【药名别名】无。

【药用部位】为柴胡属植物紫花大叶柴胡的根。

【植物形态】本品为大叶柴胡的变种，其主要特点是较大叶柴胡的花序梗、伞辐、花柄细长，花序梗长3～10厘米；伞辐长25～55毫米，花柄在花期长8～10毫米，结果时延长达14～18毫米。为果长的3～4倍，花瓣深紫色，花柱基暗紫色；果实长圆形，暗紫褐色，长4.5～6毫米，宽2.8～3.3毫米。在有的小伞形花序上可再长一小伞形花序。叶质地较薄，表面浅绿色，背面绿白色。茎上部的序托叶基部圆楔形。花期8—9月，果期9—10月。

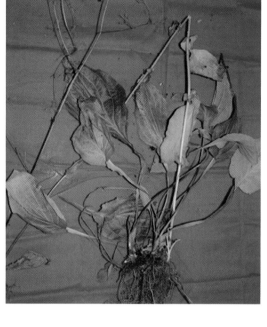

【生境分布】生于海拔800～1500米的林下山坡灌丛中。我市分布于康王寨。

【采收加工】同柴胡。

【功能主治】具解表祛风，清心火，利肝胆和通经作用。用于肝气不舒，虚劳骨蒸，月经不调，感冒及黄疸等症。

【用法用量】参考柴胡相关内容。

【附注】①本品标本为初冬采集，标本不全，难于定种；而大叶柴胡、南方大叶柴胡在大别山均有分布。现暂按省里鉴定的紫花大叶柴胡收载。如欲确定种质，还应适时采集标本。②本品非药用柴胡正品，为了开发新药源，现正在对其化学成分等进行研究。

### （6）狭叶柴胡 *Bupleurum scorzonerifolium* Willd.

【药名别名】红柴胡、南柴胡。

【药用部位】为柴胡属植物狭叶柴胡的根。

【植物形态】多年生草本，高30～60厘米。主根发达，圆锥形，外皮红褐色，质疏松而稍脆。茎单一或数分枝，基部留有多数棕红色或黑棕色的叶柄残留纤维。叶细线形，长6～16厘米，宽2～7毫米，先端长渐尖，基部稍变窄，抱茎，质厚，稍硬挺，常对折或内卷，3～7脉，叶缘白色，骨质；上部叶小，同形。总苞片1～4，针形，极细小，1～3脉，常早落；小总苞片5，线状披针形，细而尖锐。果广椭圆形，棱浅褐色，粗钝略凸，每棱槽中有油管5～6，合生面4～6。花期7—9月，果期9—11月。

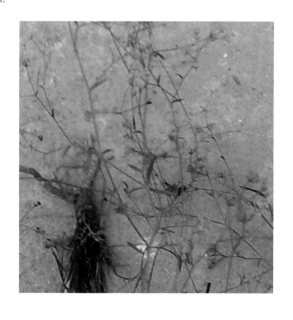

【生境分布】生于海拔 500 ～ 1000 米的山坡、路旁及石缝中。我市山区丘陵各地有分布。本品标本由梅建亨先生采自五脑山。

【采收加工】同柴胡。

【功能主治】同柴胡。

【用法用量】同柴胡。

【附注】本品资料摘自《湖北中草药志》。

## （7）山芎 *Conioselinum chinense* (L.) Britton，Sterns et Poggenb.

【药名别名】无。

【药用部位】为山芎属植物山芎的根茎。

【植物形态】多年生草本，高 0.5 ～ 1 米。根棕褐色，多分叉。茎直立，上部分枝，圆柱形，具细条纹。基生叶未见。茎生叶具柄，柄长约 5 厘米，基部扩大成叶鞘；叶片轮廓卵形至三角状卵形，长 15 ～ 20 厘米，宽 10 ～ 15 厘米，二回羽状全裂；一回裂片卵形，长 1 ～ 3 厘米，宽 0.5 ～ 2 厘米，羽状深裂；末回裂片线形，长 3 ～ 5 毫米，宽 1 ～ 3 毫米。复伞形花序顶生和侧生；总苞片 1 ～ 2，线形，长 1 ～ 1.5 厘米，边缘狭膜质。伞辐 10 ～ 13，略不等长，长 2 ～ 3 厘米，略粗糙；小总苞片 5 ～ 8，线形，长 0.5 ～ 1 厘米；萼齿不明显；花柱基圆垫状，花柱 2，

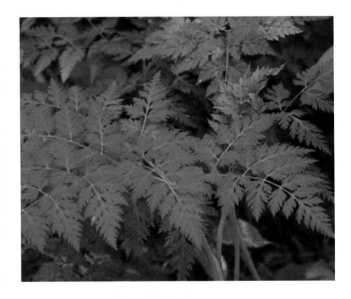

后期向下反曲。分生果长圆形，长 5 毫米，宽 4 毫米，背腹扁压，背棱狭翅状，侧棱扩大成膜质薄翅；油管细小，每棱槽有油管 1，合生面油管 4。胚乳腹面平直。果期 10 月。

【生境分布】生长于海拔 1000 米左右的山溪边。我市康王寨与安徽金寨分界处有分布。

【采收加工】秋季采挖，除去杂质，洗净，晒干。

【功能主治】散风，理气，止痛。用于头痛，肝郁胁痛，腹脘胀痛等症。

【用法用量】可参考藁本相关内容。

【附注】本品为新研究开发品种，其具有抗血凝、保肝、降酶、舒张血管及解痉止痛的作用。

## （8）积雪草 *Centella asiatica* (L.) Urban

【药名别名】崩大碗、落得打。

【药用部位】为积雪草属植物积雪草的全草。

【植物形态】多年生草本，茎匍匐，无毛或稍有毛。单叶互生，肾形或近圆形，直径 1 ～ 5 厘米，基部深心形，边缘有宽钝齿，无毛或疏生柔毛，具掌状脉；叶柄长 5 ～ 15 厘米，基部鞘状；无托叶。单伞形花序单生或 2 ～ 3 个腋生，每个有花 3 ～ 6 朵，紫红色；总花梗长 2 ～ 8 毫米；总苞片 2，卵形；花梗

极短。双悬果扁圆形，长 2～2.5 毫米，主棱和次棱极明显，棱间有隆起的网纹相连。花果期 4—10 月。

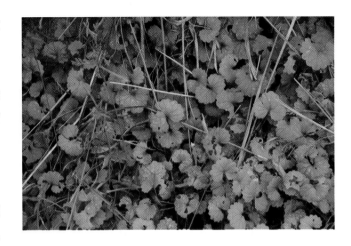

【生境分布】生于海拔 50～2000 米的林缘、疏林下、草地上或溪边阴湿处。我市各地都有分布。

【采收加工】夏、秋季采收，除去泥沙，晒干或鲜用。

【功能主治】清热利湿，解毒消肿。用于湿热黄疸，中暑腹泻，砂淋血淋，痈肿疮毒，跌扑损伤。

【用法用量】煎服：15～30 克，鲜品加倍；或浸酒或捣汁。外用：适量，捣烂外敷或绞汁涂敷。

## （9）芫荽 *Coriandrum sativum* L.

【药名别名】香菜、胡荽。

【药用部位】为芫荽属植物芫荽的全草和果实。

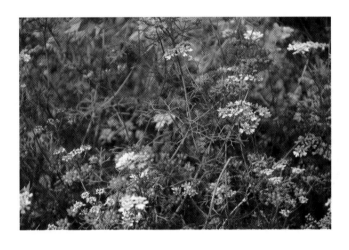

【植物形态】一年生草本，高 20～60 厘米，全株光滑无毛，有强烈香气。根细长，圆锥形。茎直立，有条纹。基生叶一至二回羽状全裂，裂片广卵形或楔形，边缘深裂或具缺刻，叶柄长 3～15 厘米；茎生叶互生，二至三回羽状细裂，最终裂片线形，全缘。复伞形花序顶生，无总苞，伞幅 2～8；小总苞片线形，伞梗 4～10；花小，萼齿 5，不相等；花瓣 5，白色或淡红色，倒卵形，在小伞形花序外缘的花具辐射瓣。双悬果近球形，光滑，果棱稍凸起。花期 4—7 月，果期 7—9 月。

【生境分布】我市各地有栽培。

【采收加工】全草春、夏季可采，切段晒干。夏季采集果实，除去杂质，晒干。

【功能主治】发表透疹，健胃。全草：主治麻疹不透，感冒无汗。果实：主治消化不良，食欲不振。

【用法用量】煎服：3～9 克。外用：全草适量，煎水熏洗。

## （10）鸭儿芹 *Cryptotaenia japonica* Hassk.

【药名别名】鸭脚板、三叶芹。

【药用部位】为鸭儿芹属植物鸭儿芹的全草或果实。

【植物形态】多年生草本，高 30～90 厘米，全体无毛；茎具叉状分枝。基生叶及茎下部叶三角形，宽 2～10 厘米，三出复叶，中间小叶菱状倒卵形，长 3～10 厘米，侧生小叶歪卵形，边缘都有不规

则尖锐重锯齿或有时 2～3 浅裂；叶柄长
5～17 厘米，基部成鞘状抱茎；茎顶部的
叶无柄，小叶披针形。复伞形花序疏松，不
规则；总苞片及小总苞片各 1～3，条形，
早落；伞幅 2～7，斜上；花梗 2～4，花
白色。双悬果条状矩圆形或卵状矩圆形，长
3.5～6.5 毫米，宽 1～2 毫米。花期 4—5 月，
果期 6—10 月。

【生境分布】生于山坡草丛中或路边、
宅旁。我市各地有分布。

【采收加工】全草：夏、秋季采收，洗
净，晒干。果实：秋季采收成熟的果序，洗净，
晒干。

【功能主治】祛风止咳，活血祛瘀。用
于感冒咳嗽，跌打损伤；外用治皮肤瘙痒。

【用法用量】煎服：15～30 克。外用：
捣烂敷患处，或研末撒敷。

【附注】果实：消积顺气，治食积。煎服：3～9 克，或研末冲服。

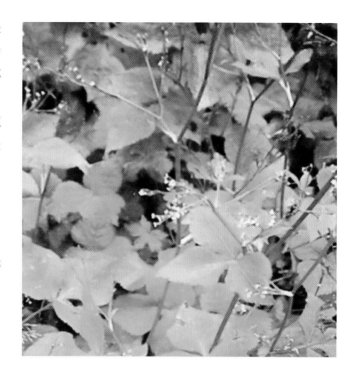

## （11）野胡萝卜 *Daucus carota* L.

【药名别名】南鹤虱、鹤虱。

【药用部位】为胡萝卜属植物野胡萝卜
的果实。

【植物形态】二年生草本，高 15～120
厘米。茎单生，全体有白色粗硬毛。基生叶
薄膜质，长圆形，二至三回羽状全裂，末回
裂片线形或披针形，长 2～15 毫米，宽 0.5～4
毫米，顶端尖锐，有小尖头，光滑或有糙
硬毛；叶柄长 3～12 厘米；茎生叶近无柄，
有叶鞘，末回裂片小或细长。复伞形花序，
花序梗长 10～55 厘米，有糙硬毛；总苞有

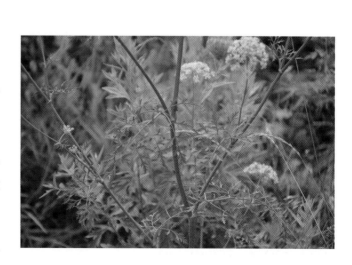

多数苞片，呈叶状，羽状分裂，少有不裂的，裂片线形，长 3～30 毫米；伞辐多数，长 2～7.5 厘米，结
果时外缘的伞辐向内弯曲；小总苞片 5～7，线形，不分裂或 2～3 裂，边缘膜质，具纤毛；花通常白色，
有时带淡红色；花柄不等长，长 3～10 毫米。果实圆卵形，长 3～4 毫米，宽 2 毫米，棱上有白色刺毛。
花期 5—7 月，果期 6—8 月。

【生境分布】生长于荒坡、路旁和田野。我市分布于白果望花山。

【采收加工】秋季果实成熟时割取果枝，晒干，打下果实，除去杂质。

【功能主治】杀虫消积。用于蛔虫病，蛲虫病，绦虫病，虫积腹痛，小儿疳积，阴痒。

【用法用量】煎服：6～9克，或入丸、散。外用：适量，煎水熏洗。

【附注】本品的根具杀虫健脾，利湿解毒的作用。煎服，6～15克；外用适量，煎洗或研末调敷。

## （12）胡萝卜 *Daucus carota* var. *sativa* Hoffm.

【药名别名】红萝卜。

【药用部位】为胡萝卜属植物胡萝卜的根、果实和叶。

【植物形态】一年生或二年生草本，多少被刺毛。根粗壮，肉质，红色或黄色。茎直立，高60～90厘米，多分枝。叶具长柄，为二至三回羽状复叶，裂片狭披针形或近线形。花小，白色或淡黄色，为复伞形花序，生于长枝的顶端；总苞片叶状，细深裂；小伞形花序多数，球形，其外缘的花有较大而相等的花瓣。果矩圆形，长约3毫米，多少背向压扁，沿脊棱上有刺。花期5—7月。

【生境分布】我市各地广泛栽培。

【采收加工】冬季采挖根部，除去茎，洗净。夏季果实成熟时采收，除净杂质，晒干。

【功能主治】胡萝卜籽：燥湿散寒，利水杀虫；治久痢，久泻，虫积，水肿，宫冷腹痛。胡萝卜：健脾和中，滋肝明目，化痰止咳，清热解毒；用于脾虚食少，体虚乏力，脘腹痛，

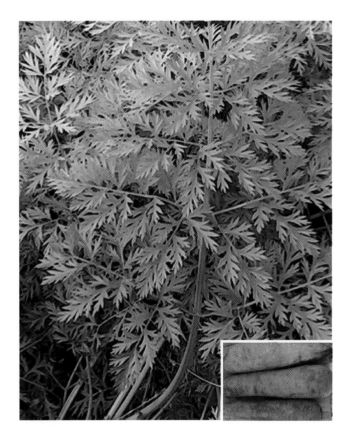

泄泻，视物昏花，雀目，咳喘，百日咳，咽喉肿痛，麻疹，水痘，疖肿，水火烫伤，痔漏。叶：理气止痛，利水；主治脘腹痛，水肿，小便不通，淋痛。

【用法用量】叶：煎服，30～60克；或切碎蒸熟食。胡萝卜：煎服、生食或捣汁；外用，捣汁涂。胡萝卜籽：煎服，3～9克；或入丸、散。

【附注】胡萝卜在应用上得到高度重视，发挥了它在食疗保健方面的特别作用。现在对其果实的化学成分和药理进行研究发现：果实所含的"胡萝卜籽油"在保肝、抗风湿，治疗痛风、水肿、支气管炎，保护呼吸道黏膜等方面有明显效果。

## （13）茴香 *Foeniculum vulgare* Mill.

【药名别名】小茴、谷茴香。

【药用部位】为茴香属植物茴香的果实。

【植物形态】草本，高0.4～2米。茎直立，光滑，灰绿色或苍白色，多分枝。较下部的茎生叶柄长5～15厘米，中部或上部的叶柄部分或全部成鞘状，叶鞘边缘膜质；叶片轮廓为阔三角形，长4～30厘米，宽5～40厘米，四至五回羽状全裂，末回裂片线形，长1～6厘米，宽约1毫米。复伞形花序顶生

与侧生，花序梗长 2 ～ 25 厘米；伞辐 6 ～ 29，不等长，长 1.5 ～ 10 厘米；小伞形花序有花 14 ～ 39；花柄纤细，不等长；无萼齿，花瓣黄色，倒卵形或近倒卵圆形，长约 1 毫米，先端有内折的小舌片，中脉 1 条；花药卵圆形，淡黄色；花柱基圆锥形，花柱极短，向外叉开或贴伏在花柱基上。果实长圆形，长 4 ～ 6 毫米，宽 1.5 ～ 2.2 毫米，主棱 5 条，尖锐；每棱槽内有油管 1，合生面油管 2；胚乳腹面近平直或微凹。花期 5—6 月，果期 7—9 月。

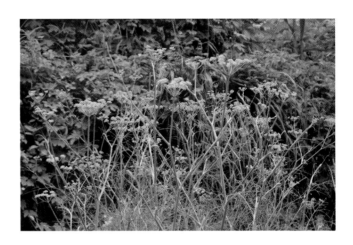

【生境分布】我市各地都有栽培。

【采收加工】9—10 月果实成熟时，割取全株，晒干后打下果实，去净杂质，晒干。

【功能主治】温肾散寒，和胃理气。治寒疝，少腹冷痛，肾虚腰痛，胃痛，呕吐，脚气。

【用法用量】煎服：3 ～ 9 克，或入丸、散。外用：研末调敷或炒热温熨。

【附注】茴香根和茎叶亦分别供药用。茎叶：理气和胃，散寒止痛；煎服，10 ～ 15 克。

# （14）牛尾独活

*Heracleum hemsleyanum* Diels

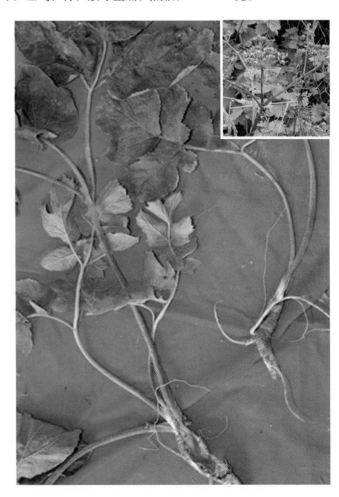

【药名别名】独活、大活。

【药用部位】为独活属植物牛尾独活的根。

【植物形态】多年生草本，高达 1 ～ 1.5 米；根长圆锥形，灰黄色；茎单生，疏生柔毛。基生叶及下部叶卵形，一至二回羽状全裂，有 3 ～ 5 裂片，裂片卵形或宽卵形，长 8 ～ 13 厘米，宽 8 ～ 20 厘米，3 浅裂，有不整齐锯齿，下面脉上具疏刺毛；叶柄长 8 ～ 20 厘米；茎上部叶较小，3 浅裂至深裂。复伞形花序，总花梗长 22 ～ 30 厘米；总苞片数个，长披针形；伞辐 16 ～ 18，疏生柔毛；小总苞片 5 ～ 8，条状披针形，有柔毛；花梗多数，长 4 ～ 7 毫米，花白色。双悬果近圆形，长 6 ～ 7 毫米，宽 5 毫米，侧棱有翅。花期 5—7 月，果期 8—9 月。

【生境分布】生于林下山坡沟边。我市龟山电视塔下有分布。

【采收加工】秋季采收，除去茎叶，洗净晒干。

【功能主治】祛风散寒，散湿止痛。用于感冒，头痛，牙痛，风寒湿痹，腰膝疼痛，鹤膝风，痈疡肿痛。

【用法用量】内服：煎汤，9～12克。外用：捣烂敷患处。

【附注】牛尾独活为伞形科独活属植物，其植物名亦称"独活"，而《中国药典》所收载的独活则是伞形科当归属植物重齿毛当归（*Angelica pubescens* Maxim.），应注意区别。

## （15）天胡荽　*Hydrocotyle sibthorpioides* Lam.

【药名别名】满天星、金钱草、破铜钱。

【药用部位】为天胡荽属植物天胡荽的全草。

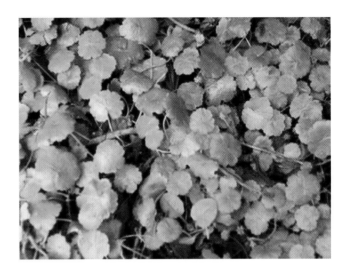

【植物形态】多年生草本。茎纤弱细长，匍匐，平铺地上成片，秃净或近秃净；茎节上生根。单叶互生，圆形或近肾形，直径 0.5～1.6 厘米，基部心形，5～7浅裂，裂片短，有 2～3 个钝齿，上面深绿色，光滑，下面绿色或有柔毛；叶柄纤弱，长 0.5～9 厘米。伞形花序与叶对生，单生于节上；伞梗长 0.5～3 厘米；总苞片 4～10枚，倒披针形，长约 2 毫米；每伞形花序具花 10～15 朵，花无柄或有柄；萼齿缺乏，花瓣卵形，呈镊合状排列；绿白色。双悬果略呈心形，长 1～1.25 毫米，宽 1.5～2 毫米；分果侧面扁平，光滑或有斑点，背棱略锐。花果期 4—9 月。

【生境分布】生于湿润的路旁、草地、沟边及林下。我市各地有分布。

【采收加工】夏、秋季采收全草，洗净，晒干。

【功能主治】清热，利尿，消肿，解毒。治黄疸，赤白痢疾，淋证，小便不利，目翳，喉肿，痈疽疔疮，跌打瘀肿。亦用于急性黄疸型肝炎，急性肾炎，百日咳，尿路结石，脚癣，带状疱疹，结膜炎，丹毒。

【用法用量】煎服：9～15克（鲜品30～60克）；或捣汁。外用：适量，捣烂外敷或捣汁涂敷。

## （16）破铜钱　*Hydrocotyle sibthorpioides* var. *batrachium* (Hance) Hand.-Mazz.

【药名别名】江西金钱草、白毛天胡荽。

【药用部位】为天胡荽属植物破铜钱的全草。

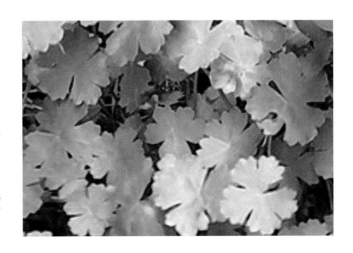

【植物形态】多年生草本。茎细长而匍匐，茎节处生根及叶。叶互生，质薄，叶片肾圆形或圆心形，直径 1～1.5 厘米，3～5掌状深裂，几达基部，裂片呈楔形或倒三角形，侧裂片间有一侧或两侧分裂达基部 1/3处，边缘具钝齿，上面无毛，下面及叶柄顶端疏具白色毛茸；叶柄纤弱，长 1～5 厘米；

托叶 2，小，圆形或卵圆形，边缘有齿，下面有毛茸。伞形花序腋生，总花梗细长，具毛茸；花细小而密集，花柄短；花瓣 5，白绿色，有淡红紫晕；雄蕊 5，子房下位。双悬果长不及 1 毫米，心皮每侧有一背棱，表面具疣状突起。花果期 4—9 月。

【生境分布】生于山坡林下草丛中。我市各地有分布。

【采收加工】夏、秋季采收，洗净，晒干。

【功能主治】治砂淋，黄疸，肝炎，肾炎，肝火头痛，火眼。

【用法用量】煎服：30 ~ 60 克，或熬膏。

【附注】本品为天胡荽的变种，用途亦同天胡荽。

## （17）麻防风　*Libanotis seseloides* (Fisch. et Mey. ex Turcz.) Turcz.

【药名别名】香蒿、防风、香芹。

【药用部位】为岩风属植物香蒿的根。

【植物形态】多年生草本，高 30 ~ 120 厘米。根颈粗短，有环纹，上端存留枯鞘纤维；根圆柱状，末端渐细，通常有少数侧根，主根直径 0.5 ~ 1.5 厘米，灰色或灰褐色，木质化，质地坚实。茎直立或稍曲折。基生叶有长柄，叶柄长 4 ~ 18 厘米，基部有叶鞘，有时有短糙毛；叶片轮廓椭圆形或宽椭圆形，长 5 ~ 18 厘米，宽 4 ~ 10 厘米，三回羽状全裂；茎生叶柄较短，至顶部叶无柄，仅有叶鞘；叶片与基生叶相似，二回羽状全裂，逐渐变短小。伞形花序多分枝，伞梗上端有短硬毛，复伞形花序直径 2 ~ 7 厘米；通常无总苞片，偶有 1 ~ 5，线形或锥形，长 2 ~ 4 毫米，宽 0.5 ~ 1 毫米；伞辐 8 ~ 20，稍不等长，内侧和基部有粗硬毛；小伞形花序有

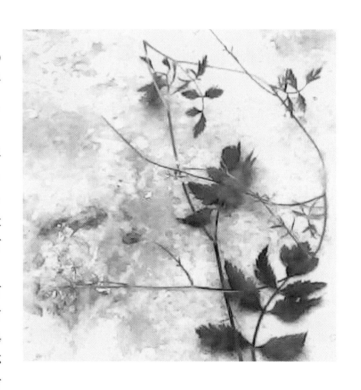

花 15 ~ 30，花柄短，小总苞片 8 ~ 14；花瓣白色，宽椭圆形。分生果卵形，背腹略扁压，长 2.5 ~ 3.5 毫米，宽约 1.5 毫米，5 棱显著，侧棱稍宽，有短毛。花期 7—9 月，果期 8—10 月。

【生境分布】生于山坡林下灌丛中。我市山区丘陵、乡镇有分布。

【采收加工】春、秋季采挖，除去杂质，洗净，晒干。

【功能主治】用于感冒，头痛等症。

【用法用量】煎服：6 ~ 9 克。

【附注】本品性状与防风近似，民间亦作防风用，而"香芹""香蒿"易与芹菜、青蒿的别名相混，故改为"麻防风"，以示区别。《湖北药用植物名录》中其名为"香芹"。

## （18）藁本　*Ligusticum sinense* Oliv.

【药名别名】香藁本、西芎。

【药用部位】为藁本属植物藁本的根及根茎。

【植物形态】多年生草本。茎直立，中空，表面有纵直沟纹。叶互生，基生叶三角形，长8～15厘米，二回羽状全裂，最终裂片3～4对，卵形，上面叶脉上有乳头状突起，边缘具不整齐的羽状深裂，先端渐尖；叶柄长9～20厘米，茎上部的叶具扩展叶鞘。复伞形花序，顶生或腋生；总苞片羽状细裂，远较伞梗为短；伞梗16～20个或更多，小伞形花序有花多数，小伞梗纤细，长不超过1厘米；小总苞线形或狭披针形，较小伞梗为短；花小，无花萼；花瓣5，白色，椭圆形至倒卵形，中央有短尖突起，向内折卷；雄蕊5，花丝细软，弯曲，花药椭圆形，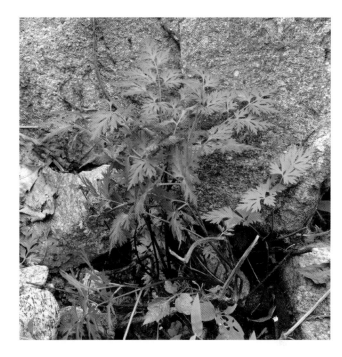
2室，纵裂；花柱2，子房卵形，下位，2室。双悬果广卵形，无毛，分果具5条果棱，棱槽中各有3个油管，合生面有5个油管。花期7—8月，果期9—10月。

【生境分布】生于向阳山坡草丛中或湿润的水滩边。我市龟山有分布。

【采收加工】野生：春、秋季采挖根茎及根，除去茎叶及泥土，晒干或烘干。家种：2年即可收获。秋季倒苗后，挖取地下部分，去掉泥土及残茎，晒干或炕干。

【功能主治】祛风，散寒，除湿，止痛。用于风寒感冒，巅顶疼痛，风湿肢节痹痛，疥癣。

【用法用量】煎服：3～9克。外用：煎水洗或研末调敷。

## （19）水芹　*Oenanthe javanica* (Blume) DC.

【药名别名】野芹菜、水芹菜。

【药用部位】为水芹属植物水芹的全草。

【植物形态】多年生草本，高15～80厘米，无毛；茎基部匍匐。基生叶三角形或三角状卵形，一至二回羽状分裂，最终裂片卵形至菱状披针形，长2～5厘米，宽1～2厘米，边缘有不整齐尖齿或圆锯齿；叶柄长7～15厘米。复伞形花序顶生，总花梗长2～16厘米；无总苞，伞幅6～20；小总苞片2～8，条形；花梗10～25，花白色。双悬果椭圆形或近圆锥形，长2.5～3毫米，宽2毫米，棱显著隆起。花期6—7月，果期8—9月。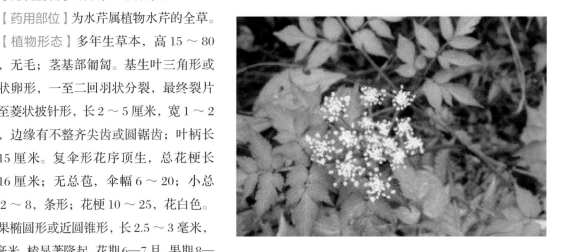

【生境分布】生于浅水低洼湿地或池沼、水沟中。我市各地有分布。

【采收加工】9—10月采割地上部分，洗净，鲜用或晒干。

【功能主治】清热解毒，利尿，止血。用于感冒，暴热烦渴，吐泻，水肿，小便不利，淋痛，尿血，便血，吐血，衄血，崩漏，目赤，咽痛，喉肿，口疮，牙疳，乳痈，痈疽，瘰疬，痄腮，带状疱疹，痔疮，跌打伤肿。

【用法用量】内服：煎汤，30～60克；或捣汁。外用：适量，捣烂加蛋清外敷或捣汁涂敷。

## （20）中华水芹 *Oenanthe linearis* Wall. ex DC.

【药名别名】野芹菜、线叶水芹。

【药用部位】为水芹属植物中华水芹的全草。

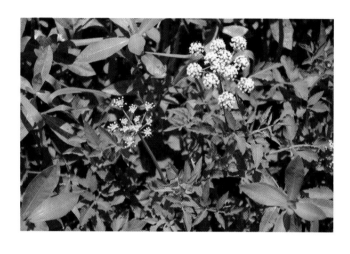

【植物形态】多年生草本，高20～70厘米，光滑无毛，有束状须根。茎直立，基部匍匐，节上生根，上部不分枝或有短枝。叶有柄，柄长5～10厘米，逐渐窄狭成叶鞘，广卵形，微抱茎。叶片一至二回羽状分裂，茎下部叶末回裂片楔状披针形或线状披针形，长1～3厘米，宽2～10毫米，边缘羽状半裂或全缘，长1～3厘米，宽2～10毫米；茎上部叶末回裂片通常线形，长1～4厘米，宽1～2毫米。复伞形花序顶生与腋生，花序梗长4～7.5厘米，通常与叶对生；无总苞，伞辐4～9，不等长，长1.5～2厘米；小总苞片线形，多数，长4～5毫米，宽0.5毫米，长与花柄相等；小伞形花序有花10余朵，花柄长3～5毫米；萼齿三角形或披针状卵形，长约0.5毫米；花瓣白色，倒卵形，顶端有内折的小舌片；花柱基圆锥形，花柱直立，长3毫米。果实圆筒状长圆形，长3毫米，宽1.5～2毫米，侧棱略较中棱和背棱为厚；棱槽窄狭，有油管1，合生面油管2。花期6—7月，果期8月。

【生境分布】生于山谷水沟边或林下湿处。我市各地有分布。

【采收加工】秋季割取全草，洗净，鲜用或晒干。

【功能主治】清热解毒，利尿，行瘀。

【用法用量】煎服：6～15克。

## （21）大齿山芹 *Ostericum grosseserratum* (Maxim.) Kitag.

【药名别名】山水芹菜、碎叶山芹、大齿当归。

【药用部位】为山芹属植物大齿山芹的根。

【植物形态】多年生草本，高达1米。茎直立，有浅纵棱纹，上部叉状分枝，除花序梗基部有短糙毛外，余均无毛。基生叶叶柄长4～18厘米，边缘白色；基生叶及茎下部叶为广三角形，二至三回三出式分裂，终裂片阔卵形至菱状卵形，长2～5厘米，宽1.5～3厘米，基部楔形，先端长尖，中部以下常2深裂，边缘有粗大缺刻状锯齿；茎上部叶有短柄，3裂，小裂片披针形至长圆形，主脉有稀疏刚毛；

最上部叶简化为带小叶的线状披针形叶鞘。复伞形花序，伞辐 6 ～ 14；总苞片 4 ～ 6，线状披针形；小总苞片 5 ～ 10，钻形；萼齿三角状卵形；锐尖，宿存；花瓣倒卵形，白色；花柱基部圆垫状，花柱短，叉开。双悬果广椭圆形，长 4 ～ 6 毫米，宽 4 ～ 5.5 毫米，基部凹入，分生果背棱突出，侧棱为薄翅状，与果体近等宽，棱槽内具油管 1，合生面具油管 2 ～ 4。花期 7—9 月，果期 8—10 月。

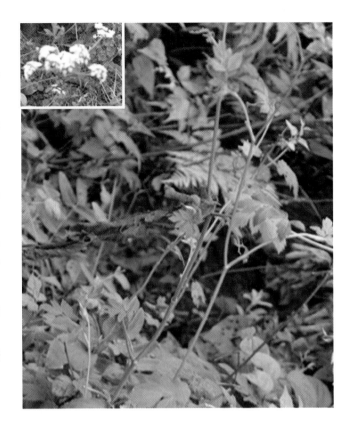

【生境分布】生于山坡、草地、溪沟旁、林缘灌丛中。我市黄土岗、福田河等地有分布。

【采收加工】秋季采挖，去其茎叶，洗净，晒干。

【功能主治】健脾，止咳。主治脾虚泄泻，虚寒咳嗽。

【用法用量】内服：煎汤，3 ～ 9 克。

## （22）紫花前胡 *Angelica decursiva* (Miq.) Franch. et Sav.

【药名别名】前胡、土当归。

【药用部位】为当归属植物紫花前胡的根。

【植物形态】多年生草本，高 70 ～ 140 厘米。根圆锥形，棕黄色至棕褐色，有强烈气味。茎直立，单一，圆形，表面有棱，上部少分枝。基生叶和下部叶纸质，三角状宽卵形，一至二回羽状全裂，第一回裂片 3 ～ 5 片，再 3 ～ 5 裂，叶轴翅状，顶生裂片和侧生裂片基部连合，基部下延成翅状，最终裂片狭卵形或长椭圆形，有尖齿；茎上部叶简化成叶鞘。复伞形花序顶生，总伞梗 12 ～ 20 枚，不等长；总苞片 1 ～ 2 片，卵形，紫色；小伞梗多数，小总苞片披针形；萼齿 5，三角形；花瓣深紫色，长卵形，先端渐尖，有 1 条中肋；雄蕊 5，花药卵形；子房无毛，花柱 2 枚。双悬果椭圆形，长 4 ～ 7 毫米，

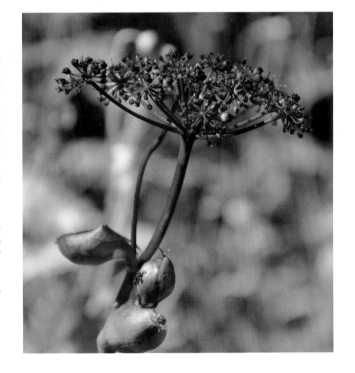

背棱和中棱较尖锐，呈丝线状，侧棱发展成狭翅。花期 8—9 月，果期 9—10 月。

【生境分布】生于山坡林缘、溪沟边或杂木林灌丛中。我市山区乡镇有分布。

【采收加工】秋、冬季地上部分枯萎时采收，挖出主根，除去茎叶、须根、泥土，晒干或炕干。

【功能主治】疏散风热，降气化痰。主治外感风热，肺热痰郁，咳喘痰多，痰黄黏稠，胸膈满闷。

【用法用量】内服：煎汤，5～10克；或入丸、散。

【附注】本品为《中国药典》收载的前胡来源之一。

## （23）华中前胡 *Peucedanum medicum* Dunn

【药名别名】光头前胡、石防风。

【药用部位】为前胡属植物华中前胡的根。

【植物形态】多年生草本，高 0.5～2 米。根茎长圆柱形，直径 1～1.2 厘米，有明显环状叶痕；根圆柱形，下部常分叉，表面有不规则纵沟纹。茎圆柱形，多细条纹，光滑无毛。叶柄基部有宽叶鞘；叶片轮廓广三角状卵形，长 14～40 厘米，宽 7～20 厘米，二至三回三出分裂或二回羽状分裂，第一回羽片 3～4 对，羽状片 3 全裂，两侧裂片斜卵形，长 2～5 厘米，宽 1.5～5 厘米，中间裂片卵状鞭形，3 浅裂或深裂，边缘具粗大锯齿。伞形花序直径 7～15 厘米，中央花序有大至 20 厘米的；伞辐 15～30 或更多，伞辐及花柄具短柔毛；花瓣白色，花柱基圆锥形。果实椭圆形，长 6～7 毫米，宽 3～4 毫米，褐色或灰褐色，中棱和背棱线形突起，每棱槽内有油管 3，合生面有油管 8～10。花期 7—9 月，果期 10—11 月。

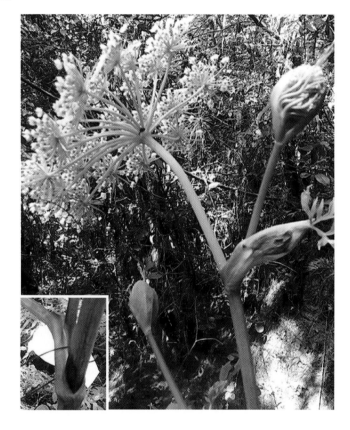

【生境分布】本品标本是由梅建亨先生采集庐山的种苗栽培于五脑山的栽培品。

【采收加工】秋、冬季地上部分枯萎时或未开花前采挖，去除茎叶，洗净，晒干或炕干。

【功能主治】宣肺祛痰，降气止咳，定惊。主治感冒，咳嗽，痰喘，胸闷，风湿痛，小儿惊风。

【用法用量】内服：煎汤，3～9克；或研末，或浸酒。

## （24）异叶茴芹 *Pimpinella diversifolia* DC.

【药名别名】苦爹菜、鹅脚板。

【药用部位】为茴芹属植物异叶茴芹的全草。

【植物形态】多年生草本，高达 2 米。通常为须根，稀为圆锥状根。茎直立，有条纹，被柔毛，中上部分枝。叶异形，基生叶有长柄，包括叶鞘长 2～13 厘米；叶片三出分裂，裂片卵圆形，两侧的裂片基部偏斜，顶端裂片基部心形或楔形，长 1.5～4 厘米，宽 1～3 厘米；茎中下部叶片三出分裂或羽状分裂，茎上部叶较小，有短柄或无柄，具叶鞘，叶片羽状分裂或3裂，裂片披针形，全部叶片边缘有锯齿。通常无总苞，稀1～5；伞辐6～15（30），长1～4厘米；小总苞片1～8，短于花柄；小伞花序有花6～20，花柄不等长；花瓣倒卵形，白色，先端凹陷，基部楔形，小舌片背面被毛；花柱基圆柱形，花柱长为花柱基的2～3倍，幼果期直立，以后向两侧弯曲。成熟果实卵球形，果棱线形；每棱槽内有油管2～3，合生面油管4～6。花果期5—10月。

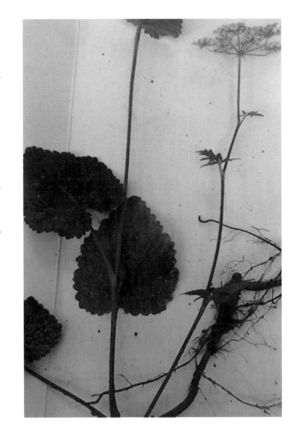

【生境分布】生于山坡林下草丛中或路边。我市山区丘陵各地有分布。

【采收加工】秋季采挖全草，晒干，或留下根部，晒干，单独使用。

【功能主治】散风宣肺，理气止痛，消积健脾，活血通经，除湿解毒。主治感冒，咳嗽，百日咳，肺痨，肺痈，头痛，牙痛，胸胁痛，胃气痛，腹胀痛，缩阴冷痛，风湿关节痛，劳伤，骨劳，消化不良，食积，疳积，瘰症，泻痢，黄疸，疟疾，月经不调，痛经，经闭，乳肿，目翳，咽肿，痄腮，跌打损伤，湿疹，皮肤瘙痒，蛇虫咬伤。

【用法用量】内服：煎汤，6～15克；或研末，或泡酒，或绞汁涂。

## （25）变豆菜　*Sanicula chinensis* Bunge

【药名别名】山芹菜、鸭脚板。

【药用部位】为变豆菜属植物变豆菜的全草。

【植物形态】多年生草本，高30～100厘米，无毛；茎直立，上部几次二歧分枝。基生叶近圆形、圆肾形或圆心形，常3全裂，中裂片倒卵形或楔状倒卵形，长3～10厘米，宽4～13厘米，无柄或有极短柄，侧裂片深裂，边缘具尖锐重锯齿；叶柄长7～30厘米，茎生叶3深裂。伞形花序二至三回二歧分枝；总苞片叶状，3裂或近羽状分裂，长约8毫米；伞辐2～3，小总苞片8～10，卵状披针形或条形；花梗6～8，长1毫米；花白色或绿白色。双悬果球状圆卵形，长4～5毫米，密生顶端具钩的直立皮刺。花果期4—10月。

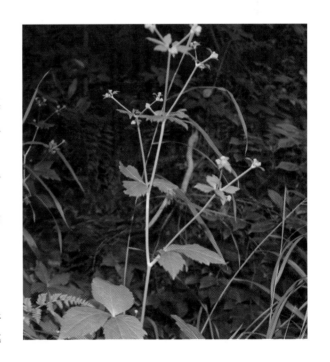

【生境分布】生于海拔200～2300米的阴湿山坡路旁、杂木林下、竹园边、溪边草丛中。我

市山区丘陵各地有分布。

【采收加工】夏、秋季采收，鲜用或晒干。

【功能主治】解毒，止血。主治咽痛，咳嗽，月经过多，尿血，外伤出血，疮痈肿毒。

【用法用量】煎服：6～15克。外用：适量，捣烂敷患处。

## （26）小窃衣 *Torilis japonica* (Houtt.) DC.

【药名别名】破子草。

【药用部位】为窃衣属植物小窃衣的果实或全草。

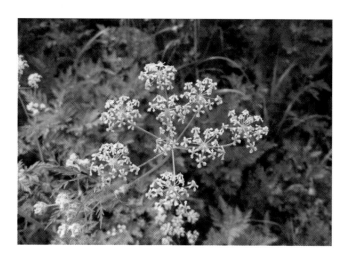

【植物形态】一年生或多年生草本，高10～70厘米。全株有贴生短硬毛。茎单生，有分枝，有细直纹和刺毛。叶卵形，一至二回羽状分裂，小叶片披针状卵形，羽状深裂，末回裂片披针形至长圆形，边缘有条裂状粗齿至缺刻或分裂。复伞形花序顶生和腋生，花序梗长2～8厘米，总苞片通常无，很少1，钻形或线形；伞辐2～4，长1～5厘米，粗壮，有纵棱及向上紧贴的硬毛；小总苞片5～8，钻形；小伞形花序有花4～12；萼齿细小，三角状披针形，花瓣白色，倒圆卵形，先端内折；花柱基圆锥状，花柱向外反曲。果实长圆形，长4～7毫米，宽2～3毫米，有内弯或呈钩状的皮刺，粗糙，每棱槽下方有油管1。花果期4—10月。

【生境分布】生于海拔150米以上的林下、路旁、河边以及溪边草丛中。我市各地有分布。

【采收加工】夏末秋初采收，晒干或鲜用。

【功能主治】杀虫止泻，收湿止痒。用于虫积腹痛，泄泻，疮疡溃烂，阴痒带下，湿疹。

【用法用量】煎服：6～9克。外用：适量，捣汁涂；或煎水洗。

## （27）窃衣 *Torilis scabra* (Thunb.) DC.

【药名别名】华南鹤虱、鸭菜子。

【药用部位】为窃衣属植物窃衣的果实或全草。

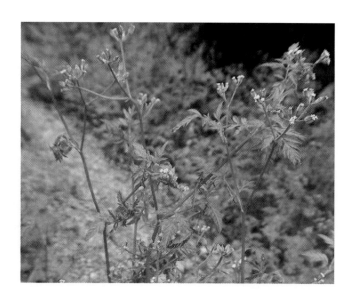

【植物形态】一年生或多年生草本，全体被刺毛、粗毛或柔毛。根细长，圆锥形。茎直立，单生，有分枝。叶有柄，柄有鞘；叶片近膜质，一至二回羽状分裂或多裂，第一回羽片卵状披针形，边缘羽状深裂或全缘，有短柄，末回裂片狭窄。复伞形花序顶生，腋生或与叶对生，疏松，总苞片通常无，很少有1线形的苞片，伞辐2～4；直立，开展；花白色，萼齿三角形，尖锐；花瓣倒圆卵形，有狭窄内凹的顶端，背部中间至基部有粗伏毛；花柱基圆锥形，花柱短、直立，心皮柄顶端 2 浅裂。果实长圆形，长 4 ～ 7 毫米，宽 2 ～ 3 毫米。花果期 4—10 月。

【生境分布】生于山坡、路旁、荒坡草丛中。我市各地有分布。

【采收加工】夏末秋初采收，晒干或鲜用。

【功能主治】杀虫止泻，收湿止痒。主治虫积腹痛，泄泻，疮疡溃烂，阴痒带下，湿疹。

【用法用量】内服：煎汤，6 ～ 9 克。外用：适量，捣汁涂；或煎水洗。

# 141. 山茱萸科 Cornaceae

## （1）角叶鞘柄木 *Torricellia angulata* Oliv.

【药名别名】大接骨丹、水冬瓜树、裂叶鞘柄木。

【药用部位】为鞘柄木属植物角叶鞘柄木的根、根皮、树皮及叶。

【植物形态】落叶灌木或小乔木，高 2.5 ～ 8 米；树皮灰色，老枝黄灰色，有长椭圆形皮孔及半环形的叶痕，髓部宽，白色。叶互生，膜质或纸质，阔卵形或近于圆形，有裂片 5 ～ 7，近基部的裂片较小，掌状叶脉 5 ～ 7 条，达于叶缘，在两面均凸起，无毛，网脉不明显；叶柄长 2.5 ～ 8 厘米，绿色，

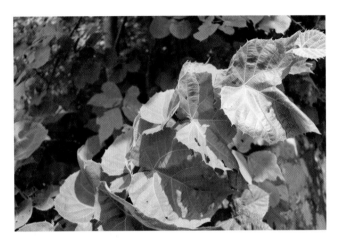

无毛，基部扩大成鞘包于枝上。总状圆锥花序顶生，下垂；雄花的花萼管倒圆锥形，裂片 5，齿状；花瓣 5，长圆状披针形；雄蕊 5，与花瓣互生；雌花序较长，常达 35 厘米；花萼管状钟形，无毛，裂片 5，披针形；无花瓣及雄蕊；子房倒卵形，3 室，与花萼管合生，无毛；花梗细圆柱形，有小苞片 3，大小不整齐。果实核果状，卵形，直径 4 毫米，花柱宿存。花期 4 月，果期 6 月。

【生境分布】生于海拔 900 ～ 2000 米的林缘或溪边。我市分布于狮子峰林场。

【采收加工】全年均可采，分别鲜用或晒干。

【功能主治】活血舒筋，祛风利湿。用于跌打瘀肿，筋伤骨折，经闭，风湿痹痛，胃痛，腹痛泄泻，水肿。

【用法用量】煎服：6 ～ 15 克。外用：适量，捣烂外敷；或研末调敷。

## （2）灯台树 *Cornus controversa* Hemsl.

【药名别名】白蜡子木、六角树。

【药用部位】为山茱萸属植物灯台树的树皮或根皮、叶。

【植物形态】落叶乔木，高 6 ～ 15 米，稀达 20 米；树皮光滑，暗灰色或带黄灰色。叶互生，纸质，阔卵形、阔椭圆状卵形或披针状椭圆形，先端凸尖，基部圆形或急尖，全缘，上面黄绿色，无毛，下面灰绿色，密被淡白色平贴短柔毛，中脉在上面微凹陷，下面凸出，微带紫红色，无毛。伞房状聚伞花序，顶生；花小，白色，花萼裂片 4，三角形；花瓣 4，长圆状披针形；雄蕊 4；子房下位，花托椭圆形，淡绿色，密被灰白色贴生短柔毛。核果球形，成熟时紫红色至蓝黑色；核骨质，球形。花期 5—6 月，果期 7—8 月。

【生境分布】生于海拔 250 ～ 2600 米
的常绿阔叶林或针阔叶混交林中。我市分布
于狮子峰林场、康王寨、龟山等地。

【采收加工】5—6 月剥取树皮或根皮，
晒干。叶：夏、秋季采收，晒干或鲜用。

【功能主治】清热平肝，消肿止痛。主
治头痛，眩晕，咽喉肿痛，关节酸痛，跌打
肿痛。

【用法用量】内服：煎汤，6 ～ 15 克，
或研末，或浸酒。外用：适量，捣烂外敷。

【附注】灯台树的果实具润肠通便作用。

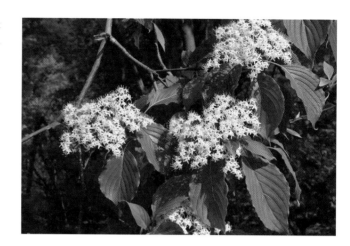

## （3）红椋子 *Swida hemsleyi* (Schneid. et Wanger.) Sojak

【药名别名】娘子木。

【药用部位】为梾木属植物红椋子的树
皮。

【植物形态】灌木或小乔木，高 2 ～ 3.5
米；树皮红褐色或黑灰色，幼枝红色，略有
四棱，被贴生短柔毛；老枝紫红色至褐色，
无毛，有圆形黄褐色皮孔。叶对生，纸质，
卵状椭圆形，先端渐尖或短渐尖，基部圆形，
有时两侧不对称，边缘微波状，上面深绿色，
有贴生短柔毛，下面灰绿色，微粗糙，密被
白色贴生短柔毛及乳头状突起，沿叶脉有灰

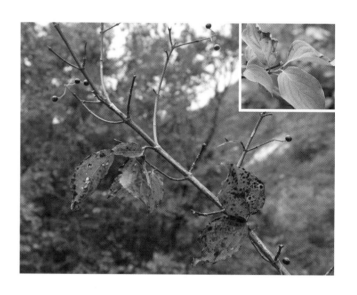

白色及浅褐色短柔毛。伞房状聚伞花序顶生；
花小，白色；花萼裂片 4，卵状至长圆状
舌形；雄蕊 4，与花瓣互生；花盘垫状，子房下位，花托倒卵形。核果近于球形，黑色，疏被贴生短柔毛；
核骨质，扁球形。花期 6 月，果期 9 月。

【生境分布】生于海拔 1000 ～ 3700 米的溪边或杂木林中。我市分布于狮子峰林场。

【采收加工】春、夏季采收，晒干。

【功能主治】祛风止痛，舒筋活络。用于风湿痹痛，劳伤腰腿痛，肢体瘫痪。

【用法用量】内服：煎汤，3 ～ 9 克，或浸酒。

## （4）毛梾 *Swida walteri* (Wanger.) Sojak

【药名别名】车梁木。

【药用部位】为梾木属植物毛梾的枝叶。

【植物形态】落叶乔木，高 6 ～ 15 米；树皮厚，黑褐色，纵裂而又横裂成块状；幼枝对生，绿色，
略有棱角，密被贴生灰白色短柔毛，老后黄绿色，无毛。冬芽腋生，扁圆锥形，长约 1.5 毫米，被灰白色

短柔毛。叶对生，纸质，椭圆形、长圆形或阔卵形，长4～12(15.5)厘米，宽1.7～5.3(8)厘米，先端渐尖，基部楔形，有时稍不对称，上面深绿色，稀被贴生短柔毛，下面淡绿色，密被灰白色贴生短柔毛，中脉在上面明显，下面凸出，侧脉4～5对，弓形内弯，在上面稍明显，下面凸起；叶柄长0.8～3.5厘米，幼时被短柔毛，后渐无毛，上面平坦，下面圆形。伞房状聚伞花序顶生，花密，宽7～9厘米，被灰白色短柔毛；总花梗长1.2～2厘米；花白色，有香味，直径9.5毫米；花

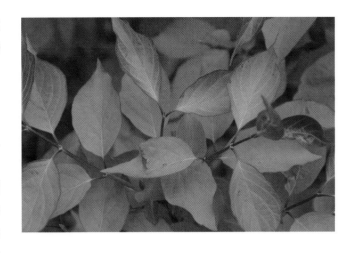

萼裂片4，绿色，齿状三角形，长约0.4毫米，与花盘近于等长，花瓣4，长圆状披针形，长4.5～5毫米，宽1.2～1.5毫米，上面无毛，下面有贴生短柔毛。核果球形，直径6～7（8）毫米，成熟时黑色，近于无毛；核骨质，扁圆球形，直径5毫米，高4毫米，有不明显的肋纹。花期5月，果期9月。

【生境分布】生于海拔300～1800米的向阳山坡。我市龟山有分布。

【采收加工】秋季采集枝叶，多为鲜用。

【功能主治】治漆疮。

【用法用量】外用：适量，煎水洗。

## （5）梾木 *Swida macrophylla* (Wall.) Sojak

【药名别名】椋子木、大叶灯台树。

【药用部位】为梾木属植物梾木的心材。

【植物形态】乔木，高3～15米；树皮灰褐色或灰黑色；幼枝粗壮，灰绿色，有棱角，微被灰色贴生短柔毛，不久变为无毛，老枝圆柱形。叶对生，纸质，阔卵形或卵状长圆形，先端锐尖或短渐尖，基部圆形，边缘略有波状小齿，上面深绿色，幼时疏被平贴小柔毛，后即近于无毛，下面灰绿色，密被或有时疏被白色平贴短柔毛。伞房状聚伞花序顶生，花白色，有香味；花萼裂片4，宽三角形；花瓣4，质地稍厚，舌状长圆形或卵状长圆形；雄蕊4，子房下位。核果近

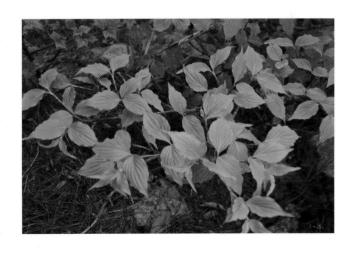

于球形，成熟时黑色，近于无毛；核骨质，扁球形，两侧各有1条浅沟及6条脉纹。花期6—7月，果期8—9月。

【生境分布】生于海拔72～3000米的山谷森林中。我市分布于木子店镇。

【采收加工】秋季采集，除去树枝、外皮，切片，晒干。

【功能主治】活血止痛，养血安胎。用于跌打骨折，瘀血肿痛，血虚萎黄，胎动不安。

【用法用量】内服：煎汤，3～10克；或浸酒。

## （6）红瑞木　*Swida alba* Opiz

【药名别名】凉子木、红瑞山茱萸。

【药用部位】为梾木属植物红瑞木的树皮、枝叶。

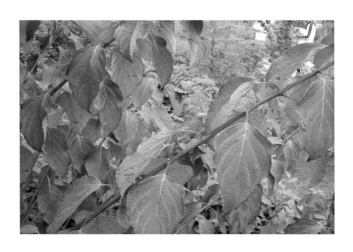

【植物形态】灌木，高达3米。树皮紫红色，幼枝有淡白色短柔毛，后即秃净而被蜡状白粉，老枝红白色。叶对生，纸质，椭圆形，稀卵圆形，先端凸尖，基部楔形或阔楔形，边缘全缘或波状反卷，上面暗绿色，有极少的白色平贴短柔毛，下面粉绿色，被白色贴生短柔毛。伞房状聚伞花序顶生，较密；花小，白色或淡黄白色，花萼裂片4，尖三角形；花瓣4，卵状椭圆形，先端急尖或短渐尖；雄蕊4，子房下位。核果长圆形，微扁，成熟时乳白色或蓝白色，花柱宿存；核棱形，侧扁，两端稍尖呈喙状，每侧有脉纹3条。花期6—7月，果期8—10月。

【生境分布】生于海拔600～1700米的杂木林或针阔叶混交林中。我市分布于龟山、狮子峰林场。

【采收加工】全年可采，切段，晒干。

【功能主治】清热解毒，止痢，止血。用于湿热痢疾，肾炎，风湿关节痛，目赤肿痛，中耳炎，咯血，便血。

【用法用量】内服：煎汤，6～9克。外用：适量，煎水洗或研末外敷。

## （7）小梾木　*Swida paucinervis* (Hance) Sojak

【药名别名】乌金草、火烫药。

【药用部位】为梾木属植物小梾木的全株。

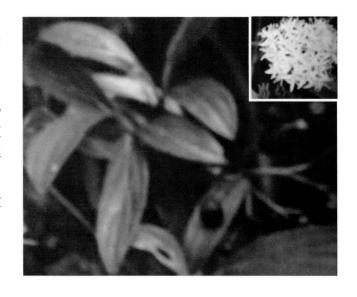

【植物形态】落叶灌木，高1～3米，稀达4米；树皮灰黑色，光滑，叶柄长5～15毫米，黄绿色。花小，白色至淡黄白色，直径9～10毫米；花萼裂片4，披针状三角形至尖三角形，长1毫米，长于花盘，淡绿色，外侧被紧贴的短柔毛；花瓣4，狭卵形至披针形，长6毫米，宽1.8毫米，先端急尖，质地稍厚，上面无毛，下面有贴生短柔毛；雄蕊4，长5毫米；花丝淡白色，长4毫米，

无毛；花药长圆卵形，2 室，淡黄白色，长 2.4 毫米，"丁"字形着生。核果圆球形，直径 5 毫米，成熟时黑色；核近球形，骨质，直径约 4 毫米，有 6 条不明显肋纹。花期 6—7 月，果期 10—11 月。

【生境分布】生于 50 ~ 2500 米河岸或溪边灌丛中。我市三河口镇、狮子峰有分布。

【采收加工】夏、秋季采集，洗净，切段，鲜用或晒干。

【功能主治】清热解表，止痛。主治感冒头痛，风湿关节痛；外用治疗烫火伤。

【用法用量】煎服：15 ~ 30 克。外用：干叶研粉撒敷。

## （8）青荚叶　*Helwingia japonica* (Thunb.) Dietr.

【药名别名】小通草、叶上果、叶上花。

【药用部位】为青荚叶属植物青荚叶的全株、果、叶及茎髓（小通草）。

【植物形态】落叶灌木，高达 2 米。幼枝绿色，无毛，叶痕显著。叶互生，叶柄长 1 ~ 5 厘米；托叶线状分裂；叶片纸质，卵形、卵圆形，长 3 ~ 9 厘米，宽 2 ~ 6 厘米，先端渐尖，基部阔楔形，或近于圆形，上面淡绿色，下面被白粉，常呈灰白色或粉绿色，边缘具刺状腺质锯齿。雌雄异株，雄花 4 ~ 12，呈伞形或密伞花序，着生于叶面中脉的 1/3 ~ 1/2 处，雄蕊 3 ~ 5，生于花盘内侧；雌花 1 ~ 3，着生处与雄花同；子房卵圆形或球形，柱头 3 ~ 5 裂。浆果，成熟后黑色，分核 3 ~ 5。花期 4—5 月，果期 8—9 月。

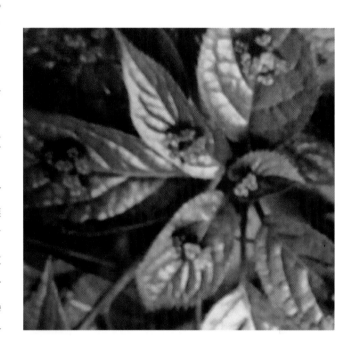

【生境分布】生于海拔 300 ~ 2400 米以下的林中。我市分布于狮子峰自然保护区。

【采收加工】茎髓：秋季割茎，截成段，趁鲜取出髓部，理直，晒干。果、叶：夏、秋季将果实连叶采摘，分别鲜用或晒干。根：全年可采，洗净，切片，晒干。

【功能主治】茎髓：清热，利尿，下乳。用于小便不利，乳汁不下，尿路感染。果、叶：祛风除湿，活血解毒；用于感冒咳嗽，风湿痹痛，胃痛，便血，月经不调，跌打瘀肿，骨折，痈疖疮毒，毒蛇咬伤。根：止咳平喘，活血通络；用于久咳虚喘，劳伤腰痛，风湿痹痛，跌打肿痛，胃痛，月经不调，产后腹痛。

【用法用量】煎服：茎髓，2.5 ~ 4.5 克；果、叶，9 ~ 15 克；根，6 ~ 15 克。外用：适量，鲜品捣敷。

## （9）山茱萸　*Cornus officinalis* Sieb. et Zucc.

【药名别名】枣皮、山萸肉。

【药用部位】为山茱萸属植物山茱萸的果皮。

【植物形态】落叶小乔木，高 4 米左右。枝皮灰棕色，小枝无毛。单叶对生，叶片椭圆形或长椭圆形，长 5 ~ 7 厘米，宽 3 ~ 4.5 厘米，先端窄，长锐尖形，基部圆形或阔楔形，全缘，上面近光滑，偶被极细毛，下面被白色伏毛，脉腋有黄褐色毛丛，侧脉 5 ~ 7 对，弧形平行排列；叶柄长 1 厘米左右。花先于叶开放，成伞形花序，簇生于小枝顶端，其下具数片芽鳞状苞片；花小，花萼 4，不显著；花瓣 4，黄色；雄蕊 4，子房下位。核果长椭圆形，长 1.2 ～ 1.5 厘米，直径 7 毫米左右，无毛，成熟后红色；果柄长 1.5 ～ 2 厘米。种子长椭圆形，两端钝圆。花期 5—6 月，果期 8—10 月。

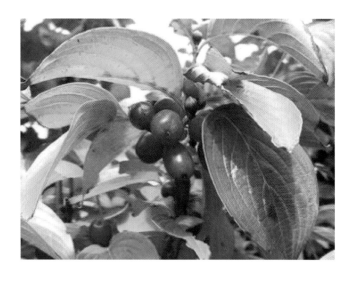

【生境分布】我市山区丘陵各地有栽培。

【采收加工】10—11 月果实成熟变红后采摘，除去枝梗和果柄，用文火烘焙，冷后，去核（现多用机械），取下果肉，再晒干或用文火烘干。宜放干燥处，以防霉蛀变质。

【功能主治】补益肝肾，涩精固脱。用于眩晕耳鸣，腰膝酸痛，阳痿遗精，遗尿尿频，崩漏带下，大汗虚脱，内热消渴。

【用法用量】内服：煎汤，5 ～ 10 克；或入丸、散。

## （10）四照花 *Dendrobenthamia japonica* var. *chinensis* (Osborn) Fang

【药名别名】野荔枝、石枣花。

【药用部位】为四照花属植物四照花的根皮和果实。

【植物形态】落叶小乔木，高 3 ～ 5 米。树皮灰白色；小枝暗绿色，嫩枝被柔毛。叶对生于短侧枝梢端，叶柄长 5 ～ 10 毫米，疏生棕色柔毛；叶片纸质或厚纸质，卵形或卵状椭圆形，长 5.5 ～ 12 厘米，宽 3.5 ～ 7 厘米，先端渐尖，基部宽楔形或圆形，上面绿色，下面粉绿色，两面均疏被白色柔毛。头状花序球形，由 40 ～ 50 朵花聚集而成；总花梗长 4.5 ～ 7.5 厘米；总苞片 4，白色，两面近于无毛；花萼管状，上部 4 裂，花萼内侧有 1 圈褐色短柔毛；花瓣 4，黄色；雄蕊 4，与花瓣互生；子房下位，2 室，花柱 1，从垫状花盘中伸出，被白色柔毛。果序球形，

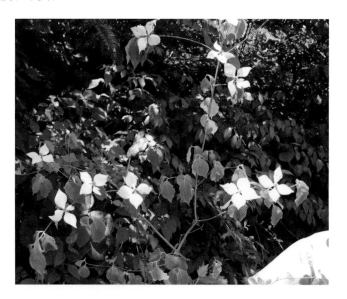

成熟时暗红色，直径 1.5 ～ 2.5 厘米；总果梗纤细，长 5.5 ～ 9 厘米，近于无毛。花期 6—7 月，果期 9—10 月。

【生境分布】生于海拔 600 ～ 2200 米的山坡杂木林中。我市分布于康王寨、小漆园等地。

【采收加工】根皮：全年可采，洗净，切片，晒干。果实：秋季采摘，晒干。

【功能主治】果实：驱蛔，消积；主治蛔虫腹痛，饮食积滞。根皮：清热解毒；用于痢疾，肺热咳嗽。

【用法用量】根皮：煎服，15 克，大剂量 30 ～ 60 克。果实：煎服，6 ～ 15 克。

## 142. 鹿蹄草科 Pyrolaceae

### （1）水晶兰　*Monotropa uniflora* L.

【药名别名】梦兰花、水晶草。

【药用部位】为水晶兰属植物水晶兰的全草。

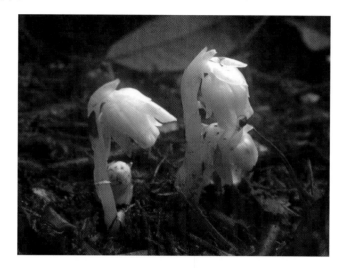

【植物形态】寄生草本，高 18 厘米，全体白色。根纤细，互相交织成鸟巢状，根表面覆以菌根，呈褐色。茎直立，不分枝。叶互生，退化成鳞片状，白色半透明，茎下部叶密生，互相联结。花单生于茎顶，白色，俯垂，有苞片；萼片 4，鳞片状；花瓣 5，长椭圆形，基部无囊，边缘及内面有毛；雄蕊 10，花药短，盾状，红黄色，花丝粗壮有毛；子房卵圆形，花柱短，上部扩大成漏斗状的柱头。蒴果 5 室，室裂为 5 个果瓣。花期 8—9 月，果期 9—11 月。

【生境分布】生于海拔 800 米以上的林中阴湿处。20 世纪 70 年代在小漆园村成家山一堆腐草烂树枝中被发现，并采集作为标本。

【采收加工】夏、秋季采收，鲜用或晒干。

【功能主治】补肺止咳，主治肺虚咳嗽。

【用法用量】内服：煎汤，9 ～ 15 克，或炖肉食。

### （2）普通鹿蹄草　*Pyrola decorata* H. Andr.

【药名别名】鹿含草、鹿衔草。

【药用部位】为鹿蹄草属植物普通鹿蹄草的全草。

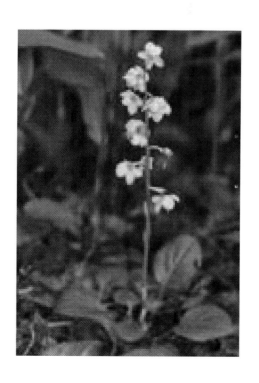

【植物形态】多年生常绿草本，高 20 ～ 30 厘米。地下茎细长，匍匐或直伸，有不明显的节，每节具鳞片 1 枚，鳞腋生出分枝纤细的不定根。叶于基部丛生，叶片圆形至卵圆形，长 2 ～ 6 厘米，宽 2 ～ 5 厘米，先端钝圆，基部圆形或楔圆形，全缘或具细疏圆齿，边缘向后反卷，侧脉近羽状，明显；下面常呈灰蓝绿色；叶柄长可 2 倍于叶片，花茎细圆柱形，具棱角，近上部有苞片 1 ～ 2 枚，苞片披针形；总状花序，花大，广开，直径 15 ～ 20 毫米，具短梗，基部有 1 披针形小苞片；萼片 5 深裂，裂片舌形，急尖或圆钝；花瓣 5 片，椭圆形，先端钝圆，基部稍窄，白色或稍带粉红色；雄蕊 10，花丝略弯曲，扁平；雌蕊 1，子房扁球形，花柱肉质，弯曲，柱头 5

裂，头状。蒴果扁球形，具 5 棱，成熟时开裂，花萼宿存。花期 5—6 月，果期 9—10 月。

【生境分布】生于海拔 600 ～ 3000 米的山地阔叶林下或灌丛中。在第三次全国中药资源普查时，其标本采于小漆园之刘家山（资源较稀少）。

【采收加工】全年可采，除去杂质，晒至叶片较软时，堆置至叶片变紫褐色，晒干。

【功能主治】补虚，益肾，祛风除湿，活血调经。主治虚弱咳嗽，劳伤吐血，风湿关节痛，崩漏，带下，外伤出血。

【用法用量】内服：煎汤，15 ～ 30 克；研末或炖肉。外用：捣烂外敷或研末撒。

# 143. 杜鹃花科 Ericaceae

## （1）云锦杜鹃 *Rhododendron fortunei* Lindl.

【药名别名】杜鹃。

【药用部位】为杜鹃花属植物云锦杜鹃的根和花。

【植物形态】常绿灌木，高 3 ～ 4 米；枝条粗壮，淡绿色，幼枝初有腺体。叶簇生于枝顶，厚革质，矩圆形至矩圆状椭圆形，长 7 ～ 17 厘米，宽 3.5 ～ 7 厘米，顶端钝尖，基部圆形或心形，无毛，上面暗绿色，有皱纹，中脉四入，侧脉两面不为明显凹入；叶柄长 2 ～ 3 厘米，后无毛。顶生总状伞形花序疏松，有花 6 ～ 12 朵，略斜向下，总轴长 3 ～ 5 厘米，有腺体；花梗长 2 ～ 3 厘米，有密腺体；花萼小，浅裂，有腺体；花冠漏斗状，长 4 ～ 5 厘米，粉红色，向基部有腺体，7 裂；雄蕊 14，无毛；子房 10 室，有密腺体，花柱有腺体。蒴果矩圆形，长 2 ～ 3 厘米，粗 1 ～ 1.5 厘米，表面粗糙。花期 4—5 月，果期 8—10 月。

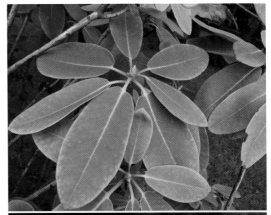

【生境分布】生于山坡林缘。我市山区乡镇有少量分布，龟山杜鹃园有栽培。

【采收加工】根：全年可采，洗净，鲜用或切片晒干。花：4—5 月盛开时采收，晒干。

【功能主治】根：用于止血，跌打损伤，风湿痛。花：主治月经不调，带下及疮疡。

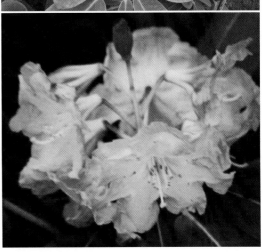

【用法用量】根：不详。花叶：煎服，3 ～ 10 克；外用，煎水湿敷或研末敷患处。

## （2）羊踯躅 *Rhododendron molle* (Blum) G. Don

【药名别名】闹羊花、八厘麻、黄花杜鹃。

【药用部位】为杜鹃花属植物羊踯躅的根、花和果实。

【植物形态】落叶灌木，高 0.3 ～ 1.4 米，分枝稀疏；枝条直立，叶纸质，矩圆形至矩圆状披针形，长 6～12 厘米，宽 2.4～5 厘米，顶端钝，有短尖头，基部楔形，边缘有毛，上面有柔毛，下面密生灰色柔毛，有时仅叶脉上有毛；叶柄长 2～6 毫米，有柔毛。顶生伞形花序有花多朵（达 9 朵），先花后叶或几同时开放；花梗长 1.2～2.5 厘米，有短柔毛，无（或有少数）刚毛；花萼小，有柔毛和长毛，花冠宽钟状，长 5～6.2 厘米，金黄色，上侧有淡绿色斑点。蒴果圆柱状矩圆形，长达 2.5 厘米，有细柔毛。花期 4—5 月，果期 9—10 月。

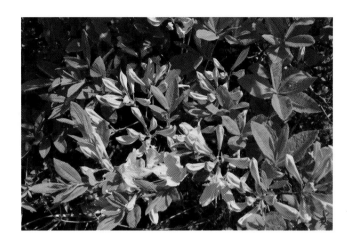

【生境分布】生于山坡林下。我市山区各地都有分布。

【采收加工】根：全年可挖，洗净，切片，晒干。秋季摘果，春、夏季采花，阴干或晒干。

【功能主治】根：祛风，除湿，消肿，止痛；治风寒湿痹，跌打损伤，痔漏，癣疮。果实：祛风，止痛，散瘀消肿；治风寒湿痹，历节疼痛，跌打损伤，痈疽疔毒。花：祛风除湿，散瘀定痛；用于风湿痹痛，跌打损伤，皮肤顽癣；外用治癣，煎水含漱治龋齿痛。

【用法用量】果实：内服，研末 0.1～0.3 克；煎汤，0.3～0.9 克，或入丸、散，或浸酒；外用适量，研末调敷。根：煎服，0.5～1 克；或浸酒；外用，研末调敷、煎水熏洗或涂搽。花：煎服，0.6～1.5 克，浸酒或入丸、散；外用适量，煎水洗或鲜品捣敷。

【附注】本植物的各药用部位均有剧毒，使用宜慎。

## （3）杜鹃 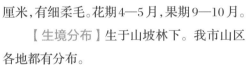 *Rhododendron simsii* Planch.

【药名别名】映山红。

【药用部位】为杜鹃花属植物杜鹃的根及花、叶。

【植物形态】落叶灌木，高 2 米左右，分枝多；枝条细而直，有亮棕色或褐色扁平糙伏毛。叶纸质，卵形、椭圆状卵形或倒卵形，春叶较短，夏叶较长，长 3～5 厘米，宽 2～3 厘米，顶端锐尖，基部楔形，下面的毛较密；叶柄长 3～5 毫米，密生糙伏毛。花 2～6 朵簇生于枝顶；花萼长 4 毫米，5 深裂，有密糙伏毛；花冠蔷薇色、鲜红色，长 4～5 厘米，裂片 5，上方 1～3 裂片里面有深红色斑点；雄蕊 10，花丝中部以下有微毛；子房有密糙伏毛，10 室，花柱无毛。蒴果卵圆形，长达 8 毫米，有密糙毛，花萼宿存。花期 4—6 月，果期 7—9 月。

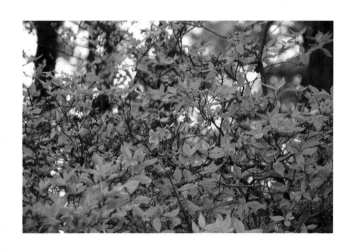

【生境分布】生于林下灌丛中。我市山区丘陵、乡镇都有分布。

【采收加工】花：4—5月花盛开时采收，烘干。根：全年均可采，洗净，鲜用或切片，晒干。叶：春、秋季采收，鲜用或晒干。

【功能主治】叶：清热解毒，止血，化痰止咳；主治痈肿疮毒，荨麻疹，外伤出血，支气管炎。花：和血，调经，止咳，祛风湿，解疮毒；用于吐血，衄血，崩漏，月经不调，咳嗽，风湿痹痛，痈疖疮毒。根：和血止血，消肿止痛；主治月经不调，吐血，衄血，便血，崩漏，痢疾，脘腹疼痛，风湿痹痛，跌打损伤。

【用法用量】根：煎服，15～30克或浸酒；外用适量，研末敷；或鲜根皮捣烂外敷。花：煎服，15～30克。叶：外用适量，鲜品捣烂外敷或煎水洗；煎服，10～15克。

## （4）马缨杜鹃　*Rhododendron delavayi* Franch.

【药名别名】马缨花、红山茶。

【药用部位】为杜鹃花属植物马缨杜鹃的花。

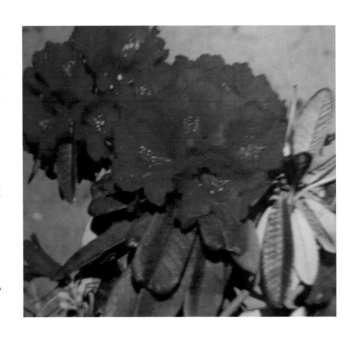

【植物形态】常绿灌木或小乔木，高达13米。树皮淡灰褐色，薄片状剥落；小枝粗壮，初被白色柔毛，后无毛。叶革质，椭圆状披针形，长7～15厘米，宽1.5～4.5厘米，先端骤尖，基部楔形，边缘反卷，上面深绿色，成长后无毛，下面有灰白色或淡棕色海绵状毛被；中脉在上面凹下，下面凸出，近于无毛，侧脉14～20对；叶柄长1～2厘米，后无毛。顶生伞形花序有10～20花，花序轴长1厘米，被红棕色柔毛。花梗长约1厘米，被淡褐色柔毛；花萼长2毫米，5裂，被茸毛和腺体；花冠钟状，长3～5厘米，肉质，深红色，基部有5个黑红色蜜腺囊；雄蕊10，花丝无毛；子房密被红棕色柔毛，花柱长约2厘米，无毛。蒴果圆柱形，长1.8～2厘米，被毛。花期5月，果期12月。

【生境分布】生于海拔1200～3200米的常绿阔叶林或灌丛中。我市龟山杜鹃园有栽培。

【采收加工】春、夏季采集，鲜用或阴干。

【功能主治】清热解毒，凉血止血。主治骨髓炎，消化道出血，咯血，衄血，崩漏，月经不调。

【用法用量】内服：煎汤，9～15克。

## （5）烈香杜鹃　*Rhododendron anthopogonoides* Maxim.

【药名别名】小叶枇杷、白香柴。

【药用部位】为杜鹃花属植物烈香杜鹃的叶及嫩枝。

【植物形态】常绿灌木，高1～1.5（2）米，直立。枝条粗壮而坚挺，幼时密被鳞片和柔毛。叶芽芽鳞早落。叶芳香，革质，卵状椭圆形、宽椭圆形或卵形，长1.5～3.5（4.7）厘米，宽1～1.8（2.3）厘米，先端具小凸尖，上面蓝绿色，无光泽，常疏被鳞片，下面褐色，密被重叠成层、暗褐色和带红棕色的鳞片；叶柄长2～5毫米，被鳞片和柔毛。头状花序顶生，有10～20花。花梗长1～2毫米；花萼长3～4

（4.5）毫米，常淡黄红色，裂片外面无鳞片，边缘蚀痕状，有鳞片或毛；花冠窄筒状漏斗形，长 1～1.4 厘米，淡黄绿色，有浓香，无鳞片或稍被柔毛，冠筒较裂片约长 3 倍，内面喉部密被髯毛；雄蕊 5，内藏于花冠；子房长 1～2 毫米，花柱陀螺形，约与子房等长。蒴果卵圆形，长 3～4.5 毫米，被鳞片，包于宿萼内。花期 6—7 月，果期 8—9 月。

【生境分布】生于高山坡、山地林下、灌丛中。我市龟山有栽培。

【采收加工】春、秋季采收，鲜用或晒干。

【功能主治】祛痰，止咳，平喘。用于咳嗽，气喘，痰多。

【用法用量】煎服：15～30 克。研末：每次 1～5 克。

### （6）马银花 *Rhododendron ovatum* (Lindl.) Planch.

【药名别名】清明花。

【药用部位】为杜鹃花属植物马银花的根。

【植物形态】常绿灌木，高 2～6 米。多分枝，幼枝疏生具短柄的腺毛和柔毛。单叶互生，叶柄长 5～8 毫米，有柔毛；叶片薄革质，卵形至阔卵形，长 3～5 厘米，宽 1.8～2.5 厘米，先端急尖或钝，有短尖头，基部近楔形，表面深绿色，有光泽，背面苍绿色，两面仅中脉上有短毛。花单生于枝顶叶腋，花梗细长，长 1～1.5 厘米；花萼大，膜质，5 裂，裂片卵形或广卵形，长约 5 毫米，萼筒外有白粉或腺毛；花冠白紫色或淡紫色，有粉红色斑点，5 深裂，裂片外面无毛，筒

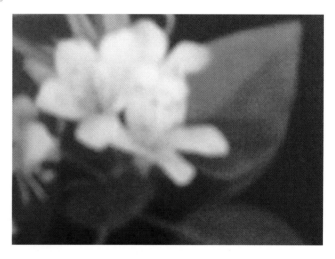

部里面有柔毛；雄蕊 5，长 1.5～2 厘米，花丝基部有微柔毛；子房卵圆形，有短腺毛，花柱长 2～2.2 厘米，稍长于雄蕊，伸出花冠外。蒴果宽卵形，长 8 毫米，基部有增大的花萼包围着。花期 3—4 月，果期 8—9 月。

【生境分布】生于海拔 1000 米以下的丛林中。我市分布于狮子峰林场，龟山风景区有栽培。

【采收加工】夏、秋季挖根，洗净，切片，晒干。

【功能主治】清湿热，解疮毒。主治湿热带下，痈肿，疔疮。

【用法用量】内服：煎汤，1.5～3 克。外用：适量，煎水洗。

### （7）圆叶杜鹃 *Rhododendron williamsianum* Rehd. et Wils.

【药名别名】惟丽杜鹃。

【药用部位】为杜鹃花属植物圆叶杜鹃的花和叶。

【植物形态】常绿灌木，高达 2 米，小枝纤细，无毛，有少数长柄腺体。叶革质，宽椭圆形或近圆形，长 2.5～5 厘米，宽 2～4 厘米，先端圆，有尖头，基部圆形或心形，上面深绿色，下面灰白色，有乳头状突起，两面无毛，中脉及侧脉在两面隆起，侧脉 11～12 对；叶柄长 1～1.5 厘米，疏被有柄腺体。总状伞形花序有 2～6 花，花序轴长 5～8 毫米。花梗长 2～3 厘米，粗壮，

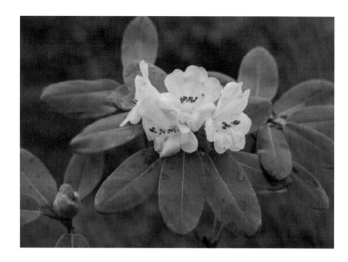

幼时具有柄腺体；花萼小，盘状，外面被腺体；花冠宽钟状，长 3.5～4 厘米，粉红色，无色点，5～6 裂；雄蕊 11～14，无毛；子房 6 室，连同花柱均具绿色有柄腺体，柱头头状。蒴果圆柱状，长 1.5～2.5 厘米，被腺体。花期 4—5 月，果期 8—9 月。

【生境分布】生于海拔 1800～2800 米的山坡、岩边的疏林中。我市龟山有栽培。

【采收加工】花：4—5 月采集。叶：夏、秋季采收，鲜用或晒干。

【功能主治】祛风，活血，调经。

【用法用量】可参考云锦杜鹃相关内容。

## （8）满山红 *Rhododendron mariesii* Hemsl. et Wils.

【药名别名】山石榴、马礼士杜鹃。

【药用部位】为杜鹃花属植物满山红的全株。

【植物形态】落叶灌木，高 1～4 米；枝轮生，叶厚纸质，常 2～3 集生于枝顶，椭圆形、卵状披针形，长 4～7.5 厘米，宽 2～4 厘米，先端锐尖，具短尖头，基部钝，边缘微反卷，上面深绿色，下面淡绿色，叶脉在上面凹陷，下面凸出；叶柄长 5～7 毫米，近于无毛。花芽卵球形，顶端钝尖，边缘具毛。花通常 2 朵顶生，先花后叶，花梗直立，常为芽鳞所包，长 7～10 毫米，密被黄褐色柔毛；花萼环状，5 浅裂，密被黄褐色柔毛；花冠漏斗形，淡紫红色或紫红色，长 3～3.5 厘米，花冠管长约 1 厘米，基部直径 4 毫米，裂片 5，深裂，长圆形，先端钝圆，上方裂片具紫红色斑点，两面无毛；雄蕊 8～10，

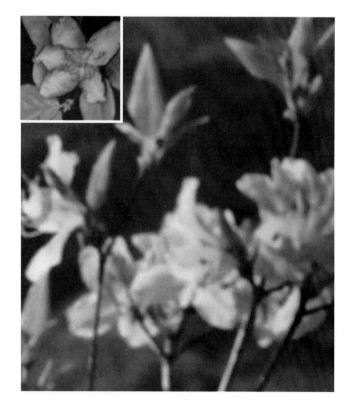

不等长，花丝扁平，无毛，花药紫红色；子房卵球形，密被淡黄棕色长柔毛，花柱比雄蕊长，无毛。蒴果椭圆状卵球形，长 6 ～ 9 毫米，稀达 1.8 厘米，密被亮棕褐色长柔毛。花期 4—5 月，果期 6—11 月。

【生境分布】生于海拔 600 ～ 1500 米的山地灌丛中。我市三河口镇、狮子峰林场有分布。

【采收加工】夏、秋季采集，除去杂质，切段晒干。

【功能主治】行气活血，补虚。用于内伤咳嗽，肾虚耳聋，月经不调，风湿疼痛等疾病。

【用法用量】尚未查到相关资料。

【附注】本品与《中国药典》收载的兴安杜鹃为同名异物。

### （9）马醉木　*Pieris japonica* (Thunb.) D. Don ex G.Don

【药名别名】桠木、红蜡烛。

【药用部位】为马醉木属植物马醉木的叶。

【植物形态】常绿灌木或小乔木，高 2 ～ 4 米。树皮棕褐色，小枝开展，无毛；冬芽倒卵形，芽鳞 3 ～ 8 枚，呈覆瓦状排列。叶密集于枝顶；叶柄长 3 ～ 8 毫米，腹面有深沟；叶片革质，椭圆状披针形或倒披针形，长 3 ～ 8 厘米，宽 1 ～ 2 厘米，先端短渐尖，基部狭楔形，边缘 2/3 以上具细圆齿，稀近于全缘，表面深绿色，有光泽，背面淡绿色，主脉在两面凸起，侧脉在表面下陷，背面不明显，小脉网状。总状花序顶生或腋生，簇生于枝顶，长 8 ～ 14 厘米，花序轴有柔毛；萼片三角状卵形，长约 3.5 毫米；花冠白色，坛状，上部 5 浅裂，裂片近圆形；雄蕊 10，花丝有长柔毛；子房 1，近球形，花柱细长，柱头头状。蒴果近于扁球形，直径 3 ～ 5 毫米，室背开裂，花萼与花柱宿存。花期 4—5 月，果期 7—9 月。

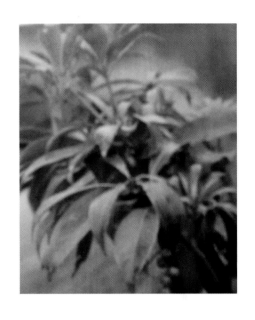

【生境分布】生于海拔 800 ～ 1200 米的山坡疏林下或溪谷灌丛中。我市狮子峰有分布。

【采收加工】春、夏、秋季均可采收，鲜用或晒干。

【功能主治】杀虫，主治疥疮。

【用法用量】外用：适量，煎水洗，药渣外敷。

【附注】本品有大毒，不宜内服。

### （10）南烛　*Vaccinium bracteatum* Thunb.

【药名别名】乌饭树、米饭树。

【药用部位】为越橘属植物南烛的根、叶和果实。

【植物形态】常绿灌木，高 1 ～ 3 米，多分枝。枝条细，灰褐色带红色。叶互生，卵状椭圆形至狭椭圆形，长 3 ～ 6 厘米，宽 1 ～ 3 厘米，边缘具稀疏尖锯齿，基部楔形，先端锐尖，革质，有光泽，中脉有短毛；叶柄短而不明显。总状花序腋生，长 2 ～ 5 厘米，具有 10 数花，微具毛；苞片披针形，长 1 厘米，边缘具锯齿；花柄长 0.2 厘米，具茸毛；萼钟状，5 浅裂，外被茸毛；花冠白色，壶状，长 5 ～ 7 毫米，具茸毛，先端 5 裂片反卷；雄蕊 10，花药先端伸长成管状，花丝有白茸毛；子房下位，花柱长 6 毫米。浆果球形，红色，成熟时紫黑色，直径约 5 毫米，萼齿宿存，内含白色种子数颗。花期 6—7 月，果期 8—9 月。

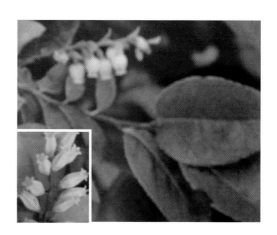

【生境分布】生于海拔 400 ～ 1400 米的山坡、路旁或灌丛中。我市狮子峰林场有分布。

【采收加工】果实：秋季成熟后采摘，晒干。根：全年均可采，洗净，切片，鲜用或晒干。叶：8—9 月采收，拣净杂质，晒干。

【功能主治】果实：益肾固精，强筋明目；治久泄梦遗，久痢久泻。根：散瘀，止痛；用于牙痛，跌伤肿痛。叶：益肠胃，养肝肾；用于脾胃气虚，肝肾不足，腰膝乏力，须发早白。

【用法用量】果实：煎服，6 ～ 12 克或入丸剂。根：9 ～ 15 克或研末；外用适量，捣烂外敷或煎水洗。叶：6 ～ 9 克，熬膏或入丸、散。

# 144. 紫金牛科 Myrsinaceae

## （1）紫金牛 *Ardisia japonica* (Thunberg) Blume

【药名别名】矮地茶、平地木。

【药用部位】为紫金牛属植物紫金牛的全株。

【植物形态】常绿小灌木，高 10 ～ 30 厘米。地下茎作匍匐状，具有纤细的不定根。茎单一，圆柱形，直径约 2 毫米，表面紫褐色，有细条纹，具有短腺毛。叶互生，通常 3 ～ 4 叶集生于茎梢，呈轮生状；叶柄长 5 ～ 10 毫米，密被短腺毛；无托叶，叶片椭圆形，长 3.5 ～ 7 厘米，宽 1.5 ～ 3 厘米，先端短尖，边缘具细锯齿，基部楔形，上面绿色，有光泽，下面淡紫色，老时带革质，除叶的中肋疏生细柔毛外，全体光滑。花着生于茎梢或顶端叶腋，2 ～ 6 朵集成伞形；花两性，花萼 5 裂，

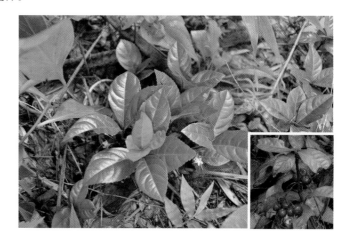

裂片三角形；花冠白色或淡红色，5 深裂，裂片卵形而先端锐尖，两面无毛，具有赤色斑点；雄蕊 5，雌蕊 1，子房球形，花柱细，顶端尖而弯曲。核果，球形，直径 5 ～ 10 毫米，熟时红色，经久不落。花期 7—8 月。

【生境分布】生于林下阴湿处。我市山区丘陵、乡镇有分布。

【采收加工】全年可采，洗净，晒干。

【功能主治】镇咳，祛痰，活血，利尿，解毒。治慢性支气管炎，肺结核咳嗽咯血，吐血，脱力劳伤，筋骨酸痛，肝炎，痢疾，急慢性肾炎，高血压，疝气，肿毒。

【用法用量】煎服，9 ～ 12 克，大剂量 30 ～ 60 克；或捣汁。外用：捣烂敷患处。

## （2）朱砂根 *Ardisia crenata* Sims

【药名别名】大罗伞、八爪金龙。

【药用部位】为紫金牛属植物朱砂根的根。

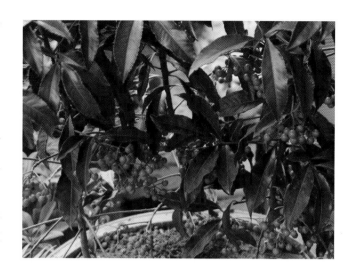

【植物形态】常绿灌木，高达 1～2 米，具匍匐生长的根茎；单叶互生，叶坚纸质，狭卵形或卵状披针形，或椭圆形至近长圆形，长 6～15 厘米，宽 2～6 厘米，顶端急尖而钝或渐尖，基部楔形或钝或近圆形，全缘具不明显的边缘腺点，叶面通常无毛，有光泽，具疏腺点，侧脉 7～13 对，平展；叶柄长 1～2 厘米，被细微柔毛。花芳香，伞形花序，单一着生于特殊侧生或腋生花枝顶端，此花枝除花序基部具 1～2 片叶外，其余无叶，有时全部无叶，长 2～5 厘米；花梗长 1～1.5 厘米，二者均被微柔毛；花萼长 4～5 毫米，花萼基部连合达 1/3，萼片披针形或卵形，长约 2 毫米，全缘，具腺点；花瓣粉红色，卵形，长约 5 毫米或略长；雄蕊较花瓣短，花药披针形，背部具腺点；雌蕊与花瓣等长，无毛。核果球形，直径 7～8 毫米，鲜红色，具腺点；宿存萼片平展，与果梗通常呈紫红色。花期 5—6 月，果期 10—12 月。

【生境分布】生于山地林下、沟边、路旁。我市狮子峰林场、老屋湾有栽培。

【采收加工】秋后采挖根部，洗净，切片，晒干。

【功能主治】清热解毒，散瘀止痛。治扁桃体炎，急性咽炎，白喉，丹毒，淋巴结炎，劳伤吐血，心胃气痛，风湿骨痛，跌打损伤。

【用法用量】内服：煎汤，9～15 克；或研末为丸，或浸酒。外用：捣烂外敷。

## 145. 报春花科 Primulaceae

### （1）点地梅　*Androsace umbellata* (Lour.) Merr.

【药名别名】喉咙草、天星草。

【药用部位】为点地梅属植物点地梅的全草。

【植物形态】一年生草本，高 8～15 厘米，全体被白色细柔毛。根出叶丛生，呈莲座状平铺地上，有细柄；叶片近圆形，直径约 15 毫米，基部略呈心形，边缘呈圆齿状，上面绿色，有时局部带紫红色。花茎自叶丛抽出，3～7 枝，顶端有小伞梗 5～7，排列为伞形花序；萼绿色，5 深裂，裂片卵形，宿存；花冠白色，下部愈合成短管形，上部 5 裂，向外平展；雄蕊 5，子房球形，柱头不

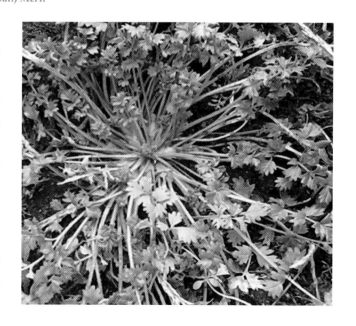

明显。蒴果球形，直径 2 ～ 3 毫米，成熟时 5 瓣裂。种子多数，细小，棕色。花期 4 月，果期 5 月。

【生境分布】生于山坡林下草丛中。我市各地都有分布。

【采收加工】清明前后采收全草，洗净，鲜用或晒干。

【功能主治】清热解毒，消肿止痛。主治咽喉肿痛，口疮，牙痛，头痛，赤眼，风湿痹痛，哮喘，淋浊，疔疮肿毒，烫火伤，蛇咬伤，跌打损伤。

【用法用量】内服：煎汤，9 ～ 15 克；或研末，或泡酒，或泡服。外用：适量，鲜品捣烂敷患处；或煎水洗。

## （2）过路黄 *Lysimachia christiniae* Hance

【药名别名】金钱草。

【药用部位】为珍珠菜属植物过路黄的全草。

【植物形态】多年生草本，有短柔毛或近于无毛。茎柔弱，平卧匍匐生，长 20 ～ 60 厘米，节上常生根。叶对生，心形或宽卵形，长 2 ～ 5 厘米，宽 1 ～ 4.5 厘米，顶端锐尖或圆钝，全缘，两面有黑色腺条；叶柄长 1 ～ 4 厘米。花成对腋生，花梗长达叶端；花萼 5 深裂，裂片披针形，长约 4 毫米，外面有黑色腺条；花冠黄色，约长于花萼 1 倍，裂片舌形，顶端尖，有明显的黑色腺条；雄蕊 5 枚，不等长，花丝基部合生成筒。蒴果球形，直径约 2.5 毫米，有黑色短腺条。花期 5 月，果期 6 月。

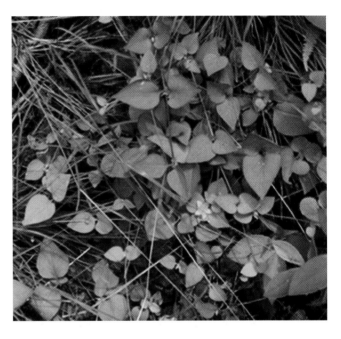

【生境分布】生于阔叶林间、灌丛、河畔、田野、路旁。我市各地都有分布。

【采收加工】夏、秋季采收，除去杂质，洗净，晒干。

【功能主治】清利湿热，通淋，消肿。用于热淋，沙淋，尿涩作痛，黄疸尿赤，痈肿疔疮，毒蛇咬伤，肝胆结石，尿路结石。

【用法用量】内服：煎汤，9 ～ 15 克（鲜品 30 ～ 60 克）；或浸酒，捣汁。外用：捣烂敷患处或绞汁涂敷。

## （3）矮桃 *Lysimachia clethroides* Duby

【药名别名】珍珠菜、金鸡脚下红。

【药用部位】为珍珠菜属植物矮桃的全草。

【植物形态】一年生草本。茎直立，单一，高约 1 米。单叶互生，卵状椭圆形或阔披针形，长 6 ～ 14 厘米，宽 2 ～ 5 厘米，基部渐狭，先端渐尖，边缘稍背卷，两面疏生毛及黑色斑点。总状花序顶生，花梗长 4 ～ 6 毫米；苞片线状钻形，花萼裂片狭卵形，先端尖，边缘膜质，中部有黑色纹；花冠白色，长约

5毫米，裂片倒卵形，先端钝或稍凹；雄蕊稍短于花冠，花丝稍有毛，基部连合；花柱稍短于雄蕊。蒴果卵球形。花期4月，果期7月。

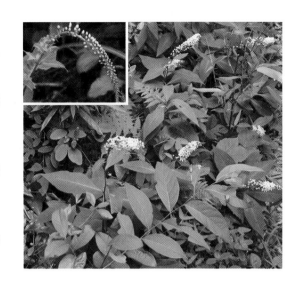

【生境分布】生于山坡、路旁及溪边草丛中。我市各地都有分布。

【采收加工】秋季采收，洗净，鲜用或晒干。

【功能主治】活血调经，解毒消肿。用于月经不调，带下，小儿疳积，风湿性关节炎，跌打损伤，乳腺炎，蛇咬伤。

【用法用量】煎服：15～30克。外用：煎水洗或捣烂敷患处。

## （4）泽星宿菜 *Lysimachia candida* Lindl.

【药名别名】星宿菜、泽珍珠菜。

【药用部位】为珍珠菜属植物泽星宿菜的全草。

【植物形态】一年生直立草本，全株无毛。茎高18～60厘米，有时基部稍带红色。叶互生，很少对生；披针形，或椭圆状披针形，或线形，长2～4厘米，宽3～10毫米，先端尖或渐尖，基部渐狭至柄带有狭翅，全缘或稍呈波状。花序呈圆锥形的阔钟状，有时密集成伞房状，果时伸长；苞片线形凿状，萼片椭圆状披针形或线形，渐尖，长约3毫米；花冠白色，长为萼的2倍，裂片椭圆状倒卵形，较花管稍短；雄蕊附着于花冠上半部，稍短于裂片；花柱与雄蕊等长。蒴果圆形，直径约3毫米。花果期5—7月。

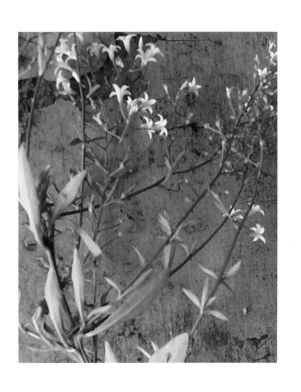

【生境分布】生于水沟旁、沼泽湿地。我市各地有分布。

【采收加工】夏季采收，洗净，鲜用或晒干。

【功能主治】清热解毒，消肿散结。外用治无名肿毒，痈疮疖肿，稻田皮炎，跌打骨折。

【用法用量】外用适量，鲜品捣烂敷患处。

## （5）星宿菜 *Lysimachia fortunei* Maxim.

【药名别名】金鸡脚下黄、红根草。

【药用部位】为珍珠菜属植物星宿菜的全草。

【植物形态】多年生柔弱草本，根茎长出匍匐枝。茎常分枝，有黑色细点，基部带红色，高30～70

厘米。叶互生，阔披针形，或倒披针形，长
4～9厘米，宽1～2厘米，先端短尖或渐尖，
基部渐狭，近于无柄，表面具黑褐色腺，干
后凸起。花序呈总状，稍有腺毛；苞片三角
状披针形，长约2毫米，花梗长1～3毫米；
萼5裂，裂片椭圆状卵形，先端钝尖，边缘
有缘毛，膜质，中部有黑色点，长约1.5毫
米；花冠白色，长约3毫米，喉部有短腺状毛，
裂片5，倒卵形，先端钝尖，背面有黑色点；
雄蕊5，着生于花冠中部，花丝短，有腺
状毛；花柱较雄蕊短。蒴果球形，直径2～2.5
毫米。花期7月，果熟期9月。

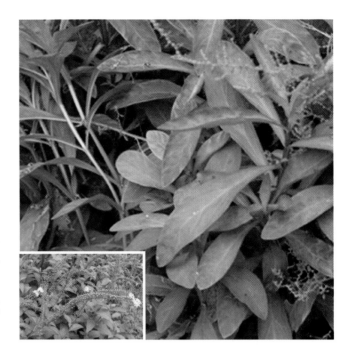

【生境分布】生于水边、路旁、湿地或
水田中。我市各地有分布。

【采收加工】4—8月采收，洗净，鲜用
或晒干。

【功能主治】活血，散瘀，利水，化湿。治跌打损伤，风湿关节痛，妇女经闭，乳痈，瘰疬，目赤肿痛，
水肿，黄疸，疟疾，痢疾。

【用法用量】煎服：9～15克（鲜品30～90克）。外用：捣烂敷患处或煎水熏洗。

## （6）黑腺珍珠菜 *Lysimachia heterogenea* Klatt

【药名别名】接骨丹。

【药用部位】为珍珠菜属植物黑腺珍珠
菜的全草。

【植物形态】多年生草本，全体无毛。
茎直立，高40～80厘米，四棱形，棱边有
狭翅和黑色腺点，上部分枝。基生叶匙形，
早凋，茎叶对生，无柄，叶片披针形或线状
披针形，极少长圆状披针形，长4～13厘米，
宽1～3厘米，先端稍锐尖或钝，基部钝或
耳状半抱茎，两面密生黑色粒状腺点。总状
花序生于茎端和枝端；苞片叶状，长于或近
等长于花梗；花梗长3～5毫米，花萼4～5
毫米，分裂近达基部，裂片线状披针形，背
面有黑色腺条和腺点；花冠白色，长约7毫
米，基部合生部分长约2.5毫米，裂片卵状
长圆形；雄蕊与花冠近等长，花丝贴生至花

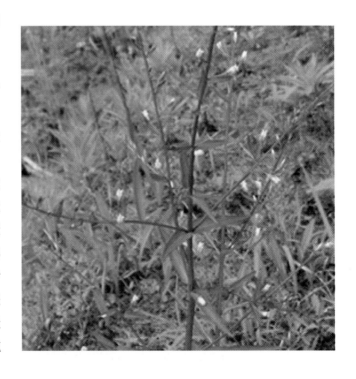

冠的中部，分离部分长约 3 毫米；花药腺形，长约 1.5 毫米，药隔顶端具胼胝状尖头；花粉粒具 3 孔沟，长球形，表面近于平滑；子房无毛，花柱长约 6 毫米，柱头膨大。蒴果球形，直径约 3 毫米。花期 5—7 月，果期 8—10 月。

【生境分布】生于海拔 200 ～ 900 米的水沟边、田埂边及湿地、草丛中。我市各地有分布。

【采收加工】夏、秋季采收，晒干或鲜用。

【功能主治】活血，解蛇毒。主治经闭，毒蛇咬伤。

【用法用量】煎服：15 ～ 30 克，或泡酒。外用：适量，鲜品捣烂敷患处。

## （7）山萝过路黄 *Lysimachia melampyroides* R. Knuth

【药名别名】无。

【药用部位】为珍珠菜属植物山萝过路黄的全草。

【植物形态】茎 2 至多条簇生，直立，高 15 ～ 50 厘米，圆柱形，密被褐色小糙伏毛，有分枝。叶对生，茎下部的 2 ～ 3 对较小，卵形至卵状披针形，具基部扩展成耳状的柄，茎上部叶卵状披针形，长 3 ～ 9 厘米，宽 5 ～ 25 毫米，先端渐尖或长渐尖，基部楔形，上面密被小糙伏毛，老时近于无毛，下面沿叶脉被毛，两面均密布腺点，侧脉 4 ～ 5 对，网脉不明显；叶柄长 2 ～ 10 毫米，密被褐色小糙伏毛，基部扩展成耳状。花通常单生于茎中部以上叶腋，在茎和枝端聚成总状花序状；花梗密被小糙伏毛，最下方的长 2 厘米，果时下弯；花萼长 6 ～ 8 毫米，分裂近达基部，裂片披针形，下部宽 1 ～ 1.5 毫米，先端渐尖成钻形，背面被小糙伏毛，有透明腺点，中肋明显；花冠

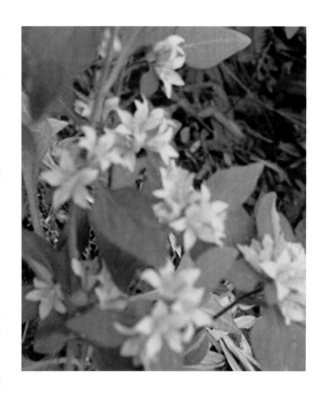

黄色，长 7 ～ 9 毫米，基部合生部分长 1 ～ 2 毫米，裂片倒卵状椭圆形，宽 4 ～ 6 毫米，先端圆钝；花丝基部合生成高约 2 毫米的筒；花药长圆形，长约 1.5 毫米；花粉粒具 3 孔沟，近长球形，表面具网状纹饰；花柱长约 6 毫米，下部和子房顶端均被铁锈色柔毛。蒴果近球形，直径 3 ～ 4 毫米，褐色。花期 5—6 月，果期 7—11 月。

【生境分布】生于海拔 650 ～ 1200 米的山谷林缘和灌丛中。我市各地有分布。

【采收加工】夏、秋季采收，洗净，鲜用或晒干。

【功能主治】用于跌打损伤，外伤出血，无名肿毒。

【用法用量】不详。可参考过路黄相关内容。

## （8）轮叶过路黄 *Lysimachia klattiana* Hance

【药名别名】见血住、轮叶排草、黄开口。

【药用部位】为珍珠菜属植物轮叶过路黄的全草。

【植物形态】多年生直立草本，高
15～40厘米，全株具铁锈色柔毛。茎通常
单出，甚少分枝。3叶轮生至多叶轮生，茎
顶端的叶多数聚生，根生叶有时对生；叶
片椭圆形或披针形，长3～5厘米，宽5～12
毫米，先端钝尖至渐尖，基部狭楔形；无柄。
花密集生于茎端，外面花梗长于内面花梗；
萼5裂，裂片线形，长约1厘米，背部凸起，
具长毛及不显著黑线纹；花冠黄色，5深裂，
裂片舌状椭圆形，先端钝尖，或微缺，较
萼片稍长；雄蕊5，长为花冠之半，花丝基
部连合成筒；花柱约与雄蕊等长。蒴果近
球形，直径约4毫米。花期5—6月，果熟
期6—7月。

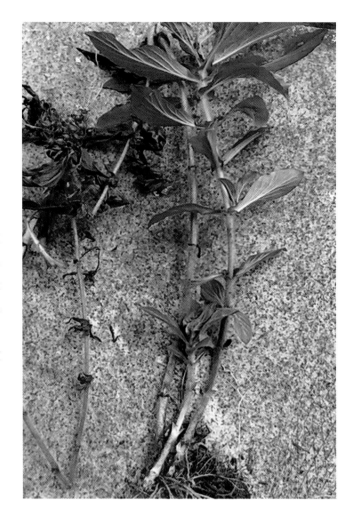

【生境分布】生于疏林下、林缘和山坡
阴处的草丛中。我市龟山有分布。

【采收加工】5—6月采收，晒干。

【功能主治】凉血止血，平肝，解蛇毒。
用于咯血，吐血，衄血，便血，外伤出血，失眠，
高血压，毒蛇咬伤。

【用法用量】煎服：15～30克，或捣汁。
外用：适量，鲜品捣烂敷患处。

## （9）缀瓣珍珠菜 *Lysimachia glanduliflora* Hanelt

【药名别名】狮子草、马兰花。

【药用部位】为珍珠菜属植物缀瓣珍珠
菜的全草。

【植物形态】多年生草本，全体无毛。
茎直立，高40～70厘米，四棱形，上部
疏生粒状腺点，通常不分枝。叶对生，很少
在茎上部互生，叶片卵形至卵状披针形，长
8～11厘米，宽2.5～3.5厘米，先端渐尖，
基部渐狭，边缘呈皱波状，上面绿色，下面
粉绿色，两面近边缘有暗紫色或黑色粒状粗
腺点和短腺条，叶柄短，长5～10毫米，具
翅，基部耳状抱茎。总状花序顶生，疏花，
花序轴和花梗散生粒状腺点；苞片线形，长

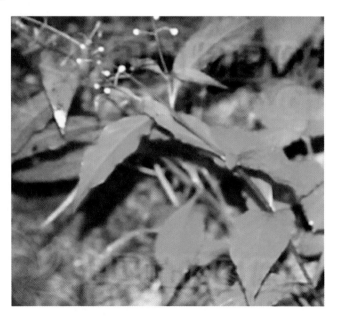

3～4.5毫米；花梗长7～9毫米，先端稍增粗；花萼3～3.5毫米，分裂近达基部，裂片三角状披针形，顶部稍钝，微反曲，背面有褐色粗腺条，边缘具小缘毛；花冠白色，阔钟形，长5～5.5毫米，分裂达中部，裂片近圆形或略呈扇形，先端有啮蚀状小齿，两面均具红色小腺体；雄蕊内藏，花丝贴生至花冠裂片的基部，分离部分长约1毫米；花药椭圆形，长1～1.5毫米，药隔顶端具红色小腺体；子房无毛，花柱稍粗壮，长约2毫米。蒴果球形，直径约2.5毫米。花期5月。

【生境分布】生于阴坡、荒地、路边。我市丘陵地区有分布。

【采收加工】夏季采收，洗净，鲜用或晒干。

【功能主治】活血调经，解毒消肿。主治慢性肝炎，月经不调，跌打肿痛，痈肿疮疖，毒蛇咬伤。

【用法用量】煎服：20～30克。外用：适量，鲜品捣烂敷患处。

### （10）狭叶珍珠菜 *Lysimachia pentapetala* Bunge

【药名别名】女儿红、红根草。

【药用部位】为珍珠菜属植物狭叶珍珠菜的全草。

【植物形态】一年生草本，全体无毛。茎直立，高30～60厘米，圆柱形，多分枝，密被褐色无柄腺体。叶互生，狭披针形至线形，长2～7厘米，宽2～8毫米，先端锐尖，基部楔形，上面绿色，下面粉绿色，有褐色腺点；叶柄短，长约0.5毫米。总状花序顶生，初时因花密集而成圆头状，后渐伸长，果时长4～13厘米；苞片钻形，长5～6毫米，花梗长5～10毫米；花萼长2.5～3毫米，下部合生达全长的1/3或近1/2，裂片狭三角形，边缘膜质；花冠白色，长约5毫米，基部合生仅0.3毫米，近于分离，裂片匙形或

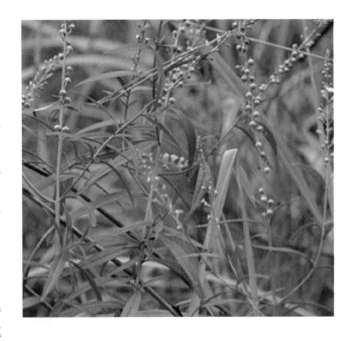

倒披针形，先端圆钝；雄蕊比花冠短，花丝贴生于花冠裂片的近中部，分离部分长约0.5毫米；花药卵圆形，长约1毫米；花粉粒具3孔沟，长球形，表面具网状纹饰；子房无毛，花柱长约2毫米。蒴果球形，直径2～3毫米。花期7—8月，果期8—9月。

【生境分布】生于山坡、荒地、路旁、田边和疏林下。我市各地都有分布。

【采收加工】夏、秋季采集，洗净，切片，鲜用或晒干。

【功能主治】主治虫蛇咬伤，咽喉肿痛，跌打损伤。

【用法用量】尚未查到相关资料。

## 146. 柿科 Ebenaceae

### （1）柿 *Diospyros kaki* Thunb.

【药名别名】柿蒂、柿子树、柿子。

【药用部位】为柿属植物柿的宿萼（柿蒂）。

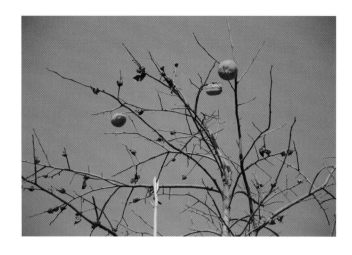

【植物形态】落叶乔木，高达 14 米。树皮鳞片状开裂，灰黑色；枝深棕色，具棕色皮孔，微有毛，嫩枝有柔毛。叶互生，叶柄有柔毛；叶片椭圆形至倒卵形，长 6～18 厘米，先端渐尖，基部阔楔形，全缘，革质，上面深绿色，主脉疏生柔毛，下面淡绿色，有短柔毛，沿叶脉密生淡褐色茸毛。花杂性，雄花成聚伞花序，雌花单生于叶腋；花黄白色，花萼下部短筒状，4 裂，内面有毛；花冠钟形，4 裂；雄蕊在雄花中 16 枚，在两性花中 8～16 枚，雌花有 8 枚退化雄蕊；子房上位，8 室，花柱自基部分离。浆果卵圆球形，直径 3.5～8 厘米，橙黄色或鲜黄色，基部有宿存萼片。花期 5 月，果期 9—10 月。

【生境分布】我市各地都有栽培。

【采收加工】冬季果实成熟时采摘，食用时收集，洗净，晒干。

【功能主治】降逆下气。用于呃逆，噫气，反胃。

【用法用量】煎汤：5～10 克，或入散剂。外用：适量，研末撒敷。

## （2）油柿 *Diospyros oleifera* Cheng

【药名别名】漆柿、野柿。

【药用部位】为柿属植物油柿的根。

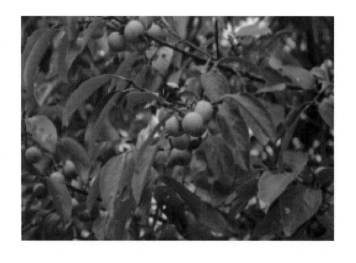

【植物形态】落叶乔木，高达 14 米，胸径达 40 厘米，树干通直；树皮深灰色或灰褐色，成薄片状剥落，露出白色的内皮；树冠阔卵形或半球形，枝叶中等疏密至略疏，约在树高一半处分枝。嫩枝、叶的两面、叶柄、雄花序、雄花的花萼和花冠裂片的上部、雌花的花萼、花冠裂片的两面、果柄等处有灰色、灰黄色或灰褐色柔毛。枝灰色，灰褐色或深褐色，疏生长柔毛。叶纸质，长圆形、长圆状倒卵形、倒卵形，长 6.5～17 厘米，宽 3.5～10 厘米，先端短渐尖，基部圆形，或近圆形而两侧稍不等，或为宽楔形，边缘稍背卷，上面深绿色，下面绿色，老叶的上面变无毛，中脉在上面稍凹下，在下面凸起，侧脉每边 7～9 条，在上面微凹，上面稍凸起，侧脉间有近横行的脉相连；叶柄长 6～10 毫米。果卵形、卵状长圆形、球形或扁球形，有种子 3～8 颗；种子近长圆形，长约 2.5 厘米，宽约 1.6 厘米，棕色，侧扁；宿存花萼在花后增大，厚革质，直径约 4 厘米，褐色，4 深裂，裂片近圆形或宽卵形，长 1.2 ～ 1.5 厘米，宽约 1.5 厘米，两侧向背后反曲；果柄粗短，长 8 ～ 10 毫米，直径约 4 毫米。花期 4—5 月，果期 8—10 月。

【生境分布】我市山区、乡镇有野生。

【采收加工】秋季挖根，洗净，切片，晒干。

【功能主治】治风火牙痛，肺热咳嗽。

【用法用量】尚未查到相关资料。据报道本品含碘量较高，有防治甲状腺肿的作用。

### （3）老鸦柿 *Diospyros rhombifolia* Hemsl.

【药名别名】牛奶柿、丁香柿。

【药用部位】为柿属植物老鸦柿的根或枝。

【植物形态】落叶灌木或小乔木，高达 8 米。主根粗壮，根皮黑褐色，质坚韧。枝条细而稍弯曲，有刺，嫩枝被黑褐色毛。叶互生，卵状菱形至倒卵形，长 4 ～ 5.5 厘米，宽 2 ～ 3 厘米，先端尖或钝，基部狭楔形，上面沿侧脉有浅黄色毛，老时则脱落，下面被疏柔毛。花白色，单生于叶腋，单性，雌雄异株。果卵球形或卵形，直径约 2 厘米，顶端有凸尖，具长柔毛，成熟时橙黄色；宿存萼片革质，近长方状披针形，先端渐尖，具显著的直脉纹。花期 5—6 月，果期 10 月。

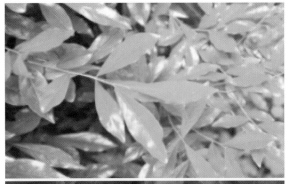
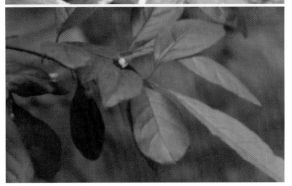

【生境分布】生于山坡灌丛、山谷沟旁或林中。我市主要分布于狮子峰林场。

【采收加工】全年可采，洗净，切片，晒干。

【功能主治】清湿热，利肝胆，活血化瘀。用于急性黄疸型肝炎，肝硬化，跌打损伤，骨结核。

【用法用量】内服：煎汤，10 ～ 30 克。

### （4）君迁子 *Diospyros lotus* L.

【药名别名】无核枣、黑枣。

【药用部位】为柿属植物君迁子的果实。

【植物形态】落叶乔木，高达 14 米。老树皮暗黑色，深裂成方块状；幼枝灰绿色，有短柔毛。单叶互生，椭圆形至长圆形，长 6 ～ 12 厘米，宽 3.5 ～ 5.5 厘米，先端尖，基部圆形至阔楔形，上面深绿色，初时密生柔毛，后渐脱落，下面近白色，至少在

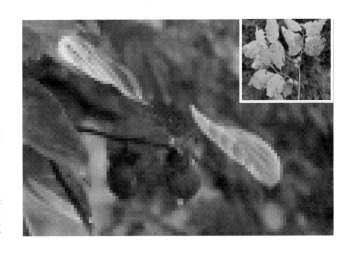

脉上有毛；叶柄长 5 ～ 25 毫米。花单性，雌雄异株，簇生于叶腋；花淡黄色至淡红色；花萼密生灰色柔毛，裂片三角形；雄花 2 ～ 3 朵集生，长约 5 毫米，雄蕊 16；雌花长 1 厘米，近无梗。浆果近球形至椭圆形，长 1.8 厘米，直径 1 ～ 1.5 厘米，初熟时为淡黄色，后变蓝黑色，被白蜡层。花期 5—6 月，果期 10—11 月。

【生境分布】生于山坡、宅旁。我市黄土岗、三河口等地有栽培。

【采集加工】10—11 月果实成熟时采收，晒干或鲜用。

【功能主治】止渴，除痰。治烦热，消渴。

【用法用量】煎服：15 ～ 30 克。

### （5）罗浮柿 *Diospyros morrisiana* Hance

【药名别名】乌蛇木、山柿。

【药用部位】为柿属植物罗浮柿的根、叶、茎皮。

【植物形态】灌木或小乔木，树皮黑色，片状剥落。小枝光滑无毛。叶革质，长椭圆形或卵状披针形，长 1 ～ 10 厘米，宽 2.5 ～ 4 厘米，顶端钝或渐尖，上面光滑无毛，下面沿中脉有微柔毛，中脉和侧脉在叶上面下陷，在下面隆起；叶柄长 8 ～ 10 毫米。花腋生，2 ～ 5 朵成簇，雄花有长 3 ～ 4 毫米的花梗；花萼 4 裂，裂片三角形，两面被毛或光滑；

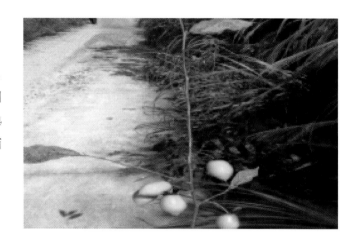

花冠 4 裂，光滑；雄蕊 16，花丝多少被微柔毛。果实球形，直径约 1.5 厘米，浅黄色；种子压扁，栗褐色。果柄粗短，长 8 ～ 10 毫米，直径约 4 毫米。花期 4—5 月，果期 8—10 月。

【生境分布】生于海拔 1100 ～ 1450 米的山坡、山谷疏林下及密林、灌丛或溪旁、水边等处。我市狮子峰林场的狮峰山有分布。

【采收加工】夏、秋季采收根，洗净，切段。叶、茎皮，鲜用或晒干。

【功能主治】叶、茎皮：解毒消炎，收敛止泻；用于食物中毒，腹泻，痢疾，水火烫伤。根：健脾利湿，主治纳呆，腹泻。

【用法用量】茎皮、叶：煎服，9 ～ 15 克，鲜叶可用至 30 克；外用适量，研末调敷。根：煎服，9 ～ 15 克。

## 147. 山矾科 Symplocaceae

### （1）山矾 *Symplocos sumuntia* Buch. -Ham. ex D. Don

【药名别名】山桂花。

【药用部位】为山矾属植物山矾的根、叶和花。

【植物形态】常绿灌木或小乔木，高 1.5 ～ 4 米，小枝褐色，无毛。叶薄革质，卵状披针形或椭圆形，长 4 ～ 9 厘米，宽 1.5 ～ 3.5 厘米，先端尾状渐尖，基部楔形，边缘有细锯齿，两面无毛，干后黄绿色，中脉在上面 2/3 以下部分凹入，下面凸起；
叶柄长约 5 毫米，总状花序长 2.5 ～ 4 厘米，
多少被毛，具 5 ～ 10 花，花梗短；萼筒无毛，
裂片披针状卵圆形，有微柔毛；花冠白色，
为萼的三倍长；雄蕊 25 ～ 35，基部合生；
子房顶端无毛。核果坛状，长约 6 毫米，黄
绿色。花期 4—5 月，果期 7—8 月。

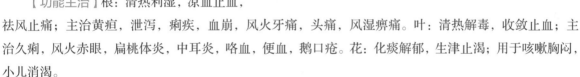

【生境分布】生于海拔 200 ～ 1500 米
的山谷、溪边灌丛中。我市山区丘陵、乡镇
有分布。

【采收加工】根：夏、秋季采挖，洗净，
切片晒干。花：春季采集，晒干。叶：夏、
秋季采集，鲜用或晒干。

【功能主治】根：清热利湿，凉血止血，
祛风止痛；主治黄疸，泄泻，痢疾，血崩，风火牙痛，头痛，风湿痹痛。叶：清热解毒，收敛止血；主
治久痢，风火赤眼，扁桃体炎，中耳炎，咯血，便血，鹅口疮。花：化痰解郁，生津止渴；用于咳嗽胸闷，
小儿消渴。

【用法用量】根：煎服，15 ～ 30 克。叶：煎服，15 ～ 30 克；外用适量，煎水洗或捣汁含漱、滴耳。
花：煎服，6 ～ 9 克。

## （2）华山矾　*Symplocos chinensis* (Lour.) Druce

【药名别名】土常山。

【药用部位】为山矾属植物华山矾的根、
叶和果实。

【植物形态】落叶灌木，高 1 ～ 3 米，
幼枝、叶柄、叶下面及花序均密被柔毛。叶
倒卵形至椭圆形，长 4 ～ 7 厘米，宽 2 ～ 4
厘米，先端急短尖，基部楔形或圆形，边缘
有细锯齿，中脉在上面凹下。圆锥花序顶生
及腋生，长 4 ～ 6 厘米，花白色，直径 8 ～ 10
毫米；萼 5 裂，密被毛，长约 2 毫米；花瓣
卵形，长约 3 毫米；雄蕊 45 ～ 50，花丝基
部合成五束。核果卵形，长约 6 毫米，熟时
蓝色，被柔毛。花期 6—7 月，果期 7—8 月。

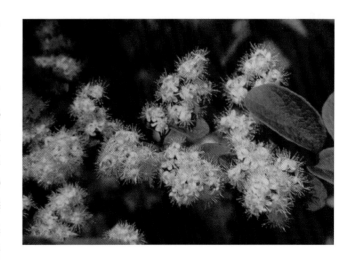

【生境分布】生于海拔 1000 米以下的丘陵、山坡、杂木林中。我市山区乡镇有分布。

【采收加工】根：四季可采，洗净，切片，鲜用或晒干。果实：成熟时采集，晒干。叶：夏、秋季采集，
晒干。

【功能主治】根：解表退热，解毒除烦；用于感冒发热，心烦口渴，疟疾，腰腿痛，狂犬咬伤，毒蛇咬伤。叶：外用治外伤出血。果实：清热解毒，主治烂疮。

【用法用量】根：煎服，9～15克。叶：外用适量，鲜品捣烂或干品研末敷患处。果实：外用适量，研末撒敷。

### （3）白檀 *Symplocos paniculata* (Thunb.) Miq.

【药名别名】风桃树、乌子树。

【药用部位】为山矾属植物白檀的树皮、叶和花。

【植物形态】落叶灌木或小乔木，嫩枝、叶两面、叶柄和花序均被柔毛。叶椭圆形或倒卵形，长3～11厘米，宽2～4厘米，顶端急尖或渐尖，基部楔形，边缘有细尖锯齿，中脉在上面凹下。圆锥花序生于新枝顶端，长4～8厘米，花均有长花梗；花萼长约2毫米，裂片有毛；花冠有芳香，长4～5毫米，5深裂，有极短的花冠筒；雄蕊约30枚，花丝基部合生成五体雄蕊；子房顶端圆锥状，无毛，2室。核果蓝色，卵形，稍偏斜，长5～8毫米，宿存萼裂片直立。花期5月，果熟期7月。

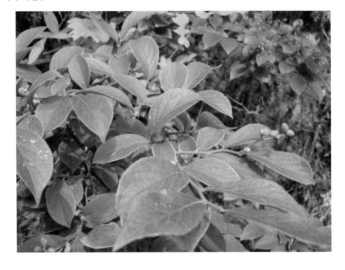

【生境分布】多生于海拔200～1000米的丘陵山地疏林、灌丛中。我市五脑山有分布。

【采收加工】根：秋、冬季挖取。叶：春、夏季采摘。花、种子：5—7月花果期采收，晒干。

【功能主治】清热解毒，调气散结，祛风止痒。用于乳腺炎，淋巴腺炎，肠痈，疮疖，疝气，荨麻疹，皮肤瘙痒。

【用法用量】煎服：9～24克，单用根可至30～45克。外用：适量，煎水洗或研末调敷。

【附注】本品资料摘自《中华本草》，其功用未见按药用部位详细分述的资料。

## 148. 安息香科 Styracaceae

### （1）野茉莉 *Styrax japonicus* Sieb. et Zucc.

【药名别名】木梢子、山白果。

【药用部位】为安息香属植物野茉莉的根。

【植物形态】灌木或小乔木，高4～8米，少数高达10米，树皮暗褐色或灰褐色，平滑；嫩枝稍扁，开始时被淡黄色星状柔毛，以后脱落变为无毛，暗紫色，圆柱形。叶互生，纸质或近革质，椭圆形或长圆状椭圆形至卵状椭圆形，长4～10厘米，宽2～5（6）厘米，顶端急尖，常稍弯，基部楔形或宽楔形，边近全缘，下面除主脉和侧脉汇合处有白色长髯毛外无毛，侧脉每边5～7条，第三级小脉网状，较密，两面均明显隆起；叶柄长5～10毫米，上面有凹槽，总状花序顶生，有花5～8朵，花白色；花萼漏斗状。

果实卵形，顶端具短尖头，外面被茸毛，有不规则皱纹；种子褐色，有深皱纹。花期4—7月，果期9—11月。

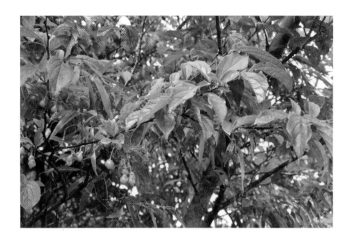

【生境分布】生于山坡林中。我市小漆园成家山有分布。

【采收加工】夏、秋季采集，晒干。

【功能主治】根：治口腔炎，咽喉炎，牙龈炎。虫瘿、叶、果实：治风湿。花：治喉痛，牙疼。

【用法用量】煎服：6～10克。虫瘿、叶、果实：适量，共研末，烧烟熏患处。

### （2）白花龙　*Styrax faberi* Perk.

【药名别名】白龙条、响铃子。

【药用部位】为安息香属植物白花龙的根、叶。

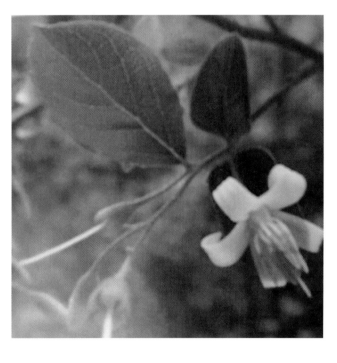

【植物形态】灌木或小乔木，高2～8米；树皮褐色。叶矩圆状椭圆形至椭圆形，稀矩圆状倒卵形，长3～10厘米，宽2～5厘米，仅具1～3毫米的短柄。花长13～15毫米，单生或2～6朵成总状花序或因小枝上部叶片退化而似圆锥花序；花冠裂片5，长8～11毫米，在花蕾中作镊合状排列。种子表面微具皱纹。果实倒卵形或近球形，长6～8毫米，直径5～7毫米，外面密被灰色星状短柔毛，果皮厚约0.5毫米，平滑。花期4—6月，果期8—10月。

【生境分布】生于海拔100～600米低山区和丘陵地灌丛中。我市狮子峰、顺河镇、张家畈镇、夫子河镇、乘马岗镇、三河口镇、五脑山等地有分布。

【采收加工】秋季挖根，洗净切片，晒干。夏、季秋采叶，晒干。

【功能主治】根：用于治胃脘痛。叶：用于止血，生肌，消肿。

【用法用量】尚未查到相关资料。

## 149. 木樨科 Oleaceae

### （1）连翘　*Forsythia suspensa* (Thunb.) Vahl

【药名别名】元召、元翘。

【药用部位】为连翘属植物连翘的果实。

【植物形态】落叶灌木，高 2～4 米，枝开展或伸长，稍带蔓性，常着地生根，小枝稍呈四棱形，节间中空，仅在节部具有实髓。单叶对生，或成为 3 小叶；叶柄长 8～20 毫米；叶片卵形、长卵形、广卵形以至圆形，长 3～7 厘米，宽 2～4 厘米，先端渐尖、急尖或钝。基部阔楔形，半革质。花先于叶开放，腋生，长约 2.5 厘米；花萼 4 深裂，椭圆形；花冠基部管状，上部 4 裂，裂片卵

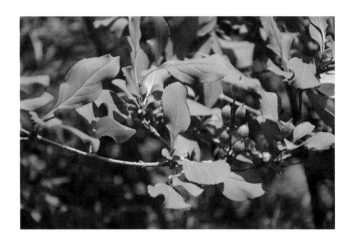

圆形。金黄色，通常具橘红色条纹；雄蕊 2，着生于花冠基部。蒴果狭卵形略扁，长 0.7～1.5 厘米，先端有短喙，成熟时 2 瓣裂。种子多数，棕色，狭椭圆形，扁平，一侧有薄翅。花期 3—5 月，果期 7—8 月。

【生境分布】1670 年《麻城县志》就有连翘分布的记载，现在见于黄土岗镇、惠兰山和平堵山等地，曾栽培后遗留或逸为野生的数株；原麻城师范植物园有少量栽培。

【采收加工】老翘在 10 月上旬果实熟透变黄，果壳裂开时采收，晒干，筛去种子及杂质。青翘于 9 月上旬，果皮呈青色尚未成熟时采下，置沸水中稍煮片刻，取出晒干。

【功能主治】清热解毒，消肿散结。用于痈疽，瘰疬，乳痈，丹毒，风热感冒，温病初起，温热入营，高热烦渴，神昏发斑，热淋尿闭。

【用法用量】煎服：6～15 克。

## （2）金钟花 *Forsythia viridissima* Lindl.

【药名别名】土连翘。

【药用部位】为连翘属植物金钟花的果实及根、叶。

【植物形态】落叶灌木，高可达 3 米。全株除花萼裂片边缘具毛外，其余均无毛。小枝绿色或黄绿色，呈四棱形，皮孔明显，具片状髓。叶柄长 6～12 毫米；叶片长椭圆形至披针形，或倒卵状长椭圆形，长 3.5～15 厘米，宽 1～4 厘米，先端锐尖，基部楔形，通常上半部具不规则锐锯齿或粗锯齿，稀近全缘。花 1～3 朵着生于叶腋，先于叶开放；花梗长 3～7 毫米；花萼长 3.5～5 毫米，裂片绿色，卵形，具毛；花冠深黄色，长

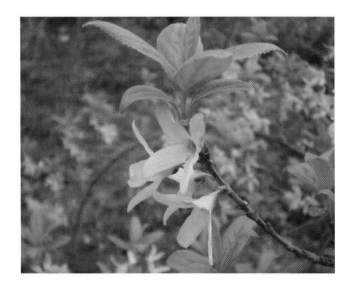

1.1～2.5 厘米，花冠管长 5～6 毫米，裂片狭长圆形至长圆形，内面基部具橘黄色条纹，反卷；在雄蕊长 3.5～5 毫米花中，雌蕊长 5.5～7 毫米，在雄蕊长 6～7 毫米的花中，雌蕊长约 3 毫米。果卵形或宽卵形，基部稍圆，先端喙状渐尖，具皮孔，花期 3—4 月，果期 8—11 月。

【生境分布】生于山坡灌丛中、溪岸、林缘。我市黄土岗镇的刘家山有分布。

【采收加工】果实：夏、秋季采收，晒干。根：全年均可采挖，洗净，切段，鲜用或晒干。叶：春、夏、秋季均可采集，鲜用或晒干。

【功能主治】清热，解毒，散结。用于感冒发热，目赤肿痛。

【用法用量】煎服：10～15克，鲜品加倍。外用：适量，煎水洗。

### （3）白蜡树 *Fraxinus chinensis* Roxb.

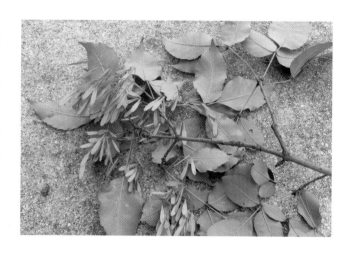

【药名别名】秦皮、梣。

【药用部位】为梣属植物白蜡树的树皮。

【植物形态】乔木，高达15米，小枝无毛。叶长13～20厘米，小叶5～9枚，但以7枚为多，无柄或有短柄，椭圆形或椭圆状卵形，长3～10厘米，宽1～4厘米，顶端渐尖或钝，基部狭，边缘有锯齿或波状锯齿；上面无毛，下面沿脉有短柔毛。圆锥花序侧生或顶生于当年生枝上，无毛，大而疏松；花萼钟状，不规则分裂；无花瓣。翅果倒披针形，长3～4厘米，宽4～6毫米，顶端尖，钝或微凹。花期5月，果期6—7月。

【生境分布】生于山间向阳路旁、坡地湿润处或栽培。我市王家边村、狮子峰、乘马岗镇有分布。

【采收加工】春、秋季剥下枝皮或干皮，晒干。

【功能主治】清热燥湿，平喘止咳，明目。治细菌性痢疾，肠炎，带下，慢性支气管炎，目赤肿痛，迎风流泪，牛皮癣。

【用法用量】内服：煎汤，6～12克；或入丸剂。外用：适量，煎水洗。

【附注】①本品为秦皮正品来源之一。②对湿热下痢、里急后重者，常配伍白头翁、黄连、黄柏等同用。用于目赤肿痛等症时，可与黄连、竹叶等配伍同用，也可用以煎汁洗眼。

### （4）花曲柳 *Fraxinus rhynchophylla* Hance

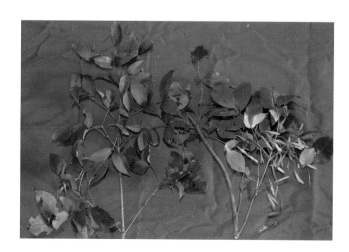

【药名别名】秦皮、苦枥白蜡树。

【药用部位】为梣属植物花曲柳的树皮。

【植物形态】落叶乔木，高10米左右。树皮灰褐色，较平滑，老时浅裂；小枝亦平滑，皮孔稀疏，阔椭圆形；芽短阔，密被褐色茸毛。奇数羽状复叶，对生；叶轴光滑无毛，小叶通常5片，罕有3或7片，小叶柄长5～15毫米，光滑无毛；叶片卵形，罕有长卵形或阔卵形，顶端1片最大，长8～11厘米，宽4.5～6.5厘米，基部一对最小，长 4～6 厘米，宽 3～4.5 厘米，先端渐尖，基部阔楔形或略呈圆形，边缘有浅粗锯齿，上面光滑，下面沿中脉下部之两侧有棕色柔毛。花与叶同时开放，或稍迟于叶，圆锥花序生于当年生枝顶端及叶腋；花小，花萼杯状，4 裂；无花冠，雄蕊 2，外露；雌蕊 2，心皮合生，柱头 2 裂。翅果倒长披针形，窄或稍宽，长约 3 厘米，先端窄圆或窄尖。花期 5—6 月，果期 8—9 月。

【生境分布】生于山坡林下。我市龟山等地有分布。

【采收加工】春、秋季剥取树皮，切成 30～60 厘米长的短节，晒干。

【功能主治】清热燥湿，收涩，明目。用于热痢，泄泻，赤白带下，目赤肿痛，目生翳膜。

【用法用量】煎服：6～12 克。外用：适量，煎洗患处。

## （5）苦枥木 *Fraxinus insularis* Hemsl.

【药名别名】大叶白蜡树。

【药用部位】为梣属植物苦枥木的枝叶。

【植物形态】落叶大乔木，高 20～30 米，胸径 30～85 厘米；树皮灰色，平滑。芽狭三角状圆锥形，密被黑褐色茸毛，干后变黑色光亮，芽鳞紧闭，内侧密被黄色曲柔毛。嫩枝扁平，细长而直，棕色至褐色，皮孔细小，点状突起，白色或淡黄色，节膨大。羽状复叶长 10～30 厘米，叶柄长 5～8 厘米，基部稍增厚，变黑色；叶轴平坦，具不明显浅沟；小叶（3）5～7 枚，纸质，长圆形或椭圆状披针形，长 6～9（13）厘米，宽 2～3.5（4.5）厘米，顶生小叶与侧生小叶近等大，先端急尖、渐尖以至尾尖，基部

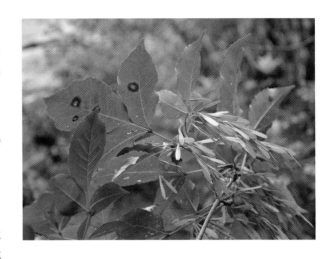

楔形至钝圆，两侧不等大，叶缘具浅锯齿，或中部以下近全缘，两面无毛，上面深绿色，下面淡白色，圆锥花序生于当年生枝端，顶生及侧生叶腋，长 20～30 厘米，分枝细长，多花，叶后开放；花序梗扁平而短，基部有时具叶状苞片，无毛；花梗丝状，长约 3 毫米；翅果红色至褐色，长匙形，长 2～4 厘米，宽 3.5～4 毫米，先端钝圆，微凹并具短尖头，翅下延至坚果上部，坚果近扁平；花萼宿存。花期 4—5 月，果期 7—9 月。

【生境分布】生于海拔 1200 米的山坡林中。我市狮子峰和木子店镇有分布。

【采收加工】夏、秋季采集，鲜用或切段，晒干。

【功能主治】主治风湿痹痛。

【用法用量】外用：煎洗或研粉调敷。

## （6）紫丁香 *Syringa oblata* Lindl.

【药名别名】紫白丁、白丁香、华北丁香。

【药用部位】为丁香属植物紫丁香的叶、树皮。

【植物形态】灌木或小乔木，高可达 5 米。树皮灰褐色或灰色。小枝、花序轴、花梗、苞片、花萼幼

叶两面以及叶柄密被腺毛。单叶对生，叶柄长 1 ～ 3 厘米；叶片革质或厚革质，卵圆形至肾形，宽常大于长，长 2 ～ 14 厘米，宽 2 ～ 15 厘米，先端短凸尖至长渐尖或锐尖，基部心形、截形至近圆形，或宽楔形；萌枝上叶片常呈长卵形。圆锥花序直立，由侧芽抽生，近球形或长圆形，花梗长 0.5 ～ 3 毫米；花萼长约 3 毫米，萼齿渐尖、锐尖或钝；花冠紫色，长 1.1 ～ 2 厘米，花冠管圆柱形，长 0.8 ～ 1.7 厘米，裂片呈直角开展，卵圆形、椭圆形至倒圆形；雄蕊 2，花药黄色，位于距花冠管喉部 0 ～ 4 毫米处。蒴果倒卵状椭圆形、卵形至长椭圆形，长 1 ～ 1.5 厘米，先端长渐尖，光滑。花期 4—5 月，果期 6—10 月。

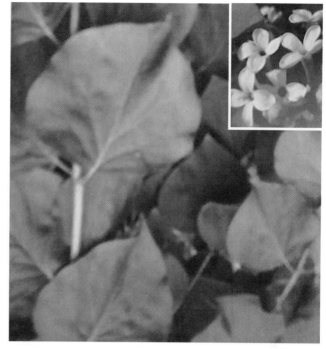

【生境分布】生于海拔 300 ～ 1500 米的山坡丛林、河谷沟边等处。我市三河口镇有栽培。

【采收加工】夏、秋季采收，鲜用或晒干。

【功能主治】树皮：清热燥湿，止咳定喘。叶：清热，解毒，止咳，止痢；用于咳嗽，泄泻痢疾，疟腮，肝炎。

【用法用量】内服：煎汤，2 ～ 6 克。

【附注】本品与公丁香、母丁香的来源、功用完全不同。

## （7）云南黄馨 *Jasminum mesnyi* Hance

【药名别名】野迎春、云南黄素馨、云南迎春。

【药用部位】为素馨属植物云南黄馨的叶。

【植物形态】常绿直立亚灌木，高 0.5 ～ 5 米，枝条下垂。小枝四棱形，具沟，光滑无毛。叶对生，三出复叶或小枝基部具单叶；叶柄长 0.5 ～ 1.5 厘米，具沟；叶片和小叶片近革质，两面几无毛，叶缘反卷，具毛，中脉在下面凸起，侧脉不甚明显；小叶片长卵形或长卵状披针形，先端钝或圆，具小尖头，基部楔形，顶生小叶片长 2.5 ～ 6.5 厘米，宽 0.5 ～ 2.2 厘米，基部延伸成短柄，侧生小叶片较小，长 1.5 ～ 4 厘米，宽 0.6 ～ 2 厘米，无柄；单叶为宽卵形或椭圆形，有时几近圆形，长 3 ～ 5 厘米，宽 1.5 ～ 2.5 厘米。花通常单生

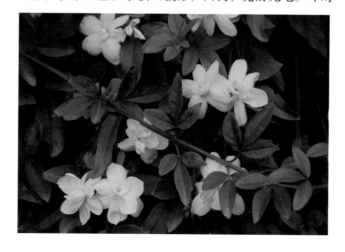

于叶腋，稀双生或单生于小枝顶端；苞片叶状，倒卵形或披针形，长 5 ～ 10 毫米，宽 2 ～ 4 毫米；花梗粗壮，长 3 ～ 8 毫米；花萼钟状，裂片 5 ～ 8 枚，小叶状，披针形，长 4 ～ 7 毫米，宽 1 ～ 3 毫米，先端锐尖；花冠黄色，漏斗状，直径 2 ～ 4.5 厘米，花冠管长 1 ～ 1.5 厘米，裂片 6 ～ 8 枚，宽倒卵形或长圆形，长 1.1 ～ 1.8 厘米，宽 0.5 ～ 1.3 厘米，栽培时出现重瓣。果椭圆形，两心皮基部愈合，直径 6 ～ 8 毫米。花期 11 月至翌年 8 月，果期 3—5 月。

【生境分布】生于海拔 500 ～ 2600 米的林下沟岸边。我市五脑山和城区有栽培。

【采收加工】夏、秋季采收，晒干。

【功能主治】用于跌打损伤，青肿，刀伤出血，无名肿毒。

【用法用量】一般外用，煎洗或鲜品捣烂外敷，或干叶研粉调敷。

## （8）迎春花 *Jasminum nudiflorum* Lindl.

【药名别名】清明花。

【药用部位】为素馨属植物迎春花的花和叶。

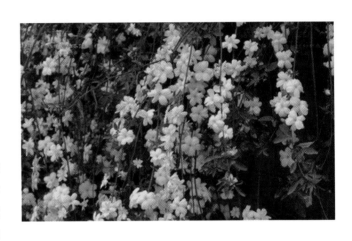

【植物形态】落叶灌木，直立或匍匐，高 0.3 ～ 5 米。小枝四棱形，棱上多少具狭翼。叶对生，三出复叶，小枝基部常具单叶；叶轴具狭翼，叶柄长 3 ～ 10 毫米；小叶片卵形、长卵形或椭圆形、狭椭圆形，稀倒卵形，先端锐尖或钝，具短尖头；基部楔形，叶缘反卷；顶生小叶片较大，长 1 ～ 3 厘米，宽 0.3 ～ 1.1 厘米，无柄，侧生小叶，长 0.6 ～ 2.3 厘米，宽 0.2 ～ 1 厘米，无柄；单叶为卵形。花单生于去年生小枝的叶腋，苞片小叶状，披针形、卵形或椭圆形；花梗长 2 ～ 3 毫米；花萼绿色，裂片 5 ～ 6 枚，窄披针形，先端锐尖；花冠黄色，长圆形或椭圆形，长 0.8 ～ 1.3 厘米，宽 3 ～ 6 毫米；雄蕊 2，子房 2 室。花期 4—5 月。

【生境分布】生于山坡岸边。我市各地有栽培。

【采收加工】叶：夏、秋季采收，鲜用或晒干。花：4—5 月采集，烘干。

【功能主治】花：清热解毒，活血消肿；用于发热头痛，咽喉肿痛，小便热痛，恶疮肿毒，跌打损伤。叶：清热，利湿，解毒；用于感冒发热，小便淋痛，外阴瘙痒，肿毒恶疮，跌打损伤，刀伤出血。

【用法用量】花：煎服，10 ～ 20 克；外用适量，煎水洗；或捣烂敷患处。叶：10 ～ 20 克；外用适量，煎水洗；或捣烂敷患处。

## （9）清香藤 *Jasminum lanceolarium* Roxb.

【药名别名】破骨风、光清香藤。

【药用部位】为素馨属植物清香藤的根及茎叶。

【植物形态】大型攀援灌木，高 10 ～ 15 米。小枝圆柱形，稀具棱，节处稍压扁，光滑无毛或被短柔毛。叶对生或近对生，三出复叶；叶柄长 1 ～ 4.5 厘米，具沟，沟内常被微柔毛；小叶片椭圆形、卵形或披针形，稀近圆形，长 3.5～16 厘米，宽 1～9 厘米，先端钝、锐尖、渐尖或尾尖，基部圆形或楔形，顶生小叶柄稍长或等长于侧生小叶柄，长 0.5～4.5 厘米。复聚伞花序常排列成圆锥状，顶生或腋生；苞片线形，长 1～5 毫米；花梗短或无，果时增粗增长，无毛或密被毛；花芳香，花萼筒状，光滑或被短柔毛，果时增大，萼齿三角形；花冠白色，高脚碟状，花冠管纤细，长 1.7～3.5 厘米，裂片 4～5 枚，披针形、椭圆形或长圆形，先端钝或微尖；花柱异长。果球形或椭圆形，长 0.6～1.8 厘米，直径 0.6～1.5 厘米，两心皮基部相连或仅一心皮成熟，黑色，干时呈橘黄色。花期 4—10 月，果期 6 月至翌年 3 月。

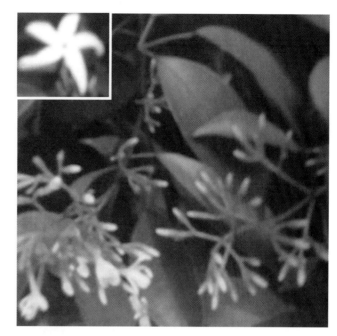

【生境分布】生于海拔 2200 米以下的山坡灌丛或山谷林中。我市狮子峰自然保护区有分布。

【采收加工】秋、冬季挖根，洗净，切片。茎叶于夏、秋季采收，切段，鲜用或晒干。

【功能主治】祛风除湿，活血止痛。治风湿腰腿关节疼痛，跌打损伤，疮毒，痈疽。

【用法用量】内服：煎汤，9～15 克；或泡酒。外用：煎水洗。

## （10）茉莉花 *Jasminum sambac* (L.) Ait.

【药名别名】茉莉。

【药用部位】为素馨属植物茉莉花的花。

【植物形态】直立或攀援灌木，高达 3 米。小枝圆柱形或稍压扁状，有时中空，疏被柔毛。叶对生，单叶，叶片纸质，圆形、椭圆形、卵状椭圆形或倒卵形，长 4～12.5 厘米，宽 2～7.5 厘米，两端圆或钝，基部有时微心形，侧脉 4～6 对，在上面稍凹入，下面凸起，细脉在两面常明显，微凸起，除下面脉腋间常具簇毛外，其余无毛；叶柄长 2～6 毫米，被短柔毛，具关节。聚伞花序顶生，通常有花 3 朵，有时单花或多达 5 朵；花序梗长 1～4.5 厘米，被短柔毛；苞片微

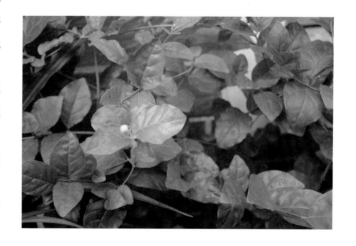

小，锥形，长 4～8 毫米；花梗长 0.3～2 厘米；花极芳香；花萼无毛或疏被短柔毛，裂片线形，长 5～7 毫米；花冠白色，花冠管长 0.7～1.5 厘米，裂片长圆形至近圆形，宽 5～9 毫米，先端圆或钝。果球形，直径约 1 厘米，呈紫黑色。花期 5—8 月，果期 7—9 月。

【生境分布】我市城区有栽培。

【采收加工】夏季花初开时采收，立即晒干或烘干。

【功能主治】理气止痛，辟秽开郁，和中。用于下痢腹痛，目赤红肿，疮毒。

【用法用量】煎服：3～10克，或代茶饮。外用：适量，煎水洗或菜油浸滴耳。

【附注】茉莉花根（有毒）具麻醉、止痛作用。用于跌损筋骨，龋齿，头痛，失眠。

### （11）女贞 *Ligustrum lucidum* Ait.

【药名别名】四季青。

【药用部位】为女贞属植物女贞的果实。

【植物形态】高6米左右。常绿乔木，树冠卵形。树皮灰绿色，平滑不开裂。枝条开展，光滑无毛。单叶对生，卵形或卵状披针形，先端渐尖，基部楔形或近圆形，全缘，表面深绿色，有光泽，无毛，叶背浅绿色，革质。6—7月开花，花白色，圆锥花序顶生。浆果状核果近肾形，10—11月果熟，熟时深蓝色。

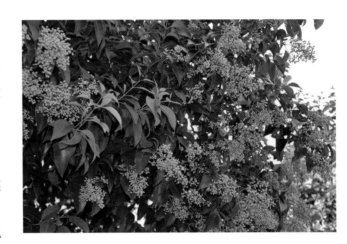

【生境分布】生于山坡林中、林缘谷地或栽培。我市各地都有分布。

【采收加工】冬季果实成熟时采收，除去枝叶，稍蒸或置于沸水中略烫后，晒干，也可直接晒干。

【功能主治】补益肝肾，清虚热，明目。用于头昏目眩，腰膝酸软，遗精，耳鸣，肝肾阴虚，须发早白，视物昏暗，阴虚发热，胃病，痛风及高尿酸血症。

【用法用量】煎服：10～15克。

【附注】据报道，女贞子有降血脂、抗动脉硬化、降血糖、护肝、升高白细胞、提高免疫功能等作用。此外，还具有强心、扩张心脑血管、利尿、缓泻及止咳的作用。

### （12）蜡子树 *Ligustrum molliculum* Hance

【药名别名】水白蜡、黄家榆。

【药用部位】为女贞属植物蜡子树的树皮。

【植物形态】落叶灌木或小乔木。小枝常开展，被硬毛、柔毛或无毛。叶椭圆形或披针形，长4～7厘米，宽2～3厘米，先端尖、短渐尖或钝，基部楔形或近圆形，两面疏被柔毛或无毛，沿中脉被硬毛或柔毛；叶柄长1～3毫米，被硬毛、柔毛或无毛。花序轴被硬毛、柔毛或无毛。花梗长不及2毫米，花萼长2～5毫米，被微柔毛或无毛；

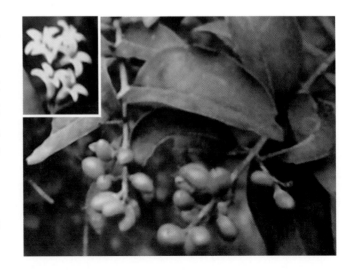

花冠长 0.6～1 厘米，花冠筒较裂片长 2 倍；雄蕊长达花冠裂片中部。果近球形或宽长圆形，长 0.5～1 厘米，成熟时蓝黑色。花期 6—7 月，果期 8—11 月。

【生境分布】生于海拔 500～2100 米的沟谷或山坡灌丛中。我市三河口镇、宋埠镇、狮子峰有分布。

【采收加工】春、夏季剥取树皮，切片，晒干。

【功能主治】主治头痛，牙痛，水肿，湿疮，疥癣，蛇咬伤，肝硬化，同时还有在体外抑菌、抗炎、降压等功效。

【用法用量】煎服：9 克。外用：适量，煎水（含漱或湿敷）。

【附注】蜡子树树皮、根、叶被列入《中草药大典》和《本草纲目》（上卷）。

## （13）小叶女贞 *Ligustrum quihoui* Carr.

【药名别名】小白蜡。

【药用部位】为女贞属植物小叶女贞的根、叶。

【植物形态】落叶灌木，高 1～3 米。小枝淡棕色，圆柱形，密被微柔毛，后脱落。叶片薄革质，形状和大小变异较大，披针形、长圆状椭圆形、椭圆形、倒卵状长圆形至倒披针形或倒卵形，长 1～4（5.5）厘米，宽 0.5～2（3）厘米，先端锐尖、钝或微凹，基部狭楔形至楔形，叶缘反卷，上面深绿色，下面淡绿色，常具腺点，两面无毛，稀沿中脉被微柔毛，中脉在上面凹入，下面凸起，

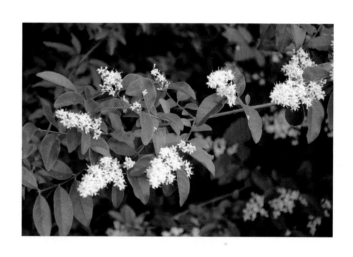

侧脉 2～6 对，不明显，在上面微凹入，下面略凸起，近叶缘处网结不明显；叶柄长 0～5 毫米，无毛或被微柔毛。圆锥花序顶生，近圆柱形，长 4～15（22）厘米，宽 2～4 厘米，分枝处常有 1 对叶状苞片；小苞片卵形，具毛；花萼无毛，长 1.5～2 毫米，萼齿宽卵形或钝三角形；花冠长 4～5 毫米，花冠管长 2.5～3 毫米，裂片卵形或椭圆形，长 1.5～3 毫米，先端钝；雄蕊伸出裂片外，花丝与花冠裂片近等长或稍长。果倒卵形、宽椭圆形或近球形，呈紫黑色。花期 5—7 月，果期 8—11 月。

【生境分布】生于山地、路边、沟边，也有栽培。我市山区乡镇及城区有分布。

【采收加工】夏、秋季采收，晒干或鲜用。

【功能主治】根：治跌打损伤，咳嗽，带下。叶：主治小儿口腔炎，烫伤。

【用法用量】煎服：9～18 克。外用适量：捣烂外敷或捣汁涂或研粉香油调敷。

## （14）小蜡 *Ligustrum sinense* Lour.

【药名别名】小白蜡树。

【药用部位】为女贞属植物小蜡的树皮及枝叶。

【植物形态】落叶灌木或小乔木，高 2～4 米。小枝圆柱形，幼时被淡黄色短柔毛或柔毛。单叶，对生；叶柄长 2～8 毫米，被短柔毛；叶片纸质或薄革质，卵形至披针形，或近圆形，长 2～7 厘米，宽 1～3 厘米，先端锐尖、短尖至渐尖，或钝而微凹，基部宽楔形至近圆形，或为楔形，上面深绿色，沿中脉被短

柔毛。圆锥花序顶生或腋生，塔形，花序轴被较密淡黄色短柔毛或柔毛以至近无毛；花梗长1～3毫米，被短柔毛，先端呈截形，裂片长圆状椭圆形。花期3—6月，果期9—12月。

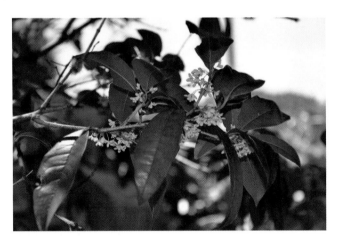

【生境分布】生于山坡、疏林下或路旁。我市三河口镇、龟山等地有分布。

【采收加工】夏、秋季采树皮及枝叶，鲜用或晒干。

【功能主治】清热利湿，解毒消肿。用于感冒发热，肺热咳嗽，咽喉肿痛，口舌生疮，湿热黄疸，痢疾，痈肿疮毒，湿疹，皮炎，跌打损伤，烫伤。

【用法用量】煎服：10～15克，鲜品加倍。外用：适量，煎水含漱或熬膏涂或捣烂、绞汁涂敷。

## （15）桂花 *Osmanthus fragrans* (Thunb.) Lour.

【药名别名】木犀、丹桂。

【药用部位】为木犀属植物桂花的根、果及花。

【植物形态】常绿灌木或小乔木，高达12米。叶革质，椭圆形至椭圆状披针形，长4～12厘米，宽2～4厘米，顶端急尖或渐尖，基部楔形，全缘或上半部疏生细锯齿，侧脉每边6～10条，网脉不甚明显，上面下凹，下面隆起；叶柄长约2厘米。花序簇生于叶腋；花梗纤细，长3～10毫米，基部苞片长3～4毫米；花萼长1毫米，4裂，边缘啮蚀状；花冠白色，极芳香，长3～4.5毫米，4裂，花冠筒长1～1.5毫米；雄蕊2，花丝极短，着生于花冠筒近顶部。核果椭圆形，长1～1.5厘米，熟时紫黑色。花期秋季，果期翌年3月（按花颜色分金桂、银桂和丹桂）。

【生境分布】栽培于村落和庭院。我市各地有分布。

【采收加工】秋季采花，春季采果，四季采根，分别晒干。

【功能主治】花：散寒破结，化痰止咳；用于牙痛，咳喘痰多，经闭腹痛。果：暖胃，平肝，散寒；用于虚寒胃痛。根：祛风湿，散寒；用于风湿筋骨疼痛，腰痛，肾虚，牙痛。

【用法用量】煎服：花，3～12克；果，6～12克；根，60～90克。

# 150. 马钱科 Loganiaceae

## （1）醉鱼草 *Buddleja lindleyana* Fort.

【药名别名】醉鱼花、闹鱼药。

【药用部位】为醉鱼草属植物醉鱼草的全草。

【植物形态】落叶灌木，高 1～2.5 米，树皮茶褐色。小枝具四棱而稍有翅，棱的两面有短白茸毛，老则脱落。叶对生，卵圆形至矩状披针形，长 3～8 厘米，宽 1.5～3 厘米，纸质，先端尖，全缘或有小齿，基部浑圆至钝形或楔形；幼嫩时叶面间有茸毛，下面密被绵毛，老时两面均无毛；叶柄长 2～4 毫米。总状花序顶生，长 18～40 厘米；总苞 1 片，披针形，有茸毛；萼钟状，4～5 浅裂；

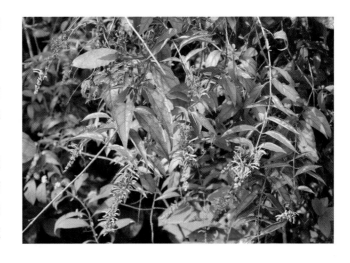

花冠紫色，有白色闪光的细鳞片，长 1～1.2 厘米，前端膨大，4 裂，裂片卵圆形；雄蕊 4，花丝短，贴生；雌蕊 1，花柱线形，柱头 2 裂，子房上位。蒴果，2 瓣裂，椭圆形，长约 5 毫米。种子细小，略为纺锤状。花期 4—7 月，果期 10—11 月。

【生境分布】生于海拔 200～2700 米的山坡、林缘或河边土坎上。我市各地有分布。

【采收加工】全年可采，洗净，晒干。

【功能主治】祛风除湿，止咳化痰，散瘀，杀虫。用于支气管炎，咳嗽，哮喘，风湿性关节炎，跌打损伤；外用治创伤出血，烧烫伤。

【用法用量】煎服：9～15 克。外用：适量，捣烂或研粉敷患处。

## （2）狭叶蓬莱葛　*Gardneria angustifolia* Wall.（暂定）

【药名别名】黑骨藤。

【药用部位】为蓬莱葛属植物狭叶蓬莱葛的根。

【植物形态】木质藤本，长达 4 米。枝条圆柱形，灰棕色；除花萼裂片边缘被毛和花冠裂片内面被短柔毛外，全株无毛。叶片纸质至薄革质，长圆形、披针形或线状披针形，长 4～12 厘米，宽 1～3 厘米，顶端渐尖，基部楔形或钝至圆，上面深绿色，有光泽，下面浅绿色；侧脉每边 8～10 条，两面扁平或在下面略凸起；叶柄长约 5 毫米；叶柄间有联结的托叶线。花单生或双生于叶腋内，常下垂；花梗长 1.5～2 厘米，近基部有 1 对小苞片；

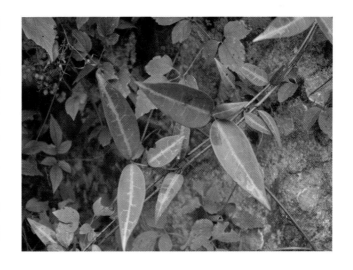

花 5 数，花萼裂片宽卵形，长约 1 毫米，宽约 1.5 毫米；花冠辐状，黄白色或白色，花冠管短，长约 1 毫米，花冠裂片披针形，长约 8 毫米，宽约 3 毫米；雄蕊着生于花冠管基部，花药长圆形，长 5 毫米，分离，4 室，花丝短；子房卵形或近圆球形，2 室，每室有胚珠 1 颗，花柱圆柱状，柱头高出花药

之上，顶端浅 2 裂。浆果圆球状，直径约 7 毫米，有时顶端有宿存的花柱，内通常有种子 1 颗。花期 4—7 月，果期 8—12 月。

【生境分布】生于海拔 500～2000 米山地密林下或山坡灌丛中。我市龟山有分布。

【采收加工】全年可采，洗净，切片，晒干。

【功能主治】利湿祛风，活络健脾。主治劳伤，风湿骨痛。

【用法用量】煎服：9～15 克。

【附注】服药期间忌食生冷，孕妇忌服。

### （3）蓬莱葛 *Gardneria multiflora* Makino

【药名别名】多花蓬莱葛、青木溜。

【药用部位】为蓬莱葛属植物蓬莱葛的根和种子。

【植物形态】常绿攀援藤本，长达 8 米。枝圆柱状，无毛。叶对生，叶柄长 1～1.5 厘米，腹部具槽；叶柄间托叶线明显，叶腋内有钻状腺体；叶片椭圆形，长 5～13 厘米，宽 2～5 厘米，先端渐尖，基部宽楔形，表面绿色有光泽，全缘。花黄色，三歧聚伞花序腋生；花通常 5～6 朵，总花梗基部有三角形苞片；花梗基部苞片小，花萼小，裂片半圆形，有毛；花直径约 1.2 厘米，花瓣披针状椭圆形，长约 5 毫米；雄蕊 5，花药离生，

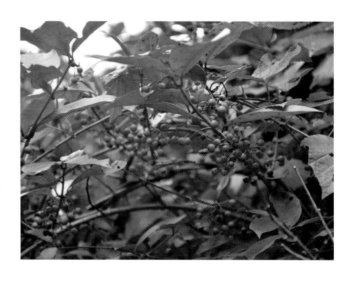

近无柄，长约 2.5 毫米；子房 2 室，花柱圆柱状，柱头 2 浅裂。浆果圆形，直径约 7 毫米，熟时红色。种子 2 颗，黑色。花期 3—7 月，果期 7—11 月。

【生境分布】生于海拔 300～2100 米处。我市分布于龟山、黄土岗的燕子岩。

【采收加工】根：全年均可采，洗净，切片，晒干或鲜用。种子：果实成熟时收取，鲜用。

【功能主治】祛风通络，止血。用于风湿痹痛，创伤出血。

【用法用量】煎服：根，15～30 克（鲜品 60～90 克）。外用：种子适量，鲜品捣烂敷患处。

## 151. 龙胆科 Gentianaceae

### （1）条叶龙胆 *Gentiana manshurica* Kitag.

【药名别名】龙胆草、胆草。

【药用部位】为龙胆属植物条叶龙胆的根。

【植物形态】多年生草本，高 20～30 厘米。根数条绳索状。茎直立，不分枝，具棱。叶对生，茎下部的叶鳞片状，基部连合成鞘，中部的叶较大，披针形或条状披针形，长 3～7.5 厘米，宽 0.7～0.9 厘米，边缘反卷，顶端尖，上部的叶条形，长 3～3.5 厘米，宽约 0.3 厘米，基部连合。花 1～2 朵顶生，无梗，蓝紫色，长 4～4.5 厘米，叶状苞 2；花萼钟状，长约 1.5 厘米，裂片条状披针形，短于萼筒；花冠钟状，

裂片三角形，褶短，三角形；雄蕊5，子房
具柄，花柱短。蒴果，柄长1厘米；种子条形，
两端具翅。花果期8—11月。

【生境分布】生于山坡路旁草丛中。原
山区丘陵各地有分布，这次普查未采到标本。

【采收加工】秋季采收质量为佳。采挖
后，除去茎叶，洗净，晒干。

【功能主治】泻肝胆实火，除下焦湿热。
治肝经热盛，惊痫狂躁，乙型脑炎，头痛，
目赤，咽痛，黄疸，热痢，痈肿疮疡，阴囊
肿痛，阴部湿痒。用于湿热黄疸，阴肿阴痒，
带下，湿疹瘙痒，耳聋，胁痛，口苦，惊风
抽搐。

【用法用量】煎服：3～9克，或入丸、
散。外用：研末调敷。

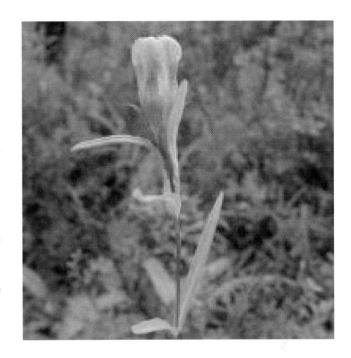

## （2）荇菜 *Nymphoides peltatum* (Gmel.) O. Kuntze

【药名别名】水膏药藤、水镜草。

【药用部位】为荇菜属植物荇菜的全草。

【植物形态】多年生水生草本。茎沉水，
圆柱形，长而多分枝，节上生不定根。上部
叶对生，下部叶互生，叶浮于水面，近革质；
柄长3～30厘米，基部扩大抱茎；叶片卵状
圆形，直径2.5～7厘米，基部心形，上面
亮绿色，下面带紫色，全缘或边缘呈波状；
有不明显的掌状脉。花1～6朵簇生于节上，
花梗长2～8厘米；花萼5深裂，几达基部，
裂片披针形；花冠金黄色，辐射状，直径2～3

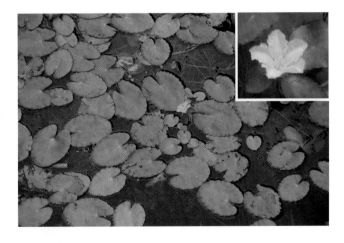

厘米，分裂几达基部，冠筒短，喉部具5束长毛，裂片5，倒卵形，先端微凹，边缘有毛；雄蕊5，着生
于花冠喉部，花丝扁短；子房卵圆形，蜜腺5，着生于子房基部，柱头膨大，2瓣裂。蒴果卵圆形，长约2
厘米。种子褐色，多数，两面扁平，边缘密生毛。花期4—8月，果期6—9月。

【生境分布】生于海拔60～1800米的池塘中和水不甚流动的河溪中。我市各地有分布。

【采收加工】夏、秋季采收，鲜用或晒干。

【功能主治】发汗透疹，利尿通淋，清热解毒。用于感冒发热无汗，麻疹透发不畅，水肿，小便不利，
热淋，诸疮肿毒，毒蛇咬伤。

【用法用量】煎服：10～15克。外用：鲜品适量，捣烂敷患处。

### （3）双蝴蝶 *Tripterospermum chinense* (Migo) H. Smith

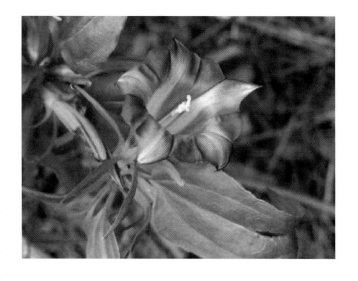

【药名别名】肺形草。

【药用部位】为双蝴蝶属植物双蝴蝶的全草。

【植物形态】多年生缠绕草本。幼时基生叶4片，2大2小，"十"字形对生，卵圆形至椭圆形，长3～7.5厘米，宽1.5～3.5厘米，主脉3条，上面绿色而有淡黄绿色团块，下面红紫色，先端钝圆或尖锐，基部渐狭，无柄。茎细，蔓生，长约70厘米，其上对生三角状狭卵形至五角状披针形叶，长2～5厘米，宽0.5～2厘米，基部微心形乃至圆形，具短柄，3脉。花大型，单生于叶腋；萼筒先端5裂，裂片线形；花冠呈玫瑰紫色，基部渐细，先端5裂，裂片三角形，裂片间具稍突出的截形附属片。蒴果长球形，淡赤紫色，直径约8毫米。花期8—9月，果期9—12月。

【生境分布】生于山坡、田野、湿地。我市分布于龟山风景区。

【采收加工】夏、秋季采收，洗净，鲜用或晒干。

【功能主治】清肺止咳，凉血止血，利尿解毒。主治肺热咳嗽，肺痨咯血，肺痈，肾炎，乳痈，疮痈疔肿，创伤出血，毒蛇咬伤。

【用法用量】煎服：9～15克（鲜品30～60克）。外用：适量，鲜品捣烂敷患处或研末撒敷。

## 152. 夹竹桃科 Apocynaceae

### （1）狗牙花 *Ervatamia divaricata* (L.) Burk.

【药名别名】白狗牙、豆腐花。

【药用部位】为狗牙花属植物狗牙花的根、叶。

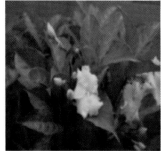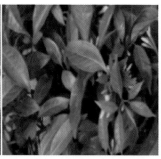

【植物形态】灌木，通常高达3米，除萼片有缘毛外，其余无毛；枝和小枝灰绿色，有皮孔，干时有纵裂条纹；节间长1.5～8厘米。腋内假托叶卵圆形，基部扩大而合生，长约2毫米。叶坚纸质，椭圆形或椭圆状长圆形，短渐尖，基部楔形，长5.5～11.5厘米，宽1.5～3.5厘米，叶面深绿色，背面淡绿色；侧脉12对，在叶面扁平，在背面略凸起；叶柄长0.5～1厘米。聚伞花序腋生，通常双生，近小枝端部集成假二歧状，着花6～10朵；总花梗长2.5～6厘米，花梗长0.5～1厘米；苞片和小苞片卵状披针形，长2毫米，宽1毫米；花蕾端部长圆状急尖，花萼基部内面有腺体，萼片长圆形，边缘有缘毛，长 3 毫米，宽 2 毫米；花冠白色，花冠筒长达 2 厘米；雄蕊着生于花冠筒中部之下，花柱长 11 毫米，柱头倒卵球形。蓇葖长 2.5 ～ 7 厘米，极叉开或外弯；种子 3 ～ 6 个，长圆形。花期 6—11 月，果期秋季。

【生境分布】生于山野疏林间。我市城区有栽培。

【采收加工】夏、秋季采根，洗净，切片晒干；叶鲜用。

【功能主治】清热降压，解毒消肿。主治高血压，咽喉肿痛，痈疽疮毒，跌打损伤。

【用法用量】内服：煎汤，10 ～ 30 克。外用：适量，鲜品捣烂外敷。

## （2）长春花　*Catharanthus roseus* (L.) G. Don

【药名别名】雁来红。

【药用部位】为长春花属植物长春花的全草。

【植物形态】半灌木或多年生草本，高达 60 厘米。茎近方形，有条纹；节间长 1 ～ 3.5 厘米。叶对生，膜质，倒卵状长圆形，长 3 ～ 4 厘米，宽 1.5 ～ 2.5 厘米，先端浑圆，有短尖头，基部广楔形渐狭而成叶柄。聚伞花序腋生或顶生，有花 2 ～ 3 朵，花 5 数；花萼萼片披针形或钻状渐尖，长约 3 毫米；花冠红色，高脚碟状，花冠筒圆筒状，长约 2.6 厘米，喉部紧缩，花冠裂片宽倒卵形，长、宽约 1.5 厘米；雄蕊着生于花冠筒上半部，但花药隐藏于花喉之内，与柱头离生；花盘为 2 片舌状腺体所组成，与心皮互生而较长，子房为 2 枚离生心皮组成，花柱丝状，柱头头状。蓇葖果 2 个，直立，平行或略叉开，长约 2.5 厘米，直径约 3 毫米，外果皮厚纸质。

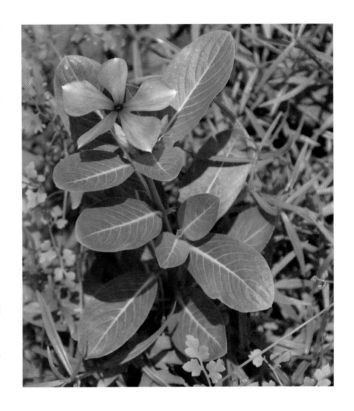

种子黑色，长圆筒形，两端截形，具有颗粒状小瘤突起。花期、果期几乎全年。

【生境分布】我市各地都有栽培。

【采收加工】秋季割取全草，除去硬茎基部，洗净切段，鲜用或晒干。

【功能主治】凉血降压，镇静安神。用于高血压，火烫伤，恶性淋巴瘤，绒毛膜上皮癌，单核细胞性白血病。

【用法用量】煎服：5 ～ 10 克。外用：适量，捣烂敷患处；或研末调敷。或将提取物制成注射剂静脉注射。

## （3）夹竹桃　*Nerium indicum* Mill.

【药名别名】柳叶桃、红花夹竹桃。

【药用部位】为夹竹桃属植物夹竹桃的茎叶。

【植物形态】高达 5 米，无毛。叶 3 ~ 4 枚轮生，在枝条下部为对生，窄披针形，全缘，革质，长 11 ~ 15 厘米，宽 2 ~ 2.5 厘米，下面浅绿色；侧脉扁平，密生而平行。夏季开花，花桃红色或白色，成顶生的聚伞花序；花萼直立，花冠深红色，芳香，重瓣；副花冠鳞片状，顶端撕裂。蓇葖果矩圆形，长 10 ~ 23 厘米，直径 1.5 ~ 2 厘米；种子顶端具黄褐色种毛。茎直立，光滑，为典型三叉分枝。三叶轮生，少为四叶轮生和二叶

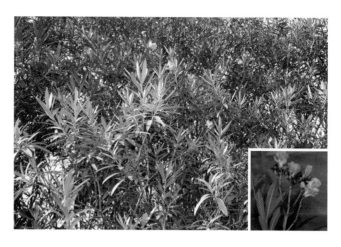

对生，线状披针形至长圆状披针形，全缘，革质，叶面光亮，侧脉羽状平生。聚伞花序顶生，花冠漏斗形，有红、黄、白三种，单瓣、半重瓣或重瓣，有香气。花期 6—10 月，果期 12 月至翌年 1 月。常见栽培变种有白花夹竹桃，花白色、单瓣；重瓣夹竹桃，花红色、重瓣；淡黄夹竹桃，花淡黄色、单瓣。

【生境分布】我市各地都有栽培。

【采收加工】四季可采，鲜用或晒干。

【功能主治】强心利尿，祛痰杀虫。用于心力衰竭，癫痫；外用治甲沟炎，斑秃，杀蝇。

【用法用量】煎服：0.3 ~ 0.9 克，研末 0.09 ~ 0.15 克。外用：捣烂敷患处。

【附注】本品全株有剧毒。

## （4）白花夹竹桃 *Nerium indicum* cv. Paihua

【药名别名】夹竹桃、柳叶桃。

【药用部位】为夹竹桃属植物白花夹竹桃的叶和树皮。

【植物形态】常绿灌木，高达 2 ~ 5 米。叶具短柄，3 叶轮生，少有对生，革质，长披针形，长 7 ~ 19 厘米，宽 1 ~ 3 厘米，先端尖，全缘，基部楔形，上面深绿色，下面淡绿色，平行羽状脉。聚伞花序顶生，花白色，芳香；萼紫色，外面密被柔毛，上部具 5 枚三角形裂片，内面基部有腺体；花冠漏斗状，5 裂片，右旋，相互掩盖；雄蕊 5，贴生于管口，花丝短，有白色长毛，花药先端有丝状附属物，密生白毛，螺旋状卷扭而伸出于花冠外；子房 2 室，花柱圆柱状，柱头僧帽状。长蓇葖果 2 枚，长 15 ~ 18 厘米。花期 5—10 月或常年有花。

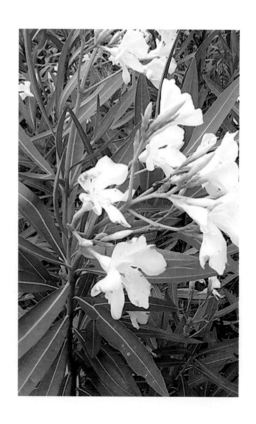

【生境分布】我市近年来高速公路路基旁、南湖公园和烈士陵园等地有栽培。

【采收加工】全年可采，鲜用或晒干。

【功能主治】强心利尿，祛痰定喘，镇痛，去瘀。治心力衰竭，喘息咳嗽，癫痫，跌打损伤肿痛，经闭。

【用法用量】内服：煎汤，0.3～0.9克；研末，0.05～0.1克。外用：适量，捣烂外敷或制成酊剂外涂。

【附注】①孕妇忌服。②不宜多服久服，过量则中毒。③本品有毒，但白花夹竹桃较红花夹竹桃的毒性要低。

## （5）乳儿绳 *Trachelospermum cathayanum* Schneid.

【药名别名】岩岗豆。

【药用部位】为络石属植物乳儿绳的藤茎。

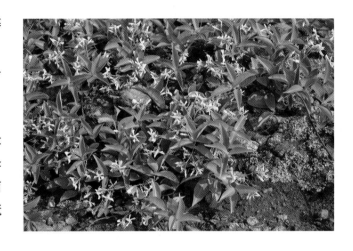

【植物形态】木质藤本，长达8米，具乳汁；嫩枝被短柔毛，老时无毛；茎紫红色。叶对生，纸质，长椭圆形或倒卵状矩圆形，长4～10厘米，宽1.5～4厘米，上面中脉扁平，嫩叶下面被微毛，老时变无毛。聚伞花序顶生或腋生；花槽5深裂，展开，内面有10枚具细齿的腺体；花蕾顶端钝形；花冠白色，花冠筒近喉部膨大，长7～10毫米，花冠裂片5枚，向右覆盖；雄蕊5枚，着生于花冠筒近喉部处，花药顶端不伸出花冠喉部外。蓇葖果双生叉开，条状披针形，长12～28厘米，直径3～5毫米；种子条状矩圆形，顶端具1.5～2厘米长的种毛。花期4—7月，果期8—12月。

【生境分布】生于山地疏林中或山谷水沟边。我市五脑山、柏子塔有分布。

【采收加工】冬、春季割取，洗净，晒干。

【功能主治】用于腰肌劳损，跌打损伤。

【用法用量】尚未查到相关资料，可参考络石的用法用量。

## （6）络石 *Trachelospermum jasminoides* (Lindl.) Lem.

【药名别名】络石藤、白花藤。

【药用部位】为络石属植物络石的茎藤。

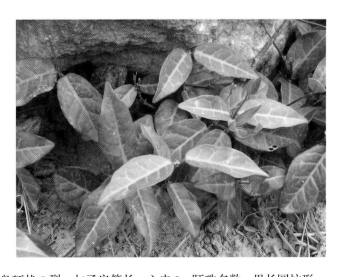

【植物形态】常绿木质藤本，长达10米，具乳汁。茎褐色，多分枝，嫩枝被柔毛。叶对生，具短柄，幼时被灰褐色柔毛，后脱落；叶片卵状披针形或椭圆形，长2～10厘米，宽1～4.5厘米，先端短尖或钝圆，基部宽楔形或圆形，全缘，表面深绿色，背面淡绿色，被细柔毛。聚伞花序腋生或顶生，花白色，高脚碟状，萼小，5深裂；花管外被细柔毛，筒中部膨大；花冠反卷，5裂，右向旋转排列，花冠外面和喉部也有柔毛；雄蕊5，着生在花冠筒中部，花药顶端不伸出花冠喉部外；花盘环状5裂，与子房等长；心皮2，胚珠多数。果长圆柱形，长约 15 厘米，近于水平展开。种子线形而扁，褐色，顶端具种毛。花期 4—5 月，果熟期 10 月。

【生境分布】生于山野、溪边、沟谷、路旁，常攀援树上生长。我市各地有分布。

【采收加工】冬、春季采割，除去杂质，洗净晒干。

【功能主治】祛风通络，凉血消肿。用于风湿热痹，筋脉拘挛，腰膝酸痛，喉痹，痈肿，跌扑损伤。

【用法用量】煎服：6 ～ 12 克。外用：鲜品适量，捣烂敷患处。

## （7）石血 *Trachelospermum jasminoides var. heterophyllum* Tsiang

【药名别名】爬墙虎、络石藤。

【药用部位】为络石属植物石血的藤茎。

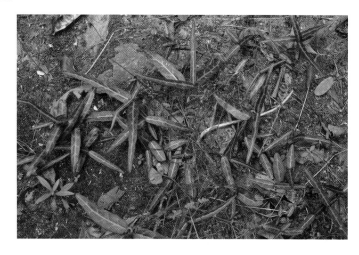

【植物形态】常绿木质藤本。茎皮褐色，嫩枝被黄色柔毛；茎和枝条以气根攀援树木、岩石或墙壁上。叶对生，具短柄，异形叶，通常披针形，长 4 ～ 8 厘米，宽 0.5 ～ 3 厘米，叶面深绿色，叶背浅绿色，叶面无毛，叶背被疏短柔毛；侧脉两面扁平。花白色，萼片长圆形，外面被疏柔毛；花冠高脚碟状，花冠筒中部膨大，外面无毛，内面被柔毛；花药内藏；子房 2 枚心皮离生，花盘比子房短。蓇葖双生，线状披针形，长达 17 厘米，宽 0.8 厘米；种子线状披针形，顶端具白色绢质种毛；种毛长 4 厘米。花期夏季，果期秋季。

【生境分布】常生于山野岩石上或攀伏在树上。我市山区丘陵有分布。

【采收加工】秋季采收，洗净，切段，晒干。

【功能主治】祛风湿，强筋骨，补肾止泻。用于风湿久痹，腰膝酸痛，跌打损伤，肾虚腹泻。

【用法用量】煎服：干品 6 ～ 15 克，鲜品 12 ～ 24 克。

# 153. 夹竹桃科 Apocynaceae

## （1）紫花合掌消 *Cynanchum amplexicaule var. castaneum* Makino

【药名别名】白薇。

【药用部位】为鹅绒藤属植物紫花合掌消的根及根茎。

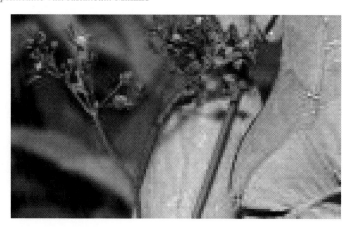

【植物形态】多年生草本，高 50 ～ 100 厘米，有乳汁。根状茎短，须根多数，肉质。茎直立，有分枝，无毛。叶对生，薄纸质，倒卵状椭圆形或椭圆形，长 4 ～ 6 厘米，宽 2 ～ 4 厘米；茎上部叶较小，长 1 ～ 2 厘米，宽 7 ～ 10 毫米，先端急尖，基部抱茎，全缘背面叶脉明显。边缘稍向下反卷，两面无毛；无柄。多歧聚伞花序顶生或腋生，花萼 5 裂；花冠暗紫色，辐状，5 裂；副花冠 5 裂，扁平，有肉质小片；花粉块每室 1 个，下垂。蓇葖果单生，圆柱状狭披针形。种子顶端有白色绢质种毛。花期 8—9 月，果期 9—10 月。

【生境分布】生于山坡草地或沙滩草丛中。我市原作白薇收购，曾为湖北的主产地之一。

【采收加工】夏、秋季采收，洗净，晒干或鲜用。

【功能主治】清热凉血。用于阴虚发热，风温灼热和血分有热，产后烦热呕逆，热淋等症。

【用法用量】煎服：3 ～ 9 克。

## （2）牛皮消 *Cynanchum auriculatum Royle ex Wight*

【药名别名】白首乌、见肿消。

【药用部位】为鹅绒藤属植物牛皮消的根。

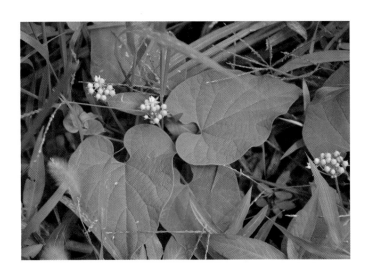

【植物形态】蔓性半灌木；宿根肥厚，呈块状；茎圆形，被微柔毛。叶对生，膜质，被微毛，宽卵形至卵状长圆形，长 4 ～ 12 厘米，宽 4 ～ 10 厘米，顶端短渐尖，基部心形。聚伞花序伞房状，着花 30 朵；花萼裂片卵状长圆形；花冠白色，辐状，裂片反折，内面具疏柔毛；副花冠浅杯状，裂片椭圆形，肉质，钝头，在每裂片内面的中部有 1 个三角形舌状鳞片；花粉块每室 1 个，下垂；柱头圆锥状，顶端 2 裂。蓇葖双生，披针形，长 8 厘米，直径 1 厘米；种子卵状椭圆形；种毛白色绢质。花期 6—9 月，果期 7—11 月。

【生境分布】生于山坡、路旁灌丛中。我市山区丘陵各地有分布。

【采收加工】10—11 月挖根，洗净，晒干。

【功能主治】补肝肾，益精血，强筋骨，止心痛。用于肝肾阴虚所致的头昏眼花，失眠健忘，须发早白，腰膝酸软，筋骨不健，胸闷心痛。

【用法用量】内服：煎汤，6 ～ 12 克；或入丸、散。

【附注】本品有毒，中毒症状有流涎、呕吐、痉挛、呼吸困难、心跳缓慢等，使用宜慎。

## （3）鹅绒藤 *Cynanchum chinense R. Br.*

【药名别名】羊奶角角、祖子花。

【药用部位】为鹅绒藤属植物鹅绒藤茎中的白色乳汁及根。

【植物形态】多年生缠绕草本，主根圆柱形，长约 20 厘米，直径约 5 毫米，干后灰黄色。叶对生，薄纸质；叶柄长 2.5 ～ 5 厘米，叶片宽三角状心形，长 4 ～ 9 厘米，宽 4 ～ 7 厘米，先端锐尖，基部心形，叶面深绿色，叶背苍白色，两面均被短柔毛，脉上较密。伞形聚伞花序腋生，二歧，有花约 20 朵；花萼外被柔毛，花冠白色，裂片5，长圆状披针形；副花冠二型，杯状，上端裂成10个丝状体，分为2轮；外轮约与花冠裂片等长，内轮略短；花粉块每室1个，柱头先端2裂。蓇葖果双生或仅有1个发育，细圆柱状，向端部渐尖，长达11厘米，直径约5毫米。种子长圆形，先端具白色绢质种毛。花期6—8月，果期8—10月。

【生境分布】生于田埂、地边或村落附近。我市五脑山江家坳后山有分布。

【采收加工】乳汁：夏、秋季随用随采。根：秋、冬季采挖，除去杂质，洗净，晒干。

【功能主治】根：祛风解毒，健胃止痛；治小儿食积。乳汁：治寻常性疣赘。

【用法用量】根：煎服，3～15克。乳汁：涂患处，经数次涂抹后，疣赘层层自行脱落。

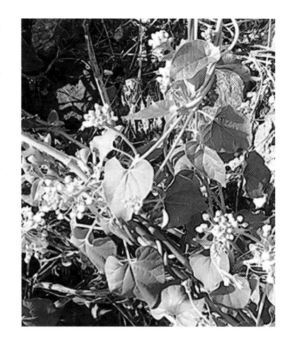

## （4）徐长卿 *Cynanchum paniculatum* (Bunge) Kitagawa

【药名别名】逍遥竹。

【药用部位】为鹅绒藤属植物徐长卿的根及根茎。

【植物形态】多年生直立草本，高约1米；根须状，多至50余条；茎不分枝，稀从根部发生几条，无毛或被微毛。叶对生，纸质，披针形至线形，长5～13厘米，宽5～15毫米（最大达（13×1.5）厘米），两端锐尖，两面无毛或叶面具疏柔毛，叶缘有边毛；侧脉不明显，叶柄长约3毫米，圆锥状聚伞花序生于顶端的叶腋内，长达7厘米，着花10余朵；花萼内的腺体或有或无；花冠黄绿色，近辐状，裂片长达4毫米，宽3毫米；副花冠裂片5，基部增厚，顶端钝；花粉块每室1个，下垂；子房椭圆形，柱头五角形，顶端略凸起。蓇葖单生，披针形，长6厘米，直径6毫米，向端部长渐尖；种子长圆形，长3毫米；种毛白色绢质，长1厘米。花期5—7月，果期9—12月。

【生境分布】生于阳坡松林下草丛中。我市丘陵地区有分布。

【采收加工】夏季连根挖起，洗净，晒干。

【功能主治】祛风止痛，止痒，活血解毒，消肿。用于胃病，牙痛，风湿痹痛，腰痛，脘腹疼痛，泄泻，痢疾，湿疹，荨麻疹，毒蛇咬伤。

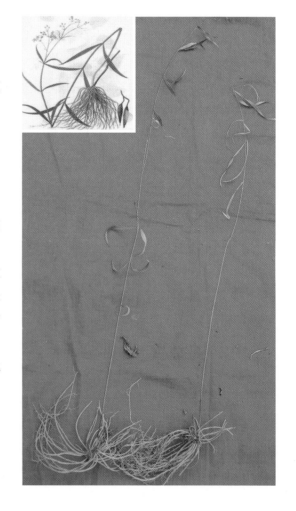

【用法用量】内服：煎汤，3～9克，不宜久煎；入丸剂或浸酒。

## （5）柳叶白前 *Cynanchum stauntonii* (Decne.) Schltr. ex Lev.

【药名别名】白前草、竹叶白前。

【药用部位】为鹅绒藤属植物柳叶白前的根及根茎。

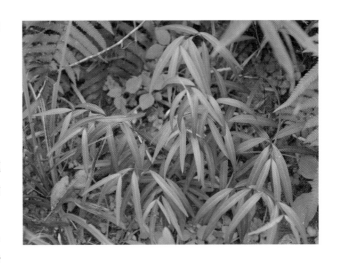

【植物形态】直立半灌木，高达100厘米；茎具二列柔毛。叶无毛，长圆形或长圆状披针形，长1～5厘米，宽0.7～1.2厘米，稀（7×1）厘米，顶端钝或急尖，基部楔形或圆形，近无柄；侧脉不明显，3～5对。伞形聚伞花序腋内或腋间生，比叶为短，无毛或具微毛，着花10余朵；花萼5深裂，内面基部有腺体5个，极小；花冠黄色，辐状；副花冠浅杯状，裂片5，肉质，卵形，龙骨状内向，其端部倾倚于花药；花粉块每室1个，下垂；柱头扁平。蓇葖单生，纺锤形，先端渐尖，基部紧窄，长6厘米，直径1厘米；种子扁平，宽约5毫米；种毛白色绢质，长2厘米。花期5—11月，果期7—11月。

【生境分布】生于河边、水沟边或路旁湿润处。我市各地原都有分布，现在锐减。

【采收加工】根及根茎：夏、秋季采挖，洗净，晒干。全草：晒至半干，扎把阴干。

【功能主治】降气，消痰，止咳。用于肺气壅实，咳嗽痰多，胸满喘急。

【用法用量】内服：煎汤，3～10克；或入丸、散。

## （6）蔓生白薇 *Cynanchum versicolor* Bunge

【药名别名】白薇、变色白前。

【药用部位】为鹅绒藤属植物蔓生白薇的根及根茎。

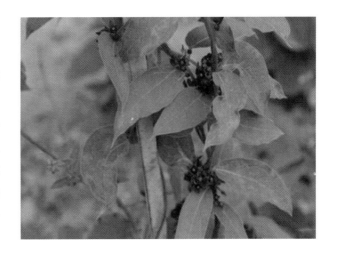

【植物形态】半灌木，茎上部缠绕，下部直立，全株被茸毛。叶对生，纸质，宽卵形，长7～10厘米，宽3～6厘米，顶端锐尖，基部圆形或近心形，两面被黄色茸毛；侧脉每边6～8条。伞形聚伞花序腋生，近无柄，有花10余朵；花萼5裂，裂片狭披针形，内面腺体极小；花冠初时黄白色，渐变为黑紫色，枯干时呈暗褐色，钟状辐形；副花冠裂片三角形，比合蕊柱为短；花药近菱状四方形，花粉块每室1个，矩圆形，下垂；柱头略凸起，顶端不明显2裂。蓇葖果单生，宽刺刀形，长5厘米，直径1厘米；种子宽卵圆形，顶端具白色绢质、长2厘米的种毛。花期5—7月，果期8—10月。

【生境分布】生于林中草地或荒地。我市丘陵地区有分布。

【采收加工】秋季采收，除去地上部分，洗净晒干。

【功能主治】清热凉血，利尿通淋，解毒疗疮。用于温邪伤营发热，阴虚发热，骨蒸劳热，产后血虚发热，热淋，血淋，痈疽肿毒。

【用法用量】内服：煎汤，4.5～9克；或入丸、散。

### （7）隔山消 *Cynanchum wilfordii* (Maxim.) Hook. F

【药名别名】耳叶牛皮消、白首乌。

【药用部位】为鹅绒藤属植物隔山消的块根。

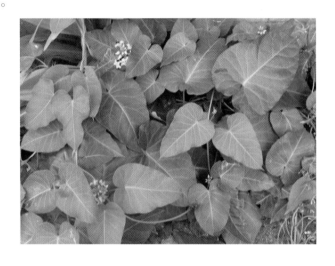

【植物形态】多年生草质藤本。肉质根近纺锤形，长约10厘米，直径约2厘米，灰褐色。茎被单列毛。叶对生，叶片薄纸质，卵形，长5～6厘米，宽2～4厘米，先端短渐尖，基部耳状心形，两面被微柔毛；基脉3～4条，放射状，侧脉4对。近伞房状聚伞花序半球形，有花15～20朵，花序梗被单列毛；花萼外面被柔毛；花冠淡黄色，辐状，裂片长圆形，外面无毛，内面被长柔毛；副花冠裂片近四方形，比合蕊柱短，先端截形，基部紧狭；花粉块每室1个，长圆形，下垂，花柱细长柱状略凸起。蓇葖果单生，披针形，长达12厘米，直径约1厘米。种子卵形，顶端具长约2厘米的白色绢质种毛。花期5—9月，果期7—10月。

【生境分布】生于山坡、路边或灌丛中。我市山区丘陵有分布。

【采收加工】秋季采收，洗净，切片，晒干。

【功能主治】养阴补虚，健脾消食。治虚损劳伤，痢疾，疳积，胃痛饱胀，带下，疮癣。

【用法用量】煎服：9～15克。外用：鲜品适量，捣烂敷患处。

### （8）萝藦 *Metaplexis japonica* (Thunb.) Makino

【药名别名】见肿消、奶浆藤、天浆壳。

【药用部位】为萝藦属植物萝藦的块根、全草和果壳。

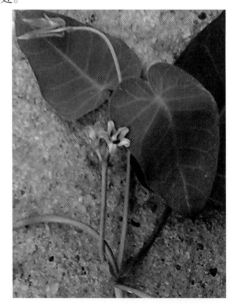

【植物形态】多年生草质藤本，具乳汁。叶对生，卵状心形，长5～12厘米，宽4～7厘米，无毛，下面粉绿色；叶柄长，顶端丛生腺体。总状式聚伞花序腋生，具长总花梗；花蕾圆锥状，顶端尖；萼片被柔毛；花冠白色，近辐状，裂片向左覆盖，内面被柔毛；副花冠环状5短裂，生于合蕊冠上；花粉块每室1个，下垂；花柱延伸成长喙，柱头顶端2裂。蓇葖果角状，叉生，平滑；种子顶端具种毛。花期7—8月，果期9—10月。

【生境分布】生于林边荒地、河边、路旁灌丛中。我市长岭岗江家冲村有分布。

【采收加工】7—8 月采收全草，鲜用或晒干。块根于夏、秋季采挖；秋季采收成熟果实，晒干。

【功能主治】果壳（天浆壳）：补益精气，生肌止血；主治虚劳，阳痿，遗精，金疮出血。全草或根：补精益气，通乳，解毒；用于虚损劳伤，阳痿，遗精，带下，乳汁不足，丹毒，瘰疬，疔疮，蛇虫咬伤。

【用法用量】煎服：天浆壳，9 ～ 18 克；根或全草，15 ～ 60 克。外用：鲜品适量，捣烂外敷。

### （9）杠柳 *Periploca sepium* Bunge

【药名别名】香加皮、北五加皮、杠柳皮。

【药用部位】为杠柳属植物杠柳的根皮。

【植物形态】落叶蔓性灌木，高达 1.5 米。具乳汁，除花外全株无毛。叶对生，叶柄长约 3 毫米；叶片膜质，卵状长圆形，长 5 ～ 9 厘米，宽 1.5 ～ 2.5 厘米，先端渐尖，基部楔形；侧脉多数，聚伞花序腋生，有花数朵；花萼 5 深裂，裂片先端钝，花萼内面基部有 10 个小腺体；花冠紫红色，张开直径 1.5 ～ 2 厘米，花冠裂片 5，中间加厚呈纺锤形，反折，内面被长柔毛；副花冠环状，10 裂，其中 5 裂片丝状伸长，被柔毛；雄花着生于副花冠内面，花药包围着柱头；心皮离生，花粉颗粒状，藏在直立匙形的载粉器内。蓇葖果双生，圆柱状，长 7 ～ 12 厘米，直径约 5 毫米，具纵

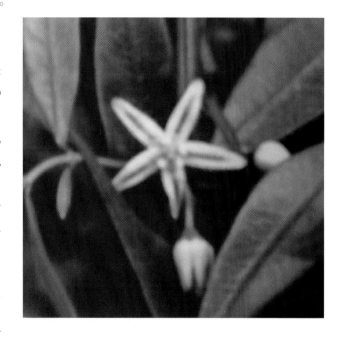

条纹。种子长圆形，先端具长约 3 厘米的白色绢质种毛。花期 5—6 月，果期 7—9 月。

【生境分布】生于干燥山坡、砂质地、砾石山坡上。我市三河口镇、狮子峰林场有分布。

【采收加工】春、秋季采挖，剥取根皮，晒干。

【功能主治】祛风湿，强筋骨。用于风寒湿痹，腰膝酸软，心悸气短，下肢水肿。

【用法用量】内服：煎汤，3 ～ 6 克；浸酒或入丸、散。

【附注】本品有毒，服用不宜过量。

## 154. 旋花科 Convolvulaceae

### （1）打碗花 *Calystegia hederacea* Wall.

【药名别名】小旋花、面根藤。

【药用部位】为打碗花属植物打碗花的全草。

【植物形态】一年生草本，全体不被毛，植株通常矮小，高 8 ～ 30（40）厘米，常自基部分枝，具细长白色的根。茎细，平卧，有细棱。基部叶片长圆形，长 2 ～ 3（5.5）厘米，宽 1 ～ 2.5 厘米，顶端圆，基部戟形，上部叶片 3 裂，中裂片长圆形或长圆状披针形，侧裂片近三角形，全缘或 2 ～ 3 裂，叶片基部心形或戟形；叶柄长 1 ～ 5 厘米。花腋生，1 朵，花梗长于叶柄，有细棱；苞片宽卵形，长 0.8 ～ 1.6 厘

米，顶端钝或锐尖至渐尖；萼片长圆形，长
0.6～1厘米，顶端钝，具小短尖头，内萼
片稍短；花冠淡紫色或淡红色，钟状，长
2～4厘米，冠檐近截形或微裂；雄蕊近等长，
花丝基部扩大，贴生花冠管基部，被小鳞毛；
子房无毛，柱头2裂，裂片长圆形，扁平。
蒴果卵球形，长约1厘米，宿存萼片与之近
等长或稍短。种子黑褐色，长4～5毫米，
表面有小疣。花期5—8月，果期8—10月。

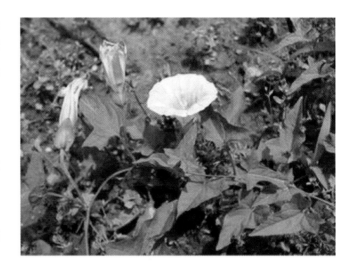

【生境分布】生于耕地、荒地和路旁或
溪边、湖边等潮湿地。我市各地有少量分布。

【采收加工】夏、秋季采收，洗净，鲜
用或晒干。

【功能主治】健脾，利湿，调经。主治脾胃虚弱，消化不良，小儿吐乳，疳积，五淋，带下，月经不调。

【用法用量】煎服：10～30克。

## （2）旋花　*Calystegia sepium* (L.) R. Br.

【药名别名】篱天剑、打碗花。

【药用部位】为打碗花属植物旋花的根
和花。

【植物形态】多年生草本，全株不被毛。
茎缠绕，有细棱。叶形多变，叶片三角状卵
形或宽卵形，长4～10厘米，宽2～6厘米，
先端渐尖锐尖，基部戟形或心形，全缘或基
部稍伸展为具2～3个大齿缺的裂片。花单
生于叶腋，花梗长达10厘米，有细棱或有
时具狭翅；苞片2，宽卵形，先端锐尖；萼
片5，卵形；花冠通常白色或有时淡红色或
紫色，漏斗状，冠檐微裂，雄蕊5，花丝基

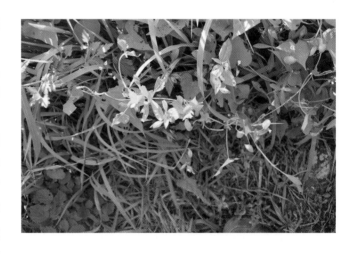

部扩大，被小鳞毛；子房无毛，柱头2裂。蒴果卵形，长约1厘米，为增大的宿存苞片和萼片所包被。种
子黑褐色，长约4毫米，表面有小疣。花期6—7月，果期7—8月。

【生境分布】生于海拔140～2600米的路旁、溪边草丛、农田边及山坡林缘。我市各地有分布。

【采收加工】根：春、秋季采挖，洗净，鲜用或晒干。花：5—7月采收，阴干。

【功能主治】花：益气，养颜，涩精；主治面奸，遗精，遗尿。根：益气补虚，续筋接骨，解毒，杀虫；
主治丹毒，劳损，金疮，蛔虫病。

【用法用量】根：煎服10～15克，或绞汁；外用捣烂敷患处。花：煎服6～10克，或入丸剂。

## （3）菟丝子 *Cuscuta chinensis* Lam.

【药名别名】无娘藤。

【药用部位】为菟丝子属植物菟丝子的种子。

【植物形态】一年生寄生草本。茎缠绕，黄色，纤细，直径约1毫米，多分枝，随处可生出寄生根，伸入寄主体内。叶稀少，鳞片状，三角状卵形。花两性，多数簇生成小伞形或小团伞花序；苞片小，鳞片状；花梗稍粗壮，长约1毫米；花萼杯状，长约2毫米，中部以下连合，裂片5，三角状，先端钝；花冠白色，壶形，长约3毫米，5浅裂，

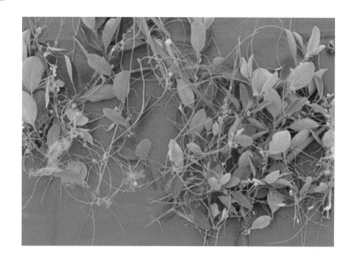

裂片三角状卵形，先端锐尖或钝，向外反折，花冠筒基部具鳞片5，长圆形，先端及边缘流苏状；雄蕊5，着生于花冠裂片弯缺微下处，花丝短，花药露于花冠裂片之外；雌蕊2，心皮合生，子房近球形，2室，花柱2，柱头头状。蒴果近球形，稍扁，直径约3毫米，几乎被宿存的花冠所包围，成熟时整齐地周裂。种子2～4颗，黄色或黄褐色，卵形，长1.4～1.6毫米，表面粗糙。花期7—9月，果期8—10月。

【生境分布】寄生在野生和栽培的草本植物上。我市各地有分布。

【采收加工】秋季果实成熟时采收，晒干，打下种子，除去杂质。

【功能主治】滋补肝肾，固精缩尿，安胎，明目，止泻。用于阳痿遗精，尿有余沥，遗尿尿频，腰膝酸软，目昏耳鸣，肾虚胎漏，胎动不安，脾肾虚泻；外治白癜风。

【用法用量】内服：煎汤，9～15克；或入丸、散。外用：炒研调敷。

## （4）金灯藤 *Cuscuta japonica* Choisy

【药名别名】日本菟丝子、大菟丝子、无娘藤。

【药用部位】为菟丝子属植物金灯藤的种子。

【植物形态】一年生寄生草本。茎较粗壮，黄色，常带紫红色瘤状斑点，多分枝，无叶。花序穗状，基部常多分枝；苞片及小苞片鳞片状，卵圆形，顶端尖；花萼碗状，长约2毫米，5裂，裂片卵圆形，相等或不等，顶端尖，常有紫红色瘤状突起；花冠钟状，绿白色，长3～5毫米，顶端5浅裂，裂片卵状三角形；雄蕊5，花药卵圆形，花丝无或几无；鳞片5，矩圆形，边缘流苏状；子房2室，花柱长，合生为一，柱头2裂。蒴果卵圆形，近基部盖裂，长约5毫米；种子1～2个，光滑，褐色，长0.3～0.5厘米。花期8—10月，果期9—11月。

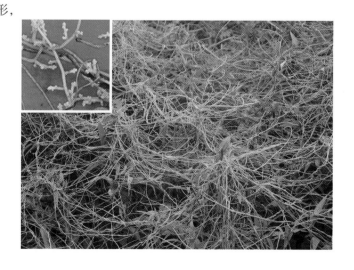

【生境分布】生于山谷沟边，寄生在其他植物上。我市山区丘陵有分布。

【采收加工】9—11月果实成熟时采收，打落种子，除去杂质，晒干。

【功能主治】补肝肾，益精髓，明目。治腰膝酸痛，遗精，消渴，尿有余沥，目暗。

【用法用量】同菟丝子。

## （5）马蹄金 *Dichondra repens* Forst.

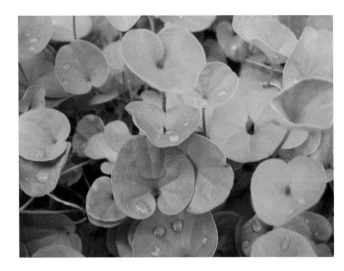

【药名别名】小金钱草、黄胆草。

【药用部位】为马蹄金属植物马蹄金的全草。

【植物形态】多年生草本，匍匐、纤细，长至30厘米，节处着地生不定根，全体通常被"丁"字形着生的毛。单叶互生，圆形至肾形，直径6～10毫米，很少达25毫米，先端圆形，有时微凹，全缘，基部深心形，上面绿色，光滑，下面浅绿色，秃净或有疏柔毛。花小，单生于叶腋，花梗短于叶柄；花萼5裂，裂片卵形，长不及1毫米，绿色，宿存；花冠钟状，白色；雄蕊5，子房上位，2室，为两个分离的心皮组成。蒴果近球形，直径约2毫米，短于花萼。种子2粒。花期4月，果期7—8月。

【生境分布】生于路边、草丛、墙下等半阴湿处。我市各地有分布。

【采收加工】4—6月采收，洗净，晒干。

【功能主治】清热，解毒，利水，活血。治黄疸，痢疾，砂石淋痛，白浊，水肿，疔疮肿毒，跌打损伤。

【用法用量】煎服：6～15克（鲜品30～60克）。外用：适量，捣烂敷患处。

## （6）土丁桂 *Evolvulus alsinoides* (L.) L.

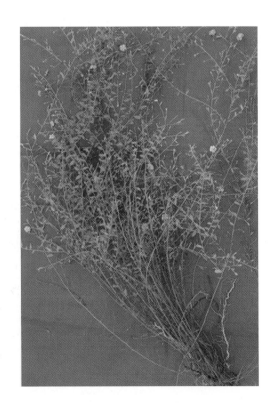

【药名别名】毛辣花。

【药用部位】为土丁桂属植物土丁桂的全草。

【植物形态】一年生纤细草本，全株被毛。茎高25～50厘米，多分枝，直立或斜升。叶互生，卵形、矩圆形或椭圆形，长0.8～1.5厘米，密被毛，全缘，具短柄或几无柄。花小，腋生，单生或2～3朵，总花梗纤细，比叶长得多；苞片2，小，条形，被毛；萼片5，披针形，被长柔毛，顶端尖，稍不等长；花冠漏斗状，淡蓝色或白色，直径5～8毫米，5浅裂；雄蕊5，子房2室，每室有2胚珠，花柱2，叉状，每一分枝再2裂，柱头线状或棒状。蒴果近球形，4瓣开裂；种子4粒，黑色，平滑。花期5—9月。

【生境分布】生于海拔 300 ～ 1800 米的草坡、灌丛及路边。我市各地有分布。

【采收加工】夏、秋季采收，洗净，鲜用或晒干。

【功能主治】清热，利湿，解毒。主治黄疸，痢疾，淋浊，带下，疔肿，疥疮。

【用法用量】煎服：3 ～ 10 克（鲜品 30 ～ 60 克），或捣汁饮。外用：适量，捣烂敷患处或煎水洗。

## （7）蕹菜 *Ipomoea aquatica* Forsk.

【药名别名】空心菜。

【药用部位】为番薯属植物蕹菜的全草。

【植物形态】一年生草本，蔓生或漂浮于水中。茎圆柱形，有节，节间中空，节上生根，无毛。叶片形状、大小有变化，卵形、长卵形、长卵状披针形或披针形，长 3.5 ～ 17 厘米，宽 0.9 ～ 8.5 厘米，顶端锐尖或渐尖，具小短尖头，基部心形、戟形或箭形，偶尔截形，全缘或波状，两面近无毛或偶有稀疏柔毛；叶柄长 3 ～ 14 厘米，无毛。聚伞花序腋生，花序梗长 1.5 ～ 9 厘米，基部被柔毛，向上无毛，具 1 ～ 3（5）朵花；苞片小鳞片状，长 1.5 ～ 2 毫米；花梗长 1.5 ～ 5 厘米，无毛；萼片近于等长，卵形，长 7 ～ 8 毫米，

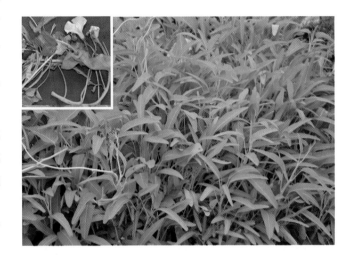

顶端钝，具小短尖头，外面无毛；花冠白色、淡红色或紫红色，漏斗状，长 3.5 ～ 5 厘米；雄蕊不等长，花丝基部被毛；子房圆锥状，无毛。蒴果卵球形至球形，直径约 1 厘米，无毛。种子密被短柔毛或有时无毛，2 ～ 4 粒。花果期为夏至秋末。

【生境分布】我市各地有栽培。

【采收加工】夏、秋季采集，洗净，鲜用或晒干。

【功能主治】凉血止血，清热利湿。用于鼻衄，便秘，淋浊，便血，尿血，痔疮，痈肿，蛇虫咬伤。

【用法用量】煎服：60 ～ 120 克，或捣汁。外用：煎水洗或捣烂敷患处。

## （8）甘薯 *Ipomoea batatas* (L.) Lam.

【药名别名】红薯、红苕。

【药用部位】为番薯属植物甘薯的块根。

【植物形态】草质藤本。地下块茎顶端通常有 4 ～ 10 个分枝，各分枝末端膨大成卵形的块茎，外皮淡黄色，光滑。茎左转，被"丁"字形柔毛。单叶互生，叶柄长 5 ～ 8 厘米，基部有刺；叶片阔心形，最大的叶片长达 15 厘米，宽 17 厘米，一般的长和宽不超过 10 厘米，先端急尖，基部心形，基出脉 9 ～ 13，被"丁"字形长柔毛，尤以背面较多。雄花序为穗状花序，单生，长约 15 厘米；雄花无梗或具极短的梗，通常单生，稀有 2 ～ 4 朵簇生，排列于花序轴上；苞片卵形，外轮花被片阔披针形，长 1 ～ 8 毫米，内轮稍短；雌穗状花序单生于上部叶腋，长达 40 厘米，下垂，花序轴稍有棱。蒴果较少，种子圆形，具翅。

花期初夏。

【生境分布】我市各地广泛栽培。

【采收加工】夏、秋季采收，洗净，切片晒干或鲜用。

【功能主治】益气健脾，养阴补肾。主治脾虚气弱，具补脾胃、养心神、益气力、通乳汁、除宿瘀脏毒等作用。

【用法用量】内服适量，常用作食品。

【附注】①患消化性溃疡者不宜多食。②本品含丰富的黏液蛋白，具防治便秘的作用。

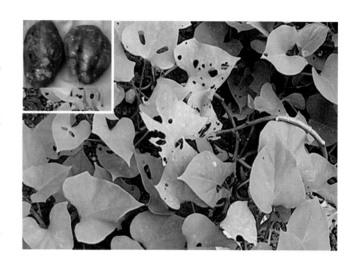

## （9）北鱼黄草 *Merremia sibirica* (L.) Hall. F.

【药名别名】钻之灵、小瓠花。

【药用部位】为鱼黄草属植物北鱼黄草的全草。

【植物形态】缠绕草本，植株各部分近于无毛。茎圆柱状，具细棱。叶卵状心形，长3～13厘米，宽1.7～7.5厘米，顶端长渐尖或尾状渐尖，基部心形，全缘或稍波状，侧脉7～9对，纤细，近于平行射出，近边缘弧曲向上；叶柄长2～7厘米，聚伞花序腋生，有（1）3～7朵花，花序梗通常比叶柄短，有时超出叶柄，长1～6.5厘米，明显具棱或狭翅；苞片小，线形；向上增粗，萼片椭圆形，近于相等，长0.5～0.7厘米，顶端明显具钻状短尖头，无毛；花冠淡红色，钟状，长1.2～1.9厘米，无毛，冠檐具三角形裂片；花药不扭曲，子房无毛，2室。蒴果近球形，顶端圆，4瓣裂。种子4或较少，黑色，椭圆状三棱形，顶端钝圆，长3～4毫米，无毛。花果期夏、秋季。

【生境分布】生于海拔600～2800米的路边、田边、山地草丛或山坡灌丛中。我市分布于黄土岗镇的长岭岗国道旁。

【采收加工】夏季采收，洗净，鲜用或晒干。

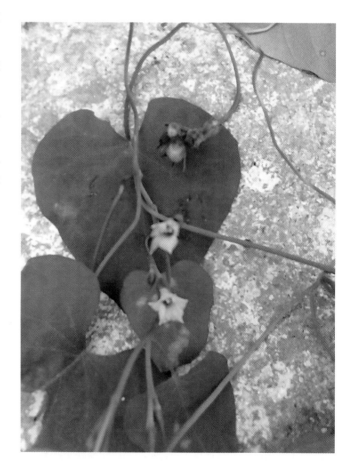

【功能主治】活血解毒。主治劳伤疼痛，疔疮。

【用法用量】煎服：3～10克。外用：适量，捣烂敷患处。

### （10）牵牛　*Pharbitis nil* (L.) Choisy

【药名别名】裂叶牵牛、二丑、喇叭花。

【药用部位】为牵牛属植物牵牛的种子。

【植物形态】一年生缠绕草本，茎上被倒向的短柔毛及杂有倒向或开展的长硬毛。叶宽卵形或近圆形，深或浅的3裂，偶5裂，长4～15厘米，宽4.5～14厘米，基部圆，心形，中裂片长圆形，渐尖，侧裂片较短，三角形，裂口锐或圆，叶柄长2～15厘米，毛被同茎。花腋生，单一或通常2朵着生于花序梗顶，花序梗长短不一，长1.5～18.5厘米，通常短于叶柄，有时较长，毛被同茎；苞片线形，小苞片线形；萼片近等长，长2～2.5厘米，披针状线形，内面2片稍狭，

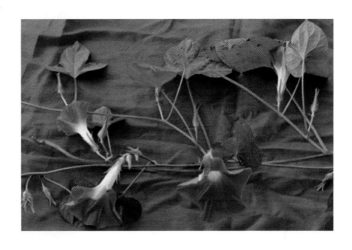

外面被开展的刚毛，基部更密，有时也杂有短柔毛；花冠漏斗状，长5～8（10）厘米，蓝紫色或紫红色，花冠管色淡；雄蕊及花柱内藏；雄蕊不等长；花丝基部被柔毛；子房无毛，柱头头状。蒴果近球形，直径0.8～1.3厘米，3瓣裂。种子卵状三棱形，长约6毫米，黑褐色或米黄色，被褐色短茸毛。

【生境分布】生于平地、田边、路旁、宅旁，栽培或野生。我市大部分地区有分布。

【采收加工】秋季果实成熟未开裂时将藤割下，晒干，收集种子，除去果壳及杂质。

【功能主治】泻水通便，消痰涤饮，杀虫攻积。用于水肿胀满，二便不通，痰饮积聚，气逆喘咳，虫积腹痛，蛔虫病，绦虫病。

【用法用量】煎服：3～10克。丸、散：每次0.3～1克，每日2～3次。炒用药性较缓。

【附注】孕妇及胃弱气虚者忌服。

### （11）圆叶牵牛　*Pharbitis purpurea* (L.) Voigt

【药名别名】黑白丑、喇叭花、牵牛花。

【药用部位】为牵牛属植物圆叶牵牛的种子。

【植物形态】一年生缠绕草本，茎上被倒向的短柔毛，杂有倒向或开展的长硬毛。叶圆心形或宽卵状心形，长4～18厘米，宽3.5～16.5厘米，基部圆，心形，顶端锐尖、骤尖或渐尖，通常全缘，偶有3裂，两面疏或密被刚伏毛；叶柄长2～12厘米，毛被与茎同。花腋生，单一或2～5朵着生于花序梗顶端成伞形聚伞花序，花序梗比叶柄短或近等长，长4～12厘米，毛被与茎相同；苞片线形，长6～7毫米，被开展的长硬毛；花梗长1.2～1.5厘米，被倒向短柔毛及长硬毛；萼片近等长，长1.1～1.6厘米，外面3片长椭圆形，渐尖，内面2片线状披针形，外面均被开展的硬毛，基部更密；花冠漏斗状，长4～6厘米，紫红色、红色或白色，花冠管通常白色，瓣中带于内面色深，外面色淡；雄蕊与花柱内藏，雄蕊不等

长，花丝基部被柔毛；子房无毛，3室，每室2胚珠，柱头头状；花盘环状。蒴果近球形，直径9～10毫米，3瓣裂。种子卵状三棱形，长约5毫米，黑褐色或米黄色，被极短的糠秕状毛。

【生境分布】同牵牛。

【采收加工】同牵牛。

【功能主治】同牵牛。

【用法用量】同牵牛。

【附注】同牵牛。

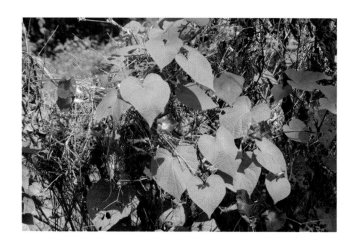

## （12）飞蛾藤 *Porana racemosa* Roxb.

【药名别名】打米花。

【药用部位】为飞蛾藤属植物飞蛾藤的全草。

【植物形态】多年生缠绕草本或藤本，具柔毛或近于光滑。叶互生，圆卵形，长4～8厘米，宽3～7厘米，先端尖锐或长尖，基部心形，全缘；叶柄长2～4.5厘米。总状花序具叉状分枝，着生于分枝处的苞片心形，无柄，生于花柄基部的苞片呈线形；花萼5裂，裂片线状披针形，具柔毛；花冠白色，长约1厘米，5裂，裂片深达中部；雄蕊5，在管部排列不齐，柱头椭圆形，2裂。蒴果光滑，具椭圆状匙形的宿存萼片。花期9月。

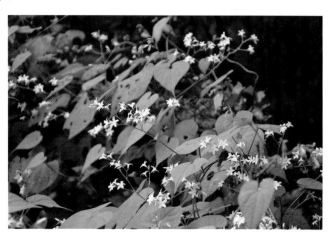

【生境分布】生于林下岸边。我市分布于龟山。

【采收加工】夏、秋季采收，除去杂质，切碎，鲜用或晒干。

【功能主治】解表，行气，活血，解毒。主治感冒风寒，食滞腹胀，无名肿毒。

【用法用量】煎服：9～15克。外用：适量，捣烂敷患处。

## （13）茑萝松 *Quamoclit pennata* (Desr.) Boj.

【药名别名】茑萝、锦屏风。

【药用部位】为茑萝属植物茑萝松的全草。

【植物形态】一年生柔弱缠绕草本，无毛。叶卵形或长圆形，长2～10厘米，宽1～6厘米，羽状深裂至中脉，具10～18对线形至丝状的平展的细裂片，裂片先端锐尖；叶柄长8～40毫米，基部常具假托叶。花序腋生，由少数花组成聚伞花序；总花梗大多超过叶，长1.5～10厘米，花直立，花柄较花萼长，长9～20毫米，在果时增厚成棒状；萼片绿色，稍不等长，椭圆形至长圆状匙形，外面1个稍短，长约5

毫米，先端钝而具小凸尖；花冠高脚碟状，长约2.5厘米以上，深红色，无毛，管柔弱，上部稍膨大，冠檐开展，直径1.7～2厘米，5浅裂；雄蕊及花柱伸出，花丝基部具毛；子房无毛。蒴果卵形，长7～8毫米，4室，4瓣裂，隔膜宿存，透明。种子4，卵状长圆形，长5～6毫米，黑褐色。

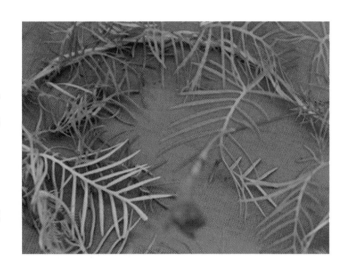

【生境分布】我市各地有栽培。

【采收加工】秋季采集，洗净，鲜用或晒干。

【功能主治】用于刀伤出血，风湿痛，感冒发热，痈疮肿毒。

【用法用量】尚未查到相关资料。

## 155. 紫草科 Boraginaceae

### （1）柔弱斑种草 *Bothriospermum tenellum* (Hornem.) Fisch. et Mey.

【药名别名】狗脚迹、鬼点灯。

【药用部位】为斑种草属植物柔弱斑种草的全草。

【植物形态】一年生草本，高15～30厘米。茎细弱，丛生，直立或平卧，多分枝，被向上贴伏的糙伏毛。叶椭圆形或狭椭圆形，长1～2.5厘米，宽0.5～1厘米，先端钝，具小尖，基部宽楔形，上下两面被向上贴伏的糙伏毛或短硬毛。花序柔弱，细长，长10～20厘米；苞片椭圆形或狭卵形，长0.5～1厘米，宽3～8毫米，被伏毛或硬毛；花梗短，长1～2毫米，果期不增长或稍增长；花萼长1～1.5毫米，果期增大，长约3毫米，外面密生向上的伏毛，内面无毛或中部以上散生伏毛，裂片披针形或卵状披针形，裂至近基部；花冠蓝色或淡蓝色，长1.5～1.8毫米，基部直径1毫米，檐部直径2.5～3毫米，裂片圆形，长、宽约1毫米，喉部有5个梯形的附属物，附属物高约0.2毫米；花柱圆柱形，极短，长约0.5毫米，约为花萼1/3或不及。

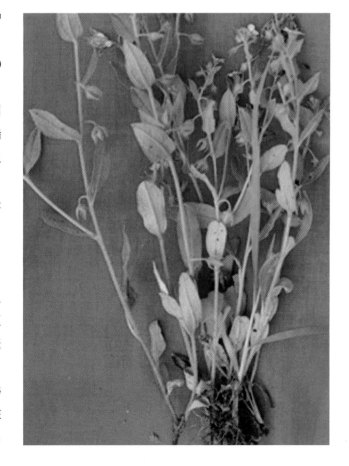

小坚果肾形，长 1 ～ 1.2 毫米，腹面具纵椭圆形的环状凹陷。花果期 2—10 月。

【生境分布】生于荒地、菜园边、田地边。我市各地有分布。

【采收加工】夏、秋季采集，洗净，鲜用或晒干。

【功能主治】止咳，止血。用于咳嗽，吐血。

【用法用量】煎服：9 ～ 12 克，止血，炒焦用。

## （2）基及树 *Carmona microphylla* (Lam.) G. Don

【药名别名】福建茶、猫仔树。

【药用部位】为基及树属植物基及树的叶。

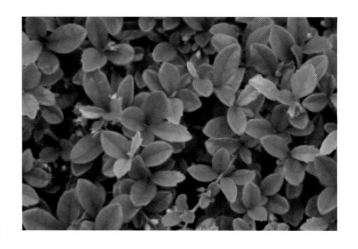

【植物形态】灌木，高 1 ～ 3 米，具褐色树皮，多分枝；分枝细弱，节间长 1 ～ 2 厘米，幼嫩时被稀疏短硬毛；腋芽圆球形，被淡褐色茸毛。叶在长枝上互生，在短枝上簇生，革质，倒卵形或匙形，长 1.5 ～ 3.5 厘米，宽 1 ～ 2 厘米，先端圆形或截形，具粗圆齿，基部渐狭为短柄，边缘上部有少数齿，上面有短硬毛或斑点，下面近无毛；脉在叶上面下陷，在下面稍隆起。团伞花序开展，宽 5 ～ 15 毫米；花序梗细弱，长 1 ～ 1.5 厘米，被毛；花梗极短，长 1 ～ 1.5 毫米，或近无梗；花萼长 4 ～ 6 毫米，裂至近基部，裂片线形或线状倒披针形，宽 0.5 ～ 0.8 毫米，中部以下渐狭，被开展的短硬毛，内面有稠密的伏毛；花冠钟状，白色，或稍带红色，长 4 ～ 6 毫米，披针形，裂片长圆形，伸展，较筒部长；花丝长 3 ～ 4 毫米，着生于花冠筒近基部，花药长圆形，长 1.5 ～ 1.8 毫米，伸出；花柱长 4 ～ 6 毫米，无毛。核果直径 3 ～ 4 毫米，内果皮圆球形，具网纹，直径 2 ～ 3 毫米，先端有短喙。

【生境分布】生于低海拔平原、丘陵及空旷灌丛处。我市张家畈镇有分布。

【采收加工】夏季采集，鲜用或晒干。

【功能主治】解毒敛疮，用于疔疮。

【用法用量】煎服：3 ～ 9 克。外用：适量，捣烂外敷。

【附注】本品药用资料摘自《中国种子植物科属词典（修订版）》。

## （3）粗糠树 *Ehretia macrophylla* Wall.

【药名别名】破布子、野枇杷。

【药用部位】为厚壳树属植物粗糠树的树皮或果实。

【植物形态】落叶乔木，高约 15 米，胸径 20 厘米；树皮灰褐色，纵裂；枝条褐色，小枝淡褐色，均被柔毛。叶宽椭圆形、椭圆形、卵形或倒卵形，长 8 ～ 25 厘米，宽 5 ～ 15 厘米，先端尖，基部宽楔形或近圆形，边缘具开展的锯齿，上面密生具基盘的短硬毛，极粗糙，下面密生短柔毛；叶柄长 1 ～ 4 厘米，被柔毛。聚伞花序顶生，呈伞房状或圆锥状，宽 6 ～ 9 厘米，具苞片或无；花无梗或近无梗；苞片线形，长约 5 毫米，被柔毛；花萼长 3.5 ～ 4.5 毫米，裂至近中部，裂片卵形或长圆形，具柔毛；花冠筒状钟形，白色至淡黄色，芳香，长 8 ～ 10 毫米，基部直径 2 毫米，喉部直径 6 ～ 7 毫米，裂片长圆形，长 3 ～ 4 毫米，比筒部短；雄蕊伸出花冠外，花药长 1.5 ～ 2 毫米，花丝长 3 ～ 4.5 毫米，着生花冠筒基部以上 3.5 ～ 5.5 毫米处；花柱长 6 ～ 9 毫米，无毛或稀具伏毛，分枝长 1 ～ 1.5 毫米。核果黄色，近球形，直径 10 ～ 15 毫米，内果皮成熟时分裂为 2 个具 2 粒种子的分核。花期 3—5 月，果期 6—7 月。

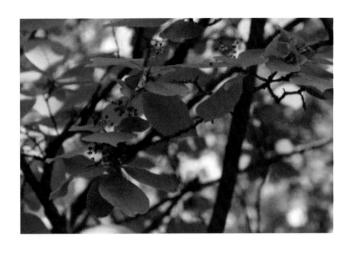

【生境分布】生于海拔 125 ～ 2300 米山坡疏林及土质肥沃的山脚阴湿处。我市张家畈镇有分布。

【采收加工】夏、秋季采集树皮，鲜用或切片晒干；果实于成熟时采集，晒干。

【功能主治】树皮：散瘀消肿，用于跌打损伤。果实：消食除胀。枝叶亦供药用。

【用法用量】树皮：煎服，3 ～ 9 克；外用适量，捣烂外敷。果实和枝叶用法用量不详。

【附注】本品别名破布子，它与破布木是不同属的两种植物，应注意区别。

## （4）厚壳树　*Ehretia thyrsiflora* (Sieb. et Zucc.) Nakai

【药名别名】大岗茶、松杨。

【药用部位】为厚壳树属植物厚壳树的叶、心材和树枝。

【植物形态】落叶乔木，高达 15 米，干皮灰黑色纵裂。枝黄褐色或赤褐色，无毛，有明显的皮孔，单叶互生，叶厚纸质，长椭圆形，长 7 ～ 16 厘米，宽 3 ～ 8 厘米，先端急尖，基部圆形，叶表沿脉散生白短毛，背面疏生黄褐毛，脉腋有簇毛，缘具浅细尖锯齿。叶柄短，有纵沟。花两性，顶生或腋生圆锥花序，有疏毛，花小，无柄，密集，花冠白色，有 5 裂片，雄蕊伸出花冠外，花萼钟状，绿色，5 浅裂，缘具白毛。核果，近球形，橘红色，熟后黑褐色，直径 3 ～ 4 毫米。花期 4 月，果期 7 月。

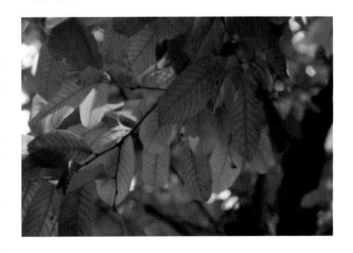

【生境分布】生于丘陵、山地林中。我市龟山等地有分布。

【采收加工】夏、秋季采集，洗净，鲜用或晒干。

【功能主治】叶：清热解暑，去腐生肌；主治感冒，偏头痛。心材：破瘀生新，止痛生肌；治跌打损伤肿痛，骨折，痈疮红肿。树枝：收敛止血，治肠炎腹泻。

【用法用量】叶：煎服，15 ～ 30 克。心材、树枝的用法用量不详。

## （5）紫草 *Lithospermum erythrorhizon* Sieb. et Zucc.

【药名别名】硬紫草。

【药用部位】为紫草属植物紫草的根。

【植物形态】多年生草本，根富含紫色物质。茎通常1～3条，直立，高40～90厘米，有贴伏和开展的短糙伏毛，上部有分枝，枝斜升并常稍弯曲。叶无柄，卵状披针形至宽披针形，长3～8厘米，宽7～17毫米，先端渐尖，基部渐狭，两面均有短糙伏毛，脉在叶下面凸起，沿脉有较密的糙伏毛。花序生于茎和枝上部，长2～6厘米，果期延长；苞片与叶同形而较小，花萼裂片线形，长约4毫米，果期可达9毫米，背面有短糙伏毛；

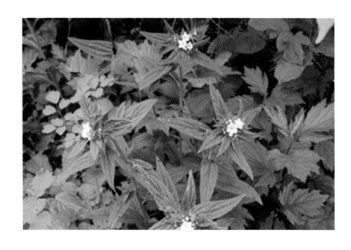

花冠白色，长7～9毫米，外面稍有毛，筒部长约4毫米，檐部与筒部近等长，裂片宽卵形，长2.5～3毫米，开展，全缘或微波状，先端有时微凹，喉部附属物半球形，无毛；雄蕊着生于花冠筒中部稍上，花丝长约0.4毫米，花药长1～1.2毫米；花柱长2.2～2.5毫米，柱头头状。小坚果卵球形，乳白色或带淡黄褐色，长约3.5毫米，平滑，有光泽，腹面中线凹陷呈纵沟。花果期6—9月。

【生境分布】生于山地、路边或灌丛中。第三次普查见黄土岗镇、福田河镇有分布。

【采收加工】春、秋季采挖，除去泥沙，晒干。

【功能主治】凉血，活血，解毒透疹。用于血热毒盛，斑疹紫黑，麻疹不透，疮疡，湿疹，水火烫伤。

【用法用量】煎服：5～9克。外用：适量，熬膏或用植物油浸泡涂擦。

## （6）梓木草 *Lithospermum zollingeri* A. DC.

【药名别名】地仙桃。

【药用部位】为紫草属植物梓木草的全草及果实。

【植物形态】多年生匍匐草本。根褐色，稍含紫色物质。匍匐茎长可达30厘米，有开展的糙伏毛；茎直立，高5～25厘米。基生叶有短柄，叶片倒披针形或匙形，长3～6厘米，宽8～18毫米，两面都有短糙伏毛但下面毛较密；茎生叶与基生叶同形而较小，先端急尖或钝，基部渐狭，近无柄。花序长2～5厘米，有花1至数朵，苞片叶状；花有短花梗，花萼长约6.5毫米，裂片线状披针形，两面都有毛；花冠蓝色或蓝紫色，长1.5～1.8厘米，外面稍有毛，筒部与檐部无

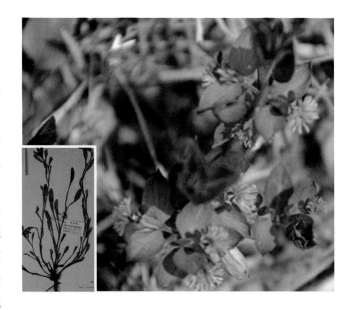

明显界限，檐部直径约 1 厘米，裂片宽倒卵形，近等大，长 5～6 毫米，全缘，无脉，喉部有 5 条向筒部延伸的纵褶，纵褶长约 4 毫米，稍肥厚并有乳头；雄蕊着生于纵褶之下，花药长 1.5～2 毫米；花柱长约 4 毫米，柱头头状。小坚果斜卵球形，长 3～3.5 毫米，乳白色而稍带淡黄褐色，平滑，有光泽，腹面中线凹陷呈纵沟。花果期 5—8 月。

【生境分布】生于丘陵草地或灌丛中。我市各地有分布。

【采收加工】夏、秋季采收，除去杂质，晒干。

【功能主治】全草：抗结核，治狂犬病。果实：温中散寒，消肿止痛；用于胃脘冷痛作胀，泛吐酸水，跌打肿痛，骨折。

【用法用量】果实：煎服，3～6 克；或研末；外用适量，捣烂敷患处。

## （7）盾果草　*Thyrocarpus sampsonii* Hance

【药名别名】野生地、盾形草。

【药用部位】为盾果草属植物盾果草的全草。

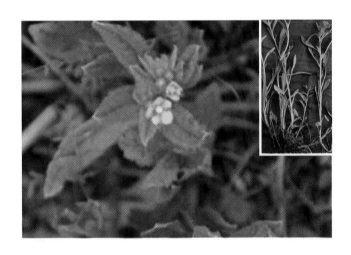

【植物形态】一年生草本，高 15～50 厘米。茎直立或斜升，常自下部分枝，全株密被开展的长硬毛和短糙毛。基生叶丛生，有短柄，叶片匙形，长 3.5～19 厘米，宽 1～5 厘米，先端钝，基部渐狭，两面均被具基盘的长硬毛和短糙毛；茎生叶较小，无柄，叶片狭长圆形或倒披针形，长 2～8 厘米，宽 1～2 厘米。花单生于叶腋或着生于腋外，或成蝎尾状总状花序，长 6～16 厘米；苞片狭卵形或披针形；花萼 5 深裂，裂片狭椭圆形，背面和边缘有长硬毛；花冠淡蓝色或白色，花冠筒较裂片稍长，裂片近圆形，开展，喉部有 5 个附属物呈线形，肥厚，有乳头状突起，先端微缺；雄蕊 5，花丝短，内藏，着生于花冠筒中部；子房小，花柱短，柱头头状，2 浅裂。小坚果 4，卵圆形，黑褐色，长约 2 毫米，密生疣状突起，上部分裂成 2 层，外层的一轮有长齿，内层全缘，内外两层紧贴，呈碗状突起。花期 4—5 月，果期 6—8 月。

【生境分布】生于山坡草地、路旁或石砾堆、灌丛中。我市分布于祖公山。

【采收加工】4—6 月采收，洗净，鲜用或晒干。

【功能主治】清热解毒，消肿。主治痈肿，疔疮，咽喉疼痛，泄泻，痢疾。

【用法用量】煎服：干品 9～15 克，鲜品 30 克。外用：适量，鲜品捣烂敷患处。

## （8）附地菜　*Trigonotis peduncularis* (Trev.) Benth. ex Baker et Moore

【药名别名】鸡肠草、地胡椒。

【药用部位】为附地菜属植物附地菜的全草。

【植物形态】一年生草本，高 5～30 厘米。茎通常在基部分枝，纤细，直立，或丛生，具平伏细毛。

叶互生，匙形、椭圆形或披针形，长1～3厘米，宽5～20毫米，先端圆钝或尖锐，基部狭窄，两面均具平伏粗毛；下部叶具短柄，上部叶无柄。总状花序顶生，细长，不具苞片；花通常生于花序的一侧，有柄，长3～6毫米；花萼长1～2.5毫米，5裂，裂片长圆形，先端尖锐；花冠蓝色，长约1.5毫米，5裂，裂片卵圆形，先端圆钝；雄蕊5，子房深4裂，花柱线形，柱头头状。小坚果三角状四边形，具细毛，少有光滑，有小柄。花期5～6月。

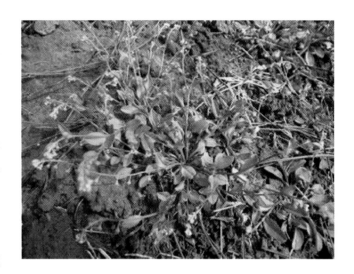

【生境分布】生于平原、丘陵、草地或林边。我市各地有分布。

【采收加工】夏、秋季采集，拔取全株，除去杂质，洗净，晒干。

【功能主治】温中健胃，消肿止痛，止血。用于胃痛，吐酸，吐血；外用治跌打损伤，骨折。

【用法用量】内服：煎汤，15～30克；捣汁或浸酒。外用：捣烂外敷或研末擦患处。

# 156. 马鞭草科 Verbenaceae

## （1）紫珠　*Callicarpa bodinieri* Levl.

【药名别名】珍珠枫。

【药用部位】为紫珠属植物紫珠的根或叶。

【植物形态】灌木，高约2米；小枝、叶柄和花序均被粗糠状星状毛。叶片卵状长椭圆形至椭圆形，长7～18厘米，宽4～7厘米，顶端长渐尖至短尖，基部楔形，边缘有细锯齿，表面干后暗棕褐色，有短柔毛，背面灰棕色，密被星状柔毛，两面密生暗红色或红色细粒状腺点；叶柄长0.5～1厘米。聚伞花序宽3～4.5厘米，4～5次分歧，花序梗长不超过1厘米；苞片细小，线形；花柄长约1毫米；花萼长约1毫米，外被星状毛和暗红色腺点，萼齿钝三角形；花冠紫色，长约3毫米，被星状柔毛和暗红色腺点；雄蕊长约6毫米，花药椭圆形，细小，长约1

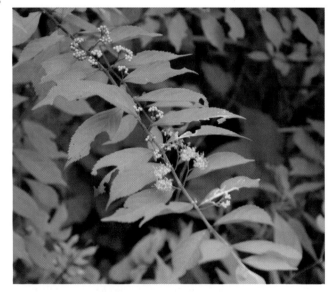

毫米，药隔有暗红色腺点，药室纵裂；子房有毛。果实球形，熟时紫色，无毛，直径约2毫米。花期6—7月，果期8—11月。

【生境分布】生于山坡路旁、溪边及灌丛中。我市山区乡镇有分布。

【采收加工】春、夏、秋季采叶及嫩茎，鲜用或晒干研末。根：四季可采，切片晒干。

【功能主治】止血，散瘀，消炎。用于衄血，咯血，胃肠出血，子宫出血，上呼吸道感染，肺炎，支气管炎；外用治外伤出血，烧伤。

【用法用量】内服：煎汤，10～15克（鲜品30～60克），或研末，1.5～3克，每日1～3次。外用：适量，鲜品捣烂或研末敷患处。

## （2）白棠子树 *Callicarpa dichotoma* (Lour.) K. Koch

【药名别名】紫珠、紫珠草、杜虹花。

【药用部位】为紫珠属植物白棠子树的根、叶。

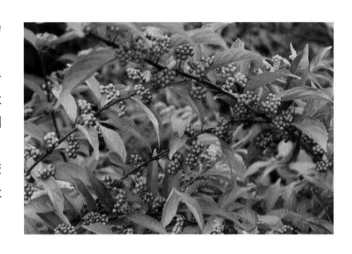

【植物形态】小灌木，高1～3米。多分枝。小枝纤细，带紫红色，幼时略被星状毛。单叶对生，叶柄长2～5毫米；叶片倒卵状披针形，先端长尖或尾尖，两面无毛，背面密生细小黄色腺点；侧脉5～6对。聚伞花序腋生，花序梗长约1厘米，略被星状毛，结果时无毛；具线形苞片，花萼杯状，先端具不明显的4齿或近截头状；花冠紫色，长1.5～2厘米，先端4裂，钝圆；雄蕊4，花丝长约为花冠的2倍，花药卵形，细小；子房无毛，具黄色腺点。果实球形，紫色，直径约2毫米。花期5—6月，果期7—11月。

【生境分布】生于溪边及山坡灌丛中。我市山区丘陵各地都有分布。

【采收加工】秋季采集，洗净，晒干。

【功能主治】收敛止血，清热解毒。主治呕血，咯血，衄血，便血，尿血，牙龈出血，紫癜，外伤出血，痈疽，带状疱疹。

【用法用量】同紫珠。

## （3）大叶紫珠 *Callicarpa macrophylla* Vahl

【药名别名】紫珠草。

【药用部位】为紫珠属植物大叶紫珠的根和叶。

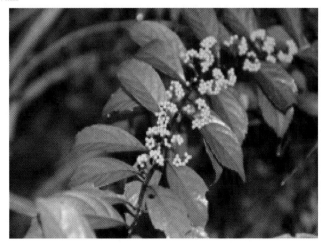

【植物形态】灌木，稀小乔木，高3～5米；小枝近四方形，密生灰白色粗糠状分枝茸毛，稍有臭味。叶片长椭圆形、卵状椭圆形或长椭圆状披针形，长10～23厘米，宽5～11厘米，顶端短渐尖，基部钝圆或宽楔形，边缘具细锯齿，表面被短毛，脉上较密，背面密生灰白色分枝茸毛，腺点隐于毛中，

侧脉 8～14 对，细脉在表面稍下陷；叶柄粗壮，长 1～3 厘米，密生灰白色分枝的茸毛。聚伞花序宽 4～8 厘米，5～7 次分歧，被毛与小枝同，花序梗粗壮，长 2～3 厘米；苞片线形，萼杯状，长约 1 毫米，被灰白色星状毛和黄色腺点，萼齿不明显或钝三角形；花冠紫色，长约 2.5 毫米，疏生星状毛；花丝长约 5 毫米，花药卵形，药隔有黄色腺点，药室纵裂；子房被微柔毛，花柱长约 6 毫米。果实球形，直径约 1.5 毫米，有腺点和微毛。花期 4—7 月，果期 7—12 月。

【生境分布】生于海拔 100～2000 米的疏林下和灌丛中。我市分布于狮子峰地区。

【采收加工】夏、秋季采叶，洗净，鲜用或晒干；全年采根，洗净，切片，晒干。

【功能主治】散瘀止血，消肿止痛。叶：用于吐血，咯血，衄血，便血；外用治外伤出血。根：用于跌打肿痛，风湿骨痛。

【用法用量】煎服：15～30 克。外用：适量，捣烂外敷或研末调敷。

## （4）杜虹花 *Callicarpa formosana* Rolfe

【药名别名】紫珠。

【药用部位】为紫珠属植物杜虹花的茎叶及根。

【植物形态】灌木，高 1～3 米；小枝、叶柄和花序均密被灰黄色星状毛和分枝毛。叶片卵状椭圆形或椭圆形，长 6～15 厘米，宽 3～8 厘米，顶端通常渐尖，基部钝或浑圆，边缘有细锯齿，表面被短硬毛，稍粗糙，背面被灰黄色星状毛和细小黄色腺点，侧脉 8～12 对，主脉、侧脉和网脉在背面隆起；叶柄粗壮，长 1～2.5 厘米。聚伞花序宽 3～4 厘米，通常 4～5 次分歧，花序梗长 1.5～2.5

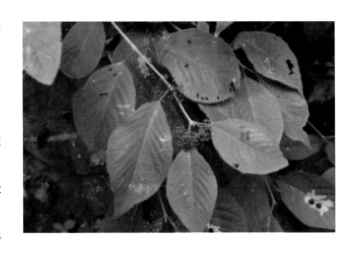

厘米；苞片细小；花萼杯状，被灰黄色星状毛，萼齿钝三角形；花冠紫色或淡紫色，无毛，长约 2.5 毫米，裂片钝圆，长约 1 毫米；雄蕊长约 5 毫米，花药椭圆形，药室纵裂；子房无毛。果实近球形，紫色，直径约 2 毫米。花期 5—7 月，果期 8—11 月。

【生境分布】生于海拔 1590 米以下的平地、山坡和溪边的林中或灌丛中。我市分布于张家畈、木子店、龟山等地。

【采收加工】春、夏、秋季采叶及嫩茎，鲜用或晒干研末。根四季可采，洗净，切片，晒干。

【功能主治】止血，散瘀，消炎。用于衄血，咯血，胃肠出血，子宫出血，上呼吸道感染，肺炎，支气管炎；外用治外伤出血，烧伤。

【用法用量】煎服：3～9 克。外用：适量，研粉敷患处。

## （5）老鸦糊 *Callicarpa giraldii* Hesse ex Rehd.

【药名别名】紫珠、长叶紫珠。

【药用部位】为紫珠属植物老鸦糊的根、茎、叶、果实。

【植物形态】灌木，高 1～3（5）米；小枝圆柱形，灰黄色，被星状毛。叶片纸质，宽椭圆形至披针状长圆形，长5～15厘米，宽2～7厘米，顶端渐尖，基部楔形或下延成狭楔形，边缘有锯齿，表面黄绿色，稍有微毛，背面淡绿色，疏被星状毛和细小黄色腺点，侧脉8～10对，主脉、侧脉和细脉在叶背隆起，细脉近平行；叶柄长1～2厘米。聚伞花序宽2～3厘米，4～5次分歧，被毛与小枝同；花萼钟状，疏被星状毛，老后常脱落，具黄色腺点，长约1.5毫米，萼齿钝三角形；花冠紫色，稍有毛，具黄色腺点，长约3毫米；雄蕊长

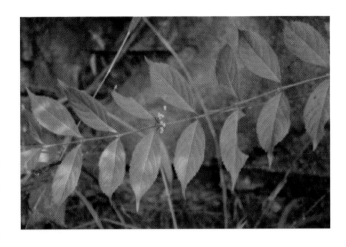

约6毫米，花药卵圆形，药室纵裂，药隔具黄色腺点；子房被毛。果实球形，初时疏被星状毛，熟时无毛，紫色，直径2.5～4毫米。花期5—6月，果期7—11月。

【生境分布】生于海拔200～3400米的疏林和灌丛中。我市分布于五脑山、狮子峰、夫子河、张家畈等地。

【采收加工】5—10月采集，鲜用或晒干。

【功能主治】祛风，除湿，散瘀，解毒。治风湿关节痛，跌打损伤，外伤出血，尿血。

【用法用量】煎服：15～30克或研末。外用：捣烂外敷或煎水熏洗。

【附注】本属药用植物还有毛叶老鸦糊，因资料不全而未收载。

## （6）兰香草　*Caryopteris incana* (Thunb. ex Hout.) Miq.

【药名别名】山薄荷。

【药用部位】为莸属植物兰香草的全草。

【植物形态】小灌木，高26～60厘米；嫩枝圆柱形，略带紫色，被灰白色柔毛，老枝毛渐脱落。叶片厚纸质，披针形、卵形或长圆形，长1.5～9厘米，宽0.8～4厘米，顶端钝或尖，基部楔形或近圆形至截平，边缘有粗齿，很少近全缘，被短柔毛，表面色较淡，两面有黄色腺点，背脉明显；叶柄被柔毛，长0.3～1.7厘米。聚伞花序紧密，腋生和顶生，无苞片和小苞片；花萼杯状，开花时长约2毫米，果萼长4～5毫米，外面密被短柔毛；花冠淡紫色或淡蓝色，二唇形，外面具短柔毛，花冠管长约3.5毫米，喉部

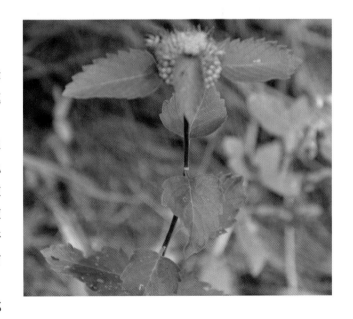

有毛环，花冠5裂，下唇中裂片较大，边缘流苏状；雄蕊4枚，开花时与花柱均伸出花冠管外；子房顶端被短毛，柱头2裂。蒴果倒卵状球形，被粗毛，直径约2.5毫米，果瓣有宽翅。花果期6—10月。

【生境分布】生于山坡、路边、草地。我市各地都有分布。

【采收加工】夏、秋季采收，洗净，切段，晒干或鲜用。

【功能主治】祛风除湿，止咳散瘀。治感冒发热，风湿骨痛，百日咳，慢性支气管炎，月经不调，崩漏，带下，产后瘀血作痛，跌打损伤，皮肤瘙痒，湿疹，疮肿。

【用法用量】内服：煎汤，9～15克，或浸酒。外用：煎水洗。

### （7）臭牡丹 *Clerodendrum bungei* Steud.

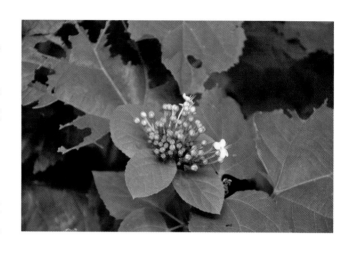

【药名别名】臭梧桐。

【药用部位】为大青属植物臭牡丹的地上部分。

【植物形态】灌木，高1～2米，植株有臭味；花序轴、叶柄密被褐色、黄褐色或紫色脱落性的柔毛。叶片纸质，宽卵形或卵形，长8～20厘米，宽5～15厘米，顶端尖或渐尖，基部宽楔形、截形或心形，边缘具粗或细锯齿，侧脉4～6对，表面散生短柔毛，基部脉腋有数个盘状腺体；叶柄长4～17厘米。伞房状聚伞花序顶生，密集；苞片叶状，披针形或卵状披针形，长约3厘米，早落或花时不落，早落后在花序梗上残留凸起的痕迹，小苞片披针形，长约1.8厘米；花萼钟状，长2～6毫米，被短柔毛及少数盘状腺体，萼齿三角形或狭三角形，长1～3毫米；花冠淡红色或紫红色，花冠管长2～3厘米，裂片倒卵形，长5～8毫米，柱头2裂，子房4室。核果近球形，直径0.6～1.2厘米，成熟时蓝黑色。花果期5—11月。

【生境分布】生于山坡、林缘或沟旁，也有栽培。我市各地有分布。

【采收加工】夏季采叶，秋季采根，鲜用或晒干。

【功能主治】解毒消肿，祛风湿，降血压。用于痈疽，疔疮，发背，乳痈，痔疮，湿疹，丹毒，风湿痹痛，高血压。

【用法用量】内服：煎汤，9～15克（鲜品30～60克）；捣汁或入丸、散。外用：捣烂敷、研末调敷或煎水熏洗。

### （8）大青 *Clerodendrum cyrtophyllum* Turcz.

【药名别名】路边青、木大青。

【药用部位】为大青属植物大青的根、叶。

【植物形态】灌木或小乔木，高1～10米；幼枝被短柔毛，枝黄褐色，髓坚实；冬芽圆锥状，芽鳞褐色，被毛。叶片纸质，椭圆形、卵状椭圆形、长圆形或长圆状披针形，长6～20厘米，宽3～9厘米，顶端渐尖或急尖，基部圆形或宽楔形，通常全缘，两面无毛或沿脉疏生短柔毛，背面常有腺点，侧脉6～10对；叶柄长1～8厘米。伞房状聚伞花序，生于枝顶或叶腋，长10～16厘米，宽20～25厘米；苞片线形，长3～7毫米；花小，有橘香味；萼杯状，外面被黄褐色短茸毛和不明显的腺点，长3～4毫米，顶端5裂，裂片三角状卵形，长约1毫米；花冠白色，外面疏生细毛和腺点，花冠管细长，长约1厘米，顶端5裂，裂片卵形，长约5毫米；雄蕊4，花丝长约1.6厘米，与花柱同伸出花冠外；子房4室，每室1胚珠，常不完全发育；柱头 2 浅裂。果实球形，直径 5～10 毫米，绿色，成熟时蓝紫色，为红色的宿萼所托。花果期 6 月至次年 2 月。

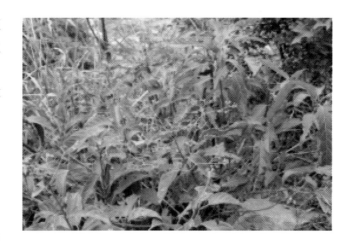

【生境分布】生于荒地、低丘陵地的草丛中或疏林下。我市分布于五脑山、狮子峰、龟山、乘马岗、王家湾、顺河、夫子河等地。

【采收加工】夏、秋季采集。根：洗净，切片，晒干。叶：晒干。

【功能主治】叶：清热，解毒，凉血，止血；治流行性感冒，吐血，口疮，痈疽肿毒。根：清热，解毒，祛风，除湿；治乙脑，流脑，感冒高热，肠炎，黄疸，咽喉肿痛。

【用法用量】煎服：根，9～15 克，叶，9～15 克。外用：适量，分别煎洗或研粉调敷。

【附注】本品为木本植物，注意与菘蓝（大青叶）相区别。

## （9）灰毛大青 *Clerodendrum canescens* Wall. ex Walp.

【药名别名】灰毛臭茉莉、毛赪桐。

【药用部位】为大青属植物灰毛大青的全株。

【植物形态】灌木，高 1～3.5 米；小枝略四棱形，具不明显的纵沟，全体密被平展或倒向灰褐色长柔毛，髓疏松，干后不中空。叶片心形或宽卵形，少为卵形，长 6～18 厘米，宽 4～15 厘米，顶端渐尖，基部心形至近截形，两面都有柔毛，脉上密被灰褐色平展柔毛，背面尤显著；叶柄长 1.5～12 厘米。聚伞花序密集成头状，通常 2～5 枝生于枝顶，花序梗较粗壮，长 1.5～11 厘米；苞片叶状，卵形或椭圆形，具短柄或近无柄，长 0.5～2.4 厘米；花萼由绿色变红色，钟状，有 5 棱角，

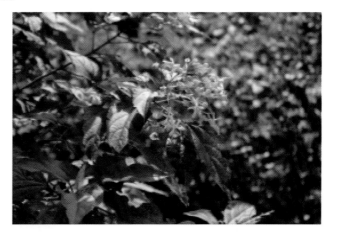

长约 1.3 厘米，有少数腺点，5 深裂至萼的中部，裂片卵形或宽卵形，渐尖，花冠白色或淡红色，外有腺毛或柔毛，花冠管长约 2 厘米，纤细，裂片向外平展，倒卵状长圆形，长 5～6 毫米；雄蕊 4 枚，与花柱均伸出花冠外。核果近球形，直径约 7 毫米，绿色，成熟时深蓝色或黑色，藏于红色增大的宿萼内。花果期 4—10 月。

【生境分布】生于海拔 220～880 米的山坡路边或疏林中。我市分布于张家畈、狮子峰等地。

【采收加工】夏、秋季采集，洗净切段，鲜用或晒干。

【功能主治】清热解毒，凉血止血。主治急性热病，毒疮，风湿病，并有退热止痛的功效。

【用法用量】不详。可参考大青相关内容。

## （10）海州常山  *Clerodendrum trichotomum Thunb.*

【药名别名】臭梧桐、追骨风。

【药用部位】为大青属植物海州常山的根、枝叶或花和果实。

【植物形态】落叶灌木或小乔木，高3米或3米以上。茎直立，表面灰白色，皮孔细小而多，棕褐色；幼枝带四方形，表面有褐色短柔毛。叶对生，广卵形以至椭圆形，长7～15厘米，宽5～9厘米，先端渐尖，基部阔楔形以至截形，全缘或有波状齿；上面绿色，下面淡绿色，叶脉羽状，侧脉3～5对，幼时两面均被白色短柔毛，老时则上面光滑；具叶柄。聚伞花序，顶生或腋生，具长柄；

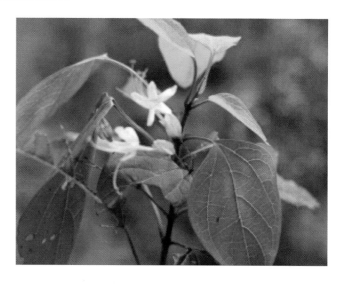

花多数，有气味；萼带赤色，下部合生，中部膨大，上部5深裂，裂片卵形以至卵状长椭圆形；花冠白色或粉红色，下部合生成细管，先端5裂，裂片长椭圆形；雄蕊4，花丝伸出；子房为不完全的4室，花柱伸出，柱头分叉。核果，外围宿萼，果皮呈蓝色而多浆汁。花期8—9月，果期9—10月。

【生境分布】生于路边、山谷、山地、溪边。我市分布于张家畈、狮子峰等地。

【采收加工】夏、秋季分别采集，洗净，鲜用或晒干。其中根需趁鲜切片。

【功能主治】花：祛风，降压，止痢；用于风气头痛，高血压。根：用于风湿痹痛，高血压，跌打损伤。枝叶：祛风湿，降血压；治风湿痹痛，半身不遂，高血压，偏头痛。果实：祛风，止痛，平喘；主治风湿痹痛，牙痛，气喘。

【用法用量】内服：煎汤，果实9～15克（花6～9克）或浸酒。外用：煎水洗或捣烂外敷，或研粉调敷。

## （11）龙吐珠  *Clerodendrum thomsoniae Balf. f.*

【药名别名】白萼赪桐、九龙吐珠、龙珠草。

【药用部位】为大青属植物龙吐珠的叶及全株。

【植物形态】攀援状灌木，高2～5米。幼枝四棱形，被黄褐色短柔毛，老时无毛；髓部疏松，干后中空。单叶对生，叶柄长1～2厘米；叶片纸质，卵状长圆形或狭卵形，长4～10厘米，宽1.5～4厘米；先端渐尖，基部近圆形，全缘，表面被小疣毛，背面近无毛；基脉三出。聚伞花序腋生或假顶生，二歧分枝；苞片狭披针形，长5～10毫米；花萼白色，基部合生，中部膨大，具5棱，

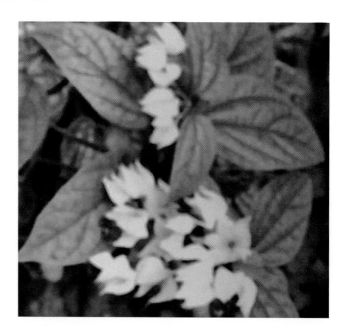

先端 5 深裂，裂片白色，三角状卵形，长 1.5 ～ 2 厘米，宽 1 ～ 1.2 厘米，外面被细毛；花冠先端 5 裂，深红色，外被细腺毛，裂片 5，椭圆形，长约 9 毫米，花冠与花萼近等长；雄蕊 4，与花柱均伸出花冠外。核果近球形，直径约 1.4 厘米，棕黑色，萼宿存，红紫色。花果期 7—11 月。

【生境分布】我市城区、龟山、三河口镇有栽培。

【采收加工】全年可采，洗净，切段，晒干。叶，鲜用。

【功能主治】清热，凉血，消肿，解毒。治热病，惊痫，咳嗽，吐血，咽喉肿痛，痢疾，痈肿，疔疮，蛇虫咬伤，烫火伤。

【用法用量】内服：煎汤，6 ～ 15 克。

### （12）马缨丹　*Lantana camara* L.

【药名别名】五色梅。

【药用部位】为马缨丹属植物马缨丹的枝叶或根。

【植物形态】直立或蔓性灌木。植株有臭味，高 1 ～ 2 米，有时呈藤状，长可达 4 米。茎、枝均呈四方形，有糙毛，常有下弯的钩刺或无刺。单叶对生，叶柄长约 1 厘米；叶片卵形至卵状长圆形，长 3 ～ 9 厘米，宽 1.5 ～ 5 厘米，基部楔形或心形，边缘有钝齿，先端渐尖或急尖，表面有粗糙的皱纹和短柔毛，背面具小刚毛，侧脉约 5 对。头状花序腋生，花序直径 1.5 ～ 2.5 厘米；花序梗粗壮，长于叶柄；苞片有短柔毛；花萼筒状，先端有极短的齿；花冠黄色、橙色、粉红色至深红色，内藏果实圆球形，成熟时紫黑色。全年开花。

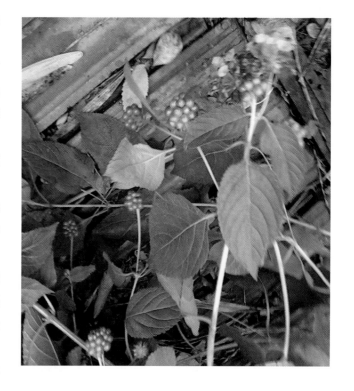

【生境分布】我市城区有栽培，其标本采自原麻城师范植物园。

【采收加工】全年可采，鲜用或晒干。

【功能主治】根：清热解毒，散结止痛；用于感冒高烧，久热不退，颈淋巴结结核，风湿骨痛，胃痛，跌打损伤。枝叶：外用治湿疹，皮炎，皮肤瘙痒，疖肿，跌打损伤。

【用法用量】根：煎服，30 ～ 60 克。枝叶：外用适量，煎水洗或用鲜叶捣烂外敷。

【附注】花：清凉解毒，活血止血。治肺痨吐血，伤暑头痛，腹痛吐泻，阴痒，湿疹，跌打损伤。用法用量：煎服，6 ～ 9 克；外用适量，煎水洗。

### （13）豆腐柴　*Premna microphylla* Turcz.

【药名别名】腐婢、神豆腐叶。

【药用部位】为豆腐柴属植物豆腐柴的根或茎叶。

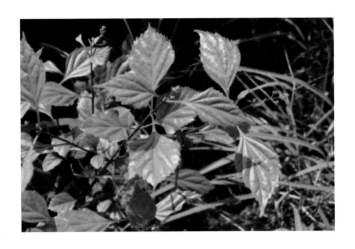

【植物形态】直立灌木，幼枝有柔毛，老枝变无毛。叶揉之有臭味，卵状披针形、椭圆形、卵形或倒卵形，长3～13厘米，宽1.5～6厘米，顶端急尖至长渐尖，基部渐狭窄下延至叶柄两侧，全缘至有不规则粗齿，无毛至有短柔毛；叶柄长0.5～2厘米。聚伞花序组成顶生塔形的圆锥花序；花萼杯状，绿色，有时带紫色，密被毛至几无毛，但边缘常有毛，近整齐的5浅裂；花冠淡黄色，外有柔毛和腺点，花冠内部有柔毛，以喉部较密。核果紫色，球形至倒卵形。花果期5—10月。

【生境分布】生于山坡沟边。我市山区乡镇有分布。

【采收加工】根：全年采挖，洗净切片，晒干。茎叶：春、夏、秋季均可采收，鲜用或晒干。

【功能主治】茎叶：清热解毒。用于疟疾，泄泻，痢疾，醉酒头痛，痈肿，疔疮，丹毒，蛇虫咬伤，创伤出血。根：清热解毒。主治小儿夏季热，风湿痹痛，风火牙痛，跌打损伤，水火烫伤。

【用法用量】根：煎服，干品10～15克，鲜品30～60克；外用适量，捣烂外敷或研末调敷。茎叶：煎服，10～15克，或研末；外用适量，捣烂外敷或研末调敷，或煎水洗。

【附注】本品的叶和嫩茎含大量果胶，可制成豆腐，名观音豆腐，为良好的保健品。

## （14）马鞭草 *Verbena officinalis* L.

【药名别名】铁马鞭。

【药用部位】为马鞭草属植物马鞭草的地上全草。

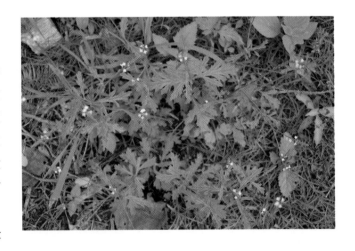

【植物形态】多年生草本，高30～120厘米。茎四方形，近基部可为圆形，节和棱上有硬毛。叶片卵圆形至倒卵形或长圆状披针形，长2～8厘米，宽1～5厘米，基生叶的边缘通常有粗锯齿和缺刻，茎生叶多数3深裂，裂片边缘有不整齐锯齿，两面均有硬毛，背面脉上尤多。穗状花序顶生和腋生，细弱，结果时长达25厘米；花小，无柄，最初密集，结果时疏离；苞片稍短于花萼，具硬毛；花萼长约2毫米，有硬毛，有5脉，脉间凹穴处质薄而色淡；花冠淡紫色至蓝色，长4～8毫米，外面有微毛，裂片5；雄蕊4，着生于花冠管的中部，花丝短；子房无毛。果长圆形，长约2毫米，外果皮薄，成熟时4瓣裂。花期6—8月，果期7—10月。

【生境分布】生于山地路旁或村边荒地。我市各地都有分布。

【采收加工】6—8月花开时采收，除去泥土，洗净，晒干。

【功能主治】清热解毒，活血散瘀，利水消肿。治外感发热，湿热黄疸，水肿，痢疾，疟疾，白喉，喉痹，淋证，经闭，癥瘕，痈肿疮毒，牙疳。

【用法用量】内服：煎汤，15～30克（鲜品捣汁30～60克），或入丸、散。外用：捣烂外敷或煎水洗。

## （15）黄荆 *Vitex negundo* L.

【药名别名】黄荆条、黄荆子。

【药用部位】为牡荆属植物黄荆的叶和果实。

【植物形态】灌木或小乔木，小枝四棱形，密生灰白色茸毛。掌状复叶，小叶5，少有3；小叶片长圆状披针形至披针形，顶端渐尖，基部楔形，全缘或每边有少数粗锯齿，表面绿色，背面密生灰白色茸毛；中间小叶长4～13厘米，宽1～4厘米，两侧小叶依次变小，若具5小叶时，中间3片小叶有柄，最外侧的2片小叶无柄或近于无柄。聚伞花序排成圆锥花序式，顶生，长10～27厘米，花序梗密生灰白色茸毛；花萼钟状，顶端有5裂齿，外有灰白色茸毛；

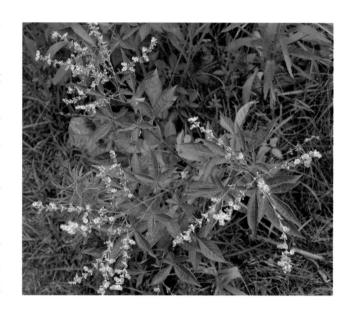

花冠淡紫色，外有微柔毛，顶端5裂，二唇形；雄蕊伸出花冠管外；子房近无毛。核果近球形，直径约2毫米；宿萼接近果实的长度。花期4—6月，果期7—10月。

【生境分布】生于山坡林中或林缘。我市各地都有分布。

【采收加工】叶、果实：夏、秋季采集，分别除去杂质，阴干。

【功能主治】叶：化湿截疟。用于感冒，肠炎，痢疾，尿路感染；外用治湿疹，皮炎，脚癣，煎汤外洗。果实：止咳平喘，理气止痛。用于咳嗽哮喘，胃痛，消化不良，肠炎，痢疾。

【用法用量】煎服：叶，9～30克；果实，3～9克。

## （16）牡荆 *Vitex negundo* var. *cannabifolia* (Sieb. et Zucc.) Hand. -Mazz.

【药名别名】黄荆树、荆条、蚊子柴。

【药用部位】为牡荆属植物牡荆的叶油和果实。

【植物形态】落叶灌木或小乔木，小枝四棱形。叶对生，掌状复叶，小叶5，少有3；小叶片披针形或椭圆状披针形，顶端渐尖，基部楔形，边缘有粗锯齿，表面绿色，背面淡绿色，通常被柔毛。中间小叶长4～13厘米，宽1～4厘米，两侧小叶依次递小，若具5小叶，中间3片小叶有柄，最外侧的2片小叶无柄或近于无柄。圆锥花序顶生，长10～20厘米；花冠淡紫色。果实近球形，黑色。花期6—7月，果期8—11月。

【生境分布】生于山坡林中或林缘。我市各地都有分布。

【采收加工】叶：夏、秋季采收，鲜用或炼油。果实：果实成熟时采收，晒干，除去杂质。

【功能主治】果实：祛风化痰，下气，止痛；治咳嗽哮喘，中暑发痧，疝气，妇女带下。叶：祛痰，止咳，平喘；用于咳喘，慢性支气管炎。

【用法用量】叶：煎服，9～15克（鲜品30～60克）或捣汁；外用适量，捣烂敷或煎水熏洗。果实：煎服，6～9克，研末或浸酒。

【附注】牡荆根：祛风解表，除湿止痛；主治感冒头痛，牙痛，疟疾，风湿痹痛。煎服，10～15克。牡荆沥，即茎枝经加热两端流出的液体。其能除风热，化痰涎，通经络，行气血。沸水冲服30～60克；外用适量，涂敷或点眼。

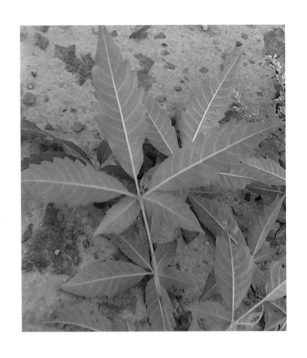

### （17）蔓荆　*Vitex trifolia* L.

【药名别名】蔓荆子、万荆子。

【药用部位】为牡荆属植物蔓荆的果实。

【植物形态】落叶灌木，植株高1.5～5米，具香味。小枝四棱形，密生细柔毛。三出复叶，对生，有时偶有单叶；叶柄长1～3厘米；小叶片卵形、长倒卵形或倒卵状长圆形，长2～9厘米，宽1～3厘米，先端钝或短尖，基部楔形，全缘，表面绿色，无毛或被微柔毛，背面密生灰白色茸毛；侧脉8对；小叶无柄或有时中间1片小叶下延成短柄。圆锥花序顶生，长3～15厘米，花序柄密被灰白色茸毛；花萼钟形，先端5浅裂，被灰白色茸毛；花冠淡紫色或蓝紫色，长6～10毫米，外面有毛，花冠管内及喉部有毛，先端5裂，二唇形；雄蕊4，伸于花冠外；子房密生腺点。核果近圆形，直径约5毫米，熟时黑色；萼宿存。花期7月，果期9—11月。

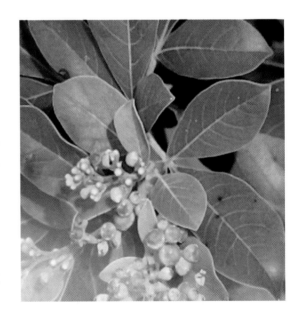

【生境分布】生于平原草地、河滩、河堤、荒地处。我市宋埠镇有栽培。

【采收加工】秋季果实成熟时采收，去净杂质，晒干。

【功能主治】同单叶蔓荆。

【用法用量】同单叶蔓荆。

### （18）单叶蔓荆　*Vitex rotundifolia* L. f.

【药名别名】蔓荆子。

【药用部位】为牡荆属植物单叶蔓荆的果实。

【植物形态】落叶灌木或小乔木，高约 3 米，有香气。幼枝四方形，密生细柔毛，老枝渐变圆，毛渐脱落。单叶，叶柄长 5 ～ 18 毫米；叶片卵形或倒卵形，长 2.5 ～ 5 厘米，宽 1.5 ～ 3 厘米，先端短尖，基部楔形至圆形，全缘，上面绿色，疏生短柔毛和腺点，下面白色，密生短柔毛和腺点，侧脉约 8 对。圆锥花序顶生，长 2 ～ 12 厘米；花萼钟形，先端具 5 短刺，外面密生白色短柔毛，萼筒长约 4 毫米；花冠淡紫色，5 裂，中间 1 裂片最大，下半有毛；雄蕊 4，伸出花冠管外，花药"个"字形分叉；子房球形，密生腺点，花柱无毛，柱头 2 裂。浆果球形，直径 5 ～ 7 毫米，大部为增大的宿存花萼所包围。花期 7 月，果期 9 月。

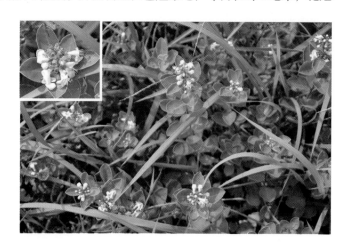

【生境分布】生于沙滩、河边。我市主要为举水河两岸，尤其是宋埠段。

【采收加工】秋季果实成熟时采收，除去杂质，晒干。

【功能主治】疏散风热，清利头目。用于风热感冒头痛，齿龈肿痛，目赤多泪，目暗不明，头晕目眩。

【用法用量】内服：煎汤，6 ～ 10 克；或浸酒，或入丸、散。外用：适量，煎汤外洗。

# 157. 唇形科 Lamiaceae

## （1）藿香 *Agastache rugosa* (Fisch. et Mey.) O. Ktze.

【药名别名】土藿香、合香、苏合香。

【药用部位】为藿香属植物藿香的地上全草。

【植物形态】多年生直立草本。茎高 0.5 ～ 1.5 米，上部被极短的细毛。叶具长柄，心状卵形至矩圆状披针形，长 4.5 ～ 11 厘米，宽 3 ～ 6.5 厘米。轮伞花序多花，在主茎或侧枝上组成顶生密集圆筒状的假穗状花序；苞片披针状条形；花萼筒状倒锥形，长约 6 毫米，被具腺微柔毛及黄色小腺体，常染有浅紫色或紫红色，喉部微斜向；齿 5，三角状披针形，前 2 齿稍短；花冠淡紫蓝色，长约 8 毫米，筒直伸，上唇微凹，下唇 3 裂，中裂片最大，顶端微凹，边缘波状；雄蕊 4，二强，伸出；花盘厚环状，花柱顶端等 2 裂。小坚果卵状矩圆形，腹面具棱，顶端具短硬

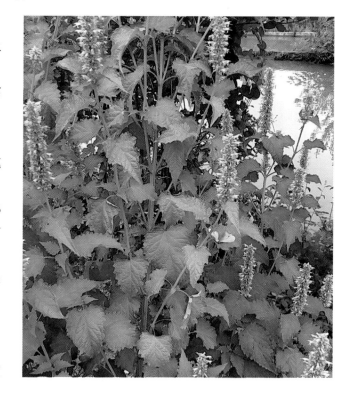

毛，褐色。花期 6—9 月，果期 9—11 月。

【生境分布】我市城区有少量栽培。

【采收加工】于 6—7 月开花时采收，第 2 次在 10 月。采后晒干或阴干。单用老茎者，药材名"藿梗"。

【功能主治】祛暑解表，化湿和胃。用于夏令感冒，寒热头痛，胸脘痞闷，呕吐泄泻，妊娠呕吐，鼻渊，手足癣。

【用法用量】内服：煎汤，6 ～ 10 克；或入丸、散。外用：适量，煎水洗，或研末调敷。

### （2）筋骨草 *Ajuga ciliata* Bunge

【药名别名】缘毛筋骨草、白毛夏枯草。

【药用部位】为筋骨草属植物筋骨草的全草。

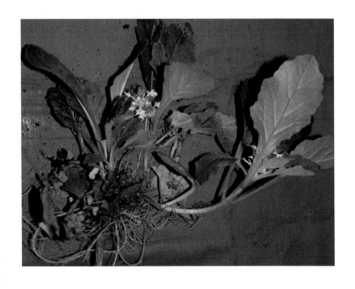

【植物形态】多年生草本，茎高 25 ～ 40 厘米。茎四棱形，紫红色或绿紫色，通常无毛。叶对生，具短柄，基部抱茎；叶片卵状椭圆形至狭椭圆形，长 4 ～ 7.5 厘米，宽 3.2 ～ 4 厘米，先端钝或急尖，基部楔形，下延，两面略被糙伏毛，边缘具不整齐的双重齿。轮伞花序多花，密集成顶生穗状花序；苞片叶状，卵圆形，长 1 ～ 1.5 厘米；花萼漏斗状钟形，具 10 脉，萼齿 5，整齐；花冠紫色或白色，具蓝色条纹，筒近基部有一毛环，二唇形，上唇短，直立，2 裂，下唇增大，3 裂；雄蕊 4，二强，伸出；花盘小，环状，前方具一指状腺体；子房无毛。小坚果长圆状三棱形，背部具网状皱纹，果脐大，几占整个腹面。花期 4—8 月，果期 7—9 月。

【生境分布】生于溪边、草坡，海拔 360 ～ 1400 米处。我市山区丘陵有分布。本品标本采自五脑山仙姑洞林下。

【采收加工】5—8 月花开时采收，洗净，鲜用或晒干。

【功能主治】清热解毒，凉血消肿。主治咽喉肿痛，肺热咯血，跌打肿痛。

【用法用量】内服：煎汤，15 ～ 30 克。外用：适量，捣烂外敷。

【附注】本品具镇咳、祛痰、平喘，提高免疫功能及抗菌等作用。

### （3）金疮小草 *Ajuga decumbens* Thunb.

【药名别名】白毛夏枯草、散血草。

【药用部位】为筋骨草属植物金疮小草的全草。

【植物形态】多年生草本，高 10 ～ 30 厘米。茎方形，基部匍匐，多分枝，全株被白色柔毛。单叶对生，有柄，卵形、长椭圆形或倒卵形，长 4 ～ 11 厘米，宽 1 ～ 3 厘米，先端尖，基部楔形，边缘有不规则的波状粗齿，上面绿色，幼时下面紫色，两面有短柔毛。花轮有数花，腋生；在枝顶者集成多轮的穗状花序；苞片叶状卵形，生于花轮下方；萼钟状，有 5 齿，齿三角形，外面和齿边有白色长柔毛；花冠白色或淡紫色，唇形，外面有短柔毛，内部有毛环，上唇半圆形，极短，下唇外折，3裂；雄蕊4，二强，着生于花冠筒上而略伸出筒外；雌蕊1，子房4裂，花柱丝状，柱头2裂。小坚果灰黄色，具网状皱纹。花期3—4月，果期5—6月。

【生境分布】生于路旁、河岸、山脚下、荒地上。我市各地有分布，标本采自平堵山。

【采收加工】夏季采收全草，除去杂质，洗净，鲜用或晒干。

【功能主治】清热解毒，化痰止咳，凉血散血。主治咽喉肿痛，肺热咳嗽，肺痈，目赤肿痛，痢疾，痈肿疔疮，毒蛇咬伤，跌打损伤。

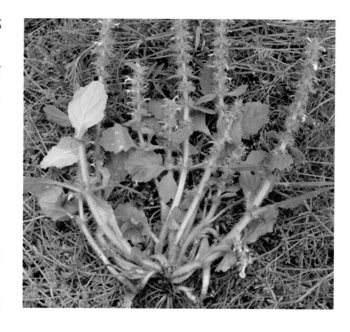

【用法用量】内服：煎汤，10～30克（鲜品30～60克）；或捣汁。外用：适量，捣烂外敷或煎水洗。

## （4）水棘针 *Amethystea caerulea* L.

【药名别名】假黄连。

【药用部位】为水棘针属植物水棘针的全草。

【植物形态】一年生草本。茎直立，高0.3～1米，圆锥状分枝，被疏柔毛或微柔毛。叶具柄，柄长0.7～2厘米，具狭翅；叶片轮廓三角形或近卵形，三深裂，稀不裂或五裂，裂片披针形，两面无毛。小聚伞花序排列成疏松的圆锥花序；花萼钟状，10脉，齿5，披针形，近相等；花冠蓝色或紫蓝色，花冠筒内藏或略伸出于萼外，檐部5裂，下唇中裂片最大；前对2雄蕊能育，伸出，后对退化成假雄蕊；花盘环状，裂片等大。小坚

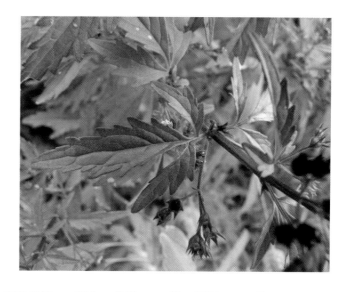

果倒卵状三棱形，背部具网状皱纹，果脐大，高达果轴1/2以上。花期8—9月，果期9—10月。

【生境分布】生于田边旷野、沙地、河滩、路边及溪旁。

【采收加工】夏季采收，切段，晒干。

【功能主治】疏风解表，宣肺平喘。用于感冒，咳嗽气喘。

【用法用量】内服：煎汤，3～9克。

## （5）风轮菜  *Clinopodium chinense* (Benth.) O. Ktze.

【药名别名】断血流、九层塔、姜味草。

【药用部位】为风轮菜属植物风轮菜的全草。

【植物形态】多年生草本，高 20 ～ 60 厘米。茎四方形，多分枝，全体被柔毛。叶对生，卵形，长 1 ～ 5 厘米，宽 5 ～ 25 毫米，顶端尖或钝，基部楔形，边缘有锯齿。花密集成轮伞花序，腋生或顶生；苞片线形、钻形，边缘有长缘毛，长 3 ～ 6 毫米；花萼筒状，绿色，萼筒外面脉上有粗硬毛，具 5 齿，分 2 唇；花冠淡红色或紫红色，外面及喉门下方有短毛，基部筒状，向上渐张开，长 5 ～ 7.5 毫米，上唇半圆形，顶端微凹，下唇3 裂，侧片狭长圆形，中片心形，顶端微凹；雄蕊 2，药室略叉开；花柱着生于子房底，伸出冠筒外，2 裂。小坚果宽卵形，棕黄色。花期 7—8 月，果期 9—10 月。

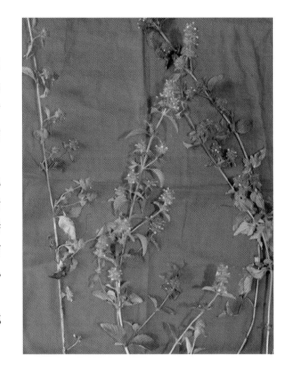

【生境分布】生于草地、山坡、路旁。我市各地都有分布。

【采收加工】5—9 月采收，鲜用或扎成小把晒干。

【功能主治】疏风清热，解毒消肿。治感冒，中暑，急性胆囊炎，肝炎，肠炎，痢疾，腮腺炎，乳腺炎，疔疮肿毒，过敏性皮炎，急性结膜炎。

【用法用量】煎服：9 ～ 15 克。外用：捣烂敷患处或煎水洗。

【附注】本品为《中国药典》（2015 年版）中断血流的来源之一。

## （6）邻近风轮菜  *Clinopodium confine* (Hance) O. Ktze.

【药名别名】剪刀草、光风轮菜。

【药用部位】为风轮菜属植物邻近风轮菜的全草。

【植物形态】草本，铺散，基部生根。茎四棱形，无毛或疏被微柔毛。叶卵圆形，长 9 ～ 22 毫米，宽 5 ～ 17 毫米，先端钝，基部圆形或阔楔形，边缘自近基部以上具圆齿状锯齿，每侧 5 ～ 7 齿，薄纸质，两面均无毛，侧脉 3 ～ 4 对，与中脉两面均明显，叶柄长 2 ～ 10 毫米，腹平背凸，疏被微柔毛。轮伞花序通常多花密集，近球形，苞叶叶状；果时略增大，外面全无毛或沿脉上有极稀少的毛，内面喉部被小疏柔毛，上唇 3 齿，三角形，下唇 2 齿，长三角形，略伸长，齿边缘均被毛。花冠粉红色至紫红色，稍超出花萼，长约 4 毫米，外面被微柔毛，内面在下唇片下方略被毛或近无毛，冠筒向上渐扩大，至喉部宽 1.2 毫米，冠檐二唇形，上唇直伸，长 0.6 毫米，先端微缺，

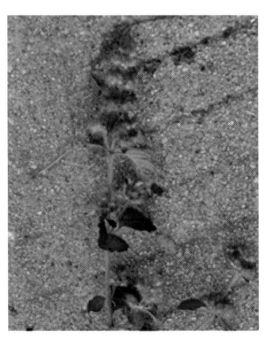

下唇、上唇等长，3 裂，中裂片较大，先端微缺。雄蕊 4，内藏，花柱先端略增粗，花盘平顶。子房无毛。小坚果卵球形，长 0.8 毫米，褐色，光滑。花期 4—6 月，果期 7—8 月。

【生境分布】生于丘陵、低山草地、墙脚草丛、村边、园地、田边、路边。我市各地有分布。

【采收加工】6—8 月采收，洗净，晒干。

【功能主治】祛风清热，散瘀消肿。治感冒头痛，肠炎，乳痈，疔疮，跌打损伤，血崩，荨麻疹。

【用法用量】内服：煎汤，15 ～ 30 克（鲜品 30 ～ 60 克）或捣汁。外用：煎水洗。

## （7）细风轮菜 *Clinopodium gracile* (Benth.) Matsum.

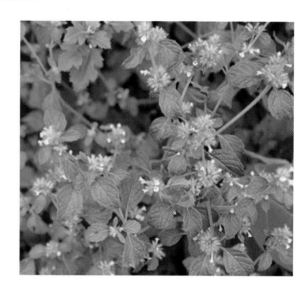

【药名别名】瘦风轮、岩薄荷、剪刀草。

【药用部位】为风轮菜属植物细风轮菜的全草。

【植物形态】一年生草本。茎高 8 ～ 30 厘米，自匍匐茎发出，柔弱，被微柔毛。叶片卵形或茎最下部的叶圆卵形而较小，长 1.2 ～ 3.4 厘米，下面脉上疏被短硬毛；叶柄长 3 ～ 18 毫米。轮伞花序疏离或于茎顶密集，少花；苞片针状，远较花梗为短；花萼筒状，长约 3 毫米，果时下倾，基部膨大，长约 5 毫米，13 脉，脉上被短硬毛，其余部分被微柔毛或几无毛，上唇 3 齿短，三角形，果时向上反折，下唇 2 齿略长，顶端钻状平伸，齿均被毛；花冠白色或紫红色，上唇直伸，下唇 3 裂。花期 5—6 月，果期 7—8 月。

【生境分布】生于海拔 2400 米以下的路旁、草地、沟边、灌丛中。我市各地有分布。

【采收加工】夏季采收，洗净，鲜用或晒干。

【功能主治】祛风清热，散瘀消肿。治感冒头痛，肠炎，乳痈，疔疮，跌打损伤，血崩，荨麻疹。

【用法用量】内服：煎汤，15 ～ 30 克（鲜品 30 ～ 60 克）或捣汁。外用：煎水洗。

## （8）灯笼草 *Clinopodium polycephalum* (Vaniot) C. Y. Wu et Hsuan ex P. S. Hsu

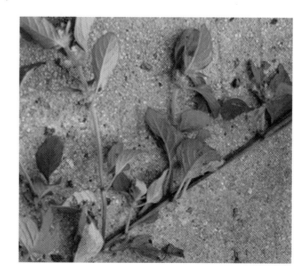

【药名别名】断血流、毛薄荷。

【药用部位】为风轮菜属植物灯笼草的全草。

【植物形态】多年生草本，高 0.5 ～ 1 米。茎基部有时匍匐生根，多分枝，被糙硬毛及腺毛。叶对生，叶片卵形，长 2 ～ 5 厘米，宽 1.5 ～ 3.2 厘米，先端尖或钝，基部楔形，边缘具圆齿状牙，两面被糙硬毛。轮伞花序多花，圆球状，花时直径达 2 厘米，沿茎及分枝形成宽而多头的圆锥花序；苞片针状，被具节柔毛及腺毛；花萼管状，长约 6 毫米，外面被具节柔毛及腺毛，上唇 3 齿，先端具尾尖，下唇 2 齿，先端芒尖；花冠紫红色，长约 8 毫米，外面被微柔毛，上唇先端微缺，下唇3裂；雄蕊4，不露出，前对较长，花药2室，后对雄蕊短，花药小；子房4裂，花柱着生于子房底，柱头2裂。小坚果4，卵形，棕色。花期7—8月，果期8—9月。

【生境分布】生于山坡、路旁、林下、灌丛或草地。我市各地有分布。

【采收加工】夏、秋季采收，洗净，切段晒干或鲜用。

【功能主治】止血。用于崩漏，尿血，鼻衄，牙龈出血，创伤出血，子宫肌瘤出血。

【用法用量】煎服：9～15克。外用：适量，研末或取鲜品捣烂敷患处。

【附注】本品为《中国药典》（2015年版）中断血流的来源之一。

## （9）绵穗苏 *Comanthosphace ningpoensis* (Hemsl.) Hand. -Mazz.

【药名别名】半边苏、野鱼香。

【药用部位】为绵穗苏属植物绵穗苏的全草。

【植物形态】多年生草本。茎高60～100厘米，近无毛。叶片卵状矩圆形、宽椭圆形或椭圆形，长7～13（20）厘米，幼时上面多少具小刚毛，下面疏被星状毛，老时两面近于无毛；叶柄长0.5～1厘米。假穗状花序顶生，或于茎端叶腋中腋生，常呈三歧状簇生于茎顶，中央者长12～18（40）厘米；苞片早落，从叶状过渡到卵状菱形，两面被白色星状毛；花萼筒状钟形，长4毫米，外被星状毛，齿5，短三角形，前2齿略宽；花冠淡红色至紫色，长7毫米，外密被白色星状毛，内面在花冠筒中部有宽大密集柔毛环，上唇2浅裂，下唇3裂，中裂片较大。成熟小坚果未见。花期8—10月。

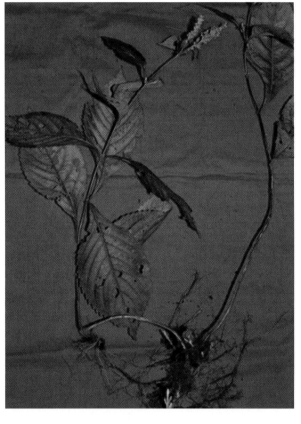

【生境分布】生于海拔约1220米的山坡草丛及溪旁。我市分布于龟山等地。

【采收加工】夏、秋季采收，切段，晒干或鲜用。

【功能主治】祛风发表，止血调经，消肿解毒。用于感冒，头痛，瘫痪，劳伤吐血，崩漏，月经不调，痛经，疮痈肿毒。

【用法用量】煎服：10～30克。外用：适量，捣烂敷患处。

## （10）水蜡烛 *Dysophylla yatabeana* Makino

【药名别名】已子草。

【药用部位】为水蜡烛属植物水蜡烛的全草。

【植物形态】多年生草本。茎高40～60厘米，无毛，顶部被微柔毛，不分枝或稀具短的分枝。叶3～4枚轮生，狭披针形，长3.5～4.5厘米，宽5～7毫米，先端渐狭具钝头，基部无柄，边缘全缘或于上部具疏而不明显的锯齿，纸质，上面榄绿色，下面稍淡，并被不明显的褐色小腺点，两面无毛。穗状花序长

2.8～7厘米，直径约1.5厘米，紧密而连续，有时基部间断；苞片线状披针形，其长几与花冠相等，常带紫色。花萼卵钟形，长1.6～2毫米，外面被疏柔毛及锈色腺点，萼齿5，三角形，长约为萼筒1/2。花冠紫红色，为花萼长之2倍，无毛，冠檐近相等4裂。雄蕊4，极伸出，花丝密被紫红色髯毛。花柱略伸出于雄蕊，先端相等2浅裂。花盘平顶，小坚果。花期8—10月。

【生境分布】生于山坡疏林中、水边、沟边。我市各地有少量分布。本品标本于2018年国庆节采于蛤蟆石。

【采收加工】夏季或使用时采集，洗净，多为鲜用。

【功能主治】疏风解表，宣肺平喘。用于感冒，咳嗽气喘，毒虫咬伤。

【用法用量】内服：煎汤，3～9克。外用：适量，鲜品捣烂敷患处。

【附注】本品与香蒲科的水烛（蒲黄）是两种完全不同的植物，需注意区别。

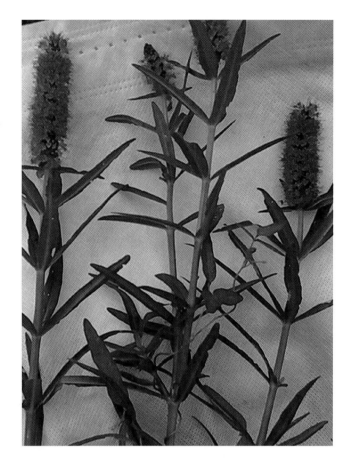

## （11）紫花香薷　*Elsholtzia argyi* Levl.（暂定）

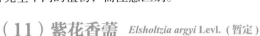

【药名别名】土薄荷、野香薷、谷香草。

【药用部位】为香薷属植物紫花香薷的全草。

【植物形态】草本，高0.5～1米。茎四棱形，具槽，紫色，槽内被疏生或密集的白色短柔毛。叶卵形至阔卵形，长2～6厘米，宽1～3厘米，先端短渐尖，基部圆形至宽楔形，边缘在基部以上具圆齿或圆齿状锯齿，近基部全缘，上面绿色，被疏柔毛，下面淡绿色，沿叶脉被白色短柔毛，满布凹陷的腺点，侧脉5～6对，与中脉在两面微显著；叶柄长0.8～2.5厘米，具狭翅，腹凹背凸，被白色短柔毛。穗状花序长2～7厘米，生

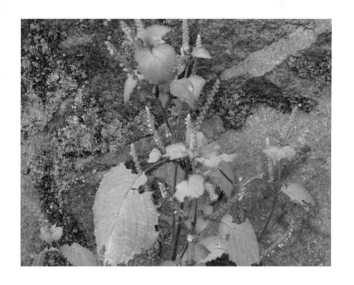

于茎、枝顶端，偏向一侧，由具8花的轮伞花序组成；苞片圆形，长、宽约5毫米，先端骤然短尖，尖头刺芒状，长达2毫米，外面被白色柔毛及黄色透明腺点，常带紫色，内面无毛，边缘具缘毛；花梗长约1

毫米，与花序轴被白色柔毛。花萼管状，先端具芒刺，边缘具长缘毛。花冠玫瑰红紫色。小坚果长圆形，长约 1 毫米，深棕色，外面具细微疣状突起。花果期 9—11 月。

【生境分布】生于山坡、林下、路边。我市木子店镇有分布。

【采收加工】可参考香薷。

【功能主治】祛风，散寒。用于感冒，发热无汗，黄疸，带下，咳嗽，口臭。

【用法用量】未查到相关资料，可参考香薷的用法用量。

## （12）香薷 *Elsholtzia ciliata* (Thunb.) Hyland.

【药名别名】土香薷、野苏麻、梳子草。

【药用部位】为香薷属植物香薷的地上全草。

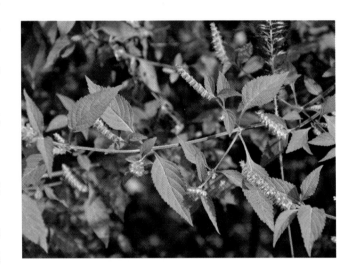

【植物形态】一年生草本，高 30～90 厘米。茎直立，四棱形，紫褐色，多分枝，被疏柔毛。叶对生，叶柄长 5～35 毫米，边缘具狭翅，被毛。叶片卵形或椭圆状披针形，长 3～9 厘米，宽 1～4 厘米，边缘具锯齿，上面被小硬毛，下面叶脉被小硬毛，其余散布腺点；轮伞花序多花密集成假穗状花序，长 2～7 厘米，顶生和腋生；苞片宽卵圆形或扁圆形，先端针芒状，外面近无毛而具腺点，边缘具缘毛；花萼钟形，长约 1.5 毫米，外面有毛和腺点，萼齿 5，前 2 齿较长，先端具针芒状；花冠淡紫色，外面被毛，上唇直立，先端微缺，下唇 3 裂，中裂片半圆形；雄蕊 4，前对较长，伸出，花丝无毛，花药 2 室；雌蕊子房 4 裂，花柱内藏，柱头 2 浅裂。小坚果长圆形，长约 1 毫米，棕黄色。花期 7—10 月，果期 10 月至翌年 1 月。

【生境分布】生于山坡或河岸。我市有少量分布。

【采收加工】夏、秋季采收，洗净切段，晒干，或鲜用。

【功能主治】发汗解暑，化湿利尿。用于夏季感冒，中暑，泄泻，小便不利，水肿，湿疹，痈疮。

【用法用量】煎服：9～15 克，鲜品加倍。外用：适量，捣烂外敷；煎水含漱或熏洗。

## （13）海州香薷 *Elsholtzia splendens* Nakai ex F. Maekawa

【药名别名】香薷、止痢蒿。

【药用部位】为香薷属植物海州香薷的全草。

【植物形态】多年生草本，高 30～50 厘米。茎直立，通常呈棕红色，二歧分枝或单一，均四棱形，密被灰白色卷曲柔毛。叶对生，广披针形至披针形，长 2.3～3.5 厘米，宽 3～5 毫米，先端锐尖或钝尖，基部广楔形，边缘具疏锯齿，偶近全缘，上面深绿色，密被白色长柔毛，下面淡绿色，密布腺点，沿主脉疏被柔毛。轮伞花序密聚成穗状，顶生和腋生；苞片阔倒卵形，绿色，先端骤尖，基部渐狭，全缘，两面均具长柔毛及腺点，边缘具长缘毛，具 5 条明显的纵脉；花萼 5 裂，裂片三角状披针形，具长柔毛及腺点，每裂片具 1 条中脉；花冠唇形，淡红紫色，上唇 2 裂，下唇 3 裂，中裂片矩形，两侧裂片略呈三角形；雄蕊4，花药黄色，花丝着生于花冠筒中部以上；雌蕊1，子房上位，花柱线状，柱头2歧。小坚果4，近卵圆形，棕色，藏于宿存萼内。花期9月，果期10月。

【生境分布】生于山坡、路边、荒地等处。我市各地有分布。

【采收加工】夏、秋季其抽穗开花时采收，除去残根及杂质，切段，晒干或阴干。

【功能主治】发表解暑，散湿行水。主治夏月乘凉饮冷伤暑，头痛，发热，畏寒，无汗，腹痛，吐泻，水肿，脚气。

【用法用量】煎服：3～9克。煎剂宜凉服，以免引起呕吐。

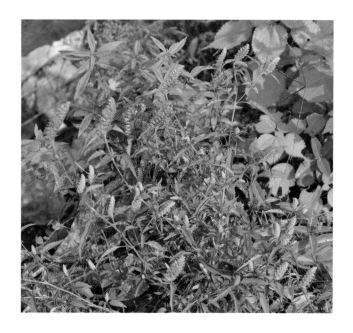

## （14）活血丹 *Glechoma longituba* (Nakai) Kupr.

【药名别名】连钱草、大叶金钱草。

【药用部位】为活血丹属植物活血丹的地上全草。

【植物形态】多年生上升草本，具匍匐茎。茎高10～20厘米，幼嫩部分被疏长柔毛。茎下部叶较小，心形或近肾形，上部者较大，心形，长1.8～2.6厘米，上面被疏粗伏毛，下面常带紫色，被疏柔毛；叶柄长为叶片1～2倍。轮伞花序少花，苞片刺芒状，花萼筒状，长0.9～1.1厘米，齿5，长披针形，顶端芒状，上唇3齿较长；花冠淡蓝色至紫色，下唇具深色斑点，筒有长短两型，长者长1.7～2.2厘米，短者长1～1.4厘米，檐部二唇形，下唇中裂片肾形。小坚果矩圆状卵形。花期4—5月，果期5—6月。

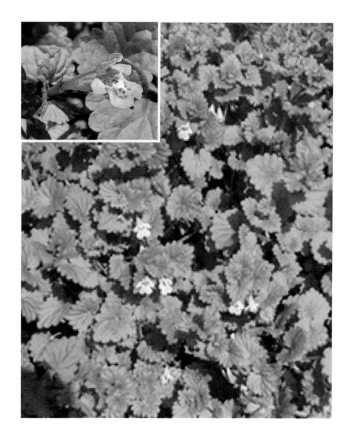

【生境分布】生于潮湿荫蔽的沟边、山野、草丛及林缘。我市各地有分布。

【采收加工】4—5月采收全草，晒干或鲜用。

【功能主治】利湿通淋，清热解毒，散瘀消肿。主治热淋石淋，湿热黄疸，疮痈肿痛，跌扑损伤。

【用法用量】内服：煎汤，15～30克；或浸酒，或捣汁。外用：适量，捣烂外敷或绞汁涂敷。

## （15）宝盖草 *Lamium amplexicaule* L.

【药名别名】珍珠莲。

【药用部位】为野芝麻属植物宝盖草的全草。

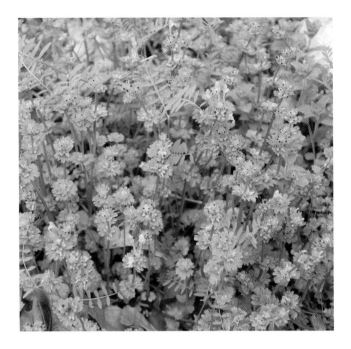

【植物形态】一年生直立草本。茎软弱，方形，常带紫色，被倒生的稀疏毛，高10～60厘米。叶肾形或圆形，基部心形或圆形，边缘有圆齿和小裂，两面均有毛；根出叶有柄，茎生叶无柄，基部抱茎。花轮有花2至数朵，花无柄，腋生，无苞片；花萼管状，长5～6毫米，有5齿，外面和齿缘均有长细毛；花冠紫红色，长9～17毫米，外面被茸毛，冠筒细，基部无毛环，喉部扩张，上唇直立，长圆形，盔状，下唇3裂，中裂片扇形，先端深凹，侧裂片宽三角形；雄蕊4，二强，花药朱红色；花柱2裂，针形。小坚果长圆形，具3棱，顶端截形，褐黑色，有白色鳞片状突起。花期3—4月，果期6月。

【生境分布】生于路旁、林缘、沼泽草地及宅旁等处。我市各地有分布。

【采收加工】春、夏季采收，洗净，鲜用或晒干。

【功能主治】清热利湿，活血祛风，消肿解毒。用于黄疸型肝炎，淋巴结结核，高血压，面神经麻痹，半身不遂；外用治跌打伤痛，骨折，黄水疮。

【用法用量】煎服：9～15克。外用：适量，捣烂敷或研粉撒敷患处。

## （16）益母草 *Leonurus japonicus.* Houtt.

【药名别名】茺蔚、坤草、茺蔚子、小胡麻。

【药用部位】为益母草属植物益母草的地上全草和果实（茺蔚子）。

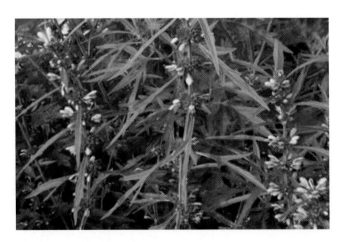

【植物形态】一年生或二年生草本，有密生须根的主根。茎直立，通常高30～120厘米，钝四棱形，微具槽，有倒向糙伏毛，在节及棱上尤为密集，轮伞花序腋生，具8～15花，轮廓为圆球形，直径2～2.5厘米，多数远离而组成长穗状花序；小苞片刺状，向上伸出，基部略弯曲，比萼筒短，有贴生的微柔毛；花梗无。花冠粉红色至淡紫红色，长1～1.2厘米，外面于伸出萼筒部分被柔毛，冠筒长约6毫米，等大，其上部多少有鳞状毛，冠檐二唇形，上唇直伸，内凹，长圆形，全缘，内面无毛。小坚果长圆状三棱形，长 2.5 毫米，顶端截平而略宽大，基部楔形，淡褐色，光滑。花期通常在 6—9 月，果期 9—10 月。

【生境分布】生于山坡、田野、路边等处。我市各地都有分布。

【采收加工】茺蔚子：秋季果实成熟时采割，晒干，打下果实，除去杂质。益母草：鲜品春季幼苗期至初夏花前期采割，干品夏季茎叶茂盛、花前或初开时采割，晒干，或切段晒干。

【功能主治】益母草：活血调经，利尿消肿；用于月经不调，痛经，经闭，恶露不净，水肿尿少，急性肾炎水肿。茺蔚子：活血调经，清肝明目；用于月经不调，经闭，痛经，目赤翳障，头晕胀痛。

【用法用量】茺蔚子：煎服，6 ～ 9 克；或入丸、散。益母草：煎服，9 ～ 18 克；熬膏或入丸、散。

## （17）錾菜 *Leonurus pseudomacranthus* Kitagawa

【药名别名】土益母、白花益母草。

【药用部位】为益母草属植物錾菜的地上全草。

【植物形态】多年生草本，全体较粗糙。茎直立，高 40 ～ 100 厘米，方形，具 4 棱，有节，密被倒生的粗毛。叶厚，带革质，对生，两面均有灰白色毛；下部的叶有长柄，卵圆形或羽状 3 深裂，先端锐尖，基部楔形，边缘有粗锯齿和缘毛；中部的叶有短柄，披针状卵圆形，有粗锯齿；枝梢的叶无柄，椭圆形至倒披针形，全缘。花多数，腋生成轮状，无柄；苞片线形至披针形，或呈刺状，有毛；萼钟状，外面密被细毛，5 脉，萼齿 5，

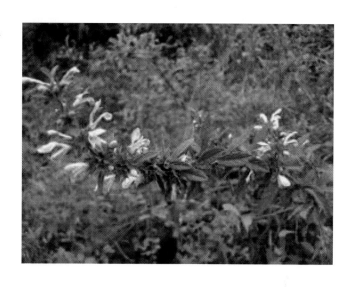

先端刺尖，上 3 齿相似，呈三角形，下面 2 齿较大；花冠白色，常带紫纹，长 1.3 厘米，2 唇，上唇匙形，先端微凹，有缘毛，下唇 3 浅裂，中间裂片倒心形；雄蕊 4，二强；子房 4 裂，花柱丝状，柱头 2 裂。小坚果黑色，有 3 棱，表面光滑。花期 7—9 月，果期 10—11 月。

【生境分布】生于山坡、路边、荒地上。我市山区丘陵有分布。

【采收加工】于 7—8 月开花时采收，择晴天割取全草，晒干。

【功能主治】破瘀，调经，利尿。用于产后腹痛，痛经，月经不调，肾炎水肿。

【用法用量】内服：煎汤，6 ～ 15 克；或研末。外用：捣烂或研末调敷患处。

【附注】我市曾有将本品混作益母草采集者。

## （18）泽兰 *Lycopus lucidus* Turcz.

【药名别名】毛叶地瓜儿苗、地笋。

【药用部位】为地笋属植物泽兰的地上全草。

【植物形态】多年生草本，高 40 ～ 100 厘米。地下根茎横走，稍肥厚，白色。茎直立，方形，有四棱角，中空，表面绿色、紫红色或紫绿色，光滑无毛，仅在节处有毛丛。叶交互对生，披针形、狭披针形至广披针形，长 4.5 ～ 11 厘米，宽 8 ～ 85 毫米，先端长锐尖或渐尖，基部楔形，边缘有粗锐锯齿，有时两

齿之间尚有细锯齿；近革质，上面略有光泽，无毛，下面密被腺点，无毛或脉上疏生白柔毛；叶柄短或几无柄。轮伞花序腋生，花小，多枚；苞片披针形，边缘有毛；萼钟形，长约4毫米，先端5裂；花冠白色，钟形，稍露出于花萼，长4.5～5毫米，外面有腺点，上唇直立，下唇3裂，裂片几相等；能育雄蕊2；子房矩形，4深裂。小坚果扁平，长约1毫米，暗褐色。花期7—9月，果期9—10月。

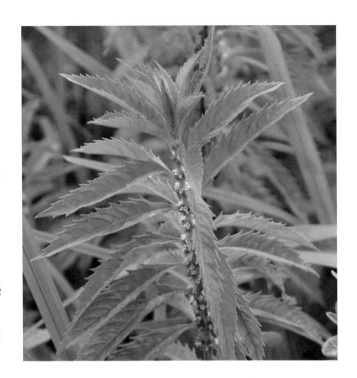

【生境分布】生于沼泽、水边、沟谷地。我市各地都有分布。

【采收加工】夏、秋季，茎叶生长茂盛时采收。割取地上部分，切段，晒干。

【功能主治】活血化瘀，行水消肿。用于月经不调，经闭，痛经，产后瘀血腹痛，疮痈肿毒，水肿。

【用法用量】内服：煎汤，6～12克；或入丸、散。外用：适量，鲜品捣烂外敷；或煎水熏洗。

## （19）薄荷 *Mentha haplocalyx* Briq.

【药名别名】野薄荷。

【药用部位】为薄荷属植物薄荷的地上全草。

【植物形态】多年生草本，高10～80厘米。茎方形，被逆生的长柔毛及腺点。单叶对生；叶柄长2～15毫米，密被白色短柔毛；叶片长卵形至椭圆状披针形，长3～7厘米，先端锐尖，基部阔楔形，边缘具细尖锯齿，密生缘毛，上面被白色短柔毛，下面被柔毛及腺点。轮伞花序腋生，苞片1，线状披针形，边缘具细锯齿及微柔毛；花萼钟状，5裂，裂片近三角形，具明显的5条纵脉，外面密生白色柔毛及腺点；花冠二唇形，紫色或淡红色，有时为白色，长3～5毫米，

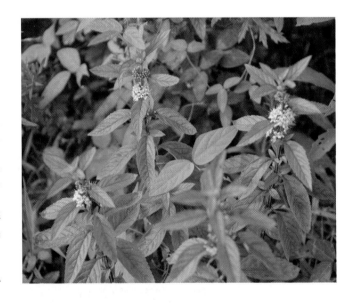

上唇1片，长圆形，先端微凹，下唇3裂片，较小，全缘，花冠外面光滑或上面裂片被毛，内侧喉部被一圈细柔毛；雄蕊4，花药黄色，花丝丝状，着生于花冠筒中部，伸出花冠筒外；子房4深裂，花柱伸出花冠筒外，柱头2歧。小坚果长1毫米，藏于宿萼内。花期8—10月，果期9—11月。

【生境分布】生于山谷水边潮湿处或栽培。我市山区丘陵、乡镇有野生分布。

【采收加工】夏、秋季茎叶茂盛或花开至三轮时，选晴天，分次采割，晒干或阴干。

【功能主治】宣散风热，清头目，透疹。用于风热感冒，风温初起，头痛，目赤，喉痹，口疮，风疹，麻疹，胸胁胀闷。

【用法用量】内服：煎汤，3～6克（不宜久煎）；或入丸、散。外用：捣汁或煎汁涂。

## （20）辣薄荷　*Mentha piperita L.*

【药名别名】家薄荷。

【药用部位】为薄荷属植物辣薄荷的地上全草。

【植物形态】多年生芳香性草本。茎直立，高30～100厘米，质较脆，易折断，分枝或否，基部略匍匐；茎和枝条四棱形，节间长0.5～7厘米，淡绿色至紫色，无毛或疏生短柔毛。叶对生；叶柄长0.5～1厘米，叶片披针形至卵状披针形，长2.2～3.5厘米，宽1～1.8厘米，先端急尖，基部近圆形或楔形，叶缘具细锯齿，叶两面均被腺鳞及疏被毛茸，上面绿色，下面淡绿色。轮伞花序

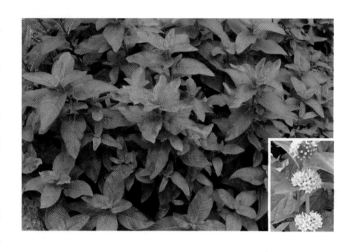

聚合成穗状，长3～7厘米，直径达1.4厘米，顶生于茎或分枝顶端，先端锐尖，花轮连续，仅在基部间断；总梗长2毫米，上有小苞片数枚，线状披针形，长在6毫米以下；花梗长1～2毫米；花萼筒状针形，长约3毫米，具脉11～13，具腺鳞，萼筒长约2毫米，萼齿5，披针形，长约1毫米，具缘毛；花冠白色或淡紫色，长约3.5毫米，近无毛，冠筒长约2.5毫米，花冠4裂，上唇先端2裂，较大，下唇3，近等大，长约1毫米；雄蕊4，通常不伸出花冠筒外，花丝长约1毫米，花药紫色；花柱伸出花冠外，不孕。花期7月，果期8月。

【生境分布】我市城区有少量栽培。

【采收加工】夏季采收，阴干或晒干。

【功能主治】疏散风热，解毒散结。主治风热感冒，头痛，目赤，咽痛，痄腮。

【用法用量】煎服：3～6克（不宜久煎）。外用：适量，捣烂敷患处。

【附注】本品尚未被《中国药典》收载。

## （21）小花荠苎　*Mosla cavaleriei Levl.*

【药名别名】野荆芥、辣香。

【药用部位】为石荠苎属植物小花荠苎的全草。

【植物形态】一年生草本。茎高25～100厘米，具分枝，其花的侧枝短，四棱形，具槽，被稀疏的具节长柔毛。叶卵形或卵状披针形，长2～5厘米，宽1～2.5厘米，先端急尖，基部圆形或阔楔形，边缘具细锯齿，近基部全缘，纸质，上面榄绿色，叶柄纤细，长1～2厘米，腹凹背凸，被具节疏柔毛。总状花序小，顶生于主茎及侧枝上，果时长达8厘米；苞片极小，卵状披针形，与花梗近等长或略超出花梗，被疏柔毛；花梗细而短，长1毫米，与序轴被具节小疏柔毛。花萼长约1.2毫米，宽约1.2毫米，外面

被疏柔毛，略二唇形，花冠紫色或粉红色，上唇2圆裂，下唇较之略长，3裂，中裂片较长。雄蕊4，后对雌蕊能育，不超过上唇，前对雄蕊退化至极小。花柱先端2裂，微伸出花冠。小坚果灰褐色，球形，直径1.5毫米，具疏网纹，无毛。花期9—11月，果期10—12月。

【生境分布】生于山坡林中，路边草丛中。我市各地都有分布。

【采收加工】夏、秋季采集，洗净，鲜用或晒干。

【功能主治】发汗解表，行气止痛。治感冒畏寒，发汗，中暑发痧，胃痛呕吐，急性肠胃炎，痢疾，跌打瘀肿，下肢水肿，颜面水肿以及毒蛇咬伤。

【用法用量】尚未查到相关资料，建议参照石香薷。

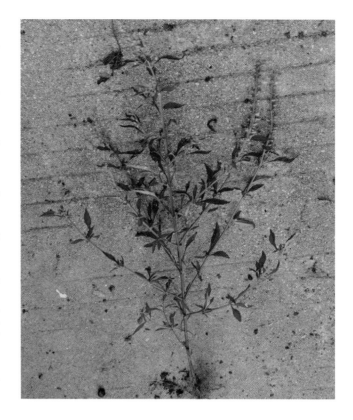

## （22）石香薷 *Mosla chinensis* Maxim.

【药名别名】香薷、香茹。

【药用部位】为石荠苎属植物石香薷的地上全草。

【植物形态】直立草本。茎高9～40厘米，纤细，自基部多分枝，或植株矮小不分枝，被白色疏柔毛。叶线状长圆形至线状披针形，长1.3～2.8（3.3）厘米，宽2～4（7）毫米，先端渐尖或急尖，基部渐狭或楔形，边缘具疏而不明显的浅锯齿，上面橄榄色，下面较淡，两面均被疏短柔毛及棕色凹陷腺点；叶柄长3～5毫米，被疏短柔毛。总状花序头状，长1～3厘米；苞片覆瓦状排列，

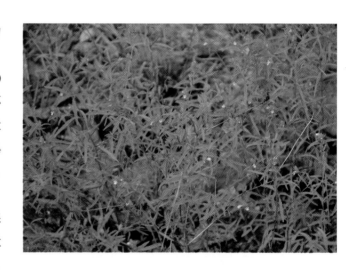

偶见稀疏排列，圆倒卵形，长4～7毫米，宽3～5毫米，先端短尾尖，全缘，两面被疏柔毛，下面具凹陷腺点，边缘具毛，5脉，自基部掌状生出；花梗短，被疏短柔毛。花萼钟形。花冠紫红色、淡红色至白色，长约5毫米，略伸出于苞片，外面被微柔毛，内面在下唇之下，冠筒上略被微柔毛，余部无毛。雄蕊及雌蕊内藏。花盘前方呈指状膨大。小坚果球形，直径约1.2毫米，灰褐色，具深雕纹，无毛。花期6—9月，果期7—11月。

【生境分布】生于山坡草丛林下。我市各地都有分布。

【采收加工】夏、秋季果实成熟时割取，除去杂质，晒干。

【功能主治】发汗解表，和中利湿。用于暑湿感冒，畏寒发热，头痛无汗，腹痛吐泻，小便不利。

【用法用量】煎服：3～9克，或研末。

### （23）小鱼仙草　*Mosla dianthera* (Buch. -Ham.) Maxim.

【药名别名】假鱼香、痱子草。

【药用部位】为石荠苧属植物小鱼仙草的地上全草。

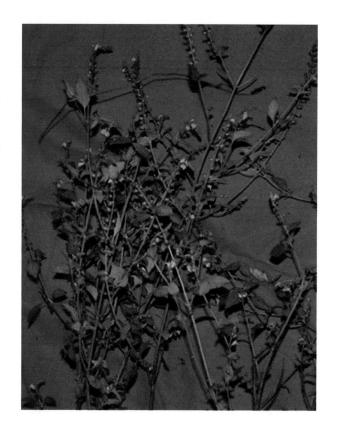

【植物形态】一年生草本。茎高至1米，四棱形，具浅槽，近无毛，多分枝。叶卵状披针形或菱状披针形，有时卵形，长1.2～3.5厘米，宽0.5～1.8厘米，先端渐尖或急尖，基部渐狭，边缘具锐尖的疏齿，近基部全缘，纸质，上面榄绿色，无毛或近无毛，下面灰白色，无毛，散布凹陷腺点；叶柄长3～18毫米。总状花序生于主茎及分枝的顶部，通常多数，长3～15厘米，密花或疏花；苞片针状或线状披针形，先端渐尖，基部阔楔形，具肋，近无毛，与花梗等长或略超过，至果时则较之为短，稀与之等长；花梗长1毫米，果时伸长至4毫米，被极细的微柔毛，序轴近无毛。花萼钟形，长约2毫米，宽2～2.6毫米，外面脉上被短硬毛，二唇形，上唇3齿，卵状三角形，中齿较短，下唇2齿，披针形，上唇反向上，下唇直伸。花冠淡紫色，长4～5毫米，外面被微柔毛，内面具不明显的毛环，下唇3裂，中裂片较大。雄蕊4，小坚果灰褐色，近球形，直径1～1.6毫米，具疏网纹。花果期5—11月。

【生境分布】生于山坡、沟边湿润处。我市各地都有分布。

【采收加工】夏、秋季采收，洗净，鲜用或晒干。

【功能主治】祛风发表，利湿止痒。用于感冒头痛，扁桃体炎，中暑，溃疡病，痢疾；外用治湿疹，痱子，皮肤瘙痒，疮疖，蜈蚣咬伤。

【用法用量】煎服：9～15克。外用：适量，煎水洗，或用鲜品适量，捣烂敷患处。

### （24）石荠苧　*Mosla scabra* (Thunb.) C. Y. Wu et H. W. Li

【药名别名】鬼香油、热痱草。

【药用部位】为石荠苧属植物石荠苧的全草。

【植物形态】一年生草本。茎高20～100厘米，多分枝，分枝纤细，茎、枝均四棱形，具细条纹，密被短柔毛。叶卵形或卵状披针形，长1.5～3.5厘米，宽0.9～1.7厘米，先端急尖或钝，基部圆形或宽楔形，边缘近基部全缘，自基部以上为锯齿状，纸质，上面榄绿色，被灰色微柔毛，下面灰白色，密布凹陷腺点，近无毛或被极疏短柔毛；叶柄长3～16（20）毫米，被短柔毛。总状花序生于主茎及侧枝上，长2.5～15厘米；苞片卵形，花时及果时均超过花梗；花梗花时长约1毫米，果时长至3毫米，与序轴密被灰白色小疏柔毛。花萼钟形，长约2.5毫米，二唇形，上唇3齿呈卵状披针形，先端渐尖，中齿略小，下唇2齿，线形，先端锐尖，果时花萼长至4毫米，宽至3毫米，脉纹显著。花冠粉红色。花期5—11月，果期9—11月。

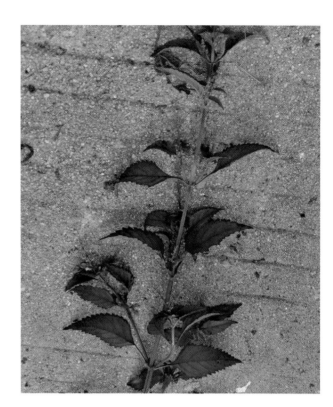

【生境分布】生于海拔50～1150米的山坡、路旁、灌丛或沟边潮湿地。我市各地有分布。

【采收加工】7—8月采收全草，晒干或鲜用。

【功能主治】疏风解表，清暑除温，解毒止痒。主治感冒头痛，咳嗽，中暑，风疹，痢疾，痔血，血崩，热痱，湿疹，肢癣，蛇虫咬伤。

【用法用量】内服：煎汤，4.5～15克。外用：适量，煎水洗，或捣烂外敷，或研末调敷。

## （25）心叶荆芥 *Nepeta cataria* L.

【药名别名】防风草、野藿香。

【药用部位】为荆芥属植物心叶荆芥的全草。

【植物形态】多年生草本，高40～150厘米。茎直立，四棱形，基部木质化，被白色短柔毛。叶对生，叶柄长0.7～3厘米；叶片卵状或三角状心形，长2.5～7厘米，宽2.1～4.7厘米，先端钝或锐尖，基部心形或截形，边缘具粗圆齿，两面被短柔毛。聚伞花序二歧状分枝；小苞片短于花萼筒状，长约6毫米，外面被白色短毛，萼齿5，后齿较长，果时花萼增大；花冠白色，下唇有紫点，长约7.5毫米，外面被白色柔毛，上唇短，先端浅凹，下唇3裂，中裂片近圆形，边缘具粗齿，侧裂片圆裂片状；雄蕊4，后对较长，内藏；子房4裂，无毛，柱头2裂；花盘杯状，4浅裂。小坚果卵形，灰褐色，花期7—9月，果期8—10月。

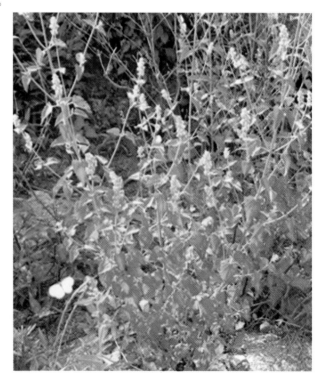

【生境分布】生于海拔2500米以下的山坡

或灌丛中，标本采自黄土岗镇小漆园村。

【采收加工】7—9 月割取地上部分，阴干或鲜用。

【功能主治】疏风清热，活血止血。用于外感风热，头痛咽痛，麻疹透发不畅，吐血，衄血，外伤出血，跌打肿痛，疮痈肿痛，毒蛇咬伤。

【用法用量】煎服：9 ～ 15 克。外用：适量，鲜品捣烂敷患处。

【附注】本品含挥发油，可用作芳香剂或祛风剂，咀嚼其叶，可治牙痛。

### （26）罗勒　*Ocimum basilicum* L.

【药名别名】香草、荆芥（用作蔬菜香料）。

【药用部位】为罗勒属植物罗勒的全草。

【植物形态】一年生直立草本，全体芳香，高 20 ～ 70 厘米。茎四方形，上部多分枝，表面通常紫绿色，被柔毛。叶对生，卵形或卵状披针形，长 2 ～ 6 厘米，宽 1 ～ 3.5 厘米，先端急尖或渐尖，基部楔形，边缘有疏锯齿或全缘，叶柄长 0.7 ～ 2 厘米。轮伞花序顶生，呈间断的总状排列，每轮生花 6 朵，或更多；花轴长而被密柔毛；苞片卵形而小，边缘具毛；花萼管状，先端 5 裂，上面 1 片特大，近于圆形，其余 4 片较小，呈锐三角形；花冠二唇形，白色或淡红色，长约 9 毫米，上唇的 4 裂片几相等，裂片近圆形，边缘浅啮蚀状。下唇 1 片椭圆形，全缘；雄蕊 4，二强，均伸出于花冠外，花药 2 室，靠合；子房 4 裂，花柱完全着生于子房底部，柱头 2 裂。小坚果 4 粒，卵形至矩圆形，长约 2 毫米，暗褐色。花期 7—9 月，果期 8—10 月。

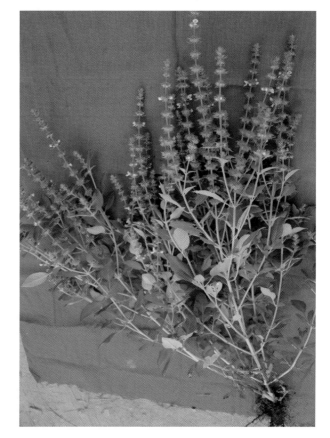

【生境分布】我市城区和宋埠镇有栽培。

【采收加工】开花后割取地上部分，切段，鲜用或阴干。

【功能主治】发汗解表，祛风利湿，散瘀止痛。用于风寒感冒，头痛，胃腹胀满，消化不良，胃痛，肠炎腹泻，跌打肿痛，风湿关节痛；外用治蛇咬伤，湿疹，皮炎。

【用法用量】煎服：9 ～ 15 克。外用：适量，鲜品捣烂外敷或煎水洗患处。

### （27）疏柔毛罗勒　*Ocimum basilicum* var. *pilosum* (Willd.) Benth.

【药名别名】醒头草、光明子、毛罗勒。

【药用部位】为罗勒属植物疏柔毛罗勒的全草和果实。

【植物形态】一年生草本，高 20 ～ 70 厘米，芳香。茎直立，多分枝上升，被极多疏柔毛。叶对生，叶柄被极多疏柔毛；叶片长圆形，长约在 2.5 厘米以下，边缘有疏锯齿或全缘，有缘毛，上面疏生白色柔毛，下面散布腺点。轮伞花序，有6朵花或更多，组成有间断的较长的顶生总状花序，被极多疏柔毛；苞片狭卵形或披针形，边缘有缘毛，早落；花萼钟形，长3～7毫米，外面密被具节长柔毛，萼齿5，上唇3齿，中齿最大，近圆形，具短尖头，侧齿卵圆形，先端锐尖，下唇2齿，三角形，具刺尖，萼齿边缘均具缘毛，果时花萼增大、宿存；花冠淡粉红色或白色，长6～9毫米，伸出花萼，唇片外面密被长柔毛，上唇宽大，4裂，裂片近圆形，下唇长圆形，下倾；雄蕊4，二强，均伸出花冠外，后对雄蕊花丝基部具齿状附属物并且被短柔毛；子房4裂，花柱与雄蕊近等长，

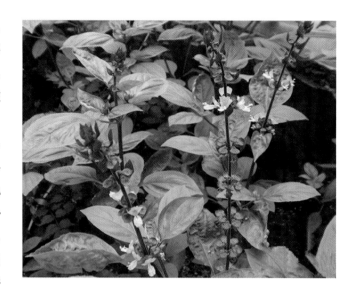

柱头2裂；花盘具4浅齿。小坚果长圆形。花期6—9月，果期7—10月。

【生境分布】我市各地有少量栽培。

【采收加工】茎叶在7—8月采收，除去杂质，切细，晒干或鲜用。果实成熟后采收。

【功能主治】全草：健脾化湿，祛风活血；用于湿阻脾胃，纳呆腹痛，呕吐腹泻，外感发热，月经不调，跌打损伤，皮肤湿疹。光明子（果实）：清热，明目，祛翳；主治目亦肿痛，倒睫目翳，走马牙疳。

【用法用量】煎服：光明子，3～5克；全草，9～15克。外用：适量，捣烂敷或水煎熏洗。

## （28）牛至　*Origanum vulgare* L.

【药名别名】止痢草、野荆芥、土香薷。

【药用部位】为牛至属植物牛至的地上全草。

【植物形态】多年生草本，高25～60厘米，芳香。茎直立，或近基部伏地生须根，四棱形，略带紫色，被倒向或微蜷曲的短柔毛。叶对生，叶柄长2～7毫米，被柔毛；叶片卵圆形或长圆状卵圆形，长1～4厘米，宽4～15毫米，先端钝或稍钝，基部楔形或近圆形，全缘或有远离的小锯齿，两面被柔毛及腺点。花序呈伞房状圆锥花序，开展，多花密集，由多数长圆状小假穗状花序组成，有覆瓦状排列的苞片；花萼钟形，长3毫米，

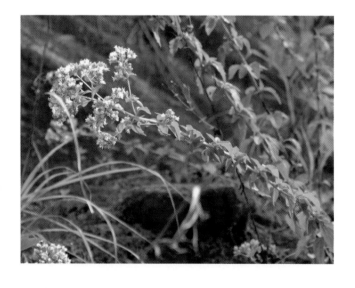

外面被小硬毛或近无毛，萼齿5，三角形；花冠紫红色、淡红色或白色，管状钟形，长7毫米，两性花冠筒显著长于花萼，雌性花冠筒短于花萼，外面及内面喉部被疏短柔毛，上唇卵圆形，先端2浅裂，下唇3裂，中裂片较大，侧裂片较小，均长圆状卵圆形；雄蕊4，在两性花中，后对短于上唇，前对略伸出，在雌性花中，

前后对近等长，内藏子房 4 裂，花柱略超出雄蕊，柱头 2 裂；花盘平顶。小坚果卵圆形，褐色。花期 7—9 月，果期 9—12 月。

【生境分布】生于海拔 500 ～ 3600 米的山坡、林下、草地或路旁。我市山区丘陵有分布。

【采收加工】7—8 月开花前割取地上部分，鲜用或扎把晒干。

【功能主治】解表，理气，清暑，利湿。用于感冒发热，中暑，胸膈胀满，腹痛吐泻，痢疾，黄疸，水肿，带下，小儿疳积，麻疹，皮肤瘙痒，疮疡肿痛，跌打损伤。

【用法用量】内服：煎汤，3 ～ 9 克，大剂量用至 15 ～ 30 克；或泡茶。外用：适量，煎水洗；或鲜品捣烂敷患处。

## （29）紫苏 *Perilla frutescens* (L.) Britt.

【药名别名】红苏。

【药用部位】为紫苏属植物紫苏的茎（苏梗）、叶（苏叶）和果实（苏子）。

【植物形态】一年生草本。茎高 30 ～ 200 厘米，被长柔毛。叶片宽卵形或圆卵形，长 7 ～ 13 厘米，上面被疏柔毛，下面脉上被贴生柔毛；叶柄长 3 ～ 5 厘米，密被长柔毛。轮伞花序 2 花，组成顶生和腋生、偏向一侧、密被长柔毛的假总状花序，每花有 1 苞片；花萼钟状，下部被长柔毛，有黄色腺点，果时增大，基部一边肿胀，上唇宽大，3 齿，下唇 2 齿，披针形，内面喉部具疏柔毛；花冠紫红色或粉红色至白色，长 3 ～ 4 毫米，

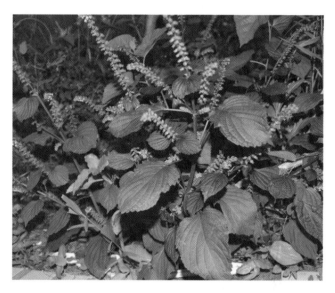

上唇微缺，下唇 3 裂。小坚果近球形，灰棕色或褐色，有网纹，果萼长约 10 毫米。花期 6—8 月，果期 7—9 月。

【生境分布】我市各地有少量栽培。

【采收加工】苏梗：秋季采割，除去杂质，洗净趁鲜切片，晒干。苏叶：夏季枝叶茂盛时采收，除去杂质，晒干。苏子：秋季果实成熟时采收，除去杂质，晒干。

【功能主治】苏子：降气消痰，平喘，润肠；用于痰壅气逆，咳嗽气喘，肠燥便秘。苏叶：解表散寒，行气和胃；用于风寒感冒，咳嗽呕恶，妊娠呕吐，鱼蟹中毒。苏梗：理气宽中，止痛，安胎；用于胸膈痞闷，胃脘疼痛，嗳气呕吐，胎动不安。

【用法用量】煎服：苏梗，5 ～ 9 克；苏叶，5 ～ 9 克；苏子，3 ～ 9 克。

## （30）野生紫苏 *Perilla frutescens* var. *acuta* (Thunb.) Kudo

【药名别名】尖紫苏、野紫苏。

【药用部位】为紫苏属植物野生紫苏的茎、叶和果实。

【植物形态】一年生草本，茎直立，被长柔毛，高 30 ～ 200 厘米，茎绿色或紫色，圆角四方形。叶

阔卵形或圆卵形，长 7～13 厘米，宽 4.5～10 厘米，先端短尖或凸尖，基部圆形或阔楔形，边缘有粗锯齿，两面绿色或紫色，或仅于背面紫色；叶面被疏柔毛，背面脉上被贴生柔毛；叶柄长 3～5 厘米，密被长柔毛。总状花序长 1.5～15 厘米，密被长柔毛；花萼长约 3 毫米，下部被长柔毛，有黄色腺点，结果时长至 1.1 厘米；花冠白色至紫色，长 3～4 毫米；雄蕊几不伸出。小坚果灰褐色，直径约 1.5 毫米。花期 8—11 月，果期 8—12 月。

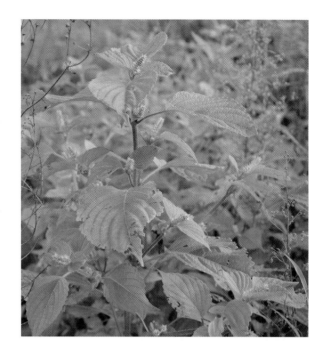

【生境分布】我市各地都有分布。

【采收加工】秋末果实成熟时采收，除去杂质，晒干。

【功能主治】同紫苏。

【用法用量】同紫苏。

【附注】在我市只见收购其果实（苏子）。

## （31）夏枯草 *Prunella vulgaris* L.

【药名别名】夏枯球、牛色草。

【药用部位】为夏枯草属植物夏枯草的带花果穗。

【植物形态】多年生草木，根茎匍匐，在节上生须根。茎高 20～30 厘米，上升，下部伏地，自基部多分枝，钝四棱形，具浅槽，紫红色，被稀疏的糙毛或近于无毛。茎叶卵状长圆形或卵圆形，大小不等，长 1.5～6 厘米，宽 0.7～2.5 厘米，先端钝，基部圆形、截形至宽楔形，下延至叶柄成狭翅，边缘具不明显的波状齿或几近全缘，草质，上面橄榄绿色，具短硬毛或几无毛，下面淡绿色，几无毛，侧脉 3～4 对，在下面略突出，叶柄长 0.7～2.5 厘米，自下部向上渐变短；花序下方的一对苞叶似茎叶，近卵圆形，无柄或具不明显的

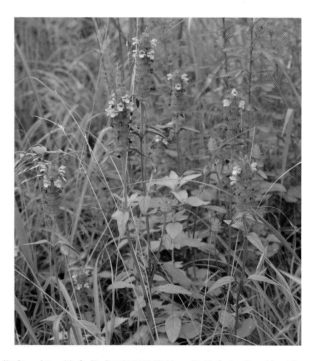

短柄。轮伞花序密集组成顶生长 2～4 厘米的穗状花序，每一轮伞花序下承以苞片；苞片宽心形，外面在中部以下沿脉上疏生刚毛，内面无毛，边缘具毛，膜质，浅紫色。花萼钟形，倒圆锥形。花冠紫色、蓝紫色或红紫色，3 裂，中裂片较大，先端边缘具流苏状小裂片，侧裂片长圆形，垂向下方，细小。小坚果黄褐色，长圆状卵珠形，长 1.8 毫米，宽约 0.9 毫米，微具沟纹。花期 4—6 月，果期 7—10 月。

【生境分布】生于山坡、草地、路旁及沟边潮湿处。我市各地都有分布。

【采收加工】夏季果穗呈棕红色时采收，除去杂质，晒干。

【功能主治】清火，明目，散结，消肿。用于目赤肿痛，目珠夜痛，头痛眩晕，瘰疬，瘿瘤，肿痛，甲状腺肿大，淋巴结结核，乳腺增生，高血压，高血糖，高血脂。

【用法用量】内服：煎汤，9～30克；熬膏或入丸、散。外用：适量，煎水洗或捣烂敷患处。

## （32）香茶菜　*Rabdosia amethystoides* (Benth.) Hara

【药名别名】小叶蛇总管。

【药用部位】为香茶菜属植物香茶菜的全草。

【植物形态】多年生直立草本。根茎肥大，疙瘩状，木质，向下密生纤维状须根。茎高 0.3～1.5米，四棱形，具槽，密被向下贴生疏柔毛或短柔毛，草质，在叶腋内常有不育的短枝，其上具较小型的叶。叶卵状圆形、卵形至披针形，先端渐尖、急尖或钝，基部骤然收缩后长渐狭或阔楔状渐狭而成具狭翅的柄，边缘除基部全缘外具圆齿，草质，上面橄榄绿色，下面较淡，均密被白色或黄色小腺点。花序为由聚伞花序组成的顶生圆锥花序，疏散，聚伞花序多花，分枝纤细而极叉开；苞叶与茎叶同形，通常卵形，较小，近无柄，向上变苞片状。花萼钟形，长与宽约 2.5 毫米，外面疏生极短硬毛或近无毛，满布白色或黄色腺点，萼齿 5，近相等，三角状，约为萼长之 1/3，果萼直立，阔钟形，长 4～5 毫米，直径约 5 毫米，基部圆形。花冠白色、蓝白色或紫色，上唇带紫蓝色。成熟小坚果卵形，长约 2 毫米，宽约 1.5 毫米，黄栗色，被黄色及白色腺点。花期 6—10 月，果期 9—11 月。

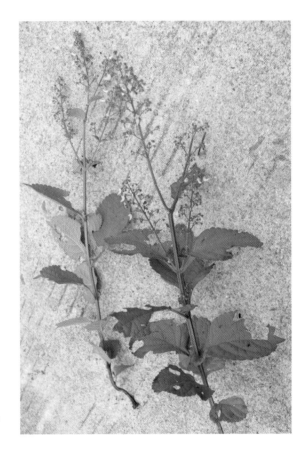

【生境分布】生于海拔 200～920 米的林下或草丛中的湿润处。我市分布于龟山。

【采收加工】6—10 月开花时割取地上部分，晒干，或随采随用。

【功能主治】清热解毒，散瘀消肿。用于毒蛇咬伤，跌打肿痛，筋骨酸痛，疮疡。

【用法用量】内服：煎汤，15～30克；或水煎冲黄酒服。外用：适量，鲜品捣烂敷患处。

## （33）显脉香茶菜　*Rabdosia nervosa* (Hemsl.) C. Y. Wu et H. W. Li

【药名别名】药荆芥、蓝花柴胡。

【药用部位】为香茶菜属植物显脉香茶菜的茎叶。

【植物形态】多年生草本。茎高达 1 米，密被倒向微柔毛。叶片狭披针形，长 3.5～12 厘米，侧脉两面隆起，上面仅脉上有微柔毛，下面近无毛；叶柄长 0.5～1 厘米，被微柔毛。聚伞花序具梗，5～11 花，于茎顶组成疏松的圆锥花序，花序轴及花梗均密被微柔毛；苞片狭披针形，小苞片条形，细小；花萼钟状，长约 1.5 毫米，外密被微柔毛，齿 5，披针形，锐尖，与筒等长，果时萼增大，呈宽钟状，长 2.5 毫米，宽达 3 毫米；花冠蓝色，长约 6 毫米，筒近基部上面浅囊状，上唇 4 等裂，下唇舟形；雄蕊及花柱略伸出。小坚果倒卵形，被微柔毛。花期 7—10 月，果期 8—11 月。

【生境分布】生于山坡路旁、沟边草丛中。我市分布于三河口镇的平堵山。

【采收加工】夏、秋季采集，洗净，鲜用或晒干。

【功能主治】清热利湿，解毒。用于急性黄疸型肝炎，毒蛇咬伤；外用治烧烫伤，毒蛇咬伤，脓疱疮，湿疹，皮肤瘙痒。

【用法用量】煎服：15 ～ 60 克。外用：适量，鲜品捣烂外敷或煎水洗患处。

## （34）碎米桠 *Rabdosia rubescens* (Hemsl.) Hara（暂定）

【药名别名】冬凌草、破血丹。

【药用部位】为香茶菜属植物碎米桠的地上全株。

【植物形态】小灌木，高 30 ～ 100 厘米；根茎木质，有长纤维状须根。茎直立，多数，基部近圆柱形，灰褐色或褐色，无毛，皮层纵向剥落，上部多分枝，分枝具花序，茎上部及分枝均四棱形，具条纹，褐色或带紫红色，密被小疏柔毛，幼枝极密被茸毛，带紫红色。茎叶对生，卵圆形或菱状卵圆形，先端锐尖或渐尖。聚伞花序或狭圆锥花序；苞叶菱形或菱状卵圆形至披针形，向上渐变小，在圆锥花序下部者超出于聚伞花序，在

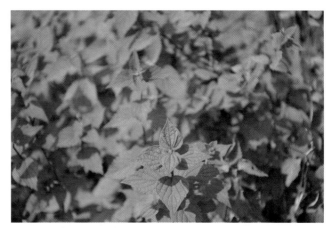

上部者则往往短于聚伞花序很多，先端急尖，基部宽楔形，边缘具疏齿至近全缘，外密被灰色微柔毛及腺点，明显带紫红色，内面无毛，10 脉，萼齿 5，齿均卵圆状三角形，近钝尖，上唇 3 齿，中齿略小，下唇 2 齿稍大而平伸。果时花萼增大，管状钟形，略弯曲，长 4 ～ 5 毫米，脉纹明显。花冠长约 7 毫米。小坚果倒卵状三棱形，长 1.3 毫米，淡褐色，无毛。花期 7—10 月，果期 8—11 月。

【生境分布】生于山坡、灌丛、林地及路边向阳处。我市分布于护儿山。

【采收加工】秋季采收，洗净，晒干。

【功能主治】清热解毒，活血止痛。用于咽喉肿痛，感冒头痛，气管炎，慢性肝炎，风湿关节痛，蛇虫咬伤。

【用法用量】煎服：30 ～ 60 克，或制成各种剂型内服。

## （35）血盆草 *Salvia cavaleriei* var. *simplicifolia* Stib.

【药名别名】朱砂草、关公须。

【药用部位】为鼠尾草属植物血盆草的全草。

【植物形态】多年生草本，高约 30 厘米。根褐色，多细长的侧根。茎单一或数枝丛生，不分枝，被

短柔毛。叶大多基生，通常为单叶，偶为 3 小叶，叶片卵形，长 4～14 厘米，宽 2～6 厘米，顶端锐尖或钝，基部狭心形或圆形，边缘具圆齿，叶面绿色，无毛，或被疏柔毛，背面紫色，叶柄长 2.5～11 厘米，通常比叶片长；3 小叶时侧生小叶小，近于无柄或仅有极短的柄。轮伞花序有 2～6 朵花；萼筒状钟形，长 4.5～5 毫米，外面近于无毛，上唇卵圆形或宽三角形，下唇较上唇长，半裂为 2 尖细齿；花冠紫色或紫红色，上唇长圆形，长 2～3 毫米，顶端微凹，侧裂片卵形，中裂片较宽大，长圆形，顶端圆；雄蕊伸于花冠上唇外。小坚果椭圆形。花期 6—9 月。

【生境分布】生于山坡杂木林下或灌丛中。我市分布于龟山。

【采收加工】7—10 月采收，鲜用或晒干。

【功能主治】凉血止血，活血消肿，清热利湿。主治咯血，吐血，鼻血，崩漏，湿热泻痢，带下，创伤出血，跌打伤痛。

【用法用量】煎服：15～30 克。外用：研末撒敷或加水捣烂敷患处。

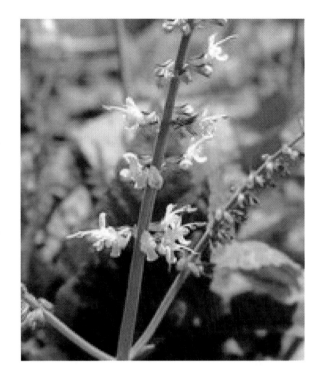

## （36）华鼠尾草 *Salvia chinensis* Benth.

【药名别名】石见穿、紫参。

【药用部位】为鼠尾草属植物华鼠尾草的地上全草。

【植物形态】一年生草本，高 20～70 厘米。根多分枝，直根不明显，黄褐色。全株被倒生的短柔毛或长柔毛。茎单一或分枝，直立或基部倾斜，四棱形。叶对生，下部叶为三出复叶，顶端小叶较大，两侧小叶较小，卵形或披针形，上部单叶，卵形至披针形，长 1.5～8 厘米，宽 0.8～4.5 厘米，先端钝或急尖，基部近心形或楔形，边缘具圆锯或全缘，两面均被短柔毛。轮伞花序，每轮有花 6，组成总状花序或总状圆锥花序，顶生，花序长 5～24 厘米；苞片披针形，长于小花梗；花萼钟状，长 4.5～6 毫米。有 11 条脉纹，花冠紫色或蓝紫色，冠筒长 10 毫米，冠檐二唇形，上唇倒心形，先端凹，下唇呈 3 裂，中裂片倒心形；雄蕊花丝较短，藏于花冠之内。小坚果椭圆状卵形，褐色，光滑，

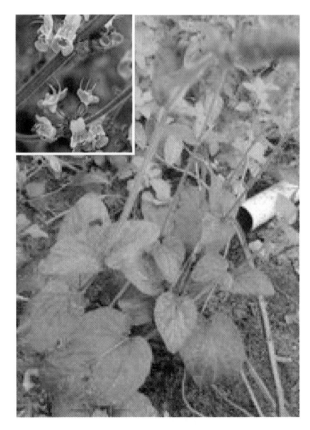

包被于宿萼之内。花期 8—10 月。

【生境分布】生于山野、沟边、路旁较湿润处。我市山区丘陵、乡镇有分布。

【采收加工】开花期采割全草，鲜用或晒干。

【功能主治】清热解毒，活血镇痛。用于黄疸型肝炎，癌症，肾炎，带下，痛经，淋巴结结核，象皮病；外用治面神经麻痹，乳腺炎，疔肿。

【用法用量】煎服：15 ~ 30 克。外用：适量，鲜品捣烂敷患处。

### （37）河南鼠尾草 *Salvia honania* L. H. Bailey

【药名别名】红骨参、红根。

【药用部位】为鼠尾草属植物河南鼠尾草的根。

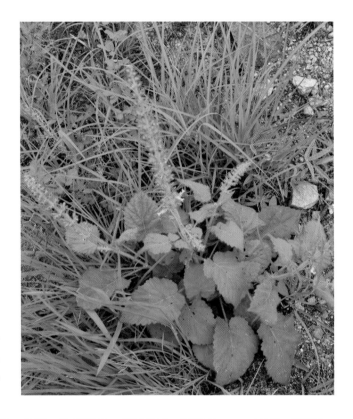

【植物形态】一年生或二年生草本，根纤维状，簇生，纤细。茎直立，高 40 ~ 55 厘米，钝四棱形，具四沟，不分枝或少分枝，密被具腺长柔毛。叶为单叶或由 3 小叶组成的复叶，具柄，叶柄长 3 ~ 11 厘米，腹凹背凸，基部略宽大成鞘状；单叶时叶片为卵圆形，长 5 ~ 7 厘米，宽 4 ~ 5.5 厘米，先端渐尖或钝，基部心形，边缘具粗锯齿或圆齿状锯齿，草质，两面被长柔毛或疏柔毛，边缘具缘毛；复叶的顶生小叶较侧生小叶大数倍，长 5 ~ 10.5 厘米，宽 4.5 ~ 8 厘米，其余与单叶相同，小叶柄长 1 ~ 4.3 厘米，被毛同叶柄。轮伞花序 5 ~ 9 花，疏离，组成顶生总状或总状圆锥花序。花萼筒状，二唇形，上唇三角形，长约 1.7 毫米，宽 3.4 毫米，全缘或近全缘，具缘毛，下唇较大，2 齿裂，齿三角形，先端渐尖。花冠伸出，冠筒长 6 ~ 7 毫米，近等大，冠檐二唇形，开展，上唇长圆形，长 4.7 毫米，先端微缺，下唇 3 裂，中裂片最大，基部狭小，顶端宽大，微凹，分成 2 小裂片，小裂片边缘流苏状，侧裂片较小，卵圆形。花盘前方略膨大。小坚果长圆状椭圆形，光滑。花期 5 月。

【生境分布】生于山坡草丛或路边。我市各地有分布。

【采收加工】春、秋季挖根，除去杂质，洗净，晒干。

【功能主治】活血调经，祛瘀止痛。

【用法用量】煎服：9 ~ 15 克。

### （38）丹参 *Salvia miltiorrhiza* Bunge

【药名别名】红丹参、紫丹参。

【药用部位】为鼠尾草属植物丹参的根。

【植物形态】多年生直立草本，根肥厚，肉质，外面朱红色，内面白色，长5～15厘米，直径4～14毫米，疏生支根。茎直立，高40～80厘米，四棱形，具槽，密被长柔毛，多分枝。叶常为奇数羽状复叶，叶柄长1.3～7.5厘米，密被向下长柔毛，小叶3～5（7），长1.5～8厘米，宽1～4厘米，卵圆形或椭圆状卵圆形或宽披针形，先端锐尖或渐尖，基部圆形或偏斜，边缘具圆齿，草质，两面被疏柔毛，下面较密；小叶柄长2～14毫米，与叶轴密被长柔毛。轮伞花序6花或多花，下部者疏离，上部者密集，组成长4.5～17厘米具长梗的顶生或腋生总状花序。花萼钟形，带紫色，二唇形，上唇全缘，三角形，长约4毫米，宽约8毫米；花冠紫蓝色，外被具腺短柔毛，尤以上唇为密，内面离冠筒基部2～3毫米有斜生不完全小疏

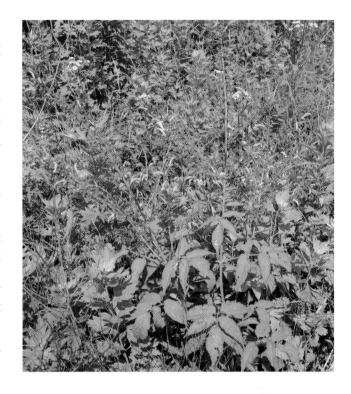

柔毛毛环，冠筒外伸，比冠檐短，基部宽2毫米，向上渐宽，至喉部宽达8毫米；冠檐二唇形，上唇镰刀状，向上竖立，先端微缺，下唇短于上唇，3裂，中裂片长5毫米，宽达10毫米，先端2裂。小坚果黑色，椭圆形，长约3.2厘米，直径1.5毫米。花期4—8月。

【生境分布】生于山坡路旁或溪边。我市山区丘陵有分布。

【采收加工】11月上旬采挖，除去泥土、须根，洗净，晒干。

【功能主治】祛瘀止痛，活血通经，清心除烦。用于月经不调，经闭痛经，癥瘕积聚，胸腹刺痛，热痹疼痛，疮疡肿痛，心烦不眠，肝脾肿大，心绞痛。

【用法用量】内服：煎汤，9～15克；或入丸、散。

## （39）单叶丹参 *Salvia miltiorrhiza* var. *charbonnelii* (Levl.) C. Y. Wu

【药名别名】女红根、血参。

【药用部位】为鼠尾草属植物单叶丹参的根。

【植物形态】多年生草本，根肥厚，外面红色。茎高40～80厘米，有长柔毛。叶为单叶，间有具3小叶的复叶，叶片和小叶片圆形或近圆形，两面有毛。轮伞花序6至多花，组成顶生或腋生假总状花序，密生腺毛或长柔毛；

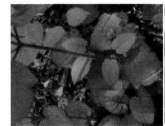
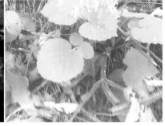

苞片披针形，花萼紫色，有11条脉纹，长约11毫米，外有腺毛，二唇形，上唇阔三角形，顶端有3个聚合小尖头，下唇有2齿，三角形或近半圆形；花冠蓝紫色，长2～2.7厘米，筒内有毛环，

上唇镰刀形，下唇短于上唇，3裂，中间裂片最大；雄蕊着生于下唇基部。小坚果黑色，椭圆形。花期4—6月，果期7—8月。

【生境分布】生于海拔120～1300米的山坡、林下草丛或溪谷旁。我市分布于木子店镇和龟山镇。

【采收加工】春、秋季采挖，除去杂质，洗净，晒干或切片晒干。

【功能主治】活血调经。主治月经不调，崩漏。

【用法用量】尚未查到专门资料，建议参照丹参相关内容。

【附注】本植物为丹参的单叶变种，其形态描述中只对叶形的区别做简要说明。

## （40）白花丹参 *Salvia miltiorrhiza* f. *alba* C. Y. Wu et H. W. Li

【药名别名】丹参。

【药用部位】为鼠尾草属植物白花丹参的根。

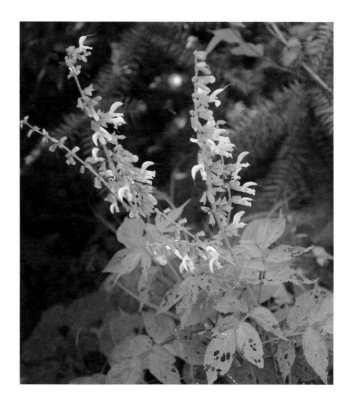

【植物形态】多年生草本植物，根肥厚，外面红色。茎高40～80厘米，有长柔毛。叶常为单数羽状，为复叶；小叶1～3对，卵形或椭圆状卵形，两面有毛。花为白花，轮伞花序，组成顶生或腋生假总状花序，密生腺毛或长柔毛；苞片披针形，花萼白色，有11条脉纹，长约11毫米，外有腺毛，二唇形，上唇阔三角形，顶端有3个聚合小尖头，下唇有2齿，三角形或近半圆形；花冠白色，长2～2.7厘米，筒内有毛环，上唇镰刀形，下唇短于上唇，3裂，中间裂片最大；雄蕊着生于下唇基部。小坚果黑色，椭圆形。花期4—6月，果期7—8月。

【生境分布】生于山区丘陵地带。我市龟山镇、张广河村有少量分布。

【采收加工】春、秋季采挖，除去杂质，洗净，晒干。

【功能主治】止血散瘀，消肿解毒。用于月经不调，经闭痛经，癥瘕积聚，胸腹刺痛，热痹疼痛，疮疡肿痛，心烦不眠，肝脾肿大，冠心病，心绞痛，心肌缺血，高血压，高血脂，糖尿病，动脉硬化，静脉曲张，对血栓闭塞性脉管炎有显著疗效。

【用法用量】尚无相关资料，可参照丹参。

【附注】本品为丹参的白花变种。

## （41）（三倍体）丹参 学名不详

【药名别名】丹参。

【药用部位】为鼠尾草属植物（三倍体）丹参的根。

【植物形态】多年生草本，株高约60厘米，全株被柔毛。根圆柱形，外皮土红色。茎四棱形，有分枝。

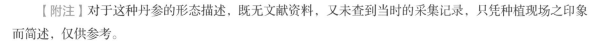

叶对生，下部为三出复叶，中间叶片较大，近圆形，叶柄较长；上部为单叶。夏季开花，顶生和腋生轮伞花序；花冠有白色、蓝紫色两种，均同期开放。

【生境分布】据了解，这种（三倍体）丹参为我市从天津引进的丹参良种，其种植基地是夫子河、歧亭和宋埠三个乡镇，当时计划面积20000亩。它的优点是植株较矮，产量高。

【采收加工】这种丹参是分株繁殖的，调查时正值培育种苗，不作为成品采收。

【功能主治】同丹参。

【用法用量】同丹参。

【附注】对于这种丹参的形态描述，既无文献资料，又未查到当时的采集记录，只凭种植现场之印象而简述，仅供参考。

## （42）南丹参 *Salvia bowleyana* Dunn（暂定）

【药名别名】丹参、土丹参。

【药用部位】为鼠尾草属植物南丹参的根。

【植物形态】多年生草本，高约1米。茎粗壮，呈钝四棱形，具沟槽，被下向长柔毛。根肥厚，外表红色。叶为羽状复叶，对生；叶柄长4～6厘米，被长柔毛；叶片长10～20厘米，有小叶（5）7片，顶生小叶卵圆状披针形，边缘具圆齿状锯齿；侧脉5～6对。轮伞花序8至多花，组成14～30厘米顶生总状花序或总状圆锥花序；花萼筒状，二唇形，上唇宽三角形，下唇较小，三

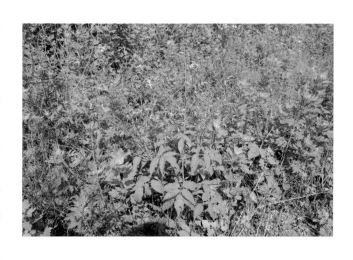

角形，浅裂或2齿；花冠淡紫色、紫色至蓝紫色，冠筒长约10毫米，伸出花萼，冠檐二唇形，上唇略呈镰刀状，下唇稍呈长方形，3裂，中裂片最大，倒心形；花柱伸出，先端呈不相等2浅裂。小坚果椭圆形。花期3—7月。

【生境分布】生于山地、林间、路旁及水边。我市祖公山、芦家河有分布。

【采收加工】秋季采挖，除去茎叶及须根，洗净，晒干。

【功能主治】活血化瘀，调经止痛。用于胸痹绞痛，心烦，心悸，脘腹疼痛，月经不调，痛经，经闭，产后瘀滞腹痛，崩漏，肝脾肿大，关节痛，疝气痛，疮肿。

【用法用量】内服：煎汤，9～15克；或入丸、散。

## （43）拟丹参 *Salvia sinica* Migo

【药名别名】丹参。

【药用部位】为鼠尾草属植物拟丹参的根。

【植物形态】多年生草本，根茎匍匐，粗，木质，直径约 1 厘米，被鳞片及残存叶柄，密被污黄色柔毛；主根肥大，木质，直径 1 厘米，长达 30 厘米，外皮淡紫色或褐紫色，须根多数。茎单一或少数簇生，直立，高 0.5～1 米，上部具分枝，钝四棱形，具四槽，被倒向疏柔毛。基出叶不存在，茎生叶为具 5 小叶，稀为具 3 或 7 小叶的羽状复叶，小叶卵圆形，长 1.25～5.5 厘米，宽 0.9～3.5 厘米，先端渐尖或锐尖，基部圆形或近心形，有时偏斜，边缘具规则的圆齿，草质，上面绿色，下面较淡，上面被疏柔毛至近无毛，下面被疏柔毛，顶生小叶叶柄长 0.5～2 厘米，侧生小叶叶柄长 0.2～0.6 厘米；叶柄长 1～3.5 厘米，密被疏柔毛。轮伞花序 4 花，疏离，组成顶生总状或总状圆锥花序。花萼筒状，二唇形，上唇三角形，长约 3 毫米，宽约 4 毫米，下唇与上唇近等长，浅裂成 2 齿，齿三角形，先端锐尖。花冠淡黄色，稀红色，

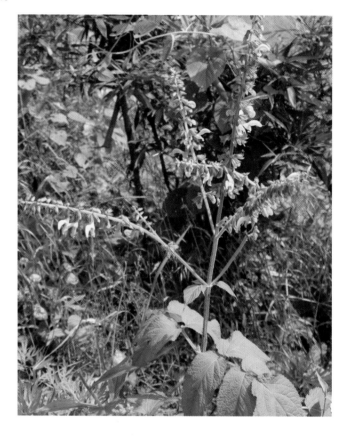

冠筒近外伸或稍外伸，冠檐二唇形，上唇镰刀状，两侧折合，长约 13 毫米，宽约 6 毫米，几与下唇成直角，下唇直伸，长方形。小坚果椭圆形，长约 2.5 毫米，暗褐色。花期 9 月。

【生境分布】生于山坡或溪沟旁。我市夫子河等地有少量分布。

【采收加工】秋季采集，除去杂质，洗净，晒干。

【功能主治】同丹参。

【用法用量】同丹参。

【附注】我市还分布有皖鄂丹参、紫花皖鄂丹参，本书未收载。

## （44）荔枝草 *Salvia plebeia* R. Br.

【药名别名】蛤蟆草、野腊菜。

【药用部位】为鼠尾草属植物荔枝草的全草。

【植物形态】二年生直立草本，高 15～90 厘米，多分枝。茎方形，被短柔毛。叶长圆形或披针形，长 2～6 厘米，宽 8～25 毫米，先端钝或急尖，基部圆形或楔形，边缘有圆锯齿，下面有金黄色腺点，脉上有短柔毛；叶柄长 4～15 毫米。轮伞花序具 2～6 花，腋生或顶生，集成多轮的穗形总状花序；苞片披针形；花萼钟状，长 2.7 毫米，外面有金黄色腺点，脉上有短柔毛，分 2 唇，上唇有 5 条脉纹，下唇

有2齿和6条脉纹，齿呈正三角形，顶端急尖；花冠紫色，长4.5毫米，冠筒内面基部有毛环，上唇长圆形，端有凹口，外面被短柔毛，下唇有3裂片，中裂片倒心形，侧裂片近于半圆形，发育雄蕊2枚，着生于下唇基部，伸出冠筒外，花药1室。小坚果倒卵圆形，褐色，有腺点。花期5月，果期6—7月。

【生境分布】生于河边荒地或路边。我市各地有分布。

【采收加工】6—7月采收，洗净，切细，鲜用或晒干。

【功能主治】清热解毒，利尿消肿，凉血止血。用于扁桃体炎，肺结核咯血，支气管炎，腹水肿胀，肾炎水肿，崩漏，便血，血小板减少性紫癜；外用治痈肿，痔疮肿痛，乳腺炎，阴道炎。

【用法用量】煎服：15～30克。外用：适量，鲜品捣烂外敷，或煎水洗。

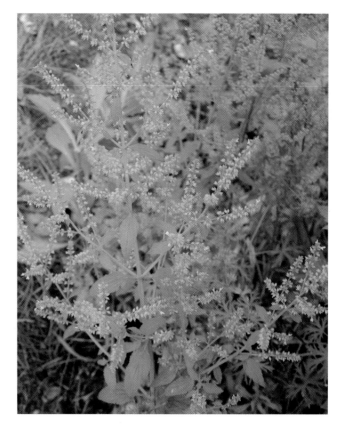

## （45）一串红 *Salvia splendens* Ker-Gawl.

【药名别名】西洋红。

【药用部位】为鼠尾草属植物一串红的花或全草。

【植物形态】亚灌木状草本，高可达90厘米。茎钝四棱形，具浅槽，无毛。叶卵圆形或三角状卵圆形，长2.5～7厘米，宽2～4.5厘米，先端渐尖，基部截形或圆形，稀钝，边缘具锯齿，上面绿色，下面较淡，两面无毛，下面具腺点；茎生叶叶柄长3～4.5厘米，无毛。轮伞花序2～6花，组成顶生总状花序，花序长达20厘米或以上；苞片卵圆形，红色，大，在花开前包裹着花蕾，先端尾状

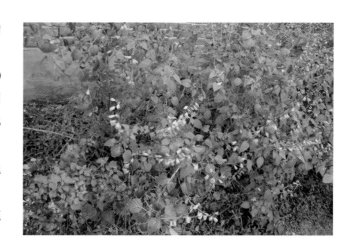

渐尖，花序轴被微柔毛。花萼钟形，红色，开花时长约1.6厘米，花后增大达2厘米，外面沿脉上被染红的具腺柔毛，内面在上半部被微硬伏毛，二唇形，唇裂达花萼长1/3，上唇三角状卵圆形，下唇比上唇略长，深2裂，裂片三角形，先端渐尖。花冠红色，长4～4.2厘米，外被微柔毛，内面无毛，冠筒筒状，直伸，在喉部略增大，冠檐二唇形，上唇直伸，略内弯，长圆形，长8～9毫米，宽约4毫米，先端微缺，下唇比上唇短，3裂，中裂片半圆形，侧裂片长卵圆形，比中裂片长。花盘等大。小坚果椭圆形，长约3.5毫米，

暗褐色，顶端具不规则极少数的皱褶突起，边缘或棱具狭翅，光滑。花期3—10月。

【生境分布】我市各地都有栽培。

【采收加工】花：未全开时采集，阴干或晒干。全草：夏、秋季割取，洗净切片，晒干。

【功能主治】花：活血调经，祛风除湿。全草：清热，凉血，消肿。

【用法用量】花：不详。全草：煎服，20克；外用鲜品捣烂外敷疗疮。

## （46）荆芥 *Schizonepeta tenuifolia* (Benth.) Briq.

【药名别名】香荆芥、麻荆芥。

【药用部位】为裂叶荆芥属植物荆芥的全草及花穗。

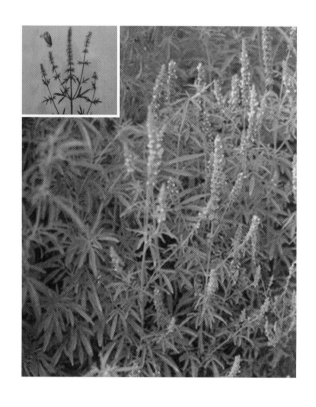

【植物形态】一年生草本，高60～100厘米。具强烈香气。茎直立，四棱形，上部多分枝，基部棕紫色。全株被灰白色短柔毛。叶对生，茎基部的叶片无柄或近无柄，羽状深裂，裂片5，中部及上部叶无柄，羽状深裂，裂片3～5，长1～3.5厘米，宽1.5～2.5厘米，先端锐尖，基部楔状渐狭并下延至叶柄，裂片披针形，全缘，上面暗绿色，下面灰绿色，两面均无毛。花为轮伞花序，多轮密集于枝端，形成穗状，长3～13厘米；苞片叶状，长4～17毫米；小苞片线形，较小；花小，花萼漏斗状倒圆锥形，长约3毫米，直径约1.2毫米，被灰色柔毛及黄绿色腺点，先端5齿裂，裂片卵状三角形；花冠浅红紫色，二唇形，长约4毫米，上唇先端2浅裂，下唇3裂，中裂片最大；雄蕊4，子房4纵裂，花柱基生，柱头2裂。小坚果4，长圆状三棱形，长约1.5毫米，直径约0.7毫米，棕褐色，表面光滑。花期7—9月，果期9—11月。

【生境分布】第三次全国中药资源普查时我市仍为全省荆芥主产区之一，现在很少种植。

【采收加工】秋季花开穗绿时割取地上部分，或先摘下花穗，再割取茎枝，分别晒干。

【功能主治】发表，祛风，理血；炒炭止血。治感冒发热，头痛，咽喉肿痛，中风口噤，吐血，衄血，便血，崩漏，产后血晕，痈肿，疮疥，瘰疬。荆芥穗效用相同，唯发散之力较强。

【用法用量】内服：煎汤，3～10克；或入丸、散。外用：适量，煎水熏洗；捣烂或研末调敷患处。

【附注】20世纪70年代栽培的荆芥可一年收获两次。本品即《中国药典》收载的品种。

## （47）半枝莲 *Scutellaria barbata* D. Don

【药名别名】并头草、牙刷草。

【药用部位】为黄芩属植物半枝莲的全草。

【植物形态】多年生草本，根须状。茎直立，四棱形，高15～50厘米。叶对生，卵形至披针形，长7～32毫米，宽4～15毫米，基部截形或心形，先端钝形，边缘具疏锯齿；茎下部的叶有短柄，顶端的叶近于无柄。花轮有花2朵并生，集成顶生和腋生的偏侧总状花序；苞片披针形，上面及边缘有毛，背面无毛；花柄长1～15毫米，密被黏液性的短柔毛；花萼钟形，顶端2唇裂，在花萼管一边的背部常附有盾片；花冠浅蓝紫色，管状，顶端2唇裂，上唇盔状，3裂，两侧裂片齿形，中间裂片圆形，下唇肾形；雄蕊4，二强，不伸出；子房4裂，花柱完全着生在子房底部，顶端2裂。小坚果球形，横生，有弯曲的柄。花期5—6月，果期6—8月。

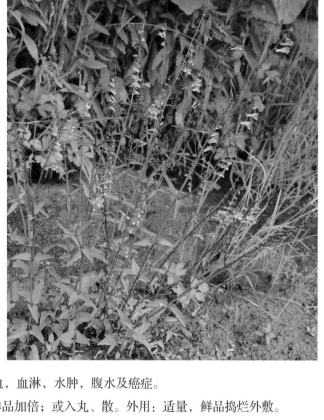

【生境分布】生于水田边、溪旁或湿草地。我市各地都有分布。

【采收加工】夏、秋季茎叶茂盛时采挖，洗净，晒干。

【功能主治】清热解毒，散瘀止血，利尿消肿。用于热毒痈肿，咽喉疼痛，肺痈，肠痈，瘰疬，毒蛇咬伤，跌打损伤，吐血，衄血，血淋，水肿，腹水及癌症。

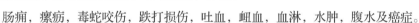

【用法用量】内服：煎汤，15～30克，鲜品加倍；或入丸、散。外用：适量，鲜品捣烂外敷。

【附注】栽培条件下，一年可收获三次。

## （48）筋状黄芩　*Scutellaria caryopteroides* Hand. -Mazz.

【药名别名】筋黄芩、匙匙菜。

【药用部位】为黄芩属植物筋状黄芩的全草。

【植物形态】多年生草本，具纤维状根。茎较粗壮，高80～100厘米，直立，直径达4毫米，上部钝四棱形，密被平展的微柔毛。叶近坚纸质，三角状卵形，茎中部者长达6厘米，宽4厘米，先端急尖，基部心形至近截形，边缘具双重的圆齿状锯齿，两面密被微柔毛，侧脉约4对，叶柄长0.5～3.5厘米，茎中部者长达3厘米，密被平展具腺的微柔毛。花对生，于茎及上部分枝排列成长6～15厘米的总状花序；花梗长2～3毫米，与序轴密被平展具腺的微柔毛；苞片菱状长圆形，具柄，全缘或最下一对边缘具锯齿，密被具

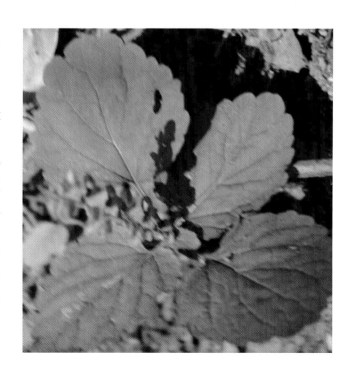

腺的微柔毛。花萼开花时长约 2 毫米，高约 1 毫米。花冠暗紫色，长约 1.6 厘米，外疏被具腺的微柔毛；冠筒前方囊状膨大，中部宽 1.6 毫米；冠檐二唇形，上唇盔状，内凹，先端微缺，下唇中裂片三角状卵圆形，宽 4 毫米，先端微缺，两侧裂片卵圆形，宽 1.5 毫米。雄蕊 4，二强；花丝扁平。花盘肥厚，前方稍隆起；子房柄长 0.5 毫米，无毛。花期 6—7 月，果期 6—8 月。

【生境分布】生于海拔 800 ～ 1500 米的谷地河岸或向阳坡地上。我市平堵山有分布。

【采收加工】夏季采收，洗净，鲜用或晒干。

【功能主治】治黄疸型肝炎，咽喉炎，牙痛。

【用法用量】参考韩信草。

【附注】本品原定名为"光紫黄芩"，现按省鉴定的莸状黄芩收载。

## （49）韩信草　*Scutellaria indica* L.

【药名别名】向天盏。

【药用部位】为黄芩属植物韩信草的全草。

【植物形态】多年生草本，全体被毛，高 10 ～ 37 厘米。茎四方形，直立，基部倾卧，有分枝。叶对生，圆形、卵圆形或肾形，长 8 ～ 29 毫米，宽 10 ～ 28 毫米，先端钝圆，基部心形，边缘有圆锯齿，两面密生细毛；叶柄长 5 ～ 15 毫米。花轮有花 2 朵，集成偏侧的顶生总状花序；苞片卵圆形，两面都有短柔毛；小梗基部有 1 对刚毛状小苞片；花萼钟状，长 2 毫米，外面被黏柔毛，具 2 唇，全缘，萼筒背上生 1 囊状盾片；花冠紫色，二唇形，长约 19 毫米，外面被腺体和短柔毛，上唇先端微凹，下唇有 3

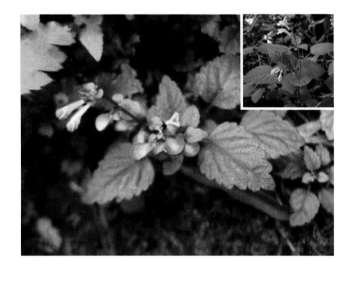

裂片；雄蕊 2 对，不伸出，药室靠合；花柱着生于子房底，先端 2 裂，小坚果横生，卵圆形。花期 4—5 月，果期 6—9 月。

【生境分布】生于谷地、山坡向阳处。我市各地有分布。

【采收加工】春、夏季采收，洗净，鲜用或晒干。

【功能主治】清热解毒，活血止痛，止血消肿。主治痈肿疔毒，肺痈，肠痈，瘰疬，毒蛇咬伤，肺热咳喘，牙痛，喉痹，咽痛，筋骨疼痛，吐血，咯血，便血，跌打损伤，创伤出血，皮肤瘙痒。

【用法用量】内服：煎汤，10 ～ 15 克或捣汁，鲜品 30 ～ 60 克或浸酒。外用：适量，捣烂外敷或煎洗。

## （50）京黄芩　*Scutellaria pekinensis* Maxim.

【药名别名】北京黄芩、筋骨草。

【药用部位】为黄芩属植物京黄芩的带根全草。

【植物形态】一年生直立草本。茎高 24 ～ 40 厘米，基部常带紫色，疏被上曲的白色小柔毛。叶具柄，柄长 0.5～2 厘米、叶片卵形或三角状卵形，长 1.4～4.7 厘米，宽 1.2～3.5 厘米，两面疏被贴伏的小柔毛。花对生，排列成长 4.5～11.5 厘米顶生的总状花序；苞片除最下一对较大且呈叶状外均细小，狭披针形；花萼长约 3 毫米，盾片高 1.5 毫米，果时十分增大；花冠蓝紫色，长 1.7～1.8 厘米，筒前方基部略呈膝曲状，下唇中裂片宽卵圆形；雄蕊 4，二强；花盘肥厚，前方隆起。小坚果卵形，腹面中下部具 1 果脐。花期 6—8 月，果期 7—10 月。

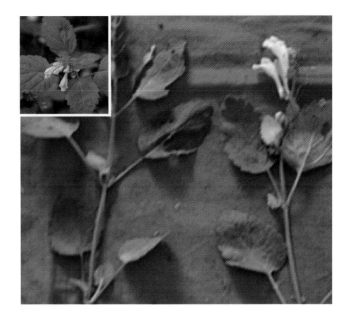

【生境分布】生于海拔 600～1800 米的石坡、潮湿谷地或林下。我市龟山、张广河等地有分布。

【采收加工】夏、秋季采收，洗净，鲜用或晒干。

【功能主治】清热解毒。用于跌打损伤。

【用法用量】参考韩信草。

## （51）地蚕 *Stachys geobombycis* C. Y. Wu

【药名别名】土虫草、肺痨草、地藕。

【药用部位】为水苏属植物地蚕的根茎或全草。

【植物形态】多年生草本，高 40～50 厘米。根茎横走，肉质，肥大。茎具四槽，在棱及节上疏被倒向疏柔毛状刚毛。叶柄长 1～4.5 厘米，密被疏柔毛状刚毛；叶片长圆状卵圆形，长 4.5～8 厘米，宽 2.5～3 厘米，先端钝，基部浅心形或圆形，边缘有整齐的粗大圆齿状锯齿，上面散布疏柔毛状刚毛。下面沿主脉密被柔毛状刚毛；苞叶变小，最下一对苞叶与茎叶同形。轮伞花序腋生，4～6花，组成穗状花序；苞片少数，线状钻形；花梗长约 1 毫米，被微柔毛；花萼倒圆锥形，

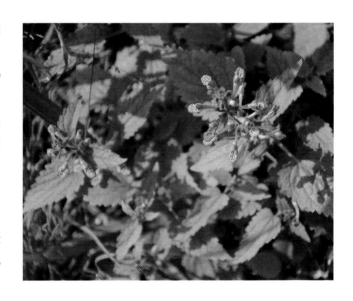

细小，外面密被微柔毛及具腺微柔毛，萼筒长 4 毫米，齿 5，边缘有具腺微柔毛，先端具胼胝尖头；花冠淡紫色至紫蓝色，亦有淡红色，冠筒长约 7 毫米，外面在上面被微柔毛，内面近基部 1/3 处有水平向微柔毛环，冠檐二唇形，上唇直伸，长圆状卵圆形，外面被微柔毛，下唇水平开展，轮廓卵圆形，外面被微柔毛，内面在中部散布微柔毛，3 裂，中裂片最大，侧裂片卵圆形；雄蕊 4，前对稍长，花丝丝状，中部以下被

微柔毛，花药卵圆形；花柱丝状，花盘杯状。小坚果黑色。花期4—5月。

【生境分布】生于荒地、田边及草丛湿地上。我市各地有分布，也有栽培。

【采收加工】秋季采挖，洗净鲜用或蒸熟晒干。

【功能主治】益肾润肺，补血消疳。用于肺痨咳嗽咯血，盗汗，肺虚气喘，血虚体弱，小儿疳积。全草药用资料不详。

【用法用量】煎服：9～15克。外用：适量，研末调敷。

### （52）水苏　*Stachys japonica* Miq.

【药名别名】鸡苏、凉粉草。

【药用部位】为水苏属植物水苏的地上部分或带根的全草。

【植物形态】多年生草本，具横走根茎，茎高20～80厘米，节上具小刚毛。叶对生，叶柄长3～17毫米，近茎基部者最长，向上渐短；叶片长圆状宽披针形，长5～10厘米，宽1～2.3厘米，先端微急尖，基部圆形至微心形，边缘具圆齿状锯齿，两面无毛。轮伞花序6～8花，下部者远离，上部稍密集排列成长5～13厘米的假穗状花序；小苞片刺状，微小；花萼钟状，连齿长达7.5毫米，外被具腺微柔毛，稀毛贴生或近于无毛，10脉，齿5，三角状披针形，具刺尖头；花冠粉红色或淡红紫色，长约1.2厘米，筒内具毛环，檐部二唇形，上唇直立，下唇3裂，中裂片近圆形；雄蕊4，均延伸至上唇片之下；花柱丝状，先端相等2浅裂，子房无毛。小坚果卵球形，无毛。花期7—9月。

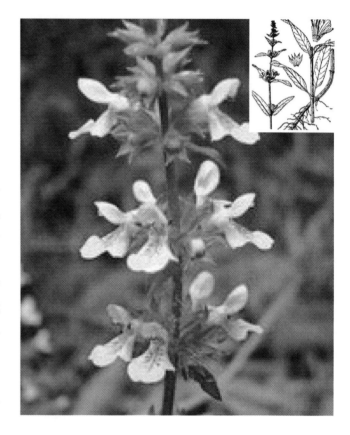

【生境分布】生于水沟边或河岸湿地。我市各地有散在分布。

【采收加工】7—8月采收，洗净，鲜用或晒干。

【功能主治】清热解毒，止咳利咽，止血消肿。用于感冒，痧症，肺痿，肺痈，头风目眩，咽痛，吐血，咯血，衄血，崩漏，痢疾，淋证，跌打肿痛。

【用法用量】煎服：9～15克。外用：适量，煎水洗，或研末撒敷，或捣烂敷患处。

### （53）穗花香科科　*Teucrium japonicum* Willd.

【药名别名】水藿香、野藿香。

【药用部位】为香科科属植物穗花香科科的地上全草。

【植物形态】多年生直立草本。茎高50～80厘米，近无毛。叶柄长为叶片长的1/5以下，叶片卵状长圆形，长5～10厘米，宽1.5～4.5厘米，两面近无毛。假穗状花序生于主茎及上部分枝的顶端，茎顶者常分枝呈圆锥状，无毛；苞片条状披针形，花长 1.1～1.5 厘米；花萼筒状，5 齿近相等；花冠白色或淡红色，筒长为花冠的 1/4，檐部单唇形，中裂片最大，倒卵形；雄蕊伸出，花盘盘状，边缘微波状；花柱先端 2 裂。小坚果倒卵形，合生面超过果长之半，种子球形。花期 7—9 月。

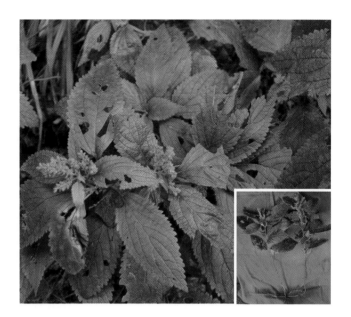

【生境分布】生于海拔 500～1100 米的林下山坡沟边。我市熊家铺有分布。

【采收加工】7—10 月采收，洗净，晒干。

【功能主治】发表散寒，利湿除痹。主治外感风寒，头痛，身痛，风寒湿痹。

【用法用量】煎服：9～15 克。

## （54）庐山香科科 *Teucrium pernyi Franch.*

【药名别名】野荏荷。

【药用部位】为香科科属植物庐山香科科的全草。

【植物形态】多年生直立草本。茎高 0.6～1 米，密被白色下弯的短柔毛。叶具短柄，叶片卵状披针形，长 3.5～5.3 厘米，两面被微柔毛，下面脉上与叶柄被白色稍弯曲的短柔毛。假穗状花序腋生及顶生，苞片卵形，花具细梗；花萼钟状，喉部内具毛环，二唇形，上唇中齿极发达，近圆形，两侧齿长不及中齿之半，下唇 2 齿三角状钻形，2 齿间弯缺裂至喉部；花冠白色，或带红晕，

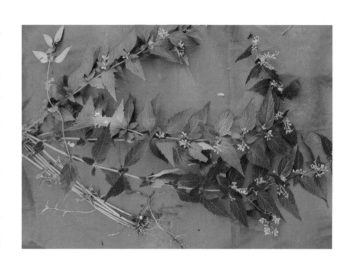

筒稍伸出，檐部单唇形，唇片与筒成直角，中裂片特发达，椭圆状匙形，内凹，最后一对裂片近三角形；雄蕊超过花冠筒一半；花盘盘状，全缘。小坚果倒卵形，具网状雕纹，合生面不达小坚果全长 1/2。花期 6 月，果期 8—10 月。

【生境分布】生于山地及原野、林下草丛中。我市熊家铺、双庙关等地有分布。

【采收加工】夏、秋季采收，洗净，鲜用或晒干。

【功能主治】清热解毒，凉肝活血。用于肺脓疡，小儿惊风，痈疮，跌打损伤。

【用法用量】煎服：6～15 克。外用：适量，捣烂外敷或煎洗。

## （55）百里香 *Thymus mongolicus Ronn.*

【药名别名】地椒、千里香。

【药用部位】为百里香属植物百里香的地上全草。

【植物形态】半灌木。茎多数，匍匐或上升；不育枝从茎的末端或基部生出，匍匐或上升，被短柔毛；花枝高（1.5）2～10厘米，在花序下密被向下曲或稍平展的疏柔毛，下部毛变短而疏，具2～4对叶，基部有脱落的先出叶。叶为卵圆形，长4～10毫米，宽2～4.5毫米，先端钝或稍锐尖，基部楔形或渐狭，全缘或稀有1～2对小锯齿，两面无毛，侧脉2～3对，在下面微突起，腺点多少有些明显，叶柄明显，靠下部的叶柄长约为叶片1/2，在上部则较短；苞叶与叶同形，边缘在下部1/3具缘毛。花序头状，多花或少花，花具短梗。花萼管状钟形或狭钟形，长4～4.5毫米，下部被疏柔毛，上部近无毛，下唇较上唇长或与上唇近相等，上唇唇齿短，齿不超过上唇全长1/3，三角形，具缘毛或无毛。

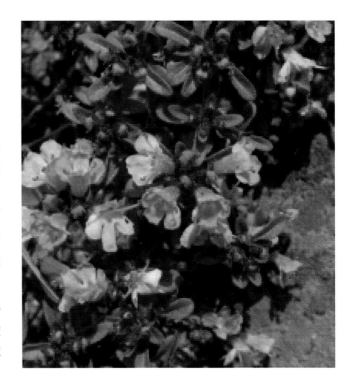

花冠紫红色、紫色或淡紫色、粉红色，长6.5～8毫米，被疏短柔毛，冠筒伸长，长4～5毫米，向上稍增大。小坚果近圆形或卵圆形，压扁状，光滑。花期7—8月。

【生境分布】生于干燥山坡砂质地。我市分布于狮子峰、张家畈镇。

【采收加工】6—7月采收，阴干或鲜用。

【功能主治】温中散寒，祛风止痛。治吐逆，腹痛，泄泻，食少痞胀，风寒咳嗽，咽肿，牙疼，身痛，肌肤瘙痒。

【用法用量】内服：煎汤，9～12克；研末或浸酒。外用：研末撒敷，或煎水洗。

## （56）迷迭香 *Rosmarinus officinalis* L.

【药名别名】无。

【药用部位】为迷迭香属植物迷迭香的全草。

【植物形态】常绿小灌木，高1～2米，有纤弱、灰白色的分枝，全株具香气。叶对生，无柄；叶片线形，革质，长约3.4厘米，宽2～4毫米，上面暗绿色，平滑，下面灰色，被毛茸，有鳞腺，叶缘反转，下面主脉明显。花轮生于叶腋，紫红色，唇形；萼钟状，二唇形，有粉毛；花冠2唇，筒部短，喉部广阔，上唇2瓣，下唇3裂，大型，凹面有紫点；雄蕊仅前方1对发育；子房2室，花柱微超

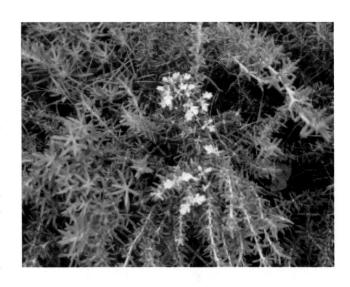

出上唇外侧。小坚果 4，平滑，卵球形。花期 4—11 月。

【生境分布】我市偶见花圃有引进栽培。

【采收加工】5—6 月采收，洗净，切段，晒干。

【功能主治】发汗，健脾，安神，止痛。用于各种头痛，防止早期脱发。

【用法用量】煎服：4.5～9 克。外用：适量，浸水洗。

【附注】迷迭香和硼砂混合做成浸剂，能防止早期秃顶。

## 158. 茄科 Solanaceae

### （1）辣椒　*Capsicum frutescens* L.

【药名别名】大椒、辣子。

【药用部位】为辣椒属植物辣椒的果实。

【植物形态】一年生草本，茎高 45～75 厘米。单叶互生，叶片卵状披针形，长 5～9.5 厘米，宽 1.5～2 厘米，全缘，先端尖，基部渐狭，延入叶柄；叶柄长。花 1～3 朵，腋生，白色；萼广钟形，先端 5 齿；轮状花冠，直径 9～15 厘米，5 裂，裂片长椭圆形，镊合状排列，较冠筒长；雄蕊 5，有时 6～7 枚，插生于花冠近基部处，花药长圆形，纵裂；雌蕊 1，子房 2 室，少数 3 室，花柱线状。浆果成熟后变为红色或橙黄色；经栽培后，形状与大小变异很大，有长圆锥形，果梗长可至 3.5 厘米，直立或下垂，先端膨大，萼宿存。种子多数，扁圆形，淡黄色。花期 6—7 月，果期 7—10 月。

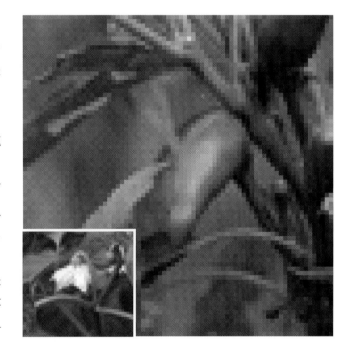

【生境分布】我市各地都有栽培。

【采收加工】7—10 月果实成熟时采收。

【功能主治】温中散寒，健胃消食。用于胃寒疼痛，胃肠胀气，消化不良。外用治冻疮，风湿痛，腰肌痛。

【用法用量】内服：煎汤或入丸、散 1～3 克。外用：适量，煎水洗或捣烂敷患处。

【附注】阴虚火旺及患咳嗽、目疾者忌服。根和茎叶煎洗可防治冻伤。

### （2）黄花木本曼陀罗　*Datura arborea* L.

【药名别名】木本曼陀罗、黄花曼陀罗。

【药用部位】为曼陀罗属植物黄花木本曼陀罗的叶、花和种子或果实。

【植物形态】落叶小乔木，高 2 米余。茎粗壮，上部分枝。叶卵状披针形、矩圆形或卵形，顶端渐尖或急尖，基部不对称楔形或宽楔形，全缘、微波状或有不规则缺刻状齿，两面有微柔毛，侧脉每边 7～9 条，长 9～22 厘米，宽 3～9 厘米；叶柄长 1～3 厘米。花单生，俯垂，花梗长 3～5 厘米。花萼筒状，

中部稍膨胀，长 8 ～ 12 厘米，直径 2 ～ 2.5
厘米，裂片长三角形，长 1.5 ～ 2.5 厘米；花
冠黄色，脉纹绿色，长漏斗状，筒中部以下
较细而向上渐扩大成喇叭状，长 15 ～ 22 厘
米，檐部裂片有长渐尖头，直径 8 ～ 10 厘米；
雄蕊不伸出花冠筒，花药长达 3 厘米；花柱
伸出花冠筒，柱头稍膨大。浆果状蒴果有刺，
广卵状，长达 6 厘米。花期 7—10 月，果期
10—12 月。

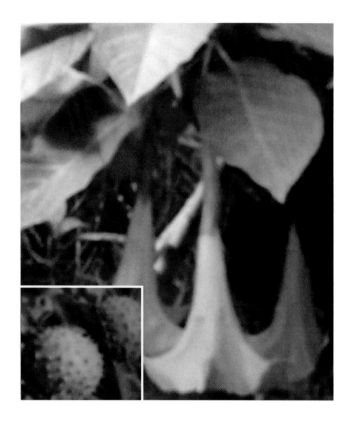

【生境分布】我市城区和三河口镇有栽
培。

【采收加工】夏、秋季摘花，秋季采叶，
秋、冬季采收果实，分别晒干。

【功能主治】镇痉，镇痛，止咳。外用
治痈疽疮毒。

【用法用量】煎服：（叶、花）0.3 ～ 0.6
克，或浸酒。外用：适量，煎水洗，或捣汁涂。

【附注】本品全株有毒，其用途近似曼
陀罗。

## （3）白曼陀罗 *Datura metel* L.

【药名别名】洋金花、风茄儿。

【药用部位】为曼陀罗属植物白曼陀罗
的花。

【植物形态】一年生直立草木而呈半灌
木状，高 0.5 ～ 1.5 米，全体近无毛；茎基部
稍木质化。叶卵形或广卵形，顶端渐尖，基
部不对称圆形、截形或楔形，长 5 ～ 20 厘米，
宽 4 ～ 15 厘米，边缘有不规则的短齿或浅裂，
或者全缘而波状，侧脉每边 4 ～ 6 条；叶柄
长 2 ～ 5 厘米。花单生于枝杈间或叶腋，花
梗长约 1 厘米。花萼筒状，长 4 ～ 9 厘米，

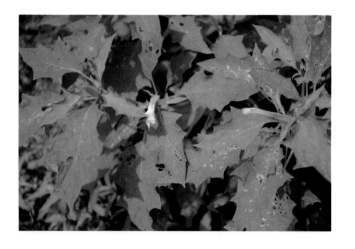

直径 2 厘米，裂片狭三角形，果时宿存部分增大成浅盘状；花冠长漏斗状，长 14 ～ 20 厘米，檐部直径 6 ～ 10
厘米，筒中部之下较细，白色、黄色或浅紫色，单瓣、在栽培类型中有 2 重瓣或 3 重瓣；雄蕊 5，在重瓣
类型中常变态成 15 枚左右，花药长约 1.2 厘米；子房疏生短刺毛，花柱长 11 ～ 16 厘米。蒴果近球状或扁
球状，疏生粗短刺，直径约 3 厘米，不规则 4 瓣裂。种子淡褐色，宽约 3 毫米。花果期 3—12 月。

【生境分布】生于宅旁、路边、地边，也有栽培。我市各地有少量分布。

【采收加工】4—11 月花初开时采收，晒干或低温干燥。

【功能主治】平喘止咳，镇痛，解痉。用于哮喘咳嗽，脘腹冷痛，风湿痹痛，小儿慢惊，外科麻醉。

【用法用量】内服：0.3 ～ 0.6 克，宜入丸、散，亦可作卷烟分次燃吸（一日量不超过 1.5 克）。外用：适量。

【附注】本品有毒，使用宜慎。

### （4）曼陀罗 *Datura stramonium* L.

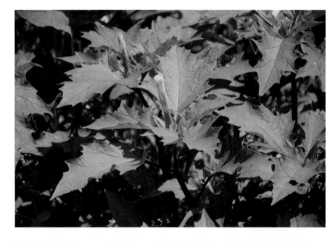

【药名别名】醉心花、洋金花、紫花曼陀罗。

【药用部位】为曼陀罗属植物曼陀罗的花，果实或种子亦供药用。

【植物形态】直立草本，高 1 ～ 2 米。叶宽卵形，长 8 ～ 12 厘米，宽 4 ～ 12 厘米，顶端渐尖，基部不对称楔形，边缘有不规则波状浅裂，裂片三角形，有时有疏齿，脉上有疏短柔毛；叶柄长 3 ～ 5 厘米。花常单生于枝分叉处或叶腋，直立；花萼筒状，有 5 棱角，长 4 ～ 5 厘米；花冠漏斗状，长 6 ～ 10 厘米，直径 3 ～ 5 厘米，下部淡绿色，上部白色或紫色；雄蕊 5，子房卵形，不完全 4 室。蒴果直立，卵状，长 3 ～ 4 厘米，直径 2 ～ 3.5 厘米，表面生有坚硬的针刺，或稀仅粗糙而无针刺，成熟后 4 瓣裂。种子卵圆形，稍扁，长约 4 毫米，黑色。花期 6—10 月，果期 7—11 月。

【生境分布】生于村落周围、路边、沟边。我市各地有少量野生分布。

【采收加工】花：同白曼陀罗。果实：夏、秋季果实成熟时采收。

【功能主治】花：同白曼陀罗。果实：平喘，祛风，止痛；治喘咳，惊痫，风寒湿痹，泻痢，脱肛，跌打损伤。

【用法用量】花：同白曼陀罗。果实：煎服，0.15 ～ 0.3 克，或浸酒；外用适量，煎水洗或浸酒涂擦。

【附注】本品有毒，使用宜慎。

### （5）枸杞 *Lycium chinense* Mill.

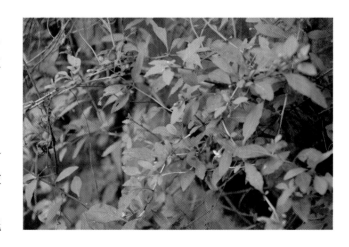

【药名别名】地骨皮、枸杞子、甜菜苗。

【药用部位】为枸杞属植物枸杞的根皮和果实。

【植物形态】落叶灌木，植株较矮小，高 1 米左右。蔓生，茎干较细，外皮灰色，具短棘，生于叶腋，长 0.5 ～ 2 厘米。叶片稍小，卵形、卵状鞭形、长椭圆形或卵状披针形，长 2 ～ 6 厘米，宽 0.5 ～ 2.5 厘米，先端尖或钝，基部狭楔形，全缘，两面均无毛。花紫色，边缘具密缘毛；花萼钟状，3～5裂；花冠管和裂片等长，管下部急缩，然后向上扩大成漏斗状，管部和裂片均较宽；雄蕊5，着生于花冠内，稍短于花冠，花"丁"字形着生，花丝通常伸出。浆果卵形或长圆形，种子黄色。花期6—9月，果期7—10月。

【生境分布】生于山坡林缘、沟岸边。我市各地有分布。

【采收加工】根皮（地骨皮）：春初或秋后采挖根部，洗净，剥取根皮，晒干。

【功能主治】凉血除蒸，清肺降火。用于阴虚潮热，骨蒸盗汗，肺热咳嗽，咯血，衄血，内热消渴。

【用法用量】煎服：9～15克，大剂量可用15～30克。

【附注】本品的果实质差，一般不作药用，其嫩苗作蔬菜食用。

## （6）假酸浆　*Nicandra physalodes* (L.) Gaertn.

【药名别名】鞭打绣球。

【药用部位】为假酸浆属植物假酸浆的全草或果实和花。

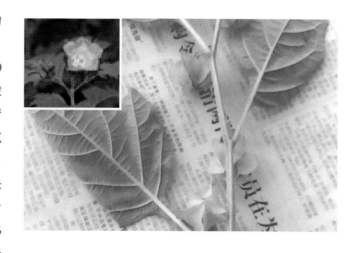

【植物形态】一年生草本，高40～100厘米。主根长锥形，有纤细的须状根。茎棱状圆柱形，有4～5条纵沟，绿色，有时带紫色，上部三叉状分枝。单叶互生，卵形或椭圆形，草质，长4～12厘米，宽2～8厘米，先端渐尖，基部阔楔形下延，边缘有具圆缺的粗齿或浅裂，两面有稀疏毛。花单生于叶腋，通常具较叶柄长的花梗，俯垂；花萼5深裂，裂片先端尖锐，基部心形，果时膀胱状膨大；花冠钟形，浅蓝色，直径达4厘米，花筒内面基部有5个紫斑；雄蕊5，子房3～5室。浆果球形，直径1.5～2厘米，黄色，被膨大的宿萼所包围。种子小，淡褐色。花果期为夏、秋季。

【生境分布】生于田边、荒地。

【采收加工】全草：秋季采集，分出果实，分别洗净，鲜用或晒干。花：夏季或秋季采摘，阴干。

【功能主治】清热解毒，利尿镇静。主治感冒发热，鼻渊，热淋，痈肿疮疖，癫痫。

【用法用量】煎服：全草3～9克，鲜品15～30克；果实1.5～3克。

## （7）烟草　*Nicotiana tabacum* L.

【药名别名】烟叶。

【药用部位】为烟草属植物烟草的全草。

【植物形态】一年生或有限多年生草本，全体被腺毛；根粗壮。茎高0.7～2米，基部稍木质化。叶矩圆状披针形、披针形、矩圆形或卵形，顶端渐尖，基部渐狭至茎成耳状而半抱茎，长10～30（70）厘米，宽8～15（30）厘米，柄不明显或成翅状柄。花序顶生，圆锥状，多花；花梗长5～20毫米。花萼筒状或筒状钟形，长20～25毫米，裂片三角状披针形，长短不等；花冠漏斗状，淡红色，筒部色更淡，稍弓曲，长3.5～5厘米，檐部宽1～1.5厘米，裂片急尖；雄蕊中1枚显著较其余4枚短，不伸出花冠喉部，花丝基部有毛。蒴果卵状或矩圆状，长约等于宿存萼。种子圆形或宽矩圆形，直径约 0.5 毫米，褐色。夏、秋季开花结果。

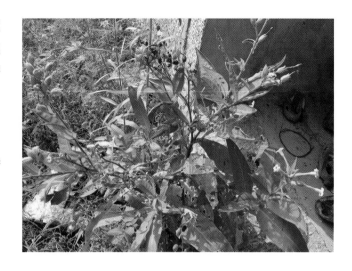

【生境分布】我市农村有少量栽培。

【采收加工】秋季采收，阴干。

【功能主治】消肿解毒，杀虫。用于疔疮肿毒，头癣，白癣，秃疮，毒蛇咬伤。

【用法用量】多外用。鲜草捣烂外敷，或用烟油擦涂患处。

## （8）江南散血丹 *Physaliastrum heterophyllum* (Hemsl.) Migo

【药名别名】龙须参。

【药用部位】为散血丹属植物江南散血丹的根。

【植物形态】株高 30～60 厘米，根多条簇生，近肉质。茎直立，茎节略膨大，幼嫩时具细疏毛；枝条较粗壮，平展。叶连叶柄长 7～19 厘米，宽 2～7 厘米，阔椭圆形、卵形或椭圆状披针形，顶端短渐尖或急尖，基部歪斜，变狭而成 1～6 厘米长的叶柄，全缘而略波状，两面被稀疏细毛，侧脉 5～7对。花单生或成双生，花梗细瘦，有稀柔毛，长 1～1.5 厘米，果时伸长至 3～5 厘米，变无毛。花萼短钟状，长为花冠长的 1/3，长 5～7 毫米，直径 6～10 毫米，外面生疏柔毛，5 深中裂，裂片直立，狭三角形，渐尖，或多或少不等长，有缘毛，花后增大成近球状，直径约 2 厘米；花冠阔钟状，白色，长 1.2～1.5 厘米，直径 1.5～2 厘米，檐部 5浅裂，裂片扁三角形，有细缘毛；雄蕊长为花冠之半，花丝有稀疏柔毛。浆果直径约 1.8厘米。5 月开花，8 月果熟。

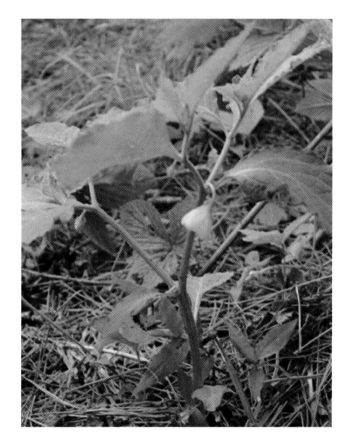

【生境分布】生于林下山坡草丛中。我市分布于康王寨、小漆园等地。

【采收加工】秋、冬季挖取，洗净，晒干。

【功能主治】用于风热感冒，虚劳咳嗽，还有补气的作用。

【用法用量】内服：煎汤，3～10克。

## （9）挂金灯 *Physalis alkekengi var. francheti* (Mast.) Makino

【药名别名】锦灯笼、灯笼果。

【药用部位】为酸浆属植物挂金灯的果实。

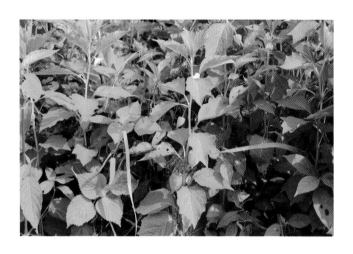

【植物形态】多年生草本，基部常匍匐生根。茎高40～80厘米，基部略带木质。叶互生，常2枚生于一节；叶柄长1～3厘米；叶片长卵形至阔卵形，长5～15厘米，宽2～8厘米，先端渐尖，基部不对称狭楔形，下延至叶柄，全缘而波状或有粗齿，两面具柔毛，沿叶脉亦有短硬毛。花单生于叶腋，花梗长6～16毫米，开花时直立，后来向下弯曲，密生柔毛而果时也不脱落；花萼阔钟状，密生柔毛，5裂，萼齿三角形，花后萼筒膨大，变为橙红色或深红色，呈灯笼状包被浆果；花冠辐状，白色，5裂，裂片开展，阔而短，先端骤然狭窄成三角形尖头，外有短柔毛；雄蕊5，花药淡黄绿色；子房上位，卵球形，2室。浆果球状，橙红色，直径10～15毫米，柔软多汁。种子肾形，淡黄色。花期5—9月，果期6—10月。

【生境分布】生于林下路边较潮湿处。我市黄土岗、福田河等地有分布。

【采收加工】秋季果实成熟，宿萼呈橘红色时采摘，晒干。

【功能主治】清热解毒，消炎利水。用于肺热痰咳，咽喉肿痛，骨蒸劳热，小便淋涩，天疱湿疮。

【用法用量】煎服：4.5～9克。外用：适量，捣烂敷或煎水洗。

## （10）苦蘵 *Physalis angulata* L.

【药名别名】毛酸浆、天泡草。

【药用部位】为酸浆属植物苦蘵的全草。

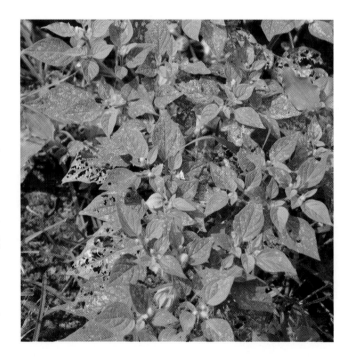

【植物形态】一年生草本，被疏短柔毛或近无毛，高常30～50厘米；茎多分枝，分枝纤细。叶柄长1～5厘米，叶片卵形至卵状椭圆形，顶端渐尖或急尖，基部阔楔形或楔形，全缘或有不等大的齿，两面近无毛，长3～6厘米，宽2～4厘米。花梗长5～12毫米，纤细，和花萼一样生短柔毛，长4～5毫米，5中裂，裂片披针形，生缘毛；花冠淡黄色，喉部常有紫色斑纹，长4～6毫米，直径6～8毫米；花药蓝紫色或有时黄色，长约1.5毫米。果萼卵球状，直径1.5～2.5

厘米，薄纸质，浆果直径约 1.2 厘米。种子圆盘状，长约 2 毫米。花果期 5—12 月。

【生境分布】生于山坡林下或田边路旁。我市各地有分布。

【采收加工】夏、秋季采全草，洗净，鲜用或晒干。

【功能主治】清热，利尿，解毒，消肿。用于感冒，肺热咳嗽，咽喉肿痛，牙龈肿痛，湿热黄疸，痢疾，水肿，热淋，天疱疮，疔疮。

【用法用量】内服：煎汤，15 ～ 30 克，或捣汁。外用：适量，捣烂敷，或煎水含漱，或熏洗。

## （11）苦茄 *Solanum dulcamara* L.

【药名别名】欧白英、蜀羊泉。

【药用部位】为茄属植物苦茄的全草。

【植物形态】多年生无刺草质藤本。无毛或被稀疏短柔毛。叶互生，叶柄长 1 ～ 2 厘米；叶片卵圆状椭圆形或提琴形，长 3 ～ 7.5 厘米，宽 1.5 ～ 4 厘米，先端渐尖，基部戟形，齿裂或 3 ～ 5 羽状深裂，中裂片较长，两面均疏被短柔毛。聚伞花序腋外生，多花；总花梗长约 1.5 厘米，花梗长 0.8 ～ 1 厘米；萼杯状，5 裂，裂片三角形；花冠紫色或白色，5 裂，裂片椭圆状披针形；雄蕊 5，着生于花冠管口，花丝极短而扁；雌蕊 1，子房卵形，2 室；花柱纤细，丝状，柱头小，头状。浆果球状或卵状，直径 6 ～ 8 毫米，成熟后红色；种子扁平，近卵形，直径 1.5 ～ 2 毫米。花期夏季，果期秋季。

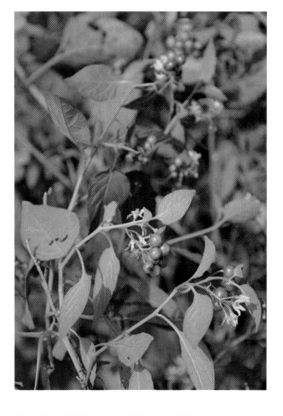

【生境分布】生于路边及山野草地。我市浮桥河有分布。

【采收加工】夏、秋季采收全草，鲜用或晒干。

【功能主治】祛风除湿，清热解毒。用于风湿疼痛，破伤风，痈肿，恶疮，疥疮，外伤出血。

【用法用量】内服：煎汤，15 ～ 30 克。外用：适量，鲜叶捣烂外敷；或全草研末，撒敷。

## （12）白英 *Solanum lyratum* Thunb.

【药名别名】白毛藤、排风草。

【药用部位】为茄属植物白英的全草。

【植物形态】多年生蔓生草本，高达 5 米。基部木质化，上部草质，茎、叶和叶柄密被具节的长柔毛。叶互生，叶柄长 1 ～ 3 厘米；叶片多戟形或琴形，长 3 ～ 8 厘米，宽 1.5 ～ 4 厘米，先端渐尖，基部心形，上部全缘或波状，下部常有 1 ～ 2 对耳状或戟状裂片，少数为全缘，中脉明显。聚伞花序顶生或腋外侧生，花萼 5 浅裂，宿存；花冠蓝紫色或白色，5 深裂，花药顶孔开裂；雌蕊 1，花柱细长，柱头小，头状，子房卵形，2 室。浆果球形，直径约 1 厘米，熟时红色。种子近盘状，扁平。花期 7—9 月，果期 10—11 月。

【生境分布】生于山野、岸边、路旁及灌丛中。我市各地都有分布。

【采收加工】夏、秋季采收全草，鲜用或晒干。

【功能主治】清热利湿，解毒消肿。用于湿热黄疸，胆囊炎，胆石症，肾炎水肿，风湿关节痛，妇女湿热带下，小儿高热惊搐，痈肿瘰疬，湿疹瘙痒，带状疱疹。

【用法用量】内服：煎汤，15～30克，鲜品30～60克；或浸酒。外用：适量，煎水洗，捣烂敷患处。

【附注】根：清热解毒，消肿止痛；主治风火牙痛，头痛，瘰疬，痔漏。用法：煎服，15～30克。

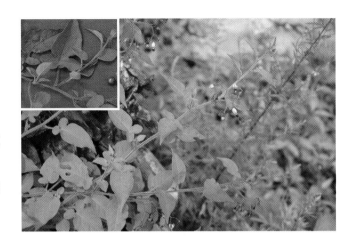

## （13）喀西茄 *Solanum khasianum* C. B. Clarke

【药名别名】苦颠茄、苦茄子、刺茄子。

【药用部位】为茄属植物喀西茄的果实。

【植物形态】直立草本至亚灌木，高1～2米，茎、枝、叶及花柄多混生直刺。叶阔卵形，长6～12厘米，先端渐尖，基部戟形，5～7深裂，裂片边缘又有齿裂；上面深绿色，下面淡绿色。叶柄粗壮。花序腋外生，花单生或2～4朵，花梗长约1厘米；萼钟状，绿色，直径约1厘米，长约7毫米，5裂，裂片长圆状披针形，长约5毫米，宽约1.5毫米；花冠筒淡黄色，隐于萼内，长约1.5毫米；冠檐白色，5裂，裂片披针形，长约14毫米，宽约4毫米，花丝长约1.5毫米，花药在顶端延长，长约7毫米，顶孔向上；子房球形，被微茸毛，花柱纤细，长约8毫米，光滑。

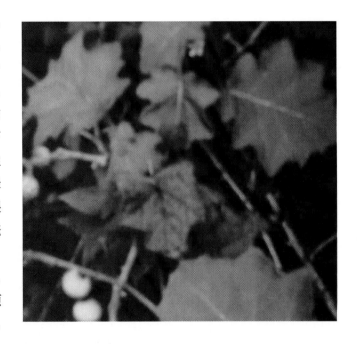

浆果球状，直径2～2.5厘米，初时绿白色，具绿色花纹，成熟时淡黄色，宿萼上具纤毛及细直刺，后逐渐脱落；种子淡黄色，近倒卵形，扁平，直径约2.5毫米。花期春、夏季，果期冬季。

【生境分布】生于海拔600～1300米的沟边、路边灌丛中。我市龟山、狮子峰等地有分布。

【采收加工】秋季采收，鲜用或晒干。

【功能主治】祛风止痛，清热解毒。用于风湿痹痛，头痛，牙痛，乳痈，疟腮，跌打疼痛。

【用法用量】内服：煎汤，3～6克。外用：适量，捣烂外敷或研末调敷。

## （14）茄 *Solanum melongena* L.

【药名别名】茄子、白茄、紫茄。

【药用部位】为茄属植物茄的果实。其根、蒂、花、叶亦供药用。

【植物形态】一年生草本至亚灌木，高60～100厘米。茎直立、粗壮，上部分枝，绿色或紫色，无刺或有疏刺，全体被星状柔毛。单叶互生，叶柄长 2 ～ 4.5 厘米；叶片卵状椭圆形，长 8 ～ 18 厘米，宽 5 ～ 11 厘米，先端钝尖，基部不相等，叶缘常波状浅裂，表面暗绿色，两面具星状柔毛。能孕花单生，不孕花蝎尾状与能孕花并出；花萼钟形，顶端 5 裂，裂片披针形，具星状柔毛；花冠紫蓝色，直径约 3 厘米，裂片三角形，长约 1 厘米；雄蕊 5，花丝短，着生于花冠喉部，花药黄色，分离，先端孔裂；雌蕊 1，子房 2 室，花柱圆球形，柱头小。浆果长椭圆形、球形或长圆柱形，深紫色、淡绿色或黄白色，光滑，基部有宿存萼。花期 6—8 月，花后结实。

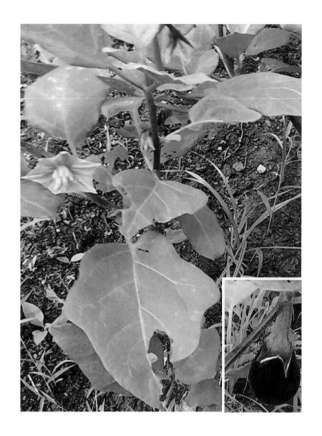

【生境分布】我市各地有栽培。

【采收加工】夏、秋季果熟时采收。

【功能主治】清热，活血，消肿。用于肠风下血，热毒疮痈，皮肤溃疡。

【用法用量】内服：煎汤，15 ～ 30 克。外用：适量，捣烂外敷。

【附注】根：治久痢便血，脚气，齿痛，冻疮。叶：治血淋，血痢，肠风下血，痈肿，冻伤。茄蒂：凉血，解毒；主治肠风下血，痈肿，对口疮，牙痛。花：治创伤，牙痛，白带过多。

## （15）刺天茄　*Solanum indicum* L.

【药名别名】苦果、苦茄子、丁茄子。

【药用部位】为茄属植物刺天茄的根和果实。

【植物形态】多枝灌木，通常高 0.5 ～ 1.5 米，被星状茸毛。小枝褐色，密被钩刺，钩刺长 4 ～ 7 毫米，宽 1.5 ～ 7 毫米，褐色。叶卵形，长 5 ～ 7 厘米，宽 2.5 ～ 5.2 厘米，先端钝，基部心形，边缘 5 ～ 7 深裂，上面绿色，下面灰绿色，密被星状长茸毛；侧脉每边 3 ～ 4 条，叶柄长 2 ～ 4 厘米；花序腋外生，长 3.5 ～ 6 厘米，总花梗长 2 ～ 8 毫米，花梗长 1.5 厘米。花蓝紫色，直径约 2 厘米；萼杯状，直径约 1 厘米，长 4 ～ 6 毫米，先端 5 裂，裂片卵形，外面密被星状茸毛及细直刺，花冠辐状，筒部长约 1.5 毫米；裂片卵形，长约 8 毫米。花丝长约 1 毫米，花药黄色；子房长圆形，具棱，顶端被星状茸毛，花柱丝状，柱头截形。果序长 4 ～ 7

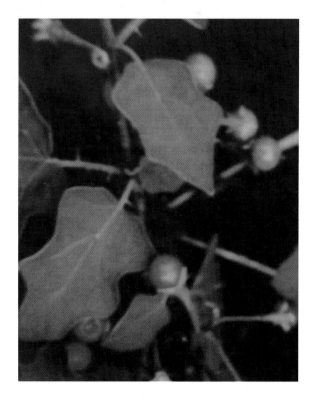

厘米。浆果球形,光亮,成熟时橙红色,直径约1厘米,宿存萼反卷。种子淡黄色,近盘状,直径约2毫米。全年开花结果。

【生境分布】生于海拔180～1700米的林下、路边。我市狮子峰、三河口、顺河等地有分布。

【采收加工】根:全年可采,洗净切片,晒干或鲜用。果实:夏季采收,多鲜用。

【功能主治】消炎解毒,镇静止痛。治风湿病,跌打疼痛,神经性头痛,胃痛,牙痛,乳腺炎,腮腺炎。

【用法用量】内服:煎汤,3～6克。外用:适量,捣烂外敷或研末调敷。

### (16) 龙葵 *Solanum nigrum* L.

【药名别名】野辣椒。

【药用部位】为茄属植物龙葵的全草。

【植物形态】一年生直立草本,高0.25～1米,茎无棱或棱不明显,绿色或紫色,近无毛或被微柔毛。叶卵形,长2.5～10厘米,宽1.5～5.5厘米,先端短尖,基部楔形至阔楔形而下延至叶柄,全缘或每边具不规则的波状粗齿,光滑或两面均被稀疏短柔毛,叶脉每边5～6条,叶柄长1～2厘米。蝎尾状花序腋外生,由3～6(10)花组成,总花梗长1～2.5厘米,花梗长约5毫米,近无毛或具短柔毛;萼小,浅杯状,直径1.5～2毫米,齿卵圆形,先端圆,基部两齿间连接处成角度;花冠白色,筒部隐于萼内,长不及1毫米,冠檐长约2.5毫米,5深裂,裂片

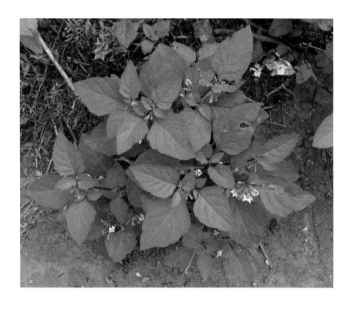

卵圆形,长约2毫米;花丝短,花药黄色,长约1.2毫米,约为花丝长度的4倍,顶孔向内;子房卵形,直径约0.5毫米,花柱长约1.5毫米,中部以下被白色茸毛,柱头小,头状。浆果球形,直径约8毫米,熟时黑色。种子多数,近卵形,直径1.5～2毫米,两侧压扁。

【生境分布】生于溪边、路旁、灌丛或林中。我市各地有分布。

【采收加工】夏、秋季采收,鲜用或晒干。

【功能主治】清热,解毒,活血,消肿。治疔疮,痈肿,丹毒,跌打扭伤,慢性支气管炎,急性肾炎。又用于疮痈肿毒,皮肤湿疹,小便不利,老年慢性支气管炎,前列腺炎,痢疾。

【用法用量】煎服:9～30克。外用:适量,鲜品捣烂敷患处。

### (17) 青杞 *Solanum septemlobum* Bunge

【药名别名】蜀羊泉、野辣椒。

【药用部位】为茄属植物青杞的全草或果实。

【植物形态】多年生直立草本,高约50厘米。茎具棱角,多分枝。叶互生,叶柄长1～2厘米;叶卵形,长3～7厘米,宽2～5厘米,为不整齐的羽状分裂,裂片阔线形或披针形,先端渐尖,基部突窄,

延为叶柄。二歧聚伞花序，顶生或腋外生；总花梗长1～2.5厘米；花梗长5～8毫米，基部具关节；萼小，杯状，5裂，萼齿三角形；花冠青紫色，先端深5裂，裂片长圆形；雄蕊5；子房卵形，2室，柱头头状。浆果近球形，熟时红色；种子扁圆形。花期夏、秋季，果期秋末冬初。

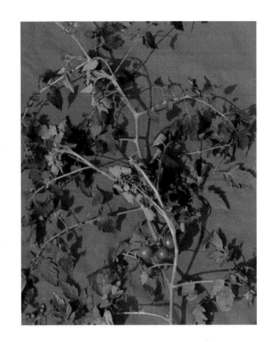

【生境分布】生于山坡向阳处。我市各地有分布。本品标本采自福田河镇的护儿山。

【采收加工】夏、秋季割取全草，洗净，切段，鲜用或晒干。

【功能主治】清热解毒。用于咽喉肿痛，目昏，乳腺炎，腮腺炎，疥癣，瘙痒。

【用法用量】内服：煎汤，15～30克。外用：适量，捣烂外敷；或煎水熏洗。

## （18）珊瑚樱 *Solanum pseudocapsicum* L.

【药名别名】玉珊瑚、四季果。

【药用部位】为茄属植物珊瑚樱的根。

【植物形态】直立分枝小灌木，高达2米。全株光滑无毛。单叶互生，叶柄长2～5毫米，与叶片不能截然分开；叶片狭长圆形至倒披针形，长1～6厘米，先端钝或短尖，基部渐狭成短柄，全缘或多少波形，两面光滑。花多单生，很少成蝎尾状花序；无总花梗或近无总花梗，花梗光滑，长3～4毫米，花小，白色；萼绿色，5裂；花冠裂片5，卵形；雄蕊5，子房上位，2室，花柱短，柱头截形。浆果球形，橙红色，直径1～1.5厘米，果柄长约1厘米，先端膨大，经久不落；种子盘状，扁平。花期5—8月，果期6—12月。

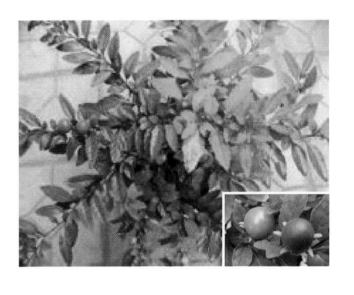

【生境分布】我市各地有栽培，也有野生。

【采收加工】秋季采挖，洗净，晒干。

【功能主治】活血止痛。用于腰肌劳损，闪挫扭伤。

【用法用量】内服：1.5～3克浸酒服。

【附注】本品全株有毒，果实须防儿童误食。

## （19）牛茄子 *Solanum surattense* Burm. f.

【药名别名】丁茄、刺茄。

【药用部位】为茄属植物牛茄子的果实或全草。

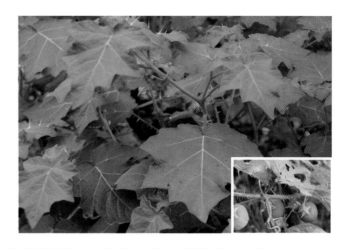

【植物形态】亚灌木，高30～60厘米。茎有劲直的长刺，幼嫩部混生刺毛。叶互生，具有刺长柄；叶片宽卵形，长5～12厘米，宽5～10厘米，5～7羽状浅裂，两面均被紧贴的硬毛，脉上均有长刺。夏、秋季开花，聚伞花序腋生，花少数或单生；萼先端5裂，有长刺，花冠辐状，白色，裂片披针形。雄蕊5，子房上位。浆果球形，直径2.5～4厘米，光滑，基部有带刺的宿萼，成熟时橙红色，有很多种子。

【生境分布】生于村旁、路旁、园边、半阴湿肥沃的地方。我市江家坳、芦家河等地有分布。

【采收加工】全草：夏、秋季采集，鲜用或晒干用。果实：秋季采收，洗净，鲜用或干用。

【功能主治】活血散瘀，镇痛麻醉。用于跌打损伤，风湿腰腿痛，痈疮肿毒，冻疮。

【用法用量】外用：适量，鲜品捣烂敷患处，或煎水外洗。不作内服。

# 159. 玄参科 Scrophulariaceae

## （1）金鱼草 *Antirrhinum majus* L.

【药名别名】龙头花、金鱼花。

【药用部位】为金鱼草属植物金鱼草的全草。

【植物形态】多年生直立草本，茎基部有时木质化，高可达80厘米。茎基部无毛，中上部被腺毛，基部有时分枝。叶下部的对生，上部的常互生，具短柄；叶片无毛，披针形至矩圆状披针形，长2～6厘米，全缘。总状花序顶生，密被腺毛；花梗长5～7毫米；花萼与花梗近等长，5深裂，裂片卵形，钝或急尖；花冠颜色多种，从红色、紫色至白色，长3～5厘米，基部在前面下延成兜状，上唇直立，宽大，2半裂，下唇3浅裂，在中部向上唇隆起，封闭喉部，使花冠呈假

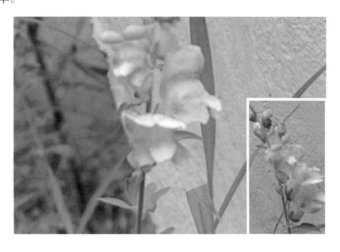

面状；雄蕊4，二强。蒴果卵形，长约15毫米，基部强烈向前延伸，被腺毛，顶端孔裂。

【生境分布】栽培于庭园。我市城区烈士陵园有栽培。

【采收加工】夏、秋季采收，切段晒干或鲜用。

【功能主治】清热解毒，活血消肿。用于跌打扭伤，疮疡肿毒。

【用法用量】外用：鲜品适量，捣烂外敷。内服：煎汤，15～30克。

### （2）来江藤 *Brandisia hancei* Hook. f.

【药名别名】蜜桶花、猫花、野连翘。

【药用部位】为来江藤属植物来江藤的全株。

【植物形态】落叶灌木，高 2～3 米，全体密被锈黄色星状茸毛，枝及叶上面逐渐变无毛。叶片卵状披针形，长 3～10 厘米，宽 3.5 厘米，顶端锐尖头，基部近心形，全缘，很少具锯齿；叶柄短，长达 5 毫米，有锈色茸毛。花单生于叶腋，花梗长达 1 厘米，中上部有 1 对披针形小苞片，均有毛；萼宽钟形，长、宽均约 1 厘米，外面密生锈黄色星状茸毛，内面密生绢毛，具脉 10 条，5 裂至 1/3 处；萼齿宽短，宽过于长或几相等，宽卵形至三角状卵形，顶端凸突，齿间的缺

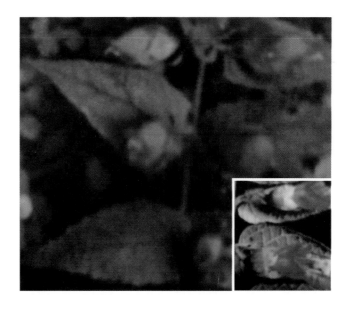

刻底部尖锐；花冠橙红色，长约 2 厘米，外面有星状茸毛，上唇宽大，2 裂，裂片三角形，下唇较上唇低 4～5 毫米，3 裂，裂片舌状；雄蕊约与上唇等长；子房卵圆形，与花柱均被星毛。蒴果卵圆形，略扁平，有短喙，具星状毛。花期 11 月至翌年 2 月，果期 3—4 月。

【生境分布】生海拔 500～2600 米的林中及林缘。我市分布于狮子峰自然保护区。

【采收加工】全年均可采收，洗净，切段，鲜用或晒干。

【功能主治】祛风利湿，清热解毒。用于风湿筋骨痛，水肿，泻痢，黄疸，痨伤吐血，骨髓炎，骨膜炎，疮疖。

【用法用量】内服：煎汤，10～20 克；或浸酒。外用：鲜品适量，捣烂外敷或煎水洗。

### （3）石龙尾 *Limnophila sessiliflora* (Vahl) Blume

【药名别名】菊藻。

【药用部位】为石龙尾属植物石龙尾的全草。

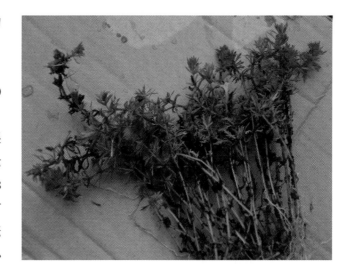

【植物形态】多年生两栖草本。茎细长，沉水部分无毛或几无毛；气生部分长 6～40 厘米，简单或多少分枝，被多细胞短柔毛，稀几无毛。沉水叶长 5～35 毫米，多裂；裂片细而扁平或毛发状，无毛；气生叶全部轮生，椭圆状披针形，具圆齿或开裂，长 5～18 毫米，宽 3～4 毫米，无毛，密被腺点，有脉 1～3 条。花无梗或稀具长不超过 1.5 毫米之梗，单生于气生茎和沉水茎的叶腋；小

苞片无或稀具一对长不超过 1.5 毫米的全缘的小苞片；萼长 4 ~ 6 毫米，被多细胞短柔毛，在果实成熟时不具凸起的条纹；萼齿长 2 ~ 4 毫米，卵形，长渐尖；花冠长 6 ~ 10 毫米，紫蓝色或粉红色。蒴果近于球形，两侧扁。花果期 10 月至次年 5 月。

【生境分布】生于稻田及浅水池塘中。我市各地有分布。

【采收加工】夏、秋季采收，切段晒干或鲜用。

【功能主治】清热止痛，消肿解毒，杀虫灭虱。用于疮疡肿毒，头虱。

【用法用量】内服资料不详。外用：可用鲜品捣烂外敷，或煎浓汁浸洗。

## （4）泥花草 *Lindernia antipoda* (L.) Alston

【药名别名】水虾子草。

【药用部位】为母草属植物泥花草的全草。

【植物形态】一年生草本，高 10 ~ 25 厘米。根须状成丛，茎幼时稍直立，长大后多分枝，基部匍匐，下部节上生根，茎枝有沟纹，无毛。叶对生，无柄或基部渐狭为抱茎的短柄；叶片长圆形、长圆状披针形，长 1 ~ 3 厘米，宽 0.5 ~ 1 厘米，先端渐尖或钝；花序长达 15 厘米，苞片钻形；花梗有条纹，先端弯粗；花萼钟状，5 深裂，裂片条状披针形，具短硬毛；花冠紫色、紫白色或白色，长约 1 厘米，上唇 2 裂，下唇 3 裂；雄蕊 4，2 枚能育而不突出，花药互贴，2 枚退化；子房上位花柱细，柱头扁平，片状。蒴果圆柱形，先端渐尖，长为宿萼的 2 倍或更多。种子为不规则三棱状卵形，褐色，有网状孔纹。花果期春季至秋季。

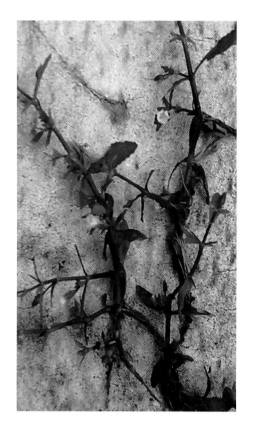

【生境分布】生于水田边及潮湿的草地。我市分布于五脑山。

【采收加工】夏、秋季采收，洗净，鲜用或切段晒干。

【功能主治】清热解毒，利尿通淋，活血消肿。用于肺热咳嗽，咽喉肿痛，泄泻，热淋，目赤肿痛，痈疽疔毒，跌打损伤，毒蛇咬伤。

【用法用量】内服：煎汤，10 ~ 15 克（鲜品 30 ~ 60 克）；或捣汁，或泡酒。外用：鲜品适量，捣烂外敷。

## （5）母草 *Lindernia crustacea* (L.) F. Muell

【药名别名】气痛草。

【药用部位】为母草属植物母草的全草。

【植物形态】草本，根须状；高 10 ~ 20 厘米，常铺散成密丛，多分枝，枝弯曲上升，微方形有深沟纹，无毛。叶柄长 1 ~ 8 毫米，叶片三角状卵形或宽卵形，长 10 ~ 20 毫米，宽 5 ~ 11 毫米，顶端钝或短尖，基部宽楔形或近圆形，边缘有浅钝锯齿，上面近于无毛，下面沿叶脉有稀疏柔毛或近于无毛。花单生于叶腋或在茎枝之顶成极短的总状花序，花梗细弱，长 5 ~ 22 毫米，有沟纹，近于无毛；花萼坛状，长 3 ~ 5

毫米，成腹面较深，而侧、背均开裂较浅的5齿，齿三角状卵形，中肋明显，外面有稀疏粗毛；花冠紫色，长5～8毫米，管略长于萼，上唇直立，卵形，钝头，有时2浅裂，下唇3裂，中间裂片较大，仅稍长于上唇；雄蕊4，全育，二强；花柱常早落。蒴果椭圆形，与宿萼近等长；种子近球形，浅黄褐色，有明显的蜂窝状瘤突。花果期全年。

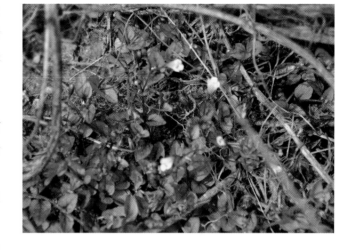

【生境分布】生于沟边、路旁湿地。我市各地有分布。

【采收加工】夏、秋季采收，鲜用或晒干。

【功能主治】清热利湿，活血止痛。用于风热感冒，湿热泻痢，肾炎水肿，带下，月经不调，痈疖肿毒，毒蛇咬伤，跌打损伤。

【用法用量】内服：煎汤，10～15克（鲜品30～60克）；或研末、浸酒。外用：鲜品适量，捣烂敷患处。

### （6）美丽通泉草 *Mazus pulchellus* Hemsl. ex Forbes et Hemsl.

【药名别名】岩青菜。

【药用部位】为通泉草属植物美丽通泉草的全草。

【植物形态】多年生草本，高约20厘米，幼时密被白色或锈色短柔毛，后变无毛。根状茎短缩，须根纤细，簇生。花茎1～5支，草质，直立或上升，简单或有少数分枝，无叶。叶全为基生，莲座状，倒卵状匙形至矩圆状匙形，质地较薄，薄纸质至纸质，长可达20厘米，顶端圆形，基部渐狭窄成有翅的柄，边缘有缺刻状锯齿、重锯齿至不整齐的羽裂。总状花序，多花，花稀疏；花梗长而纤细，下部的长达4厘米，上部的也长于萼；苞片窄披针形，长2～5毫米；花萼钟状，长5～7毫米，萼齿远较萼筒短，长卵形，顶端锐尖；花冠红色、紫色或深紫堇色，长2～2.5厘米，

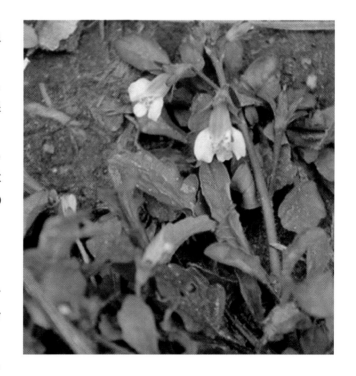

上唇直立而短，2裂，裂片近圆形，端截形，上有流苏状细齿，下唇3裂，中裂较小稍突出，裂片顶端均多少有流苏状细齿；子房无毛。蒴果卵圆形。花果期3—6月。

【生境分布】生于山坡林下潮湿草丛、石壁、石缝阴湿处。我市有分布。

【采收加工】春、夏季采收，洗净，鲜用或晒干。

【功能主治】清热解毒，活血化瘀。

【用法用量】参考通泉草。

## （7）陌上菜 *Lindernia procumbens* (Krock.) Borbas

【药名别名】白母猪菜。

【药用部位】为母草属植物陌上菜的全草。

【植物形态】直立草本，根细密成丛；
茎高5～20厘米，基部多分枝，无毛。叶无柄，
叶片椭圆形至矩圆形，多少带菱形，长1～2.5
厘米，宽6～12毫米，顶端钝至圆头，全缘
或有不明显的钝齿，两面无毛，叶脉并行，
自叶基发出3～5条。花单生于叶腋，花梗
纤细，长1.2～2厘米，比叶长，无毛；萼
仅基部连合，齿5，条状披针形，长约4毫米，
顶端钝头，外面微被短毛；花冠粉红色或紫
色，长5～7毫米，管长约3.5毫米，向上
渐扩大，上唇短，下唇甚大于上唇，长约3

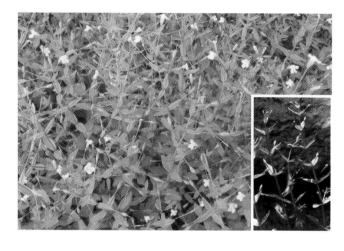

毫米，3裂，侧裂椭圆形较小，中裂圆形，向前突出；雄蕊4，全育，前方2枚雄蕊的附属物腺体状而短小；
花药基部微凹，柱头2裂。蒴果球形或卵球形，与萼近等长或略过之，室间2裂；种子多数，有格纹。花
期7—10月，果期9—11月。

【生境分布】喜湿，为稻田常见杂草。我市各地有分布。

【采收加工】夏、秋季采集，洗净，鲜用或晒干。

【功能主治】清泻肝火，凉血解毒，消炎退肿。用于肝火上炎，湿热泻痢，红肿热毒，痔疮肿痛。

【用法用量】煎服：6～9克。外用：适量。

## （8）通泉草 *Mazus japonicus* (Thunb.) O. Kuntze

【药名别名】绿蓝花。

【药用部位】为通泉草属植物通泉草的
全草。

【植物形态】一年生草本，高3～30
厘米，无毛或疏生短柔毛。主根伸长，垂直
向下或短缩，须根纤细，多数，散生或簇生。
本种在体态上变化幅度很大，茎1～5支或
有时更多，直立，上升或倾卧状上升，着地
部分节上常能长出不定根，分枝多而披散，
少不分枝。基生叶少到多数，有时呈莲座状
或早落，倒卵状匙形至卵状倒披针形，膜质

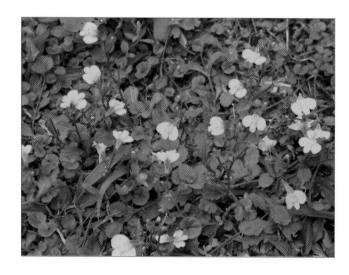

至薄纸质，长 2 ～ 6 厘米，顶端全缘或有不明显的疏齿，基部楔形，下延成带翅的叶柄，边缘具不规则的粗齿或基部有 1 ～ 2 片浅羽裂；茎生叶对生或互生，少数，与基生叶相似或几乎等大。总状花序生于茎、枝顶端，常在近基部即生花，伸长或上部成束状，通常 3 ～ 20 朵，花稀疏；花梗在果期长达 10 毫米，上部的较短；花萼钟状，花期长约 6 毫米，果期多少增大，萼片与萼筒近等长，卵形，端急尖，脉不明显；花冠白色、紫色或蓝色，长约 10 毫米，上唇裂片卵状三角形，下唇中裂片较小，稍突出，倒卵圆形；子房无毛。蒴果球形，种子小而多数，黄色，种皮上有不规则的网纹。花果期 4—10 月。

【生境分布】生于山坡草丛、田野湿地处。我市各地有分布。

【采收加工】春、夏、秋季均可采收，洗净，鲜用或晒干。

【功能主治】止痛，健胃，解毒。用于偏头痛，消化不良；外用治疗疮，脓疱疮，烫伤。

【用法用量】煎服：9 ～ 15 克。外用：适量，捣烂敷患处。

## （9）弹刀子菜　*Mazus stachydifolius* (Turcz.) Maxim.

【药名别名】四叶细辛。

【药用部位】为通泉草属植物弹刀子菜的全草。

【植物形态】多年生草本，高 10 ～ 50 厘米，粗壮，全体被多细胞白色长柔毛。根状茎短。茎直立，稀上升，圆柱形，不分枝或在基部分 2 ～ 5 枝，老时基部木质化。基生叶匙形，有短柄，常早枯萎；茎生叶对生，上部的常互生，无柄，长椭圆形至倒卵状披针形，纸质，长 2 ～ 4（7）厘米，以茎中部的较大，边缘具不规则锯齿。总状花序顶生，长 2 ～ 20 厘米，有时稍短于茎，花稀疏；苞片三角状卵形，长约 1 毫米；花萼漏斗状，

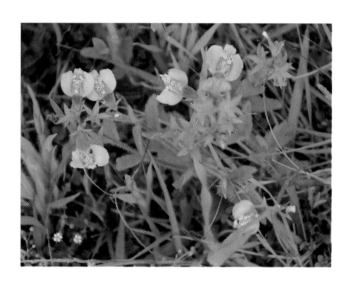

长 5 ～ 10 毫米，果时增长达 16 毫米，直径超过 1 厘米，比花梗长或近等长，萼齿略长于筒部，披针状三角形，顶端长锐尖，10 条脉纹明显；花冠蓝紫色，长 15 ～ 20 毫米，花冠筒与唇部近等长，上部稍扩大，上唇短，顶端 2 裂，裂片狭长三角形，端锐尖，下唇宽大，开展，3 裂，中裂较侧裂约小 1/2，近圆形，稍突出，褶襞两条从喉部直通至上下唇裂口，被黄色斑点同稠密的乳头状腺毛；雄蕊 4，二强，着生在花冠筒的近基部；子房上部被长硬毛。蒴果扁卵球形，长 2 ～ 3.5 毫米。花期 4—6 月，果期 7—9 月。

【生境分布】生于山坡林下、草坡和林缘。我市各地有分布。

【采收加工】开花结果时采收，鲜用或晒干。

【功能主治】清热解毒，凉血散瘀。主治便秘下血，疮疖肿毒，毒蛇咬伤，跌打损伤。

【用法用量】煎服：15 ～ 30 克。外用：鲜品适量，捣烂敷患处。

## （10）泡桐　*Paulownia fortunei* (Seem.) Hemsl.

【药名别名】白花泡桐、泡树。

【药用部位】为泡桐属植物泡桐的树皮。

【植物形态】落叶乔木，高达30米。树皮灰褐色，幼枝、叶、叶柄、花序各部及幼果均被黄褐色星状茸毛。叶柄长达12厘米，叶片长卵状心形，长可达20厘米，先端长渐尖或具锐尖头，基部心形，全缘。花序狭长几成圆柱形，长约25厘米；小聚伞花序有花3～8朵，头年秋天生花蕾，先叶开放；总花梗与花梗近等长，花萼倒圆锥形，长2～2.5厘米，5裂达1/3处，裂片卵形，果期变为狭三角形；花冠管状漏斗形，白色，内有紫斑，长达10厘米，筒直而向上逐渐扩大，上唇较狭，2裂，反卷，下唇3裂，先端均有齿痕

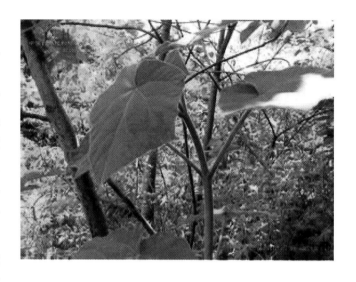

状齿或凹头；雄蕊4，二强，隐藏于花冠筒内；子房2室，花柱细长，内弯。蒴果木质，长圆形，长6～10厘米，室背2裂。种子多数，扁而有翅。花期2—3月，果期8—9月。

【生境分布】我市各地有分布，多为栽培。

【采收加工】全年均可采收，鲜用或晒干。

【功能主治】祛风除湿，消肿解毒。用于风湿热痹，淋证，丹毒，痔疮肿毒，肠风下血，外伤肿痛，骨折。

【用法用量】煎服：15～30克。外用：鲜品适量，捣烂敷患处或煎汁涂。

【附注】泡桐的根：祛风解毒，活血止痛。果实：化痰，止咳，平喘；主治慢性支气管炎，咳嗽咯痰。

## （11）毛泡桐　*Paulownia tomentosa* (Thunb.) Steud.

【药名别名】泡桐。

【药用部位】为泡桐属植物毛泡桐的根、果实及花。

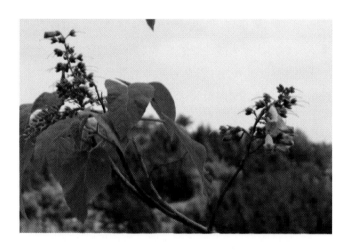

【植物形态】高达15～20米，幼枝、幼果密被黏腺毛，后渐光滑。叶广卵形至卵形，长12～30厘米，基部心形，全缘，有时3浅裂，表面有柔毛及腺毛，背面密被具长柄的树枝状毛，幼叶有黏腺毛。花蕾圆球形，花萼裂过半，花鲜紫色，内有紫斑及黄条纹，花冠筒部常弯曲；圆锥花序宽大，明显有总梗。蒴果卵形，长3～4厘米。花期4—5月。

【生境分布】生于山坡灌丛中。我市分布于张家畈镇、乘马岗镇。

【采收加工】根，四季可采，洗净切片，鲜用或晒干。春季采花，秋季采果，鲜用或晒干。

【功能主治】根：祛风止痛，解毒活血；用于风湿热痹，筋骨热痛，疮疡肿毒，跌打损伤。果实：化痰，止咳，平喘；主治慢性支气管炎，咳嗽咯痰。花：清肺利咽，解毒消肿；用于肺热咳嗽，急性扁桃体炎，

急性肠炎，急性结膜炎，腮腺炎，疖肿，疮癣。

【用法用量】花：煎服，10 ～ 25 克；外用，鲜品适量，捣烂外敷。果实：煎服，15 ～ 30 克。根：煎服，15 ～ 30 克；外用，鲜品适量，捣烂敷患处。

### （12）川泡桐　*Paulownia fargesii* Franch.

【药名别名】泡桐、紫花树。

【药用部位】为泡桐属植物川泡桐的根或根皮。

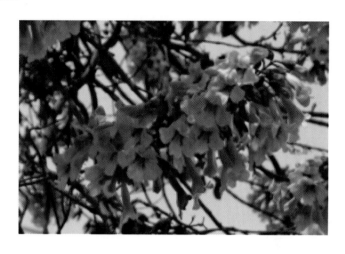

【植物形态】乔木，高达 20 米，树冠宽圆锥形，主干明显；小枝紫褐色至褐灰色，有圆形凸出皮孔；全体被星状茸毛，但逐渐脱落。叶片卵圆形至卵状心形，长达 20 厘米以上，全缘或浅波状，顶端长渐尖成锐尖头，上面疏生短毛，下面的毛具柄和短分枝，毛的疏密度有很大变化，一直变化到无毛为止；叶柄长达 11 厘米。花序枝的侧枝长可达主枝之半，故花序为宽大圆锥形，长约 1 米，小聚伞花序无总梗或几无梗，有花 3 ～ 5 朵，花梗长不及 1 厘米；萼倒圆锥形，基部渐狭，长达 2 厘米，不脱毛，分裂至中部成三角状卵圆形的萼齿，边缘有明显较薄之沿；花冠近钟形，白色有紫色条纹至紫色，长 5.5 ～ 7.5 厘米，外面有短腺毛，内面常无紫斑，管在基部以上突然膨大，多少弓曲；雄蕊长 2 ～ 2.5 厘米；子房有腺，花柱长 3 厘米。蒴果椭圆形或卵状椭圆形，长 3 ～ 4.5 厘米，幼时被黏质腺毛，果皮较薄，有明显的横行细皱纹，宿萼贴伏于果基或稍伸展，常不反折；种子长圆形，连翅长 5 ～ 6 毫米。花期 4—5 月，果期 8—9 月。

【生境分布】生于海拔 1200 ～ 3000 米的林中及坡地。我市分布于张家畈镇、狮子峰等地。

【采收加工】秋季采挖，洗净，切片，鲜用或晒干。

【功能主治】祛风湿，解热毒。用于风湿骨痛，肠风下血，痔疮肿痛，跌打骨折。

【用法用量】内服：煎汤，15 ～ 30 克。外用：鲜品适量，捣烂外敷患处。

### （13）江南马先蒿　*Pedicularis henryi* Maxim.

【药名别名】凤尾参、牛茵陈、亨氏马先蒿。

【药用部位】为马先蒿属植物江南马先蒿的根。

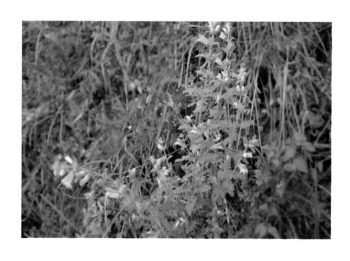

【植物形态】多年生草本，茎基部多少倾卧，高 16 ～ 36 厘米，密被锈褐色毛。叶互生，叶片矩圆状披针形至条状矩圆形，长 15 ～ 34 毫米，宽 5 ～ 8 毫米，两面被短毛，羽状深裂或全裂，裂片每边 6 ～ 8（12），边缘有具白色胼胝之齿，常反卷。花生于叶腋而成长总状花序，花梗长 3 ～ 5 毫米；花萼多少圆筒状，前方深裂，齿 5，有时退化为 3，端圆形膨大，且有反卷的小齿；花冠浅紫红色，长 18 ～ 23 毫米，筒长 9 ～ 13 毫米，中部稍向前弓曲，盔镰状弓曲，端狭缩成指前下方的短喙，喙端 2 浅裂，下唇侧裂斜椭圆形，中裂圆形，几不伸出；雄蕊两对均被长柔毛。蒴果从宿存萼裂口斜伸而出。种子卵形而尖，形似桃。花期 5—9 月，果期 8—11 月。

【生境分布】生于山坡岸边草丛中。我市张家畈镇有分布。

【采收加工】秋季挖根，洗净，晒干。

【功能主治】补气血，强筋骨，健脾胃。主治头晕耳鸣，心慌气短，手足痿软，筋骨疼痛，支气管炎，小儿疳积，营养不良。

【用法用量】煎服：15 ～ 30 克。

## （14）松蒿 *Phtheirospermum japonicum* (Thunb.) Kanitz

【药名别名】紫花茵陈、土茵陈。

【药用部位】为松蒿属植物松蒿的全草。

【植物形态】一年生草本，高可达 100 厘米，但有时高仅 5 厘米即开花，被多细胞腺毛。茎直立或弯曲而后上升，通常多分枝。叶具长 5 ～ 12 毫米边缘有狭翅之柄，叶片长三角状卵形，长 15 ～ 55 毫米，宽 8 ～ 30 毫米，近基部的羽状全裂，向上则为羽状深裂；小裂片长卵形或卵圆形，多少歪斜，边缘具重锯齿或深裂，长 4 ～ 10 毫米，宽 2 ～ 5 毫米。花具长 2 ～ 7 毫米之梗，萼长 4 ～ 10 毫米，萼齿 5 枚，叶状，披针形，长 2 ～ 6 毫米，

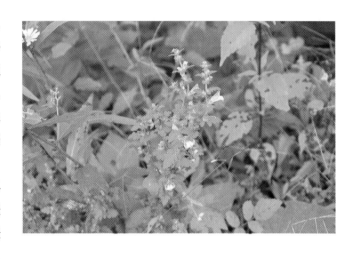

宽 1 ～ 3 毫米，羽状浅裂至深裂，裂齿先端锐尖；花冠紫红色至淡紫红色，长 8 ～ 25 毫米，外面被柔毛；上唇裂片三角状卵形，下唇裂片先端圆钝；花丝基部疏被长柔毛。蒴果卵珠形，长 6 ～ 10 毫米。种子卵圆形，扁平，长约 1.2 毫米。花期 7—8 月，果期 8—10 月。

【生境分布】生于山坡林中。我市分布于龟山风景区。

【采收加工】夏、秋季采收，鲜用或晒干。

【功能主治】清热利湿，解毒。用于黄疸，水肿，风热感冒，口疮，鼻炎，疮疖肿毒。

【用法用量】煎服：15 ～ 30 克。外用：适量，煎水洗或研末调敷。

## （15）地黄 *Rehmannia glutinosa* (Gaert.) Libosch. ex Fisch. et Mey.

【药名别名】生地黄、熟地黄。

【药用部位】为地黄属植物地黄的块根。

【植物形态】多年生草本，高 10 ～ 40 厘米，全株被灰白色长柔毛及腺毛。根茎肥厚、肉质，呈块状、圆柱形或纺锤形。茎直立，单一或由基部分生数枝。根生叶丛生，叶片倒卵形或长椭圆形，长 3 ～ 10 厘米，宽 1.5 ～ 4 厘米，先端钝，基部渐狭，下延成长叶柄，边缘有不整齐钝齿，叶面多皱；茎生叶较根生叶为小。花多毛，于茎上部排列成总状花序；花冠宽阔，筒状，稍弯曲，长 3 ～ 4 厘米，紫红色或淡紫红色，有时

呈淡黄色，略呈二唇状，裂片先端近于截形；雄蕊4，二强，着生于冠管的近基部处；子房上位，卵形，2室，花柱单一，柱头膨大。蒴果卵形或卵圆形，先端尖，上有宿存花柱，外有宿存花萼。种子多数。花期4—5月，果期5—6月。

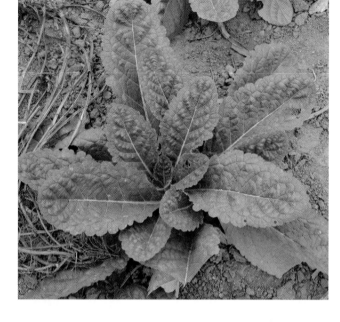

【生境分布】我市黄土岗的新屋河有少量栽培。

【采收加工】鲜地黄：秋季采集，洗净，鲜用。干地黄：未洗的鲜地黄经烘烤至内部变黑、变软及外皮变硬。熟地黄：用干地黄加辅料蒸制而成。

【功能主治】鲜地黄：清热生津，凉血，止血。生地黄：清热凉血，养阴，生津。熟地黄：滋阴，补血。治阴虚血少，腰膝痿弱，劳嗽骨蒸，遗精，崩漏，月经不调，消渴。

【用法用量】内服：煎汤，熟地黄、干地黄，9～15克；鲜地黄，12～30克；或入丸、散、膏剂等。

## （16）北玄参 *Scrophularia buergeriana Miq.*

【药名别名】玄参、元参。

【药用部位】为玄参属植物北玄参的根。

【植物形态】多年生草本，植物高70～150厘米。根肉质肥厚，呈圆柱形或纺锤形。茎直立，四方形，有狭翅，无毛或有毛，常带紫色。单叶对生，下部的叶柄长约5厘米，至上渐短；叶片长卵形或椭圆形，长3.5～12厘米，宽1.5～5厘米，边缘有锐锯齿，齿缘软骨质，有凸头。聚伞花序，有短梗或近无梗，被腺毛；密集排列于枝顶端呈穗状，萼片5，卵形；花冠黄绿色，管部近球形或卵形，长5～7毫米，上唇2裂，长于3裂的下唇；能育雄蕊4。蒴果卵圆形，长约1厘米，有尖头。花果期7—10月。

【生境分布】生于低山荒坡或湿草地。我市各地有少量的野生分布。

【采收加工】冬季茎叶枯萎时采挖，除去杂质，晒或烘至半干，堆放3～6天，反复数次至干燥。

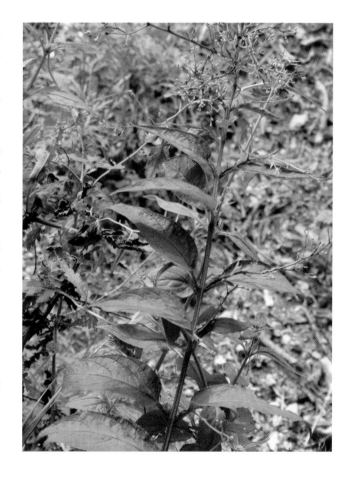

【功能主治】凉血滋阴，泻火解毒。用于热病伤阴，舌绛烦渴，温毒发斑，津伤便秘，骨蒸劳嗽，目赤，咽痛，瘰疬，白喉，痈肿疮毒。

【用法用量】内服：煎汤，9～15克；或入丸，散。外用：捣烂外敷或研末调敷。

## （17）玄参 *Scrophularia ningpoensis* Hemsl.

【药名别名】元参、黑参。

【药用部位】为玄参属植物玄参的根。

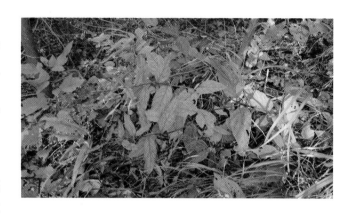

【植物形态】多年生草本，高60～120厘米。根肥大，近圆柱形，下部常分枝，皮灰黄色或灰褐色。茎直立，四棱形，有沟纹，光滑或有腺状柔毛。下部叶对生，上部叶有时互生，均具柄；叶片卵形或卵状椭圆形，长7～20厘米，宽3.5～12厘米，先端渐尖，基部圆形成近截形，边缘具细锯齿，无毛或背面脉上有毛。聚伞花序疏散开展，呈圆锥形；花梗长1～3厘米，花序轴和花梗均被腺毛；萼5裂，裂片卵圆形，先端钝，边缘膜质；花冠暗紫色，先端5裂，不等大；雄蕊4，二强，另有一退化雄蕊，呈鳞片状，贴生于花冠管上；子房约8毫米，深绿色或暗绿色，萼宿存。花期7—8月，果期8—9月。

【生境分布】生于山坡林下。我市原有栽培，现见五脑山、西张店等地有分布，或许是原家种逸为野生。

【采收加工】同北玄参。

【功能主治】同北玄参。

【用法用量】同北玄参。

## （18）阴行草 *Siphonostegia chinensis* Benth.

【药名别名】金钟茵陈、北刘寄奴。

【药用部位】为阴行草属植物阴行草的地上全草。

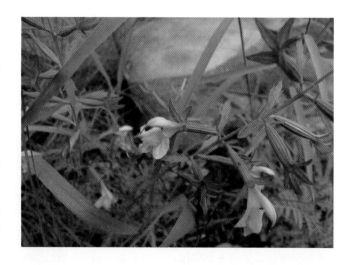

【植物形态】一年生草本，高30～70厘米，全株密被锈色短毛。茎单一，直立，上部多分枝，稍具棱角，茎上部带淡红色。叶对生，无柄或具短柄；叶片二回羽状全裂，条形或条状披针形，长约8毫米，宽1～2毫米。花对生于茎枝上部，成疏总状花序；花梗极短，有1对小苞片，线形萼筒长1～1.5厘米，有10条显著的主脉，萼齿5，长为筒部的1/4～1/3；花冠上唇红紫色，下唇黄色，长2～2.5厘米，筒部伸直，上唇镰状弯曲，额稍圆，背部必被长纤毛，下唇先端3裂，褶襞高拢成瓣状，外被短柔毛；雄蕊4，二强，花丝基部被毛，下部与花冠筒合生；花柱长，先端稍粗而弯曲。蒴果宽卵圆形，先端稍扁斜，包于宿存萼内。种子黑色。花期7—8月，果期8—10月。

【生境分布】生于山坡草地。我市各地有分布。

【采收加工】8—9月割取全草，鲜用或晒干。

【功能主治】清热利湿，凉血止血，祛瘀止痛。主治湿热黄疸，肠炎痢疾，小便淋浊，痈疽丹毒，尿血，便血，外伤出血，痛经，瘀血经闭，跌打损伤，关节炎。

【用法用量】内服：煎汤，9～15克（鲜品30～60克）；或研末。外用：适量，研末调敷。

## （19）婆婆纳 *Veronica didyma Tenore*

【药名别名】疝气草。

【药用部位】为婆婆纳属植物婆婆纳的全草。

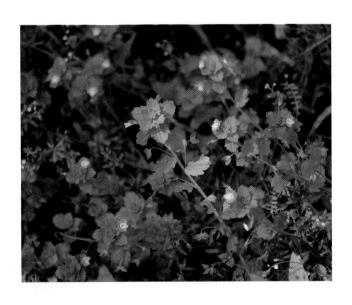

【植物形态】一年生铺散多分枝草本，被长柔毛，高10～25厘米。叶仅2～4对（腋间有花的为苞片，见下），具3～6毫米长的短柄；叶片心形至卵形，长5～10毫米，宽6～7毫米，每边有2～4个深刻的钝齿，两面被白色长柔毛。总状花序很长，苞片叶状，下部的对生或全部互生；花梗比苞片略短，花萼裂片卵形，顶端急尖，果期稍增大，三出脉，疏被短硬毛；花冠淡紫色、蓝色、粉色或白色，直径4～5毫米，裂片圆形至卵形；雄蕊比花冠短。蒴果近于肾形，密被腺毛，略短于花萼，宽4～5毫米，裂片顶端圆，脉不明显，宿存的花柱与凹口齐。种子背面具横纹，长约1.5毫米。花期3—10月。

【生境分布】生于荒地、路旁。我市各地有分布。

【采收加工】春、夏、秋季均可采收，洗净，晒干。

【功能主治】凉血止血，理气止痛。用于吐血，疝气，睾丸炎，带下。

【用法用量】内服：煎汤，15～30克（鲜品60～90克）；或捣汁饮。

## （20）仙桃草 *Veronica peregrina L.*

【药名别名】蚊母草、接骨仙桃。

【药用部位】为婆婆纳属植物仙桃草的全草。

【植物形态】一年生草本，高10～25厘米。根须状，细而卷曲，主根不明显。茎通常自基部多分枝，主茎直立，侧枝披散，全株无毛或疏生柔毛。茎下部叶对生，倒披针形，具短柄；上部叶互生，长圆形，无柄；叶片长1～2厘米，宽2～6毫米，先端钝或稍尖锐，基部圆钝，全缘或中上端有三角状锯齿。总状花序顶生或单花生于苞腋，苞片条状，倒披针形，比叶略小；花萼4深裂，裂片狭披针形，长3～4毫米；花冠白色或浅蓝色，4裂，裂片圆形或卵形，长3～5毫米，有时较萼片略短；雄蕊2，雌蕊1，子房上位，花柱粗短，柱头头状。蒴果倒心形，侧扁，宽度大于长度，长 3 ～ 4 毫米，花柱宿存。果内常被虫瘿寄生，离时肉质，微红色，膨大成桃形。种子长圆形，扁平。花期 4—5 月，果期 5—6 月。

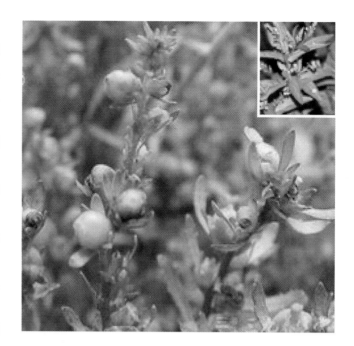

【生境分布】生于温暖潮湿的荒地、路旁。我市各地有分布。

【采收加工】春、夏季采集果未开裂的全草（带虫瘿者），拣净杂质，晒干或烘干。

【功能主治】化瘀止血，清热消肿，止痛。用于跌打损伤，咽喉肿痛，痈疽疮疡，咯血、吐血，衄血，肠胃气痛，疝气痛，痛经。

【用法用量】内服：煎汤，10 ～ 30 克；或研末，或捣汁服。外用：鲜品适量，捣烂敷或煎水洗。

## （21）波斯婆婆纳 *Veronica persica* Poir.

【药名别名】肾子草、阿拉伯婆婆纳。

【药用部位】为婆婆纳属植物波斯婆婆纳的全草。

【植物形态】铺散多分枝草本，高 10 ～ 50 厘米。茎密生两列多细胞柔毛。叶 2 ～ 4 对（腋内生花的称苞片，见下面），具短柄，卵形或圆形，长 6 ～ 20 毫米，宽 5 ～ 18 毫米，基部浅心形，平截或浑圆，边缘具钝齿，两面疏生柔毛。总状花序很长，苞片互生，与叶同形且几乎等大；花梗比苞片长，有的超过 1 倍；花萼花期长仅 3 ～ 5 毫米，果期增大达 8 毫米，裂片卵状披针形，有毛，三出脉；花冠蓝色、紫色或蓝紫色，长 4 ～ 6 毫米，裂片卵形至圆形，喉部疏被毛；雄蕊短于花

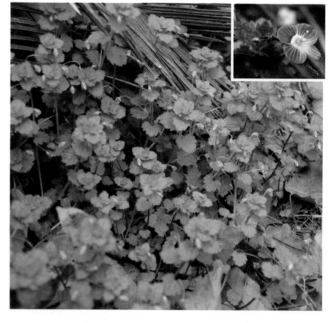

冠。蒴果肾形，长约 5 毫米，宽约 7 毫米，被腺毛，成熟后几乎无毛，网脉明显，凹口角度超过 90°，裂片钝，宿存的花柱长约 2.5 毫米，超出凹口。种子背面具深的横纹，长约 1.6 毫米。花期 3—5 月。

【生境分布】生于山坡荒地。我市各地有分布。

【采收加工】夏季采收，洗净，鲜用或晒干。

【功能主治】祛风除湿，壮腰，截疟。主治风湿痹痛，肾虚腰痛。

【用法用量】煎服：15 ～ 30 克。外用：适量，煎水熏洗。

## （22）水苦荬 *Veronica undulata* Wall.

【药名别名】水仙桃草、水莴苣。

【药用部位】为婆婆纳属植物水苦荬的全草。

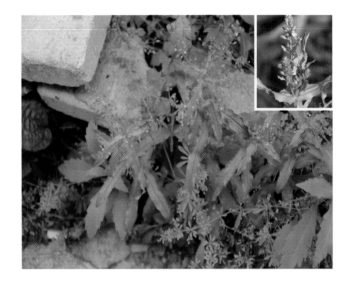

【植物形态】一年生或二年生草本，全体无毛，或于花柄及苞片上稍有细小腺状毛。茎直立，高 25～90 厘米，富肉质，中空，有时基部略倾斜。叶对生，长圆状披针形或长圆状卵圆形，长 4～7 厘米，宽 8～15 毫米，先端圆钝或尖锐，全缘或具波状齿，基部呈耳廓状微抱茎上；无柄。总状花序腋生，长 5～15 厘米；苞片椭圆形，细小，互生；花有柄，花萼 4 裂，裂片狭长椭圆形，先端钝；花冠淡紫色或白色，具淡紫色的线条；雄蕊 2，突出；雌蕊 1，子房上位，花柱 1 枚，柱头头状。蒴果近圆形，先端微凹，长度略大于宽度，常有小虫寄生，寄生后果实常膨大成圆球形。果实内藏多数细小的种子，长圆形，扁平；无毛。花期 4—6 月。

【生境分布】生于山坡草地。我市各乡镇有分布。

【采收加工】夏季采集有虫瘿果的全草，洗净，切碎，晒干或鲜用。

【功能主治】清热利湿，止血化瘀。治感冒，喉痛，劳伤咯血，痢疾，血淋，月经不调，疝气，疔疮，跌打损伤。

【用法用量】内服：煎汤，9～15 克；或研末冲服。外用：捣烂外敷或研末吹喉。

## （23）爬岩红 *Veronicastrum axillare* (Sieb. et Zucc.) Yamazaki

【药名别名】红冬草、腹水草。

【药用部位】为腹水草属植物爬岩红的全草。

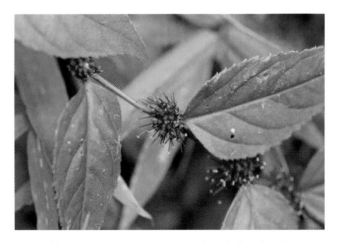

【植物形态】多年生宿根草本，高可达 1 米。根状茎短而横走，根密被黄褐色茸毛。茎弓曲，顶端着地生根，圆柱形，中上部有条棱，无毛或稀被黄色卷毛。叶互生，具短柄；叶片卵形至卵状披针形，纸质，长 5～13 厘米，宽 2.5～5 厘米，先端渐尖，基部楔形至圆形，边缘具偏斜的三角形锯齿。花序穗状腋生，长 1～3 厘米，近无梗；花密集，苞片和花萼均为 5 裂，裂片均为条状披针形至钻形，不等长，无毛或具疏毛；花冠紫色或紫红色，长 5～6 毫米，檐 4 裂，裂片狭三角形；雄蕊 2，略伸出至伸出达 2 毫米，花药长 0.6～1.5 毫米，蒴果卵球状，长约 3 毫米。种子圆形，具不明显网纹。花期 7—9 月。

【生境分布】野生于山谷阴湿处。我市龟山等地有分布。

【采收加工】夏、秋季采收，洗净，晒干。

【功能主治】利尿消肿，散瘀解毒。用于腹水，水肿，小便不利，月经不调，经闭，跌打损伤；外用治腮腺炎，疔疮，烧烫伤，毒蛇咬伤。

【用法用量】煎服：15 ～ 30 克。外用：适量，鲜品捣烂敷患处。

### （24）腹水草 *Veronicastrum stenostachyum* (Hemsl.) Yamazaki

【药名别名】钓鱼竿、仙人搭桥。

【药用部位】为腹水草属植物腹水草的全草。

【植物形态】多年生宿根草本，高 1.8 ～ 2.1 米，全株着生细长软毛。茎半蔓性，瘦细，圆形。叶互生，椭圆形或长卵形，先端长锐尖，基部楔形或圆形，边缘有粗锯齿，茎上部的叶较小，中部的叶最大，稍革质，有短柄。穗状花序集成球形，生于叶腋及枝梢，苞片卵形，花小而多；花萼 5 深裂，裂片披针形，背面有毛；花冠深紫色，圆筒状，4 浅裂；雄蕊 2，伸出，花丝下部有毛；雌蕊由 2 心皮组成，子房上位。蒴果。花期 6—9 月，果期 10 月。

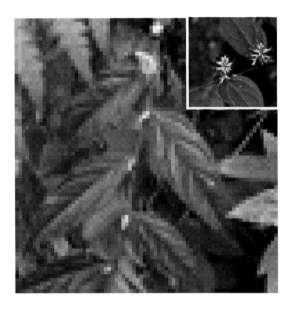

【生境分布】生于山坡、林下、沟边湿润处。我市龟山、张广河等地有分布。

【采收加工】夏、秋季采收，洗净，晒干。

【功能主治】利尿消肿，散瘀解毒。用于腹水，水肿，小便不利，月经不调，经闭，跌打损伤；外用治腮腺炎，疔疮，烧烫伤，毒蛇咬伤。

【用法用量】内服：煎汤，10 ～ 15 克（鲜品 30 ～ 60 克）；或捣汁服。外用：鲜品适量，捣烂敷患处，或研粉调敷，或煎水洗。

【附注】爬岩红和腹水草同为腹水草的正品来源，我市有少量分布。

## 160. 紫葳科 Bignoniaceae

### （1）凌霄 *Campsis grandiflora* (Thunb.) Schum.

【药名别名】吊篮花、接骨丹、追风箭。

【药用部位】为凌霄属植物凌霄的花及根。

【植物形态】攀援藤本，茎木质，表皮脱落，枯褐色，以气生根攀附于它物之上。叶对生，为奇数羽状复叶；小叶 7 ～ 9 枚，卵形至卵状披针形，顶端尾状渐尖，基部阔楔形，两侧不等大，长 3 ～ 6（9）厘米，宽 1.5 ～ 3（5）厘米，侧脉 6 ～ 7 对，两面无毛，边缘有粗锯齿；叶轴长 4 ～ 13 厘米，小叶柄长 5（10）毫米。顶生疏散的短圆锥花序，花序轴长 15 ～ 20 厘米。花萼钟状，长 3 厘米，分裂至中部，裂片披针形，长约 1.5 厘米。花冠内面鲜红色，外面橙黄色，长约 5 厘米，裂片半圆形。雄蕊着生于花冠筒近基部，花丝线形,细长,长2～2.5厘米,花药黄色,"个"字形着生。花柱线形,长约3厘米,柱头扁平,2裂。蒴果顶端钝。花期5—8月。

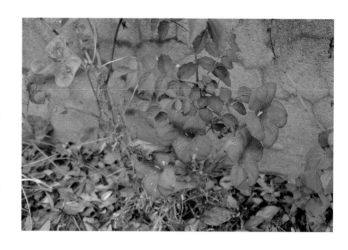

【生境分布】我市各地有栽培。

【采收加工】7—9月采收刚开放的花朵,晒干。春、秋季采根,洗净,切片晒干。

【功能主治】花:凉血,化瘀,祛风;用于月经不调,经闭癥瘕,产后乳肿,风疹发红,皮肤瘙痒,痤疮。根:活血散瘀,解毒消肿;用于风湿痹痛,跌打损伤,骨折,脱臼,急性胃肠炎。

【用法用量】煎服:花,5～9克;根,9～30克。外用:鲜根适量,捣烂敷患处。

## （2）美洲凌霄　*Campsis radicans* (L.) Seem.

【药名别名】美国凌霄、紫葳、杜凌霄。

【药用部位】为凌霄属植物美洲凌霄的根及花。

【植物形态】藤本,具气生根,长达10米。小叶9～11枚,椭圆形至卵状椭圆形,长3.5～6.5厘米,宽2～4厘米,顶端尾状渐尖,基部楔形,边缘具齿,上面深绿色,下面淡绿色,被毛,至少沿中肋被短柔毛。

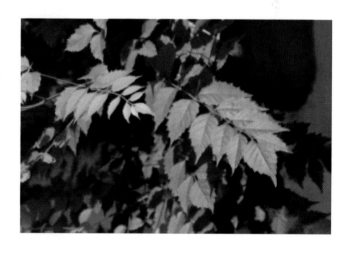

花萼钟状,长约2厘米,口部直径约1厘米,5浅裂至萼筒的1/3处,裂片齿卵状三角形,外向微卷,无凸起的纵肋。花冠筒细长,漏斗状,橙红色至鲜红色,筒部为花萼长的3倍,6～9厘米,直径约4厘米。蒴果长圆柱形,长8～12厘米,顶端具喙尖,沿缝线具龙骨状突起,粗约2毫米,具柄,硬壳质。

【生境分布】生于山谷、溪边、疏林下,或攀援于树上、石壁上。我市城区有栽培。

【采收加工】花:夏、秋季盛开时采收,干燥。根:春、秋季采收,洗净,切片晒干。

【功能主治】同凌霄花。

【用法用量】同凌霄花。

【附注】《中国药典》收载的凌霄花包括本种。

## （3）楸树　*Catalpa bungei* C. A. Mey

【药名别名】金丝楸、红豆楸。

【药用部位】为梓属植物楸树的树皮、根皮、叶和果实。

【植物形态】落叶乔木,高18～19.5米,胸径14～15厘米。干形端直,树冠紧密。树皮灰色至黑褐色，浅至深纵裂。小枝灰绿色，具光泽。叶三角状卵形或卵状长椭圆形，长 6～10 厘米，宽 6～12 厘米，顶端长渐尖，基部截形、阔楔形或心形，全缘，有时基部具有 1～2 齿，叶面深绿色，叶背无毛；叶柄长 2～8 厘米。顶生伞房状总状花序，有花 2～12 朵。花萼蕾时圆球形，2 唇，开裂，顶端有 2 尖齿。花冠淡红色，内面具有 2 黄色条纹及暗紫色斑点，长 3～3.5 厘米。蒴果线形，长 25～45 厘米，宽约 6 毫米。种子狭长椭圆形，长约 2 厘米，宽约 1 厘米，两端生长毛。常因自花不孕性，结果少。花期 5—6 月，果期 8—10 月。

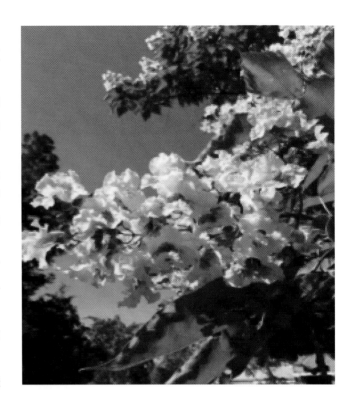

【生境分布】生于海拔 50～1300 米的山坡、平地或山谷。我市各地有栽培。

【采收加工】春季至秋季挖根剥皮，洗净晒干；夏季采叶，晒干；秋季采摘果实，切段，阴干。

【功能主治】树皮、根皮：清热解毒，散瘀消肿；外用治跌打损伤，骨折，痈疮肿毒。叶：解毒，外用治疮疡脓肿。果实：清热利尿；用于尿路结石，尿路感染。

【用法用量】煎服：果实 30～60 克，楸白皮 6～9 克。叶、根皮、树皮外用，捣烂敷患处。

## （4）梓树 *Catalpa ovata* G. Don

【药名别名】梓、树豆角、雷电木。

【药用部位】为梓属植物梓树的树皮或根皮、果实。

【植物形态】落叶乔木，高达 15 米。树冠伞形，主干通直，树皮灰褐色，纵裂；幼枝常带紫色，具稀疏柔毛。叶对生或近于对生，有时轮生；叶柄长 6～18 厘米；叶片阔卵形，长、宽近相等，长约 25 厘米，先端渐尖，基部心形，全缘或浅波状，常 3 浅裂，两面均粗糙，微被柔毛或近无毛，侧脉 4～6 对，基部掌状脉 5～7 条。顶生圆锥花序，花序梗微被疏毛，长 12～28 厘米；花萼 2 唇开裂，长 6～8 厘米，绿色；花冠钟状，淡黄色，内面具 2 黄色条纹及紫色斑点，长

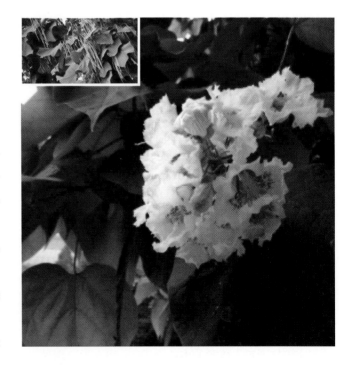

约 2.5 厘米，直径约 2 厘米；能育雄蕊 2，花丝插生于花冠筒上，退化雄蕊 3；子房上位，棒形，柱头 2 裂。蒴果线形，下垂，长 20 ～ 30 厘米，粗 5 ～ 7 毫米。种子条椭圆形，长 6 ～ 8 毫米，两端具有平展的毛。花期 5—6 月，果期 7—8 月。

【生境分布】为栽培植物，标本 1979 年采自我市七里桥卫生所（原红石卫生所）。

【采收加工】根皮：于春、夏季挖采，洗净，将皮剥下，晒干。梓实（果实）：秋、冬季摘取成熟果实，晒干。

【功能主治】梓实：利水消肿；用于小便不利，水肿，腹水。根皮（树皮）：清热，解毒，杀虫；用于时病发热，黄疸，反胃，皮肤瘙痒，疮疥。

【用法用量】煎服：皮，5 ～ 9 克。外用：研末调敷或煎水洗浴。梓实：9 ～ 15 克。

【附注】梓树的木材、叶亦供药用。

## （5）菜豆树 *Radermachera sinica* (Hance) Hemsl.

【药名别名】蛇树、豆角树。

【药用部位】为菜豆树属植物菜豆树的根、叶。

【植物形态】小乔木，高达 10 米；叶柄、叶轴、花序均无毛。二回羽状复叶，稀为三回羽状复叶，叶轴长 30 厘米左右；小叶卵形至卵状披针形，长 4 ～ 7 厘米，宽 2 ～ 3.5 厘米，顶端尾状渐尖，基部阔楔形，全缘，侧脉 5 ～ 6 对，向上斜伸，两面均无毛，侧生小叶片在近基部的一侧疏生少数盘菌状腺体；侧生小叶柄长在 5 毫米以下，顶生小叶柄长 1 ～ 2 厘米。顶生圆锥花序，直立，长 25 ～ 35 厘米，宽 30 厘米；苞片线状披针形，长可达 10 厘米，早落，苞片线形，长 4 ～ 6 厘米。花萼蕾时封闭，锥形，内包有白色乳汁，萼齿 5，卵状披针形，中肋明显，长约 12 毫米。花冠钟状漏斗形，白色至淡黄色，长 6 ～ 8 厘米，裂片 5，圆形，具皱纹，长约 2.5 厘米。雄蕊 4，二强，光滑，退化

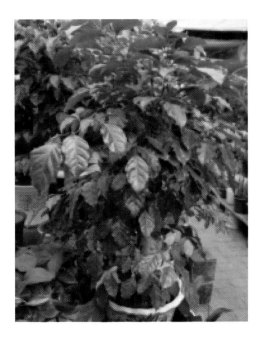

雄蕊存在，丝状。子房光滑，2 室，胚珠每室二列，花柱外露，柱头 2 裂。蒴果细长，下垂，圆柱形，稍弯曲，多沟纹，渐尖，长达 85 厘米，直径约 1 厘米，果皮薄革质，小皮孔极不明显；隔膜细圆柱形，微扁。种子椭圆形，连翅长约 2 厘米，宽约 5 毫米。花期 5～9 月，果期 10—12 月。

【生境分布】生于石灰岩山的灌丛或疏林中。我市城区有栽培。

【采收加工】根：全年可采，洗净切片，晒干。叶：秋前采收，晒干或鲜用。

【功能主治】清热解毒，散瘀消肿。用于伤暑发热。外用治跌打骨折，毒蛇咬伤，痈肿。

【用法用量】煎服：9 ～ 15 克。外用：捣烂外敷或煎水洗。

# 161. 芝麻科（胡麻科）Pedaliaceae

## 黑芝麻 *Sesamum indicum* L.

【药名别名】芝麻、油麻、巨胜子。

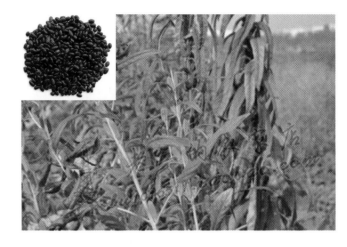

【药用部位】为胡麻属植物芝麻的种子。

【植物形态】一年生草本，高达1米；茎直立，四棱形，不分枝，有短柔毛。叶对生，或上部者互生，卵形、矩圆形或披针形，长5～15厘米，宽1～8厘米，顶端急尖或渐尖，基部楔形，全缘，有锯齿或下部叶3浅裂，两面无毛或稍有柔毛；叶柄长1～6厘米。花单生或2～3朵生于叶腋，直径1～1.5厘米；花萼稍合生，裂片披针形，长5～10毫米，有柔毛；花冠筒状，长1.5～2.5厘米，裂片圆形。蒴果椭圆形，长2～2.5厘米，多4棱或6棱、8棱，纵裂，有短柔毛；种子多数，黑色、白色或淡黄色。

【生境分布】我市各地有栽培。

【采收加工】秋季果实成熟时采割植株，晒干，打下种子，除去杂质，再晒干。

【功能主治】补肝肾，益精血，润肠燥。用于头晕眼花，耳鸣耳聋，须发早白，病后脱发，肠燥便秘。

【用法用量】内服：煎汤，9～15克；或入丸、散。

## 162. 列当科 Orobanchaceae

### 野菰 *Aeginetia indica* L.

【药名别名】蛇箭草。

【药用部位】为野菰属植物野菰的全草。

【植物形态】一年生寄生草本，高约15厘米，体内无叶绿素。总状花序，花轴甚短，由鳞状苞腋抽生花梗，顶端开花，单生侧向；小苞片缺如；萼片呈鞘状，长2～3厘米，包围于花冠筒下部，先端尖；花冠筒长而内曲，淡紫红色，长3～5厘米，先端5裂外展；雄蕊4，二强，着生在花管筒下部，与裂片互生。背有1退化假雄蕊，雌蕊1，子房上位，1室，侧膜胎座，柱头大，呈皿状。蒴果卵球形，长1～1.5厘米，种子多数。花期9—10月。

【生境分布】生于林下草地或较阴湿地。寄生于禾本科植物芒草、芦苇等的根上，标本采自张家畈镇。

【采收加工】春、夏季采收，洗净，鲜用或晒干。

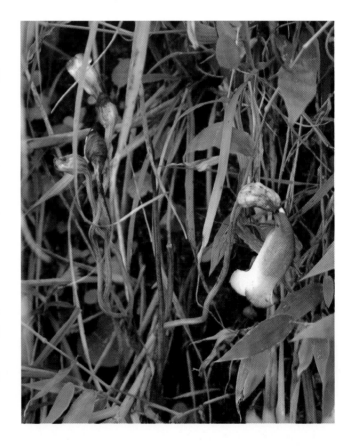

【功能主治】解毒消肿，清热凉血。用于扁桃体炎，咽喉炎，尿路感染，骨髓炎；外用治毒蛇咬伤，疔疮。

【用法用量】煎服：3～9克。外用：适量，捣烂外敷，或浸麻油擦患处。

# 163. 苦苣苔科 Gesneriaceae

## （1）旋蒴苣苔　*Boea hygrometrica* (Bunge) R. Br.

【药名别名】散血草、猫耳朵。

【药用部位】为旋蒴苣苔属植物旋蒴苣苔的全草。

【植物形态】多年生草本。叶全部基生，莲座状，无柄，近圆形、圆卵形、卵形，长1.8～7厘米，宽1.2～5.5厘米，上面被白色贴伏长柔毛，下面被白色或淡褐色贴伏长茸毛，顶端圆形，边缘具波状浅齿，叶脉不明显。聚伞花序伞状，2～5条，每花序具2～5花；花序梗长10～18厘米，被淡褐色短柔毛和腺状柔毛；苞片2，极小或不明显；花梗长1～3厘米，被短柔毛。花萼钟状，5裂至近基部，裂片稍不等，上唇2枚略小，

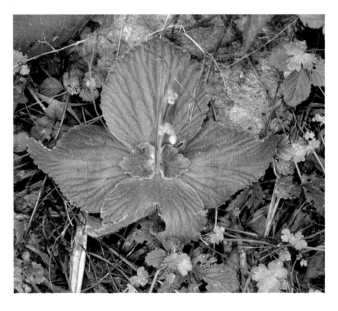

线状披针形，长2～3毫米，宽约0.8毫米，外面被短柔毛，顶端钝，全缘。花冠淡蓝紫色，长8～13毫米，直径6～10毫米，外面近无毛；筒长约5毫米，檐部稍二唇形，上唇2裂，裂片相等，长圆形，长约4毫米，比下唇裂片短而窄，下唇3裂，裂片相等，宽卵形或卵形；花药卵圆形，长约2.5毫米，顶端连着，药室2，顶端汇合；退化雄蕊3，极小。无花盘。雌蕊长约8毫米，不伸出花冠外，柱头1，头状。蒴果长圆形，长3～3.5厘米，直径1.5～2毫米，外面被短柔毛，螺旋状卷曲。种子卵圆形，长约0.6毫米。花期7—8月，果期9月。

【生境分布】生于丘陵或低山岩石上。我市山区丘陵、乡镇有分布。

【采收加工】春季采挖，洗净，晒干或鲜用。

【功能主治】止血，散血，消肿。治外伤出血，跌打损伤。

【用法用量】外用：捣敷或研粉撒敷，或10～15株煎洗。

## （2）石吊兰　*Lysionotus pauciflorus* Maxim.

【药名别名】吊兰苣苔、吊石苣苔、石豇豆。

【药用部位】为吊石苣苔属植物石吊兰的全草。

【植物形态】半灌木，茎长7～30厘米，不分枝或分枝，幼枝常有短毛。叶对生或3～5叶轮生，有短柄或近无柄；叶片革质，楔形、楔状条形，有时狭矩圆形、狭卵形或倒卵形，长1.2～5.5厘米，宽3～16毫米，边缘在中部以上有齿，无毛，侧脉不明显。花序腋生，有1～2花，苞片小，披针形；花萼长4.5毫米，近无毛，5裂近基部，裂片三角状条形；花冠白色，常带紫色，长3.5～4.5厘米，无毛，上唇2裂，下唇

3 裂；能育雄蕊 2，花药连着，退化雄蕊 2；花盘杯状，4 裂，雌蕊无毛。蒴果长 7.5 ～ 9 厘米；种子小，有长珠柄，顶端有 1 长毛。花期 7—10 月。

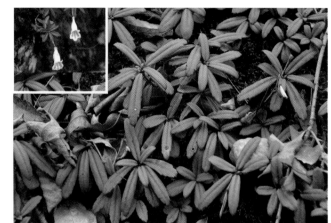

【生境分布】生于丘陵或山地沟谷石崖上。我市山区乡镇都有分布，本标本采自康王寨。

【采收加工】四季可采，洗净，晒干或鲜用。

【功能主治】清热利湿，祛痰止咳，活血调经。用于咳嗽，支气管炎，痢疾，钩端螺旋体病，风湿疼痛，跌打损伤，月经不调，带下。

【用法用量】内服：煎汤，15 ～ 30 克；或浸酒。外用：捣烂敷患处。

# 164. 爵床科 Acanthaceae

## （1）白接骨 *Asystasiella neesiana* (Wall.) Lindau

【药名别名】接骨草、水牛膝。

【药用部位】为白接骨属植物白接骨的全草或根状茎。

【植物形态】多年生草本，具白色，富黏液，竹节形根状茎；茎高达 1 米，略呈 4 棱形。叶卵形至椭圆状矩圆形，长 5 ～ 20 厘米，顶端尖至渐尖，边缘微波状至具浅齿，基部下延成柄，叶片纸质，侧脉 6 ～ 7 条，两面凸起，疏被微毛。总状花序或基部有分枝，顶生，长 6 ～ 12 厘米；花单生或对生，苞片 2，微小，长 1 ～ 2 毫米；花萼裂片 5，长约 6 毫米，主花轴和花萼被有柄腺毛；花冠淡紫红色，漏斗状，外疏生腺毛，花冠筒细长，长 3.5 ～ 4 厘米，裂片 5，略不等，长约 1.5 厘米；雄蕊二强，着生于花冠喉部，2 药室等高。蒴果长 18 ～ 22 毫米，上部具 4 粒种子，下部实心细长似柄。

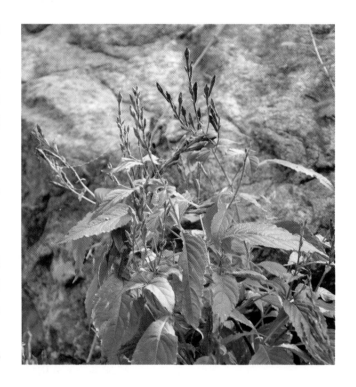

【生境分布】生于林下溪边。我市山区乡镇有分布。

【采收加工】夏、秋季采收，洗净，鲜用或晒干。

【功能主治】清热解毒，散瘀止血，利尿。用于肺结核，咽喉肿痛，糖尿病，腹水；外用治外伤出血，扭伤，疖肿。

【用法用量】内服：煎汤，干品 9～15 克，鲜品 30～60 克；或捣烂绞汁，或研末。外用：适量，捣烂或研末撒敷患处。

### （2）假杜鹃　*Barleria cristata* L.

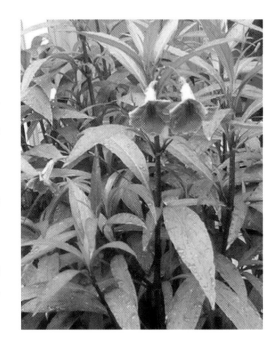

【药名别名】紫靛、蓝花草。

【药用部位】为假杜鹃属植物假杜鹃的全株。

【植物形态】直立、无刺、多枝半灌木，高达 2 米。叶椭圆形至矩圆形，长 3～10 厘米，顶端尖，两面有毛。花通常 1～4（8）朵簇生于叶腋；小苞片条形，长 10～15 毫米，有毛，顶端具小尖刺，边疏具小刺或否；萼片 4，两两相对，外面 2 片卵状椭圆形，长 1.2～2 厘米，顶端有小尖刺，边有刺状小齿，里面 2 片甚小，条形，长约 6 毫米，白色。花冠青紫色或近白色，或有青紫色和白色条纹，花管漏斗状，长约 6 厘米，外面被毛，檐部裂片 5，二唇形；雄蕊 4，二强；花盘大，子房有 4 个胚珠，花柱长。蒴果长约 1.2 厘米。种子 4 颗，被微毛，扁平。花期 9—12 月。

【生境分布】多生于村边、路旁。我市城区有栽培。

【采收加工】全年可采，洗净，切段，鲜用或晒干。

【功能主治】清肺化痰，祛风利湿，解毒消肿。用于肺热咳嗽，百日咳，风湿疼痛，风疹身痒，黄水疮，小便淋痛，跌打瘀肿，痈肿疮疖。

【用法用量】内服：煎汤，9～15 克，或泡酒。外用：适量，鲜品捣敷，或煎水洗。

### （3）狗肝菜　*Dicliptera chinensis* (L.) Juss.

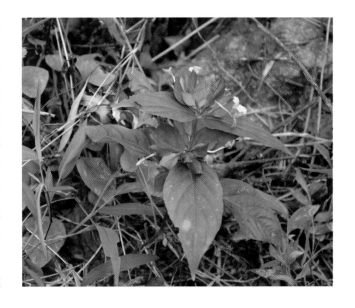

【药名别名】猪肝菜。

【药用部位】为狗肝菜属植物狗肝菜的全草。

【植物形态】一年生或二年生草本，高 30～80 厘米；茎外倾或上升，具 6 条钝棱和浅沟，节常膨大膝曲状，近无毛或节处被疏柔毛。叶卵状椭圆形，顶端短渐尖，基部阔楔形或稍下延，长 2～7 厘米，宽 1.5～3.5 厘米，纸质，绿深色，两面近无毛或背面脉上被疏柔毛；叶柄长 5～25 毫米。花序腋生或顶生，由 3～4 个聚伞花序组成，每个聚伞花序有少数花，具长 3～5 毫米的总花梗，下面有 2 枚总苞状苞片，总苞片阔倒卵形或近圆形, 稀披针形, 大小不等, 长 6 ～ 12 毫米, 宽 3 ～ 7 毫米, 顶端有小凸尖, 具脉纹, 被柔毛; 小苞片线状披针形, 长约 4 毫米; 花萼裂片 5, 钻形, 长约 4 毫米; 花冠淡紫红色, 长 10 ～ 12 毫米, 外面被柔毛, 二唇形, 上唇阔卵状近圆形, 全缘, 有紫红色斑点, 下唇长圆形, 3 浅裂; 雄蕊 2, 花丝被柔毛, 药室 2, 卵形, 一上一下。蒴果长约 6 毫米, 被柔毛, 开裂时由蒴底弹起, 具种子 4 粒。

【生境分布】生于海拔 1800 米以下疏林下、溪边、路旁。我市山区各地有分布。

【采收加工】夏、秋季采收, 洗净, 鲜用或晒干。

【功能主治】清热凉血, 利尿解毒。治热病斑疹, 便血, 尿血, 小便不利, 肿毒疔疮。

【用法用量】煎服: 30 ～ 60 克。外用: 捣烂外敷或熬膏贴。

## （4）水蓑衣  *Hygrophila salicifolia* (Vahl) Nees

【药名别名】白马尾、大青草。

【药用部位】为水蓑衣属植物水蓑衣的全草。

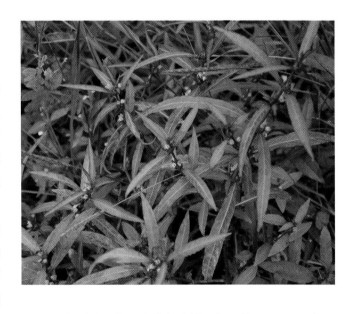

【植物形态】一至二年生草本, 高 80 厘米, 茎四棱形, 幼枝被白色长柔毛, 不久脱落近无毛或无毛; 叶近无柄, 纸质, 长椭圆形、披针形、线形, 长 4 ～ 11.5 厘米, 宽 0.8 ～ 1.5 厘米, 两端渐尖, 先端钝, 两面被白色长硬毛, 背面脉上较密, 侧脉不明显。花簇生于叶腋, 无梗, 苞片披针形, 长约 10 毫米, 宽约 6.5 毫米, 基部圆形, 外面被柔毛, 小苞片细小, 线形, 外面被柔毛, 内面无毛; 花萼圆筒状, 长 6 ～ 8 毫米, 被短糙毛, 5 深裂至中部, 裂片稍不等大, 渐尖, 被通常皱曲的长柔毛; 花冠淡紫色或粉红色, 长 1 ～ 1.2 厘米, 被柔毛, 上唇卵状三角形, 下唇长圆形, 喉凸上有疏而长的柔毛, 花冠管稍长于裂片; 后雄蕊的花药比前雄蕊的小一半。蒴果比宿存萼长 1/4 ～ 1/3, 干时淡褐色, 无毛。花期秋季。

【生境分布】生于阴湿地或溪边。我市各地有分布。

【采收加工】夏、秋季采收, 洗净, 鲜用或晒干。

【功能主治】清热解毒, 化瘀止痛。用于咽喉炎, 乳腺炎, 吐血, 衄血, 百日咳; 外用治骨折, 跌打损伤, 毒蛇咬伤。

【用法用量】内服: 煎汤, 6 ～ 30 克; 或泡酒, 或绞汁饮。外用: 适量, 捣烂敷患处。

## （5）九头狮子草  *Peristrophe japonica* (Thunb.) Bremek.

【药名别名】辣椒七。

【药用部位】为观音草属植物九头狮子草的全草。

【植物形态】多年生草本, 高 20 ～ 50 厘米。叶卵状矩圆形, 长 5 ～ 12 厘米, 宽 2.5 ～ 4 厘米, 顶端渐尖或尾尖, 基部钝或急尖。花序顶生或腋生于上部叶腋, 由 2 ～ 8 (10) 聚伞花序组成, 每个聚伞

花序下托以2枚总苞状苞片，一大一小，卵
形，几倒卵形，长1.5～2.5厘米，宽5～12
毫米，顶端急尖，基部宽楔形或平截，全缘，
近无毛，羽脉明显；花萼裂片5，钻形，长
约3毫米；花冠粉红色至微紫色，长2.5～3
厘米，外疏生短柔毛，二唇形，下唇3裂；
雄蕊2，花丝细长，伸出，花药被长硬毛，
2室叠生，一上一下，线形纵裂。蒴果长
1～1.2厘米，疏生短柔毛，开裂时胎座不
弹起，上部具4粒种子，下部实心；种子有
小疣状突起。

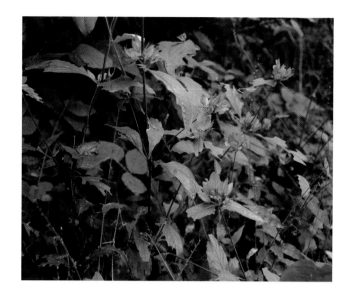

【生境分布】生于路旁、草地或林中。
我市丘陵地区多有分布。

【采收加工】夏、秋季拔取全草，洗净，鲜用或晒干。

【功能主治】祛风，清热，化痰，解毒。治风热咳嗽，小儿惊风，喉痛，疔毒，乳痈。

【用法用量】内服：煎汤，9～15克；或绞汁饮。外用：适量，捣烂外敷患处或煎液熏洗。

## （6）爵床　*Rostellularia procumbens* (L.) Nees

【药名别名】小青草。

【药用部位】为爵床属植物爵床的全草。

【植物形态】一年生草本，茎基部匍匐，
通常有短硬毛，高20～50厘米。叶椭圆形
至椭圆状长圆形，长1.5～3.5厘米，宽1.3～2
厘米，先端锐尖或钝，基部宽楔形或近圆形，
两面常被短硬毛；叶柄短，长3～5毫米，
被短硬毛。穗状花序顶生或生于上部叶腋，
长1～3厘米，宽6～12毫米；苞片1，小
苞片2，均披针形，长4～5毫米，有缘毛；
花萼裂片4，线形，约与苞片等长，有膜质
边缘和缘毛；花冠粉红色，长7毫米，二唇
形，下唇3浅裂；雄蕊2。蒴果长约5毫米，
上部具4粒种子，下部实心似柄状。种子表
面有瘤状皱纹。

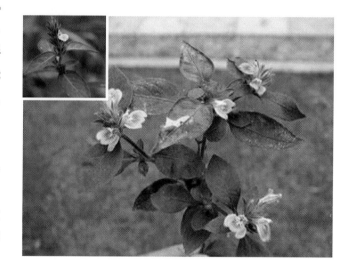

【生境分布】生于旷野或林中湿地。我市各地有分布。

【采收加工】8—9月盛花期采收，割取地上部分，晒干。

【功能主治】清热解毒，利尿消肿。用于感冒发热，疟疾，咽喉肿痛，小儿疳积，痢疾，肠炎，肾
炎水肿，尿路感染，乳糜尿；外用治痈疮疖肿，跌打损伤。

【用法用量】煎服：15 ～ 30 克。外用：适量，鲜品捣烂敷患处。

## 165. 透骨草科 Phrymaceae

### 透骨草 *Phryma leptostachya* var. *asiatica* H. Hara

【药名别名】药曲草、蝇毒草、接生草。

【药用部位】为透骨草属植物透骨草的全草。

【植物形态】多年生草本，高达 60 厘米；茎直立，单一，不分枝，方形，有细柔毛。叶对生，卵形至卵状披针形，长 3 ～ 11 厘米，宽 2 ～ 7 厘米，基部楔形下延成叶柄，边缘有钝齿，两面疏生细柔毛；叶柄长 5 ～ 30 毫米，有细柔毛。总状花序穗状，顶生和腋生；花小，多数，花期向上或平展，花后向下贴近总花梗，花梗极短，有 1 苞片及 2 小苞片；花萼筒状，外面有细柔毛，裂片 5，唇形，上唇 3 裂刺芒状，顶端向后弯曲，下唇 2 浅裂；花冠淡紫色或白色，唇形，上唇 3 裂，下唇 2 裂；雄蕊二强；柱头等浅裂。瘦果下垂，棒状，长 6 ～ 8 毫米，包在宿存花萼内。小坚果倒卵形，长约 1.2 毫米，宽约 0.9 毫米，黄褐色。花期 5—8 月，果期 8—10 月。

【生境分布】生于海拔 380 ～ 2800 米阴湿山谷或林下。我市分布于木子店镇独杨树村。

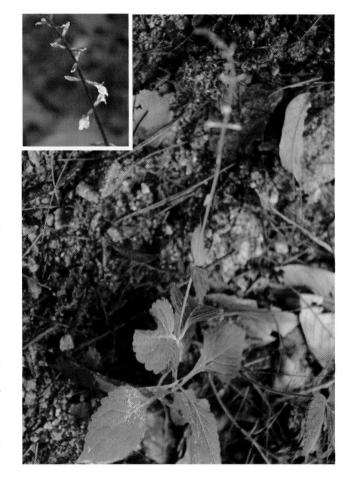

【采收加工】夏、秋季采集，洗净，鲜用或晒干。

【功能主治】清热解毒，利湿，活血消肿。主治黄水疮，疥疮，湿疹，跌打损伤，骨折。

【用法用量】内服：煎汤，9 ～ 15 克；或入丸、散。外用：煎水熏洗。

## 166. 车前科 Plantaginaceae

### （1）车前 *Plantago asiatica* L.

【药名别名】车前草、蛤蟆草。

【药用部位】为车前属植物车前的全草（车前草）及种子（车前子）。

【植物形态】多年生草本，连花茎高达 50 厘米，具须根。叶根生，具长柄，几与叶片等长或长于叶片，基部扩大；叶片卵形或椭圆形，长 4 ～ 12 厘米，宽 2 ～ 7 厘米，先端尖或钝，基部狭窄成长柄，全缘或呈不规则波状浅齿，通常有 5 ～ 7 条弧形脉。花茎数个，高 12 ～ 50 厘米，具棱角，有疏毛；穗状花序为花茎的 2/5 ～ 1/2；花淡绿色，每花有宿存苞片1 枚，三角形；花萼 4，基部稍合生，椭圆形或卵圆形，宿存；花冠小，胶质，花冠管卵形，先端 4 裂，裂片三角形，向外反卷；雄蕊 4，着生在花冠筒近基部处，与花冠裂片互生，花药长圆形，2 室，先端有三角形突出物，花丝线形；雌蕊 1，子房上位，卵圆形，2 室（假 4 室），花柱 1，线形，有毛。蒴果卵状圆锥形。种子 4 ～ 8 枚，近椭圆形，黑褐色。花期 6—9 月，果期 7—10 月。

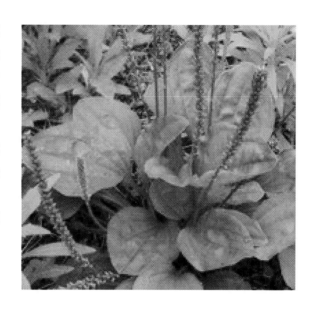

【生境分布】生于山野、路旁、花圃或菜园、河边湿地。广布于我市各地。

【采收加工】车前草：夏、秋季挖起全株，洗净泥沙，晒干或鲜用。车前子：夏、秋季种子成熟时采收果穗，晒干，搓出种子，除去杂质。

【功能主治】车前子：清热利尿，渗湿通淋，明目，祛痰；用于水肿胀满，热淋涩痛，暑湿泄泻，目赤肿痛，痰热咳嗽。车前草：清热利尿，祛痰，凉血，解毒；用于水肿尿少，热淋涩痛，暑湿泻痢，痰热咳嗽，吐血衄血，痈肿疮毒。

【用法用量】车前草：9 ～ 30g（鲜品 30 ～ 60g），煎服或捣汁服；外用鲜品适量，捣敷患处。车前子：煎服，9 ～ 15 克，需包煎。

## （2）平车前 *Plantago depressa* Willd.

【药名别名】车前草、车前仁。

【药用部位】为车前属植物平车前的全草及种子。

【植物形态】一年生或二年生草本。直根长，具多数侧根，多少肉质。根茎短。叶基生呈莲座状，平卧、斜展或直立；叶片纸质，椭圆形、椭圆状披针形或卵状披针形，叶柄基部扩大成鞘状。花序梗有纵条纹，疏生白色短柔毛；穗状花序细圆柱状。花萼无毛，花冠白色，无毛。雄蕊着生于冠筒内面近顶端，同花柱明显外伸，花药卵状椭圆形或宽椭圆形，新鲜时白色或绿白色，干后变淡褐色。胚珠 5。蒴果卵状椭圆形至圆锥状卵形。种子 4 ～ 5，椭圆形，腹面平坦，黄褐色至黑色；子叶背腹向排列。花期 5—7 月，果期 7—9 月。

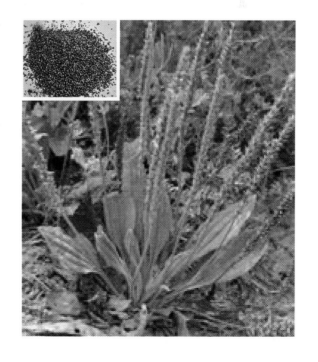

【生境分布】生于海拔 5 ～ 4500 米的草地、

河滩、沟边、草甸、田间及路旁。我市城区至五脑山分布较多。

【采收加工】车前子：夏、秋季种子成熟时采收果穗，晒干，搓出种子，除去杂质。车前草：夏、秋季挖取全草，洗净，鲜用或晒干。

【功能主治】同车前。

【用法用量】同车前。

【附注】车前和平车前同被《中国药典》作为车前草、车前子收载。

# 167. 茜草科 Rubiaceae

## （1）细叶水团花 *Adina rubella* Hance

【药名别名】水杨梅、水杨柳。

【药用部位】为水团花属植物细叶水团花的根。

【植物形态】落叶小灌木，高1～3米；小枝延长，具赤褐色微毛，后无毛；顶芽不明显，被开展的托叶包裹。叶对生，近无柄，薄革质，卵状披针形或卵状椭圆形，全缘，长2.5～4厘米，宽8～12毫米，顶端渐尖或短尖，基部阔楔形或近圆形；侧脉5～7对，被稀疏或稠密短柔毛；托叶小，早落。头状花序不计花冠直径4～5毫米，单生、顶生或兼有腋生，总花梗略被柔毛；小苞片线形或线状棒形；花萼管疏被短柔毛，萼裂片匙

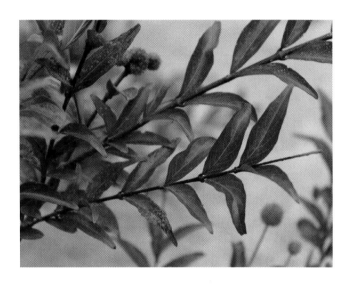

形或匙状棒形；花冠管长2～3毫米，5裂，花冠裂片三角状，紫红色。果序直径8～12毫米；小蒴果长卵状楔形，长3毫米。花果期5—12月。

【生境分布】生于溪边、沙滩或山谷沟旁。我市黄土岗镇、狮子峰林场、乘马岗镇等地有分布。

【采收加工】夏、秋季采挖多年老植株的根，洗净，切片，鲜用或晒干。

【功能主治】清热解表，活血解毒。用于感冒发热，咳嗽，腮腺炎，咽喉肿痛，肝炎，风湿关节痛，创伤出血。

【用法用量】煎服：15～30克。外用：适量，捣烂外敷患处。

## （2）水团花 *Adina pilulifera* (Lam.) Franch. ex Drake

【药名别名】水杨梅。

【药用部位】为水团花属植物水团花的根、枝叶或花果。

【植物形态】常绿灌木至小乔木，通常高约2米，最高可达5米。枝柔弱，有皮孔。叶对生，纸质，倒披针形或长圆状椭圆形，长4～12厘米，宽1.5～3厘米，基部阔楔形，先端长尖而钝；叶柄很短；托叶2裂，长5～7毫米，早落。头状花序小，单生于叶腋，球形，直径约2厘米；总花梗长3～4.5厘米，被粉状小柔毛，中部以下有轮生小苞片5；萼片5，线状长圆形；花冠白色，长漏斗状，被微柔毛，5裂，

裂片卵状长圆形，长约 1 毫米；雄蕊 5，花丝短，着生于花冠管喉部；花盘杯状，子房下位，2 室，花柱丝状，伸出花冠管外。蒴果楔形，长约 3 毫米；种子多数，长圆形，两端有狭翅。花期 7—8 月，果期 8—9 月。

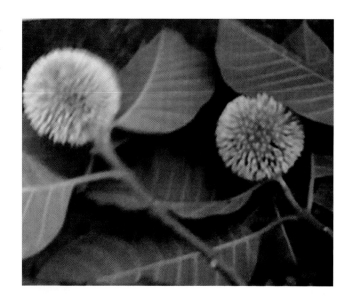

【生境分布】生于海拔 200 ～ 350 米的河边、溪边和密林下。我市三河口镇、福田河镇有分布。

【采收加工】根：全年可挖，鲜用或晒干。枝叶：全年可采，切碎。花果：开花时采摘，洗净，鲜用或晒干。

【功能主治】根：清热利湿，解毒消肿；用于感冒发热，肺热咳嗽，腮腺炎，肝炎，风湿关节痛。枝叶：清热祛湿，散瘀止痛，止血敛疮；用于痢疾，肠炎，水肿，痈肿疮毒，湿疹，溃疡不敛，创伤出血。

【用法用量】煎服：根，15 ～ 30 克（鲜品 30 ～ 60 克）；果，10 ～ 15 克；枝叶，15 ～ 30 克。外用：适量，枝、叶煎水洗；或捣烂外敷。

## （3）香果树　*Emmenopterys henryi* Oliv.

【药名别名】叶上花。

【药用部位】为香果树属植物香果树的根、树皮。

【植物形态】乔木，高达 30 米。小枝黄褐色，无毛，有皮孔。叶对生，革质，宽椭圆形至宽卵形，长 10 ～ 16 厘米，宽 5 ～ 10 厘米，先端急尖或骤渐尖，基部阔楔形，全缘，上面无毛，下面脉上及脉腋间有淡黄色微柔毛；叶柄长 2 ～ 5 厘米；托叶大，三角形，早落。聚伞花序在顶端排列成大型的圆锥花序；花大，淡黄白色，具梗，长 3 ～ 5 毫米，被疏毛；花萼筒近陀螺状，5 裂，裂片圆形或近平截，长约 2 毫米，有些花具一片白色叶状的变态萼片，卵形，长 2 ～ 2.5 厘米，

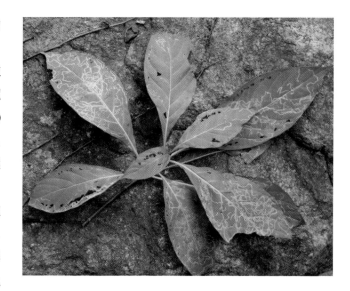

柄长约 2 厘米，有明显网脉，并宿存于果上；花冠漏斗状，长约 2 厘米，先端 5 裂，裂片长圆形，覆瓦状排列，外被茸毛；雄蕊 5；子房椭圆形，下位；花柱长约 15 毫米。蒴果椭圆形，木质，长 3 ～ 5 厘米，直径 1 ～ 1.5 厘米，有纵棱，成熟时红色，室间分裂成 2 瓣；种子细小，有宽翅。花期 7—8 月，果期 9—10 月。

【生境分布】生于山林中的湿润肥沃土壤上。我市分布于木子店镇。

【采收加工】全年均可采，洗净，切片，晒干。

【功能主治】温中和胃，降逆止呕。主治反胃，呕吐，呃逆。

【用法用量】内服：煎汤，6 ～ 15 克。

### （4）钩藤　*Uncaria rhynchophylla* (Miq.) Miq. ex Havil.

【药名别名】双钩藤、钩丁。

【药用部位】为钩藤属植物钩藤的带钩茎枝。

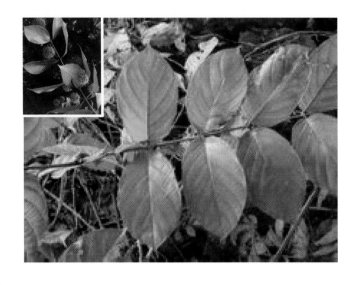

【植物形态】落叶木质藤本。小枝四棱柱形，水平开展。叶对生，长圆形至卵状长圆形，长 5 ～ 10 厘米，宽 3 ～ 6 厘米，先端极尖，全缘，上面无毛；下面脉腋间常有束毛，略呈粉白色；叶柄长 8 ～ 12 毫米；托叶 2 深裂，裂片条状钻形，长 6 ～ 12 毫米；叶腋有曲钩 1 ～ 2 枚。头状花序单生于叶腋或数个排列成顶生的总状花序，直径 2 ～ 2.5 厘米；总花梗细长，长 2 ～ 5 厘米，中部着生 2 枚苞片；花萼长约 2 厘米，5 浅裂；花冠黄色，高脚碟状，长 6 ～ 7 毫米，5 裂，裂片外被粉末状柔毛；雄蕊 5；子房下位，花柱细长，伸出花冠外，柱头棒状。蒴果倒圆锥形，长 7 ～ 10 毫米，直径 1.5 ～ 2 毫米，被疏柔毛。花期 7 月，果期 9—10 月。

【生境分布】生于山谷、溪边的疏林下。我市顺河镇、夫子河镇等地有分布。

【采收加工】春、秋季采收带钩的嫩枝，剪去无钩的藤茎，晒干，或置锅内蒸后再晒干。

【功能主治】清热平肝，息风定惊。用于头痛眩晕，感冒夹惊，惊痫抽搐，妊娠子痫，高血压。

【用法用量】内服：煎汤（不宜久煎或先煎后下），3 ～ 12 克或入散剂。

### （5）猪殃殃　*Galium aparine* var. *tenerum* (Gren. et Godr.) Rchb.

【药名别名】锯叶草、拉拉藤。

【药用部位】为拉拉藤属植物猪殃殃的全草。

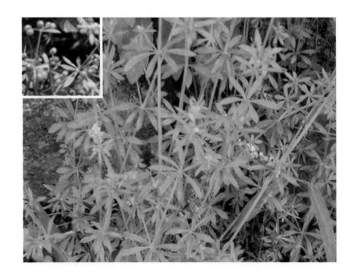

【植物形态】多分枝蔓生或攀援状草本，通常高 30 ～ 90 厘米；茎有 4 棱角；棱上、叶缘、叶脉上均有倒生的小刺毛。叶纸质或近膜质，6 ～ 8 片轮生，稀为 4 ～ 5 片，带状倒披针形或长圆状倒披针形，长 1 ～ 5.5 厘米，宽 1 ～ 7 毫米，顶端有针状凸尖头，基部渐狭，两面常有紧贴的刺状毛，常萎软状，干时常卷缩，1 脉，近无柄。聚伞花序腋生或顶生，少至多花，花小，4 数，有纤细的花梗；花萼被钩毛，萼檐近截平；花冠黄绿色或白色，辐状，裂片长圆形，长不及 1 毫米，镊合状排列；子房被毛，花柱 2 裂至中部，柱头头状。果干燥，有 1 或 2 个近球状的分果爿，直径达 5.5 毫米，肿胀，密被钩毛，果柄直，长可达 2.5 厘米，较粗，每一爿有 1 颗平凸的种子。花期 3—7 月，果期 4—9 月。

【生境分布】生于路边、宅旁及荒地。我市各地都有分布。

【采收加工】夏、秋季采收，鲜用或晒干。

【功能主治】清热解毒，利尿消肿。用于感冒，牙龈出血，急、慢性阑尾炎，尿路感染，水肿，痛经，崩漏，带下，癌症，白血病；外用治乳腺炎初起，痈疖肿毒，跌打损伤。

【用法用量】煎服：30 ～ 60 克。外用：适量，鲜品捣烂外敷或绞汁涂患处。

## （6）四叶葎　*Galium bungei* Steud.

【药名别名】岩茜草。

【药用部位】为拉拉藤属植物四叶葎的全草。

【植物形态】多年生丛生直立草本，高 5 ～ 50 厘米，有红色丝状根；茎有 4 棱，不分枝或稍分枝，常无毛或节上有微毛。叶纸质，4 片轮生，叶形变化较大，同一株内上部与下部的叶形均不同，卵状长圆形、卵状披针形、披针状长圆形或线状披针形，长 0.6 ～ 3.4 厘米，宽 2 ～ 6 毫米，顶端尖或稍钝，基部楔形，中脉和边缘常有刺状硬毛，有时两面亦有糙伏毛，1 脉，近无柄或有短柄。聚伞花序顶生和腋生，稠密或稍疏散，总花梗纤细，常 3 歧分枝，再形成圆锥状花序；花小，花梗纤细，长 1 ～ 7 毫米；花冠黄绿色或白色，辐状，直径 1.4 ～ 2 毫米，无毛，花冠裂片卵形或长圆形。果柄纤细，常比果长，长可达 9 毫米。花期 4—9 月，果期 5 月至翌年 1 月。

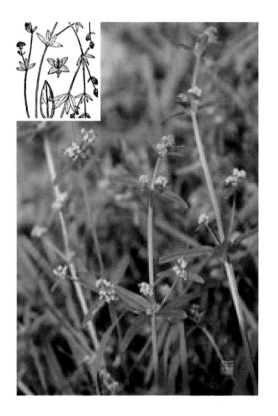

【生境分布】生于田畔、沟旁等湿地。我市各地都有分布。

【采收加工】夏、秋季采集，鲜用或晒干。

【功能主治】清热解毒，利尿，止血，消食。用于痢疾，尿路感染，小儿疳积，带下，咯血；外用治蛇头疗。

【用法用量】煎服：15 ～ 30 克。外用：适量，鲜草捣烂敷患处。

## （7）栀子　*Gardenia jasminoides* Ellis

【药名别名】山栀、小栀子、红栀。

【药用部位】为栀子属植物栀子的果实。

【植物形态】常绿灌木，高 0.5 ～ 2 米，幼枝有细毛。叶对生或三叶轮生，革质，长圆状披针形或卵状披针形，长 7 ～ 14 厘米，宽 2 ～ 5 厘米，先端渐尖或短渐尖，全缘，两面光滑，基部楔形；有短柄；托叶膜质，基部合成一鞘。花单生于枝端或叶腋，大型，白色，极香；花梗极短，常有棱；萼管卵形或倒卵形，上部膨大，先端 5 ～ 6 裂，裂片线形或线状披针形；花冠旋卷，高脚杯状，花冠管狭圆柱形，长约

3 毫米, 裂片 5 或更多, 倒卵状长圆形; 雄蕊 6, 着生于花冠喉部, 花丝极短或缺, 花药线形。果倒卵形或长椭圆形, 有翅状纵棱 5 ～ 8 条, 长 2.5 ～ 4.5 厘米, 黄色, 果顶端有宿存花萼。花期 5—7 月, 果期 8—11 月。

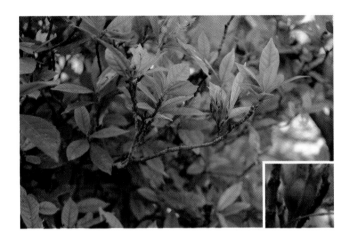

【生境分布】我市西张店有栽培。

【采收加工】果实: 9—11 月成熟呈红黄色时采收, 除去果梗及杂质, 蒸至上汽或置沸水中略烫, 取出, 干燥。根: 夏、秋季采挖, 洗净, 晒干。

【功能主治】泻火除烦, 清热利尿, 凉血解毒。用于热病心烦, 黄疸尿赤, 血淋涩痛, 血热吐衄, 目赤肿痛, 火毒疮疡; 外用治扭挫伤痛。

【用法用量】煎服: 6 ～ 9 克。外用: 生品适量, 研末调敷。

【附注】本品的根可泻火解毒, 清热利湿, 凉血散瘀; 用于传染性肝炎, 跌打损伤, 风火牙痛; 煎服, 30 ～ 60 克。

## （8）水栀　*Gardenia jasminoides* var. *jortuniana* (Lindi.) Hara

【药名别名】大花栀子、红栀、白蟾。

【药用部位】为栀子属植物水栀的果实。

【植物形态】常绿灌木, 枝绿色, 幼枝具垢状毛。叶对生或 3 叶轮生, 具短柄; 托叶膜质, 基部合生成鞘; 叶片革质, 长圆状披针形或卵状披针形, 长 7 ～ 14 厘米, 宽 2 ～ 5 厘米, 先端渐尖或短尖, 全缘, 两面光滑。花大, 单生于枝端或叶腋, 直径约 7 厘米, 花白色, 极香; 花萼裂片 6, 线状; 花冠裂片广倒披针形; 雄蕊 6, 花药线形; 子房下位,

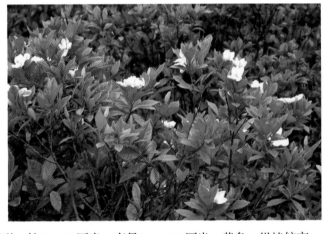

1 室, 花柱厚, 柱头棒状。果实倒卵形或长椭圆形, 长 3 ～ 7 厘米, 直径 1 ～ 1.5 厘米, 黄色, 纵棱较高, 果皮厚, 花萼宿存。花期 5—7 月, 果期 8—11 月。

【生境分布】我市丘陵、乡镇有大面积栽培。

【采收加工】8—11 月果实成熟时采收, 晒干或烘干。

【功能主治】散热解毒, 消肿止痛。用于热毒, 黄疸, 鼻衄, 肾炎水肿, 挫伤扭伤。

【用法用量】煎服: 10 ～ 15 克。外用: 适量, 捣烂, 可用酒或醋调敷患处。

## （9）龙船花　*Ixora chinensis* Lam.

【药名别名】百日红、红缨树。

【药用部位】为龙船花属植物龙船花的根、茎及花。

【植物形态】灌木, 高 0.8 ～ 2 米, 无毛; 小枝初时深褐色, 有光泽, 老时呈灰色, 具线条。叶对生,

有时由于节间距离极短几成4枚轮生，披针形、长圆状披针形至长圆状倒披针形，顶端钝或圆形，基部短尖或圆形；叶柄极短而粗或无；托叶长5～7毫米，基部阔，合生成鞘形，顶端长渐尖，渐尖部分成锥形，比鞘长。花序顶生，多花，具短总花梗；总花梗长5～15毫米，与分枝均呈红色，罕有被粉状柔毛，基部常有小型叶2枚承托；苞片和小苞片微小，生于花托基部的成对；花有花梗或无；萼管长1.5～2毫米，萼檐4裂，

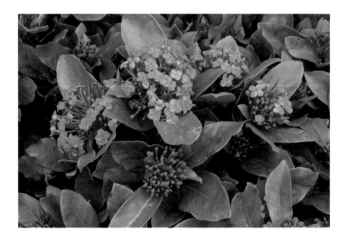

裂片极短，长0.8毫米，短尖或钝；花冠红色或红黄色，盛开时长2.5～3厘米，顶部4裂，裂片倒卵形或近圆形，扩展或外反，长5～7毫米，宽4～5毫米，顶端钝或圆形；花丝极短，花药长圆形，长约2毫米，基部2裂；花柱短，伸出冠管外，柱头2，初时靠合，盛开时叉开，略下弯。果近球形，双生，中间有1沟，成熟时红黑色。花期5—7月。

【生境分布】生于海拔200～800米山地灌丛中和疏林下。我市城区有盆栽。

【采收加工】根、茎：全年可采，洗净切片，晒干或鲜用。花：夏季采收，晒干。

【功能主治】散瘀止血，调经，降压。根、茎：用于肺结核咯血，胃痛，风湿关节痛，跌打损伤。花：主治月经不调，经闭，高血压。

【用法用量】煎服：①根、茎：15～30克；②花：9～15克。

【附注】孕妇忌服。

## （10）虎刺 *Damnacanthus indicus* Gaertn. f.

【药名别名】绣花针、伏牛花。

【药用部位】为虎刺属植物虎刺的根或全株。

【植物形态】具刺灌木，高0.3～1米，具肉质链珠状根；茎上部密集多回二叉分枝，节上托叶腋常生1针状刺；刺长0.4～2厘米。叶常大小叶对相间，大叶长1～3厘米，宽1厘米，小叶长可小于0.4厘米，卵形、心形或圆形，顶端锐尖，边全缘，基部常歪斜；中脉上面隆起，下面凸出，侧脉极细，上面光亮，无毛，下面仅脉处有疏短毛；叶柄长约1毫米，被短柔毛；托叶生于叶柄间，初时呈2～4浅至深裂，后合生成三角形或戟形，易脱落。花两性，1～2朵生于叶腋，2朵者花柄基部常合生，有时在顶部叶腋可

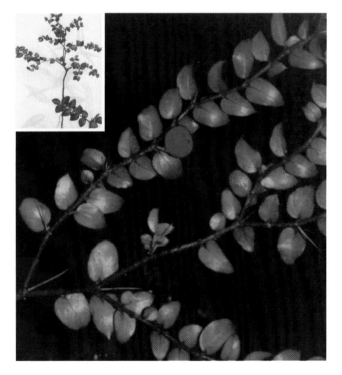

6朵排成具短总梗的聚伞花序；花梗长1～8毫米，基部两侧各具苞片1枚；苞片小，披针形；花萼钟状，具紫红色斑纹，几无毛，裂片4，宿存；花冠白色，管状漏斗形，檐部4裂；雄蕊4，着生于冠管上部，花丝短，花药紫红色。核果红色，近球形，直径4～6毫米，具分核2～4。花期3—5月，果期冬季至次年春季。

【生境分布】生于山地和丘陵的疏、密林下和石岩灌丛中。我市狮子峰林场有分布。

【采收加工】根或全株：全年可采，洗净，切碎，晒干。

【功能主治】祛风利湿，活血消肿。治痛风，风湿痹痛，痰饮咳嗽，肺痈，水肿，痞块，黄疸，妇女经闭，小儿疳积，荨麻疹，跌打损伤。

【用法用量】煎服：9～15克（鲜品30～60克）或入散剂。外用：捣烂外敷或研末撒敷。

## （11）伞房花耳草 *Hedyotis corymbosa* (L.) Lam.

【药名别名】水线草。

【药用部位】为耳草属植物伞房花耳草的全草。

【植物形态】一年生分枝多的披散草本；茎和枝四棱形，无毛或在棱上被疏短毛。叶对生，近无柄，条形或条状披针形，长1～2厘米，急尖，两面稍粗糙，无侧脉；托叶合生，长1～1.5毫米，顶部有短刺数条。花序腋生，伞房花序式排列，有花2～4朵；总花梗丝状，长5～10毫米，具微小的苞片；花4数，具梗；萼筒球形，被疏柔毛，直径1～1.2毫米，裂片狭三角形，稍短于筒，具毛；花冠白色或淡红色，筒状，长2.2～2.5毫米，裂片矩圆形，长约1毫米；雄蕊内藏。蒴果膜质，球形，直径1.5～1.8毫米，具宿存萼裂片，开裂。种子细小，多数。花期7—9月，果期9—10月。

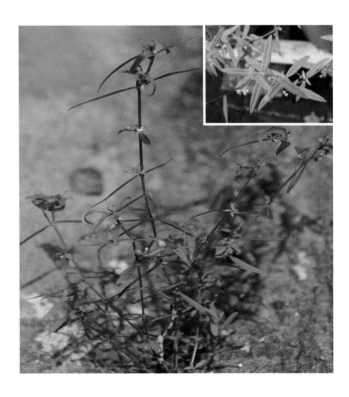

【生境分布】生于路旁、溪边、旷地、园圃。我市各地有分布。

【采收加工】夏、秋季采收，洗净，鲜用或晒干。

【功能主治】清热解毒。治疟疾，肠痈，肿毒，烫伤。

【用法用量】煎服：15～30克。外用：煎水洗。

## （12）白花蛇舌草 *Hedyotis diffusa* Willd.

【药名别名】蛇舌草。

【药用部位】为耳草属植物白花蛇舌草的全草。

【植物形态】一年生草本，高15～50厘米。茎纤弱，略带方形或圆柱形，秃净无毛。叶对生，具短柄或无柄；叶片线形至线状披针形，长1～3.5厘米，宽1～3毫米，革质；托叶膜质，基部合生成鞘状，长 1～2 毫米，顶端有细齿。花单生或 2 朵生于叶腋，无柄或近于无柄；花萼筒状，4 裂，裂片边缘具短刺毛；花冠漏斗形，长约 3 毫米，纯白色，先端 4 深裂，秃净；雄蕊 4，子房 2 室，柱头 2 浅裂呈半球状。蒴果膜质，扁球形，直径 2～3 毫米，室背开裂，花萼宿存。种子棕黄色，极细小。花期 7—9 月，果期 8—10 月。

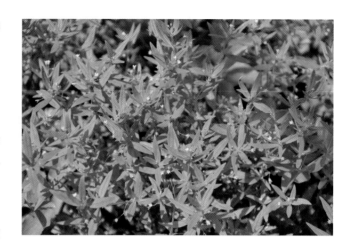

【生境分布】生于路边、沟边或荒地。我市各地有少量分布，其标本为购进药材加工时落下的种子所生。

【采收加工】夏、秋季采收，洗净，晒干或鲜用。

【功能主治】清热，利湿，解毒。治肺热喘咳，扁桃体炎，咽喉炎，阑尾炎，痢疾，尿路感染，黄疸，肝炎，盆腔炎，附件炎，痈肿疔疮，毒蛇咬伤，肿瘤；亦可用于消化道癌症。

【用法用量】煎服：30～60 克；或捣汁。外用：捣烂敷患处。

## （13）纤花耳草 *Hedyotis tenellifloa* Bl.

【药名别名】虾子草、白花蛇舌草。

【药用部位】为耳草属植物纤花耳草的全草。

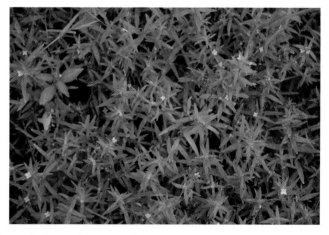

【植物形态】柔弱披散多分枝草本，高 15～40 厘米，全株无毛；枝的上部方柱形，有 4 锐棱，下部圆柱形。叶对生，无柄，薄革质，线形或线状披针形，长 2～5 厘米，宽 2～4 毫米，顶端短尖或渐尖，基部楔形，微下延，边缘干后反卷，上面变黑色，密被圆形、透明的小鳞片，下面光滑，颜色较淡；中脉在上面压入，侧脉不明显；托叶长 3～6 毫米，基部合生，略被毛，顶部撕裂，裂片刚毛状。花无梗，1～3 朵簇生于叶腋内，有针形、长约 1 毫米、边缘有小齿的苞片；萼管倒卵状，长约 1 毫米，萼檐裂片 4，线状披针形；花冠白色，漏斗形，长 3～3.5 毫米，冠管长约 2 毫米，裂片长圆形，长 1～1.5 毫米，顶端钝；雄蕊着生于冠管喉部，花丝长约 1.5 毫米，花药伸出，长圆形，两端钝，比花丝略短；花柱长约 4 毫米，柱头 2 裂，裂片极短。蒴果卵形或近球形，长 2～2.5 毫米，直径 1.5～2 毫米，宿存萼檐裂片仅长 1 毫米，成熟时仅顶部开裂；种子每室多数，微小。花期 4—11 月。

【生境分布】生于路边、沟边潮湿地。我市分布于五脑山。

【采收加工】夏、秋季采集，洗净晒干或鲜用。

【功能主治】清热解毒，消肿止痛。用于癌症，阑尾炎，痢疾；外用治跌打损伤，蛇咬伤。

【用法用量】煎服：9～60 克。外用：鲜品适量，捣烂敷患处。

## （14）玉叶金花  *Mussaenda pubescens* Ait. f.

【药名别名】白纸扇、土甘草、凉口茶。

【药用部位】为玉叶金花属植物玉叶金花的藤和根。

【植物形态】藤状小灌木，小枝蔓延，初时被柔毛，成长后脱落。单叶互生，有短柄，卵状矩圆形或椭圆状披针形，长 5～8 厘米，宽 2～3.5 厘米，先端渐尖，基部钝尖，边全缘，上面无毛或被疏毛，下面被柔毛；托叶 2 深裂，裂片条形，被柔毛。夏季开花，聚伞花序，密集多花，着生于枝顶；花黄色，无柄；花萼钟形，被毛，裂片条形，长 3～4 毫米，其中常有 1 片扩大成白色叶状，阔卵形或圆形，长 2.5～4 厘米；花冠长约 2 厘米，黄色，外被伏柔毛，裂片 5，镊合状排列；雄蕊 5 个，着生于花冠喉部，花丝极短；子房 2 室，胚珠多数。浆果椭圆形，长 8～10 毫米，宽 6～7.5 毫米。花期 4—8 月，果期 10 月。

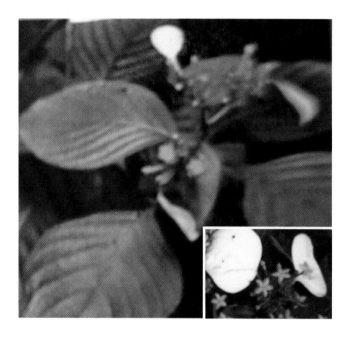

【生境分布】生于海拔 200～1500 米的山坡、沟谷、溪旁灌丛中。我市狮子峰林场有分布。

【采收加工】全年可采，洗净鲜用或切片晒干。

【功能主治】清热解暑，凉血解毒。用于中毒，感冒，支气管炎，扁桃体炎，咽喉炎，肾炎水肿，肠炎，子宫出血，毒蛇咬伤。

【用法用量】煎服：15～30 克。

## （15）鸡矢藤  *Paederia scandens* (Lour.) Merr.

【药名别名】鸡屎藤。

【药用部位】为鸡矢藤属植物鸡矢藤的全草或根。

【植物形态】藤本，茎长 3～5 米，无毛或近无毛。叶对生，纸质或近革质，形状变化很大，卵形、卵状长圆形至披针形，长 5～9（15）厘米，宽 1～4（6）厘米，顶端急尖或渐尖，基部楔形或近圆形或截平，有时浅心形，两面无毛或近无毛，有时下面脉腋内有束毛；侧脉每边 4～6 条，纤细；叶柄长 1.5～7 厘米；托叶长 3～5 毫米，无毛。圆锥花序式的聚伞花序腋生和顶生，

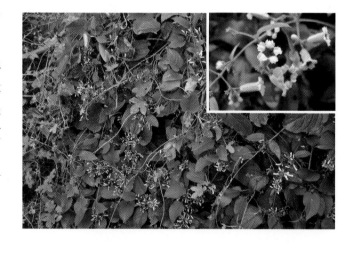

扩展，分枝对生，末次分枝上着生的花常呈蝎尾状排列；小苞片披针形，长约 2 毫米；花具短梗或无；萼

管陀螺形，长 1 ～ 1.2 毫米，萼檐裂片 5，裂片三角形，长 0.8 ～ 1 毫米；花冠浅紫色，管长 7 ～ 10 毫米，外面被粉末状柔毛，里面被茸毛，顶部 5 裂，裂片长 1 ～ 2 毫米，顶端急尖而直，花药背着，花丝长短不齐。果球形，成熟时近黄色，有光泽，平滑，直径 5 ～ 7 毫米，顶冠以宿存的萼檐裂片和花盘；小坚果无翅，浅黑色。花期 5—7 月。

【生境分布】生于山坡林缘。我市各地都有分布。

【采收加工】秋季采集全草，洗净，鲜用或晒干。

【功能主治】祛风除湿，消食化积，解毒消肿，活血止痛。主治风湿痹痛，食积腹胀，小儿疳积，腹泻，痢疾，中暑，黄疸，肝炎，肝脾肿大，咳嗽，瘰疬，肠痈，无名肿毒，脚湿肿烂，烫火伤，湿疹，皮炎，跌打损伤，蛇咬蝎蜇。我市民间有外用治毒蛇咬伤，甚效。

【用法用量】内服：煎汤，10 ～ 15 克，大剂量 30 ～ 60 克或浸酒。外用：捣烂敷患处或煎水洗。

## （16）东南茜草 *Rubia argyi* (Levl. et Vant) Hara ex L. A. Lauener et D. K. Ferguson

【药名别名】主线草。

【药用部位】为茜草属植物东南茜草的根。

【植物形态】多年生草质藤本。茎、枝均有 4 直棱，或 4 狭翅，棱上有倒生钩状皮刺，无毛。叶 4 片轮生，茎生的偶有 6 片轮生，通常一对较大，另一对较小；叶片纸质，心形至阔卵状心形，有时近圆心形，长 0.1 ～ 5 厘米或过之，宽 1 ～ 4.5 厘米或过之，顶端短尖或骤尖，基部心形，极少近浑圆；边缘和叶背面的基出脉上通常有短皮刺，两面粗糙，或兼有柔毛；基出脉通常 5 ～ 7 条，在上面凹陷，在下面多少凸起；叶柄长通常 0.5 ～ 5 厘米，有时可达 9 厘米，有直棱，棱

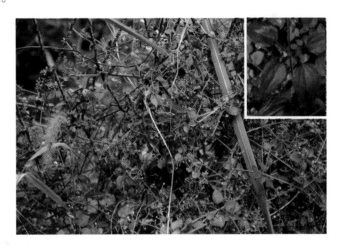

生许多皮刺。聚伞花序分枝成圆锥花序式，顶生和小枝上部腋生，有时结成顶生、带叶的大型圆锥花序，花序梗和总轴均有 4 直棱，棱上通常有小皮刺，多少被柔毛或有时近无毛；小苞片卵形或椭圆状卵形，长 1.5 ～ 3 毫米；花梗稍粗壮；萼管近球形，干时黑色；花冠白色，干时变黑，卵形至披针形，长 1.3 ～ 1.4 毫米，外面稍被毛，花药通常微露出冠管口外；花柱粗短，2 裂，柱头 2，头状。浆果近球形，成熟时黑色。

【生境分布】生于山坡林下、村落周围灌丛中。我市各地有分布。

【采收加工】春、秋季挖根，除去杂质，洗净晒干。

【功能主治】主治吐血，衄血，崩漏下血，外伤出血，经闭瘀阻，关节痹痛，跌打肿痛。

【用法用量】可参考茜草。

【附注】我市还有"小叶茜草"，因未定种而未予收载。

## （17）茜草 *Rubia cordifolia* L.

【药名别名】活血草、四棱草。

【药用部位】为茜草属植物茜草的根。

【植物形态】草质攀援藤木，长通常
1.5～3.5米；根状茎和其节上的须根均红色；
茎数至多条，从根状茎的节上发出，细长，
方柱形，有4棱，棱上生倒生皮刺，中部以
上多分枝。叶通常4片轮生，纸质，披针形
或长圆状披针形，长0.7～3.5厘米，顶端渐
尖，有时钝尖，基部心形，边缘有齿状皮刺，
两面粗糙，脉上有微小皮刺；基出脉3条，
极少外侧有1对很小的基出脉。叶柄长通常
1～2.5厘米，有倒生皮刺。聚伞花序腋生和
顶生，多回分枝，有花十余朵至数十朵，花

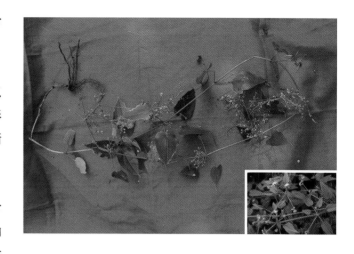

序和分枝均细瘦，有微小皮刺；花冠淡黄色，干时淡褐色，盛开时花冠檐部直径3～3.5毫米，花冠裂片
近卵形，微伸展，长约1.5毫米，外面无毛。果球形，直径通常4～5毫米，成熟时橘黄色。花期8—9月，
果期10—11月。

【生境分布】生于林下、灌丛中阴湿处。我市各地有分布。

【采收加工】春、秋季采挖，除去泥沙，洗净，晒干。

【功能主治】凉血活血，祛瘀，通经。用于吐血，衄血，崩漏下血，外伤出血，经闭瘀阻，关节痹痛，
跌扑肿痛，凉血止血。本品止血而不留瘀，用于热证出血，经闭腹痛，跌打损伤；配乌贼骨止血力更强。

【用法用量】煎服：3～9克。行血通经宜生用，止血宜炒炭用。

# （18）白马骨 *Serissa serissoides* (DC.) Druce

【药名别名】六月雪。

【药用部位】为白马骨属植物白马骨的
根或全株。

【植物形态】小灌木，通常高达1米；
枝粗壮，灰色，被短毛，后毛脱落变无毛，
嫩枝被微柔毛。叶通常丛生，薄纸质，倒卵
形或倒披针形，长1.5～4厘米，宽0.7～1.3
厘米，顶端短尖或近短尖，基部收狭成一短
柄，除下面被疏毛外，其余无毛；侧脉每边
2～3条，上举，在叶片两面均凸起，小脉
疏散不明显；托叶具锥形裂片，长2毫米，
基部阔，膜质，被疏毛。花无梗，生于小枝

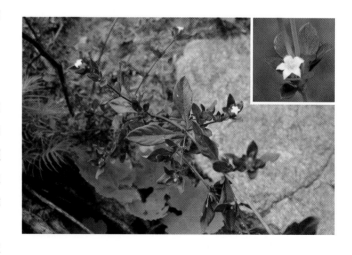

顶部，有苞片；苞片膜质，斜方状椭圆形，长渐尖，长约6毫米，具疏散小缘毛；花托无毛；萼檐裂片5，
坚挺延伸呈披针状锥形，极尖锐，长4毫米，具缘毛；花冠管长4毫米，外面无毛，喉部被毛，裂片5，
长圆状披针形，长2.5毫米；花药内藏，长1.3毫米；花柱柔弱，长约7毫米，2裂，裂片长1.5毫米。花
期4—6月。

【生境分布】生于山坡、路边、荒地。我市各地都有分布。

【采收加工】4—6月采收茎叶，秋季挖根，洗净，切段，鲜用或晒干。

【功能主治】祛风，利湿，清热，解毒。治风湿腰腿痛，痢疾，水肿，目赤肿痛，喉痛，齿痛，妇女带下，痈疽，瘰疬。

【用法用量】煎服：9～15克（鲜品30～60克）。外用：煎水洗或捣烂敷患处。

### （19）六月雪　*Serissa japonica* (Thunb.) Thunb. Nov. Gen.

【药名别名】满天星。

【药用部位】为白马骨属植物六月雪的全株。

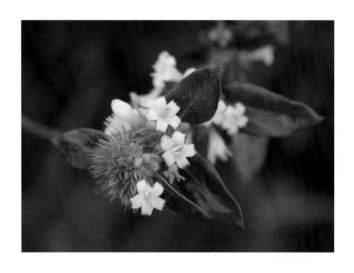

【植物形态】常绿灌木，高可达1米；枝粗壮，灰白色。叶对生，或由于小枝短缩而成丛状，卵形或长椭圆形，长2～3厘米，宽7～12毫米，先端钝或短尖，基部渐狭成1短柄，上面中脉、边缘、下面叶脉及叶柄均有白色微毛。花通常数朵簇生于枝顶或叶腋；萼5裂，裂片披针形，边缘有细齿，中肋隆起，长2毫米；花冠白色，漏斗状，筒内喉部有毛，5裂，长约5毫米，花冠管与萼片近等长；雄蕊与花冠裂片同数；子房下位，2室。核果球形。花期8—9月，果期9—10月。

【生境分布】生于河溪边或丘陵的杂木林内。我市龟山、狮子峰、顺河镇和木子店镇有分布。

【采收加工】全年可采，洗净，鲜用或切段晒干。

【功能主治】疏风解表，清热利湿，舒筋活络。用于感冒，咳嗽，牙痛，急性扁桃体炎，咽喉炎，急、慢性肝炎，肠炎，痢疾，小儿疳积，高血压，头痛，偏头痛，风湿关节痛，带下。

【用法用量】煎服：15～30克。

【附注】茎烧灰点眼治眼翳。

## 168. 忍冬科 Caprifoliaceae

### （1）双盾木　*Dipelta floribunda* Maxim.

【药名别名】鸡骨头。

【药用部位】为双盾木属植物双盾木的根。

【植物形态】落叶灌木或小乔木，高达6米；树皮剥落；枝纤细，幼枝密被腺毛，后变光滑无毛。叶卵状披针形或卵形，长4～10厘米，宽1.5～6厘米，先端尖或长渐尖，基部楔形或钝圆，全缘或有时先端疏生2～3对浅齿，上面初时被柔毛，后变光滑无毛或主脉被白色柔毛；叶柄长6～14毫米。聚伞花序簇生于侧生短枝顶端叶腋，花梗纤细，长约1厘米；苞片条形，被微柔毛，早落；小苞片4，形状大小不等，紧贴萼筒的一对盾状，宿存而增大，成熟时最宽处达2厘米，下部2片较小；萼筒疏被硬毛，萼齿

条形，等长，长6～7毫米，具腺毛，坚硬
而宿存；花冠淡红色，长3～4厘米，筒中
部以下狭细圆柱形，上部开展呈钟形，裂片5，
稍呈二唇状；花柱丝状，无毛。果实具棱角，
萼齿为宿存而增大的小苞片所包被。花期4—
7月，果期8—9月。

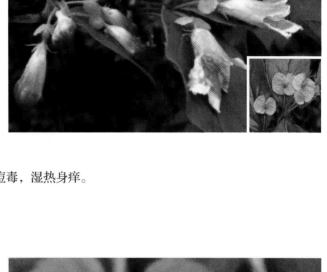

【生境分布】常生于海拔650～2200
米的杂木林下或灌丛中。我市分布于狮子峰
林场。

【采收加工】夏、秋季采收，洗净，切
片，晒干。

【功能主治】散寒解毒，止痒。主治麻疹痘毒，湿热身痒。

【用法用量】内服：煎汤，9～15克。

## （2）糯米条 *Abelia chinensis* R. Br.

【药名别名】茶条树、鸡骨头、茶树条
六道木。

【药用部位】为六道木属植物糯米条的
根、枝叶。

【植物形态】落叶多分枝灌木，高达2
米。嫩枝被微毛，红褐色，老枝树皮纵裂。
叶对生，有时3枚轮生；叶柄长1～5毫米；
叶片卵圆形至椭圆状卵形，长2～5厘米，
宽1～3.5厘米，先端急尖或短渐尖，基部
圆形或心形，边缘有稀疏圆锯齿，上面疏被
短毛，下面沿中脉及侧脉的基部密生柔毛。

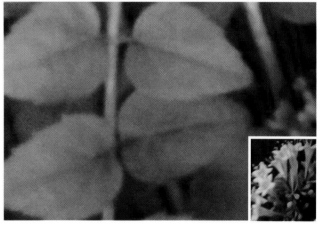

聚伞花序生于小枝上部叶腋，由多数花序集合成一圆锥花簇；总花梗被短柔毛，果期光滑；花芳香，具
3对小苞片；萼筒圆柱形，被短柔毛，稍扁，具纵条纹，萼檐5裂，裂片椭圆形或倒卵状长圆形，长约5
毫米，果期变红色；花冠白色至粉红色，漏斗状，长1～1.2厘米，外具微毛，裂片5，卵圆形；雄蕊4，
伸出花冠；花柱细长，柱头圆盘形。果长约5毫米，具短柔毛，冠以宿存而略增大的萼裂片。花期9月，
果期10月。

【生境分布】生于海拔170～1500米的山地。我市三河口镇、狮子峰自然保护区有分布。

【采收加工】枝叶：夏、秋季采收，鲜用或切段晒干。根：秋季采挖，洗净，切片，晒干。

【功能主治】根：用于牙痛。枝、叶：清热解毒，凉血止血；用于跌打损伤，疖腮，小儿口腔破溃。

【用法用量】内服：煎汤，6～15克；或生品捣汁。外用：适量，煎汤外洗或捣烂外敷。

## （3）南方六道木 *Abelia dielsii* (Graebn.) Rehd.

【药名别名】太白六道木。

【药用部位】为六道木属植物南方六道木的果实。

【植物形态】落叶灌木，高 2 ～ 3 米；当年小枝红褐色，被微毛，老枝灰白色。叶长卵形、矩圆形、倒卵形、椭圆形至披针形，变化幅度很大，长 3 ～ 8 厘米，宽 0.5 ～ 3 厘米，先端尖或长渐尖，基部楔形、宽楔形或钝，全缘或有 1 ～ 6 对齿，具缘毛，上面散生柔毛，下面近无毛，叶脉基部密生白色短糙毛；叶柄长 4 ～ 7 毫米，基部膨大，疏生糙毛。花 2 朵生于侧枝顶部叶腋；总花梗长 1.2 厘米；花梗极短或几无花梗；苞片 3 枚，形小而有纤毛，生于萼筒基部；萼筒长

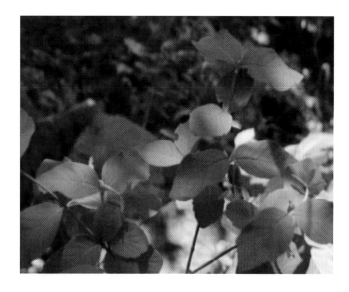

约 8 毫米，萼裂片 4，卵状披针形或倒卵形，顶端钝圆，基部楔形；花冠白色至浅黄色，4 裂，裂片圆，长为筒的 1/5 ～ 1/3，筒内有短柔毛；雄蕊 4 枚，二强，内藏，花丝短；花柱细长，与花冠等长，柱头头状，不伸出花冠筒外。果实长 1 ～ 1.5 厘米；种子柱状。花期 4—6 月，果期 8—9 月。

【生境分布】生于海拔 800 ～ 3700 米的山坡灌丛、林下及草地。我市主要分布于张家畈镇。

【采收加工】秋季采收，晒干。

【功能主治】祛风湿，主治风湿痹痛。

【用法用量】内服：煎汤，15 ～ 24 克。

## （4）短枝六道木 *Abelia engleriana* (Graebn.) Rehd.

【药名别名】通花梗、紫荆丫。

【药用部位】为六道木属植物短枝六道木的果实或全株。

【植物形态】落叶灌木，高 1 ～ 2 米；幼枝红褐色，被短柔毛，老枝树皮条裂脱落。叶卵圆形、狭卵圆形、菱形、狭矩圆形至披针形，长 1.5 ～ 4 厘米，宽 5 ～ 15 毫米，先端渐尖，基部楔形或钝形，边缘具细锯齿及细缘毛，下面基部叶脉密被白色长柔毛，或有时各脉疏被柔毛，极少无毛；叶柄长 2 ～ 4 毫米，无毛。花生于侧生短枝顶端叶腋，由未伸长的带叶花枝构成聚伞花序状；萼筒细

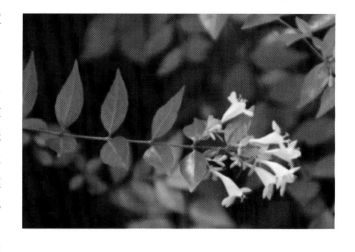

长，萼裂片 2，椭圆形，长约 1 厘米，与萼筒等长；花冠红色，狭钟形，5 裂，稍呈二唇形，筒基部两侧不等，具浅囊；雄蕊 4 枚，着生于花冠筒中部，花药长柱形，花丝白色；花柱与雄蕊等长，柱头头状，稍伸出花冠喉部。果实长圆柱形，先端具 2 枚宿存萼裂片。花期 5—6 月，果期 8—9 月。

【生境分布】生于海拔 520～1640 米的沟边、灌丛、山坡林下或林缘。我市分布于狮子峰林场。

【采收加工】果实：成熟时采集，晒干。全株：夏、秋季采集，洗净，切片，鲜用或晒干。

【功能主治】祛风湿，解热毒。主治风湿筋骨疼痛，外用治痈疮红肿。

【用法用量】煎服：15～24 克。外用：捣烂外敷。

## （5）苦糖果 *Lonicera fragrantissima* subsp. *standishii* (Carr.) Hsu et H. J. Wang

【药名别名】裤裆泡。

【药用部位】为忍冬属植物苦糖果的根或茎叶。

【植物形态】半常绿或落叶灌木，高达 2 米；小枝、叶柄常有糙毛。叶对生，叶柄长 2～5 毫米；叶厚纸质，叶片卵状长圆形或卵状披针形，长 4～7 厘米，宽 2～3.5 厘米，先端渐尖，基部圆形，通常两面被刚伏毛及短腺毛或至少下面中脉被刚伏毛，有时中脉下部或基部两侧夹杂短糙毛，叶缘多少具硬毛。花先于叶或与叶同时开放，芳香，生于幼枝基部苞腋；总花梗长 5～10 毫米；

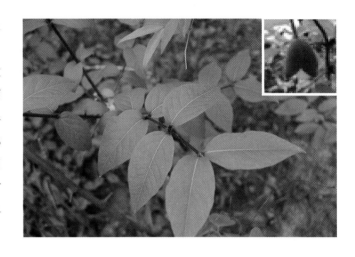

相邻两花萼合生达中部以上，萼檐微 5 裂；花冠白色，长约 1.5 厘米，花冠筒长约 5 毫米，基部具浅囊，上唇具 4 裂片，下唇长约 1 厘米；雄蕊内藏；花柱下部疏被糙毛。浆果红色，椭圆形，长约 1 厘米，相邻两果部分连合。花期 3—4 月，果期 5—6 月。

【生境分布】生于海拔 100～2000 米的向阳山坡灌丛中或溪涧旁。我市龟山有分布。

【采收加工】茎叶：夏、秋季采收。根：秋后挖取。分别鲜用或切段晒干。

【功能主治】祛风除湿，清热，止痛。用于风湿关节痛，劳伤，疔疮肿毒。

【用法用量】内服：煎汤，9～15 克；或泡酒。外用：适量，捣烂敷患处。

## （6）红白忍冬 *Lonicera japonica* var. *chinensis* (Wats.) Bak.

【药名别名】红花忍冬、红金银花。

【药用部位】为忍冬属植物红白忍冬的花蕾及茎叶。

【植物形态】红白忍冬为忍冬的变种。本变种和原变种区别在于其幼枝紫黑色，幼叶带紫红色，小苞片比萼筒狭，花冠外面紫红色，内面白色，上唇裂片较长，裂隙深，超过唇瓣的 1/2。

【生境分布】喜阳、耐阴，耐寒性强，耐干旱和水湿，适应性很强，对土壤要求不

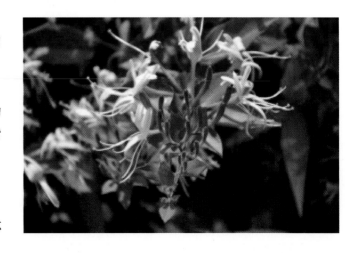

严，但以湿润、肥沃的深厚沙质土壤上生长最佳。常生于海拔 800 米的山坡上。我市分布于宋埠镇。

【采收加工】野生红白忍冬花蕾上部膨大尚未开放，呈青白色时采收最适宜，花采后应立即晾干或烘干。家种的一般在 5 月中下旬采第 1 次花，6 月中下旬采第 2 次花。

【功能主治】花：清热解毒；用于温病发热，热毒血痢，痈肿疔疮，喉痹及多种感染性疾病。忍冬藤（茎叶）：清热，解毒，通络；治温病发热，热毒血痢，传染性肝炎，痈肿疮毒，筋骨疼痛。

【用法用量】花：煎服 9 ～ 15 克，或入丸、散；外用，研末调敷。茎叶：煎服 9 ～ 30 克，或入丸、散，或浸酒；外用，煎水熏洗、熬膏贴或研末调敷。

## （7）红腺忍冬 *Lonicera hypoglauca Miq.*（暂定）

【药名别名】山银花。

【药用部位】为忍冬属植物红腺忍冬的花蕾或花。

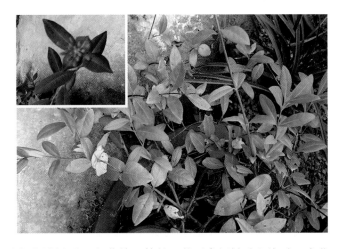

【植物形态】落叶藤本，幼枝、叶柄、叶下面和上面中脉及总花梗均密被上端弯曲的淡黄褐色短柔毛，有时还有糙毛。叶纸质，卵形至卵状矩圆形，长 6 ～ 9（11.5）厘米，顶端渐尖或尖，基部近圆形或带心形，下面有时粉绿色，有无柄或具极短柄的黄色至橘红色蘑菇形腺；叶柄长 5 ～ 12 毫米。双花单生至多朵集生于侧生短枝上，或于小枝顶集合成总状，总花梗比叶柄短或有时较长；苞片条状披针形，与萼筒几等长，外面有短糙毛和缘毛；小苞片卵圆形或卵形，顶端钝，很少卵状披针形而顶渐尖，长约为萼筒的 1/3，有缘毛；萼筒无毛或有时略有毛，萼齿三角状披针形，长为筒的 1/2 ～ 2/3，有缘毛；花冠有时有淡红晕，后变黄色，长 3.5 ～ 4 厘米，唇形，筒比唇瓣稍长，外面疏生倒微伏毛，并常具无柄或有短柄的腺；雄蕊与花柱均稍伸出，无毛。果实熟时黑色，近圆形，有时具白粉，直径 7 ～ 8 毫米；种子淡黑褐色，椭圆形，中部有凹槽及脊状突起，两侧有横沟纹，长约 4 毫米。花期 4—5 月，果期 10—11 月。

【生境分布】我市熊家铺、三河口等地有少量栽培。

【采收加工】适时采集花蕾或初开的花，干燥。

【功能主治】同忍冬。

【用法用量】同忍冬。

## （8）忍冬 *Lonicera japonica Thunb.*

【药名别名】金银花、二花、银花。

【药用部位】为忍冬属植物忍冬的花及茎枝。

【植物形态】多年生半常绿缠绕木质藤本，长达 9 米。茎中空，多分枝，幼枝密被短柔毛和腺毛。叶对生；叶柄长 4 ～ 10 厘米，密被短柔毛；叶纸质，叶片卵形、长圆卵形，长 2.5 ～ 8 厘米，宽 1 ～ 5.5 厘米，先端短尖、渐尖，基部圆形或近心形，全缘，两面和边缘均被短柔毛。花成对腋生，花梗密被短柔毛和腺毛；总花梗通常单生于小枝上部叶腋，与叶柄等长或稍短，生于下部者长 2 ～ 4 厘米，密被短柔毛和腺毛；苞片2枚，叶状，广卵形，花萼短小，萼筒长约2毫米，无毛，5齿裂，裂片卵状三角形，先端尖，外面和边缘密被毛；花冠唇形，长3～5厘米，上唇4浅裂，花冠筒细长，外面被短毛和腺毛，上唇4裂片先端钝形，下唇带状而反曲，花初开时为白色，2～3天后变金黄色。浆果球形，成熟时蓝黑色，有光泽。花期4—7月，果期6—11月。

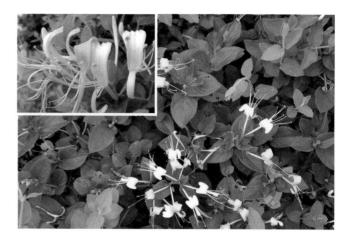

【生境分布】生于溪边、旷野疏林下或灌丛中。我市各乡镇都有分布。

【采收加工】花：夏初花开放前采收，干燥。忍冬藤（茎枝）：秋、冬季割取，晒干。

【功能主治】花：清热解毒，凉散风热；用于痈肿疔疮，喉痹，丹毒，热毒血痢，风热感冒，温病发热。忍冬藤：清热解毒，疏风通络；用于温病发热，热毒血痢，痈肿疮疡，风湿热痹，关节红肿热痛。

【用法用量】内服：①花：煎汤，9～15克；或入丸、散；②忍冬藤：煎汤，9～30克。

## （9）金银忍冬 *Lonicera maackii* (Rupr.) Maxim.

【药名别名】金银木、木银花。

【药用部位】为忍冬属植物金银忍冬的茎叶及花。

【植物形态】落叶灌木，高达6米，茎干直径达10厘米；树皮暗灰色或灰白色，幼枝被短柔毛和微腺毛；冬芽小，卵圆形，有5～6对或更多鳞片。叶纸质，卵状椭圆形至卵状披针形，极少长圆状披针形或倒卵状长圆形，长5～8厘米，先端渐尖或长渐尖，基部宽楔形至圆形；叶柄长2～5（8）毫米。总花梗极短，长1～2毫米；花芳香，生于幼枝叶腋；苞片条形，有时条状倒披针形而呈叶状，长3～6毫米；小苞片合生成对，均有柔毛；相邻2萼筒分离，长约2毫米，无毛或疏生微腺毛，萼齿宽三角形或披针形；花冠先白色后变黄色，长（1）2厘米，唇形；花丝与花柱均短于花冠；果实暗红色，圆形，直径5～6毫米。花期5—6月，果期8—10月。

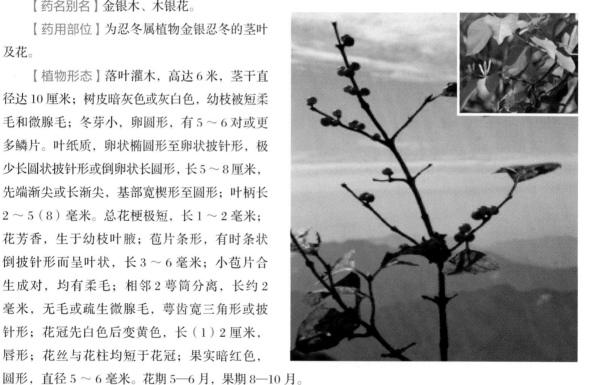

【生境分布】常生于海拔1800米的林中或林缘溪流附近的灌丛中。我市主要分布于三河口镇一带，我市林业局大院有栽培。

【采收加工】5—6月采花，夏、秋季采茎叶，鲜用或切段晒干。

【功能主治】祛风，清热，解毒。用于感冒，咳嗽，咽喉肿痛，目赤肿痛，肺痈，乳痈，湿疮。

【用法用量】内服：煎汤，9 ～ 15 克。外用：适量，捣烂外敷，或煎水洗。

## （10）灰毡毛忍冬 *Lonicera macranthoides* Hand. -Mazz.

【药名别名】双花、大金银花。

【药用部位】为忍冬属植物灰毡毛忍冬（栽培品）的花和藤茎。

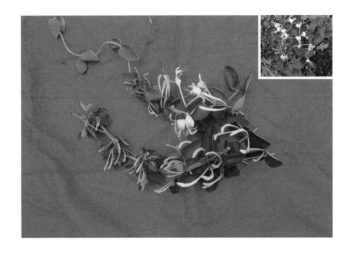

【植物形态】藤本，幼枝被开展的硬毛。叶卵状椭圆形至卵状矩圆形，稀披针形，长 4 ～ 11 厘米，顶端尖至渐尖，基部圆形至近心形，上面中脉上有小硬毛，边有毛，下面生毡毛和硬毛并杂有极少数橘红色腺毛。总花梗多个集生呈伞房状；萼筒无毛，萼齿披针形，长约 1.5 毫米，有小硬毛；花冠先白色后转黄色，有微香，外具小硬毛、微毛和腺毛，长 4.5 ～ 7 厘米，唇形，上唇具 4 裂片，下唇反卷，2 ～ 3 倍短于花冠筒；雄蕊 5，与花柱均稍超过花冠。浆果球形，直径约 7 毫米，黑色。花期 6 月中旬至 7 月上旬，果期 10—11 月。

【生境分布】为引进栽培品种。

【采收加工】同忍冬。

【功能主治】同忍冬。

【用法用量】同忍冬。

【附注】本品的标本采自我市三河口镇平堵山的种植基地。

## （11）接骨草 *Sambucus chinensis* Lindl.

【药名别名】陆英、八棱麻。

【药用部位】为接骨木属植物接骨草的根或全草。

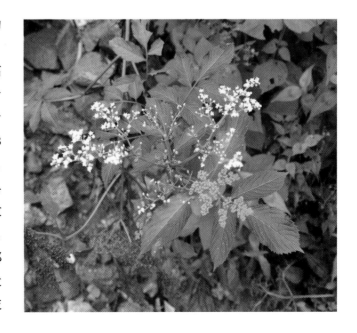

【植物形态】高大草本或半灌木，高 1 ～ 2 米；茎有棱条，髓部白色。羽状复叶的托叶叶状或有时退化成蓝色的腺体；小叶 2 ～ 3 对，互生或对生，狭卵形，长 6 ～ 13 厘米，宽 2 ～ 3 厘米，嫩时上面被疏长柔毛，先端长渐尖，基部钝圆，两侧不等，边缘具细锯齿，近基部或中部以下边缘常有 1 或数枚腺齿；顶生小叶卵形或倒卵形，基部楔形，有时与第一对小叶相连，小叶无托叶，基部一对小叶有时有短柄。复伞形花序顶生，大而疏散，总花梗基部托以叶状总苞片，分枝三至五出，纤细，被黄色疏柔毛；杯形不孕性花不脱落，可孕性花小；萼筒杯状，萼齿三角形；花冠白色，仅基部连合，花药黄色或紫色；子房3室，花柱极短或几无，柱头3裂。果实红色，近圆形，直径3～4毫米；核2～3粒，卵形，长2.5毫米，表面有小疣状突起。花期4—5月，果熟期8—9月。

【生境分布】生于海拔100～2000米的山坡、沟边，也有栽培。我市各地有分布。

【采收加工】全年可采，洗净切碎，晒干或鲜用。

【功能主治】根：散瘀消肿，祛风活络；用于跌打损伤，扭伤肿痛，骨折疼痛，风湿关节痛。茎、叶：利尿消肿，活血止痛；用于肾炎水肿，腰膝酸痛；外用治跌打肿痛。

【用法用量】煎服：9～15克（鲜品60～120克）。外用：捣烂外敷，或煎洗，或研末调敷。

## （12）接骨木 *Sambucus williamsii* Hance

【药名别名】接骨丹。

【药用部位】为接骨木属植物接骨木的茎枝或全株。

【植物形态】落叶灌木或小乔木，高5～6米；老枝淡红褐色，具明显的长椭圆形皮孔，髓部淡褐色。羽状复叶有小叶2～3对，有时仅1对，侧生小叶片卵圆形、狭椭圆形至倒矩圆状披针形，长5～15厘米，宽1.2～7厘米，顶端尖、渐尖至尾尖，边缘具不整齐锯齿，有时基部或中部以下具1至数枚腺齿，基部楔形或圆形，有时心形，两侧不对称，最下一对小叶有时具长0.5厘

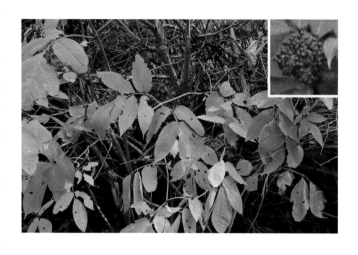

米的柄，顶生小叶卵形或倒卵形，顶端渐尖或尾尖，基部楔形，具长约2厘米的柄，初时小叶上面及中脉被稀疏短柔毛，后光滑无毛，叶搓揉后有臭气。花与叶同出，圆锥形聚伞花序顶生，长5～11厘米，宽4～14厘米，具总花梗，花序分枝多成直角开展，花冠蕾时带粉红色，开后白色或淡黄色，筒短，裂片矩圆形或长卵圆形，长约2毫米；雄蕊与花冠裂片等长，开展，花丝基部稍肥大，花药黄色；子房3室，花柱短，柱头3裂。果实红色，极少蓝紫黑色，卵圆形或近圆形。花期一般4—5月，果熟期9—10月。

【生境分布】生于山坡、宅旁，也有栽培。我市山区丘陵各地有分布。

【采收加工】夏、秋季采收，洗净，鲜用或晒干。

【功能主治】接骨续筋，活血止痛，祛风利湿。用于骨折，跌打损伤，风湿性关节炎，痛风，大骨节病，急、慢性肾炎；外用治创伤出血。

【用法用量】内服：煎汤，9～15克；或入丸、散。外用：捣烂外敷或煎水熏洗。

## （13）短序荚蒾 *Viburnum brachybotryum* Hemsl.

【药名别名】尖果荚蒾、水冬瓜。

【药用部位】为荚蒾属植物短序荚蒾的根、叶和花。

【植物形态】常绿灌木或小乔木，高达8米，小苞片被黄褐色簇状毛；小枝黄白色，散生凸起的圆

形皮孔。叶革质，倒卵形、倒卵状矩圆形，长7～20厘米，顶端渐尖，基部宽楔形，边缘自基部1/3以上疏生尖锯齿，上面深绿色有光泽，下面散生黄褐色簇状毛，侧脉5～7对，弧形，上面略凹陷，小脉横列；叶柄长1～2厘米，初时散生簇状毛，后变无毛。圆锥花序顶生，呈假腋生状，长5～11厘米，宽2.5～8.5厘米；苞片和小苞片宿存；花雌雄异株，生于花序轴的第二至第三级分枝上，无梗；萼筒筒状钟形，长约1.5毫米，萼齿卵形，顶钝，长约1毫米；花冠白色，辐状，直径4～5毫米，裂片开展，卵形，顶钝，长约1.5毫米；雄蕊花药黄白

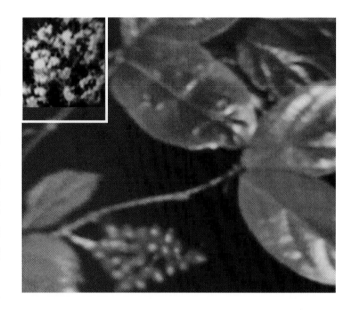

色，宽椭圆形；柱头头状，3裂。果实鲜红色，卵圆形，顶端渐尖，基部圆形，长约1厘米，直径约6毫米；常有毛；核卵圆形或长卵形，稍扁，长约8毫米，直径约5毫米，有1条深腹沟。花期1—3月，果期7—8月。

【生境分布】生于海拔500～1900米的山谷密林或山坡灌丛中。我市狮子峰有分布。

【采收加工】花期摘花，晒干。夏、秋季采集根叶。根，洗净切片，晒干；叶，鲜用或晒干。

【功能主治】根：清热止痒，祛风除湿；用于风湿关节痛，跌打损伤。叶：用于皮肤瘙痒。花：用于风热咳喘。

【用法用量】参考荚蒾。

## （14）荚蒾　*Viburnum dilatatum* Thunb.

【药名别名】酸果子。

【药用部位】为荚蒾属植物荚蒾的根或枝叶。

【植物形态】灌木，高达3米。叶宽倒卵形至椭圆形，长3～9厘米，顶端渐尖至骤尖，边有齿，上面疏生柔毛，下面近基部两侧有少数腺体和无数细小腺点，脉上常生柔毛或星状毛；侧脉6～7对，伸达齿端；叶柄长1～1.5厘米。花序复伞形状，直径4～8厘米；萼筒长约1毫米，有毛至仅具腺点；花冠白色，辐状，长约2.5毫米，无毛至生疏毛；雄蕊5，长于花冠。核果红色，椭圆状卵形，长7～8毫米；核扁，背具2、腹具3浅槽。花期5—6月，果期9—11月。

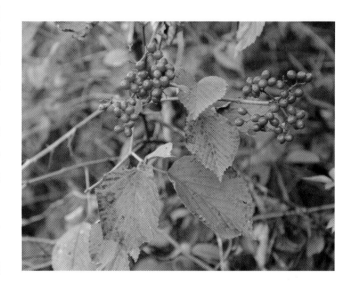

【生境分布】生于山地或丘陵地区的灌

丛中。我市山区丘陵各地有分布。

【采收加工】夏、秋季采集，晒干或鲜用。

【功能主治】枝叶：清热解毒，疏风解表；用于疔疮发热，风热感冒；外用治过敏性皮炎。根：祛瘀消肿；用于淋巴结炎（由丝虫病引起），跌打损伤。

【用法用量】枝叶：煎服，15～30克；外用适量，煎水温洗患处。根：15～30克，水煎或水酒各半煎服。

## （15）宜昌荚蒾 *Viburnum erosum* Thunb.

【药名别名】野绣球、糯米条子。

【药用部位】为荚蒾属植物宜昌荚蒾的根或枝叶。

【植物形态】落叶灌木，高达3米；当年小枝连同芽、叶柄和花序均密被簇状短毛和简单长柔毛，二年生小枝带灰紫褐色，无毛。叶纸质，形状变化很大，卵状披针形、卵状矩圆形、狭卵形、椭圆形或倒卵形，长3～11厘米，顶端尖、渐尖或急渐尖，基部圆形、宽楔形或微心形，边缘有波状小尖齿，上面无毛或疏被叉状或簇状短伏毛，下面密被由簇状毛组成的茸毛，近基部两侧有少数腺体，侧脉7～10（14）对，直达齿端；叶柄长3～5毫米，被粗短毛，基部有2枚宿存、钻形小托叶。复伞形式聚伞花序生于具1对

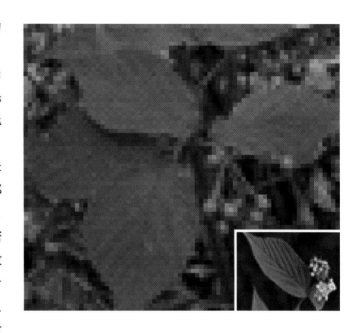

叶的侧生短枝之顶，直径2～4厘米，总花梗长1～2.5厘米，第一级辐射枝通常5条，花生于第二至第三级辐射枝上，常有长梗；萼筒筒状，长约1.5毫米，被茸毛状簇状短毛，萼齿卵状三角形，顶钝，具缘毛；花冠白色，辐状，直径约6毫米，无毛或近无毛，裂片圆卵形，长约2毫米；雄蕊略短于至长于花冠，花药黄白色，近圆形；花柱高出萼齿。果实红色，宽卵圆形，长6～7（9）毫米；核扁，具3条浅腹沟和2条浅背沟。花期4—5月，果期8—10月。

【生境分布】生于山坡林缘的沟、岸边。我市黄土岗、龟山等地有分布。

【采收加工】枝叶：春、夏季采收，鲜用或晒干。根：全年可采，洗净切片，晒干。

【功能主治】清热，祛风，除湿，止痒。根主治风湿痹痛。

【用法用量】煎服：6～9克。

## （16）绣球荚蒾 *Viburnum macrocephalum* Fort.

【药名别名】木绣球。

【药用部位】为荚蒾属植物绣球荚蒾的茎。

【植物形态】落叶或半常绿灌木，高达4米；幼枝、叶柄及花序均密被灰白色或黄白色簇状短毛，后

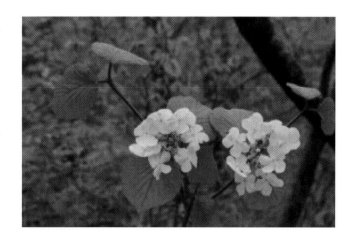

渐变无毛，老枝树皮灰褐色或灰白色。叶纸质，卵形至椭圆形或卵状长圆形，长 5 ～ 11 厘米，先端钝或稍尖，基部圆或微心形，边缘有小齿，上面初时密被簇状短毛，后仅中脉有毛，下面被疏生簇状短毛，侧脉 5 ～ 6 对，侧脉近叶缘时互相网结，不直达齿端；叶柄长 10 ～ 15 毫米。聚伞花序直径 8 ～ 15 厘米，全部由大型不孕花组成；萼筒筒状，长约 2.5 毫米，宽约 1 毫米，无毛，萼齿与萼筒几等长，矩圆形，顶钝；花冠白色，辐状，直径 1.5 ～ 4 厘米，裂片圆状倒卵形；雄蕊长约 3 毫米，

着生于花冠筒基部，稍高于花冠，花药小，近圆形；雌蕊不育。核果先红后黑，长 8 ～ 12 毫米。花期 4—5 月，果期 5—9 月。

【生境分布】常生于海拔 1000 米以下的丘陵、山坡林下或灌丛中，庭园亦常有栽培。我市野生品种主要分布于狮子峰林场一带。

【采收加工】夏、秋季采集，切片，鲜用或晒干。

【功能主治】清热解毒，杀虫止痒。

【用法用量】参考宜昌荚蒾相关内容。

## （17）琼花荚蒾　*Viburnum macrocephalum* f. *keteleeri* (Carr.) Rehd.

【药名别名】琼花、蝴蝶木。

【药用部位】为荚蒾属植物琼花荚蒾的茎。

【植物形态】琼花荚蒾为绣球荚蒾的变种。本变种和原变种的区别在于其聚伞花序仅周围具大型的不孕花，花冠直径 3 ～ 4.2 厘米，裂片倒卵形或近圆形，顶端常凹缺；可孕花的萼齿卵形，长约 1 毫米，花冠白色，辐状，直径 7 ～ 10 毫米，裂片宽卵形，长约 2.5 毫米，筒部长约 1.5 毫米，雄蕊稍高出花冠，花药近圆形，长约 1 毫米。果实红色而后变黑色，椭圆形，长约 12 毫米；核扁，矩圆形至宽椭圆形，长 10 ～ 12 毫米，直径 6 ～ 8 毫米，有 2 条浅背沟和 3 条浅腹沟。花期 4 月，果期 9—10 月。

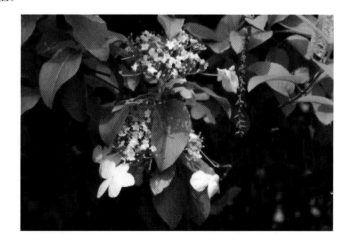

【生境分布】生于丘陵、山坡林下或灌丛中，庭园亦常有栽培。我市分布于三河口镇一带。

【采收加工】夏、秋季采集，切片，鲜用或晒干。

【功能主治】清热解毒，杀虫止痒。

【用法用量】参考宜昌荚蒾。

## （18）黑果荚蒾 *Viburnum melanocarpum* Hsu

【药名别名】糯米条。

【药用部位】为荚蒾属植物黑果荚蒾的果实。

【植物形态】落叶灌木，当年生小枝浅灰黑色，连同叶柄和花序均疏被带黄色簇状短毛，二年生小枝变红褐色而无毛。冬芽密被黄白色细短毛。叶纸质，倒卵形、圆状倒卵形或宽椭圆形，顶端常骤短渐尖，基部圆形、浅心形或宽楔形，边缘有小齿，齿顶有小凸尖。复伞形式聚伞花序生于具1对叶的短枝之顶，散生微细腺点，总花梗纤细；萼筒筒状倒圆锥形，被少数簇状微毛或无毛，具红褐色微细腺点，萼齿宽卵形，顶钝；花冠白色，辐状，无毛，裂片宽卵形。果实由

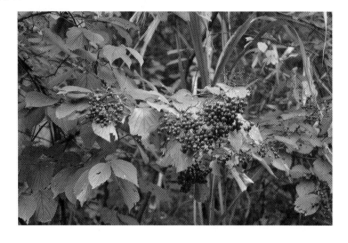

暗紫红色转为酱黑色，有光泽，椭圆状圆形，核扁，卵圆形，多少呈浅杓状，腹面中央有1条纵向隆起的脊。花期4—5月，果期9—10月。

【生境分布】生于山坡林缘或灌丛中。我市分布于小漆园。

【采收加工】秋季采集，晒干。

【功能主治】治疗无名肿毒，外伤出血。

【用法用量】尚未查到相关资料或参照茶荚蒾果实内容。

## （19）鸡树条 *Viburnum opulus* var. *calvescens* (Rehd.) Hara

【药名别名】天目琼花。

【药用部位】为荚蒾属植物鸡树条的枝、叶。

【植物形态】落叶灌木，高2～3米。小枝、叶柄和总花梗均无毛。叶下面仅脉腋集聚簇状毛或有时脉上亦有少数长伏毛。树皮暗灰褐色，有纵条及软木条层；小枝褐色至赤褐色，具明显条棱。叶浓绿色，单叶对生；卵形至阔卵圆形，长6～12厘米，宽5～10厘米，通常浅3裂，基部圆形或截形，具掌状三出脉，裂片微向外开展，中裂长于侧裂，先端均渐尖或凸尖，边缘具不整齐的大齿，上面黄绿色，无毛，下面淡绿色，脉腋有茸毛；叶柄粗壮，无毛，近端处有腺点。

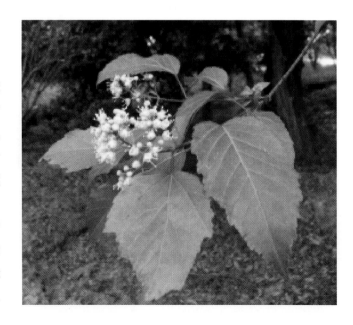

伞形聚伞花序顶生，紧密多花，由 6～8 小伞房花序组成，直径 8～10 厘米，能孕花在中央，外围有不孕的辐射花，总花梗粗壮，长 2～5 厘米；花冠白色，辐状，5 裂，直径 5 毫米；花药紫色；核果球形，直径约 8 毫米，红色。种子圆形，扁平。花期 5—6 月，果期 8—9 月。

【生境分布】生于海拔 1000～1650 米的溪谷边疏林下或灌丛中。我市主要分布在狮子峰林场老屋湾。

【采收加工】夏、秋季采收嫩枝叶，鲜用或切段晒干。

【功能主治】通经活络，解毒止痒。用于腰腿疼痛，闪腰岔气，疮疖，疥癣，皮肤瘙痒。

【用法用量】内服：煎汤，9～12 克；或研末。外用：适量，煎水洗。

### （20）茶荚蒾 *Viburnum setigerum* Hance

【药名别名】鸡公柴、对月木。

【药用部位】为荚蒾属植物茶荚蒾的根和果。

【植物形态】落叶灌木，高达 4 米。芽及叶干后变黑色、黑褐色或灰黑色；当年生小枝浅灰黄色，多少有棱角，无毛，二年生小枝灰色、灰褐色或紫褐色。冬芽通常长 5 毫米以下，最长可达 1 厘米许，无毛，外面 1 对鳞片为芽体长的 1/3～1/2。叶纸质，卵状矩圆形至卵状披针形，极少卵形或椭圆状卵形，长 7～12 厘米，顶端渐尖，基部圆形，边缘基部除外疏生尖锯齿，上面初时中

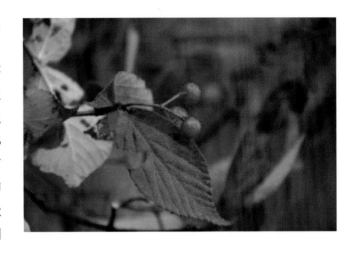

脉被长纤毛，后变无毛，下面仅中脉及侧脉被浅黄色贴生长纤毛，近基部两侧有少数腺体，侧脉 6～8 对；叶柄长 1～1.5 厘米，有少数长伏毛或近无毛。复伞形式聚伞花序，无毛或少被长伏毛，有极小红褐色腺点，直径 2.5～4（5）厘米，常弯垂，总花梗长 1～2.5 厘米，有或无梗；萼筒长约 1.5 毫米，无毛和腺点，萼齿卵形，长约 0.5 毫米，顶钝形；花冠白色，干后变茶褐色，辐状，直径 4～6 毫米，无毛，裂片卵形；雄蕊与花冠几乎等长，花药圆形，极小。果序弯垂，果实红色，卵圆形，长 9～11 毫米；核甚扁，卵圆形，长 8～10 毫米，直径 5～7 毫米，有时小，间或卵状矩圆形，直径仅 4～5 毫米，凹凸不平，腹面扁平或略凹陷。花期 4—5 月，果期 9—10 月。

【生境分布】生于海拔 200～1650 米的山谷溪涧旁疏林灌丛中。我市狮子峰和三河口镇有分布。

【采收加工】根：秋后采挖，洗净，切片晒干。果：秋季果实成熟时采收，晒干。

【功能主治】果：健脾，用于消化不良，食欲不振。根：清热利湿，活血止血；主治小便白浊，肺痈，吐血，热瘀经闭。

【用法用量】煎服：根，15～30 克；果，10～15 克。

### （21）桦叶荚蒾 *Viburnum betulifolium* Batal.

【药名别名】卵叶荚蒾、红对节子、高粱花。

【药用部位】为荚蒾属植物桦叶荚蒾的根。

【植物形态】灌木至小乔木，高 2～5 米；幼枝紫褐色。叶卵形、宽卵形至卵状矩圆形或近菱形，

长 4 ～ 13 厘米，顶端尖至渐尖，边有齿，两面无毛或上面有叉毛，下面密生星状毛，近基部两侧有少数腺体；侧脉 4 ～ 6 对，伸达齿端；叶柄长 0.8 ～ 2.5 厘米，有钻形托叶，有时托叶不显。花序复伞状，直径 5 ～ 11 厘米，近无毛至密生星状毛；萼筒长约 1.5 毫米，具腺体至密生星状毛，萼檐具 5 微齿；花冠白色，长约 3 毫米，辐状，外面无毛或有星状毛；雄蕊 5，稍短至稍长于花冠。核果近球形，直径 6 ～ 7 毫米，红色，核扁，背具 2 浅槽，腹具 1 浅槽。花期 6—7 月，果期 9—10 月。

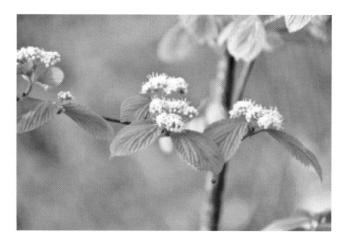

【生境分布】生于海拔 1100 ～ 3100 米的山谷林中或山坡灌丛中。我市分布于狮子峰林场和三河口镇一带。

【采收加工】秋季采挖，除去杂质，洗净切片，鲜用或晒干。

【功能主治】调经，涩精。主治月经不调，梦遗虚滑，肺热口臭及白浊带下等症。

【用法用量】内服：煎汤，30 ～ 60 克；或炖肉服。

## （22）日本珊瑚树 *Viburnum odoratissimum* var. *awabuki* (K. Koch) Zabel ex Rumpl.

【药名别名】法国冬青、早禾树。

【药用部位】为荚蒾属植物日本珊瑚树的叶、树皮和根。

【植物形态】常绿灌木或小乔木，高达 10（15）米；枝灰色或灰褐色，有凸起的小瘤状皮孔，无毛或有时稍被褐色簇状毛。冬芽有 1 ～ 2 对卵状披针形的鳞片。叶革质，倒卵状矩圆形至矩圆形，很少倒卵形，长 7 ～ 13（16）厘米，顶端钝或急狭而钝头，基部宽楔形，边缘常有较规则的波状浅钝锯齿，侧脉 6 ～ 8 对。圆锥花序通常生于具两对叶的幼枝顶，长 9 ～ 15 厘米，直径 8 ～ 13

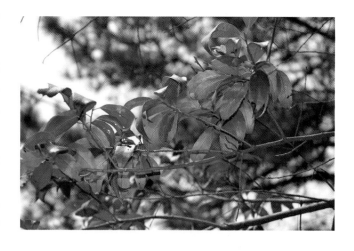

厘米；花冠筒长 3.5 ～ 4 毫米，裂片长 2 ～ 3 毫米；花柱较细，长约 1 毫米，柱头常高出萼齿。果核通常倒圆形至倒卵状椭圆形，长 6 ～ 7 毫米。其他性状同珊瑚树。花期 5—6 月，果期 9—10 月。

【生境分布】为我市引进的园林绿化植物，五脑山及城区有栽培。

【采收加工】叶、树皮于春、夏季采收。根，全年均可采收。树皮、根切段晒干，叶鲜用。

【功能主治】祛风除湿，通经活络。用于感冒，风湿痹痛，跌打肿痛，骨折。

【用法用量】煎服：根，9 ～ 15 克；树皮，30 ～ 60 克。叶：外用适量，捣烂敷患处。

【附注】本品为珊瑚树的变种，其药用资料同珊瑚树。

### （23）蝴蝶戏珠花 *Viburnum plicatum* var. *tomentosum* (Thunb.) Miq.

【药名别名】蝴蝶树、苦酸汤、绣球。

【药用部位】为荚蒾属植物蝴蝶戏珠花的根。

【植物形态】落叶灌木，高达 3 米；当年生小枝浅黄褐色，四角状，被由黄褐色簇状毛组成的茸毛，二年生小枝灰褐色或灰黑色，稍具棱角，散生圆形皮孔，老枝圆筒形，近水平状开展。冬芽有 1 对披针状三角形鳞片。叶纸质，较狭，宽卵形或矩圆状卵形，有时椭圆状倒卵形，两端有时渐尖，下面常带绿白色，侧脉 10 ～ 17 对。花序直径 4 ～ 10

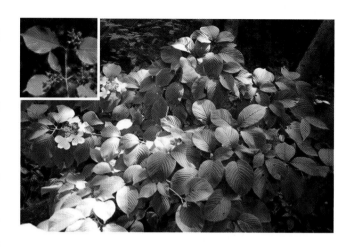

厘米，外围有 4 ～ 6 朵白色、大型的不孕花，具长花梗，花冠直径达 4 厘米，不整齐 4 ～ 5 裂；中央可孕花直径约 3 毫米，萼筒长约 15 毫米，花冠辐状，黄白色，裂片宽卵形，长约等于筒，雄蕊高出花冠，花药近圆形。果实先红色后变黑色，宽卵圆形或倒卵圆形，长 5 ～ 6 毫米，直径约 4 毫米；核扁，两端钝形，有 1 条上宽下窄的腹沟，背面中下部还有 1 条短的隆起之脊。花期 4—5 月，果期 8—9 月。

【生境分布】生于海拔 600 ～ 1800 米的山坡林缘，也有栽培。我市黄土岗镇小漆园村有野生分布。

【采收加工】全年可采，洗净，切片，晒干。

【功能主治】清热解毒，健脾消积，祛风止痛。用于疮毒，淋巴结炎，小儿疳积，风热感冒，风湿痹痛。

【用法用量】煎服：3 ～ 9 克。外用：适量，烧存性研末调敷。

### （24）半边月 *Weigela japonica* var. *sinica* (Rehd.) Bailey

【药名别名】水马桑。

【药用部位】为锦带花属植物半边月的根及枝叶。

【植物形态】落叶灌木，高达 6 米。树皮灰白色；幼枝无毛或有短柔毛。叶长卵形至卵状椭圆形，极少倒卵形，长 5 ～ 15 厘米，宽 3 ～ 8 厘米，先端渐尖至长渐尖，基部阔楔形至圆形，边缘具锯齿，上面疏生短柔毛，下面密生短柔毛；叶柄长 8 ～ 12 毫米，有柔毛。单花，或具 3 朵花组成腋生或顶生的聚伞花序；萼筒长 10 ～ 12 毫米，萼齿条形，

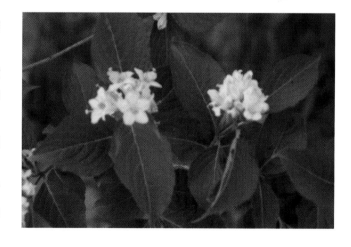

长 5 ～ 10 毫米，被柔毛；花冠白色或淡红色，花开后逐渐变红色，钟状漏斗形，长 2.5 ～ 3.5 厘米，外面疏被短柔毛或近无毛，筒基部呈狭筒形，中部以上突然扩大，裂片 5，开展；雄蕊 5，着生于近花冠中部，花丝白色，花药黄褐色；花柱细长，柱头盘形，伸出花冠外。蒴果长圆柱形，长 1.5 ～ 2 厘米，先端有短柄状喙，疏生柔毛；种子具狭翅。花期 4—5 月。其为日本锦带花的变种。

【生境分布】生于海拔 450 ～ 1800 米的山坡林下、灌丛中。我市分布于狮子峰林场。

【采收加工】枝叶：春、夏季采收，切段晒干。根：秋、冬季采挖，洗净切片，晒干。

【功能主治】根：益气，健脾；治脾虚食少，消化不良。枝叶：清热解毒，治痈疽，疮疖。

【用法用量】根：煎服，9 ～ 15 克；或炖鸡蛋或猪肉。枝叶：外用适量，煎水洗。

## 169. 败酱科 Valerianaceae

### （1）窄叶败酱 *Patrinia angustifolia* Hemsl.

【药名别名】墓头回、苦菜。

【药用部位】为败酱属植物窄叶败酱的全草。

【植物形态】多年生草本，根状茎较长。茎直立，茎生叶对生，卵形或宽卵形，罕线状披针形，中部叶卵形、卵状披针形或近菱形，具圆齿，茎下部和中部叶常不分裂或有时基部仅具 1 ～ 2 对裂片。花黄色，组成顶生伞房状聚伞花序，瘦果长圆形或倒卵形，分为不育子室和能育子室，翅状果苞干膜质，倒卵形、倒卵状长圆形或倒卵状椭圆形。花期 7—9 月，果期 8—10 月。

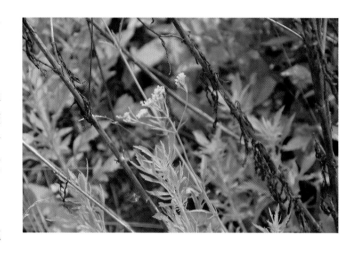

【生境分布】生于山坡、路旁灌丛中。我市各地都有分布。

【采收加工】夏季采收，除去杂质，洗净晒干。

【功能主治】散寒，燥湿。治风寒感冒，疟疾，肠炎。

【用法用量】煎服：15 ～ 30 克。

【附注】本植物的带根全草，在某些地区有时亦作败酱草类品种入药。

### （2）黄花败酱 *Patrinia scabiosaefolia* Fisch. ex Trev.

【药名别名】黄花龙牙、败酱草、苦菜。

【药用部位】为败酱属植物黄花败酱的全草。

【植物形态】多年生草本，高 70 ～ 130 厘米。地下根茎细长，横卧生，有特殊臭气。基生叶丛生，有长柄，花时叶枯落；茎生叶对生；柄长 1 ～ 2 厘米，上部叶渐无柄；叶片 2 ～ 3 对羽状深裂，长 5 ～ 15 厘米，中央裂片最大，椭圆形或卵形，两侧裂片窄椭圆形至线形，先端渐尖，叶缘有粗锯齿，两面疏被粗毛或无毛。聚伞状圆锥花序集成疏

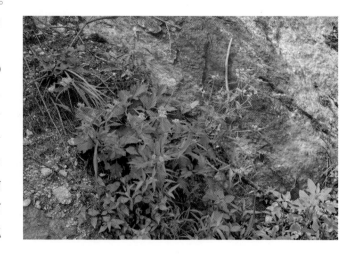

而大的伞房状花序，腋生或顶生；总花梗常仅相对两侧或仅一侧被粗毛，花序基部有线形总苞片 1 对，甚小；花直径约 3 毫米；花萼短，萼齿 5，不明显；花冠黄色，上部 5 裂，冠筒短，内侧具白色长毛；雄蕊 4，与缘稍扁，由背部向两侧延展成窄翅状。花期 7—9 月，果期 9—10 月。

【生境分布】生于山坡、灌丛中。我市各地都有分布。

【采收加工】夏、秋季开花前采收，洗净，晒干。

【功能主治】清热解毒，排脓破瘀。治肠痈，下痢，赤白带下，产后瘀滞腹痛，目赤肿痛，痈肿疔癣。

【用法用量】煎服：9 ～ 15 克（鲜品 60 ～ 120 克）。外用：捣烂敷患处。

### （3）白花败酱　*Patrinia villosa* (Thunb.) Juss.

【药名别名】败酱草、攀倒甑、苦菜。

【药用部位】为败酱属植物白花败酱的全草。

【植物形态】多年生草本，高 50 ～ 100 厘米。根茎横卧或斜坐，有特殊的臭气，如腐败的酱味。茎直立，具倒生的白色粗毛，上部稍有分枝。叶对生；叶片卵形，长 3 ～ 10 厘米，宽 1.5 ～ 5 厘米，边缘具粗锯齿，或 3 裂而基部裂片很小，两面均有粗毛，先端尖锐，基部窄狭；下部叶有翼柄，上部叶近于无柄。聚伞花序多分枝，呈伞房状的圆锥花序；花冠 5 裂，白色，筒部短，无距；雄蕊 4；子房下位，3 室，柱头头状。果实倒卵形，长约 2 毫米，背部有一小苞所成的圆翼，长、宽各约 5 毫米。花期 9 月。

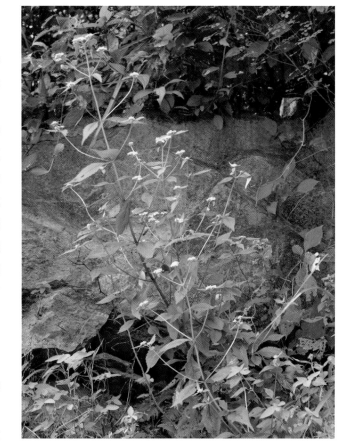

【生境分布】生于山坡路边或灌丛中。我市各地都有分布。

【采收加工】夏、秋季采集，洗净，鲜用或晒干。

【功能主治】清热解毒，活血排脓。主治肠痈，肺痈，痈肿，痢疾，产后瘀滞腹痛。

【用法用量】煎服：10 ～ 15 克。外用：鲜品适量，捣烂敷患处。

【附注】本品和黄花败酱同被《中国药典》作为正品败酱草收载。我市习用的败酱草则为十字花科植物菥蓂，亦称南败酱、苏败酱。

### （4）宽叶缬草　*Valeriana officinalis* var. *latifolia* Miq.

【药名别名】拔地麻、缬草、珍珠香。

【药用部位】为缬草属植物宽叶缬草的根及根茎。

【植物形态】多年生高大草本，高可达 100 ～ 150 厘米；根状茎粗短呈头状，须根簇生；茎中空，

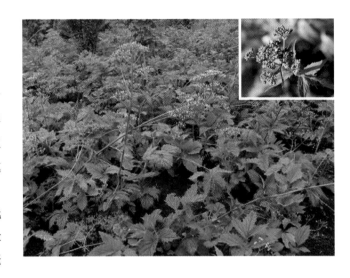

有纵棱，被粗毛，尤以节部为多，老时毛少。匍匐枝叶、基出叶和基部叶在花期常凋萎。茎生叶卵形至宽卵形，羽状深裂，裂片7～11；中央裂片与两侧裂片近同形同大小，但有时与第1对侧裂片合生成3裂状，裂片披针形或条形，顶端渐窄，基部下延，全缘或有疏锯齿，两面及柄轴多少被毛。花序顶生，成伞房状三出聚伞圆锥花序；小苞片中央纸质，两侧膜质，长椭圆状长圆形、倒披针形或线状披针形，先端芒状凸尖，边缘多少有粗缘毛。花冠淡紫红色或白色，长4～5（6）毫米，花冠裂片椭圆形，雌、雄蕊约与花冠等长。瘦果长卵形，长4～5毫米，基部近平截，光秃或两面被毛。花期5—7月，果期6—10月。

【生境分布】生于山坡或草丛中。我市福田河镇、黄土岗镇小漆园村有分布。

【采收加工】秋季采挖，去净泥土及杂质，洗净，晒干。

【功能主治】安神，理气，止痛。用于神经衰弱，失眠，癔症，癫痫，胃腹胀痛，腰腿痛，跌打损伤。

【用法用量】内服：煎汤，3～9克；或研末，或浸酒。外用：适量，研末调敷。

# 170. 川续断科 Dipsacaceae

## （1）川续断 *Dipsacus asperoides* C. Y. Cheng et T. M. Ai

【药名别名】续断、川断。

【药用部位】为川续断属植物川续断的根。

【植物形态】多年生草本，高60～90厘米。根长锥形，主根明显，具细长须根。茎直立，多分枝，具棱和浅槽，生细柔毛，棱上疏生刺毛。叶对生，基生叶有长柄，叶片羽状深裂，先端裂片较大，叶端渐尖，边缘有粗锯齿；茎生叶多为3裂，中央裂片最大，椭圆形，长11～13厘米，宽4～6厘米，两侧裂片较小，边缘有粗锯齿，两面被白色贴伏柔毛；茎梢的叶3裂或全缘，具短柄。花小，多数，球形头状花序；总苞片数枚，狭披针形，每花外有一苞片，阔倒卵形；副萼具4钝齿，密生柔毛；萼浅盘状，具4齿，花冠白色或浅黄色，具4枚较深的裂片，花冠管基部渐狭，外侧密被下向的长柔毛；雄蕊4，着生于花冠管之上部，花丝细长，伸出花冠外；雌蕊1，柱头扁短杆状。瘦果椭圆楔形，具4棱，淡褐色。花期8—9月，果期9—10月。

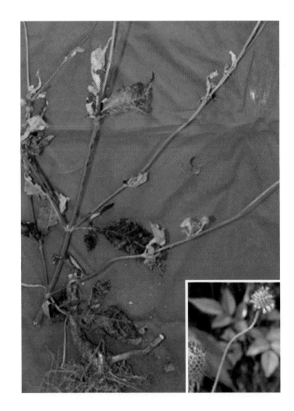

【生境分布】原黄土岗卫生所燕子岩药材场有栽培。原种是从外地引进的还是由当地野生品种移栽的不详。本标本为龟山电视塔下之野生品，为这次普查全省统一鉴定。

【采收加工】8—10 月采挖，洗净泥沙，除去根头、尾梢及细根，阴干或炕干。

【功能主治】补肝肾，强筋骨，续折伤，止崩漏。用于肝肾不足，腰膝酸软，风湿痹痛，跌扑损伤，筋伤骨折，崩漏，胎漏。

【用法用量】内服：煎汤，6 ～ 15 克；或入丸、散。外用：鲜品适量，捣烂外敷。

【附注】本品原始资料见《湖北药用植物名录》。

### （2）续断　*Dipsacus japonicus* Miq.

【药名别名】野续断、日本续断。

【药用部位】为川续断属植物续断的根。

【植物形态】多年生草本，高 1 米以上。茎枝 4 ～ 6 棱，棱上有倒钩刺。不育叶长椭圆形，不裂及 3 裂，有长柄；茎生叶对生，倒卵状椭圆形，长达 20 厘米，宽达 8 厘米，3 ～ 5 羽状深裂，中央裂最大，两侧渐小，各片基部下延成窄翅，边缘粗齿，两面被疏白毛，背脉和叶柄均有钩刺。花序刺球状，顶生，长 2 ～ 3 厘米，基部有条状总苞片数片；苞片多数，螺旋密列，长倒卵形，顶端稍平截，中央有锥刺状长喙，喙有白色长刺毛；花通常较苞片短；花萼皿状，4 裂极浅，外被白毛；花冠紫红色，漏斗状，基部成短细筒，内、外均被毛，裂片 4，2 片稍大；雄蕊 4，稍伸出；子房下位，包于囊状小总苞中。果时苞片增长，达 15 毫米，喙刺稍长于片部，小总苞四棱柱状，顶有 8 齿。瘦果稍外露，长圆楔形。花期 8—9 月，果期 9—11 月。

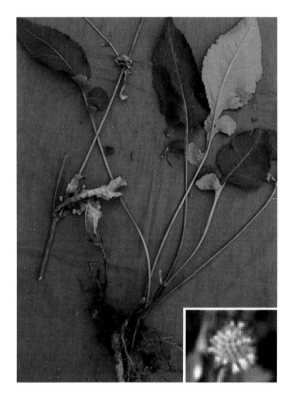

【生境分布】生于山坡、沟岸边较潮湿的草丛中。我市平堵山、龟山等地有分布。

【采收加工】秋季采挖，除去根头及须根，洗净，用微火烘干。

【功能主治】补肝肾，强筋骨，续折伤，止崩漏。用于腰膝酸软，风湿痹痛，崩漏，胎漏，跌扑损伤。酒续断多用于风湿痹痛，跌扑损伤。盐续断多用于腰膝酸软。

【用法用量】内服：煎汤，6 ～ 15 克；或入丸、散。外用：鲜品适量，捣烂敷患处。

【附注】本品按《大别山植物志》描述对照，较符合日本续断特征，故为续断（日本续断）。其标本为采自平堵山的野生品。本品非《中国药典》收载的续断，应注意区别。

## 171. 葫芦科 Cucurbitaceae

### （1）盒子草　*Actinostemma lobatum* Maxim.

【药名别名】合子草、望瓜。

【药用部位】为盒子草属植物盒子草的全草或种子。

【植物形态】攀援柔弱藤状草本。叶柄细，长2～6厘米，被短柔毛。叶形变异较大，心状戟形、心状狭卵形，不分裂或3～5裂，边缘波状，基部半圆形、长圆形、深心形，先端渐尖；长3～12厘米，宽2～8厘米。卷须细，2歧。花单性，雄花总状花序，小花序基部有长6毫米叶状3裂的总苞片，生于短缩的总梗上；花萼裂片线状披针形，边缘有疏小齿；花冠片披针形，黄绿色，常为1脉，疏生短柔毛；雄蕊5，花丝有毛或无毛；雌花单生；雌雄同序；雌花梗具关节，花萼和花冠同雄花；子房卵状，有疣状突起。蒴果绿色，长圆状椭圆形，长1.6～2.5厘米，直径1～2厘米，疏生暗绿色似鳞片状突起，成熟时近中部盖裂，果盖锥形。具种子2～4颗，对合，表面有不规则的雕纹，长11～13毫米，宽8～9毫米，厚3～4毫米。花期7—9月，果期9—11月。

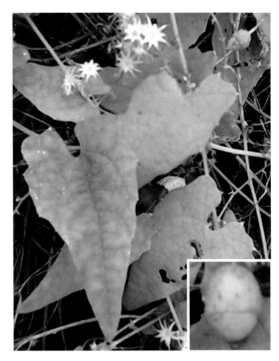

【生境分布】多生于水边山坡、林下较潮湿的草丛中。我市桃林河村有分布。

【采收加工】夏、秋季采收全草，洗净，鲜用或晒干。秋季采收成熟果实，收集种子，晒干。

【功能主治】利水消肿，清热解毒。主治水肿，臌胀，疳积，湿疹，疮疡，毒蛇咬伤。

【用法用量】煎服：15～30克。外用：适量，捣烂外敷或煎水熏洗。种子的功用不详。

## （2）冬瓜 *Benincasa hispida* (Thunb.) Cogn.

【药名别名】东瓜。

【药用部位】为冬瓜属植物冬瓜的果皮和种子。

【植物形态】一年生蔓生草本，茎密被黄褐色毛。卷须常分2～3叉，叶柄粗壮；叶片肾状近圆形，宽10～30厘米，基部弯缺深，5～7浅裂或有时中裂，边缘有小锯齿，两面生有硬毛。雌雄同株，花单生，花梗被硬毛；花萼裂片有锯齿，反折；花冠黄色，辐状，裂片宽倒卵形，长3～6厘米；雄蕊3，分生，药室多回折曲；子房卵形或圆筒形，密生黄褐色硬毛，柱头3，2裂。果实长圆柱状或近球状，大型，有毛和白粉；种子卵形，白色或淡黄色，压扁状。花期5—6月，果期6—8月。

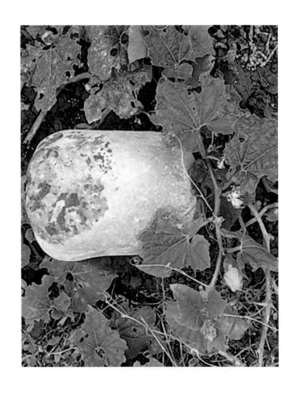

【生境分布】我市各地有栽培。

【采收加工】冬瓜子：食用时收集成熟种子洗净，晒干。冬瓜皮：削下果皮洗净，晒干。

【功能主治】冬瓜皮：利尿消肿，用于水肿胀满，小便不利，暑热口渴，小便短赤。冬瓜子：润肺，化痰，消痈，利水；治痰热咳嗽，肺痈，肠痈，淋证，水肿，脚气，痔疮，酒皶鼻。

【用法用量】冬瓜子：煎服，3～12克或研末；外用适量，煎水洗或研末制膏涂敷患处。冬瓜皮：煎服，9～30克。

### （3）假贝母 *Bolbostemma paniculatum* (Maxim.) Franquet

【药名别名】土贝母、藤贝母。

【药用部位】为假贝母属植物假贝母的块茎。

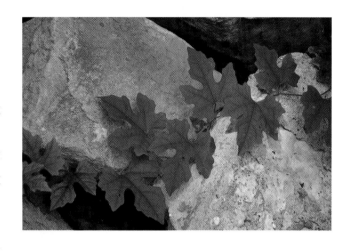

【植物形态】攀援性蔓生草本。块茎肉质，白色，扁球形，或不规则球形，直径达3厘米。茎纤弱，有单生的卷须。叶互生，具柄；叶片心形，长、宽均4～7厘米，掌状深裂，裂片先端尖，表面及背面粗糙，微有柔毛，尤以叶缘为显著。腋生疏圆锥花序；花单性，雌雄异株；花萼淡绿色，基部合生，上部5深裂，裂片窄长，先端渐尖，呈细长线状；花冠与花萼相似，但裂片较宽；雄蕊5，花丝1枚分离，其余4枚基部两两成对连合；雌花子房下位，3室，柱头6枚。蒴果圆筒状，成熟后由顶端盖裂。种子4枚，斜方形，表面棕黑色，先端具膜质的翅。花期6—7月，果期8—9月。

【生境分布】生于山坡、沟边、岸边或栽培。我市分布于五脑山庙旁。

【采收加工】秋、冬季采挖，洗净泥土，将联结的小瓣剥下，蒸透后晒干。

【功能主治】散结解毒，消痈肿。治乳痈，瘰疬痰核，疮疡肿毒及蛇虫毒。

【用法用量】内服：煎汤，9～30克；或入丸、散。外用：研末调敷或熬膏摊贴。

### （4）甜瓜 *Cucumis melo* L.

【药名别名】香瓜、苦丁香。

【药用部位】为黄瓜属植物甜瓜的果实、果柄（苦丁香）和种子。

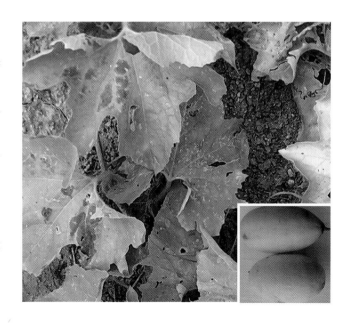

【植物形态】一年生匍匐草本，茎、枝有黄褐色或白色的糙毛和突起。卷须单一，被微柔毛。叶互生，叶柄长8～12厘米，具槽沟及短刚柔毛；叶片厚纸质，近圆形或肾形，全缘不分裂或3～7浅裂，裂片有锯齿。花单性，雌雄同株；雄花数朵，簇生于叶腋；花梗纤细，长0.5～2厘米，被柔毛；花萼筒狭钟形，密被白色长柔毛，裂片近钻形，花冠黄色，长约2厘米，裂片卵状长圆形，急尖；雄蕊3，花丝极短，药室折曲，雌花单生，花梗被柔毛；子房长椭圆形，密被长柔毛和硬毛，花柱长1～2毫米，柱头靠合。果实形状、颜色变异较大，一般为球形或长椭圆形，果皮平滑；果肉白色、黄色或绿色。种子污白色或黄白色，卵形或长圆形。花果期夏季。

【生境分布】我市各地有栽培。

【采收加工】果实：7—8月采收，鲜用。果柄：食用时切下果柄，晒干。

【功能主治】果实：治暑热烦渴，小便不利，暑热下痢腹痛。果柄：治涌吐痰食，除湿退黄。

【用法用量】果实：常适量生食。果柄：煎服，3～6克，或入丸、散。

【附注】果柄（苦丁香）有毒。种子：清肺，润肠，散结，消瘀；煎服，10～15克。

## （5）南瓜 *Cucurbita moschata* (Duch. ex Lam.) Duch. ex Poir.

【药名别名】番瓜、荒瓜。

【药用部位】为南瓜属植物南瓜的果实、根、种子、须、藤、蒂、瓤。

【植物形态】一年生蔓生草本，茎常节部生根，被短刚毛。卷须分3～4叉；叶稍柔软，宽卵形或卵圆形，5浅裂或有5角，两面密被茸毛，沿边缘及叶面上常有白斑，边缘有细齿。花雌雄同株，单生；雄花花托短，花萼裂片条形，上部扩大成叶状，花冠钟状，5中裂，裂片外展，具皱纹，雄蕊3，花药靠合，药室规则"S"形折曲；雌花花萼裂片显著叶状，子房1室，花柱短，柱头3，膨大，2裂。果柄有棱和槽，瓜蒂扩大成喇叭状；瓠果常有数条纵沟，形状多样因品种而不同；种子灰白色，边缘薄。花期6—7月，果期8—9月。

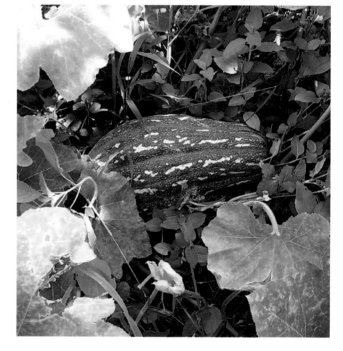

【生境分布】我市各地有栽培。

【采收加工】果实成熟时采收。

【功能主治】果实：解毒消肿；主治肺痈，哮证，痈肿，烫伤，毒蜂蜇伤。种子：杀虫，下乳，利水消肿；治绦虫病、蛔虫病、血吸虫病、钩虫病、蛲虫病，产后缺乳，手足水肿，百日咳，痔疮。蒂：用于痈疽肿毒，疔疮，烫伤，疮溃不敛，水肿腹水，胎动不安。其他部位功用略。

【用法用量】果实：煮食，外用适量。种子：煎服，30～60克。蒂：煎服，15～30克。

【附注】南瓜的品种很多，为良好的保健食品；现已用于多种疾病的防治。

## （6）金瓜 *Gymnopetalum chinense* (Lour.) Merr.

【药名别名】看瓜、野鼠瓜。

【药用部位】为金瓜属植物金瓜的根或全草或果实。

【植物形态】草质藤本，初时有糙硬毛及长柔毛，老后渐脱落。叶互生，叶柄长3～5厘米；卷须纤细，不分歧或2歧，近无毛；叶片膜质，卵状心形，三角形或3～5中裂，长、宽均4～8厘米，中间裂片较大，侧面裂片小，三角形，边缘有不规则的细齿，两面均粗糙，上面深绿色，有短刚毛，叶背淡绿色，被毛，尤以脉上较密，背面叶脉隆起。花单性，雌雄同株；雄花单生或3～8朵着生于总状花序上，总花梗纤细，下部近无毛。花萼筒管状，伸长，长约2厘米，上部膨大，直径3～4毫米，裂片伸展，近条形；花冠白色，裂片长圆状卵形，长1.5～2厘米，宽1～1.2厘米，多少被长柔毛；雄蕊3，花丝粗壮，花药长约7毫米，药室"S"形折曲。雌花单生，花梗较单生的雄花短，长1～4厘米，子房长圆形，长1～1.2厘米，直径0.5厘米，外面被黄褐色长柔毛，有纵肋，两端近急尖，花柱长5～8毫米，柱头3。果实长圆状卵形，橙红色，长4～5厘米，外面光滑，具10条凸起的纵肋，两端急尖。种子长圆形。花期7—9月，果期9—12月。

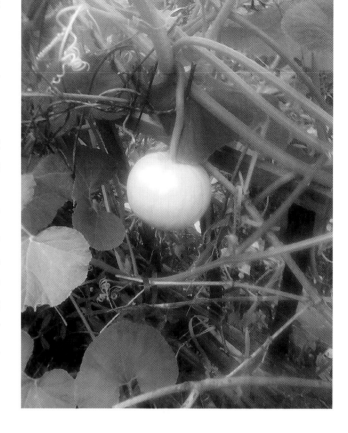

【生境分布】我市城区有栽培。

【采收加工】秋季采收。

【功能主治】根或全草：活血调经，舒筋通络，化痰消瘰；用于月经不调，关节酸痛，手脚萎缩，瘰疬。果实：润肺，平喘，止咳。

【用法用量】根或全草：煎服，9～15克；或研末。果实：适量，煮食。

### （7）绞股蓝　*Gynostemma pentaphyllum* (Thunb.) Makino

【药名别名】七叶胆、南方人参。

【药用部位】为绞股蓝属植物绞股蓝的全草。

【植物形态】草质藤本，茎柔弱，有短柔毛或无毛。卷须分二叉或稀不分叉；叶鸟足状5～7（9）小叶，叶柄长2～4厘米，有柔毛；小叶片卵状矩圆形或矩圆状披针形，中间者较长，长4～14厘米，有柔毛和疏短刚毛或近无毛，边缘有锯齿。雌雄异株；雌雄花序均圆锥状，总花梗细，长10～20（30）厘米；花小，花梗短；苞片钻形；花萼裂片三角形，长0.5毫米；花冠裂片披针形，长2.5毫米；雄蕊5，花丝极短，

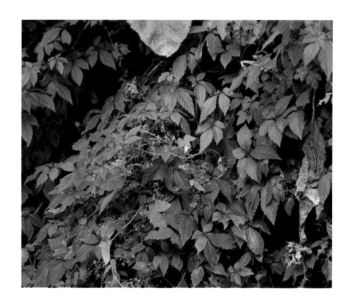

花药卵形；子房球形，2～3室，花柱3，柱头2裂。果实球形，直径5～8毫米，熟时变黑色，有1～3粒种子；种子宽卵形，两面有小疣状突起。花期7—8月，果期9—10月。

【生境分布】生于山坡林缘及灌丛中。我市平堵山、龟山分布较多，其他山区丘陵、乡镇有少量散在分布。

【采收加工】秋季采收，洗净晒干。

【功能主治】消炎解毒，止咳祛痰。其具有多方面生物活性，现多用作滋补强壮剂。

【用法用量】内服：煎汤，15～30克，研末3～6克或泡茶饮。外用：适量，捣烂涂擦。

【附注】人工栽培每年可收3～4次，我市目前均为野生；但其品种因未做全面调查，对具苦味的和是否有其他品种的分布，有待进一步核实。

## （8）葫芦 *Lagenaria siceraria* (Molina) Standl.

【药名别名】陈葫芦瓢、壶芦、抽葫芦。

【药用部位】为葫芦属植物葫芦的果壳和种子。

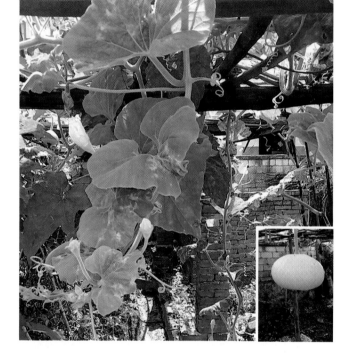

【植物形态】一年生攀援草本，有软毛；卷须2裂。叶片心状卵形至肾状卵形，长10～40厘米，宽与长近相等，稍有角裂或3浅裂，顶端尖锐，边缘有腺点，基部心形；叶柄长5～30厘米，顶端有2腺点。花1～2朵生于叶腋，雄花的花梗较叶柄长，雌花的花梗与叶柄等长或稍短；花萼长2～3厘米，落齿锥形；花冠白色，裂片广卵形或倒卵形，长3～4厘米，宽2～3厘米，边缘皱曲，有5脉；子房椭圆形，有茸毛。果实光滑，初绿色，后变白色或黄色，长数十厘米，下部大于上部；种子白色，倒卵状椭圆形，顶端平截或有2角。花期6—7月，果期7—8月。

【生境分布】我市各地有栽培。

【采收加工】立冬前后摘下果实，取出种子，分别晒干。

【功能主治】果壳：利尿，消肿，散结；用于水肿，腹水，颈淋巴结结核。种子：治牙病，牙龈肿胀、外露，牙齿松动等症。

【用法用量】煎服：果壳，15～30克；种子，6～9克。外用：煮汁涂，煎水含漱或研末点涂。

【附注】葫芦品种的变种很多，种子用途的研究已有新进展，在此不做详述。

## （9）丝瓜 *Luffa cylindrica* (L.) Roem.

【药名别名】吊瓜。

【药用部位】为丝瓜属植物丝瓜成熟果实的维管束（丝瓜络）。

【植物形态】一年生攀援藤本，茎、枝粗糙，有棱沟，被微柔毛。卷须稍粗壮，被短柔毛，通常 2～4 歧。叶柄粗糙，长 10～12 厘米，具不明显的沟，近无毛；叶片三角形或近圆形，长、宽均 10～20 厘米，通常掌状 5～7 裂，裂片三角形，顶端急尖或渐尖，边缘有锯齿，基部深心形，上面深绿色，下面浅绿色，有短柔毛，脉掌状，具白色的短柔毛。雌雄同株。雄花：通常 15～20 朵花，生于总状花序上部，裂片卵状披针形或近三角形；花冠黄色，辐状，开展时直径 5～9 厘米，裂片长圆形。果实圆柱状，直或稍弯，长 15～30 厘米，未熟时肉质，成熟后干燥，里面呈网状纤维，由顶端盖裂。种子多数，黑色，卵形，扁，平滑，边缘狭翼状。花果期夏、秋季。

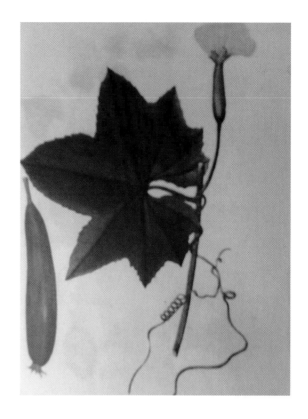

【生境分布】我市各地都有栽培。

【采收加工】成熟果实剥去外皮晒干。

【功能主治】通络，活血，祛风。用于痹痛拘挛，胸胁胀痛，乳汁不通。

【用法用量】内服：煎汤，4.5～9 克；或烧存性研末。外用：煅存性研末调敷。

【附注】丝瓜的嫩果实、种子、藤、根、叶和花亦供药用。

## （10）广东丝瓜 *Luffa acutangula* (L.) Roxb.

【药名别名】粤丝瓜、丝瓜。

【药用部位】为丝瓜属植物广东丝瓜的维管束（丝瓜络）。

【植物形态】一年生攀援草本。茎枝细长，柔弱，有棱角，粗糙或棱上有粗毛，卷须稍被 2～4 分叉的毛。叶互生，叶柄多角形，具柔毛；叶片轮廓三角形或近圆形；掌状 3～7 裂，裂片三角形，基部心形，顶端渐尖或锐尖，边缘具细齿，主脉 3～5，幼时有细毛，老时粗糙而无毛。花单生，雌雄同株；雄花聚成总状花序，先开放；雌花单生；花萼绿色，5 深裂，裂片卵状披针形，外面被细柔毛；花冠黄色、淡黄色或白色，5 深裂，裂片阔倒卵形，边缘波状；雄花雄蕊 5 枚，花药 2 室，多回折曲状，花丝分离；雌花子房下位，长圆柱状，柱头 3，膨大。瓠果长圆柱状，常下垂，幼时肉质，绿而带粉白色，有纵向浅花沟或条纹，成熟后黄绿色，内有坚韧的网状丝络。

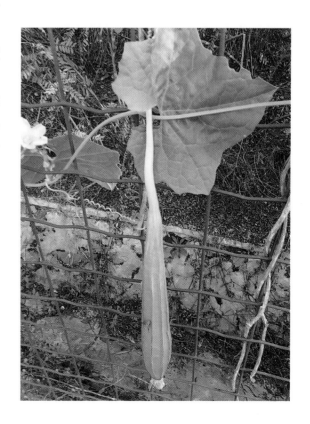

种子长卵形，扁压，黑色，边缘有狭翅。花期5—7月，果期6—9月。

【生境分布】我市城区及黄土岗镇有栽培。

【采收加工】同丝瓜。

【功能主治】同丝瓜。

【用法用量】同丝瓜。

【附注】同丝瓜。

## （11）苦瓜 *Momordica charantia* L.

【药名别名】凉瓜、癞瓜。

【药用部位】为苦瓜属植物苦瓜的果实、种子、根和叶。

【植物形态】一年生攀援草本，茎被柔毛。卷须不分叉，叶柄被柔毛或近无毛；叶片轮廓肾形或近圆形，5～7深裂，长、宽均3～12厘米，裂片具齿或再分裂，两面微被毛，尤其脉上毛较密。雌雄同株，花单生；花梗长5～15厘米，中部生一苞片；苞片肾形或圆形，全缘，长、宽均5～15毫米；花萼裂片卵状披针形；花冠黄色，裂片倒卵形，长1.5～2厘米；雄蕊3，离生，药室"S"形折曲；柱头3，膨大，2裂。果实纺锤状，有瘤状突起，长10～20厘米，成熟后由顶端3瓣裂；种子矩圆形，两端各具3齿，两面有雕纹。花期6—7月，果期9—10月。

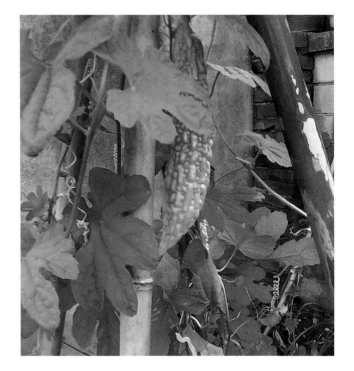

【生境分布】我市各地有栽培。

【采收加工】秋季采收，洗净，或切片，鲜用或晒干。

【功能主治】叶：清热解毒；主治疮痈肿毒，梅毒，痢疾。苦瓜：清暑涤热，明目，解毒；用于暑热烦渴，消渴，赤眼疼痛，痢疾，疮痈肿毒。根：清湿热，解毒；主治湿热泻痢，便血，疔疮肿毒，风火牙痛。藤：清热解毒；用于痢疾，疮毒，胎毒，牙痛。苦瓜子：温补肾阳，治肾阳不足，小便频数，遗尿，遗精，阳痿。花：清热止痢，和胃；治痢疾，胃气痛。

【用法用量】苦瓜：煎服6～15克（鲜品30～60克）；外用适量，鲜品捣烂外敷。根：煎服10～15克，鲜品30～60克；外用适量，煎水洗或捣烂外敷。苦瓜子：煎服9～15克。藤：煎服3～12克。叶：煎服10～15克（鲜品30～60克）。花：煎服6～9克。

## （12）木鳖子 *Momordica cochinchinensis* (Lour.) Spreng.

【药名别名】木别子。

【药用部位】为苦瓜属植物木鳖子的种子。

【植物形态】多年生草质藤本，具膨大的块状根。茎有纵棱；卷须粗壮，与叶对生，单一，不分枝。

叶互生，圆形至阔卵形，长 7～14 厘米，通常 3 浅裂或深裂，裂片略呈卵形或长卵形，全缘或具微齿，基部近心形，先端急尖，上面光滑，下面密生小乳突，三出掌状网脉；叶柄长 5～10 厘米，具纵棱，在中部或近叶片处具 2～5 腺体。花单性，雌雄同株，单生叶腋，花梗细长，每花具 1 片大型苞片，黄绿色。雄花：萼片 5，革质，粗糙，卵状披针形，基部连合，花瓣 5，浅黄色，基部连合，雄蕊 5，愈合成 3 体。雌花：萼片线状披针形，花冠与雄花相似，子房下位。瓠果椭圆形，成熟后红色，肉质，外被软质刺突。种子略呈扁圆形或近椭圆形，边缘四周具不规则的突起，呈龟板状，灰棕色。花期 6—8 月，果期 9—11 月。

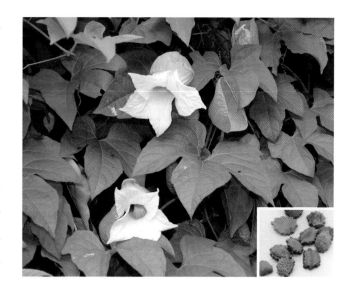

【生境分布】生于山坡、林缘土层较深厚的地方，也有栽培。我市黄土岗、福田河等地有分布。

【采收加工】冬季采收成熟果实，剖开，晒至半干，除去果肉，取出种子，干燥。

【功能主治】解毒，消肿止痛。用于化脓性炎症，乳腺炎，淋巴结炎，头癣，痔疮。

【用法用量】煎服：0.6～1.2 克，多入丸、散。外用：适量，研末调醋敷、磨汁涂或煎水熏洗。

【附注】其根有解毒、消肿、止痛的作用，主治疔疮肿毒等；外用适量，研末调敷患处。

## （13）南赤瓟 *Thladiantha nudiflora* Hemsl. ex Forbes et Hemsl.

【药名别名】土瓜蒌。

【药用部位】为赤瓟属植物南赤瓟的根。

【植物形态】全体密生柔毛状硬毛，茎草质攀援状。卷须分二叉，叶柄长 3～10 厘米；叶片质稍硬，宽卵状心形或近圆心形，上面粗糙且有毛，下面密生短柔毛状硬毛，边缘有具小尖头的锯齿，长 5～12 厘米，宽 4～11 厘米。雌雄异株；雄花生于总状花序上，花托短钟状，密生短柔毛，花萼裂片卵状披针形，花冠黄色，裂片卵状矩圆形，长约 12 毫米，宽约 7 毫米，雄蕊 5；雌花单生，花梗长 1～3 厘米，子房卵形，密生柔毛。果实红色，卵圆形，基部近圆形，顶端钝；种子倒卵形。春、夏季开花，秋季果熟。

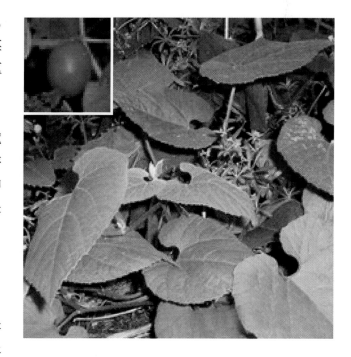

【生境分布】生于海拔 900～1700 米的山沟边、林缘或山坡灌丛中。我市山区丘

陵地区有分布。

【采收加工】秋后采根，鲜用或切片晒干。

【功能主治】清热解毒，消食化滞。主治痢疾，肠炎，消化不良，脘腹胀闷，毒蛇咬伤。

【用法用量】煎服：9 ～ 18 克。外用：鲜品适量，捣烂敷患处。

## （14）日本栝楼　*Trichosanthes japonica* Regel

【药名别名】天花粉、栝楼根、栝楼子。

【药用部位】为栝楼属植物日本栝楼的根、果实和种子。

【植物形态】多年生草质藤本，块根条状肉质。茎细长，多分枝，有纵沟。叶互生，卵状心形，长 6 ～ 15 厘米，宽 5 ～ 13 厘米，3 ～ 5 分裂，边缘有锯齿；先端急尖，两面近无毛。叶柄长 3 ～ 6 厘米。花单性，雌雄异株，花冠白色；雌花单生，花梗长约 7 厘米，无毛，子房下位，椭圆形，柱头 3 裂。果实近圆形，长约 8 厘米，成熟时黄褐色，光滑

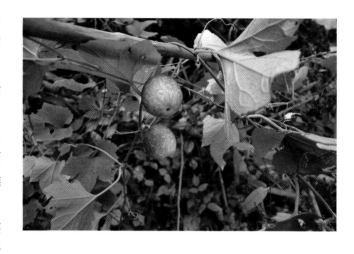

无毛；种子长方状椭圆形，扁平，长约 11 毫米，褐色或黑褐色，常具光泽。花期 7—8 月，果期 8—10 月。

【生境分布】生于山坡林缘灌丛中。我市平堵山、龟山、木子店等地有野生分布。

【采收加工】天花粉：秋、冬季挖根，除去外皮洗净，切开，晒干。成熟果实，按全瓜蒌、瓜蒌皮、瓜蒌子分别干燥。

【功能主治】天花粉：清热生津，消肿排脓；用于热病烦渴，肺热燥咳，内热消渴，疮疡肿毒。栝楼子：清肺化痰，滑肠通便；主治痰热咳嗽，肺虚燥咳，肠燥便秘，痈疮肿毒。瓜蒌皮：润肺化痰，利气宽胸；治痰热咳嗽，咽痛，胸痛等。

【用法用量】瓜蒌子：煎服 3 ～ 12 克，或入丸、散；外用适量，研末调敷。天花粉：煎服 9 ～ 15 克，或入丸、散；外用适量，研末撒布或调敷。

## （15）栝楼　*Trichosanthes kirilowii* Maxim.

【药名别名】天花粉、瓜蒌、栝楼子。

【药用部位】为栝楼属植物栝楼的根及果实。

【植物形态】块根圆柱状，灰黄色；茎攀援。卷须分 2 ～ 5 叉，叶柄长 3 ～ 10 厘米；叶片轮廓近圆形，长、宽均 7 ～ 20 厘米，常 3 ～ 7 浅裂或中裂，稀深裂或不分裂而仅有不等大的粗齿。雌雄异株；雄花几朵生于长 10 ～ 20 厘米的总花梗上部呈总状花序；

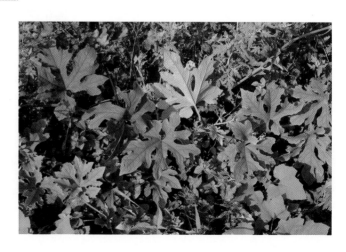

苞片倒卵形或宽卵形，长 1.5 ～ 2 厘米，边缘有齿，花托筒状，长约 3.5 厘米，花萼裂片披针形，全缘，长 15 毫米；花冠白色，裂片倒卵形，顶端流苏状；雄蕊 3，花丝短，有毛，花药靠合，药室"S"形折曲；雌花单生，子房卵形，花柱 3 裂。果实球形，黄褐色，光滑，具多数种子；种子压扁状。花期 5—8 月，果期 8—10 月。

【生境分布】生于海拔 200 ～ 1800 米的山坡林下、灌丛中及村旁田边。我市平堵山有栽培，木子店镇有野生分布。

【采收加工】同日本栝楼。

【功能主治】同日本栝楼。

【用法用量】同日本栝楼。

## （16）蛇瓜 *Trichosanthes anguina* L.

【药名别名】蛇丝瓜、蛇豆。

【药用部位】为栝楼属植物蛇瓜的果实或根和种子。

【植物形态】草质藤本，茎多分枝，被短柔毛。卷须常分 3 叉，有短柔毛，叶柄长 10 ～ 15 厘米；叶片轮廓圆肾形、宽卵形或近五角形，长 10 ～ 15 厘米，宽 12 ～ 18 厘米，常 5 浅裂，两面有短柔毛，脉上有稀疏短刚毛。雌雄同株；雄花序总状，雌花单生；雄花花梗基部苞片条形，长 1 ～ 4 毫米，花托近筒状，长 2 ～ 2.5 厘米，花萼裂片长约 2 毫米；花

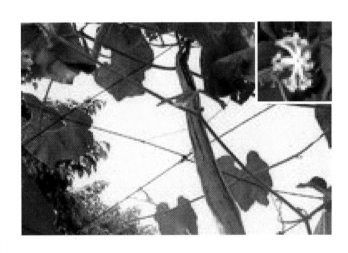

冠白色，裂片流苏状；雄蕊 3，药室"S"形折曲，退化雌蕊长 15 ～ 17 毫米；雌花花萼及花冠似雄花，子房狭纺锤形，有柔毛。果实绿白色，长可达 1 ～ 1.8 米，条状或细圆柱状，呈各式弯曲或旋扭；种子极扁压，淡褐色，边缘波状。花果期 6—10 月。

【生境分布】本品标本于 2012 年秋季在张广河菜园采集。该种为当地栽培的蔬菜。

【采收加工】秋季采集，鲜用或晒干。

【功能主治】清热生津，清湿热，杀虫。治热病热邪伤津，口干舌燥，烦渴，多饮，多尿，消渴，黄疸。

【用法用量】煎服：3 ～ 9 克。

【附注】本品药用资料摘自《新华本草纲要》。

## （17）马交儿 *Melothria indica* Lour.

【药名别名】土白蔹。

【药用部位】为马㼎儿属植物马交儿的根或叶。

【植物形态】多年生草质藤本，长 1 ～ 2 米，有不分枝卷须。根部分膨大成一串纺锤形块根，大小相同，故有老鼠拉冬瓜之名，富含淀粉，所以也作土花粉用。茎纤细，柔弱。单叶互生，有细长柄；叶片卵状三角形，膜质，长 3 ～ 8 厘米，先端尖，基部戟状心形，边缘疏生不规则钝齿，有时 3 浅裂，两面均粗

糙。夏季开白色花，单性同株，单生或数朵聚生于叶腋；花梗细长，丝状，可达2.5厘米；花冠三角钟形，直径约8毫米，5浅裂，裂片卵形；雄花有3雄蕊；雌花子房下位。果实卵形或近椭圆形，长1～2厘米，橙黄色，果皮甚薄，内有多数扁平种子。花期4—7月，果期7—10月。

【生境分布】生于低山坡地、村边草丛中。我市大部分地区有分布。

【采收加工】夏季采叶，秋季挖根，洗净晒干或鲜用。

【功能主治】清热解毒，消肿散结。用于咽喉肿痛，结膜炎；外用治疮疡肿毒，淋巴结结核，睾丸炎，皮肤湿疹。

【用法用量】煎服：9～15克。外用：适量，鲜根、叶捣烂敷患处。

【附注】本品与盒子草相似，应注意区别。

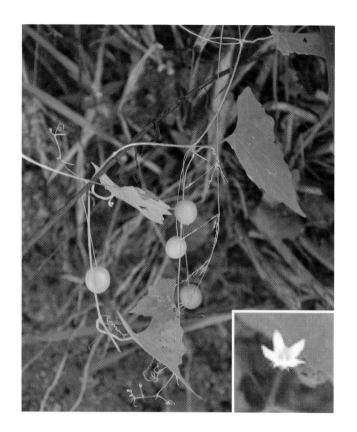

## （18）佛手瓜 *Sechium edule* (Jacq.) Swartz

【药名别名】安南瓜。

【药用部位】为佛手瓜属植物佛手瓜的果实。

【植物形态】根块状，茎攀援。卷须粗壮，分3～5叉；叶柄长5～15厘米；叶片膜质，长、宽均10～20厘米，常3～5浅裂，基部弯缺较深，上面粗糙，下面有短柔毛，全缘或有小齿。雌雄同株；雄花10～30朵生于总花梗的上部，呈总状花序，总花梗长8～30厘米；雌花单生或双生，花托短；花萼裂片长5～7毫米，宽1～1.5毫米；花冠辐状，裂片卵状披针形，有5脉；雄蕊3，花丝合生，花药分离，药室"S"形折曲；子房1室，仅具1枚下垂胚珠，花柱长2～3毫米，柱头宽约2毫米。果实淡绿色，倒卵形，有5条纵沟，具1枚种子；种子大型，长达10厘米，宽7厘米，卵形，压扁状。花期7—

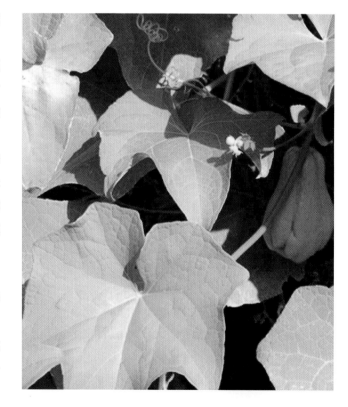

9 月，果期 8—10 月。

【生境分布】我市城区和西张店等地有栽培作蔬菜。

【采收加工】果实：鲜用。

【功能主治】为保健食品，具有祛风解热，健脾开胃的功效；主治风热犯肺，头痛，咽干，咳嗽，脾胃湿热诸证。

【用法用量】一般按蔬菜量食用。

【附注】本品为蔬菜，与中药佛手柑完全不同。

## 172. 桔梗科 Campanulaceae

### （1）宽裂沙参  *Adenophora hunanensis* Nannf.（暂定）

【药名别名】沙参、竹叶沙参。

【药用部位】为沙参属植物宽裂沙参的根。

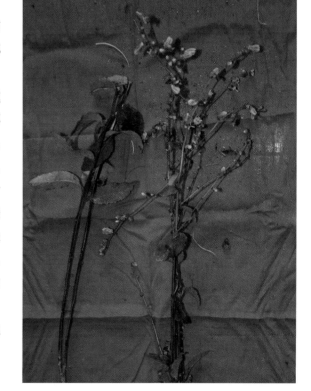

【植物形态】多年生草本，有白色乳汁。茎高 60 ~ 120 厘米，有短毛或无毛。茎生叶互生，下部的有短柄，中部以上的无柄；叶片卵形或狭卵形，长 2.5 ~ 6.5 厘米，宽 1.5 ~ 4 厘米，基部宽楔形或近截形，有时条状披针形，长达 14 厘米，边缘有不整齐的锯齿，上面疏生短毛，下面有疏或密的短毛。花序狭长，长 25 ~ 60 厘米，下部有短或长的分枝，有短毛；花萼无毛，或有疏或密的白色短毛，裂片 5，卵形或狭卵形，长 4.5 ~ 6.5 毫米，宽 2 ~ 4 毫米，基部稍合生，端钝；花冠淡紫蓝色，钟状，长 1.5 ~ 2 厘米，外面无毛，5 浅裂；雄蕊 5，基部变宽，边缘密生柔毛；花盘宽圆筒状；子房下位，花柱与花冠近等长。花期 7—9 月。

【生境分布】生于林下山坡、岸边。我市各地均有分布。

【采收加工】秋季挖取根部，除去茎叶及须根，洗净泥土，趁鲜时用竹片刮去外皮，切片，晒干。

【功能主治】清热养阴，润肺止咳。主治支气管炎，百日咳，肺热咳嗽，咯痰黄稠。

【用法用量】内服：煎汤，干品 10 ~ 15 克，鲜品 15 ~ 30 克；或入丸、散。

### （2）石沙参  *Adenophora polyantha* Nakai

【药名别名】沙参。

【药用部位】为沙参属植物石沙参的根。

【植物形态】多年生草本，有白色乳汁。根近胡萝卜形，长达 30 厘米。茎通常数条自根抽出，高 25 ~ 80 厘米，有密或疏的短毛，有时近无毛。茎生叶互生，无柄，薄革质或纸质，条形、条状披针形至狭卵形，长 1.5～7 厘米，宽 0.3～1.5 厘米，边缘有长或短的尖齿，两面有疏或密的短毛，偶尔无毛。花序不分枝，总状，或下部有分枝而呈圆锥状，常有短毛；花常偏于一侧；花萼外面有疏或密的短毛，裂片 5，狭三角状披针形，长 3.5～5 毫米；花冠深蓝色，钟状，长 1.4～2 厘米，外面无毛，5 浅裂；雄蕊 5，花丝下部变宽，有柔毛；花盘短圆筒状，有疏毛；子房下位，花柱与花冠近等长或伸出。蒴果卵状椭圆形，长约 8 毫米，直径约 5 毫米。种子黄棕色，卵状椭圆形，稍扁，有一条带翅的棱，长 1.2 毫米。花期 8—10 月。

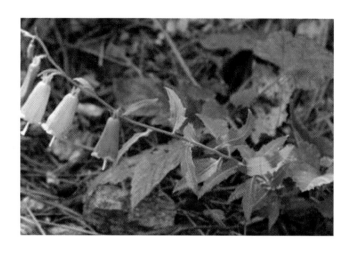

【生境分布】生于山坡或灌丛中。我市各地有分布。

【采收加工】同宽裂沙参。

【功能主治】同宽裂沙参。

【用法用量】同宽裂沙参。

## （3）荠苨 *Adenophora trachelioides* Maxim.（暂定）

【药名别名】杏参、心叶沙参。

【药用部位】为沙参属植物荠苨的根。

【植物形态】多年生草本，有白色乳汁。茎高 70～100 厘米，下部粗达 7 毫米，无毛，稍"之"字形弯曲。叶互生，有柄；叶片心状卵形或三角状卵形，长 4～12 厘米，宽 2.5～7.5 厘米，下部叶的基部心形，上部叶的基部浅心形或近截形，边缘有不整齐的齿，两面疏生短毛或近无毛；叶柄长 1.4～4.5 厘米。圆锥花序，无毛，分枝近平展；花萼无毛，裂片 5，厚，三角状披针

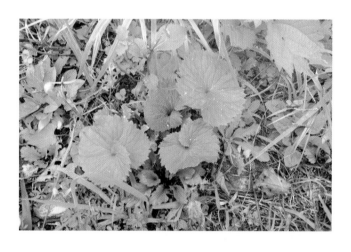

形，长 7～8.5 毫米，在结果时长达 9～12 毫米；花冠蓝色，钟状，长约 2.2 厘米，无毛，5 浅裂，雄蕊 5，花丝下部变宽，边缘有密柔毛；花盘短圆筒状；子房下位，花柱与花冠近等长。蒴果卵状圆锥形，长 7 毫米，直径 5 毫米。种子黄棕色，两端黑色，长矩圆状，稍扁，有一条棱，棱外缘黄白色，长 0.8～1.5 毫米。花期 7—9 月。

【生境分布】生于海拔 1700 米以下的林缘路边草丛中。本品标本采自龟山电视塔旁。

【采收加工】同宽裂沙参。

【功能主治】润燥化痰，清热解毒。主治肺燥咳嗽，咽喉肿痛，消渴，疔痈疮毒，药物中毒。

【用法用量】内服：煎汤，3～9 克；或研末作丸。外用：研末调敷或捣烂敷患处。

### （4）杏叶沙参 *Adenophora hunanensis Nannf.*

【药名别名】沙参、南沙参。

【药用部位】为沙参属植物杏叶沙参的根。

【植物形态】茎高 60～120 厘米，不分枝，无毛或稍有白色短硬毛。茎生叶至少下部的具柄，很少近无柄；叶片卵圆形、卵形至卵状披针形，基部常楔状渐尖，或近于平截形而突然变窄，沿叶柄下延，顶端急尖至渐尖，边缘具疏齿，两面被短硬毛，较少被柔毛，也有全无毛的，长 3～10 厘米，宽 2～4 厘米。花序分枝长，几乎平展或弓曲向上，常组成大而疏散的圆锥花序，极少分枝很短或长而几乎直立因而组成窄的圆锥花序。花梗极短而粗壮，

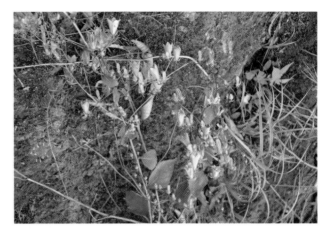

常仅 2～3 毫米长，极少达 5 毫米，花序轴和花梗有短毛；花萼常有或疏或密的白色短毛，有的无毛，筒部倒圆锥状，裂片卵形至长卵形，长 4～7 毫米，宽 1.5～4 毫米，基部通常彼此重叠；花冠钟状，蓝色、紫色或蓝紫色，长 1.5～2 厘米，裂片三角状卵形，为花冠长的 1/3；花盘短筒状，长（0.5）1～2.5 毫米，顶端被毛或无毛；花柱与花冠近等长。蒴果球状椭圆形，长 6～8 毫米，直径 4～6 毫米。种子椭圆状，有一条棱，长 1～1.5 毫米。花期 7—9 月。

【生境分布】生于山坡草丛中。我市大部分地区有分布。

【采收加工】同宽裂沙参。

【功能主治】养阴清热，润肺化痰，益胃生津。主治阴虚久咳，痨嗽痰血，燥咳痰少，虚热喉痹，津伤口渴。

【用法用量】内服：煎汤，干品 10～15 克，鲜品 15～30 克；或入丸、散。

### （5）无柄沙参 *Adenophora stricta Miq.*

【药名别名】泡参、沙参。

【药用部位】为沙参属植物无柄沙参的根。

【植物形态】茎高 40～80 厘米，不分枝，常被短毛，少无毛。基生叶心形，大而具长柄；茎生叶无柄，或仅下部的叶有极短而带翅的柄，叶片椭圆形、狭卵形，基部楔形，少近于圆钝的，顶端急尖或短渐尖，边缘有不整齐的锯齿，两面疏生短毛或长硬毛，或近于无毛，长 3～11 厘米，宽 1.5～5 厘米。花序常不分枝而成假总状花序，或有短分枝而成极狭的圆锥花序，极少具长分枝而为圆锥花序的。花梗常极短，长不足 5 毫米；花萼多被短硬毛或粒状毛，少无毛的，筒部常倒卵状，少为倒卵状圆锥形，裂片狭长，多为钻形，少为条状披针形，长 6～8 毫米，宽至 1.5

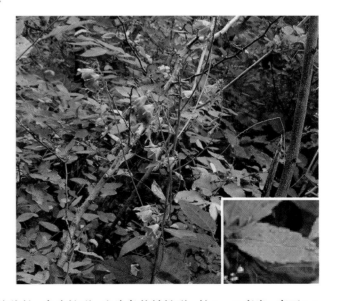

毫米；花冠宽钟状，蓝色或紫色，外面无毛或仅顶端脉上有几根硬毛，特别是在脉上，长 1.5 ～ 2.3 厘米，裂片长为全长的 1/3，三角状卵形；花盘短筒状，长 1 ～ 1.8 毫米，无毛；花柱常略长于花冠，少较短的。蒴果椭圆状球形，极少为椭圆状，长 6 ～ 10 毫米。种子棕黄色，稍扁，有一条棱，长约 1.5 毫米。花期 8—10 月。

【生境分布】生于山坡草地。我市各地都有分布。

【采收加工】同宽裂沙参。

【功能主治】同宽裂沙参。

【用法用量】同宽裂沙参。

## （6）羊乳 *Codonopsis lanceolata* (Sieb. et Zucc.) Trautv.

【药名别名】四叶参、羊婆奶。

【药用部位】为党参属植物羊乳的根。

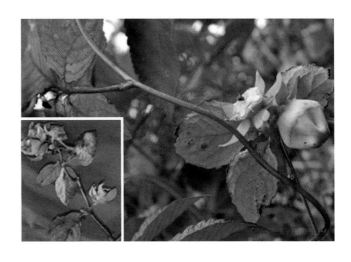

【植物形态】草质缠绕藤本，有白色乳汁。根圆锥形或纺锤形，长达 15 厘米，有少数须根。茎无毛，有多数短分枝。在主茎上的叶互生，小，菱状狭卵形，长达 2.4 厘米，宽达 5 毫米；在分枝顶端的叶 3 ～ 4 个近轮生，有短柄，菱状卵形或狭卵形，长 3 ～ 9 厘米，宽 1.3 ～ 4.4 厘米，无毛。花通常 1 朵生于分枝顶端，无毛；萼筒长约 5 毫米，裂片 5，卵状三角形，长 1.3 ～ 1.6 厘米；花冠黄绿色带紫色或紫色，宽钟状，长 2 ～ 3 厘米，5 浅裂；雄蕊 5，长约 1 厘米；子房半下位，柱头 3 裂。蒴果有宿存花萼。花期 7—8 月，果期 9—10 月。

【生境分布】生于山坡灌丛中。我市山区乡镇有分布。

【采收加工】春、秋季采挖，除去须根，纵切晒干；或蒸后切片晒干。

【功能主治】补血通乳，清热解毒，消肿排脓。用于病后体虚，乳汁不足，痈肿疮毒，乳腺炎。

【用法用量】煎服：15 ～ 60 克（鲜品 45 ～ 120 克）。外用：捣烂敷患处。

## （7）半边莲 *Lobelia chinensis* Lour.

【药名别名】急解索。

【药用部位】为半边莲属植物半边莲的全草。

【植物形态】多年生草本，茎细弱，匍匐，节上生根，分枝直立，高 6 ～ 15 厘米，无毛。叶互生，无柄或近无柄，椭圆状披针形至条形，长 8 ～ 25 厘米，宽 2 ～ 6 厘米，先端急尖，基部圆形至阔楔形，全缘或顶部有明显的锯齿，无毛。花通常 1 朵，生于分枝的上部叶腋；花梗细，长 1.2 ～ 2.5（3.5）厘米，基部有长约 1 毫米的小苞片 2 枚、1 枚或者没有，小苞片无毛；花萼筒倒长锥状，基部渐细而与花梗无明显区分，长 3 ～ 5 毫米，裂片披针形，约与萼筒等长，全缘或下部有 1 对小齿；花冠粉红色或白色，长 10 ～ 15 毫米，背面裂至基部，喉部以下生白色柔毛，裂片全部平展于下方，呈一个平面，两侧裂片披针形，较长，中间 3 枚裂片椭圆状披针形，较短；雄蕊长约 8 毫米，花丝中部以上连合，花丝筒无毛，花药管长约 2 毫米，背部无毛或疏生柔毛。蒴果倒锥状，长约 6 毫米。种子椭圆状，稍扁压，近肉色。花果期 5—

10 月。

【生境分布】生于沟边或湿地。我市各地都有分布。

【采收加工】夏季采收，除去泥沙，洗净，晒干。

【功能主治】利尿消肿，清热解毒。用于大腹水肿，面足水肿，痈肿疔疮，蛇虫咬伤，晚期血吸虫病腹水。

【用法用量】内服：煎汤，15 ～ 30 克；或捣汁。外用：适量，捣烂敷患处或捣汁调涂。

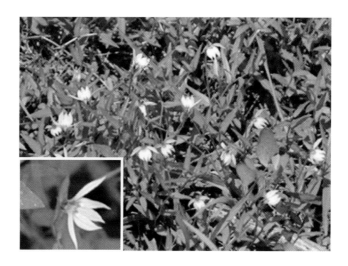

## （8）桔梗　*Platycodon grandiflorus* (Jacq.) A. DC.

【药名别名】铃铛花。

【药用部位】为桔梗属植物桔梗的根。

【植物形态】茎高 20 ～ 120 厘米，通常无毛，偶密被短毛，不分枝，极少上部分枝。叶全部轮生、部分轮生至全部互生，无柄或有极短的柄，叶片卵形、卵状椭圆形至披针形，长 2 ～ 7 厘米，宽 0.5 ～ 3.5 厘米，基部宽楔形至圆钝，顶端急尖，上面无毛而绿色，下面常无毛而有白粉，有时脉上有短毛或瘤突状毛，边缘具细锯齿。花单朵顶生，或数朵集成假总状花序，或有花序分枝而集成圆锥花序；花萼筒部半圆球状或圆球状倒锥形，被白粉，裂片三角形，或狭三角形，有时齿状；花冠大，长 1.5 ～ 4 厘米，蓝色或紫色。蒴果球状，或球状倒圆锥形，或倒卵状，长 1 ～ 2.5 厘米，直径约 1 厘米。花期 7—9 月。

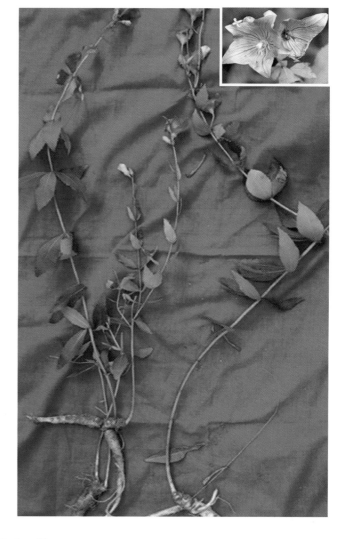

【生境分布】生于山坡草丛中。我市各地都有野生分布，部分乡镇有栽培。

【采收加工】春、秋季采挖，洗净，除去须根，趁鲜剥去外皮或不去外皮，干燥。

【功能主治】开宣肺气，祛痰排脓。治外感咳嗽，咽喉肿痛，肺痈吐脓，胸满胁痛，痢疾腹痛。

【用法用量】内服：煎汤，3 ～ 6 克；或入丸、散。

### （9）蓝花参 *Wahlenbergia marginata* (Thunb.) A. DC.

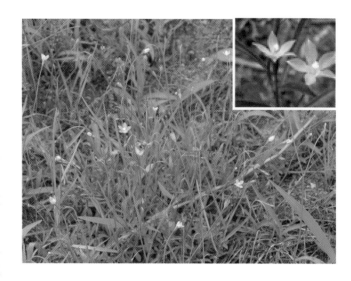

【药名别名】细叶沙参、娃儿草。

【药用部位】为蓝花参属植物蓝花参的全草或带根全草。

【植物形态】多年生草本，有白色乳汁。根细长，外面白色，细胡萝卜状，直径可达4毫米，长约10厘米。茎自基部多分枝，直立或上升，长10～40厘米，无毛或下部疏生长硬毛。叶互生，无柄或具长至7毫米的短柄，常在茎下部密集，下部的匙形、倒披针形或椭圆形，上部的条状披针形或椭圆形，长1～3厘米，宽2～8毫米，边缘波状或具疏锯齿，或全缘，无毛或疏生长硬毛。花梗极长，细而伸直，长可达15厘米；花萼无毛，筒部倒卵状圆锥形。花冠钟状，蓝色，长5～8毫米，分裂达2/3，裂片倒卵状长圆形。蒴果倒圆锥状或倒卵状圆锥形，有10条不明显的肋，长5～7毫米，直径约3毫米。种子矩圆状，光滑，黄棕色，长0.3～0.5毫米。花果期2—5月。

【生境分布】生于山坡砂质土的草丛中。我市各地有分布，以平原丘陵地区较多。

【采收加工】夏、秋采挖全草，鲜用或晒干。

【功能主治】益气补虚，祛痰。用于病后体虚，小儿疳积，支气管炎，肺虚咳嗽，高血压，带下。

【用法用量】煎服：15～60克。

## 173. 菊科 Asteraceae

### （1）下田菊 *Adenostemma lavenia* (L.) O. Kuntze

【药名别名】白龙须、水胡椒。

【药用部位】为下田菊属植物下田菊的全草。

【植物形态】多年生草本，高30～100厘米。茎直立，基部稍平卧，着地生根，上部分枝，紫红色，有细毛，下部光滑。叶对生，叶片广卵形或卵状椭圆形，基部楔形，有柄，边缘有粗锯齿，叶面略有皱纹，具疏毛。秋季开白色或黄色小花，头状花序半球形，直径6～8毫米，有长梗，排列成顶生疏散、2或3枝的圆锥花序；总苞片短圆形，约2列；花全为管状，两性对称，5裂，外面常有毛；花药截头状，顶部有一腺状尖头，基部钝；

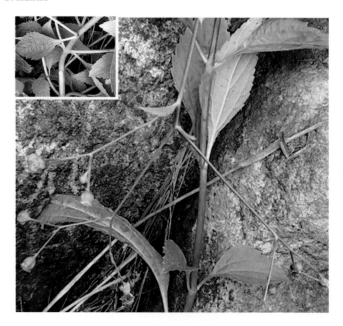

花柱分枝。瘦果倒椭圆形，全体具腺点或细瘤；顶端有 3 ～ 4 条短而硬的刺毛状的冠毛，每一冠毛的顶端有一腺体。花果期 8—10 月。

【生境分布】生于海拔 460 ～ 2000 米的水边、路旁、沼泽地、林下及山坡灌丛中。我市各地有分布。

【采收加工】夏、秋季采收，洗净晒干。

【功能主治】清热利湿，解毒消肿。用于感冒高热，支气管炎，咽喉炎，扁桃体炎，黄疸型肝炎；外用治痈疖疮疡，蛇咬伤。

【用法用量】煎服：9 ～ 15 克。外用：适量，鲜品捣烂敷患处。

## （2）藿香蓟　*Ageratum conyzoides* L.

【别名】胜红蓟。

【药用部位】为藿香蓟属植物藿香蓟的全草。

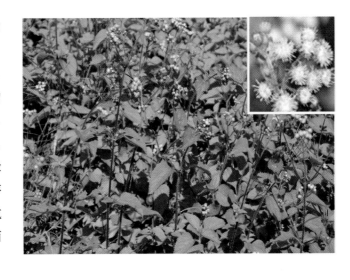

【植物形态】一年生草本，茎稍带紫色，被白色多节长柔毛，幼茎、幼叶及花梗上的毛较密。叶卵形或菱状卵形，长 4 ～ 13 厘米，宽 2.5 ～ 6.5 厘米，两面被稀疏的白色长柔毛，基部钝、圆形或宽楔形，少有心形的，边缘有钝圆锯齿；叶柄长 1 ～ 3 厘米。头状花序较小，直径约 1 厘米，在茎或分枝顶端排成伞房花序；总苞片矩圆形，顶端急尖，外面被稀疏白色多节长柔毛；花淡紫色或浅蓝色；冠毛鳞片状，上端渐狭成芒状。瘦果黑褐色，5 棱，长 1.2 ～ 1.7 毫米，有白色稀疏细柔毛。冠毛膜片 5 或 6 个，长圆形，顶端急狭或渐狭成长或短芒状，或部分膜片顶端截形而无芒状渐尖；全部冠毛膜片长 1.5 ～ 3 毫米。花果期全年。

【生境分布】生于山坡林下或林缘、河边或山坡草地、田边或荒地上。我市各地有分布。

【采收加工】夏、秋季采收，洗净，鲜用或晒干。

【功能主治】祛风清热，止痛，止血，排石。用于上呼吸道感染，急性胃肠炎，胃痛，腹痛，崩漏，肾结石，膀胱结石；外用治湿疹，鹅口疮，痈疮肿毒，蜂窝织炎，下肢溃疡，中耳炎，外伤出血。

【用法用量】煎服：15 ～ 30 克。外用：适量，鲜草捣烂或干品研末撒敷患处，或绞汁滴耳，或煎水洗。

## （3）杏香兔耳风　*Ainsliaea fragrans* Champ.

【药名别名】一支香、兔耳风、杏香兔儿风。

【药用部位】为兔儿风属植物杏香兔耳风的全草。

【植物形态】多年生草本，具匍匐状短根状茎。茎直立，高 30 ～ 60 厘米，被棕色长毛，不分枝。叶 5 ～ 10 枚，基生，卵状矩圆形，长 3 ～ 10 厘米，宽 2 ～ 5 厘米，顶端圆钝，基部心形，全缘，少有疏短刺状齿，上面绿色，无毛或疏被毛，下面有时紫红色，被棕色长毛；叶柄与叶片近等长，被毛。头状花序多数，排成总状，有短梗或近无梗；总苞细筒状，长约 15 毫米；总苞片数层，外层较短，卵状狭椭圆形，内层披针形，顶端尖锐；花筒状，白色，稍有杏仁气味。瘦果倒披针状矩圆形，栗褐色，扁平，有条纹和细毛；冠毛羽毛状，棕黄色。花期 11—12 月。

【生境分布】生于林下山坡。我市山区丘陵各地有分布。本品标本由梅建亨先生采自五脑山。

【采收加工】夏、秋季采收，洗净，鲜用或晒干。

【功能主治】清热解毒，消积散结，止咳，止血。用于上呼吸道感染，肺脓疡，肺结核咯血，黄疸，小儿疳积，消化不良，乳腺炎；外用治中耳炎，毒蛇咬伤。

【用法用量】煎服：9 ～ 15 克。外用：适量，鲜全草捣烂敷患处。

【附注】本品现有制为片、胶囊等剂型的中成药。

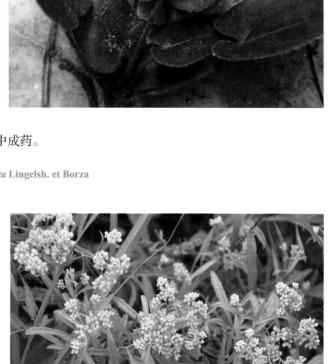

## （4）黄腺香青　*Anaphalis aureopunctata* Lingelsh. et Borza

【药名别名】蛇软曲、香蒿。

【药用部位】为香青属植物黄腺香青的全草。

【植物形态】根状茎细或稍粗壮，有长达 12 厘米或稀达 20 厘米的匍匐枝。茎直立或斜升，高 20 ～ 50 厘米，细或粗壮，不分枝，稀在花后有直立的花枝，草质或基部稍木质，被白色或灰白色蛛丝状绵毛，或下部多少脱毛，下部有密集、上部有渐疏的叶，莲座状叶宽匙状椭圆形，下部渐狭成长柄，常被密绵毛；下部叶在花期枯萎，匙形或披针状椭圆形，有具翅的柄，长 5 ～ 16 厘米，宽 1 ～ 6 厘米；中部叶稍小，多少开展，基部渐狭，沿茎下延成宽或狭翅，边缘平，顶端急尖稀渐尖，有短或长尖头；上部叶小，披针状线形；全部叶上面被具柄腺毛及易脱落的蛛丝状毛，下面被白色或灰白色蛛丝状毛及腺毛，或多少脱毛，有离基三或五出脉，侧脉明显且长达叶端或在近叶端消失，或有单脉。头状花序多数或极多数、密集成复伞房状；花序梗纤细。总苞钟状或狭钟状，长 5 ～ 6 毫米，直径约 5 毫米；总苞片约 5 层，外层浅或深褐色，卵圆形，长约 2 毫米，被绵毛；内层白色或黄白色，长约 5 毫米，在雄株顶端宽圆形，宽达 2.5 毫米，在雌株顶端钝或稍尖，宽约 1.5 毫米，最内层较短狭，匙形或长圆形，有长达全长三分之二的爪部。花托有繸状突起。瘦果长达 1 毫米，被微毛。花期 7—9 月，果期 9—10 月。

【生境分布】生于林下或草坡。我市山区丘陵、乡镇有分布。

【采收加工】秋季采收，除去杂质，阴干。

【功能主治】清热解毒，利湿消肿。用于咳嗽痰喘，口腔溃疡，疮毒，水肿，感冒等症。

【用法用量】参照同属尼泊尔香青，煎服，3～12克。

### （5）牛蒡 *Arctium lappa* L.

【药名别名】牛蒡子、大力子、恶实。

【药用部位】为牛蒡属植物牛蒡的果实及根、叶。

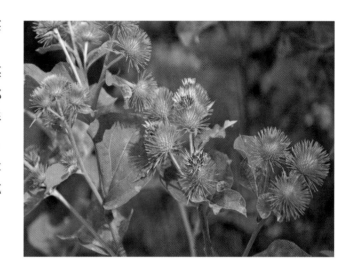

【植物形态】二年生草本，根肉质。茎粗壮，高1～2米，带紫色，有微毛，上部多分枝。基生叶丛生，茎生叶互生，宽卵形或心形，长40～50厘米，宽30～40厘米，上面绿色，无毛，下面密被灰白色茸毛，全缘，波状或有细锯齿。头状花序丛生或排成伞房状，直径3～4厘米，有梗；总苞球形；总苞片披针形，长1～2厘米，顶端钩状内弯；花全部筒状，淡紫色，顶端5齿裂，裂片狭。瘦果椭圆形或倒卵形，长约5毫米，宽约3毫米，灰黑色；冠毛短刚毛状。花果期6—9月。

【生境分布】生于村落周围、田地边或栽培。现可能逸为野生。我市福田河镇有分布。

【采收加工】秋季果实成熟时采集，晒干，打出果实，除去杂质，再晒至全干。

【功能主治】疏散风热，宣肺透疹，解毒利咽。用于风热感冒，咳嗽痰多，麻疹，风疹，咽喉肿痛，痄腮丹毒，痈肿疮毒。

【用法用量】内服：煎汤，6～12克；或入散剂。外用：煎水含漱。

【附注】牛蒡根：祛风热，消肿毒；治风毒面肿，头晕，咽喉热肿，齿痛，咳嗽，消渴，痈疽疮疥。其用法用量如下：煎服6～15克；外用适量，煎洗或熬膏搽或捣烂外敷。牛蒡叶：清热去火，润肺止咳，解毒益肝，润肠通便，亮发，治疗头痛头晕。

### （6）青蒿 *Artemisia annua* L.

【药名别名】黄花蒿、香蒿、鱼子青蒿。

【药用部位】为蒿属植物青蒿的全草。

【植物形态】一年生草本。茎直立，高50～150厘米，多分枝，直径达6毫米，无毛。基部及下部叶在花期枯萎，中部叶卵形，三次羽状深裂，长4～7厘米，宽1.5～3厘米，裂片及小裂片矩圆形或倒卵形，开展，顶端尖，基部裂片常抱茎，下面色较浅，两面被短微毛；上部叶小，常一次羽状细裂。头状花序极多数，球形，长及宽约1.5毫米，有短梗，排列成复总或总状，常有条形苞叶；总苞无毛；总苞片2～3层，外层狭矩圆形，绿色，内层椭圆形，除中脉外边缘宽膜质；花托长圆形；花筒状，长不超过

1毫米，外层雌性，内层两性。瘦果矩圆形，长0.7毫米，无毛。花期6—7月，果期9—10月。

【生境分布】生于荒野、山坡沟边、路旁。我市各地都有分布。

【采收加工】秋季花盛开时采割，除去老茎，阴干。

【功能主治】清热解暑，除蒸，截疟。用于暑邪发热，阴虚发热，夜热早凉，骨蒸劳热，疟疾寒热，湿热黄疸。

【用法用量】煎服：6～12克，入煎剂宜后下。

【附注】近花期的叶片为提取青蒿素的原料。

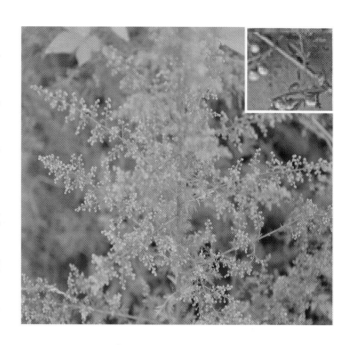

## （7）奇蒿 *Artemisia anomala* S. Moore

【药名别名】刘寄奴、千粒米。

【药用部位】为蒿属植物奇蒿的带花全草。

【植物形态】多年生直立草本，高60～100厘米。茎有明显纵肋，被细毛。叶互生，长椭圆形或披针形，长6～9厘米，宽2～4厘米，先端渐尖，基部狭窄成短柄，边缘具锐尖锯齿，上面绿色，下面灰绿色，有蛛丝毛，中脉显著；上部叶小，披针形，长约1.5厘米；下部叶花后凋落。头状花序，钟状，长约3毫米，密集成穗状圆锥花序；总苞片4轮，淡黄色，无毛，覆瓦状排列；外层花雌性，管状，雌蕊1；中央花两性，管状，先端5裂，雄蕊5，聚药，花药先端有三角状附属物，基部有尾，柱头2裂，呈画笔状。瘦果矩圆形。花期7—9月，果期8—10月。

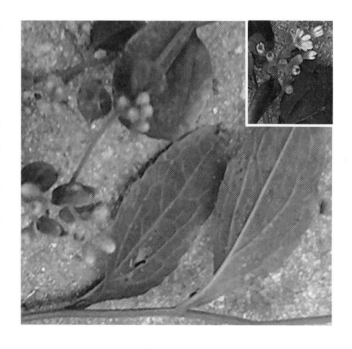

【生境分布】生于林缘、灌丛中、河岸旁。我市山区丘陵各地有分布。

【采收加工】夏、秋季花开时采收，洗净，鲜用或晒干，打捆，并防夜露雨淋变黑。

【功能主治】破瘀通经，止血消肿，消食化积。用于经闭，痛经，产后瘀滞腹痛，恶露不净，跌打损伤出血，风湿痹痛，便血，尿血，痈疮肿毒，烫伤，食积腹痛，泄泻痢疾。

【用法用量】内服：煎汤，5～10克；消食积，单味可用至15～30克；或入散剂。外用：适量，捣烂外敷，或研末调敷。

　　【附注】《中国药典》收载的北刘寄奴为玄参科的阴行草，我市所用的刘寄奴是藤黄科的元宝草。

## （8）香蒿　*Artemisia apiacea* Hance

　　【药名别名】青蒿。

　　【药用部位】为蒿属植物香蒿的地上全草。

　　【植物形态】一年生或二年生草本，高
30～150厘米，全体平滑无毛。茎圆柱形，幼
时青绿色，表面有细纵槽，下部稍木质化，上
部叶腋间有分枝。叶互生；二回羽状全裂，第
一回裂片椭圆形，第二回裂片线形，全缘，或
每边1～3羽状浅裂，先端尖，质柔，两面平
滑无毛，青绿色。头状花序排列成总状圆锥花
序，每一头状花序侧生，稍下垂，直径约6毫米；
总苞半球形，苞片3～4层，外层的苞片狭长，
内层的卵圆形，边缘膜质；花托外围着生管状
雌花，内仅雌蕊1枚，柱头2裂；内部多为两
性花，绿黄色，花冠管状，雄蕊5枚，花丝细短，
雌蕊1枚，花柱丝状，柱头2裂，呈叉状。瘦
果矩圆形至椭圆形，微小，褐色。花期6—7月，
果期9—10月。

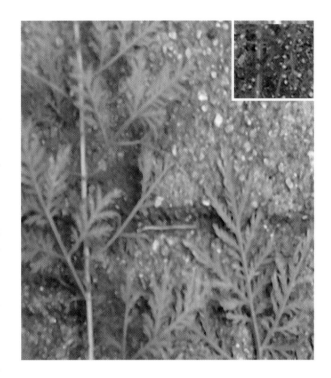

　　【生境分布】生于河岸、沟旁、村落边等
处。我市各地有分布，但较黄花蒿少。

　　【采收加工】夏季开花前，选茎叶色青者，割取地上部分，阴干。

　　【功能主治】清热，解暑，除蒸。治温病，暑热，骨蒸劳热，痢疾，黄疸，疥疮，瘙痒。

　　【用法用量】内服：煎汤，5～9克；或入丸、散。外用：捣烂外敷或研末调敷。

　　【附注】本品与黄花蒿同被《中国药典》（1977年版）作为青蒿收载，后研究发现本品不含青蒿素，
故1990年版《中国药典》予以取消，保留青蒿药名，而实际只用黄花蒿；其为青蒿的同名异物。

## （9）艾　*Artemisia argyi* Levl. et Van.

　　【药名别名】艾叶、家艾。

　　【药用部位】为蒿属植物艾的叶片。

　　【植物形态】多年生草本，高45～120厘米。茎直立，圆形，质硬，基部木质化，被灰白色软毛，
从中部以上分枝。单叶，互生；茎下部的叶在开花时即枯萎；中部叶具短柄，叶片卵状椭圆形，羽状深裂，
裂片椭圆状披针形，边缘具粗锯齿，上面暗绿色，稀被白色软毛，并密布腺点，下面灰绿色，密被灰白色
茸毛；近茎顶端的叶无柄，叶片有时全缘完全不分裂，披针形或线状披针形。花序总状，顶生，由多数头
状花序集合而成；总苞苞片4～5层，外层较小，卵状披针形，中层及内层较大，广椭圆形，边缘膜质，
密被绵毛；花托扁平，半球形，上生雌花及两性花10余朵；雌花不甚发育，长约1厘米，无明显的花冠；

两性花与雌花等长，花冠筒状，红色，顶端5裂；雄蕊5枚，聚药，花丝短，着生于花冠基部；花柱细长，顶端2分叉，子房下位，1室。瘦果长圆形。花期7—10月。

【生境分布】生于路旁、草地、荒野等处，亦有栽培者。我市各地有分布。

【采收加工】夏季花未开时采摘，除去杂质，晒干。

【功能主治】散寒止痛，温经止血。用于少腹冷痛，经寒不调，宫冷不孕，吐血，衄血，崩漏经多，妊娠下血；外治皮肤瘙痒。醋艾炭温经止血。用于虚寒性出血，是制艾条的原料。

【用法用量】煎服：3～9克。外用：适量，供灸治或熏洗用。

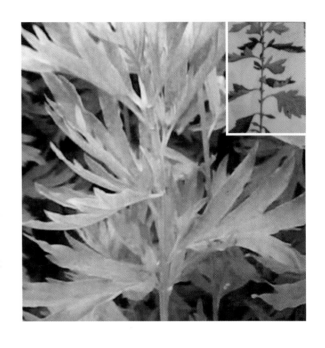

### （10）茵陈　*Artemisia capillaris* Thunb.

【药名别名】绵茵陈、破絮蒿。

【药用部位】为蒿属植物茵陈的幼嫩茎叶。

【植物形态】多年生草本或半灌木状。茎直立，高0.5～1米，基部木质化，表面黄棕色，具纵条纹，多分枝；幼时全体有褐色丝状毛，成长后近无毛。叶一至三回羽状深裂，下部裂片较宽短，常被短绢毛；中部叶裂片细长如发，宽约1毫米；上部叶羽状分裂，3裂或不裂，近无毛。头状花序小而多，密集成复总状；总苞片3～4层，无毛，外层卵形，内层椭圆形，中央绿色，边缘膜质；花黄色，管状，外层花3～5，雌性，能育，内层花两性5～7，不育。瘦果长圆形，长约0.8毫米，无毛。花期9—10月，果期10—12月。

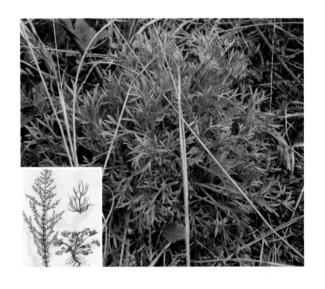

【生境分布】生于山坡、河岸等沙砾处。我市各地都有分布。

【采收加工】春季幼苗高6～10厘米时采收，除去老茎及杂质，晒干。

【功能主治】清湿热，退黄疸。用于黄疸尿少，湿疮瘙痒，传染性黄疸型肝炎。

【用法用量】煎服：6～15克。外用：适量，煎汤熏洗。

### （11）猪毛蒿　*Artemisia scoparia* Waldst. et Kit.

【药名别名】茵陈、绵茵陈、滨蒿。

【药用部位】为蒿属植物猪毛蒿的幼嫩茎叶。

【植物形态】多年生草本，根部常木质化，高40～100厘米。茎多单一，直立，有多数开展或斜开的枝，褐色或淡红紫色，有微柔毛或近无毛。有时具叶较大而密集的不育茎。叶密集，茎下部叶有柄，上部无柄；下部叶与不育茎的叶同形，叶片广卵形，长1～4厘米，宽3厘米，营养期有密绢毛，以后光滑，绿色，二至三回羽状全裂，终裂片线形；顶端尖，中部叶长1～2厘米，一至二回羽状全裂，裂片极细，无毛；上部3裂或不裂。头状花序多数，有梗或无梗，有线形苞叶，在茎和枝上排列成复总状花序，在总状花序中的头状花序常侧向一面；总苞近球形，直径1～1.2毫米；总苞片2～3层，卵形，边缘宽膜质，背面绿色，近无毛，外面的较短；花全为管状花，黄绿色，外层雌性，5～7朵，能育，内层6朵，不育。瘦果卵形，无毛。花期7—9月，果期9—10月。

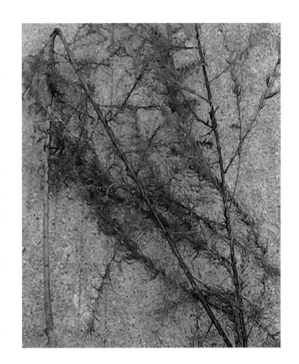

【生境分布】生于山坡、路旁、堤岸处。我市各地有分布。

【采收加工】春季幼苗高约10厘米时采收，除去杂质、泥土，晒干。秋季采割的称"茵陈蒿"。

【功能主治】清湿热，退黄疸。用于黄疸尿少，湿疮瘙痒，传染性黄疸型肝炎。

【用法用量】煎服：6～15克。外用：适量，煎汤熏洗。

【附注】本品为《中国药典》收载茵陈的来源之一。

## （12）矮蒿 *Artemisia lancea* Van

【药名别名】野艾蒿、细叶艾、野艾。

【药用部位】为蒿属植物矮蒿的叶。

【植物形态】多年生草本，高80～150厘米，具细棱，褐色或紫红色；中部以上有多数向上斜展的分枝。叶上面初时微有蛛丝状短柔毛及白色腺点和小凹点，后毛与腺点渐脱落，背面密被灰白色毛；基生叶长3～5厘米，宽2.5～4厘米，二回羽状全裂，每侧具小裂片2～3枚，小裂片线状披针形或线形，长3～6毫米，宽2～3毫米，叶柄短，花期叶萎谢；中部叶长卵形，长1.5～2.5厘米，宽1～2厘米，羽状全裂，稀深裂，每侧裂片2～3枚，裂片披针形，长1.5～2.5厘米，宽1～2毫米，先端锐尖，边外卷，基部1对裂片小，呈假托叶状。头状花序多数，卵形，无梗，直径1～1.5毫米，在分枝上端排成穗状花序，总苞片3层，覆瓦状排列，外层总苞片小，边缘狭膜质，中、内层总苞片长卵形；雌花1～3朵，花冠狭管状、

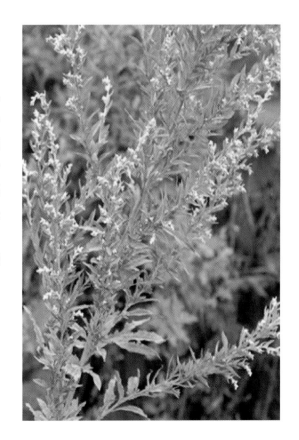

檐部具 2 裂齿，紫红色，花柱细长，伸出花冠外，先端二叉，外卷；两性花 2 ～ 5 朵，花冠长管状，檐部紫红色，花药线形，先端附属物尖。瘦果小，长圆形。花果期 8—10 月。

【生境分布】生于路旁、林缘、山坡、草地、灌丛等地。我市各地有分布。

【采收加工】开花前采收，除去杂质，晒干。

【功能主治】理气血，逐寒湿，温经，止血，安胎。治心腹冷痛，久痢，吐衄，下血，月经不调，崩漏，带下，胎动不安，痈疡，疥癣。

【用法用量】内服：煎汤，3 ～ 9 克；或入丸、散。外用：捣绒作灸，外敷、煎水熏洗或炒热温熨。

## （13）白莲蒿 *Artemisia sacrorum* Ledeb.

【药名别名】铁杆蒿、万年蒿。

【药用部位】为蒿属植物白莲蒿的全草。

【植物形态】茎直立，基部木质化，多分枝，暗紫红色，无毛或上部被短柔毛。茎下部叶在开花时枯萎；中部叶具柄，基部具假托叶，叶长卵形或长椭圆状卵形，长 3 ～ 14 厘米，宽 3 ～ 8 厘米，二至三回栉齿状羽状分裂，小裂片披针形或条状披针形，全缘或有锯齿，羽轴有栉齿，叶幼时两面被丝状短柔毛，后被疏毛或无毛，有腺点；上部叶小，一至二回栉齿状羽状分裂，头状花序多数，近球形或半球形，直径 2 ～ 3.5 毫米，下垂，排列成复总状花序，总苞片 3 ～ 4 层，背面绿色，边缘宽膜质；缘花雌性，10 ～ 12 枚；盘花两性，多数，管状；花托凸起，裸露。瘦果卵状椭圆形，长约 1.5 毫米。花果期 8—10 月。

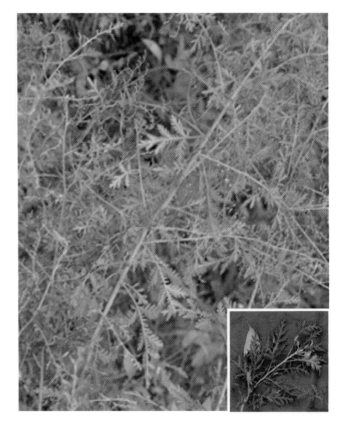

【生境分布】生于山地、沟岸边。我市各地都有分布。

【采收加工】夏、秋季采收，阴干。

【功能主治】清热解毒，凉血止痛。用于肝炎，阑尾炎，小儿惊风，阴虚潮热；外用治创伤出血。

【用法用量】煎服：9 ～ 12 克。外用：适量，鲜品捣烂敷或干品研粉撒患处。

## （14）牡蒿 *Artemisia japonica* Thunb.

【药名别名】齐头蒿。

【药用部位】为蒿属植物齐头蒿的全草。

【植物形态】多年生草本，茎直立，高 60 ～ 90 厘米。叶互生；茎中部以下的叶，基部楔形，先端羽状 3 裂，中间裂片较宽，又羽状 3 裂；中部以上的叶线形，全缘；叶两面绿色，无毛。头状花序，排列成圆锥花序状，每一头状花序球形，直径约 1.5 毫米；总苞球形，苞片 3 ～ 4 层，外层苞片较小，卵形，内层苞片椭圆状，背面中央部为绿色，边缘膜质；花托球形，上生两性花及雌花，花冠均为管状；雌花位于花托之外围，花冠中央仅有雌蕊1枚，柱头2裂；中央为两性花，花冠先端5裂；雄蕊5枚，花药合生，围绕柱头四周；雌蕊1枚，位于中央，柱头头状。瘦果椭圆形，无毛。花期9—10月。

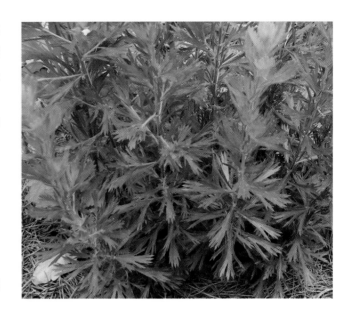

【生境分布】生于山坡、路旁或荒地上。我市各地都有分布。

【采收加工】夏、秋季采集全草，洗净，晒干。

【功能主治】解表，清热，杀虫。治感冒身热，劳伤咳嗽，潮热，小儿疳热，疟疾，口疮，疥癣，湿疹。

【用法用量】煎服：9～15克。外用：适量，鲜草捣烂敷患处。

## （15）歧茎蒿 *Artemisia igniaria* Maxim.

【药名别名】白艾、野艾。

【药用部位】为蒿属植物歧茎蒿的全草。

【植物形态】多年生草本，有地下茎。茎直立，高60～120厘米，直径约5厘米，上部多分枝。下部叶在花期枯萎，长8～11厘米，宽5～7厘米，基部渐狭成短柄，叶片卵形，羽状深裂，中裂片又常3裂，边缘有粗齿，上面近无毛，下面灰白色，被短茸毛；上部叶小，近无柄，3裂或不裂，全缘。头状花序多数，在茎上部排列成稀疏的复总状花序，有椭圆形或披针形至条形的苞叶；总苞倒卵形，长约4毫米，外层背部绿色，边缘膜质，内层边缘宽膜质，有绿色中脉，各层外面被短绵毛；花黄色，外层雌性，内层两性。瘦果矩圆形，长达2毫米，无毛。花果期8—11月。

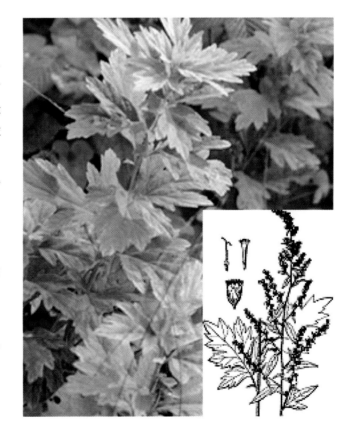

【生境分布】生于低海拔的山坡、林缘、草地、灌丛与路旁等地。我市各地有分布。

【采收加工】夏末采收，洗净，晒干。

【功能主治】温经，去湿，散寒，止血，

消炎，平喘，止咳，安胎，抗过敏。

【用法用量】尚未查到相关资料。可参照艾叶：煎服，3～9克；外用适量，煎洗。

## （16）三脉紫菀 *Aster ageratoides* Turcz.

【药名别名】山白菊、岩柴胡。

【药用部位】为紫菀属植物三脉紫菀的全草。

【植物形态】多年生草本，高40～100厘米。根茎粗壮，茎有棱及沟，被柔毛或粗毛，上部有时曲折，有分枝。下部叶在花期枯落，叶片宽卵圆形，急狭成长柄；中部叶椭圆形或长圆状披针形，长5～15厘米，宽1～5厘米，中部以上急狭成楔形具宽翅的柄，先端渐尖，边缘有3～7对锯齿，上部叶渐小，全缘或有浅齿，上面被短糙毛，

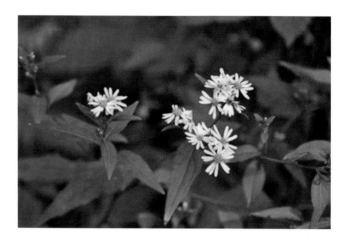

下面被短柔毛常有腺点；有离基三出脉，侧脉3～4对。头状花序排成伞房或圆锥伞房状，花序梗长0.5～3厘米。总苞倒锥状或半球状；总苞片3层，覆瓦状排列，线状长圆形，上部绿色或紫褐色，外层长达2毫米，内层约4毫米，有短缘毛。舌状花约10个，舌片线状长圆形，紫色、浅红色或白色；管状花黄色，有裂片；花柱附片长达1毫米；瘦果倒卵状长圆形，灰褐色，有边肋，一面常有肋，被短粗毛。花果期7—12月。

【生境分布】生于路边、沟边、矿野草丛中。我市山区丘陵、乡镇有分布。

【采收加工】夏、秋季采收，洗净，鲜用或扎把晾干。

【功能主治】疏风，清热解毒，祛痰镇咳。治风热感冒，扁桃体炎，支气管炎，疔疮肿毒，蛇咬，蜂蜇。

【用法用量】内服：煎汤，15～60克；或捣汁饮。外用：捣烂敷患处。

## （17）钻叶紫菀 *Aster subulatus* Michx.

【药名别名】瑞连草、钻形紫菀。

【药用部位】为紫菀属植物钻叶紫菀的全草。

【植物形态】一年生草本，高25～80厘米。茎基部略带红色，上部有分枝。叶互生，无柄；基部叶倒披针形，花期凋落；中部叶线状披针形，长6～10厘米，宽0.5～1厘米，先端尖或钝，全缘，上部叶渐狭线形。头状花序顶生，排成圆锥花序；总苞钟状；总苞片3～4层，外层较短，内层较长，线状钻形，无毛，背面绿色，先端略带红色；舌状花细狭，小，红色；管状花多数，短于冠毛。瘦果略有毛。花期9—11月。

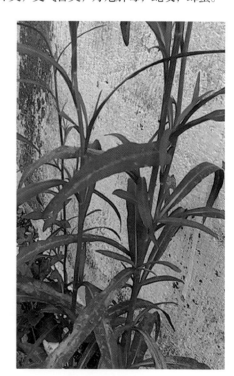

【生境分布】我市城区有分布。

【采收加工】秋季采收，切段，鲜用或晒干。

【功能主治】清热解毒，利湿。用于痈肿，湿疹。

【用法用量】内服：煎汤，10～30克。外用：适量，捣烂外敷患处。

## （18）北苍术　*Atractylodes chinensis* (Bunge) Koidz.

【药名别名】苍术、山苍术。

【药用部位】为苍术属植物北苍术的根茎。

【植物形态】多年生草本，高30～50厘米。根茎肥大，结节状。叶无柄；茎下部叶匙形，多为3～5羽状深缺刻，先端钝，基部楔形而略抱茎；茎上部叶卵状披针形至椭圆形，3～5羽状浅裂至不裂，叶缘具硬刺齿。头状花序直径1厘米左右；基部叶状苞披针形，边缘长栉齿状；总苞片多为5～6层；花冠管状，白色，先端5裂，裂片长卵形；退化雄蕊先端圆，不卷曲。瘦果密生向上的银白色毛。花期7—8月，果期8—10月。

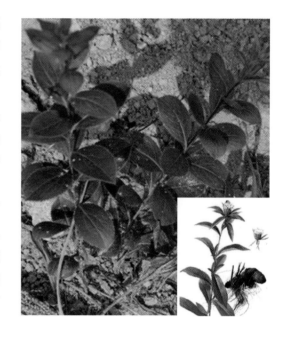

【生境分布】常野生于海拔700～1300米的林下山坡灌丛中。1979年在我市的张广河发现野生品种，但当时未能定种，只是暂称"三裂叶苍术"，参见《麻城市药用植物名录》。这次普查所采标本为麻城外贸引进栽培品，发现其中有本种；同时《大别山植物志》也有收载。

【采收加工】春、秋季采挖，除去泥沙，晒干，撞去须根。

【功能主治】燥湿健脾，祛风散寒，明目。用于脘腹胀满，泄泻，水肿，脚气痿躄，风湿痹痛，风寒感冒，夜盲症。

【用法用量】内服：煎汤，3～9克；或入丸、散。

## （19）苍术　*Atractylodes lancea* (Thunb.) DC.

【药名别名】南苍术、冬术、茅苍术。

【药用部位】为苍术属植物苍术的根茎。

【植物形态】多年生草本，高30～70厘米。根状茎粗肥，结节状，节上有细须根，外表棕褐色，有香气，断面有红棕色油点。茎直立，圆柱形而有纵棱，上部不分枝或稍有分枝。叶互生，基部叶有柄或无柄，常在花期前脱落，中部叶椭圆状披针形，长约4厘米，宽1～1.5厘米，完整或3～7羽状浅裂，边缘有刺状锯齿，上面深绿色，下面稍带白粉状，上部叶渐小，不裂，无柄。秋季开花，头状花序多单独顶生，总苞片6～8层，有纤毛；两性花，花全为管状，白色；两性花冠毛羽状分枝，较花冠稍短；雌花具5枚线状退化雄蕊。瘦果圆筒形，被黄白色毛。花期8—10月，果期9—10月。

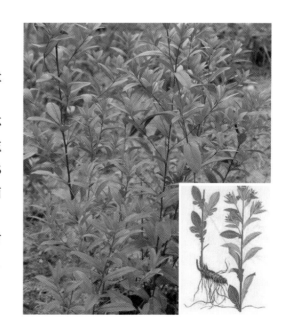

【生境分布】生于山坡灌丛或草丛中。我市山区丘陵、乡镇有少量分布，也有栽培。

【采收加工】春、秋季均可采挖，挖取根茎后，除去残茎、须根及泥土，晒干。

【功能主治】健脾，燥湿，解郁，辟秽。治湿盛困脾，倦怠嗜卧，脘痞腹胀，食欲不振，呕吐，泄泻，痢疾，疟疾，痰饮，水肿，时行感冒，风寒湿痹，足痿，夜盲证。

【用法用量】内服：煎汤，3～9克；熬膏或入丸、散。

## （20）白术　*Atractylodes macrocephala* Koidz.

【药名别名】于术、冬术。

【药用部位】为苍术属植物白术的根茎。

【植物形态】多年生草本，高30～80厘米。根茎粗大，略呈拳状。茎直立，上部分枝，基部木质化，具不明显纵槽。单叶互生；茎下部叶有长柄，叶片3深裂，偶为5深裂，中间裂片较大，椭圆形或卵状披针形，两侧裂片较小，通常为卵状披针形，基部不对称；茎上部叶的叶柄较短，叶片不分裂，椭圆形至卵状披针形，长4～10厘米，宽1.5～4厘米，先端渐尖，基部渐狭下延成柄状，叶缘均有刺状齿，上面绿色，下面淡绿色，叶脉凸起显著。头状花序顶生，直径2～4

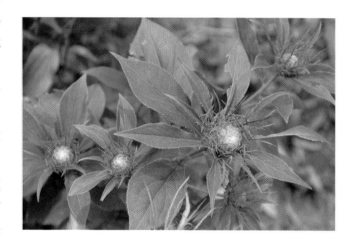

厘米；总苞钟状，总苞片7～8列，膜质，覆瓦状排列；基部叶状苞1轮，羽状深裂，包围总苞；花多数，着生于平坦的花托上；花冠管状，下部细，淡黄色，上部稍膨大，紫色，先端5裂，裂片披针形，外展或反卷；雄蕊5，花药线形，花丝离生；雌蕊1，子房下位，密被淡褐色茸毛，花柱细长，柱头头状，顶端中央有1浅裂缝。瘦果长圆状椭圆形，微扁，长约8毫米，直径约2.5毫米，被黄白色茸毛，顶端有冠毛残留的圆形痕迹。花期9—10月，果期10—11月。

【生境分布】我市张家畈、黄土岗等乡镇有栽培。

【采收加工】霜降至立冬采挖，除去茎叶和泥土，烘干或晒干，再除去须根即可。

【功能主治】补脾，益胃，燥湿，和中，安胎。治脾胃气弱，不思饮食，倦怠少气，泄泻，痰饮，水肿，黄疸，湿痹，小便不利，头晕，自汗，胎气不安。

【用法用量】内服：煎汤，6～12克；熬膏或入丸、散。

## （21）婆婆针　*Bidens bipinnata* L.

【药名别名】鬼针草、一包针。

【药用部位】为鬼针草属植物婆婆针的全草。

【植物形态】一年生草本，高50～100厘米。茎中部叶和下部叶对生，叶柄长2～6厘米；叶片长5～14厘米，二回羽状深裂，裂片再次羽状分裂，小裂片三角状或卵状披针形，先端尖或渐尖，边缘具不规则细齿或钝齿，两面略有短毛；上部叶互生，羽状分裂。头状花序直径5～10毫米；总花梗长2～10

厘米；总苞片条状椭圆形，先端尖或钝，被细短毛；舌状花黄色，通常有1～3朵不发育；筒状花黄色，发育，长约5毫米，裂片5。瘦果长线形，长1～2厘米，宽约1毫米，具3～4棱，有短毛；顶端冠毛芒状，3～4枚，长2～5毫米。花期8—9月，果期9—11月。

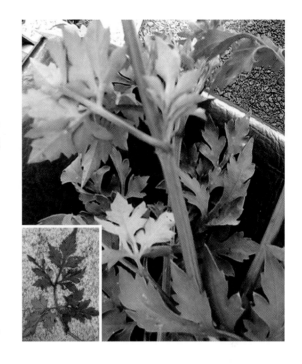

【生境分布】生于路边、荒野或宅旁。我市各地都有分布。

【采收加工】夏、秋季花盛期，收割地上部分，拣去杂草，鲜用或晒干。

【功能主治】清热解毒，祛风除湿，活血消肿。用于咽喉肿痛，泄泻，痢疾，黄疸，肠痈，疔疮肿毒，蛇虫咬伤，风湿痹痛，跌打损伤。

【用法用量】内服：煎汤，15～30克，鲜品加倍；或捣汁。外用：适量，捣烂外敷或取汁涂，或煎水熏洗。

## （22）鬼针草　*Bidens pilosa* L.

【药名别名】一包针、婆婆针。

【药用部位】为鬼针草属植物鬼针草的全草。

【植物形态】一年生草本，高40～85厘米。茎直立，下部略带淡紫色，四棱形，无毛，或于上部的分枝上略具细毛。中、下部叶对生，长11～19厘米，二回羽状深裂，裂片披针形或卵状披针形，先端尖或渐尖，边缘具不规则的细尖齿或钝齿，两面略具短毛，有长柄；上部叶互生，较小，羽状分裂。头状花序直径6～10毫米，有梗，长1.8～8.5厘米；总苞杯状，苞片线状椭圆形，先端尖或钝，被细短毛；花托托片椭圆形，先端钝，长4～12毫米，花杂性，边缘舌状花黄色，通常有1～3朵不发育；中央管状花黄色，两性，全育，长约4.5毫米，裂片5枚，雄蕊5，聚药；雌蕊1，柱头2裂。瘦果长线形，体部长12～18毫米，宽约1毫米，具3～4棱，有短毛；顶端冠毛芒状，3～4枚，长2～5毫米。花期8—9月，果期9—11月。

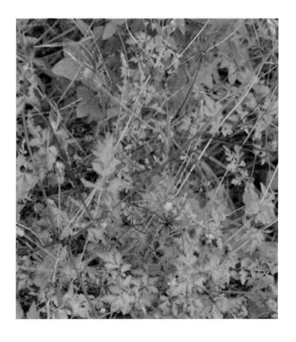

【生境分布】生于路边、荒野或住宅旁。我市各地有分布。

【采收加工】夏、秋季采收地上部分，晒干。

【功能主治】清热，解毒，散瘀，消肿。治疟疾，腹泻，痢疾，肝炎，急性肾炎，胃痛，噎膈，肠痈，咽喉肿痛，跌打损伤，蛇虫咬伤。

【用法用量】内服：煎汤，15～30克（鲜品30～60克）；或捣汁。外用：捣烂敷或煎水熏洗。

## （23）大狼杷草　*Bidens frondosa* L.

【药名别名】狼把草、一包针。

【药用部位】为鬼针草属植物大狼杷草的全草。

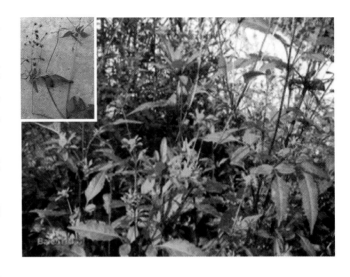

【植物形态】一年生草本，高达120厘米。茎直立，分枝，常带紫色，被疏毛或无毛。叶对生，具柄；一回羽状复叶，小叶3～5枚，披针形，长3～10厘米，宽1～3厘米，先端渐尖，边缘有粗锯齿，通常背面被稀疏短柔毛，顶生者具明显的柄。头状花序单生，连同总苞苞片直径12～15毫米，高约12毫米；总苞钟状或半球形，外层苞片5～10枚，通常8枚，披针形或匙状倒披针形，叶状，边缘具缘毛，内层苞片长圆形，具淡黄色边缘，舌状花不发育，筒状花两性，花冠冠檐5裂。瘦果扁平，狭楔形，长5～10毫米，先端芒刺2枚，有侧束毛。花果期8—10月。

【生境分布】生于田野、路旁、湿地。我市各地有分布。

【采收加工】6—9月采收，洗净，切断，晒干。

【功能主治】补虚清热。主治体虚乏力，盗汗，咯血，小儿疳积，痢疾。

【用法用量】煎服：15～30克。

## （24）狼杷草　*Bidens tripartita* L.

【药名别名】鬼刺、二郎箭。

【药用部位】为鬼针草属植物狼杷草的全草。

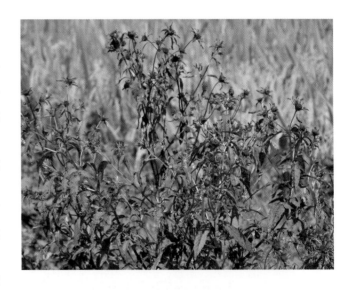

【植物形态】一年生草本，茎直立，高30～80厘米，有时可达90厘米；由基部分枝，无毛。叶对生，茎顶部的叶小，有时不分裂，茎中、下部的叶片羽状分裂或深裂；裂片3～5，卵状披针形至狭披针形，稀近卵形；基部楔形，稀近圆形，先端尖或渐尖，边缘疏生不整齐大锯齿，顶端裂片通常比下方者大；叶柄有翼。头状花序顶生，球形或扁球形；总苞片2列，内列披针形，干膜质，与头状花序等长或稍短，外列披针形或倒披针形，比头状花序长，叶状；花皆为管状，黄色；柱头2裂。瘦果扁平，长圆状倒卵形或倒卵状楔形，长4.5～9毫米，直径1.5～2.2毫米，边缘有倒生小刺，两面中央各有1条纵肋，两侧上端各有一向上的刺，刺上有细小的逆刺。花期 8—9 月，果期 10 月。

【生境分布】生于水边湿地、沟渠及浅水滩、路边荒野。我市各地有分布。

【采收加工】夏、秋季割取地上部分，晒干。

【功能主治】主治气管炎，肺结核，咽喉炎，扁桃体炎，痢疾，丹毒，癣疮。

【用法用量】内服：煎汤，6 ~ 15 克（鲜品 30 ~ 60 克）；或研末，或捣汁。外用：研末撒敷或捣汁涂。

## （25）飞廉　*Carduus nutans* L.

【药名别名】大刺盖、飞廉蒿。

【药用部位】为飞廉属植物飞廉的全草或根。

【植物形态】二年生草本，茎直立，高 70 ~ 100 厘米，具纵条棱，并附有绿色的翼，翼有齿刺。下部叶椭圆状披针形，长 5 ~ 20 厘米，羽状深裂，裂片的边缘具刺，上面绿色，具细毛，下面初具蛛丝状毛，后渐变光滑；上部叶渐小。头状花序 2 ~ 3 枚，着生于枝端，直径 1.5 ~ 2.5 厘米；总苞钟形，长约 2 厘米，宽 1.5 ~ 3 厘米；苞片多层，外层较内层逐渐变短，中层苞片线状披针形，先端长尖成刺状，向外反曲，内层苞片线形，膜质，稍带紫色。花全部为管状花，两性，紫红色，花管长 15 ~ 16 毫米，先端 5 裂；雄蕊 5，花药合生；雌蕊 1，花柱细长，柱头 2 裂。瘦果长椭圆形，长 3 毫米，顶端平截，基部收缩；冠毛白色，长约 15 毫米，呈刺毛状。花期 6—7 月。

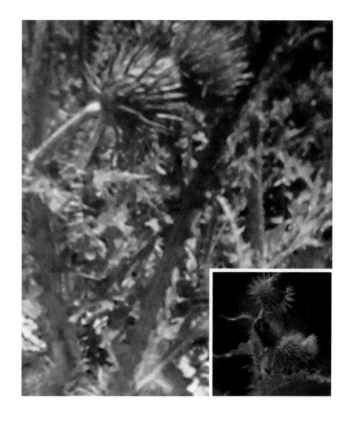

【生境分布】生于田野、路旁草丛中。我市各乡镇都有分布。

【采收加工】夏季采集全草，冬、春季采根，洗净，鲜用或晒干。

【功能主治】散瘀止血，清热利湿。用于吐血，鼻衄，尿血，功能性子宫出血，带下，乳糜尿，尿路感染；外用治痈疖，疔疮。

【用法用量】煎服：9 ~ 15 克。外用：适量，鲜品捣烂敷患处。

【附注】本品的根供药用，用法用量同全草。

## （26）金盏菊　*Calendula officinalis* L.

【药名别名】金盏花。

【药用部位】为金盏花属植物金盏菊的全草，根和花亦供药用。

【植物形态】一年生草本，被柔毛及腺毛。茎直立，高 30 ~ 60 厘米，通常上部分枝。叶无柄，下部叶匙形，长 15 ~ 20 厘米，全缘；上部叶长椭圆形或长椭圆状倒卵形，长 5 ~ 15 厘米，宽 1 ~ 3 厘米，全缘或波状具极疏小尖头状细齿，先端钝尖，稀急尖，基部稍成耳状抱茎。头状花序单生于枝端，直径3～5厘米，具总花序梗；总苞片2层，披针形，外层较内层稍长，先端渐尖。花黄色或橙黄色；舌状花通常3层，舌片伸展，先端3裂齿；筒状花檐部裂片三角状披针形；花药箭形。果实3层，显著内弯，先端及基部延伸成钩状，两侧具翅，脊部具不规则横褶皱。花期4—9月，果期5—10月。

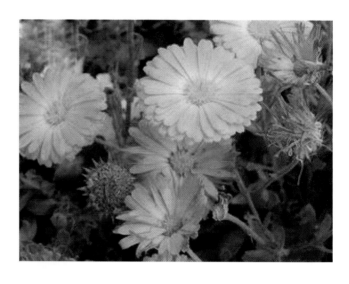

【生境分布】我市城区等地有栽培。

【采收加工】春、夏季采收，鲜用或切段晒干。

【功能主治】清热解毒，活血调经。主治中耳炎，月经不调。

【用法用量】煎服：5～15克。外用：适量，鲜品取汁滴耳。

【附注】根：活血散瘀，行气利尿；主治癥瘕疝气，胃寒疼痛。花：凉血，止血；主治肠风便血。用法用量：根，30～60克；花，5～10朵。

## （27）天名精 *Carpesium abrotanoides* L.

【药名别名】鹤虱、北鹤虱、野烟。

【药用部位】为天名精属植物天名精的果实。

【植物形态】多年生草本，高50～100厘米。茎直立，上部多分枝，密生短柔毛，下部近无毛。下部叶宽椭圆形或矩圆形，长10～15厘米，宽5～8厘米，顶端尖或钝，基部狭成具翅的叶柄，边缘有不规则的锯齿，或全缘，上面有贴生短毛，下面有短柔毛和腺点，上部叶渐小，矩圆形，无叶柄。头状花序多数，沿茎枝腋生，有短梗，直径6～8毫米，平立或稍下垂；总苞钟状球形；总苞片3层，外层极短，卵形，顶端尖，有短柔毛，中层和内层矩圆形，顶端圆钝，无毛；花黄色，外围的雌花花冠丝状，3～5齿裂，中央的两性花花冠筒状，顶端5齿裂。瘦果条形，具细纵条，顶端有短喙，有腺点。花期6—8月，果期9—10月。

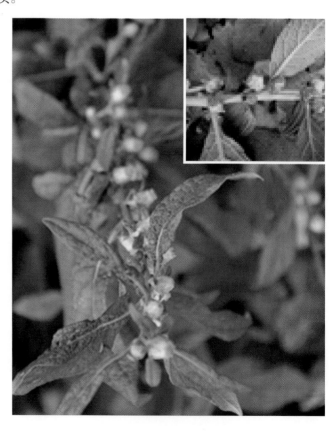

【生境分布】生于山坡野草丛中。我市各地有分布。

【采收加工】秋季果实成熟时采摘，晒干，除去皮屑、杂质。

【功能主治】杀虫消积。主治蛔虫病，蛲虫病。

【用法用量】内服：煎汤，5～10克，多入丸、散。

【附注】①本鹤虱我市不习用。②本植物的全草亦供药用，秋季采收，洗净，鲜用或晒干。其具清热化痰、解毒、杀虫、破瘀、止血的作用；主治乳蛾，喉痹，急、慢惊风，牙痛，疔疮肿毒，痔瘘，皮肤痒疹，毒蛇咬伤，虫积，血瘕，吐血，衄血，血淋，创伤出血。用法用量：煎服9～15克，或研末3～6克，或捣汁或入丸、散；外用适量，捣敷或煎水熏洗及含漱。

## （28）烟管头草 *Carpesium cernuum* L.

【药名别名】挖耳草、金挖耳。

【药用部位】为天名精属植物烟管头草的全草或根。

【植物形态】多年生直立草本，高60～90厘米。多分枝，密被微柔毛，常带红色。茎叶常2～4对，密集于茎基如基生叶状，具短柄；叶片椭圆形、卵圆形或宽椭圆形，长1.5～7.4厘米，宽1～4.8厘米，两面被短柔毛，下面常带紫色。花互生或少数花序下部者对生，组成背腹向，长5～24厘米的总状花序；花萼长约2毫米，盾片开展，半圆形，果时增大，几与萼等长；花冠紫色，长9～12毫米，冠筒由下至上渐大，冠檐二唇形，上唇盔状，先端微凹。花果期6—11月，果实渐次成熟。

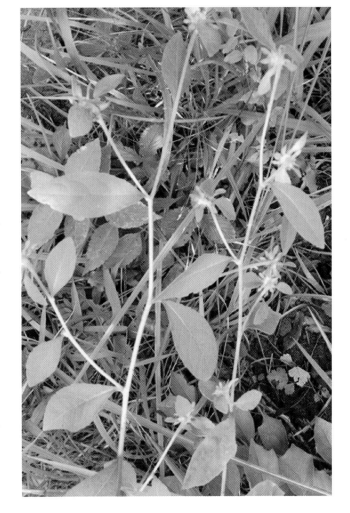

【生境分布】生于路旁、山坡及林边。我市山区丘陵有分布。

【采收加工】夏季初开花时拔取全株，除去老茎及根，切成小段，晒干。

【功能主治】清热，解毒，消肿。治咽喉肿痛，乳蛾，痄腮，风火牙痛，痈肿疮毒。

【用法用量】煎服：3～9克或捣汁。外用：煎水漱口或捣汁涂。

【附注】本品的根于秋季采挖，具清热解毒作用；主治痢疾，牙痛，乳蛾，子宫脱垂，脱肛。其用法用量为煎服5～15克。

## （29）鹅不食草 *Centipeda minima* (L.) A. Br. et Aschers.

【药名别名】石胡荽、地椒草。

【药用部位】为石胡荽属植物鹅不食草的全草。

【植物形态】一年生小草本。茎多分枝，高 5 ～ 20 厘米，匍匐状，微被蛛丝状毛或无毛。叶互生，楔状倒披针形，长 7 ～ 18 毫米，顶端钝，基部楔形，边缘有少数锯齿，无毛或背面微被蛛丝状毛。头状花序小，扁球形，直径约 3 毫米，单生于叶腋，无花序梗或极短；总苞半球形；总苞片 2 层，椭圆状披针形，绿色，边缘透明膜质，外层较大；边缘花雌性，多层，花冠细管状，长约 0.2 毫米，淡绿黄色，顶端 2 ～ 3 微裂；盘花两性，花冠管状，长约 0.5 毫米，顶端 4 深裂，

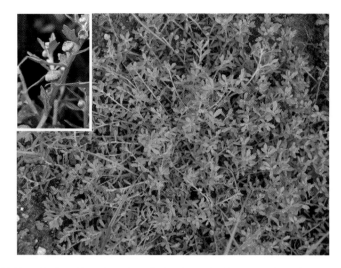

淡紫红色，下部有明显的狭管。瘦果椭圆形，长约 1 毫米，具 4 棱，棱上有长毛，无冠状冠毛。花果期 6—10 月。

【生境分布】生于路旁、荒野潮湿处。我市各地都有分布。

【采收加工】5—10 月花未开或正开放时采收，拔取全草，洗净，鲜用或晒干。

【功能主治】通鼻窍，止咳。用于风寒头痛，咳嗽痰多，鼻塞不通，流涕。

【用法用量】煎服：6 ～ 9 克或捣汁。外用：适量，捣烂敷患处或捣烂塞鼻。

## （30）红花 *Carthamus tinctorius* L.

【药名别名】草红花、红蓝花。

【药用部位】为红花属植物红花的花。

【植物形态】一年生草本，高 30 ～ 90 厘米，全体光滑无毛。茎直立，基部木质化，上部多分枝。叶互生，质硬，近于无柄而抱茎；卵形或卵状披针形，长 3.5 ～ 9 厘米，宽 1 ～ 3.5 厘米，基部渐狭，先端尖锐，边缘具刺齿；上部叶逐渐变小，呈苞片状，围绕头状花序。花序大，顶生，总苞片多列，外面 2 ～ 3 列呈叶状，披针形，边缘有针刺；内列呈卵形，边缘无刺而呈白色膜质；花托扁平；管状花多数，通常两性，橘红色，先端 5 裂，裂片线形；雄蕊 5，花药聚合；雌

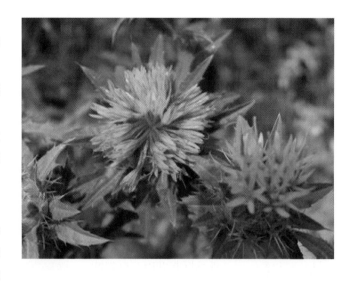

蕊 1，花柱细长，伸出花药管外面，柱头 2 裂，裂片短，舌状。瘦果椭圆形或倒卵形，长约 5 毫米，基部稍歪斜，白色，具 4 肋。花期 6—7 月，果期 8—9 月。

【生境分布】20 世纪 70 年代至第三次全国中药资源普查时我市各地有栽培。

【采收加工】5—6 月当花瓣由黄变红时采摘管状花，晒干、阴干或烘干。

【功能主治】活血通经，祛瘀止痛。治经闭，癥瘕，难产，死胎，产后恶露不行，瘀血作痛，痈肿，

跌扑损伤。

【用法用量】内服：煎汤，3～6克；或入散剂，或浸酒，或鲜品捣汁。外用：研末撒敷。

## （31）小蓟 *Cirsium setosum* (Willd.) MB.

【药名别名】刺儿菜、野红花。

【药用部位】为蓟属植物小蓟的地上全草。

【植物形态】多年生草本，根状茎长。茎直立，高30～80厘米，茎无毛或被蛛丝状毛。基生叶花期枯萎；下部叶和中部叶椭圆形或椭圆状披针形，长7～15厘米，宽1.5～10厘米，先端钝或圆形，基部楔形，通常无叶柄，上部茎叶渐小，叶缘有细密的针刺或刺齿，全部茎叶两面同色，无毛。头状花序单生于茎端，雌雄异株；雄花序总苞长约18毫米，雌花序总苞长约25毫米；总苞片6层，外层甚短，长椭圆状披针形，内层披针形，先端长尖，具刺；雄花花冠长17～20毫米，裂片长9～10毫米，花药紫红色，长约6毫米；雌花花冠紫红色，长约26毫米，裂片长约5毫米，退化花药长约2毫米。瘦果椭圆形或长卵形，略扁平；冠毛羽状。花期5—6月，果期5—7月。

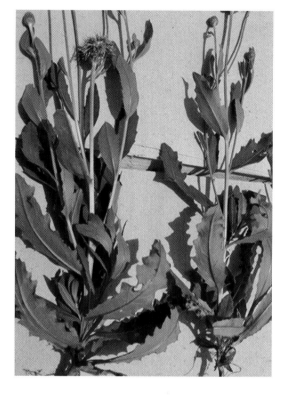

【生境分布】生于路旁、沟岸、田间、荒丘及农田附近。我市各地都有分布。

【采收加工】夏季采收带花全草，去杂质，鲜用或晒干。

【功能主治】凉血，祛瘀，止血。治吐血，衄血，尿血，血淋，便血，血崩，急性传染性肝炎，创伤出血，疔疮，痈毒。

【用法用量】内服：煎汤，5～10克，鲜品可用30～60克；或捣汁。外用：适量，捣烂敷患处。

## （32）茼蒿 *Chrysanthemum coronarium* L.

【药名别名】菊花菜。

【药用部位】为茼蒿属植物茼蒿的全草。

【植物形态】光滑无毛或几光滑无毛。茎高达70厘米，不分枝或自中上部分枝。基生叶花期枯萎。中下部茎叶长椭圆形或长椭圆状倒卵形，长8～10厘米，无柄，二回羽状分裂；一回为深裂或几全裂，侧裂片4～10对；二回为浅裂、半裂或深裂，裂片卵形或线形。上部叶小。头状花序单生于茎顶或少数生于茎枝顶端，但并不形成明显的伞房花序，花梗长15～20厘米。总苞直径1.5～3

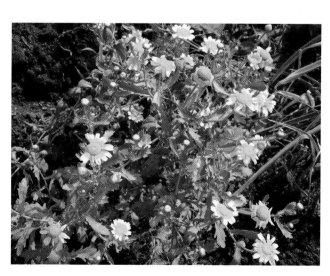

厘米；总苞片4层，内层长1厘米，顶端膜质扩大成附片状。舌片长1.5～2.5厘米。舌状花瘦果有3条突起的狭翅肋，肋间有1～2条明显的间肋。管状花瘦果有1～2条椭圆形突起的肋，以及不明显的间肋。花果期6—8月。

【生境分布】我市各地作蔬菜栽培。

【采收加工】春、夏季采收，鲜用。

【功能主治】和脾胃，消痰饮，安心神。用于脾胃不和，二便不通，咳嗽痰多，烦热不安。

【用法用量】煎服：鲜品，60～90克。

## （33）大蓟 *Cirsium japonicum* Fisch. ex DC.

【药名别名】蓟、山萝卜、野刺菜。

【药用部位】为蓟属植物大蓟的全草或根。

【植物形态】多年生草本，高0.5～1米。根簇生，圆锥形，肉质，表面棕褐色。茎直立，有细纵纹，基部有白色丝状毛。基生叶丛生，有柄，倒披针形或倒卵状披针形，长15～30厘米，羽状深裂，边缘齿状，齿端具针刺，上面疏生白色丝状毛，下面脉上有长毛；茎生叶互生，基部心形抱茎。头状花序顶生；总苞钟状，外被蛛丝状毛；总苞片4～6层，披针形，外层较短；花两性，管状，紫色；花药顶端有附片，基部有尾。瘦果长椭圆形，冠毛多层，羽状，暗灰色。花期5—8月，果期6—8月。

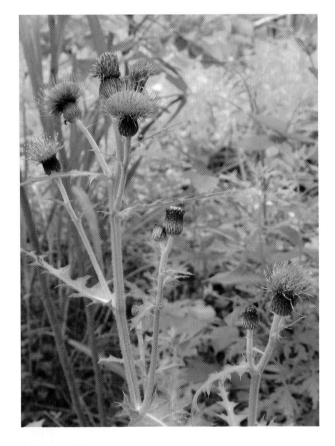

【生境分布】生于田野、荒地及田间路旁。我市山区丘陵各地有分布。

【采收加工】秋季挖根，除去泥土、残茎，洗净，晒干。夏、秋季盛花时割取地上部分洗净，鲜用或晒干。

【功能主治】凉血止血，祛瘀消肿。用于衄血，吐血，尿血，便血，崩漏下血，外伤出血，痈肿疮毒。

【用法用量】煎服：9～15克。外用：鲜品适量，捣烂敷患处。

【附注】原来习用其根，现《中国药典》将其根和全草均予收载，从市场上看只见全草。

## （34）野塘蒿 *Conyza bonariensis* (L.) Cronq.

【药名别名】香丝草、荒田蒿。

【药用部位】为白酒草（香丝草）属植物野塘蒿的全草。

【植物形态】一年生或二年草本，高30～70厘米。根纺锤形，具纤维状根。茎直立，全体被开展性的细软毛，上部常分枝。单叶互生；基部叶披针形，长6～10厘米，宽约1.5厘米，边缘具不规则的齿裂成羽裂，有柄；茎生叶向上渐窄，绒状，全缘，无柄。头状花序直径1～1.5厘米，有梗，在枝端排列成圆锥状；总苞长约5毫米；总苞片2～3层，线形，长短几相近，有毛；舌状花白色，多层，不明显，雌性，全部结实，先端齿裂；管状花黄色，多数，两性，裂片5。瘦果长圆形，扁平，有毛；冠毛1～2层，外短内长。花期5—10月。

【生境分布】生于路边、田野及山坡草地。我市各地都有分布。

【采收加工】夏、秋季采收，洗净，鲜用，切段晒干。

【功能主治】清热解毒，除湿止痛，止血。用于感冒，风湿性关节炎，疮疡脓肿，外伤出血。

【用法用量】内服：煎汤，9～12克。外用：适量，捣烂外敷患处。

## （35）小蓬草 *Conyza canadensis* (L.) Cronq.

【药名别名】小白酒草、小飞蓬。

【药用部位】为白酒草属植物小蓬草的全草。

【植物形态】一年生草本，高50～100厘米，具锥形直根。茎直立，有细条纹及粗糙毛，上部多分枝，呈圆锥状，小枝柔弱。单叶互生；基部叶近匙形，长7～10厘米，宽1～1.5厘米，先端尖，基部狭，全缘或具微锯齿，边缘有长毛，无明显的叶柄；上部叶条形或条状披针形。头状花序多数，直径约4毫米，有短梗，密集成圆锥状或伞房

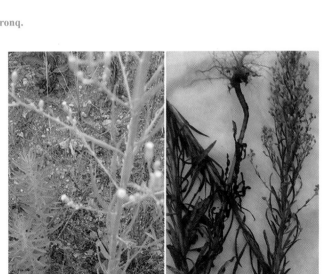

圆锥状；总苞半球形，直径约3毫米；总苞片2～3层，条状披针形，边缘膜质，几无毛；舌状花直立，白色微紫，条形至披针形；两性花筒状，5齿裂。瘦果矩圆形；冠毛污白色，刚毛状。花期5—9月。

【生境分布】生于山坡、草地或田野、路旁。我市各地均有分布。

【采收加工】夏、秋季采收，洗净，鲜用或晒干。

【功能主治】清热利湿，散瘀消肿。用于肠炎，痢疾，传染性肝炎，胆囊炎；外用治牛皮癣，跌打损伤，疮疖肿毒，风湿骨痛，外伤出血；鲜叶捣汁治中耳炎，眼结膜炎。

【用法用量】内服：煎汤，15～30克。外用：适量，鲜品捣烂外敷。

## （36）金鸡菊 *Coreopsis drummondii* Torr. et Gray

【药名别名】小波斯菊、金钱菊、孔雀菊。

【药用部位】为金鸡菊属植物金鸡菊的花或地上全草。

【植物形态】多年生宿根草本，叶片多对生，稀互生、全缘、浅裂或切裂。花单生或疏圆锥花序，总苞2列，每列3枚，基部合生。舌状花1列，宽舌状，呈黄色、棕色或粉色。管状花黄色至褐色。原产于美国南部。耐寒耐旱，对土壤要求不严，喜光，但耐半阴，适应性强，对二氧化硫有较强的抗性。栽培容易，常能自行繁衍。生产中多采用播种或分株繁殖，夏季也可进行扦插繁殖。播种繁殖一般在8月进行，也可春季4月底露地直播。7—8月开花，花陆续开到10月中旬。二年生的金鸡菊，早春5月底至6月初就开花，一直开到10月中旬。欲使金鸡菊开花多，可花后摘去残花，7—8月追1次肥，国庆节时可花繁叶茂。

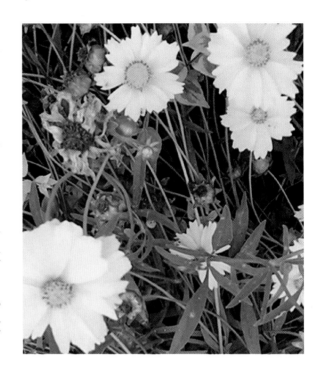

【生境分布】我市城区有栽培。

【采收加工】夏、秋季采收，晒干。

【功能主治】疏风散热，清热解毒。用于风热感冒，目赤肿痛，疮疖肿毒。

【用法用量】煎服：10～15克。外用：适量，鲜品捣烂敷患处。

【附注】尚未查到金鸡菊不同药用部位的详细资料。

## （37）波斯菊 *Cosmos bipinnata* Cav.

【药名别名】秋英、大波斯菊。

【药用部位】为秋英属植物波斯菊的花序、种子或全草。

【植物形态】一年生或多年生草本植物，高1～2米。根纺锤状，多须根，或近茎基部有不定根；茎无毛或稍被柔毛。叶二次羽状深裂，裂片线形或丝状线形。头状花序单生，直径3～6厘米；花序梗长6～18厘米。总苞片外层披针形或线状披针形，近革质，淡绿色，具深紫色条纹，上端长狭尖，较内层与内层等长，长10～15毫米，内层椭圆状卵形，膜质。托片平展，上端呈丝状，与瘦果近等长。舌状花紫红色、粉红色或白色；舌片椭圆状倒卵形，长2～3厘米，宽1.2～1.8厘米，有3～5钝齿；

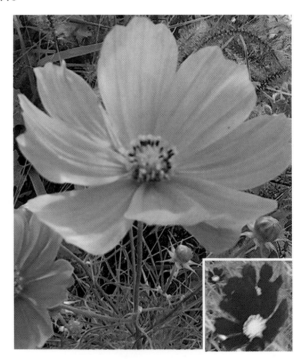

管状花黄色，长6～8毫米，管部短，上部圆柱形，有披针状裂片；花柱具短凸尖的附器。瘦果黑紫色，长8～12毫米，无毛，上端具长喙，有2～3尖刺。花期6—8月，果期9—10月。

【生境分布】生于山坡、路旁草丛中。我市城区至五脑山、黄土岗镇有栽培。

【采收加工】秋季采收，晒干。

【功能主治】清热解毒，明目化湿。用于带下，月经不调，跌打损伤。

【用法用量】不详。或参考：煎服，3～9克；外用适量，鲜品捣烂外敷患处。

### （38）矢车菊 *Centaurea cyanus* L.

【药名别名】蓝芙蓉、荔枝菊。

【药用部位】为矢车菊属植物矢车菊的花或全草。

【植物形态】一年生草本，高30～70厘米，幼时被白色绵毛。基生叶长椭圆状披针形，全缘或提琴状羽裂，有柄，中部和上部叶条形，长8～15厘米，宽4～6毫米，全缘或有疏锯齿，上面稍有细毛或近无毛，下面具白色长毛，无柄。头状花序单生于枝端，直径4～6厘米；总苞钟状，长1.5厘米，宽1厘米；总苞片多层，外层较短，边缘篦齿状，内层椭圆形，中部以上边缘带紫色，篦齿状；花冠近舌状，多裂，紫色、蓝色、淡红色或白色。瘦果椭圆形，有毛；冠毛刺毛状。花果期2—8月。

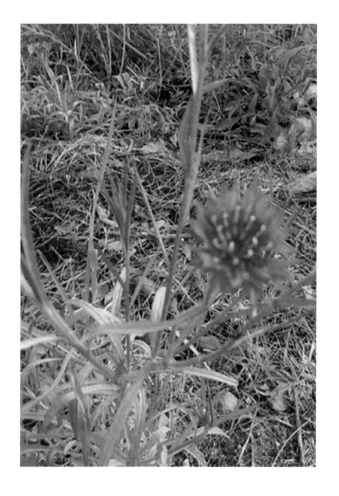

【生境分布】我市城区有栽培。

【采收加工】花期摘花，低温干燥；秋季割取全草，洗净，晒干。

【功能主治】花：利尿，明目。全草：养颜美容，助消化，祛风湿。

【用法用量】用量不详，用法为水煎或用花泡茶服。

### （39）还阳参 *Crepis rigescens* Diels

【药名别名】天竺参、万丈深。

【药用部位】为还阳参属植物还阳参的根或全草。

【植物形态】多年生草本，高20～60厘米。根木质，不分枝或分枝。茎直立，近基部圆柱状，基部木质，自中部以上分枝。基部茎叶极小，鳞片状或线钻形；中部茎叶线形，长3～8厘米，宽0.5～5毫米，质地坚硬，顶端急尖，基部无柄，全缘，反卷，两面无毛。头状花序直立，多数，在茎枝顶端排成伞房状花序。总苞圆柱状至钟状，长8～9毫米；总苞片4层，外层及最外层小，不等长，长达3毫米，宽1毫米，线形或披针形，顶端急尖，内层及最内层披针形，长7～9毫米，宽1毫米，顶端急尖，边缘白色膜质，内面无毛；全部总苞片外面被白色蛛丝状毛或无毛。舌状小花黄色，花冠管外面无毛。瘦果纺锤形，长4毫米，黑褐色，向顶端收窄，顶端无喙，有10～16条近等粗的纵肋，肋上被稀疏的小刺毛。冠毛白色，长4.5毫米，微粗糙。花果期4—7月。

【生境分布】生于山坡林缘、溪边、沟旁、荒地等处。我市各地有分布。

【采收加工】夏、秋季采集全草，秋季采根，洗净，鲜用或晒干。

【功能主治】补肾阳，益气血，健脾胃。治性神经衰弱，妇人宫冷不孕，带下，头晕耳鸣，心悸，小儿消化不良。

【用法用量】内服：煎汤，15～30克；或入膏、丸。外用：适量，熬膏外敷。

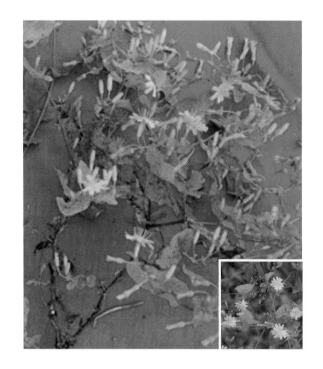

## （40）大丽菊 *Dahlia pinnata* Cav.

【药名别名】大丽花、天竺牡丹。

【药用部位】为大丽花属植物大丽菊的根。

【植物形态】多年生草本，有巨大棒状块根。茎直立，多分枝，高1.5～2米，粗壮。叶一至三回羽状全裂，上部叶有时不分裂，裂片卵形或长圆状卵形，下面灰绿色，两面无毛。头状花序大，有长花序梗，常下垂，宽6～12厘米。总苞片外层约5个，卵状椭圆形，叶质，内层膜质，椭圆状披针形。舌状花1层，白色、红色或紫色，常卵形，顶端有不明显的3齿，或全缘；管状花黄色，有时在栽培种全部为舌状花。瘦果长圆形，长9～12毫米，宽3～4毫米，黑色，扁平，有2个不明显的齿。花期6—12月，果期9—12月。

【生境分布】我市各地广为栽培。

【采收加工】尚未查到相关资料，建议秋、冬季挖取块根，除去杂质，洗净，鲜用或晒干。

【功能主治】活血散瘀。主治跌打损伤，肿痛。

【用法用量】煎服6～12克，亦可外用。

【附注】①本品有关药用资料摘自《新华本草纲要》。②本品块根含有菊糖，可供食品开发利用。

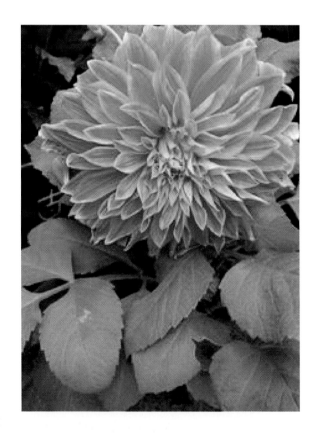

## （41）菊花 *Dendranthema morifolium* (Ramat.) Tzvel.

【药名别名】福白菊、杭菊、白菊、甘菊花。

【药用部位】为菊属植物菊花的头状花序。

【植物形态】多年生草本，高50～140厘米，全体密被白色茸毛。茎基部稍木质化，略带紫红色，幼枝略具棱。叶互生，卵形或卵状披针形，长3.5～5厘米，宽3～4厘米，先端钝，基部近心形，边缘通常羽状深裂，裂片具粗锯齿，两面密被白茸毛；叶柄有浅槽。头状花序顶生或腋生，直径2.5～5厘米；总苞半球形，苞片3～4层，绿色，被毛，边缘膜质透明，淡棕色，外层苞片较小，卵形或卵状披针形，第二层苞片阔卵形，内层苞片长椭圆形；

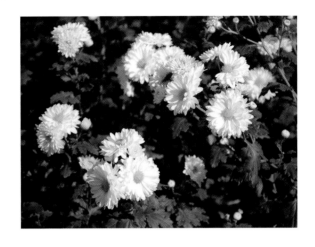

花托小，凸出，半球形；舌状花雌性，位于边缘，舌片线状长圆形，长可至3厘米，先端钝圆，白色、黄色、淡红色或淡紫色，无雄蕊，雌蕊1，花柱短，柱头2裂；管状花两性，位于中央，黄色，每花外具1卵状膜质鳞片，花冠管长约4毫米，先端5裂，裂片三角状卵形；雄蕊5，聚药，花丝极短，分离；雌蕊1，子房下位，矩圆形，花柱线形，柱头2裂。瘦果矩圆形，具4棱，顶端平截，光滑无毛。花期9—11月。

【生境分布】现我市尤其是麻城北部的福田河镇和黄土岗镇有大量栽培。

【采收加工】9—11月分批采收，用水蒸气略蒸，晒干。

【功能主治】疏风，清热，明目，解毒。治头痛，眩晕，目赤，心胸烦热，疔疮，肿毒。

【用法用量】内服：煎汤，5～9克；泡茶或入丸、散。

## （42）甘菊 *Dendranthema lavandulifolium* (Fisch. ex Trautv.) Ling et Shih

【药名别名】岩香菊、野菊花。

【药用部位】为菊属植物甘菊的头状花序或全草。

【植物形态】多年生直立草本，高30～70厘米，被疏柔毛。茎基部叶花期枯萎，中部叶卵形或宽卵形；长3～6厘米，宽2～4厘米；二回羽状分裂，一回为全裂，裂片2～3对；椭圆形或披针形，二回为半裂或浅裂；裂片三角形，顶端尖，叶背具疏柔毛。叶柄长0.5～1厘米，上部渐小，羽裂、三裂或不裂。柄渐短至近无柄。头状花序直径1～2厘米，排成复伞房花序。总苞片蝶形，共4～5层，边缘膜质，白色或浅褐色，顶端钝；外层较内层渐短且窄，近无毛。舌状花黄色，舌片长5～8毫米；椭圆形，顶端全缘，稀为2～3枚不明显的齿。瘦果长1～1.5毫米。花果期8—11月。

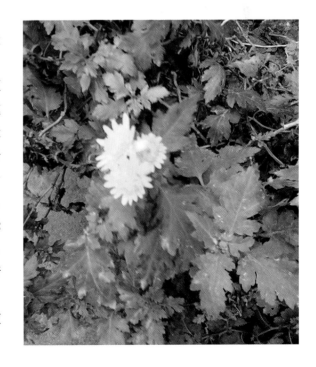

【生境分布】生于海拔 800～1000 米的山坡、林缘、岩石、荒地及路边。我市山区乡镇有分布，城区亦有栽培。

【采收加工】花：秋、冬季花初开放时采摘，晒干。全草：夏、秋季采集。

【功能主治】清热祛湿。全草可清热解毒。

【用法用量】花：煎服，6～9 克。全草：多为外用，煎洗或煎浓汁外敷患处。

## （43）野菊 *Dendranthema indicum* (L.) Des Moul.

【药名别名】野菊花、黄菊花、苦薏。

【药用部位】为菊属植物野菊的头状花序。

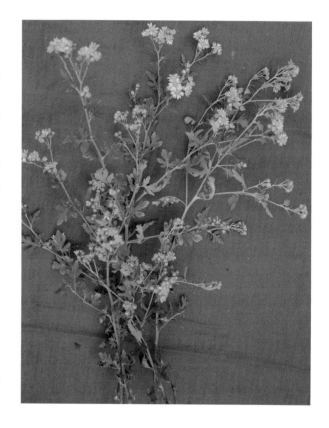

【植物形态】多年生草本，高 0.25～1 米，有地下长或短匍匐茎。茎直立或铺散，分枝或仅在茎顶有伞房状花序分枝。茎枝被稀疏的毛，上部及花序枝上的毛稍多或较多。基生叶和下部叶花期脱落。中部茎叶卵形、长卵形或椭圆状卵形，长 3～7（10）厘米，宽 2～4（7）厘米，羽状半裂、浅裂或分裂不明显而边缘有浅锯齿。基部截形或稍心形或宽楔形，叶柄长 1～2 厘米，柄基无耳或有分裂的叶耳。两面同色或几同色，淡绿色，或干后两面成橄榄色，有稀疏的短柔毛，或下面的毛稍多。头状花序直径 1.5～2.5 厘米，多数在茎枝顶端排成疏松的伞房圆锥花序或少数在茎顶排成伞房花序。总苞片约 5 层，外层卵形或卵状三角形，长 2.5～3 毫米，中层卵形，内层长椭圆形，长 11 毫米。全部苞片边缘白色或褐色，宽膜质，顶端钝或圆。舌状花黄色，舌片长 10～13 毫米，顶端全缘或 2～3 齿。瘦果长 1.5～1.8 毫米。花期 6—11 月。

【生境分布】广布于我市各地。

【采收加工】秋、冬季花初开放时采摘，晒干。

【功能主治】清热解毒。用于疔疮痈肿，目赤肿痛，头痛眩晕。

【用法用量】煎服：9～15 克。外用：适量，煎汤外洗或制膏外涂。

## （44）东风菜 *Doellingeria scaber* (Thunb.) Nees

【药名别名】土苍术、盘龙草。

【药用部位】为东风菜属植物东风菜的全草。

【植物形态】多年生草本，高 1～1.5 米。茎直立，圆形，基部光滑，上部渐有毛，嫩枝顶端毛较密，有时茎的中部略带红色。叶互生；基部叶心形，长 9～24 厘米，宽 6～18 厘米，先端尖，边缘具锯齿或复锯齿，上面绿色，下面灰白色，两面有短毛；叶柄长 6～16 厘米，具窄翼，花后凋落；茎上部叶卵状三角形，先端尖锐，基部心形或截形，柄较短。头状花序集成疏松的伞房状；总苞半圆形，苞片数列，长椭圆形，先端钝，背面绿色，边缘膜质。边缘为舌状花，白色，雌性，舌片长 10～13 毫米，宽 2～3 毫米，管长约 3 毫米；中央为管状花，黄色，两性，花冠长约 5.5 毫米。瘦果长椭圆形，长 3～3.5 毫米；冠毛棕黄色，长短不等。花期 6—10 月，果期 8—10 月。

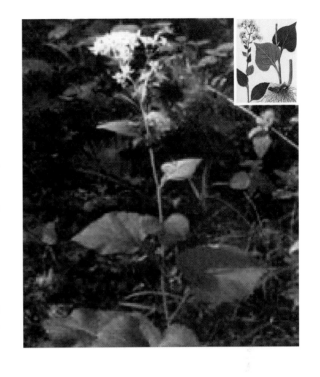

【生境分布】生于干燥向阳山坡或旷地。我市丘陵各地有分布。

【采收加工】夏、秋季采收全草，洗净，鲜用或晒干。

【功能主治】清热解毒，明目，利咽。用于风热感冒，头痛目眩，目赤肿痛，咽喉红肿，急性肾炎，肺病吐血，跌打损伤，痈肿疔疮，蛇咬伤。

【用法用量】煎服：15～30 克。外用：适量，鲜全草捣烂敷患处。

## （45）旱莲草　*Eclipta prostrata* (L.) L.

【药名别名】墨旱莲、鳢肠。

【药用部位】为鳢肠属植物旱莲草的全草。

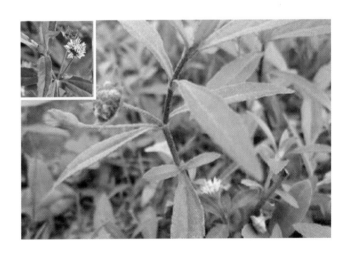

【植物形态】一年生草本，茎直立，斜升或平卧，高达 60 厘米，通常自基部分枝，被贴生糙毛。叶长圆状披针形或披针形，无柄或有极短的柄，长 3～10 厘米，宽 0.5～2.5 厘米，顶端尖或渐尖，边缘有细锯齿或有时仅波状，两面被密硬糙毛。头状花序直径 6～8 毫米，有长 2～4 厘米的细花序梗；总苞球状钟形，总苞片绿色，草质，5～6 个排成 2 层，长圆形或长圆状披针形，外层较内层稍短，背面及边缘被白色短伏毛；外围的雌花 2 层，舌状，长 2～3 毫米，舌片短，顶端 2 浅裂或全缘，中央的两性花多数，花冠管状，白色，长约 1.5 毫米，顶端 4 齿裂；花柱分枝钝，有乳头状突起；花托凸，有披针形或线形的托片。托片中部以上有微毛；瘦果暗褐色，长 2.8 毫米，雌花的瘦果三棱形，两性花的瘦果扁四棱形，顶端截形，具 1～3 个细齿，基部稍缩小，边缘具白色的肋，表面有小瘤状突起，无毛。花期 6—9 月。

【生境分布】生于沟边、荒田、路边等较潮湿处。我市各地都有分布。

【采收加工】夏、秋季割取全草，除净泥沙，洗净，晒干或阴干。

【功能主治】滋补肝肾，凉血止血。用于牙齿松动，须发早白，眩晕耳鸣，腰膝酸软，阴虚血热，吐血，衄血，尿血，血痢，崩漏下血，外伤出血。

【用法用量】内服：煎汤，6～12克；或熬膏、捣汁，或入丸、散。外用：捣烂敷患处。

## （46）一点红 *Emilia sonchifolia* (L.) DC.

【药名别名】羊蹄草。

【药用部位】为一点红属植物一点红的全草。

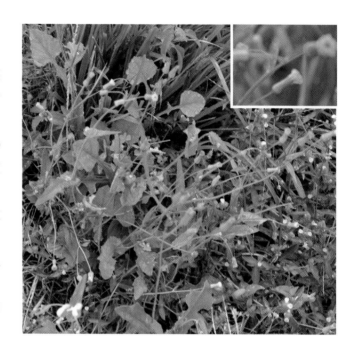

【植物形态】一年生草本，根垂直。茎直立或斜升，高25～40厘米，稍弯，通常自基部分枝，灰绿色，无毛或被疏短毛。叶质较厚，下部叶密集，大头羽状分裂，长5～10厘米，宽2.5～6.5厘米，顶生裂片大，宽卵状三角形，顶端钝或近圆形，具不规则的齿，侧生裂片通常1对，长圆形或长圆状披针形，顶端钝或尖，具波状齿，上面深绿色，下面常变紫色，两面被短卷毛；中部茎叶疏生，较小，卵状披针形或长圆状披针形，无柄，基部箭状抱茎，顶端急尖，全缘或有不规则细齿；上部叶少数，线形。头状花序长8毫米，后伸长达14毫米，在开花前下垂，花后直立，通常2～5，在枝端排列成疏伞房状；花序梗细，长2.5～5厘米，无苞片，总苞圆柱形、长圆状线形或线形，黄绿色，约与小花等长，顶端渐尖，边缘窄膜质，背面无毛。小花粉红色或紫色，长约9毫米，管部细长，檐部渐扩大，具5深裂。瘦果圆柱形，长3～4毫米，具5棱，肋间被微毛；冠毛白色，细软。花果期7—10月。

【生境分布】生于山坡草地和荒地。我市各地有分布。

【采收加工】夏、秋季采收，除去杂质，洗净，鲜用或晒干。

【功能主治】清热解毒，散瘀消肿。用于上呼吸道感染，咽喉肿痛，口腔溃疡，肺炎，急性肠炎，细菌性痢疾，尿路感染，睾丸炎，乳腺炎，疖肿疮疡，皮肤湿疹，跌打扭伤。

【用法用量】煎服：15～30克。外用适量：鲜品捣烂敷患处。

## （47）野茼蒿 *Gynura crepidioides* Benth.

【药名别名】革命菜。

【药用部位】为菊三七属植物野茼蒿的全草。

【植物形态】直立草本，高20～120厘米，茎有纵条棱，无毛叶膜质，椭圆形或长圆状椭圆形，长7～12厘米，宽4～5厘米，顶端渐尖，基部楔形，边缘有不规则锯齿或重锯齿，或有时基部羽状裂，两面无或近无毛；叶柄长2～2.5厘米。头状花序数个在茎端排成伞房状，直径约3厘米，总苞钟状，长1～1.2厘米，基部截形，有数枚不等长的线形小苞片；总苞片1层，线状披针形，等长，宽约1.5毫米，具狭膜质边缘，顶端有簇状毛；小花全部管状，两性，花冠红褐色或橙红色，檐部5齿裂，花柱基部呈小球状，分枝，顶端尖，被乳头状毛。瘦果狭圆柱形，赤红色，有肋，被毛；冠毛极多数，白色，绢毛状，易脱落。花期7—12月。

【生境分布】常生于海拔300～1800米的山坡林下、灌丛中或水沟旁阴湿地。我市山区丘陵有分布。

【采收加工】夏季采集，以鲜用为佳。

【功能主治】健脾消肿，清热解毒。治感冒发热，痢疾，肠炎，尿路感染，营养不良性水肿，乳腺炎。

【用法用量】煎服：15～30克。外用：适量，捣烂敷患处。

【附注】本品药用资料摘自《广西本草选编》。

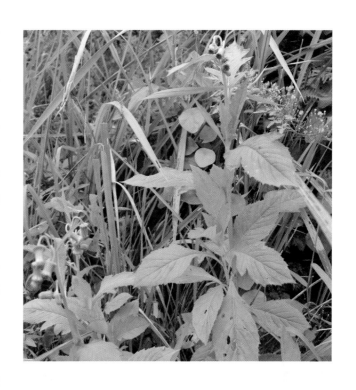

## （48）一年蓬 *Erigeron annuus* (L.) Pers.

【药名别名】治疟草、荒田蒿。

【药用部位】为飞蓬属植物一年蓬的全草。

【植物形态】一年生或二年生草本。茎直立，高30～100厘米，上部有分枝，全株均被短柔毛。叶互生，基生叶矩圆形或宽卵形，长4～17厘米，宽1.5～4厘米，边缘有粗齿，基部渐狭成具翅的叶柄，中部和上部叶较小，矩圆状披针形或披针形，长1～9厘米，宽0.5～2厘米，具短柄或无叶柄，边缘有不规则的齿裂，最上部叶通常条形，全缘，具毛。头状花序排列成伞房状或圆锥状，总苞半球形；总苞片3层，革质，密被长的直毛；舌状花2层，白色或淡蓝色，舌片条形；两性花筒状，黄色。瘦果披针形，压扁；冠毛异形，在雌花有一层极短而连接成环状的膜质小冠，在两性花有一层极短的鳞片状和10～15条糙毛。花期5—8月，

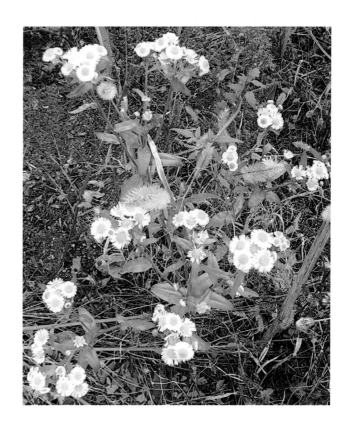

果期7—11月。

【生境分布】生于路边、山坡上或荒地。我市各地都有分布。

【采收加工】夏、秋季采收，洗净，鲜用或晒干。

【功能主治】消食止泻，清热解毒，截疟。用于消化不良，胃肠炎，齿龈炎，毒蛇咬伤。

【用法用量】煎服：30～60克。外用：适量，捣烂敷患处。

## （49）华泽兰 *Eupatorium chinense* L.

【药名别名】多须公、大泽兰。

【药用部位】为泽兰属植物华泽兰的根或全草。

【植物形态】多年生草本或半灌木，高可达150厘米。根多数，细长圆柱形，根茎粗壮。茎上部或花序分枝被细柔毛。单叶对生，有短叶柄；叶片卵形、长卵形或宽卵形，长3.5～10厘米，宽2～5厘米，先端急尖、短尖或长渐尖，基部圆形或截形，边缘有不规则的圆锯齿，上面无毛，下面被柔毛及腺点。头状花序多数，在茎顶或分枝顶端排成伞房或复伞房花序；总苞狭钟状；总苞片3层，先端钝或稍圆；头状花序含5～6小花，花两性，筒状，白色，或有时粉红色；花冠长5毫米。瘦果圆柱形，有5纵肋，被短毛及腺点，冠毛1列，刺毛状。花期6—9月，果期8—11月。

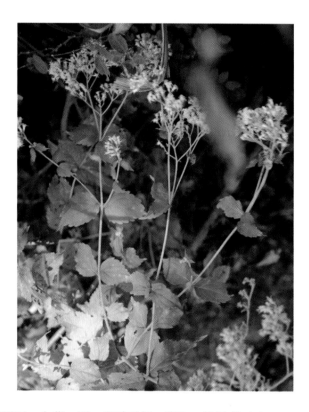

【生境分布】生于山坡、林缘及灌丛中。我市山区丘陵有分布。

【采收加工】根：春、秋季采收，洗净，鲜用或晒干。全草：夏、秋季采集，洗净，鲜用或晒干。

【功能主治】根：清热解毒，利咽化痰；用于白喉，扁桃体炎，咽喉炎，感冒发热，麻疹，肺炎，支气管炎，风湿性关节炎，痈疖肿毒，毒蛇咬伤。全草：清热解毒，疏肝活血；主治风热感冒，胸胁痛，脘痛腹胀，跌打损伤，痈肿疮毒，蛇咬伤。

【用法用量】根：煎服，15～30克；外用适量。全草：煎服，干品10～20克，鲜品30～60克；外用适量，捣烂外敷或煎水洗。

【附注】孕妇忌服。

## （50）佩兰 *Eupatorium fortunei* Turcz.

【药名别名】省头草、圆梗泽兰。

【药用部位】为泽兰属植物佩兰的全草。

【植物形态】一年生草本，高30～100厘米。茎被短柔毛，上部及花序枝上的毛较密，中下部脱毛。叶矩卵形或卵状披针形，长5～12厘米，宽2.5～4.5厘米，边缘有粗大的锯齿，但大部分的叶是3全裂的，中裂片较大，卵状披针形或矩椭圆形，长6.5～10厘米，宽2～3.5厘米，侧生裂片较小，两面无毛及腺点，全部叶有长叶柄，长达2厘米。头状花序在茎顶或短花序分枝的顶端排列成复伞房花序；总苞钟

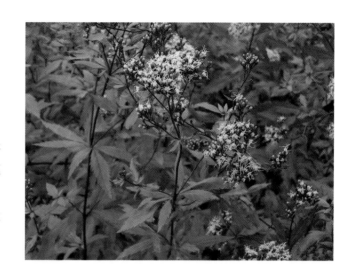

状；总苞片顶端钝；头状花序含小花 5 个，花红紫色。瘦果无毛及腺点。花期 8—11 月，果期 9—12 月。

【生境分布】生于荒地、村旁、路边。我市各地有分布。

【采收加工】夏季当茎叶茂盛而花尚未开放时，割取地上部分，除净泥沙，晒干或阴干。

【功能主治】芳香化湿，醒脾开胃，发表解暑。用于湿浊中阻，脘痞呕恶，口中甜腻，口臭，多涎，暑湿伤表，头胀胸闷。

【用法用量】煎服：6 ～ 10 克，鲜品可用到 15 ～ 20 克。

## （51）山泽兰　*Eupatorium japonicum* Thunb.

【药名别名】红泽兰、白头婆。

【药用部位】为泽兰属植物山泽兰的地上全草。

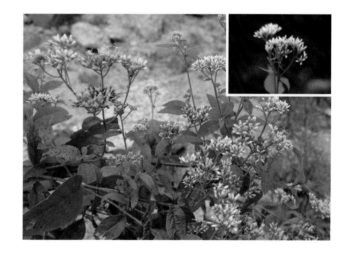

【植物形态】多年生灌木状草本，高 60 ～ 80 厘米，茎丛生，四棱形，靠地的节上有不定根，上端多分枝，节间基部肿胀。叶对生，披针形，长 3 ～ 4 厘米，宽 0.7 ～ 1 厘米，先端钝尖，基部狭楔形，边缘有疏钝锯齿，两面均无毛；叶柄短或近无柄，短穗状花序由枝顶叶腋抽出，花淡紫色，直径约 1.2 厘米；萼片 5 枚，狭小，绿色；花冠漏斗状，下部细长成筒，略弯，上部 5 裂片，先端圆形；雄蕊 4，二强，着生于冠管上；雌蕊 1，花柱细长，有毛，略露于管外。花期 6—7 月，果期 8—11 月。

【生境分布】生长于林边、沟边、屋旁等阴湿的地方。我市山区丘陵各地有分布。

【采收加工】夏、秋季采收，切段，晒干。

【功能主治】活血通经，祛瘀止痛。用于痛经，盆腔炎，产后腹痛，跌打损伤，风湿骨痛。

【用法用量】煎服：9 ～ 15 克。

## （52）异叶泽兰　*Eupatorium heterophyllum* DC.

【药名别名】红梗草、散血草。

【药用部位】为泽兰属植物异叶泽兰的全草。

【植物形态】多分枝的小灌木，高 1 ～ 3 米；小枝纤细，幼嫩部分有星状毛。叶倒卵形或披针形，长 2 ～ 6 厘米，宽 1 ～ 3 厘米，顶端急尖或尾状尖，基部楔形，边缘仅上半部具数个粗锯齿，表面稍粗糙，背面无毛，密生细小黄色腺点；侧脉 5～6 对；叶柄长不超过 5 毫米。聚伞花序在叶腋的上方着生，细弱，宽 1～2.5 厘米，2～3 次分歧；花序梗长约 1 厘米，略有星状毛，至结果时无毛；苞片线形；花萼杯状，无毛，顶端有不明显的 4 齿或近截头状；花冠紫色，长 1.5～2 毫米，无毛；花丝长约为花冠的 2 倍，花药卵形，细小，药室纵裂；子房无毛，具黄色腺点。果实球形，紫色，直径约 2 毫米。花期 5～6 月，果期 7—11 月。

【生境分布】生于山坡草丛、灌木林缘或林下。我市山区各地有分布。

【采收加工】夏、秋季采收，洗净，鲜用或晒干。

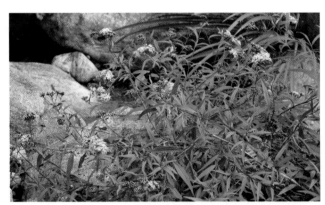

【功能主治】活血调经，祛瘀止痛，除湿行水。主治月经不调，经闭，癥瘕，腹痛，产后恶露不行，小便淋漓，水肿，跌打损伤，骨折。红梗草根可解表退热，用于感冒发热，头痛。

【用法用量】煎服：9～15 克。外用：适量，捣烂敷患处。根煎服，9～15 克。

## （53）林泽兰 *Eupatorium lindleyanum DC.*

【药名别名】尖佩兰、野马追、白鼓丁。

【药用部位】为泽兰属植物林泽兰的全草。

【植物形态】多年生草本，高 30～150 厘米。地下具短根茎，四周丛生须状根，支根纤细，淡黄白色。茎直立，上部分枝，淡褐色或带紫色，散生紫色斑点，被粗毛，幼时尤密。叶对生，无柄或几无柄；叶片条状披针形，长 5～12 厘米，宽 1～2 厘米，不裂或基部 3 裂，边缘有疏锯齿，两面粗糙，无毛，或下面或仅沿脉有细柔毛，但下面有黄色腺点，基出 3 脉，脉在下面隆起，头状花序状；总苞钟状；总苞片淡绿色或带紫红色，先端急尖；头状花序含 5 个筒状两性花。瘦果长 2～3 毫米，有腺点，无毛；冠毛污白色，比花冠筒短。花果期 5—12 月。

【生境分布】生于湿润山坡、草地或溪旁。我市山区各地有分布。

【采收加工】秋季当花初开放时割取，晒干。

【功能主治】清热解毒，祛痰，定喘，降血压。治慢性支气管炎，高血压。

【用法用量】煎服：30～60 克。

## （54）大吴风草 *Farfugium japonicum* (L. f.) Kitam.

【药名别名】活血莲、八角乌。

【药用部位】为大吴风草属植物大吴风草的全草。

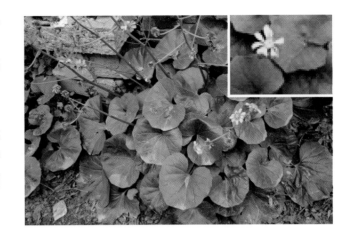

【植物形态】多年生常绿草本。根状茎短细，且生条状枝根。基生叶有长柄，丛生，叶片肾形，长 4 ～ 15 厘米，宽 6 ～ 30 厘米，厚而有光泽，边缘波状，具凸头状细齿。花葶直立，高 30 ～ 75 厘米，幼时具密毛，渐脱落，有疏生苞叶，苞叶长椭圆形或长椭圆状披针形，无柄，基部多抱茎。10—12 月开花，头状花序成疏生的伞房状，直径 4 ～ 6 厘米，有梗，长 1.5 ～ 7 厘米。总苞筒形，苞片长椭圆形，先端尖锐，稍有细毛；缘花舌状，长 3 ～ 4 厘米，宽 5 ～ 6 毫米，中央花管状，黄色。瘦果圆筒形，长 5 ～ 6.5 毫米，具有纹和短毛，冠毛长 8 ～ 11 毫米，棕褐色。花果期 8 月至翌年 3 月。

【生境分布】生于山谷沟边阴湿处。近年来我市城区有栽培。

【采收加工】夏、秋季采收，洗净，鲜用或晒干。

【功能主治】活血止血，散结消肿。用于咳嗽咯血，便血，月经不调，跌打损伤，乳腺炎，痈疖肿毒。

【用法用量】煎服：15 ～ 30 克。外用：适量，鲜品捣烂敷患处。

## （55）辣子草 *Galinsoga parviflora* Cav.（暂定）

【药名别名】牛膝菊、兔儿草。

【药用部位】为牛膝菊属植物辣子草的全草。

【植物形态】一年生草本，高 70 ～ 80 厘米。茎圆形，有细条纹，略被毛，节膨大，单叶对生，草质，卵圆形或披针状卵圆形至披针形，长 3 ～ 6.5 厘米，宽 1.5 ～ 4 厘米，先端渐尖，基部宽楔形至圆形，上面绿色，下面淡绿色，边缘有浅圆齿，基生三出脉，叶脉在上面凹下，下面凸起。头状花序小，顶生或腋生，有长柄，外围有少数白色舌状花，花盘黄色。瘦果有角，顶端有鳞片。花果期 7—10 月。

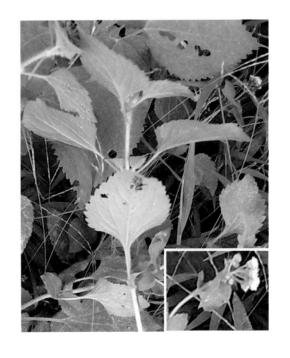

【生境分布】生于田边、路旁、山坡。我市龟山镇石陂村有分布。

【采收加工】夏、秋季采收，洗净，鲜用或晒干。

【功能主治】清热解毒，止咳平喘，止血。用于扁桃体炎，咽喉炎，黄疸型肝炎，咳喘，肺结核，外伤出血。

【用法用量】内服：煎汤，30 ～ 60 克。外用：适量，研末调敷。

### （56）鼠曲草 *Gnaphalium affine* D. Don

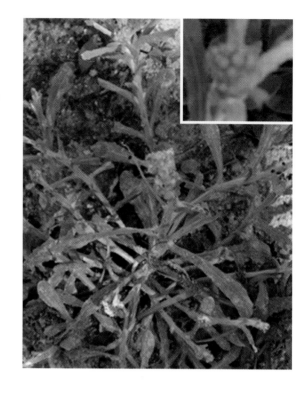

【药名别名】软曲、清明菜。

【药用部位】为鼠曲草属植物鼠曲草的全草。

【植物形态】一年生或二年生草本，高 10～50 厘米。茎直立，密被白绵毛，通常自基部分枝。叶互生；下部叶匙形，上部叶匙形至线形，长 2～6 厘米，宽 3～10 毫米，先端圆钝具尖头，基部狭窄，抱茎，全缘，无柄，质柔软，两面均有白色绵毛，花后基部叶凋落。头状花序顶生，排列呈伞房状；总苞球状钟形，苞片多列，金黄色，干膜质；花全部管状，黄色，周围数层是雌花，花冠狭窄如线，花柱较花冠为短；中央为两性花，花管细长，先端 5 齿裂，雄蕊 5，柱头 2 裂。瘦果椭圆形，长约 0.5 毫米，具乳头状毛，冠毛黄白色。花期 4—6 月，果期 8—9 月。

【生境分布】生于草地上，以稻田最常见。我市各地都有分布。

【采收加工】春、夏季采收，洗净，鲜用或晒干。

【功能主治】止咳平喘，降血压，祛风湿。用于感冒咳嗽，支气管炎，哮喘，高血压，蚕豆病，风湿腰腿痛；外用治跌打损伤，毒蛇咬伤。

【用法用量】内服：煎汤，6～15 克；或研末，或浸酒。外用：适量，煎水洗；或捣烂敷患处。

### （57）秋鼠曲草 *Gnaphalium hypoleucum* DC.

【药名别名】蛇软曲、六月霖。

【药用部位】为鼠曲草属植物秋鼠曲草的全草。

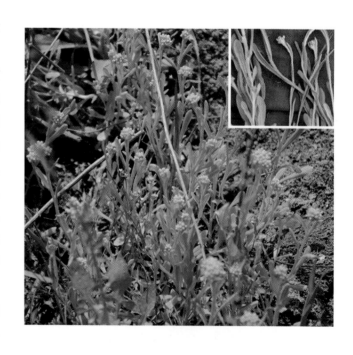

【植物形态】粗壮草本。茎直立，高可达 70 厘米，基部直径约 5 毫米，基部通常木质，上部有斜升的分枝，有沟纹，被白色厚绵毛或于花期基部脱落变稀疏，节间短，长 6～10 毫米，上部的节间通常长不及 5 毫米。下部叶线形，无柄，长约 8 厘米，宽约 3 毫米，基部略狭，稍抱茎，顶端渐尖，上面有腺毛，或有时沿中脉被疏蛛丝状毛，下面厚，被白色绵毛，叶脉 1 条，上面明显，在下面不明显；中部和上部叶较小。头状花序多数，直径约 4 毫米，无或有短梗，在枝端密集成伞房花序；花黄色；总苞球形，直径约 4 毫米，长4～5毫米；总苞片4层，全部金黄色或黄色，有光泽，膜质或上半部膜质，外层倒卵形，长3～5毫米，顶端圆或钝，基部渐狭，背面被白色绵毛，内层线形，长4～5毫米，顶端尖或锐尖，背面通常无毛。雌花多数，花冠丝状，顶端3齿裂，无毛。两性花较少数，花冠管状，长约4毫米，两端向中部渐狭，檐部5浅裂，裂片卵状渐尖，无毛。瘦果卵形或卵状圆柱形，顶端截平，无毛，长约0.4毫米。冠毛绢毛状，粗糙，污黄色，易脱落，长3～4毫米，基部分离。花期8—12月。

【生境分布】生于山地草坡、林缘或路旁。我市丘陵地区有分布。

【采收加工】秋末采收，洗净，鲜用或晒干。

【功能主治】祛风止咳，清热利湿。用于感冒，肺热咳嗽，痢疾，淋巴结结核；外用治下肢溃疡。

【用法用量】煎服：9～15克。外用：适量，鲜草捣烂敷患处。

### （58）菊叶三七　*Gynura japonica* (Thunb.) Juel.

【药名别名】菊三七、三七草、血当归。

【药用部位】为菊三七属植物菊叶三七的根或全草。

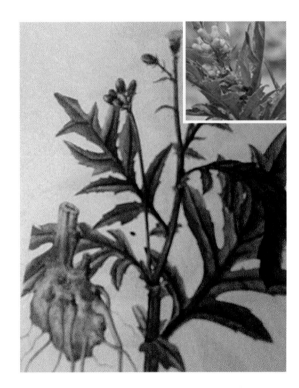

【植物形态】高大多年生草本，高60～150厘米，或更高。根粗大成块状，中空，基部木质，有明显的沟棱。基部叶在花期常枯萎；基部和下部叶较小，椭圆形，不分裂至大头羽状，顶裂片大，中部叶大，具长或短柄，叶柄基部有圆形，具齿或羽状裂的叶耳，多少抱茎；叶片椭圆形或长圆状椭圆形，长10～30厘米，宽8～15厘米，羽状深裂；顶裂片大，倒卵形、长圆形至长圆状披针形，侧生裂片（2）3～6对，椭圆形、长圆形至长圆状线形，长1.5～5厘米，宽0.5～2（2.5）厘米，顶端尖或渐尖，边缘有大小不等的粗齿或锐锯齿、缺刻，稀全缘。上面绿色，下面绿色或变紫色，两面被贴生短毛或近无毛。上部叶较小，羽状分裂，渐变成苞叶。头状花序多数，花茎枝端排成伞房状圆锥花序；每一花序枝有3～8个头状花序；花序梗细，总苞狭钟状或钟状。小花50～100个，花冠黄色或橙黄色。瘦果圆柱形，棕褐色，长4～5毫米，具10肋，肋间被微毛。花果期8—10月。

【生境分布】生于山坡、山谷沟边或宅旁，也有栽培。我市城区西张店等地有栽培。

【采收加工】秋、冬季挖根，除去残茎、须根及泥土，晒干。夏、秋季采全草，洗净，鲜用或晒干。

【功能主治】散瘀止血，解毒消肿。用于吐血，衄血，尿血，便血，功能性子宫出血，产后瘀血腹痛，大骨节病；外用治跌打损伤，痈疖疮疡，蛇咬伤，外伤出血。

【用法用量】煎服：3～9克。外用：适量，鲜品捣烂敷患处。

### （59）白子菜　*Gynura divaricata* (L.) DC.（暂定）

【药名别名】白背三七、降糖草、尼泊尔菊三七。

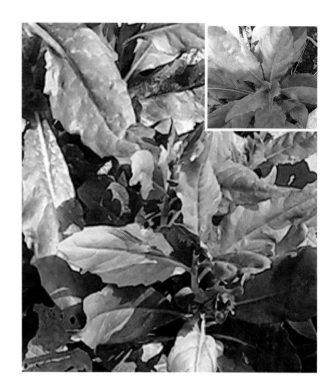

【药用部位】为菊三七属植物白子菜的全草。

【植物形态】多年生草本植物，植株半直立或斜生，株高 50～150 厘米，根系发达，主根肉质，侧根较细。植株分枝性强，高达 1.5 米，茎略带浅紫色。单叶互生，肉质，披针形，嫩叶浅黄绿色，老叶绿色；叶片长 10～21 厘米，宽 5～10 厘米，先端较尖，边缘有粗锯齿，两面均被白色干膜质皱毛，羽状脉；叶面主脉基部紫色，上部绿色，叶背的叶脉突起，叶柄约 2 厘米，被短茸毛，无托叶。头状花序，长约 1.5 厘米，总花梗长约 5 厘米，总苞钟形，长 6～13 毫米，花金黄色，两性花。若不断采收，植株一般不开花（我市的栽培品未见开花和结果）。

【生境分布】多见于城区的盆栽或园栽。

【采收加工】夏、秋季采集，洗净切片，鲜用或晒干。

【功能主治】清热解毒，舒筋接骨，凉血止血。用于支气管肺炎，小儿高热，百日咳，目赤肿痛，风湿关节痛，崩漏；外用治跌打损伤，骨折，外伤出血，乳腺炎，疮疡疔肿，烧烫伤。

【用法用量】内服：煎汤，9～15 克；或泡酒服。外用：适量，鲜草捣烂敷患处。

【附注】①本品作为白背三七的药用部位为根、根茎。②根据《福建省中药饮片炮制规范》（2011 年版）记载，白子菜叶片可治疗消渴症。

## （60）向日葵 *Helianthus annuus* L.

【药名别名】向阳花、葵花子。

【药用部位】为向日葵属植物向日葵的根、茎髓、叶、花盘、花和种子。

【植物形态】一年生草本，高 1～3 米。茎直立，粗壮，被粗硬刚毛，髓部发达。叶互生，宽卵形，长 10～30 厘米或更长，顶端渐尖或急尖，基部心形或截形，边缘具粗锯齿，两面被糙毛，基部 3 脉，有长叶柄。头状花序单生于茎端，直径可达 35 厘米；总苞片卵圆形或卵状披针形，顶端尾状渐尖，被长硬刚毛；雌花舌状，金黄色，不结实；两性花筒状，花冠棕色或紫色，结实；花托平；

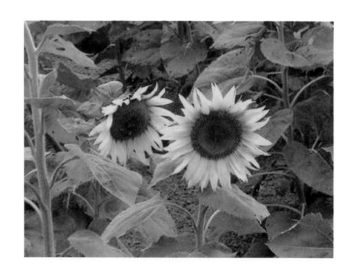

托片膜质。瘦果矩卵形或椭圆形，稍扁，灰色或黑色；冠毛具 2 鳞片，呈芒状，脱落。花期 6—7 月。

【生境分布】我市各地广泛栽培。

【采收加工】花盘：秋季采收，去净果实，鲜用或晒干。花：夏季开花时采摘，鲜用或晒干。其余药用部位的采收加工略。

【功能主治】花盘：清热，平肝，止痛，止血；主治高血压，头痛，头晕，耳鸣，脘腹痛，痛经，子宫出血，疮疹。花：祛风，平肝，利湿；用于头晕，耳鸣，小便淋沥。

【用法用量】花：煎服，15～30克。花盘：煎服，15～60克；外用适量，捣烂或研粉调敷患处。

## （61）菊芋 *Helianthus tuberosus* L.

【药名别名】洋姜。

【药用部位】为向日葵属植物菊芋的块茎或茎叶。

【植物形态】多年生草本，高1～3米，有块状的地下茎及纤维状根。茎直立，有分枝，被白色短糙毛或刚毛。叶通常对生，有叶柄，但上部叶互生；下部叶卵圆形或卵状椭圆形，有长柄，长10～16厘米，宽3～6厘米，基部宽楔形或圆形，有时微心形，顶端渐细尖，边缘有粗锯齿，有离基三出脉，上面被白色短粗毛，下面被柔毛，叶脉上有短硬毛，上部叶长椭圆形至阔披针形，基部渐狭，下延成短翅状，顶端渐尖，短尾状。头状花序较大，少数或多数，单生于枝端，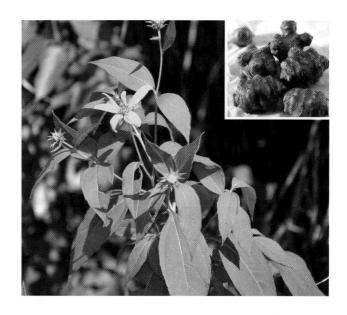

有1～2个线状披针形的苞叶，直立，直径2～5厘米，总苞片多层，披针形，长14～17毫米，宽2～3毫米，顶端长渐尖，背面被短伏毛，边缘被开展的缘毛；托片长圆形，长8毫米，背面有肋、上端不等三浅裂。舌状花通常12～20个，舌片黄色，开展，长椭圆形，长1.7～3厘米；管状花花冠黄色，长6毫米。瘦果小，楔形，上端有2～4个有毛的锥状扁芒。花期8—9月。

【生境分布】我市各地有栽培。

【采收加工】秋季采挖块茎，洗净，晒干。夏、秋季采收茎叶，洗净，鲜用或晒干。

【功能主治】清热凉血，消肿。主治热病，肠热出血，跌打损伤，骨折肿痛。

【用法用量】内服：煎汤，10～15克；或块根1个，生嚼服。

## （62）泥胡菜 *Hemistepta lyrata* (Bunge) Bunge

【药名别名】雉子草、瘌痢头。

【药用部位】为泥胡菜属植物泥胡菜的全草。

【植物形态】二年生草本，高30～80厘米。根圆锥形，肉质。茎直立，具纵沟纹，无毛或具白色蛛丝状毛。基生叶莲座状，具柄，倒披针形或倒披针状椭圆形，长7～21厘米，根提琴状羽状分裂，顶裂片三角形，较大，有时3裂，侧裂片7～8对，长椭圆状披针形，下面被白色蛛丝状毛；中部叶椭圆形，无柄，羽状分裂；上部叶条状披针形至条形。头状花序多数，有长梗；总苞球形，长 12～14 毫米，宽 18～22 毫米；总苞片 5～8 层，外层较短，卵形，中层椭圆形，内层条状披针形，各层总苞片背面先端下具 1 紫红色鸡冠状附片；花紫色。瘦果椭圆形，长 2.5 毫米，具 15 条纵肋；冠毛白色，2 列，羽毛状。花期 5—6 月。

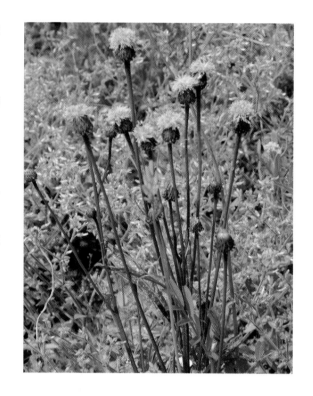

【生境分布】生于路旁、沟边、旱田及荒地等处。我市各地都有分布。

【采收加工】夏、秋季采集，洗净，鲜用或晒干。

【功能主治】清热解毒，散结消肿。用于痔漏，痈肿疔疮，乳痈，淋巴结炎，风疹痒，外伤出血，骨折。

【用法用量】煎服：9～15 克。外用：适量，捣烂敷或煎水洗患处。

## （63）旋覆花 *Inula japonica* Thunb.

【药名别名】金佛草。

【药用部位】为旋覆花属植物旋覆花的头状花序及全草。

【植物形态】多年生草本，高 30～80 厘米。茎具纵棱，绿色或微带紫红色。叶互生，椭圆形、椭圆状披针形或窄长椭圆形，长 6～10 厘米，宽 1～2.5 厘米，先端尖，基部稍狭，有时呈小耳、半抱茎，全缘或具细锯齿，上面绿色，疏被糙毛，下面淡绿色，密被糙伏毛。头状花序少数或多数，顶生，呈伞房状排列，直径 3～4 厘米；花序梗被

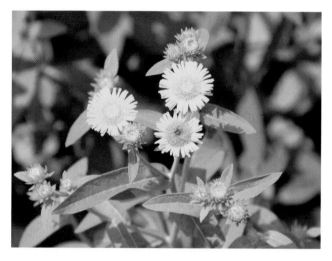

白毛，近花序处通常有 1 披针形的苞片，被柔毛；总苞半圆形，长 8～10 毫米，直径 1～1.8 厘米，总苞片数层，外层披针形，内层线状披针形或线形，干膜质，外面被毛；花托微凸；舌状花 1 层，黄色，雌性，花冠先端 3 浅裂，基部两侧稍连合呈管状，雌蕊 1，子房下位，具棱，被白色短硬毛，花柱线形，柱头 2 裂；管状花两性，位于花序的中央。花冠先端 5 齿裂。瘦果长椭圆形。花期 7—10 月，果期 8—11 月。

【生境分布】生于山坡、路旁、田边或水旁湿地。我市各地都有分布。

【采收加工】夏、秋季采摘即将开放的花序，晒干。全草于秋季采收，洗净晒干。

【功能主治】花：消痰，下气，软坚，行水；治胸中痰结，胁下胀满，咳喘，呃逆，唾如胶漆，心下痞硬，噫气不除，大腹水肿。全草：降气，消痰，行水；用于风寒咳嗽，痰饮蓄结，痰壅气逆，胸膈痞满，

喘咳痰多；外治疔疮肿毒。

【用法用量】花：布包煎服，5～9克；或入丸、散；外用适量，煎水洗，研末干撒或调敷。全草：煎服，5～9克，或鲜用捣汁；外用适量，捣烂敷或煎水洗。根：祛风湿，平喘咳，9～15克煎服。

## （64）线叶旋覆花　*Inula linariifolia* Turcz.

【药名别名】旋覆花、金佛草、条叶旋覆花。

【药用部位】为旋覆花属植物线叶旋覆花的花序及全草。

【植物形态】多年生草本，基部常有不定根。茎直立，单生或2～3个簇生，高30～80厘米，多少粗壮，有细沟，被短柔毛，上部常被长毛，杂有腺体，中部以上有多数细长常稍直立的分枝，全部有稍密的叶，节间长1～4厘米。基部叶和下部叶在花期常生存，线状披针形，有时椭圆状披针形，长5～15厘米，宽0.7～1.5厘米，下部渐狭成长柄，边缘常反卷，有不明显的小锯齿，顶端渐尖，质较厚，上面无毛，下面有腺点，被蛛丝状短柔毛或长伏毛；中脉在上面稍下陷，网脉有时明显；中部叶渐无柄，上部叶渐狭小，线状披针形至线形。头状花序直径1.5～2.5厘米，在枝端单生或3～5个排列成伞房状；花序梗短或细长。总苞半球形，长5～6毫米；总苞片约4层，多少等长或外层较短，线状披针形，上部叶质，被腺和短柔毛，下部革质，但有时最外层叶状，较总苞稍长；内层较狭，顶端尖，除中脉外干膜质，有缘毛。舌状花较总苞长2倍；舌片黄色，长圆

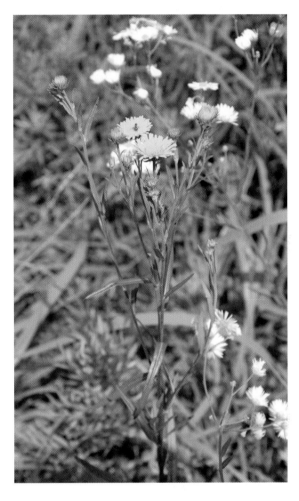

状线形，长达10毫米。管状花长3.5～4毫米，有尖三角形裂片。子房和瘦果圆柱形，有细沟，被短粗毛。花期7—9月，果期8—10月。

【生境分布】生于海拔150～500米的山坡、荒地、路旁、河岸。我市各地有分布。

【采收加工】同旋覆花。

【功能主治】同旋覆花。

【用法用量】同旋覆花。

## （65）苦荬菜　*Ixeris polycephala* Cass.

【药名别名】土蒲公英。

【药用部位】为苦荬菜属植物苦荬菜的全草。

【植物形态】多年生草本，高30～80厘米。全株无毛，茎直立，多分枝，紫红色。基生叶丛生，花期枯萎，卵形、长圆形或披针形，长5～10厘米，宽2～4厘米，先端急尖，基部渐窄成柄，边缘波

状齿裂或羽状分裂，裂片边缘具细锯齿；茎生叶互生，舌状卵形，无柄，长4～8厘米，宽1～4厘米，先端急尖，基部微抱茎，耳状，边缘具不规则锯齿。头状花序排成伞房状，具细梗；总苞长约7毫米，外层总苞片小，长约1毫米，内层总苞片5，条状披针形；花全为舌状花，黄色，长6～9毫米，舌片长4～6毫米，先端5齿裂。瘦果黑褐色，纺锤形，长1～2毫米，喙长约0.8毫米，冠毛白色。花期4—6月，果期7—10月。

【生境分布】生于路旁、沟边、田野。我市各地有分布。

【采收加工】春季采收，洗净，鲜用或阴干。

【功能主治】清热解毒，消肿止痛。用于痈疖肿毒，乳痈，咽喉肿痛，黄疸，痢疾，淋证，带下，跌打损伤。

【用法用量】煎服：9～15克（鲜品30～60克）。外用：适量，捣烂敷，或研末调搽，或煎水洗漱。

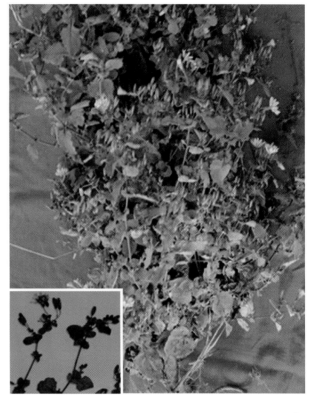

## （66）多头苦荬菜 *Ixeris polycephala* Cass.（暂定）

【药名别名】苦荬菜、苦菜。

【药用部位】为苦荬菜属植物多头苦荬菜的全草。

【植物形态】基生叶具短柄，叶片线状披针形，长6～14厘米，宽0.3～0.7厘米，先端渐尖，基部楔形下延，全缘，叶脉羽状；中部叶无柄，宽披针形或披针形，长6～12厘米，宽0.7～1.3厘米。先端渐尖，基部箭形抱茎，全缘或具疏齿。头状花序密集成伞房状或近伞形；总花序梗纤细，长0.5～1.5厘米；总苞钟形，果期呈坛状，长0.6～0.8厘米，宽0.3～0.4厘米；总苞片2层，外层总苞片5，长约0.07厘米，内层总苞片8，卵状披针形或披针形，长0.6～0.8厘米，边缘膜质；舌状花黄色，舌片长约0.5厘米。果实纺锤形，长约0.3厘米，具10条纵棱，褐色，喙长约0.1厘米；冠毛白色，

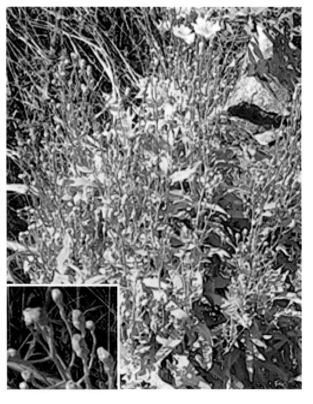

长约 0.4 厘米，刚毛状。花期 3—5 月，果期 4—6 月。

【生境分布】生于田间、路旁及山坡草地。本标本采自五脑山的江家坳。

【采收加工】春、夏季采收，洗净，鲜用或晒干。

【功能主治】清热解毒，止血。主治肺痈，乳痈，痢疾，子宫出血，疔疮，疖肿，无名肿毒，滴虫性阴道炎，毒蛇咬伤等症。

【用法用量】煎服：6 ～ 9 克。外用：鲜品适量，捣烂外敷患处。

## （67）马兰　*Kalimeris indica* (L.) Sch. -Bip.

【药名别名】路边菊。

【药用部位】为马兰属植物马兰的全草。

【植物形态】根状茎有匍匐枝，有时具直根。茎直立，高 30 ～ 70 厘米，上部有短毛，上部或从下部起有分枝。基部叶在花期枯萎；茎部叶倒披针形或倒卵状矩圆形，长 3 ～ 6 厘米，稀达 10 厘米，宽 0.8 ～ 2 厘米，稀达 5 厘米，顶端钝或尖，基部渐狭成具翅的长柄，边缘从中部以上具有小尖头的钝或尖齿或有羽状裂片，上部叶小，全缘，基部急狭无柄，全部叶稍薄纸质，两面或上面有疏微毛或近

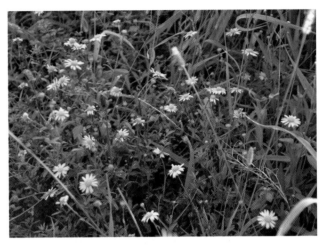

无毛，边缘及下面沿脉有短粗毛，中脉在下面凸起。头状花序单生于枝端并排列成疏伞房状。总苞半球形，直径 6 ～ 9 毫米，长 4 ～ 5 毫米；总苞片 2 ～ 3 层，覆瓦状排列；外层倒披针形，长 2 毫米，内层倒披针状矩圆形，长达 4 毫米，顶端钝或稍尖，上部草质，有疏短毛，边缘膜质，有缘毛。花托圆锥形。舌状花 1 层，15 ～ 20 个，管部长 1.5 ～ 1.7 毫米；舌片浅紫色。瘦果倒卵状矩圆形，极扁，长 1.5 ～ 2 毫米，宽 1 毫米，褐色，边缘浅色而有厚肋，上部被腺及短柔毛。花期 5—9 月，果期 8—10 月。

【生境分布】生于路边、田野、山坡上。我市各地有分布。

【采收加工】夏、秋季采收，洗净，鲜用或晒干。

【功能主治】清热解毒，散瘀止血，消积。用于感冒发热，咳嗽，急性咽炎，扁桃体炎，流行性腮腺炎，传染性肝炎，胃、十二指肠溃疡，小儿疳积，肠炎，痢疾，吐血，崩漏，月经不调；外用治疮疖肿痛，乳腺炎，外伤出血。

【用法用量】煎服：15 ～ 30 克。外用：适量，鲜品捣烂敷患处。

## （68）全叶马兰　*Kalimeris integrifolia* Turcz. ex DC.

【药名别名】马兰、野白菊。

【药用部位】为马兰属植物全叶马兰的全草。

【植物形态】多年生草本，有长纺锤状直根。茎直立，高 30 ～ 70 厘米，单生或数个丛生，被细硬毛，中部以上有近直立的帚状分枝。下部叶在花期枯萎；中部叶多而密，条状披针形、倒披针形或矩圆形，长 2.5 ～ 4 厘米，宽 0.4 ～ 0.6 厘米，顶端钝或渐尖，常有小尖头，基部渐狭无柄，全缘，边缘稍反卷；上部叶较小，条形；全部叶下面灰绿色，两面密被粉状短茸毛；中脉在下面凸起。头状花序单生于枝端且排成

疏伞房状。总苞半球形，直径 7～8 毫米，长 4 毫米；总苞片 3 层，覆瓦状排列，外层近条形，长 1.5 毫米，内层矩圆状披针形，长达 4 毫米，顶端尖，上部单质，有短粗毛及腺点。舌状花 1 层，20 余个，管部长 1 毫米，有毛；舌片淡紫色，长 11 毫米，宽 2.5 毫米。管状花花冠长 3 毫米，管部长 1 毫米，有毛。瘦果倒卵形，长 1.8～2 毫米，宽 1.5 毫米，浅褐色，扁，有浅色边肋，或一面有肋而果呈三棱形，上部有短毛及腺。冠毛带褐色，

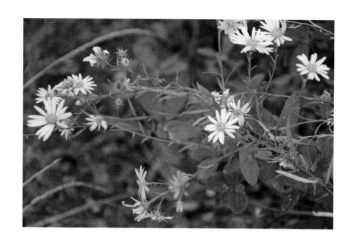

长 0.3～0.5 毫米，不等长，弱而易脱落。花期 6—10 月，果期 7—11 月。

【生境分布】生于山坡、林缘、灌丛、路旁。我市各地都有分布。

【采收加工】8—9 月采收，洗净，晒干。

【功能主治】清热解毒，止咳。用于感冒发热，咳嗽，咽炎。

【用法用量】煎服：15～30 克。

## （69）台湾翅果菊 *Pterocypsela formosana* (Maxim.) Shih

【药名别名】台湾莴苣、丁萝卜。

【药用部位】为翅果菊属植物台湾翅果菊的根及全草。

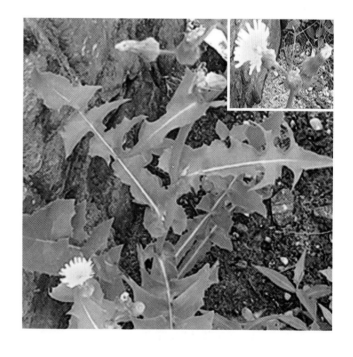

【植物形态】一年生草本，高 0.5～1.5 米。茎直立，单生，基部直径达 7 毫米，上部伞房花序状分枝，上部茎枝有长刚毛或脱毛而至无毛。下部及中部茎叶全形椭圆形、长椭圆形、披针形或倒披针形，羽状深裂或几全裂，有长达 5 厘米的翼柄，柄基稍扩大抱茎，侧裂片 2～5 对，对生、偏斜或互生，椭圆形或宽镰刀状，上方侧裂片较大，下方侧裂片较小，全部裂片边缘有锯齿；上部茎叶与中部茎叶同形并等样分裂或不裂而为披针形，边缘全缘，基部圆耳状扩大半抱茎；全部叶两面粗糙，下面沿脉有小刺毛。头状花序多数。总苞卵球形，长 1.5 厘米，宽 8

毫米；总苞片 4～5 层，最外层宽卵形，长 2 毫米，宽 1 毫米，顶端长渐尖，外层椭圆形，长 7 毫米，宽 1.8 毫米，顶端渐尖，中内层披针形或长椭圆形，长达 1.5 厘米，宽 1～2 毫米或过之，顶端渐尖。舌状小花约 21 枚，黄色。瘦果椭圆形，长 4 毫米，宽 2 毫米，压扁，棕黑色，边缘有宽翅。冠毛白色，长约 8 毫米。花果期 4—11 月。

【生境分布】生于山坡、路边、草地等处。我市各地有分布。

【采收加工】夏、秋季采收，洗净，鲜用或晒干。

【功能主治】清热解毒，祛风活血。用于口腔溃疡，咽喉肿痛，慢性阑尾炎，瘀血腹痛，带下；外用治乳腺炎，疮痈肿毒，毒蛇咬伤，痔疮。

【用法用量】煎服：干根 3～6 克，全草 15～30 克。外用：适量，捣烂外敷，或煎水洗患处。

## （70）山莴苣 *Lactuca indica* L.

【药名别名】土莴苣、翅果菊。

【药用部位】为莴苣属植物山莴苣的全草或根。

【植物形态】一年生或二年生草本。茎直立，高 80～150 厘米，被柔毛，上部分枝。叶互生，长椭圆状披针形，长 10～30 厘米，宽 1.5～5 厘米，不裂，或边缘具齿裂或羽裂；上面绿色，下面白绿色，叶缘略带暗紫色；无柄，基部抱茎；茎上部的叶呈长披针形。头状花序顶生，排列成圆锥状；总苞下部膨大，苞片多列，呈覆瓦状排列；舌状花淡黄色，日中正开，傍晚闭合；雄蕊 5；

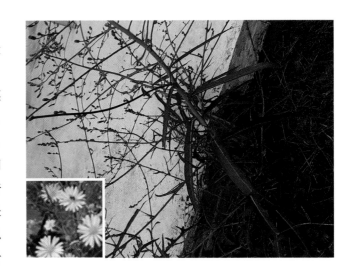

子房下位，花柱纤细，柱头 2 裂。瘦果卵形而扁，黑色，喙短，喙端有白色冠毛一层。花期 8—9 月，果期 9—10 月。

【生境分布】生于路边、荒野、灌丛中。我市各地有分布。

【采收加工】夏、秋季开花时采全草，秋后至春、夏季开花前挖根，除杂质，洗净，晒干。

【功能主治】清热解毒，活血祛瘀。用于阑尾炎，扁桃体炎，子宫颈炎，产后瘀血作痛，崩漏，痔疮下血；外用治疮疖肿毒。

【用法用量】煎服：9～15 克。外用：适量，鲜品捣烂敷患处。

## （71）稻槎菜 *Lapsana apogonoides* Maxim.

【药名别名】黄苦菜。

【药用部位】为稻槎菜属植物稻槎菜的全草。

【植物形态】一年生或二年生细弱草本，高 5～30 厘米。基生叶丛生，有柄；叶片长 4～18 厘米，宽 1～3 厘米，先端圆钝或短尖，顶部裂片较大，卵圆形，边缘羽状分裂，两侧裂片 3～4 对，短椭圆形；茎生叶 1～2，有短柄或近无柄。头状花序成稀疏的伞房状圆锥花丛，有细梗，果时常下垂；总苞圆柱

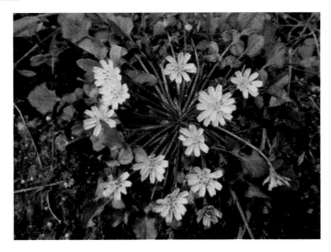

状钟形，外层总苞片，卵状披针形，长约1毫米，内层总苞片5～6，长椭圆状披针形，长约4.5毫米；花托平坦，无毛；全部为舌状花，黄色。瘦果椭圆状披针形，扁平，长4～5毫米，等于或长于总苞片，成熟后黄棕色，无毛，背腹面各有5～7肋，先端两侧各有1钩刺，无冠毛。花果期4—5月。

【生境分布】生于路边、田地间。我市各地都有分布。

【采收加工】春、夏季采收，洗净，鲜用或晒干。

【功能主治】清热解毒，透疹。主治咽喉肿痛，痢疾，疮疡肿毒，蛇咬伤，麻疹透发不畅。

【用法用量】内服：煎汤，15～30克；或捣汁。外用：适量，鲜品捣烂敷患处。

## （72）大丁草  *Leibnitzia anandria* (L.) Turcz.

【药名别名】小火草、臁草。

【药用部位】为大丁草属植物大丁草的全草。

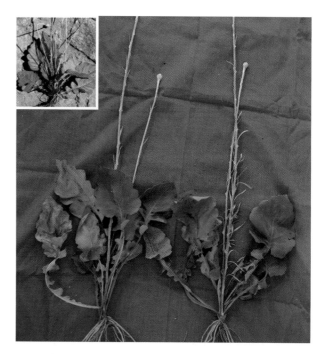

【植物形态】多年生草本，有春、秋二型。春型植株较矮小，高8～19厘米；花茎直立，初有白色蛛丝状毛密生，后渐脱落，上具线形苞片数枚；基部叶丛生，呈莲座状，椭圆状广卵形，长2～5.5厘米，宽1.5～4.5厘米，先端圆钝，基部心形。秋型植株高大，高30～60厘米，基部叶倒披针状长椭圆形，或椭圆状广卵形，长5～16厘米，宽3～5.5厘米，先端圆钝，基部逐渐狭窄成柄，边缘提琴状羽状分裂，顶端裂片卵形，边缘具不规则的圆齿，齿端凸头，上面绿色，下面密具白色蛛丝状毛。头状花序单生，直径约2厘米；总苞筒状钟形，长8～10毫米，宽5～10毫米；苞片约3层，外层苞片较短，线形，舌状花紫红色；管状花长约7毫米。瘦果长4.5～6毫米，两端收缩。春花期4—5月，秋花期8—11月。

【生境分布】生于山坡、沟谷、路旁及林下草丛中。我市山区丘陵各地有分布。

【采收加工】开花前采收，洗净，鲜用或晒干。

【功能主治】清热利湿，解毒消肿，止咳，止血。用于肺热咳嗽，肠炎，痢疾，尿路感染，风湿关节痛；外用治乳腺炎，痈疖肿毒，臁疮，烧烫伤，外伤出血。

【用法用量】内服：煎汤，15～30克；或泡酒。外用：适量，捣烂敷患处。

## （73）窄头橐吾  *Ligularia stenocephala* (Maxim.) Matsum. et Koidz.

【药名别名】山紫菀。

【药用部位】为橐吾属植物窄头橐吾的根及根茎或全草。

【植物形态】多年生草本，茎高40～80厘米，直径4～6毫米，上部被蛛丝状毛。基生叶有长柄，基部稍抱茎，叶片心状或肾状戟形，长和宽各10～20厘米，顶端圆形而有突出的尖头，边缘有细齿，基部有较大而开展的齿，下面色浅，两面无毛，有掌状脉；中部叶渐小，有下部鞘状抱茎的短柄；上部叶渐变为披针形或条形。花序总状，长 10 ～ 20 厘米；头状花序多数或较少，有长梗及条形苞叶，花后常下垂；总苞筒状，长约 10 毫米；总苞片 5 个，顶端尖；舌状花 1 ～ 3 个，舌片黄色，矩圆形，长约 20 毫米；筒状花 6 ～ 12 个。瘦果圆柱形，有纵沟，长约 6 毫米；冠毛污白色，长约 6 毫米。花果期 7—12 月。

【生境分布】生于海拔 800 米以上的山坡、林下湿润处。我市康王寨有分布。

【采收加工】秋季挖根，洗净；夏、秋季采集全草或叶，除去杂质，晒干。

【功能主治】润肺止咳，舒筋活络。用于咳嗽痰喘，肾虚腰痛，肺痨咯血，乳痈，水肿。

【用法用量】内服：煎汤，8 ～ 15 克；或研粉。

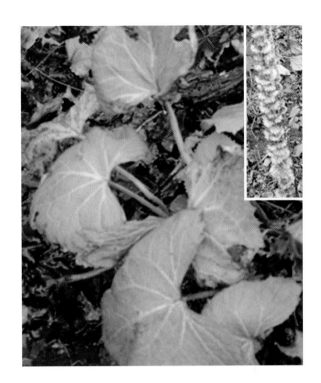

## （74）薄雪火绒草　*Leontopodium japonicum* Miq.

【药名别名】火艾、小毛香。

【药用部位】为火绒草属植物薄雪火绒草的花。

【植物形态】多年生草本，根状茎分枝稍长，有数个簇生的花茎和不育茎。茎直立，高 10 ～ 50 厘米，上部被白色薄绵毛，全部有等距的叶，节间长 1 ～ 2 厘米。叶开展，狭披针形、卵状披针形或下部叶倒卵状披针形，长 2.5 ～ 5.5 厘米，宽 0.5 ～ 1.3 厘米，边缘平，上面有疏蛛丝状毛或脱毛，下面被银白色或灰白色薄层密茸毛。苞叶多数，卵形或矩圆形，两面被茸毛或蛛丝状毛，排成疏散的直径达 4 厘米的苞叶群或直径达 10 厘米的复苞叶群。头状花序直径 3.5 ～ 4.5 毫米；总苞钟形或半球形，被密茸毛；冠毛白色，基部稍红色。瘦果有乳突或短粗毛。花期 6—9 月，果期 9—10 月。

【生境分布】生于林下及草坡。我市山区丘陵各地有分布。本品标本采自沙林河水库旁。

【采收加工】夏、秋季开花时采集，晒干。

【功能主治】主治咳嗽。

【用法用量】煎服：9 ～ 15 克。

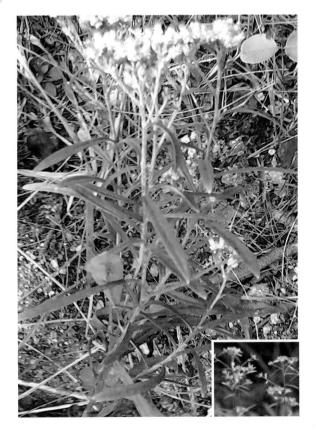

## （75）蜂斗菜 *Petasites japonicus* (Sieb. et Zucc.) Maxim.

【药名别名】假冬花。

【药用部位】为蜂斗菜属植物蜂斗菜的全草或根状茎。

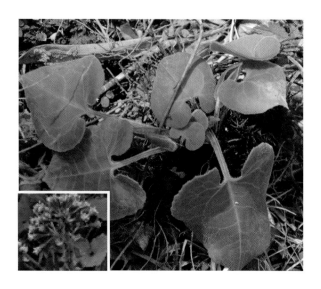

【植物形态】多年生草本，全株多少被白色茸毛或绵毛，有根状茎。早春从根状茎先长出花茎，高7～25厘米，近雌雄异株，雌株花茎在花后增长，高可达70厘米。苞叶披针形，长3～8厘米。头状花序密集于花茎顶端成总状聚伞花序；雌花冠细丝状，白色；总苞片2层，近等长，长椭圆形，顶端钝；雄株花冠筒状或两性，5齿裂，裂齿披针形，急尖，黄白色。瘦果条形，光滑无毛；冠毛丰富，白色。后生出基生叶，圆肾形，直径8～12厘米（可达30厘米），顶端圆形，基部耳状心形，边缘有齿，下面常被蛛丝状白绵毛，具掌状脉，有长叶柄。花期4—5月，果期6月。

【生境分布】生于向阳山坡林下、溪谷潮湿草丛中。我市分布于黄土岗镇小漆园村刘家山。

【采收加工】夏、秋季采挖，洗净，鲜用或晒干。

【功能主治】清热解毒，散瘀消肿。主治咽喉肿痛，痈肿疔毒，毒蛇咬伤，跌打损伤。

【用法用量】煎服：9～15克。外用：适量，鲜品捣烂外敷或水煎含漱。

## （76）秋分草 *Rhynchospermum verticillatum* Reinw.

【药名别名】大鱼鳅串。

【药用部位】为秋分草属植物秋分草的全草。

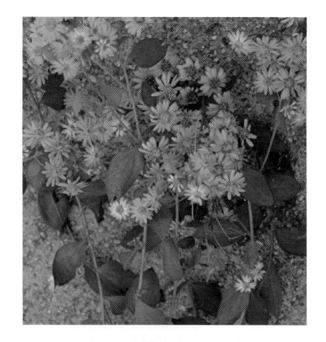

【植物形态】多年生草本，高25～100厘米。茎常单生，中部以上有叉状分枝，被尘状微柔毛。叶互生；下部茎生叶倒披针形或长椭圆形，长4.5～14厘米，宽2.5～4厘米，先端长渐尖或钝，边缘自中部以上有波状粗齿，基部狭楔形；叶柄长，具翅；上部叶渐小。头状花序，顶生、腋生、单生或3～5呈总状排列，直径约5毫米，果期增大；花序梗密被锈色尖状短柔毛；总苞宽钟状；总苞片不等长，边缘撕裂；缘花2～3列，雌花冠舌状，白色，舌片先端2～3裂；盘花管状，两性。雌花瘦果扁平，果有长喙；两性花的瘦果无喙；冠毛3～5条，易脱落。花果期8—11月。

【生境分布】生于海拔400～2500米的山坡半阴处、沟边、林缘或林下阴湿处。我市平堵山和其他山区丘陵各地均有分布。

【采收加工】秋季采收，洗净，晒干。

【功能主治】清湿热，消肿。主治湿热带下，急、慢性肝炎，肝硬化腹水。

【用法用量】内服：煎汤，15～30克。

## （77）金光菊　*Rudbeckia laciniata* L.

【药名别名】黄菊、大菊花。

【药用部位】为金光菊属植物金光菊的叶。

【植物形态】多年生草本，高50～200厘米。茎上部有分枝，无毛或稍有短糙毛。叶互生，无毛或被疏短毛。下部叶具叶柄，不分裂或羽状5～7深裂，裂片长圆状披针形，顶端尖，边缘具不等的疏锯齿或浅裂；中部叶3～5深裂，上部叶不分裂，卵形，顶端尖，全缘或有少数粗齿，背面边缘被短糙毛。头状花序单生于枝端，具长花序梗，直径7～12厘米。总苞半球形；总苞片2层，长圆形，长7～10毫米，上端尖，稍弯曲，被短毛。花托球形；托片顶

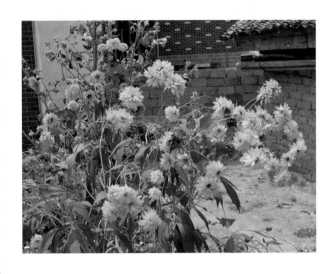

端截形，被毛，与瘦果等长。舌状花金黄色；舌片倒披针形，长约为总苞片的2倍，顶端具2短齿；管状花黄色或黄绿色。瘦果无毛，压扁，稍有4棱，长5～6毫米，顶端有具4齿的小冠。花期7—10月。

【生境分布】我市各地有栽培。本品标本采自护儿山。

【采收加工】夏、秋季采集，洗净，鲜用或晒干。

【功能主治】清湿热，解毒消痈。主治湿热吐泻，腹痛，痈疽疮毒。

【用法用量】煎服：9～12克。外用：适量，鲜叶捣烂敷患处。

## （78）心叶风毛菊　*Saussurea cordifolia* Hemsl.

【药名别名】山牛蒡。

【药用部位】为风毛菊属植物心叶风毛菊的根。

【植物形态】多年生草本，高70～100厘米。根状茎木质，地上茎光滑。基生叶在花期常枯萎；茎生叶互生，叶柄长达15厘米，基部扩大抱茎；下部叶大，圆心形，长、宽各10～18厘米，先端渐尖，基部深心形，边缘粗锯齿，上面被粗柔毛，下面无毛；上部叶渐小，卵形，无柄。头状花序，直径2.5厘米，排成伞房状；总苞宽钟状，长1.5～2.5厘米；总苞片先端常反折，边缘具毛；管状小花粉紫色，长14～15

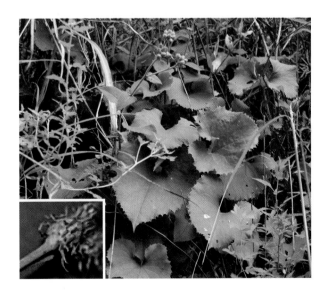

毫米。蒴果圆柱状，长 14 ～ 15 毫米，冠毛白色，外层糙毛状，易落，内层羽毛状。花果期 8—9 月。

【生境分布】生于林缘、山坡、土岸边、草丛中。我市分布于黄土岗镇小漆园村刘家山。

【采收加工】夏、秋季采收，洗净，晾干。

【功能主治】祛风，散寒，止痛。主治风湿痹痛，跌打损伤。

【用法用量】内服：煎汤，6 ～ 15 克；或泡酒。

## （79）三角叶风毛菊 *Saussurea deltoidea* (DC.) Sch. -Bip.

【药名别名】白牛蒡根。

【药用部位】为风毛菊属植物三角叶风毛菊的根或全草。

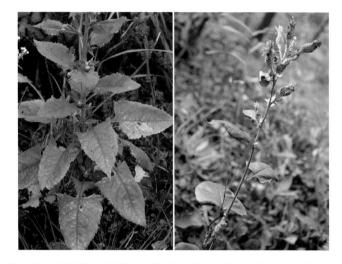

【植物形态】多年生草本，高 80 ～ 150 厘米。茎枝被蛛丝状绵毛和糠秕状短毛。叶互生，叶片长圆形、卵状心形或三角状心形，长 20 ～ 25 厘米，不裂或提琴状羽裂，侧裂片 1 ～ 2 对，顶部裂片大，先端渐尖，基部下延成楔形的翼，边缘有粗锯齿，上部叶渐小，全部叶上面有糠秕状毛，下面密被灰白色柔毛；上部叶柄具翅。头状花序单生于枝顶，直径 1 ～ 4 厘米，总苞宽钟状，长约 1.5 厘米，总苞片外面被蛛丝状绵毛；管状小花，多数，长 2 ～ 4 毫米，具 4 棱，顶端有具齿的小冠，冠毛白色，羽毛状。花期 8—9 月，果期 10 月。

【生境分布】生于林缘、山坡。我市山区乡镇有分布。

【采收加工】夏、秋季采挖，洗净，晒干。

【功能主治】祛风湿，通经络，健脾消疳。用于风湿痹痛，白带过多，腹泻，痢疾，小儿疳积，胃寒疼痛。

【用法用量】煎服：9 ～ 15 克。外用：适量，捣烂敷患处。

## （80）风毛菊 *Saussurea japonica* (Thunb.) DC.

【药名别名】追骨风。

【药用部位】为风毛菊属植物风毛菊的全草。

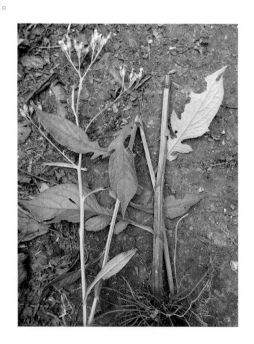

【植物形态】二年生草本，高 50 ～ 150 厘米，根纺锤状。茎直立，粗壮，上部分枝，被短微毛和腺点。基生叶和下部叶有长柄，矩圆形或椭圆形，长 20 ～ 30 厘米，羽状分裂，裂片 7 ～ 8 对，中裂片矩圆状披针形，侧裂片狭矩圆形，顶端钝，两面有短微毛和腺点；茎上部叶渐小，椭圆形、披针形或条状披针形，羽状分裂或全缘。头状花序多数，排成密伞房状，直径 1 ～ 1.5 厘米；总苞筒状，长 8 ～ 12 毫米，宽 5 ～ 8 毫米，被蛛丝状毛，总苞片 6 层，外层短小，卵形，先端钝，中层至内层条状披针形，先端有膜质圆形具小齿的附片，常紫红色；小花紫色，花冠长 10 ～ 14 毫米。瘦果长 3 ～ 4 毫米；

冠毛淡褐色，外层短，糙毛状，内层羽毛状。花果期 6—11 月。

【生境分布】生于山坡草地、沟边路旁。我市分布于龟山风景区。

【采集加工】7 月左右割取地上部分，除去杂质，洗净，晒干。

【功能主治】祛风活血，散瘀止痛。用于牙龈炎，风湿痹痛，跌打损伤，麻风，感冒头痛，腰腿痛。

【用法用量】内服：煎汤，9 ~ 15 克；或泡酒服。

## （81）鸦葱 *Scorzonera glabra* Rupr.

【药名别名】土参、兔儿奶。

【药用部位】为鸦葱属植物鸦葱的根。

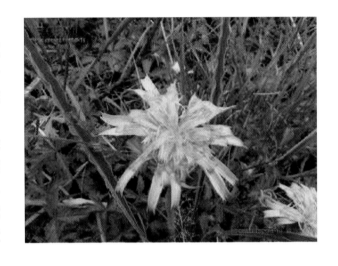

【植物形态】多年生草本，高 15 ~ 30 厘米，无毛；具圆锥形块状根，根颈部密被枯叶残留的纤维状维管束。基部叶丛生，披针形或线状披针形，长 12 ~ 30 厘米，宽 6 ~ 20 毫米，先端渐尖，基部窄狭成柄，全缘或边缘略呈微波状，无毛，具脉 3 ~ 5 条；叶柄基部边缘稍扩大成鞘。花茎单一，具鳞片状叶数枚，或具小而无柄的茎生叶；头状花序大型，单生于茎顶；总苞片多层，长 2.5 ~ 3 厘米，外层苞片三角状卵形至长三角状披针形，内层苞片披针形，边缘薄膜质，无毛；花托平坦；花全部舌状，黄色，两性，舌片窄披针形先端平截，有 5 齿；雄蕊 5；雌蕊 1，柱头 2 歧。瘦果无毛或有微毛，长筒形；冠毛白色，具羽状锯齿。花期 4—5 月。

【生境分布】生于山坡、草地、田地岸边。我市山区丘陵、乡镇有分布。本品为 1979 年小漆园乡医何光庭先生首次介绍并提供的标本。

【采收加工】春季至秋季均可采挖，除去茎叶，洗净泥土，鲜用或切片晒干。

【功能主治】清热解毒，活血消肿。外用治疗疮，痈疽，毒蛇咬伤，蚊虫叮咬，乳腺炎。

【用法用量】煎服：9 ~ 15 克。外用：捣烂敷患处。

## （82）林荫千里光 *Senecio nemorensis* L.

【药名别名】黄菀、大风艾。

【药用部位】为千里光属植物林荫千里光的全草。

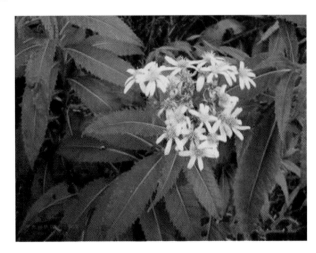

【植物形态】多年生草本，高 50 ~ 100 厘米。根状茎短，歪斜。茎单生或有时丛生，直立，近无毛，上部有稍斜升的花序枝。单叶互生；基生叶和下部叶在花期常枯萎；中部叶较大，披针形或长圆状披针形，长约 15 厘米，宽约 5 厘米，先端尖，基部渐狭，边缘有细锯齿，两面被疏毛或近无毛，有细羽状脉；上部叶条状披针形至条形。头状花序，多数，小，排列成复伞房状；梗细长，被短柔毛，有条形苞叶；总苞近柱状，长 6～7 毫米，基部有数个条形苞叶；总苞片 1 层，10～12 个，条状长圆形，先端三角形，背面有短毛；舌状花约 5 个，黄色，舌片条形；筒状花多数。瘦果，圆柱形，有纵肋，无毛，冠毛白色，有多数不等长毛，长 6～6.5 毫米。种子淡褐色。花期 6—8 月。

【生境分布】生于河谷草丛、林缘、林下阴湿地。我市龟山等地有分布。

【采收加工】8—9 月采收，洗净，鲜用或晒干。

【功能主治】清热解毒。用于痢疾，肠炎，肝炎，结膜炎，中耳炎，痈疖疔毒。

【用法用量】煎服：6～12 克。外用：适量，鲜品捣烂敷患处。

## （83）蒲儿根 *Sinosenecio oldhamianus* (Maxim.) B. Nord.

【药名别名】猫耳朵。

【药用部位】为蒲儿根属植物蒲儿根的全草。

【植物形态】一年生或二年生草本，高 40～80 厘米。茎直立，下部及叶柄着生处被蛛丝状绵毛或近无毛，多分枝。下部叶有长柄，干后膜质，叶片近圆形，基部浅心形，长、宽各 3～5 厘米，稀达 8 厘米，顶端急尖，边缘有深及浅的重锯齿，上面近无毛，下面多少被白色蛛丝状毛，有掌状脉；上部叶渐小，有短柄，三角状卵形，顶端渐尖。头状花序复伞房状排列；常多数，梗细长，有时具细条形苞叶；总苞宽钟状，直径 4～5 毫米，长 3～4 毫米，总苞片 10 余个，顶端细尖，边缘膜质；舌状花 1 层，舌片黄色，条形；筒状花多数，黄色。瘦果倒卵状圆柱形，长稍超过 1 毫米；冠毛白色，长约 3 毫米。花期 4—5 月。

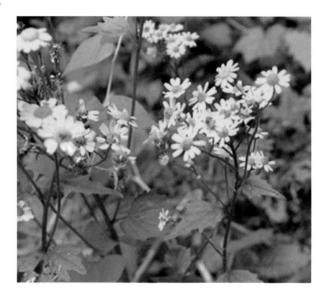

【生境分布】生于林缘、荒坡草地、路边。我市山区丘陵有分布。本品标本采自桐枧冲水库。

【采收加工】春季至秋季均可采收，洗净，鲜用或晒干。

【功能主治】清热解毒。用于痈疖肿毒。

【用法用量】煎服：9～15 克。外用：适量，鲜草捣烂敷患处。

## （84）千里光 *Senecio scandens* Buch. -Ham. ex D. Don

【药名别名】九里明、一扫光。

【药用部位】为千里光属植物千里光的全草。

【植物形态】多年生草本。茎木质细长，高 2～5 米，曲折呈攀援状，上部多分枝，有脱落性的毛。叶互生，椭圆状三角形，或卵状披针形，长 7～10 厘米，宽 3.5～4.5 厘米，先端渐尖，基部戟形至截形，边缘具不规则缺刻状的齿，或呈微波状，或近于全缘，有时基部稍有深裂，两面均有细软毛。头状花序顶生，排列成伞房花序状，头状花序直径约 1 厘米；总苞圆筒形，苞片 10～12 片，披针形或狭椭圆形，长 5～6 毫米，宽 2 毫米，先端尖，无毛或少有细毛；周围舌状花黄色，雌性，约 8 朵，长约 9 毫米，宽约

2毫米，先端3齿裂；中央管状花，黄色，两性，长约6.5毫米，先端5裂。瘦果圆筒形，长约3毫米，有细毛；冠毛长约7毫米，白色。花期10月到翌年3月，果期2—5月。

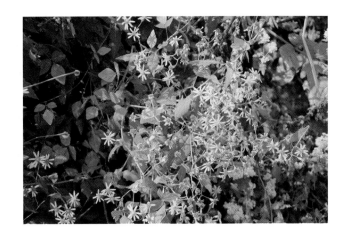

【生境分布】生于旷野、路边、沟岸边。我市各地都有分布。

【采收加工】夏、秋季采收，扎成小把或切段，晒干。

【功能主治】清热解毒，明目退翳，杀虫止痒。用于流感，上呼吸道感染，肺炎，乳腺炎，急性肠炎，黄疸型肝炎，急性尿路感染，目赤肿痛，翳障，痈肿疔毒，丹毒，湿疹，干湿癣疮，滴虫性阴道炎、烧烫伤。

【用法用量】煎服：15～30克。外用：适量，煎水洗，或熬膏搽；鲜草捣烂敷或捣烂取汁点眼。

## （85）毛梗豨莶　*Siegesbeckia glabrescens* Makino

【药名别名】豨莶草、母猪油。

【药用部位】为豨莶属植物毛梗豨莶的全草。

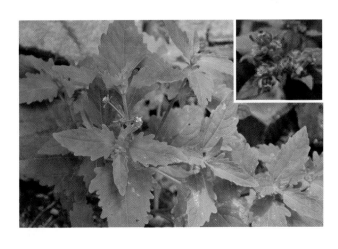

【植物形态】一年生草本，茎直立，高30～80厘米，通常上部分枝，被平伏短柔毛，有时上部毛较密。基部叶花期枯萎；中部叶卵圆形、三角状卵圆形或卵状披针形，长2.5～11厘米，宽1.5～7厘米，基部宽楔形或钝圆形，有时下延成具翼的长0.5～6厘米的柄，顶端渐尖，边缘有规则的齿；上部叶渐小，卵状披针形，长1厘米，宽0.5厘米，边缘有疏齿或全缘，有短柄或无柄；全部叶两面被柔毛，基出三脉，叶脉在叶下面稍突起。头状花序直径10～18毫米，多数头状花序在枝端排列成疏散的圆锥花序；花梗纤细，疏生平伏短柔毛。总苞钟状，总苞片2层，叶质，背面密被紫褐色头状有柄的腺毛；外层苞片5枚，线状匙形，内层苞片倒卵状长圆形，长3毫米。托片倒卵状长圆形，背面疏被头状具柄腺毛。雌花花冠的管部长约0.8毫米，两性花花冠上部钟状，顶端4～5齿裂。瘦果倒卵形，4棱，长约2.5毫米，有灰褐色环状突起。花期4—9月，果期6—11月。

【生境分布】生于林缘、林中及荒野。我市各地有分布。

【采收加工】夏季开花前割取全草，除去杂质，晒至半干后，再置通风处晾干。

【功能主治】祛风湿，利筋骨，降血压。治四肢麻痹，筋骨疼痛，腰膝无力，疟疾，急性肝炎，高血压，疔疮肿毒，外伤出血。

【用法用量】内服：9～12克（大剂量可达30～60克）捣汁或入丸、散。外用：捣烂外敷。

## （86）豨莶 *Siegesbeckia orientalis* L.

【药名别名】豨莶草、粘糊草。

【药用部位】为豨莶属植物豨莶的全草。

【植物形态】一年生草本，高达 1 米以上，枝上部尤其是花序分枝被紫褐色头状有柄长腺毛及白色长柔毛。叶对生，叶片质薄，两面被短毛，沿叶脉有白色长柔毛，中部叶阔卵形至阔卵状三角形，长 7～20 厘米，宽 5～18 厘米，边缘有大小不等的齿，顶端短渐尖。头状花序直径 2～3 厘米，多数，排成伞房状；外层总苞片长 1～1.5 厘米；舌状花长约 3.5 毫米。瘦果长约 3.5 毫米。花期 8—10 月，果期 9—12 月。

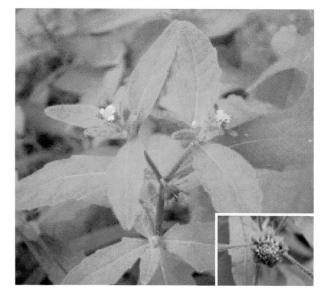

【生境分布】生于林缘、林下及荒野处。我市各地有分布。

【采收加工】夏季开花前割取全草，除去杂质，晒至半干后，再置通风处晾干。

【功能主治】祛风湿，利筋骨，降血压。用于四肢麻痹，筋骨疼痛，腰膝无力，疟疾，急性肝炎，高血压，疔疮肿毒，外伤出血。

【用法用量】同毛梗豨莶。

## （87）腺梗豨莶 *Siegesbeckia pubescens* Makino

【药名别名】豨莶草、粘糊菜。

【药用部位】为豨莶草属植物腺梗豨莶的地上全草。

【植物形态】一年生草本，茎直立，粗壮，高 30～110 厘米，上部多分枝，被开展的灰白色长柔毛和糙毛。基部叶卵状披针形，花期枯萎；中部叶卵圆形或卵形，开展，长 3.5～12 厘米，宽 1.8～6 厘米，基部宽楔形，下延成具翼而长 1～3 厘米的柄，先端渐尖，边缘有尖头状规则或不规则的粗齿；上部叶渐小，披

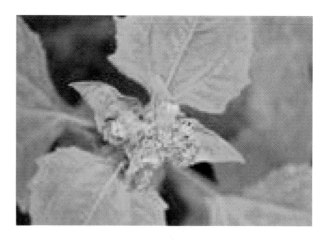

针形或卵状披针形；全部叶上面深绿色，下面淡绿色，基出三脉，侧脉和网脉明显，两面被平伏短柔毛，沿脉有长柔毛。头状花序直径 18～22 毫米，多数生于枝端，排列成松散的圆锥花序；花梗较长，密生紫褐色头状具柄腺毛和长柔毛；总苞宽钟状；总苞片 2 层，背面密生紫褐色头状具柄腺毛，外层线状匙形或宽线形，内层卵状长圆形。舌状花花冠管部长 1～1.2 毫米，舌片先端 2～3 齿裂，有时 5 齿裂；两性管状花长约 2.5 毫米，冠檐钟状，先端 4～5 裂。瘦果倒卵圆形，4 棱，顶端有灰褐色环状突起。花期 5—8 月，果期 6—10 月。

【生境分布】生于林缘、林下或荒野地。我市各地有分布。

【采收加工】同豨莶。

【功能主治】同豨莶。

【用法用量】同豨莶。

【附注】以上三种豨莶同被《中国药典》作为豨莶草收载。

## （88）一枝黄花 *Solidago decurrens* Lour.

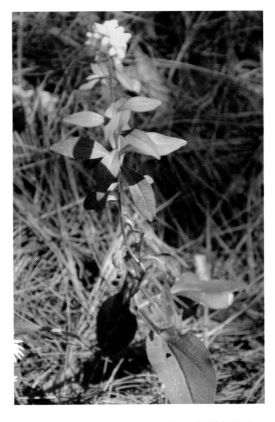

【药名别名】金柴胡。

【药用部位】为一枝黄花属植物一枝黄花的全草。

【植物形态】多年生草本，高（9）35 ～ 100 厘米。茎直立，通常细弱，单生或少数簇生，不分枝或中部以上有分枝。中部茎叶椭圆形、长椭圆形、卵形或宽披针形，长 2 ～ 5 厘米，宽 1 ～ 1.5（2）厘米，下部楔形渐窄，有具翅的柄，仅中部以上边缘有细齿或全缘；向上叶渐小；下部叶与中部茎叶同形，有长 2 ～ 4 厘米或更长的翅柄。全部叶质地较厚，叶两面、沿脉及叶缘有短柔毛或下面无毛。头状花序较小，长 6 ～ 8 毫米，宽 6 ～ 9 毫米，多数在茎上部排列成紧密或疏松的长 6 ～ 25 厘米的总状花序或伞房圆锥花序，少有排列成复头状花序的。总苞片 4 ～ 6 层，披针形或狭披针形，顶端急尖或渐尖，中内层长 5 ～ 6 毫米。舌状花舌片椭圆形，长 6 毫米。瘦果长 3 毫米，无毛，极少有在顶端被稀疏柔毛的。花果期 4—11 月。

【生境分布】生于林下、灌丛或林中空旷地。我市山区丘陵地区分布较多。

【采收加工】秋季开花盛期，割取地上部分，或挖取根部，洗净，鲜用或晒干。

【功能主治】疏风泄热，解毒消肿。用于风热感冒，头痛，咽喉肿痛，肺热咳嗽，黄疸，泄泻，热淋，痈肿疮疖，毒蛇咬伤。

【用法用量】煎服：9 ～ 15 克（鲜品 20 ～ 30 克）。外用：适量，鲜品捣烂外敷或煎汁搽。

## （89）花叶滇苦菜 *Sonchus asper* (L.) Hill.

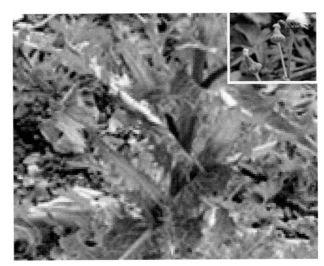

【药名别名】续断菊、大叶苣荬菜、刺苦菜。

【药用部位】为苦苣菜属植物花叶滇苦菜的全草或根。

【植物形态】一、二年生草本，有纺锤状根，茎中空，直立，高 50 ～ 100 厘米，下部无毛，中上部及顶端有稀疏腺毛。茎生叶片卵状狭长椭圆形，不分裂，缺刻状半裂或羽状分裂，裂片边缘密生长刺状尖齿，刺较长而硬，基部有扩大的圆耳。头状花序直径约 2 厘米，花序梗常有腺毛或初期有蛛丝状毛；总苞钟形或圆筒形，长 1.2 ～ 1.5 厘米；舌状花黄色，长约 1.3 厘米，舌片长约 0.5 厘米。瘦果较扁平，短宽而光滑，两面除有明显的 3 纵肋外，无横纹，有较宽边缘。花果期 5—10 月。

【生境分布】生于旷野、田间、路旁。我市各地有分布，本标本采自康王寨。

【采收加工】夏季采收，洗净，鲜用或切段晒干。

【功能主治】清肝明目，清热解毒，利湿，止血。用于慢性肝炎，疮疡肿毒，小儿咳喘，肺痨咯血。

【用法用量】内服：煎汤，9 ～ 15 克，鲜品加倍。外用：适量，鲜品捣烂外敷。

## （90）全叶苦苣菜 *Sonchus transcaspicus* Nevski（暂定）

【药名别名】北败酱草。

【药用部位】为苦苣菜属植物全叶苦苣菜的全草。

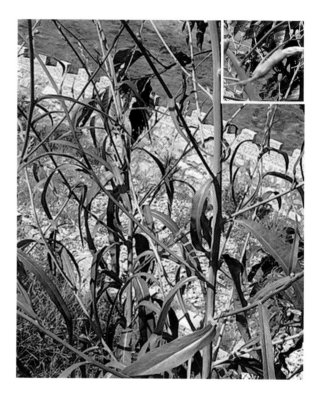

【植物形态】多年生草本，有匍匐茎。茎直立，高 20 ～ 80 厘米，有细条纹，基部直径达 6 毫米，上部有伞房状花序分枝，全部茎枝光滑无毛。基生叶与茎生叶同形，中下部茎叶灰绿色或青绿色，线形、长椭圆形、匙形、披针形或线状长椭圆形，长 4 ～ 27 厘米，宽 1 ～ 4 厘米，顶端急尖或钝，基部渐狭，无柄，边缘全缘或有刺尖，两面光滑无毛；向上的及最上部的及花序分叉处的叶渐小，与中下部茎叶同形。头状花序少数或多数在茎枝顶端排成伞房花序。总苞钟状，长 1 ～ 1.5 厘米，宽 1.5 ～ 2 厘米，总苞片 3 ～ 4 层，外层披针形或三角形，长 3 ～ 5 毫米，宽 1.5 毫米；中内层渐长，长披针形，长 12 ～ 14 毫米，宽约 2 毫米；全部总苞片顶端急尖或钝，外面光滑无毛。全部舌状小花多数，黄色或淡黄色。瘦果椭圆形，暗褐色，长 3.8 毫米，宽 1.5 毫米，压扁三棱形；冠毛单毛状，白色，长 9 毫米，彼此纠缠。花果期 5—9 月。

【生境分布】生于山坡、路边草丛中。本标本采自五脑山林场。

【采收加工】春、夏季开花前采挖，除去杂质，洗净泥土，晒干。

【功能主治】清热解毒，清肿排脓，活血化瘀。用于痢疾，肠炎，疮疔痈肿，痔疮，产后血瘀，腹痛等。

【用法用量】煎服：9 ～ 15 克。外用：鲜品适量，捣烂敷患处，或煎汤熏洗。

## （91）苦苣菜 *Sonchus oleraceus* L.

【药名别名】苦菜、北败酱、滇苦菜。

【药用部位】为苦苣菜属植物苦苣菜的全草。

【植物形态】一年生草本，高 30 ～ 100 厘米，根纺锤状。茎不分枝或上部分枝，无毛或上部有腺毛。叶柔软无毛，长 10 ～ 18（22）厘米，宽 5 ～ 7（12）厘米，羽状深裂，大头状羽状全裂或羽状半裂，顶裂片与侧生裂片等大，少有叶不分裂的，边缘有刺状尖齿，下部的叶柄有翅，基部扩大抱茎，中上部的叶无柄，基部宽大戟耳形。头状花序在茎端排成伞房状；梗或总苞下部初期有蛛丝状毛，有时有疏腺毛，总苞钟状，长 10～12 毫米，宽 6～10（25）毫米，暗绿色；总苞片 2～3 列；舌状花黄色，两性，结实。瘦果长椭圆状倒卵形，压扁，亮褐色、褐色或肉色，边缘有微齿，两面各有 3 条高起的纵肋，肋间有细皱纹；冠毛毛状，白色。花期 4—6 月，果期 5—12 月。

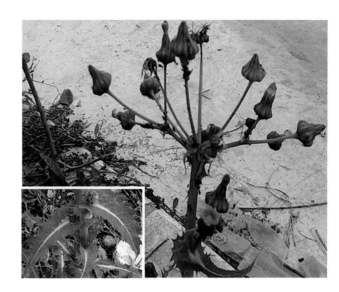

【生境分布】生于路边及田野。我市各地有分布。

【采收加工】冬、春、夏三季均可采收，鲜用或晒干。

【功能主治】清热解毒，凉血止血。用于肠炎，痢疾，黄疸，淋证，咽喉肿痛，痈疮肿毒，乳腺炎，痔瘘，吐血，衄血，咯血，尿血，便血，崩漏。

【用法用量】煎服：15～30 克。外用：适量，鲜品捣烂外敷，或煎汤熏洗，或取汁涂搽。

## （92）兔儿伞　*Syneilesis aconitifolia* (Bge.) Maxim.

【药名别名】七里麻、一把伞。

【药用部位】为兔儿伞属植物兔儿伞的带根全草。

【植物形态】多年生草本。茎直立，高 70～120 厘米，单一，无毛，略带棕褐色。根生叶 1 枚，幼时伞形，下垂；茎生叶互生，圆盾形，掌状分裂，直达中心，裂片复作羽状分裂，边缘具不规则的齿，上面绿色，下面灰白色；下部的叶直径 20～30 厘米，具长柄，长 10～16 厘米，裂片 7～9 枚；上部的叶较小，直径 12～24 厘米，柄长 2～6 厘米，裂片 4～5 枚。头状花序多数，密集成复伞房状；苞片 1 层，5 枚，无毛，长椭

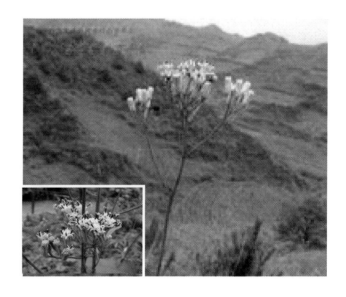

圆形，顶端钝。花两性，8～11 朵，花冠管状，长约 1 厘米，先端 5 裂。雄蕊 5，着生于花冠管上；子房下位，1 室；花柱纤细，柱头 2 裂。瘦果长椭圆形，长约 5 毫米；冠毛灰白色或带红色。花期 7—8 月，果期 9—10 月。

【生境分布】生于山坡、荒地、林缘及路旁。我市山区丘陵各地均有分布。

【采收加工】秋季采集，洗净泥土，晒干。

【功能主治】祛风除湿，解毒活血，消肿止痛。用于风湿麻木，肢体疼痛，跌打损伤，月经不调，痛经，痈疽肿毒，瘰疬，痔疮。

【用法用量】内服：煎汤，10～15克；或浸酒。外用：适量，鲜用捣烂外敷，或煎洗，或取汁涂。

### （93）山牛蒡 *Synurus deltoides* (Ait.) Nakai

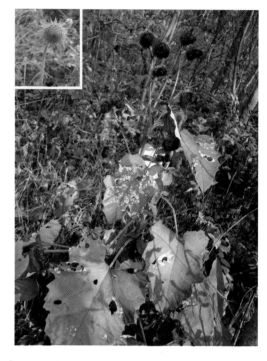

【药名别名】白火草。

【药用部位】为山牛蒡属植物山牛蒡的根。

【植物形态】多年生草本，高30～100厘米，根状茎匍匐。茎直立、被疏柔毛或几无毛。基生叶在花期生存，与下部叶同样具长叶柄；叶片卵形或长圆状卵形，长7～15厘米，宽5～7厘米，先端长或短渐尖，基部心形或戟形，常羽状分裂，边缘有粗锯齿，上面及边缘有糙短毛，下面无毛；上部叶无柄或几无柄，披针形或卵形，先端渐尖，全缘或有浅齿。头状花序多数，在茎和枝顶端排成伞房状，有短梗，有条形苞叶；总苞片状筒形，长约1厘米，总苞片5层，先端及边缘常紫红色，被蛛丝状毛，外层卵形，先端具短尖头，内层条形；花紫红色，长10～12毫米。瘦果，长4～5毫米；冠毛白色，外层糙毛状，内层羽毛状。花果期6—10月。

【生境分布】生于山坡、草地、林中。本品标本采自龟山。

【采收加工】秋季采挖，除去茎叶，洗净，晾干。

【功能主治】祛风散寒，止痛。主治感冒头痛，风寒湿痹，劳伤疼痛。

【用法用量】内服：煎汤，6～15克；或浸酒。

### （94）万寿菊 *Tagetes erecta* L.

【药名别名】臭芙蓉、蜂窝菊。

【药用部位】为万寿菊属植物万寿菊的花序。

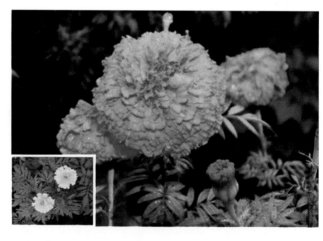

【植物形态】一年生草本，高50～150厘米。茎直立、粗壮，具纵细条棱，分枝向上平展。叶对生；叶片羽状深裂，长5～10厘米，宽4～8厘米，裂片长椭圆形或披针形，边缘具锐锯齿，上部叶裂片齿端有长细芒；沿叶缘有少数腺体。头状花序单生，直径5～8厘米，花序梗顶端棍棒状膨大；总苞长1.8～2厘米，宽1～1.5厘米，杯状，先端具齿尖；舌状花黄色或暗橙色，长2.9厘米；舌片倒卵形，长达1.4厘米，宽约9毫米，先端具5齿裂。瘦果，线形，基部缩小，黑色或褐色，长8～11毫米，被短微毛；冠毛有1～2个长芒和2～3个短而钝的鳞片。花期7—9月。

【生境分布】生于向阳温暖湿润环境。我市各地有栽培。

【采收加工】夏、秋季采集，鲜用或晒干。

【功能主治】清热解毒，止咳。用于风热感冒，咳嗽，百日咳，痢疾，腮腺炎，乳痈，疖肿，牙痛，口腔炎，目赤肿痛。

【用法用量】内服：煎汤，9～15克；或研末。外用：适量，研末醋调敷；或鲜品捣烂外敷。

## （95）孔雀草 *Tagetes patula* L.

【药名别名】孔雀菊、红黄草。

【药用部位】为万寿菊属植物孔雀草的全草。

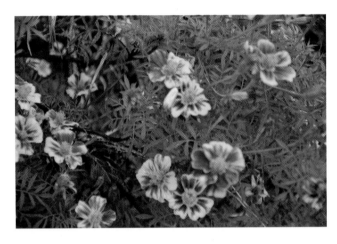

【植物形态】一年生草本，高30～100厘米，茎直立，通常近基部分枝，分枝斜开展。叶羽状分裂，长2～9厘米，宽1.5～3厘米，裂片线状披针形，边缘有锯齿，齿端常有长细芒，齿的基部通常有1个腺体。头状花序单生，直径3.5～4厘米，花序梗长5～6.5厘米，顶端稍增粗；总苞长1.5厘米，宽0.7厘米，长椭圆形，上端具锐齿，有腺点；舌状花金黄色或橙色，带有红色斑；舌片近圆形，长8～10毫米，宽6～7毫米，顶端微凹；管状花花冠黄色，长10～14毫米，与冠毛等长，具5齿裂。瘦果线形，基部缩小，长8～12毫米，黑色，被短柔毛，冠毛鳞片状，其中1～2个长芒状，2～3个短而钝。花期7—9月。

【生境分布】我市各地都有栽培。

【采收加工】夏、秋季采收，洗净，晒干。

【功能主治】清热利湿，止咳，止痛。用于上呼吸道感染，痢疾，咳嗽，百日咳，牙痛，风火眼痛；外用治腮腺炎，乳腺炎。

【用法用量】内服：煎汤，9～15克；或研粉，分数次温开水送服。外用：适量，加重楼、银花共研末，陈醋调敷患处。

## （96）蒲公英 *Taraxacum mongolicum* Hand. -Mazz.

【药名别名】黄花地丁。

【药用部位】为蒲公英属植物蒲公英的全草。

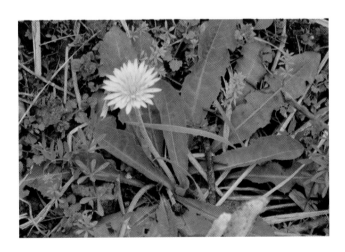

【植物形态】多年生草本，根垂直。叶莲座状平展，矩圆状倒披针形或倒披针形，长5～15厘米，宽1～5.5厘米，羽状深裂，侧裂片4～5对，矩圆状披针形或三角形，具齿，顶裂片较大，戟状矩圆形，羽状浅裂或仅具波状齿，基部狭成短叶柄，被疏蛛丝状毛或几无毛。花葶数个，与叶多少等长，上端被密蛛丝状毛。总苞淡绿色，外层总苞片卵状披针形至披针形，边缘膜质，被白色长柔毛，顶端有或无小角，内层条状披针形，长为外层的 1.5 ～ 2 倍，顶端有小角；舌状花黄色。瘦果褐色，长 4 毫米，上半部有尖小瘤，喙长 6 ～ 8 毫米；冠毛白色。花期 4—5 月，果期 6—7 月。

【生境分布】我市各地都有分布。

【采收加工】春季至秋季花初开时采挖，除去杂质，洗净，晒干。

【功能主治】清热解毒，消肿散结，利尿通淋。用于疔疮肿毒，乳痈，瘰疬，目赤，咽痛，肺痈，肠痈，湿热黄疸，热淋涩痛。

【用法用量】煎服：9 ～ 15 克。外用：鲜品适量，捣烂外敷或煎汤熏洗患处。

## （97）狗舌草 *Tephroseris kirilowii* (Turcz. ex DC.) Holub

【药名别名】一枝香。

【药用部位】为狗舌草属植物狗舌草的全草。

【植物形态】多年生草本，根多数，细索状。茎单一，直立，高 20 ～ 65 厘米，草质，有疏密不等的白色茸毛。基部叶莲座状，具短柄，椭圆形或近匙形，长 5 ～ 10 厘米，宽 1.5 ～ 2.5 厘米，边缘具浅齿或近全缘，两面均有白色茸毛，花后通常不凋落；中部叶卵状椭圆形，无柄，基部半抱茎；顶端叶披针形或线状披针形，先端长尖，基部抱茎。头状花序 3 ～ 9 枚，呈伞房状或假伞形排列；

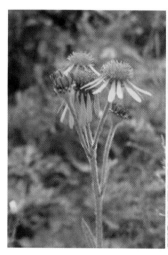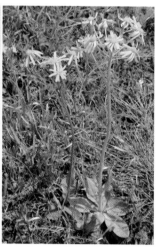

总苞筒状，苞片线状披针形，长 8 毫米，先端渐尖，基部和背部有白色毛，边缘膜质；总苞基部无小苞；边缘舌状花，黄色，雌性，舌片长 10 毫米，宽 4 ～ 5 毫米，先端 2 ～ 3 齿裂；中央管状花，黄色，两性，长约 3 毫米，先端 5 齿裂。瘦果椭圆形，长约 4 毫米，两端截形，有纵棱与细毛；冠毛白色，长约 7 毫米。花期 4—5 月。

【生境分布】生于塘边、路边、湿地及田地边。我市各地都有分布。

【采收加工】春、夏季采收，洗净，鲜用或晒干。

【功能主治】清热解毒，利水消肿，杀虫。用于脓疡疔肿，尿路感染，肾炎水肿，口腔炎，跌打损伤，湿疹，疥疮，滴虫性阴道炎。

【用法用量】内服：煎汤，9 ～ 15 克，鲜品加倍；或入丸、散。外用：适量，鲜品捣烂敷患处。

## （98）苍耳子 *Xanthium sibiricum* Patrin ex Widder

【药名别名】苍耳、苍刺头。

【药用部位】为苍耳属植物苍耳子的带种苞的果实。

【植物形态】一年生草本，高可达 1 米。叶卵状三角形，长 6 ～ 10 厘米，宽 5 ～ 10 厘米，顶端尖，基部浅心形至阔楔形，边缘有不规则的锯齿或常成不明显的 3 浅裂，两面有贴生糙伏毛；叶柄长 3.5 ～ 10 厘米，密被细毛。壶体状无柄，长椭圆形或卵形，长 10 ～ 18 毫米，宽 6 ～ 12 毫米，表面具钩刺和密生细毛，钩刺 1.5～2 毫米，顶端喙长 1.5～2 毫米。花期 7—10 月，果期 8—11 月。

【生境分布】生于路边、田间、空旷地及沟岸边。我市各地都有分布。

【采收加工】秋季果实成熟时采收，干燥，除去梗、叶等杂质。

【功能主治】散风除湿，通鼻窍。用于风寒头痛，流涕，风疹瘙痒，湿痹拘挛。

【用法用量】内服：煎汤，3～10 克；或入丸、散。外用：适量，捣烂外敷或煎水洗。

【附注】苍耳除使用果实外，其全草、根、花及苍耳囊虫亦供药用。

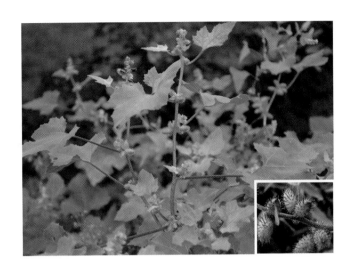

## （99）黄鹌菜 *Youngia japonica* (L.) DC.

【药名别名】毛黄连、还阳草。

【药用部位】为黄鹌菜属植物黄鹌菜的全草。

【植物形态】一年生或二年生草本，高 10～60 厘米。植物体有乳汁，须根肥嫩，白色。茎直立，由基部抽出一至数枝。基生叶丛生，倒披针形，琴状或羽状半裂，长 8～14 厘米，宽 1～3 厘米，顶裂片较侧裂片稍大，侧裂片向下渐小，有深波状齿，无毛或被细软毛，叶柄具翅或有不明显的翅；茎生叶互生，少数，通常 1～2 片，少有 3～5 片，叶形同基生叶，等样分裂或不裂，小或较小；上部叶小，线形，苞片状；叶质薄，上面被细柔毛，下面被密细茸毛。头状花序小而窄，具长梗，

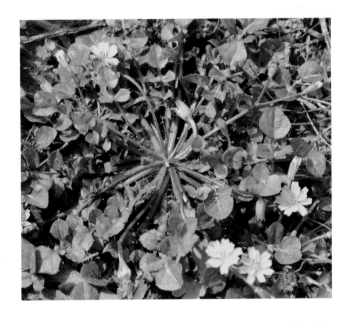

排列成聚伞状圆锥花丛；总苞长 4～7 毫米，无毛，外层苞片 5，三角形或卵形，形小，内层苞片 8，披针形；舌状花黄色，长 4.5～10 毫米，花冠先端具 5 齿，管长 2～2.5 毫米，具细短软毛。瘦果红棕色或褐色，长约 2 毫米，稍扁平，具粗细不匀的纵棱 1～13 条；冠毛白色，和瘦果近等长。花果期 4—11 月。

【生境分布】生于路边、荒野、沟岸边等处。我市各地都有分布。

【采收加工】四季可采，洗净，鲜用或晒干。

【功能主治】清热解毒，利尿消肿，止痛。主治感冒，咽痛，眼结膜炎，乳痈，牙痛，疮疖肿毒，毒蛇咬伤，痢疾，肝硬化腹水，急性肾炎，淋浊，血尿，带下，风湿性关节炎，跌打损伤。

【用法用量】煎服：9～15 克（鲜品 30～60 克）。外用：捣烂外敷或捣汁含漱。

## （100）百日菊 *Zinnia elegans* Jacq.

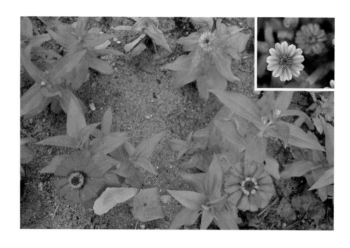

【药名别名】月月花。

【药用部位】为百日菊属植物百日菊的全草。

【植物形态】一年生草本，茎直立，高30～100厘米，被糙毛或长硬毛。叶宽卵圆形或长圆状椭圆形，长5～10厘米，宽2.5～5厘米，基部稍心形抱茎，两面粗糙，下面被密的短糙毛，基出三脉。头状花序直径5～6.5厘米，单生于枝端，无中空肥厚的花序梗。总苞宽钟状；总苞片多层，宽卵形或卵状椭圆形，外层长约5毫米，内层长约10毫米，边缘黑色。托片上端有延伸的附片；附片紫红色，流苏状三角形。舌状花深红色、玫瑰色、紫堇色或白色，舌片倒卵圆形，先端2～3齿裂或全缘，上面被短毛，下面被长柔毛。管状花黄色或橙色，长7～8毫米，先端裂片卵状披针形，上面被黄褐色密茸毛。雌花瘦果倒卵圆形，长6～7毫米，宽4～5毫米，扁平，腹面正中和两侧边缘各有1棱，顶端截形，基部狭窄，被密毛；管状花瘦果倒卵状楔形，长7～8毫米，宽3.5～4毫米，极扁，被疏毛，顶端有短齿。花期6—9月，果期7—10月。

【生境分布】我市各地有栽培。

【采收加工】春、夏季采收，鲜用或切段晒干。

【功能主治】清热，利湿，解毒。用于湿热痢疾，淋证，乳痈，疖肿。

【用法用量】煎服：15～30克。外用：适量，鲜品捣烂敷患处。

# 八、单子叶植物类

## 174. 香蒲科 Typhaceae

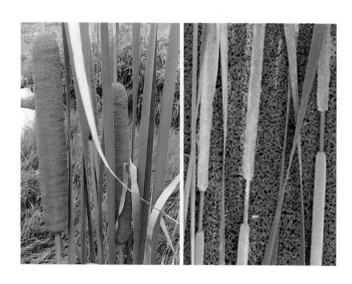

### 水烛 *Typha angustifolia* L.

【药名别名】蒲黄、毛蜡烛。

【药用部位】为香蒲属植物水烛的花粉。

【植物形态】多年生沼生草本，高1.5～3米。叶狭条形，宽5～8毫米，稀可达10毫米。穗状花序圆柱形，长30～60厘米，雌雄花序不连接；雄花序在上，长20～30厘米，雄花有雄蕊2～3枚，毛较花药长，花粉粒单生；雌花序在下，长10～30厘米，成熟时直径 10～25 毫米；雌花的小苞片比柱头短，柱头条状矩圆形，毛与小苞片近等长而比柱头短。小坚果无沟。花果期 6—9 月。

【生境分布】广布于我市各地的池塘、沟渠、水库中。

【采收加工】夏季花将开放时采收蒲棒上部的黄色雄性花穗，晒干后碾轧，筛取细粉。

【功能主治】止血，化瘀，通淋。用于吐血，衄血，咯血，崩漏，外伤出血，经闭痛经，脘腹刺痛，跌扑肿痛，血淋涩痛。

【用法用量】内服：5～9 克，包煎。外用：适量，敷患处。

# 175. 泽泻科 Alismataceae

## （1）慈姑 *Sagittaria sagittifolia* L.

【药名别名】茨菰、白地栗。

【药用部位】为慈姑属植物慈姑的球茎。

【植物形态】多年生直立水生草本。有纤匐枝，枝端膨大成球茎。叶具长柄，长 20～40 厘米；叶形变化极大，通常为戟形，宽大，连基部裂片长 5～40 厘米，宽 0.4～13 厘米，先端圆钝，基部裂片短，与叶片等长或较长，多少向两侧开展。花葶同圆锥花序长 20～60 厘米；花 3～5 朵为 1 轮，单性，下部 3～4 轮为雌花，具短梗，上部多轮为雄花，具细长花梗；苞片披针形；外轮花被

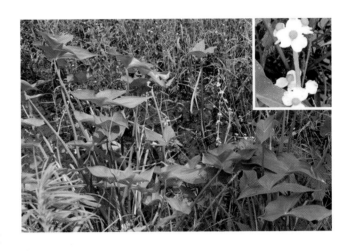

片 3，萼片状，卵形，先端钝；内轮花被片 3，花瓣状，白色，基部常有紫斑；雄蕊多枚；心皮多数，密集成球形。瘦果斜倒卵形，直径 4～5 毫米，背腹两面有翅；种子褐色，具小突起。花期 8—10 月。

【生境分布】生于沼泽、水塘、水田及沟渠中。我市各地都有分布。

【采收加工】秋季，茎叶黄枯，球茎充分成熟，可随时采收；洗净，鲜用或晒干。

【功能主治】活血凉血，止咳通淋，散结解毒。用于产后血闷，胎衣不下，带下，崩漏，衄血，呕血，咳嗽痰血，淋浊，疮肿，目赤肿痛，角膜白斑，瘰疬，睾丸炎，骨膜炎，毒蛇咬伤。

【用法用量】内服：煎汤，15～30 克；或绞汁。外用：适量，捣烂外敷或磨汁沉淀后点眼。

## （2）野慈姑 *Sagittaria trifolia* L.

【药名别名】狭叶慈姑、水芋。

【药用部位】为慈姑属植物野慈姑的球茎。

【植物形态】多年生水生或沼生草本。根状茎横走，较粗壮，末端膨大或否。挺水叶箭形，叶片长短、宽窄变异很大，通常顶裂片短于侧裂片，比值为 1:(1.2～1.5)，有时侧裂片更长，顶裂片与侧裂片之间缢缩，叶柄基部渐宽，鞘状，边缘膜质，具横脉，或不明显。花葶直立，挺水，高（15）20～70 厘米，或更高，通常粗壮。花序总状或圆锥状，长 5～20 厘米，有时更长，具分枝 1～2 枚，具花多轮，每轮 2～3 花；苞片 3 枚，基部多少合生，先端尖。花单性；花被片反折，外轮花被片椭圆形或广卵形，长 3～5 毫米，

宽 2.5～3.5 毫米；内轮花被片白色或淡黄色，长 6～10 毫米，宽 5～7 毫米，基部收缩，雌花通常 1～3 轮，花梗短粗，心皮多数，两侧压扁，花柱自腹侧斜上；雄花多轮，花梗斜举，长 0.5～1.5 厘米，雄蕊多数，花药黄色，长 1～1.5（2）毫米，花丝长短不一，0.5～3 毫米，通常外轮短，向里渐长。瘦果两侧压扁，长约 4 毫米，宽约 3 毫米，倒卵形，具翅，背翅多少不整齐；果喙短，自腹侧斜上。种子褐色。花果期 5—10 月。

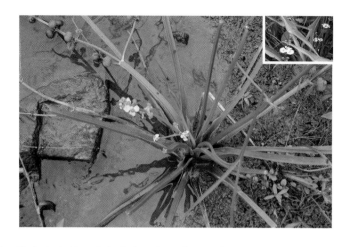

【生境分布】喜光，喜在水肥充足的沟渠及浅水中生长。我市分布于黄土岗镇成家山村。

【采收加工】同慈姑。

【功能主治】解毒疗疮，清热利胆。治黄疸，瘰疬，蛇咬伤。

【用法用量】煎服：25～50 克。外用：捣烂外敷或研末调敷。

# 176. 水鳖科 Hydrocharitaceae

## （1）水鳖 *Hydrocharis dubia* (Bl.) Backer

【药名别名】马尿花。

【药用部位】为水鳖属植物水鳖的全草。

【植物形态】浮水草本，须根长可达 30 厘米。匍匐茎发达，节间长 3～15 厘米，直径约 4 毫米，顶端生芽，并可产生越冬芽。叶簇生，多漂浮，有时伸出水面；叶片心形或圆形，长 4.5～5 厘米，宽 5～5.5 厘米，先端圆，基部心形，全缘，远轴面有蜂窝状贮气组织，并具气孔。雄花序腋生；花序梗长 0.5～3.5 厘米；佛焰苞 2 枚，膜质，透明，

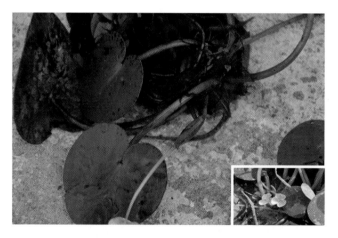

具红紫色条纹，苞内雄花 5～6 朵，每次仅 1 朵开放；萼片 3，离生，长椭圆形；花瓣 3，黄色，与萼片互生，广倒卵形或圆形，长约 1.3 厘米，宽约 1.7 厘米，先端微凹，基部渐狭，近轴面有乳头状突起；雌佛焰苞小，苞内雌花 1 朵；花梗长 4～8.5 厘米；花大，直径约 3 厘米；萼片 3，先端圆，长约 11 毫米，宽约 4 毫米，常具红色斑点；花瓣 3，白色，基部黄色，广倒卵形至圆形。果实浆果状，球形至倒卵形，具数条沟纹。种子多数，椭圆形，顶端渐尖；种皮上有许多毛状突起。花果期 8—10 月。

【生境分布】生于静水池沼中。我市分布于牛占鼻。

【采收加工】春、夏季采收，鲜用或晒干。

【功能主治】清热利湿，主治湿热带下。

【用法用量】内服：研末，2～4 克。

### （2）水车前 *Ottelia alismoides* (L.) Pers.（暂定）

【药名别名】龙舌草、水蛤蟆衣、水白菜。

【药用部位】为水车前属植物水车前的全草。

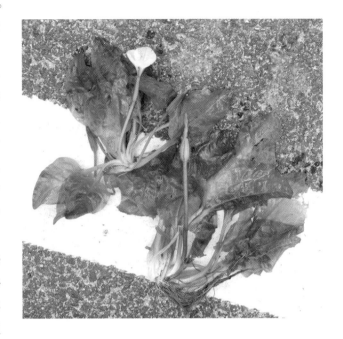

【植物形态】沉水草本，具须根，茎短缩。叶基生，膜质；叶片因生境条件的不同而形态各异，多为广卵形、卵状椭圆形、近圆形或心形，长约20厘米，宽约18厘米，或更大，常见叶形有狭长形、披针形至线形，长达8～25厘米，宽仅1.5～4厘米，全缘或有细齿。在植株个体发育的不同阶段，叶形常依次变更：初生叶线形，后出现披针形、椭圆形、广卵形等叶；叶柄长短随水体的深浅而异，多变化于2～40厘米。两性花，偶见单性花，即杂性异株；佛焰苞椭圆形至卵形，长2.5～4厘米，宽1.5～2.5厘米，顶端2～3浅裂，有3～6条纵翅，翅有时成折叠的波状，有时极窄，在翅不发达的脊上有时出现瘤状突起；总花梗长40～50厘米；花无梗，单生；花瓣白色、淡紫色或浅蓝色。果长2～5厘米，宽0.8～1.8厘米。种子多数，纺锤形，细小，长1～2毫米，种皮上有纵条纹，被白毛。花期4—10月。

【生境分布】生于池塘和稻田中。我市分布于龟山。

【采收加工】夏、秋季采收，鲜用或晒干。

【功能主治】清热化痰，解毒利尿。治肺热咳喘，咯痰黄稠，水肿，小便不利，痈肿，烫伤。

【用法用量】煎服：鲜品15～30克。外用：适量，捣烂外敷或研末调敷患处。

### （3）苦草 *Vallisneria natans* (Lour.) Hara

【药名别名】韭菜草。

【药用部位】为苦草属植物苦草的全草。

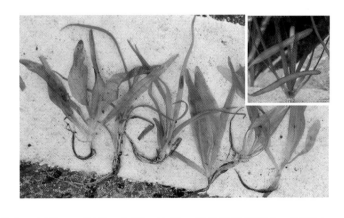

【植物形态】沉水无茎草本，有匍匐枝。叶线形，绿色，薄而透明；长短因水的深浅而定，长的达2米，短的不及15厘米，宽约8毫米，先端钝或短尖，有小齿。花单性，雌雄异株；雄花极多数，佛焰苞卵形，长约6毫米，生于短柄上，3齿裂，花极小，约与佛焰苞等长，萼片3，无花瓣，雄蕊1～3；花开时由细长的花柄送出水面，使与雌花相会合，雌花单生，佛焰苞管状，通常长约12毫米，极狭，3齿裂，生于一旋卷、线状的长花柄上，浮于水面，受精后始旋卷，将子房拖入水中，以至成熟；花被与雄花相似，子房线形，柱头3枚。果线形，包藏于佛焰苞内，种子多数。花期秋季。

【生境分布】生于池沼、沟渠及水田中。我市龟山有分布。

【采收加工】夏、秋季采集，洗净，鲜用或晒干。

【功能主治】燥湿止带，行气活血。主治带下色白，产后恶露不净。

【用法用量】煎服：6～10克。

# 177. 禾本科 Gramineae

## （1）看麦娘 *Alopecurus aequalis* Sobol.

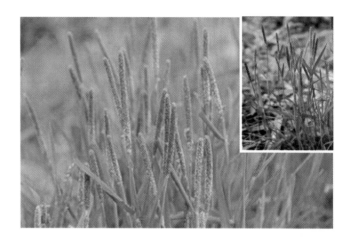

【药名别名】山高粱。

【药用部位】为看麦娘属植物看麦娘的全草。

【植物形态】一年生草本。秆少数丛生，细瘦，光滑，节处常膝曲，高15～40厘米。叶鞘光滑，短于节间；叶舌膜质，长2～5毫米；叶片扁平，长3～10厘米，宽2～6毫米。圆锥花序圆柱状，灰绿色，长2～7厘米，宽3～6毫米；小穗椭圆形或卵状椭圆形，长2～3毫米；颖膜质，基部互相连合，具3脉，脊上有细纤毛，侧脉下部有短毛；外稃膜质，先端钝，等大或稍长于颖，下部边缘相连合，芒长1.5～3.5毫米，约于稃体下部1/4处伸出，隐藏或外露；花药橙黄色，长0.5～0.8毫米。颖果长约1毫米。花果期4—8月。

【生境分布】常生于海拔较低的田边及潮湿之地。我市各地都有分布。

【采收加工】春、夏季采收，晒干或鲜用。

【功能主治】清热利湿，止泻，解毒。治水肿，水痘，泄泻，黄疸型肝炎，赤眼，毒蛇咬伤。

【用法用量】煎服：30～60克。外用：适量，捣烂外敷或煎水洗。

## （2）荩草 *Arthraxon hispidus* (Thunb.) Makino

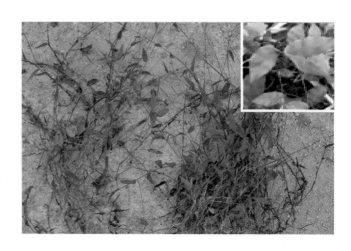

【药名别名】绿竹、马耳草。

【药用部位】为荩草属植物荩草的全草。

【植物形态】一年生草本。秆细弱，无毛，基部倾斜，高30～60厘米，具多节，常分枝，基部节着地易生根。叶鞘短于节间，生短硬疣毛；叶舌膜质，长0.5～1毫米，边缘具纤毛；叶片卵状披针形，长2～4厘米，宽0.8～1.5厘米，基部心形，抱茎，除下部边缘生疣基毛外余均无毛。总状花序细弱，长1.5～4厘米，2～10枚呈指状排列或簇生于秆顶；总状花序轴节间无毛，长为小穗的 2/3～3/4。无柄小穗卵状披针形，呈两侧压扁，长 3～5 毫米，灰绿色或带紫色；第一颖草质，边缘膜质，包住第二颖 2/3，具 7～9 脉，脉上粗糙至生疣基硬毛，尤以顶端及边缘为多，先端锐尖；第二颖近膜质，与第一颖等长，舟形，脊上粗糙，具 3 脉而 2 侧脉不明显，先端尖；第一外稃长圆形，透明膜质，先端尖，长为第一颖的 2/3；第二外稃与第一外稃等长，透明膜质，近基部伸出一膝曲的芒；花药黄色或带紫色，长 0.7～1 毫米。颖果长圆形，与稃体等长。有柄小穗退化仅到针状刺，柄长 0.2～1 毫米。花果期 9—11 月。

【生境分布】生于草坡或阴湿地。我市各地都有分布。

【采收加工】7—9 月，割取全草，晒干。

【功能主治】止咳定喘，杀虫解毒。用于久咳气喘，肝炎，咽喉炎，口腔炎，鼻炎，淋巴结炎，乳腺炎，疮疡疥癣。

【用法用量】煎服：6～15 克。外用：适量，煎水洗或捣烂敷患处。

## （3）芦竹 *Arundo donax* L.（暂定）

【药名别名】荻芦竹、芦竹根。

【药用部位】为芦竹属植物芦竹的根茎或嫩芽。

【植物形态】多年生草本，具根茎，须根粗壮。秆直立，高 2～6 米，直径 1～1.5 厘米，常具分枝。叶鞘较节间为长，无毛或其颈部具长柔毛；叶舌膜质，截平，长约 1.5 毫米，先端具短细毛；叶片扁平，长 30～60 厘米，宽 2～5 厘米，嫩时表面及边缘微粗糙。圆锥花序，较紧密，长 30～60 厘米，分枝稠密，斜向上升，小穗含 2～4 花；颖披针形，长 8～10 毫米，具 3～5 脉；外稃亦具 3～5 脉，中脉延伸成长 1～2 毫米之短芒，背面中部以下密生略短于稃体的白柔毛，基盘长约 0.5 毫米，上部两侧具短柔毛，第一外稃长 8～10 毫米；内稃长约为外稃的一半。花期 10—12 月。

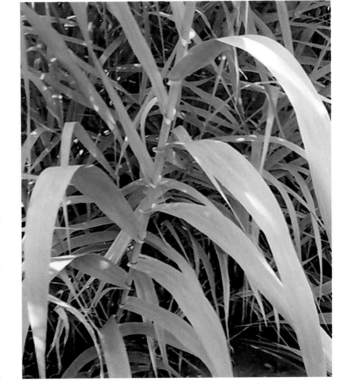

【生境分布】生于溪旁及屋边较潮湿而深厚的土壤上。我市各地有分布。

【采收加工】夏季拔取全株，砍取根茎，洗净，剔除须根，切片或整条晒干。

【功能主治】清热泻火，生津除烦，利尿。用于热病烦渴，虚劳骨蒸，吐血，热淋，小便不利，风火牙痛。

【用法用量】内服：煎汤，15～30 克；或熬膏。外用：适量，捣烂外敷。

## （4）野燕麦 *Avena fatua* L.

【药名别名】燕麦草、野麦。

【药用部位】为燕麦属植物野燕麦的地上全草。

【植物形态】一年生草本。须根较坚韧，秆直立，光滑，高60～120厘米，具2～4节。叶鞘松弛，光滑或基部者被微毛；叶舌透明膜质，长1～5毫米；叶片扁平，长10～30厘米，宽4～12毫米，微粗糙，或上面和边缘疏生柔毛。圆锥花序开展，金字塔形，长10～25厘米，分枝具角棱，粗糙；小穗长13～25毫米，具2～3花，其柄弯曲下垂，顶端膨胀；小穗轴节间长约3毫米，密生淡棕色或白色硬毛，其节脆硬易断落；

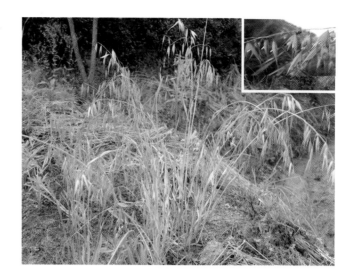

颖草质，几相等，通常具9脉；外稃质地坚硬，第一外稃长15～20毫米，背面中部以下具淡棕色或白色硬毛，基盘密生短髭毛，其毛淡棕色或白色；芒从稃体中部稍下处伸出，长2～4厘米，膝曲，芒柱棕色，扭转。颖果被淡棕色柔毛，腹面具纵沟，长6～8毫米。花果期4—9月。

【生境分布】生于荒芜田野或为田间杂草。我市各地都有分布。

【采收加工】在未结实前采割全草，晒干。

【功能主治】补虚损。治吐血，出虚汗及妇女红崩。

【用法用量】煎服：15～60克。

## （5）雀麦 *Bromus japonicus* Thunb. ex Murr.

【药名别名】牛星草、野小麦。

【药用部位】为雀麦属植物雀麦的全草。

【植物形态】一年生，秆直立，高40～90厘米。叶鞘闭合，被柔毛；叶舌先端近圆形，长1～2.5毫米；叶片长12～30厘米，宽4～8毫米，两面生柔毛。圆锥花序疏展，长20～30厘米，宽5～10厘米，具2～8分枝，向下弯垂；分枝细，长5～10厘米，上部着生1～4枚小穗；小穗黄绿色，密生7～11小花，长12～20毫米，宽约5毫米；颖近等长，脊粗糙，边缘膜质，第一颖长5～7毫米，具3～5脉，第二颖长5～7.5毫米，具7～9脉；外稃椭圆形，草质，边缘膜质，

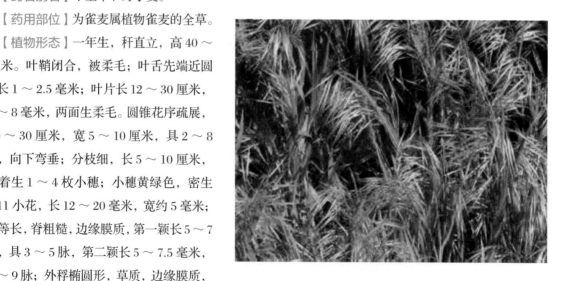

长8～10毫米，一侧宽约2毫米，具9脉，微粗糙，顶端钝三角形，芒自先端下部伸出，长5～10毫米，基部稍扁平，成熟后外弯；内稃长7～8毫米，宽约1毫米，两脊疏生细纤毛；小穗轴短棒状，长约2毫米；花药长1毫米，颖果长7～8毫米。花果期5—7月。

【生境分布】生于山坡、荒野、道旁。我市各地广布。

【采收加工】4—6月采收，晒干。

【功能主治】止血，止汗，益肝，健脾。

【用法用量】煎服：15～30克。

## （6）薏苡 *Coix lacryma-jobi* L.

【药名别名】薏苡仁、薏米。

【药用部位】为薏苡属植物薏苡的种仁。

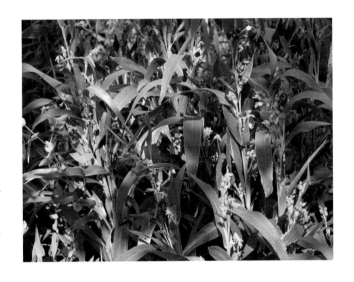

【植物形态】一年生粗壮草本，须根黄白色，海绵质，直径约3毫米。秆直立丛生，高1～2米，具10多节，节多分枝。叶鞘短于其节间，无毛；叶舌干膜质，长约1毫米；叶片扁平宽大，开展，长10～40厘米，宽1.5～3厘米，基部圆形或近心形，中脉粗厚，在下面隆起，边缘粗糙，通常无毛。总状花序腋生成束，长4～10厘米，直立或下垂，具长梗。雌小穗位于花序下部，外面包以骨质念珠状总苞，总苞卵圆形，长7～10毫米，直径6～8毫米，珐琅质，坚硬，有光泽；第一颖卵圆形，顶端渐尖呈喙状，具10余脉，包围着第二颖及第一外稃；第二外稃短于颖，具3脉，第二内稃较小，常不饱满；雄小穗2～3对，着生于总状花序上部，长1～2厘米；无柄雄小穗长6～7毫米，第一颖草质，第二颖舟形；外稃与内稃膜质；花药橘黄色，长4～5毫米；有柄雄小穗与无柄者相似，或较小而呈不同程度的退化。花果期6—12月。

【生境分布】20世纪60年代以来为我市重要的栽培药材，现在只见各地有野生分布。

【采收加工】秋季果实成熟后，割取全株，晒干，打下果实，除去外壳及黄褐色外皮，去净杂质，收集种仁，晒干。

【功能主治】健脾渗湿，除痹止泻，清热排脓。用于水肿，脚气，小便不利，湿痹拘挛，脾虚泄泻，肺痈，肠痈，扁平疣。

【用法用量】内服：煎汤，9～30克；或入散剂。

【附注】薏苡根、薏苡叶亦供药用。

## （7）扭鞘香茅 *Cymbopogon hamatulus* (Nees ex Hook. et Arn.) A. Camus（暂定）

【药名别名】茅草。

【药用部位】为香茅属植物扭鞘香茅的全草。

【植物形态】多年生，密丛型具香味草本。秆直立，高50～110厘米。叶鞘无毛，秆生者短于其节间，基生者枯老后破裂向外反卷，露出其红棕色的内面；叶舌膜质，截圆形，长约2毫米；叶片线形，扁平，无毛，长30～60厘米，宽3～5毫米，边缘粗糙，顶端长渐尖。伪圆锥花序较狭窄，长20～35厘米，具少数上举的分枝，第一回分枝具3～5节，第二回分枝多单生；佛焰苞长1.2～1.5厘米，红褐色；总梗长约3

毫米；总状花序较短，具 3～5 节，长 8～12 毫米，成熟时总状花序叉开并向下反折；总状花序轴节间与小穗柄长 1.5～2 毫米，边缘具长 0.5～1 毫米的柔毛。无柄小穗长 3.5～4 毫米；第一颖中部宽约 1 毫米，背部扁平，具 2（4）脉，脊缘具翼，顶端钝，具微齿裂；第二外稃长约 1.5 毫米，2 裂片间伸出长 7～8 毫米的芒；芒柱短，芒针钩状反曲，长 4～5 毫米。有柄小穗长 3～3.5 毫米，第一颖具 7 脉。花果期 7—10 月。

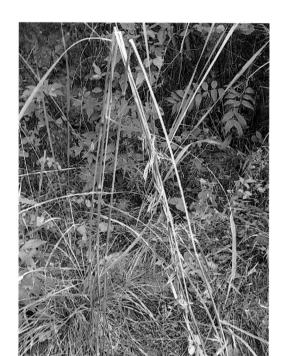

【生境分布】生于阳坡草丛中。我市各地有分布。

【采收加工】夏季采收，晒干或鲜用。

【功能主治】行气和胃。用于风热感冒，胸腹胀满，脘腹疼痛，呕吐泄泻，疮毒。

【用法用量】煎服：9～15 克。外用：适量，捣烂外敷或酒浸涂。

## （8）狗牙根 *Cynodon dactylon* (L.) Pers.

【药名别名】绊根草。

【药用部位】为狗牙根属植物狗牙根的全草。

【植物形态】低矮草本，具根茎。秆细而坚韧，下部匍匐地面蔓延甚长，节上常生不定根，直立部分高 10～30 厘米，直径 1～1.5 毫米；秆壁厚，光滑无毛，有时略两侧压扁。叶鞘微具脊，无毛或有疏柔毛，鞘口常具柔毛；叶舌仅为一轮纤毛；叶片线形，长 1～12 厘米，宽 1～3 毫米，通常两面无毛。穗状花序（2）3～5（6）枚，长 2～5（6）厘米；小穗灰绿色或带紫色，长 2～2.5 毫米，仅含 1 小花；颖长 1.5～2 毫米，第二颖稍长，均具 1 脉，背部成脊而边缘膜质；外稃舟形，具 3 脉，背部明显成脊，脊上被

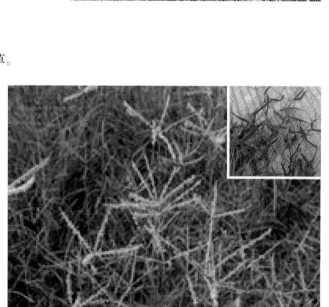

柔毛；内稃与外稃近等长，具 2 脉。鳞被上缘近截平；花药淡紫色；子房无毛，柱头紫红色。颖果长圆柱形。花果期 5—10 月。

【生境分布】生于旷地、溪边、田野间。我市各地都有分布。

【采收加工】夏、秋季采割全草，洗净，晒干或鲜用。

【功能主治】祛风活络，凉血止血，解毒。用于风湿痹痛，半身不遂，劳伤吐血，鼻衄，便血，跌打损伤，疮疡肿毒。

【用法用量】内服：煎汤，30～60 克；或浸酒。外用：适量，捣烂外敷。

## （9）马唐 *Digitaria sanguinalis* (L.) Scop.

【药名别名】羊麻、马饭。

【药用部位】为马唐属植物马唐的全草。

【植物形态】一年生，秆直立或下部倾斜，膝曲上升，高 10～80 厘米，直径 2～3 毫米，无毛或节生柔毛。叶鞘短于节间，无毛或散生疣基柔毛；叶舌长 1～3 毫米；叶片线状披针形，长 5～15 厘米，宽 4～12 毫米，基部圆形，边缘较厚，微粗糙，具柔毛或无毛。总状花序长 5～18 厘米，4～12 枚呈指状着生于长 1～2 厘米的主轴上；穗轴直伸或开展，两侧具宽翼，边缘粗糙；小穗椭

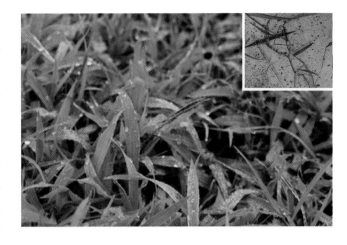

圆状披针形，长 3～3.5 毫米；第一颖小，短三角形，无脉；第二颖具 3 脉，披针形，长为小穗的 1/2 左右，脉间及边缘大多具柔毛；第一外稃等长于小穗，具 7 脉，中脉平滑，两侧的脉间距离较宽，无毛，边脉上具小刺状粗糙；第二外稃近革质，灰绿色，顶端渐尖，等长于第一外稃；花药长约 1 毫米。花果期 6—9 月。

【生境分布】生于草地和荒野路旁。我市各地有分布。

【采收加工】夏、秋季采割全草，洗净，晒干。

【功能主治】明目润肺。主治目暗不明，肺热咳嗽。

【用法用量】煎服：9～15 克。

## （10）光头稗 *Echinochloa colonum* (L.) Link

【药名别名】芒稷。

【药用部位】为稗属植物光头稗的根。

【植物形态】一年生草本，秆直立，高 10～60 厘米。叶鞘压扁而背具脊，无毛；叶舌缺；叶片扁平，线形，长 3～20 厘米，宽 3～7 毫米，无毛，边缘稍粗糙。圆锥花序狭窄，长 5～10 厘米；主轴具棱，通常无疣基长毛，棱边上粗糙。花序分枝长 1～2 厘米，排列稀疏，直立上升或贴向主轴，穗轴无疣基长毛或仅基部被 1～2 根疣基长

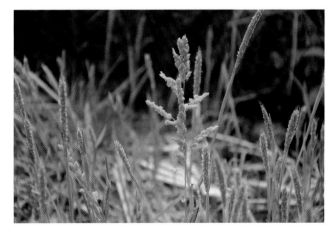

毛；小穗卵圆形，长 2～2.5 毫米，具小硬毛，无芒，较规则的成四行排列于穗轴的一侧；第一颖三角形，长约为小穗的 1/2，具 3 脉；第二颖与第一外稃等长而同形，顶端具小尖头，具 5～7 脉，间脉常不达基部；第一小花常中性，其外稃具 7 脉，内稃膜质，稍短于外稃，脊上被短纤毛；第二外稃椭圆形，平滑，光亮，边缘内卷，包着同质的内稃；鳞被 2，膜质。花果期夏、秋季。

【生境分布】生于水田或潮湿地。我市各地都有分布。

【采收加工】夏、秋季挖根，除去地上部分，洗净，鲜用或晒干。

【功能主治】利水消肿，止血。主治水肿，腹水，咯血。

【用法用量】煎服：30～120 克，大剂量可用至 180 克。

## （11）稗 *Echinochloa crusgalli* (L.) Beauv.

【药名别名】水高粱。

【药用部位】为稗属植物稗的根和幼叶。

【植物形态】一年生，秆高 50～150 厘米，光滑无毛，基部倾斜或膝曲。叶鞘疏松裹秆，平滑无毛，下部者长于而上部者短于节间；叶舌缺；叶片扁平，线形，长 10～40 厘米，宽 5～20 毫米，无毛，边缘粗糙。圆锥花序直立，近尖塔形，长 6～20 厘米；主轴具棱，粗糙或具疣基长刺毛；分枝斜上举或贴向主轴，有时再分小枝；穗轴粗糙或生疣基长刺毛；小穗卵形，长 3～4

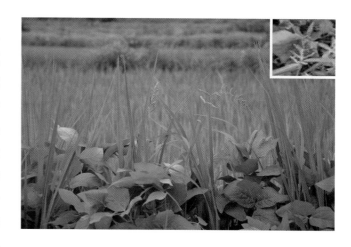

毫米，脉上密被疣基刺毛，具短柄或近无柄，密集在穗轴的一侧；第一颖三角形，长为小穗的 1/3～1/2，具 3～5 脉，脉上具疣基毛，基部包卷小穗，先端尖；第二颖与小穗等长，先端渐尖或具小尖头，具 5 脉，脉上具疣基毛；第一小花通常中性，其外稃草质，上部具 7 脉，脉上具疣基刺毛，顶端延伸成一粗壮的芒，芒长 0.5～1.5（3）厘米，内稃薄膜质，狭窄，具 2 脊；第二外稃椭圆形，平滑，光亮，成熟后变硬，顶端具小尖头，尖头上有一圈细毛，边缘内卷，包着同质的内稃，但内稃顶端露出。花果期夏、秋季。

【生境分布】生于沼泽或水稻田中。我市各地有分布。

【采收加工】夏季采收，洗净，鲜用或晒干。

【功能主治】凉血止血。主治金疮，外伤出血。

【用法用量】外用：适量，捣烂外敷或研末撒敷。

## （12）牛筋草 *Eleusine indica* (L.) Gaertn.

【药名别名】蟋蟀草。

【药用部位】为穇属植物牛筋草的全草。

【植物形态】一年生草本，根系极发达。秆丛生，基部倾斜，高 10～90 厘米。叶鞘两侧压扁而具脊，松弛，无毛或疏生疣毛；叶舌长约 1 毫米；叶片平展，线形，长 10～15 厘米，宽 3～5 毫米，无毛或上面被疣基柔毛。穗状花序 2～7 个指状着生于秆顶，很少单生，长 3～10 厘米，宽 3～5 毫米；小穗长 4～7 毫米，宽 2～3 毫米，含 3～6 小花；颖披针形，具脊，脊粗糙；第一颖长 1.5～2 毫米；第二颖长 2～3 毫

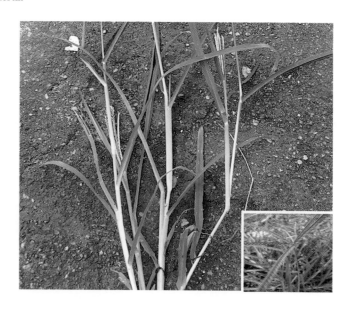

米；第一外稃长 3 ～ 4 毫米，卵形，膜质，具脊，脊上有狭翼，内稃短于外稃，具 2 脊，脊上具狭翼。囊果卵形，长约 1.5 毫米，基部下凹，具明显的波状皱纹。鳞被 2，折叠，具 5 脉。花果期 6—10 月。

【生境分布】生于旷野荒芜的地方。我市各地都有分布。

【采收加工】夏、秋季采收，洗净，鲜用或晒干。

【功能主治】清热解毒，祛风利湿，散瘀止血。用于防治乙型脑炎，脑脊髓膜炎，风湿性关节炎，黄疸型肝炎，小儿消化不良，肠炎，痢疾，尿道炎；外用治跌打损伤，外伤出血。

【用法用量】煎服：30 ～ 60 克。外用：适量，鲜全草捣烂敷患处。

### （13）知风草　*Eragrostis ferruginea* (Thunb.) Beauv.

【药名别名】路水草。

【药用部位】为画眉草属植物知风草的根。

【植物形态】多年生草本，秆丛生或单生，直立或基部膝曲，高 30 ～ 110 厘米，粗壮，直径约 4 毫米。叶鞘两侧极压扁，鞘口有毛，脉上有腺体；叶舌退化成 1 圈短毛；叶片扁平或内卷，较坚韧，背面光滑，表面粗糙，或近基部疏具长柔毛，长 20 ～ 40 厘米，宽 3 ～ 6 毫米。圆锥花序，开展，长 20 ～ 30 厘米，分枝单生，或 2 ～ 3 个聚生，枝腋间无毛；小穗柄有腺体；小穗长圆形，长 5 ～ 10 毫米，有 7 ～ 12 朵小花，紫色和紫黑色；颖披针形，有 1 脉，先端锐尖至渐尖；外稃卵状披针形，先端稍钝，侧脉明显而突出，第一外稃长约 3 毫米，内稃短于外稃，

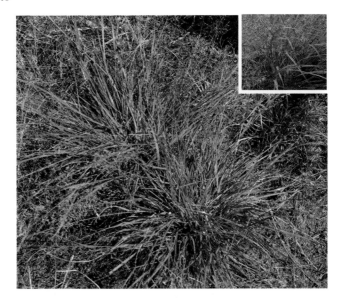

脊上具有小纤毛，宿存；花药长约 1 毫米。颖果棕红色，长约 1.5 毫米。花果期 8—12 月。

【生境分布】生于路边、山坡草地。我市各地广布。

【采收加工】8 月采挖，除去地上部分，洗净，晒干或鲜用。

【功能主治】活血散瘀。主治跌打损伤，筋骨疼痛。

【用法用量】煎服：6 ～ 9 克。外用：适量，捣烂敷患处。

### （14）假俭草　*Eremochloa ophiuroides* (Munro) Hack.

【药名别名】爬根草、遍根草。

【药用部位】为蜈蚣草属植物假俭草的全草。

【植物形态】多年生草本，具强壮的葡匐茎。秆斜升，高约 20 厘米。叶鞘压扁，多密集跨生于秆基，鞘口常有短毛；叶片条形，顶端钝，无毛，长 3 ～ 8 厘米，宽 2 ～ 4 毫米，顶生叶片退化。总状花序顶生，稍弓曲，压扁，长 4 ～ 6 厘米，宽约 2 毫米，总状花序轴节间具短柔毛。无柄小穗长圆形，覆瓦状排列于总状花序轴一侧，长约 3.5 毫米，宽约 1.5 毫米；第一颖硬纸质，无毛，5 ～ 7 脉，两侧下部有篦状短刺或几无刺，顶端具宽翅；第二颖舟形，厚膜质，3 脉；第一外稃膜质，近等长；第二小花两性，外稃顶端钝；

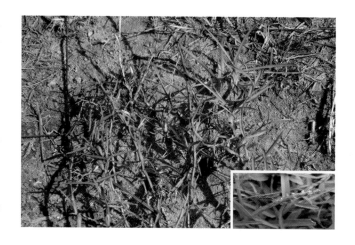

花药长约 2 毫米；柱头红棕色。有柄小穗退化或仅存小穗柄，披针形，长约 3 毫米，与总状花序轴贴生。花果期夏、秋季。

【生境分布】生于潮湿草地和山脚路边。我市各地有分布。

【采收加工】夏、秋季采集，洗净，鲜用或晒干。

【功能主治】用于跌打损伤，瘀血肿痛。

【用法用量】尚未查到相关资料，可参照知风草。

## （15）黄茅 *Heteropogon contortus* (L.) Beauv.（暂定）

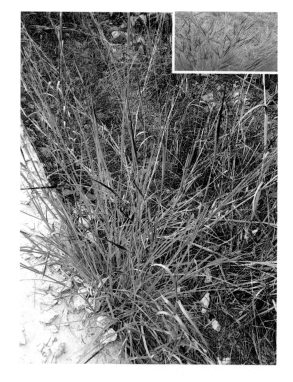

【药名别名】地筋、红茅。

【药用部位】为黄茅属植物黄茅的全草。

【植物形态】多年生，丛生草本。秆高 20 ～ 100 厘米，基部常膝曲，上部直立，光滑无毛。叶鞘压扁而具脊，光滑无毛，鞘口常具柔毛；叶舌短，膜质，顶端具纤毛；叶片线形，扁平或对折，长 10 ～ 20 厘米，宽 3 ～ 6 毫米，顶端渐尖或急尖，基部稍收窄，两面粗糙或表面基部疏生柔毛。总状花序单生于主枝或分枝顶，长 3 ～ 7 厘米（芒除外），诸芒常于花序顶扭卷成 1 束；花序基部 3 ～ 10（12）小穗对，为同性，无芒，宿存。上部 7 ～ 12 对为异性对；无柄小穗线形（成熟时圆柱形），两性，长 6 ～ 8 毫米，基盘尖锐，具棕褐色髯毛；第一颖狭长圆形，革质，顶端钝，背部圆形，被短硬毛或无毛，边缘包卷同质的第二颖；第二颖较窄，顶端钝，具 2 脉，脉间被短硬毛或无毛，边缘膜质；第一小花外稃长圆形，远短于颖；第二小花外稃极窄，向上延伸成二回膝曲的芒，芒长 6 ～ 10 厘米，芒柱扭转被毛；内稃常缺；雄蕊 3；子房线形，花柱 2。有柄小穗长圆状披针形，常偏斜扭转覆盖无柄小穗，绿色或带紫色；第一颖长圆状披针形，草质，背部被疣基毛或无毛。花果期 4—12 月。

【生境分布】生于山坡草地。我市各地有分布。

【采收加工】全年均可采收，晒干或鲜用。

【功能主治】清热止渴，祛风除湿。用于热病消渴，风湿痹痛，咳嗽，吐泻。

【用法用量】内服：煎汤，15 ～ 30 克；或捣汁，或浸酒。外用：适量，捣烂敷患处。

## （16）大麦 *Hordeum vulgare* L.

【药名别名】麦芽、大麦芽、饭麦。

【药用部位】为大麦属植物大麦的颖果。大麦幼苗、麦秆及麦奴（坚黑粉菌寄生于麦穗上所产生的菌瘿及孢子堆）亦供药用。

【植物形态】越年生草本。秆粗壮，光滑无毛，直立，高50～100厘米。叶鞘松弛抱茎，两侧有较大的叶耳；叶舌膜质，长1～2毫米；叶片扁平，长9～20厘米，宽6～20毫米。穗状花序长3～8厘米（芒除外），直径约1.5厘米，小穗稠密，每节着生3枚发育的小穗，小穗通常无柄，长1～1.5厘米（芒除外）；颖线状披针形，微具短柔毛，先端延伸成8～14毫米的芒；外稃背部无毛，有5脉，顶端延伸成芒，芒长8～15厘米，边棱具细刺，内稃与外稃等长。颖果腹面有纵沟或内陷，先端有短柔毛，成熟时与外稃黏着，不易分离。花期3—4月，果期4—5月。

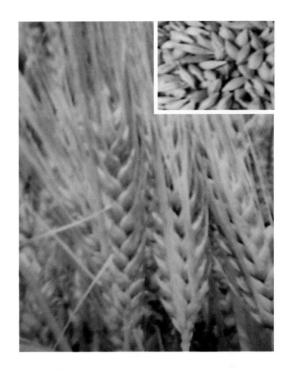

【生境分布】原为常栽培的农作物，现很少种植。

【采收加工】4—5月果实成熟时采收，除去杂质，晒干，发芽使用。

【功能主治】行气消食，健脾开胃，退乳消胀。用于食积不消，脘腹胀痛，脾虚食少，乳汁郁积，乳房胀痛，妇女断乳。

【用法用量】内服：煎汤，9～15克；回乳炒用60克。

## （17）白茅根 *Imperata cylindrica* (L.) Beauv.

【药名别名】茅根、白茅。

【药用部位】为白茅属植物白茅根的根茎及花序。

【植物形态】多年生草本，高20～100厘米。根茎白色，匍匐横走，密被鳞片。秆丛生，直立，圆柱形，光滑无毛，基部被多数老叶及残留的叶鞘。叶线形或线状披针形；根出叶长几与植株相等；茎生叶较短，宽3～8毫米，叶鞘褐色，无毛，或上部及边缘和鞘口具纤毛，具短叶舌。圆锥花序紧缩呈穗状，顶生，圆筒状，长5～20厘米，宽1～2.5厘米；小穗披针形或长圆形，成对排列在花序轴上，其中一小穗具较长的梗，另一小穗的梗较短；花两性，每小穗具1花，基部被白色丝状柔毛；两颖相等或第一颖稍短而狭，具3～4脉，第二颖较宽，具4～6脉；稃膜质，无毛，第一外稃卵状长圆形，内稃短，第二外稃披针形，与内稃等长；雄蕊2，花药黄色，长约3毫米；雌蕊1，具较长的花柱，柱头羽毛状。颖果椭圆形，暗褐

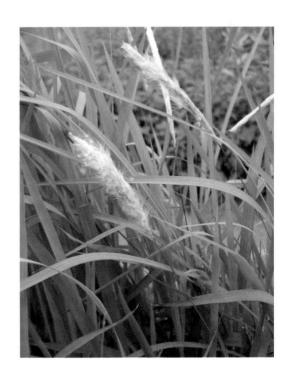

色，成熟的果序被白色长柔毛。花期5—6月，果期6—7月。

【生境分布】生于路旁、田埂、山坡等处。我市广布。

【采收加工】春、秋季采挖，洗净，晒干，除去须根及膜质叶鞘，捆成小把。

【功能主治】凉血止血，清热利尿。用于血热吐血，衄血，尿血，热病烦渴，黄疸，水肿，热淋涩痛，急性肾炎水肿。

【用法用量】煎服：9～30克（鲜品30～60克）。

【附注】茅针、嫩花序及茅花能止血，可内服或外用。

## （18）淡竹叶 *Lophatherum gracile* Brongn.

【药名别名】竹叶麦冬。

【药用部位】为淡竹叶属植物淡竹叶的茎叶（地上全草）。

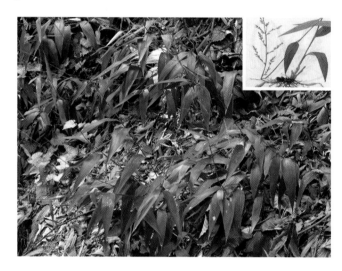

【植物形态】多年生草本，具木质根头。须根中部膨大呈纺锤形小块根。秆直立，疏丛生，高40～80厘米，具5～6节。叶鞘平滑或外侧边缘具纤毛；叶舌质硬，长0.5～1毫米，褐色，背有糙毛；叶片披针形，长6～20厘米，宽1.5～2.5厘米，具横脉，有时被柔毛或疣基小刺毛，基部收窄成柄状。圆锥花序长12～25厘米，分枝斜升或开展，长5～10厘米；小穗线状披针形，长7～12毫米，宽1.5～2毫米，具极短柄；颖顶端钝，具5脉，边缘膜质，第一颖长3～4.5毫米，第二颖长4.5～5毫米；第一外稃长5～6.5毫米，宽约3毫米，具7脉，顶端具尖头，内稃较短，其后具长约3毫米的小穗轴；不育外稃向上渐狭小，互相密集包卷，顶端具长约1.5毫米的短芒；雄蕊2枚。颖果长椭圆形。花果期6—10月。

【生境分布】生于山坡林下及阴湿处。我市山区丘陵有分布，五脑山较密集。

【采收加工】夏季未抽花穗前采割，晒干。

【功能主治】清热除烦，利尿。用于热病烦渴，小便赤涩淋痛，口舌生疮。

【用法用量】煎服：9～15克。

## （19）芭茅 *Miscanthus sinensis* Anderss.

【药名别名】芒、芒草。

【药用部位】为芒属植物芭茅的根及茎。

【植物形态】多年生苇状草本。秆高1～2米，无毛或在花序以下疏生柔毛。叶鞘无毛，长于其节间；叶舌膜质，长1～3毫米，顶端及其后面具纤毛；叶片线形，长20～50厘米，宽6～10毫米，下面疏生柔毛，被白粉，边缘粗糙。圆锥花序直立，长15～40厘米，主轴无毛，延伸至花序的中部以下，节与分枝腋间具柔毛；分枝较粗硬，直立，不再分枝或基部分枝具第二次分枝，长10～30厘米；小枝节间三棱形，边缘微粗糙，短柄长2毫米，长柄长4～6毫米；小穗披针形，长4.5～5毫米，黄色有光泽，基盘具等长于小穗的白色或淡黄色的丝状毛；第一颖顶具3～4脉，边脉上部粗糙，顶端渐尖，背部无毛；

第二颖常具 1 脉，粗糙；第一外稃长圆形，膜质；第二外稃明显短于第一外稃，棕色，膝曲，芒柱稍扭曲，稃褐色，先雌蕊而成熟；柱头羽状，长约 2 毫米，紫褐色，从小穗中部之两侧伸出。颖果长圆形，暗紫色。花果期 7—12 月。

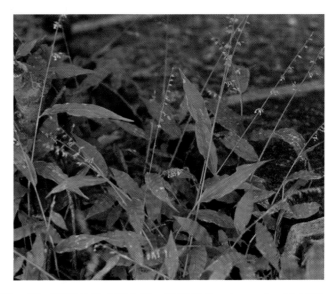

【生境分布】生于山坡或荒芜田野中。我市广布。

【采收加工】根：秋、冬季采挖，洗净晒干。茎：夏、秋季采收，洗净，切段，鲜用或晒干。

【功能主治】茎：清热利尿，解毒，散血；用于小便不利，虫兽咬伤。根：止咳，利尿，活血，止渴；主治咳嗽，小便不利，干血痨，带下，热病口渴。

【用法用量】根：煎服，60～90 克。茎：煎汤，3～6 克。

## （20）求米草 *Oplismenus undulatifolius* (Arduino) Beauv.

【药名别名】皱叶茅。

【药用部位】为求米草属植物求米草的全草。

【植物形态】秆纤细，基部平卧地面，节处生根，上升部分高 20～50 厘米。叶鞘短于或上部者长于节间，密被疣基毛；叶舌膜质，短小，长约 1 毫米；叶片扁平，披针形至卵状披针形，长 2～8 厘米，宽 5～18 毫米，先端尖，基部略圆形而稍不对称，通常具细毛。圆锥花序长 2～10 厘米，主轴密被疣基长刺柔毛；分枝短缩，有时下部的分枝延伸长达 2 厘米；小穗卵圆形，被硬刺毛，长 3～4 毫米，簇生于主轴或部分孪生；颖草质，第一颖长约为小穗之半，顶端具长 0.5～1（1.5）厘米硬直芒，具 3～5 脉；第二颖较长于第一颖，顶端芒长 2～5 毫米，具 5 脉；第一外稃草质，与小穗等长，具 7～9 脉，顶端芒长 1～2 毫米，第一内稃通常缺；第二外稃草质，长约 3 毫米，平滑，结实时变硬，边缘包着同质的内稃；鳞被 2，膜质；雄蕊 3；花柱基分离。花果期 7—11 月。

【生境分布】生于林下或阴湿处。我市各地有分布。

【采收加工】夏、秋季采集，洗净，鲜用或晒干。

【功能主治】凉血止血，主治跌打损伤，劳伤。

【用法用量】外用：适量，捣烂敷患处。内服不详。

## （21）狼尾草 *Pennisetum alopecuroides* (L.) Spreng.

【药名别名】厉芒、大狗尾草。

【药用部位】为狼尾草属植物狼尾草的根茎及全草。

【植物形态】多年生草本，须根较粗而硬。秆丛生，直立，高30～100厘米，花序以下常密生柔毛。叶鞘光滑，扁压，具脊；叶舌短小；叶片线形，长15～50厘米，宽2～6毫米，顶端长渐尖，通常内卷。穗状圆锥花序，长5～20厘米，主轴硬，密生柔毛；总梗长2～3毫米，密生柔毛；刚毛长1～2.5厘米，具向上微小糙刺，成熟后通常呈黑紫色，小穗通常单生，长6～8毫米；第一颖微小，卵形，脉不明显；第二颖具3～5脉，长为小穗的1/2～2/3；第一外稃草质，具7～11脉，与小穗等长，边缘常包卷谷粒；谷粒软骨质，披针形，与小穗等长；花药顶端无毛。颖果扁平长圆形，长约3.5毫米。花果期秋、冬季。

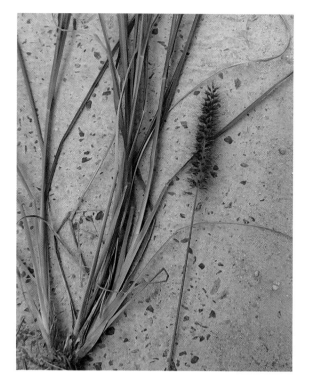

【生境分布】生于田边、路旁和山坡。我市广布。

【采收加工】秋季采集，洗净，晒干。

【功能主治】清肺止咳，凉血明目。用于肺热咳嗽，咯血，目赤肿痛，痈肿疮毒。

【用法用量】内服：煎汤，9～15克。

【附注】用量：根茎，30～60克；全草，9～15克。治目赤肿痛多用全草，其他情况用根茎。

## （22）芦苇 *Phragmites australis* (Cav.) Trin. ex Steud.

【药名别名】芦根、苇根。

【药用部位】为芦苇属植物芦苇的根茎。

【植物形态】多年生草本，根状茎十分发达。秆直立，高1～3（8）米，直径1～4厘米，具20多节，基部和上部的节间较短，最长节间位于下部第4～6节，长20～25（40）厘米，节下被蜡粉。叶舌边缘密生一圈长约1毫米的短纤毛，两侧缘毛长3～5毫米，易脱落；叶片披针状线形，长30厘米，宽2厘米，无毛，顶端长渐尖成丝形。圆锥花序大型，长20～40厘米，宽约10厘米，分枝多数，长5～20厘米，着生稠密下垂的小穗；小穗柄长2～4毫米，无毛；小穗长约12毫米，含4花；颖具3脉，第一颖长4毫米；第二颖长约7毫米；第一不孕外稃雄性，

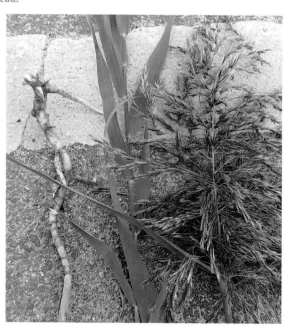

长约 12 毫米；第二外稃长 11 毫米；具 3 脉，顶端长渐尖，基盘延长，两侧密生等长于外稃的丝状柔毛，成熟后易自关节上脱落；内稃长约 3 毫米，两脊粗糙；雄蕊 3，花药长 1.5 ～ 2 毫米，黄色；颖果长约 1.5 毫米。花期 9—10 月。

【生境分布】生于河流溪边、沼岸的浅水中。我市各地有分布。

【采收加工】全年均可采挖，除去芽、须根及膜状叶，洗净，鲜用或晒干。

【功能主治】清热生津，除烦，止呕，利尿。用于热病烦渴，胃热呕哕，肺热咳嗽，肺痈吐脓，热淋涩痛。

【用法用量】内服：煎汤，15 ～ 30 克，鲜品用量加倍；或捣汁用。

## （23）紫竹　*Phyllostachys nigra* (Lodd. ex Lindl.) Munro

【药名别名】乌竹、黑竹。

【药用部位】为刚竹属植物紫竹的根茎。

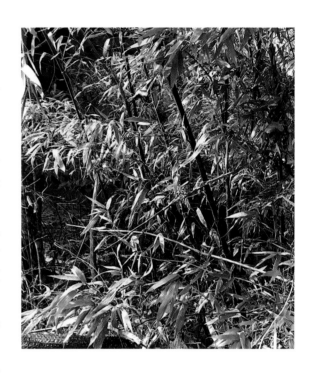

【植物形态】竿高 3 ～ 5 米，直径 2 ～ 4 厘米，圆筒形，或分枝只节间具纵长沟槽，幼时绿色而于箨环下具白粉，以后则渐变为棕紫色乃至棕黑色；竿环隆起；箨鞘绿褐色或绿红褐色，具细长纵脉，无毛或其上部疏生小刺毛及紫色细斑，顶端两侧具有深紫色之箨耳，耳上有紫色须毛；箨叶短小，绿色，有皱褶。主枝一般呈黑色或淡墨色，或具黑斑。叶 2 ～ 3 片生于小枝顶端；叶鞘长 2 ～ 3 厘米，无毛或具微毛，鞘口幼时具灰褐色繸毛数枚。叶舌背面具微毛，叶片甚薄，细长披针形，长 6 ～ 10 厘米，宽 10 ～ 15 毫米，先端渐尖，基部狭窄，收缩，上面绿色，无毛，下面微带白色，具微毛，尤以基部为甚，叶缘有小锯齿或一边平滑。小穗丛扇形，常 2 ～ 4 枚聚生于最后小枝之顶端，基部托以 4 ～ 6 枚苞片，小穗丛中有被微毛的膜质鳞片，小穗含 3 ～ 4 花，细长形；颖 1 ～ 2 片；外稃，遍体生有微毛，先端锐尖；内稃，遍生微毛；花药灰白色，成熟后垂至花外，子房呈圆锥形，平滑，有光泽，具柄；花柱 1，顶端生有柱头 3 枚。笋期 4—5 月。

【生境分布】常为栽培，我市五脑山有分布。

【采收加工】全年均可采收，洗净，晒干。

【功能主治】祛风除湿，活血解毒。主治风湿热痹，筋骨酸痛，经闭，癥瘕，狂犬咬伤。

【用法用量】煎服：15 ～ 30 克。

## （24）刚竹　*Phyllostachys sulphurea* var. *viridis* R. A. Young（或桂竹 *Phyllostachys bambusoides* Sieb.et Zucc.）

【药名别名】斑竹根、竹箨。

【药用部位】为刚竹属植物刚竹或桂竹的根茎、竹壳（笋叶）。

【植物形态】桂竹形态描述略。刚竹：竿高 6 ～ 15 米，直径 4 ～ 10 厘米，幼时无毛，微被白粉，绿色，成长的竿呈绿色或黄绿色，在 10 倍放大镜下可见猪皮状小凹穴或白色晶体状小点；中部节间长

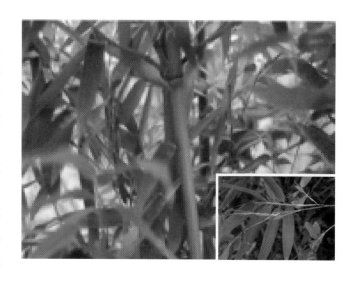

20～45厘米，壁厚约5毫米；竿环在较粗大的竿中于不分枝的各节上不明显；箨环微隆起。箨鞘背面呈乳黄色或绿黄褐色又多少带灰色，有绿色脉纹，无毛，微被白粉，有淡褐色或褐色略呈圆形的斑点及斑块；箨耳及鞘口繸毛俱缺；箨舌绿黄色，拱形或截形，边缘生淡绿色或白色纤毛；箨片狭三角形至带状，外翻，微皱曲，绿色，但具橘黄色边缘。末级小枝有2～5叶；叶鞘几无毛或仅上部有细柔毛；叶耳及鞘口繸毛均发达；叶片长圆状披针形或披针形，长5.6～13厘米，宽1.1～2.2厘米。花枝未见。笋期5月中旬。

【生境分布】生于海拔100～800米的丘陵、山谷或河谷边。我市分布于狮子峰、福田河镇。

【采收加工】竹壳：4—7月采收，去毛，晒干或鲜用。根：秋季挖取，洗净切片，晒干。

【功能主治】根：祛风除湿，止咳平喘，止血；用于风湿痹痛，四肢筋骨疼痛，咳嗽气喘，血崩。竹壳：凉血透疹；主治热病，身发斑疹。

【用法用量】煎服：根，15～30克；竹壳，6～9克。

## （25）毛竹 *Phyllostachys heterocycla* (Carr.) Mitford

【药名别名】楠竹、孟宗竹。

【药用部位】为刚竹属植物毛竹的竹笋。

【植物形态】单轴散生型常绿乔木状竹类植物，竿高可达20多米，粗可达20多厘米，老竿无毛，并由绿色渐变为绿黄色；壁厚约1厘米；竿环不明显，末级小枝2～4叶；叶耳不明显，叶舌隆起；叶片较小较薄，披针形，下表面在沿中脉基部柔毛，花枝穗状，无叶耳，小穗仅有1朵小花；花丝长4厘米，柱头羽毛状。颖果长椭圆形，顶端有宿存的花柱基部。4月笋期，5—8月开花。

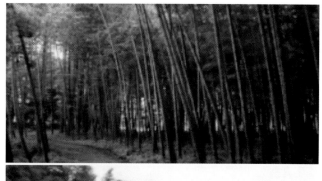

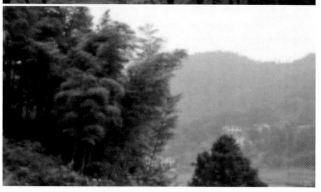

【生境分布】生于海拔200～1500米的山谷沟边、屋旁、山坡、河边，多为人工栽培。我市分布于五脑山、狮子峰。

【采收加工】4月采挖，鲜用。

【功能主治】化痰，消胀，透疹。主治食积腹胀，痘疹不出。

【用法用量】内服：煎汤，30～60克；或煮食。

### （26）淡竹 *Phyllostachys glauca* McClure

【药名别名】竹茹、竹沥、竹卷心、粉绿竹、毛金竹。

【药用部位】竹叶未放的幼叶（竹卷心）、茎竿的汁液（竹沥）、茎竿的二层外皮（竹茹）。

【植物形态】植株木质化，竿高6～18米，直径5～7厘米，成长后仍为绿色。箨鞘背面无毛，有灰黑色斑点和条纹；箨耳及其繸毛均极易脱落；箨叶长披针形，基部收缩；小枝具叶1～5片，叶片深绿色，无毛，窄披针形，宽1～2厘米，次脉6～8对，质薄。穗状花序小枝排列成覆瓦状的圆锥花

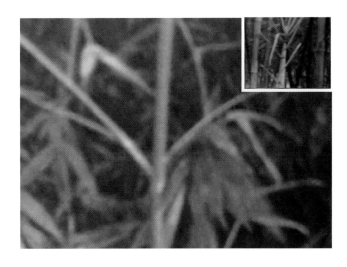

序；小穗含2～3花，披针形，具微毛；外稃锐尖，表面有微毛；内稃先端有2齿，生微毛，长12～15毫米；鳞被数个，1～3枚或缺如，披针形，长约3毫米；花药长7～10毫米，开花时，有花丝而垂悬于花外；子房呈尖卵形，顶生1长形花柱，两者共长约7毫米，柱头3枚，呈帚刷状。笋期4—5月。

【生境分布】我市狮子峰、福田河等地有分布，

【采收加工】砍下竹竿趁鲜刮取中层皮，晒干即竹茹；烤出的汁液即为竹沥。竹叶可随时采集。

【功能主治】竹茹：清热化痰，除烦止呕；用于痰热咳嗽，胆火挟痰，烦热呕吐，中风痰迷，舌强不语，胃热呕吐，妊娠恶阻，胎动不安。竹沥：清热豁痰；用于中风痰壅，肺热喘咳，热病烦躁。竹卷心：清心除烦，利尿，解毒；主治热病烦渴，小便短赤，烧烫伤。竹叶：清热除烦，生津利尿；用于热病烦渴，小儿惊痫，咳逆吐衄，小便短赤，口糜舌疮。

【用法用量】煎服：竹茹3～9克，竹叶及竹卷心6～12克。竹沥30～60克冲服。

### （27）水竹 *Phyllostachys heteroclada* Oliver

【药名别名】竹茹、竹沥。

【药用部位】为刚竹属植物水竹的中层皮（竹茹）或茎竿烤出的汁液（竹沥）。

【植物形态】竿可高6米许，粗达3厘米，幼竿具白粉并疏生短柔毛；节间长达30厘米，壁厚3～5毫米；竿环在较粗的竿中较平坦，与箨环同高。箨鞘背面深绿带紫色，卵形，边缘有数条紫色繸毛，生白色短纤毛；箨片直立、绿色、绿紫色或紫色，背部呈舟形隆起。末级小枝具2叶，叶舌短；叶片披针形，长5.5～12.5厘米，宽1～1.7厘米。

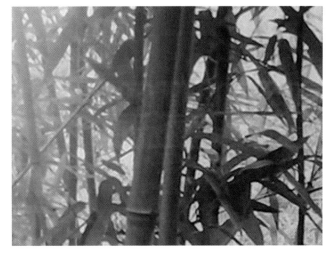

花枝呈紧密的头状，长（16）18～20（22）毫米，通常侧生于老枝上，基部托以4～6片逐渐增大的鳞片状苞片，纸质或薄革质；小穗长达15毫米，含3～7朵小花，顶端近于截形；颖0～3片，外稃披针形，

长 8 ～ 12 毫米，9 ～ 13 脉，先端锥状渐尖；内稃多少短于外稃，被短柔毛；鳞被菱状卵形，长约 3 毫米，有 7 条细脉纹，边缘生纤毛；花药长 5 ～ 6 毫米；花柱长约 5 毫米，柱头 3，有时 2，羽毛状。果实未见，笋期 5 月。

【生境分布】我市狮子峰、三河口、福田河等地有分布。

【采收加工】砍下茎竿，趁鲜刮取中层皮，晒干。或将鲜竹竿烧烤，收集两端流出的汁液。

【功能主治】参考淡竹。

【用法用量】参考淡竹。

【附注】本品非《中国药典》收载的竹茹来源，但为地方习用品。

## （28）苦竹 *Pleioblastus amarus* (Keng) Keng f.

【药名别名】伞柄竹。

【药用部位】为苦竹属植物苦竹的叶、根、笋、竹沥、竹茹。

【植物形态】地下茎为复轴型。竿高达 4 米，粗 15 毫米，节间长 25 ～ 40 厘米，幼时有白粉，箨环常具箨鞘基部残留物。箨鞘细长三角形，厚纸革质，黄色或有细小紫色斑点及棕色或白色小刺毛，边缘密生金黄色纤毛；箨耳微小深褐色；箨舌截平头，边缘密生纤毛；箨叶细长披针形；主竿每节分枝 3 ～ 6 枚，叶枝具叶 2 ～ 4 片，叶片宽 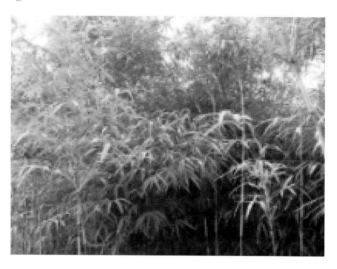 10 ～ 28 厘米。总状花序较延长，由 3 ～ 10 枚小穗组成，着生在叶枝下部的各节上，小穗含 8 ～ 12 花，长 4 ～ 6 厘米，颖 3 ～ 5 枚。外稃卵状披针形，近革质，有横脉，边缘粗糙，内稃背部 2 脊间有沟纹，鳞被 3，后方 1 片长于前方 2 片；雄蕊 3，有细长而互相分离的花丝，花药黄色，花柱 1，柱头 3，羽毛状。颖果长圆形。花期 4—5 月。

【生境分布】生于海拔 1000 米以下的向阳山坡或山谷。我市狮子峰有分布。

【采收加工】根：随时挖取，洗净切片，鲜用或晒干。叶：夏、秋季采摘，鲜用或晒干。笋：5—6 月笋期采收。竹茹：竿除去外皮后刮下中间层。竹沥：收集竿经火烤后流出的汁液。

【功能主治】叶：清心，利尿，明目，解毒。根：清热，除烦，清痰。笋：清热除烦，除湿，利水。竹茹：清热，化痰，凉血。竹沥：清火，解毒，利窍。

【用法用量】竹沥：冲服，30 ～ 60 克或入丸剂；外用适量，点眼或揩牙。笋：煎服，60 ～ 70 克或煮食。叶：煎服，6 ～ 12 克；外用适量，研末调敷。根：煎服，10 ～ 15 克（鲜品 30 ～ 60 克）。竹茹：煎服，5 ～ 10 克。

## （29）箬竹 *Indocalamus tessellatus* (Munro) Keng f.

【药名别名】辽竹、斗笠竹、粽巴叶。

【药用部位】为箬竹属植物箬竹的叶。

【植物形态】竿高 0.75 ～ 2 米。直径 4 ～ 5 毫米，圆筒形，节间长 2.5 ～ 5 厘米，中空极小；箨鞘长

20～25厘米，宿存性，枯萎后呈暗草黄色，无毛，唯下部边缘具柔软的褐色纤毛，呈流苏状，下方箨所包被着的部分则具茸毛；箨舌顶端呈弧形。两侧各具少数繸毛；箨叶的大小多变化，形甚窄，有时可长逾5厘米，有部分方格状小横脉。竿上每节生枝条1枚。叶在成长植株上弯作弧形，叶片作长披针形，大者长达45厘米以上，宽可逾10厘米，先端渐尖，延伸成一细尖头；上面绿色，有光，下面灰绿色，散生棕色短柔毛；中脉宽而隆起，黄白色，在叶背面沿中脉之一侧生有一

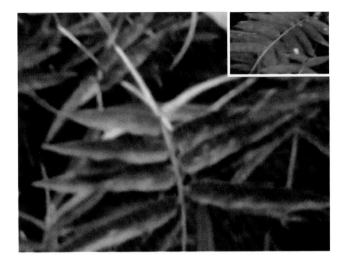

行毡毛，次脉有时可多至15～18对，小横脉极明显；叶基急收缩，叶缘有尖锐小锯尖；叶柄健壮而带微紫色。笋期4—5月。

【生境分布】我市山区丘陵各地都有分布。

【采收加工】全年可采，晒干。

【功能主治】清热止血，解毒消肿。治吐血，衄血，下血，小便不利，喉痹，痈肿。

【用法用量】内服：煎汤，9～15克。外用：煅存性研末作吹药。

【附注】同属阔叶箬竹（*Indocalamus latifolius*（Keng）McClure）与本品同等入药。

## （30）凤尾竹 *Bambusa multiplex* (Lour.) Raeusch. ex Schult.

【药名别名】孝顺竹、观音竹。

【药用部位】为簕竹属植物凤尾竹的叶或叶芽。

【植物形态】常绿灌木，竿高可达6米。竿中空，小枝稍下弯，下部挺直，绿色；竿壁稍薄；节处稍隆起，无毛。叶鞘无毛，纵肋稍隆起，背部具脊；叶耳肾形，边缘具波曲状细长繸毛；叶舌圆拱形，叶片线形，上表面无毛，下表面粉绿色而密被短柔毛，小穗含小花，中间小花为两性；外稃两侧稍不对称，长圆状披针形，先端急尖；内稃线形，脊上被短纤毛，花药紫色，子房卵球形，羽毛状。成熟颖果未见。

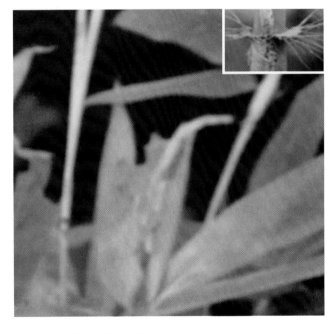

【生境分布】我市各地有栽培。

【采收加工】叶：随时可采，鲜用或晒干。叶芽：抽芽时采集，鲜用或晒干。

【功能主治】清热除烦，利尿。用于外感发热，神昏谵语，手足心热，心烦，小便不利，淋涩不通。

【用法用量】内服：煎汤，9～15克。外用：适量，鲜品捣烂外敷。

## （31）慈竹 *Sinocalamus affinis* (Rendle) McClure

【药名别名】丛竹。

【药用部位】为慈竹属植物慈竹的根、叶、笋、箨。

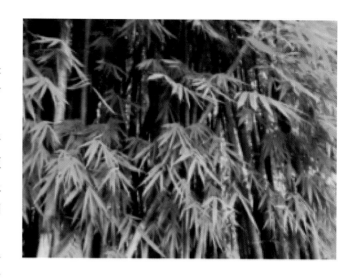

【植物形态】高 5～10 米，梢端细长作弧形或下垂，全竿共 30 节左右。节间圆筒形，长 15～30（60）厘米，直径 3～6 厘米，表面贴生灰白色或褐色疣基小刺毛；竿环平坦，箨环明显；箨鞘革质，背部密被白色短柔毛和棕黑色刺毛，鞘口宽广而下凹，略呈"山"字形，箨耳无；箨舌呈流苏状，连同繸毛高约 1 厘米；箨片两面均被白色小刺毛，具多脉。竿每节有 20 条以上的分枝，呈半轮生状簇聚，水平伸展，主枝稍显著，其下部节间长可达 10 厘米，直径约 5 毫米。末级小枝具数叶；叶鞘长 4～8 厘米，无毛，具纵肋；叶舌截形，棕黑色，高 1～1.5 毫米，上缘啮蚀状细裂；叶片窄披针形，上面无毛，下面被细柔毛，次脉 5～10 对；叶柄长 2～3 毫米。花枝束生，常弯曲下垂，长 20～60 厘米，节间长 1.5～5.5 厘米；假小穗长达 1.5 厘米；颖 0～1，长 6～7 毫米；外稃宽卵形，具多脉，边缘生纤毛，内稃脊上有纤毛；鳞被 3～4；雄蕊 6；花柱具微毛。果实纺锤形，黄棕色，易与种子分离而为囊状果。笋期 6—9 月或自 12 月至翌年 3 月。

【生境分布】生于海拔 100～700 米的山坡、溪边或屋前屋后。我市分布于狮子峰、王家湾。

【采收加工】慈竹的笋、根、箨（笋衣）、叶的采收加工同苦竹。

【功能主治】笋、箨：止血，解毒。根：下乳。叶：清心利尿，除烦止渴。

【用法用量】煎服：叶，6～9 克；根，15～30 克；箨，3～6 克；笋，15～30 克。外用：适量。

【附注】我市分布的淡竹、水竹均非《中华本草》收载的药用品种，故本书尚未收载。

## （32）鹅观草 *Roegneria kamoji* Ohwi

【药名别名】水燕麦、茅灵芝。

【药用部位】为鹅观草属植物鹅观草的全草。

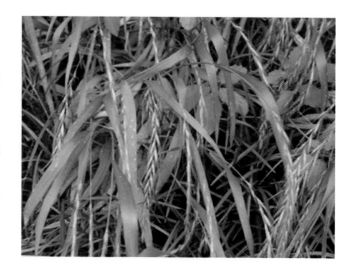

【植物形态】秆直立或基部倾斜，高 30～100 厘米。叶鞘外侧边缘常具纤毛；叶片扁平，长 5～40 厘米，宽 3～13 毫米。穗状花序长 7～20 厘米，弯曲或下垂；小穗绿色或带紫色，长 13～25 毫米（芒除外），含 3～10 小花；颖卵状披针形至长圆状披针形，先端锐尖至具短芒（芒长 2～7 毫米），边缘为宽膜质，第一颖长 4～6 毫米，第二颖长 5 ～ 9 毫米；外稃披针形，具有较宽的膜质边缘，背部以及基盘近于无毛或仅基盘两侧具有极微小的短毛，上部具明显的 5 脉，脉上稍粗糙，第一外稃长 8 ～ 11 毫米，先端延伸成芒，芒粗糙，劲直或上部稍有曲折，长 20 ～ 40 毫米；内稃约与外稃等长，先端钝头，脊显著具翼，翼缘具有细小纤毛。

【生境分布】生于山坡或湿润的草地上。我市广布。

【采收加工】夏、秋季采集全草，洗净，晒干。

【功能主治】清热凉血，镇痛。主治咳嗽，痰中带血，风丹（荨麻疹），劳伤疼痛。

【用法用量】内服：30 克，泡酒服。

## （33）甘蔗 *Saccharum officinarum* L.（或竹蔗 *Saccharum sinense* Roxb.）

【药名别名】干蔗。

【药用部位】为甘蔗属植物甘蔗的茎秆及其汁液。

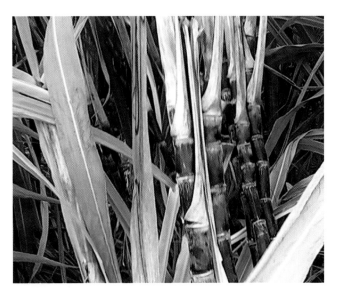

【植物形态】一年生或多年生热带和亚热带草本植物。茎圆柱形，直立、分蘖、丛生、有节，节上有芽；节间实心，外被蜡粉，根状茎粗壮发达。秆高 3 ～ 5 米，直径 2 ～ 4 厘米，具 20 ～ 40 节，下部节间较短而粗大，被白粉。叶鞘长于其节间，除鞘口具柔毛外余无毛；叶舌极短，生纤毛，叶片长达 1 米，宽 4 ～ 6 厘米，无毛，中脉粗壮，白色。圆锥花序大型，长 50 厘米左右，主轴除节具毛外其他无毛，在花序以下部分不具丝状柔毛；总状花序多数轮生，稠密；小穗线状长圆形，长 3.5 ～ 4 毫米；基盘具长于小穗 2 ～ 3 倍的丝状柔毛；第一颖脊间无脉，不具柔毛，顶端尖，边缘膜质；第二颖具 3 脉，中脉成脊，粗糙；第一外稃膜质，与颖近等长，无毛；第二外稃微小，第二内稃披针形。

【生境分布】我市各地有栽培。

【采收加工】秋、冬季采收，除去叶、根，鲜用。

【功能主治】清热生津，润燥和中，解毒。用于烦热，虚热咳嗽，大便燥结，痈疽疮肿。

【用法用量】内服：甘蔗鲜茎，30 ～ 90 克，生食或榨汁饮。

【附注】①甘蔗渣：清热解毒，主治秃疮，痈疽，疔疮。外用，煅存性，研末撒敷或调敷。②本地所栽培的甘蔗为一年生，不开花结子。茎秆青绿色者为竹蔗，栽培最久。

## （34）狗尾草 *Setaria viridis* (L.) Beauv.

【药名别名】莠草、光明草。

【药用部位】为狗尾草属植物狗尾草的全草。

【植物形态】一年生，根为须状，高大植株具支持根。秆直立或基部膝曲，高 10 ～ 100 厘米，基部直径达 3 ～ 7 毫米。叶鞘松弛，无毛或疏具柔毛或疣毛，边缘具较长的密绵毛状纤毛；叶舌极短，缘有长 1 ～ 2 毫米的纤毛；叶片扁平，长三角状狭披针形或线状披针形，先端长渐尖或渐尖，基部钝圆形，几呈

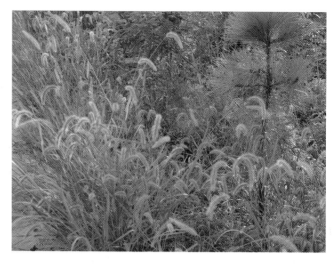

截状或渐窄，长4～30厘米，宽2～18毫米，通常无毛或疏被疣毛，边缘粗糙。圆锥花序紧密呈圆柱状或基部稍疏离，直立或稍弯垂，主轴被较长柔毛，长2～15厘米，粗糙或微粗糙，直或稍扭曲，通常绿色或褐黄色到紫红色或紫色；小穗2～5个簇生于主轴上或更多的小穗着生在短小枝上，椭圆形，先端钝，长2～2.5毫米，铅绿色；第一颖卵形、宽卵形，长约为小穗的1/3，先端钝或稍尖，具3脉；第二颖几与小穗等长，椭圆形，具5～7脉；第一外稃与小穗等长，具5～7脉，先端钝，其内稃短小狭窄；第二外稃椭圆形，顶端钝，具细点状皱纹，边缘内卷，狭窄；鳞被楔形，顶端微凹；花柱基分离。颖果灰白色。花果期5—10月。

【生境分布】生于荒野、路旁。我市广布。

【采收加工】夏、秋季采收，除去杂质，晒干。

【功能主治】祛风明目，清热利尿。用于风热感冒，砂眼，目赤疼痛，黄疸型肝炎，小便不利；外用治颈淋巴结结核。

【用法用量】煎服：6～12克（鲜品30～60克）。外用：适量，煎水洗或捣烂敷患处。

# （35）高粱 *Sorghum bicolor* (L.) Moench

【药名别名】蜀黍、芦粟。

【药用部位】为高粱属植物高粱的种子。

【植物形态】一年生栽培作物。秆高随栽培条件及品种而异，节上通常无毛。叶鞘无毛或被白粉；叶舌硬纸质，先端圆，边缘有纤毛；叶片狭长披针形，长达50厘米，宽约4厘米。圆锥花序有轮生、互生或对生的分枝；无柄小穗卵状椭圆形，长5～6毫米，颖片成熟时下部硬革质，光滑无毛，上部及边缘具短柔毛，两性，有柄小穗雄性或中性；穗轴节间及小穗柄为线形，边缘均具纤毛，但无纵沟；第一颖背部突起或扁平，成熟时变硬而光亮，有窄狭内卷的边缘，向先端渐内折，第二颖舟形，有脊；第一外稃透明膜质，第二外稃长圆形或线形，先端2裂，从裂齿间伸出芒，或全缘而无芒。颖果倒卵形，成熟后露出颖外。花果期秋季。

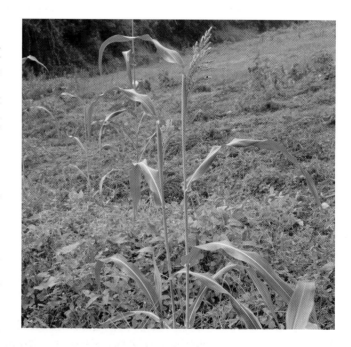

【生境分布】我市各地都有栽培。

【采收加工】秋季种子成熟后采收，晒干。

【功能主治】健脾止泻，化痰安神。治脾虚泄泻，霍乱，消化不良，痰湿咳嗽，失眠多梦。

【用法用量】煎服：30～60克，或研末。

【附注】①高粱根：平喘，利水，止血，通络；煎服15～30克。②高粱米糠：和胃消食，主治小儿消化不良；内服，炒香，每次1.5～3克，每日3～4次。

## （36）小麦 *Triticum aestivum* L.

【药名别名】麦子、浮小麦。

【药用部位】为小麦属植物小麦的种子及干瘪轻浮种子（浮小麦）。

【植物形态】一年生或二年生草本，高60～100厘米。秆直立，通常具6～9节。叶鞘光滑，常较节间为短；叶舌膜质，短小；叶片扁平，长披针形，长15～40厘米，宽8～14毫米，先端渐尖，基部方圆形。穗状花序直立，长3～10厘米；小穗两侧扁平，长约12毫米，在穗轴上平行排列或近于平行，每小穗具3～9花，仅下部的花结实。小穗节间约1毫米；颖短，革质，第一颖较第二

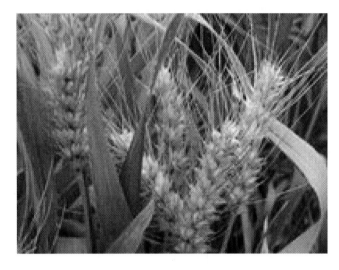

颖为宽，两者背面均具有锐利的脊，有时延伸成芒，具6～9纵脉，外稃膜质，微裂成三齿状，中央的齿常延伸成芒，背面5～9脉，内稃与外稃等长或略短，脊上具鳞毛状的窄翼，翼缘被细毛；雄蕊3枚，花药长1.5～2毫米，"丁"字形着生，花丝细长，子房卵形。颖果矩圆形，长约6毫米，浅褐色。花期4—5月，果期5—6月。

【生境分布】我市各地广为栽培。

【采收加工】果实成熟时采收，取瘪瘦轻浮与未脱净皮的麦粒，去杂质，筛去灰屑，用水漂洗，晒干即浮小麦。

【功能主治】浮小麦：止虚汗，养心安神；用于体虚多汗，脏躁。小麦：养心，益肾，除热，止渴；治脏躁，烦热，消渴，泄泻，痈肿，外伤出血，烫伤。

【用法用量】小麦：煎汤，30～60克；或煮粥。浮小麦：煎服：9～15克，或炒焦，或炒香研末服用。

## （37）玉蜀黍 *Zea mays* L.

【药名别名】玉米、苞谷。

【药用部位】为玉蜀黍属植物玉蜀黍的种子，其花柱（玉米须）、穗轴（玉米轴、玉米芯）亦供药用。

【植物形态】高大的一年生栽培植物。秆粗壮，直立，高1～4米，通常不分枝，基部节处常有气生根。叶片宽大，线状披针形，边缘呈波状皱褶，具强壮中脉。在秆顶着生雄性开展的圆锥花序；雄花序的分枝三棱状，每节有2雄小穗，1无柄，1有短柄；每1雄小穗含2小花，颖片膜质，先端尖；外稃及内稃均透明膜质；在叶腋内抽出圆柱状的雌花序，雌花序外包有多数鞘状苞片，雌小穗密集成纵行排列于粗壮的穗轴上，颖片宽阔，先端圆形或微凹，外稃膜质透明。花果期7—9月。

【生境分布】我市各地大量栽培。

【采收加工】玉米：略。玉米须：花柱和柱头秋季收获玉米时采收，晒干或烘干。玉米轴（玉米芯）：脱去种子后收集，晒干。

【功能主治】玉米芯：健脾利湿，用于消化不良，泻痢，小便不利，水肿，脚气，小儿夏季热，口舌糜烂。玉米须：利尿消肿，平肝利胆；用于急、慢性肾炎，水肿，急、慢性肝炎，高血压，糖尿病，慢性鼻窦炎，尿路结石，胆道结石，小便不利，湿热黄疸等，并可预防习惯性流产。玉米：调中开胃，利尿消肿；主治食欲不振，小便不利，水肿，尿路结石。

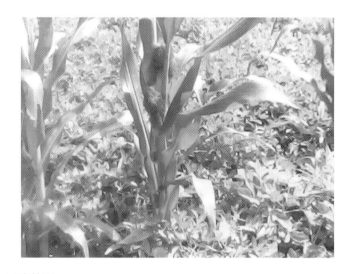

【用法用量】玉米：煎服，30～60克，或煮食。玉米芯：煎服，9～12克。玉米须：煎服，15～60克。其叶和根亦供药用，用法用量略。

## （38）菰 *Zizania caduciflora* (Turcz. ex Trin.) Hand. -Mazz.

【药名别名】菰笋、茭白、菰米。

【药用部位】为菰属植物菰的根茎及根和果实（菰米）。

【植物形态】多年生草本，常有根茎。秆直立，高90～180厘米。叶鞘肥厚，长于节间，基部者常有横脉纹；叶舌膜质，略成三角形，长达15毫米；叶片扁平而宽广，表面粗糙，背面较光滑，长30～100厘米，宽10～20毫米。圆锥花序大型，长30～60厘米，分枝多簇生，开花时上举，结果时开展；雄小穗长10～15毫米，常带紫色，着生于花序下部开展的分枝上，脱节于小穗柄上，唯其柄较细弱，颖退化不见；外稃先端渐尖，并有5脉，厚纸质；花药6～9毫米；雌小穗长15～25毫米，外稃有芒长

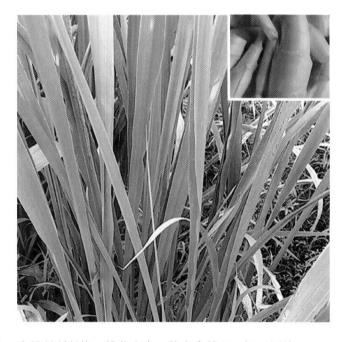

15～30毫米，内稃与外稃同质，常均有3脉，为外稃所紧抱；雄花中有6枚发育雄蕊。颖果圆柱形，长约10毫米。花果期秋季。

【生境分布】生于水塘、河湖边及水沟的浅水处。我市城区、阎家河镇、铁门岗乡等地有分布。

【采收加工】菰米：9—10月，果实成熟后采收，搓去外皮，扬净，晒干。根及根茎：秋季采挖，洗净，鲜用或晒干。

【功能主治】根：除烦止渴，清热解毒；用于消渴，心烦，小便不利。菰米：除烦渴，和胃理肠；

治心烦，口渴，大便不通，小便不利，小儿泄泻。

【用法用量】煎服：菰米，9～15克；根，鲜品60～90克，或绞汁。

# 178. 莎草科 Cyperaceae

## （1）球柱草 *Bulbostylis barbata* (Rottb.) C. B. Clarke

【药名别名】牛毛草、旗茅。

【药用部位】为球柱草属植物球柱草的全草。

【植物形态】一年生草本。秆丛生，纤细，高6～25厘米。叶细条形，长4～8厘米，宽0.4～0.8毫米，边缘外卷；叶鞘膜质，边缘有白色缘毛；苞片2～3枚，叶状，细条形，长1～2.5厘米，背面疏被柔毛；长侧枝聚伞花序头状，有3至多个小穗；小穗披针形，长3～6.5毫米，宽1～1.5毫米，有7～13朵花，无小穗梗；鳞片膜质，卵形或宽卵形，长1.5～2毫米，宽1～1.5毫米，棕色或黄绿色，顶端有外弯的短尖，背面有龙骨状突起，有1条脉；雄蕊1，少有2；柱头3，无下位刚毛。小坚果倒卵状三棱形，长0.8毫米，宽约0.5毫米，表面有方形网纹；花柱基小，盘状。花果期4—10月。

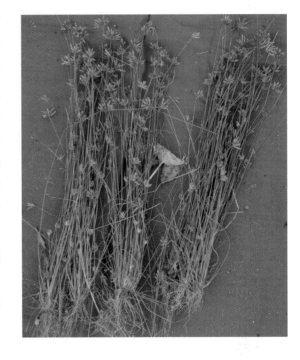

【生境分布】生于沟边、荒坡、路旁及林下。我市各地有分布。

【采收加工】秋季采集，洗净，鲜用或晒干。

【功能主治】凉血止血。用于出血，呕血，咯血，衄血，尿血，便血。

【用法用量】煎服：3～9克。

## （2）大理薹草 *Carex taliensis* Franch.

【药名别名】羊胡子草。

【药用部位】为薹草属植物大理薹草的全草。

【植物形态】根状茎短，秆丛生，高20～60厘米，三棱形，稍坚挺，平滑，上部稍粗糙，基部具褐色呈网状分裂的老叶鞘。叶长于秆，宽3～4毫米，平张，革质，边缘粗糙。苞片最下部的1～2枚叶状，长于花序，上部的刚毛状，无鞘。小穗4～6个，接近，排成穗状；花密生，具柄或近无柄；侧生小穗雌性，有时顶端具雄花，圆柱形，

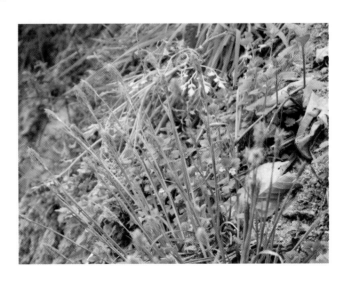

长 3.5 ～ 7 厘米，宽 3 ～ 4 毫米，具多而密生的花；基部的小穗柄长 1 ～ 1.5 厘米，其余的渐短或近无柄。雌花鳞片披针形，顶端渐尖，具短芒尖，长约 3 毫米，中间 3 脉绿色，两侧栗色，边缘为狭的白色膜质。果囊稍短于鳞片，长圆形或长圆状披针形，平凸状，长 3 ～ 4 毫米。黄绿色，密生锈色树脂状的点线，顶端急缩成中等长的喙，喙口具 2 齿。小坚果紧包于果囊中，宽倒卵形，长约 1.5 毫米；柱头 2 个，柱头长约为果囊的 2 倍。花果期 3—5 月。

【生境分布】生于海拔 1500 米以下的山谷沟边或石隙间、林下。我市山区各地有分布。

【采收加工】夏季采收，除去杂质，洗净，晒干。

【功能主治】清热利湿，消疮止痒。

【用法用量】尚未查到内服的相关资料，外用可煎洗或以鲜品捣烂外敷。

## （3）碎米莎草 *Cyperus iria* L.

【药名别名】三楞草、三角草。

【药用部位】为莎草属植物碎米莎草全草。

【植物形态】一年生草本。秆丛生，高 8 ～ 85 厘米，扁三棱形。叶片长线形，短于秆，宽 3 ～ 5 毫米，叶鞘红棕色。叶状苞片 3 ～ 5 枚；长侧枝聚伞花序复出，辐射枝 4 ～ 9 枚，长达 12 厘米，每辐射枝具 5 ～ 10 个穗状花序；穗状花序长 1 ～ 4 厘米，具小穗 5 ～ 22 个；小穗排列疏松，长圆形至线状披针形，压扁，长 4 ～ 10 毫米，具花 6 ～ 22 朵，鳞片排列疏松，膜质，宽倒卵形，先端微缺，具短尖，有脉 3 ～ 6 条；雄蕊 3；花柱短，柱头 3。小坚果倒卵形或椭圆形、三棱形，褐色。花果期 6—10 月。

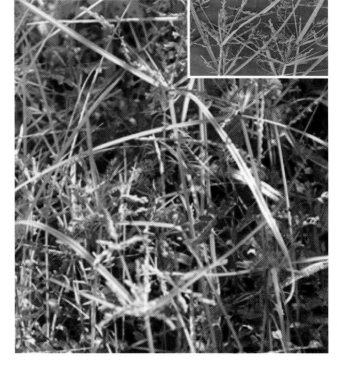

【生境分布】生于田间、山坡、路旁阴湿处。我市各地有分布。

【采收加工】8—9 月抽穗时采收，除去杂质，洗净，晒干。

【功能主治】祛风除湿，活血调经。主治风湿筋骨疼痛，瘫痪，月经不调，经闭，痛经，跌打损伤。

【用法用量】内服：煎汤，10 ～ 30 克；或浸酒。

## （4）香附子 *Cyperus rotundus* L.

【药名别名】香附、莎草。

【药用部位】为莎草属植物香附子的根茎。

【植物形态】多年生草本，茎直立，高 15 ～ 90 厘米；匍匐根状茎长，具椭圆形块茎。秆稍细弱，高 15 ～ 95 厘米，锐三棱形，平滑，基部呈块茎状。叶较多，短于秆，宽 2 ～ 5 毫米，平张；鞘棕色，常裂成纤维状。叶状苞片 2 ～ 3（5）枚，常长于花序，或有时短于花序；长侧枝聚伞花序简单或复出，具（2）

3～10个辐射枝；辐射枝最长达12厘米；穗状花序轮廓为陀螺形，稍疏松，具3～10个小穗；小穗斜展开，线形，长1～3厘米，宽约1.5毫米，具8～28朵花；小穗轴具较宽的、白色透明的翅；鳞片稍密地覆瓦状排列，膜质，卵形或长圆状卵形，长约3毫米，顶端急尖或钝，无短尖，中间绿色，两侧紫红色或红棕色，具5～7条脉；雄蕊3，花药长，线形，暗血红色，药隔突出于花药顶端；花柱长，柱头3，细长，伸出鳞片外。

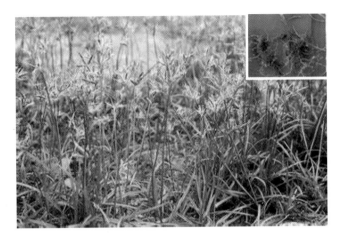

小坚果长圆状倒卵形、三棱形，长为鳞片的1/3～2/5，具细点。花果期5—11月。

【生境分布】生于山坡草地、田间、菜园边。我市各地有分布，且为农业害草，其数量随着除草剂的使用而显著减少。

【采收加工】秋季采挖，燎去毛须，置沸水中略煮或蒸透后晒干，或燎后直接晒干。

【功能主治】行气解郁，调经止痛。用于肝郁气滞，胸、胁、脘腹胀痛，消化不良，胸脘痞闷，寒疝腹痛，乳房胀痛，月经不调，经闭痛经。

【用法用量】内服：煎汤，6～9克；或入丸、散。外用：研末撒敷或调敷患处。

## （5）荸荠 *Heleocharis dulcis* (Burm. f.) Trin.

【药名别名】地栗。

【药用部位】为荸荠属植物荸荠的球茎。

【植物形态】有细长的匍匐根状茎，在匍匐根状茎的顶端生块茎，俗称荸荠。秆多数，丛生，直立，圆柱状，高15～60厘米，直径1.5～3毫米，有多数横隔膜，干后秆表面现有节，但不明显，灰绿色，光滑无毛。叶缺如，只在秆的基部有2～3个叶鞘；鞘近膜质，绿黄色、紫红色或褐色，高2～20厘米，鞘口斜，顶端急尖。小穗顶生，圆柱状，长1.5～4厘米，直径6～7毫米，淡绿色，顶端钝或近急尖，有多数花，在小穗基部有两片鳞片中空无花，抱小穗基部一周；其余鳞片全有花，松散地覆瓦状排列，宽长圆形或卵状长圆形，顶端钝圆，长3～5毫米，宽2.5～3.5（4）毫米，背部灰绿色，近革质，边缘为微黄色干膜质，全面有淡棕色细点，具一条中脉；下位刚毛7条；较小坚果长一倍半，有倒刺；柱头3。小坚果

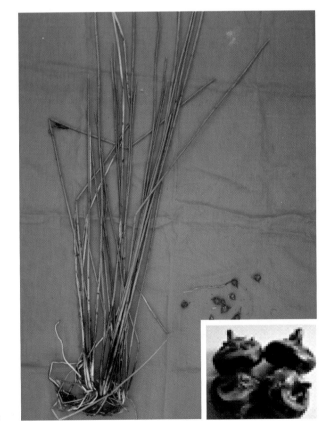

宽倒卵形，双凸状，顶端不缢缩，长约 2.4 毫米，宽 1.8 毫米，成熟时棕色，光滑，稍黄微绿色，表面细胞呈四至六角形；花基部具领状的环，环宽与小坚果质地相同，宽约为小坚果的 1/2。花果期 5—10 月。

【生境分布】我市有栽培和野生分布。

【采收加工】冬季采挖，洗净泥土，鲜用或风干。

【功能主治】清热，化痰，消积。治温病消渴，黄疸，热淋，痞积，目赤，咽喉肿痛，赘疣。

【用法用量】内服：煎汤，60～120 克；或嚼食，或捣汁，或浸酒。外用：适量，研末撒敷，或切片外擦。

【附注】荸荠的地上茎名通天草，清热解毒，利尿，降逆；15～30 克煎服或捣烂外敷治疔疮。

## （6）水蜈蚣 *Kyllinga brevifolia* Rottb.

【药名别名】散寒草、三荚草。

【药用部位】为水蜈蚣属植物水蜈蚣的全草。

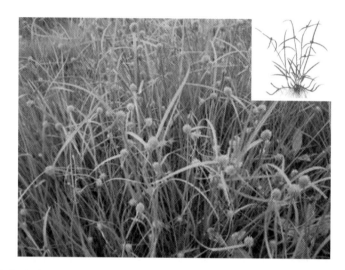

【植物形态】多年生草本，丛生。根茎带紫色，生须根。茎瘦长，秃净，高 10～50 厘米，三棱形，芳香。叶质软，狭线形，长短不一，长 3～10 厘米，宽 1.5～3 毫米，末端渐尖，下部带紫色，鞘状。头状花序，单生，卵形，绿色，长 4～8 毫米，稠密；总苞 3 片，叶状，连接穗下，长 2～16 厘米，往往外向开展；小穗极多数，长椭圆形，长约 3 毫米，成熟后全穗脱落；花颖 4 枚，呈舟状的卵形，脊无翼，具小刺，2 列，相对排列于轴上，背浅绿色，先端尖，下部 2 枚具不发育花，中部 1 枚具发育花，上端的仅具雄蕊；花无被，雄蕊 3，花丝细长丝状，药椭圆形；雌蕊 1，花柱细长，与花丝等长，柱头二歧。瘦果呈稍压扁的倒卵形，褐色。花期夏季，果期秋季。

【生境分布】生于水边、路旁、水田及旷野湿地。我市各地都有分布。

【采收加工】5—9 月采收，洗净，鲜或晒干。

【功能主治】治感冒风寒，寒热头痛，筋骨疼痛，咳嗽，黄疸，痢疾，疮疡肿毒，跌打损伤。

【用法用量】内服：煎汤，15～30 克（鲜品 30～60 克）；或捣汁，或浸酒。外用：适量，捣烂敷患处。

## （7）湖瓜草 *Lipocarpha microcephala* (R. Br.) Kunth

【药名别名】疳积草。

【药用部位】为湖瓜草属植物湖瓜草的全草。

【植物形态】一年生矮小丛生草本，高 5～20 厘米。秆纤细，扁，被微柔毛。叶基生，纸质，狭线形，长为秆长的 1/4～1/2，宽 1～2 毫米，边缘内卷，先端尾状；最下部的叶鞘无叶片。叶状苞 2～3，长于花序，无苞鞘，顶端尾状；小苞片刚毛状。穗状花序 2～3，少为 4，簇生，卵形，长 2～5 毫米，宽约 3 毫米，具多数螺旋状排列的鳞片和小穗；鳞片倒披针形，长约 2 毫米，先端具尾状细尖，淡绿色，具棕色条纹；小穗圆柱形，长2～5毫米，具2小鳞片和1两性花；小鳞片互生，具数条脉，上面的1片具1朵两性花；雄蕊2，花药长圆形；柱头3，花柱细长，被微柔毛。小坚果长圆状倒卵形，长约1毫米，有三棱，微弯，先端具小短尖，褐黄色，表面具细皱纹。花果期8—10月。

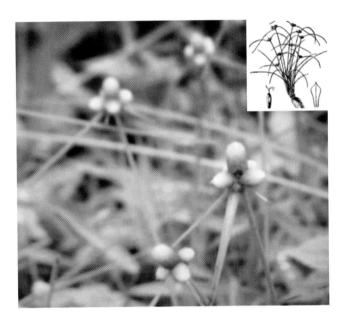

【生境分布】生于沟渠边、塘堰近水处。我市各地有分布。

【采收加工】夏、秋季采收，洗净，鲜用或晒干。

【功能主治】清热止惊，主治小儿惊风。

【用法用量】煎服：9～15克。

【附注】本植物的标本曾于1979年采过，详见《湖北药用植物名录》422页。

## （8）砖子苗 *Mariscus umbellatus* Vahl

【药名别名】三角草。

【药用部位】为砖子苗属植物砖子苗的全草。

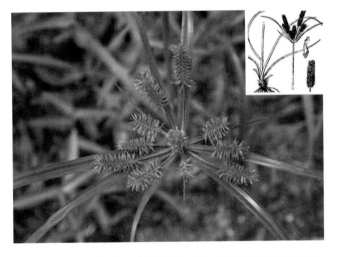

【植物形态】多年生草本。秆直立，丛生，高20～60厘米，锐三棱形，基部膨大。叶短于秆，线状披针形，宽0.3～0.5厘米，先端渐尖，下部常折合，上面绿色，下面淡绿色，叶鞘褐色或红棕色。花序下具叶状苞片5～8片，绿色，稍海绵质，通常长于花序；长侧枝聚伞花序简单，具6～12个或更多的辐射枝，长短不等；穗状花序圆筒形或长圆形，具多数密生的小穗，小穗平展或稍下垂，线状披针形，多数集合于小伞梗顶而成一放射状的圆头花序；鳞片膜质，淡黄色或绿白色。坚果狭长圆形或三棱形。夏、秋季为抽穗期。

【生境分布】多生于田野、山坡草丛中。我市各地都有分布。

【采收加工】夏、秋季采收，洗净，切段，晒干。

【功能主治】祛风解表，止咳化痰，解郁调经。主治风寒感冒，咳嗽痰多，皮肤瘙痒，月经不调等症。

【用法用量】煎服：15～30克。

【附注】本标本曾于1979年采过，详见《湖北药用植物名录》422页。

## （9）庐山藨草 *Scirpus lushanensis* Ohwi

【药名别名】山高粱、茸球藨草。

【药用部位】为藨草属植物庐山藨草的种子。

【植物形态】多年生草本，根状茎短。秆单生，粗壮，高 100～150 厘米，有三钝棱，有节。叶条形，基生和秆生，短于秆，宽 5～10 毫米；叶鞘长 3～10 厘米，呈红棕色。叶状苞片 2～4 枚，下部 1～2 枚长于花序；长侧枝聚伞花序多次复出，顶生，大型；辐射枝最长可达 10 厘米，每枝有小穗 1 或 2～3，排成小头状花序；小穗小，长 4～6 毫米，直径约 2 毫米，有多数花；鳞片三角状卵形、卵形或矩圆状卵形，长约 1.5 毫米，锈色；下位刚毛 6 条，下部卷曲，上部具顺刺，比小坚果长得多；柱头 3。小坚果倒卵形，长约 1 毫米，有三棱，顶端具喙。花期 6—7 月，果期 8—9 月。

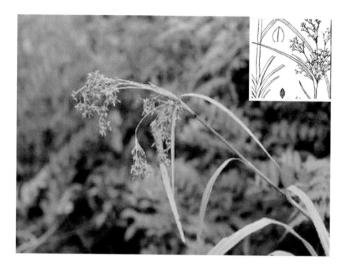

【生境分布】生于路旁、阴湿草丛、沼泽地、溪边等处。我市山区丘陵各地有分布。

【采收加工】秋季果实成熟时采集，除去杂质，晒干。

【功能主治】活血化瘀，止痛，止血。

【用法用量】尚未查到相关资料。

## （10）华东藨草 *Scirpus karuisawensis* Makino

【药名别名】无。

【药用部位】为藨草属植物华东藨草，药用部位不明。

【植物形态】根状茎短，无匍匐根状茎。秆粗壮，坚硬，高 80～150 厘米，呈不明显的三棱形，有 5～7 个节，具基生叶和秆生叶，少数基生叶仅具叶鞘而无叶片，鞘常红棕色，叶坚硬，一般短于秆，宽 4～10 毫米。叶状苞片 1～4 枚，较花序长；长侧枝聚伞花序 2～4 个或有时仅有 1 个，顶生和侧生，花序间相距较远，集合成圆锥状，顶生长侧

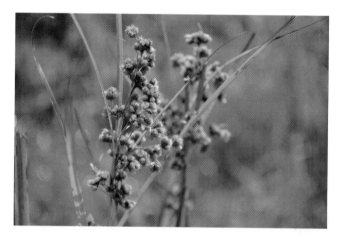

枝聚伞花序有时复出，具多数辐射枝，侧生长侧枝聚伞花序简单，具 5 至少数辐射枝；辐射枝一般较短，少数长可达 7 厘米；小穗 5～10 个聚合成头状，着生于辐射枝顶端，长圆形或卵形，顶端钝，长 5～9 毫米，宽 3～4 毫米，密生许多花；鳞片披针形或长圆状卵形，顶端急尖，膜质，长 2.5～3 毫米，红棕色，背面具 1 条脉；下位刚毛 6 条，下部卷曲，白色，较小坚果长得多，伸出鳞片之外，顶端疏生顺刺；花药线形；花柱中等长，柱头 3 个，具乳头状小突起。小坚果长圆形或倒卵形、扁三棱形，长约 1 毫米，淡黄色，稍具光泽，具短喙。

【生境分布】生于河旁、溪边近水处或干枯的河底。我市山区有分布。

【采收加工】不详。

【功能主治】清热解毒，凉血利尿。

【用法用量】尚未查到相关资料。

## （11）藨草　*Scirpus triqueter* L.

【药名别名】野荸荠、光棍草。

【药用部位】为藨草属植物藨草的全草。

【植物形态】多年生草本。根状茎匍匐状，细。秆单生，粗壮，高20～90厘米，三棱柱形。叶鞘膜质，仅最上部1枚的顶端具叶片；叶片条形，扁平，长1.3～5.5厘米，宽约2毫米。苞片1，为秆的延长，三棱形，长1.5～7厘米；长侧枝聚伞花序有1～8个三棱形辐射枝；每枝有1～8个小穗；小穗簇生，卵形或矩圆形，长6～12毫米，宽3～7毫米，有多数密生的花；鳞片矩圆形或宽卵形，长3～4毫米，膜质，黄棕色，顶端微缺，有短尖，边缘具疏缘毛；下位刚毛3～5条，与小坚果近等长，全长生倒刺；

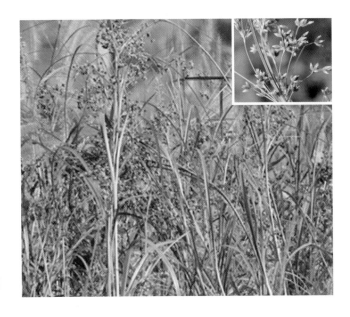

雄蕊3；柱头2。小坚果倒卵形，平滑，长2～3毫米，平凸状，熟时黑褐色，具光泽。花果期6—10月。

【生境分布】生于河边、溪塘边、沼泽地及低洼潮湿处。我市各地有分布。

【采收加工】秋季采收，洗净，切段，晒干。

【功能主治】开胃消食，清热利湿。用于饮食积滞，胃纳不佳，呃逆饱胀，热淋，小便不利。

【用法用量】内服：煎汤，15～30克。

【附注】孕妇及体虚无积滞者慎服。

## （12）水葱　*Scirpus validus* Vahl

【药名别名】葱蒲。

【药用部位】为藨草属植物水葱的全草。

【植物形态】匍匐根状茎粗壮，具许多须根。秆高大，圆柱状，高1～2米，平滑，基部具3～4个叶鞘，鞘长可达38厘米，管状，膜质，最上面一个叶鞘具叶片。叶片线形，长1.5～11厘米。苞片1枚，为秆的延长，直立，钻状，常短于花序，极少数稍长于花序；长侧枝聚伞花序简单或复出，假侧生，具4～13或更多个辐射枝；辐射枝长可达5厘米，一面凸，一面凹，边缘有锯齿；小穗单生或2～3个簇生于辐射枝顶端，卵形或

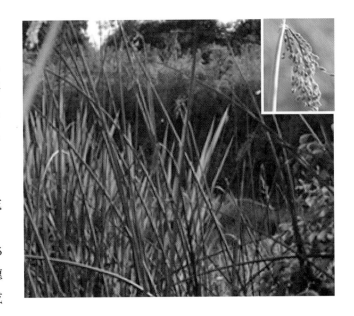

长圆形，顶端急尖或钝圆，长 5 ～ 10 毫米，宽 2 ～ 3.5 毫米，具多数花；鳞片椭圆形或宽卵形，顶端稍凹，具短尖，膜质，长约 3 毫米，棕色或紫褐色，基部色淡，背面有铁锈色突起小点，脉 1 条，边缘具缘毛；下位刚毛 6 条，等长于小坚果，红棕色，有倒刺；雄蕊 3，花药线形，药隔突出；花柱中等长，柱头 2，罕 3，长于花柱。小坚果倒卵形，双凸状，少有三棱形，长约 2 毫米。花果期 6—9 月。

【生境分布】生于湖边、水边、浅水塘、沼泽地或湿地草丛中。我市分布于阎家河镇。

【采收加工】夏、秋季采收，洗净，切段，晒干。

【功能主治】利水消肿。主治水肿胀满，小便不利。

【用法用量】煎服：5 ～ 10 克。

## 179. 棕榈科 Palmae

### （1）棕榈 *Trachycarpus fortunei* (Hook.) H. Wendl.

【药名别名】棕树。

【药用部位】为棕榈属植物棕榈的根、叶鞘、果实、树皮、棕榈花等。

【植物形态】乔木，高达 15 米；茎有残存不易脱落的老叶柄基部。叶掌状深裂，直径 50 ～ 70 厘米；裂片多数，条形，宽 1.5 ～ 3 厘米，坚硬，顶端浅 2 裂，钝头，不下垂，有多数纤细的纵脉纹；叶柄细长，顶端有小戟突；叶鞘纤维质，网状，暗棕色，宿存。肉穗花序排成圆锥花序式，腋生，总苞多数，革质，被锈色茸毛；花小，黄白色，雌雄异株。核果肾状球形，直径约 1 厘米，蓝黑色，被蜡粉。花期 4—5 月，果期 10—12 月。

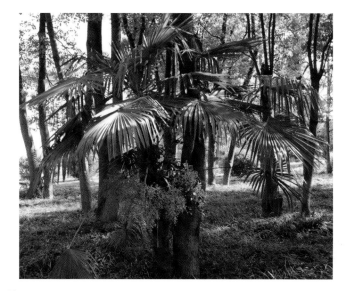

【生境分布】我市各地有栽培。

【采收加工】棕榈子：待果皮现青黑色时采收，晒干。根：全年均可采挖，洗净，切段，晒干或鲜用。叶：全年均可采收，晒干或鲜用。棕榈皮：秋季剥下纤维状鞘片，除去残皮，晒干。花：刚开放时连序采收，晒干。

【功能主治】心材：治心悸，头昏。根：治吐血，便血，血淋，血崩。棕榈子：涩肠，止泻痢；治肠风，崩中，带下。叶柄：收敛止血。树皮：治吐血，衄血，便血，血淋，尿血等。花：治泻痢，肠风，血崩，带下。

【用法用量】花：煎服 3 ～ 10 克，或研末 3 ～ 6 克。棕榈子：煎服 9 ～ 15 克。树皮：煎服 9 ～ 15 克，研末 3 ～ 6 克；外用研末撒敷。根：煎服 15 ～ 30 克；外用适量，煎水洗或捣烂敷患处。

### （2）短穗鱼尾葵 *Caryota mitis* Lour.

【药名别名】酒椰子、丛生鱼尾葵、鱼尾葵、阿莱皮。

【药用部位】为鱼尾葵属植物短穗鱼尾葵的茎髓。

【植物形态】丛生，小乔木状，高 5 ～ 8 米，直径 8 ～ 15 厘米；茎绿色，表面被微白色的毡状茸毛。

叶长 3～4 米，下部羽片小于上部羽片；羽片呈楔形或斜楔形，外缘笔直，内缘 1/2 以上弧曲成不规则的齿缺，且延伸成尾尖或短尖，淡绿色，幼叶较薄，老叶近革质；叶柄被褐黑色的毡状茸毛；叶鞘边缘具网状的棕黑色纤维。佛焰苞与花序被糠秕状鳞秕，花序短，长 25～40 厘米，具密集穗状的分枝花序；雄花萼片宽倒卵形，长约 2.5 毫米，宽 4 毫米，顶端全缘，具毛，花瓣狭长圆形，长约 11 毫米，宽 2.5 毫米，淡绿色，雄蕊 15～20（25）枚，几无花丝；雌花萼片宽

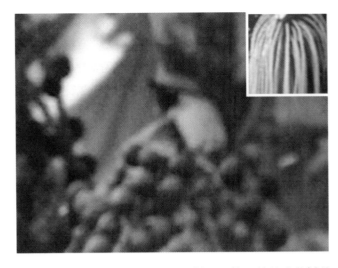

倒卵形，长约为花瓣的 1/3，顶端钝圆，花瓣卵状三角形，长 3～4 毫米；退化雄蕊 3 枚，长约为花瓣的 1/2（1/3）。果球形，直径 1.2～1.5 厘米，成熟时紫红色，具 1 颗种子。花期 4—6 月，果期 8—11 月。

【生境分布】我市龟山风景区有栽培。

【采收加工】劈开树茎，取出茎髓，切片晒干。

【功能主治】主治小儿腹泻，消化不良，腹痛，赤白痢疾。

【用法用量】不详，有待进一步研究。

## 180. 天南星科 Araceae

### （1）水菖蒲 *Acorus calamus* L.

【药名别名】菖蒲。

【药用部位】为菖蒲属植物水菖蒲的根茎。

【植物形态】多年生草本，根茎横走，稍扁，分枝，直径 5～10 毫米，外皮黄褐色，芳香，肉质根多数，长 5～6 厘米，具毛发状须根。叶基生，基部两侧膜质，叶鞘宽 4～5 毫米，向上渐狭；叶片剑状线形，长 90～150 厘米，中部宽 1～3 厘米，基部宽，对折，中部以上渐狭，草质，绿色，光亮，中脉在两面均明显隆起，侧脉 3～5 对，平行，纤细，大多伸延至叶尖。花序柄三棱形，长 15～50 厘米；叶状佛焰苞剑状线形，长 30～40 厘米；肉穗花序斜向上或近直立，狭锥状圆柱形，长 4.5～8 厘米，直径 6～12 毫米。花黄绿色，花被片长约 2.5 毫米，宽

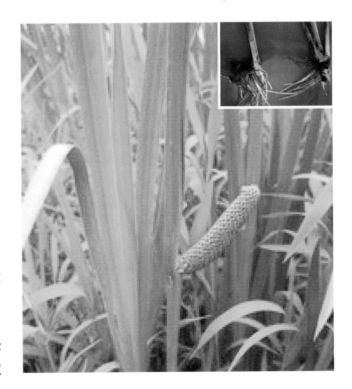

约1毫米；花丝长约2.5毫米，宽约1毫米；子房长圆柱形，长约3毫米，粗1.25毫米。浆果长圆形，红色。花期2—9月。

【生境分布】生于海拔2600米以下的水边、沼泽湿地或湖泊浅水中。我市各地都有分布。

【采收加工】全年均可采收，挖取根茎后，洗净泥沙，去除须根，晒干。

【功能主治】化痰开窍，除湿健胃，杀虫止痒。用于痰厥昏迷、中风、癫痫、惊悸健忘、耳鸣耳聋、食积腹痛、痢疾泄泻、风湿疼痛、湿疹、疥疮。

【用法用量】内服：煎汤，3～6克；或入丸、散。外用：适量，煎水洗或研末调敷。

## （2）石菖蒲 *Acorus tatarinowii* Schott

【药名别名】洗手香。

【药用部位】为菖蒲属植物石菖蒲的根茎。

【植物形态】多年生草本，根茎横卧，直径5～8毫米，外皮黄褐色。叶根生，剑状线形，长30～50厘米，宽2～6毫米，罕达1厘米，先端渐尖，暗绿色，有光泽，叶脉平行，无中脉。花茎高10～30厘米，扁三棱形；佛焰苞叶状，长7～20厘米，宽2～4毫米；肉穗花序自佛焰苞中部旁侧裸露而出，无梗，斜上或稍直立，呈狭圆柱形，柔弱，长5～12厘米，直径2～4毫米；花两性，淡黄绿色，密生；花被6，倒卵形，先端钝；雄蕊6，稍长于花被，花药黄色，花丝扁线形；子房长椭圆形。浆果肉质，倒卵形，长、宽均2毫米。花期6—7月，果期8月。

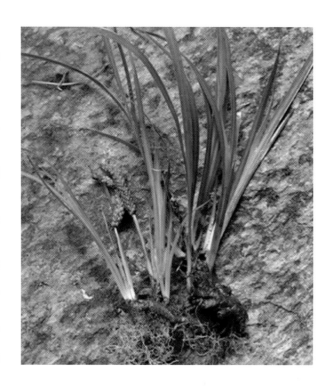

【生境分布】生于海拔20～2600米的林下湿地或溪涧旁岩石上。我市山区丘陵及各乡镇都有分布。

【采收加工】早春或冬末挖出根茎，剪去叶片和须根，洗净晒干，撞去毛须即成。

【功能主治】化湿开胃，开窍豁痰，醒神益智。用于脘痞不饥，噤口下痢，神昏癫痫，健忘耳聋。

【用法用量】内服：煎汤，3～9克（鲜品9～24克）；或入丸、散。外用：煎水洗或研末调敷。

## （3）海芋 *Alocasia macrorrhiza* (L.) Schott

【药名别名】野芋头、观音莲。

【药用部位】为海芋属植物海芋的根状茎。

【植物形态】多年生草本，高可达5米。茎粗壮，粗达90厘米。叶互生，阔卵形，极大，长30～90厘米，宽20～60厘米，先端短尖，基部广心状箭头形，2裂，裂片先端浑圆，近叶柄处合生，裂口狭，全缘或微呈波状，侧脉9～12对，粗而明显，绿色；叶柄粗壮，长60～90厘米，下部粗大，抱茎。花单性，同株；花序柄粗壮，每一叶腋内约有2个，长15～20厘米；佛焰苞的管长3～4厘米，粉绿色，苞片舟状，长10～14厘米，宽4～5毫米，绿黄色，先端锐尖；肉穗花序短于佛焰苞。雌花序长2～2.5厘米，位于下部；中性花序长2.5～9.5厘米，位于雌花序之上；雄花序长3厘米，位于中性花序之上；附属体长约8厘米，有网状槽纹；子房3～4室。浆果红色。花期为春末夏初。

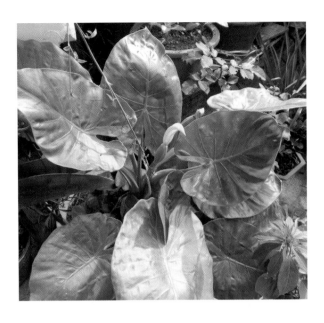

【生境分布】我市城区居民庭院有栽培。

【采收加工】全年可采，加工时用布或纸垫手，以免中毒；用刀削去外皮，切片，以清水浸漂6～7天，多次换水，取出晒干或鲜用。

【功能主治】清热解毒，消肿。用于感冒，肺结核，肠伤寒；外用治虫、蛇咬伤，疮疡肿毒。

【用法用量】煎服：干品9～15克，鲜品30～60克，久煎后方能内服。外用：适量，鲜品捣烂敷患处（不能敷到正常皮肤上）。

【附注】①本品有毒，必须用大米共炒至焦黄，久煎（2小时以上）去毒，方可内服。生用或煎煮时间过短，会引起舌肿麻木，甚者有中枢神经中毒症状。轻症可饮米醋或吃生姜解毒。

## （4）魔芋　*Amorphophallus rivieri* **Durieu**

【药名别名】蛇苞谷、蒻芋。

【药用部位】为魔芋属植物魔芋的块茎。

【植物形态】多年生草本，块茎扁球形，直径7.5～25厘米，顶部中央多少下凹，暗红褐色；颈部周围生多数肉质根及纤维状须根。叶柄长45～150厘米，基部粗3～5厘米，黄绿色，光滑，有绿褐色或白色斑块；基部膜质鳞片2～3，披针形，长7.5～20厘米；叶片绿色，3裂，1次裂片具长50厘米的柄，二歧分裂，2次裂片二回

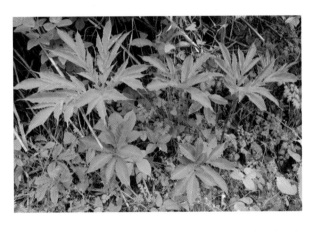

羽状分裂，小裂片互生，大小不等，长2～8厘米，长圆状椭圆形，骤狭渐尖，基部宽楔形，外侧下延成翅状；侧脉多数，纤细，平行，近边缘联结为集合脉。花序柄长50～70厘米，粗1.5～2厘米，色泽同叶柄。佛焰苞漏斗状，长20～30厘米，基部席卷，管部长6～8厘米，宽3～4厘米，苍绿色，杂以暗绿色斑块；檐部长15～20厘米，宽约15厘米，心状圆形，边缘折波状，外面绿色，内面深紫色。肉穗花序比佛焰苞长1倍，雌花序圆柱形，长约6厘米，粗约3厘米，紫色；雄花序紧接，长约8厘米，粗约2厘米；附属器圆锥形，长20～25厘米，中空，深紫色；雄花花丝长1毫米；子房苍绿色或紫红色，2室，花柱与子房近等长，柱头边缘3裂。浆果球形或扁球形，成熟时黄绿色。花期4—6月，果期8—9月。

【生境分布】生于疏林下、林缘或溪谷两旁湿润地。我市山区丘陵地区有分布，也有栽培。

【采收加工】10—11月采收，挖起块茎，鲜用或洗净，切片晒干。

【功能主治】消肿散结，解毒止痛。用于肿瘤，颈淋巴结结核；外用治痈疖肿毒，毒蛇咬伤。

【用法用量】煎服：9～15克（大剂量可至30克），须煎3小时以上。外用：适量，捣烂敷患处。

### （5）天南星 *Arisaema erubescens* (Wall.) Schott

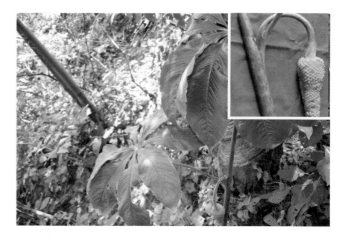

【药名别名】南星、一把伞南星。

【药用部位】为天南星属植物天南星的块茎。

【植物形态】多年生草本，高 40 ～ 90 厘米。块茎扁球形，外皮黄褐色，直径 2.5 ～ 5.5 厘米。叶 1 片，基生；叶柄肉质，圆柱形，直立，长 40 ～ 55 厘米，下部成鞘，基部包有透明膜质长鞘，白绿色或散生污紫色斑点；叶片全裂成小叶片状，颇似掌状复叶，裂片 7 ～ 23 片，披针形至长披针形，长 13 ～ 19 厘米，宽 1.5 ～ 2.5 厘米，先端渐尖，至末端呈芒状，基部狭楔形，叶脉羽状，全缘，两面光滑无毛，上面绿色，下面淡绿色。花雌雄异株，成肉穗花序，花序柄长 30 ～ 70 厘米；佛焰苞绿色，偶为紫色，长 10 ～ 11 厘米，先端芒状；花序轴肥厚，先端附属物棍棒状；雄花有多数雄蕊，每 2 ～ 4 枚雄蕊聚成一簇，花药黑紫色，孔裂；雌花密聚，每花由一雌蕊组成，子房卵形，花柱短。浆果红色。花期 5—6 月，果期 8 月。

【生境分布】生于阴坡较阴湿的树林下。我市山区乡镇有野生分布。

【采收加工】秋、冬季采挖，除去残茎、须根及外皮，晒干；或晒至半干时，用硫黄熏一次，则色白，易干。亦有用明矾水浸泡，待色白后去皮晒干者，此法外皮易于脱落。

【功能主治】燥湿化痰，祛风止痉，散结消肿。用于顽痰咳嗽，风痰眩晕，中风痰壅，口眼歪斜，半身不遂，癫痫，惊风，破伤风。生用外治痈肿，蛇虫咬伤。

【用法用量】经炮制后使用，3 ～ 9 克；外用生品适量，研末以醋或酒调敷患处。

【附注】本品全株有毒，生品不得内服。生南星研粉，桐油调敷治炎症性包块，能止痛消肿。

### （6）异叶天南星 *Arisaema heterophyllum* Bl.

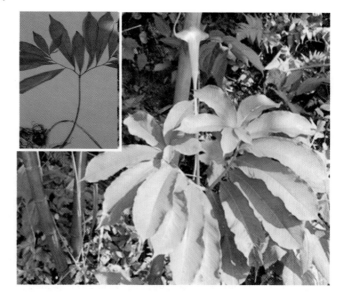

【药名别名】天南星、南星。

【药用部位】为天南星属植物异叶天南星的块茎。

【植物形态】多年生宿根草本，高 60 ～ 80 厘米。块茎扁球形，直径 2 ～ 4 厘米。叶常单一，叶片鸟趾状分裂，裂片 13 ～ 19，长圆形、倒披针形或长圆状倒卵形，顶端骤狭渐尖，基部楔形，全缘，侧裂片长 7.7 ～ 24.2 厘米，宽 2 ～ 6.5 厘米，中央裂片最小。花柄长 30 ～ 55 厘米，从叶鞘中抽出；佛焰苞绿色，下部管状，上部下弯近成盔状；肉穗状花序两性和单性，单性花序雄花在下部；

两性花序下部为雌花，上部疏生雄花，花序轴顶端的附属体鼠尾状，伸出。浆果熟时红色。花期4—5月，果期7—9月。

【生境分布】生于阴湿山坡林下。我市黄土岗、福田河、三河口、龟山等地有野生分布。

【采收加工】同天南星。

【功能主治】同天南星。

【用法用量】同天南星。

【附注】同天南星。天南星和异叶天南星同为《中国药典》收载的正品。

## （7）灯台莲　*Arisaema bockii* Engler

【药名别名】白南星、五叶南星。

【药用部位】为天南星属植物灯台莲的块茎。

【植物形态】多年生草本，块茎扁球形，直径2～3厘米。鳞叶2，内面的披针形，膜质；叶2，叶柄长20～30厘米，下面1～2鞘筒状，鞘筒上缘几平截；叶片鸟足状5裂，裂片卵形、卵状长圆形或长圆形，边缘具不规则的粗锯齿至细的啮状锯齿，中裂片具长柄，倒裂片与中裂片近相等，具短柄或否；外侧五角星片无柄，不等侧，内侧基部楔形，外侧圆形或耳状。花序柄通常短于叶柄或几等长。佛焰苞淡绿色至暗紫色，具淡紫色条纹，管部漏斗状，喉部边缘近截形，无耳；檐部卵状披针形，稍下弯；肉穗花序单性；雄花序圆柱形，花疏，雄花药2～3，药室外向纵裂；雌花序近圆锥形，花密，子房卵圆形，柱头小；各附属器具细柄，上部增粗成棒状或近球形。浆果黄色，长圆锥状。种子卵圆形，具柄。花期5月，果期8—9月。

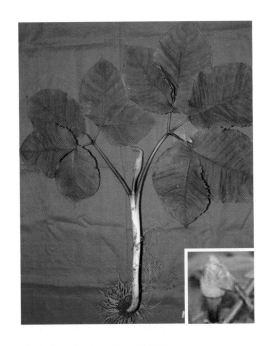

【生境分布】生于海拔650～1500米山坡林下或沟谷。我市分布于龟山、康王寨等地。

【采收加工】夏、秋季采挖，除去茎叶及须根，洗净，鲜用或切片，晒干。

【功能主治】燥湿化痰，息风止痉，消肿止痛。用于痰湿咳嗽，风痰眩晕，癫痫，中风，口眼歪斜，破伤风，痈肿，毒蛇咬伤。

【用法用量】煎服：3～6克。外用：适量，捣烂外敷或研末以醋调敷患处。

【附注】①本品有毒，内服宜慎。②孕妇禁用。

## （8）野芋　*Colocasia antiquorum* Schott

【药名别名】野芋头。

【药用部位】为芋属植物野芋的块茎。

【植物形态】湿生草本，块茎球形，有多数须根；匍匐茎常从块茎基部外伸，长或短，具小球茎。叶柄肥厚，直立，长可达1.2米；叶片薄革质，表面略发亮，盾状卵形，基部心形，长达50厘米以上；前裂片宽卵形，锐尖，长稍胜于宽，Ⅰ级侧脉4～8对；后裂片卵形，钝，长约为前裂片的1/2，2/3～3/4甚至完全连合，基部弯缺为宽钝的三角形或圆形，基脉相交成30°～40°的锐角。花序柄比叶柄短许多。佛焰苞苍黄色，长 15～25 厘米；管部淡绿色，长圆形，为檐部长的 1/5～1/2；檐部呈狭长的线状披针形，先端渐尖。肉穗花序短于佛焰苞；雌花序与不育雄花序等长，各长 2～4 厘米；能育雄花序和附属器各长 4～8 厘米。子房具极短的花柱。花期 6—8 月，果期 7—9 月。

【生境分布】生于林下、河沟等阴湿处。我市各地有分布。

【采收加工】夏、秋季采挖，鲜用或切片晒干。

【功能主治】解毒，消肿止痛。用于痈疖肿毒，急性颈淋巴结炎，创伤出血，虫蛇咬伤。

【用法用量】外用适量，捣烂敷患处。

【附注】①野芋叶：外敷，治疗疮，无名肿毒。②野芋头有毒，生品不可内服。

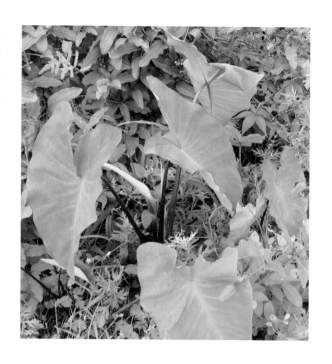

## （9）芋头 *Colocasia esculenta* (L.) Schott

【药名别名】芋、家芋头。

【药用部位】为芋属植物芋头的块茎，芋头花、叶片、叶柄亦供药用。

【植物形态】多年生草本，地下有卵形至长椭圆形的块茎，褐色，具纤毛。叶基生，常 4～6 片簇生；叶身阔大，质厚，卵状广椭圆形，长 30～50 厘米，全缘，带波状，先端短而锐尖，基部耳形，耳片钝头，仅末端圆，叶面绿色，平滑，具防水性；叶柄肉质，长而肥厚，绿色或淡绿紫色，基部呈鞘状。花茎 1～4 枚，自叶鞘基部抽出，各生 1 内穗花序，依次开放，长约 30 厘米。佛焰苞长约 20 厘米，淡黄色。肉穗花序在苞内呈椭圆形，短于佛焰苞，具短附属体；上部生多

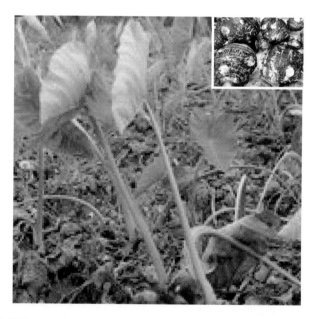

数黄色雄花，占花穗之半，下部生绿色雌花，约占花穗的 1/4，中性花位于中部，亦占花穗的 1/4。花期 8 月。

【生境分布】我市有栽培。

【采收加工】8—9 月采挖，去净须根及地上部分，洗净，晒干。其中间母根（块茎）俗称芋头，旁生小者为芋子。

【功能主治】消疬散结。主治瘰疬，肿毒，牛皮癣，烫火伤。

【用法用量】内服：煎汤，60～120 克；或入丸、散。外用：捣烂外敷或煎水洗。

【附注】芋头花：治胃痛，吐血，子宫脱垂，痔疮，脱肛；煎服，15～30 克；外用适量，捣烂敷患处。

## （10）滴水珠 *Pinellia cordata* N. E. Brown

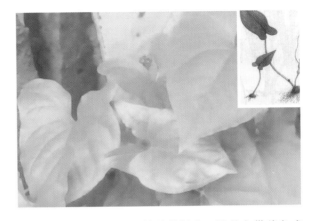

【药名别名】岩半夏。

【药用部位】为半夏属植物滴水珠的块茎。

【植物形态】多年生草本，块茎球形、卵球形至长圆形，长 2～4 厘米，粗 1～1.8 厘米，表面密生多数须根。叶 1，叶柄长 12～25 厘米，常紫色或绿色带紫斑，几无鞘，下部及顶头各有珠芽 1 枚；幼株叶片心状长圆形，长达 4 厘米，宽约 2 厘米；多年生植株叶片心形、心状长圆形或心状戟形，长 6～25 厘米，宽 2.5～7.5 厘米，先端长渐尖，基部心形，表面绿色、暗绿色，背面淡绿色或红紫色，后裂片圆形或锐尖，稍外展。花序柄长 3.7～18 厘米；佛焰苞绿色，淡黄色带紫色或青紫色，长 3～7 厘米，管部长 1.2～2 厘米，粗 4～7 毫米，檐部椭圆形，长 1.8～4.5 厘米。肉穗花序：雌花序长 1～1.2 厘米；雄花序长 5～7 毫米；附属器青绿色，长 6.5～20 厘米，渐狭为线形。浆果长圆状卵形。花期 3—6 月，果期 8—9 月。

【生境分布】生于林下溪旁、潮湿草地、岩隙中或岩壁上。我市龟山等地有分布。

【采收加工】春、夏季采挖，洗净，鲜用或晒干。

【功能主治】止痛行瘀，消肿解毒。治头痛，胃痛，腹痛，腰痛，跌打损伤，乳痈，肿毒。

【用法用量】内服：研末装胶囊，每次 0.3～0.6 克，或 1～3 粒吞服。外用：适量，捣烂外敷。

【附注】①标本系胡仲民先生所栽培。②本品有毒，内服不可过量。③孕妇忌用。

## （11）掌叶半夏 *Pinellia pedatisecta* Schott

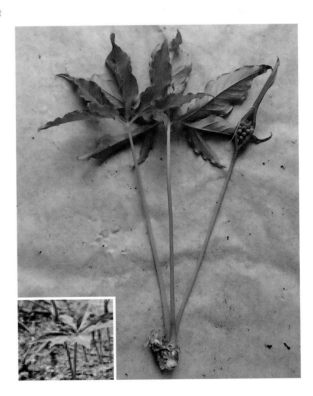

【药名别名】虎掌、虎掌南星、大半夏。

【药用部位】为半夏属植物掌叶半夏的块茎。

【植物形态】多年生草本，块茎近球形，类似半夏，但较大，直径约 4 厘米。叶柄纤细柔弱，淡绿色，长 45～65 厘米；叶片掌状分裂，小叶 9～11 片。肉穗花序顶生，花序柄与叶柄等长或稍长；佛焰苞淡绿色，披针形，下部筒状，长圆形，先端锐尖，长 8～14 厘米：花单性，无花被，雌雄同株；雄花着生在花序上端，雄蕊密集成圆筒状，长约 6 毫米，有香蕉香气；雌花着生在花序下部，贴生于苞片上，长约 1.5 厘米；花序先端附属物线状，长约 9 厘米，稍弯曲。浆果卵圆形，绿色，长 4～5 毫米，直径 2～3 毫米，内含种子 1 粒。花期 6—7 月。

【生境分布】生于山坡、田野阴湿处。我市

野生分布不详，本植物标本由金泽春中药师提供。

【采收加工】6—7月挖取块茎，洗净泥土，除去须根，放入筐内，浸于水中，搅拌搓去外皮后，晒干或烘干，干后再用硫黄熏之，使颜色变白。

【功能主治】燥湿化痰，祛风止痉，散结消肿，温化寒痰。

【用法用量】炮制饮片用量：3～9克，煎服。主治顽痰咳嗽，风痰眩晕，中风痰壅，口眼歪斜，半身不遂，癫痫，惊风，破伤风。外用：生品适量，研末以醋或酒调敷患处，治痈肿，蛇虫咬伤。

【附注】本品有毒。

## （12）半夏 *Pinellia ternata* (Thunb.) Breit.

【药名别名】旱半夏、三步跳。

【药用部位】为半夏属植物半夏的块茎。

【植物形态】块茎圆球形，直径1～2厘米，具须根。叶2～5枚，有时1枚。叶柄长15～20厘米，基部具鞘，鞘内、鞘部以上或叶片基部（叶柄顶头）有直径3～5毫米的珠芽，珠芽在母株上萌发或落地后萌发；幼苗叶片卵状心形至戟形，为全缘单叶，长2～3厘米，宽2～2.5厘米；老株叶片3全裂，裂片绿色，背淡，长圆状椭圆形或披针形，两头锐尖，中裂片长3～10厘米，宽1～3厘米；侧裂片稍短；全缘或具不明显的浅波状圆齿，侧脉8～10对，细弱，细脉网状，密集，集合脉2圈。花序柄长25～30（35）厘米，长于叶柄。佛焰苞绿色或绿白色，管部狭圆柱形，长1.5～2厘米；檐部长圆形，绿色，有时边缘青紫色，长4～5厘米，宽1.5厘米，钝或锐尖。肉穗花序：雌花序长2厘米，雄花序长5～7毫米，其中间隔3毫米；附属器绿色变青紫色，长6～10厘米，直立，有时呈"S"形弯曲。浆果卵圆形，黄绿色，先端渐狭为明显的花柱。花期5—7月，果8月成熟。

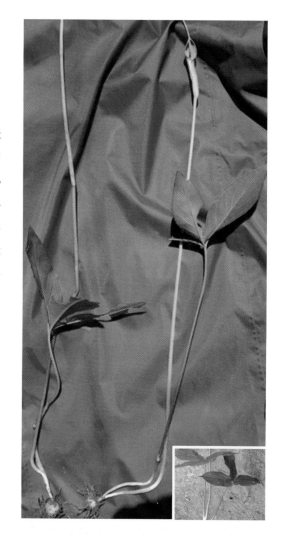

【生境分布】生于海拔2500米以下的草坡、荒地、田边或疏林下。我市山区丘陵有分布。

【采收加工】夏、秋季采挖，洗净，除去外皮及须根，晒干。

【功能主治】燥湿化痰，降逆止呕，消痞散结。主治咳喘痰多，呕吐反胃，胸脘痞满，头痛眩晕，夜卧不安，瘰疬痰核，痈疽肿毒。

【用法用量】内服：煎汤，3～9克；或入丸、散。外用：适量，生品研末，以水调敷或用酒、醋调敷。

【附注】一般内服只用炮制品，如法半夏、姜半夏等。

## （13）狭叶半夏 *Pinellia ternata* f. *angustata* (Schott) Makino

【药名别名】半夏。

【药用部位】为半夏属植物狭叶半夏的块茎。

【植物形态】多年生小草本，高 15～30 厘米，块茎近球形。叶出自块茎顶端，叶柄长约 10 厘米，叶为 3 小叶的复叶，小叶狭披针形，中间小叶较大，两侧的较小，先端渐尖，全缘，两面光滑无毛。肉穗花序顶生，花序梗常较叶柄长；佛焰苞绿色，长 6～7 厘米；花单性，无花被，雌雄同株；雄花着生在花序上部，白色，雄蕊密集成圆筒形，雌花着生于雄花的下部，绿色，两者相距 5～8 毫米；花序中轴先端附属物延伸呈鼠尾状，通常长 7～10 厘米，直立，伸出在佛焰苞外。浆果卵状椭圆形，绿色，长 4～5 毫米。花期 5—7 月，果期 8—9 月。

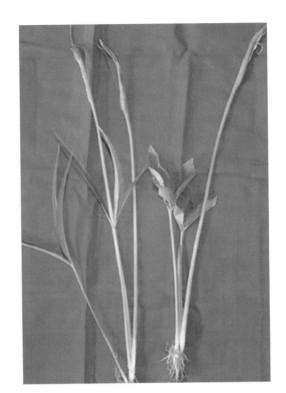

【生境分布】生境同半夏。分布于我市福田河镇的仙羊岩，但数量极少。

【采收加工】参考半夏。

【功能主治】参考半夏。

【用法用量】参考半夏。

【附注】本品能否与半夏同等入药有待研究。

## （14）绿萝　*Epipremnum aureum* (Linden et Andre) Bunting

【药名别名】黄金葛、石柑子。

【药用部位】为麒麟叶属植物绿萝的全株。

【植物形态】常绿藤本，茎蔓粗壮，可长达数米，茎节处有气根。幼叶卵心形，刚繁殖的幼苗叶片较小，色较淡，随着株龄的增长，成熟的叶片则为长卵形，长约 15 厘米，宽约 10 厘米。浓绿色的叶面镶嵌着黄白色不规则的斑点或条斑。成熟枝上叶柄粗壮，长 30～40 厘米，基部稍扩大，上部关节长 2.5～3 厘米，稍肥厚，腹面具宽槽，叶鞘长，

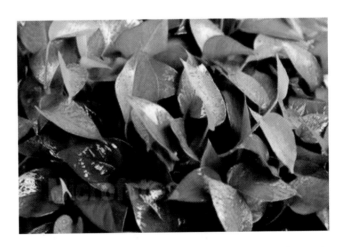

叶片薄革质，翠绿色，通常（特别是叶面）有多数不规则的纯黄色斑块，全缘，不等侧的卵形或卵状长圆形，先端短渐尖，基部深心形，稍粗，两面略隆起。

【生境分布】为热带植物，我市城区引进栽培于庭院。

【采收加工】四季可采，洗净，鲜用或晒干。

【功能主治】活血散瘀。用于跌打损伤。

【用法用量】煎服：3～9 克。外用：适量，捣烂外敷患处。

# 181. 浮萍科 Lemnaceae

## （1）浮萍 *Lemna minor* L.

【药名别名】青萍。

【药用部位】为浮萍属植物浮萍的全草。

【植物形态】浮水小草本。根1条，长3～4厘米，纤细，根鞘无附属物，根冠钝圆或截切状。叶状体对称，倒卵形、椭圆形或近圆形，长1.5～6毫米，两面平滑，绿色，不透明，具不显明的3脉纹。花单性，雌雄同株，生于叶状体边缘开裂处，佛焰苞囊状，内有雌花1朵，雄花2朵；雄花花药2室，花丝纤细；雌花具1雌蕊，子房1室，胚珠单生。果实圆形近陀螺状，无翅或具窄翅。种子1粒，具凸起的胚孔和不规则的凸脉12～15条。

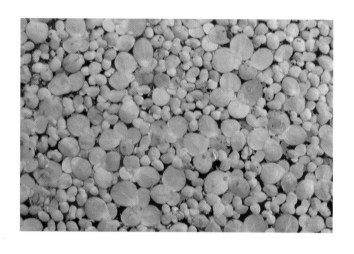

【生境分布】生于海拔500～900米的水田、河沟、池塘等处。我市各地有分布。

【采收加工】6—9月采收，捞出后除去杂质，洗净，晒干。

【功能主治】发汗解表，透疹止痒，利水消肿，清热解毒。用于风热表证，麻疹不透，水肿，癃闭，疮癣，丹毒，烫伤。

【用法用量】内服：煎汤，3～9克（鲜品15～30克）；或捣汁饮，或入丸、散。外用：适量，煎水熏洗；或研末撒布，或调敷。

【附注】本品在《中华本草》《中药大辞典》中均作浮萍来源之一收载。

## （2）紫萍 *Spirodela polyrhiza* (L.) Schleid.

【药名别名】浮萍、紫背浮萍。

【药用部位】为紫萍属植物紫萍的全草。

【植物形态】多年生细小草本，漂浮水面。根5～11条束生，纤维状，长3～5厘米。在根的着生处一侧产生新芽，新芽与母体分离之前由一细弱的柄相联结。叶状体扁平，单生或2～5簇生，阔倒卵形，长4～10毫米，宽4～6毫米，先端钝圆，上面稍向内凹，深绿色，下面呈紫色，有不明显的掌状脉5～11条。花序生于叶状体边缘的缺刻内；花单性，雌雄同株；佛焰苞袋状，短小，二唇形，内有2雄花和1雌花，无花被；雄

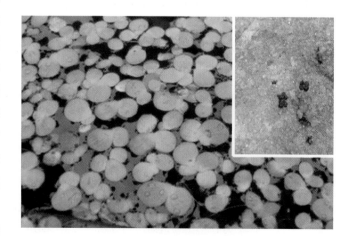

花有雄蕊 2，花药 2 室，花丝纤细；雌花有雌蕊 1，子房无柄，1 室，具直立胚珠 2，花柱短，柱头扁平或环状。果实圆形，边缘有翅。花期 4—6 月，果期 5—7 月。

【生境分布】生于池塘、水田、河沟等静水中。我市各地都有分布。

【采收加工】6—9 月采收，捞出后除去杂质，洗净，晒干。

【功能主治】宣散风热，透疹，利尿。用于麻疹不透，风疹瘙痒，水肿尿少。

【用法用量】煎服：3～9 克。外用：适量，煎汤浸洗。

【附注】①本品为《中国药典》收载的浮萍。②本品与青萍的主要区别为叶下面呈紫色。

## 182. 谷精草科 Eriocaulaceae

### （1）谷精草　*Eriocaulon buergerianum* Koern.

【药名别名】谷精珠、珍珠草。

【药用部位】为谷精草属植物谷精草的带花茎的头状花序。

【植物形态】密丛生草本，叶基生，长披针状条形，长 6～20 厘米，基部宽 4～6 毫米，有横脉。花葶多，长短不一，高者达 30 厘米。头状花序近球形，直径 4～6 毫米；总苞片宽倒卵形或近圆形，长 2～2.5 毫米，秆黄色；花苞片倒卵形；顶端骤尖，长约 2 毫米，上部密生短毛；花托有柔毛。雄花：外轮花被片合生成倒卵形苞状，顶端 3 浅裂，钝，有短毛；内轮花被片合生成倒圆锥状筒形；雄蕊 6，花药黑色，长 0.2 毫米。雌花：外轮花被片合生成椭圆形苞状；内轮花被片 3，离生，匙形，顶端有一黑色腺体，有细长毛。蒴果长约 1 毫米，种子长椭圆形。花果期 7—12 月。

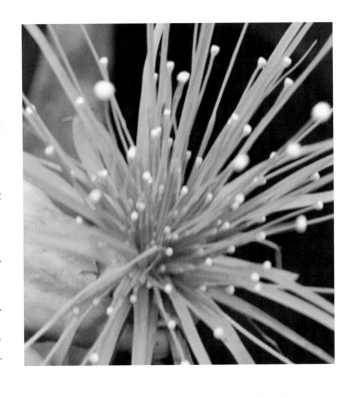

【生境分布】生于水沟边、田边阴湿处。我市山区丘陵有分布。本标本采于黄土岗镇成家山村。

【采收加工】秋季采收，将花茎拔出，除净泥沙及杂质，洗净晒干。

【功能主治】祛风散热，明目退翳。用于目赤翳障，羞明流泪，雀目，头痛，鼻渊，喉痹，牙痛，风疹瘙痒。

【用法用量】内服：煎汤，9～12 克；或入丸、散。外用：适量，煎汤外洗；或烧存性，研末外撒；或为末吹鼻，烧烟熏鼻。

### （2）白药谷精草　*Eriocaulon cinereum* R. Br.

【药名别名】谷精草、赛谷精草。

【药用部位】为谷精草属植物白药谷精草的全草或花序。

【植物形态】柔弱草本，叶基生，条形，长 2～8 厘米，宽 1～2（4）毫米。花葶通常高于叶片。头

状花序卵圆球形，长 3 ～ 6 毫米，灰黄色或灰褐
色；总苞片一般矩圆形，膜质，顶端钝，花托散
生柔毛；花苞片长椭圆形，长约 2 毫米，膜质，
中央带褐色。雄花：位于花序中央，长约 1.5 毫米，
外轮花被片合生成圆筒形，顶端 3 齿裂，带灰褐
色；内轮花被片下部合生成细管状，3 裂片生毛，
中央有一褐色腺体；雄蕊 6，与内轮花被片对生
的 3 枚较长且发育正常，花药黄白色，球形，长
0.2 毫米。雌花：有 2 枚离生的线形外轮花被片，
无内轮花被片；柱头 3。蒴果球形，长约 0.5 毫米；
种子矩圆形，棕黄色。花期 6—8 月，果期 9—10 月。

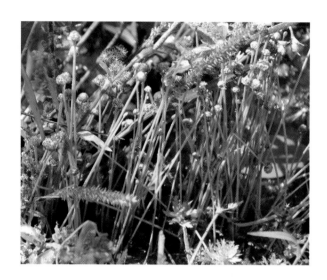

【生境分布】生于水田、沟边等阴湿处。我
市山区丘陵有分布。

【采收加工】秋季采集全草或将花茎拔出，除净泥沙及杂质，洗净晒干。

【功能主治】同谷精草。

【用法用量】同谷精草。

# 183. 鸭跖草科 Commelinaceae

## （1）饭包草 *Commelina bengalensis* L.

【药名别名】竹叶菜、大脚板。

【药用部位】为鸭跖草属植物饭包草的全草。

【植物形态】多年生披散草本。茎大部分
匍匐，节上生根，上部及分枝上部上升，长可达
70 厘米，被疏柔毛。叶有明显的叶柄；叶片卵形，
长 3 ～ 7 厘米，宽 1.5 ～ 3.5 厘米，顶端钝或急尖，
近无毛；叶鞘口沿有疏而长的毛。总苞片漏斗状，
与叶对生，常数个集于枝顶，下部边缘合生，长
8 ～ 12 毫米，被疏毛，顶端短急尖或钝，柄极短；
花序下面一枝具细长梗，具 1 ～ 3 朵不孕的花，
伸出佛焰苞，上面一枝有花数朵，结实，不伸出
佛焰苞；萼片膜质，披针形，长 2 毫米，无毛；
花瓣蓝色，圆形，长 3 ～ 5 毫米；内面 2 枚具

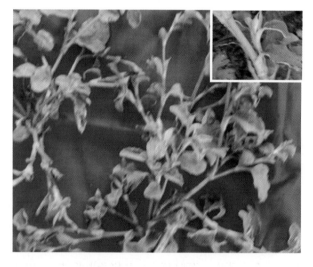

长爪。蒴果椭圆状，长 4 ～ 6 毫米，3 室，腹面 2 室，每室具 2 颗种子，开裂，后面一室仅有 1 颗种子，
或无种子，不裂。种子长近 2 毫米，多皱并有不规则网纹，黑色。花期夏、秋季。

【生境分布】生于阴湿地或林下。我市各地广布。

【采收加工】夏、秋季采收，洗净，鲜用或晒干。

【功能主治】清热解毒，利水消肿。主治水肿，肾炎，小便短赤涩痛，赤痢，小儿肺炎，疗疮肿毒。

【用法用量】煎服：9～15克。外用：适量，捣烂外敷患处。

### （2）鸭跖草 *Commelina communis* L.

【药名别名】竹叶菜。

【药用部位】为鸭跖草属植物鸭跖草的全草。

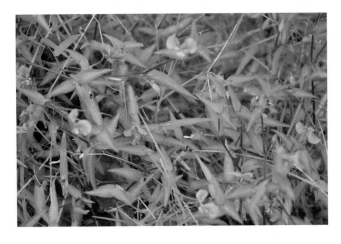

【植物形态】一年生披散草本。茎匍匐生根，多分枝，长可达1米，下部无毛，上部被短毛。叶披针形至卵状披针形，长3～9厘米，宽1.5～2厘米。总苞片佛焰苞状，有1.5～4厘米的柄，与叶对生，折叠状，展开后为心形，顶端短急尖，基部心形，长1.2～2.5厘米，边缘常有硬毛；聚伞花序，下面一枝仅有花1朵，具长8毫米的梗，不孕；上面一枝具花3～4朵，具短梗，几乎不伸出佛焰苞。花梗花期长仅3毫米，果期弯曲，长不超过6毫米；萼片膜质，长约5毫米，内面2枚常靠近或合生；花瓣深蓝色；内面2枚具爪，长近1厘米。蒴果椭圆形，长5～7毫米，2室，2片裂，有种子4颗。种子长2～3毫米，棕黄色，一端平截、腹面平，有不规则窝孔。花期7—9月，果期9—10月。

【生境分布】生于湿地、荒地、沟边潮湿处。我市各地有分布。

【采收加工】夏、秋季采收，洗净，晒干。

【功能主治】清热解毒，利水消肿。用于风热感冒，高热不退，咽喉肿痛，水肿尿少，热淋涩痛，痈肿疗毒。

【用法用量】内服：煎汤，9～15克（鲜品60～90克）；或捣汁。外用：捣烂敷患处。

### （3）裸花水竹叶 *Murdannia nudiflora* (L.) Brenan

【药名别名】红毛草、鸡脚爪。

【药用部位】为水竹叶属植物裸花水竹叶的全草。

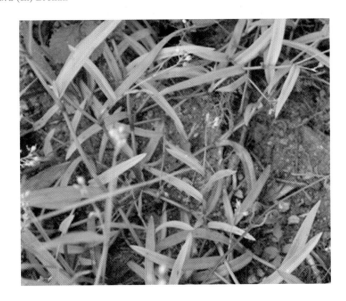

【植物形态】多年生草本，根须状，纤细，直径不及0.3毫米，无毛或被长茸毛。茎多条自基部发出，披散，下部节上生根，长10～50厘米，分枝或否，无毛，主茎发育。叶几乎全部茎生，有时有1～2枚条形长达10厘米的基生叶，茎生叶叶鞘长一般不及1厘米，通常全面被长刚毛，但也有相当一部分植株仅口部一侧密生长刚毛而别处无毛；叶片禾叶状或披针形，顶端钝或渐尖，两面无毛或疏生刚毛，长 2.5 ～ 10 厘米，宽 5 ～ 10 毫米。蝎尾状聚伞花序数个，排成顶生圆锥花序，或仅单个；总苞片下部的叶状，但较小，上部的很小，长不及 1 厘米。聚伞花序有数朵密集排列的花，具纤细而长达 4 厘米的总梗；苞片早落；花梗细而挺直，长 3 ～ 5 毫米；萼片草质，卵状椭圆形，浅舟状，长约 3 毫米；花瓣紫色，长约 3 毫米。蒴果卵圆状三棱形，长 3 ～ 4 毫米。种子黄棕色，有深窝孔，或同时有浅窝孔和以胚盖为中心呈辐射状排列的白色瘤突。花果期 6—10 月。

【生境分布】生于潮湿的草丛、荒地及林中。我市各地有分布。

【采收加工】夏、秋季采收，洗净，鲜用或晒干。

【功能主治】清肺止咳，凉血止血。用于肺热咳嗽，咯血，扁桃体炎，咽喉炎，急性肠炎；外用治疮疖红肿。

【用法用量】煎服：15 ～ 30 克。外用：鲜全草捣烂外敷患处。

## （4）水竹叶　*Murdannia triquetra* (Wall.) Bruckn.

【药名别名】鸡舌草。

【药用部位】为水竹叶属植物水竹叶的全草。

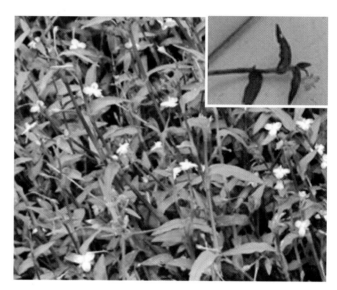

【植物形态】一年生草本，高 10 ～ 30 厘米。茎圆柱形，下部伏卧而分枝，无毛或一侧有细茸毛，匍匐茎节上生根。叶互生，无柄；叶片狭长披针形或线状披针形，长 4 ～ 7 厘米，宽 4 ～ 8 毫米，先端钝尖，基部呈鞘状，长 5 ～ 10 毫米，边缘疏生白毛，叶脉平行。花顶生或腋生，有花 1 ～ 5 朵；花梗长 1.5 ～ 3 厘米，通常有 1 条形的苞片；萼片 3，草质，长 4 ～ 6 毫米，绿色；花瓣 3，淡红色，卵形，比萼片略长；雄蕊及退化雄蕊各 3，花丝基部有毛，花药长椭圆形；子房上位，2 ～ 3 室。蒴果长约 8 毫米，果梗上部呈三棱形。2 室，每室有种子 2 至数颗，扁平，排成 1 ～ 2 列。花期 9—10 月。

【生境分布】生于阴湿处或水边、稻田中。我市各地有分布。

【采收加工】夏、秋季采收，洗净，鲜用或晒干。

【功能主治】清热解毒，利尿。用于发热，咽喉肿痛，肺热喘咳，咯血，热淋，热痢，痈疖疔肿，蛇虫咬伤。

【用法用量】煎服：9 ～ 15 克（鲜品 30 ～ 60 克）。外用：适量，捣烂外敷患处。

## （5）紫鸭跖草　*Setcreasea purpurea* Boom.

【药名别名】紫竹梅。

【药用部位】为紫竹梅属植物紫鸭跖草的全草。

【植物形态】多年生披散草本，高 20 ～ 50 厘米。茎多分枝，带肉质，紫红色，下部匍匐状，节上常生须根，上部近于直立。叶互生，披针形，长 6 ～ 13 厘米，宽 6 ～ 10 毫米，先端渐尖，全缘，基部抱茎而成鞘，鞘口有白色长毛，上面暗绿色，边缘绿紫色，下面紫红色。花密生在二叉状的花序柄上，下具线状披针形苞片，长约 7 厘米；萼片 3，绿色，卵圆形，宿存；花瓣 3，桃红色或蓝紫色，广卵形；雄蕊 6，

2 枚发育, 3 枚退化, 另有 1 枚花丝短而纤细, 无花药; 雌蕊 1, 子房卵形, 3 室, 花柱丝状而长, 柱头头状。蒴果椭圆形, 有 3 条隆起棱线。种子呈三棱状半圆形, 深棕色。花期夏、秋季。

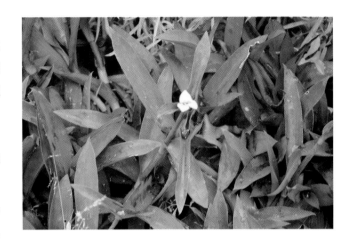

【生境分布】我市各地作花卉栽培。

【采收加工】夏、秋季采收, 洗净, 鲜用或晒干。

【功能主治】解毒, 散结, 利尿, 活血。主治痈疮肿毒, 瘰疬结核, 毒蛇咬伤, 淋证, 跌打损伤。

【用法用量】煎服: 9 ~ 15 克（鲜品 30 ~ 60 克）。外用: 适量, 捣烂外敷或煎水洗。

## （6）无毛紫露草 *Tradescantia virginiana* L.

【药名别名】紫露草、紫鸭跖草。

【药用部位】为紫露草属植物无毛紫露草的全草。

【植物形态】一年生草本, 高 20 ~ 50 厘米。茎稍肉质, 多分枝, 紫红色, 下部匍匐状, 节上生根, 上部近直立。叶互生, 无柄; 叶状披针形或条形, 长 6 ~ 13 厘米, 宽 6 ~ 10 毫米, 先端渐尖, 基部抱茎, 鞘口有白色长毛, 全缘, 上面暗绿色, 下面紫红色。聚伞花序顶生或腋生, 具花梗; 苞片线状披针形, 长约 7 毫米; 萼片 3, 绿色, 卵圆形, 宿存; 花瓣 3, 花蓝紫色, 广卵形; 雄蕊 6, 2 枚发育, 3 枚退化, 另有 1 枚花丝

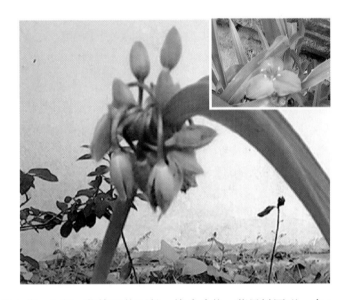

短而纤细, 无花药; 发育雄蕊花丝有毛; 子房上位, 3 室, 花柱丝状而长, 柱头头状。蒴果椭圆形, 有 3 条棱线。种子小, 三棱状半圆形, 淡棕色。花期 6—9 月。

【生境分布】我市城区有栽培。

【采收加工】夏、秋季采收, 洗净, 鲜用或晒干。

【功能主治】解毒, 散结, 利尿, 活血。用于痈疮肿毒, 瘰疬结核, 毒蛇咬伤, 淋证, 跌打损伤。

【用法用量】内服: 煎汤, 9 ~ 15 克（鲜品 30 ~ 60 克）。外用: 适量, 捣烂外敷; 或煎水洗。

# 184. 雨久花科 Pontederiaceae

## 鸭舌草 *Monochoria vaginalis* (Burm. f.) Presl

【药名别名】水玉簪、筒稞草。

【药用部位】为雨久花属植物鸭舌草的全草。

【植物形态】水生草本，根状茎极短，具柔软须根。茎直立或斜上，高 12 ～ 35 厘米，全株光滑无毛。叶基生和茎生；叶片形状和大小变化较大，由心状宽卵形、长卵形至披针形，长 2 ～ 7 厘米，宽 0.8 ～ 5 厘米，顶端短凸尖或渐尖，基部圆形或浅心形，全缘，具弧状脉；叶柄长 10 ～ 20 厘米，基部扩大成开裂的鞘，鞘长 2 ～ 4 厘米，顶端有舌状体，长 7 ～ 10 毫米。

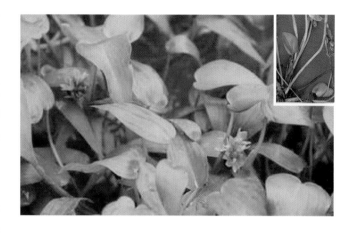

总状花序从叶柄中部抽出，该处叶柄扩大成鞘状；花序梗短，长 1 ～ 1.5 厘米，基部有 1 披针形苞片；花序在花期直立，果期下弯；花通常 3 ～ 5 朵（稀有 10 余朵），蓝色；花被片卵状披针形或长圆形，长 10 ～ 15 毫米；花梗长不及 1 厘米；雄蕊 6 枚，其中 1 枚较大；花药长圆形；花丝丝状。蒴果卵形至长圆形，长约 1 厘米。种子多数，椭圆形，长约 1 毫米，灰褐色，具 8 ～ 12 纵条纹。花期 8—9 月，果期 9—10 月。

【生境分布】生于湿地、河沟、池塘及水田中。我市各地有分布。

【采收加工】夏、秋季采收，洗净，鲜用或晒干。

【功能主治】清热，凉血，利尿，解毒。用于感冒高热，肺热咳喘，百日咳，咯血，吐血，崩漏，尿血，热淋，痢疾，肠炎，肠痈，丹毒，疮肿，咽喉肿痛，牙龈肿痛，风火赤眼，毒蛇咬伤，毒菇中毒。

【用法用量】内服：煎汤，15 ～ 30 克（鲜品 30 ～ 60 克）；或捣汁。外用：适量，捣烂外敷患处。

# 185. 灯心草科 Juncaceae

## （1）小灯心草 *Juncus bufonius* L.

【药名别名】野灯草。

【药用部位】为灯心草属植物小灯心草的全草。

【植物形态】多年生草本，高 4 ～ 20 厘米，有多数细弱、浅褐色须根。茎丛生，细弱，直立或斜升，有时稍下弯，基部常红褐色。叶基生和茎生，茎生叶常 1 枚；叶片线形，扁平，长 1 ～ 13 厘米，宽约 1 毫米，顶端尖；叶鞘具膜质边缘，无叶耳。花序呈二歧聚伞状，或排列成圆锥状，生于茎顶，占整个植株的 1/4 ～ 4/5，花序分枝细弱而微弯；

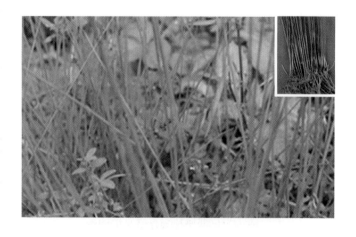

叶状总苞片长 1 ～ 9 厘米，常短于花序；花排列疏松，很少密集，具花梗和小苞片；小苞片 2 ～ 3 枚，三角状卵形，膜质，长 1.3 ～ 2.5 毫米，宽 1.2 ～ 2.2 毫米；花被片披针形，外轮者长 3.2 ～ 6 毫米，宽 1 ～ 1.8

毫米，背部中间绿色，边缘宽膜质，白色，顶端锐尖，内轮者稍短，几乎全为膜质，顶端稍尖；雄蕊6枚，长为花被的1/3～1/2；花药长圆形，淡黄色；花丝丝状；雌蕊具短花柱；柱头3，外向弯曲，长0.5～0.8毫米。蒴果三棱状椭圆形，黄褐色，长3～4（5）毫米，顶端稍钝，3室。种子椭圆形，两端细尖，黄褐色，有纵纹，长0.4～0.6毫米。花常闭花受精。花期5—7月，果期6—9月。

【生境分布】生于海拔160～3200米的湿草地、河边等处。我市各地有分布。

【采收加工】秋季采收，洗净，晒干。

【功能主治】清热，通淋，利尿，止血。

【用法用量】尚未查到本品的用量资料，但可参照"栗花灯心草"，煎服（全草）3～9克。

## （2）灯心草 *Juncus effusus* L.

【药名别名】灯草。

【药用部位】为灯心草属植物灯心草的茎髓及根。

【植物形态】多年生草本，高35～100厘米。根茎横走，具多数须根。茎圆筒状，直径1～2毫米，外具明显条纹，淡绿色。无茎生叶，基部具鞘状叶，长者呈淡赤褐色，短者呈褐色或黑褐色，有光泽。复聚伞花序，假侧生，由多数小花密聚成簇；花淡绿色，具短柄；花被6，2轮，裂片披针形，长2～2.5毫米，背面被柔毛，边缘膜质，纵

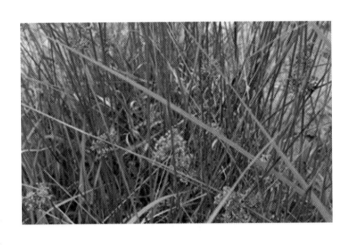

脉2条；雄蕊3，较花被短；子房3室，花柱不明显，柱头3枚。蒴果卵状三棱形或椭圆形，长约2毫米，先端钝，淡黄褐色。种子多数，斜卵形。花期5—6月，果期7—8月。

【生境分布】生于湿地、沟边或沼泽边缘。我市各地都有分布。

【采收加工】灯心草：秋季采收，割取茎部晒干，将茎皮纵向剖开，去皮取髓，晒干。灯心草根：夏、秋季采挖，除去茎部，洗净，晒干。

【功能主治】灯心草：清心火，利小便；用于心烦失眠，尿少涩痛，口舌生疮。灯心草根：利水通淋，清心安神；主治淋证，小便不利，湿热黄疸，心悸不安。

【用法用量】灯心草：煎服，1～3克。灯心草根：煎服，15～30克。

## 186. 百部科 Stemonaceae

### 直立百部 *Stemona sessilifolia* (Miq.) Miq

【药名别名】百部、百部根。

【药用部位】为百部属植物直立百部的根。

【植物形态】多年生草本，块根纺锤状，粗约1厘米。茎直立，高30～60厘米，不分枝，具细纵棱。叶薄草质，通常每3～4枚轮生，很少为5或2枚的，卵状椭圆形或卵状披针形，长3.5～6厘米，宽1.5～4

厘米，顶端短尖或锐尖，基部楔形，具短柄或近无柄。花单朵腋生，通常出自茎下部鳞片腋内；鳞片披针形，长约 8 毫米；花柄向外平展，长约 1 厘米，中上部具关节；花向上斜升或直立；花被片长 1 ～ 1.5 厘米，宽 2 ～ 3 毫米，淡绿色；雄蕊紫红色；花丝短；花药长约 3.5 毫米，其顶端的附属物与药等长或稍短，药隔伸延物约为花药长的 2 倍；子房三角状卵形。蒴果有种子数粒。花期 3—5 月，果期 6—7 月。

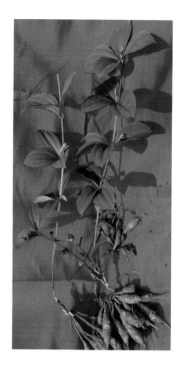

【生境分布】生于山坡灌丛中或草地。我市各地有分布。

【采收加工】冬、春季采挖，除去杂质，洗净，在沸水中略煮，取出晒干或烘干，也可鲜用。

【功能主治】润肺下气，止咳，杀虫。用于新久咳嗽，肺痨咳嗽，百日咳；外用治头虱，体虱，蛲虫病，阴痒。蜜炙百部：润肺止咳，用于阴虚劳嗽。

【用法用量】煎服：3 ～ 9 克。外用：适量，水煎洗或酒浸外搽。

# 187. 百合科 Liliaceae

## （1）粉条儿菜 *Aletris spicata* (Thunb.) Franch.

【药名别名】肺筋草、小肺筋草。

【药用部位】为粉条儿菜属植物粉条儿菜的全草。

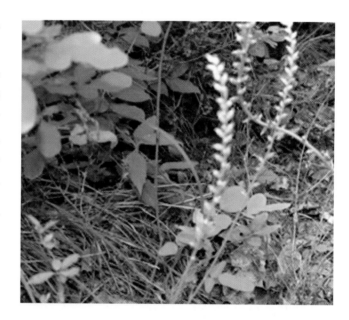

【植物形态】多年生草本，根茎短，丛生纤维状须根。根毛局部膨大，膨大部分长 3 ～ 6 毫米，宽 0.5 ～ 0.7 毫米，白色。叶簇生，纸质，条形，有时下弯，长 10 ～ 25 厘米，宽 3 ～ 4 毫米，先端渐尖。花葶高 40 ～ 70 厘米，有棱，密生柔毛，中下部有几枚长 1.5 ～ 6.5 厘米的苞片状叶；总状花序长 6 ～ 30 厘米，疏生多花；苞片 2 枚，窄条形，位于花梗的基部，长 5 ～ 8 毫米，短于花；花梗极短，有毛；花被黄绿色，上端粉红色，外面有柔毛，长 6 ～ 7 毫米，分裂部分占 1/3 ～ 1/2；裂片条状披针形，长 3 ～ 3.5 毫米，宽 0.8 ～ 1.2 毫米；雄蕊着生于花被裂片的基部，花丝短，花药椭圆形；子房卵形，花柱长 1.5 毫米。蒴果倒卵形或矩圆状倒卵形，有棱角，长 3 ～ 4 毫米，宽 2.5 ～ 3 毫米，密生柔毛。花期 4～5 月，果期 6—7 月。

【生境分布】生于低山地区阳光充足处。我市各地有分布。

【采收加工】5—6 月采收，洗净，鲜用或晒干。

【功能主治】清热，润肺止咳，活血调经，杀虫。用于咳嗽，咯血，百日咳，肺痈，乳痈，腮腺炎，经闭，缺乳，小儿疳积，蛔虫病，风火牙痛。

【用法用量】煎服：10～30克（鲜品60～120克）。外用：适量，捣烂外敷患处。

## （2）洋葱 *Allium cepa* L.

【药名别名】大头葱、球葱。

【药用部位】为葱属植物洋葱的鳞茎。

【植物形态】二年生草本植物，鳞茎球形、长球形或扁球形，粗大；鳞茎外皮红褐色、黄褐色至黄白色，纸质或薄革质。花葶粗壮，高可达1米，圆柱形，中空，在中部以下膨大，向上渐狭，下部具叶鞘。叶圆柱形，中空，中部以下最粗，向上渐狭。伞形花序球形，多花，密集；花梗为花被的数倍长；花被星状展开，绿白色；花被片6，矩圆形或卵状矩圆形；花丝比花被片长，约1/5合生并与花被贴生，内轮的基部极扩大，两侧各具1齿，外轮的锥形。一般认为红皮的较好。花期6—7月。

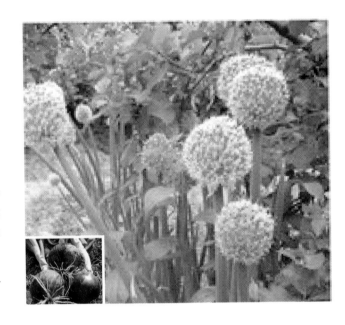

【生境分布】我市各地有栽培。

【采收加工】6月采收。加工方法略。

【功能主治】健胃理气，解毒杀虫，降血脂。用于食少腹胀，创伤性溃疡，滴虫性阴道炎，高血脂。

【用法用量】内服：生食或煮食，30～60克。外用：捣烂外敷或捣汁涂敷。

【附注】近有报道：洋葱有一定的防癌抗癌、开胃消食、降血糖、降血压及抗衰老作用。

## （3）薤头 *Allium chinense* G. Don

【药名别名】野葱、薤。

【药用部位】为葱属植物薤头的鳞茎或叶。

【植物形态】鳞茎数枚聚生，狭卵状，粗（0.5）1～1.5（2）厘米；鳞茎外皮白色或带红色，膜质，不破裂。叶2～5枚，具3～5棱的圆柱状，中空，近与花葶等长，粗1～3毫米。花葶侧生，圆柱状，高20～40厘米，下部被叶鞘；总苞2裂，比伞形花序短；伞形花序近半球状，较松散；小花梗近等长，比花被片长1～4倍，基部具小苞片；花淡紫色至暗紫色；花被片宽椭圆形至近圆形，顶端钝圆，长4～6毫米，宽3～4毫米，

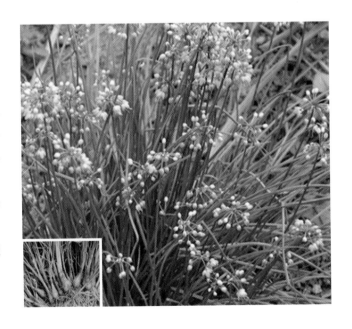

内轮的稍长；花丝等长，约为花被片长的 1.5 倍，仅基部合生并与花被片贴生，内轮的基部扩大，扩大部分每侧各具 1 齿，外轮的无齿，锥形；子房倒卵球状，腹缝线基部具有帘的凹陷蜜穴；花柱伸出花被外。花果期 10—11 月。

【生境分布】本品的标本采自我市平堵山小河堤上，是栽培逸为野生还是野生的不详。

【采收加工】鳞茎：5—6 月采挖，除去杂质，洗净，鲜用或略蒸，晒干或炕干。叶：使用时采集，多为鲜用。

【功能主治】鳞茎：通阳散结，行气导滞；用于胸痹疼痛，痰饮咳喘，泄泻。叶：治疗痢疾。

【用法用量】鳞茎：煎服，5 ～ 9 克。叶：适量，煮食。

【附注】其鳞茎为《中国药典》所收载的薤白的来源之一。

## （4）葱白 *Allium fistulosum* L.

【药名别名】葱头、葱。

【药用部位】为葱属植物葱的鳞茎或全草。

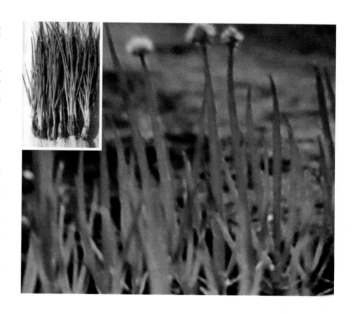

【植物形态】多年生草本，高可达 50 厘米。通常簇生，全体具辛臭味，折断后有辛味之黏液。须根丛生，白色。鳞茎圆柱形，先端稍肥大，鳞叶成层，白色，上具白色纵纹。叶基生，圆柱形，中空，长约 45 厘米，直径 1.5 ～ 2 厘米，先端尖，绿色，具纵纹；叶鞘浅绿色。花茎自叶丛抽出，通常单一，中央部膨大，中空，绿色，亦有纵纹；伞形花序圆球状；总苞膜质，卵形或卵状披针形；花被 6，披针形，白色，外轮 3 枚较短小，内轮 3 枚较大，花被片中央有一条纵脉；雄蕊 6，花丝伸出，花药黄色，"丁"字形着生；子房 3 室。蒴果三棱形。种子黑色，三角状半圆形。花期 7—9 月，果期 8—10 月。

【生境分布】我市各地都有栽培。

【采收加工】夏、秋季采挖，除去须根、叶及外膜，鲜用。

【功能主治】发表，通阳，解毒，杀虫。主治感冒风寒，阴寒腹痛，二便不通，痢疾，疮痈肿痛，虫积腹痛。

【用法用量】内服：煎汤，9 ～ 15 克或酒煎；煮食，每次可用鲜品 15 ～ 30 克。外用：适量，捣烂外敷，炒熨，煎水洗，以蜂蜜或醋调敷。

【附注】①葱的全草功用同葱白。②各种葱均不宜与蜂蜜同食。

## （5）细香葱 *Allium ascalonicum* L.

【药名别名】四季葱、火葱。

【药用部位】为葱属植物细香葱的全草。

【植物形态】多年生草本，簇生。根坚韧，鳞茎不明显，外包皮膜。叶基生，线状，中空而细，长15～60厘米。花葶自叶丛抽出，与叶等长或稍短于叶；头状花序顶生，花多数，粉红色至紫色；花被6，裂片长尖；雄蕊6，花丝伸出；雌蕊1，子房3室。花期6月。栽培条件下不抽葶开花，用鳞茎分株繁殖，但在野生条件下是能够开花结实的。

【生境分布】我市各地普遍作蔬菜栽培。

【采收加工】四季均可采收，鲜用。

【功能主治】解表，通阳，解毒。治感冒风寒，阴寒腹痛，小便不通，痈疽肿毒，跌打肿痛。

【用法用量】煎服：5～10克。外用：适量，捣烂外敷或炒熨。

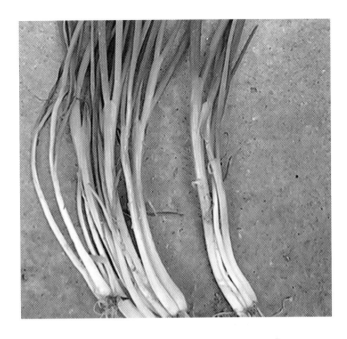

## （6）薤白 *Allium macrostemon* Bunge

【药名别名】小蒜、小根蒜。

【药用部位】为葱属植物薤白的鳞茎。

【植物形态】鳞茎近球状，粗0.7～1.5（2）厘米，基部常具小鳞茎（因其易脱落故在标本上不常见）；鳞茎外皮带黑色，纸质或膜质，不破裂，但在标本上多因脱落而仅存白色的内皮。叶3～5枚，半圆柱状，或因背部纵棱发达而为三棱状半圆柱形，中空，上面具沟槽，比花葶短。花葶圆柱状，高30～70厘米，1/4～1/3被叶鞘；总苞2裂，比花序短；伞形花序半球状至球状，具

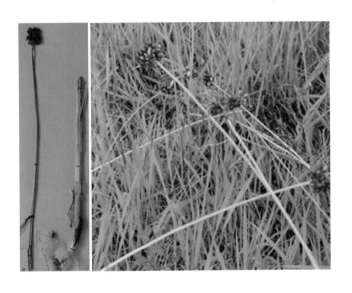

多而密集的花，或间具珠芽或有时全为珠芽；小花梗近等长，比花被片长3～5倍，基部具小苞片；珠芽暗紫色，基部亦具小苞片；花淡紫色或淡红色；花被片矩圆状卵形至矩圆状披针形，长4～5.5毫米，宽1.2～2毫米，内轮的常较狭；花丝等长，比花被片稍长直到比其长1/3，在基部合生并与花被片贴生，分离部分的基部呈狭三角形扩大，向上收狭成锥形，内轮的基部约为外轮基部宽的1.5倍；子房近球状，腹缝线基部具有帘的凹陷蜜穴；花柱伸出花被外。花果期5—7月。

【生境分布】生于沟边、路旁、田地边阴湿处。我市各地有分布。

【采收加工】夏、秋季采挖，洗净，除去须根，蒸透或置沸水中烫透，晒干。

【功能主治】通阳散结，行气导滞。用于胸痹疼痛，痰饮咳喘，泄泻。

【用法用量】内服：煎汤，5～10克（鲜品30～60克）；或入丸、散。外用：适量，捣烂外敷。

## （7）大蒜 *Allium sativum* L.

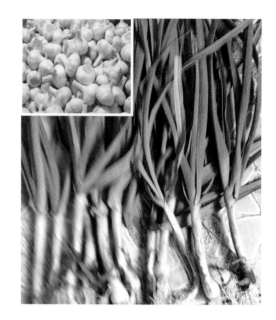

【药名别名】蒜、大蒜瓣。

【药用部位】为葱属植物大蒜的鳞茎。

【植物形态】一至二年生草本，具强烈蒜臭气。鳞茎大型，具6～10瓣，扁平，线状披针形，宽约2.5厘米，基部呈鞘状。花茎直立，高约60厘米。叶基生，实心喙，长7～10厘米；伞形花序，小而稠密，具苞片1～3枚，长8～10厘米，膜质，浅绿色；花小型，花间多杂以淡红色珠芽，长4毫米，或完全无珠芽；花柄细，长于花；花被6，粉红色，椭圆状披针形；雄蕊6，白色，花药突出；雌蕊1，花柱突出，白色，子房上位，长椭圆状卵形，先端凹入，3室。蒴果，1室开裂。种子黑色。花期为夏季。

【生境分布】我市各地广泛栽培。

【采收加工】6月叶枯时采挖，除去泥沙，鲜用或通风晾干，或烘烤至外皮干燥。

【功能主治】健胃，止痢，止咳，杀菌，驱虫。预防流行性感冒，流行性脑脊髓膜炎。治肺结核，百日咳，食欲不振，消化不良，细菌性痢疾，阿米巴痢疾，肠炎，蛲虫病，钩虫病；外用治滴虫性阴道炎，急性阑尾炎。

【用法用量】煎服：9～15克。外用：适量。

## （8）韭菜 *Allium tuberosum* Rottl. ex Spreng.

【药名别名】韭、韭菜子。

【药用部位】为葱属植物韭菜的种子及全草。

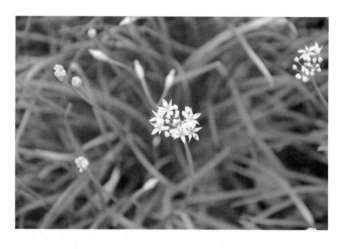

【植物形态】具倾斜的横生根状茎。鳞茎簇生，近圆柱状；鳞茎外皮暗黄色至黄褐色，破裂成纤维状，呈网状或近网状。叶条形，扁平，实心，比花葶短，宽1.5～8毫米，边缘平滑。花葶圆柱状，高25～60厘米，下部被叶鞘；总苞单侧开裂，宿存；伞形花序半球状或近球状，具多但较稀疏的花；小花梗近等长，比花被片长2～4倍，基部具小苞片，且数枚小花梗的基部又为1枚共同的苞片所包围；花白色；花被片常具绿色或黄绿色的中脉，内轮的矩圆状倒卵形，稀为矩圆状卵形，先端具短尖头或钝圆，长4～7（8）毫米，宽2.1～3.5毫米，外轮的常较窄，矩圆状卵形至矩圆状披针形，先端具短尖头，长4～7（8）毫米，宽1.8～3毫米；花丝等长，为花被片长度的2/3～4/5，基部合生并与花被片贴生，合生部分高0.5～1毫米，分离部分狭三角形，内轮的稍宽；子房倒圆锥状球形，具3圆棱，外壁具细的疣状突起。花果期7—9月。

【生境分布】为我市各地广泛栽培的蔬菜。

【采收加工】秋季果熟时采收，搓出种子，簸净果皮及杂质。全草鲜用，随时割取。

【功能主治】种子：补益肝肾，壮阳固精；用于肾虚阳痿，腰膝酸软，遗精，尿频，尿浊，带下清稀。全草：健胃，提神，止汗固涩；用于噎膈反胃，自汗盗汗；外用治跌打损伤，瘀血肿痛，外伤出血。

【用法用量】种子：煎服，3～9克，或入丸、散。全草：内服，捣汁饮，30～60克；或作菜食；外用适量，捣烂外敷。

## （9）库拉索芦荟 *Aloe barbadensis* Mill

【药名别名】芦荟、美国芦荟。

【药用部位】为芦荟属植物库拉索芦荟的叶汁干燥品或叶片。

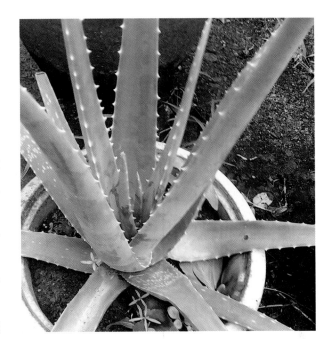

【植物形态】多年生草本，茎极短。叶簇生于茎顶，直立或近于直立，肥厚多汁；呈狭披针形，长15～36厘米，宽2～6厘米，先端长渐尖，基部宽阔，粉绿色，边缘有刺状小齿。花茎单生或稍分枝，高60～90厘米；总状花序疏散；花点垂，长约2.5厘米，黄色或有赤色斑点；花被管状，6裂，裂片稍外弯；雄蕊6，花药"丁"字形着生；雌蕊1，3室，每室有多数胚珠。蒴果，三角形，室背开裂。花期2—3月。

【生境分布】本品标本为城区市中药材公司郑才象老先生的栽培品。

【采收加工】全年可采。割取叶片，收集其流出的汁液，置锅内熬成稠膏，倾入容器，冷却凝固。

【功能主治】清肝热，通便。用于便秘，小儿疳积，惊风；外治湿癣。

【用法用量】内服：2～5克。外用：适量，研末敷患处。

【附注】①本品为《中国药典》收载品种。②本品具有泻下、治疗创伤、抗癌和抗菌作用。③现在广泛将其鲜叶用于美容。④其他用途同斑纹芦荟。

## （10）斑纹芦荟 *Aloe chinensis* Berger.

【药名别名】芦荟、中国芦荟。

【药用部位】为芦荟属植物斑纹芦荟的叶汁干燥物及叶。

【植物形态】多年生草本，根系段状，茎短或无茎。叶簇生，螺旋状排列，直立，肥厚；叶片狭披针形，长10～20厘米，宽1.5～2.5厘米，厚5～8毫米，先端渐尖，基部阔而抱茎，边缘有刺状小齿，下有斑纹。花茎单生或分枝，高60～90厘米；总状花序疏散；花梗长约2.5厘米；花黄色或有紫色斑点，具膜质苞片；花被筒状，6裂，裂片稍向外弯；雄蕊6，有时突出，花药2室，背部着生；子房上位，3室，花柱线形。蒴果三角形，长约8毫米。花期7—8月。

【生境分布】我市城区有少量栽培。

【采收加工】①芦荟药材（浸膏）：种植2～3年后即可收获，将中下部生长良好的叶片分批采收。将叶片洗净，横切成片，加入与叶片同等量的水，煎煮2～3小时，过滤，将滤液浓缩成黏稠状，倒入模型内烘干或暴晒干，即得芦荟膏。②叶：全年均可采，鲜用或晒干。

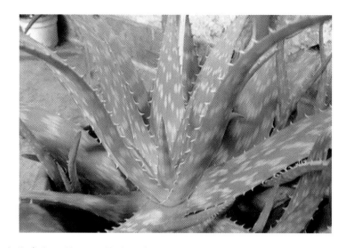

【功能主治】叶：泻火，解毒，化瘀，杀虫；用于目赤，便秘，白浊，尿血，小儿惊痫，疳积，烧烫伤，闭经，痔疮，疥疮，痈疖肿毒，跌打损伤。芦荟：清肝热，通便；用于便秘，小儿疳积，惊风，外治湿癣。

【用法用量】芦荟：内服2～5克；外用适量，研末外敷。叶：煎服3～9克；外用适量，捣烂外敷。

## （11）木立芦荟 *Aloe arborescens* Mill.

【药名别名】芦荟、龙爪菊、观赏芦荟。

【药用部位】为芦荟属植物木立芦荟的叶。

【植物形态】多年生肉质常绿的草本植物，茎短或明显。叶肉质，呈莲座状簇生或有时二列着生，先端锐尖，边缘常有硬齿或刺。高可达1～2米，茎上长侧芽。叶轮生，宽3～4厘米，长约30厘米，厚1～1.5厘米。花葶从叶丛中抽出，花多朵排成总状花序或伞形花序；花被圆筒状，有时稍弯曲；通常外轮3枚花被片合生至中部；雄蕊6，着生于基部；花丝较长，花药背着；花柱细长，柱头小。蒴果具多数种子。

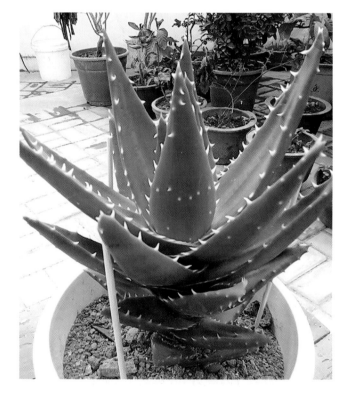

【生境分布】我市城区有盆栽。

【采收加工】种植2～3年后即可收获，叶片鲜用或将采收的鲜叶片切口向下直放于盛器中，取其流出的汁液，干燥即成。也可将叶片洗净，横切成片，加入与叶片等量的水，煎煮2～3小时，过滤，将滤液浓缩成黏稠状，倒入模型内烘干或暴晒干，即得芦荟膏。

【功能主治】具有健胃、清肠解毒、消除便秘、消除炎肿、抗菌、抗衰老等保健功能。主治创伤，失眠，胃肠紊乱，身体疼痛，便秘。

【用法用量】内服：一般鲜用，取汁服用。外用：鲜品捣烂外敷患处。

【附注】本品非《中国药典》收载的芦荟品种。据目前资料，其叶片可供食用并具有多个方面的医疗保健功能。

## （12）知母 *Anemarrhena asphodeloides* Bunge

【药名别名】毛知母、光知母。

【药用部位】为知母属植物知母的根茎。

【植物形态】根状茎粗 0.5～1.5 厘米，为残存的叶鞘所覆盖。叶长 15～60 厘米，宽 1.5～11 毫米，向先端渐尖而成近丝状，基部渐宽而成鞘状，具多条平行脉，没有明显的中脉。花葶比叶长得多；总状花序通常较长，可达 20～50 厘米；苞片小，卵形或卵圆形，先端长渐尖；花粉红色、淡紫色至白色；花被片条形，长 5～10 毫米，中央具 3 脉，宿存。蒴果狭椭圆形，长 8～13 毫米，宽 5～6 毫米，顶端有短喙。种子长 7～10 毫米。花期 5—8 月，果期 7—9 月。

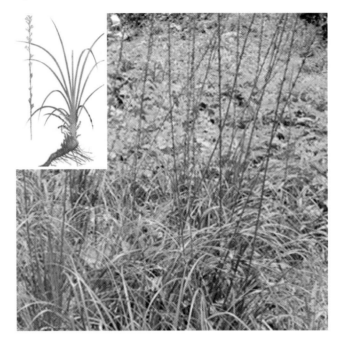

【生境分布】为我市平堵山汪茂华先生引进栽培。

【采收加工】春、秋季采挖，除去须根及泥沙，晒干，习称"毛知母"；或除去外皮，晒干。

【功能主治】清热泻火，生津润燥。用于外感热病，高热烦渴，肺热燥咳，骨蒸潮热，内热消渴，肠燥便秘。

【用法用量】内服：煎汤，6～12 克；或入丸、散。

【附注】脾胃虚寒、大便溏泄者忌服。

## （13）天门冬 *Asparagus cochinchinensis* (Lour.) Merr.

【药名别名】天冬。

【药用部位】为天门冬属植物天门冬的块根。

【植物形态】攀援植物，根在中部或近末端成纺锤状膨大，膨大部分长 3～5 厘米，粗 1～2 厘米。茎平滑，常弯曲或扭曲，长可达 1～2 米，分枝具棱或狭翅。叶状枝通常每 3 枚成簇，扁平或由于中脉龙骨状而略呈锐三棱形，稍镰刀状，长 0.5～8 厘米，宽 1～2 毫米；茎上的鳞片状叶基部延伸为长 2.5～3.5 毫米的硬刺，在分枝上的刺较短或不明显。花通常每 2 朵腋生，淡绿色；花梗长 2～6 毫米，关节一般位于中部，有时位置有变化。雄花：花被长 2.5～3 毫米，

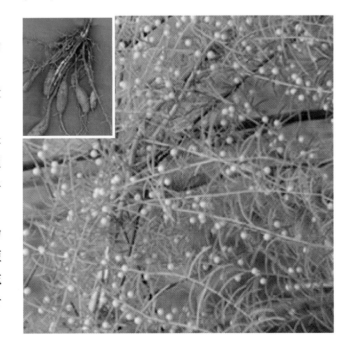

花丝不贴生于花被片上。雌花大小和雄花相似。浆果直径6～7毫米，熟时红色，有1颗种子。花期5—6月，果期8—10月。

【生境分布】生于海拔1750米以下的阴湿的山坡林边、灌丛中。我市各地都有分布。

【采收加工】秋、冬季采挖，洗净泥土，除去须根；按大小分开，入沸水中煮或蒸至外皮易剥落时为宜；捞出浸入清水中，趁热除去外皮，洗净，微火烘干或用硫黄熏后再烘干。

【功能主治】滋阴，润燥，清肺，降火。治阴虚发热，咳嗽吐血，肺痿，肺痈，咽喉肿痛，消渴，便秘。

【用法用量】内服：煎汤，6～12克；熬膏或入丸、散。

## （14）羊齿天门冬 *Asparagus filicinus* Buch. -Ham. ex D. Don

【药名别名】羊齿天冬、小天冬。

【药用部位】为天门冬属植物羊齿天门冬的块根。

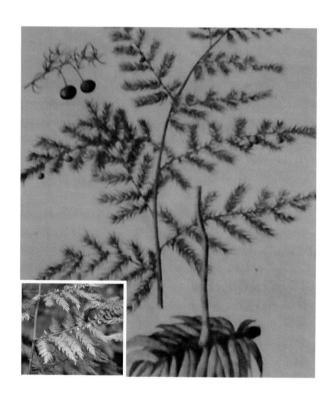

【植物形态】多年生草本，茎直立，高50～70厘米。根肉质，呈纺锤形，多条至数10条簇生，外皮黄褐色，肉质白色，多数形似麦冬而大，其长度不一，最长可达8厘米，粗5～9毫米，但形状大小、色泽常变化不一。根茎极短，其上生茎，近平滑，通常2分枝，无木质化硬刺。叶片极小，退化呈鳞片状；形似叶的绿色部分为叶状枝，常2～5成丛，扁平呈镰刀状，外观似羊齿植物，长3～15毫米，宽0.8～2毫米，先端渐尖，具中脉。花单性；雌雄异株，淡绿色，有时略带紫色，每1～2朵腋生；花梗纤细，长约20毫米，中部有关节；雄花，花被片6；雄蕊短于花被；花丝不贴生于花被片上。浆果近球形，下垂，干后变紫黑色，直径约6毫米；种子2～3颗。花期5—7月，果期6—8月。

【生境分布】生于灌丛下、山谷及沟底阴湿处。我市分布于龟山、福田河等地。

【采收加工】春、秋季采挖，除去茎，洗净，煮沸约30分钟，捞出，剥除外皮，晒干。

【功能主治】润肺止咳。用于肺结核久咳，肺脓疡，百日咳，咯痰带血，支气管哮喘。

【用法用量】煎服：6～15克。外用：适量，煎水洗或研末调敷。

## （15）石刁柏 *Asparagus officinalis* L.

【药名别名】芦笋、龙须菜。

【药用部位】为天门冬属植物石刁柏的块根。

【植物形态】直立草本，高可达1米，根粗2～3毫米。茎平滑，上部在后期常俯垂，分枝较柔弱。叶状枝每3～6枚成簇，近扁的圆柱形，略有钝棱，纤细，常稍弧曲，长5～30毫米，粗0.3～0.5毫米；鳞片状叶基部有刺状短距或近无距。花每1～4朵腋生，绿黄色；花梗长8～12（14）毫米，关节位于上部或近中部；雄花花被长 5 ～ 6 毫米，花丝中部以下贴生于花被片上；雌花较小，花被长约 3 毫米。浆果直径 7 ～ 8 毫米，熟时红色，有 2 ～ 3 颗种子。花期 5—6 月，果期 9～10 月。

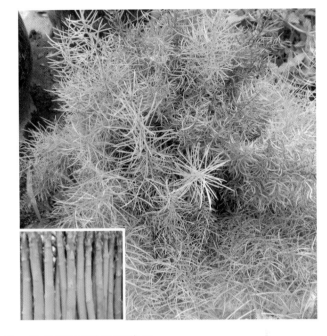

【生境分布】我市中馆驿镇等地有栽培。

【采收加工】春、秋季挖块根，洗净，开水烫后晒干。

【功能主治】润肺镇咳，祛痰杀虫。用于肺热咳嗽，杀蛔虫；外治皮肤疥癣及寄生虫。

【用法用量】内服：煎汤，15 ～ 30 克。

【附注】芦笋即石刁柏的嫩芽，为一种保健食品。其内含芦丁、维生素 C，能降低血压，软化血管，减少胆固醇吸收，可作为高血压、冠心病患者的食疗方剂，还具有较强的防癌、抗癌活性。芦笋中的组织蛋白能促使细胞正常生长，并对癌细胞有抑制作用。

## （16）文竹 *Asparagus setaceus* (Kunth) Jessop

【药名别名】蓬莱竹、小百部。

【药用部位】为天门冬属植物文竹的全草或块根。

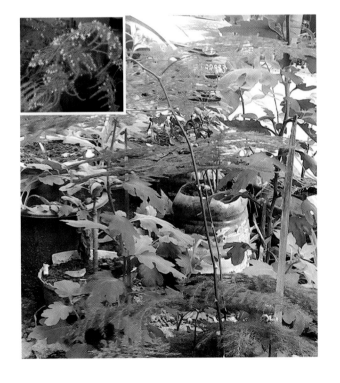

【植物形态】攀援植物，高可达几米。根稍肉质，细长。茎的分枝极多，分枝近平滑。叶状枝通常每 10 ～ 13 枚成簇，刚毛状，略具三棱，长 4 ～ 5 毫米；鳞片状叶基部稍具刺状距或距不明显。花通常每 1 ～ 3（4）朵腋生，白色，有短梗；花被片长约 7 毫米。浆果直径 6 ～ 7 毫米，熟时紫黑色，有 1 ～ 3 颗种子。花期 9—10 月，果期冬季至翌年春季。

【生境分布】我市见于城区的盆栽。

【采收加工】秋季割去蔓茎，挖出块根，去掉泥土，用水煮或蒸至皮裂，剥去外皮，切段，干燥。全株全年可采，鲜用或晒干。

【功能主治】润肺止咳，凉血通淋。主治阴虚肺燥，咳嗽，咯血，小便淋沥。

【用法用量】内服：煎汤，6 ～ 30 克。

【附注】验方：①治郁热咯血：文竹 15 ～ 24 克，酌冲开水和冰糖炖服；②治小便淋沥：文竹 30 克，酌加水煎，取半碗，日服两次。

## （17）大百合 *Cardiocrinum giganteum* (Wall.) Makino

【药名别名】百合莲、白瓦。

【药用部位】为大百合属植物大百合的鳞茎。

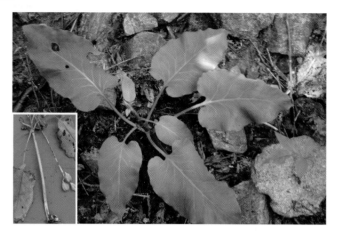

【植物形态】小鳞茎卵形，高3.5～4厘米，直径1.2～2厘米，干时淡褐色。茎直立，中空，高1～2米，直径2～3厘米，无毛。叶纸质，网状脉；基生叶卵状心形或近宽矩圆状心形，茎生叶卵状心形，下面的长15～20厘米，宽12～15厘米，叶柄长15～20厘米，向上渐小，靠近花序的几枚为船形。总状花序有花10～16朵，无苞片；花狭喇叭形，白色，里面具淡紫红色条纹；花被片条状倒披针形，长12～15厘米，宽1.5～2厘米；雄蕊长6.5～7.5厘米，长约为花被片的1/2；花丝向下渐扩大，扁平；花药长椭圆形，长约8毫米，宽约2毫米；子房圆柱形，长2.5～3厘米，宽4～5毫米；花柱长5～6厘米，柱头膨大，微3裂。蒴果近球形，长3.5～4厘米，宽3.5～4厘米，顶端有1小尖突，基部有粗短果柄，红褐色，具6钝棱和多数细横纹，3瓣裂。种子呈扁钝三角形，红棕色，长4～5毫米，宽2～3毫米，周围具淡红棕色半透明的膜质翅。花期6—7月，果期9—10月。

【生境分布】生于阴湿山谷、沟旁林中。我市分布于龟山、康王寨等地。

【采收加工】秋季采挖，洗净，晒干。

【功能主治】清热止咳，凉血消肿。用于肺结核咯血，痈疽疮毒。

【用法用量】煎汤：6～15克。外用：适量，捣烂外敷。

## （18）吊兰 *Chlorophytum comosum* (Thunb.) Baker

【药名别名】钓兰。

【药用部位】为吊兰属植物吊兰的全草。

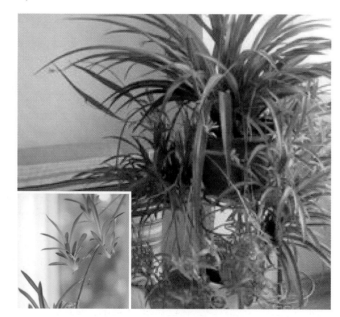

【植物形态】多年生草本，根茎短而肥厚，呈纺锤状。叶自根际丛生，多数；叶细长而尖，绿色或有黄色条纹，长10～30厘米，宽1～2厘米，向两端稍变狭。花葶比叶长，有时长达50厘米，常变为匍匐枝，近顶部有叶束或生幼小植株；花小，白色，常2～4朵簇生，排成疏散的总状花序或圆锥花序，花梗关节位于中部至上部；花被叶状，裂片6枚；雄蕊6；稍短于花被片，花药开裂后常卷曲；子房无柄，3室，花柱线形。蒴果三角状扁球形，每室具种子3～5颗。花期5月，果期 8 月。

【生境分布】我市各地都有栽培。

【采收加工】全年均可采收，洗净，鲜用。

【功能主治】化痰止咳，散瘀消肿，清热解毒。用于痰热咳嗽，跌打损伤，骨折，痈肿，痔疮，烧伤。

【用法用量】煎服：6～15 克（鲜品 15～30 克）。外用：适量，捣烂外敷或煎水洗。

## （19）长花龙血树 *Dracaena angustifolia* Roxb.

【药名别名】血竭、龙血树、狭叶龙血树。

【药用部位】为龙血树属植物长花龙血树的树脂。

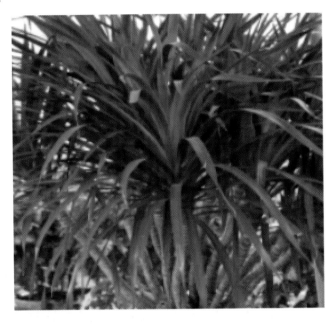

【植物形态】灌木状，高 1～3 米。茎不分枝或稍分枝，有疏的环状叶痕，皮灰色。叶生于茎上部或近顶端，彼此有一定距离，条状倒披针形，长 20～30（45）厘米，宽 1.5～3（5.5）厘米，中脉在中部以下明显，基部渐窄成柄状，有时有明显的柄，柄长 2～6 厘米。圆锥花序长 30～50 厘米，花序轴无毛；花每 2～3 朵簇生或单生，绿白色；花梗长 7～8 毫米，关节位于上部或近顶端；花被圆筒状，长 19～23 毫米；花被片下部合生成筒，筒长 7～8 毫米，裂片长 11～16 毫米；花丝丝状，花药长 2～3 毫米；花柱长为子房的 5～8 倍。浆果直径 8～12 毫米，橘黄色，具 1～2 颗种子。花期 3—5 月，果期 6—8 月。

【生境分布】我市城区各单位、宾馆、公园及龟山风景区等地有栽培。

【采收加工】秋季采集树干及果实的树脂，加工方法略。

【功能主治】活血定痛，化瘀止血，敛疮生肌；用于跌打损伤，心腹瘀痛，外伤出血，疮疡不敛。

【用法用量】内服：研末，1～2 克，或入丸剂。外用：适量，研末撒敷或入膏药用。

【附注】其历史来源较复杂，本品非《中国药典》收载血竭的正品棕榈科植物的树脂。

## （20）宝铎草 *Disporum sessile* D. Don

【药名别名】竹林霄、白龙须、淡竹花。

【药用部位】为万寿竹属植物宝铎草的根。

【植物形态】根状茎肉质，横出，长 3～10 厘米；根簇生，粗 2～4 毫米。茎直立，高 30～80 厘米，上部具叉状分枝。叶薄纸质至纸质，矩圆形、卵形、椭圆形至披针形，长 4～15 厘米，宽 1.5～5（9）厘米，下面色浅，脉上和边缘有乳头状突起，具横脉，先端骤尖或渐尖，基部圆形或宽楔形，有短柄或近无柄。花黄色、绿黄色或白色，1～3（5）朵着生于分枝顶端；花梗长 1～2 厘米，较平滑；花被片近直出，倒卵状披针形，长 2～3 厘米，上部宽 4～7 毫米，下部渐窄，内面有细毛，边缘有乳头状突起，基部具长 1～2 毫米的短距；雄蕊内藏，花丝长约 15 毫米，花药长 4～6 毫米；花柱长约 15 毫米，具 3 裂而外弯的柱头。

浆果椭圆形或球形，直径约1厘米，具3颗
种子。种子直径约5毫米，深棕色。花期3—
6月，果期6—11月。

【生境分布】生于海拔600～2500米
的林下或灌丛中。我市分布于龟山、黄土岗
等地。

【采收加工】夏、秋季采挖，洗净，鲜
用或晒干。

【功能主治】润肺止咳，健脾消食，舒
筋活络，清热解毒。用于肺热咳嗽，肺痨咯
血，食积胀满，风湿痹痛，腰腿痛，骨折，烧、烫伤。

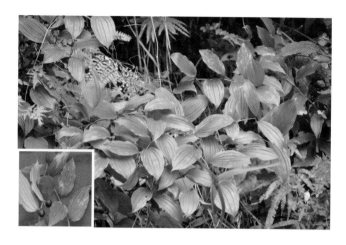

【用法用量】煎服：9～15克。外用：适量，鲜品捣烂外敷，或熬膏涂擦，或研粉调敷。

### （21）大别山贝母 *Fritillaria hupehensis* var. *dabieshanensis* M. P. Deng et K. Yao（暂定）

【药名别名】贝母。

【药用部位】为贝母属植物大别山贝母
的鳞茎。

【植物形态】多年生草本，株高20～
40厘米，鳞茎由2枚鳞片组成；直径1.5～2
厘米。叶对生，有时兼有互生；叶片短圆状
披针形，长3～17厘米，宽1～3厘米，先
端不卷曲或稍卷曲。花淡紫色，下面具1～2
枚苞片；花梗长1～2厘米；花被片长约4
厘米，宽约1～5厘米；近基部着药。花单
朵，柱头裂片较长，长约3.5毫米；蒴果长
约2厘米，宽约2.5厘米，棱上翅宽约5毫米。花果期4—6月。

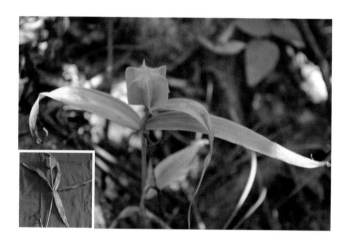

【生境分布】常生于较阴湿肥沃及比较疏松的林下山坡草丛中。我市分布于龟山、三河口镇、狮子峰
等地。

【采收加工】5月底至6月初地上部分枯萎时采挖，除去泥土及须根，洗净，干燥。

【功能主治】清热化痰，止咳散结。用于热痰咳嗽，痰核瘰疬，痈肿疮毒。

【用法用量】内服：煎汤，6～9克；或研末冲服。

【附注】本品为湖北贝母的变种，有关药用资料参照湖北贝母。

### （22）黄花菜 *Hemerocallis citrina* Baroni

【药名别名】黄花、金针菜。

【药用部位】为萱草属植物黄花菜的花蕾和根。

【植物形态】多年生草本，高30～65厘米。根簇生，肉质，根端膨大成纺锤形。叶基生，狭长带状，
下端重叠，向上渐平展，长40～60厘米，宽2～4厘米，全缘，中脉于叶下面凸出。花茎自叶腋抽出，

茎顶分枝开花,有花数朵,大,橙黄色,漏斗形,花被6裂。花葶一般稍长于叶,基部三棱形,上部多少圆柱形,有分枝;苞片披针形,下面的长可达3～10厘米,自下向上渐短,宽3～6毫米;花梗较短,通常长不到1厘米;花多朵,最多可达100朵以上;花被淡黄色;花被管长3～5厘米,花被裂片长7～12厘米,内三片宽2～3厘米。蒴果钝三棱状椭圆形,长3～5厘米。种子20多个,黑色,有棱。花果期5—9月。

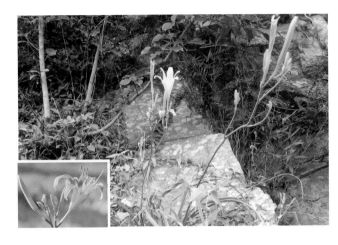

【生境分布】我市各地有栽培。野生标本采自黄土岗镇,其他乡镇亦有野生分布。

【采收加工】根:秋季采挖,洗净切片,晒干。花蕾:5—8月花将要开放时采收,蒸后晒干。

【功能主治】根:养血平肝,利尿消肿;治头晕,耳鸣,心悸,腰痛,吐血,衄血,大肠下血,水肿,淋证,咽痛,乳痈。花蕾:清热利湿,宽胸解郁,凉血解毒;用于小便短赤,黄疸,胸闷心烦,少寐,痔疮便血,疮痈。

【用法用量】根:煎服,9～15克,或炖肉;外用适量,捣烂外敷。花蕾:煎服,15～30克,或煮食。

## （23）萱草 *Hemerocallis fulva* (L.) L.

【药名别名】黄花草、金针根。

【药用部位】为萱草属植物萱草的根。

【植物形态】多年生草本,高30～90厘米。根茎极短,丛生多数肉质纤维根及膨大呈纺锤形的块根。叶基生,线形,长达60～100厘米,宽2.5～4厘米,先端渐尖,基部抱茎,全缘,主脉明显,在背面凸出。花茎圆柱状,自叶丛抽出,高出叶面;花6～10朵,集成伞房花序,两歧;苞片短卵状三角形,花梗长约2厘米;花大,橘红色或黄红色,无香味,长7～12厘米;花被下部管状,长约2.5厘米,上部钟状,6裂,裂片长椭圆形,排列为2轮,外轮3片,宽1.2～1.8厘米,内轮2片,宽约2.5厘米,边缘稍呈波状,脉纹分枝或接合;雄蕊6,突出花被外,花丝线状,花药多少"丁"字形;子房长圆形,3室。蒴果长圆形,长5～10厘米,具钝棱,成熟时开裂。种子有棱角,黑色,

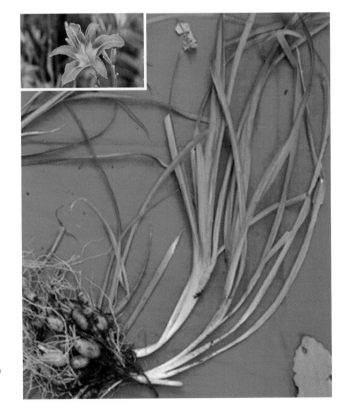

光亮。花期6—7月。

【生境分布】生于山坡、山谷沟边草丛中，也有栽培。我市各地都有分布。

【采收加工】秋季采挖，除去茎苗及细根，洗净泥土，晒干。

【功能主治】清热利湿，凉血止血，解毒消肿。用于黄疸，水肿，淋浊，带下，衄血，便血，崩漏，乳痈。

【用法用量】煎服：6～9克。外用：适量，捣烂敷患处。

## （24）玉簪 *Hosta plantaginea* (Lam.) Aschers.

【药名别名】白玉簪、白萼。

【药用部位】为玉簪属植物玉簪的全草、根及花。

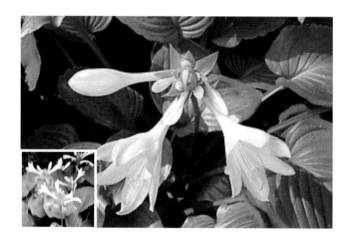

【植物形态】多年生草本，具粗根茎。叶根生；叶柄长20～40厘米；叶片卵形至心状卵形，长15～25厘米，宽9～15.5厘米。花葶于夏、秋两季从叶丛中抽出，具1枚膜质的苞片状叶，后者长4～6厘米，宽1.5～2厘米；总状花序，花梗长1.2～2厘米，基部具苞片，苞片长2～3厘米，宽1～1.2厘米；花白色，芳香，花被筒下部细小，长5～6厘米，直径2.5～3.5厘米，花被裂片6，长椭圆形，长3.5～4厘米，宽约1.2厘米；雄蕊下部与花被筒贴生，与花被等长，或稍伸出花被外；子房长约1.2厘米；花柱常伸出花被外。蒴果圆柱形，长6厘米，直径1厘米。花期7—8月，果期8—9月。

【生境分布】我市城区等地有栽培。

【采收加工】全草：四季可采，多为鲜用。花：含苞待放时采收，阴干。根：秋季采挖，鲜用或晒干。

【功能主治】根、叶：清热解毒，消肿止痛；外用治乳腺炎，中耳炎，颈淋巴结结核，疮疡肿毒，烧烫伤。全草：清热解毒，散结消肿；主治乳痈，痈肿疮疡，瘰疬，毒蛇咬伤。

【用法用量】根：鲜品适量，捣烂敷患处，或捣烂取汁滴耳中。全草及叶：煎服，鲜品15～30克；外用适量，捣烂外敷或捣汁涂。

【附注】花：治咽喉肿痛，小便不通，疮毒，烧伤。用法：煎服3～6克；外用适量，捣烂外敷。

## （25）紫玉簪 *Hosta ventricosa* (Salisb.) Stearn

【药名别名】紫萼、小玉簪花。

【药用部位】为玉簪属植物紫玉簪的根。

【植物形态】多年生草本，高达60～70厘米。叶基生；柄长14～42厘米，两边具翅；叶片卵形至卵圆形，长10～17厘米，宽6.5～7厘米，基部心形，具5～9对拱形平行的侧脉。花葶从叶丛中抽出，具1枚膜质的苞片状叶，后者长卵形，长1.3～4厘米（多数长2～2.5厘米）。总状花序，花梗长6～8毫米，基部具膜质卵形苞片，苞片长于花梗，稀稍短于花梗；花紫色或淡紫色；花被筒下部细，长1～1.5

厘米，上部膨大成钟形，与下部近于等长，直径2～3
厘米；花被裂片6，长椭圆形，长1.5～1.8厘米，宽8～9
毫米；雄蕊着生于花被筒基部，伸出花被筒外。蒴果圆
柱形，长2～4.5厘米，先端具细尖；种子黑色。花果期8—
9月。

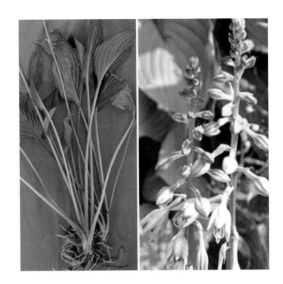

【生境分布】生于山坡林下沟边阴湿处。我市山区
丘陵有分布。

【采收加工】全年可采，除去杂质，洗净，鲜用或
晒干。

【功能主治】清热解毒，散瘀止痛，止血，下骨鲠。
主治咽喉肿痛，痈肿疮疡，跌打损伤，胃痛，牙痛，吐血，
崩漏，骨鲠。

【用法用量】煎服：9～15克，鲜品加倍。外用：适量，捣烂外敷患处。

## （26）百合　*Lilium brownii* var. *viridulum* Baker

【药名别名】野百合。

【药用部位】为百合属植物百合的鳞茎。

【植物形态】多年生草本，高60～100
厘米。鳞茎球状，白色，肉质，先端常开放
如荷花状，长3.5～5厘米，直径3～4厘米，
下面着生多数须根。茎直立，圆柱形，常有
褐紫色斑点。叶4～5列互生，无柄；叶片
线状披针形至长椭圆状披针形，长4.5～10
厘米，宽8～20毫米，先端渐尖，基部渐狭，
全缘或微波状，叶脉5条，平行。花大，单
生于茎顶，少有1朵以上者；花梗长达3～10
厘米；花被6片，乳白色或带淡棕色，倒
卵形；雄蕊6，花药线形，"丁"字形着生；

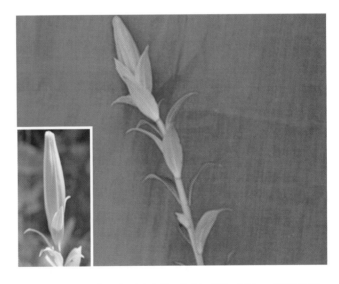

雌蕊1，子房圆柱形，3室，每室有多数胚珠，柱头膨大，盾状。蒴果长卵圆形，室间开裂，绿色；种子多数。
花期6—8月，果期9月。

【生境分布】生于土壤深肥的林边或草丛中。我市山区丘陵各地有分布。

【采收加工】秋季采挖，洗净，剥取鳞叶，置沸水中略烫，干燥。

【功能主治】养阴润肺，清心安神。用于阴虚久咳，痰中带血，虚烦惊悸，失眠多梦，精神恍惚。

【用法用量】煎服：9～30克，蒸食或煮粥食。

## （27）条叶百合　*Lilium callosum* Sieb. et Zucc.

【药名别名】百合、竹叶百合。

【药用部位】为百合属植物条叶百合的鳞茎。

【植物形态】鳞茎小，扁球形，高2厘米，直径1.5～2.5厘米；鳞片卵形或卵状披针形，长1.5～2厘米，宽6～12毫米，白色。茎高50～90厘米，无毛。叶散生，条形，长6～10厘米，宽3～5毫米，有3条脉，无毛，边缘有小乳头状突起。花单生或少有数朵排成总状花序；苞片1～2枚，长1～1.2厘米，顶端加厚；花梗长2～5厘米，弯曲；花下垂；花被片倒披针状匙形，长2～4厘米，宽4～6毫米，中部以上反卷，红色或淡红色，几无斑点，蜜腺两边有稀疏的小乳头状突起；

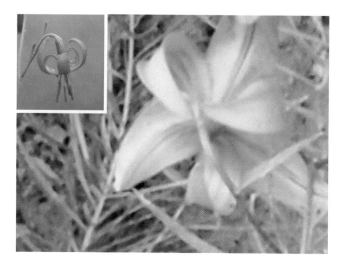

花丝长2～2.5厘米，无毛，花药长7毫米；子房圆柱形，长1～2厘米，宽1～2毫米；花柱短于子房，柱头膨大，3裂。蒴果狭矩圆形，长约2.5厘米，宽6～7毫米。花期7—8月，果期8—9月。

【生境分布】生于山坡或草丛中，海拔182～640米。我市黄土岗、福田河、龟山、三河口等乡镇有分布。

【采收加工】秋季采挖，洗净，剥取鳞叶，置沸水中略烫，干燥。

【功能主治】同百合。

【用法用量】同百合。

【附注】本品为野生种，第三次全国中药资源普查时已发现有分布。

## （28）渥丹 *Lilium concolor* Salisb.（暂定）

【药名别名】百合、小百合、有斑百合。

【药用部位】为百合属植物渥丹的鳞茎。

【植物形态】鳞茎卵球形，高2～3.5厘米，直径2～3.5厘米；鳞片卵形或卵状披针形，长2～2.5（3.5）厘米，宽1～1.5（3）厘米，白色，鳞茎上方茎上有根。茎高30～50厘米，少数近基部带紫色，有小乳头状突起。叶散生，条形，长3.5～7厘米，宽3～6毫米，脉3～7条，边缘有小乳头状突起，两面无毛。花1～5朵排成近伞形或总状花序；花梗长1.2～4.5厘米；花直立，星状开展，深红色，无斑点，有光泽；花被片矩圆状披针形，长2.2～4厘米，宽4～7毫米，蜜腺两边具乳头状突起；雄蕊向中心靠拢；花丝长1.8～2厘米，无毛，花药长矩圆形，长约7毫米；子房圆柱形，长1～1.2厘米，宽2.5～3毫米；花柱稍短于子房，

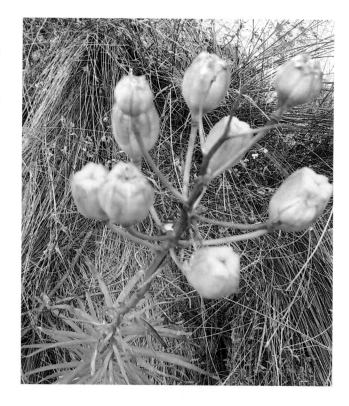

柱头稍膨大。蒴果矩圆形，长 3 ～ 3.5 厘米，宽 2 ～ 2.2 厘米。花期 6—7 月，果期 8—9 月。

【生境分布】生于山坡、丘陵草地或灌丛中。我市野生分布见于龟山。

【采收加工】秋季采挖，除去茎叶，洗净泥土，剥取鳞片，置沸水中略烫或蒸后，晒干或焙干。

【功能主治】润肺止咳，宁心安神。主治肺虚久咳，痰中带血，神经衰弱，惊悸，失眠。

【用法用量】内服：煎汤，6 ～ 15 克；或煮粥食。

## （29）卷丹　*Lilium lancifolium* Thunb.

【药名别名】百合、家百合。

【药用部位】为百合属植物卷丹的鳞茎。

【植物形态】鳞茎近宽球形，高约 3.5 厘米，直径 4 ～ 8 厘米；鳞片宽卵形，长 2.5 ～ 3 厘米，宽 1.4 ～ 2.5 厘米，白色。茎高 0.8 ～ 1.5 米，带紫色条纹，具白色绵毛。叶散生，矩圆状披针形或披针形，长 6.5 ～ 9 厘米，宽 1 ～ 1.8 厘米，两面近无毛，先端有白毛，边缘有乳头状突起，有 5 ～ 7 条脉，上部叶腋有珠芽。花 3 ～ 6 朵或更多；苞片叶状，卵状披针形，长 1.5 ～ 2 厘米，宽 2 ～ 5 毫米，先端钝，有白色绵毛；花梗长 6.5 ～ 9 厘米，紫色，有白色绵毛；花下垂，花被片披针形，反卷，橙红色，有紫黑色斑点；外轮花被片长 6 ～ 10 厘米，宽 1 ～ 2 厘米；内轮花被片稍宽，蜜腺两边有乳头状突起，尚有流苏状突起；雄蕊四面张开；花丝长 5 ～ 7 厘米，淡红色，无毛，花药矩圆形，长约 2 厘米；子房圆柱形，长 1.5 ～ 2 厘米，宽 2 ～ 3

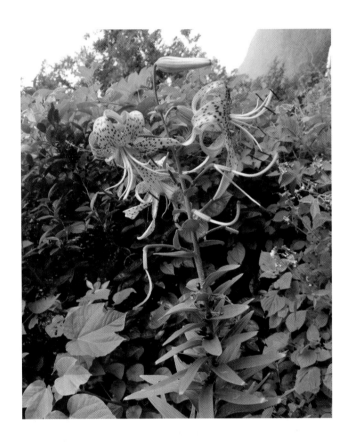

毫米；花柱长 4.5 ～ 6.5 厘米，柱头稍膨大，3 裂。蒴果狭长卵形，长 3 ～ 4 厘米。花期 7—8 月，果期 9—10 月。

【生境分布】生于土壤深肥的林边或草丛中。在我市野生种少见，主要是栽培种。

【采收加工】秋季采挖，洗净，剥取鳞叶，置沸水中略烫，干燥。

【功能主治】养阴润肺，清心安神。用于阴虚久咳，痰中带血，虚烦惊悸，失眠多梦，精神恍惚。

【用法用量】内服：煎汤，6 ～ 12 克；或入丸、散，亦可蒸食、煮粥食。

## （30）山麦冬　*Liriope spicata* (Thunb.) Lour.

【药名别名】麦冬、寸冬。

【药用部位】为山麦冬属植物山麦冬的块根。

【植物形态】多年生草本，植株有时丛生；根稍粗，长 1.5 ～ 3.5 厘米，直径 3 ～ 5 毫米，有时分枝多，近末端处常膨大成矩圆形、椭圆形或纺锤形的肉质小块根；根状茎短，木质，具地下走茎。叶长 25 ～ 60 厘米，宽 4 ～ 6（8）毫米，先端急尖或钝，基部常包以褐色的叶鞘，上面深绿色，背面粉绿色，具 5 条脉, 中脉比较明显, 边缘具细锯齿。
花葶通常长于或几等长于叶, 少数稍短于叶,
长 25 ～ 65 厘米; 总状花序长 6 ～ 15 (20)
厘米, 具多数花; 花通常 (2) 3 ～ 5 朵簇生
于苞片腋内; 苞片小, 披针形, 最下面的长
4 ～ 5 毫米, 干膜质; 花梗长约 4 毫米, 关
节位于中部以上或近顶端; 花被片矩圆形、
矩圆状披针形, 长 4 ～ 5 毫米, 先端钝圆,
淡紫色或淡蓝色; 花丝长约 2 毫米; 花药狭
矩圆形, 长约 2 毫米; 子房近球形, 花柱长

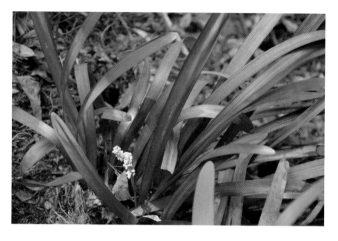

约 2 毫米, 稍弯, 柱头不明显。种子近球形, 直径约 5 毫米。花期 5—7 月, 果期 8—10 月。

【生境分布】生于山野间阴湿处、山谷林下及路旁。我市山区丘陵各地有分布。

【采收加工】立夏或清明前后采挖, 剪下块根, 洗净, 晒干。

【功能主治】养阴生津。主治阴虚肺燥, 咳嗽痰黏, 胃阴不足, 口燥咽干, 肠燥便秘。

【用法用量】煎服: 10 ～ 15 克。

## （31）沿阶草 *Ophiopogon bodinieri* Levl.

【药名别名】麦门冬、韭叶麦冬。

【药用部位】为沿阶草属植物沿阶草的
块根。

【植物形态】根纤细, 近末端处有时具
膨大成纺锤形的小块根; 地下走茎长, 直径
1 ～ 2 毫米, 节上具膜质的鞘; 茎很短。叶
基生成丛, 禾叶状, 长 20 ～ 40 厘米, 宽 2 ～ 4
毫米, 先端渐尖, 具 3 ～ 5 条脉, 边缘具细
锯齿。花葶较叶稍短或几等长, 总状花序长
1 ～ 7 厘米, 具几朵至十几朵花; 花常单生

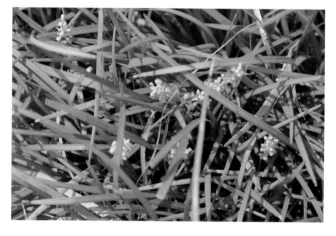

或 2 朵簇生于苞片腋内; 苞片条形或披针形, 少数呈针形, 稍带黄色, 半透明, 最下面的长约 7 毫米, 少
数更长些; 花梗长 5 ～ 8 毫米, 关节位于中部; 花被片卵状披针形、披针形或近矩圆形, 长 4 ～ 6 毫米,
内轮三片宽于外轮三片, 白色或稍带紫色; 花丝很短, 长不及 1 毫米; 花药狭披针形, 长约 2.5 毫米, 常
呈绿黄色; 花柱细, 长 4 ～ 5 毫米。种子近球形或椭圆形, 直径 5 ～ 6 毫米。花期 6—8 月, 果期 8—10 月。

【生境分布】生于海拔 600 ～ 3400 米的山坡、山谷潮湿处、沟边或林下。我市各地有分布。

【采收加工】立夏期间挖起后, 剪下块根, 洗净泥土, 暴晒 3 ～ 4 天, 堆通风处, 使其反潮, 蒸发水气,
约 3 日, 摊开再晒, 如此反复 2 ～ 3 次。晒干后, 除净须根杂质即可。

【功能主治】养阴润肺, 清心除烦, 益胃生津。主治肺燥干咳, 吐血, 咯血, 肺痿, 肺痈, 虚劳烦热,
消渴, 热病津伤, 咽干口燥, 便秘。

【用法用量】内服: 煎汤, 6 ～ 12 克; 或入丸, 散。

## （32）麦冬　*Ophiopogon japonicus* (L. f.) Ker-Gawl.

【药名别名】麦门冬。

【药用部位】为沿阶草属植物麦冬的块根。

【植物形态】根较粗，中间或近末端常
膨大成椭圆形或纺锤形的小块根；小块根长
1～1.5厘米，或更长些，宽5～10毫米，
淡褐黄色；地下走茎细长，直径1～2毫米，
节上具膜质的鞘。茎很短，叶基生成丛，禾
叶状，长10～50厘米，少数更长些，宽
1.5～3.5毫米，具3～7条脉，边缘具细锯
齿。花葶长6～15（27）厘米，通常比叶短
得多，总状花序长2～5厘米，或有时更长些，
具几朵至十几朵花；花单生或成对着生于苞
片腋内；苞片披针形，先端渐尖，最下面的
长可达7～8毫米；花梗长3～4毫米，关

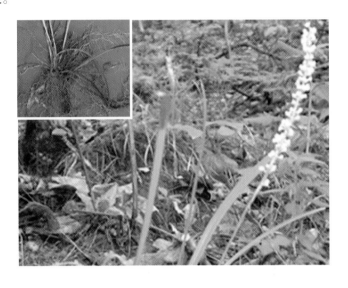

节位于中部以上或近中部；花被片常稍下垂而不展开，披针形，长约5毫米，白色或淡紫色；花药三角状
披针形，长2.5～3毫米；花柱长约4毫米，较粗，宽约1毫米，基部宽阔，向上渐狭。种子球形，直径7～8
毫米。花期5—8月，果期8—9月。

【生境分布】生于海拔2000米以下山坡林下或溪旁。我市各地有野生分布。

【采收加工】同沿阶草。

【功能主治】养阴润肺，清心除烦，益胃生津。主治肺燥干咳，吐血，咯血，肺痿，肺痈，虚劳烦热，
消渴，热病津伤，咽干口燥，便秘。

【用法用量】内服：煎汤，6～15克；或入丸、散、膏。外用：适量，研末调敷。

## （33）重楼　*Paris polyphylla* Sm.

【药名别名】七叶一枝花、白蚤休。

【药用部位】为重楼属植物重楼的根茎。

【植物形态】多年生草本，高50～100厘米。根状茎
粗壮，圆锥状或圆柱状，粗可达3厘米，具多数环状结节，
棕褐色，具多数须根。茎直立，圆柱形，不分枝，基部常
带紫色。叶7～10片，轮生于茎顶，长圆形、椭圆形或倒
卵状披针形，长7～15厘米，宽2.5～5厘米，先端急尖
或渐尖，基部圆形，稀楔形，全缘，无毛；叶柄长2～5
厘米，通常带紫色。花单生于茎顶，在轮生叶片上端；花
梗长5～16（30）厘米；外轮花被片（萼片）4～6，大型，
似叶状，椭圆状披针形或卵状披针形，绿色，长3.5～8厘米，
内轮花被片（花瓣）退化呈线状，先端常渐尖，等长或长

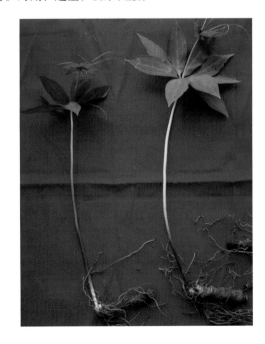

于萼片2倍；雄蕊8～12枚，花丝与花药近等长，药隔突出部分长0.5～1(2)毫米；子房圆锥状，有5～6棱；花柱粗短，4～6枚。蒴果近球形，紫色，3～6瓣裂。种子多数。花期7—8月，果期9—10月。

【生境分布】生于海拔700～1100米的山谷、阔叶林下阴湿处。我市小漆园有分布。

【采收加工】野生种夏、秋季采挖。栽培品3～5年秋末地上部分枯萎后采挖。洗净切片，晒干。

【功能主治】清热解毒，平喘止咳，熄风定惊。用于痈肿，疔疮，瘰疬，喉痹，慢性支气管炎，小儿惊风抽搐，蛇虫咬伤。

【用法用量】内服：3～9克，磨汁、捣汁或入散剂。外用：捣烂外敷或研末调涂。

## （34）七叶一枝花 *Paris polyphylla* var. *chinensis* (Franch.) Hara

【药名别名】华重楼、草河车。

【药用部位】为重楼属植物七叶一枝花的根茎。

【植物形态】多年生草本，高30～100厘米，茎直立。叶5～8片轮生于茎顶，叶片长圆状披针形、倒卵状披针形或倒披针形，长7～17厘米，宽2.5～5厘米。花梗从茎顶抽出，通常比叶长，顶生一花，萼片4～6，叶状，绿色，长3～7厘米；花被片细线形，黄色或黄绿色，宽1～1.5毫米，长为萼片的1/3至近等长；雄蕊8～10，花药长1.2～2厘米。蒴果球形，种子有红色肉质假种皮。花期5—7月，果期8—10月。

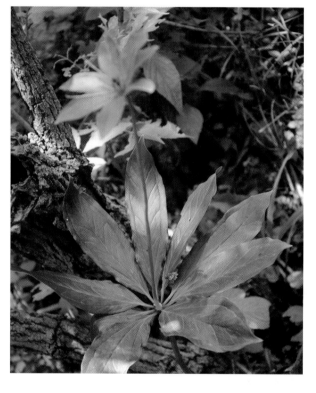

【生境分布】生于高山山坡、林下或溪边湿地。我市三河口、龟山等地有少量分布。

【采收加工】全年可采。挖取根茎，洗净，削去须根，晒干或烘干。

【功能主治】清热解毒，平喘止咳，熄风定惊。治痈肿，疔疮，瘰疬，喉痹，慢性支气管炎，小儿惊风抽搐，蛇虫咬伤。

【用法用量】内服：煎汤，3～9克；或入丸、散。外用：捣烂外敷或研末调涂。

【附注】由于其野生资源越来越少，平堵山地区已开始人工栽培。

## （35）卷叶黄精 *Polygonatum cirrhifolium* (Wall.) Royle

【药名别名】黄精、老虎姜、罗汉七。

【药用部位】为黄精属植物卷叶黄精的根茎。

【植物形态】根状茎肥厚，圆柱状，直径1～1.5厘米，或根状茎连珠状，结节直径1～2厘米。茎高30～90厘米。叶通常每3～6枚轮生，很少下部有少数散生的，细条形至条状披针形，少有矩圆状披针形，长4～9（12）厘米，宽2～8（15）毫米，先端拳卷或弯曲成钩状，边常外卷。花序轮生，通常具2花，总花梗长3～10毫米，花梗长3～8毫米，俯垂；苞片透明膜质，无脉，长1～2毫米，位于花梗上或基部，或苞片不存在；花被淡紫色，全长 8～11 毫米，花被筒中部稍缢狭，裂片长约 2 毫米；花丝长约 0.8 毫米，花药长 2～2.5 毫米；子房长约 2.5 毫米，花柱长约 2 毫米。浆果红色或紫红色，直径 8～9 毫米，具 4～9 颗种子。花期 5—7 月，果期 9—10 月。

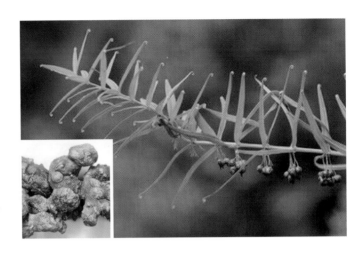

【生境分布】生于高山林中山坡或草地较肥湿处。我市 1979 年见福田河镇有分布，现发现狮子峰等地有野生分布。

【采收加工】春、秋两季挖取根茎。除去茎叶及须根，洗净，切片，晒干。

【功能主治】润肺养阴，健脾益气，祛痰止血，消肿解毒。用于虚痨咳嗽，头昏，食少，遗精，盗汗，崩漏带下，产后体亏，吐血，衄血，外伤出血，咽喉肿痛，疮肿，瘰疬。

【用法用量】内服：6～15 克，研末或浸酒。外用：捣烂敷患处。

## （36）多花黄精 *Polygonatum cyrtonema* Hua

【药名别名】黄精、姜形黄精。

【药用部位】为黄精属植物多花黄精的根茎。

【植物形态】根状茎肥厚，通常连珠状或结节成块，少有近圆柱形，直径 1～2 厘米。茎高 50～100 厘米，通常具 10～15 枚叶。叶互生，椭圆形、卵状披针形至矩圆状披针形，少有稍作镰状弯曲，长 10～18 厘米，宽 2～7 厘米，先端尖至渐尖。花序具（1）2～7（14）花，伞形，总花梗长 1～4（6）厘米，花梗长 0.5～1.5（3）厘米；苞片微小，位于花梗中部以下，或不存在；花被黄绿色，全长 18～25 毫米，裂片长约 3 毫米；花丝长 3～4 毫米，两侧扁或稍扁，具乳头状突起至具短绵毛，顶端稍膨大乃至具囊状突起，花药长 3.5～4 毫米；子

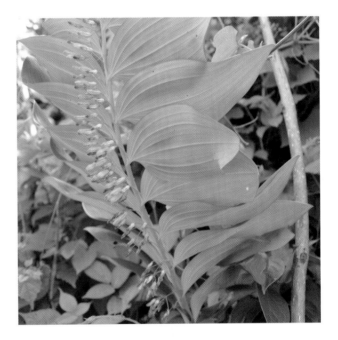

房长 3～6 毫米，花柱长 12～15 毫米。浆果黑色，直径约 1 厘米，具 3～9 颗种子。花期 5—6 月，果期 8—10 月。

【生境分布】生于海拔 500～2100 米林中、灌丛或山坡阴处。我市山区各地有分布。

【采收加工】秋季挖起，去掉茎秆，洗净泥沙，除去须根和烂疤，蒸到透心后，晒或烘干。

【功能主治】补中益气，润心肺，强筋骨。用于虚损寒热，肺痨咯血，病后体虚食少，筋骨软弱，风

湿疼痛，风癞癣疾。

【用法用量】内服：煎汤，9 ～ 15 克（鲜品 30 ～ 60 克）；熬膏或入丸、散。外用：煎水洗。

### （37）长梗黄精　*Polygonatum filipes* Merr.

【药名别名】竹根七、黄精。

【药用部位】为黄精属植物长梗黄精的根茎。

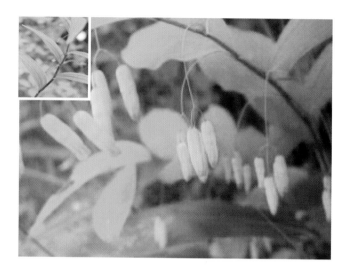

【植物形态】根状茎连珠状或有时"节间"稍长，直径 1 ～ 1.5 厘米。茎高 30 ～ 70 厘米。叶互生，矩圆状披针形至椭圆形，先端尖至渐尖，长 6 ～ 12 厘米，下面脉上有短毛。花序具 2 ～ 7 花，总花梗细丝状，长 3 ～ 8 厘米，花梗长 0.5 ～ 1.5 厘米；花被淡黄绿色，全长 15 ～ 20 毫米，裂片长约 4 毫米，筒内花丝贴生部分稍具短绵毛；花丝长约 4 毫米，具短绵毛，花药长 2.5 ～ 3 毫米；子房长约 4 毫米，花柱长 10 ～ 14 毫米。浆果直径约 8 毫米，具 2 ～ 5 颗种子。花期 5—6 月，果期 8—10 月。

【生境分布】生于海拔 200 ～ 600 米的林下灌丛或草丛中。我市山区丘陵有分布。

【采收加工】春、秋季采挖，除去须根，洗净，置沸水中略烫或蒸至透心，干燥。

【功能主治】用于阴虚劳嗽，肺燥咳嗽，脾虚乏力，食少口干，消渴，肾亏腰膝酸软，阳痿遗精，耳鸣目暗，须发早白，风癞癣疾。

【用法用量】内服：煎汤，10 ～ 15 克（鲜品 30 ～ 60 克）；或入丸、散，熬膏。外用：适量，煎汤洗；或熬膏涂，或浸酒搽。

【附注】本品标本原采自狮子峰。

### （38）玉竹　*Polygonatum odoratum* (Mill.) Druce

【药名别名】萎蕤、玉参。

【药用部位】为黄精属植物玉竹的根茎。

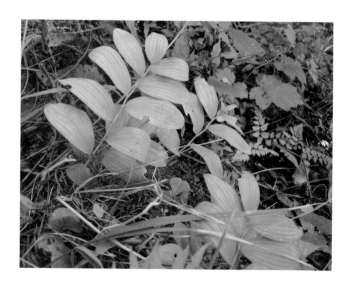

【植物形态】根状茎圆柱形，直径 5 ～ 14 毫米。茎高 20 ～ 50 厘米，具 7 ～ 12 叶。叶互生，椭圆形至卵状矩圆形，长 5 ～ 12 厘米，宽 3 ～ 16 厘米，先端尖，下面带灰白色，下面脉上平滑至呈乳头状粗糙。花序具 1 ～ 4 花（在栽培情况下，可多至 8 朵），总花梗（单花时为花梗）长 1 ～ 1.5 厘米，无苞片或有条状披针形苞片；花被黄绿色至白色，全长 13 ～ 20 毫米，花被筒较直，裂片长 3 ～ 4 毫米；花丝丝状，近平滑至具乳头状突起，花药长约 4 毫米；子房长 3 ～ 4 毫米，花柱长 10 ～ 14 毫米。浆果蓝黑色，直径 7 ～ 10 毫米，具 7 ～ 9 颗种子。花期 5—6 月，果期 7—9 月。

【生境分布】生于海拔 500 ～ 3000 米林中或山野阴坡。我市山区和部分丘陵地区有分布。

【采收加工】秋季采挖，除去须根，洗净，晒至柔软后，反复揉搓、晾晒至无硬心，晒干。

【功能主治】养阴润燥，生津止渴。用于肺胃阴伤，燥热咳嗽，咽干口渴，内热消渴。

【用法用量】内服：煎汤，6 ～ 9 克；熬膏或入丸、散。

【附注】本品标本采自龟山。

## （39）黄精 *Polygonatum sibiricum* Delar. ex Redoute

【药名别名】白芨黄精。

【药用部位】为黄精属植物黄精的根茎。

【植物形态】根状茎圆柱状，由于结节
膨大，因此"节间"一头粗，一头细，在粗
的一头有短分枝（《中药志》称这种根状茎
所制成的药材为鸡头黄精），直径 1 ～ 2 厘米。
茎高 50 ～ 90 厘米，或可达 1 米以上，有时
呈攀援状。叶轮生，每轮 4 ～ 6 枚，条状披
针形，长 8 ～ 15 厘米，宽（4）6 ～ 16 毫米，
先端拳卷或弯曲成钩。花序通常具 2 ～ 4 朵花，
似成伞形状，总花梗长 1 ～ 2 厘米，花梗长
（2.5）4 ～ 10 毫米，俯垂；苞片位于花梗基
部，膜质，钻形或条状披针形，长 3 ～ 5 毫米，

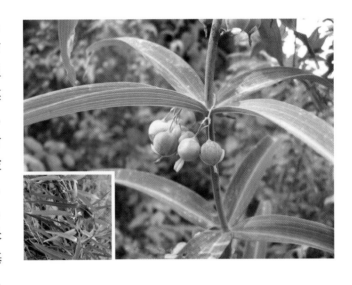

具 1 脉；花被乳白色至淡黄色，全长 9 ～ 12 毫米，花被筒中部稍缢缩，裂片长约 4 毫米；花丝长 0.5 ～ 1 毫米，花药长 2 ～ 3 毫米；子房长约 3 毫米，花柱长 5 ～ 7 毫米。浆果直径 7 ～ 10 毫米，黑色，具 4 ～ 7 颗种子。花期 5—6 月，果期 8—9 月。

【生境分布】生于海拔 800 ～ 2000 米林中、灌丛或山坡阴处。我市山区各地有分布。

【采收加工】春、秋季采挖，除去须根，洗净，置沸水中略烫或蒸至透心，干燥。

【功能主治】补气养阴，健脾，润肺，益肾。用于脾胃虚弱，体倦乏力，口干食少，肺虚燥咳，精血不足，内热消渴。

【用法用量】内服：煎汤，9 ～ 15 克（鲜品 30 ～ 60 克）；熬膏或入丸、散。外用：煎水洗。

## （40）轮叶黄精 *Polygonatum verticillatum* (L.) All.（暂定）

【药名别名】黄精、红果黄精。

【药用部位】为黄精属植物轮叶黄精的根茎。

【植物形态】根状茎的"节间"长 2 ～ 3 厘米，一头较粗，一头较细，有短分枝，每一节似呈菱角状，直径 7 ～ 15 毫米，稀根状茎为连珠状。茎高（20）40 ～ 80 厘米。叶大部分为 3 叶轮生，或间有少数对生或互生者，矩圆状披针形（长 6 ～ 10 厘米，宽 2 ～ 3 厘米）至条状披针形或条形（长达 10 厘米，宽

仅 5 毫米），顶端尖至渐尖。花序腋生，具 1 ～ 2（4）花，俯垂，总花梗长 1 ～ 2 厘米，花梗（成花序时）长 3 ～ 5 毫米；花被淡黄色或淡紫色，合生成筒状，全长 8 ～ 10 毫米，裂片 6，长 2 ～ 3 毫米；雄蕊 6，花丝极短，着生近花被筒中部；子房长约 3 毫米，具约等长的花柱。浆果直径 6 ～ 9 毫米，熟时红色。花期 5—6 月，果期 8—10 月。

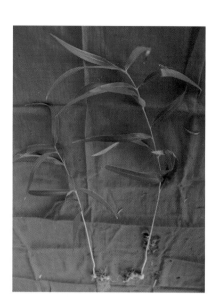

【生境分布】生于林下山坡较阴湿的草丛中。我市龟山茶园冲有少量分布。

【采收加工】参考湖北黄精。

【功能主治】参考湖北黄精。

【用法用量】参考湖北黄精。

【附注】因本品标本未见花果，故按轮叶黄精暂定。

## （41）湖北黄精 *Polygonatum zanlanscianense* Pamp.

【药名别名】黄精、鸡头参。

【药用部位】为黄精属植物湖北黄精的根茎。

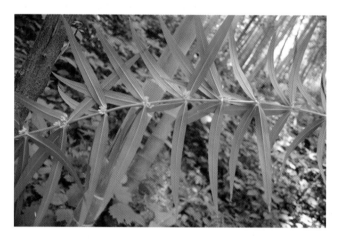

【植物形态】根状茎连珠状或姜块状，肥厚，直径 1 ～ 2.5 厘米。茎直立或上部多少有些攀援，高可达 1 米以上。叶轮生，每轮 3 ～ 6 枚，叶形变异较大，椭圆形、矩圆状披针形、披针形至条形，长（5）8 ～ 15 厘米，宽（4）13 ～ 28（35）毫米，先端拳卷至稍弯曲。花序具 2 ～ 6（11）花，近伞形，总花梗长 5 ～ 20（40）毫米，花梗长（2）4 ～ 7（10）毫米；苞片位于花梗基部，膜质或中间略带草质，具 1 脉，长（1）2 ～ 6 毫米；花被白色或淡黄绿色或淡紫色，全长 6 ～ 9 毫米，花被筒近喉部稍缢缩，裂片长约 1.5 毫米；花丝长 0.7 ～ 1 毫米，花药长 2 ～ 2.5 毫米；子房长约 2.5 毫米，花柱长 1.5 ～ 2 毫米。浆果直径 6 ～ 7 毫米，紫红色或黑色，具 2 ～ 4 颗种子。花期 6—7 月，果期 8—10 月。

【生境分布】生于海拔 800 ～ 2700 米林下或山坡阴湿处。我市山区乡镇有分布。

【采收加工】春、秋季采挖，除去须根，洗净，置沸水中略烫或蒸至透心，干燥。

【功能主治】补气养阴，健脾，润肺，益肾。

【用法用量】参考黄精。

## （42）万年青 *Rohdea japonica* (Thunb.) Roth

【药名别名】牛尾七。

【药用部位】为万年青属植物万年青的根茎或全草。

【植物形态】根状茎粗 1.5 ～ 2.5 厘米。叶 3 ～ 6 枚，厚纸质，矩圆形、披针形或倒披针形，长

15～50厘米，宽2.5～7厘米，先端急尖，基部稍狭、绿色，纵脉明显浮凸；鞘叶披针形，长5～12厘米。花葶短于叶，长2.5～4厘米；穗状花序长3～4厘米，宽1.2～1.7厘米；具几十朵密集的花；苞片卵形，膜质，短于花，长2.5～6毫米，宽2～4毫米；花被长4～5毫米，宽6毫米，淡黄色，裂片厚；花药卵形，长1.4～1.5毫米。浆果直径约8毫米，熟时红色。花期5—6月，果期9—11月。

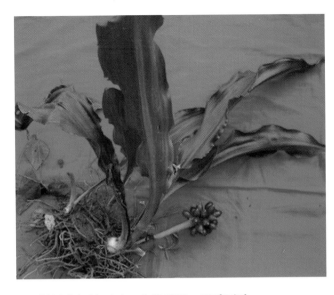

【生境分布】生于海拔750～1700米林中阴湿处或草地上。我市野生种分布于坳峰河（三河口镇），城区近年也有栽培。

【采收加工】秋季采挖根状茎，洗净，去须根，鲜用或切片晒干。全草鲜用，四季可采。

【功能主治】清热解毒，强心利尿。用于防治白喉，白喉引起的心肌炎，咽喉肿痛，狂犬咬伤，细菌性痢疾，风湿性心脏病心力衰竭；外用治跌打损伤，毒蛇咬伤，烧烫伤，乳腺炎，痈疖肿毒。

【用法用量】内服：煎汤，3～9克，鲜品可用至30克；或浸酒。外用：适量，鲜品捣敷；或捣汁涂。

【附注】①本品有毒，内服宜慎。②孕妇忌服。

## （43）绵枣儿　*Scilla scilloides* (Lindl.) Druce

【药名别名】石枣儿、地枣。

【药用部位】为绵枣儿属植物绵枣儿的鳞茎或全草。

【植物形态】鳞茎卵形或近球形，高2～5厘米，宽1～3厘米，鳞茎皮黑褐色。基生叶通常2～5枚，狭带状，长15～40厘米，宽2～9毫米，柔软。花葶通常比叶长；总状花序长2～20厘米，具多数花；花紫红色、粉红色至白色，小，直径4～5毫米，在花梗顶端脱落；花梗长5～12毫米，基部有1～2枚较小的、狭披针形苞片；花被片近椭圆形、倒卵形或狭椭圆形，长2.5～4毫米，宽约1.2毫米，基部稍合生而成盘状，先端钝而且增厚；雄蕊生于花被片基部，稍短于花被片；花丝近披针形，边缘和背面常多少具小乳突，基部稍合生，中部以上骤然变窄，变窄部分长约1毫米；子房长1.5～2毫米，基部有短柄，表面多少有小乳突，3室，

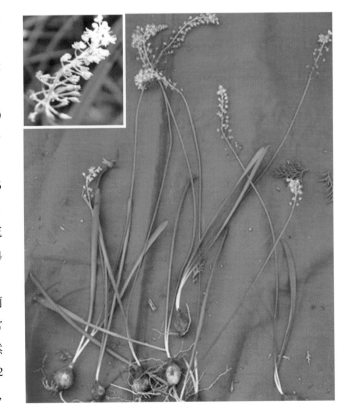

每室 1 个胚珠；花柱长为子房的 1/2 ～ 2/3。果近倒卵形，长 3 ～ 6 毫米，宽 2 ～ 4 毫米。种子 1 ～ 3 颗，黑色，矩圆状狭倒卵形，长 2.5 ～ 5 毫米。花果期 7—11 月。

【生境分布】生于山坡草地。我市各地有分布。

【采收加工】6—7 月采收，洗净，鲜用或晒干。

【功能主治】活血止痛，解毒消肿，强心利尿。用于跌打损伤，筋骨疼痛，疮痈肿痛，乳痈，心源性水肿。

【用法用量】煎服：3 ～ 9 克。外用：适量，捣烂外敷。

## （44）鹿药 *Smilacina japonica* A. Gray

【药名别名】盘龙七。

【药用部位】为鹿药属植物鹿药的根茎。

【植物形态】植株高 30 ～ 60 厘米，根状茎横走，粗 6 ～ 10 毫米，有时具膨大结节。茎中部以上或仅上部具粗伏毛，具 4 ～ 9 叶。叶纸质，卵状椭圆形、椭圆形或矩圆形，长 6 ～ 13 厘米，宽 3 ～ 7 厘米，先端近短渐尖，两面疏生粗毛或近无毛，具短柄。圆锥花序长 3 ～ 6 厘米，有毛，具 10 ～ 20 朵花；花单生，白色；花梗长 2 ～ 6 毫米；花被片分离或仅基部稍合生，矩圆形或矩圆状倒卵形，长约 3 毫米；雄蕊长 2 ～ 2.5 毫米，基部贴生于花被片上，花药小；花柱长 0.5 ～ 1 毫米，与子房近等长，柱头几不裂。浆果近球形，直径 5 ～ 6 毫米，熟时红色，具 1 ～ 2 颗种子。花期 5—6 月，果期 8—9 月。

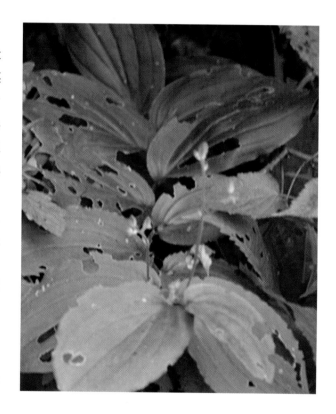

【生境分布】生于海拔 900 ～ 1950 米林中及山坡阴湿处。我市山区乡镇有分布，本标本采自护儿山。

【采收加工】春、秋季采挖，洗净，鲜用或晒干。

【功能主治】补气益肾，祛风除湿，活血调经。用于痨伤，阳痿，偏、正头痛，风湿疼痛，跌打损伤，乳痈，月经不调。

【用法用量】内服：煎汤，9 ～ 15 克；或浸酒。外用：捣烂外敷或加热熨患处。

## （45）托柄菝葜 *Smilax discotis* Warb.

【药名别名】土茯苓、金刚藤。

【药用部位】为菝葜属植物托柄菝葜的根状茎。

【植物形态】灌木，多少攀援。茎长 0.5 ～ 3 米，疏生刺或近无刺。叶纸质，通常近椭圆形，长 4 ～ 10（20）厘米，宽 2 ～ 5（10）厘米，基部心形，下面苍白色；叶柄长 3 ～ 5（15）毫米，脱落点位于近顶端，有时有卷须；鞘与叶柄等长或稍长，宽 3 ～ 5 毫米（一侧），近半圆形或卵形，多少呈贝壳状。伞形花序生于叶尚幼嫩的小枝上，通常具几朵花；总花梗长 1 ～ 4 厘米；花序托稍膨大，有时延长，具多枚小苞片；花绿黄色；雄花外花被片长约 4 毫米，宽约 1.8 毫米，内花被片宽约 1 毫米；雌花比雄花略小，具 3 枚退化雄蕊。浆果直径 6 ～ 8 毫米，熟时黑色，具粉霜。花期 4—5 月，果期 10 月。

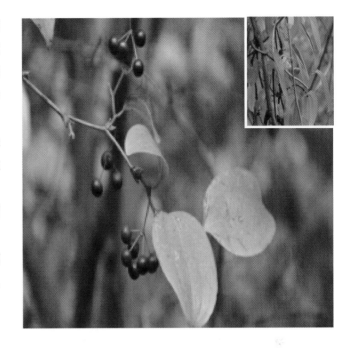

【生境分布】生于海拔 650 ～ 2100 米的林下、灌丛中或山坡阴处。我市山区各地有分布。

【采收加工】四季可采，洗净切片，晒干。

【功能主治】祛风，清热，利湿，凉血止血。用于风湿热痹，足膝肿痛，血淋，崩漏。

【用法用量】煎服：30 克。

## （46）短梗菝葜　*Smilax scobinicaulis* C. H. Wright

【药名别名】铁丝威灵仙。

【药用部位】为菝葜属植物短梗菝葜的根茎。

【植物形态】落叶攀援灌木。茎和枝条通常疏生刺或近无刺，较少密生刺，刺针状，长 4 ～ 5 毫米，稍黑色，茎上的刺有时较粗短。叶卵形或椭圆状卵形，干后有时变为黑褐色，长 4 ～ 12.5 厘米，宽 2.5 ～ 8 厘米，基部钝或浅心形；叶柄长 5 ～ 15 毫米。总花梗很短，一般不到叶柄长度的一半。雌花具 3 枚退化雄蕊。浆果直径 6 ～ 9 毫米。花期 5 月，果期 10 月。

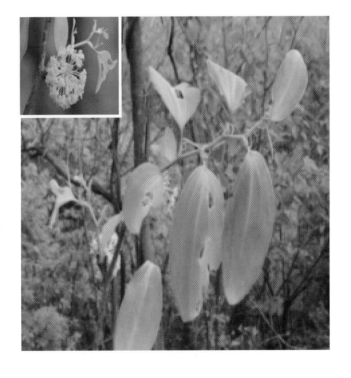

【生境分布】生于海拔 800 ～ 2000 米的林下、灌丛下或山坡阴处。我市山区各地有分布。

【采收加工】四季可采，挖取根茎，洗净切片，晒干。

【功能主治】具有抗菌、抗氧化、活血解毒、增强免疫、镇痛等多种功效。

【用法用量】煎服：15 ～ 30 克。

## （47）尖叶菝葜　*Smilax arisanensis* Hay.

【药名别名】铁菱角。

【药用部位】为菝葜属植物尖叶菝葜的根茎。

【植物形态】攀援灌木，具粗短的根状茎。茎长可达 10 米，无刺或具疏刺。叶纸质，矩圆形、矩圆状披针形或卵状披针形，长 7 ～ 12（15）厘米，宽 1.5 ～ 3.5（5）厘米，先端渐尖或长渐尖，基部圆形，干后常带古铜色；叶柄长 7 ～ 20 毫米，常扭曲，约占全长的 1/2，具狭鞘，一般有卷须，脱落点位于近顶端。伞形花序或生于叶腋，或生于披针

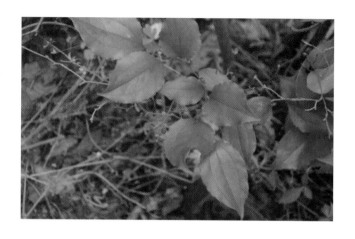

形苞片的腋部，前者总花梗基部常有一枚与叶柄相对的鳞片（先出叶），较少不具；总花梗纤细，比叶柄长 3 ～ 5 倍；花序托儿不膨大；花绿白色；雄花内、外花被片相似，长 2.5 ～ 3 毫米，宽约 1 毫米；雄蕊长约为花被片的 2/3；雌花比雄花小，花被片长约 1.5 毫米，内花被片较狭，具 3 枚退化雄蕊。浆果直径约 8 毫米，熟时紫黑色。花期 4—5 月，果期 10—11 月。

【生境分布】生于海拔 1500 米以下的林中、灌丛下或山谷溪边阴蔽处。我市山区有分布。

【采收加工】四季可采，挖取根茎，洗净，切片，晒干。

【功能主治】主治风湿关节痛。

【用法用量】煎服：9 ～ 15 克。

## （48）武当菝葜 *Smilax outanscianensis* Pamp.

【药名别名】菝葜。

【药用部位】为菝葜属植物武当菝葜的根茎。

【植物形态】攀援灌木，茎长 2 ～ 3 米，枝条具纵棱，疏生刺或近无刺。叶草质，干后膜质或薄纸质，椭圆形、卵形至矩圆形，长 4 ～ 10 厘米，宽 2 ～ 4.5 厘米，先端急尖或渐尖，基部近宽楔形，下面淡绿色；叶柄长 5 ～ 10 毫米，中部以下具宽 1 ～ 2 毫米的鞘（一侧），少数叶柄有卷须，脱落点位于近中部。伞形花序生于叶尚幼嫩的小枝上，

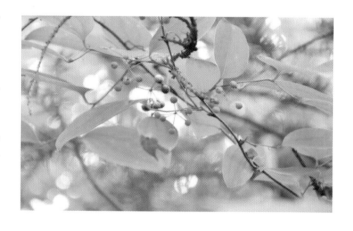

具几朵花；总花梗长 5 ～ 12 毫米，稍长于叶柄；花序托有时稍延长，具多数宿存小苞片；花绿黄色；雄花外花被片长约 7 毫米，宽约 2.7 毫米，内花被片宽约为外花被片的一半；雌花比雄花小，具 3 ～ 6 枚退化雄蕊。浆果直径 7 ～ 10 毫米，熟时紫黑色。花期 5 月，果期 9—10 月。

【生境分布】生于海拔 1000 ～ 2000 米的山坡林下或路边灌丛中。我市山区乡镇有分布。

【采收加工】挖取根茎，洗净切片、晒干。

【功能主治】祛风除湿。主治关节疼痛，肢体麻木。

【用法用量】煎服：15～30克。

## （49）长托菝葜　*Smilax ferox* Wall. ex Kunth

【药名别名】刺萆薢。

【药用部位】为菝葜属植物长托菝葜的根茎。

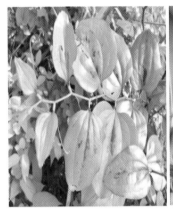
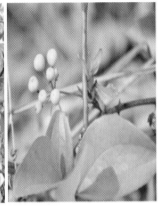

【植物形态】攀援灌木，茎长可达5米，枝条具纵条纹，疏生刺。叶厚革质至坚纸质，干后灰绿黄色或暗灰色，椭圆形、卵状椭圆形至矩圆形，变化较大，长3～16厘米，宽1.5～9厘米，下面通常苍白色，极罕近绿色，主脉一般3条，很少5条；叶柄长5～25毫米，占全长的1/2～3/4，具鞘，通常只有少数叶柄具卷须，少有例外，脱落点位于鞘上方。伞形花序生于叶尚幼嫩的小枝上，具几朵至10余朵花；总花梗长1～2.5厘米，偶尔有关节；花序托常延长而使花序多少呈总状，具多枚宿存小苞片；花黄绿色或白色；雄花外花被片长4～8毫米，宽2～3毫米，内花被片稍狭；雌花比雄花小，花被片长3～6毫米，具6枚退化雄蕊。浆果直径8～15毫米，熟时红色。花期3—4月，果期10—11月。

【生境分布】生于海拔900～3400米的林下、灌丛中或山坡阴蔽处。我市山区乡镇有分布。

【采收加工】秋、冬季及春季采挖，除去茎叶及须根，洗净，切片，晒干。

【功能主治】祛风湿，利小便，解疮毒。用于风湿痹痛，小便淋浊，疮疹瘙痒，臁疮。

【用法用量】煎服：9～15克。外用：适量，煎水洗。

## （50）小果菝葜　*Smilax davidiana* A. DC.

【药名别名】铁菱角。

【药用部位】为菝葜属植物小果菝葜的根茎。

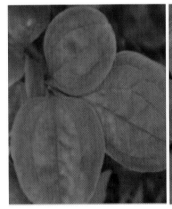
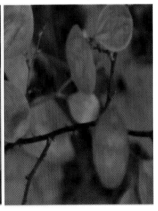

【植物形态】攀援灌木，具粗短的根状茎。茎长1～2米，少数可达4米，具疏刺。叶坚纸质，干后红褐色，通常椭圆形，长3～7（14）厘米，宽2～4.5（12）厘米，先端微凸或短渐尖，基部楔形，下面淡绿色；叶柄较短，一般长5～7毫米，占全长的1/2～2/3，具鞘，有细卷须，脱落点位于近卷须上方；鞘耳状，宽2～4毫米（一侧），明显比叶柄宽。伞形花序生于叶尚幼嫩的小枝上，具几朵至10余朵花，多少呈半球形；总花梗长5～14毫米；花序托膨大，近球形，较少稍延长，具宿存的小苞片；花绿黄色；雄花外花被片长3.5～4毫米，宽约2毫米，内花被片宽约1毫米；花药比花丝宽2～3倍；雌花比雄花小，具3枚退化雄蕊。浆果直径5～7

毫米，熟时暗红色。花期 3—4 月，果期 10—11 月。

【生境分布】生于海拔 800 米以下的林下、灌丛中。我市分布于狮子峰、龟山、五脑山、张家畈。

【采收加工】秋、冬季及春季采挖，除去茎叶及须根，洗净，切片，晒干。

【功能主治】主治风湿痹痛，肌肉麻木，淋证。

【用法用量】煎服：9 ～ 15 克。

## （51）土茯苓 *Smilax glabra* Roxb.

【药名别名】光叶菝葜、禹余粮、土苓。

【药用部位】为菝葜属植物光叶菝葜的根茎。

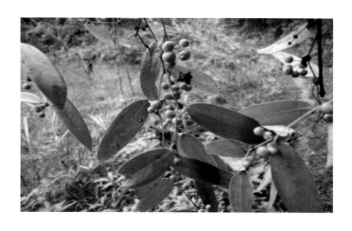

【植物形态】攀援灌木，长 1 ～ 4 毫米。茎光滑，无刺。根状茎粗厚、块状，常由匍匐茎相连接，粗 2 ～ 5 厘米。叶互生；叶柄长 5 ～ 15 毫米，占全长的 1/4 ～ 3/5，具狭鞘，常有纤细的卷须 2 条，脱落点位于近顶端；叶片薄革质，狭椭圆状披针形至狭卵状披针形，长 6 ～ 12 厘米，宽 1 ～ 4 厘米，先端渐尖，基部圆形或钝，下面通常淡绿色。伞形花序单生于叶腋，通常具 10 余朵花；雄花序总花梗长 2 ～ 5 毫米，通常明显短于叶柄，极少与叶柄近等长，在总花梗与叶柄之间有 1 芽；花序托膨大，连同多数宿存的小苞片多少呈莲座状，宽 2 ～ 5 毫米，花绿白色，六棱状球形，直径约 3 毫米；雄花外花被片近扁圆形，宽约 2 毫米，兜状，背面中央具纵槽，内花被片近圆形，宽约 1 毫米，边缘有不规则的齿；雄花靠合，与内花被片近等长，花丝极短；雌花序的总梗长约 1 厘米，雌花外形与雄花相似，但内花被片边缘无齿，具 3 枚退化雄蕊。浆果直径 6 ～ 8 毫米，熟时黑色，具粉霜。花期 5—11 月，果期 11 月至次年 4 月。

【生境分布】生于海拔 300 ～ 1000 米的密林下或山坡阴处草丛中。我市分布于狮子峰、龟山。

【采收加工】夏、秋季采挖，除去须根，洗净，干燥；或趁鲜切成薄片，干燥。

【功能主治】除湿，解毒，通利关节。用于湿热淋浊，带下，痈肿，瘰疬，疥癣，梅毒及汞中毒所致的肢体拘挛，筋骨疼痛。

【用法用量】内服：煎汤，10 ～ 60 克。外用：适量，研末调敷。

【附注】本品为药用土茯苓正品。

## （52）防己叶菝葜 *Smilax menispermoidea* A. DC.

【药名别名】白菝葜。

【药用部位】为菝葜属植物防己叶菝葜的根茎。

【植物形态】攀援灌木，茎长 0.5 ～ 3 米，枝条无刺。叶纸质，卵形或宽卵形，长 2 ～ 6（10）厘米，宽 2 ～ 5（7）厘米，先端急尖并具尖凸，基部浅心形至近圆形，下面苍白色；叶柄长 5 ～ 12 毫米，占全长的 2/3 ～ 3/4，具狭鞘，通常有卷须，脱落点位于近顶端。伞形花序具几朵至 10 余朵花；总花梗纤细，比叶柄长 2 ～ 4 倍；花序托稍膨大，有宿存小苞片；花紫红色；雄花外花被片长约 2.5 毫米，宽约 1.1 毫米，内花被片稍狭；雄蕊较短，长 0.6～1 毫米；花丝合生成短柱，雌花稍小或和雄花近等大，具 6 枚退化雄蕊，其中 1～3 枚具不育花药。浆果直径 7～10 毫米，熟时紫黑色。花期 5—6 月，果期 10—11 月。

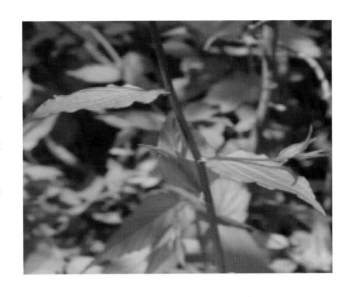

【生境分布】生于海拔 1500～2500 米的山坡林下或灌丛中。我市山区乡镇有分布。

【采收加工】秋、冬季及春季采挖，除去茎叶及须根，洗净，切片，晒干。

【功能主治】清热利湿，解毒。

【用法用量】煎服：9～15 克。外用：适量，煎水洗。

## （53）菝葜 *Smilax china* L.

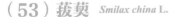

【药名别名】金刚藤、铁菱角。

【药用部位】为菝葜属植物菝葜的根茎或叶。

【植物形态】攀援灌木，根状茎粗厚，坚硬，为不规则的块状，粗 2～3 厘米。茎长 1～3 米，少数可达 5 米，疏生刺。叶薄革质或坚纸质，干后通常红褐色或近古铜色，圆形、卵形或其他形状，长 3～10 厘米，宽 1.5～6（10）厘米，下面通常淡绿色，较少苍白色；叶柄长 5～15 毫米，占全长的 1/2～2/3，具宽 0.5～1 毫米（一侧）的鞘，几乎都有卷须，少有例外，脱落点位于靠近卷须处。伞形花序生于叶尚幼嫩的小枝上，具十几朵或更多的花，常呈球形；总花梗长 1～2 厘米；花序托稍膨大，近球形，较少稍延长，具小苞片；花绿黄色，外花被片长 3.5～4.5 毫米，宽 1.5～2 毫米，内花被片

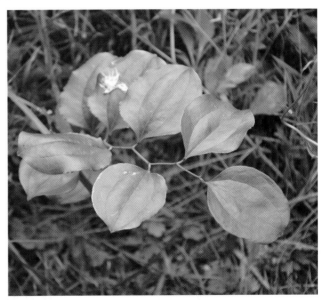

稍狭；雄花中花药比花丝稍宽，常弯曲；雌花与雄花大小相似，有 6 枚退化雄蕊。浆果直径 6～15 毫米，熟时红色，有粉霜。花期 2—5 月，果期 9—11 月。

【生境分布】生于海拔 2000 米以下的林下灌丛中、路旁、山坡。我市各地有分布。

【采收加工】全年可采，洗净，切片，晒干。

【功能主治】祛风利湿，解毒消肿。根状茎：治风湿关节痛，跌打损伤，胃肠炎，痢疾，消化不良，糖尿病，乳糜尿，带下，癌症。叶：外用治痈疖疔疮，烫伤。

【用法用量】根茎：煎服，30～60 克，叶：外用适量，研末，以油调外敷。

## （54）黑果菝葜 *Smilax glaucochina* Warb.

【药名别名】粉菝葜、金刚藤头、大包包刺蔸。

【药用部位】为菝葜属植物黑果菝葜的根茎或叶。

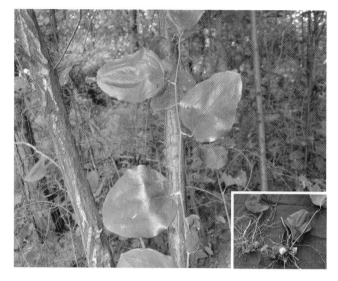

【植物形态】落叶藤状灌木，根茎块状，多横行，具膨大及坚硬的木质菱角状突起，先端具硬的细根，外表灰白色带淡黄色，剖面淡红色。茎坚硬，有倒生或平生坚硬的皮刺。叶互生，革质；叶片长椭圆形至狭长椭圆形，或卵圆形，长3.5～8厘米，宽1.8～4.5厘米，先端渐尖或钝尖，基部阔楔形，全缘，上面绿色，有光泽，下面粉白色，脉三出；叶柄长1～1.2厘米；基部具鞘，在鞘的顶端有2条卷须。伞形花序腋生；单性，异株；总花柄长1.5～2厘米，花柄长1～1.4厘米；雄花被片6，浅绿黄色，长椭圆形，雄蕊6；雌花长4毫米，具退化雄蕊6，子房上位，长椭圆形；柱头3，反卷。浆果球形，蓝黑色，直径约7毫米。花期4月，果期7—8月。

【生境分布】生于山坡林下或灌丛中。我市山区丘陵各地有分布。

【采收加工】根茎：全年均可采，洗净，切片，晒干。叶：春、夏季采收，鲜用。

【功能主治】祛风，清热，利湿，解毒。用于风湿痹证，腰腿疼痛，跌打损伤，小便淋涩，瘰疬，痈肿疮毒，臁疮。

【用法用量】内服：煎汤，15～30克；或浸酒。外用：适量，捣烂外敷。

## （55）牛尾菜 *Smilax riparia* A. DC.

【药名别名】大伸筋、草菝葜。

【药用部位】为菝葜属植物牛尾菜的根及根状茎。

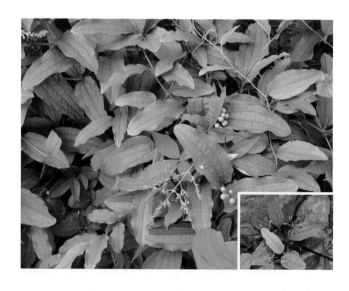

【植物形态】多年生草质藤本，茎长1～2米，中空，有少量髓，干后凹瘪并具槽。叶片较厚，形状变化较大，长7～15厘米，宽2.5～11厘米，下面绿色，无毛；叶柄长7～20毫米，通常在中部以下有卷须。伞形花序总花梗较纤细，长3～5（10）厘米；小苞片长1～2毫米，在花期一般不落；雌花比雄花略小，不具或具钻形退化雄蕊。浆果直径7～9毫米。花期6—7月，果期10月。

【生境分布】生于海拔1600米以下的林下、灌丛、山沟或山坡草丛中。我市山区乡镇有分布，本标本采自木子店镇。

【采收加工】夏、秋季采挖，洗净，晾干。

【功能主治】祛风湿，通经络，祛痰止咳。主治风湿痹证，劳伤腰痛，跌打损伤，咳嗽气喘。

【用法用量】内服：煎汤，9～15克，大剂量可用至30～60克；浸酒或炖肉。外用：适量，捣烂外敷患处。

## （56）肖菝葜 *Heterosmilax japonica* Kunth

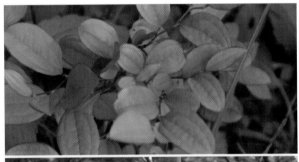

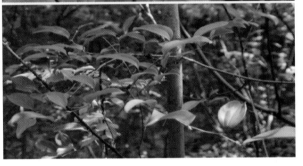

【药名别名】白萆薢、白土苓。

【药用部位】为肖菝葜属植物肖菝葜的根状茎。

【植物形态】攀援灌木，无毛；小枝有钝棱。叶纸质，卵形、卵状披针形或近心形，长6～20厘米，宽2.5～12厘米，先端渐尖或短渐尖，有短尖头，基部近心形，主脉5～7条，边缘2条到顶端与叶缘汇合，支脉网状，在两面明显；叶柄长1～3厘米，在下部1/4～1/3处有卷须和狭鞘。伞形花序有20～50朵花，生于叶腋或生于褐色的苞片内；总花梗扁，长1～3厘米；花序托球形，直径2～4毫米；花梗纤细，长2～7毫米。雄花：花被筒矩圆形，长3.5～4.5毫米，顶端有3枚钝齿；雄蕊3枚，长约为花被的2/3，花丝约一半合生成柱，花药长为花丝的1/2强。雌花：花被筒卵形，长2.5～3毫米，具3枚退化雄蕊，子房卵形，柱头3裂。浆果球形而稍扁，长5～10毫米，宽6～10毫米，熟时黑色。花期6—8月，果期7—11月。

【生境分布】生于海拔400～2600米的灌木林中、路边杂木林中、密林中。我市狮子峰、五脑山有分布。

【采收加工】春、秋季采挖，除去芦茎，洗净，切片，晒干。

【功能主治】清热利湿，解毒消肿。主治小便淋涩，白浊，带下，痈肿疮毒。

【用法用量】内服：煎汤，15～30克。

## （57）凤尾兰 *Yucca gloriosa* L.

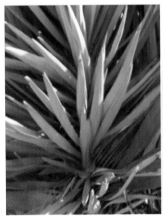
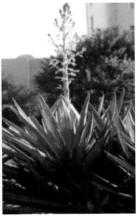

【药名别名】凤尾丝兰、厚叶丝兰、剑麻。

【药用部位】为丝兰属植物凤尾兰的花。

【植物形态】常绿木本植物，具短茎或高达5米的茎，常不分枝或分枝很少。叶坚硬，挺直，条状披针形，长40～80厘米或更长，宽4～6厘米，长渐尖，先端坚硬成刺状，边缘幼时具少数疏离的齿，老时全缘，稀具分离的细纤维。圆锥花序长1～1.5米，通常无毛；花下垂，白色至淡黄白色，先端常带紫红色；花被片6，卵状菱形，长4～5.5厘米，宽1.5～2厘米；柱头3裂。果实倒卵状长圆形。花期6—8月，果期9—11月。

【生境分布】我市城区、龟山风景区、三河口、福田河等地有栽培。

【采收加工】花开时采摘，鲜用或晒干。

【功能主治】止咳平喘。用于支气管哮喘，咳嗽。

【用法用量】内服：煎汤，3～9克。

## （58）光慈姑 *Tulipa edulis* (Miq.) Baker

【药名别名】老鸦瓣、山慈菇、光菇。

【药用部位】为郁金香属植物光慈姑的鳞茎。

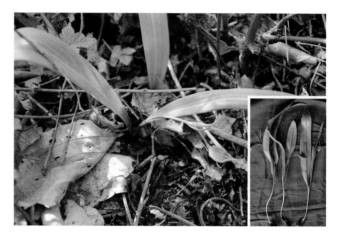

【植物形态】鳞茎皮纸质，内面密被长柔毛。茎长10～25厘米，通常不分枝，无毛。叶2枚，长条形，长10～25厘米，远比花长，通常宽5～9毫米，少数可窄到2毫米或宽达12毫米，上面无毛。花单朵顶生，靠近花的基部具2枚对生（较少3枚轮生）的苞片，苞片狭条形，长2～3厘米；花被片狭椭圆状披针形，长20～30毫米，宽4～7毫米，白色，背面有紫红色纵条纹；雄蕊3长3短，花丝无毛，中部稍扩大，向两端逐渐变窄或从基部向上逐渐变窄；子房长椭圆形；花柱长约4毫米。蒴果近球形，有长喙，长5～7毫米。花期3—4月，果期4—5月。

【生境分布】生于山坡草地路边。我市分布于黄土岗镇刘家山，福田河镇护儿山等处。

【采收加工】春、秋、冬三季均可采收。挖取鳞茎，洗净，除去须根及外皮，晒干，放置干燥处保存。

【功能主治】散结，化瘀。治咽喉肿痛，瘰疬，痈疽，疮肿，产后瘀滞。

【用法用量】煎服：3～6克。外用：捣烂外敷或捣汁涂。

## （59）藜芦 *Veratrum nigrum* L.

【药名别名】翻天印、山葱。

【药用部位】为藜芦属植物藜芦的根及根状茎。

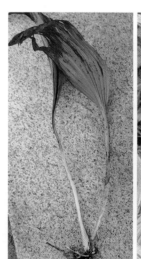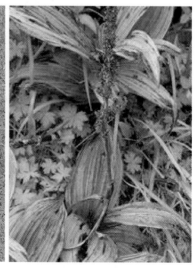

【植物形态】根状茎圆柱形，直径5～14毫米。茎高20～50厘米，具7～12叶。叶互生，椭圆形至卵状矩圆形，长5～12厘米，宽3～16厘米，先端尖，下面带灰白色，下面脉上平滑至呈乳头状粗糙。花序具1～4花（在栽培情况下，可多至8朵），总花梗（单花时为花梗）长1～1.5厘米，无苞片或有条状披针形苞片；花被黄绿色至白色，全长 13～20 毫米，花被筒较直，裂片长 3～4 毫米；花丝丝状，近平滑至具乳头状突起，花药长约 4 毫米；子房长 3～4 毫米，花柱长 10～14 毫米。浆果蓝黑色，直径 7～10 毫米，具 7～9 颗种子。花期 5—6 月，果期 7—9 月。

【生境分布】生于海拔 1200～3000 米山坡或山谷。我市分布于龟山。

【采收加工】5—6 月未抽花葶前采挖，除去叶，晒干或烘干。

【功能主治】涌吐风痰，杀虫。主治中风痰壅，癫痫，疟疾，疥癣，恶疮。

【用法用量】内服：入丸、散，0.3～0.6 克。外用：适量，研末，以油或水调涂。

【附注】本品有毒，为催吐药，临床很少使用。

## 188. 石蒜科 Amaryllidaceae

### （1）百子莲 *Agapanthus africanus* Hoffmgg.

【药名别名】非洲百合、蓝花君子兰。

【药用部位】为百子莲属植物百子莲的鳞茎。

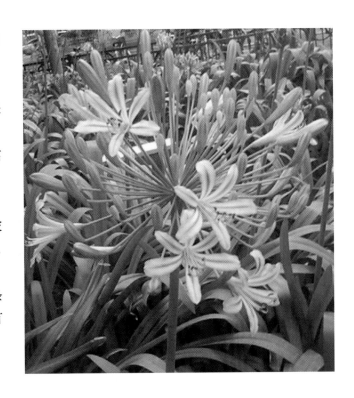

【植物形态】多年生常绿草本花卉，地下具短缩根茎。叶片 2 列基生，带状，长 20～35 厘米，全缘，先端圆钝；深绿色，有光泽。花茎自叶丛中抽出，实心直立，高 60～90 厘米；顶端着生伞形花序，苞片 2，有花 30 余朵，形小，鲜蓝色，明显高出叶丛；花被钟状，先端 6 裂；雄蕊 6，着生于花被筒喉部；子房上位，花期 7—8 月。蒴果，纵裂，果期 10 月。栽培变种如下：①白花百子莲：花朵白色；②金纹百子莲：叶面有金黄色条纹；③紫花百子莲：花朵暗紫色；④白纹百子莲：叶面具白色条纹；⑤蓝黑重瓣百子莲：花朵蓝黑色。

【生境分布】我市城区有栽培。

【采收加工】秋季挖取鳞茎，除去杂质，洗净，鲜用或晒干。

【功能主治】活血散瘀，消肿解毒。用于淤血肿胀，痈疮肿毒。

【用法用量】外用：鲜品适量，捣烂外敷患处。

### （2）朱顶红 *Hippeastrum rutilum* (Ker-Gawl.) Herb.

【药名别名】朱顶兰。

【药用部位】为朱顶红属植物朱顶红的鳞茎。

【植物形态】多年生草本，鳞茎大，球形，直径 5～7.5 厘米。叶 6～8 枚，常花后抽出，鲜绿色，带形，长 30～40 厘米，宽 2～6 厘米；花茎高 50～70 厘米；伞形花序，常有花 3～6 朵；佛焰苞状总苞片披针形，长 5 ～ 7.5 厘米；花梗与总苞片近等长；花被漏斗状，红色，中心及边缘有白色条纹；花被管长约 3 厘米，花被裂片倒卵形至长圆形，长 9 ～ 15 厘米，宽 2.5 ～ 4 厘米，顶端急尖；喉部有小型不显著的鳞片；雄蕊 6，着生于花被管喉部，短于花被裂片；子房下位，胚珠多数；花柱与花被近等长或稍长，柱头深 3 裂。蒴果球形，3 瓣开裂；种子扁平。花期为春、夏季。

【生境分布】我市城区居民庭院有栽培。

【采收加工】秋、冬季采挖，除去杂质，洗净，鲜用或晒干。

【功能主治】活血解毒，散瘀消肿。用于各种无名肿毒，跌打损伤，瘀血红肿疼痛等。

【用法用量】煎服：9 ～ 20 克。外用：研末，以水调为膏涂敷患处。

【附注】本品有小毒，内服宜慎。

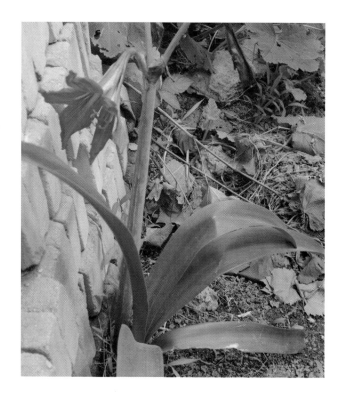

## （3）垂笑君子兰 *Clivia nobilis* Lindl.

【药名别名】细叶君子兰。

【药用部位】为君子兰属植物垂笑君子兰的根。

【植物形态】多年生草本，根为肉质，灰白色。茎基部宿存的叶基呈鳞茎状。基生叶有十几枚，质厚，深绿色，具光泽，带状，长 25 ～ 40 厘米，宽 3 ～ 3.5 厘米，边缘粗糙。花茎由叶丛中抽出，稍短于叶；伞形花序顶生，有小花 10 ～ 30 朵，每小花 6 个花瓣，6 个雄蕊，1 个雌蕊。花色有橙黄、橙红、深红等色。多花，开花时花稍下垂；花被狭漏斗形，橘红色，内轮花被裂片色较浅；雄蕊与花被近等长；花柱长，稍伸出花被外。花期 12 月至翌年 5 月，花期长达 30 ～ 50 天。杂交授粉，果实未熟时绿色，种子成熟需要 8 ～ 9 个月。

【生境分布】我市城区居民庭院有栽培。

【采收加工】根四季均可采挖，洗净，鲜用或晒干。

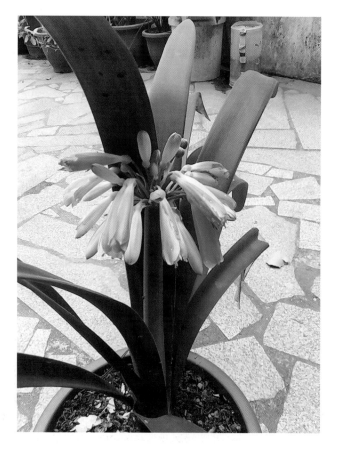

【功能主治】主治支气管炎。

【用法用量】尚未查到相关资料。

## （4）忽地笑　*Lycoris aurea* (L'Her.) Herb.

【药名别名】大一枝箭、黄花石蒜。

【药用部位】为石蒜属植物忽地笑的鳞茎。

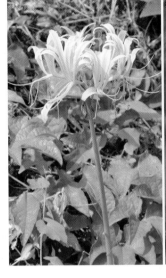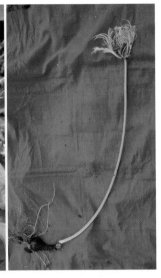

【植物形态】鳞茎卵形，直径约 5 厘米。秋季出叶，叶剑形，长约 60 厘米，最宽处达 25 厘米，向基部渐狭，宽约 17 厘米，顶端渐尖，中间淡色带明显。花茎高约 60 厘米；总苞片 2 枚，披针形，长约 3.5 厘米，宽约 0.8 厘米；伞形花序有花 4～8 朵，花黄色；花被裂片背面具淡绿色中肋，倒披针形，长约 6 厘米，宽约 1 厘米，强烈反卷和皱缩，花被筒长 12～15 厘米；雄蕊略伸出于花被外，比花被长 1/6 左右，花丝黄色；花柱上部玫瑰红色。蒴果具三棱，室背开裂；种子少数，近球形，直径约 0.7 厘米，黑色。花期 8—9 月，果期 10 月。

【生境分布】生于阴湿的岩石上或石崖下土壤肥沃处。我市山区乡镇有野生分布。

【采收加工】春、秋季采挖，去净苗叶、泥土，洗净鲜用或晒干。

【功能主治】解疮毒，消痈肿，杀虫。主治痈肿，疔疮结核，汤火灼伤。

【用法用量】内服：煎汤，一日量鲜品 6～12 克或入散剂。外用：捣烂外敷或捣汁涂敷。

【附注】本品有毒，内服宜慎。

## （5）乳白石蒜　*Lycoris albiflora* Koidz.

【药名别名】石蒜、白花石蒜。

【药用部位】为石蒜属植物乳白石蒜的鳞茎。

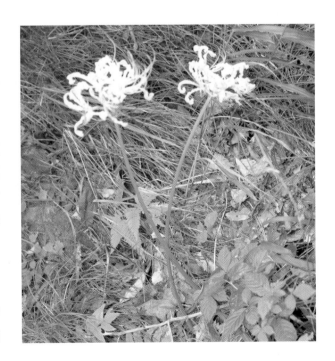

【植物形态】鳞茎卵球形，直径约 4 厘米。春季出叶，叶带状，长约 35 厘米，宽约 1.5 厘米，绿色，顶端钝圆，中间淡色带不明显。花茎高约 60 厘米；总苞片 2 枚，倒披针形，长约 3.5 厘米，宽约 1.2 厘米；伞形花序有花 6～8 朵；花蕾桃红色，开放时奶黄色，渐变为乳白色；花被裂片倒披针形，长约 6 厘米，宽约 1.2 厘米，腹面散生少数粉红色条纹，背面具红色中肋，中度反卷和皱缩，花被筒长约 2 厘米；雄蕊与花被近等长或略伸出，花丝上端淡红色；雌蕊略比花被长，柱头玫瑰红色。花期8—9月。

【生境分布】生于山地阴湿处及沟边、路边、林缘等地。我市分布于黄土岗镇的新屋河。

【采收加工】四季均可采挖，鲜用或洗净，晒干。

【功能主治】消肿，杀虫。外用治淋巴结结核，疔疮疖肿，风湿关节痛，蛇咬伤，水肿。

【用法用量】一般外用，适量鲜品捣烂外敷患处。

## （6）石蒜 *Lycoris radiata* (L'Her.) Herb.

【药名别名】老鸦蒜、老鸦瓣。

【药用部位】为石蒜属植物石蒜的鳞茎。

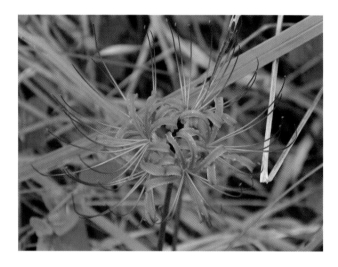

【植物形态】鳞茎近球形，直径1～3厘米。秋季出叶，叶狭带状，长约15厘米，宽约0.5厘米，顶端钝，深绿色，中间有粉绿色带。花茎高约30厘米；总苞片2枚，披针形，长约3.5厘米，宽约0.5厘米；伞形花序有花4～7朵，花鲜红色；花被裂片狭倒披针形，长约3厘米，宽约0.5厘米，强烈皱缩和反卷，花被筒绿色，长约0.5厘米；雄蕊显著伸出于花被外，比花被长1倍左右。花期8—9月，果期10月。

【生境分布】生于阴湿的山坡及河岸草丛中。我市山区丘陵各地有分布。

【采收加工】野生品四季均可采挖，洗净，鲜用或晒干。

【功能主治】祛痰，利尿，解毒，催吐。治喉风，水肿腹水，痈疽肿毒，疔疮，瘰疬，食物中毒，痰涎壅塞，黄疸。

【用法用量】内服：煎汤，1.5～3克；或捣汁。外用：适量，捣烂外敷；或绞汁涂，或煎水熏洗。

【附注】本品有毒，一般经提取作制剂原料。

## （7）水仙花 *Narcissus tazetta* var. *chinensis* Roem.

【药名别名】雅蒜、天葱。

【药用部位】为水仙属植物水仙花的花及鳞茎。

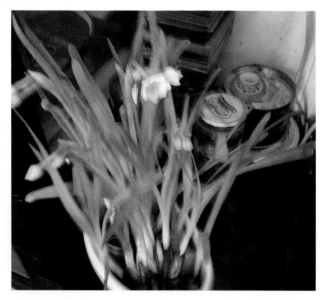

【植物形态】多年生草本，鳞茎卵球形。叶基生，直立而扁平，宽线形，长20～40厘米，宽8～15毫米，先端钝，全缘，粉绿色。花茎中空，扁平，几与叶等长；伞房花序有花4～8朵，花轴平伸或下垂；总苞片佛焰苞状，膜质；花芳香，花梗突出包外；花被管细，近三棱形，灰绿色；花被裂片6，卵圆形至阔椭圆形，先端具短尖头，扩展而外反，白色，副花冠浅杯状，淡黄色，不皱缩，短于花被；雄蕊6，着生于花被管内，花药基着；子房3室，每室有胚珠多数，花柱细长，柱头3裂。蒴果室背开裂。花期春季，果期4—5月。

【生境分布】为我市城区引进盆栽的花卉。

【收收加工】鳞茎：春、秋季采挖，洗去泥沙，洗净，用开水烫后，切片晒干或鲜用。花：春季采摘，鲜用或晒干。

【功能主治】花：清心悦神，理气调经，解毒辟秽；用于神疲头昏，月经不调，痢疾，疮肿。鳞茎：清热解毒，散结消肿；用于痈疽肿毒，乳痈，瘰疬，痄腮，鱼刺哽喉等。

【用法用量】鳞茎：只能外用，捣烂外敷或捣汁涂。花：煎服，9～15克或研末；外用适量，捣烂外敷或研末调敷。

### （8）晚香玉 *Polianthes tuberosa* L.

【药名别名】夜来香。

【药用部位】为晚香玉属植物晚香玉的根。

【植物形态】多年生草本，高可达1米，具块状的根状茎。茎直立，不分枝。基生叶6～9枚簇生，线形，长40～60厘米，宽约1厘米，顶端尖，深绿色，在花茎上的叶散生，向上渐小呈苞片状。穗状花序顶生，每苞片内常有2花，苞片绿色；花乳白色，浓香，长3.5～7厘米；花被管长2.5～4.5厘米，基部稍弯曲，花被裂片彼此近似，长圆状披针形，长1.2～2厘米，钝头；雄蕊6，着生于花被管中，内藏；子房下位，3室，花柱细长，柱头3裂。蒴果卵球形，顶端有宿存花被；种子多数，稍扁。花期7—9月。

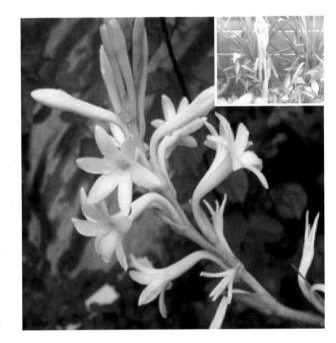

【生境分布】为近年来我市城区引进栽培的花卉。

【采收加工】9—10月，挖出鳞茎，切取根部，洗净，晒干。

【功能主治】清热解毒。主治痈疮肿毒。

【用法用量】外用：适量，捣烂敷患处。

### （9）玉帘 *Zephyranthes candida* (Lindl.) Herb.

【药名别名】肝风草、葱莲。

【药用部位】为葱莲属植物玉帘的全草。

【植物形态】多年生草本，鳞茎卵形，直径约2.5厘米，具有明显的颈部，颈长2.5～5厘米。叶狭线形，肥厚，亮绿色，长20～30厘米，宽2～4毫米。花茎中空；花单生于花茎顶端，下有带褐红色的佛焰苞状总苞，总苞片顶端2裂；花梗长约1厘米；花白色，外面常带淡红色；几无花被管，花被片6，长3～5厘米，顶端钝或具短尖头，宽约1厘米，近喉部常有很小的鳞片；雄蕊6，长约为花被的1/2；花柱细长，柱头不明显 3 裂。蒴果近球形，直径约 1.2 厘米，3 瓣开裂；种子黑色，扁平。花期秋季。

【生境分布】为我市各地庭院栽培的花卉。

【采收加工】全年可采，洗净，多鲜用。

【功能主治】平肝熄风。治小儿急惊风，羊痫风。

【用法用量】内服：煎汤，鲜肝风草 9 克；水煎，调冰糖服。

【附注】本品有催吐作用，不宜多用，以防中毒。

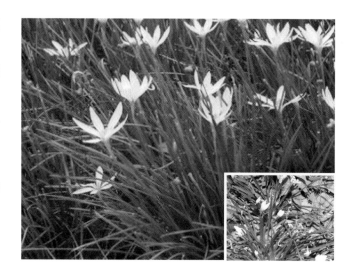

## （10）风雨花 *Zephyranthes grandiflora* Lindl.

【药名别名】韭莲、旱水仙、赛番红花。

【药用部位】为葱莲属植物风雨花的全草。

【植物形态】多年生草本，鳞茎卵球形，直径 2～3 厘米。基生叶常数枚簇生，线形，扁平，长 15～30 厘米，宽 6～8 毫米。花单生于花茎顶端，下有佛焰苞状总苞，总苞片常带淡紫红色，长 4～5 厘米，下部合生成管；花梗长 2～3 厘米；花玫瑰红色或粉红色；花被管长 1～2.5 厘米，花被裂片 6，裂片倒卵形，顶端略尖，长 3～6 厘米；雄蕊 6，长为花被的 2/3～4/5，花药"丁"字形着生；子房下位，3 室，胚珠多数，花柱细长，柱头深 3 裂。蒴果近球形，种子黑色。花期 6—9 月。

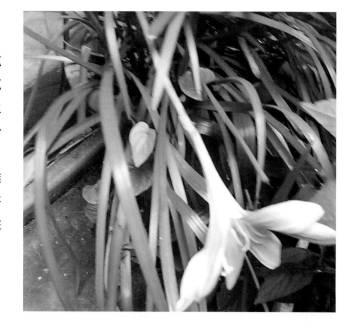

【生境分布】广布于我市城区及乡镇，主要栽培于花园和庭院。

【采收加工】全年可采，洗净，多为鲜用（或晒干）。

【功能主治】散热解毒，活血凉血。用于跌打红肿，毒蛇咬伤，吐血，血崩。

【用法用量】内服：煎汤，15～30 克。外用：适量，捣烂外敷患处。

【附注】本品的根（名旱水仙根）治痈疮红肿，以鲜品捣烂外敷患处。

# 189. 薯蓣科 Dioscoreaceae

## （1）黄独 *Dioscorea bulbifera* L.

【药名别名】黄药子、黄独子、癫头莲。

【药用部位】为薯蓣属植物黄独的块茎及珠芽。

【植物形态】多年生草质缠绕藤本，块茎单生，球形或圆锥形，直径 3～10 厘米，外皮暗黑色，密生须根。茎圆柱形，长可达数米，绿色或紫色，光滑无毛；叶腋内有紫棕色的球形或卵形的珠芽。叶互生；叶片广心状卵形，长 7～22 厘米，宽 7～8 厘米，先端尾状，基部宽心形，全缘，基出脉 7～9 条；叶柄扭曲，与叶等长或稍短。花单性，雌雄异株；小花多数，黄白色，呈穗状花序，

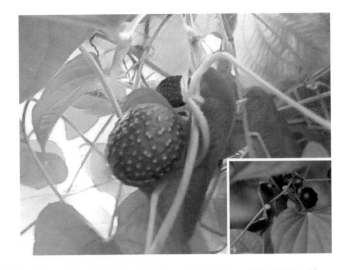

腋生；花基部均有 2 苞片，卵形，先端锐尖；雄花花被 6 片，披针形，雄蕊 6，花丝很短；雌花花被 6 片，披针形，先端钝尖，子房下位，3 室，花柱 3 裂。蒴果下垂，长椭圆形，有 3 个膜质的翅。花期 8—9 月，果期 9—10 月。

【生境分布】生于山谷、河岸、路旁或杂木林边缘。我市山区丘陵地区有分布。

【采收加工】块茎：夏末至冬初均可采挖，去掉茎叶，洗净泥土，横切成厚片，晒干。

【功能主治】解毒消肿，化痰散结，凉血止血。用于甲状腺肿大，淋巴结结核，咽喉肿痛，吐血，咯血，百日咳，癌肿；外用治疮疖。

【用法用量】内服：煎汤，3～9 克；或浸酒，或研末 1～2 克。外用：适量，鲜品捣烂外敷或研末调敷。

【附注】黄独子（珠芽、零余子）秋季成熟时采收，治百日咳，咳嗽，头痛。煎服 6～12 克。本品有毒，内服宜慎。

## （2）日本薯蓣 *Dioscorea japonica* Thunb.

【药名别名】野山药、风车儿。

【药用部位】为薯蓣属植物日本薯蓣的根茎、果实。

【植物形态】缠绕藤本，块茎圆柱形，垂直生长，直径 3 厘米左右，表面棕黄色，断面白色。茎细长，光滑无毛。单叶互生，叶腋间常生有大小不等、形状各异的珠芽；中部以上叶对生，叶片长椭圆状狭三角形，顶端锐尖，基部心形，长 5～10 厘米，宽 2～5 厘米，两面无毛。雄花序穗状，直立，1～4 个腋生；花被片圆形或椭圆形；发育雄蕊 6，

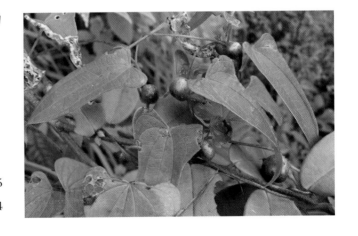

花药矩圆形，药隔厚；雌花序穗状下垂，长 8～12 厘米。蒴果肾形，不反曲，有 3 翅，翅长和宽近相等；种子广卵形，着生于果实每室中央，四周围有薄膜状翅。花期 6—8 月，果期 8—10 月。

【生境分布】生于向阳山坡溪沟边、路旁、杂木林下草丛中。我市分布于木子店镇独杨树村。

【采收加工】冬季采挖，除去杂质，洗净，刮去外皮，晒干或烘干。

【功能主治】理气止痛，治胃腹疼痛，身体虚弱等。

【用法用量】煎服：15 ～ 30 克。

【附注】本品的果实名风车儿，秋季采收；治耳鸣，煎服，9 ～ 21 克。

### （3）薯蓣 *Dioscorea opposita* Thunb.

【药名别名】山药、淮山、怀山药。

【药用部位】为薯蓣属植物薯蓣的根。

【植物形态】缠绕草质藤本，块茎长圆柱形，垂直生长，长可达1米多，断面干时白色。茎通常带紫红色，右旋，无毛。单叶，在茎下部的互生，中部以上的对生，很少3叶轮生；叶片变异大，卵状三角形至宽卵形或戟形，长3 ～ 9厘米，宽2 ～ 7厘米，顶端渐尖，基部深心形、宽心形或近截形，边缘常3浅裂至3深裂，中裂片卵状椭圆形至披针形，侧裂片耳状，圆形、近方形至长圆形；幼苗时一般叶片为宽卵形或卵圆形，基部深心形。叶腋内常有珠芽，雌雄异株。雄花序

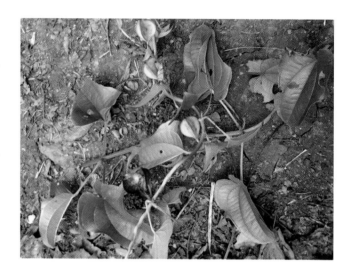

为穗状花序，长2 ～ 8厘米，近直立，2 ～ 8个着生于叶腋，偶尔呈圆锥状排列；花序轴明显曲折；苞片和花被片有紫褐色斑点；雄花的外轮花被片为宽卵形，内轮卵形，较小；雄蕊6。雌花序为穗状花序，1 ～ 3个着生于叶腋。蒴果不反折，三棱状扁圆形或三棱状圆形，长1.2 ～ 2厘米，宽1.5 ～ 3厘米，外面有白粉；种子着生于每室中轴中部，四周有膜质翅。花期6—9月，果期7—11月。

【生境分布】我市大部分乡镇有栽培，其中中馆驿镇较多，也有野生分布。本品标本为龟山野生。

【采收加工】秋季采挖，除去杂质，洗净，再刮去外皮，晒干或烘干，或趁鲜切片晒干。

【功能主治】补脾养胃，生津益肺，补肾涩精。用于脾虚食少，久泻不止，肺虚喘咳，肾虚遗精，带下，尿频，虚热消渴。麸炒山药：补脾健胃，用于脾虚食少，泄泻便溏，白带过多。

【用法用量】内服：煎汤，15 ～ 30 克；或入丸、散。

【附注】零余子（山药的珠芽）：补虚，强腰脚；功用强于薯蓣；用于肾虚，耳鸣，阳痿。煎服，15 ～ 30 克。

### （4）盾叶薯蓣 *Dioscorea zingiberensis* C. H. Wright

【药名别名】黄姜、火头根。

【药用部位】为薯蓣属植物盾叶薯蓣的根茎。

【植物形态】草质缠绕藤本，根状茎横生，指状或不规则分叉。茎在分枝或叶柄的基部有时具短刺。单叶互生，盾形，上面常有不规则块状的黄白色斑纹，下面微带白粉，形状变化较大，三角状卵形或长卵形，边缘浅波状，有时呈窄膜质状，基部心形，或近于截形。花雌雄异株或同株；雄花序穗状，单生，或2 ～ 3花序簇生于叶腋，有时花序延长；花常2 ～ 3朵簇生，常仅1 ～ 2朵发育，花被紫红色。蒴果干燥后蓝黑色，

表面常附有白色粉状物。种子成熟时栗褐色，周围呈薄膜状的翅。花期5—8月，果期9—10月。

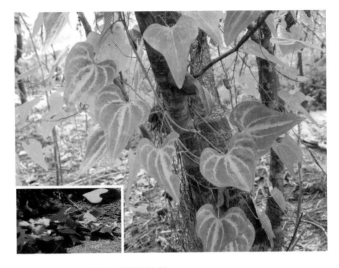

【生境分布】生于海拔100～1500米杂木林间或林下、沟谷边的路旁。我市分布于木子店镇。

【采收加工】秋季采挖，除去泥土及杂质，洗净，晒干。

【功能主治】解毒消肿。用于痈疖早期未破溃，皮肤急性化脓性感染，软组织损伤，阑尾炎，蜂蜇虫咬。

【用法用量】内服：煎汤，6～15克；或浸酒。外用：适量，捣烂外敷。

# 190. 鸢尾科 Iridaceae

## （1）射干　*Belamcanda chinensis* (L.) Redoute

【药名别名】寸干、野蒲扇蔸。

【药用部位】为射干属植物射干的根茎。

【植物形态】多年生草本，高50～120厘米，根茎鲜黄色，须根多数。茎直立。叶2列，扁平，嵌叠状广剑形，长25～60厘米，宽2～4厘米，绿色，常带白粉，先端渐尖，基部抱茎，叶脉平行。总状花序顶生，二叉分歧；花梗基部具膜质苞片，苞片卵形至卵状披针形，长1厘米左右；花直径3～5厘米，花被6，2轮，内轮3片较小，花被片椭圆形，长2～2.5厘米，宽约1厘米，先端钝圆，

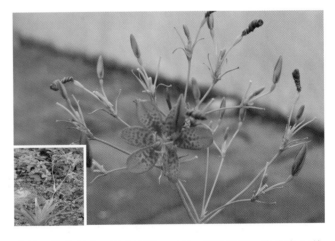

基部狭，橘黄色而具有暗红色斑点；雄蕊3，短于花被，花药外向；子房下位，3室。花柱棒状，柱头浅3裂。蒴果椭圆形，长2.5～3.5厘米，具3棱，成熟时3瓣裂。种子黑色，近球形。花期7—9月，果期8—10月。

【生境分布】生于林缘或山坡草地，也有栽培。我市各地有野生分布。

【采收加工】春、秋季采挖，除去泥土、杂质，洗净，晒干。

【功能主治】清热解毒，消痰，利咽。用于热毒痰火郁结，咽喉肿痛，痰涎壅盛，咳嗽气喘。

【用法用量】内服：煎汤，5～10克；或入丸、散，或鲜品捣汁。外用：适量，研末吹喉。

## （2）马蔺　*Iris lactea* var. *chinensis* (Fisch.) Koidz.

【药名别名】扁草、马帚子。

【药用部位】为鸢尾属植物马蔺的种子、根、叶和花。

【植物形态】多年生草本，高25～30厘米。根茎粗壮，根细而坚韧。叶基生，线形，长20～40厘

米，宽3～6毫米，先端渐尖，全缘，下部带紫色，质较硬，光滑无毛，平行脉两面凸起，7～10条。花茎近上端有3片叶状苞片；花淡蓝紫色，1～3朵，生于花茎顶端，花被6，2轮，下部连合成筒，外轮匙形，向外弯曲而下垂，内轮倒披针形，直立；雄蕊3，密接在花柱外侧，花药长；雌蕊1，子房下位，狭长，花柱3深裂，扁平，柱头呈花瓣状2裂。蒴果纺锤形，具三棱，先端细。种子多数，红褐色，为不规则的圆形，有棱。花期4—6月，果期8～9月。

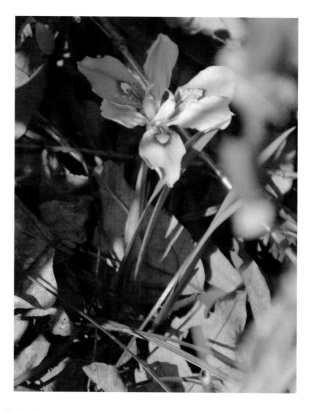

【生境分布】生于向阳的山坡、疏林下草丛中。我市分布于黄土岗的四道河、小漆园等地。

【采收加工】种子：果实成熟时割下果穗，晒干，打下种子，除去杂质，再晒干。根：夏、秋季采挖，除去根茎，洗净，晒干或鲜用。叶：秋季采集。花：4月开花后，于晴天采摘，晒干或阴干；勿沾露水，以免变色；储藏于干燥通风处，防止霉烂。

【功能主治】种子：清热，利湿，止血，解毒。根：清热解毒。叶：治喉痹，痈疽，淋证等。花：清热解毒，止血，利尿。

【用法用量】煎服：种子，3～9克；根，3～9克；花，3～6克；叶，3～9克；或入丸、散。

## （3）鸢尾 *Iris tectorum* Maxim.

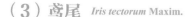

【药名别名】蝴蝶花、冷水丹。

【药用部位】为鸢尾属植物鸢尾的根茎。

【植物形态】多年生草本，根茎匍匐多节，节间短，浅黄色。叶互生，2列，剑形，长30～45厘米，宽约2厘米。花青紫色，1～3朵排列成总状花序，花柄基部有一佛焰花苞，覆船状，长4～5厘米；远比花柄为长；花被6，2轮，筒部纤弱，长约3厘米，外轮3片圆形，直径可达5厘米，上面有鸡冠状突起，白色或蓝色，内轮3片较小，常为横形；雄蕊3，着生于外轮花被的基部，药线形；雌蕊1，子房下位，3室；花柱3分枝，花瓣状。蒴果长椭圆形，有6棱，长3～4厘米。种子多数，圆形，黑色。花期4—5月，果期10—11月。

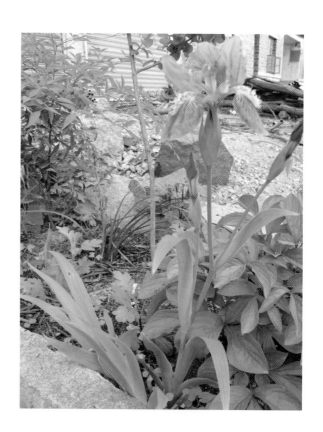

【生境分布】生于向阳坡地、林缘及水边湿地。我市多为栽培。

【采收加工】全年可采，挖出根状茎，除去

茎叶及须根，洗净，晒干，切段。

【功能主治】活血祛瘀，祛风利湿，解毒，消积。用于跌打损伤，风湿疼痛，咽喉肿痛，食积腹胀，疟疾；外用治痈疖肿毒，外伤出血。

【用法用量】内服：煎汤，6～15克；或绞汁，或研末。外用：适量，捣烂外敷或煎水洗。

【附注】本品有毒，内服宜慎。

## 191．芭蕉科 Musaceae

### （1）芭蕉 *Musa basjoo* Sieb. et Zucc.

【药名别名】芭蕉根、芭蕉头。

【药用部位】为芭蕉属植物芭蕉的根茎。

【植物形态】植株高2.5～4米。叶片长圆形，长2～3米，宽25～30厘米，先端钝，基部圆形或不对称，叶面鲜绿色，有光泽；叶柄粗壮，长达30厘米。花序顶生，下垂；苞片红褐色或紫色；雄花生于花序上部，雌花生于花序下部；雌花在每一苞片内10～16朵，排成2列；合生花被片长4～4.5厘米，具5（3＋2）齿裂，离生花被片几与合生花被片等长，顶端具小尖头。浆果三棱状，长圆形，长5～7厘米，具3～5棱，近无柄，肉质，内具多数种子。种子黑色，具疣突及不规则棱角，宽6～8毫米。

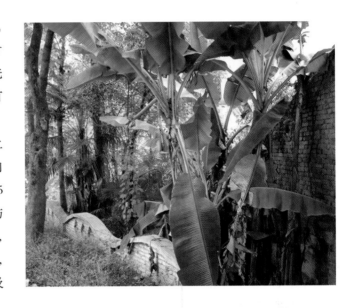

【生境分布】我市烈士陵园有栽培。

【采收加工】全年均可采挖，洗净，鲜用或晒干。

【功能主治】清热解毒，止渴，利尿。用于热病，烦闷消渴，痈肿疔毒，丹毒，崩漏，淋浊，水肿，脚气。

【用法用量】内服：煎汤，15～30克（鲜品30～60克）；或捣汁。外用：适量，捣烂外敷，或捣汁涂，或煎水含漱。

## 192．姜科 Zingiberaceae

### （1）山姜 *Alpinia japonica* (Thunb.) Miq.（暂定）

【药名别名】九龙盘、姜七。

【药用部位】为山姜属植物山姜的根茎和果实。

【植物形态】多年生草本，高40～60厘米，根茎分歧。单叶互生，3～4片，2列，叶片长椭圆形或阔披针形，长20～40厘米，宽5～7厘米，先端尖，基部楔形，全缘，上面光滑无毛，下面密被茸毛。总状花序，密被锈色茸毛，长10～15厘米；花白色带红条纹，长约25毫米；花萼圆筒状，长1厘米，直径4毫米，先端3裂；花冠长圆形，先端3裂，花萼与花冠均被绢毛；唇瓣卵形，有波状缺刻，橙红色；

雄蕊 1；花柱 1，超过药隔，子房下位。果实阔椭圆形，直径约 1 厘米，红色，表面被细毛；种子多数。花期 5—6 月，果期 9—10 月。

【生境分布】生于山野沟边或林下湿地。我市分布于小漆园刘家山。

【采收加工】根茎：四季均可采挖，洗净，晒干。果实：将成熟时采集，除去杂质，晒干。

【功能主治】根茎：祛风通络，理气止痛；用于风湿性关节炎，跌打损伤，牙痛，胃痛。果实（建砂仁）：温中散寒，行气调中；用于脘腹胀痛，呕吐泄泻，食欲不振。

【用法用量】煎服：根茎，3 ～ 6 克，或浸酒；果实，3 ～ 9 克，或研末。

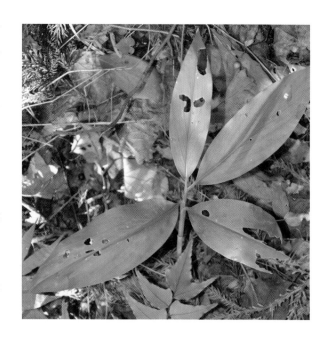

## （2）蘘荷 *Zingiber mioga* (Thunb.) Rosc.

【药名别名】沿河姜、阳荷姜。

【药用部位】为姜属植物蘘荷的根茎。

【植物形态】株高 0.5 ～ 1 米，根茎淡黄色。叶片披针状椭圆形或线状披针形，长 20 ～ 37 厘米，宽 4 ～ 6 厘米，叶面无毛，叶背无毛或被稀疏的长柔毛，顶端尾尖；叶柄长 0.5 ～ 1.7 厘米或无柄；叶舌膜质，2 裂，长 0.3 ～ 1.2 厘米。穗状花序椭圆形，长 5 ～ 7 厘米；总花梗从没有到长达 17 厘米，被长圆形鳞片状鞘；苞片覆瓦状排列，椭圆形，红绿色，具紫脉；花萼长 2.5 ～ 3 厘米，一侧开裂；花冠管较萼为长，裂片披针形，长 2.7 ～ 3 厘米，宽约 7 毫米，淡黄色；唇瓣卵形，3 裂，中裂片长 2.5 厘米，宽 1.8 厘米，中部黄色，边缘白色，侧裂片长 1.3 厘米，宽 4 毫米；花药、药隔附属体各长 1 厘米。果倒卵形，熟时裂成 3 瓣，果皮里面鲜红色；种子黑色，被白色假种皮。花期 8—10 月。

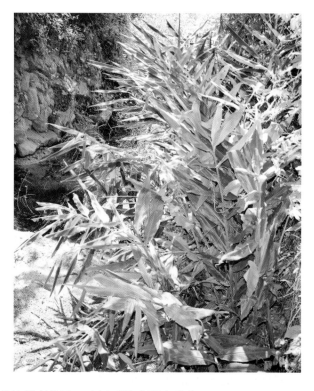

【生境分布】生于山地林荫下或水沟旁。我市各地都有栽培，山区丘陵有野生分布。

【采收加工】夏、秋季采收，洗净，鲜用或切片晒干。

【功能主治】活血调经，镇咳祛痰，消肿解毒。用于月经不调，老年咳嗽，疮肿，瘰疬，目赤，喉痹。

【用法用量】内服：煎汤，9 ～ 15 克；研末或鲜者捣汁。外用：捣汁含漱、点眼或捣烂外敷。

【附注】果实：温胃止痛，主治胃痛；煎服，9 ～ 15 克。

## （3）姜 *Zingiber officinale Rosc.*

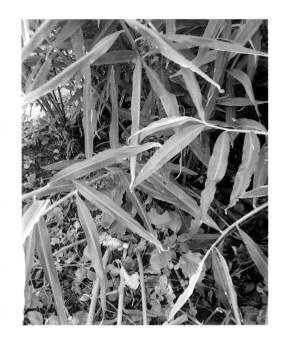

【药名别名】生姜、干姜、炮姜。

【药用部位】为姜属植物姜的根茎、根茎皮、叶。

【植物形态】株高 0.5～1 米，根茎肥厚，多分枝，有芳香及辛辣味。叶片披针形或线状披针形，长 15～30 厘米，宽 2～2.5 厘米，无毛，无柄；叶舌膜质，长 2～4 毫米。总花梗长达 25 厘米；穗状花序球果状，长 4～5 厘米；苞片卵形，长约 2.5 厘米，淡绿色或边缘淡黄色，顶端有小尖头；花萼管长约 1 厘米；花冠黄绿色，管长 2～2.5 厘米，裂片披针形，长不及 2 厘米；唇瓣中央裂片长圆状倒卵形，短于花冠裂片，有紫色条纹及淡黄色斑点，侧裂片卵形，长约 6 毫米；雄蕊暗紫色，花药长约 9 毫米；药隔附属体钻状，长约 7 毫米。花期为秋季。

【生境分布】我市有栽培。

【采收加工】生姜：夏季采挖，除去茎叶及须根，洗净泥土。姜皮：取生姜洗净，用竹刀刮取外层栓皮，晒干。姜叶：夏、秋季采收，切碎，鲜用或晒干。

【功能主治】生姜：发表散寒，止呕，化痰。干姜：温中逐寒，回阳通脉。姜皮：行水消肿。姜叶：散水结。

【用法用量】煎服：生姜，3～9 克；姜皮，1.5～4.5 克。姜叶：内服，研末每次 1.5 克或捣汁。

【附注】趁鲜切片晒干或低温干燥者称为干姜片，其主要功能为温中散寒，回阳通脉，燥湿消痰。

# 193. 美人蕉科 Cannaceae

## 美人蕉 *Canna indica L.*

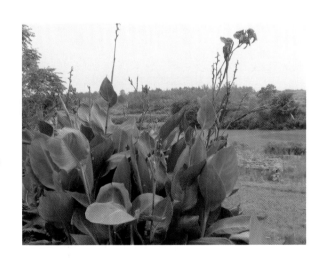

【药名别名】凤尾花、红艳蕉。

【药用部位】为美人蕉属植物美人蕉的根茎。

【植物形态】植株全部绿色，高可达 1.5 米。叶片卵状长圆形，长 10～30 厘米，宽达 10 厘米。总状花序疏花，略超出于叶片之上；花红色，单生；苞片卵形，绿色，长约 1.2 厘米；萼片 3，披针形，长约 1 厘米，绿色而有时染红；花冠管长不及 1 厘米，花冠裂片披针形，长 3～3.5 厘米，绿色或红色；外轮退化雄蕊 2～3 枚，鲜红色，其中 2 枚倒披针形，长 3.5～4 厘米，宽 5～7 毫米，另一枚如存在则特别小，长 1.5 厘米，宽仅 1 毫米；唇瓣披针形，长 3 厘米，弯曲；发育雄蕊长 2.5 厘米，花药室长 6 毫米；花柱扁平，长 3 厘米，一半和发育雄蕊的花丝连合。蒴果绿色，长卵形，有软刺，长 1.2～1.8 厘米。花果期 3—12 月。

【生境分布】我市作为花卉广泛栽培。

【采收加工】全年可采，挖取后除去茎叶，晒干或鲜用。

【功能主治】用于急性黄疸型传染性肝炎，久痢，咯血，血崩，带下，月经不调，疮毒痈肿。

【用法用量】煎服：3～9克。外用：捣烂敷患处。

# 194. 兰科 Orchidaceae

## （1）细葶无柱兰 *Amitostigma gracile* (Bl.) Schltr.

【药名别名】独叶一枝枪、无柱兰、华无柱兰、土虫草。

【药用部位】为无柱兰属植物细葶无柱兰的全草或块茎。

【植物形态】多年生小草本，高8～15厘米。块茎肉质，纺锤形，上生少数粗壮的须根。茎细长。叶1片，近基生，长椭圆形，长3.5～6厘米，宽9～15毫米，先端急尖或稍钝，基部渐狭成鞘状抱茎。5～12朵小花组成偏向的总状花序；花淡紫色，苞片小，

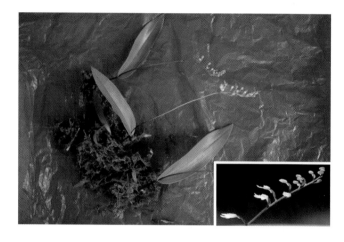

披针形；花被片短，凑成兜状，唇瓣较长，3深裂，中裂片较侧裂片大，向前直伸，基部有距，蕊柱短。蒴果长椭圆形。花期6—7月，果期9—10月。

【生境分布】生于山坡阴湿的岩石上。我市黄土岗、福田河、龟山等地有分布。

【采收加工】夏季采收，洗净，晒干或鲜用。

【功能主治】解毒消肿，活血止血。用于毒蛇咬伤，无名肿毒，跌打损伤，吐血。

【用法用量】煎服：15～30克，鲜品加倍。外用：适量，鲜品捣烂敷患处。

## （2）白及 *Bletilla striata* (Thunb. ex Murray) Rchb. f.

【药名别名】白芨。

【药用部位】为白及属植物白及的块茎。

【植物形态】多年生草本，高30～70厘米。块茎肥厚肉质，为连接的三角状卵形厚块，略扁平，黄白色；须根灰白色，纤细。叶3～5片，披针形或广披针形，长15～30厘米，宽2～6厘米，先端渐尖，基部下延成长鞘状，全缘。总状花序顶生，花3～8朵，疏生；苞片披针形，长1.5～2.5厘米；花淡紫红色，花被片狭椭圆形，先端尖，唇瓣倒卵形，内面有5条隆起的纵线，上部3裂，中央裂片矩圆形；雄蕊与雌蕊结

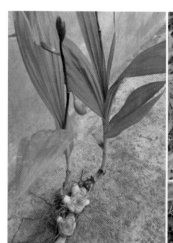
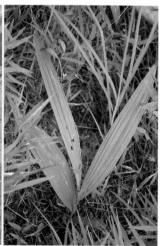

合为蕊柱，两侧有狭翅，柱头顶端着生 1 雄蕊，花粉块 4 对，扁而长，蜡质；子房下位，圆柱状，扭曲。蒴果圆柱形，长 3.5 厘米，直径 1 厘米，两端稍尖狭，具 6 纵肋，顶端常具花瓣枯萎后留下的痕迹。花期 4—5 月，果期 7—9 月。

【生境分布】生于山野川谷较潮湿处。我市野生种分布于黄土岗镇小漆园、三河口镇平堵山等地。现在有由野生转为人工栽培的品种。

【采收加工】8—11 月采挖，除去杂质，洗净，经蒸煮至内面无白心，再晒干或烘干。

【功能主治】收敛止血，消肿生肌。用于咯血吐血，外伤出血，疮疡肿毒，皮肤皲裂，肺结核咯血，溃疡病出血。

【用法用量】内服：煎汤，6 ～ 15 克；研粉吞服 3 ～ 6 克。外用：适量，研末调敷或撒布。

### （3）蜈蚣兰 *Cleisostoma scolopendrifolium* (Makino) Garay

【药名别名】石蜈蚣、吊白草、云雾草。

【药用部位】为隔距兰属植物蜈蚣兰的全草。

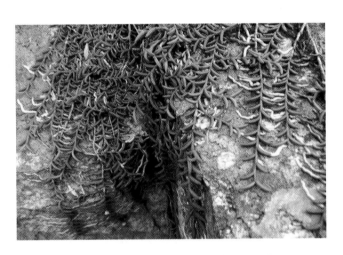

【植物形态】多年生常绿附生草本，质硬，匍匐分枝。叶 2 列，革质，两侧对褶呈短剑状，长 5 ～ 8 毫米，宽约 1.5 毫米，先端钝。花序比叶短，基部具筒状膜质短鞘，花 1 ～ 2 朵；花小，淡红色，单生；花梗长 2 ～ 3 毫米，苞片卵形；中萼片卵状长圆形，长约 3 毫米，宽约 1.5 毫米，侧萼片斜卵状长圆形，比中萼片略大；花瓣长圆形；唇瓣 3 裂，侧裂片近三角形，先端钝，基部中央有 1 条与距内隔膜相连的高褶片；距近球形，短于萼片，距口下缘具 1 环乳突状毛，背壁上方具 1 个形如马蹄状的胼胝体，隔膜较低，远离胼胝体。蒴果长倒卵形，长 6 ～ 7 毫米。花期 6—7 月。

【生境分布】生于岩石或树皮上。我市黄土岗、福田河、龟山等地有分布。

【采收加工】全年可采，洗净，鲜用或晒干。

【功能主治】清热解毒，润肺止血。用于支气管炎，咯血，口腔炎，慢性鼻窦炎，咽喉炎，急性扁桃体炎，胆囊炎，肾盂肾炎，小儿惊风。

【用法用量】内服：煎汤，15 ～ 30 克。

### （4）多花兰 *Cymbidium floribundum* Lindl.

【药名别名】兰草花、牛角七。

【药用部位】为兰属植物多花兰的根（假鳞茎）。

【植物形态】假鳞茎粗壮，叶 3 ～ 6 枚丛生，直立性强，带形，通常长 40 厘米左右，宽（1）1.5 ～ 3 厘米，顶端稍钩转或尖裂，基部关节明显，全缘。花葶直立，比叶短，花密集，多至 50 朵花；花苞片长约 5 毫米；花梗连子房长 1.6 ～ 3 厘米；夏季开花；花红褐色，无香气；萼片近相等，狭矩圆状披针形，长 2 厘米左右，宽约 5 毫米，红褐色，中部略带黄绿色，边缘稍向后反卷；花瓣近等长于萼片，向两边开

展，紫褐色带黄色边缘；唇瓣3裂，约等长于花
瓣，上面具乳突，侧裂片近半圆形，直立，有紫
褐色条纹，边绿紫红色，中裂片近圆形，稍反折，
紫红色，中部有浅黄色晕，唇盘从基部至中部具
2条平行的褶片，褶片黄色。花期3—4月。

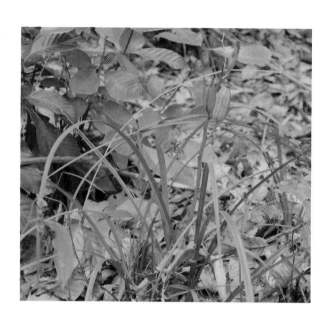

【生境分布】生于海拔100～3300米的溪
谷旁透光的岩石或岩壁上及腐质土中。我市山区
乡镇有分布。

【采收加工】四季可采，除去杂质，洗净，
鲜用或晒干。

【功能主治】滋阴清肺，化痰止咳。主治百
日咳，肺结核咳嗽，咯血，头晕腰痛，尿路感染，
月经不调，风湿痹痛。

【用法用量】煎服：9～15克。

## （5）春兰 *Cymbidium goeringii* (Rchb. f.) Rchb. f.

【药名别名】兰草、山兰。

【药用部位】为兰属植物春兰的根或全草。

【植物形态】假鳞茎集生成丛。叶4～6枚
丛生，狭带形，长20～40（60）厘米，宽6～11
毫米，顶端渐尖，边缘具细锯齿。花葶直立，远
比叶短，被4～5枚长鞘；花苞片长而宽，比子
房连花梗长；春季开花；花单生，少为2朵，直
径4～5厘米，浅黄绿色，有清香气。萼片近相等，
狭矩圆形，长3.5厘米左右，通常宽6～8毫米，
顶端急尖，中脉基部具紫褐色条纹；花瓣卵状披

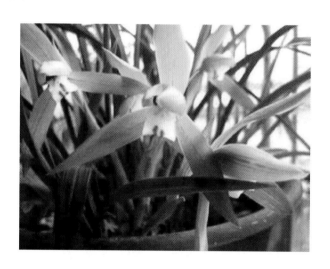

针形，比萼片略短；唇瓣不明显3裂，比花瓣短，
浅黄色带紫褐色斑点，顶端反卷，唇盘中央从基部至中部具2条褶片。花期3月。

【生境分布】生于山坡林下或溪边。我市山区丘陵有分布。

【采收加工】四季可采，除去杂质，洗净，鲜用或晒干。

【功能主治】根：活血祛瘀，凉血解毒；用于跌打损伤，骨折，肺热咳嗽，痰中带血，尿血，外伤
出血，咽喉肿痛，狂犬咬伤。全草：清肺除热，化痰止咳，凉血止血，驱蛔，补虚；用于肾虚，头昏腰痛，
阴虚潮热盗汗，蛔积腹痛，痔疮。

【用法用量】煎服：10～20克。

## （6）扇脉杓兰 *Cypripedium japonicum* Thunb.

【药名别名】扇子七。

【药用部位】为杓兰属植物扇脉杓兰的全草。

【植物形态】高 35～55 厘米，根状茎横走。茎和花葶均被褐色长柔毛，但前者较密。叶通常 2 枚，近对生，极少 3 枚而互生，菱圆形或横椭圆形，长 10～16 厘米，宽 10～21 厘米，上半部边缘呈钝波状，基部宽楔形，具扇形脉。花苞片叶状，菱形或宽卵状披针形，边缘具细缘毛；花单生，直径 6～7 厘米，绿黄色、白色，具紫色斑点；中萼片近椭圆形，长 5 厘米；合萼片卵状披针形，稍较宽，顶端具 2 小齿；花瓣斜披针形，长 4 厘米，内面基部有毛；唇瓣长 4.5 厘米，

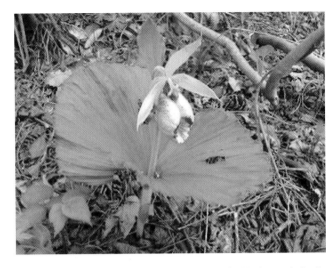

基部收狭而具短爪，囊内基部具长柔毛；退化雄蕊宽椭圆形，长 10 毫米，宽约 8 毫米，基部具耳；子房条形，密被长柔毛。花期 4—5 月，果期 6—10 月。

【生境分布】生于海拔 1000～2000 米的林下、林缘、溪谷旁、荫蔽山坡等湿润处。我市龟山、三河口等地有分布。

【采收加工】四季均可采挖，除去杂质，洗净，晒干。

【功能主治】理气活血，解毒。用于劳伤腰痛，跌打损伤，风湿痹痛，月经不调，无名肿毒，毒蛇咬伤，皮肤瘙痒。

【用法用量】煎服：3～6 克，或 0.9～1.5 克研粉。外用：捣烂，以醋调外敷，或煎水洗，或泡酒擦。

【附注】①本品为国家重点保护的野生植物。②本品有毒，使用宜慎。③本品标本在 20 世纪 70 年代中药资源普查时已发现，但分布极其稀少。

## （7）细茎石斛　*Dendrobium moniliforme* (L.) Sw.

【药名别名】石斛、铜皮石斛。

【药用部位】为石斛属植物细茎石斛的茎。

【植物形态】茎丛生，圆柱形，长 4～35 厘米，粗 1.5～3 毫米，干后常青灰色或古铜色；叶矩圆状舌形，长 1.5～7.5 厘米，宽 5～15 毫米，顶端二圆裂或急尖而钩转。花期常无叶；总状花序具 1～3（6）花；总花梗长 1～2.5 厘米；花苞片干膜质，淡白色带赤色环带；花黄绿色或白色带淡红色；中萼片矩圆形，长 1.1～1.5 厘米，宽 4～7

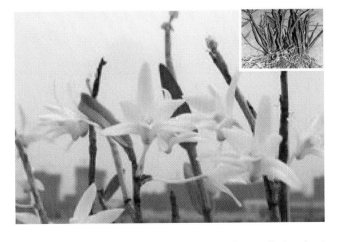

毫米；侧萼片镰状，与中萼片近等长；萼囊近球形，长 5～8 毫米；花瓣卵状矩圆形，略短于萼片，但显著较宽；唇瓣卵状三角形，3 裂，基部常具 1 个矩圆状胼胝体，侧裂片边缘常有细齿，内侧被毛，中裂片无毛，顶端急尖。花期通常 3—5 月。

【生境分布】生于岩石上。我市分布原见于黄土岗（燕子岩）、龟山等地。

【采收加工】全年均可采收，鲜品除去根及泥沙，洗净；干用者采收后，除去杂质，用开水略烫，剪去部分须根后，边炒边烘干。

【功能主治】益胃生津，滋阴清热。用于阴伤津亏，口干烦渴，食少干呕，病后虚热，目暗不明。

【用法用量】煎服：6～12克（鲜品15～30克）。入复方宜先煎，单用可久煎。

## （8）霍山石斛 *Dendrobium huoshanense C. Z. Tang et S. J. Cheng*

【药名别名】石斛、铁皮石斛、黄石斛。

【药用部位】为石斛属植物霍山石斛的茎。

【植物形态】茎丛生，直立，高5～30厘米，直径约5毫米，圆柱形，基部稍细，绿色并带紫色；多节，节间长1～2厘米。叶少数，生于茎上部，无柄；叶片近卵形、卵状长圆形或近长圆形，长5～7厘米，宽1.5～2厘米，先端急尖而有偏斜状的凹缺，带革质；叶鞘膜质，紧抱节间，灰色，似不清洁状，干后深灰色。总状花序生于无叶茎的上部节上，长达6厘米，花2～5

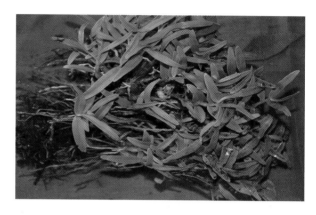

朵；苞片钻状，长5毫米左右；花淡黄绿色、草黄色或淡黄色，直径3.5～4厘米；萼片3，长约19毫米，中央萼片长圆状披针形，两侧萼片长圆状三角形，基部稍向前伸和蕊柱足连生成极短的蕊柱跟；侧生花瓣长圆形，与萼片几等长，唇瓣长圆状卵形，长约15毫米，宽约9毫米，先端急尖，中央具许多紫色或褐紫色斑点，两边反卷包围蕊柱；合蕊柱高3～3.5毫米，连足部长约10毫米；雄蕊卵形，白色，有四棱，花粉块4，稍黄色。蒴果长圆形，长约2.5厘米，有三棱。花期5月。

【生境分布】生于高山林中岩石处。我市见于小漆园的陶家边，城区也有少量栽培。

【采收加工】四季可采，除去杂质，洗净鲜用或用开水略烫，晒干或烘干。

【功能主治】同细茎石斛。

【用法用量】同细茎石斛。

## （9）台湾盆距兰 *Gastrochilus formosanus (Hayata) Hayata*

【药名别名】蜈蚣金钗、麻金钗。

【药用部位】为盆距兰属植物台湾盆距兰的全草。

【植物形态】茎常匍匐，细长，长达37厘米，粗2毫米，常分枝，节间约5毫米。叶绿色，常两面带紫红色斑点，二列互生，稍肉质，长圆形，长2～2.5厘米，宽3～7毫米，先端急尖。总状花序缩短呈伞状，具2～3朵花；花序柄通常长1～1.5厘米；花苞片膜质，长2～3毫米，先端急尖；花梗连同子房淡黄色带紫红色斑点；

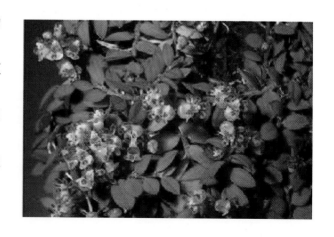

花淡黄色带紫红色斑点；中萼片下凹，椭圆形，长 4.8～5.5（7）毫米，宽 2.5～3.2（4）毫米，先端钝；侧萼片与中萼片等大，斜长圆形，先端钝；花瓣倒卵形，长 4～5 毫米，宽 2.8～3 毫米，先端圆形；前唇白色，宽三角形或近半圆形，长 2.2～3.2 毫米，宽 7～9 毫米，先端近截形或圆钝，边缘全缘或稍波状，上面中央的垫状物黄色并且密布乳突状毛；后唇近杯状，长约 5 毫米，宽 4 毫米，上端的口缘截形并且与前唇几乎在同一水平面上；蕊柱长 1.5 毫米；药帽前端收狭。花期不定。

【生境分布】生长于腐叶土或含腐殖质较多的山地和林间（原标本 1979 年采自福田河）。

【采收加工】夏、秋季采集，除去杂质，洗净，晒干。

【功能主治】清热生津，滋阴养胃。

【用法用量】尚未查到相关资料。

### （10）天麻 *Gastrodia elata* Bl.

【药名别名】赤箭、定风草。

【药用部位】为天麻属植物天麻的块茎。

【植物形态】多年生寄生草本，高 60～100 厘米，全体不含叶绿素。块茎肥厚，肉质长圆形，长约 10 厘米，直径 3～4.5 厘米，有不甚明显的环节。茎直立，圆柱形，黄赤色。叶呈鳞片状，膜质，长 1～2 厘米，具细脉，下部短鞘状。花序为穗状的总状花序，长 10～30 厘米，花黄赤色；花梗短，长 2～3 毫米；苞片膜质，狭披针形或线状长椭圆形；花被管歪壶状，口部斜形，长 7～8 毫米，基部下侧稍膨大，裂片小，三角形；唇瓣高于花被管的 2/3，具 3 裂片，中央裂片较大，其基部在花管内呈短柄状；子房下位，长 5～6 毫米，光滑，上有数条棱。蒴果长圆形至长圆状倒卵形，长约 15 毫米，具短梗。

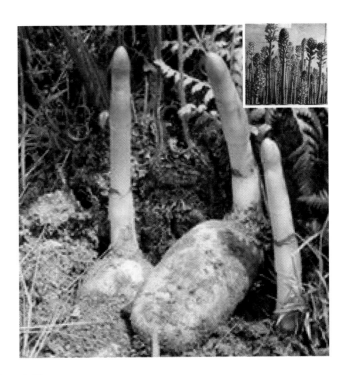

种子多而细小，粉末状。花期 6—7 月，果期 7—8 月。

【生境分布】野生品生于林中阴湿、腐殖质较厚处，现几乎绝迹。现多栽培于山坡中，其中三河口镇的基地具较大规模。

【采收加工】趁鲜洗去泥土，用清水略泡，刮去外皮，水煮或蒸透心，切片，摊开晾干。

【功能主治】平肝，息风，止痉。用于头痛眩晕，肢体麻木，小儿惊风，癫痫抽搐，破伤风。

【用法用量】内服：煎汤，3～10 克；或入丸、散，或研末吞服（每次 1～1.5 克）。

【附注】① 1979 年所采本品标本为小漆园的野生品。②天麻茎鲜品捣烂外敷可治痈疖。

### （11）小斑叶兰 *Goodyera repens* (L.) R. Br.

【药名别名】金边兰、蕲蛇药。

【药用部位】为斑叶兰属植物小斑叶兰的全草。

【植物形态】陆生兰，高 10 ～ 25 厘米。根状茎伸长，匍匐。茎直立，被白色腺毛，生数枚基生叶。叶卵状椭圆形，上面有白色条纹和褐色斑点，背面灰绿色。总状花序具几朵至10 余朵花，花序轴具腺毛；花苞片披针形，长超过子房；花小，白色或带绿色或带粉红色，萼片外面被腺毛，中萼片长 3 ～ 4 毫米，与花瓣靠合呈兜状；侧萼片椭圆形或卵状椭圆形，与中萼片等长或略较长，顶端钝；唇瓣长3 ～ 3.5 毫米，舟状，基部凹陷呈囊状，内面无毛，无爪，不裂；合蕊柱短，与唇瓣分离；蕊喙直立，2 裂，裂片长可达 1.5 毫米；柱头 1 个，较大，位于蕊喙之下；子房扭转，疏生腺毛，几无柄。花期 7—8 月。

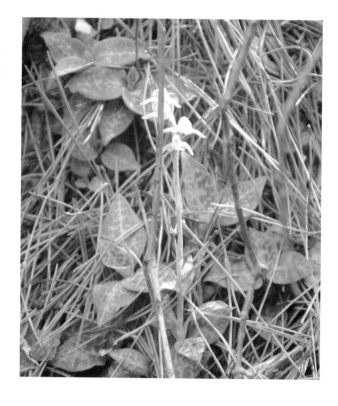

【生境分布】生于海拔 700 ～ 3800 米的山坡、沟谷林下。我市分布于龟山电视塔下的山坡松林中。

【采收加工】夏、秋季采收，洗净，鲜用或晒干。

【功能主治】润肺止咳，补肾益气，行气活血，消肿解毒。主治肺痨咳嗽，支气管炎，头晕乏力，神经衰弱，阳痿，跌打损伤，骨节疼痛，咽喉肿痛，乳痈，疮疖，瘰疬，毒蛇咬伤。

【用法用量】内服：煎汤，9 ～ 15 克；或捣汁，或浸酒。外用：适量，捣烂敷患处。

## （12）绒叶斑叶兰 *Goodyera velutina* Maxim.

【药名别名】白肋斑叶兰、鸟嘴莲。

【药用部位】为斑叶兰属植物绒叶斑叶兰的全草。

【植物形态】陆生兰，高 8 ～ 16 厘米。根状茎伸长，匍匐。茎直立，被柔毛，下部疏生数枚叶。叶具柄，叶片长 2 ～ 3 厘米，卵形，边缘波状，上面暗紫绿色并为天鹅绒状，中肋白色或黄白色，下面为淡红色或稍带粉红色。总状花序具几朵至 10 余朵花，花序轴被柔毛；花苞片淡褐红色，披针形，短于花；花较小，淡红色，萼片长约 7 毫米，外面被柔毛，中萼片和花瓣靠合呈兜状；侧萼片近等长，卵形，顶端钝；花瓣倒披针形，和萼片等长，无毛；唇瓣凹陷呈囊状，前部较囊短，囊内有毛，合

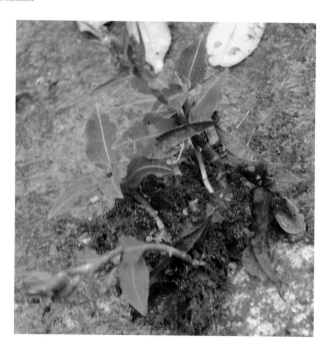

蕊柱短，蕊喙分裂成条状的 2 枚裂片；子房密被柔毛。花期 9—10 月。

【生境分布】生于海拔 700 ～ 3000 米的林下阴湿处。我市分布于龟山镇。

【采收加工】夏、秋季采收，洗净，鲜用或晒干。

【功能主治】润肺止咳，补肾益气，行气活血，消肿解毒。用于肺痨咳嗽，支气管炎，头晕乏力，神经衰弱，阳痿，跌打损伤，骨节疼痛，咽喉肿痛，乳痈，疮疖，瘰疬，毒蛇咬伤。

【用法用量】同小斑叶兰。

## （13）舌唇兰  *Platanthera japonica* (Thunb. ex Marray) Lindl.

【药名别名】青蛇一支箭、斩龙箭。

【药用部位】为舌唇兰属植物舌唇兰的全草。

【植物形态】陆生兰，高 50 ～ 60 厘米，具粗厚的纤维根。茎直立，无毛，具 3 ～ 6 枚叶。下部叶椭圆形或矩圆形，顶端钝或急尖，基部抱茎，无毛，最大的叶长达 16 厘米，宽达 5 厘米，上部的叶递减成苞片状，渐尖。总状花序长 10 ～ 15 厘米，具 10 ～ 20 朵花；花苞片狭披针形，绿色，常稍长于子房；花大，初为白色，后变为淡黄色，中萼片卵形，兜状，急尖，长 7 毫米；侧萼片反折，斜卵形，急尖，和中萼片等长；花瓣条形，顶端钝，稍短于中萼片；唇瓣条形，不分裂，肉质，长可达 2 厘米；距丝状，长可达 6 厘米，比子房长得多，弧曲；子房细圆柱状，无毛。花期 5—7 月。

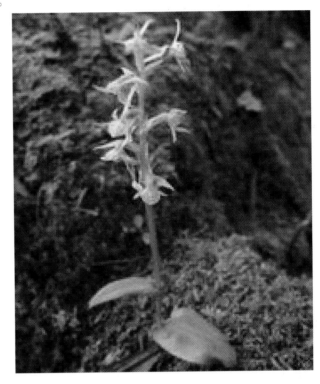

【生境分布】生于海拔 600 ～ 2600 米的山坡林下或草地。我市在第三次全国中药资源普查时已发现本品，当时的具体位置不详。

【采收加工】夏、秋季采集带根全草，除去杂质，洗净，鲜用或晒干。

【功能主治】润肺，止咳，祛痰。主治虚火牙痛，肺热咳嗽，带下；外用治毒蛇咬伤。

【用法用量】煎服：9 ～ 15 克。外用：适量，鲜品捣烂敷患处。

【附注】本品为国家二级保护植物。

## （14）小舌唇兰  *Platanthera minor* (Miq.) Rchb. f.

【药名别名】猪獠参、土洋参。

【药用部位】为舌唇兰属植物小舌唇兰的全草。

【植物形态】多年生草本，高可达 30 ～ 40 厘米。根肉质粗大。叶互生，基部的 1 ～ 2 叶变为浅绿色膜质的鳞片，抱茎；中部的叶 2 ～ 4 片，较大，阔卵圆形或宽披针形，先端尖，基部成鞘状抱茎；上面中脉凹，下面中脉突出，平行侧脉约 20 条；上部叶披针形。总状花序顶生；花下有 1 披针形苞片，较花为长；花疏生，黄绿色，直径约 10 毫米；外轮花被卵形，先端钝，内轮稍狭，宽披针形；唇瓣较花被片略长，舌状，全缘，钝头，距线状，较子房略长，先端扁平；花药分叉，蕊喙低，钝三角形，花粉块棒状，具柄；子房下位，圆筒状，有棱，扭曲。蒴果。花期 3—7 月。

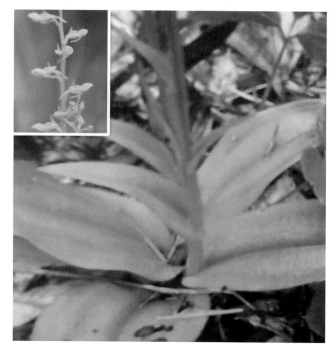

【生境分布】生于山坡、疏林、沙地及草坪等向阳干燥处。我市福田河、龟山等地有分布。

【采收加工】春、夏季采收，洗净，晒干。

【功能主治】补肺固肾。主治咳嗽气喘，肾虚腰痛，遗精，头晕，病后体弱。

【用法用量】内服：煎汤，15～60 克。

## （15）盘龙参 *Spiranthes sinensis* (Pers.) Ames

【药名别名】绶草、猪牙参。

【药用部位】为绶草属植物盘龙参的根、全草。

【植物形态】多年生草本，根茎短，有簇生、粗厚的纤维根。茎高 15～45 厘米。叶数枚生于茎的基部，线形至线状披针形，长度和宽度变化大，最长的可达 15 厘米，先端钝尖，全缘，基部微抱茎，上部的叶退化而为鞘状苞片。穗状花序旋扭状，长 5～10 厘米，总轴秃净，花序密生腺毛；苞片卵状矩圆形，比子房略长，渐尖；花白色而带粉红色；生于总轴的一侧；花被线状披针形，长 3～4 毫米；唇瓣矩圆形，有皱纹；花柱短，下部拱形，斜着于子房之顶，有一卵形的柱头在前面，一直立的花药在背面；花粉粉状；子房下位，1 室。蒴果椭圆形，有细毛。花期夏季。

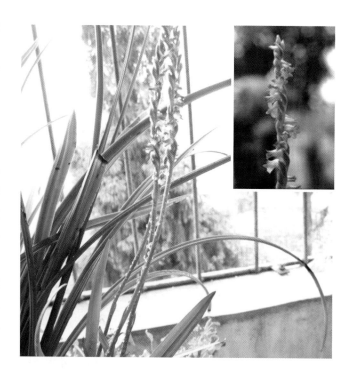

【生境分布】生于海拔 400～3500 米的山坡林下、灌丛下、草地、路边或沟边草丛中。我市各地都有分布。

【采收加工】夏、秋季采收，洗净，鲜用或晒干。

【功能主治】益气养阴，清热解毒。用于病后虚弱，阴虚内热，咳嗽吐血，头晕，腰痛酸软，糖尿病，遗精，淋浊带下，咽喉肿痛，毒蛇咬伤，烫火伤，疮疡痈肿。

【用法用量】煎服：根 9 ～ 15 克，或鲜全草 15 ～ 30 克。外用：适量，鲜品捣烂敷患处。

# 195. 龙舌兰科 Agavaceae

## （1）龙舌兰 *Agave americana* L.

【药名别名】龙舌掌、番麻。

【药用部位】为龙舌兰属植物龙舌兰的叶。

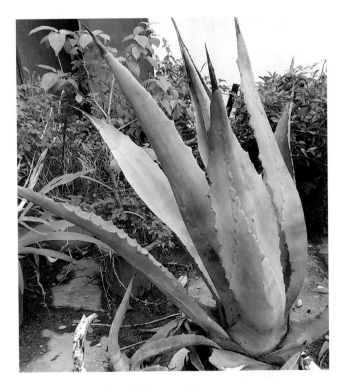

【植物形态】多年生大型草本，茎短。叶常有 30 余片呈莲座状着生于茎上；叶片肥厚，匙状倒披针形，灰绿色，具白粉；叶宽因植株年龄而异，长可达 1.8 厘米，宽 15 ～ 20 厘米；花葶上的叶，向上渐小，叶先端渐尖，末端具褐色、长 1.5 ～ 2.5 厘米的硬尖刺，边缘有波状锯齿。生长 10 余年，抽出高 5 ～ 8 米的花葶，上端具多分枝的狭长圆锥花序；花淡黄绿色，近漏斗状，花被管长约 1.2 厘米，裂片 6，长 2.5 ～ 3 厘米；雄蕊 6，着生于花被管喉部，花丝长约为花被片的 2 倍，"丁"字形着药；子房下位，3 室，每室具多个胚珠，柱头 3 裂。蒴果长圆形，长约 5 厘米，直径约 3 厘米。一花序上可产生 1500 ～ 3000 个珠芽。花期 6—8 月。

【生境分布】我市城区有栽培。

【采收加工】四季均可采叶，洗净，鲜用或沸水烫后晒干。

【功能主治】解毒拔脓，杀虫，止血。主治痈疽疮疡，疥癣，盆腔炎，子宫出血。

【用法用量】内服：煎汤，10 ～ 15 克。外用：适量，捣烂外敷患处。

## （2）朱蕉 *Cordyline fruticosa* (L.) A. Cheval.

【药名别名】亮叶朱蕉、朱竹、红铁树。

【药用部位】为朱蕉属植物朱蕉的叶或根。

【植物形态】常绿灌木，高可达 3 米。茎通常不分枝。叶在茎顶呈 2 列状旋转聚生；叶柄长 10 ～ 15 厘米，腹面宽槽状，基部扩大，抱茎；叶片披针状椭圆形至长圆形，长 30 ～ 50 厘米，宽 5 ～ 10 厘米，绿色或紫红色，中脉明显，侧脉羽状平行，先端渐尖，基部渐狭。圆锥花序生于上部叶腋，长 30 ～ 60 厘米，多分枝；花序主轴上的苞片条状披针形，下部的可达 10 厘米，分枝上花基部的苞片小，卵形，长 1.5 ～ 3 毫米；花淡红色至紫色，稀为淡黄色，近无梗；花被片条形，长 1 ～ 1.3 厘米，宽约 2 毫米，约 1/2 互相靠合成花被管；花丝略比花被片短，约 1/2 合生并与花被管贴生；子房下位，3 室。蒴果每室有种子数颗。花期 11 月至次年 3 月。

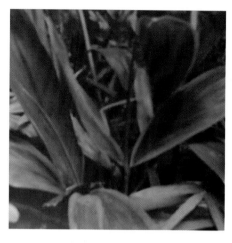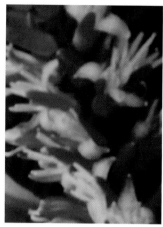

【生境分布】我市城区、龟山风景区有引进栽培。

【采收加工】随时可采，洗净，鲜用或晒干。

【功能主治】凉血止血，散瘀定痛。用于咯血，吐血，衄血，尿血，便血，崩漏，胃痛，筋骨痛，跌打肿痛。

【用法用量】内服：煎汤，15 ～ 30 克（鲜品 30 ～ 60 克）；或绞汁。

【附注】孕妇慎服。

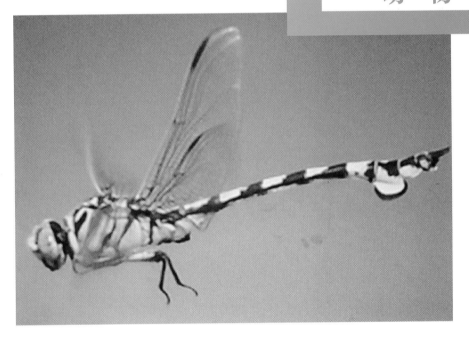

# 第三篇
## 动 物 药

## 1. 钜蚓科 Megascolecidae

### 湖北环毛蚓 *Pheretima hupeiensis Mich.*

【药名别名】地龙、蚯蚓。

【药用部位】为湖北环毛蚓的干燥全虫体。

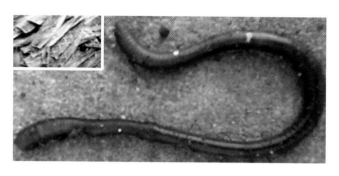

【动物形态】体长 70～222 毫米，体宽 3～6 毫米，体节 110～138 个。口前叶为上叶的，背孔自 XⅠ–XⅡ 节间始。环带占 3 节。腹面有刚毛，其他部分刚毛细而密，每节 70～132 条，环带后较疏。背腹中线几乎紧接。14～22（Ⅷ）在受精囊孔间。10～16 在雄孔间。雄孔在 XⅧ 节腹侧的刚毛线一平顶乳突上开孔。受精囊孔 3 对，盲肠锥状。贮精囊、精巢和精漏斗所在的体节被包裹在一大膜质囊中，背、腹两面相通，无精巢囊，前列腺发达。副性腺圆形，附于体壁上。受精囊狭长形，其管粗，盲管比本体长 2 倍以上，内 4/5 弯曲，末端稍膨大。活时背部体色为草绿色，背中线为紫绿色带深橄榄色，腹面青灰色，环带为乳黄色。

【生境分布】生活于潮湿多有机物处。我市各地都有分布。

【采收加工】夏、秋季捕捉，洗去黏液，及时剖开腹部，洗去内脏及泥沙，晒干或低温干燥。

【功能主治】清热定惊，通络，平喘，利尿。用于高热神昏，惊痫抽搐，关节痹痛，肢体麻木，半身不遂，肺热喘咳，尿少水肿，高血压。

【用法用量】内服：煎汤，5～10 克；或研末，每次 1～2 克或入丸、散；或鲜品拌糖，或盐化水服。外用：适量，鲜品捣烂敷或取汁涂敷；研末撒或调涂。

## 2. 医蛭科 Hirudidae

### 宽体金线蛭 *Whitmania pigra Whitman*

【药名别名】水蛭、牛蚂蝗。

【药用部位】为宽体金线蛭及日本医蛭的干燥全体。

【动物形态】体长大，略呈纺锤形，扁平，长 6～13 厘米，宽 0.8～2 厘米。背面通常暗绿色，具 6 条细密的黄黑色斑点组成的纵线，背中线 1 条较深。腹面淡黄色，杂有许多不规则的茶绿色斑点。体环数 107，环带明显，占 15 环。雄生殖孔在 33～34 环沟间；雌孔在 38～39 环沟间。眼与日本医蛭同。前吸盘小，颚齿不发达。

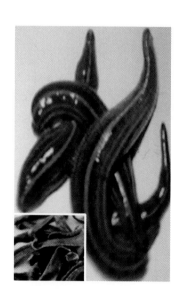

【生境分布】生于水田、河流等处。我市有分布。

【采收加工】捕得后洗净，先用石灰或酒闷死，然后晒干或焙干。对于日本医蛭，通常用线穿于体的中段，挂起晒干；对于茶色蛭，除用线穿起外，还要将体的一端拉长，故成狭窄的条状。由于加工后外形不同，药材中以日本医蛭为原科的干燥品称为"水蛭"，以宽体金线蛭为原科的干燥品称为"宽水蛭"。

【功能主治】破血，逐瘀，通经。治蓄血，癥瘕，积聚，妇女经闭，干血成痨，跌扑损伤，目赤痛，云翳。

【用法用量】内服：煎汤，3～9克；入丸、散0.5～1.5克，大剂量一次3克。

【附注】体弱血虚、孕妇、妇女月经期及有出血倾向者禁服。

## 3. 巴蜗牛科 Bradybaenidae

### 江西巴蜗牛 *Bradybaena kiangsinensis* Martens

【药名别名】蜗牛、蜗牛壳、天螺蛳。

【药用部位】为江西巴蜗牛等同属蜗牛的全体或外壳。

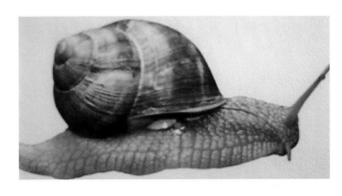

【动物形态】贝壳较大，壳质厚而坚固，呈圆球形。有6～6.5个螺层。前几个螺层缓慢增长，略膨胀。体螺层特别膨大。壳面呈黄褐色或琥珀色，有光泽，有稠密细致的生长线和皱褶。体螺层中部环绕一条红褐色色带。壳口呈椭圆形。口缘完整而锋利，略外折。轴缘在脐孔处外折，略遮盖脐孔。脐孔呈洞穴状，壳顶尖，缝合线深，壳高28毫米，宽30毫米。

【生境分布】主要栖息于阴暗潮湿多腐殖质的树林边、农田田埂、垄间杂草丛或乱石堆里以及住宅公园附近。我市各地都有分布。

【采收加工】夏、秋季捕捉，开水烫死，晒干；若用鲜品，临用时捕捉。

【功能主治】清热解毒，利尿。用于痈肿疔毒，痔漏，小便不利。

【用法用量】内服：煎汤，30～60克，或1～3克焙干研末。外用：适量，捣烂外敷或焙干研末调敷。

【附注】蜗牛壳：补气，主治脱肛，疳积。用法：①内服：研末。②外用：研末调敷。

## 4. 蛞蝓科 Limacidae

### 野蛞蝓 *Agriolimax agrestis* L.

【药名别名】蛞蝓、涎牛、鼻涕虫。

【药用部位】为野蛞蝓的全体。

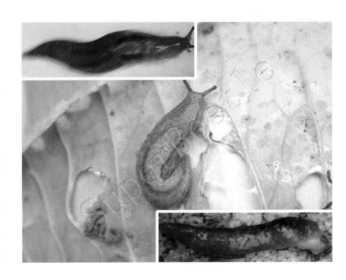

【动物形态】成虫体伸直时体长30～60毫米，体宽4～6毫米；内壳长4毫米，宽2.3毫米。长梭型，柔软、光滑而无外壳，体表暗黑色、暗灰色、黄白色或灰红色。触角2对，暗黑色，下边一对短，约1毫米，称前触角，有感觉作用；上边一对长约4毫米，称后触角，端部具眼。口腔内有角质齿舌。体背前端具外套膜，为体长的1/3，边缘卷起，其内有退化的贝壳（即盾板），上有明显的同心圆线，即生长线。同心圆线中心在外套膜后端偏右。呼吸孔在体右侧前方，其上有细小的色线环绕。黏液无色。在右触角后方约 2 毫米处为生殖孔。卵椭圆形，韧而富有弹性，直径 2 ～ 2.5 毫米，白色透明可见卵核，近孵化时色变深。初孵幼虫体长 2 ～ 2.5 毫米，淡褐色；体形同成体。

【生境分布】生活于阴暗潮湿、腐殖质多的地方。畏光怕热，白天匿藏，夜晚及阴雨天活动，杂食性，喜食蔬菜、瓜果、植物叶及幼苗等，也食人类食物的残渣。我市各地有分布。

【采收加工】夏季于潮湿阴暗处捕捉，除去杂质，鲜用或干燥。

【功能主治】疏风，镇静，固脱，解毒。主治热疮肿毒，支气管喘息，痔疮肿毒，脱肛等。

【用法用量】内服：焙干研末或研烂为丸，2 ～ 3 条。外用：研末或捣烂外敷，5 ～ 10 条。

## 5. 蚌科 Unionidae

### 背角无齿蚌　*Anodonta woodiana*

【药名别名】蚌壳、河蚌。

【药用部位】为背角无齿蚌等多种蚌的贝壳。

【动物形态】贝壳呈不规则圆形，壳质坚厚，一般壳长 110 ～ 150 毫米，大者可达 200 毫米左右，高与长近等。左壳稍凸，略大于右壳，壳顶位于背缘前端并向前弯，右壳顶前方有一凹陷，为足丝出孔；两壳耳不明显，壳表面棕褐色或绿褐色，壳顶光滑，暗绿色；其余部分被有同心形鳞片，鳞片延伸至壳的边缘，呈棘状或锯齿状，中部鳞片常脱落，多数留有淡白色放射状。壳内面珍珠层厚，有虹彩光泽，铰合线直，无齿，韧带强壮，紫褐色，前上掣肌痕较小，闭壳肌痕宽大，长圆形，略呈葫芦状，外套缘黑色，肛门膜具黑色素，肥厚宽大，顶端有一小突起。

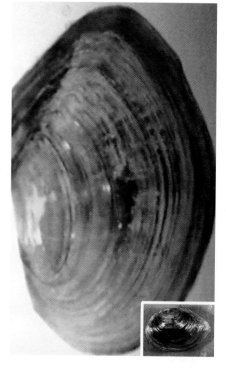

【生境分布】多栖息于淤泥底质、水流略缓或静水池塘等处。我市各地有分布。

【采收加工】取蚌壳洗净，刮去黑皮，研成粉末或煅灰用。

【功能主治】化痰消积，清热燥湿。主治痰饮咳嗽，胃痛，呕逆，带下，痈肿，湿疮。

【用法用量】内服：3 ～ 6 克，或入丸、散。外用：适量，干撒或调敷。

## 6. 鼠妇科 Porcellionidae（暂定）

### 鼠妇　*Armadillidium vulgare* Latreille（暂定）

【药名别名】鼠妇虫、地虱婆、豌豆虫。

【药用部位】为鼠妇的全体。

【动物形态】体长椭圆形，稍扁，长约 10 毫米；表面灰色，有光泽。头部前缘中央及其左、右侧角突起显著。有眼 1 对，触角 2 对，第一对触角微小，共 3 节；第二对触角呈鞭状，共 6 节。胸部分 7 个环节，每节有同形等长的足 1 对；第一胸节前缘延向头部前边，后侧隅向后突出，第二至第七节各节侧突不显著。腹部小，分为 5 个环节，第一及第二腹节狭，第三至第五腹节侧缘整齐而圆。尾肢扁平，外肢与第五腹节嵌合齐平。

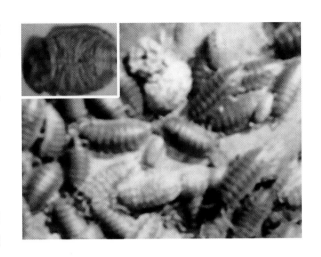

【生境分布】多栖于朽木、腐叶或石块下，喜阴暗潮湿的环境，有时也出现在房屋、庭院内，水边及岸边石下也较多。我市各地都有分布。

【采收加工】一般多在 4—9 月捕捉，捕后用开水烫死，晒干或焙干。本品易遭虫蛀，最好放在石灰缸中贮存。

【功能主治】破瘀消症，通经，利水，解毒，止痛。主治癥瘕，疟母，血瘀经闭，小便不通，惊风撮口，牙齿疼痛，鹅口诸疮。

【用法用量】内服：煎汤，3～6克，或入丸、散。外用：适量，研末调敷。

## 7. 长臂虾科 Palaemonidae

### 日本沼虾 *Macrobrachium nipponense*

【药名别名】虾子、青虾。

【药用部位】为日本沼虾的全体。

【动物形态】青绿色，带有棕色斑点，长 40～80 毫米。体外被有甲壳，即外骨骼。全身原有 20 体节，组合成两体部，即头胸部和腹部。前者由头部 6 体节与胸部 8 体节相互愈合而成，节间界线已完全消失；背面包被一块特别发达的甲壳，称为头胸甲。头胸甲略呈圆筒状，前端有一尖的突起，称为额剑。额剑短于头胸甲本身之长，左右侧扁，上缘几乎平直，带锯齿 11～14 个，下缘向上弧曲，有锯齿 2～3 个。头胸甲前缘在第一触角基部处有一对触角刺；触角刺之后，头胸甲左右两侧还有一

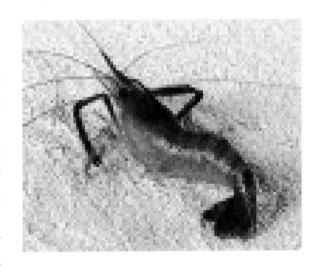

对肝刺。头胸甲有被护躯体、附肢和鳃的功能；额剑可能在游泳中起平衡身体的作用。腹部呈长柱形，肌肉发达，分为 6 节。第二腹节的侧甲覆盖在第一腹节的侧甲上。第六腹节末端还有一尾节，尾节略呈长三角形，肌肉不发达，背面有 2 对短小的活动刺。

【生境分布】生于淡水河湖、池塘的水草处。我市各地都有分布。

【采收加工】夏、秋季捕捞，洗净，鲜用或灭活后晒干。

【功能主治】补肾壮阳，通乳，解毒。主治阳痿，乳汁不下，丹毒，痈疮，臁疮等症。

【用法用量】煎服：2.5～5克。

## 8. 溪蟹科 Potamidae

### 锯齿溪蟹 *Potamon denticulatus* H. Milne-Edwards

【药名别名】蟹、螃蟹。

【药用部位】为溪蟹科动物锯齿溪蟹的全体。

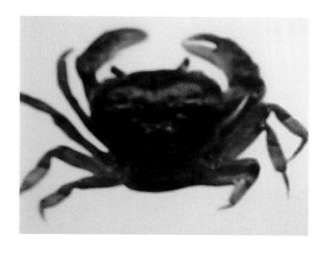

【动物形态】头胸甲的宽度略大于长度，长35.8 毫米，宽 43.2 毫米，表面稍隆，前半部具少数颗粒，后半部光滑。额区的 1 对隆起各具横行皱襞，眼窝后部的隆起也明显。中胃区与心区之间有明显的"H"形沟。额宽，向前方倾斜，前缘中间凹陷，表面具颗粒。眼窝、背、腹缘及外眼窝齿的边缘均具细齿。外眼窝齿与前侧缘之间具 1 缺刻。前胸缘稍弯曲，具细齿。两性螯足均不对称，长节的边缘有锯齿，背缘近末端处具 1 小刺，腕节的内末角具 1 锐齿，外侧面末缘具小齿数枚，掌节肿胀，指节光滑，两指内缘具不规则齿。第 2 对步足最长，长节背缘具皱襞，胸节前缘有小齿，前节的背腹缘均具小刺，指节周围具棘。

【生境分布】栖息于河、湖、水田或山溪中，常潜伏于砖石下。我市各地有分布。

【采收加工】随用随捕，鲜用或腌制。

【功能主治】化瘀散积，接骨消肿。主治癥瘕积聚，骨折，跌打损伤。

【用法用量】内服：全蟹煮食，或壳晒干后研粉冲服，每次 1 只。

## 9. 钳蝎科 Buthidae

### 东亚钳蝎 *Buthus martensii* Karsch

【药名别名】全蝎、蝎子、全虫。

【药用部位】为钳蝎科动物东亚钳蝎的全体。

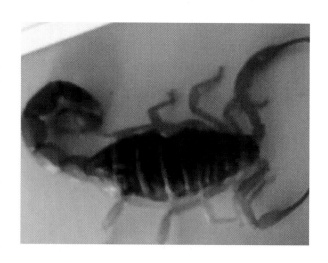

【动物形态】体长约 6 厘米，分为头胸部及腹部 2 部。头胸部较短，7 节，分节不明显，背面覆有头胸甲，前端两侧各有 1 团单眼，头胸甲背部中央处，另有 1 对，如复眼。头部有附肢 2 对，1 对为钳角，甚小；1 对为强大的脚须，形如蟹螯。胸部有步足 4 对，每足分为 7 节，末端各有钩爪2 枚。腹部甚长，分前腹及后腹两部，前腹部宽广，共有 7 节，第 1 节腹面有一生殖厣，内有生殖孔；第 2 节腹面有 1 对栉板，上有齿 16 ～ 25 个。后腹部细长，分为 5 节和 1 节尾刺，后腹部各节皆有由颗粒排列而成的纵棱数条。尾刺呈钩状，上屈，内有毒腺。

　　【生境分布】喜栖于石底及石缝的潮湿阴暗处。我市各地有野生分布。

　　【采收加工】春末至秋初捕捉，除去泥沙，置沸水或沸盐水中，煮至全身僵硬，捞出，置通风处，阴干。

　　【功能主治】息风镇痉，攻毒散结，通络止痛。用于小儿惊风，抽搐痉挛，中风口歪，半身不遂，破伤风，风湿顽痹，偏正头痛，疮疡，瘰疬。

　　【用法用量】内服：煎汤，全蝎 3 ～ 6 克；或入丸、散。外用：研末调敷。

　　【附注】本品有毒，慎用。

## 10. 圆蛛科 Araneidae

**大腹园蛛**　*Araneus ventricosus* L. Koch

【药名别名】蜘蛛。

【药用部位】为圆蛛科动物大腹圆蛛等的全虫。

【动物形态】体圆形或椭圆形，头胸部被有背甲 1 枚，无分节状态。口小，适于吮吸；单眼 4 对，位于头胸部背面的前端，参差排列。下有附肢 6 对；第 1 对为钳角，似大颚，呈单螯状，内通毒腺；第 2 对为脚须，似触角，在雄性则末端膨大成交配器；其他 4 对均为步足，各由 7 节组成，其跗节末端有钩爪 2 枚，中间丛生细毛，有吸附作用。腹部圆大而软，与头胸部相连处，缢缩成细腰；前腹面中央有生殖孔，并有生殖板覆盖；其两侧有肺囊的气孔 1 对；后腹面有时有气管的气孔 1 对；腹面后端有肛门；其前方有疣状的小突起 3 对，即纺锤突，尖端有孔，内通纺绩腺，能分泌一种黏液，凝结成丝而结网。

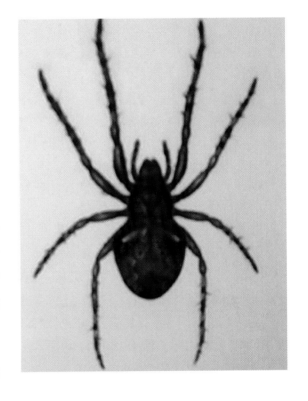

　　【生境分布】结网于树间、檐下、屋角等处。我市各地都有分布。

【采收加工】夏、秋季捕捉，用酒喷死或用开水烫死，晒干。

【功能主治】祛风，消肿，解毒。治中风口歪，疳积，疔肿，瘰疬，疮疡，蜈蚣、蜂、蝎蜇伤。

【用法用量】内服：研末 0.3 ～ 1 克，浸酒或入丸、散。外用：适量，捣烂外敷；或研末调敷。

【附注】本品有毒，慎用。

## 11. 壁钱科 Urocteidae

**华南壁钱**　*Uroctea compactilis* L. Koch

【药名别名】壁钱、墙蜘蛛。

【药用部位】为壁钱科动物华南壁钱的全体。

【动物形态】体扁平，全体密生细毛。头胸部的横径长过直径。头的背面有 4 对单眼，分为 2 列。胸甲广阔，心形，腹部亦似心形。体灰褐色，背面有一圈不规则的浅黄色斑纹；背正中央有4个黑褐色圆斑，周缘白色。头胸部浅棕色。有4对长脚，颜色较头部略浅，腹部灰黑色，腹面有生殖孔，上有生殖板覆盖。尾端有疣状突起的纺锤突，内通纺绩腺，能分泌黏液而抽丝。

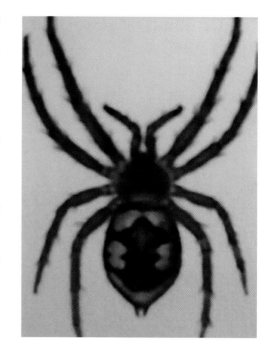

【生境分布】生活于老住宅的墙壁、屋角、门背等地方。结扁圆如钱币的白色网，网周引出许多放射状触丝，昼伏夜出，捕食昆虫。我市各地有分布。

【采收加工】全年皆可捕捉，捕得虫体后，用开水烫死，晒干或鲜用。

【功能主治】清热解毒，定惊，止血。主治喉痹，乳蛾，口舌生疮，走马牙疳，小儿急惊，鼻衄，痔疮下血，金疮出血。

【用法用量】内服：捣碎或研末，3～5个。外用：适量，捣汁涂，研末撒或吹喉。

## 12. 山蛩科 Spirobolidae

### 燕山蛩 *Spirobolus bungii* Brandt

【药名别名】约安巨马陆、马陆、山蛩虫、石板虫。

【药用部位】为山蛩科动物燕山蛩的全体。

【动物形态】全体呈圆筒形，黑褐色。颈板前缘、后缘和其他体节后缘都具有金黄色的横纹。雄性个体具52～55节，多为53节。体长68～80毫米，体宽6～7毫米。雌性比雄性稍大。颚唇部有1单唇基节。触角甚短，分8节，第2节最长，末节短小，顶端有4个感觉圆锥体。眼群由40～50个单眼组成，近于三角形。颈板前侧缘

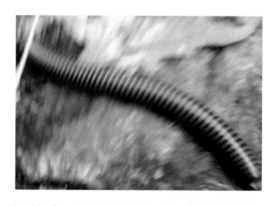

有缘沟。尾节末端不突出，无小尾；其后缘超过尾节末端。肛鳞颇宽，约为其长度的3倍。雄性生殖肢包裹在膜囊内。前生殖肢环抱着后生殖肢，腹板呈倒"V"字形，基节具有直达中间的内叶，端肢向内弯曲。后生殖肢粗壮，末端呈钝爪状，基部的前股节突起短，末端平截，小于端肢长度的1/2，基节瘦长，与匙状的基节内突愈合。

【生境分布】多栖于阴湿地区，食草根及腐败的植物，触之则蜷缩不动，并放出恶臭。我市各地有分布。

【采收加工】6—8月捕捉，去净杂质、泥土，晒干或烘干。

【功能主治】破积，解毒。主治癥瘕，痞满，痈肿，毒疮。

【用法用量】内服：研粉或制成片剂，1～2克。外用：适量，熬膏，研末，或捣烂外敷。

【附注】本品有毒，内服宜慎。

## 13. 蜈蚣科 Scolopendridae

**少棘巨蜈蚣** *Scolopendra subspinipes mutilans* L. Koch

【药名别名】蜈蚣、金头蜈蚣。

【药用部位】为蜈蚣科动物少棘巨蜈蚣的全体。

【动物形态】体形扁平而长，全体由22个同型环节构成，长6～16厘米，宽5～11毫米，头部红褐色；头板近圆形，前端较窄而突出，长约为第一背板的2倍。头板和第一背板为金黄色，生触角1对，17节，基部6节少毛。单眼4对；头部之腹面有颚肢1对，上有毒钩；颚肢底节内侧有1距形突起，上具4枚小齿，

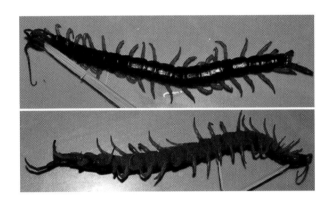

颚肢齿板前端亦具小齿5枚。身体自第2背板起为墨绿色，末板黄褐色。背板第2～19节各有2条不显著的纵沟，第2、4、6、9、11、13、15、17、19各节之背板较短；腹板为淡黄色，步肢21对，足端黑色，尖端爪状；末对附肢基侧板端有2尖棘，同肢前腿节腹面外侧有2棘，内侧1棘，背面内侧1～3棘。

【生境分布】野生种栖息于丘陵地带和多砂土的低山区，喜欢在温暖的地方。我市各地有分布。

【采收加工】捕后，先用沸水烫死，取长宽和蜈蚣相等、两端削尖的薄竹片，一端插入蜈蚣的头部下颚，另一端插入尾部，借竹片的弹力，使蜈蚣伸直展平。晒干或烘干。

【功能主治】息风镇痉，攻毒散结，通络止痛。用于小儿惊风，抽搐痉挛，中风口歪，半身不遂，破伤风，风湿顽痹，疮疡，瘰疬，毒蛇咬伤。

【用法用量】内服：煎汤，3～5克，或入丸、散。外用：研末调敷。

【附注】①本品有毒，使用宜慎。②孕妇禁用。

## 14. 衣鱼科 Lepismatidae

**衣鱼** *Lepisma saccharina* L.

【药名别名】蠹书虫、书虫。

【药用部位】为衣鱼科动物衣鱼的全体。

【动物形态】体长而扁，长约10毫米，体上披银灰色鳞片。复眼小，由许多小眼聚积而成，单眼退化。触角细长，超过体躯之半，由30节以上丝状环节构成。口器外口式，适于咀嚼。胸部最阔，中胸及后胸各有气门1对；无翅，足3对。腹部10节，至尾部渐细。腹末端有尾须3条。

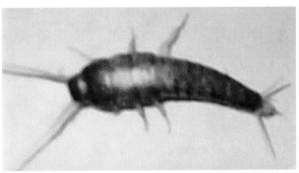

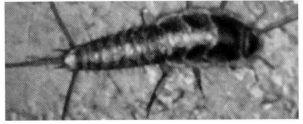

【生境分布】生活于房屋中，以各种食物、

浆糊、胶质、书籍、丝绸衣服等为食。我市各地都有分布。

【采收加工】衣鱼为无变态昆虫，老熟若虫与成虫难以区别。一般以体长 10 ～ 13 毫米、体呈灰白色作为采收药用虫体的标准。用毛涮或毛笔将虫体刷至热水中烫死，捞出晒干或烘干。

【功能主治】明目，祛风，利小便。主治中风惊痫，目中浮翳，尿血，小便不利等。

【用法用量】内服：煎汤，5 ～ 10 条，或入散剂。外用：研末调敷或点眼。

## 15. 蜓科 Aeshnidae

### 大蜻蜓 *Anotogaster sieboldii* Selys

【药名别名】蜻蜓、绿蜻蜓。

【药用部位】为蜓科动物大蜻蜓的干燥成虫。

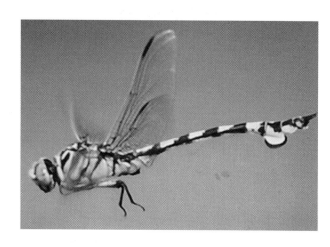

【动物形态】体细长，长约 8 厘米。头部有大型的复眼 1 对，左右相连；触角短小，能自由活动；口器发达，善咀嚼；前额上部有黑色横纹。胸部两旁绿色。翅 2 对，长大，膜质，黄色而带透明，翅脉呈细密的网状；翅缘端部有翅痣。脚 3 对，腿部褐色，余皆黑色。腹部细长，由 10 节组成；雄虫在第 1 及第 2 节呈青蓝色，雌虫为赤褐色。尾端有短尾脚 1 对，雌、雄的生殖门亦开孔于此。雄虫腹部第 2 节的腹面中央有特别的交接器。

【生境分布】飞翔力强，常在水面上空往返飞翔，捕食飞行的小型虫类。我市各地都有分布。

【采收加工】夏、秋季捕捉，用沸水烫死，晒干或烘干。

【功能主治】益肾壮阳。主治肾虚阳痿，遗精，喘咳。

【用法用量】内服：研末，3 ～ 6 克；或入丸剂。

## 16. 蜚蠊科 Blattidae

### 东方蜚蠊 *Blatta orientalis* L.

【药名别名】蟑螂、偷油婆、臭虫。

【药用部位】为蜚蠊科动物东方蜚蠊的全体。

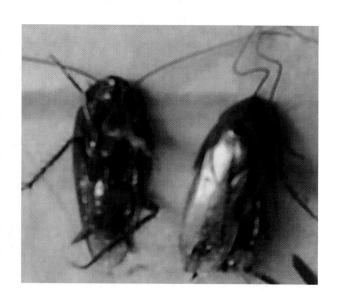

【动物形态】长椭圆形，体长 25 毫米，深褐色。头扁三角形，藏前胸下，触角长丝状；复眼肾状，发达。前胸背板盾形，发达，无斑纹；翅发育不全，雄虫翅不完全覆盖腹部，雌虫翅退化成两小片。足基节短，宽扁，转节小，腿节、胫节着生成排的刺，跗节 5 节。腹部宽阔。

雄虫第9腹节具腹刺和分节的尾须各1对。重0.45～0.95克。虫卵排列在卵鞘内，卵鞘钱袋形，暗褐色，每卵鞘含16粒卵。

【生境分布】喜栖于厨房灶间，昼隐夜出；食菜、饭及液体食物，取食时，排出粪便及分泌有恶臭的液体。为分布极广的可恶害虫。

【采收加工】夜间在厨房、墙角、坑边、仓库等处捕捉，用沸水烫死，晒干或烘干。

【功能主治】散瘀，化积，解毒。用于癥瘕积聚，小儿疳积，喉痹，乳蛾，痈疮肿毒，虫蛇咬伤。

【用法用量】内服：煎汤，0.5～1.5克（或1～3只）；或研末。外用：适量，捣烂外敷。

【附注】①本品内服须焙干研粉。②现代药理研究表明其提取物有抗癌作用。

## 17. 鳖蠊科 Corydidae

### 土鳖虫  *Eupolyphaga sinensis* Walker

【药名别名】䗪虫、中华地鳖、土元、地鳖虫、地团鱼。

【药用部位】为鳖蠊科昆虫土鳖虫的雄性全虫。

【动物形态】雌雄异形，雄虫有翅，雌虫无翅。雌虫长约3厘米，体上下扁平，黑色而带光泽。头小，向腹面弯曲。口器咀嚼式，大颚坚硬。复眼发达，肾形；单眼2个。触角丝状，长而多节。前胸扩大如盾状，前狭后阔，盖于头上。雄虫前胸呈波状纹，有缺刻，具翅2对，前翅革质，后翅膜质，不用时折成扇状。足3对，发育相等，具细毛，生刺颇多，基部扩大，跗节5；具2爪。腹部第1腹节极短，其腹板不发达，第8、9两腹节之背板缩短，昆须1对。雄虫第9腹板有腹刺1对；雌虫第8、9两腹板缩藏于第7腹板的里面。生殖器不突出。

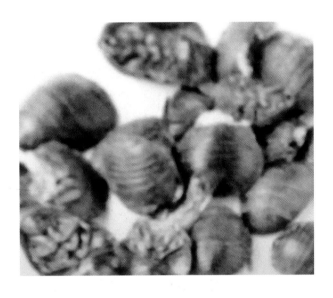

【生境分布】生活于油坊、酱坊、灶脚下及墙角阴湿松土中。我市各地都有分布。

【采收加工】5—8月捕捉。晚上用灯光诱捕，捕得后，用沸水烫死，晒干或烤干。

【功能主治】活血散瘀，通经止痛。治癥瘕积聚，血滞经闭，产后瘀血腹痛，跌打损伤，木舌，重舌。

【用法用量】内服：煎汤，3～6克，或入丸、散。外用：煎水含漱或捣烂外敷。

## 18. 鼻白蚁科 Rhinotermitidae

### 家白蚁  *Coptotermes formosanus* Shiraki

【药名别名】白蚁、飞蚁。

【药用部位】为鼻白蚁科动物家白蚁的干虫体。

【动物形态】兵蚁的头及触角浅黄色，上颚黑褐色，腹部乳白色。背面观头呈椭圆形，囟近于圆形，大而显著，位于头前段的一个微突起的短管上，朝向前方。上颚镰刀形，上唇近于舌形。触角14～16节。

前胸背板平坦，较头狭窄，前缘及后缘中央有缺刻。有翅成虫头背面深黄褐色，胸腹背面褐黄色，翅微具淡黄色。复眼近于圆形，单眼长圆形。后唇基极短，前唇基白色，长于后唇基。上唇淡黄色，前端圆形。触角 20 节。前胸背板前缘向后凹，侧缘与后缘连成半圆形，后缘中央向前方凹入。前翅鳞大于后翅鳞。工蚁头微黄色，腹部白色。头后部呈圆形，而前部呈方形。后唇基很短，长度相当于宽度的 1/4，微隆起。触角 15 节。前胸背板前缘略翘起，腹部长，略宽于头，并不很膨大。

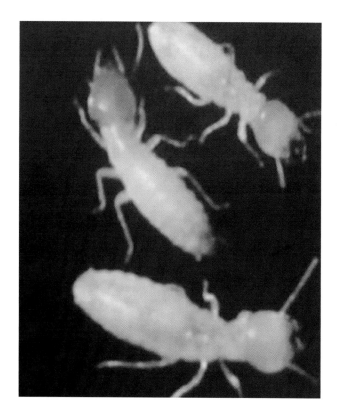

【生境分布】家白蚁能建筑大型巢，营群集生活，群体一般居住于林地、庭园的土壤或树干内，以及建筑木材中等，有时也定居于衣箱书柜等家具内。

【采收加工】夏季黄昏时，在蚁群飞动时捕捉，也可掘蚁冢拾取，捕后用沸水烫死，晒干。

【功能主治】滋补强壮。用于久病或年老体弱，气血两虚。

【用法用量】内服：焙干研粉，3～5 克。

## 19. 螳螂科 Mantidae

### 中华螳螂 *Paratenodera sinensis* Saussure

【药名别名】桑螵蛸、螳螂子。

【药用部位】为螳螂科昆虫中华螳螂的干燥卵鞘。

【动物形态】体形较大，长约 8 厘米。黄褐色或绿色，头三角形，前胸背板、肩部较发达，后部至前肢基部稍宽。前胸细长。前翅革质，前缘带绿色，末端有较明显的褐色翅脉；后翅比前翅稍长，有深浅不等的黑褐色斑点散布其间。雌虫腹部特别膨大。足 3 对。前胸足粗大，

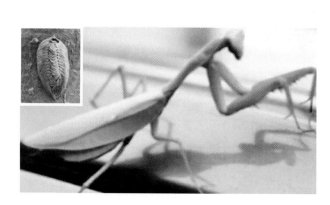

镰刀状。中足和后足细长。卵鞘：楔形，长（20.9±1.14）毫米，宽（15.1±0.9）毫米，高（17±0.67）毫米；孵化区宽（6.5±0.39）毫米，前端宽（12.2±0.62）毫米，后端宽（14.9±0.89）毫米。沙土色到暗沙土色。表面粗糙，孵化区稍突出。卵鞘外层多空室，左、右各有卵室 8～16 层；中部每层 10～14 个卵室，两端 4～5 个，每层卵室排列成长圆形，卵室可与背腹面垂直。卵黄色，4.5 毫米×1.2 毫米。

【生境分布】多栖于向阳背风的灌木、矮小丛及草丛荒地处。我市各地都有分布。

【采收加工】秋季至翌年春季在树上或草上采集卵鞘，蒸30～40分钟，以杀死其中虫卵，晒干或烘干。

【功能主治】益肾固精，缩尿，止浊。用于遗精滑精，遗尿尿频，小便白浊。

【用法用量】内服：煎汤，5～9克，或入丸、散。

【附注】阴虚火旺或膀胱有热者慎服。

# 20. 蟋蟀科 Gryllidae

**蟋蟀** *Gryllulus chinensis* Weber

【药名别名】蛐蛐、夜鸣虫。

【药用部位】为蟋蟀科昆虫蟋蟀的干燥全体。

【动物形态】体长圆形，长13～16毫米，全身黑色并有光泽，有黄褐色微毛与褐色刚毛。头棕褐色，头顶短圆，略向前方突出，头后有6条不规则的短纵沟。复眼1对，甚大，如半球形突出，呈黑褐色。单眼3个，黄色，位于头顶的两端。触角细长，淡褐色，长于身体的半倍。前胸背板左右平行如横方形，背中线稍向下陷，黑褐色，上生不规则的刚毛和棕褐色花斑；前胸背侧片向下垂斜。翅2对，前翅棕褐色，侧

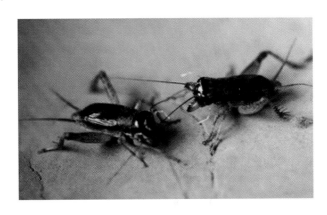

部上半面黑色，下半面淡黄色；雄虫的翅长过腹部，基部有比较坚硬透明的发音器；雌虫的翅长短于腹部，后翅甚长，灰黄色，呈尾状，突出腹端。足3对，淡黄色，有黑褐斑及斜线，且有棕褐色微毛；后足胫节背面有刺10个，单行排列，腿节十分膨大而向侧方呈扁状。腹部近圆筒形，背面呈黑褐色，节间有污黄色斑纹；腹面呈灰黄色。尾毛褐色，雌虫有1产卵管，几与后胫节等长。

【生境分布】成虫喜隐居田埂、屋角及砖块堆下的缝隙中和杂草丛生处，昼伏夜出。有趋光性，夜间能群集迁移。

【采收加工】夏、秋季于田间杂草堆下捕捉，捕后用沸水烫死，晒干或烘干。

【功能主治】利尿消肿。主治癃闭，水肿，腹水，小儿遗尿。

【用法用量】内服：煎汤，4～6只；研末，1～3只。外用：适量，研末外敷。

# 21. 蝼蛄科 Gryllotalpidae

**非洲蝼蛄** *Gryllotalpa africana* Palisot de Beauvois

【药名别名】蝼蛄、土狗。

【药用部位】为蝼蛄科昆虫非洲蝼蛄的干燥全虫。

【动物形态】成虫全体淡黄褐色或暗褐色，全身密被短小软毛，体长2.8～3.3厘米。头圆锥形，暗褐色，触角丝状，复眼卵形，黄褐色，咀嚼式口器。前胸背板坚硬膨大，卵形，背中央有一条下陷的纵沟。前翅革质，较短，黄褐色。后翅大，膜质透明，淡黄色，前足发达，扁铲状；中足较小；后足长大，腿节发达，在胫节背侧内缘有3～4个能活动的刺。腹部纺锤形，柔软，尾毛1对。

【生境分布】栖息于庭院、田园及潮湿处，尤其是在大量施用过有机肥料的地方，多而密集。昼伏夜出，有很强的趋光性。我市各地都有分布。

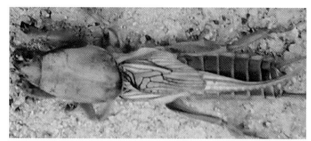

【采收加工】夏、秋季在夜晚用灯光诱捕，或翻地时捕捉。捕后用沸水烫死，晒干或烘干。

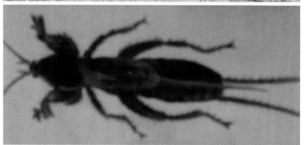

【功能主治】利水通淋，消肿解毒。用于小便不利，水肿，石淋，瘰疬，恶疮。

【用法用量】内服：煎汤，3～4.5克；研末，1～2克。外用：适量，研末调敷。

【附注】本品有小毒，体虚者慎服，孕妇禁服。

## 22. 蝉科 Cicadidae

**蚱蝉** *Cryptotympana pustulata* Fabr

【药名别名】蝉蜕、虫蜕。

【药用部位】为蝉科昆虫蚱蝉羽化后的蜕壳的全虫。

【动物形态】雄虫体长而宽大，长 4.4～4.8 厘米，翅展 12.5 厘米，雌虫稍短；黑色，有光泽。头部横宽，中央向下凹陷，颜面顶端及侧缘淡黄褐色。复眼 1 对，大而横宽，呈淡黄褐色；单眼 3 个，位于复眼中央，排列呈三角形。触角短小，位于复眼前方。前胸背板两侧边缘略扩大，中胸背板有 2 个隐约的中央线状淡赤褐色的锥形斑。翅 2 对，透明有反光，翅脉明显，前缘淡黄褐色，翅基室 1/3 为黑色，亚前缘室呈黑色，并有一淡黄褐色斑点。后翅基部 2/5 为黑色。雄虫具鸣器，雌虫则无。足 3 对，淡黄褐色，腿节上的条纹、胫节基部及端部均呈黑色。腹部各节黑色，末端略尖，呈钝角。雄虫腹盖发达，

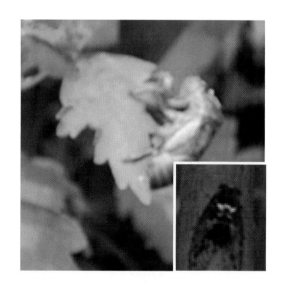

不及腹部的一半，外缘呈弧形隆起；腹盖的外缘与后缘、各腹节的后缘以及分布在腹面分散的点，均为淡黄褐色。雌虫腹盖不发达，产卵器显著。

【生境分布】成虫多栖于柳、杨、枫杨及苹果、梨、桃、杏等阔叶树木上。我市各地有分布。

【采收加工】夏、秋季收集，除去泥沙，晒干。

【功能主治】散风除热，利咽，透疹，退翳，解痉。用于风热感冒，咽痛，音哑，麻疹不透，风疹瘙痒，目赤翳障，惊风抽搐，破伤风。

【用法用量】内服：煎汤，3～6克，或入丸、散。外用：煎水洗或研末调敷。

【附注】孕妇忌服。

## 23. 绵蚜科 Eriosomatidae

### 角倍蚜　*Malaphis chinensis* Bell

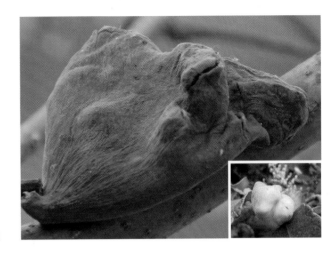

【药名别名】五倍子。

【药用部位】为绵蚜科昆虫角倍蚜在其寄主盐肤木上形成的虫瘿。

【动物形态】寄主植物为盐肤木。当早春盐肤木萌发幼芽时，蚜虫的春季迁移蚜（越冬幼蚜羽化后的有翅胎生雌虫），便在叶芽上产生有性的雌雄无翅蚜虫，经交配后产生无翅单性雄虫，称为干母。干母侵入树的幼嫩组织，逐步形成多角的虫瘿。干母在成瘿期间，旺盛地营单性生殖，在虫瘿中产生许多幼虫，于9—10月，逐渐形成有翅的成虫，称为秋季迁移蚜。此时虫瘿自然爆裂，秋季迁移蚜便从虫瘿中飞出，到另一寄主植物上，进行无性生殖，产生幼小蚜虫。此种幼蚜固定在寄主的茎上，分泌蜡质，包围整个虫体，形成白色的球状茧而越冬；至第二年春天，越冬幼蚜在茧内成长为有翅成虫，即春季迁移蚜，又飞到盐肤木上进行繁殖。

【生境分布】盐肤木生于海拔350～2300米的灌丛、疏林中。我市山区各地有分布。

【采收加工】五倍子：秋末采收，入沸水中煎3～5分钟，将内部仔虫杀死，晒干或阴干。

【功能主治】敛肺降火，涩肠止泻，敛汗止血，收湿敛疮。用于肺虚久咳，肺热痰嗽，久泻久痢，盗汗，消渴，便血痔血，外伤出血，痈肿疮毒，皮肤湿烂。

【用法用量】内服：研末，3～6克或入丸、散。外用：煎水熏洗或研末调敷。

## 24. 蝽科 Pentatomidae

### 九香虫　*Aspongopus chinensis* Dallas

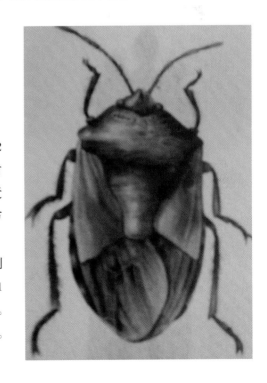

【药名别名】瓜黑蝽、打屁虫。

【药用部位】为蝽科动物九香虫的全体。

【动物形态】全体椭圆形，长1.7～2.2厘米，宽1～1.2厘米，体一般紫黑色，带铜色光泽，头部、前胸背板及小盾片较黑。头小，略呈三角形；复眼突出，呈卵圆形，位于近基部两侧；单眼1对，橙黄色；喙较短，触角6节，第1节较粗，圆筒形，其余4节较细长而扁，第2节长于第3节。前胸背板前狭后阔，前缘凹进，后缘略拱出，中部横直，侧角显著；表面密布细刻点，并杂有黑皱纹，前方两侧各有1相当大的"眉形区"，色泽幽暗，仅中部具刻点。小盾片大。翅2对，前翅为半鞘翅，棕红色，翅末1/3处为膜质，纵脉很密。

足3对，后足最长，跗节3节。腹面密布细刻及皱纹，后胸腹板近前缘区有2个臭孔，位于后足基前外侧，能由此放出臭气。雄虫第9节为生殖节，其端缘弧形，中央尤为弓凸。

【生境分布】成虫有翅能飞翔，常在土块、石块下及石缝中越冬。我市各地有分布。

【采收加工】春、秋季捕捉，捕后用沸水烫死，晒干或烘干。

【功能主治】理气止痛，温中助阳。用于胃寒胀痛，肝胃气痛，肾虚阳痿，腰膝酸痛。

【用法用量】内服：煎汤，3～9克，或入丸、散。

## 25. 蚕蛾科 Bombycidae

### 家蚕 *Bombyx mori* L.

【药名别名】僵蚕、僵虫、桑蚕。

【药用部位】为蚕蛾科昆虫家蚕的幼虫感染白僵菌而僵死的干燥全虫。

【动物形态】雌、雄蛾全身均密被白色鳞片，体长1.6～2.3厘米，翅展3.9～4.3厘米。体翅黄白色至灰白色。前翅外缘顶角后方向内凹切，各横线色稍暗，不甚明显，端线与翅脉灰褐色，后翅较前翅色淡，边缘有鳞毛稍长。雌蛾腹部肥硕，末端钝圆；雄蛾腹部狭窄，末端稍尖。幼虫即家蚕，体色灰白色至白色，胸部第2、3节稍见膨大，有皱纹。腹部第8节背面有一尾角。僵蚕性状：呈圆柱形，多弯曲而皱缩，长2～5厘米，直径4～7毫米；表面灰白色或浅棕色，多被有白色粉霜。头、足

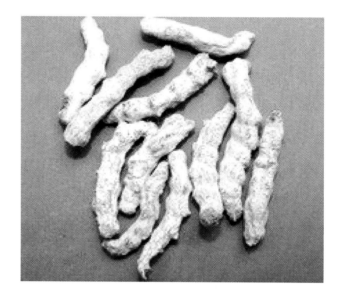

及各节均清晰可辨，体外常杂有丝团缠绕。头部黄褐色，类圆形。足8对，呈突起状。质硬而脆，易折断；断面平坦，多光亮，外层为白色，显粉性，内有4个褐色的亮圈。微有腐臭气，味微咸。

【生境分布】皆为人工养殖，我市山区乡镇曾有较大规模的养蚕场。

【采收加工】将感染白僵菌而死的家蚕幼虫收集后，倒入石灰中拌匀，吸去水分，晒干或焙干。

【功能主治】祛风解痉，化痰散结。治中风失音，惊痫，头风，喉风，喉痹，瘰疬结核，风疮瘾疹，丹毒，乳腺炎。

【用法用量】内服：煎汤，3～10克；研末，1～3克，或入丸、散。外用：适量，研末调敷。

## 26. 丽蝇科 Calliphoridae

### 大头金蝇 *Chrysomyia megacephala* Fabricius

【药名别名】五谷虫、拖尾巴蛆。

【药用部位】为丽蝇科昆虫大头金蝇及其近缘动物的幼虫。

【动物形态】成虫蓝绿色，头顶部黑色。头部宽，复眼大，深红色。触角褐色，胸腹部带有紫色光泽。

幼虫成熟时黄白色，前端尖细，后端截平，体表有由小棘形成的环，后气门略高出表面，较偏于上方，气门环不完全，后气门间距不大于后气门的横径；前气门具有 10 ～ 13 个指状突起。药材性状：干燥虫体，扁圆柱形；头部较尖，长 1 ～ 1.5 厘米，宽 2 ～ 3 毫米；黄白色，有的略透明；质松脆易碎，断面多空泡。以体轻、干净、呈淡黄白色、无臭味者为佳。

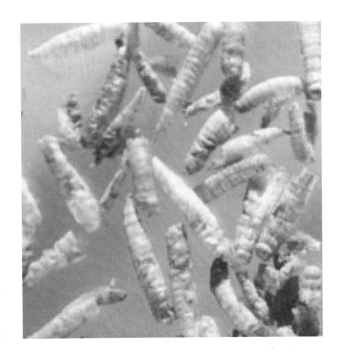

【生境分布】成蝇夏季繁殖较多，常居户外，喜食甜品、瓜、果、新鲜粪便、腥臭物质。幼虫孳生在稀的人粪、垃圾、腐败物质中，食粪及腐烂动物。以蛹越冬，主要在茅厕或粪坑附近土表下面。

【采收加工】7—9 月收集，装入布袋，在流水中漂洗，使虫体内容物排净，然后晒干。

【功能主治】健脾消积，清热除疳。主治疳积发热，食积泻痢，疳疮，疳眼，走马牙疳。

【用法用量】内服：研末，3 ～ 5 克；或入丸剂。外用：适量，研末撒，或调敷。

【附注】五谷虫现在为人工专门培殖，质量好；除药用外，主要用作其他动物的饲料。

## 27. 虻科 Tabanidae

### 中华虻　*Tabanus mandarinus* Schiner

【药名别名】虻虫、牛虻、鹿蟒。

【药用部位】为虻科昆虫中华虻的干燥雌成虫。

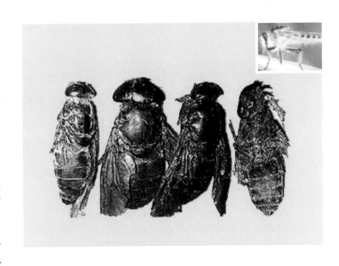

【动物形态】雌虻体长 13 ～ 17 毫米，黄绿色。复眼大型，无细毛，中部有 1 条细窄的黑色横带。额黄色或略带浅灰色，头顶被短毛。触角黄色，第 3 节肥大，基部具有粗钝的背突。唇基和颊黄灰色，下颚须第 2 节浅黄色，被白色并杂有黑色的短毛。中胸背板、侧板、腹板灰黄色，被黄色短毛并杂有黑色和黄灰色长毛，翅透明无斑，平衡棒黄色。足 3 对，中、后足的股节基部 1/3 处为灰色；前足跗节及前足胫节端部黑色；中、后足跗节的端部黑褐色。腹部暗黄灰色；第 1 ～ 3 或第 1 ～ 4 腹节背板两侧有大的黄色斑点，中间有暗黄色纵带，宽为腹部宽度的 1/4 ～ 1/3。腹部被有稠密的黄色或黄灰色短毛，有时夹杂有黑色短毛。腹面灰色，第 1 ～ 2 或第 1 ～ 3 腹板的两侧黄色。雄虻形状相似，但体较小，复眼被纤细的灰色短毛。

【生境分布】平常居于草丛及树林中，喜阳光，多在白昼活动。我市各地有分布。

【采收加工】夏、秋季捕捉雌虫，捏其头部致死，晒干或阴干。

【功能主治】逐瘀，破积，通经。治癥瘕，积聚，少腹蓄血，血滞经闭，扑损瘀血。

【用法用量】内服：煎汤，1.5～3克；研末，0.3～0.6克，或入丸、散。

## 28. 芫青科 Meloidae

### 眼斑芫青 *Mylabris cichorii* L.

【药名别名】斑蝥。

【药用部位】为芫菁科昆虫眼斑芫青的干燥体。

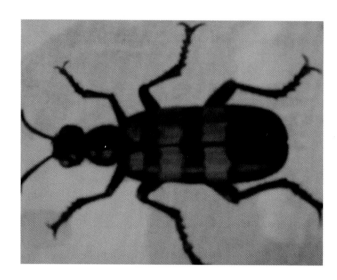

【动物形态】成虫体长10～15毫米，宽3.5～5毫米。体和足黑色，被黑毛。鞘翅淡黄色至棕黄色，具黑斑。头略呈方形，后角圆，表面密布刻点，额中央有1纵光斑。触角短，11节，末端5节膨大成棒状，末端基部与第10节等宽。前胸背板长稍大于宽，两侧平行，前端1/3向前变狭；表面密布刻点，后端中央有两个浅圆形凹洼，前后排列。鞘翅表面呈皱纹状，每个翅的中部有1条横贯全翅的黑横斑，自小盾片外侧起，横过翅基并沿肩胛而下，距翅基约1/4处向内弯达到翅缝，有1个弧圆形黑斑纹，两个翅的弧形纹在翅缝处汇合成1条横斑纹，在弧形黑斑纹的界限内包着1个黄色小圆斑，两侧相对，形似一对眼睛，在翅基的外侧还有1个小黄斑；翅端部完全黑色。

【生境分布】生于潮湿处的田间、石板下等处。我市各地都有分布。

【采收加工】夏、秋季捕捉。清晨露水未干，斑蝥翅湿不易飞起时捕捉，捕捉时应戴手套和口罩，以免刺激皮肤和黏膜；闷死或烫死，晒干。

【功能主治】破血消癥，攻毒蚀疮，引赤发泡。用于癥瘕肿块，积年顽癣，瘰疬，赘疣。

【用法用量】0.03～0.06克，炮制后多入丸、散用。外用：适量，研末或浸酒醋，或制油膏涂敷患处，不宜大面积用。

【附注】本品有大毒，内服宜慎，孕妇禁用。

## 29. 金龟子科 Scarabaeida

### 蜣螂 *Catharsius molossus* L.

【药名别名】屎蜣螂、推屎虫。

【药用部位】为金龟子科昆虫蜣螂的干燥全虫。

【动物形态】全体黑色，稍带光泽。雄虫体长 3.3 ～ 3.8 厘米，雌虫略小。雄虫头部前方呈扇面状，表面有鱼鳞状皱纹，中央有一基部大而向上逐渐尖细并略呈方形的角突；其后方之两侧有复眼，复眼间有一光亮无皱纹的狭带。前胸背板密布匀称的小圆突，中部有横形隆脊，隆脊中段微向前弯曲成钝角状，两侧端各有齿状角突 1 枚，在齿突前下方有一浅凹，其底部光滑无小圆突，浅凹外侧有一较深的凹，底部小圆突十分模糊或缺如；小盾片不可见；前翅为鞘翅，相当隆起，满布致密皱形刻纹，各方有 7 条易辨的纵线；后翅膜质、黄色或黄

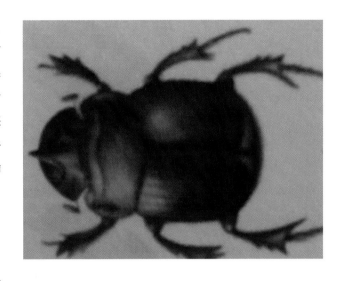

棕色。口部、胸部下方，有很多褐红色或褐黄色纤毛，中后足跗节两侧有成列的褐红色毛刺。雌虫外形与雄虫很相似，唯头部中央不呈角状突起而为后面平、前面扁圆形的隆起，顶端呈一横脊；前胸背板横形隆脊近似直线，两侧端不呈齿状突角。

【生境分布】栖息在牛粪堆、人屎堆中，或在粪堆下掘土穴居，吸食动物之尸体及粪尿等。有夜间扑灯趋光的习性。产卵后，雌雄虫共同推曳粪土将卵包裹而转成丸状。我市各地有分布。

【采收加工】一般于 6—8 月捕捉，捉回后置沸水中烫死，烘干即得。

【功能主治】解毒，消肿，通便。用于疮疡肿毒，痔漏，便秘。

【用法用量】内服：煎汤，3 ～ 5 克；研末，1 ～ 2 克。外用：研末调敷或捣烂外敷。

【附注】本品有毒，脾胃虚寒者及孕妇禁服。

## 30. 鳃金龟科 Melolonthidae

### 蛴螬 *Holotrichia diomphalia* Bates

【药名别名】地蚕。

【药用部位】为鳃金龟科昆虫东北大黑鳃金龟及其近缘动物的幼虫。

【动物形态】体呈长椭圆形，长 16 ～ 21 毫米，宽 8 ～ 11 毫米。黑褐色，有光泽，被黄褐色的细毛。触角黄褐色，10 节，呈膝状弯曲。前胸背板有刻点，翅鞘上有数条隆起的暗纹。足 3 对，甚长。幼虫（蛴螬）长约 35 毫米，乳白色，体常弯曲，密生黄白色细毛，胸部 3 节，各有发达的胸足 1 对，足上密生棕褐色细毛。药材性状：虫体呈长圆柱形，多弯曲成半环状，

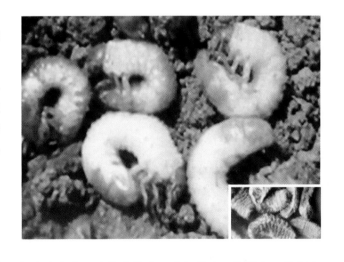

长 3 ～ 4 厘米，宽 0.6 ～ 1.2 厘米；黄褐色、棕黄色或类白色；全体有轮节，头部较小，棕褐色，胸部有

足 3 对，短而细；体轻，体壳薄，硬而脆，易破碎，体内呈空泡状；气微臭，味微咸。以完整、条大、色黄者为佳。

【生境分布】成虫栖息于土层中，幼虫栖于 3 ～ 6 厘米的土层内。我市各地的菜园、耕地、田间等处都有分布，为农业害虫。

【采收加工】5—8 月翻土捕捉，洗净，用沸水烫死，晒干或烘干。

【功能主治】破瘀，散结，止痛，解毒。主治血瘀经闭，癥瘕，折伤瘀痛，痛风，破伤风，喉痹，痈肿，丹毒。

【用法用量】内服：研末，2 ～ 5 克；或入丸、散。外用：适量，研末调敷，或捣汁涂敷。

## 31. 竹蠹虫科 Lyctidae（暂定）

### 竹蠹虫　*Lyctus brunneus* Steph.（暂定）

【药名别名】竹子虫、竹蛀虫。

【药用部位】为竹蠹虫科昆虫竹蠹虫的幼虫。

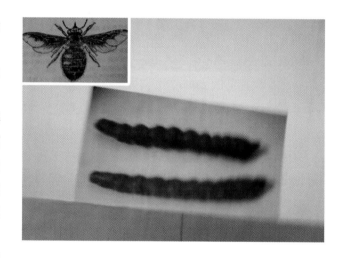

【动物形态】幼虫：体形小而细长，长约 5 毫米，褐色。头部隐于前胸下，触角 1 对，从眼前直出，分 11 节，末端呈棍棒状。口器适于咀嚼，上唇突出，大腮端具 2 齿，小腮须呈长丝状。前胸节能转动，翅 2 对。前翅为角质坚固的翅鞘，上有多数纵行的隆起；后翅膜质，适于飞翔。足 3 对，各有跗节 5 节。幼虫蠹入老竹或竹制器具内，蚀害竹质。

【生境分布】多栖于竹林中。我市各地都有分布。

【采收加工】见于老竹或竹器的竹竿上，有蛀孔而落粉屑者，即有竹蠹虫，劈开，取出幼虫，烫死，干燥。

【功能主治】解毒，祛湿，敛疮。主治秃疮，聤耳。

【用法用量】外用：适量，捣烂外敷或研末撒敷。

## 32. 蜜蜂科 Apidae

### 中华蜜蜂　*Apis cerana* Fabricius

【药名别名】蜂蜜、中蜂。

【药用部位】为蜜蜂科昆虫中华蜜蜂所酿的蜜及蜂蜡、蜂王浆，蜂毒，蜂房，蜜蜂幼虫。

【动物形态】有母蜂、工蜂和雄蜂三种。工蜂形小，体暗褐色，头、胸、背面密生灰黄色的细毛。头略呈三角形，有复眼 1 对，单眼 3 个；触角 1 对，膝状弯曲；口器发达，适于咀嚼及吮吸。胸部 3 节，中胸最大；翅 2 对，膜质透明，后翅中脉分叉。足 9 对，股节、胫节及跗节等处均有采集花粉的构造。腹部圆锥状，背面黄褐色，1～4节有黑色环带，末端尖锐，有毒腺和螫针；腹下有蜡板4对，内有蜡腺，分泌蜡质。母蜂俗称蜂王，体最大，翅短小，腹部特长，生殖器发达。雄蜂较工蜂稍大，头呈球状，复眼很大；尾端圆形，无毒腺和螫针。母蜂和雄蜂的口器均退化，足上无采贮花粉的构造，腹下蜡板和蜡腺均无，是一种营群体生活的昆虫。每一蜂群，由1个母蜂、数百个雄蜂和上万个工蜂所组成；母蜂为群体中的核心，专司产卵；工蜂为生殖系统不发育的雌性蜂，专司采蜜、酿蜜、喂饲幼虫、筑巢及防御等职。

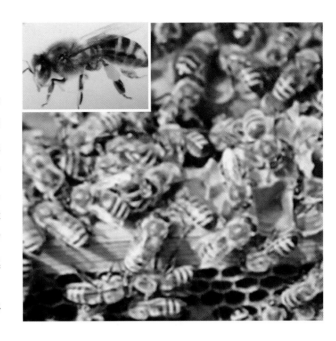

【生境分布】我市多为人工养殖，也有野生分布。

【采收加工】取出蜂巢，置于离心机内，把蜜摇出过滤，除去蜂蜡、碎片及其他杂质即可。

【功能主治】蜂蜜：补中，润燥，解毒。蜂蜡：敛疮生肌。蜂王浆：滋补强壮。蜂毒：镇痛祛湿。

【用法用量】蜂蜜：①冲服：15～30克或入丸剂、膏剂。②外用：涂局部。蜂毒等的用法略。

## 33. 胡蜂科 Vespidae

### 黄星长脚黄蜂 *Polistes mandarinus* Saussure

【药名别名】露蜂房、吊脚蜂、野蜂子窝。

【药用部位】为胡蜂科昆虫黄星长脚黄蜂或多种近缘昆虫的巢。

【动物形态】雌蜂黑色，长20～25毫米。头三角形，复眼1对，单眼3个，触角1对。颜面、头顶、后头、唇基、上颚及颊部都有黄褐色斑纹，胸部有刻点，前胸背部后缘及中胸背板中有2条黄色纵线。翅2对，前翅较后翅大。胸腹节呈黑色，有4条黄褐色纵线。腹部纺锤形，各腹节中央有黑色纵线，尾端有毒针。足3对，细长，内褐色。飞行时常伸长6足，呈下垂状。

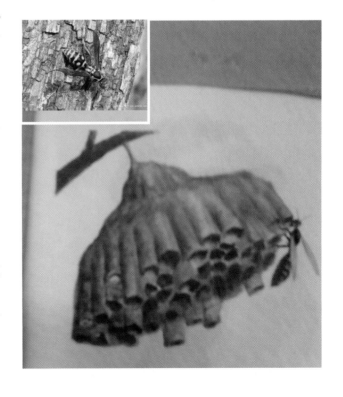

【生境分布】具群栖性，营巢于树木上或屋檐下及草丛中。我市各地都有分布。

【采收加工】一般10—12月采收，采后晒干，倒出死蜂，除去杂质，剪成块状，生用或炒、煅用。

【功能主治】祛风止痛，攻毒消肿，杀虫止痒。用于风湿痹痛，风虫牙痛，痈疽恶疮，瘰疬，喉舌肿痛，痔漏，风疹瘙痒，皮肤顽癣。

【用法用量】内服：煎服，5～10克；研末服，2～5克。外用：适量，煎水洗或研末调敷。

## 34. 蚁科 Formicidae

### 黑蚁 *Formica fusca* L.

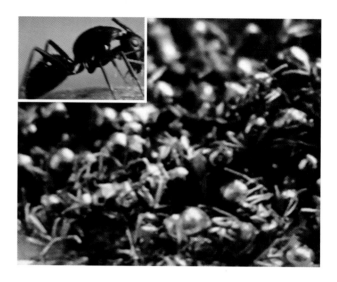

【药名别名】黑蚂蚁、玄驹、蚂蚁。

【药用部位】为蚁科昆虫黑蚁及拟黑多翅蚁等多种无毒蚂蚁的全体。

【动物形态】工蚁体长约13毫米，全体漆黑，平滑有光泽，头圆三角形。复眼1对，椭圆形，单眼3个，"品"字形排列。触角屈膝状，12节。前胸背板甚发达，中胸背板较小。足3对，胸部和腹部相接处缩小成细柄状。有向上的鳞片1枚；腹部5节。兵蚁与工蚁相似。雌蚁与雄蚁相似，均有翅，触角细长，不呈屈膝状。幼虫头、胸部细小，腹部较宽，体黄白色，无足，蛹白色。群体中各种蚁有明确分工。雌蚁除了迁移和筑巢外，极少外出活动，但发育最为完全，专门繁殖后代；雄蚁只负责与雌蚁交配，交配后不久便死亡；工蚁负责筑巢，寻找食品，饲喂幼蚁、雌蚁；兵蚁主要负责保卫蚁巢的安全。

【生境分布】常营群体生活，筑巢于地下。我市各地都有分布。

【采收加工】采收时间应尽量选择阴雨天，在蚁群大部分归巢、数量集中时进行，要连蚂蚁和土装入布袋中带走。然后过筛而取成蚁置于60℃水中迅速处死，晾干。

【功能主治】补肾益精，通经活络，解毒消肿。用于肾虚头昏耳鸣，失眠多梦，阳痿遗精，风湿痹痛，中风偏瘫，手足麻木，红斑狼疮，硬皮病，皮肌炎，痈肿疔疮，毒蛇咬伤。

【用法用量】内服：研末，2～5克；或入丸剂，或浸酒饮。外用：适量，捣烂涂敷。

## 35. 蚁蛉科 Myrmeleontidae

### 黄足蚁蛉 *Hagenomyia micans* Maclchlan

【药名别名】地牯牛、蚁狮。

【药用部位】为蚁蛉科昆虫黄足蚁蛉的幼虫。

【动物形态】体长32毫米，翅展73毫米。身体瘦长，似蜻蜓。头宽于前胸，两复眼褐色，头黑色，口器黄色，触角棒状黑色，柄节黄色。前胸黄色，背面有两条宽的褐色纵带，前胸有黄色长毛。中后胸黑色，明显大于前胸。足黄色，翅透明，有淡彩色的反光，翅膜质柔弱。前后翅形状大小和翅脉相似，翅脉黄色，腹部暗褐色。幼虫形似蜘蛛，体长6～18毫米，土黄色至污白色，有黑褐色花纹，身上有散生和丛生黑褐色硬毛，头部有1对钳状的颚，无翅，胸足3对，腹部较大。

【生境分布】生活于草丛中，多于黄昏时飞行，幼虫居于干燥砂地土中，营漏斗状穴，潜伏穴底，待小昆虫堕入，即捕食。

【采收加工】春、秋季捕捉，鲜用，或用沸水烫死，晒干或烘干。

【功能主治】平肝息风，解热镇痉，拔毒消肿。用于高血压，中风，小儿高热，惊厥，疟疾，泌尿道感染，竹木刺、异物入肉不出，骨折；外用治中耳炎，痈疮，无名肿毒。

【用法用量】内服：研末，1.5～5 克（或3～10 只）。外用：适量，捣烂外敷或研末撒敷患处。

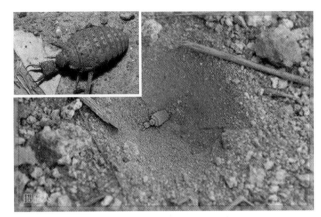

## 36. 鲤科 Cyprinidae

### 鲫鱼　*Carassius auratus*

【药名别名】鲫。

【药用部位】为鲤科动物鲫鱼的全体。其胆、子、脑、头亦供药用。

【动物形态】体侧扁，宽而高，腹部圆，体长可达 25 厘米以上。头小，吻钝，吻长等于吻宽；口端位，呈弧形；眼大。下咽齿单行，成侧扁，倾斜面有一沟纹。鳃耙一般为37～46，细长，呈披针形。鳞大型，圆，侧

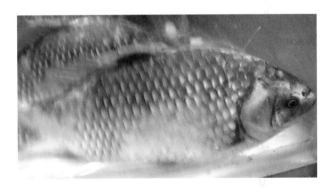

线鳞 28～30。背鳍Ⅲ 16～18，起点在吻端至尾基距离的中间。臀鳍Ⅲ 5～6。背、臀鳍均有硬刺，后缘呈锯齿状。体呈银灰色，背部较深，各鳍均呈灰色。

【生境分布】生活于河流、湖泊、池沼中，尤以水草丛生的浅水湖和池塘较多，适应性很强。我市各地有野生和人工养殖。

【采收加工】四季均可捕捞，捕后，除去鳞、鳃及内脏，洗净，鲜用。

【功能主治】健脾和胃，利水消肿，通血脉。用于脾胃虚弱，纳少反胃，产后乳汁不行，痢疾，便血，水肿，痈肿，瘰疬。

【用法用量】内服：煮食或煅研入丸、散。外用：捣烂外敷，煅存性，研末撒或调敷。

【附注】胆：清热明目，杀虫，敛疮。子：调中补肝，明目；主治目中障翳。

## 37. 合鳃鱼科 Synbranchidae

### 黄鳝　*Monopterus albus* (Zuiew)

【药名别名】鳝鱼（鳝鱼血、鳝鱼头）。

【药用部位】为合鳃鱼科动物黄鳝的全体。

【动物形态】体细长，呈蛇形，向后渐侧扁，尾部尖细。头圆，吻端尖，唇颇发达，下唇尤其肥厚。上下颌及腭骨上部有细齿。眼小，为一薄蜡所覆盖。两处鼻孔在腹部合为一，呈"V"字形。体无鳞，无胸腹鳍，背、臀鳍退化仅留低皮褶，无软刺，都与尾鳍相联合。体色微黄或橙黄，全体满布黑色小点，腹部灰白色。

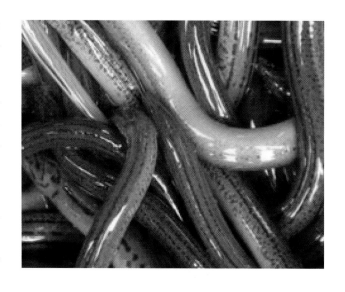

【生境分布】为底层生活的鱼类，喜栖息于河道、湖泊、沟渠及稻田中，有性逆转现象。以昆虫、蛙类等各种小动物为食，也有人工养殖。

【采收加工】可以采用钓捕、网捕、笼捕、干塘捕捉等方法。多鲜食或加工成鱼干。

【功能主治】鳝鱼肉：益气血，补肝肾，强筋骨，祛风湿。用于虚劳，疳积，阳痿，腰痛，腰膝酸软，风寒湿痹，久痢脓血，痔瘘，臁疮。

【用法用量】内服：煮食，100～250克；或捣肉为丸，或研末。外用：适量，剖片敷贴。

【附注】鳝鱼血：祛风，活血，壮阳；治口眼歪斜，耳痛，鼻衄，癣，瘘。用法用量：①外用：涂敷或滴入耳、鼻。②内服：和药作丸。鳝鱼头：健脾益胃，解毒杀虫；主治消化不良，痢疾，消渴，痞积，脱肛，小肠痛，百虫入耳。用法用量：①内服：焙干研粉，黄酒冲服，每次5克，每日3次。②外用：适量，焙干研末，绵裹塞耳。

# 38. 鳅科 Cobitidae

## 泥鳅 *Misgurnus anguillicaudatus*

【药名别名】鳅、鳅鱼。

【药用部位】为鳅科动物泥鳅、花鳅、大鳞泥鳅的全体。

【动物形态】泥鳅，体细长，前段略呈圆筒形。后部侧扁，腹部圆，头小。口小，下位，马蹄形。眼小，无眼下刺。须5对。鳞极细小，圆形，埋于皮下。侧线鳞116～170，背鳍2，7，臀鳍2，5～6。体背部及两侧灰黑色，全体有许多小的黑斑点，头部和各鳍上亦有许多黑色斑点，背鳍和尾鳍膜上的斑点排列成行，尾柄基部有一明显的黑斑。其他各鳍灰白色。

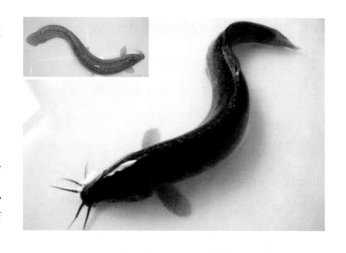

【生境分布】栖于湖泊、池塘、沟渠和水田中，喜居于静水底层。我市各地都有分布。

【采收加工】常年均可捕捞，捕后，除去内脏，洗净，鲜用或晒干。

【功能主治】补益脾肾，利水，解毒。用于脾虚泻痢，热病口渴，消渴，小儿盗汗，水肿，小便不利，病毒性肝炎，痔疮，疔疮，皮肤瘙痒。

【用法用量】内服：煮食，100～250克；或烧存性，入丸、散，每次6～10克。外用：适量，烧存性，研末调敷，或生品捣烂外敷。

## 39. 鳢科 Channidae

### 乌鳢　*Channa argus* Cantor（暂定）

【药名别名】乌鱼、黑鱼、皂鱼。

【药用部位】为鳢科动物乌鳢的全体或以乌鳢的肉、血、肠和胆分别入药。

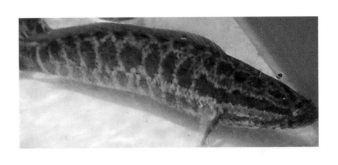

【动物形态】体呈长棒状，头部扁平，口裂大。吻部圆形，口内齿牙丛生。偶鳍皆小，背鳍和臀鳍特长，尾鳍圆形。背部灰绿色，腹部灰白色，体侧有呈"八"字形排列的明显的黑色条纹。头部有三对向后伸出的条纹。身体前部呈圆筒形，后部侧扁。口裂稍斜，并伸向眼后下缘，下颌稍突出。牙细小，带状排列于上下颌，下颌两侧齿坚利。眼小，鼻孔两对，前鼻孔位于吻端呈管状，后鼻孔位于眼前上方，为一小圆孔。鳃裂大，左右鳃膜愈合。体色呈灰黑色，体背和头顶色较暗黑，腹部淡白，体侧各有不规则黑色斑块，头侧各有2行黑色斑纹。奇鳍具黑白相间的斑点，偶鳍为灰黄色相间、不规则的斑点。

【生境分布】我市各地池塘、水库均有分布。

【采收加工】取鲜乌鳢洗净，除去杂质，鲜用。

【功能主治】利水，祛风。主治湿痹，面目水肿，肠痔下血；可用于预防小儿麻疹。

【用法用量】120～240克，煮汤服或煎汤外洗。

## 40. 蝾螈科 Salamandridae

### 东方蝾螈　*Cynops orientalis* (David)

【药名别名】蝾螈、水狗。

【药用部位】为蝾螈科动物东方蝾螈的全体。

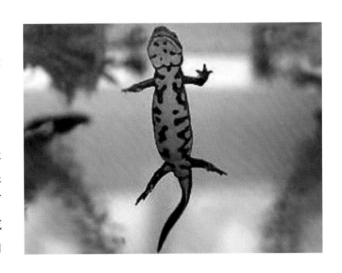

【动物形态】体形小，全长70毫米左右，头部扁平；躯干浑圆，尾部侧扁，尾梢钝圆，头顶平坦，头长大于头宽；吻端钝圆；鼻孔极近吻端；眼径约与吻等长或稍短；口裂恰在眼后角的下方，唇褶在口角处较为显著，掩盖下颌的后端；上下颌有细齿，犁骨齿二长斜行成"几"形，前端颇为接近，在二内鼻孔间的内

侧会合，后端向两侧斜行；舌小而厚，卵圆形，前窄后宽，前后端粘连于口腔底，左右两侧游离；四肢较弱而长，贴体相向时，指趾端相重叠，达对方的掌跖部位；指、趾略扁平而细长，末端较尖圆，基部无蹼；指4，其序为3、2、4、1；趾5，其序为3、4、2、5、1，内侧指趾均短小。尾长，略短于全长的1/2，尾高5～7毫米，背腹鳍褐色较平直，在尾端会合而成圆钝的尾梢。肛孔为一短纵裂缝，雄性的裂缝长，

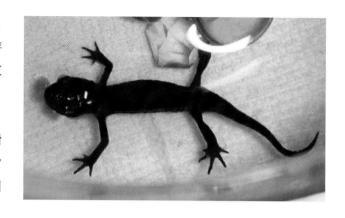

沿肛壁内侧，有许多绒毛状突起，生殖季节肛部肥肿隆起颇显著；雌性裂缝短，内侧无突起，隆起不显著。腹面皮肤光滑，有横细沟纹，在浅色区可透视黄色的小腺体；颈侧耳后腺较平直；枕部略显"V"形隆起，咽起颈褶清晰。

【生境分布】生活在清寒的静水、浅水池塘、山溪处。我市山区及部分丘陵地区有分布。

【采收加工】夏、秋季捕捉，用酒闷死后，除去内脏，微火烘干。

【功能主治】消积化滞，清热解毒。主治小儿疳积，烧烫伤，皮肤痒疹。

【用法用量】内服：3～5克，焙焦研末。外用：适量，焙焦研末，调敷患处。

# 41. 蟾蜍科 Bufonidae

## 中华蟾蜍　*Bufo bufo gargarizans* Cantor

【药名别名】蟾蜍、癞蛤蟆、癞头。

【药用部位】为蟾蜍科动物中华蟾蜍或黑眶蟾蜍等的全体。

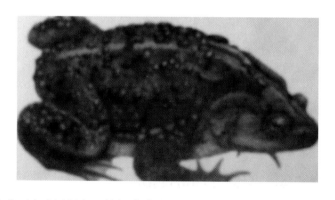

【动物形态】体粗壮，长10厘米以上，雄者较小。全体皮肤极粗糙，除头顶较平滑外，其余部分均满布大小不同的圆形瘰疣。头宽大，口阔，吻端圆，吻棱显著。口内无犁骨齿，上下颌亦无齿。近吻端有小型鼻孔1对。眼大而凸出，后方有圆形的鼓膜。头顶部两侧各有大而长的耳后腺。躯体短而宽，在生殖季节，雄性背面多为黑绿色，体侧有浅色的斑纹；雌性背面色较浅，瘰疣乳黄色，有时自眼后沿体侧有斜行的黑色纵斑；腹面不光滑，乳黄色，有棕色或黑色的细花斑。前肢长而粗壮，指趾略扁，指侧微有缘膜而无蹼；指长顺序为3、1、4、2；指关节下瘤多成对，掌突2，外侧者大。后肢粗壮而短，胫跗关节前达肩部，趾侧有缘膜，外跖突小而圆。雄性前肢内侧3指有黑色婚垫，无声囊。

【生境分布】生活在泥土中或栖居在石下或草丛中，多为夜出觅食。我市各地都有分布。

【采收加工】夏、秋季捕捉。捕得后，先采集蟾酥，然后将蟾蜍杀死，直接晒干即得干蟾。

【功能主治】破症结，行水湿，化毒，杀虫，定痛。治疗疮，发背，阴疽瘰疬，恶疮，癥瘕癖积，臌胀，

水肿，小儿疳积，慢性支气管炎。

【用法用量】外用：适量，烧存性，研末调敷；或活蟾蜍捣敷。煎服：1～3克，或入丸、散。

【附注】①本品有毒。②蟾酥：有毒，可解毒，止痛，开窍醒神，多用于制成药。

# 42. 龟科 Emydidae

## 乌龟 *Chinemys reevesii* (Gray)

【药名别名】龟板、龟、龟壳。

【药用部位】为龟科动物乌龟的甲壳（主要为腹甲）。

【动物形态】体呈扁圆形，腹背均有坚硬的甲，甲长约12厘米，宽8.5厘米，高5.5厘米。头形略方，头部光滑，后端具小鳞，鼓膜明显。吻端尖圆，颌无齿而形成角质喙；颈能伸缩。甲由真皮形成的骨板组成，骨板外被鳞甲，亦称角板；背面鳞甲棕褐色，顶鳞甲后端宽于前端；中央为5枚脊鳞甲，两侧各有4枚肋鳞甲，缘鳞甲每侧11枚，肛鳞甲2枚。腹面鳞甲12枚，淡黄色。背腹鳞甲在体侧相连。尾短而尖细。四肢较扁平，指、趾间具蹼，后肢第5趾无爪，余皆有爪。

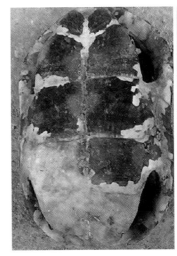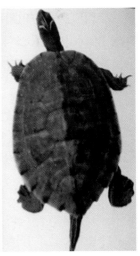

【生境分布】生活在溪、河、湖、池塘、水库等处，有时也上岸活动。我市各地都有分布。

【采收加工】全年均可捕捉，杀死后，剔除筋肉，取其腹甲，洗净，晒干或晾干，称为"血版"。如煮死后所取的腹甲，称为"汤版"。过去商品均为腹甲，近年来亦开始采用背甲。

【功能主治】滋阴，潜阳，补肾，健骨。治肾阴不足，骨蒸劳热，吐血，衄血，久咳，遗精，崩漏，带下，腰痛，骨痿，阴虚风动，久痢，痔疮，小儿囟门不合。

【用法用量】内服：煎汤，9～24克；熬膏或入丸、散。外用：烧灰研末敷。

# 43. 鳖科 Trionychidae

## 中华鳖 *Trionyx sinensis* Wiegmann

【药名别名】鳖甲、团鱼、甲鱼。

【药用部位】为鳖科动物中华鳖的背甲。

【动物形态】体长30厘米左右，体躯扁平，呈椭圆形，背腹具甲；通体被柔软的革质皮肤，无角质盾片。体色基本一致，无鲜明的淡色斑点。头部粗大，前端略呈三角形。吻端延长呈管状，具长的肉质吻突，约与眼径相等。眼小，位于鼻孔的后方两侧。口无齿，脖颈细长，呈圆筒状，伸缩自如，视觉敏锐。颈基两侧及背甲前缘均无明显的瘰粒或大疣。背甲暗绿色或黄褐色，周边为肥厚的结缔组织，俗称"裙边"。

腹甲灰白色或黄白色，平坦光滑，有7个胼胝体，分别在上腹板、内腹板、舌腹板与下腹板联体及剑板上。尾部较短，四肢扁平，后肢比前肢发达；前后肢各有5趾，趾间有蹼；内侧3趾有锋利的爪；四肢均可缩入甲壳内。

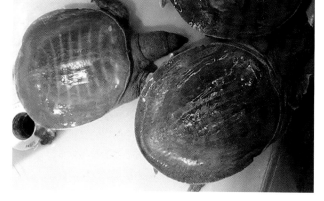

【生境分布】生活于湖泊、河流、池塘及水库等水域。我市各地有分布，亦有人工养殖。

【采收加工】春、夏、秋季捕捉，用刀割下头，割取背甲，去净残肉，晒干。亦可将鳖体置于沸水中煮1～2小时，烫至背甲上的皮能剥落时取出，剥下背甲，去净肉，洗净晒干。

【功能主治】滋阴清热，潜阳息风，软坚散结。主治阴虚发热，劳热骨蒸，热病伤阴，虚风内动，小儿惊痫，癥瘕，经闭。

【用法用量】煎服：10～30克，先煎，熬膏；或入丸、散。外用：适量，烧存性，研末调敷。

## 44. 壁虎科 Gekkonidae

**多疣壁虎**  *Gekko japonicus* Dumeril et Bibron

【药名别名】守宫。

【药用部位】为壁虎科动物多疣壁虎及无蹼壁虎、蹼趾壁虎等的全体。

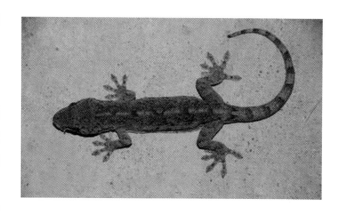

【动物形态】全长约10厘米，身体扁平，头大，略呈三角形，吻长，约为眼径的2倍，眼无活动性眼睑，瞳孔椭圆形，眼球覆有透明薄膜，鼓膜明显，上、下颌长有细齿，舌形宽厚，顶端凹入，富有黏性，能在捕食昆虫时骤然伸出黏取。中肢短，各具5趾，末端膨大，指间张有微蹼，除拇指外，均有钩爪，趾底具单行褶襞皮瓣，有除空气之功能，借此攀附于光滑的平面上爬行。尾尖长，约占体长的2/3，基部圆筒状，往后则呈平扁形而逐渐尖细。背上覆有颗粒状细鳞，体侧和枕部杂有大型的结节，颏下鳞25对；胸腹鳞大，呈覆瓦状排列，尾鳞排成整齐的横环形，腹面中段有1条横列的长鳞。背部褐灰色而有黑斑或5条不明显的条纹，下唇鳞和腹面白色，散有小黑点。尾上有黑色横纹9条。

【生境分布】栖于树洞、石下或房屋的缝隙中，夜出觅食。我市各地都有分布。

【采收加工】夏、秋季捕捉，捕后将完整壁虎除去内脏，擦净，用竹片撑开，使其全体扁平顺直，晒干或烘干。

【功能主治】祛风定惊，解毒散结。主治历节风痛，四肢不遂，惊痫，破伤风，瘰疬，疠风，风癣，噎膈。

【用法用量】内服：煎汤，2～5克；研末，每次1～2克；亦可浸酒或入丸、散。

【附注】本品有小毒，亦有用壁虎研粉浸酒，治疗食管癌的报道。

## 45. 石龙子科 Scincidae

### 石龙子　*Eumeces chinensis* (Gray)

【药名别名】蜥蜴、猪婆蛇、四脚蛇。

【药用部位】为石龙子科动物石龙子或蓝尾石龙子除去内脏的全体。

【动物形态】石龙子，头体长 103 ～ 125 毫米，尾长 144 ～ 189 毫米。眶上鳞第 2 枚显著大于第 1 枚；额顶鳞发达，彼此相切，有上鼻鳞；无后鼻鳞；第 2 列下颏鳞楔形，后颏鳞前、后 2 枚。耳孔前缘有 2 ～ 3 个瓣突，鼓膜深陷。体较粗壮，环体中段鳞 22 ～ 24 行；肛前具 1 对大鳞；尾下正中行鳞扩大。前、后肢贴体相向时不相遇，指、趾侧扁掌足冰粒鳞大小不一。背面灰橄榄色；头部棕色；颈侧及

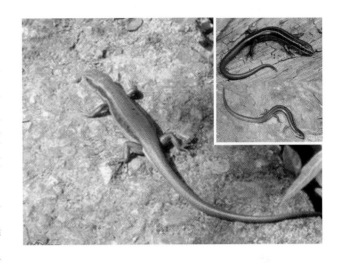

体侧红棕色，雄性更为显著，体侧有分散的黑斑点；腹面白色。幼体背面黑灰色，有 3 条浅黄色纵纹向后直达尾部，随个体成长而消失或隐约可见。雄性颞部显著隆肿。

【生境分布】生于海拔 200 ～ 1000 米的山区、平原、住宅、路旁杂草乱石堆等处。我市各地都有分布。

【采收加工】夏、秋季捕捉，处死，除内脏，置通风处干燥。

【功能主治】利水通淋，破结散瘀，解毒。主治癃闭，石淋，小便不利，恶疮，臁疮，瘰疬。

【用法用量】内服：烧存性，研末，1.5 ～ 3 克；或入丸、散。外用：适量，熬膏涂；或研末调敷。

## 46. 游蛇科 Colubridae

### （1）乌梢蛇　*Zoacys dhumnades* Cantor

【药名别名】乌蛇、风条蛇。

【药用部位】为游蛇科动物乌梢蛇除去内脏的全体。

【动物形态】全长可达 2 米以上，头扁圆，头部和颈部分界不明显。吻鳞从背面可以看到，鼻间鳞宽大于长，其与吻鳞的缝合线远较与鼻鳞的缝合线为短。前额鳞大，两鳞间的缝合线等于从其前缘至吻端的距离，宽大于长，外缘包至头侧。额鳞前大后小，长与鼻间鳞和前额鳞的和相等。眼上鳞宽大，长与其额鳞前缘至吻端的距离相等。鼻孔椭圆形，位于 2 鼻鳞中间。颊鳞 1 片，与

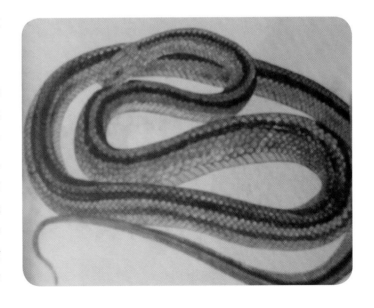

第 2、3 片上唇鳞相接。眼前鳞 2 片，上缘包至头背。眼大，眼后鳞 2 片。颞鳞前后列各 2 片，前列的狭而长。上唇鳞 8 片，第 4、5 两片入眼；第 6 片最大。前颏鳞比后颏鳞短，与前 5 片下唇鳞相接。后颊鳞与第 1 腹鳞间有小鳞 1 对。下唇鳞 11 片，第 6 片最大。体鳞 14 ～ 16 行，背中央 2 ～ 6 行起棱；腹鳞 186 ～ 205 片，肛鳞 2 裂，尾下鳞 101 ～ 128 对。尾部渐细。体呈青灰褐色，各鳞片的边缘黑褐色。背中央的 2 行鳞片呈黄色或黄褐色，其外侧的 2 行鳞片则成黑色纵线。上唇及喉部淡黄色，腹面灰白色，其后半部呈青灰色。

【生境分布】生活于丘陵地带及田野草丛或水边。我市山区丘陵各地有分布。

【采收加工】4—11 月捕捉。捕得后，将蛇摔死，剖腹除去内脏；盘成圆形，用柴火熏干，熏时频频翻动，至表面略呈黑色为度，再晒干或炕干。

【功能主治】祛风湿，通经络。治风湿顽痹，肌肤不仁，骨、关节结核，风疹疥癣，麻风，破伤风，小儿麻痹症。

【用法用量】内服：煎汤，4.5 ～ 12 克，酒浸或焙干，研末为丸、散。外用：烧灰调敷。

## （2）蛇蜕

【药名别名】蛇退、龙衣、蛇皮。

【药用部位】为游蛇科动物黑眉锦蛇、锦蛇、乌梢蛇、赤链蛇等多种蛇蜕下的皮膜。

【动物形态】锦蛇：全长可达 1.8 米。头部比颈部稍大。吻鳞宽大于高，从背面可以看到。鼻间鳞长宽略相等，前额鳞宽大于长，两鳞间的缝合线比鼻间鳞长。额鳞前方稍宽于后方。颅顶鳞宽大。前鼻鳞狭长，后鼻鳞宽广，鼻孔大，位于 2 鼻鳞之间而稍向后。眼前鳞 2 片，有时 3 片，极少为 1 片。眼后鳞 2 片。前颞鳞 2 片，狭长；偶有 3 片者。后颞鳞 3 片，短而宽。上唇鳞 8 片，第 4、5 两片入眼；第 7 片最大。

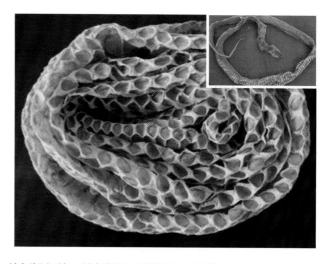

颊鳞 1 片，偶有 2 片者。下唇鳞 10 片，前 5 片与前颏鳞相接，前颏鳞比后颏鳞大。体鳞 23 ～ 23 ～ 19 行，除最外 1、2 行鳞列光滑外，余起棱。腹鳞 215 ～ 226 片，肛鳞 2 裂，尾下鳞 84 ～ 101 对。体背面及头部的鳞片四周黑色，中央黄色，体之前半部有 30 条左右较明显的黄色横斜斑纹，至体后半部消失，只在鳞片中央有黄斑。腹面黄色，有黑色斑纹。

【生境分布】游蛇科的动物常生于丘陵地带及田野草丛或水边。我市山区丘陵各地有分布。

【采收加工】全年皆可收集，但以 3—4 月为宜。采集后除去泥沙及杂质，晒干或晾干。

【功能主治】祛风，定惊，退翳，消肿，杀虫。治小儿惊痫，喉风口疮，木舌重舌，目翳内障，疔疮，痈肿，瘰疬，腮腺炎，痔漏，疥癣。

【用法用量】内服：煎汤，3 ～ 6 克；研末，每次 1.5 ～ 3 克。外用：适量，煎汤洗或研末调敷。

## 47. 蝮蛇科 Viperidae

### 蝮蛇 *Agkistrodon halys* Pallas

【药名别名】土地蛇。

【药用部位】为蝮蛇科动物蝮蛇除去内脏的全体。其毒液、胆汁、脂肪、外皮、蛇蜕亦供药用。

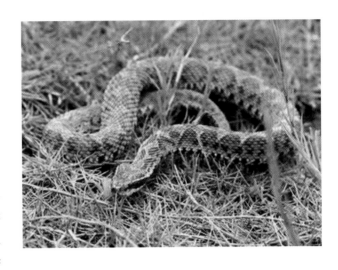

【动物形态】全长54～80厘米。头部呈三角形，吻端圆，吻鳞宽稍大于高。鼻间鳞较宽，其后缘向外侧方斜出。前额鳞大，长宽略相等，额鳞之长和两颅顶鳞间的缝合线的长度相等，颅顶鳞之长与额鳞加前额鳞1/2的和相等。眼上鳞长于额鳞，小于颅顶鳞。鼻孔位于2鼻鳞间，前鼻鳞比后鼻鳞大一倍。眼前鳞2片，眼后鳞2～3片，眼下鳞1片，前端与第3上唇鳞相接。上唇鳞7片，第3片入眼；下唇鳞10片，前4片与前额鳞相接。前颏鳞大，左右并立；后颏鳞小，左右分开，中间隔1对小鳞；后颏鳞和第1腹鳞间有5对左右的小鳞片。体鳞起棱，通常23～21～17行。腹鳞138～168片；肛鳞单一；尾下鳞28～56对。背面为暗褐色，体侧各具黑褐色圆斑1行，约30个。两侧斑纹在背中央往往相连接。头顶灰褐色，从眼后到口角有一黑褐色阔条纹；上、下唇和头部腹面均淡黄色。腹面灰白色，散有黑色斑点，有时全呈灰黑色。尾短，焦黄色。

【生境分布】栖息于平原或较低的山区。我市各地都有分布。

【采收加工】春、夏季捕捉。捕得后剖腹除去内脏，盘成圆盘形，烘干。亦可鲜用。

【功能主治】祛风通络，止痛解毒。治风湿痹痛，瘰疬，疮疖，疥癣，痔疾，肿瘤。

【用法用量】蝮蛇粉：每次3～6克，黄酒送服。蝮蛇酒：每次5～10毫升，每日2次。

## 48. 雉科 Phasianidae

### （1）家鸡 *Gallus gallus domesticus* Brisson

【药名别名】鸡内金、鸡蛋壳。

【药用部位】为雉科动物家鸡的干燥砂囊内膜。其蛋壳、鸡胆亦供药用。

【动物形态】嘴短而坚，略呈圆锥状，上嘴稍弯曲。鼻孔裂状，被有鳞状瓣。眼有瞬膜。头上有肉冠，喉部两侧有肉垂，通常呈褐红色；肉冠以雄者为高大，雌者低小；肉垂亦以雄者为大。翼短；羽色雌、雄不同，雄者羽色较美，有长而鲜丽的尾羽；雌者尾羽甚短。足健壮，跗、距及趾均被有鳞板；趾4，前3趾，后1趾，后趾短小，位略高，雄者跗跖部后方有距。

【生境分布】家养。

【采收加工】全年均可采收，将鸡杀死后，立即取出砂囊，剥下内膜，洗净，晒干。

【功能主治】健脾消食，涩精止遗，消症化石。用于消化不良，饮食积滞，呕吐反胃，泄泻下痢，小儿疳积，遗精，遗尿，小便频数，尿路结石及胆结石，癥瘕经闭，喉痹乳蛾，牙疳口疮。

【用法用量】内服：煎汤，3～10 克；研末，每次 1.5～3 克；或入丸、散。外用：适量，研末调敷或生贴。

【附注】蛋壳：治停饮脘痛，反胃，小儿佝偻病，各种出血，眼生翳膜。鸡胆：消炎，止咳，祛痰，解毒，明目；治百日咳，慢性支气管炎。

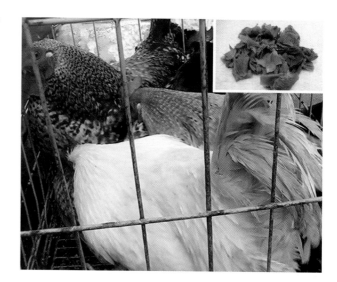

## （2）乌骨鸡 *Gallus gallus domesticus* Brisson

【药名别名】乌鸡。

【药用部位】为雉科动物乌骨鸡除去羽毛及内脏的全体。

【动物形态】乌骨鸡，为家鸡的一种，体躯短而矮小。头小、颈短，具肉冠，耳叶绿色，略呈紫蓝色。遍体羽毛色白，除两翅羽毛外，其余呈绒丝状；头上有一撮细毛突起，下颌上连两颊面生有较多的细短毛。翅较短，而主翼羽的羽毛呈分裂状，致飞翔力特别强。毛脚，5 爪。跖毛多而密，也有无毛者。皮、肉、骨均呈黑色。也有黑毛乌骨、肉白乌骨、斑毛乌骨等变异种。

【生境分布】人工饲养。

【采收加工】宰杀后去除羽毛及内脏，取肉及骨骼鲜用。亦可冻存、酒浸贮存，或烘干磨粉备用。

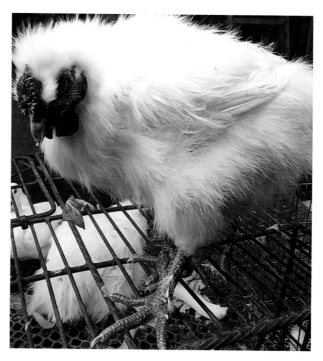

【功能主治】补肝肾，益气血，退虚热。用于虚劳羸瘦，骨蒸潮热，消渴，遗精，久泻，久痢，崩中，带下。

【用法用量】内服：煮食，适量；或入丸、散。

【附注】一般用于制备乌鸡白凤丸。

## 49. 鸠鸽科 Columbidae

### （1）斑鸠 *Oenopopelia tranquebarica* (Harmann)

【药名别名】火斑鸠、火葫芦、山斑鸠、珠颈斑鸠。

【药用部位】为斑鸠属动物斑鸠的肉。

【动物形态】火斑鸠，体长22～26厘米，体形较小。头顶和后颈蓝灰色，头侧稍浅，颈基有1道黑色领环；背、肩羽和两翼覆羽葡萄红色。尾羽具宽阔的白色羽端，最外侧尾羽的外翈转为纯白色，飞羽暗褐色；颏和尾下覆羽白色，下体其余部分羽色与背相同但较浅。雌鸟上体均为土褐色，前头沾灰，后颈黑领环不显。腰部渲染蓝灰色，下体土褐色。颏和喉近白色，下腹和尾下覆羽转为蓝灰色。巢甚简陋，每窝产卵2～3只。以作物或杂草种子、植物果实为食。

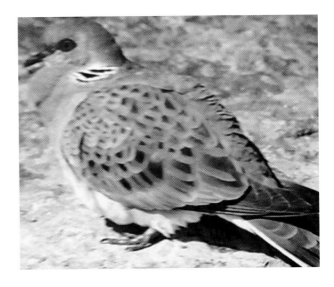

【生境分布】栖于平原和山地林中，冬季常成小群活动在田间，营巢于树枝或屋檐上。我市各地有分布。

【采收加工】四季均可捕捉，捕杀后，除去羽毛及内脏，鲜用或焙干。

【功能主治】补肾，益气，明目。主治久病气虚，身疲乏力，呃逆，两目昏暗。

【用法用量】内服：适量，煮食。

【附注】斑鸠的种类很多，本书只收载火葫芦。

## （2）家鸽 *Columba livia domestica* L.

【药名别名】鸽子、鹁鸽。

【药用部位】为鸽属动物家鸽的肉或全体及鸽卵。

【动物形态】体长为30厘米。体重为200～350克。嘴近黑色，先端略膨大，基部色较淡，具蜡膜。虹膜柠檬黄色。头、颈、胸和上背为石板灰色，在颈部、上背、前胸有金属绿和紫色的闪光；背的其余部分和两翼覆羽呈暗灰色，下背的羽色略淡，翼上各有一道黑色横斑；初级和次级飞羽的先端均为黑褐色；腰和尾上覆羽为石板灰色；尾色相同而末端有宽的黑色横斑；下体自胸以下为鲜灰色，尾下覆羽色较深。脚短健；铜黄色以至红色

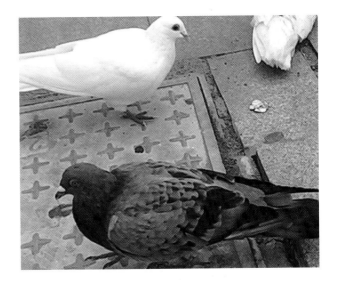

不等，爪黑色。雌者体色较暗；幼鸟背部灰黑色，羽端多少为白色，下体亦较暗。毛色复杂，有纯白、茶褐、黑白混杂等。

【生境分布】人工饲养。

【采收加工】全年均可捕捉，除去羽毛及内脏，取肉鲜用。

【功能主治】鸽卵：补肾益气，解疮痘毒；用于疮疥痘疹。鸽肉：滋肾益气，祛风解毒，调经止痛；主治妇女血虚经闭，消渴，肠风下血，恶疮，疥癣。

【用法用量】鸽卵、鸽肉：适量，煮食。

【附注】治体虚脉微，精血亏损，肾阳不足：取肉桂 2 克，净肥鸽 1 只，清水适量，密封，隔水炖熟；服汤食肉，隔日一次。

# 50. 兔科 Leporidae

## 草兔 *Lepus capensis* L.

【药名别名】望月砂、野兔屎。

【药用部位】为兔科动物草兔的干燥粪便。

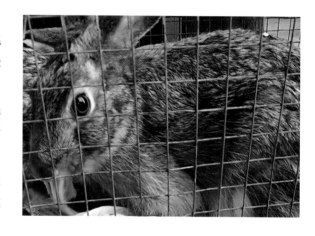

【动物形态】体形较大，体长 40 ～ 68 厘米，尾长 7 ～ 15 厘米，后足长 9 ～ 12 厘米，耳长 10 ～ 12 厘米，体重 1 ～ 3.5 千克。体背面毛色变化大，由沙黄色至深褐色，通常带有黑色波纹；也有的背毛呈肉桂色、浅驼色或灰驼色。体侧面近腹处为棕黄色，颈部浅土黄色，喉部呈暗土黄色或淡肉桂色；臀部通常较背部为淡，耳尖外侧黑色；尾背均有大条黑斑，其余部分纯白色；体腹面除喉部外均为纯白色；足背面土黄色。尾长占后足长的 80%，为中国野兔尾最长的一个种类。耳中等长，占后足长的 83%。上门齿沟极浅，齿内几无白垩质沉淀。

【生境分布】生于丘陵、山区、平原等地的草地、灌丛中。我市各地有分布。

【采收加工】9—10 月野草被割除后，即可见到兔粪，扫取之，拣净杂质、泥沙，晒干。

【功能主治】去翳明目，解毒杀虫。用于目暗生翳，疳积，痔瘘。

【用法用量】内服：煎汤，5 ～ 10 克；或入丸、散。外用：适量，烧灰调敷。

# 51. 犬科 Canidae

## 家犬 *Canis familiaris* L.

【药名别名】狗肾、犬肾。

【药用部位】为犬科动物犬（雄性）的干燥阴茎和睾丸。狗骨、狗蹄亦供药用。

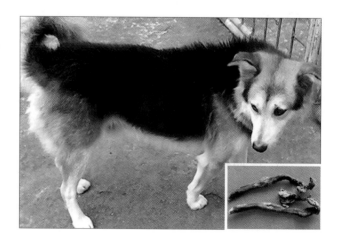

【动物形态】家狗是家畜之一。体形、大小、毛色因品种不同而异，一般的狗，体格匀称。鼻吻部较长，眼呈卵圆形，两耳或竖或垂。四肢长而矫健，前肢 5 趾，后肢 4 趾。具爪，但爪不能伸缩。尾呈环形或镰刀形。狗为肉食性动物，因长期驯化，已变为杂食性动物，其嗅觉与听觉都很灵敏，记忆力很强，奔跑迅速。

【生境分布】人工饲养。

【采收加工】四季可收，将狗阴茎和睾丸上所附着的肉及油脂去净，晾干或焙干。

【功能主治】暖肾，壮阳，益精。用于肾虚阳痿，遗精，腰膝酸软。

【用法用量】内服：煎汤，3～9克或每次1.5～3克，研末服或入丸、散。

【附注】①狗头骨：治久痢，崩中带下，头风目眩，创伤出血，瘰疬。内服：烧存性，研末。外用：烧灰调敷。②狗蹄：补虚通乳，主治妇女产后乳少。内服：适量，煮食。③狗肉：补中益气，温肾助阳；治脾肾气虚，胸腹胀满，水肿，腰膝软弱，寒疟，败疮久不收敛。内服：煮食（热病后忌服）。

## 52. 鼬科 Mustelidae

### 獾油 狗獾 *Meles meles* L. （猪獾 *Arctonyx collaris* Cuvier）

【药名别名】獾子油、狗獾、猪獾。

【药用部位】为鼬科动物狗獾或猪獾的脂肪和肉。

【动物形态】狗獾为鼬类中较大种，体长45～55厘米，重量为10～12千克。身体肥大，颈部粗短。鼻端尖，鼻垫与上唇间被毛。耳短眼小，四肢粗短，前后足趾具利爪，尾较短。头部毛短，有3条白色纵纹，在其中隔以两条黑棕色纹。耳背黑棕色，耳缘白色。下颌、喉部黑棕色。体背有长而粗的针毛，整个背部颜色为黑棕色与白色混杂；体侧白色毛居多；腹面、四肢黑棕色，爪棕黑色。

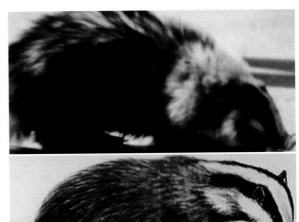
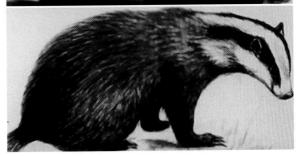

【生境分布】栖息于森林、山坡的灌丛、田野及湖泊、河流旁边。洞居，昼伏夜出，杂食。我市山区丘陵各地有分布。

【采收加工】獾油：冬季捕捉，宰杀后，剥皮，剖腹，取其皮下脂肪及肠网膜上的脂肪，炼油。狗獾肉：冬季捕捉，捕杀后，剥皮，剖腹除去内脏，剔骨取肉。

【功能主治】獾油：补中益气，润肤生肌，解毒消肿；主治中气不足，子宫脱垂，贫血，胃溃疡，半身不遂，关节疼痛，皮肤皲裂，痔疮，疖疮，白秃，烧烫伤，冻疮。獾肉：补中益气，祛风除湿，杀虫；用于小儿疳瘦，风湿性关节炎，腰腿痛，蛔虫病，酒渣鼻。

【用法用量】獾油：入汤剂，5～15克；外用适量，涂擦。獾肉：适量，煮食。

## 53. 灵猫科 Viverridae

### 小灵猫 *Viverricula indica* Desmarest

【药名别名】灵猫香、七节狸。

【药用部位】为灵猫科动物小灵猫的香腺囊中的分泌物。

【动物形态】个体几乎与家猫相近，头体长 500 ～ 610 毫米，尾长 280 ～ 390 毫米，后足长 65 ～ 120 毫米，耳长 25 ～ 43 毫米，颅全长 90 ～ 105 毫米；体重 1.6 ～ 4 千克。体毛短而粗密，无竖起的背毛冠。头小，鼻吻部尖，外耳廓大而圆。由于头骨窄，外耳在头部上方

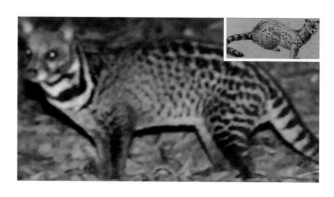

距离较近。基色灰至褐色，足深褐色或黑色。颈侧条纹不如大灵猫属的显著。2 条黑纹非常窄，并未与身体斑点清晰地区别。中背线黑色，每侧各有 4 ～ 5 排小斑点。斑点向中线密集，腹部斑点更明显。尾部有 6 ～ 9 个完整的黑环，尾尖通常白色。半伸缩性的爪上无皮鞘。趾间皮瓣宽大且覆毛稀疏。3 对乳头。头骨具短吻突，上颌骨的吻扩区凹入。颅骨的小脑区有限，且外观上与大脑区区别明显。

【生境分布】栖息于多树的山地、灌丛、草丛等地。我市山区丘陵有分布。

【采收加工】饲养小灵猫取香，每隔 2 ～ 3 日采取一次，每次可得量约 3 克。每只年产香约 30 克。

【功能主治】辟秽，行气，止痛。主治心腹卒痛，疝气痛，心绞痛，腹痛，疫气。

【用法用量】内服：入丸、散，0.3 ～ 0.6 克。外用：研末调敷。

【附注】①国家二级重点保护动物。②灵猫香的药理、药化与麝香有较多相似之处。

## 54. 鹿科　Cervidae

### 梅花鹿　*Cervus nippon* Temminck

【药名别名】鹿、鹿茸、鹿筋。

【药用部位】为鹿科动物梅花鹿的幼角（鹿茸）、四肢肌腱（鹿筋）等多个部位。

【动物形态】体长约 1.5 米，体重约 100 千克。眶下腺明显，耳大直立，颈细长。四肢细长，后肢外侧踝关节下有褐色足迹腺，主蹄狭小，侧蹄小。臀部有明显的白色臀斑，尾短。雄鹿有分叉的角，长全时有 4 ～ 5 叉，眉叉斜向前伸，第二枝与眉叉较远，主干末端再分两小枝。鼻面及颊部毛短，毛尖沙黄色。从头顶起沿脊椎到尾部有一深棕色的背线。白色臀斑有深棕色边缘。腹毛淡棕色，鼠蹊部白色。四肢上侧同体色，内侧色稍淡。夏毛薄，无绒毛，红棕色，白斑显著，在脊背两旁及体侧下缘排列成纵行，有黑色的背中线。腹面白色，尾背面黑色，四肢色较体色为浅。

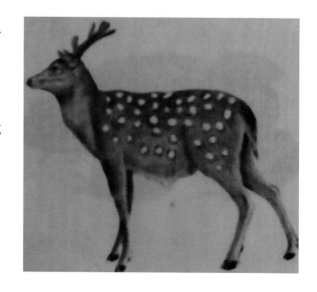

【生境分布】龟山茶场在熊家铺附近建场饲养，曾发展到 200 多头，后因故撤销。

【采收加工】鹿茸：雄鹿从第三年开始锯茸，每年可采收 1 ～ 2 次。鹿筋：杀鹿后，取四肢，

抽出鹿筋，保留蹄部，洗净，鲜用或阴干。其余药用部位的采收加工方法略。

【功能主治】鹿茸：壮肾阳，益精血，强筋骨，调冲任，托疮毒；用于阳痿滑精，宫冷不孕，羸瘦，神疲，畏寒，眩晕，耳鸣耳聋，腰脊冷痛，筋骨瘘软，崩漏带下，阴疽不敛。鹿筋：祛风湿，强筋骨；用于风湿关节痛，手足无力，腓肠肌痉挛。

【用法用量】鹿茸：1～2克，研末冲服。鹿筋：煎汤或煮食，60～120克。

## 55. 牛科 Bovidae

### 水牛 *Bubalus bubalis* L.

【药名别名】水牛角。

【药用部位】为牛科动物水牛的角及尾巴。

【动物形态】头体长 2.4～3 米，尾长 0.6～1 米，肩高 1.5～1.8 米，重量为 500～800 千克。雄性略大。体格粗壮，被毛稀疏，多为灰黑色；角粗大而扁，并向后方弯曲；皮厚，汗腺极不发达，热时需要浸水散热，所以名为水牛。蹄大，质地坚实，耐浸泡，膝关节和臼关节运动灵活，水牛耳廓较短小，头额部狭长，背中线毛被前向，背部毛向后下方倾斜，角较细长。

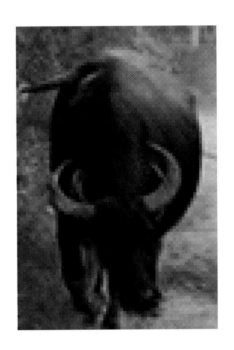

【生境分布】各地农村家养。

【采收加工】水牛角：全年均可采集。取角后，水煮，除去角塞，干燥。水牛尾：宰牛时割下尾部，刮皮洗净，鲜用或烘干备用。

【功能主治】水牛角：清热解毒，凉血，定惊；用于温病高热，神昏谵语，发斑发疹，吐血衄血，惊风，癫狂。水牛尾：利水消肿，主治水肿尿少。

【用法用量】水牛角: 15～30克,宜先煎3小时以上。水牛尾: 煮食, 适量；或烧灰研末冲，每次 1.5～3 克。

【附注】现在水牛角已加工成粉或浓缩粉，使用方便。

## 56. 猪科 Suidae

### 野猪 *Sus scrofa* L.

【药名别名】野彘。

【药用部位】为猪科动物野猪的胆结石（野猪黄）、胆汁、肉、皮、脂肪、蹄爪、头骨、睾丸和胃。

【动物形态】形似家猪，体长 1.5 米，体重约 150 千克，最大雄猪可达 250 千克。其头部较宽大，吻部十分突出，呈圆锥形，末端具裸露的软骨垫。雄猪犬齿特别发达，上、下犬齿皆向上翘，称为獠牙，露出唇外，雌猪獠牙不发达。耳直立，四肢较短，尾细小。身体被刚硬的针毛，背脊鬃毛显著，这些毛的尖端大多分叉。一般为棕黑色，面颊、胸部杂有灰白色、污白色毛。幼猪躯体呈淡黄褐色，背部有 6 条淡黄色纵纹。

【生境分布】多栖息于灌丛、较潮湿的草地或混交林、阔叶林中。于晨昏或夜间活动，性极凶猛，一般成群活动。杂食性，以植物根茎、野果、动物尸体及各种昆虫为食，常危害农作物。我市山区丘陵各地多有分布。

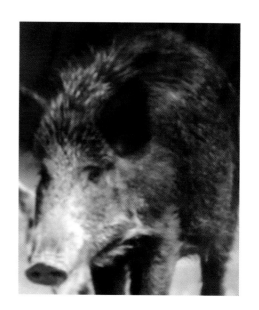

【采收加工】合法捕杀后分离出胆结石、胆汁、肉、皮、脂肪、蹄爪、头骨、睾丸及胃。

【功能主治】肉：补虚，治便血，痔疮。胆结石：清热解毒。皮：治鼠瘘恶疮。脂肪：催乳，治风肿毒疮。蹄爪：祛风治痹。头骨：治积年下血。睾丸：治崩中带下，肠风下血。野猪肚：健胃补虚，对慢性胃炎、胃及十二指肠溃疡有一定的治疗作用。

【用法用量】野猪黄（胆结石）：内服 0.15 ～ 0.3 克。胆汁：内服 1 ～ 3 克，外用适量，涂敷。脂肪：煮成块，晒干研粉，3 ～ 6 克。皮：烧灰研末，3 ～ 9 克，冲服。其他部位用法略。

其他动物药材如下。

（1）黄牛角：清凉止血，清热解毒。用于血热妄行的吐血，衄血，痈疮疔肿。用法用量：内服，5 ～ 15 克锉为细粉或磨汁服，或入丸、散剂。

（2）山羊血（羊血）：取鲜山羊血盛在平底器具中晒干，切成小块。主要功用为活血，散瘀，止血；用于跌打损伤，筋骨疼痛，吐血，衄血，便血。

用法用量：内服，鲜血，酒调，30 ～ 50 毫升；干血，研末酒调，每次 1 ～ 2 克，每日 3 ～ 6 克；或入丸剂。阴虚血热者慎服。

（3）猪胆汁：其为家猪的胆汁，可清热，润燥，解毒；主治热病燥渴，大便秘结，咳嗽，哮喘，目赤，目翳，泄泻，黄疸，喉痹，聤耳，痈疽疔疮，鼠瘘，湿疹。

用法用量：①内服：煎汤，6 ～ 9 克；或取汁，每次 3 ～ 6 克；或入丸、散。②外用：适量，涂敷、点眼或灌肠。

（4）紫河车（人胎盘、胞衣）：本品为健康人的干燥胎盘。将新鲜胎盘除去羊膜及脐带，反复冲洗至去净血液，蒸或置沸水中略煮后，干燥。主要功用为温肾补精，益气养血；用于虚劳羸瘦，骨蒸盗汗，咳嗽气喘，食少气短，阳痿遗精，不孕少乳。

用法用量：2 ～ 3 克，研末吞服或入丸、散。注：现见有人收集其他动物胎盘，其药效如何，未行调查。

（5）血余（未煅头发）、血余炭（煅制的头发）：现在一般从理发店收集，除去杂质，用碱水洗净污垢后，再用清水洗净，捞出晒干。然后放置于煅锅内，上面再覆盖上同样大小的锅，两锅之间的缝隙用黄泥封严，在上面锅底上贴上一张白纸，加热煅烧至白纸呈焦黄色，经冷却后取出即成。功用为止血，化瘀，利尿，生肌；主治咯血，吐血，衄血，尿血，崩中漏下，小便淋痛，痈肿，溃疡，烫伤。

用法用量：煎服，5 ～ 10 克，研末，每次 1.5 ～ 3 克；外用适量，研末油调或熬膏涂敷。

鉴于动物类药材在治疗心脑血管疾病、癌症等方面越来越受到重视，特将我市常用和常见该类药材进行收载。其他品种还有很多，因时间和篇幅所限未做介绍。

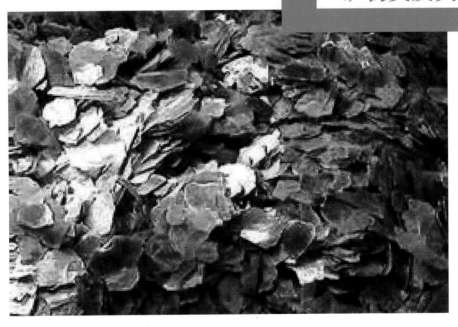

# 第四篇

## 矿物类及其他中药

# 一、矿　物　类

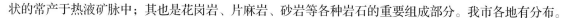

## （1）白石英　Quartz

【药名别名】石英、火骨石。

【来源】为一种块状的二氧化硅矿石。全年可
采挖，拣选纯白色的供用。

【形态性状】晶体呈六方柱状，柱体晶面上有
水平的条纹，也常呈晶簇状、粒状等集合体产出。
颜色为无色或白色，由于所含杂质关系，晶体常呈
各种不同的颜色，以浅红色、烟色、紫色等为常见。
条痕白色。结晶体显玻璃光泽，块状体呈油状光泽，
光泽强度不一。透明至半透明，也有不透明者。断
口贝壳状，或参差状。硬度 7，比重 2.65。性脆。
具焦热电性及压电性。

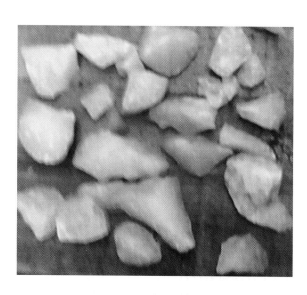

【生境分布】完整的晶体产于岩石晶洞中，块
状的常产于热液矿脉中；其也是花岗岩、片麻岩、砂岩等各种岩石的重要组成部分。我市各地有分布。

【采收加工】采得后，拣选纯白的石英，洗净晒干，打碎。煅白石英：取净白石英砸碎，入坩埚内，
置无烟的炉火中煅红，取出，放凉，研细。亦有醋煅者，将白石英置坩埚内，在无烟的炉火中煅至红透，
倾入醋中淬酥，取出再煅淬一次，晾干（每白石英 50 千克，用醋 10 千克）。

【功能主治】温肺肾，安心神，利小便。主肺寒咳喘，阳痿，消渴，心神不安，惊悸善忘，小便不利，
黄疸，石水，风寒湿痹。

【用法用量】内服：煎汤，9 ～ 15 克。

【附注】化学成分：主含二氧化硅（$SiO_2$），尚含微量的铝、铁、钠、钾等。

## （2）水金云母　Vermiculite

【药名别名】金精石、蛭石、狗屎金。

【来源】为硅酸盐类水云母—蛭石族矿物水金
云母 – 水黑去母或蛭石。

【形态性状】单斜晶系，晶体常呈薄云母片状。
颜色为褐色、黄褐色、金黄色。条痕为白色或褐色。
光泽珍珠状、金属状或玻璃状，微透明至透明。解
理依底面，极完全。硬度 1 ～ 1.5，比重 2.4 ～ 2.7。
薄片具挠性，弹性较差。性状鉴别：本品为片状集
合体，多呈不规则扁块状，有的呈六角形板状；厚
0.2 ～ 1.2 厘米，褐黄色或褐色；表面光滑，有网状

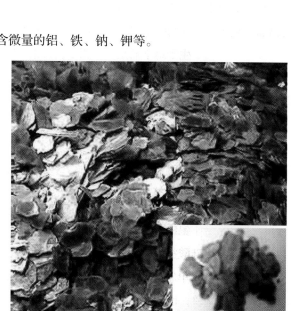

纹理, 似金属光泽。质软, 用指甲可刻画皮痕, 切开后, 断面呈明显层片状, 可层层剥离, 薄片光滑, 不透明; 无弹性, 具挠性; 气微, 味淡。以块大、色金黄、质软、无杂质者为佳。

【生境分布】产于蚀变的含黑云母或金云母的岩石中, 是黑云母和金云母变化的产物。

【采收加工】采得后, 除去泥沙、杂石, 挑选纯净的块片。

【功能主治】止血, 镇惊安神, 明目去翳。治目疾翳障, 心悸怔忡, 失眠多梦, 吐血, 咯血。

【用法用量】内服: 入丸、散, 3～6克。

【附注】炮制: 洗净泥土, 研末。煅金精石: 取纯净金精石块片, 用松柴煅烧一日许, 冷后取出。或用纯净金精石块片, 加礞石、皮硝拌匀, 用炭火烧使之成团, 煅至硝尽, 其色金黄如镀金, 取出。

## （3）云母片岩 Vermiculite Schist

【药名别名】金礞石、礞石、酥酥石。

【来源】为变质岩类云母片岩的风化物蛭石片岩或水黑云母片岩。

【形态性状】①蛭石片岩主要由鳞片状矿物蛭石组成, 次要矿物为水黑云母, 含有少量普通角闪石、石英。鳞片细小, 断面可见到层状, 显微镜下薄片呈明显定向排列, 为鳞片变晶结构; 片状构造。片岩颜色较淡, 呈淡棕色或棕黄色。质较软, 易碎, 碎片主要呈小鳞片状。性状鉴别: 蛭石片岩主为鳞片状矿物组成的集合体。多数呈不规则碎片状或粒状, 直径0.1～0.8厘米。有的呈不规则扁块状或厚板状, 长2～10厘米, 宽2～5厘米, 厚0.6～1.5

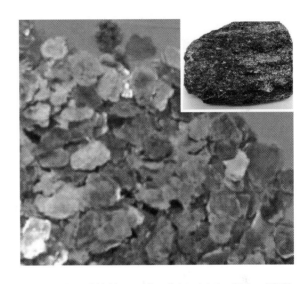

厘米。无棱角, 断面可见层状。淡棕色或棕黄色, 具金黄色光泽。质较软, 可在硬纸上书写, 并留下淡棕色划痕。具土腥气, 味淡。②水黑云母片岩: 均为小鳞片组成的不规则块状, 黄褐色或深铁黄色, 具金黄色或银白色光泽。其均以块整、色金黄、无杂质者为佳。

【生境分布】生于地下石层中, 原于我市乘马岗、福田河等地有分布。

【采收加工】采得后, 拣净杂石及泥土。取净金礞石置坩埚内, 在无烟的炉火中煅红透呈金黄色为宜, 取出, 放凉, 簸取净礞石, 除去沙石。

【功能主治】坠痰下气, 平肝镇惊, 消食攻积。主治顽痰咳喘, 癫痫发狂, 烦躁胸闷, 惊风抽搐, 宿食癥痕。

【用法用量】内服: 入丸、散, 3～6克; 煎汤, 10～15克, 布包。

## （4）白云母 Muscovite

【药名别名】银精石、云母石。

【来源】为硅酸盐类矿物白云母。

【形态性状】单斜晶系, 晶体通常呈板状或块状, 外观上呈六方形或菱形, 有时单体呈锥形柱状, 柱面有明显的横条纹; 也有双晶, 通常呈密集的鳞片状块体产出。一般为无色, 但往往带轻微的浅黄、浅绿、浅灰等色彩, 条痕白色。玻璃光泽, 解理面呈珍珠光泽, 透明至微透明; 解理平行底面极完全。硬度2～3,

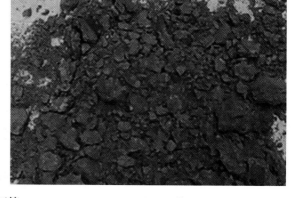

比重 2.76 ～ 3.10。薄片具弹性及绝缘性能。性状鉴别：本品为叶片状集合体，呈板状或板块状，沿基侧面边缘易层层剥离成很薄的叶片；无色透明或微带浅绿色、灰色；表面光滑，具玻璃样光泽或珍珠样光泽，用指甲可刻画成痕；薄片体轻，质韧，有弹性，弯曲后能自行挺直，不易折断；气微，味淡。以扁平、张大、易剥离、无色透明、无杂质者为佳。

【生境分布】形成于中酸性岩浆岩，也广泛见于变质岩中。我市原见福田河等地有分布。

【采收加工】采得后洗净泥土，除去杂石，捣碎。煅制：取净云母装入砂罐内，置无烟炉中，烧至红透，取出放凉。

【功能主治】纳气坠痰，止血敛疮。治虚喘，眩晕，惊悸，癫痫，金创出血，痈疽疮毒。

【用法用量】内服：煎汤，9 ～ 15 克；或入丸、散。外用：研末撒或调敷。

## （5）伏龙肝

【药名别名】灶心土。

【来源】为久经草或木柴熏烧的灶底中心的土块。

【形态性状】为不规则的块状，大小不一。全体红褐色，表面有刀削痕。质较硬，但易砸碎，并有粉末脱落，断面细软，色稍深，常有蜂窝状小孔；具烟熏气，味淡。以块大、红褐色、质细软者为佳。部分溶于水，加酸部分溶解，且有气泡发生，其酸溶液加 5％亚铁氰化钾试液呈蓝绿色，且有蓝色沉淀生成。化学成分：主要由硅酸、氧化铝及氧化铁所组成；此外，尚含氧化钠、氧化钾、氧化镁、氧化钙等。

【生境分布】为原农村家庭饭灶或其他土灶里经熏烧后的土砖泥。现在这种灶很少。

【采收加工】在拆修柴火灶（或烧柴的窑）时，将烧结的土块取下，用刀削去焦黑部分及杂质即得。

【功能主治】温中燥湿，止呕止血。治呕吐反胃，腹痛泄泻，吐血，衄血，便血，尿血，妇女妊娠恶阻，崩漏带下，痈肿溃疡。

【用法用量】内服：煎汤（布包），30 ～ 60 克；或煎汤代水煎药。

【附注】①阴虚失血及热证呕吐反胃者忌服。②现在本品多由饮片厂生产加工。

## （6）生铁落

【药名别名】铁落、铁屎。

【来源】为打铁时因外层氧化而打落的细铁屑，或铁工厂锻铁时的铁屑。主含四氧化三铁或名为磁性氧化铁。

【形态性状】晶体结构，属等轴晶系。晶体为八面体、菱形十二面体等，或为粗至细粒的粒块状集合体。铁黑色，表面或氧化、水化为红黑色、褐黑色；风化严重者，附有水赤铁矿、褐铁矿被膜。条痕黑色，不透明。无解理，断口不平坦。硬度5.5～6。性脆，相对密度4.9～5.2。具强磁性，碎块可被磁铁吸着。性状：本品为不规则细碎屑，铁灰色或棕褐色，条痕铁灰色；不透明，体重，质坚硬；气微，味淡。

【生境分布】形成于多种内力地质作用，可与多种铁镁硅酸盐矿物及石英等氧化物共存。古代入药的著名产地多是硅卡岩型铁矿区，今则包括各种成因类型铁矿区的磁铁矿。我市以往一般来自铁匠铺。

【采收加工】取煅铁时打下之铁落，去其煤上杂质，洗净，晒干；或煅后醋淬用。

【功能主治】平肝镇惊，解毒敛疮，补血。用于癫狂，热病谵妄，心悸易惊，风湿痹痛，贫血，疮疡肿毒。

【用法用量】内服：煎汤，9～30克。外用：研末调敷。

我市分布的矿物类中药还有钟乳石、石灰石、水晶石、紫石英、代赭石、磁石、铜矿石、滑石、萤石、高岭土、玛瑙等品种。

# 二、其他中药

## （1）百草霜

【药名别名】锅烟子。

【来源】为杂草经燃烧后附于锅底或烟囱内的烟灰。

【形态性状】性状鉴别：本品为粉末状，或黏结成小颗粒状，手捻之即成粉末；黑色，体轻，质细似霜，入水则漂浮而分散；触之沾手，无油腻感；气微，味淡，微辛。以色黑、体轻、质细、无杂质者为佳。化学成分：主含碳粒。

【采收加工】从烧柴草的锅底或烟囱内刮取，用细筛筛去杂质，置瓶中备用。

【功能主治】止血，消积，清毒散火。主治吐血，衄血，便血，血崩，带下，食积，痢疾，黄疸，咽喉肿痛，口舌生疮，臁疮，白秃头疮，外伤出血。

【用法用量】内服：煎汤，3～9克；或入丸、散，1～3克。外用：适量，研末调敷。

## （2）百药煎

【药名别名】无。

【来源】为五倍子同茶叶等经发酵制成的块状物。

【制法】将五倍子捣碎，研末过筛，每斤加入茶叶末1两，酵糟4两，同置容器中拌匀捣烂，摊平，切成约1寸见方的小块，俟发酵至表面长出白霜时取出，晒干，储藏于干燥处。

【性状】为灰褐色小方块，表面间有黄白色斑点，微具香气。

【功能主治】润肺化痰，止血止泻，解热生津。用于久咳劳嗽，咽痛，口疮，牙疳，便血，血痢，泄泻，脱肛，暑热口渴。

【用法用量】内服：煎汤，3～9克；或入丸、散。外用：研末调敷或泡汤含漱。

【附注】①外感咳嗽，湿热泻痢及积滞未清者均忌服。②本品现在较少使用。

# 附　录

## 1. 古代医者秘传抄本

以下三篇抄件为编者1964年从老中医周鼎先生的密传手抄本上抄来。据了解，在古代，凡从师学医者都要自己抄写，代代相传，要求熟记熟背。因其抄件难查出处，为防失传特予附录。

### （1）诸病主药诀

牙皂细辛，治中风之卒倒。南星木香理痰气之殃。口眼喝斜，羌防竹沥为上。语言謇涩，石菖竹沥最良。遍身疼痛，苍术二活。伤风头痛，芎芷川羌。久汗皮肤出，紫苏青皮襄。腠理诸邪寄桂枝与麻黄。敛汗固需桂芍，疏风实赖羌防。大热乱言，三黄栀子，中寒阴症附子干姜。柴胡解表而多功。芩连清里而颇当。便实发狂。芒硝大黄通矣。膨闷胸膈，桔梗枳壳利焉。知母石膏为止渴之药，竹茹枳实治不眠之方。心下痞满桔梗厚朴，里急后重，木香槟榔。苍术白术，湿症堪夸；扁豆香薷功归中暑。若夫湿热，治亦为多；心黄连，肝柴胡，胃石膏，脾芍药，肺黄芩，肾知母；木通导小肠之热，黄柏泻膀胱之火。治屈曲栀子甚宜，散无根，玄参最妥。参芪培元气内伤，曲麦助脾胃虚弱。山查草果，内积必需，连葛缩砂，酒积是讬。巴豆消冷滞，大黄去热强；贝枳瓜蒌疗结痰之祖，苍术香附医六郁之王。理湿痰，半夏茯苓莫少；理风痰，南星白附相当。痰在四肢，姜汁竹沥，痰在两胁，白芥康庄。桑白黄芩治热嗽，麻黄杏仁理咳寒。五味子止嗽痰，且治日久，款冬花润肺燥并治多年。远志茯神惊悸怔忡可愈，紫苏桑白，痰涎气喘能安。厚朴腹皮除胀满，苍术神曲理吞酸。霍乱用藿夏，痞满以枳连。治水肿泽泻牵牛，治疝气茴香川楝。乌药香附而顺气，生姜半夏而止呕。痢疾则枳实黄连。久泻则诃子肉蔻；痢白者茯苓能廖，痢赤者芍归可瞒。治积聚砂枳为君，棱莪处首。左血死桃仁红花，右气滞枳壳香附。补阳则附子黄芪，补阴则当归熟地。气虚者参芪，血虚者归地。归尾桃仁为破血之剂，升麻桔梗是提气之资。川芎当归久血可用，桃仁大黄瘀血能医。衄血则白芍枯芩，溺血则木通栀子。治耳聋之症，芦荟当归；除头项之风藁本白芷。发斑则玄参升麻，发黄则茵陈栀子。声重鼻塞荆芥防风，肿痛咽喉牛蒡桔梗。消眼中云翳，白蔻亦佳，疗口舌生疮黄连最准。肿在心胃用姜栀，痛在腹中用甘芍。冷痛吴萸良姜，止痛乳香没药。故纸杜仲腰疾除，白芥青皮胁痛削。牡蛎茯苓遗精白浊。牛膝木瓜下元虚弱。槐花地榆收便血，柴胡升麻敛肛脱。桃仁红花经闭开，条芩白术胎自若。产后虚烦吃干姜，恶露有余加益母。妇人带下干姜可止，妇人崩中蒲黄可使。小儿吹乳以白芷贝母调之；乳汁不通，用山甲川之利矣。斑蝥治癫狗之咬伤，君子槟榔杀诸虫于肠胃。此类治之楷模，在推行之有主。

### （2）忌用赋

药有攸宜，证无不忌。气实休服参芪，阳虚无投归地。脾虚泻泄者恶当归玄参并二冬，阴虚燥渴者忌附子天雄及二术。半夏有三禁：血、渴、汗家非宜。甘草得中和，呕吐中满有误；血虚头痛无辛散，羌独防风。阴亏火动莫升提，柴升甘葛。川芎行气活血，虚火呕吐休加。前胡发散消痰，阴虚下伤不助。泻泄有汗下温清，粟壳诃子初慎用。咳嗽发散收敛，乌梅五味始难行。柴胡发少阳之邪，须审寒热交作，常山截诸疟之主，宜详表里皆清。气弱脾虚，憎枳壳枳实，真寒假热，反黄连黄芩。调气木香却忌血枯肺热，补下牛膝须防气陷遗精。沙参气寒，寒客肺经勿服，丹参补血，血热孕妇休行。风湿寒痰仇贝母，阴虚便利减茯苓。脾胃有虚寒，花粉瓜蒌多克害，肺经无实热，兜铃桑白应当禁。白果饱餐气壅，猪苓过服目昏。麻黄乃有汗之仇，桂枝为中暑之敌。血热血衄恶白芷，使当归可治血虚。自汗盗汗畏防风，合黄芪能教汗息。常服川芎令人暴亡，久服厚朴令人脱气。玄胡行气血之滞，气虚血热非宜。藿香治呕吐之君，胃热阴虚却忌。热在气分，休使大黄，湿居上焦，岂堪防己。木通利九窍，多汗不宜。瞿麦治五淋，下虚岂益气。虚忌耗散，青皮厚朴槟榔。血虚忌破逐，菖蒲郁金蒲黄。血弱畏桃仁，气弱畏杏仁，平时宜悉。动气远白术，无湿远苍术，临症须详。阴虚忌肉桂，客车前为气陷之仇王。秦艽下虚有损，大枣中满有伤。荆三棱大损真元。苟无癥悉皆其短。威灵仙甚耗气血，非其症莫擅其长。苟能尽物之性，方为济世之良。

（3）古方庵氏病机赋

窃谓医虽小道，乃寄死生，最宜变通不可固执。明脉药治病之理，悉望闻问切之情。药推寒热温平，辛甘淡苦酸咸之味；升降浮沉之性；宣通补泻之能。脉究浮沉迟数，表里寒热虚实之应。呵呵嫩柳之和，弦洪毛石之顺。药有君臣佐使，脉分老幼瘦肥。药乃天地之精，最宜切病。脉者气血之表，至贵有神。病有外感、内伤、风、寒、暑、热、燥、火之异，治用宣、通、泻、补、滑、涩、湿、燥、重、轻之剂。外感宜泻而内伤宜补，寒证可温而热证可清。补泻得宜，须臾病愈；清温失度，顷刻人亡。外感风寒，宜分经而解散；内伤饮食，可调胃以消融。胃阳主气司纳受，阳常有余；脾阴主血司运化，阴常不足。胃乃六腑之本，脾为五脏之源。胃气弱则百病生，脾阴足乃万邪息。调理脾胃，为医中之王道，节戒饮食，乃祛病之良方。病多寒冷郁气，气郁发热，或出七情动火，火动生痰，有因行藏动静以伤暑邪，或为出入雨水而中湿气，亦有饮食失调而生湿热，倘或房劳过度以动相火。制伏相火，要滋养其真阴；祛除湿热，要燥补其脾胃。外湿宜表散，内湿宜淡渗。阳暑可清热，阴暑可散寒。寻火寻痰，分多分少而治；究表究里，或汗或下而施。痰因火动，治火为先；火因气生，理气为本。治火轻者可降，重者从其性而升消；理气，微则宜调，甚则究其源而发散。实火可泻，或泻表而或泻里；虚火宜补，或补阴而或补阳。暴病之谓火怪，病谓之痰。寒热湿燥风，五痰有异；温清燥润散，五治不同。有因火而生痰；有因痰而生火。或郁久而成病，或病久而成郁。金、木、水、火、土，五郁当分；泄、折、达、发、夺，五法宜审。郁则生火生痰而成痛，病则耗气耗血以致虚。病有微甚，治有逆攻。微则逆治，甚则攻。病有标本，急则治标，缓则治本。法分攻补，虚而用补，实而用攻，少壮新邪，专攻是则；老衰久病，兼补为规。久病兼补虚而兼解郁，癥瘕或荡涤而或消融。积在胃肠，可下而愈，块居经络，宜消而痊。妇人气滞于血，宜开血而行气；男子阳多乎阴，可补阴以配阳。苁蓉、山药，男子之佳珍；香附、缩砂，妇人之至宝。气病、血病，二者宜分；阳虚、阴虚，两般勿惑。阳虚气病，昼重而夜轻；阴虚血病，昼轻而夜重。阳虚生寒，寒生湿，湿生热；阴虚生火，火生燥，燥生风。阳盛阴虚则生火，火逼血而错经妄行；阴盛阳虚则生寒，寒滞气而周身浮肿。阳虚畏外寒，阴虚生内热。补阳补气，用甘温之品；滋阴滋血，以苦寒之流。调气贵用辛凉，和血必须辛热。阳气为阴血之引导，阴血乃阳气之根据归。阳虚补阳，而阴虚滋阴；气病调气，而血病和血。阴阳两虚，惟补其阳，阳生而阴长；气血俱病，只调其气，气行而血随。藏冰发冰，以绝阳气之燔；滋水养水，以制心火之亢。火降水升，斯人无病，阳平阴秘，我体常春。小儿纯阳而无阴，老者多气而少血。肥人气虚有痰，宜豁痰而顺气；瘦者血虚有火，宜泻火以滋阴。膏粱无厌发痈疽，热燥所使；淡泊不堪生肿胀，寒湿而然。北地位高，宜清热而润燥；南方污下，可散湿以温寒。病机既明，用药勿惑。

2. 麻城可种植物药药材名录和相关信息

菊花、缬草、白术、射干、玄胡、桔梗、连翘、蔓荆子、丹参、知母、白芍、红栀、杜仲、黄柏、厚朴、石斛（细茎石斛）、贝母（大别山贝母、浙贝）、土贝母、半夏、柴胡、龙胆草、荆芥、地黄、玄参、白芷、苍术（茅苍术、北苍术）、白蚤休（重楼、七叶一枝花）、白及、藁本、续断、紫花前胡、太子参、天南星、黄精、玉竹、天冬、百部、紫草、板蓝根、淫羊藿、红花、紫苏、牛蒡子、猫爪草、拳参、何首乌、天麻、灵芝、茯苓、金银花、薏苡、虎杖、金刚藤、夏枯草、蓝花参、野葛、金钱松、三白草、桑寄生、槲寄生、乌药、山鸡椒、川桂、白屈菜、掌叶覆盆子、木鳖子、白鲜皮、伸筋草、骨碎补、金荞麦、牛膝、王不留行、芡实、乌头、威灵仙、天葵子、大血藤、北豆根、白药子、五味子、华中五味子（南五味子）、锦鸡儿、苦参、葛根、老鹳草、蒺藜、瓜子金、叶下珠、一叶萩、南酸枣、雷公藤、无患子、倒地铃、木芙蓉、木天蓼（葛枣猕猴桃）、枳椇子、紫花地丁、远志、黄芥子、扣树（苦丁茶）、刺五加、野胡萝卜（南鹤虱）、鹿衔草、秦皮（苦枥白蜡树、白蜡树）、黄芩、徐长卿、紫草、丹参、茜草、败酱草、栝楼（栝楼、双边栝楼）、南沙参、谷精草、百合、麦冬、山麦冬、土茯苓、白薇、绞股蓝、金钱草、旋覆花等。

# 中文笔画索引

# 拉丁名索引

# D

# E

# H

# 参 考 文 献

[1] 中华人民共和国卫生部药典委员会 . 中国药典：一部 [M]. 北京：人民卫生出版社，1977.

[2] 国家药典委员会 . 中华人民共和国药典 [M]. 北京：中国医药科技出版社，2015.

[3] 湖北省中药资源普查办公室，湖北省中药材公司 . 湖北中药资源名录 [M]. 北京：科学出版社，1990.

[4] 江苏新医学院 . 中药大辞典 [M]. 上海：上海科学技术出版社，1986.

[5] 《全国中草药汇编》编写组 . 全国中草药汇编 [M]. 北京：人民卫生出版社，1978.

[6] 湖北省革命委员会卫生局 . 湖北中草药志 [M]. 武汉：湖北人民出版社，1978.

[7] 《中国药用动物志》协作组 . 中国药用动物志：第二册 [M]. 天津：天津科学技术出版社，1983.

[8] 中国科学院植物研究所 . 中国高等植物图鉴 [M]. 北京：科学出版社，2001.

[9] 中国科学院中国植物志编辑委员会 . 中国植物志 [M]. 北京：科学出版社，1982.

[10] 傅书遐 . 湖北植物志 [M]. 武汉：湖北科学技术出版社，2002.

[11] 訾兴中，张定成 . 大别山植物志 [M]. 北京：中国林业出版社，2006.

[12] 汪小凡，黄双全 . 珞珈山植物志 [M]. 北京：高等教育出版社，2012.

[13] 周火明，杨旭 . 麻城树木志 [M]. 武汉：武汉大学出版社，2018.

[14] 徐鸿华，黄海波 . 中草药图谱 [M]. 广州：广东科技出版社，2007.

[15] 邱文清 . 常用中草药汇编 [M]. 北京：中医古籍出版社，2012.

[16] 陈瑛 . 植物药种子手册 [M]. 北京：人民卫生出版社，1987.

[17] 王广津，庄国康 . 疮疡外用本草 [M]. 北京：人民卫生出版社，1984.

[18] 徐国龙，陈维华，张明维，等 . 常用中药名辨 [M]. 2 版 . 合肥：安徽科学技术出版社，1985.

[19] 江淑平 . 灵猫香的资源和应用 [J]. 吉林中医药，1986(6):28.

[20] 严仪周 . 麻城县志 [M]. 北京：红旗出版社，1993.

[21] 江西中医学院 . 药用植物学 [M]. 上海：上海人民出版社，1974.

[22] 黄宫绣 . 本草求真 [M]. 北京：中国中医药出版社，1997.

[23] 杨今祥 . 抗癌中草药制剂 [M]. 北京：人民卫生出版社，1981.

[24] 芮和恺，王正坤 . 中国精油植物及其利用 [M]. 昆明：云南科技出版社，1987.

[25] 黄振鸣 . 奇难杂症 [M]. 广州：广东科技出版社，1984.

[26] 刘虹 . 大别山地区典型植物图鉴 [M]. 武汉：华中科技大学出版社，2011.

[27] 吴以岭 . 络病学 [M]. 北京：中国中医药出版社，2006.